"十三五"国家重点出版物出版规划项目

临床检验装备大全

丛玉隆 **总主编**

第3卷

试剂与耗材

下 册

丛玉隆 陈文祥 高尚先 毕少辉 **主编**

科 学 出 版 社

北 京

内 容 简 介

本书系《临床检验装备大全》之第 3 卷，全卷分上、下两册，共 36 章，包括试剂、标准物质、染液和耗材四大部分，分别阐述各相关部分发展简史、基本检测原理、临床意义、测定方法、分类和应用、试剂管理要求与程序、相关国内外质量标准、国内市场流通的主要产品技术指标等。

本书编写理念新颖，内容全面、实用性强，作者队伍权威，可供 IVD 产业研发、市场和管理人员，医学实验室技术和管理人员，医疗机构领导和工程技术人员，国家 IVD 产业领导和监管人员参考。

图书在版编目 (CIP) 数据

临床检验装备大全 . 第 3 卷，试剂与耗材 . 下册 / 丛玉隆主编；丛玉隆等分册主编 . —北京：科学出版社，2016.4

ISBN 978-7-03-047738-5

Ⅰ. 临… Ⅱ. 丛… Ⅲ. ①医学检验 – 化学试剂②医学检验 – 医药卫生材料 Ⅳ. R446

中国版本图书馆 CIP 数据核字 (2016) 第 051062 号

责任编辑：沈红芬 马晓伟 车宜平 / 责任校对：张凤琴 桂伟利
责任印制：肖 兴 / 封面设计：黄华斌

科学出版社 出版
北京东黄城根北街 16 号
邮政编码：100717
http://www.sciencep.com

北京利丰雅高长城印刷有限公司 印刷
科学出版社发行 各地新华书店经销
*
2016 年 4 月第 一 版 开本：889×1194 1/16
2017 年 4 月第二次印刷 印张：60 1/2
字数：1 700 000

定价：388.00 元

（如有印装质量问题，我社负责调换）

《试剂与耗材》编写人员

主　编　丛玉隆　陈文祥　高尚先　毕少辉

副主编　（按姓氏汉语拼音排序）

陈春志　范达殷　付光宇　高　省　戈敏娟　胡继红　黄　杰
李　莉　梁国威　彭年才　沈佐君　王　晶　王　炜　王昌富
于　泳　张时民　周兴华　邹炳德　邹左军　Sophia Chao

编　委　（按姓氏汉语拼音排序）

蔡锦刚　常淑琴　陈晓云　杜小敏　范丽平　傅学恺　高　永
贺　潇　赫　斐　后藤纯也　胡翔华　黄盖鹏　黄家禹　蒋　均
蒋　琳　金惠红　阚泽强　康　娟　李　俊　李　汉　李　晏
李会强　李俊彬　李琳芸　李泉儒　李文涵　李煦媛　李咏梅
李振忠　梁佳明　梁洁清　梁亚敏　廖　佳　林　伟　凌　励
刘　晏　刘功成　刘海英　娄金丽　卢　洁　陆　琤　罗艳荣
马双敏　马文新　倪晓龙　秦绪珍　邱　超　曲守方　史小芹
孙先兵　唐　超　唐小梅　陶占领　田丽红　万志静　王　磊
王嘉鹏　王建梅　王莉静　王瑞霞　王薇薇　王晓伟　王新明
王雪峰　王占奎　吴建石　吴立山　谢清华　邢婉丽　许　雯
许铭飞　闫　岩　杨　明　杨奇贤　杨月娟　姚继承　叶　森
尹嘉文　于　婷　于大鹏　余新峰　喻　晶　张　迁　张　晴
张　伟　张　颖　张经梅　张柳燕　张小红　张一佳　张荫雷
赵　凤　赵　阳　赵卫国　赵武峰　郑业焕　钟　敏　钟卫峰
周　泾　朱文欣　邹继华　邹迎曙

编　者　（按姓氏汉语拼音排序）

艾　峰　鲍雯妍　曹　宁　曹　鹏　陈　科　陈　玲　陈　琦
陈驰宇　陈嘉怡　陈景生　陈丽媛　陈献刚　陈智勇　崔　石
崔晓晓　刁智娟　董　军　杜　静　杜　鹃　杜晓娟　段婉芸
方　娟　高　伟　郜　颖　葛静娴　龚　勋　谷桂桂　郭　花

郭　琳　郭　萍　郭　鑫　郭桂杰　何　维　何早春　贺婷婷
胡卫军　花陈祥　华振浩　嵇　巍　贾　煊　蒋金鹏　康　炎
匡玉吉　李　东　李　惠　李　奎　李　娜　李　倩　李　涛
李冬冬　李金枝　李露霞　李婷婷　李文歆　李小莉　李永军
李玉玲　梁肖云　刘　丹　刘　柳　刘建树　刘晓晓　刘晓伟
刘艳莉　刘正君　卢　巍　鹿　娜　吕宏光　罗江卫　马　雷
马徽冠　马巧云　毛金杰　齐翠霞　渠文涛　任　冬　宋成龙
孙　萌　孙程麒　孙卫兵　孙晓蕾　田洪昌　汪礼琴　王　斌
王　波　王　力　王　双　王春霞　王家宁　王俊峰　王学峰
卫　沛　温晓芬　闻雨婷　翁皓洁　吴　标　吴　晶　吴　钦
吴　娴　吴晓军　吴志洋　夏　勇　谢　蓉　谢刘伟　辛静静
邢雅峰　许文姣　鄢玲莉　阳惠明　杨　敏　杨贵元　杨咏康
由婷婷　于明路　于鹏鹤　张　驰　张　辉　张　天　张　焱
张豪飞　张铁矿　赵　静　赵　鸥　赵洪斌　赵圣青　赵晓转
郑梅珠　钟华敏　仲大美　周永杨　朱冬林

序　言

喜闻由著名的医学检验专家丛玉隆教授领衔主编的我国首套《临床检验装备大全》将在科学出版社出版，我由衷高兴，深表热烈的祝贺！

该套书由4个分卷组成、累计近700万字，是检验医学专业的大型工具书。该套书包括：《标准与法规》（第1卷）——介绍检验产品的生产标准和法律规范；《仪器与设备》（第2卷）——介绍重要临床检验诊断仪器/设备的现状、特性和应用；《试剂与耗材》（第3卷，上、下册）——介绍重要体外诊断试剂的现状、管理/质控和应用；《即时即地检验》（第4卷）——介绍即时即地检验的现状、管理/质控和应用。

该套书有以下突出的特点：

1. 理念新　体现"大检验"的理念/模式。以此与检验医学各领域贯通、渗透和融合，形成"产-学-研-用"新平台，相互促进、共同发展。

2. 内容全　不仅涉及检验医学各专业，还涉及仪器/试剂的研发/生产、检验的技术/方法、管理/质控、标准/法律，以及在临床/保健中的应用。

3. 水平高　如仪器体现自动化、系统化、标准化、智能化、信息化和个性化等；试剂体现敏感性、特异性、准确性和稳定性等，凸显高水平。

4. 技术精　检验医学中有成百上千种技术、方法，全书以基本技术和常用方法为基础，精选前沿/高精技术、分子/芯片技术、信息/数字技术，以及个体化技术等。

5. 应用广　本套书可以广泛应用于检验医学、基础/临床医学、仪器/试剂的研发/生产及管理/质控等领域，可供这些领域的人员使用和学习。

随着科技的发展，人类已进入"大健康"和"精准医疗"时代，检验医学也进入"大检验"的发展阶段，《临床检验装备大全》是检验医学发展进程中的又一里程碑，必将会推动我国"大检验"的发展和提高。

上海交通大学医学院附属瑞金医院
上海血液学研究所
终身教授　王振义

2015年5月

前　　言

随着第四次产业革命的到来，人们对大健康理念意识的增强，对医疗和保健的需求日益增加，检验医学水平飞速发展，促进、加速了“大检验”的发展。互联网＋、大数据、云计算、3D打印、机器人技术等成为IVD发展的新理念，为其提供了极大的发展空间，并逐步成为IVD产品创新的核心技术依托。转化医学的发展促进了智慧医疗、精准医疗、移动医疗的发展，为IVD提供了巨大的发展空间，因而也加速了IVD发展的步伐，新技术、新设备、新理念引入检验医学，推动着临床医学发展。但由于发展快、品类多、更新周期短及市场利益的驱使，导致在选择、评价、准入及使用等方面都出现了一些问题，甚至是混乱。因此，目前亟需一套内容涵盖临床检验各类设备分类、品牌、性能标准、适用范围、验证方法，以及有关实验室和产品质量管理法规的权威、规范的著作，指导临床检验装备研发、生产、应用和监管工作。为此，由中国医学装备协会临床检验装备技术专业委员会、全国医用临床检验实验室和体外诊断系统标准化技术委员会、解放军医学计量科委会医学检验设备质量安全控制专委会联合组编，由中国人民解放军总医院丛玉隆教授任总主编，由科学出版社编辑出版了这套大型医学检验装备工具书《临床检验装备大全》。

本套书共四卷，包括《标准与法规》(第1卷)、《仪器与设备》(第2卷)、《试剂与耗材》(第3卷，上、下册)、《即时即地检验》(第4卷)。编写定位是带有学术性、知识性、实用性的工具书，读者定位是IVD产业研发、市场和管理人员，医学实验室技术和管理人员，医疗机构领导和工程技术人员，国家IVD产业领导和监管人员。本套书各卷根据专业范围，分别由该领域的实验诊断专家、企业和科研院校研发与高管人员、政府药监部门官员组成编委会，各卷独立撰写、独立出版成册。经过三年多的辛苦工作，《试剂与耗材》今天终于与您见面了。全卷分上、下两册，共36章，包括试剂、标准物质、染液和耗材四大部分，分别阐述各相关部分发展简史、基本原理、分类和应用、试剂管理要求与程序、相关国内外质量标准、国内市场流通的主要产品技术指标等。

纵览检验医学和IVD方面群书，迄今未见如本书这般涵盖检验医学实验试剂基础理论、检验技术、临床应用、质量管理、前沿进展、标准和指南等的多方位、多视角、多专业、全面实用而又有前瞻性的大型临床检验试剂与耗材工具书。本书的编写对于笔者和编写团队是一次新的尝试，尽管我们在策划、编写过程中是认真的、努力的，但由于知识面、信息面的局限，编写时间较为仓促，个别国内使用的试剂，由于生产单位不愿提供技术资料（尽管我们进行了多次邀请），以致未能在文中相应的章节出现，留下了遗憾之处。此外，本卷与第2卷中可能有小部分内容重复之处，虽做了妥善的技术处理，仍难免有不足之处，敬请读者谅解和批评指正。

在本书即将出版之际，笔者向编写团队中来自海内外的250余名作者表示由衷的感谢！主编、副主编、核心编委，特别是80岁高龄的顾问秦晓光教授三年来不懈的努力，相关企业给予人力和物力的大力支持，正是他们的付出，我们才能将本书呈现在读者面前。他们渊博的知识、精益求精的精神、一丝不苟的编写作风时时感动着我，鞭策着我奋勇前进。虽在本书编写过程中困难重重，最终我们圆满地完成了编写任务，没有辜负编写团队寄予的厚望。同时，还要感谢检验医学界的专家和IVD企业的朋友，感谢他们对本书出版给予的关爱、支持和帮助！谢谢你们。

2016年3月

目　　录

上　　册

第一章　血细胞分析仪检测相关试剂……(1)
　第一节　三分类相关试剂……(1)
　第二节　五分类相关试剂……(7)
第二章　流式细胞检测相关试剂……(46)
　第一节　淋巴细胞亚群检测相关试剂……(46)
　第二节　HLA-B27 检测相关试剂……(55)
　第三节　白血病和淋巴瘤免疫表型检测相关试剂……(61)
　第四节　造血干细胞检测和计数相关试剂……(67)
　第五节　阵发性睡眠性血红蛋白尿的鉴别诊断相关试剂……(71)
第三章　血栓与止血检测相关试剂……(82)
　第一节　凝血试剂……(83)
　第二节　血小板聚集试剂……(128)
　第三节　血栓弹力图试剂……(133)
第四章　尿液及分泌物、排泄物检验试剂……(140)
　第一节　尿干化学分析试剂……(140)
　第二节　尿液有形成分分析仪用试剂及耗材……(163)
　第三节　尿液化学检测试剂……(172)
　第四节　尿液免疫学及毒品检测试剂……(182)
　第五节　粪便检验试剂……(189)
　第六节　阴道分泌物检测试剂……(199)
　第七节　体液检验用质控品和校准品……(212)
第五章　蛋白质及多肽类测定……(219)
　第一节　总蛋白测定……(219)
　第二节　白蛋白测定……(224)
　第三节　前白蛋白测定……(227)
　第四节　微量总蛋白测定（尿液和脑脊液）……(229)
　第五节　视黄醇结合蛋白测定……(236)
　第六节　超敏 C 反应蛋白测定……(238)
　第七节　触珠蛋白测定……(240)
　第八节　β_2- 微球蛋白测定……(241)
　第九节　α_1- 抗胰蛋白酶测定……(246)

第十节　α_1-酸性糖蛋白测定……(248)
第十一节　α_2-巨球蛋白测定……(252)
第十二节　铁蛋白测定……(253)
第十三节　转铁蛋白测定……(257)
第十四节　可溶性转铁蛋白受体测定……(261)
第十五节　血清蛋白电泳测定……(262)
第十六节　免疫固定电泳……(266)
第十七节　D-二聚体测定……(269)
第十八节　纤维连接蛋白测定……(271)
第十九节　肌钙蛋白测定……(273)
第二十节　肌红蛋白测定……(277)
第二十一节　缺血修饰白蛋白测定……(280)
第二十二节　心型脂肪酸结合蛋白测定……(282)
第二十三节　尿转铁蛋白测定……(285)
第二十四节　微量白蛋白的测定……(287)
第二十五节　α_1-微球蛋白测定……(290)
第二十六节　胱抑素C测定……(293)
第二十七节　中性粒细胞明胶酶相关脂质运载蛋白……(294)
第二十八节　甲胎蛋白……(296)
第二十九节　总前列腺特异性抗原……(297)
第三十节　胃蛋白酶原……(299)
第三十一节　抗环瓜氨酸肽抗体……(301)
第三十二节　降钙素原……(302)
第三十三节　补体C3……(304)
第三十四节　补体C4……(305)
第三十五节　抗链球菌溶血素O……(306)
第三十六节　类风湿因子……(307)
第三十七节　免疫球蛋白A……(309)
第三十八节　免疫球蛋白G……(310)
第三十九节　免疫球蛋白M……(311)
第四十节　免疫球蛋白E……(313)
第四十一节　免疫球蛋白轻链……(314)
第四十二节　纤维蛋白原降解产物……(317)
第四十三节　纤维蛋白原……(318)
第四十四节　铜蓝蛋白……(320)
第六章　酶类物质测定……(324)
第一节　丙氨酸氨基转移酶测定……(324)
第二节　天冬氨酸氨基转移酶测定……(327)
第三节　天冬氨酸氨基转移酶线粒体同工酶测定……(330)
第四节　γ-谷氨酰转移酶测定……(333)

第五节　碱性磷酸酶测定 ……(336)
第六节　胆碱酯酶测定 ……(339)
第七节　单胺氧化酶检测试剂盒（连续监测法）……(344)
第八节　5′- 核苷酸酶测定 ……(346)
第九节　α-L- 岩藻糖苷酶测定 ……(348)
第十节　腺苷脱氨酶测定 ……(351)
第十一节　亮氨酸氨基转肽酶测定 ……(353)
第十二节　乳酸脱氢酶测定 ……(356)
第十三节　乳酸脱氢酶同工酶测定 ……(359)
第十四节　酸性磷酸酶测定 ……(361)
第十五节　超氧化物歧化酶测定 ……(363)
第十六节　酒石酸抑制酸性磷酸酶测定 ……(366)
第十七节　淀粉酶测定 ……(368)
第十八节　胰淀粉酶测定 ……(372)
第十九节　脂肪酶测定 ……(374)
第二十节　血管紧张素转化酶测定 ……(377)
第二十一节　醛缩酶测定 ……(378)
第二十二节　髓过氧化物酶测定 ……(380)
第二十三节　谷氨酸脱氢酶测定 ……(383)
第二十四节　甘氨酰脯氨酸二肽氨基肽酶测定 ……(385)
第二十五节　脂蛋白相关磷脂酶 A2 测定 ……(387)
第二十六节　肌酸激酶测定 ……(391)
第二十七节　肌酸激酶同工酶测定 ……(396)
第二十八节　α- 羟基丁酸脱氢酶测定 ……(404)
第二十九节　*N*- 乙酰 -β-D- 氨基葡萄糖苷酶测定 ……(406)
第三十节　异枸橼酸脱氢酶测定 ……(410)
第三十一节　葡萄糖 -6- 磷酸脱氢酶测定 ……(413)
第七章　糖及其代谢物测定 ……(419)
第一节　葡萄糖测定 ……(419)
第二节　糖化血清蛋白测定 ……(422)
第三节　糖化白蛋白测定 ……(426)
第四节　糖化血红蛋白测定 ……(430)
第五节　唾液酸测定 ……(436)
第六节　乳酸测定 ……(440)
第七节　丙酮酸测定 ……(445)
第八节　乙酰乙酸与 β- 羟丁酸测定 ……(448)
第九节　胰岛素测定 ……(451)
第十节　C 肽测定 ……(456)
第十一节　1,5- 脱水山梨醇测定 ……(459)
第八章　脂类物质测定 ……(464)

第一节 总胆固醇测定 …… (464)
第二节 三酰甘油测定 …… (468)
第三节 磷脂测定 …… (474)
第四节 高密度脂蛋白胆固醇测定 …… (476)
第五节 低密度脂蛋白胆固醇测定 …… (483)
第六节 载脂蛋白 A Ⅰ测定 …… (491)
第七节 载脂蛋白 A Ⅱ测定 …… (495)
第八节 载脂蛋白 B 测定 …… (496)
第九节 载脂蛋白 C Ⅱ测定 …… (501)
第十节 载脂蛋白 C Ⅲ测定 …… (502)
第十一节 载脂蛋白 E 测定 …… (504)
第十二节 脂蛋白 a 测定 …… (506)
第十三节 游离脂肪酸测定 …… (511)

第九章 其他代谢物底物类物质测定 …… (518)

第一节 总胆红素测定 …… (518)
第二节 直接胆红素测定 …… (523)
第三节 间接胆红素测定 …… (529)
第四节 总胆汁酸测定 …… (532)
第五节 血氨测定 …… (534)
第六节 甘胆酸测定 …… (537)
第七节 同型半胱氨酸测定 …… (541)
第八节 尿素测定 …… (546)
第九节 肌酐测定 …… (552)
第十节 内生肌酐清除率测定 …… (557)
第十一节 尿酸测定 …… (558)

第十章 无机物质测定及血气分析 …… (568)

第一节 钾测定 …… (568)
第二节 钠测定 …… (573)
第三节 氯测定 …… (576)
第四节 钙测定 …… (578)
第五节 血气分析 …… (581)

第十一章 药物浓度测定 …… (594)

第一节 25- 羟基维生素 D 测定 …… (594)
第二节 治疗药物浓度测定 …… (596)
第三节 抗癫痫类药物浓度测定 …… (599)
第四节 精神类药物浓度测定 …… (604)
第五节 强心苷类药物浓度测定 …… (606)
第六节 抗生素类浓度测定 …… (609)
第七节 免疫抑制药物浓度测定 …… (611)
第八节 乙醇测定 …… (617)

第九节　茶碱测定……(618)

下　册

第十二章　临床免疫方法学介绍……(621)
第一节　免疫分析方法理论基础……(621)
第二节　免疫凝集试验……(625)
第三节　免疫比浊分析……(626)
第四节　放射免疫试验……(628)
第五节　酶免疫分析……(629)
第六节　发光免疫分析……(632)
第七节　固相膜免疫分析……(642)
第八节　荧光抗体技术……(645)
第十三章　内分泌激素及代谢相关检测试剂……(649)
第一节　甲状腺激素及相关检测……(649)
第二节　生殖激素及相关检测……(667)
第三节　糖尿病及相关检测……(709)
第四节　骨代谢及相关检测……(720)
第五节　高血压及相关检测……(741)
第六节　贫血及相关检测……(756)
第七节　生长类激素及相关检测……(773)
第十四章　特定蛋白相关检测试剂……(784)
第一节　免疫功能……(784)
第二节　营养与代谢……(803)
第三节　肾脏功能……(811)
第四节　细胞因子……(820)
第十五章　自身抗体相关检测试剂……(829)
第一节　系统性自身免疫性疾病相关抗体……(829)
第二节　自身免疫性肝病相关自身抗体……(880)
第三节　神经系统疾病相关自身抗体……(896)
第四节　内分泌系统疾病相关自身抗体……(904)
第五节　不孕不育相关自身抗体……(925)
第六节　自身免疫性皮肤病相关自身抗体……(936)
第七节　肾脏疾病相关自身抗体……(943)
第八节　胃肠疾病相关自身抗体……(948)
第九节　血液疾病相关自身抗体……(958)
第十六章　感染性疾病相关检测试剂……(965)
第一节　流感病毒血清学检测……(965)
第二节　肝炎病毒血清学检测……(968)
第三节　人免疫缺陷病毒血清学检测……(1025)
第四节　TORCH 相关病原体血清学检测……(1035)

第五节 EB 病毒血清学检测……(1091)
第六节 呼吸道病原体血清学检测……(1112)
第七节 结核分枝杆菌血清学检测……(1121)
第八节 抗链球菌溶血素 O 检测……(1123)
第九节 梅毒螺旋体相关血清学检测……(1124)
第十节 其他病原体血清学检测……(1134)
第十七章 肿瘤标志物相关检测试剂……(1142)
第一节 胚胎抗原类肿瘤标志物……(1142)
第二节 糖蛋白类肿瘤标志物……(1148)
第三节 蛋白质类肿瘤标志物……(1161)
第四节 酶类肿瘤标志物……(1170)
第五节 激素类肿瘤标志物……(1180)
第六节 其他肿瘤标志物……(1184)
第十八章 超敏反应相关抗体检测试剂……(1190)
第一节 Ⅰ型超敏反应相关自身抗体……(1190)
第二节 食物不良反应相关 IgG 抗体……(1200)
第十九章 心脑血管相关检测试剂……(1202)
第二十章 核酸提取与 PCR 仪试剂及耗材……(1252)
第一节 核酸纯化试剂及耗材……(1252)
第二节 感染性疾病诊断试剂及耗材……(1256)
第三节 肿瘤个体化诊断试剂及耗材……(1279)
第四节 遗传性疾病诊断试剂及耗材……(1289)
第五节 心血管疾病诊断试剂及耗材……(1291)
第二十一章 分子杂交仪和芯片设备试剂及耗材……(1297)
第一节 感染性疾病诊断试剂及耗材……(1297)
第二节 肿瘤个体化诊断试剂及耗材……(1312)
第三节 遗传性疾病诊断试剂及耗材……(1316)
第四节 心血管疾病诊断试剂及耗材……(1324)
第二十二章 基因测序仪试剂及耗材……(1330)
第一节 产前筛查试剂及耗材……(1330)
第二十三章 微生物检验仪器配套试剂及商品化试剂……(1350)
第一节 微生物鉴定系统试剂……(1350)
第二节 药敏系统试剂……(1358)
第三节 血培养及结核快速培养药敏系统试剂……(1367)
第四节 手工鉴定药敏系统试剂……(1378)
第五节 手工鉴定试剂……(1382)
第二十四章 培养基、分型血清及药敏纸片……(1386)
第一节 商品化平板培养基……(1386)
第二节 干粉培养基……(1391)
第三节 液体培养基……(1393)

第四节　诊断血清……(1396)
第五节　药敏和鉴定试验用纸片（试条）……(1401)
第二十五章　微生物分子诊断设备配套及快速检测试剂……(1408)
第一节　微生物分子诊断设备配套试剂……(1408)
第二节　免疫荧光法检测病原微生物感染……(1426)
第三节　胶体金法检测病原微生物感染……(1429)
第四节　G 试验、GM 试验和内毒素检测……(1430)
第五节　降钙素原检测仪器配套试剂……(1432)
第二十六章　微生物检验通用耗材及标准菌株……(1438)
第一节　运送培养基……(1438)
第二节　菌种保藏管的应用……(1441)
第三节　气体生成系统……(1441)
第四节　灭菌指示剂……(1443)
第五节　微生物检验质控常用标准菌株……(1444)
第二十七章　生物化学检测参考方法、标准物质现状及进展……(1446)
第一节　代谢产物和底物类检测参考方法……(1447)
第二节　酶类检测参考方法……(1453)
第三节　非肽激素、离子及部分蛋白检测参考方法……(1457)
第二十八章　免疫学检测标准物质现状及进展……(1459)
第一节　血浆蛋白和肿瘤标志物免疫检测标准物质……(1459)
第二节　激素免疫检测标准物质……(1461)
第三节　感染性病原体抗原抗体免疫检测标准物质……(1462)
第四节　自身免疫和其他标志物免疫学检测标准物质……(1463)
第二十九章　核酸检测标准物质研制现状及进展……(1466)
第一节　感染性疾病核酸检测……(1467)
第二节　遗传性疾病和肿瘤等非感染性疾病核酸检测……(1469)
第三十章　血液、体液检测及其他检测参考方法、标准物质现状和进展……(1472)
第一节　血细胞计数……(1472)
第二节　凝血因子……(1476)
第三十一章　染料与生物医学实验染料……(1480)
第一节　概述……(1480)
第二节　染料的应用……(1481)
第三节　染料标准和医学实验常用染料简介……(1486)
第三十二章　生物和医学实验染色试剂……(1491)
第一节　概述……(1491)
第二节　微生物染色液系列……(1492)
第三节　细胞形态学染色液系列……(1497)
第四节　精液染色液系列……(1502)
第五节　细胞化学染色液系列……(1505)
第六节　组织学染色液系列……(1512)

第三十三章　采血器材……(1526)
第一节　概述……(1526)
第二节　真空采血管……(1528)
第三节　血液采集针……(1534)
第四节　智能流水线采血管理系统……(1537)
第三十四章　塑料耗材……(1539)
第一节　概述……(1539)
第二节　常用塑料容器……(1541)
第三节　其他塑料用品……(1548)
第三十五章　玻璃量具……(1550)
第一节　概述……(1550)
第二节　常用玻璃量具……(1551)
第三节　玻璃量具的校准与维护……(1552)
第三十六章　生物安全防护耗材……(1555)
第一节　概述……(1555)
第二节　高效粒子空气过滤器……(1557)
第三节　生物指示试带……(1562)
第四节　锐器收集盒……(1564)
第五节　医疗废物桶……(1566)

第十二章　临床免疫方法学介绍

19世纪80年代后期，医学免疫学兴起并快速发展，抗体被发现并初步建立基于抗原抗体特异性结合的血清学检测方法，如肥达反应（1896年）用于伤寒的诊断。随后，美国学者Yalow和Berson建立放射免疫分析技术（1959年），开创体液物质微量分析的先河，并荣获1977年度诺贝尔生理学或医学奖；1975年单克隆抗体技术问世，成功解决抗体特异性、均一性等问题，促进了免疫诊断商品化试剂盒诞生和迅猛发展。如今，基于抗原抗体结合原理的免疫化学分析技术已广泛应用于临床实验室，成为医学检验领域的核心技术之一，为检验医学的快速发展奠定坚实技术基础。

第一节　免疫分析方法理论基础

基于抗原抗体结合的分析方法称为免疫分析方法，抗原抗体反应是免疫分析方法的基础。用已知抗原可检测未知抗体，反之，用已知抗体可检测未知抗原。根据被分析物质性质不同，免疫分析方法的基本模式包括夹心模式、间接模式、竞争模式、捕获模式等。免疫分析方法又可分为早期的非标记免疫分析和现代的标记免疫分析。同时，根据是否需要分离结合标记物和游离标记物，将标记免疫分析分为均相免疫分析和非均相免疫分析。

一、抗原抗体反应

抗原抗体反应（antigen-antibody reaction）是指一对抗原和抗体在体内或体外发生的特异性结合反应。体外进行的抗原抗体反应又称为血清学反应，作为免疫分析方法的理论基础。

（一）基本原理

抗原抗体反应主要基于抗原表位与抗体可变区之间的互补性，以及抗原抗体相互靠近所产生的相互作用力，促使抗原－抗体复合物的形成。抗原分子表面存在一些特殊基团，决定抗原特异性，此基团称为抗原表位；同时抗体近N端功能区（超变区）决定抗体特异性。抗原与抗体的特异性结合是基于抗原表位和抗体超变区之间的结构互补性与亲和性。同时，由于抗原表位与抗体超变区密切接触，产生氢键、范德华引力、静电引力等结合力，并因排斥水分子产生疏水键作用，经过由亲水胶体转化为疏水胶体的一系列物理和化学变化过程最终形成免疫复合物。

（二）基本特点

抗原抗体反应具备特异性、可逆性、比例性和阶段性4个基本特点。

1. 特异性　特异性指物质间的针对性。抗原抗体反应的特异性是指任何抗原只能与相应的抗体发生特异性结合，与其他抗体不发生反应。特异性是抗原抗体反应最重要的特点，同时也是免疫学检测技术的重要特点，也决定免疫学检测方法的特异性。同时，特异性也是评价抗体质量的重要参数之一。天然抗原免疫制备的免疫血清是一种含有多种特异性抗体的混合物，称为多克隆抗体。如两种抗原物质具有相同的抗原表位，应用此种免疫血清进行抗原测定时，可出现交叉反应，导致假阳性结果。单克隆抗体只识别单一抗原表位，选择合适的单克隆抗体可防止发生交叉反应，提高检测方法的特异性。

2. 可逆性　抗原抗体反应属于分子表面的非共价结合，所形成的抗原抗体复合物并不牢固，在一定条件下又可解离为游离的抗原和游离的抗体，此种特性称为可逆性。抗原与抗体的结合强度通常用亲和力和亲合力来表示。亲和力（affinity）是指抗体分子一个抗原结合部位与一个相应抗原表位之间的结合强度，抗原抗体的亲和力取决于二者空间构型互补的程度，互补程度越高，亲和力越高；亲合力（avidity）是指一个完整抗体分子的抗原结合部位与若干相应抗原表位之间的结合强度，亲合力与亲和力有关，也与抗体的结合价和抗原的有效抗原表位数目相关。一般而言，与单克隆抗体相比，多克隆抗体具有较高的亲合力。同时，亲和性的高低是评价单克隆抗体的重要指标。

3. 比例性 比例性是指抗原抗体反应的强度与体系中抗原和抗体的量或二者的分子数量比有关；换句话讲，只有在抗原抗体彼此间比例合适时，二者才能发生最强反应。以沉淀反应为例，若向加入固定量抗体的一组试管中依次加入递增浓度的相应抗原，反应结束后测定复合物含量。如以免疫复合物量为纵坐标，以抗原浓度为横坐标可绘制出剂量－反应曲线，此曲线也是定量分析的基础。但是，如抗原抗体间比例不合适，如抗原过量并超出检测范围，不利于抗原抗体结合，往往会造成假阴性结果。

4. 阶段性 阶段性指抗原抗体反应可分为两个阶段：第一阶段为特异性结合阶段，单分子抗原与单分子抗体发生特异性结合形成二分子复合物，一般在数秒钟至数分钟内完成。第二阶段为可见反应阶段，免疫复合物相互聚集形成大分子复合物，根据参加反应的抗原物理性状的不同，可出现凝集、沉淀和细胞溶解等现象，所需时间较长，数分钟、数小时到数日不等，且受电解质、温度和酸碱度等因素的影响。

二、基本分析模式

因抗原抗体结合具有特异性，故已知抗原可检测未知抗体；反之，用已知抗体可检测未知抗原。根据检测目的不同，采用的分析模式不同。免疫分析方法的基本模式包括夹心模式、间接模式、竞争模式、捕获模式等。

（一）夹心模式

夹心模式分为双抗体夹心和双抗原夹心，前者用于测定大分子蛋白抗原，后者则用于检测抗体（IgG）。双抗体夹心模式，需要选择针对同一抗原的一对抗体，分别作为捕获抗体和标记抗体。在非均相免疫分析体系中，捕获抗体与固相载体连接，能够捕获待测标本中的抗原分子；标记抗体带有标记物，能够产生相应的检测信号。双抗体夹心模式属于非竞争性免疫分析，两种抗体均过量，最终检测信号强度与待检抗原含量呈正比例函数关系。双抗体夹心模式原理如图 12-1 所示。此外，如采用两种单克隆抗体，二者所识别的抗原表位应在分子空间构象相距较远，防止出现空间位阻效应。因此，只有对捕获抗体和标记抗体进行匹配，才能形成较好的剂量－反应曲线。

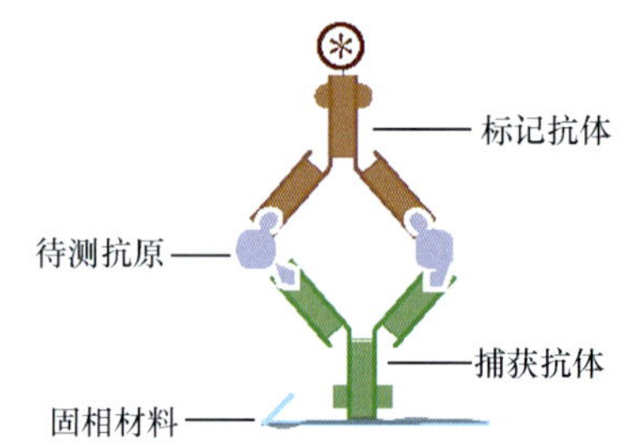

图 12-1　双抗体夹心模式分析原理示意图

此外，人们同样建立一种双抗原夹心法用于测定抗体（IgG），如从第三代 HIV 抗体检测试剂起，均采用此模式测定血清 HIV 抗体。双抗原夹心法则是制备抗原包被的固相材料和标记抗原，待测抗体被固相抗原捕获，并结合标记抗原。但是，如体系中存在过量抗体，仍会产生钩状效应，导致假阴性结果。

（二）间接模式

间接模式指已知抗原－待检抗体－标记抗抗体的检测模式，此模式是测定 IgG 类抗体的常用方法。间接模式测定原理如图 12-2 所示，将已知抗原连接到固相载体上，同时制备针对待检抗体同种型抗原表位的第二抗体（因待检抗体为人类免疫球蛋白 IgG），需制备兔抗人 IgG 抗体或羊抗人 IgG 抗体，也可使用鼠抗人 IgG 单克隆抗体。此类抗体针对人 IgG 同种型抗原表位的抗体，也称为抗抗体。将第二抗体与示踪物连接形成标记第二抗体。第二抗体具有种属内的通用性，临床实验室主要检测人血清标本，任何一类第二抗体均适合检测所有人类 IgG，与第一抗体的特异性无关。

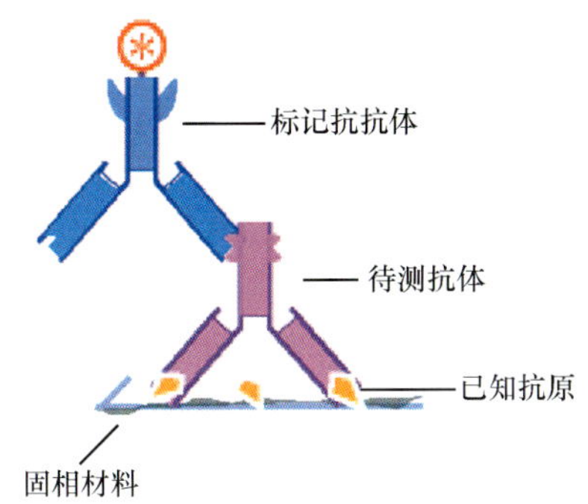

图 12-2　间接模式分析原理示意图

（三）捕获模式

捕获分析模式专为测定 IgM 类抗体设计。特异性 IgM 类抗体出现在病原体感染早期，且消失很快，为此，特异性 IgM 类抗体常作为判断感染病程的重要指标。捕获法以抗人 IgM 抗体包被固相材料，用于捕获血清中 IgM 抗体（特异的和非特异的），其次加入特异性抗原和标记特异性抗体，形成双抗体夹心复合物。捕获分析模式测定原理如图 12-3 所示，目前，捕获法多用于与优生优育相关的病毒抗体检测（如 TORCH）。

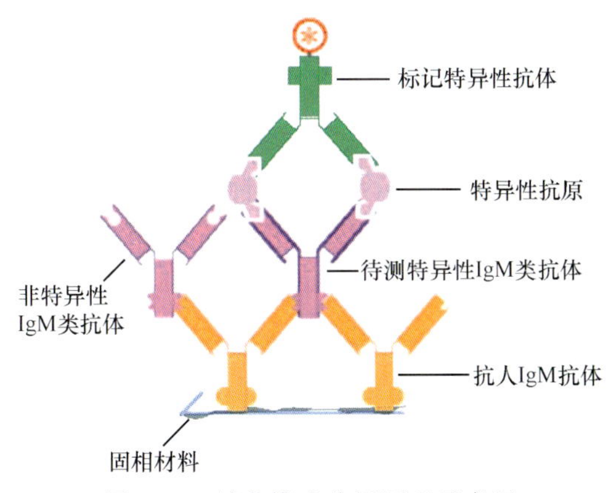

图 12-3　捕获模式分析原理示意图

（四）竞争模式

经典竞争模式是包被特异性抗体作为捕获抗体且限量，让标记抗原和待测抗原同时竞争固相抗体。此种模式属于竞争性免疫分析，获得反比例函数或标准曲线。竞争分析模式测定原理如图 12-4A 所示，此种类型主要适用于测定小分子抗原（如甾体激素），不能同时结合两个抗体分子，不能采用双抗体夹心分析模式。在酶免疫分析中，由于小分子抗原需要标记辣根过氧化物酶，而甾体激素往往不存在合适基团与过氧化物酶直接结合，给抗原标记带来一定困难；同时，与小分子抗原相比，酶蛋白分子较大，小分子抗原标记酶蛋白后，将会影响小分子免疫活性，导致不公平竞争反应。因此，酶联免疫法测定小分子抗原不如放射免疫分析法（RIA）。此外，如包被抗原分子，标记抗体和待测抗体同时竞争固相抗体抗原，此种类型便可以检测抗体（自身抗体或病原体抗体），分析原理如图 12-4B 所示。

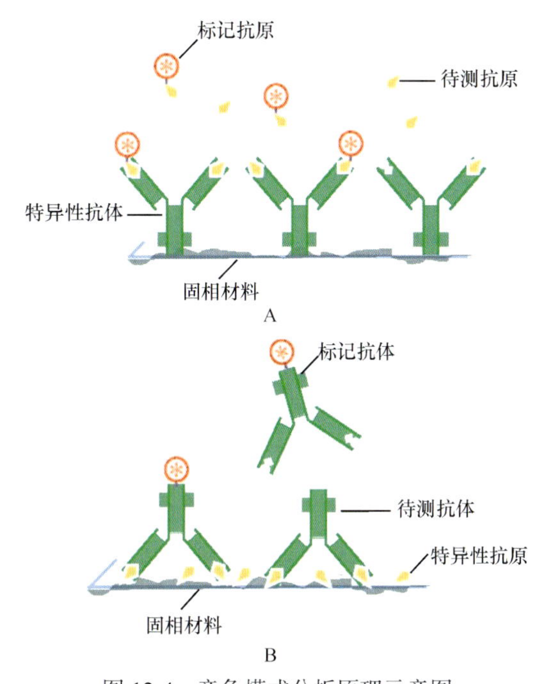

图 12-4　竞争模式分析原理示意图

当然，免疫学方法的分析模式不止上述 4 种类型，但无论何种方式基本源自上述方式。一种具有临床诊断价值的生物标志物，欲采用免疫学方法进行检测，其前提是此种标志物（可被特异性抗体识别）或其本质是抗体分子。所谓抗原性是指与特异性抗体的反应性，即能够被专一的抗体所识别并发生特异性结合。一般情况下，蛋白质分子同时具有抗原性和免疫原性，直接免疫动物可获得抗体；而一些小分子（如青霉素）与蛋白质偶联后才具备免疫原性，用于制备相应抗。抗原分子需根据分子大小选择双抗体夹心膜模式或竞争模式测定。抗体分子可选择双抗原夹心模式、间接模式、捕获模式测定。在临床实践中，需要结合待检测物质的具体特征，选择具体最佳分析模式。

三、免疫方法的主要类型

从建立肥达反应诊断伤寒至今，临床免疫学检验已有一百多年的历史。免疫方法可分为非标记免疫分析和标记免疫分析，也可分为均相免疫分析和非均相免疫分析。

（一）非标记免疫分析与标记免疫分析

早期免疫分析方法直接观察抗原抗体复合物所产生的现象，如凝集和沉淀等，不对抗原或抗体分子进行标记，此类称为非标记免疫分析。凝集反应是颗粒性抗原与相应抗体结合产生凝集现象，沉淀反应是可溶性抗原与相应抗体结合产生沉淀现象。如以补体介导的溶血现象作为指示信号，此类方法称为补体结合试验。凝集反应虽然历史悠久，但仍广泛应用于临床实验室，如血型鉴定。间接凝集反应和胶乳颗粒沉淀反应二者均涉及采用可溶性抗原或抗体分子与固相载体颗粒的连接，同时也可以看作是一种简单的标记过程，但多数情况下仍然视为非标记免疫分析。

“标记免疫分析”顾名思义是基于标记（示踪）和免疫（抗原抗体反应）的分析方法。所谓标记是用高灵敏度物质如放射性核素、荧光素等标记在抗原或抗体上，通过检测示踪物质即可实现对微量抗原或抗体的检测。所谓免疫指抗原抗体反应，即特异性抗原和相应抗体在一定条件下发生特异性结合的现象；由于二者之间的特异性关系，采用已知抗原可检测未知抗体，反之采用已知抗体可检测未知抗原。标记免疫分析集示踪技术的高敏感性和免疫分析的高特异性于一体，赋予其较高特异性和较高敏感性。

根据示踪物质性质不同，标记免疫分析可分为放射性免疫分析和非放射性免疫分析，前者以放射性核素作为标记物，后者如以酶作为标记物的称为酶免疫分析，如以胶体金为标记物的称为金免疫分析。同时，还有以检测光信号为特征分析称为发光免疫分析，发光免疫分析又分为荧光免疫分析和化学发光免疫分析等。

（二）均相免疫分析和非均相免疫分析

标记免疫分析也可分为均相免疫分析和非均相免疫分析。示踪物质（暂用“*”表述）与抗原或抗体结合制备形成标记化合物（*Ag 或 *Ab）。下面以标记抗原（*Ag 为例进行说明），如标记抗原未结合抗体称为游离标记物（free，F）；如与特异性抗体结合形成 *AgAb 称之为结合标记物（bind，B）。一般情况下，在检测体系中标记物是过量的，抗原和抗体温育结束后，同时存在两种状态的标记物：结合标记物（B，*AgAb）和游离标记物（F，*Ag）。如果两种状态标记物中的示踪物质性质不同（有偏振荧光或无偏振荧光），则不需分离结合标记物和游离标记物，直接检测即能反映抗原抗体反应的强度，此种分析方式称之为均相免疫分析（homogeneous immunoassay）。而在多数情况下，抗原抗体温育形成抗原－抗体复合物并不能改变标记物中示踪物质的特性，即结合标记物和游离标记物显示相同示踪物质特性（二者均具有酶的活性），此时，必须分离结合标记物和游离标记物，测定其中一部分才能反映抗原抗体反应的强度，此种分析系统称之为非均相免疫分析（heterogeneous immunoassay）。

分离结合标记物和游离标记物是非均相免疫分析的重要环节，而固相吸附技术是重要分离方法。免疫放射分析采用塑料试管作为固相材料，酶联免疫吸附试验采用 96-T 塑料微孔板作为固相材料。二者虽然形式不同但是本质相同，吸附于固相材料内壁表面的抗原或抗体分子与液相中的待测分子和标记物，属于液相与固相二维平面之间发生的反应，可理解为二维平面空间。由于塑料小试管或 96-T 微孔内壁平面空间面积有限，不能容纳足量抗体分子，会导致钩状效应产生。化学发光免疫分析（直接化学发光和电化学发光免疫）采用纳米微球作为固相载体，虽然同样采用微小试管作为反应容器，但由于容器内容纳数量庞大的微球，能提高足够的面积，同时微球处于悬浮状态，可理解接近三维立体空间反应，此种方式有效克服 96-T 微孔板的不足，极大提高了检测体系的分析性能。

但是，由于采用固相吸附分离方式，捕获抗体分子被均匀涂布于固相载体表面，其分子构象不再是液相中的天然构象，而且也不是所有捕获抗体都具有结合抗原的原有活性。同时，固相表面的抗体分子处于相对静止状态，而待检抗原和标记抗原于液相中，它们之间相互反应不同于液相中的反应规律，需通过震荡才能促进液相中抗原分子与固相表面捕获抗体的结合。

此外，所谓“板式”和“管式”只是一种操作方式，前者适合批量操作，后者比较灵活能适应急诊检测的要求。但是，“板式操作”不等于“板式包被”，板式操作也可采用纳米微球包被方式，此点需要重点说明，96-T 板式包被分析性能参数不如纳米微球包被模式，但是，以 96-T 或 384-T 微孔板作为反应容器，同时采用纳米微球作为包被方式，同样获得较好的分析性能，只是此方式不适合急诊模式而已。

第二节　免疫凝集试验

免疫凝集试验（agglutination test）：颗粒性抗原（如细菌、红细胞、螺旋体等）或表面包被可溶性抗原或抗体的颗粒性载体，与相应抗体或抗原发生特异性反应，在电解质参与下，形成肉眼可见的凝集现象。凝集试验灵敏度高，方法简便，迄今已成为通用的免疫学试验，广泛应用于临床检验。

凝集反应的发生可分为两个阶段：①抗原抗体的特异结合；②出现可见的颗粒凝集。细菌、螺旋体和红细胞等颗粒抗原在悬液中带弱负电荷，周围吸附一层与之牢固结合的正离子，外面又排列一层松散的负离子层，构成一个双层离子云。在松散层内界和外界之间的电位差形成 Z 电位。溶液中的离子强度愈大，Z 电位也就愈大。Z 电位使颗粒相互排斥。当特异抗体与相应抗原颗粒互补结合时，抗体的交联作用克服了抗原颗粒表面的 Z 电位，而使颗粒聚集在一起。

一、直接免疫凝集试验

细菌、螺旋体和红细胞等颗粒抗原，在适当电解质参与下可直接与相应抗体结合出现凝集，称为直接凝集反应（direct agglutination）。凝集反应中的抗原称为凝集原（agglutinogen），抗体称为凝集素（agglutinin）。常用的凝集试验有玻片法和试管法两种。

（一）玻片凝集试验

玻片凝集试验为定性试验方法，一般用已知抗体作为诊断血清、与受检颗粒抗原如菌液或红细胞悬液各加一滴在玻片上，混匀，数分钟后即可用肉眼观察凝集结果，出现颗粒凝集的为阳性反应。此法简便、快速，适用于从患者标本中分离得到的菌种的诊断或分型。玻片法还用于红细胞 ABO 血型的鉴定。

（二）试管凝集试验

试管凝集试验为半定量试验方法，在微生物学检验中常用已知细菌作为抗原液与一系列稀释的受检血清混合，保温后观察每管内抗原凝集程度，通常以产生明显凝集现象的最高稀释度作为血清中抗体的效价，亦称为滴度。在试验中，由于电解质浓度和 pH 不适当等原因，可引起抗原的非特异性凝集，出现假阳性反应，因此必须设不加抗体的稀释液作对照组。临床上常用的直接试管凝集试验为肥达试验（Widal test）和外斐试验（Weil-Felix test）。在输血时也常用于受体和供体两者的红细胞与血清的交互配血试验。

二、间接免疫凝集试验

将可溶性抗原或抗体预先吸附或偶联于颗粒性载体表面，使之成为抗原或抗体致敏颗粒，然后与相应抗体或抗原作用，在适宜电解质存在的条件下，可出现肉眼可见的特异性凝集现象，称为间接免疫凝集试验（indirect agglutination）。

（一）间接免疫血凝试验

间接免疫血凝试验（indirect hemagglutination test）以红细胞为载体，红细胞是大小均一的载体颗粒，一般采用醛化红细胞为载体颗粒，用已知抗原或抗体吸附或偶联于红细胞上制成致敏红细胞，与待检样本中相应的抗体或抗原发生反应，红细胞凝集则为阳性。根据红细胞凝集的程度判断阳性反应的强弱。

（二）乳胶颗粒凝集试验

乳胶颗粒凝集试验（latex agglutination test，LAT）以聚苯乙烯乳胶颗粒为载体，将抗原（或抗体）直接吸附于或化学交联于乳胶颗粒上，制成致敏乳胶颗粒，特异性抗体（或抗原）与之结合后，可产生凝集反应。

（三）明胶颗粒凝集试验

明胶颗粒凝集试验（gelatin agglutination test，GAT）是将全病毒抗原或重组抗原吸附于粉红色明胶颗粒上，当致敏明胶颗粒与血清中抗病毒抗体发生免疫反应时，可形成肉眼可见的粉红色凝集。梅毒螺旋体明胶颗粒凝集试验（*Treponema pallidum* particle assay，TPPA）即是用超声裂解的梅毒螺旋体为抗原，致敏红色明胶颗粒与人血清或血浆中的梅毒螺旋体抗体结合，产生肉眼可见红色凝集反应。

（四）炭颗粒凝集试验

炭颗粒凝集试验（carbonal agglutination test，CAT）以炭粉微粒为载体制备致敏颗粒，将已知抗体球蛋白吸附于炭粉微粒上，与待检标本中相应抗原发生免疫反应，形成肉眼可见的炭微粒凝集块。快速血浆反应素试验（rapid plasma reagin test，RPR）的原理是将标准的类脂质抗原结合在标准的活性炭粒上，这种含抗原炭粒与患者血清混合在一起后，形成肉眼可见的凝染颗粒。颗粒大小与反应素的量成正比，通过稀释血清的再试验可以判定反应素的浓度。

（五）甲苯胺红颗粒凝集试验

所用载体为甲苯胺红颗粒。甲苯胺红不加热血清试验（toluidine red unheated serum test，TRUST）采用纯化的心磷脂、卵磷脂、胆固醇配制的性病研究实验室（venereal disease research laboratory，VDRL）抗原重悬于含甲苯胺红的特制溶液中制成致敏甲苯胺红颗粒，若待检血清中有反应素存在，可产生肉眼可见的粉红色凝块。

（六）抗球蛋白红细胞免疫凝集试验

该方法由 Coombs 于 1945 年建立，故又称为 Coombs 试验，是检测红细胞不完全抗体的一种经典方法，所谓不完全抗体，多数是 7S 的 IgG 类抗体，能与相应抗原牢固地结合，但因分子质量较小，不能起到桥联作用，一般情况下不能出现可见反应。Coombs 用抗球蛋白抗体作为第二抗体，连接与红细胞表面抗原结合的特异抗体，发挥桥联作用而使红细胞凝集。该试验可分为直接 Coombs 试验和间接 Coombs 试验。直接 Coombs 试验用于检测结合于红细胞表面的不完全抗体；间接 Coombs 试验用于检测游离在血清中的不完全抗体。

（七）自身红细胞凝集试验

自身红细胞凝集试验（autologous erythrocyte agglutination）与一般间接免疫血凝试验不同之处在于该反应中的载体红细胞为未经致敏的新鲜红细胞，主要试剂原料是抗人 O 型红细胞的单细胞抗体，该抗体能与不论何种血型的红细胞结合，但不产生凝集。将这种抗体与另一种抗体或抗原连接成双功能抗体，可以用于检测标本中的相应抗原或抗体。

第三节　免疫比浊分析

免疫比浊技术（immunoturbidimetric assay，IA）是基于早期免疫沉淀反应原理，将液相中沉淀反应与现代光学仪器和自动化分析技术相结合的一项免疫分析技术。根据检测光信号性质的不同，免疫比浊技术分为透射免疫比浊法（turbidimetric immunoassay）和散射免疫比浊法（nephelometric immunoassay）两种。同时，也可将抗体分子或抗原分子与一定大小（100 ～ 150nm）的乳胶微球连接，形成抗原或抗体致敏的乳胶颗粒，此时可显著提高检测系统的分析敏感度，此种方式称为胶乳颗粒增强免疫比浊法（particle-enhanced turbidimetric immunoassay）。

一、免疫透射比浊

当可溶性抗原与相应抗体特异性结合，且二者比例合适时，在特殊的缓冲液中它们快速形成一定大小的抗原抗体复合物并出现浊度，利用现代光学仪器对浊度进行测定从而获得待测抗原含量。通常情况下用于测定抗原含量，让一定量的已知抗体与未知抗原反应。根据 Lambert-Beer 定律，当一定波长的光线通过抗原抗体反应的溶液时，由于抗原抗体复合物的形成使入射光吸收量增多，入射光被吸收的量与抗原抗体复合物形成的量呈正相关。测量已知标准品抗原的吸光度值即可获得标准曲线并内置于系统中，此时，待测标本按照相同条件进行测定，可通过标准品函数推导出标本中待测物质的浓度。

透射比浊测定常采用终点法或两点法，让待检抗原和已知抗体作用一定时间，免疫沉淀反应达到平衡后，测定溶液中产生的透射光信号值。免疫透射比浊法属于液相中的免疫分析，具有操作简便、结果较准确、重复性较好、信号检测方便等优点，能用全自动化或半自动化仪器进行检测，现已广泛应用于血清免疫球蛋白（IgG、IgA、IgM），单组分补体（C3、C4）含量等多种特种蛋白定量分析。

二、免疫散射比浊

与免疫透射比浊不同，免疫散射比浊测定散射光，检测物置于入射光线一定的角度，一般在入射光路的5° ～96° 角，散射比浊与透射比浊光路如图12-5所示。分析体系中的抗原与抗体结合形成复合物，当受到入射光照射后对光线产生折射、偏转，从而产生散射光，散射光强度与免疫复合物的含量呈正比例函数关系。以测定抗原为例，通过测定标准品抗原散射光强度形成数学函数，即可推算得到待测抗原的含量。

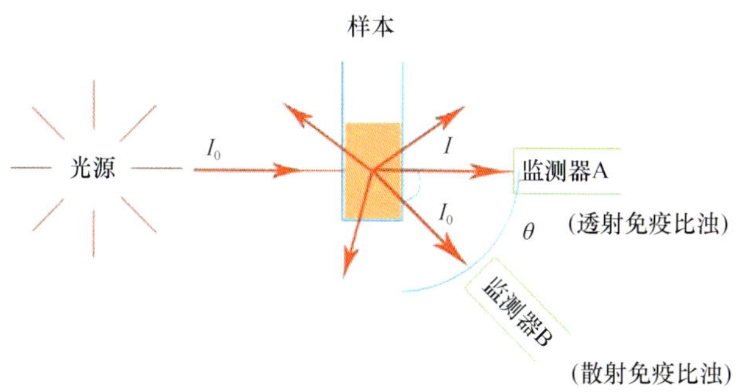

图 12-5　免疫透射比浊与免疫散射比浊光路示意图

免疫散射比浊可以采用终点法测定模式，但也可采用速率法测定模式。与临床生物化学速率法相同，测定抗原抗体之间的反应速率，速率也可理解为达到最大结合（峰值）所需时间，抗体一定的情况下，抗原浓度越高，速率越快，达到最大结合所需时间越少（图12-6）。以测定抗原为例，让不同浓度抗原标准溶液与定量抗体温育，抗原抗体结合的速率与待检抗原量呈正比例函数关系。

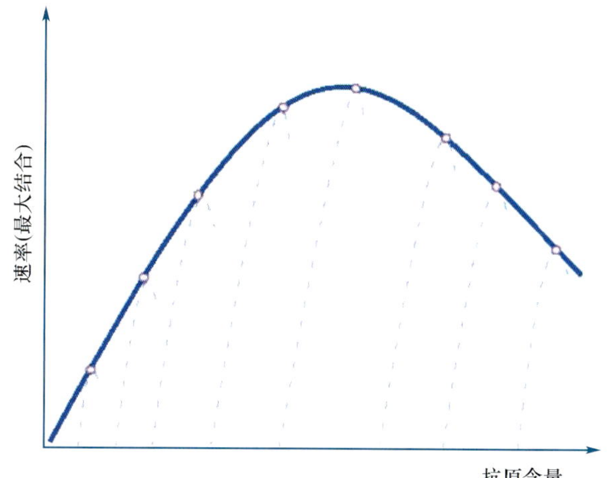

图 12-6　速率法散射比浊定量分析原理示意图

与免疫透射比浊测定不同，散射比浊需要用特殊散射比浊分析仪进行测定，不能使用生物化学分析仪。由于速率法散射比浊所测定的是抗原抗体反应的最初阶段，检测不必等到抗原抗体反应达到平衡，具有检测时间短、速度快等特点。但是，由于分析体系的已知抗体有限，当待检抗原超出检测范围时，检测结果会因钩状效应导致错误，此时需要仪器对检测结果的准确性进行评估，并及时自动稀释标本重新测定。

三、乳胶增强免疫比浊

无论免疫透射比浊，还是免疫散射比浊，均可采用抗体致敏的乳胶颗粒作为诊断试剂，此时可显著提高分析敏感度，此种方法称为乳胶增加免疫比浊。以高分子胶乳纳米颗粒为固相载体，将特异性抗体与之连接形成抗体致敏的固相颗粒。当抗体致敏的乳胶颗粒与待测抗原相遇后，因抗原抗体结合导致相邻微球聚集，从而改变了反应溶液的散光性能或透光性能（图12-7），测定散射光或透射光改变，即可形成标准品抗原与信号强度的标准曲线或数学函数。

与传统免疫比浊法相比，乳胶增强比浊使检测信号放大，有效提高分析敏感度，能够检测血清标本中更微量物质，如超敏急性期蛋白项目，一些肿瘤标志物等。

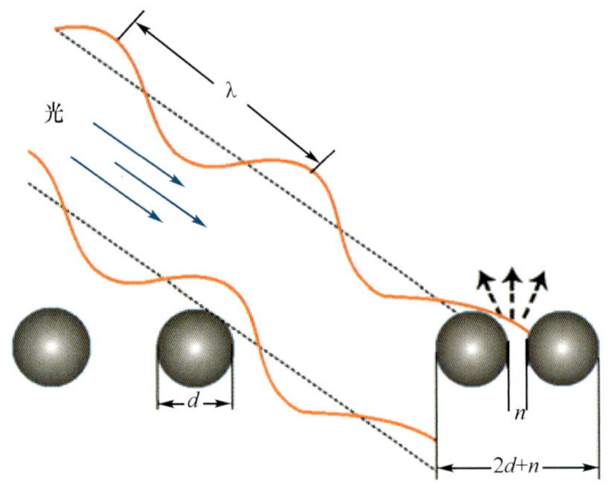

图 12-7　乳胶增强免疫比浊测定原理示意图

总之，近年来由于技术的不断发展、完善，兼顾透射比浊和散射比浊两种方法、结合胶乳增强技术和速率散射比浊等多种技术的专业化设备——特种蛋白分析仪应运而生，它具有检测灵敏度高、重复性好、检测速度快、线性范围宽、操作简易等优点，可进行多种蛋白质的检测，可用于感染、心血管、类风湿、神经系统、血液系统和肝脏系统等多种疾病的诊断，以及免疫功能、肾脏功能项目检测等。

第四节　放射免疫试验

放射免疫试验以放射性核素为基本特征，用放射性核素标记抗原或抗体分子，通过测定放射性强度评估抗原抗体反应情况，从而实现对待测物质的定量（或定性）分析。放射免疫试验将放射性元素的高灵敏性与免疫反应的高特异性相结合，具有较高的分析敏感性和分析特异性，开创了体液微量定量分析的新纪元。目前放射免疫试验逐渐被化学发光免疫试验所替代。

一、放射免疫分析方法

放射免疫分析（radioimmunoassay，RIA）是由 Yalow 和 Berson 于 1959 年创建的一项标记免疫分析技术，采用放射性核素标记小分子抗原，让待检抗原和标记抗原竞争性结合限量特异性抗体，通过测定与抗体结合的标记抗原的放射性强度反映待检抗原的含量。放射免疫分析属于竞争性免疫分析，基于标记抗原和待测抗原对同一抗体有相同的亲合力，在抗体限量的情况下，两种抗原与抗体发生竞争性结合，即待测抗原含量与最终测量的结合标记物的放射强度呈反比例函数关系。

二、免疫放射分析方法

免疫放射分析方法（immunoradiometric assay，IRMA）于 1968 年由 Miles 和 Hales 首创，以放射性核素标记抗体，待测抗原和过量标记抗体发生非竞争性免疫反应，采用固相免疫吸附方式分离结合标记物和游离标记。该方法分析模式为双抗体夹心法，待测抗原含量与固相表面双抗体夹心复合物的总量呈正比例函数关系。

免疫放射分析固相吸附分离的原理如图 12-8 所示，采用塑料（聚苯乙烯）试管作为固相吸附

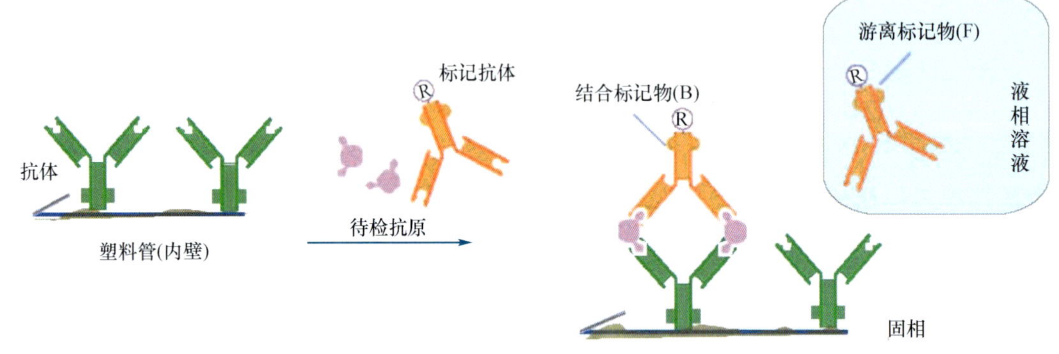

图 12-8　免疫放射分析固相吸附分离技术原理示意图

材料和反应容器，将捕获抗体与固相材料连接形成固相抗体，此过程称为包被（coating），同时需要用牛血清白蛋白封闭空白位点，此过程称为封闭（blocking）。其次，在测定过程中，分布于液相中的待检抗原，与固相材料表面的捕获抗体结合，并再通过结合同位素标记抗体于固相材料表面形成"捕获抗体－待检抗原－标记抗体"双抗体夹心复合物（结合标记物B），而未参加反应的血清蛋白和过剩的游离标记抗体（游离标记物F）均分布于液相中。再次，倾倒去除液相溶液，用洗涤缓冲溶液洗涤固相塑料试管，彻底去除未参加反应的标记抗体；试管内壁表面只保留"捕获抗体－待检抗原－标记抗体"复合物，测定其放射性强度即反映结合型标记物的含量，并与待测抗原含量呈正比例函数关系。

第五节　酶免疫分析

酶免疫分析（enzyme immunoassay，EIA）基于酶（如辣根过氧化物酶、碱性磷酸酶）作为示踪物质，酶与抗原或抗体连接形成标记结合物，酶标记物同时具有酶的活性和免疫活性。酶标记物的酶活性通过酶催化底物显色或发光信号测定。酶免疫分析结合酶促反应高效性和抗原抗体结合特异性的优点，赋予酶免疫分析方法较高的分析敏感度和分析特异度。临床检验领域所用的酶免疫分析技术包括以96-T微孔板为固相载体的酶联免疫吸附试验、以硝酸纤维素膜为固相载体的斑点酶免疫印迹试验和单细胞水平测定的斑点酶联免疫试验。同时，酶促发光免疫分析因使用发光底物检测发光信号，本章将其归属于发光免疫分析，本节不做介绍。

一、酶联免疫吸附试验

酶联免疫吸附试验（enzyme linked immunosorbent assay，ELISA）属于非均相免疫分析技术，于1971年分别由瑞典学者Engrall和Perlmann、荷兰学者van Weeman和Schuurs最早报道。ELISA的分析原理包括两个要点：其一，将酶连接在抗体或抗原分子上制备酶标记抗体或酶标抗原（称为酶结合物）。其二，将抗原或抗体与固相载体连接，但不损伤抗原或抗体免疫活性，即所谓的免疫吸附；免疫吸附的目的是分离结合状态标记物和游离状态标记物。ELISA的特点是以96-T微孔板为固相材料，同时也是反应容器并作为比色杯使用。此外，ELISA具有多种分析模式，此处只介绍应用广泛的双抗体夹心分析模式和已知抗原－待检抗体－酶标抗抗体的间接分析模式。

（一）双抗体夹心分析模式

双抗体夹心分析模式是经典而常用的分析模式，主要用于测定如病原体抗原、体液蛋白质抗原等大分子蛋白质。双抗体夹心分析模式需要筛选两种抗体：一种包被固相微孔板，制备成固相抗体；一种标记酶蛋白制备成酶标抗体。双抗体夹心法测定抗原的分析原理如图12-9所示。将待检抗原或标准品抗原加入微孔板内，待检抗原与固相抗体结合于固相表面形成免疫复合物，未结合物质存在于液相中，倾倒反应液，并经反复洗涤去除未结合物质；加入酶标记抗体，酶标抗体通过结合抗原被固定在固相表面形成双抗体夹心复合物（固相抗体－抗原－酶标抗体），因酶标抗体过量，被结合程度与待测抗原含量呈正比例关系，而过剩酶标抗体分布于液相中，倾倒液体溶液，并经反复洗涤去除；加入底物，经酶催化生成有色物质（用吸光度A表示），溶液吸光度与免疫反应强度相关；以标准品抗原浓度为X轴，以吸光度值为Y轴，绘制标准曲线或建立数学函数关系，未知抗原含量通过标准曲线或数学函数获得。

由于单克隆抗体具有较好的特异性，而多克隆抗体具有较好的亲合力。因此，在双抗体夹心体系中，两种抗体常常配对使用，即分别作为包被抗体（捕获抗体）和酶标抗体。此外，如选择两种针对同一抗原不同表位的单克隆抗体，分别作为固相抗体和酶标记抗体。在测定时，将标准品或待检抗原和酶标抗体同时加入反应体系中。由于两种抗体针对的抗原表位不同，加入的抗原会分别与固相抗体和酶标抗体结合且互不干扰，此种操作模式习惯称之为"一步法"操作模式。

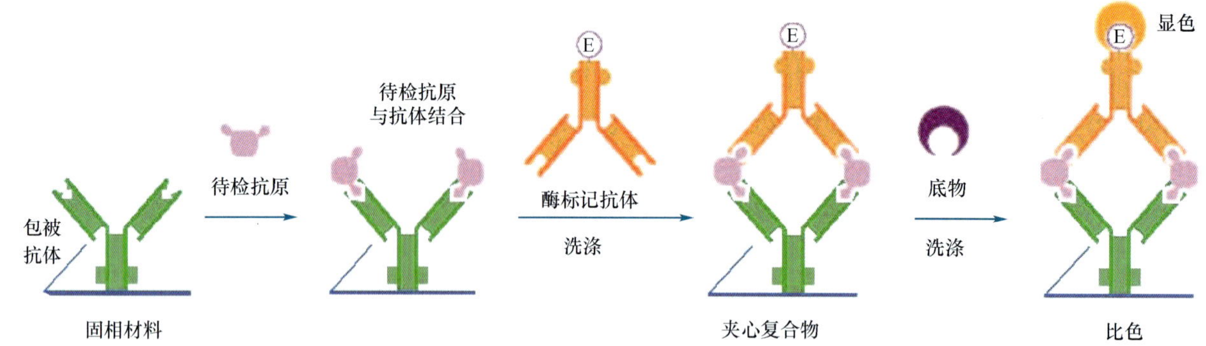

图 12-9　双抗体夹心法检测抗原分析原理示意图

因“一步法”模式可简化流程，缩短检测时间，故深受广大临床工作者欢迎。但是，若标本中待检抗原浓度过高，抗原较容易与酶标抗体结合，而未与固相抗体结合，使最终测定结果低于实际含量，此种现象称为钩状效应。此外，如两种单克隆抗体识别的抗原表位在抗原分子空间构象中较为靠近，这两个表位与抗体结合时会受到空间位阻效应的影响，同样不利于夹心复合物的形成。因此，只有对固相抗体和酶标抗体进行匹配，才能形成较好的剂量－反应曲线。

（二）间接分析模式

已知抗原－待检抗体－酶标抗抗体分析模式（以下简称间接分析模式）是测定病原体抗体（IgG）或自身抗体（IgG）的常用方法，因已知抗原过量故属于非竞争免疫分析。间接分析模式测定抗体需要将已知抗原连接到固相载体上，同时制备针对待检抗体同种型抗原表位的第二抗体（如待检抗体为人源免疫球蛋白，需制备兔抗人 IgG 或羊抗人 IgG，此类抗体针对人 IgG 同种型抗原表位），将第二抗体与酶蛋白连接形成酶标第二抗体。间接分析模式测定抗体的分析原理如图 12-10 所示。

将待检标本加入微孔板内，样品中待检抗体与微孔板表面的已知抗原结合成固相抗原－待检抗体复合物，倾倒反应液并反复洗涤去除未结合物质；加入酶标第二抗体，酶标第二抗体与待检抗体结合，于固相表面形成固相抗原－待检抗体－酶标第二抗体复合物，倾倒反应液经洗涤去除体系中的游离标记抗体；加入底物，经酶催化生成有色物质（用吸光度 A 表示），溶液吸光度与免疫反应强度相关；测定溶液吸光度即可确定是否存在待检抗体或计算抗体含量。

由于采用的酶标第二抗体针对免疫球蛋白分子同种型抗原表位，能与该种人免疫球蛋白分子结合，而与待检抗体的特异性无关；如酶标抗人 IgG 可与人抗 HIV 反应，同时也可与人抗 HBs-Ag 反应。因此，间接分析模式只需变换固相抗原，即可用一种酶标二抗检测各种与已知抗原（病原体）相应的抗体，酶标抗体具有种属内的通用性。

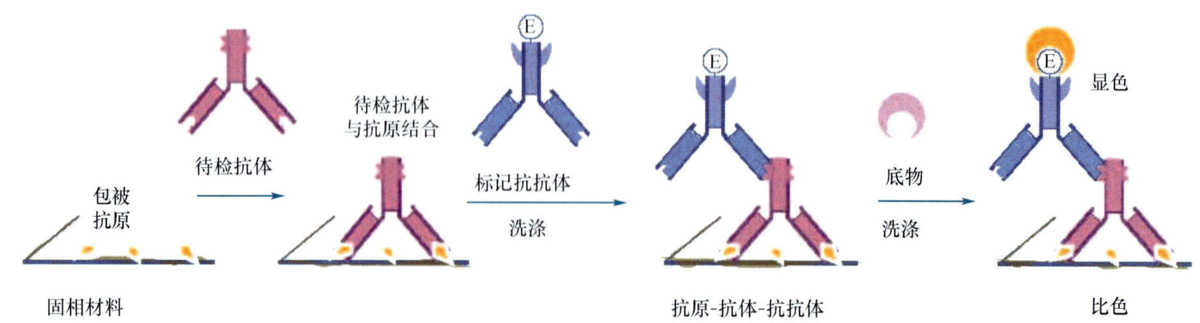

图 12-10　间接分析模式检测抗体原理示意图

同时，因酶标第二抗体也能结合血清中除待检抗体外的免疫球蛋白，且这些非特异免疫球蛋白已非特异吸附在微孔表面，酶标第二抗体与其结合后将产生非特异性反应。因此，临床采用间接法测定病原体抗体或自身抗体时，待检血清要求做一定倍数稀释，以防止上述干扰。

（三）临床应用

酶联免疫吸附试验具有操作简单、快速、敏感性高、特异性强、应用范围广、无放射性同位素污染等优点，可对多种物质进行定性、某些微量物质的定量分析。特别是96-T板式操作模式非常适合批量检测。但是，此方法自身尚存在一定的局限性，如待检样本中可能存在对检测产生干扰的物质；部分包被抗原可能是混合的可溶性抗原影响检测效果；示踪物质酶对环境因素影响较大，批间精密度较大等。同时，酶属于大分子物质，双抗原竞争法因需要标记小抗原分子，酶对小分子免疫活性影响较大等等。尽管如此，由于此方法检测成本较低，不需贵重仪器设备，临床应用广泛。目前主要用于定性检测，如病毒性肝炎（甲肝抗体、乙肝病毒血清标志物、丙肝抗体、丁肝抗体、戊肝抗体）血清标志物检测、TORCH（风疹病毒、巨细胞病毒、单纯疱疹病毒、弓形体）感染检测、梅毒螺旋体抗体的检测、HIV感染筛查等。

二、酶联免疫斑点试验

酶联免疫斑点试验（enzyme-linked immunospot assay，ELISPOT）结合了细胞培养技术与酶联免疫吸附技术，能够在单细胞水平检测细胞因子的分泌情况或致敏B细胞分泌抗体情况。现以临床结核杆菌蛋白诱导外周血T细胞分泌干扰素为例加以说明此项技术的分析原理：将特异性的干扰素单克隆抗体包被在培养板底部（硝酸纤维素膜），用以捕获细胞分泌的干扰素；在培养板孔内加入单个核细胞悬液、培养基及抗原刺激物进行培养；在特异性抗原或者有丝分裂原的刺激下，致敏T细胞开始分泌干扰素并即时被周围的单克隆抗体所捕获；移走培养液和细胞后，再加入生物素标记的干扰素抗体，形成双抗体夹心复合物；再加入酶标亲和素并与生物素结合，温育后倾倒液体洗涤，最后加入酶的显色底物，即可在膜的局部形成一个个圆形的斑点。每一个斑点对应了当初一个干扰素的致敏T细胞，这些细胞被称为斑点形成细胞（spots forming cells，SFCs）。最终统计膜上的斑点数目，再除以加入孔内的细胞总数，即可计算出阳性细胞的频率。基本过程如图12-11所示。

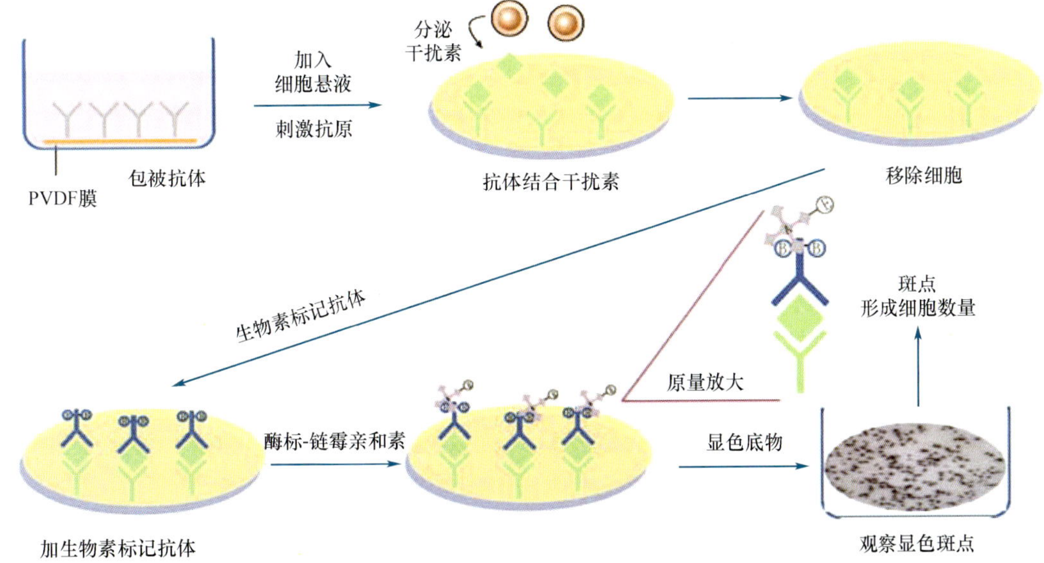

图12-11　酶联免疫斑点试验（结核诱导T细胞分泌干扰素）原理示意图

随着 ELISPOT 技术的不断成熟，目前得到了广泛的应用，包括艾滋病、肿瘤、自身免疫性疾病、变态反应性疾病及感染性疾病的免疫监测，疫苗的研发与检测，免疫显性表位的鉴定等。临床常用于检测细胞分泌抗体或细胞因子能力检测，检验项目有 B 细胞分泌抗体功能检测和结核特异性抗原 T 细胞激活试验等。

第六节　发光免疫分析

发光免疫分析（luminescence immunoassay，LIA）是一种基于检测光学信号，将光信号检测的高敏感性与免疫分析的高特异性融为一体的定量分析技术。由于发光免疫分析具有卓越的分析性能，以及发光免疫分析仪高度自动化的特点，此项技术已成为检验医学的核心技术之一，并广泛应用于血清肿瘤标志物定量分析、激素水平定量分析等诸多临床实验室项目的检测。

一、时间分辨荧光免疫分析

时间分辨荧光免疫分析（time resolved fluorescence immunoassay，TR-FIA）于 1982 年由 Meurman 创立，特点是以铕（Eu^{3+}）作为示踪物质标记抗原或抗体分子形成荧光素标记物，将荧光信号检测的敏感性和抗原抗体反应的特异性融为一体，并利用铕（Eu^{3+}）所独特的荧光寿命长的优势，激发后通过“延迟测定时间”实现对特异性荧光的测定。

（一）基本原理

1. 荧光测定原理　当荧光素铕（Eu^{3+}）被激发后，具有较长的荧光寿命，延迟测定时间，能够通过非特异性荧光消失后，特异性荧光依然存在的情况下进行测量，此种方式称为时间分辨（time resolved）。特异性荧光信号延时测定方式如图 12-12 所示。此外，但在酸性条件下，稀土离子可与适当的螯合剂如 β- 萘甲酰三氟丙酮（β-NTA）、三甲基乙酰三氟丙酮（PTA）等形成螯合物，可使荧光信号得到增强。

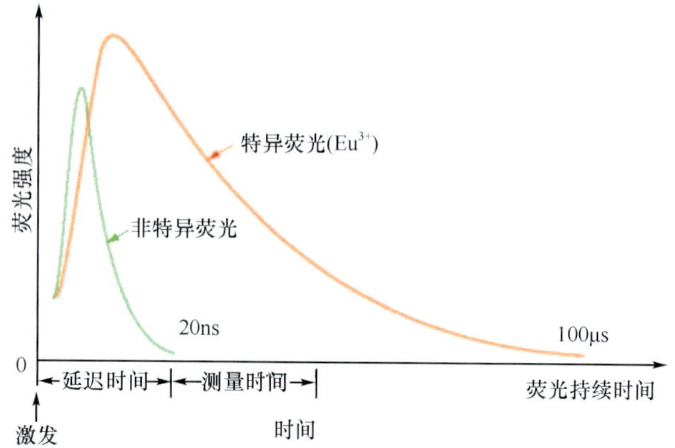

图 12-12　特异性荧光信号延迟测定方式示意图

2. 免疫分析原理　多数 TR-FIA 采用 96-T 板式操作模式，适合批量标本的检测。下面以双抗体夹心分析模式为例说明：用捕获抗体包被微孔板并封闭，制备微孔反应板。利用具有双功能基团的螯合剂制备铕标记抗体，一端与铕元素离子结合，另一端与抗体蛋白分子上的氨基结合，形成铕离子 - 螯合剂 - 抗体结合物（标记抗体）。待检抗原分别与捕获抗体和标记抗体于微孔内壁表面形成双抗体夹心复合物，经洗涤过程去除游离标记抗体。此时，再加入含有 β-NTA 酸性增强液（pH 2 ～ 3），Eu^{3+} 从荧光结合物中完全解离下来，游离的 Eu^{3+} 被增强液中的 β-NTA 结合形成一个以铕为核心的保护性胶态分子团，受到激发光照射后荧光信号强度百万倍增加。解离增强时间分辨荧光免疫分析原理如图 12-13 所示。

（二）临床应用

时间分辨荧光免疫分析具有较高的分析敏感度，采用 96 微孔板检测模式，适合批量标本检测，目前主要用于先天性甲低筛查（血清 TSH 水平）和胎儿唐氏综合征筛查（HCG 和 PAPP-A）等项目。

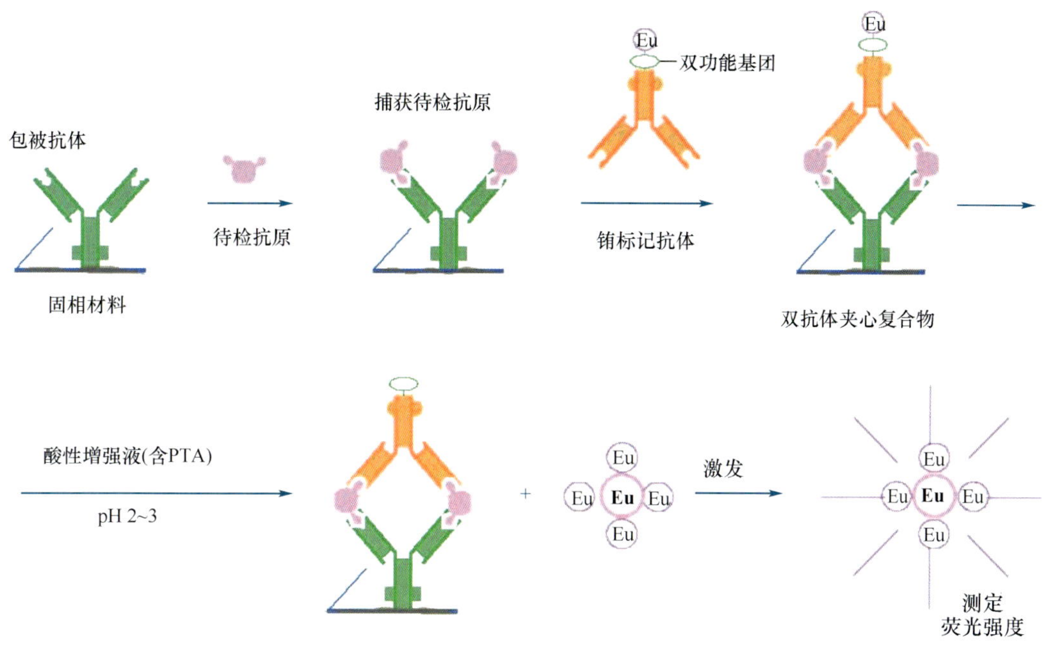

图 12-13　解离增强时间分辨荧光免疫分析原理示意图

二、荧光偏振免疫分析

荧光偏振免疫分析（fluorescence polarization immunoassay，FPIA）是一种均相的、竞争性免疫分析系统，整个过程不需分离结合标记物（B）和游离标记物（F）而直接进行测定。荧光偏振免疫分析创建于 20 世纪 60 年代并于 20 世纪 80 年代不断进行改进，分析性能不断提高，分析仪器及诊断试剂盒出现并得到广泛使用。荧光偏振免疫分析采用异硫氰酸荧光素（FITC）作为示踪物质，用 FITC 标记小分子半抗原，制备 FITC 标记抗原结合物，用于定量分析小分子物质。

（一）基本原理

1. 偏振荧光产生原理　荧光物质经单一平面的蓝偏振光（485nm）照射后，吸收光能激发荧光物质跃入激发态，随后回复至基态，并发出单一平面的偏振荧光（525nm）。偏振荧光的强度与分子的大小呈正相关，与其受激发时转动的速度呈负相关。如将荧光素标记于小分子半抗原（如地高辛），如标记物结合特异性抗体可以产生偏振荧光，如未结合特异性抗体则不会产生偏振荧光。

2. 免疫定量分析原理　荧光偏振免疫分析常用于测定半抗原（药物）的浓度。分析系统内除待测半抗原外，同时加入一定量用荧光素标记的半抗原，使二者与限量的特异性抗体分子竞争性结合。当无待测半抗原时，抗体分子可结合全部荧光素标记半抗原，此时产生最强偏振荧光信号。如果存在待测半抗原时，与荧光素标记半抗原竞争限量抗体，偏振荧光信号强度被抑制，抑制程度与待测半抗原含量呈正相关，即荧光偏振程度与待测半抗原浓度呈反比例关系。测定待测半抗原标准品获得数学函数，将未知样本进行同样操作后，就可以精确地获得待测样品中半抗原的浓度。荧光偏振免疫分析原理如图 12-14 所示。

（二）临床应用

荧光偏振免疫分析具有如下特点：①均相免疫分析无分离洗涤，也无需固相吸附（包被）。无洗涤过程，操作简单，容易实现分析仪器自动化，也可确保分析精密度；不需固相吸附能够确保抗体分子呈液相中的天然构象，确保其生物活性不受损失。②竞争性反应所需标本量较少，分析速度较快。③此种分析方法是针对检测小分子半抗原设计的，适合血清甾体类激素（甲状腺素）和血液药物（环孢素）浓度的定量分析。

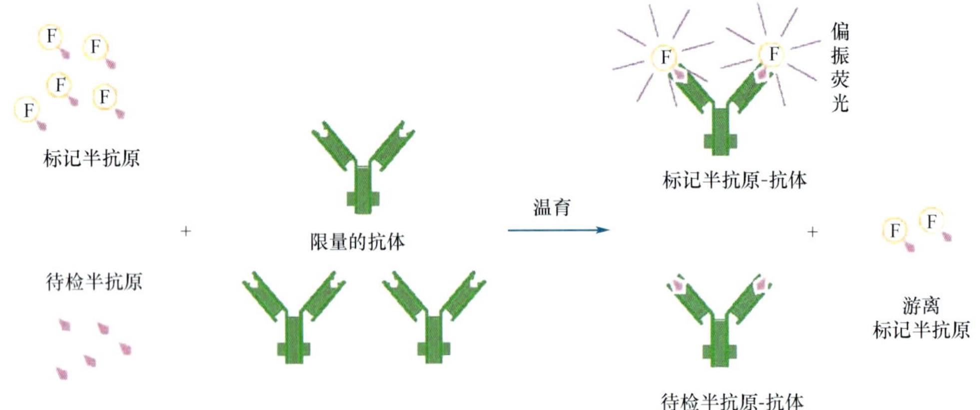

图 12-14　荧光偏振免疫分析原理示意图

三、酶促化学发光免疫分析

酶促化学发光免疫分析（enzyme chemiluminescence immunoassay，ECLIA）以酶蛋白标记抗原或抗体制备酶结合物（enzyme conjugate），利用酶催化发光底物反应所提供的能量诱导光信号的产生，最终通过测定光学信号实现对待测物质的免疫分析，简称"酶促发光免疫分析"。从示踪物质角度理解，酶促发光免疫分析是以酶作为示踪物质，归属于酶免疫分析，但从检测信号的角度理解，酶促发光免疫分析测定的是光信号，不是光密度值或吸光度值，故同时归属于发光免疫分析，也称之为发光酶免疫分析（luminescence enzyme immunoasssay，LEIA）。

与酶联免疫吸附试验相同，酶促发光免疫分析依然沿用辣根过氧化物酶（horseradish peroxidase，HRP）和碱性磷酸酶（alkaline phosphatase，ALP）作为标记物，不同的是酶促发光免疫分析采用发光底物。根据酶促反应底物的性质不同，酶促发光免疫分析可进一步分为荧光酶免疫分析（fluorescence enzyme immunoasssay，FEIA）和化学发光酶免疫分析（chemiluminescence enzyme immunoasssay，CLEIA）。荧光酶免疫分析就是利用理想的荧光底物，经酶促反应生成稳定且高效的荧光物质，通过测定荧光强度进行定量分析；化学发光酶免疫分析就是利用酶对发光底物的催化作用而直接发光，通过光强度的测定而直接进行定量分析。

（一）基本原理

酶促化学发光免疫分析与酶联免疫吸附试验的免疫分析原理相同，本节只介绍酶促发光的原理。

1. 化学发光酶免疫分析　发光酶免疫分析的发光类型属于间接化学发光，利用酶促反应所提供的能量促使电子跃迁至激发状态，当电子回到基态时以"光"的形式释放能量，光信号强度与酶促反应强度（标记物含量）呈正相关，可直接检测光信号强度实现定量分析。鲁米诺（3- 氨基苯二甲酰肼）、异鲁米诺（4- 氨基苯二甲酰肼）及其衍生物都有化学发光特性，是辣根过氧化物酶最常用的发光底物。在碱性条件下，辣根过氧化物酶可催化鲁米诺与过氧化氢的氧化发光反应，通常以 0.1mol/L、pH 8.6 Tris 缓冲液做底物溶液，测定波长为 425nm。酶促发光反应式如图 12-15 所示。

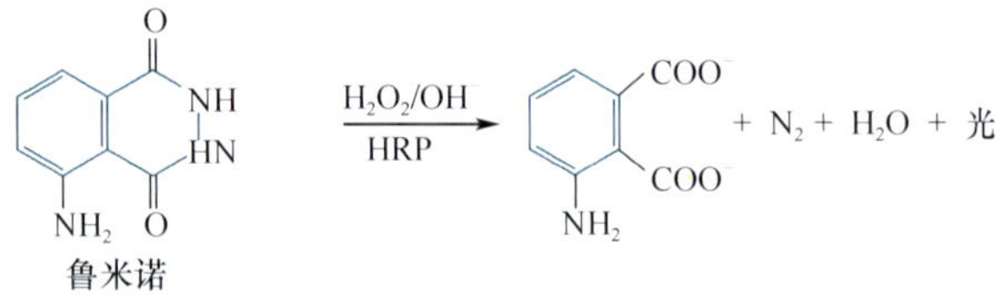

$$\text{鲁米诺} \xrightarrow[\text{HRP}]{H_2O_2/OH^-} \text{(3-氨基邻苯二甲酸根：}COO^-,\ COO^-,\ NH_2\text{)} + N_2 + H_2O + \text{光}$$

图 12-15　鲁米诺发光反应

2. 荧光酶免疫分析　荧光酶免疫分析的发光类型属于间接光致发光（荧光），利用酶促反应生成中间态的荧光物质（荧光素）；此荧光物质中的电子在激发光的照射下，吸收光能跃迁至激发状态，当电子回到基态时再以"光"的形式释放能量，光信号强度与酶促反应强度（标记物含量）呈正相关，检测荧光信号的强度实现定量分析。4- 甲基伞形酮磷酸盐（4-MUP）是碱性磷酸酶的荧光底物。4-MUP 在碱性磷酸酶催化下（37℃恒温水浴 10min）生成 4- 甲基伞形酮，在 360nm 激发光的作用下，发出荧光（448 nm），用荧光光度计进行测量。4- 甲基伞形酮磷酸盐的发光反应式如图 12-16 所示。

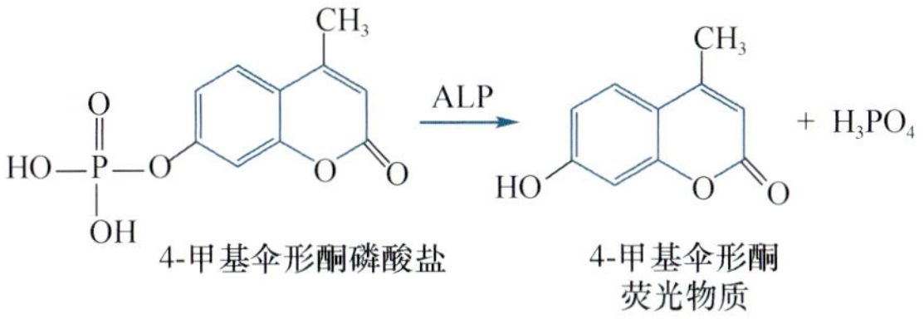

4-甲基伞形酮磷酸盐　ALP →　4-甲基伞形酮荧光物质 + H_3PO_4

图 12-16　4- 甲基伞形酮磷酸盐发光反应

（二）临床应用

与酶联免疫吸附试验相比，酶促发光免疫分析的主要特点：①由于是测定光信号，与色源底物相比，具有更高的分析敏感度。②因采用纳米微球作为固相载体，同样体积内可容纳更多的纳米微球，可提供足够固相面积包被抗体分子，从而拓宽分析线性范围。

四、直接化学发光免疫分析

化学发光免疫分析（chemiluminescence immunoassay，CLIA），是直接化学发光免疫分析的简称，于 1990 年由 Klee 创立，其特点是采用吖啶酯（acridinium ester，AE）作为示踪物质标记抗原或抗体分子形成发光标记物，采用纳米微球为固相载体的分离方式，通过碱性校正液诱导结合标记物发光，并通过测定发光强度实现对超微量物质的定量分析。此外，直接化学发光标记示踪物质，除了吖啶酯外，还有目前广泛使用的 *N*-（4- 氯丁基）-*N*- 乙基异鲁米诺［*N*-（4-aminobutyl）-*N*-ethy lisoluminol，ABEI］等。

（一）基本原理

化学发光免疫分析包括化学发光和免疫分析过程，吖啶酯属于直接化学发光的发光剂，免疫分析基于抗原和抗体特异性结合。

1. 吖啶酯及其发光原理　吖啶酯是一类发光效率很高的发光剂，是一个三环有机化合物，容易氧化，且氧化反应无需催化剂，在碱性条件下，与双氧水反应就可以产生化学发光现象（图 12-17）。1983 年 Weeks 等合成一种用于标记蛋白质的吖啶酯：4-（2- 琥珀酰亚氨基）苯基 -10- 甲基吖啶 -9- 羧酸酯氟磺酸盐（acridinium-C2-NSH-ester），此种吖啶酯含有一个琥珀酰亚氨基（—NSH）能够直接偶联抗体分子，具有发光效率高、背景小等优点，是化学发光免疫分析中常用的发光标记物。

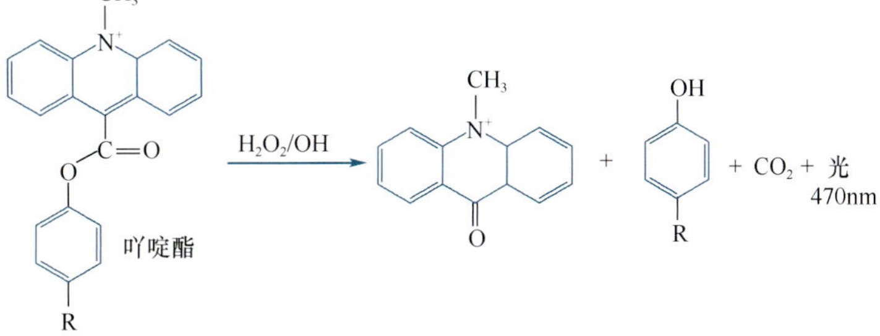

吖啶酯　H_2O_2/OH →　+ CO_2 + 光 470nm

图 12-17　吖啶酯发光反应

2. ABEI 及其发光原理　异鲁米诺衍生物（图 12-18）发光标记物 ABEI（图 12-19），其结构式中 R1 是—C_2H_5，R2 是 NH_2—$(CH_2)_4$。异鲁米诺发光标记物的单克隆抗体是通过将异鲁米诺发光标记物与二氯硫化碳（$CSCl_2$）或 *N*- 羟基琥珀酸（NHS）联接后，再与单克隆抗体联接而得。

ABEI 的化学发光反应是在金属 Mn^{2+}、Fe^{2+}、ClO^- 等存在下，激发试剂 NaOH 造成的碱性环境，通过异鲁米诺衍生物与激发试剂 H_2O_2 的氧化反应，产生波长为 400 ～ 600nm 的可见光，构成一个典型的直接化学发光反应。传统的鲁米诺发光物质，在碱性条件下通过辣根过氧化物酶（HRP）催化，被H_2O_2氧化生成3-氨基邻苯二酸的激发态中间体，当其回到基态时发出光子发光。鲁米诺体系的发光信号弱，需采用增强剂提高信号强度。

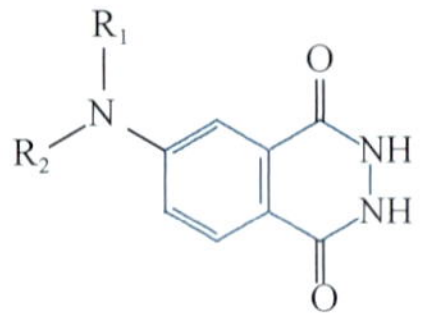

图 12-18　异鲁米诺衍生物

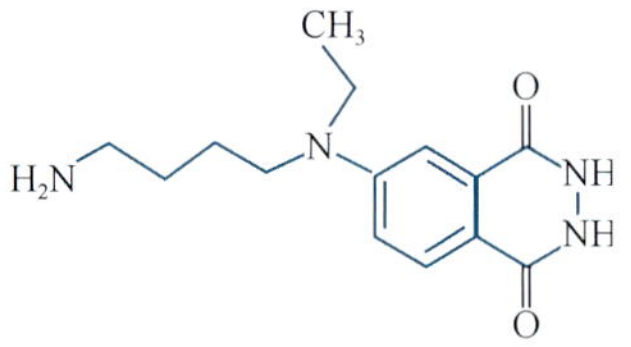

图 12-19　*N*-(4-氨基丁基)-*N*-乙烷基异鲁米诺

ABEI 性状稳定，在酸、碱溶液里非常稳定，且不受温度影响。采用异鲁米诺衍生物作为发光标记物，作为直接化学发光模式，不但分析速度快，而且完全避免了酶促化学发光的酶活性易下降的缺陷。

异鲁米诺衍生物 ABEI 在反应剂（NaOH 和 H_2O_2）激发下生成激发态中间体，当激发态中间体回到稳定的基态时发射出光子，测定光强度，以反映待检样品中抗体或抗原的含量（图 12-20）。

3. 免疫定量分析原理　化学发光免疫分析属于非均相免疫分析，以纳米磁性微球为固相载体，通过电磁场完成洗涤和分离过程。根据测定对象的性质不同，可采取不同的免疫分析模式，如大分子蛋白质采用双抗体夹心模式，自身抗体或病原体抗体可采用双抗原夹心或固相抗原-待检抗体-标记抗体的间接分析模式。以双抗体夹心定量分析抗原为例，化学发光免疫分析的测定原理如图 12-21 所示。

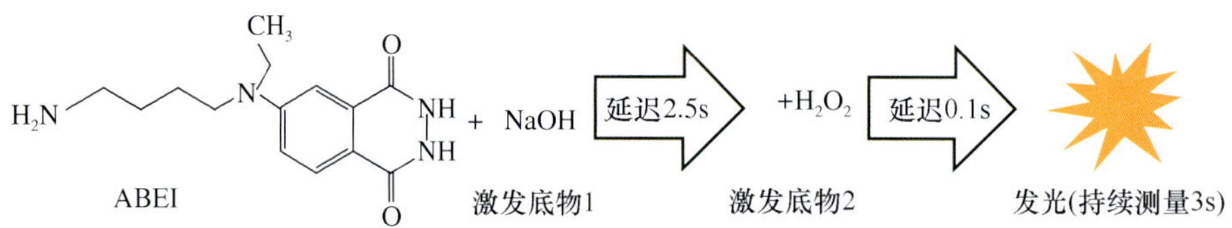

图 12-20　ABEI 直接化学发光反应

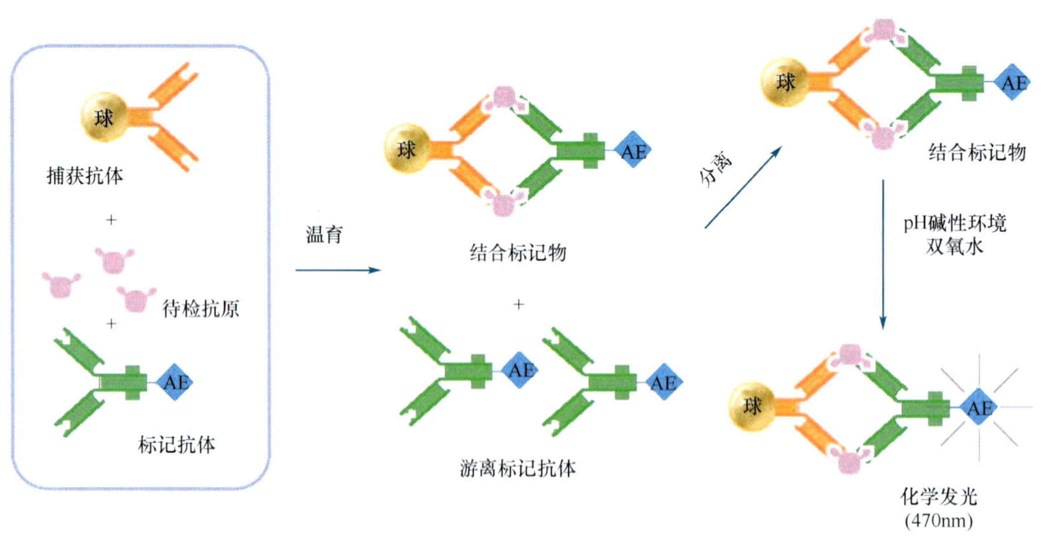

图 12-21　化学发光免疫分析（双抗体夹心模式）原理示意图

预先包被单克隆抗体的纳米磁性微球和吖啶酯标记的多克隆抗体组成主要检测试剂，一同加入含有待检标本的体系中，温育并计时；待检抗原分别与两种抗体结合，于纳米磁性微球表面形成双抗体夹心复合物。通过电磁场将所有磁性纳米微球（包括参与反应和未参与反应的两种磁性微球）吸附至反应容器的底部，负压机械针将液体吸出，完成第一次分离过程；此时再加入洗涤缓冲液，搅拌悬浮磁性微球，再加上电磁场，重复上述动作，完成第二次洗涤分离过程；一般情况需完成 2 ～ 3 次洗涤分离，最后一次吸干缓冲溶液。加入 pH 校正液（NaOH）和氧化剂（H_2O_2），从而诱导形成双抗体夹心复合物的纳米磁性微球发光（470nm）；光信号由集光器接收，再经光电倍增管放大，累计记录 1s 内所产生的光子能，光信号的积分与待测抗原含量呈正比例关系。测定标准品抗原信号值获得数学函数，未知样本抗原含量由仪器自动计算获得。

（二）临床应用

吖啶酯和 ABEI 都具有发光本底较低，化学发光反应简单，无需酶做催化剂等优点。活化吖啶酯可直接标记抗原或抗体，不影响吖啶酯的发光效率和抗原或抗体的免疫活性，结合物稳定，抗干扰能力强、标记物有效期长。采用纳米磁颗粒为固相载体，可增大固相材料的包被面积，加快反应，同时使洗涤及分离简便、快捷。但是，吖啶酯发光为瞬间发光，持续时间短，对信号检测仪的灵敏度要求比较高。

五、电化学发光免疫分析

电化学发光免疫分析（electrochemiluminescence immunoassay，ECLIA）于 1990 年由 Leland 首创，其特点是以三联吡啶钌作为示踪物质标记抗原或抗体，并采用纳米微球为固相载体的分离方式，以三丙胺作为电子供体，通过电场作用诱导结合标记物发光，通过测定发光强度实现对超微量物质的定量分析。电化学发光免疫分析过程包括电化学发光和免疫分析两个重要环节，是目前分析性能较好的标记免疫分析技术之一。

（一）基本原理

电化学发光免疫分析包括电化学发光和免疫分析过程，三联吡啶钌属于间接化学发光的发光剂，阳极表面与三丙胺组成发光体系诱导发光信号，免疫分析基于抗原和抗体特异性结合。

1. 发光剂及其发光原理　三联吡啶钌的分子结构如图 12-22A 所示。两个吡啶（氮杂苯）形成联吡啶，三个联吡啶和钌结合形成三联吡啶钌，分子式为 $[Ru(bpy)_3]^{2+}$。三联吡啶钌不能直接标记抗原或抗体，经过 *N*- 羟基琥珀酰亚胺（NSH）修饰后形成三联吡啶钌的活化衍生物，如图 12-22B 所示，此活化衍生物可直接标记抗原或抗体分子。

电化学发光剂三联吡啶钌 $[Ru(bpy)_3]^{2+}$ 和电子供体三丙胺（TPA）在阳性电极表面可同时失去一个电子而发生氧化反应。二价的 $[Ru(bpy)_3]^{2+}$ 被氧化成三价，成为强氧化剂 $[Ru(bpy)_3]^{3+}$；TPA 失去电子后被氧化成阳离子自由基 TPA（$TPA^{+\cdot}$），此物质很不稳定，可自发地失去一个质子（H^+），形成自由基 TPA（$TPA^{\cdot}$），成为强还原剂；强还原剂（$TPA^{\cdot}$）可将一个高能量的电子传递给强氧化剂 $[Ru(bpy)_3]^{3+}$，同时使其形成激发态的 $[Ru(bpy)_3]^{2+}$。激发态的三联吡啶钌不稳定，很快发射出一个波长为 620 nm 的光子，回复到基态的三联吡啶钌。上述过程可在电极表面周而复始地进行，从而产生许多光子，使光信号增强（图 12-23）。

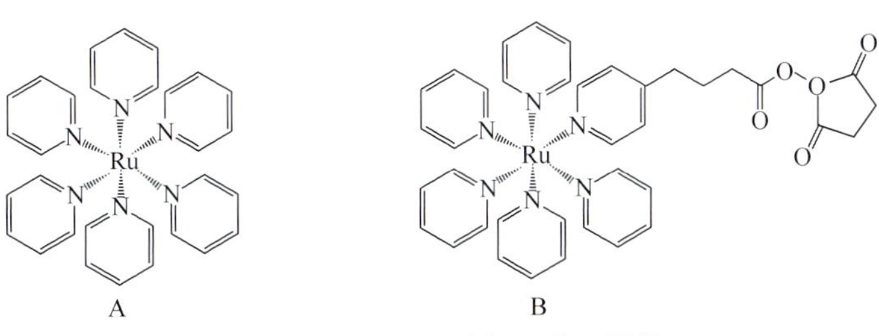

图 12-22　三联吡啶钌的分子结构

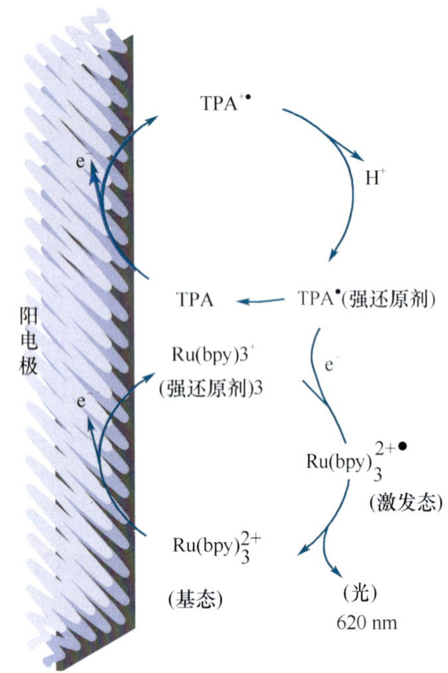

图 12-23　电化学发光过程示意图

2. 免疫定量分析原理　电化学发光免疫分析属于非均相免疫分析，具体分析模式包括双抗体夹心模式、双抗原夹心模式和固相抗原竞争模式等。与化学发光免疫分析不同，电化学发光免疫分析中的捕获抗体不直接偶联纳米磁性微球，而是用其标记生物素分子制备成生物素标记抗体。将链霉亲和素包被纳米磁性微球，通过结合生物素捕获“标记抗体－待测抗原－生物素标记抗体”复合物从而达到分离的目的。整个分析过程主要包括免疫反应、分离与测量过程，现以“双抗体夹心”测定抗原为例，说明电化学发光免疫分析的测定原理。

三联吡啶钌标记抗体和生物素标记抗体组成某待测抗原专用试剂溶液，一并加入含有待测标本的反应杯中进行温育，待检抗原分别与两种抗体于液相中迅速结合形成双抗体夹心复合物。为防止两种抗体同时竞争相同抗原表位，两种抗体需预先进行匹配实验，分别选择针对不同抗原表位且不会产生空间位阻效应的两种抗体。然后再加入链霉亲和素包被的纳米磁性微球，因链霉亲和素（SA）与生物素（B）具有较高亲和力，所以迅速于微球表面形成“微球 -SA-B-Ab-Ag-Ab-Ru”复合物，过剩的三联吡啶钌标记抗体（Ab-Ru）仍存在于液相中。电化学发光免疫分析的测定原理如图 12-24 所示。

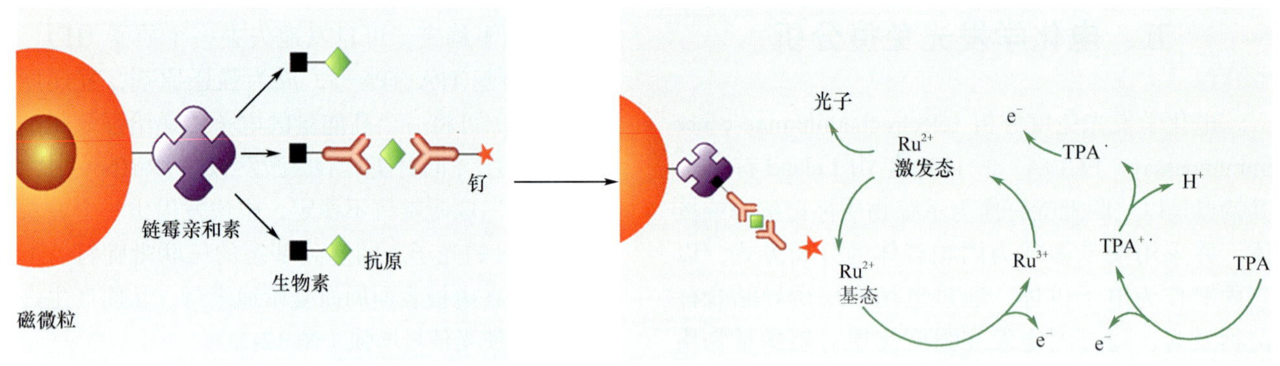

图 12-24　电化学发光免疫分析免疫反应（双抗体夹心模式）示意图

3. 固相分离与光信号测量　电化学发光免疫分析的分离过程和检测过程于测量室内依次进行。分离过程是通过蠕动泵将反应后溶液全部吸入流动的测量室内，当磁性微球流经电极表面时，被安装在电极下面的电磁铁吸引住，而未结合的三联吡啶钌标记抗体和无关蛋白组分被流动的缓冲液冲走，从而完成游离标记物的分离过程。蠕动泵引入 TPA 缓冲液，与此同时电极加压，启动电化学发光反应，使三联吡啶钌和 TPA 在电极表面进行电子转移，产生电化学发光，光信号强度与三联吡啶钌标记抗体－待检抗原－生物素标记抗体复合物的量呈正比例线性关系。由光电倍增管检测光强度，经标准曲线或数学函数可计算出待测抗原的含量。测定后，终止电压，移开磁珠，加入清洗液冲洗流动测量室，准备下一个样品测定。固相分离与信号测量如图 12-25 所示。

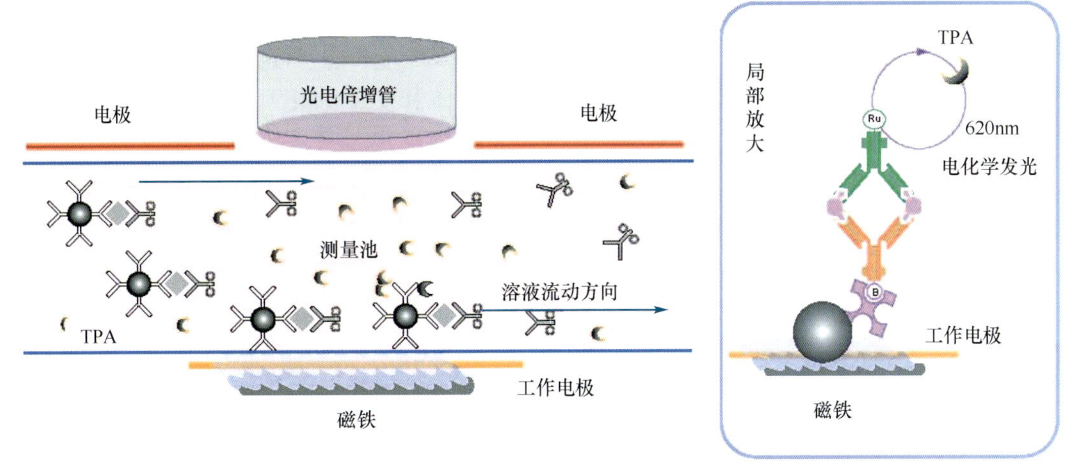

图 12-25　电化学发光免疫分析固相分离与信号测量示意图

（二）临床应用

电化学发光免疫分析主要特点如下。

(1) 三联吡啶钌衍生物含有一个 *N*- 羟基琥珀酰亚胺（NSH）基团，可与多肽类抗原或免疫球蛋白的氨基形成化学键连接，标记物性质稳定、抗干扰能力强、有效期较长。

(2) 阳电极表面的电化学反应是由电场控制，三丙胺溶液可重复使用，氧化还原反应周而复始，光信号较强、持续时间长，信号容易测量且效率很高。

(3) 针对双抗体夹心法而言，三联吡啶钌标记抗体和生物素标记抗体完全置于液相中，不仅可维持生物分子的天然构象（固相表面抗体存在空间位阻效应），更重要的是，于液相中与待测抗原相遇的概率远高于固相化的抗体（纯液相属于三维立体空间，固相 - 液相属于平面空间）。此种模式下抗体利用率最高，抗体与待检抗原迅速达到平衡，可缩短检测时间。

(4) 引入生物素 - 亲和素系统，不仅赋予更高的分析敏感度，链霉亲和素预包被的磁性微球具有通用性，可适用于不同的检测指标，作为通用检测试剂，利于工业化生产。

(5) 电化学发光免疫分析的分离洗涤过程于测量室内进行，洗涤过程中测量室的液体处于流动状态，只有磁性微球 - 双抗体夹心复合物被吸附在电极表面，游离标记物随流动液体被冲走，此种方式不同于化学发光免疫分析，动态洗涤可获得高效分离效果。

六、光激化学发光免疫分析

活性氧途径均相发光免疫分析（luminescent oxygen channeling immunoassay，LOCI）于 1993 年由 Ullman 首创的一种全新的均相发光免疫分析系统，其特点是系统基于偶联在供体 - 发光光微球表面的发光物质经光激发和能量传递诱导发光信号，能量传递依赖于抗原 - 抗体结合所致的供体 - 发光光微球的相互靠近而实现。国内学者引进消化 LOCI 技术，创新开发类似的均相发光免疫体系即光激发化学免疫分析（light initiated chemiluminescence assay，LICA），并获得国内技术发明专利授权。此项技术属于非均相免疫分析，因无需分离过程，纳米微球直径更小，其悬浮性能更强，测定所需时间更短，同时采用三级放大发光系统，获得更高的分析敏感度。

（一）发光体系

光激化学发光免疫分析体系由感光微球和发光光微球组成，两种微球表面各自带有特殊涂层，分别含有感光物质和发光物质；同时，两种微球表面也带有各种偶联生物活性物质（如抗原或抗体）。

1. 感光微球　感光微球（sensitive beads）是指能接受激光照射后造成周围氧活化的微球。微球直径 130 nm 左右，内含酞菁物质，微球表面提供各种功能基团用于偶联生物分子，如链霉亲和素分子。图 12-26A 为感光微球结构示意图。如用激发光（680 nm）照射感光微球，涂层中的酞菁会瞬间产生高能单线态氧（$^1\Delta_gO_2$）（带有一个激发态电子的氧分子）。此种单线态氧离子的半衰期只有 4μs，于液相中扩散距离小于 200 nm。由于感光微球属于提供能量一方，也称为供体微球（donor beads）。

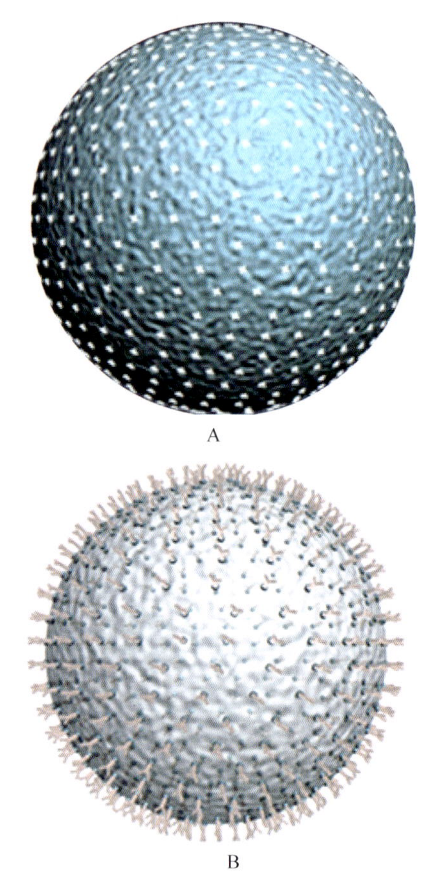

图 12-26　感光微球和发光光微球结构示意图

A. 感光微球 100 ~ 150nm，内含酞菁且表面具有功能基因；B. 发光微球，100 ~ 150nm，内含二甲基噻吩衍生物和镧系元素铕且表面具有功能基团

2. 发光微球　发光微球（luminescence beads）指携带发光物质（铕），能够发射光信号的微球。微球直径 130 nm 左右，内含二甲基噻吩衍生物和镧系元素铕，微球表面提供各种功能基团用于偶联生物分子，如抗体分子或抗原分子。图 12-26B 为发光微球结构示意图。发光微球涂层中的二甲基噻吩衍生物可以吸收高能氧（单线态氧）携带的能量，诱导紫外光的产生；且此紫外光可以激发荧光素（铕）并诱导产生荧光信号（波长 615nm）。发光微球属于接受能量一方，也称为受体微球（acceptor beads）。

基于上述感光微球和发光微球的性能特点，如果感光微球表面所偶联的生物分子与发光微球表面所偶联的生物分子同样构成受体－配体关系，如抗原－抗体、生物素－亲和素、蛋白酶－相应底物，因配体和受体的相互结合必然会将感光微球和发光微球聚集，且之间物理距离将小于 200nm。此时，在激发光（680nm）照射的情况下，感光微球表面的酞菁瞬间产生高能单线态氧，被发光微球表面的二甲基噻吩衍生物吸收并诱导紫外光的产生，同时荧光素铕在紫外光激发的情况下诱导荧光（615nm）信号产生。当然，如果感光微球－发光微球之间未发生生物分子的相互作用，两种微球则分散于液相中，不会发生高能氧分子的能量传递，即游离状态的发光微球不会产生荧光信号。综观整个发光过程，是三个相互偶联的光激发过程。信号经三级放大效应获得非常高的分析敏感度。感光微球－发光微球的发光原理如图 12-27 所示。

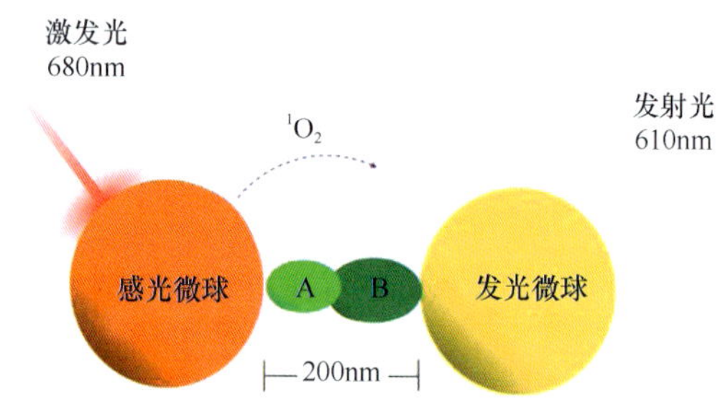

图 12-27　感光微球和发光微球发光原理示意图

（二）免疫定量分析

感光微球和发光微球间的相互作用可依赖多种生物分子而实现，此处只介绍基于抗原－抗体相互作用的免疫分析体系。光激化学发光常用的分析模式包括双抗体夹心分析模式和双抗原竞争抗体分析模式。

1. 双抗体夹心分析模式　双抗体夹心模式适合测定大分子蛋白类抗原，此种抗原含有种类和数量较多的抗原表位，满足至少同时结合两种不同抗原表位抗体。建立双抗体夹心分析模式的 LICA 分析体系需选择两种抗体，可以是两种不同杂交瘤细胞系的单克隆抗体，也可以是一种单克隆抗体和一种多克隆抗体。通常情况下，将一种抗体包被发光微球，另一种制备成生物素标记抗体，上述两种抗体作为待检抗原的专用试剂。此外，用链霉亲和素标记感光微球作为该系统的通用试剂使用。双抗体夹心分析模式的测定原理如图 12-28 所示。

特异性抗体包被发光微球和生物素标记抗体组成检测体系，将待检标本加入体系中温育，待检抗原于液相中分别与两种抗体结合，于发光微球表面形成捕获抗体－待检抗原－生物素标记抗体复合物；再加入链霉亲和素包被的感光微球（通用试剂）并温育，链霉亲和素与生物素结合，促进感光微球和发光微球相互靠拢；当用激发光照射时，会诱导单线态氧的产生和传递，产生荧光信号，荧光信号的强度与待检抗原含量呈正向函数关系。通过标准品建立剂量－反应曲线并建立数学模型，未知标本抗原含量通过数学模型计算后获得。

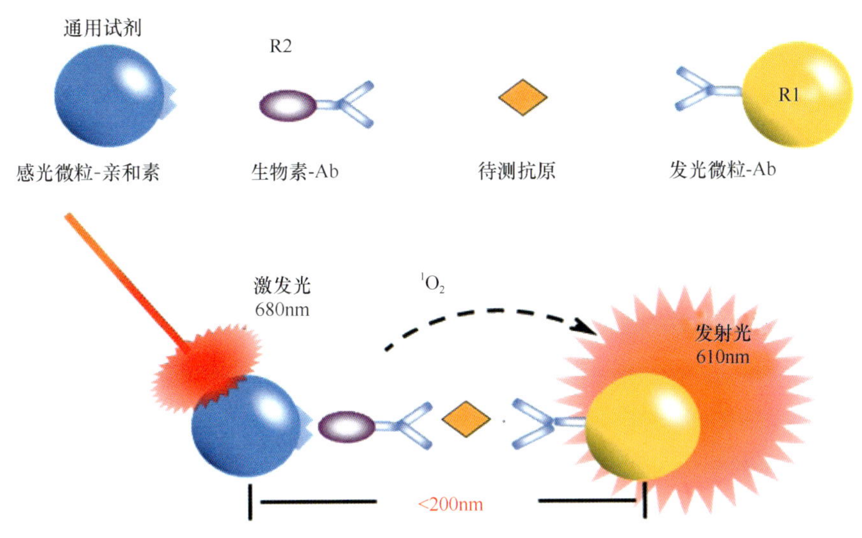

图 12-28　双抗体夹心分析模式 LICA 分析原理示意图

2. 双抗原竞争抗体分析模式　双抗原竞争抗体分析模式适合小分子半抗原测定。分析体系中含有两种抗原：一种是生物素标记的已知抗原；另一种是标本中的待测抗原。同时，用特异性抗体包被发光微球，制备标记抗体的发光微球溶液。一般而言，分析体系中抗体分子的总结合位点数量需大于待检抗原或生物素标记抗原各自所需的结合位点数量，但小于待测抗原和生物素标记抗原所需结合位点数量的总和。当标本中无待检抗原时，抗体全部与生物素标记抗原结合，并存在游离生物素标记抗原；当标本中含有待检抗原时，待检抗原与抗体结合，致使生物素标记抗原与抗体的结合受到抑制，且抑制程度与待测抗原含量呈正比例关系。当竞争性反应达到平衡后，加入链霉亲和素标记的感光微球，感光微球通过生物素－链霉亲和素结合促进感光微球和发光微球相互靠拢；当用激发光照射，诱导单线态氧的产生和传递，产生荧光信号，荧光信号强度与待检抗原含量呈反向函数关系。通过标准品建立剂量－反应曲线并建立数学模型，未知标本抗原含量通过数学模型计算后获得。双抗原竞争抗体分析模式的测定原理如图 12-29 所示。

（三）临床应用

基于活性氧传递的光激化学发光属于均相发光免疫分析，此项技术是继荧光偏振免疫分析后的又一种新型均相免疫分析技术，其重要特点表现为两个方面：其一，整个检测过程“免洗”，即无需分离结合标记物和游离标记物；其二，示踪物质（感光剂和发光剂）不是标记在生物分子上，而是标记在固相微球表面。上述特征不同于临床实验室的电化学发光免疫分析和化学发光免疫分析，也不同于经典的三大（荧光、放射和酶）标记免疫分析。LICA 特点体现在如下几个方面。

（1）因为不需要分离结合标记物和游离标记物，属于均相免疫分析。

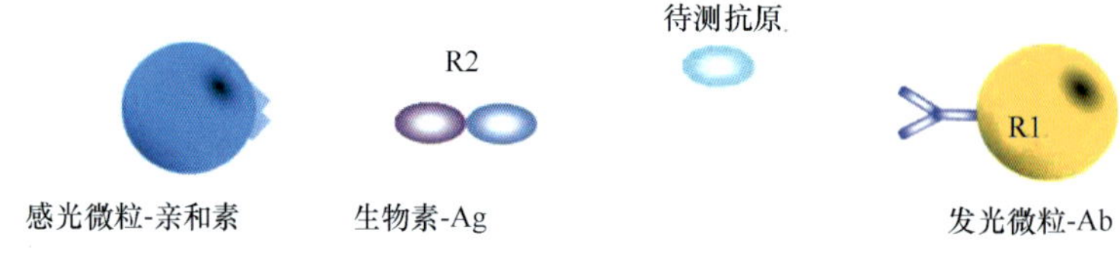

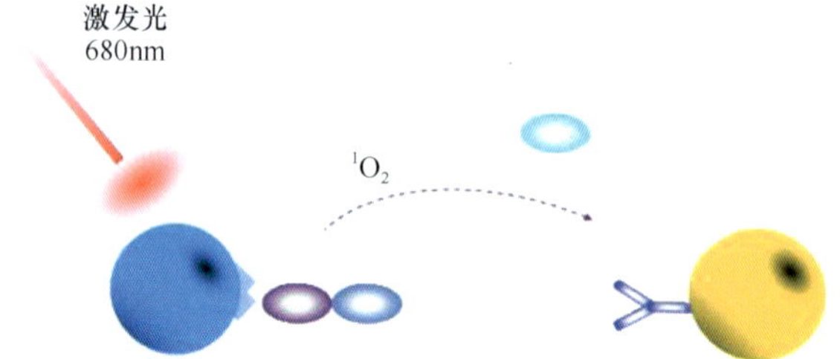

图 12-29 双抗原竞争抗体分析模式 LICA 分析原理示意图

1）无洗涤环节，缩短测定时间。

2）不存在洗涤误差，提高分析精密度。

3）无洗涤操作，易于自动化；无复杂机械操作，仪器故障率低。

(2) 无洗涤所需溶液，较少产生废液，符合环保要求。

所用发光微球和感光微球性质稳定，易于保存。酞菁、二甲基噻吩衍生物、镧系元素铕属于化学类物质，性质稳定，受温度、离子强度、酸碱度等影响较小，抗干扰能力较强；同时，感光物质和发光物质均标记（或偶联）在固相微球表面，不是标记在抗原或抗体分子表面，示踪物质不会对上述免疫分子产生影响。

(3) 整个发光过程是三个相互偶联的光激发过程，各级均具有放大效应，如每个感光微球每秒可释放 60 000 个单线态氧，经二甲基噻吩衍生物吸收并释放紫外光，激发荧光素铕的逐级光信号的放大，使得 LICA 具有较高的分析敏感度，甚至可达到 10^{-17}mol/L。

(4) 赋予液相立体的抗原 - 抗体反应空间，针对双抗体夹心分析模式而言，待检抗原、生物素标记抗体处于液相中，而捕获抗体偶联于发光微球表面，但由于不需要沉淀微球（无需分离），微球直径只有 130nm 左右（电化学发光的磁性微球为 800 ～ 1000nm），其悬浮性能更好。因此，待检抗原与两种抗体处于近似液相中的立体空间，从而赋予抗原 - 抗体间较高的相互碰撞和相互作用的概率，从而缩短达到平衡所需的时间。

(5) 具有较低背景信号，赋予较高分析敏感度。首先，铕螯合物产生长寿命荧光信号（持续 1s），自然界非特异荧光寿命较短（持续 100ns），利用时间分辨光谱容易测量到特异性光信号。其次，680nm 的激发光不能激活天然荧光素，几乎不产生非特异性荧光。再次，因微球浓度较低，供体 - 受体距离远超过 200nm，无生物分子作用，单线态氧不能传递。

(6) 均相免疫分析适合小分子半抗原测定。针对双抗原竞争抗原分析模式，只需制备生物素标记抗原溶液。因生物素分子很小，标记生物素后不会对小分子抗原产生空间位阻效应。标记抗原与待测抗原性质接近，从而形成理想的竞争性反应。

但是，因整个测定过程无“洗涤”过程，血清中物质有时对检测体系产生影响，所以在均相免疫分析中，基质效应对检测结果的影响会高于传统的非均相免疫分析方法。

第七节　固相膜免疫分析

固相膜免疫与 ELISA 相类似，其特点是以微孔膜作为固相。固相膜的特点在于其多孔性、非共价键高度吸附抗体或抗原和易于漂洗等，固相膜像滤纸一样，可被液体穿过流出，液体也可以通过毛细管作用在膜上面向前移动。固相膜免疫测定中常用的膜为玻璃纤维素（fiberglass）膜、尼龙（nylon）膜、聚偏氟乙烯（PVDF）膜和硝酸纤维素（NC）膜等。其中最常用的为 NC 膜，其本身为疏水性，在膜的制备过程中加入了表面活性剂，成为亲水性，对蛋白质有很强的吸附性能。常用标志物为酶或各种有色微粒子，如胶体金、胶体硒、荧光素等。

一、斑点金免疫渗滤试验

斑点金免疫渗滤试验（dot immunogold filtration assay，DIGFA）是一种早期金免疫分析方法。DIGFA 的特点是以 NC 为固相载体，利用膜的渗滤特性，实现渗滤过程中的抗原与抗体结合以及游离标记物的分离。

（一）分析原理

DIGFA 的分析模式包括夹心模式和间接模式，其中以双抗体夹心模式最为常用，主要组成成分如图 12-30 所示。以检测血清急性期反应蛋白（CRP）定量为例阐述 DIGFA 的分析原理。选择两种 CRP 的单克隆抗体：一种标记胶体金制备成金标记抗体（Au-anti-CRP），另一种作为固相捕获抗体，以斑点方式包被在 NC 膜特定区域。先将待检血清标本与胶体金标记的抗体温育数分钟后，再将反应溶液直接滴加在 DIGFA 装置的微孔中。此时，待测 CRP 分别与两种抗体结合并形成双抗体夹心复合物，并富集在包被特异性抗体的区域，

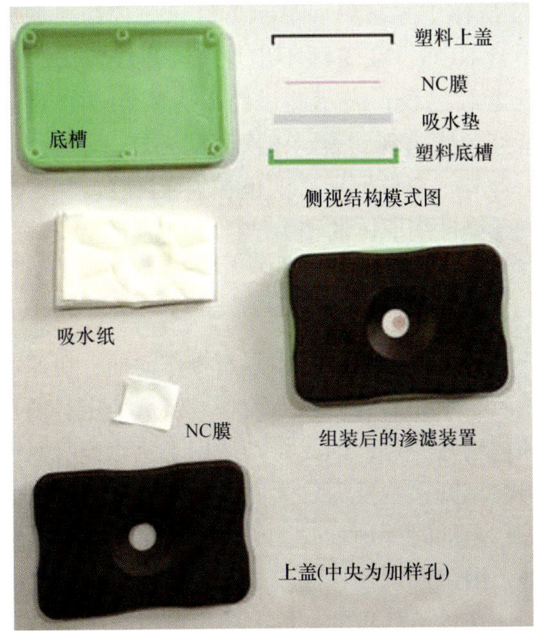

图 12-30　斑点金免疫渗滤试验分析组成成分

形成紫色斑点，继续滴加缓冲液清洗未结合标记抗体。仪器扫描检测结果，并根据预先内置数学函数计算获得未知标本 CRP 含量。

（二）临床应用

渗滤装置是斑点金免疫渗滤试验的主要试剂，由扁平塑料小盒、吸水垫料和包被有抗体（或抗原）的 NC 膜片 3 部分组成。此外，还包括胶体金标记抗体溶液和试剂盒缓冲液。整个检测过程利用了微孔滤膜的可滤过性，使抗原抗体反应过程和洗涤分离过程在这一特殊的小型渗滤装置上迅速完成。斑点金免疫渗滤试验无复杂操作过程，技术含量不高，不需要对操作人员进行培训，操作者按说明书操作即可。此技术如用于定性检测可直接肉眼观察结果，如需定量需采用胶体金定量分析仪判读结果，检测未知标本前需要校准血清进行定标。

二、斑点金免疫层析试验

斑点金免疫层析试验（dot immunogold chromatographic assay，DICA）也称为胶体金免疫层析试验，是以硝酸纤维素薄膜为固相载体，是将胶体金标记技术和蛋白质层析技术相结合的固相膜免疫分析技术。

（一）分析原理

斑点金免疫层析试验是预先将所有参与反应的试剂置于一个封闭的胶体金检测板内，操作者只需将标本滴加在样品孔内，样本因受微孔滤膜的毛细管作用，向另一端慢慢移动，犹如层析一般，优先与胶体金标记物结合，且在移动过程中此复合物与包被于载体膜上某一区域的抗体（或抗原）结合而被捕获并富集，未结合物质（包括游离标记抗体）则越过此区域而被分离，最终通过胶体金的呈色条带来判定测定结果。下面以双抗体夹心检测尿液人绒毛膜促性腺激素（HCG）为例说明其测试板组成及其分析过程。HCG 由两个亚基组成：α 亚基和 β 亚基，分别选择各自单克隆抗体作为捕获抗体和标记抗体。测试板试剂组成及反应过程如图 12-31 所示。

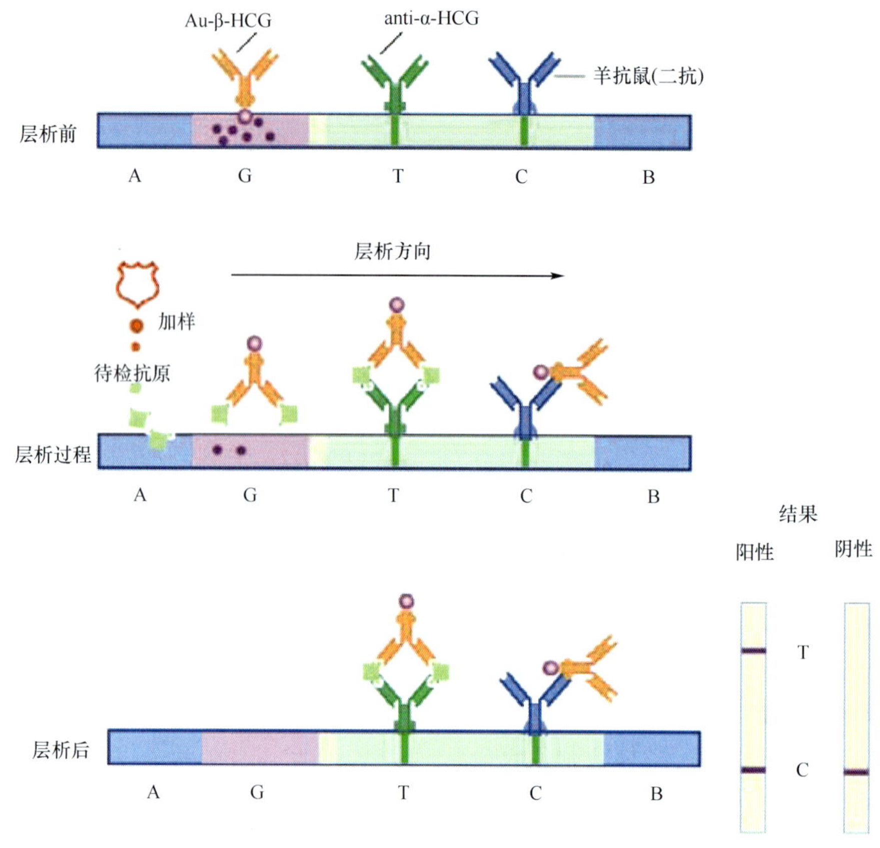

图 12-31　金免疫层析试验分析原理示意图

如图所示所用的试剂全部为干试剂，它们被组合在以 PVC 为支撑（底板）的测试条（板）上。测试条的两端（A 区、B 区）粘贴有吸水材料，加样端 A 区为样品垫，可用的材料有滤纸、多孔聚乙烯和玻璃纤维等，需按分析物和试剂的不同来选择合适的材料；B 区为吸水垫，材料则以吸水性强的滤纸为佳。G 区为金标记物垫，金标记特异性抗体（Au-anti-α-HCG）被暂时吸附在玻璃纤维垫中。G、B 之间为 NC 膜，T 区为检测区（test line），包被特异抗体（anti-α-HCG），C 区为质控区（control line），包被抗金标抗体（如金标抗体为单克隆抗体，为鼠源性 Ig，C 区需包被羊抗鼠 Ig）。无论是 C 区还是 T 区，包被抗体（或抗原）常以直线条的形式包被（喷涂）在 NC 膜表面。

检测时，在 A 区滴加尿液（或将 A 区浸入尿液中），通过层析作用，尿液向 B 区移动，流经 G 区时将金标记 anti-HCG 复溶，若尿液中含 HCG，即形成金标记 anti-HCG 和 HCG 复合物。此复合物继续层析至 T 区，与包被在 NC 膜表面的 anti-HCG（捕获抗体）结合，形成双抗体夹心复合物，此复合物不断富集并显色（紫红色）。此时过剩的 Au-anti-HCG（标记抗体）继续移行至 C 区时，被羊抗鼠 Ig 抗体捕获，形成免疫复合物（鼠 Ig- 抗鼠 Ig 抗体）并富集而显示紫红色质控线。如尿液中不含 HCG，在 T 区不出现紫红色线，仅在 C 区出现紫红色线，表示测试结果为阴性。如 C 区也无紫红色线出现，表示该次测试无效。

此外，双抗原夹心法也在临床广泛应用，用于检测感染性病原体的相关抗体，如抗 -HIV 抗体等。

（二）临床应用

胶体金免疫层析试验具有操作简便、快速、可单份测定、无需任何仪器设备，试剂稳定、便于保存和运输等特点，因此特别适用于急诊检验、现场检验、家庭检验及需要大面积推广的筛查项目的检验等，是即时即地检验（POCT）的主要手段之一。此外，因采用现场检测模式可缩短样本周转时间，达到快速诊治的目的，同时，也可以减少标本运输过程中诸多的影响因素，避免样本在运输途中被降解，达到快速、准确检测的目的。如今，借助互联网特别是移动无线互联技术，给胶体金免疫分析的发展带来了新的机遇。受检者随时可使用胶体金免疫分析做检测，并将相关检测图片或数据同步上传至诊疗服务云平台，线下医师服务团队通过平台调阅图片并判读检测数据，帮助受检者诊断并提供用药指导和自我健康管理建议。

三、免疫印迹试验

免疫印迹试验（immunoblotting test，IBT）是一种将高分辨率凝胶电泳和免疫化学分析技术相结合的杂交技术。免疫印迹法具有分析容量大、敏感度高、特异性强等优点，是检测蛋白质特性、表达与分布的一种最常用的方法，如组织抗原的定性定量检测、多肽分子的质量测定及病毒的抗体或抗原检测等。免疫印迹法（immunoblotting test，IBT）亦称酶联免疫电转移印斑法（enzyme linked immunoelectrotransfer blot，EITB），因与 Southern 早先建立的检测核酸的印迹方法 Southern blot 相类似，亦被称为 Western blot。

（一）蛋白免疫印迹试验

蛋白免疫印迹试验的原理是将混合抗原样品在凝胶板上进行单向或双向电泳分离，获得按照分子质量大小次序分布的蛋白条带，再通过电转移方式将凝胶内的蛋白条带转印至硝酸纤维素膜或其他固相膜，从而获得包被多种蛋白条带的硝酸纤维素膜（蛋白按分子大小排列）。以固相载体上的蛋白质或多肽作为抗原，与对应的抗体进行免疫反应，再与酶、荧光素等标记的二抗进行反应，经底物显色或荧光反应等对特定蛋白质进行分析。

（二）重组免疫印迹试验

重组免疫印迹试验（recombinant immunoblot assay，RIBA）：直接将重组抗原或合成短肽直接以“条带”方式包被在硝酸纤维素膜的不同区域，临床检测时，直接将膜条防于特制的反应盘中与标本中一抗和酶标二抗温育和洗涤，经过底物显色后，根据显色的区域即可判断抗体的有无及类型，还可以根据条带的粗细和颜色深浅粗略估计抗体效价，用于病原体抗体的确认试验和自身抗体的检测。如 HIV 感染确认试验中，基因重组制备 HIV 相关抗原：膜蛋白 gp41、gp120、gp160、核心蛋白 P24 等，然后直接以“条带”方式包被在硝酸纤维素膜的不同区域，同时设有质控区包被抗酶标第二抗体种属表位的抗体（羊抗兔 IgG），如图 12-32 所示。固相膜经脱脂奶封闭后与稀释的待检血清温育，血清中抗体可分别与不同抗原结合。洗涤固相膜再加上兔抗人 IgG- 碱性磷酸酶标记抗体，如上温育和洗涤，去除未结合标记抗体，再加上显色底物（BICP-NBT）显色，根据各蛋白区域显色情况判断实验结果，通过图像扫描可定量分析。

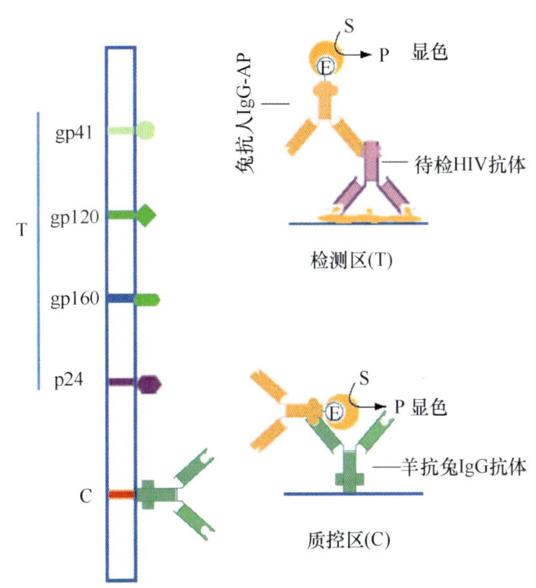

图 12-32　HIV 抗体谱检测（斑点印记）原理示意图

（三）临床应用

用免疫印迹试验可定性、定量检测待测样本中含量很低的特定病原体的抗原成分，特异性强，在病原体检测中常作为 ELISA、化学发光检测后的确认试验，如 HIV 抗体、梅毒抗体的确认试验；由于硝酸纤维素膜的蛋白吸附能力强，抗原包被效果好，也可包被多种抗原，实现多种相关抗体的联合检测；同时，蛋白印迹或蛋白电泳转膜过程由生产试剂厂家完成，临床检测只需进行免疫反应和显色过程，不需要特殊的设备，实验结果可长时间保存。

第八节　荧光抗体技术

采用荧光素作为示踪物质，与特异性抗体连接制备荧光标记抗体，建立的免疫组化方法称为荧光抗体技术（fluorescent antibody technique，FIA）。常用的荧光素包括异硫氰酸荧光素（FITC）、四乙基罗丹明（RB200）、藻红蛋白（PE）等。如采用已知的荧光素标记的特异性抗体，可实现对组织切片中的相应抗原或活体细胞表达的相应抗原进行特异性染色，通过荧光显微镜观察，实现对未知抗原定性、定位、定量分析。相反，如用已知病原体或组织细胞作为基质，同样可实现对病原体抗体或自身抗体的检测。荧光抗体技术将特异性、敏感性和（形态学）直观性巧妙地结合在一起，可在细胞水平甚至亚细胞水平检测病原体抗原或抗体、多种自身抗体或对组织细胞进行鉴定。总之，荧光抗体技术已成为检验医学，甚至组织病理学等领域的一种重要的分析手段，在细胞鉴定、病原体检测、自身抗体检测方面发挥重要作用。

一、荧光抗体技术

荧光抗体技术指对单一抗原或抗体检测，主要是通过荧光显微镜人工观察实验结果。根据检测原理不同，荧光抗体技术分为直接荧光抗体染色法和间接荧光抗体染色法。

（一）直接荧光抗体染色法

直接荧光抗体染色法是指用荧光素直接标记特异性抗体（也称第一抗体，Ab1），用于检测组织切片中或活体细胞表面的相应抗原，如病毒、细菌等病原体抗原或细胞表面的分化抗原，从而实现对病原体的检测和组织细胞的鉴定。直接荧光抗体染色法检测原理如图 12-33 所示。

主要试剂为荧光素标记的特异性抗体。操作方法：首先，将待检标本制备涂片或切片，注意保留抗原活性；其次，加标记抗体于基质表面，温育，特异性抗体与待检抗原结合。用磷酸缓冲盐水溶液（PBS）漂洗基质玻片，去除未结合游离标记抗体。用荧光显微镜观察染色后的标本，如显示特异荧光说明标本中存在待检抗原；如未显示特异荧光说明标本中不存在相应抗原。

此外，在流式细胞术中，一般采用多种不同荧光素标记不同特异性抗体（如用 FITC 标记抗 CD4 抗体，用 PE 标记抗 CD8 抗体），与待检细胞反应后，可同时检测两种不同抗原（$CD4^+$ 细胞和 $CD8^+$ 细胞）。上述荧光抗体染色方法是在直接染色法基础上发展的多重标记染色方法。

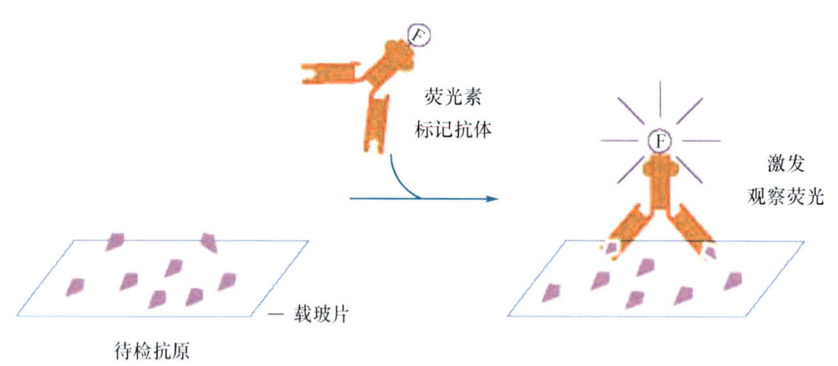

图 12-33　直接荧光抗体染色法原理示意图

（二）间接荧光抗体染色法

间接荧光抗体染色法是指将荧光素标记在第二抗体（也称抗抗体，Ab2）。所谓第二抗体是针对第一抗体同种型表位的抗体，如第一抗体为单克隆抗体（鼠源性），第二抗体则是兔（羊）抗鼠免疫球蛋白（Ig）。此抗体是用提纯的鼠免疫球蛋白免疫家兔或山羊获得的多克隆抗体。如第一抗体为人血清中的待检抗体（人源性），则第二抗体应该是兔（羊）抗人免疫球蛋白的多克隆抗体，也可以是鼠抗人免疫球蛋白的单克隆抗体，二者均是以人免疫球蛋白作为免疫原制备而成。无论哪种情况，第二抗体与第一抗体为种属关系，与第一抗体种属有关，与其特异性无关。

间接荧光抗体染色法比较灵活，既可以用已知的第一抗体检测组织切片中或活体细胞表面的未知抗原，如病毒、细菌等病原体的抗原或细胞表面的分化抗原，从而用于病原体检测和组织细胞的鉴定。反之，也可用已知抗原（病原体或组织细胞）来检测血清中的未知抗体（病原体抗体或自身抗体）。间接荧光抗体染色法检测原理如图12-34所示。

间接染色法主要试剂包括制备好的标记抗抗体和已知的特异性抗体（检测抗原时）或已知的抗原基质（检测抗体时）。以检测抗核抗体为例，间接法操作方法：首先，制备已知抗原切片（如采用鼠肝组织切片），注意保留抗原活性。其次，加待检血清标本（或阳性对照和阴性对照）于基质表面，血清中抗核抗体（待检抗体）与肝细胞核抗原特异性结合。用磷酸盐缓冲溶液（PBS）洗涤基质玻片，可去除未结合血清蛋白组分。再次，加入标记抗抗体（荧光素－兔抗人免疫球蛋白）于基质表面，标记抗抗体与待检抗体（抗核抗体）结合形成免疫复合物；同样，用磷酸盐缓冲溶液（PBS）洗涤、去除过剩的标记抗抗体。用荧光显微镜观察染色后的标本，如显示特异荧光说明标本中存在待检抗体（抗核抗体），如未显示特异荧光说明标本中不存在待检抗体（抗核抗体）。

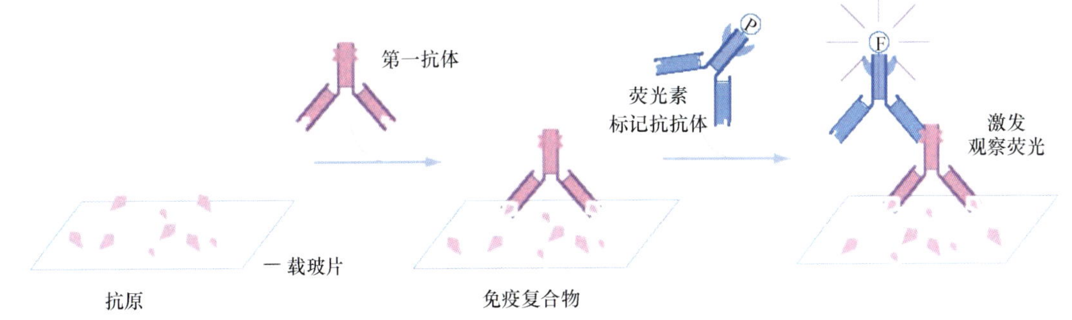

图12-34　间接荧光抗体染色法原理示意图

（三）临床应用

荧光免疫组化技术具有很高的灵敏度，荧光色泽明显，容易观察。同时，直接染色法具有很高的特异性；间接染色法比较灵活，既可用于检测抗原又可用于检测抗体，抗抗体在种属内具有通用性。另一方面，荧光免疫组化技术需要较贵重的荧光显微镜，且显色结果（荧光）不能永久保存，需要拍照保存。

二、液相荧光免疫芯片技术

液相荧光免疫芯片技术是基于荧光抗体技术的原理，采用不同荧光色泽或不同粒径的纳米微球作为固相载体，并包被不同抗原或抗体，以流式细胞仪为检测工具，逐一对纳米微球进行荧光强度和色泽分析，实现对待检标本中的多项指标同时进行定性或定量分析。

液相芯片技术以不同荧光波长纳米微球做固相载体，并分别包被不同的抗原或抗体，并与待检测标本于同一检测体系内共同温育，标本中多种被检对象将分别与相应探针结合，再进行流式细胞仪分析，通过分析微球的颜色判定标本中被测物质的性质，通过检测微球的荧光信号强度确定被测物的含量。现以过敏性疾病特异性IgE（过敏原检测）为例说明液相芯片技术的检测原理。首先，制备不同异硫氰基荧光素（FITC）波长的纳米微球，并包被不同过敏原蛋白（如鸡蛋、牛奶、海产品等），微球荧光强度可被检测并区分；其次，让一组微球（含过敏原）与待检血清温育，血清中特异性IgE分别与不同微球表面的相应抗原结合；再次，加入藻红蛋白（PE）标记的鼠抗人IgE单克隆抗体，温育，如微球表面结合人IgE分子，此微球便可结合PE标记抗人IgE，使微球显示PE的荧光波长，即此种微球显示两种荧光波长，FITC强度代表微球编号（过敏原种类），而PE强度则代表是否含有相应的特异性IgE。

当然，此项技术也可用于检测抗原类物质，如细胞因子。采用不同荧光波长（FITC）的纳米微球包被不同的细胞因子抗体（捕获抗体），当待测样品中含有相对应的细胞因子时，纳米微球上的捕获抗体能与细胞因子结合，然后加入荧光素（PE）偶联的抗细胞因子抗体（检测抗体），该抗体可以与微球上的细胞因子结合，形成“双抗体夹心”

结构（图 12-35）。经流式细胞仪激发荧光素（FITC 和 PE），同时分析 FITC 和 PE 的荧光强度确定细胞因子种类和含量，实现对多种细胞因子的联合检测。

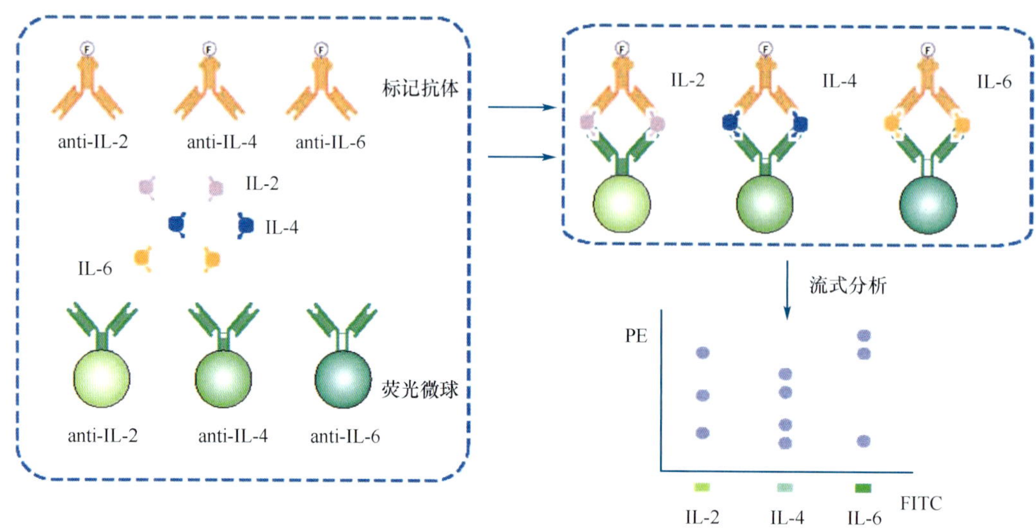

图 12-35　液相芯片检测多种细胞因子原理示意图

（王建梅　李会强　赵卫国）

参考文献

曹雪涛 . 2015 医学免疫学 . 第 6 版 . 北京：人民卫生出版社 .

李金明，刘辉 . 2015. 临床免疫学检验技术 . 北京：人民卫生出版社 .

吕世静，李会强 . 2015. 临床免疫学检验 . 第 2 版 . 北京：中国医药科技出版社 .

王兰兰，许化溪 . 2012. 临床免疫学检验 . 第 5 版 . 北京：人民卫生出版社 .

第十三章　内分泌激素及代谢相关检测试剂

内分泌系统由内分泌细胞形成的内分泌腺（主要有腺垂体、甲状腺、甲状旁腺、胰岛、肾上腺和性腺等）与分散存在于某些器官组织中的内分泌细胞组成。内分泌系统通过合成并分泌各种激素和在神经系统的参与下对维持机体基本生命活动及各种功能活动发挥调节作用。

激素是由内分泌器官产生，再释放进入血液循环，并转运到靶器官或组织中发挥一定效应的微量化学物质，不同种类的激素，成分不同，其功能液不同。各种激素在血中浓度都很低（一般在 nmol/L，甚至 pmol/L 数量级），但与相应受体结合后，在细胞内发生一系列逐级放大的反应。体内激素水平较小的变化就可导致生理功能的较大变化。在体内，对某一生理活动的调节往往有多种激素共同参与，在这种情况中激素和激素之间还存在相互影响，呈现相互协同、竞争、拮抗等作用方式，以维持机体功能活动的稳定。

激素的分泌调节机制主要是通过下丘脑－腺垂体－内分泌腺调节轴进行的多种反馈调节，除常见的负反馈调节外，机体也存在正反馈调节机制。该调节系统任何环节异常，都将导致激素水平紊乱，产生相应的内分泌疾病。

第一节　甲状腺激素及相关检测

一、促甲状腺激素

（一）概述

促甲状腺激素（TSH）为腺垂体合成和分泌的糖蛋白，分子质量约30kDa，由α和β两个亚基组成，β亚基为其功能亚基。TSH 与甲状腺滤泡上皮细胞膜的 TSH 受体结合而发挥作用：促进甲状腺激素的合成和释放，使血中三碘甲状腺原氨酸（T_3）、甲状腺激素（T_4）浓度增高；TSH 又同时促进甲状腺细胞增生和腺体肥大。血中 T_3、T_4 浓度的改变，可对垂体的 TSH 分泌起反馈性的调节作用。TSH 的合成释放还受到下丘脑的促甲状腺素释放激素（TRH）的调节。

TSH检测是明确甲状腺功能的重要初筛试验。由于TSH浓度与血清游离四碘甲状腺原氨酸（FT_4）浓度呈反相指数相关，FT_4 的微小变化可引起 TSH 分泌的显著变化，所以 TSH 在甲状腺疾病中的变化更为敏感和特异，对于甲减和甲亢的诊断更具价值。临床普遍将 TSH 作为判断甲状腺功能紊乱的首要依据，TSH 检测也适合于早期确立或排除下丘脑－垂体－甲状腺轴功能紊乱的诊断。

（二）临床意义

1. TSH 增高　常见于原发性甲减、异位 TSH 分泌综合征、垂体 TSH 不恰当分泌综合征、单纯性甲状腺肿、腺垂体功能亢进、甲状腺炎等，应用多巴胺拮抗剂、含碘药物等也可使 TSH 增高。另外，检测 TSH 水平可以作为甲减患者应用甲状腺素替代治疗的疗效观察指标。

2. TSH 减低　常见于甲亢、继发性甲减（TSH 分泌不足）、腺垂体功能减退、皮质醇增多症、肢端肥大症等。过量应用糖皮质激素和抗甲状腺药物，也可使 TSH 减低。

3. 影响 TSH 水平的因素

（1）脉冲式分泌，禁食、疾病及手术会影响 TSH 释放。

（2）昼夜节律周期：夜间入睡后有分泌高峰。

（3）受TRH的刺激和甲状腺激素的反馈抑制。

（4）糖皮质激素能短暂抑制 TRH 刺激下的 TSH 释放。

（5）碘过量和碘缺乏均会影响甲状腺素的合成与分泌，进而影响 TSH 水平。

（6）下丘脑的多巴胺可抑制 TRH 分泌，TSH

降低。

（三）测定方法

目前该项目常见的免疫学测定方法包括：化学发光法、光激化学发光法、时间分辨荧光免疫法等。

（四）国家行业标准

YY/T 1218—2013《促甲状腺激素定量标记免疫分析试剂盒》。

（五）试剂介绍

1. 促甲状腺素测定试剂盒（化学发光法）[粤食药监械（准）字 2011 第 2400717 号]

（1）原理：本试剂盒利用化学发光免疫夹心法检测 TSH 浓度。

采用针对 TSH 的一株单克隆抗体标记 ABEI，另一株单克隆抗体标记 FITC。标本、校准品与 ABEI 标记的单克隆抗体、FITC 标记的单克隆抗体及包被羊抗 FITC 抗体的磁性微球混匀，形成抗原与 ABEI 标记的抗 TSH 单克隆抗体和 FITC 标记的抗 TSH 单克隆抗体的免疫复合物，然后外加磁场沉淀，去掉上清液，用洗液清洗沉淀复合物 3 次，直接进入标本测量室，仪器自动泵入化学发光激发物 1 和 2，自动监测 3s 内发出的相对光强度（RLU）。TSH 浓度与 RLU 呈一定的比例关系，测定仪自动拟合计算 TSH 浓度。

（2）标本类型：血清。采集 5.0ml 静脉血至采血管中，室温静置。离心、分离血清部分，2 ～ 8℃储存。

血清标本在 2 ～ 8℃稳定 12h。超过 12h，则先分装，-20℃可保存 30 天，避免反复冰冻和解冻两次以上。

（3）参考范围：正常参考值为 0.4 ～ 4.5μIU/ml。

由于不同地区、不同个体引起正常的、合理的差别，以及采用不同方法进行检测，其所测得的 TSH 水平也会有所不同，因此建议每个实验室均应针对自己的特色人群建立参考值范围。

（4）注意事项（干扰因素）

1）HAMA 效应：含有人抗鼠抗体（HAMA）的患者血清可能导致假的升高或降低值。虽然加入了中和 HAMA 的介质，非常高的 HAMA 血清浓度仍然可能影响结果。

2）高剂量 Hook 效应：浓度值在 500μIU/ml 以内没有发现高剂量 Hook 效应。

（5）储运条件

1）试剂的准备和储存

A. 工作洗液：用纯化水，将清洗缓冲液按 1 ∶ 14 稀释混匀，放置于室温中待用，保存至有效期。

B. 试剂：本试剂盒除洗液外，其他成分置于 2 ～ 8℃保存至有效期。

C. 发光标记物、荧光素标记物均应避免阳光直射；湿度对试剂稳定性无影响。

D. 试剂运输要求：置于 2 ～ 8℃环境条件下运输，运输过程避免碰撞。

2）有效期：储存在 2 ～ 8℃无腐蚀性气体的环境中，未开封有效期为 12 个月，开封后有效期不少于 28 天。

（6）性能指标

1）准确率：回收率应在 90% ～ 110%。

2）批内精密度：批内变异系数（CV）应≤ 5%。

3）批间精密度：批间变异系数（CV）应≤ 10%。

4）分析灵敏度：本试剂的分析灵敏度小于 0.10μIU/ml。

5）特异性：当 FSH 的浓度为 150mIU/ml 时，检测结果 TSH ＜ 0.5μIU/ml；当 LH 的浓度为 200mIU/ml 时，检测结果 TSH ＜ 1.0μIU/ml；当 HCG 的浓度为 500mIU/ml 时，检测结果 TSH ＜ 5μIU/ml。

6）检测范围：0.1 ～ 50.0μIU/ml（通过最低检出限和定标曲线的最高值确定）。

7）线性：在 0.5 ～ 50.0μIU/ml 浓度范围内，线性相关性系数 r 绝对值应大于 0.9900。

2. 促甲状腺激素定量检测试剂盒（磁微粒化学发光法）[豫食药监械（准）字 2014 第 2400313 号]

（1）原理：采用双抗体夹心法原理进行检测。用 TSH 抗体包被磁微粒，辣根过氧化物酶标记的 TSH 抗体制备酶结合物。通过免疫反应形成抗体－抗原－抗体－酶复合物，该复合物催化发光底物发出光子，发光强度与 TSH 的含量成正比。

（2）标本类型：血清、肝素或 EDTA 抗凝血浆为适用的标本类型，样本收集后在室温放置不可超过 8h；如果不在 8h 内检测需将样本放置在

2～8℃的冰箱中；若需48h以上保存或运输，则应冻存于-20℃以下，避免反复冻融。使用前恢复到室温，轻轻摇动混匀。严重溶血、脂血或浑浊的样本可能会对正确检测形成干扰，应尽可能拒绝使用此类样本。

(3) 参考范围：检测350例正常人群样本，采用百分位数法以95%范围为限确定正常参考值为0.35～5.50μIU/ml。

(4) 注意事项（干扰因素）：40mg/dl胆红素、500mg/dl血红蛋白、1000mg/dl三酰甘油对检测结果影响不超过10%。测定200mIU/ml的LH、200mIU/ml的FSH、200 000mIU/ml的HCG，其检测结果均不大于0.005μIU/ml。试剂盒中虽已加入抑制嗜异性抗体的物质，但罕见样本中高浓度的嗜异性抗体或类风湿因子可能会干扰检测结果。样本中若存在沉淀物、悬浮物等可见杂质会影响试验结果。此类标本不得使用。

(5) 储运条件：试剂盒在2～8℃储存，防止冷冻，避免强光照射，有效期12个月。试剂包（磁微粒混悬液、酶结合物）竖直向上存放，在2～10℃环境下冷藏保存2h后，才可上机使用。首次使用后，机载或在2～10℃环境下稳定期为28天。校准品开瓶后保存于2～8℃，稳定期为2个月。

3. 促甲状腺激素测定试剂盒（化学发光法）[京药监械（准）字2013第2400809号]

(1) 原理：采用夹心法化学发光免疫分析原理进行检测。通过免疫反应形成固相抗体-抗原-抗体-酶复合物，该复合物催化化学发光底物液发出光子，发光强度与促甲状腺激素的含量成正比。

(2) 标本类型：样本类型为血清。

(3) 参考范围：各实验室应建立自己的参考范围，经本试剂盒测试416名健康受试者，其均值的95%置信区间为0.25～5.0IU/ml。

注意：本正常参考区间是以特定方法确定的，由于临床状态的复杂性、个体间的差异、地区差异及操作者不同都可能影响到检测的结果，建议各实验室建立自己的参考区间，以上数据仅供参考。

(4) 注意事项

1) 高血脂或者溶血样本、受到微生物污染的样本及反复冻融或者热灭活后的样本均会影响检测的准确性从而导致错误的结果。

2) 经常接触啮齿类动物或使用过鼠单克隆抗体作为体内诊断、治疗的患者，其样本中均可能含有人抗鼠抗体，该抗体的存在可能会导致结果出现假阳性或假阴性。如果样本中含有类风湿因子等干扰物质也存在导致实验结果异常的可能性。因此在问诊时尽量查明是否接触过动物或动物制品（靶抗体药物、造影剂、胸腺肽、白蛋白、免疫抑制剂等），以便对检测结果作出正确的解释。

3) 次氯酸钠消毒液等强氧化剂能引起发光底物液发生反应，导致结果误判，故发光操作实验室应禁止使用此类消毒剂。

(5) 储运条件：试剂盒储存于2～8℃，有效期12个月。

(6) 性能指标

1）最低检出量：≤0.05IU/ml。

2）准确性：试剂盒校准品与标准品同时测定，以标准品为标准，试剂盒校准品的实测值与标示值之比应在0.90～1.10。

3）精密度：分析内变异CV≤15%；分析间变异CV≤20%。

4）批间差：CV≤20%。

5）剂量反应曲线的线性：在0.1～40IU/ml浓度范围内，剂量反应曲线相关系数$r \geq 0.9900$。

6）特异性：对100mIU/ml FSH的测定值＜0.05IU/ml；对150mIU/ml LH的测定值＜0.05IU/ml；对500mIU/ml的β-HCG的测定值＜0.05IU/ml；对500ng/ml AFP的测定值＜0.05IU/ml。

4. 促甲状腺素检测试剂盒（光激化学发光法）[沪食药监械（准）字2013第2400974号]

(1) 原理：本试剂盒由TSH试剂1（抗TSH包被的发光微粒）、TSH试剂2（生物素标记抗TSH），辅以TSH系列校准品、TSH质控品、LiCA通用液，在均相条件下，采用双抗体夹心免疫光激化学发光技术定量检测人血清中的TSH。

距超出离子氧传播范围，离子氧在液相中迅速猝灭，检测时则无高能级红光产生。

(2) 标本类型：本方法推荐的样本类型为血清；如在48h内使用，可于2～8℃中保存，长期存放应保存在-20℃以下，并避免反复冻融，标本解冻后必须充分混匀，并离心去除颗粒物质。

(3) 参考范围：经本试剂盒检测336个健康人群血清TSH浓度，其中95%的样品检测结果在

0.40 ～ 4.51μIU/ml。

(4) 注意事项：在以下干扰物质（血红蛋白≤ 250mg/dl、三酰甘油≤ 500mg/dl、胆红素≤ 10mg/dl）浓度条件下，检测高、低 2 个水平的样本，对检测结果基本无影响（＜ 15%）。

(5) 储运条件：2 ～ 8℃避光保存，有效期 12 个月；开瓶后有效期 10 天。

(6) 性能指标

1) 分析灵敏度：≤ 0.01μIU/ml。

2) 检测范围：0.01 ～ 100μIU/ml。

3) 批内精密度：CV ≤ 10%。

4) 批间精密度：CV ≤ 15%。

5) 线性：r ＞ 0.9900。

6) Hook 效应：至 1000μIU/ml 未见。

5. 促甲状腺素定量检测试剂盒（时间分辨荧光免疫法）[京药监械（准）字 2011 第 2400132 号]

(1) 原理：本试剂盒采用"双抗体夹心法"，96 孔微孔板包被抗 -β-hTSH 单克隆抗体，与被分析物中的 TSH 抗原 β 位点结合，铕标记的抗 -β-hTSH 单克隆抗体与抗原的其他位点结合，形成"三明治"的抗原－抗体复合物，利用增强液将三价铕离子解离，与增强液形成高荧光强度的螯合物，通过时间分辨荧光分析仪，激发波长 340nm，发射波长 614nm，测定最后产物中铕离子的荧光强度值。根据荧光强度值，判断反应体系中被分析物的浓度。

(2) 标本类型：本试剂盒使用新生儿足跟血作为样本。

样本的采集：应在新生儿出生 72h 后采血。对新生儿针刺部位用 75% 乙醇消毒，穿刺足跟，深度可为 2.0 ～ 2.4mm。让血自然流出。弃去第一滴血后，让血自然滴到 S&S 903# 采血滤纸上，形成直径 8mm 以上的圆形血斑 2 ～ 3 个，平放于室温（18 ～ 25℃）通风处，至少 2h 阴干，避免阳光直射。在干燥过程中不要加热血片或把血片重叠放置。样本干燥后，放入密闭塑料袋（盒），遵照筛查实验室的具体规定及时送检。

(3) 参考范围：参考值为 9.0μU/ml(97.5% 百分位数)。

1) 当新生儿血片检测结果＞ 9.0μU/ml 时，为可疑阳性，必须立即召回，进行确诊检测。

2) 质控品的结果必须控制在质控范围之内，如超出质控范围，实验结果视为无效。

3) 实验结果仅仅是患者临床的一个部分，只有与所有的临床诊断吻合，才能做出最终诊断。

4) 实验结果不能单独决定患者的治疗。

(4) 注意事项（干扰因素）

1) 仅用于体外诊断。

2) 不同批号的试剂不可混用，超出有效期的试剂不可使用。

3) 自备实验材料：时间分辨荧光免疫分析仪、洗板机、去离子水、移液器、吸头、吸水纸、一次性手套等。

4) 所有试剂、样本应视为有潜在的生物危害，实验结束后应采用高压或消毒液浸泡等处理。

(5) 储运条件：储存条件 2 ～ 8℃；有效期 12 个月。

(6) 性能指标

1) 血制品经抗 -HIV(1/2)、HBsAg、抗 -HCV、梅毒抗体检测为阴性。但用户仍应视其具有潜在生物危害风险，按照有传染性样品处理。

2) 剂量－反应曲线的线性范围为 0 ～ 250μU/ml，r ≥ 0.99。

3) 批内精密度：CV ≤ 10%。

4) 批间精密度：CV ≤ 15%。

5) 准确性：回收率为 85% ～ 119%。

6) 灵敏度：≤ 3.3μU/ml。

7) 特异性：在样品中分别加入 HCG、FSH、LH 做交叉反应。结果如下：HCG 浓度为 100 000μU/L 时，TSH 表观浓度≤ 5μU/L；FSH 浓度为 250mU/L 时，TSH 表观浓度≤ 5μU/L；LH 浓度为 250mU/L 时，TSH 表观浓度≤ 5μU/L。

二、血清甲状腺素

（一）概述

甲状腺素 (T_4) 是甲状腺分泌的主要产物，反映了甲状腺的分泌功能，也是构成下丘脑－腺垂体－甲状腺调节系统完整性不可缺少的成分。T_4 的合成、释放受垂体 TSH 的调节。T_4 与甲状腺球蛋白结合储存在甲状腺滤泡的残腔中，储存量可供机体利用 50 ～ 120 天，在 TSH 的调节下分泌释放。外周血中 99% 以上的 T_4 以与血清蛋白（TBG、甲状腺转运蛋白或白蛋白）结合的形式存在，有

生物活性的 FT_4 仅占 0.04%。由于血清中运输蛋白质的浓度易受外源性和内源性作用的影响，因此在分析解释血清 T_4 浓度值时需考虑结合蛋白的影响。

（二）临床意义

1. T_4 增高　甲状腺功能亢进、某些急性甲状腺炎、肥胖等疾病时 T_4 可增高；妊娠、服用雌激素可使 TBG 增高，导致 T_4 升高。

2. T_4 减少　甲状腺功能减退、肾病综合征、慢性肝炎、胃肠道丢失蛋白过多等疾病时 T_4 可减少。甲状腺功能正常的患者服用苯妥英或卡马西平可使血清 T_4 或 FT_4 降低 30%。另外，甲亢的治疗过程中、糖尿病酮症酸中毒、恶性肿瘤、心力衰竭等也可使 T_4 降低。

注：对于甲状腺功能紊乱的诊断，T_4 不能提供充足的信息。在分析 T_4 浓度变化时应结合 TBG 变化加以考虑（表 13-1）。

表 13-1　影响甲状腺素和甲状腺结合球蛋白结合的因素

结合增加	结合减少
妊娠	雄激素类
新生儿状态	大剂量糖皮质激素
雌激素和高雌激素血症状态	肢端肥大症活动期
他莫昔芬	肾病综合征
急性间接性卟啉病	主要系统性疾病
慢性活动性肝炎	遗传因素
胆汁性肝硬化	门冬酰胺酶
遗传因素	
奋乃静	
HIV 感染	

（三）测定方法

目前该项目常见的免疫学测定方法包括：化学发光法、光激化学发光法等。

（四）国家行业标准

YY/T 1223—2014《总甲状腺定量标记免疫分析试剂盒》。

（五）试剂介绍

1. 血清甲状腺素测定试剂盒（化学发光法）［粤食药监械（准）字 2011 第 2400650 号］

（1）原理：本试剂盒利用化学发光免疫竞争法检测 T_4 浓度。

采用针对 T_4 的单克隆抗体标记 ABEI，T_4 纯抗原标记 FITC。标本、校准品与 ABEI 标记的单克隆抗体，FITC 标记的纯抗原及包被羊抗 FITC 抗体的磁性微球混匀，形成待测抗原与 FITC 标记 T_4 纯抗原竞争结合 ABEI 标记的 T_4 单克隆抗体的免疫复合物，然后外加磁场沉淀，去掉上清液，用洗液清洗沉淀复合物 3 次，直接进入标本测量室，仪器自动泵入化学发光激发物 1 和 2，自动监测 3s 内发出的相对光强度（RLU）。T_4 浓度与 RLU 呈一定的比例关系，测定仪自动拟合计算 T_4 浓度。

（2）标本类型：血清。采集 5.0ml 静脉血至采血管中，室温静置。离心、分离血清部分，2 ～ 8℃储存。

血清标本在 2 ～ 8℃稳定 12h。超过 12h，则先分装，-20℃可保存 30 天，避免反复冰冻和解冻两次以上。

（3）参考范围：正常参考值为 52 ～ 127ng/ml。

由于不同地区、不同个体引起正常的、合理的差别，以及采用不同方法进行检测，其所测得的 T_4 水平也会有所不同，因此建议每个实验室均应针对自己的特色人群建立参考值范围。

（4）注意事项（干扰因素）：HAMA 效应。

含有人抗鼠抗体（HAMA）的患者血清可能导致假的升高或降低值。虽然加入了中和 HAMA 的介质，非常高的 HAMA 血清浓度仍然可能影响结果。

（5）储运条件

1）试剂的准备和储存

A. 工作洗液：用纯化水，将清洗缓冲液按 1 ∶ 14 稀释混匀，放置在室温中待用，保存至有效期。

B. 试剂：本试剂盒除洗液外，其他成分置于 2 ～ 8℃保存至有效期。

C. 发光标记物、荧光素标记物均应避免阳光直射；湿度对试剂稳定性无影响。

D. 试剂运输要求：置于 2 ～ 8℃环境条件下运输，运输过程中避免碰撞。

2) 有效期：储存在 2 ～ 8℃无腐蚀性气体的环境中，未开封有效期为 12 个月，开封后有效期不少于 28 天。

(6) 性能指标

1) 准确率：回收率应在 90% ～ 110%。

2) 批内精密度：CV ≤ 5%。

3) 批间精密度：CV ≤ 10%。

4) 分析灵敏度：本试剂的分析灵敏度< 1.0ng/ml。

5) 特异性：当 T_3 的浓度为 100ng/ml 时，检测结果 T_4 < 3.0ng/ml; 当 rT_3 的浓度为 100ng/ml 时，检测结果 T_4 < 3.0ng/ml。

6) 检测范围：1.0 ～ 300.0ng/ml（通过最低检出限和定标曲线的最高值确定）。

7) 线性：在 20.0 ～ 300.0ng/ml 浓度范围内，线性相关性系数 r 绝对值应> 0.9900。

2. 甲状腺素定量检测试剂盒（磁微粒化学发光法）[豫食药监械（准）字 2014 第 2400312 号]

(1) 原理：采用竞争法原理进行检测。用 T_4 抗体包被磁微粒，辣根过氧化物酶标记 T_4 制备酶结合物。通过免疫反应形成抗体 - 酶标抗原复合物，该复合物催化发光底物发出光子，发光强度与 T_4 的含量成反比。

(2) 标本类型：血清、肝素或 EDTA 抗凝血浆为适用的标本类型，样本收集后在室温放置不可超过 8h；如果不在 8h 内检测需将样本放置在 2 ～ 8℃的冰箱中；若需 48h 以上保存或运输，则应冻存于 -20℃以下，避免反复冻融。使用前恢复到室温，轻轻摇动混匀。严重溶血、脂血或浑浊的样本可能会对正确检测形成干扰，应尽可能拒绝使用此类样本。

(3) 参考范围：检测 248 例正常人群标本，以 95% 百分位数为限确定正常参考值为 4.5 ～ 12μg/dl。

(4) 注意事项（干扰因素）：40mg/dl 胆红素、500mg/dl 血红蛋白、1000mg/dl 三酰甘油对检测结果影响不超过 10%。试剂盒中虽已加入抑制嗜异性抗体的物质，但罕见样本中高浓度的嗜异性抗体或类风湿因子可能会干扰检测结果异。样本中若存在沉淀物、悬浮物等可见杂质会影响试验结果。此类标本不得使用。

(5) 储运条件：试剂盒在 2 ～ 8℃储存，防止冷冻，避免强光照射，有效期 12 个月。试剂包（磁微粒混悬液、酶结合物）竖直向上存放，在 2 ～ 10℃环境下冷藏保存 2h 后，才可上机使用。首次使用后，机载或在 2 ～ 10℃ 环境下稳定期为 28 天。校准品开瓶后保存于 2 ～ 8℃，稳定期为 2 个月。

3. 甲状腺素测定试剂盒（化学发光法）[京药监械（准）字 2013 第 2400800 号]

(1) 原理：采用竞争法化学发光免疫分析原理进行检测。通过免疫反应形成固相抗体 - 非标记抗原或酶标抗原免疫复合物，该复合物催化化学发光底物液发出光子，发光强度与甲状腺素的含量成反比。

(2) 标本类型：样本类型为血清。

(3) 参考范围：各实验室应建立自己的参考范围，经本试剂盒测试 416 名健康受试者，其均值的 95% 置信区间，男性为 4.4 ～ 10.8g/dl、女性为 4.8 ～ 11.6g/dl。

注意：本正常参考区间是以特定方法确定的，由于临床状态的复杂性、个体间的差异、地区差异及操作者不同都可能影响到检测的结果，建议各实验室建立自己的参考区间，以上数据仅供参考。

(4) 注意事项

1) 高血脂或者溶血样本、受到微生物污染样本及反复冻融或者热灭活后的样本均会影响检测的准确性，甚至导致错误的结果。

2) 本试剂盒准确的测定范围应不超出校准品曲线的浓度范围，超出曲线范围上限的样本需要适当稀释后重复测定，所得结果应乘以稀释倍数才能获得样本的准确浓度。

3) 次氯酸钠消毒液等强氧化剂能引起发光底物液发生反应，导致结果误判，故发光操作实验室应禁止使用此类消毒剂。

(5) 储运条件：试剂盒储存于 2 ～ 8℃，有效期 12 个月。

(6) 性能指标

1) 空白检测限：≤ 0.50g/dl。

2) 准确性：试剂盒校准品与标准品同时测定，以标准品为标准，试剂盒校准品的实测值与标示值之比应在 0.90 ～ 1.10。

3）精密度：分析内变异 CV ≤ 15%；分析间变异 CV ≤ 20%。

4）批间差：CV ≤ 20%。

5）剂量反应曲线的线性：在 20 ～ 320ng/ml 浓度范围内，剂量反应曲线相关系数 $r \geq 0.9900$。

6）特异性：与 0.8g/dl T_3 的测定值小于 0.1g/dl；与 16g/dl rT_3 的测定值小于 0.5g/dl。

4. 四碘甲状腺素检测试剂盒（光激化学发光法）[沪食药监械（准）字 2013 第 2400978 号]

（1）原理：本试剂盒由 T_4 试剂 1（T_3 包被的发光微粒）、解离剂（ANS）、T_4 试剂 2（生物素标记抗 -T_4），辅以 T_4 系列校准品、T_4 质控品、LiCA 通用液，在均相条件下，采用竞争抑制光激化学发光免疫技术定量检测人血清中的 T_4。

（2）标本类型：本方法推荐的样本类型为血清；如在 48h 内使用，可于 2 ～ 8℃中保存，长期存放应保存在 -20℃以下，并避免反复冻融，标本解冻后必须充分混匀，并离心去除颗粒物质。

（3）参考范围：经本试剂盒检测 336 例健康人群血清 T_4 浓度，其中 95% 的样品检测结果在 4.25 ～ 11.33μg/dl。

（4）注意事项：在以下干扰物质（血红蛋白≤ 250mg/dl、三酰甘油≤ 500mg/dl、胆红素≤ 10mg/dl）浓度条件下，检测高、低 2 个水平的样本，对检测结果基本无影响（＜ 15%）。

（5）储运条件：2 ～ 8℃避光保存，有效期 12 个月；开瓶后有效期 10 天。

（6）性能指标

1）分析灵敏度：≤ 1μg/dl。

2）检测范围：1 ～ 32μg/dl。

3）批内精密度：CV ≤ 10%。

4）批间精密度：CV ≤ 15%。

5）线性：$r > 0.9900$。

三、血清游离四碘甲状腺原氨酸

（一）概述

游离甲状腺素（FT_4）是 T_4 的生理活性形式，只有游离的甲状腺激素才能通过细胞膜进入细胞，并与细胞中的受体结合，发挥诸多作用，因此 FT_4 的水平与机体的代谢状态相一致。由于 FT_4 不受结合蛋白的浓度和结合特性变化的影响，因此是反映甲状腺激素活性更好的指标。FT_4 测定是临床常规诊断甲状腺功能状态的重要手段。

（二）临床意义

（1）FT_4 降低：当怀疑甲状腺功能紊乱时，FT_4 常常和 TSH 一起测定、分析。TSH 增高而 FT_4 降低有助于甲状腺功能减退的诊断。检测 FT_4 对甲状腺功能减退的诊断价值优于 FT_3。FT_4 降低还可见于应用抗甲状腺药物、糖皮质激素、苯妥英钠、多巴胺等，也可见于肾病综合征等。

（2）FT_4 升高：甲状腺功能亢进时往往 TSH 降低而 FT_4 增高。

（3）FT_4 也适合作为甲状腺疾病治疗的监测手段。

（三）测定方法

目前该项目常见的免疫学测定方法包括：化学发光法、光激化学发光法等。

（四）国家行业标准

暂无。

（五）试剂介绍

1. 血清游离四碘甲状腺原氨酸测定试剂盒（化学发光法）[粤食药监械（准）字 2011 第 2400707 号]

（1）原理：本试剂盒利用化学发光免疫竞争法检测 FT_4 浓度。

采用针对 T_4 的单克隆抗体标记 ABEI，T_4 纯抗原标记 FITC。标本、校准品与 ABEI 标记的单克隆抗体，FITC 标记的纯抗原及包被羊抗 FITC 抗体的磁性微球混匀，形成待测抗原与 FITC 标记 T_4 纯抗原竞争结合 ABEI 标记的抗 T_4 单克隆抗体的免疫复合物，然后外加磁场沉淀，去掉上清液，用洗液清洗沉淀复合物 3 次，直接进入标本测量室，仪器自动泵入化学发光激发物 1 和 2，自动监测 3s 内发出的相对光强度（RLU）。FT_4 浓度与 RLU 呈一定的比例关系，测定仪自动拟合计算 FT_4 浓度。

（2）标本类型：血清。采集 5.0ml 静脉血至采血管中，室温静置。离心、分离血清部分，2 ～ 8℃储存。

血清标本在 2 ～ 8℃稳定 12h。超过 12h，则先分装，-20℃可保存 30 天，避免反复冰冻和解冻两次以上。

(3) 参考范围：正常参考值 8.9 ～ 17.2pg/ml。

由于不同地区、不同个体引起正常的、合理的差别，以及采用不同方法进行检测，其所测得的 FT_4 水平也会有所不同，因此建议每个实验室均应针对自己的特色人群建立参考值范围。

(4) 注意事项（干扰因素）：HAMA 效应。

含有人抗鼠抗体（HAMA）的患者血清可能导致假的升高或降低值。虽然加入了中和 HAMA 的介质,非常高的HAMA血清浓度仍然可能影响结果。

(5) 储运条件

1) 试剂的准备和储存

A. 工作洗液：用纯化水，将清洗缓冲液按 1 ∶ 14 稀释混匀，放置在室温中待用，保存至有效期。

B. 试剂：本试剂盒除洗液外，其他成分置于 2 ～ 8℃保存至有效期。

C. 发光标记物、荧光素标记物均应避免阳光直射；湿度对试剂稳定性无影响。

D. 试剂运输要求：置于 2 ～ 8℃环境条件下运输，运输过程中避免碰撞。

2) 有效期：储存在 2 ～ 8℃无腐蚀性气体的环境中，未开封有效期为 12 个月，开封后有效期不少于 28 天。

(6) 性能指标

1) 准确率：回收率应在 90% ～ 110%。

2) 批内精密度：CV ≤ 5%。

3) 批间精密度：CV ≤ 10%。

4) 分析灵敏度：本试剂的分析灵敏度＜ 1.0pg/ml。

5) 特异性：当 T_3 的浓度为 10ng/ml 时，检测结果 FT_4 ＜ 10pg/ml；当 rT_3 的浓度为 10ng/ml 时，检测结果 FT_4 ＜ 10pg/ml。

6) 检测范围：1 ～ 120pg/ml（通过最低检出限和定标曲线的最高值确定）。

7) 线性：在 4.0 ～ 120.0pg/ml 浓度范围内，线性相关性系数 r 绝对值应＞ 0.9800。

2. 游离甲状腺素定量检测试剂盒（磁微粒化学发光法）[豫食药监械（准）字 2014 第 2400316 号]

(1) 原理：采用竞争法原理进行检测。用 T_4 抗原衍生物包被磁微粒，辣根过氧化物酶标记 T_4 抗体制备酶结合物。通过免疫反应形成抗原 - 酶标抗体复合物，该复合物催化发光底物发出光子，发光强度与游离 T_4 的含量成反比。

(2) 标本类型：血清、肝素或 EDTA 抗凝血浆为适用的标本类型，样本收集后在室温放置不可超过 8h；如果不在 8h 内检测，则需将样本放置在 2 ～ 8℃的冰箱中；若需 48h 以上保存或运输，则应冻存于 -20℃以下，避免反复冻融。使用前恢复到室温，轻轻摇动混匀。严重溶血、脂血或浑浊的样本可能会对正确检测形成干扰，应尽可能拒绝使用此类样本。

(3) 参考范围：检测 247 例健康人群标本，采用百分位数法以 95% 范围限确定正常参考值为 10.0 ～ 22.0pmol/L。

(4) 注意事项（干扰因素）：20mg/dl 胆红素、1000mg/dl 血红蛋白、1000mg/dl 三酰甘油对检测结果影响不超过 10%。试剂盒中虽已加入抑制嗜异性抗体的物质，但罕见样本中高浓度的嗜异性抗体或类风湿因子可能会干扰检测结果。样本中若存在沉淀物、悬浮物等可见杂质会影响试验结果。此类标本不得使用。

(5) 储运条件：试剂盒在 2 ～ 8℃储存，防止冷冻，避免强光照射，有效期 12 个月。试剂包（磁微粒混悬液、酶结合物）竖直向上存放，在 2 ～ 10℃环境下冷藏保存 2h 后，才可上机使用。首次使用后，机载或在 2 ～ 10℃ 环境下稳定期为 28 天。校准品开瓶后保存于 2 ～ 8℃，稳定期为 2 个月。

3. 游离甲状腺素测定试剂盒（化学发光法）[京药监械（准）字 2013 第 2400835 号]

(1) 原理：采用竞争法化学发光免疫分析原理进行检测。通过免疫反应形成固相抗体 - 非标记抗原或酶标抗原免疫复合物，该复合物催化化学发光底物液发出光子，发光强度与游离甲状腺素的含量成反比。

(2) 标本类型：样本类型为血清。

(3) 参考范围：各实验室应建立自己的参考区间，经本试剂盒测试 471 名健康受试者，其均值的 95% 置信区间正常成人为 0.8 ～ 2.0ng/dl，妊娠期为 0.76 ～ 2.24ng/dl。

注意：本正常参考区间是以特定方法确定的，由于临床状态的复杂性、个体间的差异、地区差异及操作者不同都可能影响到检测的结果，建议各实验室建立自己的参考区间，以上数据仅供参考。

(4) 注意事项

1) 高血脂或者溶血样本、受到微生物污染样本及反复冻融或者热灭活后的样本均会影响检测的准确性，甚至导致错误的结果。

2) 以下情况会出现 FT_4 升高：甲状腺功能亢进症、甲亢危象、亚临床甲亢、无痛性甲状腺炎、甲亢和甲低患者治疗期间的疗效监测；非甲状腺因素的其他疾病，如发热疾病、恶性肿瘤、慢性肾衰、糖尿病等；药物影响，如肝素和胺碘酮可以引起 FT_4 升高。

3) 次氯酸钠消毒液等强氧化剂能引起发光底物液发生反应，导致结果误判，故发光操作实验室应禁止使用此类消毒剂。

(5) 储运条件：试剂盒储存于 2 ～ 8℃，有效期 12 个月。

(6) 性能指标

1) 空白检测限：≤ 0.20ng/dl。

2) 准确性：试剂盒校准品与企业校准品同时测定，以企业校准品为标准，试剂盒校准品的实测值与标示值之比应在 0.90 ～ 1.10。

3) 精密度：分析内变异 CV ≤ 15%；分析间变异 CV ≤ 20%。

4) 批间差：CV ≤ 20%。

5) 剂量反应曲线的线性：在 0.4 ～ 9.21ng/dl 浓度范围内，剂量反应曲线相关系数 $r \geq 0.9900$

6) 特异性：与 1000ng/ml T_3 的交叉反应率 ≤ 0.01%；与 1000ng/ml rT_3 的交叉反应率≤ 0.01%。

4. 游离四碘甲状腺素检测试剂盒（光激化学发光法）[沪食药监械（准）字 2013 第 2400978 号]

(1) 原理：本试剂盒由 FT_4 试剂 1(T_3 包被的发光微粒)、FT_4 试剂 2(生物素标记抗 -T_4)，辅以 FT_4 系列校准品、FT_4 质控品、LiCA 通用液，在均相条件下，采用竞争抑制光激化学发光免疫技术定量检测人血清中的 FT_4。

(2) 标本类型: 本方法推荐的样本类型为血清; 如在 48h 内使用，可于 2 ～ 8℃中保存，长期存放应保存在 -20℃以下，并避免反复冻融，标本解冻后必须充分混匀，并离心去除颗粒物质。

(3) 参考范围：经本试剂盒检测 336 例健康人群血清 FT_4 浓度，其中 95% 的样品检测结果在 9.3 ～ 19.6 pmol/L。

(4) 注意事项：在以下干扰物质（血红蛋白≤ 250mg/dl、三酰甘油≤ 500mg/dl、胆红素≤ 10mg/dl) 浓度条件下，检测高、低 2 个水平的样本，对检测结果基本无影响（< 15%)。

(5) 储运条件：2 ～ 8℃避光保存，有效期 12 个月；开瓶后有效期 10 天。

(6) 性能指标

1) 分析灵敏度：≤ 3.86pmol/L。

2) 检测范围：3.86 ～ 75pmol/L。

3) 批内精密度：CV ≤ 10%。

4) 批间精密度：CV ≤ 15%。

5) 线性：$r > 0.9900$。

四、血清三碘甲状腺原氨酸

（一）概述

血清三碘甲状腺原氨酸 (T_3) 是甲状腺激素对各种靶器官作用的主要激素。T_3 主要在甲状腺外的组织（尤其是肝脏）由 T_4 经酶解脱碘生成。因此，血清 T_3 浓度反映出甲状腺素对周边组织的功能，甚于反映甲状腺分泌状态；少部分 T_3 在甲状腺滤泡合成。与 T_4 类似，99% 以上的 T_3 与运输蛋白结合，但 T_3 的亲和力要比 T_4 低，为其 1/10 左右。有生物活性的 FT_3 约占 0.4%。由于血清中运输蛋白质的浓度易受外源性和内源性因素的影响，因此在分析解释血清 T_3 浓度时需考虑结合蛋白的影响。

（二）临床意义

1. T_3 升高

(1) T_3 是诊断甲亢灵敏的指标，甲亢时 T_3 可高出正常人 4 倍，而 T_4 仅为 2.5 倍；T_3 是诊断 T_3 型甲亢的特异性指标，T_3 增高而 T_4 不增高是 T_3 型甲亢的特点，见于功能亢进型甲状腺瘤、多发性甲状腺结节性肿大。

(2) 某些患者血清 T_4 增高前往往已有 T_3 增高，可作为甲亢复发的先兆，因此 T_3 具有判断甲亢有无复发的价值。

(3) 妊娠、口服避孕药、雌激素治疗等引起 TBG 增高可导致 T_3 增高，但 FT_3 不受影响。

2. T_3 降低

(1) 甲减时 T_3 可减低，但由于残存功能的甲状腺组织优先合成并分泌 T_3，并且 T_4 转化为 T_3 效率亦增加，所以 T_3 减低不明显，因此 T_3 不是诊断甲减的灵敏指标。

(2) T_4 转变成 T_3 减少会导致 T_3 浓度的下降，见于某些药物（如丙醇、糖皮质类固醇、碘胺酮）的影响，以及严重的非甲状腺疾病（又称低 T_3 综合征）。

（三）测定方法

目前该项目常见的免疫学测定方法包括：化学发光法、光激化学发光法等。

（四）国家行业标准

YY/T 1222—2014《总三碘甲状腺原氨酸定量标记免疫分析试剂盒》。

（五）试剂介绍

1. 血清三碘甲状腺原氨酸测定试剂盒（化学发光法）[粤食药监械（准）字 2011 第 2400651 号]

(1) 原理：本试剂盒利用化学发光免疫竞争法检测 T_3 浓度。

采用针对 T_3 的单克隆抗体标记 ABEI，T_3 纯抗原标记 FITC。标本、校准品与 ABEI 标记的单克隆抗体，FITC 标记的纯抗原及包被羊抗 FITC 抗体的磁性微球混匀，形成待测抗原与 FITC 标记 T_3 纯抗原竞争结合 ABEI 标记的抗 T_3 单克隆抗体的免疫复合物，然后外加磁场沉淀，去掉上清液，用洗液清洗沉淀复合物 3 次，直接进入标本测量室，仪器自动泵入化学发光激发物 1 和 2，自动监测 3s 内发出的相对光强度（RLU）。T_3 浓度与 RLU 呈一定的比例关系，测定仪自动拟合计算 T_3 浓度。

(2) 标本类型：血清。采集 5.0ml 静脉血至采血管中，室温静置。离心、分离血清部分，2 ～ 8℃储存。

血清标本在 2 ～ 8℃稳定 12h。超过 12h，则先分装，-20℃可保存 30 天，避免反复冰冻和解冻两次以上。

(3) 参考范围：正常参考值为 0.69 ～ 2.15ng/ml。

由于不同地区、不同个体引起正常的、合理的差别，以及采用不同方法进行检测，其所测得的 T_3 水平也会有所不同，因此建议每个实验室均应针对自己的特色人群建立参考值范围。

(4) 注意事项（干扰因素）：HAMA 效应。

含有人抗鼠抗体（HAMA）的患者血清可能导致假的升高或降低值。虽然加入了中和 HAMA 的介质，非常高的 HAMA 血清浓度仍然可能影响结果。

(5) 储运条件

1) 试剂的准备和储存

A. 工作洗液：用纯化水，将清洗缓冲液按 1 ∶ 14 稀释混匀，放置在室温中待用，保存至有效期。

B. 试剂：本试剂盒除洗液外，其他成分置于 2 ～ 8℃保存至有效期。

C. 发光标记物、荧光素标记物均应避免阳光直射；湿度对试剂稳定性无影响。

D. 试剂运输要求：置于 2 ～ 8℃环境条件下运输，运输过程中避免碰撞。

2) 有效期：储存在 2 ～ 8℃无腐蚀性气体的环境中，未开封有效期为 12 个月，开封后有效期不少于 28 天。

(6) 性能指标

1) 准确率：回收率应在 90% ～ 110%。

2) 批内精密度：CV ≤ 5%。

3) 批间精密度：CV ≤ 10%。

4) 分析灵敏度：本试剂的分析灵敏度小于 0.06ng/ml。

5) 特异性：当 T_4 的浓度为 300ng/ml 时，检测结果 T_3 ＜ 0.3ng/ml；当 rT_3 的浓度为 100ng/ml 时，检测结果 T_3 ＜ 0.5ng/ml。

6) 检测范围：0.06 ～ 10.0ng/ml（通过最低检出限和定标曲线的最高值确定）。

7) 线性：在 0.25 ～ 10.00ng/ml 浓度范围内，线性相关性系数 r 绝对值应＞ 0.9900。

2. 三碘甲状腺原氨酸定量检测试剂盒（磁微粒化学发光法）[豫食药监械（准）字 2014 第 2400314 号]

(1) 原理：采用竞争法反应原理进行检测。用 T_3 抗原衍生物包被磁微粒，辣根过氧化物酶标记 T_3 抗体制备酶结合物。通过免疫反应，形成抗原 - 酶标抗体复合物，该复合物催化发光底物发出光子，发光强度与 T_3 的含量成反比。

(2) 标本类型：血清为适用的标本类型，血浆样本检测结果与血清相比差异超过10%，本试剂盒不能使用血浆样本。样本收集后在室温放置不可超过8h；如果不在8h内检测需将样本放置在2～8℃的冰箱中；若需48h以上保存或运输，则应冻存于-20℃以下，避免反复冻融。使用前恢复到室温，轻轻摇动混匀。严重溶血、脂血或浑浊的样本可能会对正确检测形成干扰，应尽可能拒绝使用此类样本。

(3) 参考范围：检测200例健康人群样本，采用正态分布法以95%范围为限确定正常参考值为0.8～1.9ng/ml。

(4) 注意事项（干扰因素）：40mg/dl胆红素、500mg/dl血红蛋白、1000mg/dl三酰甘油对检测结果影响不超过10%。试剂盒中虽已加入抑制嗜异性抗体的物质，但罕见样本中高浓度的嗜异性抗体或类风湿因子可能会干扰检测结果。样本中若存在沉淀物、悬浮物等可见杂质会影响试验结果，此类标本不得使用。

(5) 储运条件：试剂盒在2～8℃储存，防止冷冻，避免强光照射，有效期12个月。试剂包（磁微粒混悬液、酶结合物）竖直向上存放，在2～10℃环境下冷藏保存2h后，才可上机使用。首次使用后，机载或在2～10℃环境下稳定期为28天。校准品开瓶后保存于2～8℃，稳定期为2个月。

3. 三碘甲腺原氨酸测定试剂盒（化学发光法）［京药监械（准）字2013第2400807号］

(1) 原理：采用竞争法化学发光免疫分析原理进行检测。通过免疫反应形成固相抗体－非标记抗原或酶标抗原免疫复合物，该复合物催化化学发光底物液发出光子，发光强度与三碘甲腺原氨酸的含量成反比。

(2) 标本类型：样本类型为血清。

(3) 参考范围：各实验室应建立自己的参考范围，经本试剂盒测试416名健康受试者，其均值的95%置信区间为0.5～1.9ng/ml。

注意：本正常参考区间是以特定方法确定的，由于临床状态的复杂性、个体间的差异、地区差异及操作者不同都可能影响到检测的结果，建议各实验室建立自己的参考区间，以上数据仅供参考。

(4) 注意事项

1) 高血脂或者溶血样本、受到微生物污染样本及反复冻融或者热灭活后的样本均会影响检测的准确性，甚至导致错误的结果。

2) 本试剂盒准确的测定范围应不超出校准品曲线的浓度范围，超出曲线范围上限的样本需要适当稀释后重复测定，所得结果应乘以稀释倍数才能获得样本的准确浓度。

3) 次氯酸钠消毒液等强氧化剂能引起发光底物液发生反应，导致结果误判，故发光操作实验室应禁止使用此类消毒剂。

(5) 储运条件：试剂盒储存于2～8℃，有效期12个月。

(6) 性能指标

1) 空白检测限：≤0.40ng/ml。

2) 准确性：试剂盒校准品与标准品同时测定，以标准品为标准，试剂盒校准品的实测值与标示值之比应在0.90～1.10。

3) 精密度：分析内变异CV≤15%；分析间变异CV≤20%。

4) 批间差：CV≤20%。

5) 剂量反应曲线的线性：在0.5～10ng/ml浓度范围内，剂量反应曲线相关系数$r \geq 0.9900$。

6) 特异性：与320ng/ml rT_3的测定值≤1.0ng/ml；与1000ng/ml T_4的测定值≤3.0ng/ml；对500IU/ml TSH的测定值≤2.0ng/ml。

4. 三碘甲腺原氨酸检测试剂盒（光激化学发光法）［沪食药监械（准）字2013第2400976号］

(1) 原理：本试剂盒由T_3试剂1（T_2包被的发光微粒）、T_3试剂2（生物素标记抗T_3、解离剂），辅以T_3系列校准品、T_3质控品、LiCA通用液，在均相条件下，采用竞争抑制光激化学发光免疫技术定量检测人血清中的T_3。

(2) 标本类型：本方法推荐的样本类型为血清；如在48h内使用，可于2～8℃中保存，长期存放应保存在-20℃以下，并避免反复冻融，标本解冻后必须充分混匀，并离心去除颗粒物质。

(3) 参考范围：经本试剂盒检测336例健康人群血清T_3浓度，其中95%的样品检测结果在0.66～1.92ng/ml。

(4) 注意事项：在以下干扰物质（血红蛋白≤250mg/dl、三酰甘油≤500mg/dl、胆红素≤10mg/dl）浓度条件下，检测高、低2个水平的样本，对检测结果基本无影响（＜15%）。

(5) 储运条件：2～8℃避光保存，有效期12

个月；开瓶后有效期 10 天。

(6) 性能指标

1) 分析灵敏度：≤ 0.4ng/ml。

2) 检测范围：0.4 ～ 6ng/ml。

3) 批内精密度：CV ≤ 10%。

4) 批间精密度：CV ≤ 15%。

5) 线性：r > 0.9900。

五、血清游离三碘甲状腺原氨酸

（一）概述

游离三碘甲状腺原氨酸（FT_3）是 T_3 的生理活性形式，与 T_3 成比例。测定该激素的含量对鉴别诊断甲状腺功能是否正常、亢进或低下有重要意义。FT_3 的测定不受血液中结合蛋白浓度和结合特性变化的影响，是诊断甲状腺功能亢进较为灵敏的指标之一。

（二）临床意义

1. FT_3 增高 FT_3 对诊断甲亢非常灵敏，早期或具有复发前兆的 Graves 病患者血清 FT_4 处于临界值，而 FT_3 已明显增高。T_3 型甲亢时 T_3 增高较 T_4 明显，FT_4 可正常，但 FT_3 已明显增高。对于能触及 1 个或多个甲状腺结节的患者，常需要测定 FT_3 水平来判断其甲状腺功能。FT_3 增高还可见于甲亢危象、甲状腺激素不敏感综合征等。

2. FT_3 降低 FT_3 减低见于低 T_3 综合征、慢性淋巴细胞性甲状腺炎晚期、应用糖皮质激素等。

（三）测定方法

目前该项目常见的免疫学测定方法包括：化学发光法、光激化学发光法等。

（四）国家行业标准

暂无。

（五）试剂介绍

1. 血清游离三碘甲状腺原氨酸测定试剂盒（化学发光法）［粤食药监械（准）字 2011 第 2400709 号］

(1) 原理：本试剂盒利用化学发光免疫竞争法检测 FT_3 浓度。

采用针对 T_3 的单克隆抗体标记 ABEI，T_3 纯抗原标记 FITC。标本、校准品与 ABEI 标记的单克隆抗体，FITC 标记的纯抗原及包被羊抗 FITC 抗体的磁性微球混匀，形成待测抗原与 FITC 标记 T_3 纯抗原竞争结合 ABEI 标记的抗 T_3 单克隆抗体的免疫复合物，然后外加磁场沉淀，去掉上清液，用洗液清洗沉淀复合物 3 次，直接进入标本测量室，仪器自动泵入化学发光激发物 1 和 2，自动监测 3s 内发出的相对光强度（RLU）。FT_3 浓度与 RLU 呈一定的比例关系，测定仪自动拟合计算 FT_3 浓度。

(2) 标本类型：血清。采集 5.0ml 静脉血至采血管中，室温静置。离心、分离血清部分，2 ～ 8℃储存。

血清标本在 2 ～ 8℃稳定 12h。超过 12h，则先分装，-20℃可保存 30 天，避免反复冰冻和解冻两次以上。

(3) 参考范围：正常参考值为 1.21 ～ 4.18pg/ml。

由于不同地区、不同个体引起正常的、合理的差别，以及采用不同方法进行检测，其所测得的 FT_3 水平也会有所不同，因此建议每个实验室均应针对自己的特色人群建立参考值范围。

(4) 注意事项（干扰因素）：HAMA 效应。含有人抗鼠抗体（HAMA）的患者血清可能导致假的升高或降低值。虽然加入了中和 HAMA 的介质，非常高的 HAMA 血清浓度仍然可能影响结果。

(5) 储运条件

1) 试剂的准备和储存

A. 工作洗液：用纯化水将清洗缓冲液按 1 ∶ 14 稀释混匀，放置在室温中待用，保存至有效期。

B. 试剂：本试剂盒除洗液外，其他成分置于 2 ～ 8℃保存至有效期。

C. 发光标记物、荧光素标记物均应避免阳光直射；湿度对试剂稳定性无影响。

D. 试剂运输要求：置于 2 ～ 8℃环境条件下运输，运输过程避免碰撞。

2) 有效期：储存在 2 ～ 8℃无腐蚀性气体的环境中，未开封有效期为 12 个月，开封后有效期不少于 28 天。

(6) 性能指标

1) 准确率：回收率应在 90% ～ 110%。

2) 批内精密度：CV ≤ 5%。

3) 批间精密度：CV ≤ 10%。

4) 分析灵敏度：本试剂的分析灵敏度＜ 0.2pg/

ml。

5）特异性：当 T_4 的浓度为 300ng/ml 时，检测结果 FT_3 < 1pg/ml；当 rT_3 的浓度为 100ng/ml 时，检测结果 FT_3 < 1pg/ml。

6）检测范围：0.2 ～ 36.0pg/ml（通过最低检出限和定标曲线的最高值确定）。

7）线性：在 1.5 ～ 36.0pg/ml 浓度范围内，线性相关性系数 r 绝对值应 > 0.9900。

2. 游离三碘甲状腺原氨酸定量检测试剂盒（磁微粒化学发光法）［豫食药监械（准）字 2014 第 2400315 号］

(1) 原理：采用竞争法反应原理进行检测。用 T_3 抗原衍生物包被磁微粒，辣根过氧化物酶标记 T_3 抗体制备酶结合物。通过免疫反应，形成抗原－酶标抗体复合物，该复合物催化发光底物发出光子，发光强度与游离 T_3 的含量成反比。

(2) 标本类型：血清为适用的标本类型，血浆样本检测结果与血清相比差异超过 10%，本试剂盒不能使用血浆样本。样本收集后在室温放置不可超过 8h；如果不在 8h 内检测，需将样本放置在 2 ～ 8℃的冰箱中；若需 48h 以上保存或运输，则应冻存于 -20℃以下，避免反复冻融。使用前恢复到室温，轻轻摇动混匀。严重溶血、脂血或浑浊的样本可能会对正确检测形成干扰，应尽可能拒绝使用此类样本。

(3) 参考范围：检测 200 例健康人群样本，采用正态分布法以 95% 范围为限确定正常参考值为 0.8 ～ 1.9ng/ml。

(4) 注意事项（干扰因素）：40mg/dl 胆红素、500mg/dl 血红蛋白、1000mg/dl 三酰甘油对检测结果影响不超过 10%。试剂盒中虽已加入抑制嗜异性抗体的物质，但罕见样本中高浓度的嗜异性抗体或类风湿因子可能会干扰检测结果。样本中若存在沉淀物、悬浮物等可见杂质会影响试验结果，此类标本不得使用。

(5) 储运条件：试剂盒在 2 ～ 8℃储存，防止冷冻，避免强光照射，有效期 12 个月。试剂包（磁微粒混悬液、酶结合物）竖直向上存放，在 2 ～ 10℃环境下冷藏保存 2h 后，才可上机使用。首次使用后，机载或在 2 ～ 10℃ 环境下稳定期为 28 天。校准品开瓶后保存于 2 ～ 8℃，稳定期为 2 个月。

3. 游离三碘甲腺原氨酸测定试剂盒（化学发光法）［京药监械（准）字 2013 第 2400805 号］

(1) 原理：采用竞争法化学发光免疫分析原理进行检测。通过免疫反应形成固相抗体－非标记抗原或酶标抗原免疫复合物，该复合物催化化学发光底物液发出光子，发光强度与游离三碘甲腺原氨酸的含量成反比。

(2) 标本类型：样本类型为血清。

(3) 参考范围：各实验室应建立自己的参考区间，经本试剂盒测试 471 名健康受试者，其均值的 95% 置信区间正常成人为 1.4 ～ 4.2pg/ml，妊娠期为 1.8 ～ 4.2pg/ml。

注意：本正常参考区间是以特定方法确定的，由于临床状态的复杂性、个体间的差异、地区差异及操作者不同都可能影响到检测的结果，建议各实验室建立自己的参考区间，以上数据仅供参考。

(4) 注意事项

1）高血脂或者溶血样本、受到微生物污染样本及反复冻融或者热灭活后的样本均会影响检测的准确性，甚至导致错误的结果。

2）以下情况会出现 FT_3 升高：甲状腺功能亢进症，甲亢危象，T_3 型甲亢，亚临床甲亢，无痛性甲状腺炎，甲亢和甲低患者治疗期间的疗效监测；非甲状腺因素的其他疾病，如发热疾病、恶性肿瘤、慢性肾衰、糖尿病等。

3）次氯酸钠消毒液等强氧化剂能引起发光底物液发生反应，导致结果误判，故发光操作实验室应禁止使用此类消毒剂。

(5) 储运条件：试剂盒储存于 2 ～ 8℃，有效期 12 个月。

(6) 性能指标

1）空白检测限：≤ 0.80pg/ml。

2）准确性：试剂盒校准品与企业校准品同时测定，以企业校准品为标准，试剂盒校准品的实测值与标示值之比应在 0.90 ～ 1.10。

3）精密度：分析内变异 CV ≤ 15%；分析间变异 CV ≤ 20%。

4）批间差：CV ≤ 20%。

5）剂量反应曲线的线性：在 1.8 ～ 50.0pg/ml 浓度范围内，剂量反应曲线相关系数 r ≥ 0.9900。

6）特异性：与 1000ng/ml T_4 的交叉反应率

$\leqslant$ 0.01%；与 1000ng/ml rT_3 的交叉反应率$\leqslant$ 0.02%。

4. 游离三碘甲腺原氨酸检测试剂盒（光激化学发光法）[沪食药监械（准）字 2013 第 2400975 号]

(1) 原理：本试剂盒由 FT_3 试剂 1(T_2 包被的发光微粒)、FT_3 试剂 2(生物素标记抗 T_3)，辅以 FT_3 系列校准品、FT_3 质控品、LiCA 通用液，在均相条件下，竞争抑制光激化学发光免疫技术定量检测人血清中的 FT_3。

(2) 标本类型：本方法推荐的样本类型为血清；如在 48h 内使用，可于 2 ～ 8℃中保存，长期存放应保存在 -20℃以下，并避免反复冻融，标本解冻后必须充分混匀，并离心去除颗粒物质。

(3) 参考范围：经本试剂盒检测 336 例健康人群血清 FT_3 浓度，其中 95% 的样品检测结果在 1.57 ～ 4.06pg/ml。

(4) 注意事项：在以下干扰物质（血红蛋白$\leqslant$ 250mg/dl、三酰甘油$\leqslant$ 500mg/dl、胆红素$\leqslant$ 10mg/dl）浓度条件下，检测高、低 2 个水平的样本，对检测结果基本无影响（< 15%）。

(5) 储运条件：2 ～ 8℃避光保存，有效期 12 个月；开瓶后有效期 10 天。

(6) 性能指标

1) 分析灵敏度：$\leqslant$ 1pg/ml。

2) 检测范围：1 ～ 50pg/ml。

3) 批内精密度：CV $\leqslant$ 10%。

4) 批间精密度：CV $\leqslant$ 15%。

5) 线性：r > 0.9900。

六、血清反三碘甲状腺原氨酸

（一）概述

血清反三碘甲状腺原氨酸 (rT_3) 是 T_4 在外周组织脱碘而生成。生理情况下，rT_3 含量极低，其活性仅为 T_4 的 10%，但也是反映甲状腺功能的一个指标。

（二）临床意义

1. rT_3 增高

(1) 甲亢：rT_3 增高诊断甲亢的符合率为 100%。

(2) 非甲状腺疾病：如 AMI、肝硬化、尿毒症、糖尿病、脑血管病、心力衰竭等 rT_3 也增高。

(3) 药物影响：普萘洛尔、地塞米松、丙硫嘧啶等可致 rT_3 增高。当甲减应用甲状腺激素替代治疗时，若 rT_3、T_3 水平正常，说明用药量合适；若 rT_3、T_3 水平增高，而 T_4 正常或偏高，提示用药量过大。

(4) 其他：老年人、TBG 增高者 rT_3 也增高。

2. rT_3 降低

(1) 甲减：甲减时 rT_3 明显降低，对轻型或亚临床型甲减诊断的准确性优于 T_3、T_4。

(2) 慢性淋巴细胞性甲状腺炎：rT_3 降低常提示甲减。

(3) 药物影响：应用抗甲状腺药物治疗时，rT_3 降低较 T_3 缓慢，当 rT_3、T_4 低于参考值时，提示用药过量。

（三）测定方法

目前该项目常见的免疫学测定方法包括化学发光法等。

（四）国家行业标准

暂无。

（五）试剂介绍

1. 血清反三碘甲状腺原氨酸测定试剂盒（化学发光法）[粤食药监械（准）字 2011 第 2400714 号]

(1) 原理：本试剂盒利用化学发光免疫竞争法检测 rT_3 浓度。

采用针对 rT_3 纯抗原标记 ABEI，抗 rT_3 多克隆抗体标记 FITC。标本、校准品与 ABEI 标记的 rT_3 纯抗原，FITC 标记的抗 rT_3 多克隆抗体及包被羊抗 FITC 抗体的磁性微球混匀，形成待测抗原与 ABEI 标记 rT_3 纯抗原竞争结合 FITC 标记的抗 rT_3 多克隆抗体的免疫复合物，然后外加磁场沉淀，去掉上清液，用洗液清洗沉淀复合物 3 次，直接进入标本测量室，仪器自动泵入化学发光激发物 1 和 2，自动监测 3s 内发出的相对光强度 (RLU)。rT_3 浓度与 RLU 呈一定的比例关系，测定仪自动拟合计算 rT_3 浓度。

(2) 标本类型：血清。采集 5.0ml 静脉血至采血管中，室温静置。离心、分离血清部分，2 ～ 8℃储存。

血清标本在 2 ～ 8℃稳定 12h。超过 12h，则先分装，-20℃可保存 30 天，避免反复冰冻和解冻两次以上。

(3) 参考范围：正常参考值为 0.31 ～ 0.95ng/ml。

由于不同地区、不同个体引起正常的、合理的差别，以及采用不同方法进行检测，其所测得的 rT_3 水平也会有所不同，因此建议每个实验室均应针对自己的特色人群建立参考值范围。

(4) 注意事项（干扰因素）：HAMA 效应。含有人抗鼠抗体（HAMA）的患者血清可能导致假的升高或降低值。虽然加入了中和 HAMA 的介质，非常高的 HAMA 血清浓度仍然可能影响结果。

(5) 储运条件

1) 试剂的准备和储存

A. 工作洗液：用纯化水，将清洗缓冲液按 1 ∶ 14 稀释混匀，放置在室温中待用，保存至有效期。

B. 试剂：本试剂盒除洗液外，其他成分置于 2 ～ 8℃保存至有效期。

C. 发光标记物、荧光素标记物均应避免阳光直射；湿度对试剂稳定性无影响。

D. 试剂运输要求：置于 2 ～ 8℃环境条件下运输，运输过程中避免碰撞。

2) 有效期：储存在 2 ～ 8℃无腐蚀性气体的环境中，未开封有效期为 12 个月，开封后有效期不少于 28 天。

(6) 性能指标

1) 准确率：回收率应在 90% ～ 110%。

2) 批内精密度：CV ≤ 5%。

3) 批间精密度：CV ≤ 10%。

4) 分析灵敏度：本试剂的分析灵敏度＜ 0.05ng/ml。

5) 特异性：当 T_3 的浓度为 10ng/ml 时，检测结果 rT_3 ＜ 1.0ng/ml；当 T_4 的浓度为 300ng/ml 时，检测结果 rT_3 ＜ 1.0ng/ml。

6) 检测范围：0.05 ～ 10.0ng/ml（通过最低检出限和定标曲线的最高值确定）。

7) 线性：在 0.2 ～ 10.0ng/ml 浓度范围内，线性相关性系数 r 绝对值应＞ 0.9900。

七、甲状腺球蛋白

（一）概述

甲状腺球蛋白（TG）是甲状腺激素合成的前体蛋白，正常健康人血清中可检测到少量 TG。有 3 种主要因素决定 TG 的水平：①已有的甲状腺分化组织的质量；②甲状腺腺体炎症或损伤；③ TSH 受体激活的数量。血清 TG 浓度升高是甲状腺功能紊乱的非特异性指标。大多数血清 TG 升高患者甲状腺状态是正常的。血清 TG 检测主要用于诊断分化型甲状腺癌（DTC）。大约 2/3 DTC 患者术前血清 TG 水平升高，血清 TG 检测可作为术后监测的肿瘤标志物。相反，若术前血清 TG 浓度不升高，则说明该肿瘤不具有 TG 分泌功能，术后则不能作为监测指标。若这些患者术后检测到血清 TG，说明肿瘤巨大。

在 TSH 刺激时，血清 TG 检测对于发现残余的或转移的 DTC 灵敏度高于在 LT_4 治疗期间 TG 基础值的测定。对 TSH 反应的血清 TG 值增加的大小是肿瘤对 TSH 灵敏度的指标。分化程度好的肿瘤出现典型的对高 TSH 的反应，激活血清 TG 可升高 10 倍。分化程度差的肿瘤不能聚碘，对于 TSH 的刺激反应迟钝。

（二）临床意义

TG 增高见于：

(1) 分化的甲状腺癌：除肿瘤破坏甲状腺组织释放 TG 外，细胞本身也可能分泌 TG，因此血 TG 明显升高。TG 可用于分化的甲状腺癌患者在甲状腺全切术和放射碘治疗后的病情监测，血 TG 升高表示复发或转移。

(2) 亚急性甲状腺炎：活动期，TG 增高；炎症控制后，TG 迅速降至参考值范围内。由于假性甲状腺毒症因 TSH 的抑制，TG 含量低，因此 TG 的测定也可用于鉴别急性甲状腺炎和假性甲状腺毒症。

(3) 其他的良性甲状腺疾病：如甲状腺腺瘤、囊性肿块、甲亢、慢性淋巴性甲状腺炎时由于胶质中的 TG 升高进入血循环，TG 也升高。

注：血清 TG 的主要临床应用价值是在已分化的甲状腺癌患者中监测管理，而非诊断。无论是在良性还是恶性分化型甲状腺滤泡细胞瘤中，血清 TG 浓度都是升高的，所以没有辨别良恶性的作用。甲状腺乳头状癌或者滤泡状癌的患者在做甲状腺全切术后，TG 低至无法测量，TG 的再次出现提示肿瘤没有完整切除或者肿瘤复发。

（三）测定原理

目前该项目常见的免疫学测定方法包括化学发光法等。

（四）国家行业标准

暂无。

（五）试剂介绍

1. 甲状腺球蛋白测定试剂盒（化学发光法）［粤食药监械（准）字 2011 第 2400697 号］

（1）原理：本试剂盒利用化学发光免疫夹心法检测 TG 浓度。

采用针对 TG 的一株单克隆抗体标记 ABEI，另一株标记 FITC。标本、标准液与 ABEI 标记的单克隆抗体、FITC 标记的单克隆抗体，混匀，置 37℃孵育 15min，形成"夹心三明治"，加入包被羊抗 FITC 抗体的免疫磁性微球，37℃孵育 5min，外加磁场沉淀，去掉上清液，用洗液清洗沉淀复合物 2 次，直接进入样品测量室，仪器自动泵入发光底物 1 和 2，自动监测 3s 内发出的相对光强度（RLU）。TG 浓度与 RLU 呈一定的比例关系，仪器自动拟合计算 TG 浓度。

（2）标本类型：血清。采集 5.0ml 静脉血置于试管中，室温静置。离心、分离血清部分，2 ～ 8℃储存。

血清标本在 2 ～ 8℃稳定 12h。超过 12h，则先分装，-20℃可保存 30 天，避免反复冰冻和解冻两次以上。

（3）参考范围：正常参考值为 1 ～ 40ng/ml。

由于不同地区、不同个体引起正常的、合理的差别，以及采用不同方法进行检测，其所测得的 TG 水平也会有所不同，因此建议每个实验室均应针对自己的特色人群建立参考值范围。

（4）注意事项（干扰因素）：HAMA 效应。含有人抗鼠抗体（HAMA）的患者血清可能导致假的升高或降低值。虽然加入了中和 HAMA 的介质，非常高的 HAMA 血清浓度仍然可能影响结果。

（5）储运条件

1）试剂的准备和储存

A. 工作洗液：用纯化水，将清洗缓冲液按 1 ∶ 14 稀释混匀，放置在室温中待用，保存至有效期。

B. 试剂：本试剂盒除洗液外，其他成分置于 2 ～ 8℃保存至有效期。

C. 发光标记物应避免阳光直射；湿度对试剂稳定性无影响。

D. 试剂运输要求：置于 2 ～ 8℃环境条件下运输，运输过程中避免碰撞。

2）有效期：储存在 2 ～ 8℃无腐蚀性气体的环境中，未开封有效期为 12 个月，开封后有效期不少于 28 天。

（6）性能指标

1）准确率：回收率应在 90% ～ 110%。

2）批内精密度：CV ≤ 5%。

3）批间精密度：CV ≤ 10%。

4）分析灵敏度：本试剂的分析灵敏度＜ 2.0ng/ml。

5）特异性：当 TSH 的浓度为 50ng/ml 时，检测结果 TG 应＜ 0.5ng/ml；当 T_3 的浓度为 10ng/ml 时，检测结果 TG 应＜ 0.1ng/ml；当 T_4 的浓度为 300ng/ml 时，检测结果 TG 应＜ 3.0ng/ml；当人 IgG 的浓度为 80μg/ml 时，检测结果 TG 应＜ 8.0ng/ml。

6）检测范围：2.0 ～ 500.0ng/ml（通过最低检出限和定标曲线的最高值确定）。

7）线性：在 25.0 ～ 500.0ng/ml 浓度范围内，线性相关性系数 *r* 绝对值应＞ 0.9900。

2. 甲状腺球蛋白定量检测试剂盒（磁微粒化学发光法）［豫食药监械（准）字 2012 第 2400225 号］

（1）原理：采用双抗体夹心法原理进行检测。用 TG 抗体包被磁微粒，辣根过氧化物酶标记 TG 抗体制备酶结合物。通过免疫反应形成固相抗体－抗原－酶标抗体复合物，该复合物催化发光底物发出光子，发光强度与 TG 的含量成正比。

（2）标本类型：血清为适用的标本类型，血浆样本检测结果与血清相比差异超过 10%，本试剂盒不能使用血浆样本。样本收集后在室温放置不可超过 8h；如果不在 8h 内检测需将样本放置在 2 ～ 8℃的冰箱中；若需 48h 以上保存或运输，则应冻存于 -20℃以下，避免反复冻融。使用前恢复到室温，轻轻摇动混匀。严重溶血、脂血或浑浊的样本可能会对正确检测形成干扰，应尽可能拒绝使用此类样本。

（3）参考范围：检测 273 例表观正常的标本，

按照百分位数法，以中间95%范围确定正常参考区间为1.0～39.0ng/ml。

(4) 注意事项（干扰因素）：18mg/dl胆红素、1000mg/dl血红蛋白、2000mg/dl三酰甘油对检测结果影响不超过10%。试剂盒中虽已加入抑制嗜异性抗体的物质，但罕见样本中高浓度的嗜异性抗体或类风湿因子可能会干扰检测结果。样本中若存在沉淀物、悬浮物等可见杂质会影响试验结果，此类标本不得使用。

(5) 储运条件：试剂盒在2～8℃储存，防止冷冻，避免强光照射，有效期12个月。试剂包（磁微粒混悬液、酶结合物）竖直向上存放，在2～10℃环境下冷藏保存2h后，才可上机使用。首次使用后，机载或在2～10℃环境下稳定期为28天。校准品开瓶后保存于2～8℃，稳定期为2个月。

3. 甲状腺球蛋白测定试剂盒（化学发光免疫分析法）（京械注准20152401042）

(1) 原理：采用夹心法化学发光免疫分析原理进行检测。通过免疫反应形成固相抗体-抗原-抗体-酶复合物，该复合物催化化学发光底物液发出光子，发光强度与甲状腺球蛋白的含量成正比。

(2) 标本类型：样本类型为血清。

(3) 参考范围：各实验室应建立自己的参考区间，经本试剂盒测试420名健康受试者，其均值的95%置信区间为＜64.0ng/ml。

注意：本正常参考区间是以特定方法确定的，由于临床状态的复杂性、个体间的差异、地区差异及操作者不同都可能影响到检测的结果，建议各实验室建立自已的参考区间，以上数据仅供参考。

(4) 注意事项

1) 高血脂或者溶血样本、受到微生物污染的样本及反复冻融或者热灭活后的样本均会影响检测的准确性，甚至导致错误的结果。

2) 经常接触啮齿类动物或使用过鼠单克隆抗体作为体内诊断、治疗的患者，其样本中均可能含有人抗鼠抗体，该抗体的存在可能会导致结果出现假阳性或假阴性。如果样本中含有类风湿因子等干扰物质也存在导致实验结果异常的可能性。因此，在询诊时尽量查明是否接触过动物或动物制品（靶抗体药物、造影剂、胸腺肽、白蛋白、免疫抑制剂等），以便对检测结果作出正确的解释。

3) 次氯酸钠消毒液等强氧化剂能引起发光底物液发生反应，导致结果误判，故发光操作实验室应禁止使用此类消毒剂。

(5) 储运条件：试剂盒储存于2～8℃，有效期12个月。

(6) 性能指标

1) 外观：组分齐全、完整；标签清晰，无磨损；液体试剂无渗漏，无浑浊、沉淀或絮状物；包被板包装袋无破损、漏气现象。

2) 准确性：平均回收率应在90.0%～110.0%。

3) 剂量反应曲线的线性：用双对数或其他适当的数学模型拟合，在校准浓度范围（25～400ng/ml）内，剂量反应曲线的相关系数 r 的绝对值应≥0.9900。

4) 灵敏度：≤0.4ng/ml

5) 精密度

A. 批内变异：用低、高2个浓度水平的质控血清，各重复检测10次，其CV≤15.0%。

B. 批间变异：用3个批号试剂盒，分别检测同一质控血清，3个批号试剂盒之间的CV≤20.0%。

6) 质控血清测定值：用TG试剂盒测定质控血清，结果应在允许的质控范围内。

7) 特异性：对7.5ng/ml T_3 的测定值≤1.0ng/ml；对250ng/ml T_4 的测定值≤1.0ng/ml；对3.2ng/ml rT_3 的测定值≤0.5ng/ml。

八、甲状腺结合球蛋白

（一）概述

甲状腺素（T_4 及 T_3）分泌进入血液后，立即与血浆蛋白相结合。T_4 结合蛋白中60%是甲状腺素结合球蛋白（TBG），30%是甲状腺素结合前清蛋白（TBPA），10%与白蛋白相结合，在血液中游离型甲状腺素只占微量，不超过0.02%～0.04%。T_3 亦主要与TBG相结合，占 T_3 总量的65%～70%，30%～35%和白蛋白结合，而不与前清蛋白结合，在血液中游离型 T_3 只占0.2%～0.4%。甲状腺素结合球蛋白是一种在电泳上介于 α_1 与 α_2 间的球蛋白，分子质量约为54kDa，TBG量在先天性异常，或各种疾病及药物所致异常时，血液中甲状腺素量将随着增减。

TBG主要用于评估TSH水平或临床症状与

T_4、T_3 浓度不相符的情况，或评估 T_4 与 FT_4 之间不能解释的差异。血浆 TBG 升高可导致 T_4、T_3 的假性升高，此时 TSH 可正常。

（二）临床意义

1. 血中 TBG 升高

(1) 先天性：遗传性 TBG 增多症。

(2) 后天性

1) 激素：使用雌激素（口服避孕药）、高雌激素状态（妊娠、新生儿、葡萄胎、产生雌激素肿瘤）。

2) 药物：奋乃静、吗啡。

3) 疾病：急性间歇性卟啉病、传染性肝炎、骨肿瘤、结缔组织疾病、甲状腺功能低下症、TBG 产生型肝痛。

2. 血中 TBG 值减少

(1) 先天性：遗传性 TBG 缺损（减少）症。

(2) 后天性

1) 激素：使用雄激素或蛋白同化类固醇。

2) 药物：L- 天门冬酰胺酶。

3) 疾病：重症疾患、营养失调、肾病综合征、失蛋白性肠炎、肝硬化、肢端肥大症（活动期）、甲状腺功能功能亢进症、库欣综合征。

（三）测定原理

目前该项目常见的免疫学测定方法包括化学发光法等。

（四）国家行业标准

暂无。

（五）试剂介绍

1. 甲状腺结合球蛋白测定试剂盒（化学发光法）[国食药监械（进）字 2013 第 2404876 号]

(1) 原理：化学发光法。

(2) 标本类型：血清，所需样本量为 20μl。储藏：2 ～ 8℃保存 2 天，或 -20℃保存 1 个月。

(3) 参考范围：TBG 的范围是 13 ～ 39μg/ml，95% 范围是 14 ～ 31 μg/ml，中位数是 19μg/ml。

(4) 注意事项：许多生理、药理、病理和遗传因素都会影响 TBG 结果的解释。TBG 水平升高可见于雌激素治疗（包括口服避孕药）、妊娠、一些肝炎病例和遗传性疾病。TBG 水平降低可由雄激素或促同化类固醇、肾病综合征、严重的肝脏疾病、发热性疾病、消耗性疾病、手术和应激所致的蛋白质分解代谢增强、遗传性疾病引起。

(5) 储运条件：试剂盒储存于 2 ～ 8℃，有效期 12 个月。

(6) 性能指标

1) 检测范围：3.5 ～ 80μg/ml（65 ～ 1480nmol/L）。

2) 分析灵敏度：1.6μg/ml（29.6nmol/L）。

3) 精密度：总共 20 批，每批 4 个复本，对样本进行测定。用单因素方差分析结果（表 13-2）。

表 13-2 精密度

	平均值 (μg/ml)	运行中		总计	
		标准差 (μg/ml)	变异系数 (%)	标准差 (μg/ml)	变异系数 (%)
1	3.91	0.341	8.7	0.53	13.6
2	6.58	0.475	7.2	0.60	9.1
3	7.54	0.454	6.0	0.60	8.0
4	14.3	0.665	4.7	1.01	7.1
5	24.6	1.200	4.9	1.61	6.5
6	33.4	1.900	5.7	2.36	7.1
7	66.7	4.040	6.1	6.40	9.6

4) 线性：样本以不同比例稀释后进行测定（表 13-3）。

表 13-3 线性

	稀释液	观察值 (μg/ml)	期望值 (μg/ml)	观察值 / 期望值的比例 (%)
1	未稀释	26.8		
	2 倍稀释	12.3	13.4	92
	4 倍稀释	5.8	6.7	87
	8 倍稀释	3.6	3.4	106
2	未稀释	33.5		
	2 倍稀释	17.1	16.8	102
	4 倍稀释	8.5	8.4	101
	8 倍稀释	4.2	4.2	100
3	未稀释	38.0		
	2 倍稀释	17.5	19	92
	4 倍稀释	9.1	9.5	96
	8 倍稀释	4.7	4.8	98

续表

稀释液		观察值 (μg/ml)	期望值 (μg/ml)	观察值 / 期望值的比例（%）
4	未稀释	44.7		
	2 倍稀释	21.1	22.4	94
	4 倍稀释	9.8	11.2	88
	8 倍稀释	4.7	5.6	84
5	未稀释	48.3		
	2 倍稀释	25.2	24.2	104
	4 倍稀释	12.6	12.1	104
	8 倍稀释	6.4	6.0	107
6	未稀释	54.5		
	2 倍稀释	25.9	27.3	95
	4 倍稀释	12.9	13.6	95
	8 倍稀释	6.5	6.8	96

5）回收率：分别将三种 TBG 溶液（142、285 和 503μg/ml）和样本以 1 ∶ 19 的比例混合，而后进行测定（表 13-4）。

表 13-4　回收率

稀释液		观察值 (μg/ml)	期望值 (μg/ml)	观察值 / 期望值的比例（%）
1		13		
	A	18	20	90
	B	25	27	93
	C	38	38	100
2		15		
	A	21	21	100
	B	26	29	90
	C	39	39	100
3		26		
	A	33	32	103
	B	36	39	92
	C	48	50	96
4		33		
	A	34	39	87
	B	42	46	91
	C	56	57	98
5		36		
	A	42	41	102
	B	49	49	100
	C	59	59	100

续表

稀释液		观察值 (μg/ml)	期望值 (μg/ml)	观察值 / 期望值的比例（%）
6		37		
	A	44	42	105
	B	52	49	106
	C	65	60	108

6）特异性：抗体对 TBG 具有高度特异性（表 13-5）。

表 13-5　特异性

化合物	加入后含量	交叉反应的百分比
甲状腺球蛋白	300ng/ml	ND
转铁蛋白	4mg/ml	ND
性激素结合球蛋白	80nmol/L	ND
甲胎蛋白	58μg/ml	ND
人血清白蛋白	5mg/dl	ND

注：ND. 未检测到。

（赫　斐　杨奇贤）

第二节　生殖激素及相关检测

一、促卵泡激素

（一）概述

促卵泡激素（FSH）是腺垂体 FSH 细胞合成分泌的一种糖蛋白激素，由 204 个氨基酸组成，分子质量 32kDa。其整个分子由 2 个亚单位组成，其中 α 亚单位与 LH、TSH 的 α 亚单位相同，均为 89 肽；而 β 亚单位为 115 个氨基酸组成的多肽，在 7、24 位的门冬氨酸上各有一段糖链，其特异的生物学活性靠 β 亚单位决定。

对于女性，该激素同样在下丘脑 - 垂体 - 卵巢调节环路中发挥作用，控制月经周期，可促进卵泡成熟并在月经周期中与 LH 同步变化；FSH 水平在月经周期的中期呈现一高峰，尽管不如 LH 明显；由于卵巢功能的变化和雌激素水平的下降，绝经期 FSH 达到高水平。对于男性，FSH 起诱导精原细胞发育的作用。

主要用于异常月经周期的评估、不孕诊断的评估及围绝经期激素替代治疗的评估。FSH 和 LH 持续升高，表明为原发性卵巢衰竭，降低或低于参考范围，此闭经为继发性卵巢衰竭。

（二）临床意义

1. FSH 升高的常见疾病

(1) 原发性性腺功能低下。

(2) 真性早熟。

(3) 促性腺激素腺瘤：此病少见，在垂体肿瘤中仅占 1%，以分泌 FSH 为主，故 FSH 明显升高，LH 可正常。

(4) 女性阉人症：此症类似男性无睾症，患者第二性征不发育，原发性闭经，无女性体态，内外生殖器呈幼儿型，骨龄延迟，阴道涂片显示缺乏雌激素的刺激，FSH 明显升高。

(5) Turner 综合征：主要由于染色体数目异常所致，患者表现为内外生殖器均呈幼稚型，副性征不出现，乳房阴毛不发育，原发性闭经，身材矮小，可有颈蹼，盾状胸，FSH 升高。

(6) XYY 综合征、Del-Castillo 综合征、Bonnevie-Ullrich 综合征、17α- 羟化酶缺乏症均可使 FSH 升高。

2. FSH 降低的常见疾病

(1) 继发性性腺功能低下。

(2) 假性性早熟。

(3) 多囊卵巢综合征：本病 FSH 降低，LH 值升高，使 LH/FSH 值增大，2 ～ 3 或以上为多囊卵巢综合征的诊断指标之一。

(4) Kallman 综合征、Prader-Willi 综合征等均可使 FSH 分泌减少。

（三）测定原理

目前该项目常见的免疫学测定方法包括化学发光法等。

（四）国家行业标准

YY/T 1193—2011《促卵泡生成激素（FSH）定量测定试剂盒（化学发光免疫分析法）》。

YY/T 1213—2013《促卵泡生成素定量标记免疫分析试剂盒》。

（五）试剂介绍

1. 促卵泡激素测定试剂盒（化学发光法）[粤食药监械（准）字 2011 第 2400705 号]

(1) 原理：本试剂盒利用化学发光免疫夹心法检测 FSH 浓度。

采用针对 FSH 的一株单克隆抗体标记 ABEI，另一株单克隆抗体标记 FITC。标本、校准品与 ABEI 标记的单克隆抗体，FITC 标记的单克隆抗体及包被羊抗 FITC 抗体的磁性微球，混匀，形成待测抗原与 ABEI 标记的抗 FSH 单克隆抗体和 FITC 标记的抗 FSH 单克隆抗体的免疫复合物，外加磁场沉淀，去掉上清液，用洗液清洗沉淀复合物 3 次，直接进入标本测量室，仪器自动泵入化学发光激发物 1 和 2，自动监测 3s 内发出的相对光强度（RLU）。FSH 浓度与 RLU 呈一定的比例关系，测定仪自动拟合计算 FSH 浓度。

(2) 标本类型：血清。采集 5.0ml 静脉血至采血管中，室温静置。离心、分离血清部分，2 ～ 8℃储存。

血清标本在 2 ～ 8℃稳定 12h。超过 12h，则先分装，-20℃可保存 30 天，避免反复冰冻和解冻两次以上。

(3) 参考范围：正常参考值男性 1.5 ～ 20mIU/ml；女性卵泡期 3.2 ～ 10mIU/ml、排卵期 7.5 ～ 20mIU/ml、黄体期 1.3 ～ 11mIU/ml、绝经期 36 ～ 138mIU/ml。

由于不同地区、不同个体引起正常的、合理的差别，以及采用不同方法进行检测，其所测得的 FSH 水平也会有所不同，因此建议每个实验室均应针对自己的特色人群建立参考值范围。

(4) 注意事项（干扰因素）

1) HAMA 效应：含有人抗鼠抗体（HAMA）的患者血清可能导致假的升高或降低值。虽然加入了中和 HAMA 的介质，非常高的 HAMA 血清浓度仍然可能影响结果。

2) Hook 效应：浓度值在 3000mIU/ml 以内没有发现高剂量 Hook 效应。

试剂组分 ABEI 为人工合成的有机化合物，在人血清中不存在，因此不存在对试验结果的干扰物质。

(5) 储运条件

1) 试剂的准备和储存

A. 工作洗液：用纯化水，将清洗缓冲液按1 ：14 稀释混匀，放置在室温中待用，保存至有效期。

B. 试剂：本试剂盒除洗液外，其他成分置于2 ～ 8℃保存至有效期。

C. 发光标记物、荧光素标记物均应避免阳光直射；湿度对试剂稳定性无影响。

D. 试剂运输要求：置于 2 ～ 8℃环境条件下运输，运输过程避免碰撞。

2) 有效期：储存在 2 ～ 8℃无腐蚀性气体的环境中，未开封有效期为 12 个月，开封后有效期不少于 28 天。

(6) 性能指标

1) 准确率：回收率应在 90% ～ 110%。

2) 批内精密度：CV ≤ 5%。

3) 批间精密度：CV ≤ 10%。

4) 分析灵敏度：本试剂的分析灵敏度＜ 0.2mIU/ml。

5) 特异性：当 LH 的浓度为 200mIU/ml 时，检测 FSH ＜ 2.0mIU/ml；当 HCG 的浓度为 500mIU/ml 时，检测 FSH ＜ 5.0mIU/ml。

6) 检测范围：0.2 ～ 150.0mIU/ml（通过最低检出限和定标曲线的最高值确定）。

7) 线性：在 2.0 ～ 150.0mIU/ml 浓度范围内，线性相关性系数 r 绝对值应＞ 0.9900。

2. 人促卵泡生成素定量检测试剂盒（磁微粒化学发光法）[豫食药监械（准）字 2014 第 2400321 号]

(1) 原理：本试剂盒采用夹心法原理进行检测。用 FSH 抗体包被磁微粒，辣根过氧化物酶标记 FSH 抗体制备酶结合物。通过免疫反应形成抗体 - 抗原 - 酶标抗体复合物，该复合物催化发光底物液发出光子，发光强度与 FSH 的含量成正比。

(2) 标本类型：本试剂盒用于定量检测血清中人促卵泡生成素的含量。采用正确医用技术收集血清样本。样本中的沉淀物和悬浮物可能会影响试验结果，应离心除去。严重溶血、脂血或浑浊的样本不能用于测定。样本收集后在室温放置不可超过 8h；如果不在 8h 内检测需将样本放置在 2 ～ 8℃的冰箱中；若需 48h 以上保存或运输，则应冻存于 -20℃以下，避免反复冻融。使用前恢复到室温，轻轻摇动混匀。

(3) 参考范围：检测 120 例正常男性、45 例正常月经和 52 例绝经后女性样本中 FSH。采用百分位数法以 95% 范围为限确定正常参考范围（表 13-6）。

表 13-6 参考范围

样本类型	样本数	平均值 (mIU/ml)	参考值范围 (mIU/ml)
正常男性	120	5.60	1.0 ～ 12.10
正常月经女性			
卵泡期	145	4.50	2.50 ～ 11.40
排卵期	45	8.10	3.30 ～ 21.70
黄体期	140	3.65	1.20 ～ 7. 0
绝经期女性	52	62.12	18.8 ～ 132.0

建议各实验室据自身实际条件及接触人群建立正常参考范围。本试剂盒仅作为诊断的辅助手段之一，供临床医生参考。

(4) 注意事项（干扰因素）：本试剂盒仅作为诊断的辅助手段之一，临床诊断应与临床检查、病史及其他检测相结合。样本中的嗜异性抗体或类风湿因子会干扰检测结果，此类样本不适合用本试剂盒进行检测。溶血、脂血或浑浊的样本可能会造成不正确的检测结果。

(5) 储运条件：试剂盒在 2 ～ 8℃储存，防止冷冻，避免强光照射，有效期 12 个月。试剂机载稳定性：试剂包（磁微粒混悬液、酶结合物、抗体溶液）竖直向上存放，在 2 ～ 10℃环境下冷藏保存 2h 后，才可上机使用。首次使用后，机载或在 2 ～ 10℃环境下稳定期为 28 天。校准品开瓶后保存于 2 ～ 8℃，稳定期为 2 个月。

(6) 性能指标

1) 最低检测限：不高于 0.3mIU/ml。

2) 线性：在 1.0 ～ 160mIU/ml 范围内，线性相关系数 r 应≥ 0.9900。

3) 特异性：与 500mIU/L TSH、500IU/L LH 和 22 800IU/L HCG 无交叉反应性。

4) 干扰物质：20mg/dl 胆红素、3000mg/dl 血红蛋白、3000mg/dl 三酰甘油对检测结果无干扰。

5) 重复性：CV ≤ 12.0%（手工操作法）或≤ 8.0%（仪器自动操作法）。

6) 准确度：用参考物质作为样本进行检测，其测量结果的相对偏差在 ±10% 范围内。

3. 促卵泡激素测定试剂盒（化学发光免疫分析法）（京械注准 20152401038）

(1) 原理：采用夹心法化学发光免疫分析原理进行检测。通过免疫反应形成固相抗体－抗原－抗体－酶复合物，该复合物催化化学发光底物液发出光子，发光强度与促卵泡激素的含量成正比。

(2) 标本类型：样本类型为血清。

(3) 参考范围：各实验室应建立自己的参考区间，经本试剂盒测试的预期值见表 13-7。

表 13-7　参考范围

样本类型	样本数	平均值 ±2s (mIU/ml)
成年男性		
成年女性	216	1.0 ～ 14.0
卵泡期	53	3.0 ～ 12.0
排卵期	71	8.0 ～ 22.0
黄体期	40	2.0 ～ 12.0
绝经期	47	35.0 ～ 151.0

注意：本正常参考区间是以特定方法确定的，由于临床状态的复杂性、个体间的差异、地区差异及操作者不同都可能影响到检测的结果，建议各实验室建立自己的参考区间，以上数据仅供参考。

(4) 注意事项

1) 高血脂或者溶血样本、受到微生物污染的样本及反复冻融或者热灭活后的样本均会影响检测的准确性，甚至导致错误的结果。

2) 经常接触啮齿类动物或使用过鼠单克隆抗体作为体内诊断、治疗的患者，其样本中均可能含有人抗鼠抗体（HAMAs），该抗体的存在可能会导致结果出现假阳性或假阴性。如果样本中含有类风湿因子等干扰物质也存在导致实验结果异常的可能性。因此，在询诊时尽量查明是否接触过动物或动物制品（靶抗体药物、造影剂、胸腺肽、白蛋白、免疫抑制剂等），以便对检测结果作出正确的解释。

3) 次氯酸钠消毒液等强氧化剂能引起发光底物液发生反应，导致结果误判，故发光操作实验室应禁止使用此类消毒剂。

(5) 储运条件：试剂盒储存于 2 ～ 8℃，有效期 12 个月。

(6) 性能指标

1) 外观：组分齐全、完整；标签清晰，无磨损；液体试剂无渗漏，无浑浊、沉淀或絮状物；包被板包装袋无破损、漏气现象。

2) 准确度：用参考物质 150533 作为样本进行检测，其测量结果的相对偏差应在 ±10% 范围内。

3) 最低检测限：≤ 0.5mIU/ml。

4) 特异性：含浓度不低于 20mIU/L TSH 的零浓度 FSH 样本，检测结果不高于 2.5mIU/ml；含浓度不低于 20 000IU/L HCG 的零浓度 FSH 样本，检测结果不高于 2.0mIU/ml；含浓度不低于 200IU/L LH 的零浓度 FSH 样本，检测结果不高于 2.0mIU/ml。

5) 线性：在 1.0 ～ 100mIU/ml 范围内，试剂盒的相关系数 r 应≥ 0.990。

6) 重复性：用低、高 2 个浓度水平的样本，各重复检测 10 次，其 CV 应满足仪器自动操作法应≤ 8.0%，手工操作法应≤ 12.0%。

7) 批间差：用 3 个批号试剂盒分别检测低、高 2 个浓度水平的样本，3 个批号试剂盒之间的批间 CV 应≤ 15.0%。

二、黄体生成素

（一）概述

黄体生成素（LH）是由腺垂体嗜碱性细胞分泌的糖蛋白激素，其分子质量大约为 30kDa，并由 α 和 β 两条肽链所构成。其中 LH 的 α 亚单位由 89 个氨基酸残基组成，具有与 FSH 和 LH 基本一致的氨基酸排列顺序，因此人们认为 FSH、LH 与 TSH 的 α 链基本上是同一种肽链；同时三种分子的 α、β 链用化学方法拆离后，α 链可以互换而不影响其特异的生物活性。但 FSH、LH 和 TSH 分子的 β 链是互有区别的，其中 FSH 与 LH 的 β 链都是由 115 个氨基酸组成，但其氨基酸排列互不相同；TSH 的 β 链有 112 个氨基酸，其氨基酸的排列差别就更大。

对于女性，该激素在下丘脑－垂体－卵巢调节环路中发挥作用，控制月经周期。LH 水平在月经周期的中期呈现最高峰，诱导排卵和形成黄体。LH 在男性中主要刺激睾丸的 Leydig 细胞产生睾酮。

LH 主要用于异常月经周期的评估、不孕诊断的评估及未绝经期激素替代治疗的评估。FSH 和 LH 持续升高，表明为原发性卵巢衰竭，降低或低于参考范围，此闭经为继发性卵巢衰竭。连续检测 LH 可用于排卵预测，在 LH 上升后 30h，排卵能预期发生。

（二）临床意义

1. LH 升高的常见疾病

(1) 性腺功能低下：由于卵巢和睾丸功能低下，雌、雄激素分泌不足，对垂体的反馈抑制减弱，使 LH 值升高。主要包括：先天性睾丸发育不全；后天性睾丸功能障碍（因外伤、手术、放射性损伤、炎症、中毒、极度营养不良和肿瘤等所致）；卵巢性侏儒等病。

(2) 真性性早熟：男孩 9 ～ 10 岁以前、女孩 8 ～ 9 岁以前出现青春期发育，LH 可达成人水平，主要包括特发性性早熟、多发性骨纤维异样增生症、重度甲状腺功能低下等。

(3) 多囊卵巢综合征：LH 明显升高，有人提出计算 LH/FSH 值对本病的诊断更有价值，比值在 2 ～ 3 或以上为诊断本病的标准。

(4) 更年期综合征：由于更年期以后，性腺功能逐渐减退，作为促性腺激素之一的 LH 呈生理性升高。

2. LH 降低的常见疾病

(1) 继发性性腺功能低下：由于腺垂体功能减退 LH 分泌减少，造成性腺功能减退。多见于分娩时失血过多致垂体萎缩，手术损伤、放射性照射、各种感染等所致。

(2) 假性性早熟：如卵巢肿瘤、肾上腺肿瘤、肾上腺增生等所致性激素分泌过多，患者第二性征明显，LH 明显减少。

(3) 孤立性黄体生成素缺乏症：为先天性黄体生成素分泌不足或根本不分泌，致性腺功能低下，男性表现为第二性征发育障碍，类似无睾症，乳房女性化，但有精子生成，可生育；女性则表现为不排卵，雌激素和孕激素合成减少，LH 值降低。

（三）测定原理

目前该项目常见的免疫学测定方法包括化学发光法、胶体金法等。

（四）国家行业标准

YY/T 1217—2013《促黄体生成素定量标记免疫分析试剂盒》。

（五）试剂介绍

1. 黄体生成素测定试剂盒（化学发光法）[粤食药监械（准）字 2014 第 2400474 号]

(1) 原理：本试剂盒利用化学发光免疫夹心法检测 LH 浓度。

采用针对 LH 的一株单克隆抗体标记 ABEI，另一株单克隆抗体标记 FITC。标本、校准品与 ABEI 标记的单克隆抗体，FITC 标记的单克隆抗体及包被羊抗 FITC 抗体的磁性微球，混匀，形成待测抗原与 ABEI 标记的抗 LH 单克隆抗体和 FITC 标记的抗 LH 单克隆抗体的免疫复合物，外加磁场沉淀，去掉上清液，用洗液清洗沉淀复合物 3 次，直接进入标本测量室，仪器自动泵入化学发光激发物 1 和 2，自动监测 3s 内发出的相对光强度（RLU）。LH浓度与RLU呈一定的比例关系，测定仪自动拟合计算 LH 浓度。

(2) 标本类型：血清。采集 5.0ml 静脉血至采血管中，室温静置。离心、分离血清部分，2 ～ 8℃储存。

血清标本在 2 ～ 8℃稳定 12h。超过 12h，则先分装，-20℃可保存 30 天，避免反复冰冻和解冻两次以上。

(3) 参考范围：正常参考值男性为 1.1 ～ 25mIU/ml，女性为卵泡期 1.2 ～ 12.5mIU/ml、排卵期 12 ～ 82mIU/ml、黄体期 0.4 ～ 19mIU/ml、绝经期 14 ～ 48mIU/ml。

由于不同地区、不同个体引起正常的、合理的差别，以及采用不同方法进行检测，其所测得的 LH 水平也会有所不同，因此建议每个实验室均应针对自己的特色人群建立参考值范围。

(4) 注意事项（干扰因素）

1) HAMA 效应：含有人抗鼠抗体（HAMA）的患者血清可能导致假的升高或降低值。虽然加入了中和 HAMA 的介质，非常高的 HAMA 血清浓度仍然可能影响结果。

2) Hook 效应：浓度值在 3000mIU/ml 以内没有发现高剂量 Hook 效应。试剂组分 ABEI 为人工合成的有机化合物，在人血清中不存在，因此不存在对试验结果的干扰物质。

(5) 储运条件

1) 试剂的准备和储存

A. 工作洗液：用纯化水将清洗缓冲液按 1 ∶ 14 稀释混匀，放置于室温待用，保存至有效期。

B. 试剂：本试剂盒除洗液外，其他成分置于 2 ～ 8℃保存至有效期。

C. 发光标记物、荧光素标记物均应避免阳光直射；湿度对试剂稳定性无影响。

D. 试剂运输要求：置于 2 ～ 8℃环境条件下运输，运输过程中避免碰撞。

2) 有效期：储存在 2 ～ 8℃无腐蚀性气体的环境中，未开封有效期为 12 个月，开封后有效期不少于 28 天。

(6) 性能指标

1) 准确率：回收率应在 90% ～ 110%。

2) 批内精密度：CV ≤ 10%。

3) 批间精密度：CV ≤ 15%。

4) 分析灵敏度：本试剂的分析灵敏度 < 0.5mIU/ml。

5) 特异性：当 FSH 的浓度为 150mIU/ml 时，检测结果 LH < 2.0mIU/ml；当 HCG 的浓度为 500mIU/ml 时，检测结果 LH < 5.0mIU/ml。

6) 检测范围：0.5 ～ 200.0mIU/ml（通过最低检出限和定标曲线的最高值确定）。

7) 线性：在 2.0 ～ 200.0mIU/ml 浓度范围内，线性相关性系数 r 绝对值应> 0.9900。

2. 人促黄体生成素定量检测试剂盒（磁微粒化学发光法）［豫食药监械（准）字 2014 第 2400320 号］

(1) 原理：本试剂盒采用双抗体夹心法原理进行检测。用 LH 抗体包被磁微粒，辣根过氧化物酶标记 LH 抗体制备酶结合物。通过免疫反应形成抗体 - 抗原 - 酶标抗体复合物，该复合物催化发光底物液发出光子，发光强度与 LH 的含量成正比。

(2) 标本类型：本试剂盒用于定量检测人血清中促黄体生成素酮的含量。采用正确医用技术收集血清样本。样本中的沉淀物和悬浮物可能会影响试验结果，应离心除去。严重溶血、脂血或浑浊的样本不能用于测定。样本收集后在室温放置不可超过 8h；如果不在 8h 内检测需将样本放置在 2 ～ 8℃的冰箱中；若需 48h 以上保存或运输，则应冻存于 -20℃以下，避免反复冻融。使用前恢复到室温，轻轻摇动混匀。

(3) 参考范围：检测 120 例成年正常男性，45 例正常月经和 52 例绝经期女性样本中 LH。以测定值 95% 范围为限确定正常参考范围（表 13-8）。

表 13-8 参考范围

样本类型	样本数	平均值 (mIU/ml)	参考值范围 (mIU/ml)
正常男性	120	3.50	1.0 ～ 12.5
正常月经女性			
卵泡期	145	5.95	1.2 ～ 12.7
排卵期	45	30.19	15.5 ～ 90.0
黄体期	140	5.55	0.5 ～ 14.6
绝经期女性	52	29.80	15.6 ～ 72.0

建议各实验室根据自身实际条件及接触人群建立正常参考范围。本试剂盒仅作为诊断的辅助手段之一，供临床医生参考。

(4) 注意事项（干扰因素）：本试剂盒仅作为诊断的辅助手段之一，临床诊断应与临床检查、病史及其他检测相结合。样本中的嗜异性抗体或类风湿因子会干扰检测结果。此类样本不适合用本试剂盒进行检测。溶血、脂血或浑浊的样本可能会造成不正确的检测结果。

(5) 储运条件：试剂盒在 2 ～ 8℃储存，防止冷冻，避免强光照射，有效期 12 个月。试剂机载稳定性：试剂包（磁微粒混悬液、酶结合物、抗体溶液）竖直向上存放，在 2 ～ 10℃环境下冷藏保存 2h 后才可上机使用。首次使用后，机载或在 2 ～ 10℃环境下稳定期为 28 天。校准品开瓶后保存于 2 ～ 8℃，稳定期为 2 个月。

(6) 性能指标

1) 空白限：不高于 0.3mIU/ml。

2) 检测范围：在 0.3 ～ 160mIU/ml 范围内，线性相关系数 r 不低于 0.9900。

3) 特异性：与 500μIU/ml TSH、500mIU/ml FSH 和 22 800mIU/ml HCG 无交叉反应性。

4) 干扰物质：20mg/dl 胆红素、3000mg/dl 血红蛋白、3000mg/dl 三酰甘油对本试剂盒无干扰作用。

5）精密度：用精密度质控品测定，CV ≤ 15.0%。

3. 促黄体生成激素测定试剂盒（化学发光法）［京药监械（准）字 2013 第 2400829 号］

（1）原理：采用夹心法化学发光免疫分析原理进行检测。通过免疫反应形成固相抗体－抗原－抗体－酶复合物，该复合物催化化学发光底物液发出光子，发光强度与促黄体生成激素的含量成正比。

（2）标本类型：样本类型为血清。

（3）参考范围：各实验室应建立自己的参考范围，经本试剂盒测试的预期值见表 13-9。

表 13-9　参考范围

样本类型	样本数	$\bar{x}\pm2s$（mIU/ml）
成年男性	216	0.7 ～ 7.4
成年女性		
卵泡期	53	0.5 ～ 10.5
排卵期	71	18.4 ～ 61.2
黄体期	40	0.5 ～ 10.5
绝经期	47	8.2 ～ 40.8

注意：本正常参考区间是以特定方法确定的，由于临床状态的复杂性、个体间的差异、地区差异及操作者不同都可能影响到检测的结果，建议各实验室建立自己的参考区间，以上数据仅供参考。

（4）注意事项

1）高血脂或者溶血样本、受到微生物污染的样本及反复冻融或者热灭活后的样本均会影响检测的准确性，甚至导致错误的结果。

2）经常接触啮齿类动物或使用过鼠单克隆抗体作为体内诊断、治疗的患者，其样本中均可能含有人抗鼠抗体（HAMAs），该抗体的存在可能会导致结果出现假阳性或假阴性。如果样本中含有类风湿因子等干扰物质也存在导致实验结果异常的可能性。因此，在问诊时尽量查明是否接触过动物或动物制品（靶抗体药物、造影剂、胸腺肽、白蛋白、免疫抑制剂等），以便对检测结果作出正确的解释。

3）次氯酸钠消毒液等强氧化剂能引起发光底物液发生反应，导致结果误判，故发光操作实验室应禁止使用此类消毒剂。

（5）储运条件：试剂盒储存于 2 ～ 8℃，有效期 12 个月。

（6）性能指标

1）空白检测限：≤ 0.20mIU/ml。

2）准确性：试剂盒校准品与标准品同时测定，以标准品为标准，试剂盒校准品的实测值与标示值之比应在 0.90 ～ 1.10。

3）精密度：分析内变异 CV ≤ 15%；分析间变异 CV ≤ 20%。

4）批间差：CV ≤ 20%。

5）剂量反应曲线的线性：在 5 ～ 150mIU/ml 浓度范围内，剂量反应曲线相关系数 $r \geq 0.9900$。

6）特异性：对 100mIU/ml FSH 的测定值≤ 1.50mIU/ml；对 40μIU/ml TSH 的测定值≤ 0.20mIU/ml。

4. 促黄体生成素检测试剂（胶体金法）［国食药监械（准）字 2014 第 2400090 号］

（1）原理：本试剂采用胶体金免疫层析技术，在硝酸纤维素膜的检测线处和对照线处分别包被促黄体生成素单克隆抗体（抗 α-LH）和羊抗鼠 IgG 抗体；同时在玻璃纤维上预包被胶体金标记促黄体生成素单克隆抗体（抗 β-LH）。检测阳性样本时，样本中的促黄体生成素先跟胶体金标记的促黄体生成素单克隆抗体（Au-M×β-LH）结合形成复溶混合物，复溶混合物由于毛细效应沿 NC 膜向前移动与 NC 膜上预包被的促黄体生成素单克隆抗体（抗 α-LH）结合形成（Au-M×β-LH-LH-M×α-LH）夹心复合物，使得胶体金标记物被截留在检测线处而形成一条紫红色的条带。游离的胶体金标记促黄体生成素单克隆抗体则在对照线处被羊抗鼠 IgG 捕获而呈现出紫红色条带。若“检测线”比“对照线”浅，表示 LH 处于基准水平（未排卵）；若检测线比对照线深或二者相当，表示 LH 处于峰期（已经或即将排卵）。

（2）样本类型：尿液。

（3）参考范围：本试剂最低检出量可达 25mIU/ml。

（4）注意事项

1）为了使测试结果准确，必须按照测试说明操作。

2）以下情况测试无效，如绝经期、怀孕或正在服用避孕药。

3）存放于冰箱的测试卡 / 条 / 笔取出后，先复温再开封使用。

4）使用前请勿浸湿测试卡/条/笔或触摸反应膜。

5）在所标示的有效期过期后，不可再使用此试剂。

6）测试10min之后读出的结果无效。

(5) 储运条件：干燥、2～30℃避光保存，有效期24个月。

(6) 性能指标

1）阴性参考品符合率：浓度为200mIU/ml的FSH、250mIU/ml的HCG、250μIU/ml的TSH，检测结果应为阴性。

2）最低检出量：浓度为25mIU/ml的LH国家标准品，检测结果应为阳性。

3）精密性：浓度为25、50mIU/ml的LH样品，分别重复测定10次，10s后取出，10min时观察结果。反应结果应一致，显色度应均一。

4）稳定性：37℃放置20天后，其阴性参考品符合率和最低检出量、精密性应分别符合性能指标中1）～3）的要求。

三、催 乳 素

（一）概述

催乳素（PRL）是腺垂体分泌的一种蛋白质激素，结构上与生长激素（GH）和胎盘催乳素（PL）同属一个蛋白质家族，PRL含199个氨基酸，与GH和PL的氨基酸序列分别有26%和27%的同源性。分子质量约为23kDa。

人类PRL主要刺激乳汁的生成和分泌，即生育后开始并持续分泌乳汁。吮吸作用诱导催乳素分泌使产后排卵停止（生理性生物控制）。PRL作用广泛，除性激素外，PRL也是促进乳房发育（即乳腺的生成）所必需的，PRL对性腺的发育、分泌起重要的作用，并参与免疫调节活动。

PRL主要用于高泌乳素血症的实验诊断。PRL分泌减少，可能导致乳汁分泌减少和黄体功能不全。PRL浓度升高（高泌乳素血症），可以导致下丘脑性性腺功能减退，女性表现为无排卵和月经失调，男性表现为性欲和性功能受损或性腺发育不良。PRL分泌正常后，性腺功能可以完全恢复正常。乳腺癌和垂体肿瘤时，PRL含量也可出现异常。

（二）临床意义

PRL升高的常见疾病：

1. 泌乳素腺瘤 是最常见的PRL病理性升高的原因，由于瘤体本身分泌PRL增多所致。

2. 颅脑肿瘤 如颅咽管瘤、脑膜瘤等也可使PRL升高。

3. 原发性甲状腺功能减退 PRL升高与甲低时TRH增加或对TRH反应增强有关，随着甲低治疗的好转，PRL即逐渐降至正常。

4. 原发性性腺功能减退 PRL可升高2～3倍，继发性性腺功能减退PRL降低。

5. 男性乳房发育症 PRL升高可能系PRL与促性腺激素之间平衡失调有关。

6. 肾功能不全 PRL升高可能与肾脏对PRL代谢清除减少有关。

7. 肾上腺皮质功能不全 PRL升高是由于糖皮质激素不足对垂体的直接影响，以及通过下丘脑血清素或内啡肽的间接作用所致，当补充糖皮质激素后，PRL即明显下降。

8. 异位PRL分泌综合征 有些肿瘤如肺癌，尤其是燕麦细胞癌、泌尿系统癌、支气管癌等均可分泌PRL。

9. 其他 如活动期的皮质醇增多症、糖尿病、重度甲亢、多囊卵巢综合征、Forbes-Albight综合征、创伤、手术刺激、带状疱疹，均可使PRL分泌增加。

（三）测定原理

目前该项目常见的免疫学测定方法包括化学发光法等。

（四）国家行业标准

暂无。

（五）试剂介绍

1. 催乳素测定试剂盒（化学发光法）［粤食药监械（准）字2011第2400704号］

(1) 原理：本试剂盒利用化学发光免疫夹心法检测PRL浓度。

采用针对PRL的一株单克隆抗体标记ABEI，另一株单克隆抗体标记FITC。标本、校准品与ABEI标记的单克隆抗体，FITC标记的单克隆抗体及包被羊抗FITC抗体的磁性微球，混匀，形成待测抗原与ABEI标记的抗PRL单克隆抗体和FITC标记的抗PRL单克隆抗体的免疫复合物，外加磁场沉淀，去掉上清液，用洗液清洗沉淀复合物3次，直接进入标本测量室，仪器自动泵入化学发光激发物1和2，自动监测3s内发出的相对光强度（RLU）。PRL浓度与RLU呈一定的比例关系，测定仪自动拟合计算PRL浓度。

（2）标本类型：血清。采集5.0ml静脉血至采血管中，室温静置。离心、分离血清部分，2～8℃储存。

血清标本在2～8℃稳定12h。超过12h，则先分装，-20℃可保存30天，避免反复冰冻和解冻两次以上。

（3）参考范围：正常参考值男性为54～340μIU/ml，女性正常为66～490μIU/ml、绝经期为62～410μIU/ml。

由于不同地区、不同个体引起正常的、合理的差别，以及采用不同方法进行检测，其所测得的PRL水平也会有所不同，因此建议每个实验室均应针对自己的特色人群建立参考值范围。

（4）注意事项（干扰因素）

1）HAMA效应：含有人抗鼠抗体（HAMA）的患者血清可能导致假的升高或降低值。虽然加入了中和HAMA的介质，非常高的HAMA血清浓度仍然可能影响结果。

2）Hook效应：浓度值在100 000μIU/ml以内没有发现高剂量Hook效应。

试剂组分ABEI为人工合成的有机化合物，在人血清中不存在，因此不存在对试验结果的干扰物质。

（5）储运条件

1）试剂的准备和储存

A. 工作洗液：用纯化水将清洗缓冲液按1∶14稀释混匀，放置在室温中待用，保存至有效期。

B. 试剂：本试剂盒除洗液外，其他成分置于2～8℃保存至有效期。

C. 发光标记物、荧光素标记物均应避免阳光直射；湿度对试剂稳定性无影响。

D. 试剂运输要求：置于2～8℃环境条件下运输，运输过程避免碰撞。

2）有效期：储存在2～8℃无腐蚀性气体的环境中，未开封有效期为12个月，开封后有效期不少于28天。

（6）性能指标

1）准确率：回收率应在90%～110%。

2）批内精密度：CV≤5%。

3）批间精密度：CV≤10%。

4）分析灵敏度：本试剂的分析灵敏度为<5.0μIU/ml。

5）特异性：当LH的浓度为200mIU/ml时，检测结果PRL<10μIU/ml。

6）检测范围：5.0～5000.0μIU/ml（通过最低检出限和定标曲线的最高值确定）。

7）线性：在150.0～5000.0μIU/ml浓度范围内，线性相关性系数r绝对值应>0.9900。

2. 催乳素定量检测试剂盒（磁微粒化学发光法）［豫食药监械（准）字2014第2400318号］

（1）原理：本试剂盒采用夹心法原理进行检测。用PRL抗体包被磁微粒，辣根过氧化物酶标记PRL抗体制备酶结合物。通过免疫反应形成抗体-抗原-酶标抗体复合物，该复合物催化发光底物液发出光子，发光强度与PRL的含量成正比。

（2）标本类型：本试剂盒用于定量检测人血清中催乳素的含量。采用正确医用技术收集血清样本。样本中的沉淀物和悬浮物可能会影响试验结果，应离心除去。严重溶血、脂血或浑浊的样本不能用于测定。样本收集后在室温放置不可超过8h；如果不在8h内检测需将样本放置在2～8℃的冰箱中；若需48h以上保存或运输，则应冻存于-20℃以下，避免反复冻融。使用前恢复到室温，轻轻摇动混匀。

（3）参考范围：检测120例正常男性和150例正常女性（非孕期）样本，以95%范围为限确定正常参考范围（表13-10）。

表13-10　参考范围

样本类型	样本数	平均值（μIU/ml）	参考范围（μIU/ml）
男性	120	198.20	42.5～414.0
女性	150	286.10	51.0～580.0

建议各实验室根据自身实际条件及接触人群建立正常参考范围。本试剂盒仅作为诊断的辅助手段之一，供临床医生参考。

（4）注意事项（干扰因素）：本试剂盒仅作为

诊断的辅助手段之一，临床诊断应与临床检查、病史及其他检测相结合。样本中的嗜异性抗体或类风湿因子会干扰检测结果，此类样本不适合用本试剂盒进行检测。溶血、脂血或浑浊的样本可能会造成不正确的检测结果。

(5) 储运条件：试剂盒在 2 ～ 8℃储存，防止冷冻，避免强光照射，有效期 12 个月。试剂机载稳定性：试剂包（磁微粒混悬液、酶结合物、抗体溶液）竖直向上存放，在 2 ～ 10℃环境下冷藏保存 2h 后，才可上机使用。首次使用后，机载或在 2 ～ 10℃ 环境下稳定期为 28 天。校准品开瓶后保存于 2 ～ 8℃，稳定期为 2 个月。

(6) 性能指标

1) 空白限：不高于 20μIU/ml。

2) 线性：在 20 ～ 3000μIU/ml 范围内，线性相关系数 r 不低于 0.9900。

3) 特异性：与 28.4μg/ml 人胎盘泌乳素和 610ng/ml 人生长激素均无交叉反应性。

4) 干扰物质：20mg/dl 胆红素、3000mg/dl 血红蛋白、3000mg/dl 三酰甘油对检测结果无干扰。

5) 精密度：用精密度质控品测定，CV ≤ 15.0%。

3. 催乳素测定试剂盒（化学发光法）[京药监械（准）字 2013 第 2400831 号]

(1) 原理：采用夹心法化学发光免疫分析原理进行检测。通过免疫反应形成固相抗体 - 抗原 - 抗体 - 酶复合物，该复合物催化化学发光底物液发出光子，发光强度与催乳素的含量成正比。

(2) 标本类型：样本类型为血清。

(3) 参考范围：各实验室应建立自己的参考范围，经本试剂盒测试的预期值见表 13-11。

表 13-11　参考范围

样本类型	样本数	$\bar{x}\pm2s$(ng/ml)
男性	225	2.0 ～ 21.0
成年人		
女性		
成年人	216	2.5 ～ 26.0
绝经后	54	1.5 ～ 18.5

注意：本正常参考区间是以特定方法确定的，由于临床状态的复杂性、个体间的差异、地区差异及操作者不同都可能影响到检测的结果，建议各实验室建立自己的参考区间，以上数据仅供参考。

(4) 注意事项

1) 高血脂或者溶血样本、受到微生物污染的样本及反复冻融或者热灭活后的样本均会影响检测的准确性，甚至导致错误的结果。

2) 经常接触啮齿类动物或使用过鼠单克隆抗体作为体内诊断、治疗的患者，其样本中均可能含有人抗鼠抗体（HAMAs），该抗体的存在可能会导致结果出现假阳性或假阴性。如果样本中含有类风湿因子等干扰物质也存在导致实验结果异常的可能性。因此，在询诊时尽量查明是否接触过动物或动物制品（靶抗体药物、造影剂、胸腺肽、白蛋白、免疫抑制剂等），以便对检测结果作出正确的解释。

3) 次氯酸钠消毒液等强氧化剂能引起发光底物液发生反应，导致结果误判，故发光操作实验室应禁止使用此类消毒剂。

(5) 储运条件：试剂盒储存于 2 ～ 8℃，有效期 12 个月。

(6) 性能指标

1) 空白检测限：≤ 0.25ng/ml。

2) 准确性：试剂盒校准品与标准品同时测定，以标准品为标准，试剂盒校准品的实测值与标示值之比应在 0.90 ～ 1.10。

3) 精密度：分析内变异 CV ≤ 15%；分析间变异 CV ≤ 20%。

4) 批间差：CV ≤ 20%。

5) 剂量反应曲线的线性：在 5 ～ 100ng/ml 浓度范围内，剂量反应曲线相关系数 r ≥ 0.9900。

6) 特异性：对 500mIU/ml β-HCG 的测定值 ≤ 0.25ng/ml；对 100mIU/ml FSH 的测定值≤ 0.25ng/ml；对 40μIU/ml TSH 的测定值≤ 0.25ng/ml。

四、雌　二　醇

（一）概述

雌二醇（E_2）主要是由卵巢产生的 17β- 雌二醇，是生物活性最强的雌激素，是以睾酮为前体而合成的。卵泡期主要由颗粒细胞和内膜细胞分泌，黄体期由黄体细胞分泌。睾丸和肾上腺皮质也产生少量的雌激素。妇女怀孕期，雌激素主要由胎盘产生。

E_2 的主要生理作用为促进女性生殖器官的发育，是卵泡发育、成熟和排卵的重要调节因素；是促进子宫发育和子宫内膜周期性变化及阴道生长发育的重要激素。E_2 可促进乳腺等发育，维持女性的第二性征；E_2 还有预防骨质疏松、降低低密度脂蛋白、增加高密度脂蛋白以减少心血管疾病危险性等作用，并对垂体、下丘脑起调节作用。

主要用于不孕症激素治疗的监测、卵巢功能评价。卵泡期 E_2 水平＜ 10ng/L 提示不排卵周期。黄体功能不全时，排卵期 E_2 水平常降低，并缺乏黄体期的第二次高峰。检测 E_2 还可用于辅助诊断下丘脑 - 垂体 - 性腺调节功能紊乱、男子女性型乳房、产生雌激素型的卵巢和睾丸肿瘤及肾上腺皮质增生等。另外，检测 E_2 也可用于不孕治疗中的疗效监测及体外受孕时排卵时间的确定。

（二）临床意义

1. E_2 升高的常见疾病

(1) 卵巢肿瘤（颗粒细胞瘤）：本病几乎所有年龄均可发病，但最多见于 30 ～ 70 岁，80% 为良性，如在青春期以前发病，则出现假性性早熟；生育期妇女患病则有闭经与子宫出血交替出现；若在绝经期发病则出现月经再现，E_2 明显升高。

(2) 泡膜细胞瘤：多发生于绝经期以后，青春期的少女少见，一般为良性，E_2 明显升高。

(3) 颗粒 - 泡膜细胞瘤：为一混合瘤，主要产生雌激素，但也有产生雄激素者。

(4) 男性乳房发育：由于雌激素过多而致乳房发育，其他如睾丸间质细胞瘤、畸胎瘤、Sertoi 细胞瘤、垂体瘤等也可使男性乳房女性化。

(5) 肝病：尤其是肝硬化患者，由于肝硬化致肝功能低下，雌激素灭活受到障碍而引起 E_2 升高。

(6) 产生雌激素的其他肿瘤：除上述已提到的肿瘤外，还有脂质细胞瘤、性腺母细胞瘤等。

(7) 其他：如心肌梗死、系统性红斑狼疮、多胎妊娠等均可见 E_2 升高。

2. E_2 降低的常见疾病

(1) 原发性性腺功能低下：由各种原因导致卵巢损伤，如手术切除、放射性物质影响、严重的局部感染使卵巢组织破坏，致使 E_2 分泌减少。

(2) 继发性性腺功能低下：由于下丘脑和垂体疾病致使促性腺激素不足，引起 E_2 分泌降低。

（三）测定原理

目前该项目常见的免疫学测定方法包括化学发光法等。

（四）国家行业标准

暂无。

（五）试剂介绍

1. 雌二醇测定试剂盒（化学发光法）[粤食药监械（准）字 2011 第 2400700 号]

(1) 原理：本试剂盒利用化学发光免疫竞争法检测 E_2 浓度。

采用抗 E_2 单克隆抗体标记 ABEI，E_2 纯抗原标记 FITC。标本、校准品、置换剂与 ABEI 标记的单克隆抗体、FITC 标记的纯抗原及包被羊抗 FITC 抗体的磁性微球混匀，标本与 FITC 标记的抗原竞争结合 ABEI 标记的抗体，形成 ABEI 标记的抗 E_2 单克隆抗体和 FITC 标记的 E_2 纯抗原的免疫复合物，外加磁场沉淀，去掉上清液，用洗液清洗沉淀复合物 3 次，直接进入标本测量室，仪器自动泵入化学发光激发物 1 和 2，自动监测 3s 内发出的相对光强度（RLU）。E_2 浓度与 RLU 呈一定的比例关系，测定仪自动拟合计算 E_2 浓度。

(2) 标本类型：血清。采集 5.0ml 静脉血至采血管中，室温静置。离心、分离血清部分，2 ～ 8℃储存。

血清标本在 2 ～ 8℃稳定 12h。超过 12h，则先分装，-20℃可保存 30 天，避免反复冰冻和解冻两次以上。

(3) 参考范围：正常参考值男性为＜ 87pg/ml；女性卵泡期为 15 ～ 112pg/ml、排卵前期为 136 ～ 251pg/ml、黄体期为 48 ～ 172pg/ml、绝经期为 10 ～ 66pg/ml、口服避孕药为 15 ～ 95pg/ml。

由于不同地区、不同个体引起正常的、合理的差别，以及采用不同方法进行检测，其所测得的 E_2 水平也会有所不同，因此建议每个实验室均应针对自己的特色人群建立参考值范围。

(4) 注意事项（干扰因素）：试剂组分 ABEI 为人工合成的有机化合物，在人血清中不存在，因此不存在对试验结果的干扰物质。

(5) 储运条件

1) 试剂的准备和储存

A. 工作洗液：用纯化水将清洗缓冲液按 1 ∶ 14 稀释混匀，放置在室温中待用，保存至有效期。

B. 试剂：本试剂盒除洗液外，其他成分置于 2 ～ 8℃保存至有效期。

C. 发光标记物、荧光素标记物均应避免阳光直射；湿度对试剂稳定性无影响。

D. 试剂运输要求：置于 2 ～ 8℃环境条件下运输，运输过程中避免碰撞。

2) 有效期：储存在 2 ～ 8℃无腐蚀性气体的环境中，未开封有效期为 12 个月，开封后有效期不少于 28 天。

(6) 性能指标

1) 准确率：回收率应在 90% ～ 110%。

2) 批内精密度：CV ≤ 5%。

3) 批间精密度：CV ≤ 10%。

4) 分析灵敏度：本试剂的分析灵敏度为< 8pg/ml。

5) 特异性：当孕酮的浓度为 100ng/ml 时，检测结果 E_2 < 1pg/ml；当睾酮的浓度为 100ng/ml 时，检测结果 E_2 < 1pg/ml；当皮质醇的浓度为 300ng/ml 时，检测结果 E_2 < 3pg/ml。

6) 检测范围：8 ～ 3000pg/ml（通过最低检出限和定标曲线的最高值确定）。

7) 线性：在 100.0 ～ 3000.0pg/ml 浓度范围内，线性相关性系数 r 绝对值应> 0.9900。

2. 雌二醇定量检测试剂盒（磁微粒化学发光法）［豫食药监械（准）字 2014 第 2400317 号］

(1) 原理：本试剂盒采用竞争法原理进行检测。用二抗包被磁微粒，雌二醇抗体制备抗体溶液，辣根过氧化物酶标记雌二醇抗原制备酶结合物。通过免疫反应形成二抗 - 抗体 - 酶标抗原复合物，该复合物催化发光底物液发出光子，发光强度与雌二醇的含量成反比。

(2) 标本类型：本试剂盒用于定量检测人血清中雌二醇的含量。采用正确的医用技术收集血清样本。样本中的沉淀物和悬浮物可能会影响试验结果，应离心除去。严重溶血、脂血或浑浊的样本不能用于测定。样本收集后在室温放置不可超过 8h；如果不在 8h 内检测需将样本放置在 2 ～ 8℃的冰箱中；若需 48h 以上保存或运输，则应冻存于 -20℃以下，避免反复冻融。使用前恢复到室温，轻轻摇动混匀。

(3) 参考范围：检测 150 例正常男性、40 例正常月经和 50 例绝经期女性样本，采用百分位数法以 95% 范围为限确定正常参考范围（表 13-12）。

表 13-12　参考范围

样本类型	样本数	平均值 (pg/ml)	参考值范围 (pg/ml)
正常男性	150	31	< 75
正常月经女性			
卵泡期	196	70	30 ～ 150
排卵期	86	280	60 ～ 480
黄体期	223	124	45 ～ 250
绝经期女性	50	20	< 60

建议各实验室根据实际条件及接触人群建立正常参考范围。本试剂盒仅作为诊断的辅助手段之一，供临床医生参考。

(4) 注意事项（干扰因素）：本试剂盒仅作为诊断的辅助手段之一，临床诊断应与临床检查、病史及其他检测相结合。样本中的嗜异性抗体或类风湿因子会干扰检测结果。此类样本不适合用本试剂盒进行检测。溶血、脂血或浑浊的样本可能会造成不正确的检测结果。

(5) 储运条件：试剂盒在 2 ～ 8℃储存，防止冷冻，避免强光照射，有效期 12 个月。试剂机载稳定性：试剂包（磁微粒混悬液、酶结合物、抗体溶液）竖直向上存放，在 2 ～ 10℃环境下冷藏保存 2h 后，才可上机使用。首次使用后，机载或在 2 ～ 10℃ 环境下稳定期为 28 天。校准品开瓶后保存于 2 ～ 8℃，稳定期为 2 个月。

(6) 性能指标

1) 空白限：不高于 10pg/ml。

2) 线性：在 10 ～ 4500pg/ml 范围内，线性相关系数 r 不低于 0.9900。

3) 特异性：与 100ng/ml 孕酮、100ng/ml 睾酮、1000ng/ml 皮质醇、1000ng/ml 丹那唑无交叉反应性。

4) 干扰物质：20mg/dl 胆红素、3000mg/dl 血红蛋白、3000mg/dl 三酰甘油对检测结果无干扰。

5) 精密度：用精密度质控品测定，CV ≤ 20.0%。

3. 雌二醇测定试剂盒（化学发光法）[京药监械（准）字 2013 第 2400832 号]

(1) 原理：采用竞争法化学发光免疫分析原理进行检测。通过免疫反应形成固相抗体 - 非标记抗原或酶标抗原免疫复合物，该复合物催化化学发光底物液发出光子，发光强度与雌二醇的含量成反比。

(2) 标本类型：样本类型为血清。

(3) 参考范围：各实验室应建立自己的参考区间，经本试剂盒测试的预期值见表 13-13。

表 13-13　参考范围

样本类型	参考区间（pg/ml）
正常男性	＜ 60
正常女性	
卵泡成熟早期	30 ～ 100
卵泡成熟后期	100 ～ 400
黄体期	60 ～ 150
孕期	最高到 35000
绝经期	＜ 18
青春期前儿童	＜ 10

注意：本正常参考区间是以特定方法确定的，由于临床状态的复杂性、个体间的差异、地区差异及操作者不同都可能影响到检测的结果，建议各实验室建立自己的参考区间，以上数据仅供参考。

(4) 注意事项

1) 高血脂或者溶血样本、受到微生物污染的样本及反复冻融或者热灭活后的样本均会影响检测的准确性，甚至导致错误的结果。

2) 检测妊娠样本时应当注意，因为其雌三醇的水平会很高，将足以干扰雌二醇的检测，从而影响雌二醇的测定结果。

3) 次氯酸钠消毒液等强氧化剂能引起发光底物液发生反应，导致结果误判，故发光操作实验室应禁止使用此类消毒剂。

(5) 储运条件：试剂盒储存于 2 ～ 8℃，有效期 6 个月。

(6) 性能指标

1) 空白检测限：≤ 25pg/ml。

2) 准确性：平均回收率在 90% ～ 110%。

3) 精密度：用本方法检测低、中、高值三组样品（n=10），分析内精密度 CV ≤ 15%；分析间精密度 CV ≤ 20%。

4) 批间差：CV ≤ 20%。

5) 剂量反应曲线的线性：在 30 ～ 5000pg/ml 浓度范围内，剂量反应曲线相关系数 r ≥ 0.9900。

6) 特异性：对 1.5μg/ml 睾酮的测定值＜ 25pg/ml；对 5μg/ml 孕酮的测定值＜ 25pg/ml；对 10μg/ml E_3 的测定值＜ 25pg/ml。

五、孕　　酮

（一）概述

孕酮（progesterone）属于类固醇激素，主要在黄体细胞及妊娠期的胎盘中形成，孕酮的浓度与黄体的生长与退化密切相关。在月经周期的卵泡前期可以降低，甚至几乎测不出，在排卵前一天，孕酮浓度开始升高。排卵后，黄体细胞大量分泌孕酮，使血中的孕酮从卵泡期的平均 700ng/L 上升到黄体期的约 9700ng/L。孕酮在排卵后 6 ～ 8 天达高峰，随后逐渐降低。孕酮主要在肝脏降解，主要降解产物为孕烯二醇，从尿或粪中排出。

孕酮的生理作用绝大部分是以雌激素作用为基础的。孕酮可以对垂体分泌的某些激素起调节作用，可以影响生殖器官的生长发育和功能活动，促进乳腺的生长发育，并有使基础体温升高的作用。

孕酮测定用于生殖功能检查、排卵期的检出和黄体期的估计及黄体功能评价。

（二）临床意义

1. 孕酮增高的常见疾病　孕酮病理性增高可见于黄体化肿瘤、卵巢囊肿、分泌孕酮等类固醇激素的肿瘤等疾病时。

2. 孕酮降低的常见疾病　病理性孕酮降低可见于垂体功能衰竭、卵巢功能衰竭、黄体功能不全、胎盘发育不良、妊娠毒血症、胎儿死亡等。

（三）测定原理

目前该项目常见的免疫学测定方法包括化学发光法等。

（四）国家行业标准

暂无。

（五）试剂介绍

1. 孕酮测定试剂盒（化学发光法）[粤食药监械（准）字 2011 第 2400699 号]

(1) 原理：本试剂盒利用化学发光免疫竞争法检测孕酮浓度。

采用抗孕酮单克隆抗体标记 ABEI，孕酮纯抗原标记 FITC。标本、校准品与 ABEI 标记的单克隆抗体、FITC 标记的纯抗原及包被羊抗 FITC 抗体的磁性微球混匀，待测抗原与 FITC 标记的纯抗原竞争结合 ABEI 标记的单克隆抗体，形成 ABEI 标记的抗孕酮单克隆抗体和 FITC 标记的孕酮抗原的免疫复合物，外加磁场沉淀，去掉上清液，用洗液清洗沉淀复合物 3 次，直接进入标本测量室，仪器自动泵入化学发光激发物 1 和 2，自动监测 3s 内发出的相对光强度（RLU）。孕酮浓度与 RLU 呈一定的比例关系，测定仪自动拟合计算孕酮浓度。

(2) 标本类型：血清。采集 5.0ml 静脉血至采血管中，室温静置。离心、分离血清部分，2 ～ 8℃储存。

血清标本在 2 ～ 8℃稳定 12h。超过 12h，则先分装，-20℃可保存 30 天，避免反复冰冻和解冻两次以上。

(3) 参考范围：正常参考值男性为＜ 2.75ng/ml；女性卵泡期为 0.4 ～ 2.3ng/ml、黄体期为 1.2 ～ 18.8ng/ml、绝经期为＜ 1.4ng/ml；怀孕女性早期妊娠 0 ～ 12 周时为 15.8 ～ 46ng/ml、中期妊娠 13 ～ 28 周时为 15.6 ～ 74ng/ml、晚期妊娠 29 ～ 40 周时为 45 ～ 143ng/ml。

由于不同地区、不同个体引起正常的、合理的差别，以及采用不同方法进行检测，其所测得的孕酮水平也会有所不同，因此建议每个实验室均应针对自己的特色人群建立参考值范围。

(4) 注意事项（干扰因素）：试剂组分 ABEI 为人工合成的有机化合物，在人血清中不存在，因此不存在对试验结果的干扰物质。

(5) 储运条件

1) 试剂的准备和储存

A. 工作洗液：用纯化水将清洗缓冲液按 1 ∶ 14 稀释混匀，放置在室温中待用，保存至有效期。

B. 试剂：本试剂盒除洗液外，其他成分置于 2 ～ 8℃保存至有效期。

C. 发光标记物、荧光素标记物均应避免阳光直射；湿度对试剂稳定性无影响。

D. 试剂运输要求：置于 2 ～ 8℃环境条件下运输，运输过程中避免碰撞。

2) 有效期：储存在 2 ～ 8℃无腐蚀性气体的环境中，未开封有效期为 12 个月，开封后有效期不少于 28 天。

(6) 性能指标

1) 准确率：回收率应在 90% ～ 110%。

2) 批内精密度：CV ≤ 5%。

3) 批间精密度：CV ≤ 10%。

4) 分析灵敏度：本试剂的分析灵敏度为＜ 0.13ng/ml。

5) 特异性：当睾酮的浓度为 100ng/ml 时，检测结果孕酮＜ 2.5ng/ml；当皮质醇的浓度为 600ng/ml 时，检测结果孕酮＜ 2.0ng/ml。

6) 检测范围：0.13 ～ 40.0ng/ml（通过最低检出限和定标曲线的最高值确定）。

7) 线性：在 0.5 ～ 40.0ng/ml 浓度范围内，线性相关性系数 r 绝对值应＞ 0.9900。

2. 孕酮定量检测试剂盒（磁微粒化学发光法）[豫食药监械（准）字 2014 第 2400322 号]

(1) 原理：本试剂盒采用竞争法原理进行检测。用二抗包被磁微粒，孕酮抗体制备抗体溶液，辣根过氧化物酶标记孕酮抗原制备酶结合物。通过免疫反应形成二抗 - 抗体 - 酶标抗原复合物，该复合物催化发光底物液发出光子，发光强度与孕酮的含量成反比。

(2) 标本类型：本试剂盒用于定量检测人血清中孕酮的含量。采用正确的医用技术收集血清样本。样本中的沉淀物和悬浮物可能会影响试验结果，应离心除去。严重溶血、脂血或浑浊的样本不能用于测定。样本收集后在室温放置不可超过 8h；如果不在 8h 内检测需将样本放置在 2 ～ 8℃的冰箱中；若需 48h 以上保存或运输，则应冻存于 -20℃以下，避免反复冻融。使用前恢复到室温，轻轻摇动混匀。

(3) 参考范围：检测 120 例正常男性、45 例正常月经和 52 例绝经期女性样本。采用百分位数法以 95% 范围为限确定正常参考范围（表 13-14）。

表 13-14　参考范围

样本类型	样本数	平均值（ng/ml）	参考范围（ng/ml）
正常男性	120	0.90	0.1 ～ 2. 0
正常月经女性			
卵泡期	145	1.10	0.2 ～ 2.40
排卵期	45	1.95	0.5 ～ 3.60
黄体期	140	12.52	6.0 ～ 20. 5
绝经期女性	52	0.80	0.1 ～ 1.8

建议各实验室根据自身实际条件及接触人群建立正常参考范围。本试剂盒仅作为诊断的辅助手段之一，供临床医生参考。

(4) 注意事项（干扰因素）：本试剂盒仅作为诊断的辅助手段之一，临床诊断应与临床检查、病史及其他检测相结合。样本中的嗜异性抗体或类风湿因子会干扰检测结果，此类样本不适合用本试剂盒进行检测。溶血、脂血或浑浊的样本可能会造成不正确的检测结果。

(5) 储运条件：试剂盒在 2 ～ 8℃储存，防止冷冻，避免强光照射，有效期 12 个月。试剂机载稳定性：试剂包（磁微粒混悬液、酶结合物、抗体溶液）竖直向上存放，在 2 ～ 10℃环境下冷藏保存 2h 后，才可上机使用。首次使用后，机载或在 2 ～ 10℃环境下稳定期为 28 天。校准品开瓶后保存于 2 ～ 8℃，稳定期为 2 个月；若需使用更长时间，应根据需要进行分装，于 -20℃冻存，但应避免反复冻融。

(6) 性能指标

1) 空白限：≤ 0.15ng/ml。

2) 检测范围：0.15 ～ 120ng/ml。

3) 特异性：与 100ng/ml 睾酮、10 000pg/ml 雌二醇、1000ng/ml 丹那唑、1000ng/ml 皮质醇无交叉反应性。

4) 干扰物质：20mg/dl 胆红素、3000mg/dl 血红蛋白、3000mg/dl 三酰甘油对检测结果无干扰。

5) 精密度：用精密度质控品测定，CV ≤ 15.0%。

3. 孕酮测定试剂盒（化学发光法）［京药监械（准）字 2013 第 2400833 号］

(1) 原理：采用竞争法化学发光免疫分析原理进行检测。通过免疫反应形成固相抗体 - 非标记抗原或酶标抗原免疫复合物，该复合物催化化学发光底物液发出光子，发光强度与孕酮的含量成反比。

(2) 标本类型：标本类型为血清。

(3) 参考范围：各实验室应建立自己的参考区间，经本试剂盒测试的预期值见表 13-15。

表 13-15　参考范围

样本类型	参考区间（ng/ml）
正常男性	0.1 ～ 2.0
正常女性	
卵泡期	0.2 ～ 2.4
黄体期	3.0 ～ 15
绝经期	0.1 ～ 1.8

注意：本正常参考区间是以特定方法确定的，由于临床状态的复杂性、个体间的差异、地区差异及操作者不同都可能影响到检测的结果，建议各实验室建立自己的参考区间，以上数据仅供参考。

(4) 注意事项

1) 高血脂或者溶血样本、受到微生物污染的样本及反复冻融或者热灭活后的样本均会影响检测的准确性，甚至导致错误的结果。

2) 葡萄胎患者血清孕酮水平比正常妊娠者高，绒毛癌患者血清及尿中孕酮水平均较低。

3) 次氯酸钠消毒液等强氧化剂能引起发光底物液发生反应，导致结果误判，故发光操作实验室应禁止使用此类消毒剂。

(5) 储运条件：试剂盒储存于 2 ～ 8℃，有效期 6 个月。

(6) 性能指标

1) 空白检测限：≤ 0.40ng/ml。

2) 准确性：平均回收率在 90% ～ 110%。

3) 精密度：用本方法检测低、中、高值三组样品（n=10）。分析内精密度 CV ≤ 15%；分析间精密度 CV ≤ 20%。

4) 批间差：CV ≤ 20%。

5) 剂量反应曲线的线性：在 0.5 ～ 30.0ng/ml 浓度范围内，剂量反应曲线相关系数 r ≥ 0.9900。

6) 特异性：对 1.5μg/ml 睾酮的测定值小于 1.0ng/ml；对 10ng/ml E_2 的测定值小于 0.40ng/ml；对 10μg/ml E_3 的测定值小于 0.40ng/ml。

六、睾　　酮

（一）概述

睾酮（testosterone）是体内最主要的雄激素，男性睾酮几乎全部在睾丸间质细胞线粒体内合成。血中的睾酮98%与血浆蛋白（其中大部分为性激素结合球蛋白，SHBG）结合，仅2%以游离形式存在。游离的睾酮才具有生物活性。睾酮主要在肝脏灭活，经尿液排出。睾酮合成分泌受垂体–下丘脑负反馈机制的调节。青年和中年男性血中的睾酮水平最高，50岁以后，随年龄增高而逐渐减少。成年男性血中睾酮水平呈现日节律和脉冲式分泌现象，而且个体差异较大。一般上午睾酮水平较晚上高约20%。短暂的剧烈运动可使血清睾酮增高，持续的疲劳可使血清睾酮水平降低。

睾酮促进生殖器官的发育和生长，刺激性欲，并促进和维持男性第二性征的发育，维持前列腺和精囊的功能与生精作用。睾酮还可促进蛋白质合成，促进骨骼生长及红细胞生成。女性的卵巢可产生少量睾酮，其大部分来源于肾上腺皮质，生理水平的雄激素对妇女没有特殊的作用。

检测男性体内（血清）睾酮含量可用于诊断睾酮产生不足的疾病，如性腺功能减退症、染色体异常（如Klinefelter综合征）等。许多严重的疾病（如肝、肾、心血管疾病）及紧张、麻醉、某些药物都可引起睾酮水平下降。雄激素含量升高可引起女子男性化，检测女性体内睾酮含量有助于诊断雄激素综合征（AGS）、多囊卵巢综合征。当怀疑卵巢肿瘤、肾上腺肿瘤、肾上腺发育不良或卵巢功能不足时，也可检测睾酮。

（二）临床意义

1. 睾酮升高的常见疾病

（1）睾丸间质细胞瘤：由于肿瘤细胞分泌增多，睾酮明显升高，如发生在青春期前，即引起明显的性早熟。

（2）性早熟：包括真性性早熟和假性性早熟，其睾酮均可以明显升高。

（3）先天性肾上腺皮质增生症：即21-羟化酶和11-羟化酶缺陷型。

（4）多囊卵巢综合征：大部分血睾酮升高，但也有一部分在正常范围内。

（5）药物所致：应用雄激素和促性腺激素过程中可使血睾酮水平升高。

（6）其他疾病：第Ⅰ型不完全性男性假两性畸形、女性特发性多毛、肥胖、中晚期妊娠等均可见睾酮水平升高。

2. 睾酮降低的常见疾病

（1）Klinefelter综合征：也称曲细精管发育不全症、先天性睾丸发育不全症、原发性小睾丸症、先天性生精不能症等。除血睾酮值降低外，患者身材细长，体毛及胡须稀少，皮肤细腻，染色体异常。

（2）睾丸消失综合征：也称睾丸不发育症，本病睾酮极低，重者只相当于女性睾酮水平，同时伴有促性腺激素升高。

（3）Kallmann综合征：也称溴神经–性发育不全综合征，系家族性遗传性促性腺激素缺乏所致，除睾酮低以外，尚有LH、FSH、E_2和皮质醇降低。

（4）男性假性Turner综合征：为性染色体畸变的遗传病之一，除睾酮降低外，尚有血和尿中的促性腺激素增高。

（5）Laurence-Moon-Biedl［性幼稚、多指（趾）、色素性视网膜炎］综合征：为常染色体隐性遗传疾病，多有阳性家族史、近亲结婚者发病率明显增加。本病的血睾酮降低系继发性，因促性腺激素低所致。

（6）男性更年期综合征：本病的血睾酮降低系睾丸制造分泌睾酮的功能逐渐自然衰竭所致，但也有在正常低值者，本病的促性腺激素也逐渐升高。

（7）其他：如睾丸炎症、肿瘤、外伤、放射性照射、高催乳素血症、17α-羟化酶缺乏症、隐睾症、青春期延迟、垂体功能低下、男性性功能低下、阳痿、系统性红斑狼疮、骨质疏松、垂体性矮小症、甲低、男性乳房发育、神经性厌食等，均可见血睾酮降低。

（三）测定原理

目前该项目常见的免疫学测定方法包括化学发光法等。

（四）国家行业标准

暂无。

（五）试剂介绍

1. 睾酮测定试剂盒（化学发光法）［粤食药监械（准）字 2011 第 2400698 号］

(1) 原理：本试剂盒利用化学发光免疫竞争法检测睾酮浓度。

采用抗睾酮单克隆抗体标记 ABEI，睾酮纯抗原标记 FITC。标本、校准品与 ABEI 标记的抗睾酮单克隆抗体、FITC 标记的纯抗原及包被羊抗 FITC 抗体的磁性微球混匀，待测抗原与 FITC 标记的睾酮抗原竞争结合 ABEI 标记的抗睾酮单克隆抗体，形成 ABEI 标记的抗睾酮单克隆抗体和 FITC 标记的睾酮抗原的免疫复合物，外加磁场沉淀，去掉上清液，用洗液清洗沉淀复合物 3 次，直接进入标本测量室，仪器自动泵入化学发光激发物 1 和 2，自动监测 3s 内发出的相对光强（RLU）。睾酮浓度与 RLU 呈一定的比例关系，测定仪自动拟合计算睾酮浓度。

(2) 标本类型：血清。采集 5.0ml 静脉血至采血管中，室温静置。离心、分离血清部分，2 ～ 8℃储存。

血清标本在 2 ～ 8℃稳定 12h。超过 12h，则先分装，-20℃可保存 30 天，避免反复冰冻和解冻两次以上。

(3) 参考范围：正常参考值男性为 2.2 ～ 10.5ng/ml、女性＜ 0.1 ～ 1.5ng/ml。

由于不同地区、不同个体引起正常的、合理的差别，以及采用不同方法进行检测，其所测得睾酮水平也会有所不同，因此建议每个实验室均应针对特色人群建立自己的参考值范围。

(4) 注意事项（干扰因素）：试剂组分 ABEI 为人工合成的有机化合物，在人血清中不存在，因此不存在对试验结果的干扰物质。

(5) 储运条件

1) 试剂的准备和储存

A. 工作洗液：用纯化水将清洗缓冲液按 1 ∶ 14 稀释混匀，放置在室温中待用，保存至有效期。

B. 试剂：本试剂盒除洗液外，其他成分置于 2 ～ 8℃保存至有效期。

C. 发光标记物、荧光素标记物均应避免阳光直射；湿度对试剂稳定性无影响。

D. 试剂运输要求：置于 2 ～ 8℃环境条件下运输，运输过程中避免碰撞。

2) 有效期：储存在 2 ～ 8℃无腐蚀性气体的环境中，未开封有效期为 12 个月，开封后有效期不少于 28 天。

(6) 性能指标

1) 准确率：回收率应在 90% ～ 110%。

2) 批内精密度：CV ≤ 5%。

3) 批间精密度：CV ≤ 10%。

4) 分析灵敏度：本试剂的分析灵敏度为＜ 0.09ng/ml。

5) 特异性：当孕酮的浓度为 100ng/ml 时，检测结果睾酮＜ 2.5ng/ml；当雌二醇的浓度为 3000pg/ml 时，检测结果睾酮＜ 0.1ng/ml；当皮质醇的浓度为 600ng/ml 时，检测结果睾酮＜ 2ng/ml。

6) 检测范围：0.0 ～ 17.0ng/ml（通过最低检出限和定标曲线的最高值确定）。

7) 线性：在 0.5 ～ 17.0ng/ml 浓度范围内，线性相关性系数 *r* 绝对值应≥ 0.9900。

2. 睾酮定量检测试剂盒（磁微粒化学发光法）［豫食药监械（准）字 2014 第 2400319 号］

(1) 原理：本试剂盒采用竞争法原理进行检测。用二抗包被磁微粒，睾酮抗体制备抗体溶液，辣根过氧化物酶标记睾酮抗原制备酶结合物。通过免疫反应形成二抗 - 抗体 - 酶标抗原复合物，该复合物催化发光底物液发出光子，发光强度与睾酮的含量成反比。

(2) 标本类型：本试剂盒用于定量检测人血清中睾酮的含量。采用正确的医用技术收集血清样本。样本中的沉淀物和悬浮物可能会影响试验结果，应离心除去。严重溶血、脂血或浑浊的样本不能用于测定。样本收集后在室温放置不可超过 8h；如果不在 8h 内检测需将样本放置在 2 ～ 8℃的冰箱中；若需 48h 以上保存或运输，则应冻存于 -20℃以下，避免反复冻融。使用前恢复到室温，轻轻摇动混匀。

(3) 参考范围：检测 217 例正常男性和 120 例正常女性样本。采用百分位数法以 95% 范围为限确定正常参考范围（表 13-16）。

表 13-16　参考范围

样本类型	样本数	平均值 (ng/ml)	参考值范围 (ng/ml)
男性	217	5.18	2.3 ～ 8.58
女性	120	0.8	＜ 0.1 ～ 0.9

建议各实验室根据自身实际条件及接触人群建立正常参考范围。本试剂盒仅作为诊断的辅助手段之一，供临床医生参考。

(4) 注意事项（干扰因素）：本试剂盒仅作为诊断的辅助手段之一，临床诊断应与临床检查、病史及其他检测相结合。样本中的嗜异性抗体或类风湿因子会干扰检测结果。此类样本不适合用本试剂盒进行检测。溶血、脂血或浑浊的样本可能会造成不正确的检测结果。

(5) 储运条件：试剂盒在 2 ～ 8℃储存，防止冷冻，避免强光照射，有效期 12 个月。试剂机载稳定性：试剂包（磁微粒混悬液、酶结合物、抗体溶液）竖直向上存放，在 2 ～ 10℃环境下冷藏保存 2h 后，才可上机使用。首次使用后，机载或在 2 ～ 10℃环境下稳定期为 28 天。校准品开瓶后保存于 2 ～ 8℃，稳定期为 2 个月。

(6) 性能指标

1) 空白限：≤ 0.1ng/ml。

2) 检测范围：0.1 ～ 15ng/ml。

3) 特异性：与 100ng/ml 孕酮、10 000pg/ml 雌二醇、1000ng/ml 皮质醇、1000ng/ml 丹那唑无交叉反应性。

4) 干扰物质：20mg/dl 胆红素、3000mg/dl 血红蛋白、3000mg/dl 三酰甘油对检测结果无干扰。

5) 精密度：用精密度质控品测定，CV ≤ 15.0%。

3. 睾酮测定试剂盒（化学发光法）[京药监械（准）字 2013 第 2400811 号]

(1) 原理：采用竞争法化学发光免疫分析原理进行检测。通过免疫反应形成固相抗体 - 非标记抗原或酶标抗原免疫复合物，该复合物催化化学发光底物液发出光子，发光强度与睾酮的含量成反比。

(2) 标本类型：样本类型为血清。

(3) 参考范围：各实验室应建立自己的参考区间，经本试剂盒测试的预期值见表（表 13-17）。

表 13-17　参考范围

组别	参考区间 (ng/ml)
成年男性	3.5 ～ 15.0
成年女性	0 ～ 2.5

注意：本正常参考区间是以特定方法确定的，由于临床状态的复杂性、个体间的差异、地区差异及操作者不同都可能影响到检测的结果，建议各实验室建立自己的参考区间，以上数据仅供参考。

(4) 注意事项

1) 高血脂或者溶血样本、受到微生物污染的样本及反复冻融或者热灭活后的样本均会影响检测的准确性，甚至导致错误的结果。

2) 本试剂盒准确的测定范围应不超出校准品曲线的浓度范围，超出曲线范围上限的样本需要适当稀释后重复测定，所得结果应乘以稀释倍数才能获得样本的准确浓度。

3) 次氯酸钠消毒液等强氧化剂能引起发光底物液发生反应，导致结果误判，故发光操作实验室应禁止使用此类消毒剂。

(5) 储运条件：试剂盒储存于 2 ～ 8℃，有效期 6 个月。

(6) 性能指标

1) 空白检测限：≤ 0.35ng/ml。

2) 准确性：平均回收率在 90% ～ 110%。

3) 精密度：用本方法检测低、中、高值三组样品 (n=10)。分析内精密度：CV ≤ 15%；分析间精密度：CV ≤ 20%。

4) 批间差：CV ≤ 20%。

5) 剂量反应曲线的线性：在 0.5 ～ 20.0ng/ml 浓度范围内，剂量反应曲线相关系数 r ≥ 0.9900

6) 特异性：对 5μg/ml 孕酮的测定值＜ 1.0ng/ml；对 10ng/ml E_2 的测定值＜ 0.40ng/ml；对 10μg/ml E_3 的测定值＜ 0.40ng/ml。

七、游离睾酮

（一）概述

游离睾酮 (free-testosterone，FT) 是男子睾丸内 Leyding 细胞（又称间质细胞）合成和分泌的睾酮，是供给整个机体雄激素的主要成分，有诱导胎儿性分化、促进和维持男子第二性征起始和维持精子发生和维持男性正常性功能等作用。但男子血循环中的睾酮绝大部分以与性激素结合球蛋白及白蛋白相结合而存在，这种结合型的雄激素仅起运输、储存的作用；能够发挥雄激素生物学作用的是仅占血循环总睾酮 2% 的 FT。

测定 FT 更能反映患者的雄激素状态。

（二）临床意义

见睾酮（相对于睾酮，FT 更不容易受到血清性激素结合球蛋白的影响）。

（三）测定原理

目前该项目常见的免疫学测定方法包括化学发光法等。

（四）国家行业标准

暂无。

（五）试剂介绍

1. 游离睾酮测定试剂盒（化学发光法）（粤械注准 20152400107）

(1) 原理：本试剂盒用于测定人血清中游离睾酮的含量。

睾酮是由睾丸间质细胞产生的主要雄激素，肾上腺和卵巢有少量产生。睾酮分泌入血液后，98% 与性激素结合球蛋白（SHBG）结合，少量与白蛋白、皮质醇结合球蛋白（CBG）结合。1% ～ 2% 的总睾酮处于游离状态。血液中 SHBG 的水平几乎决定了游离睾酮的数量，我们将总睾酮与 SHBG 的比率 T/SHBG 称为游离睾酮指数（TFI）。游离睾酮的测定能克服睾酮结合蛋白浓度变化产生的影响，直接反映具有生物学活性的激素，对许多患有多毛症的妇女或者低水平 SHBG 的情况，其血清中的总睾酮往往处在正常范围内，而测定的游离睾酮水平，90% 以上均明显增高，游离睾酮比总睾酮更能灵敏地反映某些疾病的特征，在临床诊断上具有更重要的意义。测量游离睾酮也是一种来间接测量 SHBG 在血液中水平的方法。游离睾酮的测量可用于监测老年男性的阿尔茨海默病，低水平的游离睾酮可预示高风险的阿尔茨海默病。

(2) 标本类型：血清。采集 5.0ml 静脉血至采血管中，室温静置。离心、分离血清部分，2 ～ 8℃储存。

血清标本在 2 ～ 8℃稳定 12h。超过 12h，则先分装，−20℃可保存 30 天，避免反复冰冻和解冻两次以上。

(3) 参考范围：男性 15 ～ 50 pg/ml；女性＜ 9.0 pg/ml。

由于不同地区、不同个体引起正常的、合理的差别，以及采用不同方法进行检测，其所测得游离睾酮水平也会有所不同，因此建议每个实验室均应针对自己的特色人群建立参考值范围。

(4) 储运条件

1）未开封储存条件：2 ～ 8℃，禁止冷冻，避免阳光直射；湿度对试剂稳定性无影响。

2）开封后储存：将试剂盒用封条封好，2 ～ 8℃储存，禁止冷冻，避免阳光直射。

3）运输条件：置于 2 ～ 8℃环境条件下运输，运输过程避免碰撞。

4）有效期：储存在 2 ～ 8℃无腐蚀性气体的环境中，未开封有效期为 12 个月。开封后有效期 28 天。

(5) 性能指标

1）准确率：回收率应在 90% ～ 110%。

2）批内精密度：CV ≤ 10%。

3）批间精密度：CV ≤ 15%。

4）分析灵敏度：本试剂的分析灵敏度为＜ 0.5pg/ml。

5）特异性：检测孕酮浓度为 40ng/ml 的样本，检测结果应＜ 10pg/ml；检测 E_2 浓度为 3000pg/ml 的样本，检测结果应＜ 10pg/ml；检测皮质醇浓度为 600ng/ml 的样本，检测结果应＜ 10pg/ml。

6）检测范围：0.50 ～ 150.0pg/ml（通过最低检出限和定标曲线的最高值确定）。

7）线性：在 2.0 ～ 150.0pg/ml 浓度范围内，线性相关性系数 r 绝对值应＞ 0.9800。

八、人绒毛膜促性腺激素

（一）概述

人绒毛膜促性腺激素（HCG）是一种胎盘绒毛

组织的合体滋养层细胞合成分泌的糖蛋白激素。HCG 由 α 链和 β 链两个亚单位以非共价键结合构成，与 LH 有高度的同源性，生物学作用和免疫特性也有许多相似性。妊娠早期绒毛组织形成后，合体滋养层细胞就开始大量合成分泌 HCG，妊娠 8 ～ 10 周时达到高峰；孕 12 周开始，由于胎儿肾上腺抑制滋养层细胞，HCG 呈特征性下降，到妊娠 20 周时降至较低水平，并维持到妊娠末；产后血清 HCG 以半衰期 24 ～ 36h 的速度下降，2 周左右可降到测不出。滋养层细胞除了合成完整的 HCG，还合成游离的 α 链和 β 链：游离的 β 链约占完整 HCG 的 3%，并与完整的 HCG 一样在孕 10 周达到高峰；α 链在孕期内持续增高。孕妇血清中主要含完整的 HCG。

HCG 具有以下生物学活性：①孕早期类似于 LH（代替 LH）促黄体功能。使其合成雌、孕激素直至孕 12 周左右胎盘开始合成雌、孕激素；②促排卵；③ 1/400 的 TSH 活性；④调节胎儿肾上腺产生硫酸脱氢表雄酮；⑤调节胎盘类固醇激素的合成，胎盘合体滋养细胞有 HCG 特异调节的腺苷酸环化酶；⑥促使睾丸间质细胞分化、肥大、增加雄激素的分泌（对无精症则无促生精作用）；⑦非特异性的免疫抑制功能；⑧抑制垂体分泌 LH、FSH。

HCG 及其相关分子的测定在临床上有广泛应用，包括：用于早期妊娠的诊断；提示异常妊娠的出现（如先兆流产、唐氏综合征等）；诊断和监测妊娠滋养层疾病（葡萄胎、绒癌等）；作为一种肿瘤标记物用以识别一些非妊娠性恶性肿瘤（如睾丸癌、胚胎细胞瘤），并监测其治疗和预后情况。

（二）临床意义

1. 诊断早孕和监测妊娠 宫内妊娠时 HCG 在受精第 6 天开始分泌，受精第 7 天就能在孕妇血清和尿中测出，至妊娠 8 ～ 10 周血清浓度达高峰。11 ～ 16 周有所下降，此后基本稳定至分娩。产后 2 周左右血中 HCG 基本消失。

2. 诊断异位妊娠 对月经过期、临床上无早孕症状怀疑宫外孕者，此时尿免疫妊娠试验往往阴性，检查血 HCG 为阳性，有助于确诊；HCG 是最早应用于异位妊娠诊断的客观指标之一。现在临床利用 HCGβ 亚基制成特异抗体用于诊断宫内妊娠时，HCG 在受精第 6 天开始分泌，受精第 7 天就能在孕妇血清和尿中测出，至妊娠 8 ～ 10 周血清浓度达高峰。同时 HCG 的与滋养细胞的数量密切相关，随着 HCG 测定方法的不断改进，其灵敏度和特异性不断提高。异位妊娠是由于胚胎有不同程度的营养不良，滋养细胞形成较少，血中 HCG 值较正常妊娠偏低，其水平的高低与胚胎着床部位营养状况有关。正常宫内妊娠时血 β-HCG 倍增时间为 1.7 ～ 2.4 天，而宫外孕则需 3 ～ 8 天，动态监测 β-HCG 为及早发现异位妊娠进行保守治疗提供了很好的诊断依据。

3. 观察先兆流产及不全流产 临床上发现孕妇有先兆流产的症状时，通过动态监测 HCG 的变化，对 HCG 浓度下降不明显而仍接近正常者，可积极保胎，经治疗 HCG 浓度逐渐上升，并与妊娠月份相符，多能继续妊娠；而对 HCG 逐渐下降，且下降至一定程度者，孕妇流产已不可避免，宜人工流产以终止妊娠。流产 4 周后 HCG 应转为正常，而不全流产者 HCG 仍会高于正常；若宫腔感染或产后子宫复旧不全，其 HCG 在正常范围。

4. 监测非滋养层恶性瘤 在一些非滋养层恶性瘤，如睾丸癌、胚胎细胞瘤、乳腺癌、宫颈癌、阴道癌等的血清或尿液标本中能检测到 HCG 升高，且 HCG 同样不均匀存在，各种相关成分如规则 HCG、α-HCG、游离 β-HCG、缺口高糖基化 HCG、尿 β 核心片段等在不同恶性肿瘤、肿瘤不同恶性程度会有不同程度的异位表达，因此 HCG 是诊断和监测非滋养层恶性瘤的肿瘤指标之一。但是，由于 HCG 主要由胎盘滋养层细胞表达分泌，诊断和监测非滋养层恶性肿瘤的特异性与灵敏度受限制，一般常与其他肿瘤标记物联合检测用于诊断。

5. 滋养层细胞肿瘤的诊断、疗效观察和预后判断 葡萄胎和绒毛膜上皮癌患者的血清 HCG 明显高于正常妊娠，且其分泌量与癌细胞总数及病情严重程度呈正相关。在治疗过程中动态检测 HCG 浓度，实际上反映了癌细胞群生长或退化的状态。这对临床选择治疗方案，观察疗效和判断预后都有实用价值。一般葡萄胎刮宫术后，血清 HCG浓度降至正常，随访期间若回升则提示复发。

6. 辅助诊断唐氏综合征 通过检测中孕期母体血清甲胎蛋白、血清 HCG、血清 HCG 游离 β

亚单位、抑制素A和游离雌三醇指标，结合孕妇的年龄、体重、孕周、病史等进行综合风险评估，得出胎儿罹患唐氏综合征、18-三体综合征和开放性神经管缺陷的风险度。

（三）测定原理

目前该项目常见的免疫学测定方法包括化学发光法、胶体金等。

（四）国家行业标准

YY/T 1192—2011《人绒毛膜促性腺激素（HCG）定量测定试剂盒（化学发光免疫分析法）》。

YY/T 1214—2013《人绒毛膜促性腺激素定量标记免疫分析试剂盒》。

（五）试剂介绍

1. 人绒毛膜促性腺激素测定试剂盒（化学发光法）[粤食药监械（准）字2011第2400706号]

(1) 原理：本试剂盒利用化学发光免疫夹心法检测HCG的浓度。

采用针对HCG的一株单克隆抗体标记ABEI，另外一株单克隆抗体标记FITC。标本、标准液与ABEI标单抗、FITC标单抗混匀，置37℃孵育15min形成“夹心三明治”，加入包被有羊抗FITC抗体的磁性微球37℃孵育5min，然后外加磁场沉淀，去掉上清液，用洗液清洗沉淀复合物2次，直接进入样品测量室，仪器自动泵入发光底物1和2，自动监测3s内发出的相对光强度（RLU）。HCG浓度与RLU呈一定的比例关系，仪器自动拟合计算HCG浓度。

(2) 标本类型：血清。采集5.0ml静脉血至采血管中，室温静置。离心、分离血清部分，2～8℃储存。

血清标本在2～8℃稳定12h。超过12h，则先分装，-20℃可保存30天，避免反复冰冻和解冻两次以上。

(3) 参考范围：正常参考值，正常人＜10mIU/ml；正常怀孕标本参考值，6～8周530～180 000mIU/ml、9～12周10 000～320 000mIU/ml第二孕期（13～28周）8 000～130 000mIU/ml、第三孕期（39～40周）1000～190 000mIU/ml。

由于不同地区、不同个体引起正常的、合理的差别，以及采用不同方法进行检测，其所测得的HCG水平也会有所不同，因此建议每个实验室均应针对自己的特色人群建立参考值范围。

(4) 注意事项（干扰因素）：HAMA效应。

含有人抗鼠抗体（HAMA）的患者血清可能导致假的升高或降低值。虽然加入了中和HAMA的介质，非常高的HAMA血清浓度仍然可能影响结果。

试剂组分ABEI为人工合成的有机化合物，在人血清中不存在，因此不存在对试验结果的干扰物质。

(5) 储运条件

1) 试剂的准备和储存

A. 工作洗液：用纯化水将清洗缓冲液按1∶14稀释混匀，放置于室温中待用，保存至有效期。

B. 试剂：本试剂盒除洗液外，其他成分置于2～8℃保存至有效期。

C. 发光标记物、荧光素标记物均应避免阳光直射；湿度对试剂稳定性无影响。

D. 试剂运输要求：置于2～8℃环境条件下运输，运输过程避免碰撞。

2) 有效期：储存在2～8℃无腐蚀性气体的环境中，未开封有效期为12个月，开封后有效期不少于28天。

(6) 性能指标

1) 准确率：回收率应在90%～110%。

2) 批内精密度：CV≤5%。

3) 批间精密度：CV≤10%。

4) 分析灵敏度：本试剂的分析灵敏度为＜1.25mIU/ml。

5) 特异性：当LH的浓度为200mIU/ml时，检测结果HCG＜10mIU/ml；当FSH的浓度为150mIU/ml时，检测结果HCG＜10mIU/ml。

6) 检测范围：1.25～500.0mIU/ml（通过最低检出限和定标曲线的最高值确定）。

7) 线性：在5.0～500.0mIU/ml浓度范围内，线性相关性系数 r 绝对值应＞0.9900。

2. β-绒毛膜促性腺激素测定试剂盒（化学发光法）[京药监械（准）字2013第2400801号]

(1) 原理：采用夹心法化学发光免疫分析原理进行检测。通过免疫反应形成固相抗体-抗原-抗体-酶复合物，该复合物催化化学发光底物液发出光子，发光强度与β-绒毛膜促性腺激素的含量成正比。

（2）标本类型：样本类型为血清。

（3）参考范围：各实验室应建立自己的参考区间，经本试剂盒测试688名健康受试者，其均值的95%置信区间为＜7.0mIU/ml。

注意：本正常参考区间是以特定方法确定的，由于临床状态的复杂性、个体间的差异、地区差异及操作者不同都可能影响到检测的结果，建议各实验室建立自己的参考区间，以上数据仅供参考。

（4）注意事项

1）高血脂或者溶血样本、受到微生物污染的样本及反复冻融或者热灭活后的样本均会影响检测的准确性，甚至导致错误的结果。

2）经常接触啮齿类动物或使用过鼠单克隆抗体作为体内诊断、治疗的患者，其样本中均可能含有人抗鼠抗体（HAMAs），该抗体的存在可能会导致结果出现假阳性或假阴性。如果样本中含有类风湿因子等干扰物质也存在导致实验结果异常的可能性。因此，在询诊时尽量查明是否接触过动物或动物制品（靶抗体药物、造影剂、胸腺肽、白蛋白、免疫抑制剂等），以便对检测结果作出正确的解释。

3）次氯酸钠消毒液等强氧化剂能引起发光底物液发生反应，导致结果误判，故发光操作实验室应禁止使用此类消毒剂。

（5）储运条件：试剂盒储存于2～8℃，有效期12个月。

（6）性能指标

1）空白检测限：≤0.50mIU/ml。

2）准确性：试剂盒校准品与标准品同时测定，以标准品为标准，试剂盒校准品的实测值与标示值之比应在0.90～1.10。

3）精密度：分析内变异CV≤15%；分析间变异CV≤20%。

4）批间差：CV≤20%。

5）剂量反应曲线的线性：在5～500mIU/ml浓度范围内，剂量反应曲线相关系数$r \geq 0.9900$。

6）特异性：对500μIU/ml TSH的测定值＜1.00mIU/ml；对1.0μg/ml FSH的测定值＜0.50mIU/ml；对1000mIU/ml LH的测定值＜0.50mIU/ml。

3. 人绒毛膜促性腺激素检测试剂（胶体金法）［国食药监械（准）字2012第2400136号］

（1）原理：本试剂采用胶体金免疫层析技术，在玻璃纤维素膜上预包被金标抗-HCG1单抗，在硝酸纤维素膜上检测线和对照线处分别包被抗-HCG2单抗和羊抗鼠IgG。检测阳性样本时，尿液样本中HCG与胶体金标记抗体结合形成复合物，由于层析作用复合物沿纸条向前移动，经过检测线时与预包被的抗体结合形成“Au-抗HCG1-HCG-抗-HCG 2”夹心物而凝聚显色，游离金标记抗体则在对照线处与羊抗鼠IgG结合而富集显色。阴性标本则仅在对照线处显色。

（2）样本类型：尿液。

（3）参考范围：本试剂最低检出量可达25mIU/ml。

（4）注意事项

1）若被测试者仍怀疑有受孕的可能，而尿液测试为阴性，可在48～72h后重新收集晨尿再次测定。

2）子宫肿瘤、葡萄胎或更年期患者，因尿液中HCG含量较高，可能会出现阳性结果。

3）存放于冰箱的测试卡（条）取出后，先复温再开封使用。

4）使用前请勿浸湿测试卡（条）或触摸反应膜。

（5）储运条件：干燥、2～30℃避光保存，有效期24个月。

（6）性能指标

1）阴性参考品符合率：浓度为500mIU/ml的hLH、1000mIU/ml的hFSH、1000μIU/ml的hTSH，检测结果应为阴性。

2）最低检出量：浓度为25mIU/ml的HCG国家标准品，检测结果应为阳性。

3）精密性：浓度为50mIU/ml的HCG样品，重复测定10次，反应结果应一致，显色度应均一。

4）稳定性：37℃放置20天后，其阴性参考品符合率和最低检出量、精密性应分别符合1）～3）的要求。

九、游离绒毛膜促性腺激素β亚单位

（一）概述

HCG是足胎盘合体滋养层细胞所分泌的一种糖蛋白激素，由α链和β链两个亚单位以非共价键结合构成。应用HCG的β亚单位所制备的抗体，可用以测定血清游离绒毛膜促性腺激素β亚单位（游离β-HCG）水平，此抗体与FSH、TSH无交叉反应，与LH也只有很低度的交叉反应，可准确测定血中游离β-HCG水平。

（二）临床意义

通过检测中孕期母体血清甲胎蛋白、血清HCG、血清游离β-HCG、抑制素A和游离雌三醇指标，结合孕妇的年龄、体重、孕周、病史等进行综合风险评估，得出胎儿罹患唐氏综合征、18-三体综合征和开放性神经管缺陷的风险度。

（三）测定原理

目前该项目常见的免疫学测定方法包括化学发光法等。

（四）国家行业标准

暂无。

（五）试剂介绍

1. 游离绒毛膜促性腺激素β亚单位测定试剂盒（产筛）（化学发光法）［粤食药监械（准）字2011第2400713号］

(1) 原理：本试剂盒利用化学发光免疫夹心法检测游离β-HCG浓度。

采用针对游离β-HCG的一株单克隆抗体标记ABEI，另一株单克隆抗体标记FITC。标本、校准品与ABEI标记的单克隆抗体、FITC标记的单克隆抗体及包被羊抗FITC抗体的磁性微球混匀，形成抗原与ABEI标记的抗游离β-HCG单克隆抗体和FITC标记的抗游离β-HCG单克隆抗体的免疫复合物，外加磁场沉淀，去掉上清液，用洗液清洗沉淀复合物3次，直接进入标本测量室，仪器自动泵入化学发光激发物1和2，自动监测3s内发出的相对光强度（RLU）。游离β-HCG浓度与RLU呈一定的比例关系，测定仪自动拟合计算游离β-HCG浓度。

(2) 标本类型：血清。采集5.0ml静脉血至采血管中，室温静置。离心、分离血清部分，2～8℃储存。

血清标本在2～8℃稳定12h。超过12h，则先分装，-20℃可保存30天，避免反复冰冻和解冻两次以上。

(3) 参考范围：结果需结合专用软件（产前筛查软件）解释。

由于不同地区、不同个体引起正常的、合理的差别，以及采用不同方法进行检测，其所测得的游离β-HCG水平也会有所不同，因此建议每个实验室均应针对自己的特色人群建立参考值范围。

(4) 注意事项（干扰因素）

1) HAMA效应：含有人抗鼠抗体（HAMA）的患者血清可能导致假的升高或降低值。虽然加入了中和HAMA的介质，非常高的HAMA血清浓度仍然可能影响结果。

2) Hook效应：浓度值在4000ng/ml以内没有发现高剂量Hook效应。

试剂组分ABEI为人工合成的有机化合物，在人血清中不存在，因此不存在对试验结果的干扰物质。

(5) 储运条件

1) 试剂的准备和储存

A. 工作洗液：用纯化水将清洗缓冲液按1∶14稀释混匀，放置在室温中待用，保存至有效期。

B. 试剂：本试剂盒除洗液外，其他成分置于2～8℃保存至有效期。

C. 发光标记物、荧光素标记物均应避免阳光直射；湿度对试剂稳定性无影响。

D. 试剂运输要求：置于2～8℃环境条件下运输，运输过程中避免碰撞。

2) 有效期：储存在2～8℃无腐蚀性气体的环境中，未开封有效期为12个月，开封后有效期不少于28天。

(6) 性能指标

1) 准确率：回收率应在90%～110%。

2) 批内精密度：CV≤5%。

3) 批间精密度：CV≤10%。

4) 分析灵敏度：本试剂的分析灵敏度为＜1.0ng/ml。

5) 特异性：试剂盒对LH、FSH、TSH标准浓度的检测结果应符合以下的要求：当LH为200ng/ml时，检测结果游离β-HCG应＜2.0ng/ml；当FSH为150ng/ml时，检测结果游离β-HCG应＜1.5ng/ml；当TSH为50ng/ml时，检测结果游离β-HCG应＜0.5ng/ml。

6）检测范围：1.0 ～ 500.0ng/ml（通过最低检出限和定标曲线的最高值确定）。

7）线性：在 5.0 ～ 500.0ng/ml 浓度范围内，线性相关性系数 r 绝对值应＞ 0.9900。

2. 游离人绒毛膜促性腺激素 β 亚单位测定试剂盒（化学发光法）［国食药监械（准）字 2013 第 3401145 号］

（1）原理：采用夹心法化学发光免疫分析原理进行检测。通过免疫反应形成固相抗体－抗原－抗体－酶复合物，该复合物催化化学发光底物液发出光子，发光强度与游离 β-HCG 的含量成正比。

（2）标本类型：样本类型为血清。

（3）参考范围：各实验室应建立自己的参考值范围，本实验室对 430 名健康受试者的样本研究得出经本试剂盒测试的预期值见表 13-18。

表 13-18　游离 β-HCG CLIA 预期值（mIU/ml）

	男性（100 个样品）	女性（330 个样品）
平均值（$\bar{x}$）	0.28	0.27
标准偏差（s）	0.10	0.11
预期值范围（$\bar{x}$+2s）	＜ 0.5	＜ 0.5

注意：本正常参考区间是以特定方法确定的，由于临床状态的复杂性、个体间的差异、地区差异及操作者不同都可能影响到检测的结果，建议各实验室建立自己的参考区间，以上数据仅供参考。

（4）注意事项

1）高血脂或者溶血样本、受到微生物污染的样本及反复冻融或者热灭活后的样本均会影响检测的准确性从而导致错误的结果。

2）经常接触啮齿类动物或使用过鼠单克隆抗体作为体内诊断、治疗的患者，其样本中均可能含有人抗鼠抗体（HAMAs），该抗体的存在可能会导致结果出现假阳性或假阴性。如果样本中含有类风湿因子等干扰物质也存在导致实验结果异常的可能性。因此，在询诊时尽量查明是否接触过动物或动物制品（靶抗体药物、造影剂、胸腺肽、白蛋白、免疫抑制剂等），以便对检测结果作出正确的解释。

3）次氯酸钠消毒液等强氧化剂能引起发光底物液发生反应，导致结果误判，故发光操作实验室应禁止使用此类消毒剂。

（5）储运条件：试剂盒储存于 2 ～ 8℃，有效期 12 个月。

（6）性能指标

1）灵敏度：≤ 0.2mIU/ml。

2）精密性：用本方法检测低、中、高值三组样品（n=10）。分析内变异系数：CV ≤ 15%；分析间变异系数：CV ≤ 20%。

3）线性：r ≥ 0.9900。

4）线性范围：2 ～ 50 mIU/ml。

5）特异性：与 TSH、LH 无显著交叉反应。

十、硫酸脱氢表雄酮

（一）概述

硫酸脱氢表雄酮（DHEA-S）在肾上腺或腺外组织由脱氢表雄酮（DHEA）经磺酸化合成。血浆 DHEA 水平昼夜节律模式与皮质醇相似。相反，含量占多数的 DHEA-S 由于半衰期长达 7 ～ 9h，几乎不显示任何昼夜节律波动。由于 DHEA 和 DHEA-S 相互处于平衡稳定状态，而 DHEA-S 易于检测且受昼夜变化影响小，因此一般仅需检测 DHEA-S。

DHEA-S 的雄激素活性极其微弱，但其代谢产物（如雄烯二酮和睾酮）则有较强的雄激素活性。

测定 DHEA-S 是辅助诊断多毛症和女子男性化的重要手段，此外还可用于高催乳素血症、多囊性卵巢综合征的诊断和排除肾上腺皮质产生雄激素的肿瘤。

（二）临床意义

临床主要用于鉴别诊断多毛症与男性化、疑为肾上腺皮质肿瘤（特别是肾上腺皮质腺癌）、先天性肾上腺增生症。女性肾上腺多毛症与男性化伴 21- 羟化酶缺乏的先天性肾上腺增生症、伴 11β- 羟化酶缺乏的先天性肾上腺增生症、肾上腺肿瘤等疾病时，血浆 DHEA-S 水平升高。

（三）测定原理

目前该项目常见的免疫学测定方法包括化学发光法等。

（四）国家行业标准

暂无。

（五）试剂介绍

1. 硫酸脱氢表雄酮测定试剂盒（化学发光法）（粤械注准 20152400100）

(1) 原理：本试剂盒用于测定人血清中硫酸脱氢表雄酮的含量。

DHEA-S 是肾上腺分泌的浓度最高的类固醇激素，DHEA-S 主要来源于肾上腺皮质网状带，有极微弱的雄激素活性，也是肾上腺性类固醇激素如睾酮、雌激素合成的前体物质，是人体血循环中最为丰富的甾体物质。其半衰期为 24h，代谢清除率 MCR 为 5 ～ 20L/d。DHEA-S 与衰老、前列腺增生、胰岛素耐受、肥胖、冠心病等密切相关。血浆 DHEA-S 在 7 岁时出现，经过青春期逐渐升高。男性 20 ～ 24 岁达顶峰，女性 15 ～ 19 岁达顶峰。然后随年龄增长，在两性中稳定地下降。前列腺增生患者血清中 DHEA-S 水平均明显低于正常人。DHEA-S 具有广泛的生理作用，能改善葡萄糖耐量，提高胰岛素水平和抗糖尿病作用，能改善体脂数量和分布及降血脂，抑制血管内皮动脉粥样硬化，预防血小板聚集。DHEA-S 水平降低见于糖尿病患者，男性冠心病患者（对老年男性，DHEA-S 具有雌激素作用，可降低心血管疾病发病率；而在女性，DHEA-S 具有雄激素作用使之易患心血管疾病）。

(2) 标本类型：血清。采集 5.0ml 静脉血至采血管中，室温静置。离心、分离血清部分，2 ～ 8℃储存。

血清标本在 2 ～ 8℃稳定 12h。超过 12h，则先分装，-20℃可保存 30 天，避免反复冰冻和解冻两次以上。

(3) 参考范围（表 13-19）。

表 13-19　参考区间

性别	年龄（岁）	平均值（μg/dl）	95% 参考区间（μg/dl）
女性	18 ～ 20	177	51 ～ 321
	21 ～ 30	170	18 ～ 391
	31 ～ 40	141	23 ～ 266
	41 ～ 50	121	19 ～ 231
	51 ～ 60	58	8 ～ 188
	61 ～ 70	61	12 ～ 133
	> 71	35	7 ～ 177

续表

性别	年龄（岁）	平均值（μg/dl）	95% 参考区间（μg/dl）
男性	18 ～ 20	302	24 ～ 537
	21 ～ 30	238	85 ～ 690
	31 ～ 40	217	106 ～ 464
	41 ～ 50	193	70 ～ 495
	51 ～ 60	119	39 ～ 313
	61 ～ 70	78	24 ～ 244
	> 71	45	5 ～ 253

由于不同地区、不同个体引起正常的、合理的差别，以及采用不同方法进行检测，其所测得的 DHEA-S 水平也会有所不同，因此建议每个实验室均应针对自己的特色人群建立参考值范围。

(4) 储运条件

1) 未开封储存条件：2 ～ 8℃，禁止冷冻，避免阳光直射；湿度对试剂稳定性无影响。

2) 开封后储存：将试剂盒用封条封好，2 ～ 8℃储存，禁止冷冻，避免阳光直射。

3) 运输条件：置于 2 ～ 8℃环境条件下运输，运输过程避免碰撞。

4) 有效期：储存在 2 ～ 8℃无腐蚀性气体的环境中，未开封有效期为 12 个月，开封后有效期不少于 28 天。

(5) 性能指标

1) 准确率：回收率应在 90% ～ 110%。

2) 批内精密度：CV ≤ 10%。

3) 批间精密度：CV ≤ 15%。

4) 分析灵敏度：本试剂的分析灵敏度为 < 1.0μg/dl。

5) 特异性：检测 E_2 浓度为 5000pg/ml 的样本，检测结果应 < 5μg/dl；检测皮质醇浓度为 10 000ng/ml 的样本，检测结果 < 5μg/dl。

6) 检测范围：1.0 ～ 1000.0μg/dl（通过最低检出限和定标曲线的最高值确定）。

7) 线性：在 20.0 ～ 1000.0μg/dl 浓度范围内，线性相关性系数 r 绝对值应 > 0.9800。

2. 硫酸脱氢表雄酮检测试剂盒（磁微粒化学发光法）（豫械注准 20142400074）

(1) 原理：本产品采用竞争法原理进行检测。用二抗包被磁微粒，DHEA-S 抗体制备抗体溶液，辣根过氧化物酶标记 DHEA-S 抗原制备酶结合物。

通过免疫反应形成二抗－抗体－酶标抗原复合物，该复合物催化发光底物发出光子，发光强度与硫酸脱氢表雄酮的含量成反比。

(2) 标本类型：本试剂盒用于定量检测人血清中硫酸脱氢表雄酮的含量。采用正确医用技术收集血清样本。样本中的沉淀物和悬浮物可能会影响试验结果，应离心除去。严重溶血、脂血或浑浊的样本不能用于测定。样本收集后在室温放置不可超过 8h；如果不在 8h 内检测需将样本放置在 2 ～ 8℃的冰箱中；若需 48h 以上保存或运输，则应冻存于 -20℃以下，避免反复冻融。使用前恢复到室温，轻轻摇动混匀。

(3) 参考范围：检测不同健康人群样本，采用百分位法，以 5% 和 95% 为界限，确定的正常参考区间见表 13-20。

表 13-20　DHEA-S 正常参考区间

性别	年龄（岁）	样本数	参考区间（μg/dl）
女性	18 ～ 20	101	75 ～ 314
	21 ～ 30	109	30 ～ 361
	31 ～ 40	120	30 ～ 263
	41 ～ 50	115	36 ～ 248
	51 ～ 60	98	10 ～ 185
	61 ～ 70	96	16 ～ 139
	＞ 70	91	4 ～ 149
男性	18 ～ 20	135	34 ～ 530
	21 ～ 30	164	91 ～ 612
	31 ～ 40	105	118 ～ 420
	41 ～ 50	124	71 ～ 437
	51 ～ 60	102	51 ～ 296
	61 ～ 70	93	37 ～ 218
	＞ 70	90	10 ～ 215
儿童	＜ 1 周	110	108 ～ 603
	1 ～ 4 周	105	32 ～ 428
	1 ～ 12 月	108	5 ～ 122
	1 ～ 4	116	1 ～ 19
	5 ～ 9	118	3 ～ 85
	10 ～ 17	108	27 ～ 447

建议各实验室根据自己实际条件及接触人群建立正常参考区间。本试剂盒仅作为诊断的辅助手段之一，供临床医生参考。

(4) 注意事项（干扰因素）：本产品检测结果仅供临床参考，不应作为临床诊治的唯一依据，对患者的临床管理应结合其症状、体征、病史、其他实验室检查、治疗反应等信息综合考虑。样本中的嗜异性抗体或类风湿因子可能会干扰检测结果，须结合患者病史、临床检查和其他临床资料来综合评估检测结果。严重溶血、脂血或浑浊的样本可能会造成不正确的检测结果，应避免使用此类样本。

(5) 储运条件：试剂盒在 2 ～ 8℃储存，防止冷冻，避免强光照射，有效期 12 个月。试剂机载稳定性：试剂包（磁微粒混悬液、酶结合物、抗体溶液）竖直向上存放，在 2 ～ 10℃环境下冷藏保存 2h 后，才可上机使用。首次使用后，机载或在 2 ～ 10℃环境下稳定期为 28 天。校准品开瓶后保存于 2 ～ 8℃可使用 60 天。

(6) 性能指标

1) 最低检测限：不高于 2μg/dl。

2) 线性：在 10 ～ 1000μg/dl 范围内线性相关系数 $r \geqslant 0.9900$。

3) 准确度：检测企业准确度质控品，测量结果的相对偏差在 ±15% 范围内。

4) 特异性：检测 4000μg/dl 的脱氢表雄酮、5000μg/dl 的醛固酮、5000μg/dl 的孕酮、5000μg/dl 的雌三醇、5000μg/dl 的雌二醇、2000μg/dl 的睾酮、1000μg/dl 的 17α- 羟孕烯醇酮、1000μg/dl 的泼尼松、10 000μg/dl 的皮质醇、1000μg/dl 的地塞米松、1000μg/dl 的皮质酮、1000μg/dl 的 21- 羟基孕酮、1000μg/dl 的脱氢皮质醇，结果均不高于 3μg/dl。

5) 重复性：CV ≤ 15.0%。

6) 干扰物质：1.25g/L 血红蛋白、0.1g/L 胆红素、30g/L 三酰甘油对检测结果无显著影响。

十一、游离雌三醇

（一）概述

妊娠妇女血清中的游离雌三醇（FE_3）主要由胎儿肝脏和胎盘产生。雌三醇的前体，胆固醇和孕烯醇酮来源于母体和胎盘。胎儿的肾上腺把孕烯醇酮转化为脱氢表雄酮（DHEA），DHEA 在胎儿的肝脏中转化为 16-OH-DHEA- 硫酸盐，这种硫酸盐的衍生物在胎盘转化为雌三醇，并通过胎盘进入母体血液，雌三醇在进入肝脏结合之前在母体血循环中的半衰期大约为 20min。

正常妊娠时，血循环中的 90% 的雌激素为雌三醇，在妊娠过程中，血清雌三醇含量不断升高，妊娠前期增高 4.5 倍，中期增高 6.5 倍，末期增高 8.5 倍。

检测血清游离雌三醇可以作为胎儿生长和胎盘功能的良好指标，可降低围生儿死亡率，提高高危妊娠的诊断率，以达到优生的目的。

（二）临床意义

(1) 判断胎儿发育情况：凡胎儿发育正常者妊娠中期 E_3 浓度逐渐缓慢上升，妊娠 26 ～ 34 周血浆 FE_3 值逐渐上升，孕 35 ～ 36 周后迅速升高，41 ～ 42 周达高峰，43 周又见下降。因此，血和尿 FE_3 测定是判断胎儿 - 胎盘功能的重要方法之一，FE_3 的下降与妊毒症的严重程度及胎儿受害的轻重呈正相关。

(2) 过期妊娠：过期妊娠导致胎盘老化、功能衰竭，胎儿 - 胎盘单位产生 E_3 的功能下降，因此过期妊娠时，为避免胎儿窘迫综合征的发生，FE_3 的值发生变化时可考虑引产和剖宫产。

(3) 妊娠高血压综合征：在无胎儿窘迫的情况下，妊高征早期，由于子宫 - 胎盘血流增加，FE_3 可正常；在中重度妊高征时，由于肾素 - 血管紧张素 - 醛固酮 - 前列腺素系统的作用使动脉痉挛，胎盘缺血，致血 FE_3 明显下降。

(4) 胎儿宫内生长迟缓、无脑儿、胎儿肾上腺不发育、死胎等血 FE_3 下降。

(5) 多胎妊娠、胎儿体重大、胎儿先天性肾上腺皮质增生，FE_3 合成增多，排泄增加。

(6) 唐氏综合征：通过检测中孕期母体血清甲胎蛋白、血清 HCG、血清游离 β-HCG、抑制素 A 和游离雌三醇指标，结合孕妇的年龄、体重、孕周、病史等进行综合风险评估，得出胎儿罹患唐氏综合征、18- 三体综合征和开放性神经管缺陷的风险度。

（三）测定原理

目前该项目常见的免疫学测定方法包括化学发光法等。

（四）国家行业标准

暂无。

（五）试剂介绍

1. 游离雌三醇测定试剂盒（化学发光法）（粤食药监械生产许 20000003 号）

(1) 原理：本试剂盒利用化学发光免疫竞争法检测 FE_3 浓度。

采用 FE_3 纯抗原标记 ABEI，抗 FE_3 多克隆抗体包被磁性微球。标本、缓冲液、校准品与 ABEI 标记的抗原及包被有抗 FE_3 多克隆抗体磁性微球混匀，待测抗原与 ABEI 标记纯抗原竞争结合抗 FE_3 多克隆抗体包被磁性微球，形成 ABEI 标记的 FE_3 纯抗原和抗 FE_3 多克隆抗体包被磁性微球的免疫复合物，外加磁场沉淀，去掉上清液，用洗液清洗沉淀复合物 3 次，直接进入标本测量室，仪器自动泵入化学发光激发物 1 和 2，自动监测 3s 内发出的相对光强度（RLU）。FE_3 浓度与 RLU 呈一定的比例关系，测定仪自动拟合计算 FE_3 浓度。

(2) 标本类型：血清。采集 5.0ml 静脉血至采血管中，室温静置。离心、分离血清部分，2 ～ 8℃储存。

血清标本在 2 ～ 8℃稳定 12h。超过 12h，则先分装，-20℃可保存 30 天，避免反复冰冻和解冻两次以上。

(3) 参考范围：正常怀孕标本参考值，14 ～ 20 周 0.28 ～ 3.14ng/ml；20 ～ 31 周 2.75 ～ 10.90ng/ml；31 ～ 37 周 3.62 ～ 14.60ng/ml；37 ～ 40 周 6.20 ～ 22.40ng/ml。

由于不同地区、不同个体引起正常的、合理的差别，以及采用不同方法进行检测，其所测得 FE_3 水平也会有所不同，因此建议每个实验室均应针对自己的特色人群建立参考值范围。

(4) 注意事项（干扰因素）：试剂组分 ABEI 为人工合成的有机化合物，在人血清中不存在，因此不存在对试验结果的干扰物质。

(5) 储运条件

1）试剂的准备和储存

A. 工作洗液：用纯化水将清洗缓冲液按 1 ∶ 14 稀释混匀，放置在室温中待用，保存至有效期。

B. 试剂：本试剂盒除洗液外，其他成分置于 2 ～ 8℃保存至有效期。

C. 发光标记物、荧光素标记物均应避免阳光直射；湿度对试剂稳定性无影响。

D. 试剂运输要求：置于 2 ～ 8℃环境条件下运输，运输过程中避免碰撞。

2）有效期：储存在 2 ～ 8℃无腐蚀性气体的环境中，未开封有效期为 12 个月，开封后有效期不少于 28 天。

（6）性能指标

1）准确率：回收率应在 90% ～ 110%。

2）批内精密度：CV ≤ 5%。

3）批间精密度：CV ≤ 10%。

4）分析灵敏度：本试剂的分析灵敏度为 ＜ 0.1ng/ml。

5）特异性：当睾酮的浓度为 17ng/ml 时，检测结果 FE_3 ＜ 1.0ng/ml；当孕酮的浓度为 40ng/ml 时，检测结果 FE_3 ＜ 1.0ng/ml；当雌二醇的浓度为 3000pg/ml 时，检测结果 FE_3 ＜ 0.3ng/ml。

6）检测范围：0.1 ～ 40.0ng/ml。

7）线性：在 0.5 ～ 40.0ng/ml 浓度范围内，线性相关性系数 *r* 绝对值应＞ 0.9900。

2. 游离雌三醇检测试剂盒（磁微粒化学发光法）（豫械注准 20152400478）

（1）原理：本试剂盒采用竞争法原理进行检测。用二抗包被磁微粒，雌三醇抗体制备抗体溶液，辣根过氧化物酶标记雌三醇抗原制备酶结合物。通过免疫反应形成二抗 - 抗体 - 酶标抗原复合物，该复合物催化发光底物液发出光子，发光强度与雌三醇的含量成反比。

（2）标本类型：应用正确医用技术收集血清样本。样本收集后在室温放置不可超过 8h；如果不在 8h 内检测需将样本放置在 2 ～ 8℃的冰箱中；若需 48h 以上保存或运输，则应冻存于 -20℃以下，避免反复冻融。使用前恢复到室温，轻轻摇动混匀。

（3）参考范围：531 份孕妇血清样本，其中孕 14 周血清 56 份、孕 15 周血清 76 份、孕 16 周血清 60 份、孕 17 周血清 86 份、孕 18 周血清 64 份、孕 19 周血清 65 份、孕 20 周血清 71 份、孕 21 周血清 53 份，对其用本试剂盒进行测定，计算出各孕周中位数表 13-21。

表 13-21　参考范围

孕周	例数	中位数（ng/ml）
14	56	0.65
15	76	0.82
16	60	1.03
17	86	1.30
18	64	1.64
19	65	2.06
20	71	2.59
21	53	2.97

建议各实验室根据自身实际条件及接触人群建立正常参考区间。本试剂盒仅作为诊断的辅助手段之一，供临床医生参考。

（4）注意事项（干扰因素）

1）样本中的沉淀物和悬浮物可能会影响试验结果，应离心除去。

2）严重溶血、脂血或浑浊的样本不能用于测定。

3）样本中的嗜异性抗体或类风湿因子可能会干扰检测结果。50mg/dl 胆红素、500mg/dl 血红蛋白、1000mg/dl 三酰甘油对检测结果无干扰。

（5）储运条件

1）试剂盒在 2 ～ 8℃储存，防止冷冻，避免强光照射，有效期 12 个月。

2）试剂机载稳定性

A. 试剂包（磁微粒混悬液、酶结合物、抗体溶液）竖直向上存放，在 2 ～ 10℃环境下冷藏保存 2h 后，才可上机使用。首次使用后，机载或在 2 ～ 10℃环境下稳定期为 28 天。

B. 校准品开瓶后保存于 2 ～ 8℃，稳定期为 2 个月。

（6）性能指标

1）空白限：不高于 0.02ng/ml。

2）线性：在 0.02 ～ 8ng/ml 范围内，线性相关系数 *r* 不低于 0.9900。

3）特异性：与 1000ng/ml 孕酮、1000ng/ml 雌酮、10 000ng/ml DHEA、10 000ng/ml17- 表 雌 三醇、10 000ng/ml 羟基孕酮、11 000ng/ml 雌二醇、12 000ng/ml 皮质醇无交叉反应。

4）重复性：CV ≤ 15.0%。

十二、17α-羟基孕酮

（一）概述

17α-羟基孕酮（17α-OH progesterone）是在合成糖皮质激素和性类固醇过程中产生的一种C21内源性孕激素，可以在17α-羟化酶作用下由孕酮转化，或者在3β-羟类固醇脱氢酶（3β-HSD）作用下由17α-羟孕烯醇酮转化，主要产生于肾上腺皮质，部分产生于性腺。血清中的17α-羟孕酮主要与性激素共同作用，促进个体器官的发育。

血清中17α-羟基孕酮的测定是诊断因21-羟化酶缺乏所引起的先天性肾上腺皮质增生症（CAH）的主要手段，也用于分析男性和女性的普通痤疮、男性秃顶及一些不明原因的不育症。

（二）临床意义

血清中17α-羟基孕酮的测定是诊断因21-羟化酶缺乏所引起的先天性肾上腺皮质增生症（CAH）的主要手段。CAH代表常染色体隐性的激素紊乱，这种紊乱主要是由于人体内不同酶的缺乏导致，这些酶的缺乏影响人体内合成氢化可的松和甾体激素，增加了17α-羟孕酮和雄激素的分泌，而先天性肾上腺增生90%以上是因为21-羟化酶的缺失。21-羟化酶缺乏的先天性肾上腺皮质增生症患者血清中17α-羟孕酮浓度明显升高，羟化酶缺乏时，17α-羟孕酮上升幅度较小。约6%的成年多毛女性有不同程度的21-羟化酶缺乏，这一类迟发型缺乏症病例中17α-羟孕酮浓度常超过卵泡期的高限0.9ng/ml。也用于分析男性和女性的普通痤疮、男性秃顶及一些不明原因的不育症。

（三）测定原理

目前该项目常见的免疫学测定方法包括化学发光法等。

（四）国家行业标准

暂无。

（五）试剂介绍

下文以17α-羟孕酮检测试剂盒（磁微粒化学发光法）（豫械注准20142400077）为例进行介绍。

（1）原理：本试剂盒采用竞争法原理进行检测。用二抗包被磁微粒，17α-OHP抗体制成抗体溶液，辣根过氧化物酶标记17α-OHP抗原制备酶结合物。通过免疫反应形成二抗－抗体－酶标抗原复合物，该复合物催化发光底物发出光子，发光强度与17α-羟孕酮的含量成反比。

（2）标本类型：本试剂盒用于定量检测人血清中17α-羟孕酮的含量。采用正确的医用技术收集血清样本。样本中的沉淀物和悬浮物可能会影响试验结果，应离心除去。严重溶血、脂血或浑浊的样本不能用于测定。样本收集后在室温放置不可超过8h；如果不在8h内检测需将样本放置在2～8℃的冰箱中；若需48h以上保存或运输，则应冻存于-20℃以下，避免反复冻融。使用前恢复到室温，轻轻摇动混匀。

（3）参考范围：检测不同健康人群样本，采用百分位数法，以5%和95%为界限，确定的正常参考区间见表13-22。

表13-22　17α-OHP参考区间

人群	样本数	参考区间（ng/ml）
正常男性	105	0.31～2.01
正常月经女性		
卵泡期	110	0.05～1.02
黄体期	103	0.3～2.34
排卵期	92	0.1～1.4
特殊女性		
绝经期	90	＜0.93
孕后期	112	2.28～9.24
1～13岁儿童	108	＜2.32
1个月～1岁幼儿	123	0.82～16.63

建议各实验室根据自己实际条件及接触人群建立正常参考区间。本试剂盒仅作为诊断的辅助手段之一，供临床医生参考。

（4）注意事项（干扰因素）：本产品检测结果仅供临床参考，不应作为临床诊治的唯一依据，对患者的临床管理应结合其症状、体征、病史、其他实验室检查、治疗反应等信息综合考虑。样本中的嗜异性抗体或类风湿因子可能会干扰检测结果，须结合患者病史、临床检查和其他临床资料来综合评估检测结果。严重溶血、脂血或浑浊的样本可能会造成不正确的检测结果，避免使用此类样本。

(5) 储运条件：试剂盒在 2 ～ 8℃储存，防止冷冻，避免强光照射，有效期 12 个月。试剂机载稳定性：试剂包（磁微粒混悬液、酶结合物、抗体溶液）竖直向上存放，在 2 ～ 10℃环境下冷藏保存 2h 后，才可上机使用。首次使用后，机载或在 2 ～ 10℃环境下稳定期为 28 天。校准品开瓶后保存于 2 ～ 8℃可使用 60 天。

(6) 性能指标

1) 空白限：不高于 0.05ng/ml。

2) 线性：在 0.05 ～ 30ng/ml 范围内，线性相关系数 $r \geqslant 0.9900$。

3) 准确度：检测企业准确度质控品，测量结果的相对偏差在 ±15% 范围内。

4) 特异性：分别测定 5000ng/ml 雌二醇、5000ng/ml 雌三醇、4000ng/ml 脱氢表雄酮、2000ng/ml 睾酮、1000ng/ml 皮质醇、5000ng/ml 醛固酮，交叉反应率均≤ 0.01%；分别测定 100ng/ml 17α- 羟孕烯醇酮、500ng/ml 孕酮，交叉反应率均≤ 1.0%。

5) 重复性：CV ≤ 15.0%。

6) 干扰物质：25mg/dl 胆红素、100mg/dl 血红蛋白、6000mg/dl 三酰甘油对本试剂盒检测结果无显著影响。

十三、抗苗勒管激素

（一）概述

抗苗勒管激素（AMH）是转化因子 β 超家族的成员之一，是由两个相同的 70kb 亚基组成的二聚糖蛋白，相对分子质量为 140×10^3，其基因位于 19 号染色体短臂，大小 2.4 ～ 2.8kb，有 5 个外显子，C 端为活性作用端。AMH 受体基因总长为 7.6kb，有 11 个外显子，第 1 ～ 3 个外显子编码细胞外区域，对 AMH 有高度亲和力。

AMH 在性腺器官发育过程中起着重要作用，是男女性腺功能的重要标记物之一。男性 AMH 主要由睾丸间质细胞产生，始于胚胎形成并贯穿生命始终；在男性胎儿的发育过程中，AMH 导致苗勒管退化，形成正常发育的男性生殖管道。女性 AMH 主要由卵巢颗粒细胞产生，血清 AMH 保持相对于男性较低的一个水平，从青春期开始，血清 AMH 水平逐渐降低，并在更年期降低到 ELISA 法检测不到的水平。

（二）临床意义

1. 多囊卵巢综合征 多囊卵巢综合征患者卵巢中生长的卵泡数是正常人的 2 ～ 3 倍，其基础血清 AMH 水平较正常人明显升高，并与卵泡数明显相关。血清 AMH 水平可以精确反映卵巢早期窦卵泡数，并可作为诊断多囊卵巢综合征的有力工具。

2. 卵巢储备 卵巢储备包括原始卵泡的质量和数量。随着年龄的增长，女性的生殖能力逐渐下降，一旦原始卵泡被耗尽，卵泡就不能被募集，进而导致更年期。因为目前还未发现可反映卵母细胞质量的指标及直接测量原始卵泡数量的方法，所以直接测量卵巢储备是不可能的。但是，早生长卵泡的数量可反映原始卵泡的数量。因此，反映生长卵泡的数量指标也可以间接地反映原始卵泡的数量，这也反映了卵巢储备的数量。

女性出生时，血清内几乎检测不到 AMH；出生后几周血清 AMH 浓度开始缓慢上升，青春期晚期，其血清浓度达到高峰，在整个生育年龄其持续存在，但随着年龄的增长及卵泡的消耗，浓度逐渐下降，绝经后无法检测到。血清 AMH 的逐渐降低与窦卵泡数量的减少有明显的关联。

AMH 是一个早期反映卵巢功能损伤的可靠指标，AMH 的下降发生在其他指标改变前。因此，AMH 是一个比传统的卵巢储备标志能更好地预测绝经过渡期的指标。

3. 卵巢早衰 在促性腺激素分泌过多的闭经女性中（即卵巢早衰患者），血清 AMH 浓度非常低或者检测不到。最近有一项卵巢早衰的研究表明，卵巢活检发现的 AMH 阳性卵泡数和血清中 AMH 浓度显著相关，表明 AMH 在评估卵巢功能障碍上有一定的作用。

4. 辅助生殖技术 自 2002 年以来，大量有关 AMH 在辅助生殖技术中的作用及妊娠结局的文章发表。多数研究表明，AMH 可评估卵巢对促排卵药物的反应性，预测卵巢过度刺激综合征，为临床制定合理的卵巢刺激方案提供依据。

(1) 评估卵巢反应：生育年龄的推迟将导致更多的女性需要依赖辅助生殖技术。卵巢衰老的一个显著特征就是对促排卵的反应性下降。目前，AMH 浓度被证明与促排卵前卵巢内的窦状卵泡数及治疗后收集的卵母细胞数呈显著的相关性。与有正常反应的患者相比，反应差的患者其血清 AMH 浓度明显较低。

(2) 预测卵巢过度刺激综合征：血清 AMH 水平可预测卵巢过度刺激综合征的发生，为促排卵药物应用提供依据。研究表明，卵巢过度刺激综合征患者（排除 PCOS）血清 AMH 水平高于正常对照组。可通过检测基础血清 AMH 水平制定个性化促排卵方案。

5. 男性不育　在胚胎发生期，男、女性腺在苗勒管周围的间叶细胞中均有表达。性别分化过程中，AMH 及其受体 AMHR Ⅱ 基因突变导致 AMH 信号转导障碍，苗勒管退化受到抑制，可引起男性体内女性生殖器官的分化，从而产生隐睾和（或）持续性苗勒管综合征。由于两种生殖腺同时在体内存在，阻碍了精子的发生，导致男性不孕。有研究显示，男性因素引起的不孕夫妇的男性血清中 AMH 水平较正常男性降低，两者精浆中的 AMH 浓度也存在明显差异。

6. 肿瘤　女性卵巢颗粒细胞是分泌 AMH 的主要场所，若颗粒细胞呈肿瘤样增生，患者血清 AMH 可成倍增长，手术切除后则无法测出。

（三）测定原理

目前该项目常见的免疫学测定方法包括电化学发光法等。

（四）国家行业标准

暂无。

（五）试剂介绍

1. 抗苗勒管激素检测试剂盒（电化学发光法）（国械注进 20152400916）

(1) 检测原理：夹心法。总检测时间：18min。

1) 第一次孵育：50μl 样本、生物素标记的 AMH 特异性单克隆抗体与钌复合物标记的 AMH 特异性单克隆抗体反应形成抗原抗体夹心复合物。

2) 第二次孵育：加入包被链霉亲和素的磁珠微粒后，该复合物通过生物素与链霉亲和素的相互作用与固相结合。

3) 将反应液吸入测量池中，通过电磁作用将磁珠吸附在电极表面。未与磁珠结合的物质通过 ProCell/ProCell M 除去。给电极加以一定的电压，使复合物化学发光，并通过光电倍增器测量发光强度。

4) 通过检测仪的定标曲线得到最后的检测结果，定标曲线是通过两点定标和试剂条形码上获得的一级定标曲线生成的。

(2) 样本类型：只有以下类型的样本可用于检测。血清样本须用标准试管或有分离胶的真空管收集；肝素锂血浆，不能使用 EDTA 抗凝血浆。

判断标准：血清值 ≥ 0.5ng/ml 时，回收率在 ±30% 范围内；血清值 < 0.5ng/ml 且斜率为 (0.9 ～ 1.1) + 截距在 ±0.5 范围内 + 相关系数 ≥ 0.95 时，回收率在血清值的 ±0.2ng/ml 范围内。

20 ～ 25℃稳定保存 5 天，2 ～ 8℃稳定保存 5 天；-20℃稳定保存 6 个月。只可冻融一次。

(3) 参考范围：对白种人进行的 AMH 测定研究，其样本取自健康成人（148 名男性、493 名未服避孕药的女性）、149 名多囊性卵巢综合征女性患者，得到如下结果（表 13-23）。

实验室应按照自身的患者总数检查参考值的可转移性，如有必要可根据自身情况设定参考范围。

(4) 注意事项：检测结果不受黄疸（胆红素 ≤ 1129μmol/L 或 ≤ 66mg/dl）、溶血（血红蛋白 ≤ 0.621mmol/L 或 ≤ 1.0g/dl）、脂血（乳糜 ≤ 1000mg/dl、生物素（≤ 143nmol/L 或 ≤ 30ng/ml）、IgG ≤ 2.5g/dl、IgA ≤ 1.8g/dL 及 IgM ≤ 0.5g/dl 的影响。

判断标准：回收率在初始值± 10% 范围内。

对于接受高剂量生物素治疗的患者（即 > 5mg/d），必须在末次生物素治疗后至少 8h 采集样本。

类风湿因子浓度 ≤ 1000IU/ml 时无明显干扰。

AMH 浓度 ≤ 1400ng/ml 时无高剂量 Hook 效应。体外对 17 种常用药物进行检测，未发现有药物影响检测结果。少数病例中针对分析物特异性抗体、链霉亲和素或钌抗体的极高滴度抗体会影响检测结果。通过适当的实验设计可将影响因素降到最低。

表 13-23　参考范围

	样本数	第 5 百分位（ng/ml）(95%CI)	第 10 百分位（ng/ml）(95%CI)	中间值（ng/ml）(95%CI)	第 90 百分位（ng/ml）(95%CI)	第 95 百分位（ng/ml）(95%CI)
健康男性	148	1.43（0.256 ～ 1.97）	2.15（1.35 ～ 2.43）	4.79（4.53 ～ 5.35）	10.1（9.14 ～ 11.6）	11.6（10.3 ～ 17.0）
健康女性						
20 ～ 24 岁	115	1.66（0.862 ～ 1.85）	1.88（1.49 ～ 2.28）	3.97（3.55 ～ 4.33）	7.29（6.82 ～ 10.1）	9.49（7.38 ～ 11.5）
25 ～ 29 岁	142	1.18（0.853 ～ 1.81）	1.83（1.18 ～ 2.07）	3.34（3.03 ～ 3.87）	7.53（6.74 ～ 9.16）	9.16（7.63 ～ 10.1）
30 ～ 34 岁	110	0.672（0.473 ～ 0.932）	0.946（0.602 ～ 1.19）	2.76（2.34 ～ 3.55）	6.70（5.57 ～ 7.64）	7.55（6.76 ～ 9.34）
35 ～ 39 岁	57*		0.777（0.159 ～ 0.932）	2.05（1.78 ～ 3.24）	5.24（4.83 ～ 7.34）	
40 ～ 44 岁	41*		0.097（0.021 ～ 0.247）	1.06（0.734 ～ 2.13）	2.96（2.59 ～ 5.70）	
45 ～ 50 岁	28*		0.046（0.018 ～ 4.16）	0.223（0.125 ～ 0.498）	2.06（0.018 ～ 4.16）	
PCOS 女性 **	149	2.41（1.67 ～ 3.01）	3.12（2.29 ～ 3.77）	6.81（6.30 ～ 7.42）	12.6（11.5 ～ 17.1）	17.1（13.3 ～ 20.3）

* 由于这些年龄群体中的患者数量较少，因此未计算其百分位数极端值。

** 根据鹿特丹 ESHRE/ASRM 赞助的 CESHRE，欧洲人类生殖和胚胎协会（ASRM 为美国生殖医药学会）PCOS 共识工作小组所定义的 PCOS 修订诊断标准。

作为诊断指标，必须结合患者病史、临床检查和其他临床资料来综合评估检测结果。

（5）储运条件：保存于 2 ～ 8℃，有效期 9 个月；避免冷冻。

请垂直摆放试剂盒，以确保使用前自动混合过程中微粒充分混匀（表 13-24）。

表 13-24　稳定性

类型	时间
未开封试剂，2 ～ 8℃	有效期内均可使用
开封试剂，2 ～ 8℃	12 周
置于分析仪上	8 周

（6）性能参数

1）精密度：根据临床和实验室标准协会（CLSI）的方案（EP5-A2），使用试剂、样本和质控品确定精密度，每天平行测定 2 次，共 21 天（n=84）。获得如下结果（表 13-25 和表 13-26）。

表 13-25　重复性与中间精密度

样本	均值 (ng/ml)	重复性		中间精密度	
		s (ng/ml)	CV (%)	s (ng/ml)	CV (%)
人血清 1	0.232	0.004	1.8	0.010	4.4
人血清 2	0.705	0.008	1.1	0.028	4.0
人血清 3	2.44	0.030	1.2	0.082	3.3
人血清 4	12.3	0.132	1.1	0.449	3.7
人血清 5	18.8	0.287	1.5	0.711	3.8
PreciControl AMH 1	1.15	0.011	1.0	0.033	2.9
PreciControl AMH 2	5.68	0.057	1.0	0.214	3.8

表 13-26　重复性与精密度

样本	均值 (ng/ml)	重复性		精密度	
		s (ng/ml)	CV (%)	s (ng/ml)	CV (%)
人血清 1	0.248	0.004	1.7	0.008	3.2
人血清 2	0.745	0.009	1.2	0.020	2.7
人血清 3	2.55	0.028	1.1	0.070	2.7
人血清 4	13.0	0.165	1.3	0.397	3.0
人血清 5	19.6	0.188	1.0	0.650	3.3
PreciControl AMH 1	1.19	0.014	1.2	0.042	3.5
PreciControl AMH 2	5.89	0.055	0.9	0.200	3.4

2）检测范围：0.01 ～ 23ng/ml（通过检出限和一级定标曲线最大值界定）。低于检测下限的值报告为＜ 0.01ng/ml。超过检测范围的值报告为＞ 23ng/ml（或 2 倍稀释结果可报告至 46ng/ml）。

3）检测下限：空白限 0.007ng/ml；检出限 0.010ng/ml；定量出限 0.030ng/ml。总容许误差 ≤ 20% 空白限、检出限和定量检出限均是按照临床和实验室标准协会（CLSI）EP17-A 的要求测定。

空白限来自于几次独立测量中对几份无分析物样本 ≥ 60 次测量所得数值的第 95 百分位数。空白限相当于在该浓度以下有 95% 的可能性为无分析物样本。

检出限是根据空白限及低浓度样本的标准差来确定。检出限相当于可被检测出来的最低分析物浓度（数值有 95％的可能性高于空白限）。

定量检出限是指可精确定量检测出的样本中

分析物最低量，总容许相对误差≤ 20%。

4）方法比较

A. 使用临床样本，对 Elecsys AMH 测定（y）和一种市售的 AMI 测定（x）进行比较，得到以下相关性（ng/ml）：

检测样本数：548

Passing/Bablok　　线性回归

y=0.639x+0.247　　y=0.592x+0.541

τ=0.919　　r=0.976

样本浓度在 0.046 ～ 16.5ng/ml。

B. 使用正常浓度范围最高 4ng/ml 的临床样本，对 Elecsys AMH 测定（y）和一种市售 AMH 测定（x）进行比较，得到以下相关性（ng/ml）：

检测样本数：340

Passing/Bablok　　线性回归

y=0.788x+0.095　　y=0.720x+0.206

τ=0.884　　r=0.966

样本浓度在 0.046 ～ 3.99ng/ml。

5）分析特异性：所用的单克隆抗体对人 AMH 有高度特异性。发现以下交差反应性（表 13-27）。

表 13-27　交叉反应测试

交叉反应物	测试浓度	交叉反应性（%）
抑制素 A	100ng/ml	ND
激活素 A	100ng/ml	ND
LH	500 mIU/ml	ND
FSH	500 mIU/ml	ND

注：ND 为未检出。

十四、妊娠相关蛋白 A

（一）概述

妊娠相关蛋白 A（PAPP-A）是妊娠期由胎盘合体滋养层细胞及蜕膜细胞分泌的一种大分子糖蛋白，正常月经周期子宫内膜间质细胞也能合成并分泌到血清中，其分子质量为 750 ～ 820kDa，PAPP-A 基因定位于人类染色体 9q33.1。正常妊娠妇女在末次月经后 5 周时，血清中即可检测出 PAPP-A，从第 7 周开始其浓度随着妊娠周数的增加而呈上升趋势直至足月，正常分娩后很快消失。

（二）临床意义

1. 正常妊娠　PAPP-A 是一种与妊娠相关联的大分子糖蛋白，妊娠第 5 周开始即可检出孕妇血清中的 PAPP-A，孕早期其浓度上升比 HCG 显著，随孕周增加呈现明显上升趋势，直至孕末期达高峰，产后开始下降，半衰期 3 ～ 4 天，至产后 6 周血清中即测不到。PAPP-A 不经肾脏排泄，所以整个孕期，孕妇尿中检测不到 PAPP-A。

PAPP-A 可作为早孕的诊断指标及孕期胎儿健康状况的监测指标，孕妇血清 PAPP-A 水平与胎盘重置及胎儿体质量呈正相关，双胎妊娠时血清 PAPP-A 浓度明显高于单胎妊娠者，因此，检测血清 PAPP-A 水平对于了解胎盘功能、孕期胎儿宫内发育状况的监测及双胎妊娠的早期诊断都具有一定的价值。

2. 异位妊娠和流产　由于异位妊娠时滋养细胞功能降低，胚胎着床的位置血循环不如子宫内膜丰富，影响了 PAPP-A 的产生和分泌，导致血清 PAPP-A 浓度低于正常妊娠时，提示 PAPP-A 的测定在早期诊断和鉴别诊断异位妊娠患者中有一定的价值。

低水平的 PAPP-A 是早期不良胎盘形成而导致妊娠相关并发症的独立危险因素。由于孕妇血清 PAPP-A 水平与胎盘大小及功能有关，通过血清中 PAPP-A 水平变化可监测胎盘发育情况和胎儿在宫内的发育状况，故对预测早期先兆流产有一定意义，即 PAPP-A 水平越低，最终发展成为难免流产的可能性越大。另外，复发性流产孕妇蜕膜组织中 PAPP-A 表达水平明显降低，是复发性流产的危险因素，PAPP-A 可作为临床诊断复发性流产的辅助诊断指标。因此，血清 PAPP-A 的测定在判断异位妊娠和先兆流产及其预后方面都有非常重要的意义，有利于早期妊娠的管理。

3. 早产和死产　妊娠早期低水平的 PAPP-A 与早产相关联。妊娠早期血清 PAPP-A 水平过低，可能存在胎盘滋养层功能受损，从而导致自发性早产，妊娠早期血清 PAPP-A 水平的测定可能对预防自发性早产有所帮助，血清低水平的 PAPP-A 浓度是早产和死产的一个危险因素。

4. 唐氏综合征（DS）　又称 21- 三体综合征，

是人类最早发现且最常见的常染色体病。研究已证实，PAPP-A 是妊娠早期筛查 DS 的有效血清标志物。双联检测以 PAPP-A+ 游离 β-HCG 为最佳组合。妊娠早期联合检测血清 PAPP-A 和游离 β-HCG，再结合胎儿颈后透明层 NT 的测量，可作为妊娠早期筛查 DS 的常规检查项目，而 PAPP-A 则是妊娠早期 DS 筛查最有希望的一项指标。

5. 妊娠高血压综合征 妊娠期高血压是妊娠期常见的疾病，多发生于妊娠 20 周以后，孕早期血清 PAPP-A 水平的降低可能会潜在增加孕妇妊娠期高血压的风险。

6. 心血管疾病 近年来大量研究表明，PAPP-A 在心血管疾病中具有重要的应用价值。PAPP-A 是与 ACS 动脉粥样斑块不稳定性相关的血清学指标，胸痛患者血清 PAPP-A 浓度的升高说明有较高的死亡风险。另外还有研究发现，维持性血液透析（MHD）患者 PAPP-A 与左心室心肌质量指数（LVMI）呈正相关，与左室射血分数（EF）呈负相关，MHD 患者存在血清 PAPP-A 水平增高，血清 PAPP-A 水平可反映 LVMI 及左心室结构和功能变化，对左心室肥厚及左心室功能的评估有预测作用。

（三）测定原理

目前该项目常见的免疫学测定方法包括化学发光法等。

（四）国家行业标准

暂无。

（五）试剂介绍

1. 妊娠相关蛋白 A 测定试剂盒（产筛）（化学发光法）[粤食药监械（准）字 2011 第 2400648 号]

(1) 原理：本试剂盒利用化学发光免疫夹心法检测 PAPP-A 浓度。

采用针对 PAPP-A 的一株单克隆抗体标记 ABEI，另一株单克隆抗体标记 FITC。标本、校准品与 FITC 标记的单克隆抗体及包被羊抗 FITC 抗体的磁性微球混匀，形成复合物，然后外加磁场沉淀，去掉上清液，用洗液清洗沉淀复合物 3 次，再加入 ABEI 标记的单克隆抗体，形成抗原与 ABEI 标记的抗 PAPP-A 单克隆抗体和 FITC 标记的抗 PAPP-A 单克隆抗体的免疫复合物，外加磁场沉淀，去掉上清液，用洗液清洗沉淀复合物 3 次，直接进入标本测量室，仪器自动泵入化学发光激发物 1 和 2，自动监测 3s 内发出的相对光强度（RLU）。PAPP-A 浓度与 RLU 呈一定的比例关系，测定仪自动拟合计算 PAPP-A 浓度。

(2) 标本类型：血清。采集 5.0ml 静脉血至采血管中，室温静置。离心、分离血清部分，2 ～ 8℃储存。

血清标本在 2 ～ 8℃稳定 12h。超过 12h，则先分装，-20℃可保存 30 天，避免反复冰冻和解冻两次以上。

(3) 参考范围：不同孕周的血清参考值如表 13-28，此结果仅是一个例子，不能用作筛查。由于人口因素，孕妇的情况和胎儿的情况不同，每个实验室都应该建立自己的参考值。

表 13-28 参考范围

孕周	样本数	中位值（mIU/L）	最低值（mIU/L）	最高值（mIU/L）	平均值（mIU/L）	标准差（mIU/L）
8	9	577.77	266.66	1 399.99	646.66	1.49
9	21	933.32	355.55	4 159.96	1 131.10	3.70
10	40	1 679.98	57.78	5 333.28	2 037.76	5.45
11	130	2 444.42	382.22	22 222.0	2 711.08	9.91
12	112	3 346.63	513.33	9 999.9	3 582.19	7.87
13	44	3 777.74	897.77	10 222.12	4 284.40	9.68
14	10	4 779.95	2 444.42	10 542.12	5 317.72	10.06

由于不同地区、不同个体引起正常的、合理的差别，以及采用不同方法进行检测，其所测得 PAPP-A 水平也会有所不同，因此建议每个实验室均应针对自己的特色人群建立参考值范围。

(4) 注意事项（干扰因素）：HAMA 效应。

含有人抗鼠抗体（HAMA）的患者血清可能导

致假的升高或降低值。虽然加入了中和 HAMA 的介质,非常高的HAMA血清浓度仍然可能影响结果。

试剂组分 ABEI 为人工合成的有机化合物，在人血清中不存在，因此不存在对试验结果的干扰物质。

(5) 储运条件

1) 试剂的准备和储存

A. 工作洗液：用纯化水将清洗缓冲液按 1 ∶ 14 稀释混匀，放置在室温中待用，保存至有效期。

B. 试剂：本试剂盒除洗液外，其他成分置于 2 ～ 8℃保存至有效期。

C. 发光标记物、荧光素标记物均应避免阳光直射；湿度对试剂稳定性无影响。

D. 试剂运输要求：置于 2 ～ 8℃环境条件下运输，运输过程避免碰撞。

2) 有效期：储存在 2 ～ 8℃无腐蚀性气体的环境中，未开封有效期为 12 个月，开封后有效期不少于 28 天。

(6) 性能指标

1) 准确率：回收率应在 90% ～ 110%。

2) 批内精密度：CV ≤ 5%。

3) 批间精密度：CV ≤ 10%。

4) 分析灵敏度：本试剂的分析灵敏度为 ＜ 0.01μg/ml。

5) 检测范围：0.01 ～ 5.0μg/ml（通过最低检出限和定标曲线的最高值确定）。

6) 线性：在 0.1 ～ 5.0μg/ml 浓度范围内，线性相关性系数 *r* 绝对值应＞ 0.9900。

2. 妊娠相关血浆蛋白 A 测定试剂盒（化学发光法）[国食药监械（进）字 2012 第 2401860 号]

(1) 原理：固相的酶标化学发光免疫法，采用单克隆鼠抗 PAPP-A 抗体。

(2) 标本类型：人血清或肝素抗凝血浆。

(3) 参考区间：每个实验室都应建立自己的参考范围。

(4) 注意事项（干扰因素）：人类血清中的嗜异性抗体会与试剂免疫球蛋白发生反应，从而干扰体外诊断免疫测定。胆红素高至 200mg/L 不影响分析精密度；血红蛋白浓度高至 157mg/dl 不影响分析精密度；三酰甘油浓度高至 3000mg/dl 不影响分析精密度。

(5) 储运条件：2 ～ 8℃保存。

(6) 性能指标：测定浓度范围为 0.025 ～ 10IU/L；至 115IU/L 未出现 Hook 效应。精密度表现如表 13-29。

表 13-29 精密度测试

	同次测量			总	
	$\bar{x}$(IU/L)	*s*(IU/L)	CV(%)	*s*(IU/L)	CV(%)
1	0.10	0.004	4.0	0.012	12.0
2	0.39	0.012	3.1	0.015	3.8
3	0.96	0.037	3.9	0.082	8.5
4	2.0	0.06	3.0	0.07	3.5
5	4.2	0.17	4.0	0.25	6.0
6	6.5	0.18	2.8	0.25	3.8

3. 妊娠相关血浆蛋白 -A 定量测定试剂盒（化学发光法）[京食药监械（准）字 2014 第 2401001 号]

(1) 原理：双抗体夹心法，包被特异性鼠单克隆抗体 - 待检抗原 - 辣根过氧化物酶（HRP）标记的另一株特异性单克隆抗体。

(2) 标本类型：按照通常的采血技术收集血液，并按照标准的操作步骤处理样品。

血清或使用 EDTA（1.5g/L 全血）、枸橼酸钠（10.9mmol/L 全血）或肝素（20 ～ 30U/ml 全血）作抗凝剂的血浆可用于分析。

样品中含有叠氮钠会影响实验结果，不能用叠氮钠做血样防腐剂。

样品中的微型颗粒物会影响实验结果，样本分析前应离心。

微生物污染的样本对测定结果的影响尚未确定，建议不要使用。

加热灭活过的样本不推荐用于测定。

所有样本测定前应平衡至室温。

样本在 15 ～ 25℃放置不超过 4h；2 ～ 8℃放置不超过 12h；-20℃或低于 -20℃放置不超过 2 个月，并且避免反复冻融；复融的冻存样本应充分平衡至室温后方可用于测定。

(3) 参考范围（表 13-30）。

1) 测定的样本均为 -20℃冷冻后复融的正常孕妇的血清样本。

2) 各实验室应建立自己的临床正常及病理值范围，上述参考值范围仅供参考。

3) 怀有唐氏综合征胎儿的孕妇其血清 MOM 值约为 0.23MOM。

表 13-30 参考范围

孕周	测定例数	PAPP-A（IU/L）百分位数值		
		5%	50%	95%
9	208	0.15	0.48	2.8
10	312	0.146	0.812	2.5
11	245	0.34	1.245	3.529
12	211	0.712	2.125	5.2
13	214	1.2	3.201	7.32

本产品结果报告范围不超出 0.10 ～ 30IU/L，测值超过上述线性范围的样本，其结果显示为＜ 0.10IU/L 或＞ 30IU/L，超出试剂盒校准品曲线浓度范围的测定结果是通过校准品曲线外延得出的计算结果。

(4) 注意事项（干扰因素）

1) 嗜异性抗体：密切接触啮齿类动物或使用过鼠单克隆抗体作为诊断或治疗的患者，其样本中均可能含有抗鼠抗体（HAMAs），这些样本用含鼠单克隆抗体的试剂盒检验时，所得的结果理论上有出现异常的可能性。

2) 类风湿因子：样本中含有的其他各种嗜异性抗体如类风湿性因子等也存在导致实验结果异常的可能性。

3) 溶血：溶血的样本用于测定，理论上存在导致出现测值偏高的可能性，不推荐用于测定。

4) 脂血：乳糜血或高蛋白血通常不会影响实验结果，但取样时应注意准确性。

5) 黄疸：高胆红素血不能用于测定。

(5) 储运条件：2 ～ 8℃。

(6) 性能指标

1) 准确性：在出厂检验时，试剂盒内校准品与相应浓度的企业工作参考品，同时进行分析测定，用双对数模型拟合，要求两条剂量反应曲线不显著偏离平行（*t* 检验）；以国家标准品为对照品，试剂盒内校准品的实测值与标示值的效价比应在 0.900 ～ 1.100。

2) 灵敏度：试剂盒灵敏度应不高于 10.0 mIU/L。

3) 特异性：与人绒毛膜促性腺激素（HCG）、甲胎蛋白（AFP）、垂体泌乳素（PRL）、胎盘泌乳素（HPL）等具潜在交叉反应物质的交叉反应数据应满足表 13-31 的要求。

表 13-31 交叉反应物使用剂量和测定结果

交叉反应物质	使用剂量	测定结果
HCG	22 800IU/L	＜ 10.0mIU/L
AFP	1 000μg/L	＜ 15.0μg/L
PRL	5 000mIU/L	＜ 10.0mIU/L
HPL	200mIU/L	＜ 10.0mIU/L

4) 精密度：分析内精密度 CV ≤ 10%；分析间精密度 CV ≤ 15%；批间精密度 CV ≤ 15%。

十五、抑制素 A

（一）概述

抑制素（inhibin-A）是下丘脑 – 垂体 – 性腺轴调控系统的重要激素，是一种多肽糖蛋白二聚体，属于转化生长因子 B 超家族中的一员。抑制素主要由卵巢颗粒细胞、黄体细胞等合成和分泌，存在于睾丸支持细胞、脑垂体、骨髓、肾及肾上腺等组织中。

妊娠期间，母体血清、羊水及胎儿循环中的抑制素 A 主要是由胎盘合体滋养细胞合成并分泌，参与女性生殖生理的内分泌调节，与子宫内膜蜕膜化、胚胎植入、滋养细胞增殖分化有关，影响着妊娠的发生、发展、维持及胎盘和胎儿的生长发育等。

抑制素 A 是妊娠期间抑制素的主要存在形式，其在妊娠 8 ～ 10 周及分娩时形成两个高峰，孕 14 ～ 30 周趋于稳定，分娩后则迅速降低。妊娠期间母体血清中抑制素 A 水平的变化与胎儿胎盘物质交换的建立及维持有关，是胎盘形成、生长、发育过程中保持足够血液供应的基本，对维持正常妊娠及胎儿生长发育起重要调控作用，是一种生理性保护机制，同时也反映了妊娠过程中胎盘的功能。

测定抑制素 A 可为预测及早期诊断先兆子痫、流产、异位妊娠、胎儿生长受限、唐氏综合征等提供指导。

（二）临床意义

1. 先兆子痫 先兆子痫孕妇胎盘合成抑制素 A 的能力明显升高，抑制素 A 水平的升高可造成滋养细胞增殖、分化异常及功能受损，从而影响胎盘绒毛着床以及胎盘的形成、发育和功能，最终导致先兆子痫的发生。此外，由于抑制素A水平的升高可引起子宫局部激素－免疫细胞－细胞因子内环境发生改变，使促性腺激素释放激素、HCG等激素释放紊乱，导致滋养细胞的侵袭能力降低，胎盘血管生长发育不良，母体血管通透性异常，母体调节心血管系统适应妊娠期间相应改变的能力降低，并引起胎盘血流减少，发生缺血、缺氧、代谢障碍等，最终导致先兆子痫的发生。

2. 流产　妊娠早期当胎盘发育障碍或分泌功能障碍时，胎盘合成抑制素A的能力降低，抑制素A水平的降低可引起母体激素分泌紊乱、物质代谢紊乱及胎盘局部激素－免疫细胞－细胞因子内环境改变，进而又造成胎盘相关激素（如促性腺激素释放激素、HCG等）合成及分泌异常，影响滋养细胞的增殖分化，限制滋养细胞的侵蚀能力，导致胎盘发育不良，胎盘着床浅，影响胚胎的生长发育，最终导致先兆流产、稽留流产、复发性流产等。

3. 异位妊娠　正常妊娠时母体血清中由胎盘合体滋养细胞合成和分泌的抑制素A增高，异位妊娠时由于绒毛膜滋养层细胞发育不良、胎盘功能不足使抑制素A分泌明显减少。

4. 妊娠肝内胆汁淤积症（ICP）　ICP孕妇血清中抑制素A的水平明显升高且与病情程度呈正相关，ICP孕妇血清胆汁酸显著增加并沉积于胎盘组织而影响胎盘功能，导致滋养细胞增生，进而刺激胎盘合成抑制素A增多，而血液中的抑制素A通过血液循环作用于肝脏，竞争性与激活素受体结合，引起肝细胞生长抑制，加重肝细胞缺血、缺氧及代谢异常，进而又加重胆汁酸淤积，造成恶性循环，危及母婴生命。

5. 唐氏综合征　通过检测中孕期母体血清甲胎蛋白、血清HCG、血清游离β-HCG、抑制素A和游离雌三醇，结合孕妇的年龄、体重、孕周、病史等进行综合风险评估，得出胎儿罹患唐氏综合征、18-三体综合征和开放性神经管缺陷的风险度。

（三）测定原理

目前该项目常见的免疫学测定方法包括化学发光法等。

（四）国家行业标准

暂无。

（五）试剂介绍

1. 抑制素A测定试剂盒（化学发光法）（国械注进20152401076）

(1) 检测原理：Access Inhibin A测定是一种连续两步酶免法（夹心法），将样本添加到反应容器里，并加上抗抑制素A单克隆抗体的顺磁性微粒一起温育。多余的样本和试剂经过洗涤后去除。再将抗抑制素A单克隆抗体碱性磷酸酶结合物加入反应混合物中，以检测先前温育时固定在微粒上的抑制素A。在反应管内温育完成后，结合在固相上的物质将在磁场内被吸附，而未结合的物质被冲洗除去。然后，将化学发光底物Lumi-Phos*530添加到反应管内，由光度计对反应中所产生的光量子进行测量。所产生的光量子与样本内抑制素A的浓度成正比。样本内分析物的量由所储存的多点校准曲线来确定。

(2) 样本类型

1) 推荐使用血清样本。

2) 在使用、处理和保存全血样本时，请遵循下文所推荐的方法。

A. 遵循静脉穿刺所需的常规注意点来采集所有的全血样本。

B. 进行离心操作前需让血清样本完全凝结。

C. 总是保持试管塞塞紧试管口。

D. 离心操作完成后的2h内，将至少500μl的无细胞样本移入保存用试管内。完成后，立即将试管口牢牢塞紧。

E. 在室温（15～30℃）下，将样本保存在塞紧的试管内不得超出8h。

F. 若在8h内无法完成测定，可将样本冷藏保存于2～8℃环境下。

G. 若在48h内无法完成测定，或需运输样本，可将样本在-20℃或低于-20℃的环境下冷冻保存。

H. 样本仅可解冻一次。

3) 按照下列准则准备样本：在分析前，确保已去除残余的纤维蛋白和细胞类物质；按采血试管生产商建议的方式进行离心。

4) 每个实验室需自行判断其所使用的采血试

管和血清分离产品的适用性，会由于生产商的不同及不同的批次而使这些产品存在差异。

5）避免对脂血 / 溶血样本进行测定。

（3）参考范围

1）每个实验室需确立本实验室的参考范围，以确保能正确地反映某一特定人群的情况。

2）连续的血清样本（$n \leqslant 13$）来源于 98 位妇女的一个月经周期内。抑制素 A 的浓度是通过 Access Inhibin A 测定来衡量的。中位数和 95% 的中心值决定限在表 13-32 中已列出。已绝经的妇女和正常男性也参加了该测试，所有的结果都接近 Access Inhibin A 测定的分析灵敏度。

表 13-32　参考范围

检测人群	样本数	中位数（pg/ml）	2.5% 下限值（pg/ml）	97.5% 上限值（pg/ml）
经期正常的妇女（黄体化激素高峰后的天数）				
卵泡早期（-14 ～ -10）	211	6.4	1.8	17.3
卵泡中期（-9 ～ -4）	264	11.7	3.5	31.7
卵泡晚期（-3 ～ -1）	121	29.0	9.8	90.3
经期中间日（0，黄体化激素高峰）	96	41.8	16.9	91.8
黄体期早期（1 ～ 3）	122	43.7	16.1	97.5
黄体期早期（4 ～ 11）	344	38.3	3.9	87.7
黄体期晚期（12 ～ 14）	138	12.5	2.7	47.1
已绝经的妇女	58	1.1	＜ 1.0	2.1
男性	67	1.1	＜ 1.0	2.0

（4）注意事项

1）在介于检测下限和最高校准品值（1 ～ 1500pg/ml）的分析范围内，可进行样本的定量测定。

若样本含量低于该测定的检测下限，那么以小于该值来报告结果（如＜ 1pg/ml）。如使用了 DxI 系统的上机稀释功能，则系统结果会显示低于 1275pg/ml。

若样本含量高于 Access Inhibin A Calibrator（S6）的限值，那么就以大于值来报告结果（如＞ 1500pg/ml）；或者将 1 体积的样本与 2 或 10 体积的 Access Sample Diluent A 进行稀释。

参考相应的系统操作手册和 / 或帮助系统，获取有关在测试申请中输入样本稀释液的指南。这一系统报告稀释的调整结果。

DxI 机上稀释功能可自动进行稀释程序，将 1 体积的样品用 2 体积的样品稀释液 A（Sample Diluent A）进行稀释，样品的定值范围可增高至将近 4500pg/ml。系统将报告已作稀释校正的结果。

2）对于使用抗体的测定而言，存在着被患者样本内嗜异性抗体所干扰的可能性。经常与动物有接触或者接受过免疫球蛋白或免疫球蛋白碎片进行免疫治疗或诊断步骤的患者，可能会产生抗体，比如 HAMA（人抗小鼠抗体），该抗体会干扰免疫测定。此外，其他的嗜异性抗体，比如人抗山羊抗体，可能会存在于患者的样本内。

此类干扰性的抗体可能会导致结果的错误，需对被怀疑带有此类抗体的患者的结果进行仔细核查。

3）Access Inhibin A 的结果应该根据全部的患者临床表现来确定，这些表现包括症状、临床病史、由其他测试所得的数据，以及其他相应的信息。

4）Access Inhibin A 测定不会表现 Hook 效应。

5）有时孕晚期妊娠（27 ～ 40 孕周）的样本当用 Access Sample Diluent A 进行稀释时，可表现出非线性稀释。

6）系统软件通过使用一条平滑的活动曲线的数学模式，来自动地确定患者的测试结果。通过所保存的校准数据，所测得的发光量可以确定样本内分析物的量。通过相应的界面可看到患者的测试结果。参考相应的系统操作手册和 / 或帮助系统，可获取评论样本结果的完整指南。

（5）储运条件

1）2 ～ 10℃保存，有效期 12 个月。

2）2 ～ 8℃保存，开瓶有效期 28 天。

3）上机使用之前在 2 ～ 8℃至少冷藏 2h。

4）储存于 2 ～ 10℃时可稳定至标签上指示的有效期。

5）在首次使用后可于 2 ～ 10℃稳定 28 天。

（6）性能参数

1）方法学比较：在 Access 免疫分析系统上使用 Access Inhibin A 测定，以及通过一个商品化的免疫分析系统对来自孕早期和孕中期妊娠的血清样本的 124 个值进行对比，得出如下的使用 Passing-Bablock 方法的统计数据（95% CI 用斜率和截距表示）：

y=0.958x-0.894　r=0.97

2）稀释回收率（线性）：将孕中期妇女的 3 个血清样本使用 Access Sample Diluent A 进行连续稀释，回收率结果 90% ～ 110%

3）不精密度：当浓度大于 30 pg/ml 时，该测定所得出的总不精密度≤ 8%。通过使用商品人血清质控品以及添加或不添加混合血清所做的全部共 80 次测定，每个测定 2 次复检，持续测定 20 天，提供了下列数据，这些数据通过对变量分析（ANOVA）进行分析得来。

4）分析特异性 / 干扰因素：将表 13-33 指示浓度下的以下药物 / 干扰物加入到正常妇女血清样本中。所有的抑制素 A 的值是在以下各种药物 / 干扰物下得出的，这些值表明这些物质不影响测定。

表 13-33　干扰因素测试

药物 / 干扰物	测试浓度
对乙酰氨基酚	200μg/ml
胆红素	400μg/ml
血红蛋白	5mg/ml
人体血清白蛋白	6mg/ml
布洛芬	400μg/ml
水杨酸	500μg/ml
三酰甘油	5mg/ml

将以下浓度的每个潜在的交叉反应蛋白质加入了 Access Inhibin A Calibrator S0 中，并做 5 次复检。以下的数据表明在 Access Inhibina 测定中，没有明显的交叉反应性（表 13-34）。

表 13-34　交叉反应测试

物质	添加的分析物（μg/ml）	交叉反应率（%）
α2- 巨球蛋白	10	＜ 0.001
活化素 A	1	-0.006
活化素 A、B	1	-0.002
活化素 B	1	-0.003
AFP	20	＜ 0.001
滤泡素抑制素	1	＜ 0.001
HCG	10	＜ 0.001
LH	100	＜ 0.001
泌乳素	100	＜ 0.001
TSH	100	＜ 0.001

5）分析灵敏度：按 95% 可信度能与零（Access Inhibin A Calibrator S0）区别的，抑制素 A 的最低可检测水平是＜ 1pg/ml。可通过在多种测试分析中，对一条完整的七点校准曲线、质控及零校准品的 10 次复检来确定该值。分析灵敏度的值是对校准曲线上偏离拟合零点校准品信号的平均值、两个标准差的点计算得来的。

十六、性激素结合球蛋白

（一）概述

性激素结合球蛋白（SHBG）是主要由肝细胞合成的一种能结合性激素的球蛋白，也称睾酮 - 雌激素结合球蛋白或甾体结合蛋白。其主要生理功能是特异性结合并转运性激素，调控血液中具有生物活性的性激素浓度，影响其生物利用度，并且与机体多种疾病的病理、生理状态有着相当密切的关系。

（二）临床意义

（1）女性多毛症及男性化。

（2）多囊卵巢综合征：伴有各种男性化症状时，SHBG 水平可下降 50%。

（3）甲亢时 SHBG 上升，而甲减时降低。

（4）肝脏疾病如肝硬化、慢性肝炎、脂肪肝时 SHBG 水平升高。

（5）肥胖：SHBG 水平偏低。

（6）男性性腺功能减退：SHBG 水平升高，而血浆睾酮水平往往是正常的。

（7）地塞米松：能升高 SHBG 浓度。

（8）雌激素：能刺激肝脏合成与释放 SHBG。因此，服用含 E_2 的避孕药可导致 SHBG 升高。

（三）测定原理

目前该项目常见的免疫学测定方法包括化学发光法等。

（四）国家行业标准

暂无。

（五）试剂介绍

1. 性激素结合球蛋白检测试剂盒（磁微粒化学发光法（豫械注准 20142400075）

（1）原理：本产品采用夹心法原理进行检测。用 SHBG 抗体包被磁微粒，辣根过氧化物酶标记 SHBG 抗体制备酶结合物。通过免疫反应形成固相抗体 - 抗原 - 酶标抗体复合物，该复合物催化发光底物发出光子，发光强度与性激素结合球蛋白的含量成正比。

（2）标本类型：本试剂盒用于定量检测人血清中性激素结合球蛋白的含量。采用正确的医用技术收集血清样本。样本中的沉淀物和悬浮物可能会影响试验结果，应离心除去。严重溶血、脂血或浑浊的样本不能用于测定。样本收集后在室温放置不可超过 8h；如果不在 8h 内检测需将样本放置在 2 ~ 8℃的冰箱中；若需 48h 以上保存或运输，则应冻存于 -20℃以下，避免反复冻融。使用前恢复到室温，轻轻摇动混匀。

（3）参考范围：检测 397 例不同健康人群样本，采用百分位法，以 5% 和 95% 为界限确定的正常参考区间见表 13-35。

表 13-35 SHBG 正常参考区间

人群	样本数	参考区间（nmol/L）
男性（17 ~ 65 岁）	143	13.77 ~ 48.94
女性（17 ~ 65 岁）	148	24 ~ 110.07
绝经后女性，未治疗	106	13.25 ~ 74.11

建议各实验室根据实际条件及接触人群建立自己的正常参考区间。本试剂盒仅作为诊断的辅助手段之一，供临床医生参考。

（4）注意事项（干扰因素）：本产品检测结果仅供临床参考，不应作为临床诊治的唯一依据，对患者的临床管理应结合其症状、体征、病史、其他实验室检查、治疗反应等信息综合考虑。样本中的嗜异性抗体或类风湿因子可能会干扰检测结果，须结合患者病史、临床检查和其他临床资料来综合评估检测结果。严重溶血、脂血或浑浊的样本可能会造成不正确的检测结果，应避免使用此类样本。

（5）储运条件：试剂盒在 2 ~ 8℃储存，防止冷冻，避免强光照射，有效期 12 个月。试剂机载稳定性：试剂包（磁微粒混悬液、酶结合物、抗体溶液）竖直向上存放，在 2 ~ 10℃环境下冷藏保存 2h 后，才可上机使用。首次使用后，机载或在 2 ~ 10℃ 环境下稳定期为 28 天。校准品开瓶后保存于 2 ~ 8℃可使用 60 天；若需使用更长时间，应根据需要进行分装，于 -20℃以下冻存，但应避免反复冻融。

（6）性能指标

1）最低检测限：不高于 0.2nmol/L。

2）线性：在 4 ~ 270nmol/L 范围内，线性相关系数 $r \geqslant 0.9900$。

3）准确度：检测企业准确度质控品，测量结果的相对偏差在 ±15% 范围内。

4）分析特异性：检测 400ng/ml 的甲胎蛋白、100ng/ml 的皮质醇、3.6ng/ml 的雌二醇、200μg/ml 的甲状腺结合球蛋白、20 000ng/ml 的睾酮、4mg/ml 的转铁蛋白、21 000μIU/ml 的促甲状腺素，结果 ≤ 0.2nmol/L。

5）重复性：CV ≤ 15.0%。

6）干扰物质：30g/L 血红蛋白、0.2g/L 胆红素、30g/L 三酰甘油对检测结果无显著影响。

7）Hook 效应：测定含量为 700nmol/L 的样本，不会出现 Hook 效应。

2. 性激素结合球蛋白测定试剂盒（化学发光法）（国械注进 20152400362）

（1）原理：夹心法免疫分析，采用三种试剂组分，即固相试剂、辅助试剂和标记试剂。固相是链霉亲和素偶联的磁性乳胶颗粒，辅助孔试剂含有生物素化的 $F(ab)_2$ 单克隆抗性激素结合球蛋白抗体，标记试剂含有吖啶酯标记的另一种 $F(ab)_2$ 单克隆抗性激素结合球蛋白抗体。

(2) 标本类型：人血清和血浆。

(3) 参考范围：使用来自正常月经周期女性、绝经后女性和正常男性的样本，获得的参考范围见表 13-36。

表 13-36　参考范围

	标本数量	年龄（岁）	性激素结合球蛋白	
			中位数 (nmol/L)	95% 范围 (nmol/L)
女性（绝经前）	69	21 ～ 47	61.0	27.8 ～ 146
女性（绝经后）	80	42 ～ 89	62.6	12.0 ～ 166
男性	125	21 ～ 55	36.5	17.3 ～ 65.8

(4) 注意事项（干扰因素）：人类血清中的嗜异性抗体会与试剂免疫球蛋白发生反应，从而干扰体外诊断免疫测定。胆红素高至 20mg/dl 不影响分析精密度（≤ 10%）；血红蛋白浓度高至 500mg/dl 不影响分析精密度（≤ 10%）；三酰甘油浓度高至 1000mg/dl 不影响分析精密度（≤ 10%）。

(5) 储运条件：2 ～ 8℃保存。

(6) 性能指标：测定浓度范围为 1.6 ～ 180nmol/L；在本检测中，高达 1000nmol/L 的性激素结合球蛋白水平检测结果会＞ 180nmol/L。精密度表现见表 13-37。

表 13-37　精密度

样品	均值 (nmol/L)	均值 (μg/ml)	批内变异系数 (%)	总计变异系数 (%)
样品 1	21.42	2.03	3.8	4.3
样品 2	39.87	3.79	2.6	3.8
样品 3	9.04	0.86	3.1	6.5
样品 4	37.39	3.55	3.0	5.2
样品 5	72.84	6.92	3.6	5.8
样品 6	116.92	11.10	2.6	3.1
样品 7	142.87	13.57	2.5	3.8

十七、雄烯二酮

（一）概述

雄烯二酮 (A2) 作为一种类固醇，是睾丸激素和雌激素酮主要的前体生化物质。与肾上腺男性激素脱氢表雄甾酮及其硫酸盐不同，循环中的雄烯二酮同时来源于肾上腺和卵巢。它在人体血浆中的浓度水平从 7 岁开始稳步上升，30 岁之后逐渐下降。雄烯二酮水平在一日内处于不断波动中（清晨达到高峰），并且在月经周期内呈周期性变化（接近月经中期时浓度最高）。怀孕期间，雄烯二酮在血浆中的浓度水平会升高。

（二）临床意义

(1) 女性外阴硬化性苔藓样增生，血中雄烯二酮含量明显下降。

(2) 口服雌激素避孕药，雄烯二酮下降。

(3) 男性假两性畸形，由于雄烯二酮分泌不足。睾酮分泌缺乏等原因，使生殖管道及外生殖器没有完全男性化。

(4) 骨质疏松症：切除卵巢及绝经后雌激素缺乏引起骨质疏松症，男性性腺功能减低，雄激素分泌减少，亦可引起骨质疏松。

(5) 在非正常毛发生长（多毛症）和（女子）男性化时，雄烯二酮水平通常升高。

（三）测定原理

目前该项目常见的免疫学测定方法包括化学发光法等。

（四）国家行业标准

暂无。

（五）试剂介绍

1. 雄烯二酮测定试剂盒（化学发光法）[国食药监械（进）字 2013 第 2400936 号]

(1) 原理：化学发光法。

(2) 标本类型：不推荐使用 EDTA 或肝素化血浆。脂血样本、溶血样本、黄疸或严重污染的样本会产生错误结果。样本用量：25μl 血清。样本保存：2 ～ 8℃条件下 24h 或 -20℃条件下 2 个月。

(3) 参考范围：对 48 位男性和 58 位女性成年志愿者血清样本进行参考范围研究，使用 IMMULITE 2000 雄烯二酮程序进行检测。

男性：中位值 1.6ng/ml(5.6nmol/L)；95% 置信区间 0.6 ～ 3.1ng/ml(2.1 ～ 10.8nmol/L)。

女性：中位值 1.7ng/ml(5.9nmol/L)；95% 置

信区间 0.3 ～ 3.3ng/ml（1.0 ～ 11.5nmol/L）。

以上范围仅供参考，各实验室应建立自己的参考范围。

（4）注意事项（干扰因素）：人血清中的嗜异性抗体会与试剂盒组分中的免疫球蛋白反应，对体外免疫测定产生干扰。

发育中的囊状卵泡分泌雄烯二酮，并且接近月经中期时的分泌量呈现双倍增长，此时采集样本所测得的雄烯二酮结果可能会超出 95% 置信区间的上限。

（5）储运条件：2 ～ 8℃保存，12 个月。

（6）性能指标

1）校准范围：0.3 ～ 10ng/ml（1.04 ～ 35nmol/L）。

2）分析灵敏度：0.3ng/ml（1.0nmol/L）。

3）精密度：样本在几天内双管测量，共 40 次实验，80 管重复（表 13-38）。

表 13-38　精密度

	平均值 (ng/ml)	批内		总体	
		标准差 (ng/ml)	CV（%）	标准差 (ng/ml)	CV（%）
1	0.53	0.06	11.3	0.07	13.2
2	0.75	0.05	6.7	0.06	8.0
3	1.28	0.08	6.3	0.09	7.0
4	3.63	0.15	4.1	0.16	4.4
5	7.99	0.28	3.5	0.47	5.9

4）线性：对不同稀释度的样本进行检测（表 13-39）。

表 13-39　线性

	稀释	观测值 *O* (ng/ml)	期望值 *E* (ng/ml)	*O*/*E*（%）
1	未稀释	2.32	—	—
	2 倍稀释	1.21	1.16	104
	4 倍稀释	0.66	0.58	114
2	未稀释	5.25	—	—
	2 倍稀释	2.61	2.63	99
	4 倍稀释	1.30	1.31	99
	8 倍稀释	0.66	0.66	101
3	未稀释	6.16	—	—
	2 倍稀释	3.06	3.08	99
	4 倍稀释	1.58	1.54	103
	8 倍稀释	0.76	0.77	99

续表

	稀释	观测值 *O* (ng/ml)	期望值 *E* (ng/ml)	*O*/*E*（%）
4	未稀释	7.07	—	—
	2 倍稀释	3.44	3.54	97
	4 倍稀释	1.77	1.77	100
	8 倍稀释	0.82	0.89	93
5	未稀释	7.38	—	—
	2 倍稀释	4.17	3.69	113
	4 倍稀释	2.07	1.85	112
	8 倍稀释	0.94	0.92	102

5）回收率：分别用 3 种雄烯二酮溶液（浓度分别为 10、40 和 100ng/ml）来标记样本（1 ∶ 19），并进行相关检测（表 13-40）。

表 13-40　回收率

	溶液	观测值 *O* (ng/ml)	期望值 *E* (ng/ml)	*O*/*E*（%）
1	—	ND	—	—
	A	0.54	0.50	108
	B	2.03	2.00	102
	C	5.04	5.00	101
2	—	0.71	—	—
	A	1.21	1.17	103
	B	2.34	2.67	88
	C	4.99	5.67	88
3	—	1.79	—	—
	A	2.27	2.20	103
	B	3.66	3.70	99
	C	6.28	6.70	94
4	—	3.60	—	—
	A	3.77	3.92	96
	B	5.30	5.42	98
	C	7.92	8.42	94
5	—	7.57	—	—
	A	7.75	7.69	101
	B	9.07	9.19	98
	C	＞ 10	＞ 10	

6）特异性：抗体对雄烯二酮具有高度特异性，并且与其他自然存在的类固醇或可能存在于患者样本中的治疗药物的交叉反应极低（表 13-41）。

表 13-41　交叉反应测试

混合物	添加值(ng/ml)	观测值(ng/ml)	交叉反应性(%)
肾上腺雄酮	30	2.93	9.8
醛甾酮	10 000	ND	ND
5β- 雄甾烷 -3α，17β- 二醇	1 000	ND	ND
Δ^4- 雄甾烯 -11β- 醇 -3，17- 二醇	50	1.6	3.2
雄酮	500	2.92	0.584
胆固酮	1 000	ND	ND
皮质酮	1 000	ND	ND
皮质醇	10 000	0.67	0.007
可的松	6 000	1.44	0.023
地塞米松	1 000	ND	ND
DHEA	33	＜ 0.3	ND
	16.5	＜ 0.3	ND
DHEA-SO_4	15 000	＜ 0.3	ND
	7 500	＜ 0.3	ND
去氧皮质酮	10 000	3.76	0.037
17β- 雌二醇	10 000	0.31	0.003
雌三醇	1 000	ND	ND
雌酮	1 000	ND	ND
11- 氧代睾酮	1 500	1.21	0.081
炔诺酮	1 000	0.49	0.049
17α- 羟孕酮	10 000	4.56	ND
孕烯诺酮	10 000	ND	ND
泼尼松	1 000	0.47	0.047
孕酮	1 000	2.95	0.295
螺内酯	1 000	0.3	0.030
5α- 双氢睾酮	1 000	2.01	0.201
睾酮	100	1.37	1.4

注：ND. 未检测到。

胆红素：分别使用 100 和 200mg/L 结合与非结合胆红素对样本进行标记，并进行相关分析。胆红素可对检测产生干扰，导致结果升高（表 13-42）。

表 13-42　胆红素干扰测试

	未加	结合		非结合	
		100mg/L	200mg/L	100mg/L	200mg/L
1	2.03	2.04	2.17	2.22	2.31
2	2.27	2.14	2.23	2.17	2.35
3	3.71	4.21	4.23	4.13	4.61
4	6.42	6.56	7.02	6.21	6.80

溶血：分别使用 135、270 和 540mg/dl 的血红蛋白对样本进行标记，并进行相关分析。溶血可对检测产生干扰，导致结果升高（表 13-43）。

表 13-43　溶血干扰测试

	未加	血红蛋白		
		135mg/dl	270mg/dl	540mg/dl
1	2.3	2.9	2.6	2.9
2	2.4	2.2	2.4	2.8
3	4.5	4.5	5.0	4.9
4	6.5	7.7	8.7	8.4

脂血：可导致结果下降（表 13-44）。

表 13-44　三酰甘油干扰测试

	三酰甘油添加量 (mg/dl)	观测值 *O*	期望值 *E*	*O*/*E* (%)
1	—	2.03	—	—
	1 000	2.10	1.93	109
	2 000	1.89	1.83	103
	3 000	1.64	1.73	95
2	—	2.27	—	—
	1 000	1.99	2.16	92
	2 000	1.71	2.04	84
	3 000	1.68	1.93	87
3	—	3.71	—	—
	1 000	3.47	3.52	99
	2 000	3.13	3.34	94
	3 000	2.90	3.15	92
4	—	6.42	—	—
	1 000	5.62	6.10	92
	2 000	5.01	5.78	87
	3 000	4.71	5.46	85
5	—	9.96	—	—
	1 000	8.40	9.46	89
	2 000	6.67	8.96	74
	3 000	6.42	8.47	76

（赫　斐　杨奇贤）

第三节　糖尿病及相关检测

一、胰　岛　素

（一）概述

胰岛素 (insulin，INS) 由胰腺 B 细胞分泌，血浆胰岛素的测定能反映胰岛 B 细胞的功能。胰岛素通过直接和间接的机制降低内源性葡萄糖的生成。直接效应表现为肝门静脉的胰岛素抑制葡萄糖的产生，这是通过增加磷酸二酯酶活性或改变蛋白磷酸酶复合物的装配来抑制糖原分解。胰岛素还可以对叉头转录因子胰岛素依赖性的磷酸化来直接抑制磷酸丙酮酸羧基酶的转录，从来抑制糖原合成。

胰岛素通过间接或外周途径控制肝糖的生成。首先，胰岛素通过全身和旁分泌效应来抑制胰腺 A 细胞分泌的胰高血糖素。其次，通过抑制脂肪分解来降低 FFA 水平，FAA 通过刺激糖异生来增加肝糖输出。

根据临床不同需要，可分别测定空腹血浆胰岛素或进行胰岛素释放试验。

（二）临床意义

1. 胰岛素升高 常见于 2 型糖尿病，此类患者常较肥胖，其早期、中期均出现高胰岛素血症；胰岛 B 细胞瘤、胰岛素自身免疫综合征、脑垂体功能减退症、甲状腺功能减退及艾迪生病也有异常升高；此外，妊娠妇女、应激状态下如外伤、烧伤等患者血浆胰岛素水平也会升高。

2. 胰岛素下降 常见于 1 型糖尿病及 2 型糖尿病晚期患者；胰腺炎、胰腺外伤、胰岛 B 细胞功能遗传学缺陷患者及服用噻嗪类药物、β 受体阻滞剂的患者。

（三）测定原理

目前该项目常见的免疫学测定方法包括化学发光法、光激化学发光法等。

（四）国家行业标准

暂无。

（五）试剂介绍

1. 胰岛素测定试剂盒（化学发光法）［粤食药监械（准）字 2011 第 2400712 号］

(1) 原理：本试剂盒利用化学发光免疫夹心法检测胰岛素浓度。

采用针对胰岛素的一株单克隆抗体标记 ABEI，另一株单克隆抗体标记 FITC。标本、校准品与 ABEI 标记的单克隆抗体、FITC 标记的单克隆抗体及包被羊抗 FITC 抗体的磁性微球混匀，形成抗原与 ABEI 标记的抗胰岛素单克隆抗体和 FITC 标记的抗胰岛素单克隆抗体的免疫复合物，外加磁场沉淀，去掉上清液，用洗液清洗沉淀复合物 3 次，直接进入标本测量室，仪器自动泵入化学发光激发物 1 和 2，自动监测 3s 内发出的相对光强度 (RLU)。胰岛素浓度与 RLU 呈一定的比例关系，测定仪自动拟合计算胰岛素浓度。

(2) 标本类型：血清。采集 5.0ml 静脉血至采血管中，室温静置。离心、分离血清部分，2 ～ 8℃储存。

血清标本在 2 ～ 8℃稳定 12h。超过 12h，则先分装，-20℃可保存 30 天，避免反复冰冻和解冻两次以上。

(3) 参考范围：正常参考值 4.03 ～ 23.46μIU/ml（餐前）。

由于不同地区、不同个体引起正常的、合理的差别，以及采用不同方法进行检测，其所测得的胰岛素水平也会有所不同，因此建议每个实验室均应针对自己的特色人群建立参考值范围。

(4) 注意事项（干扰因素）

1) HAMA 效应：含有人抗鼠抗体 (HAMA) 的患者血清可能导致假的升高或降低值。虽然加入了中和 HAMA 的介质，非常高的 HAMA 血清浓度仍然可能影响结果。

2) Hook 效应：浓度值在 2000μIU/ml 以内没有发现高剂量 Hook 效应。

(5) 储运条件

1) 试剂的准备和储存

A. 工作洗液：用纯化水将清洗缓冲液按 1 ∶ 14 稀释混匀，放置在室温中待用，保存至有效期。

B. 试剂：本试剂盒除洗液外，其他成分置于 2 ～ 8℃保存至有效期。

C. 发光标记物和荧光素标记物均应避免阳光直射；湿度对试剂稳定性无影响。

D. 试剂运输要求：置于 2 ～ 8℃环境条件下运输，运输过程中避免碰撞。

2) 有效期：储存在 2 ～ 8℃无腐蚀性气体的环境中，未开封有效期为 12 个月，开封后有效期不少于 28 天。

(6) 性能指标

1) 准确率：回收率应在 90% ～ 110%。

2）批内精密度：CV ≤ 5%。

3）批间精密度：CV ≤ 10%。

4）分析灵敏度：本试剂的灵敏度为< 0.3μIU/ml。

5）特异性：当 Pro- 胰岛素的浓度为 200μIU/ml 时，检测结果胰岛素< 6.0μIU/ml。

2. 胰岛素测定试剂盒（化学发光法）[京药监械（准）字 2013 第 2400834 号]

（1）原理：采用夹心法化学发光免疫分析原理进行检测。通过免疫反应形成固相抗体－抗原－抗体－酶复合物，该复合物催化化学发光底物液发出光子，发光强度与胰岛素的含量成正比。

（2）标本类型：样本类型为血清。

（3）参考范围：各实验室应建立自己的参考区间，经本试剂盒测试 120 名健康受试者，空腹和 75g 葡萄糖负荷下不同时间血清中 INS 浓度的测值范围见表 13-45。

表 13-45　参考范围（μIU/ml）

空腹	空腹	1h	2h	3h
测值范围	0.86 ～ 11.03	10.54 ～ 61.80	1.02 ～ 41.09	0.25 ～ 11.53
$\bar{x}\pm s$	4.38±2.16	34.69±13.41	18.09±10.36	2.93±2.35

注意：本正常参考区间是以特定方法确定的，由于临床状态的复杂性、个体间的差异、地区差异及操作者不同都可能影响到检测的结果，建议各实验室建立自己的参考区间，以上数据仅供参考。

（4）注意事项

1）高血脂或者溶血样本、受到微生物污染的样本及反复冻融或者热灭活后的样本均会影响检测的准确性，甚至导致错误的结果。

2）经常接触啮齿类动物或使用过鼠单克隆抗体作为体内诊断、治疗的患者，其样本中均可能含有人抗鼠抗体（HAMAs），该抗体的存在可能会导致结果出现假阳性或假阴性。如果样本中含有类风湿因子等干扰物质时也存在导致实验结果异常的可能性。因此，在询诊时尽量查明是否接触过动物或动物制品（靶抗体药物、造影剂、胸腺肽、白蛋白、免疫抑制剂等），以便对检测结果作出正确的解释。

3）次氯酸钠消毒液等强氧化剂能引起发光底物液发生反应，导致结果误判，故发光操作实验室应禁止使用此类消毒剂。

（5）储运条件：试剂盒储存于 2 ～ 8℃，有效期 12 个月。

（6）性能指标

1）空白检测限：≤ 0.10IU/ml。

2）准确性：试剂盒校准品与标准品同时测定，以标准品为标准，试剂盒校准品的实测值与标示值之比应在 0.90 ～ 1.10。

3）精密度：分析内变异 CV ≤ 15%；分析间变异 CV ≤ 20%。

4）批间差：CV ≤ 20%

5）剂量反应曲线的线性：在 1.5 ～ 150IU/ml 浓度范围内，剂量反应曲线相关系数 r ≥ 0.9900。

6）特异性：对 100mIU/ml FSH 的测定值≤ 0.10IU/ml；对 40IU/ml TSH 的测定值≤ 0.10IU/ml；对 15ng/ml C-P 的测定值≤ 0.10IU/ml。

3. 胰岛素检测试剂盒（光激化学发光法）（沪械注准 20152400267）

（1）原理：本试剂盒由 INS 试剂 1（INS 抗体包被的发光微粒）、INS 试剂 2（生物素标记 INS 抗体），INS 系列校准品、INS 校正液、INS 质控品，辅以 LiCA 通用液，在均相条件下，采用双抗体夹心免疫光激化学发光法定量检测人血清中的 INS。

（2）标本类型：本方法推荐的样本类型为血清；如在 48h 内使用，可于 2 ～ 8℃中保存，长期存放应保存在 -20℃以下，并避免反复冻融，标本解冻后必须充分混匀，并离心去除颗粒物质。

（3）参考范围：经本试剂盒检测健康人空腹血清样本 460 份，其中 95% 的人群血清 INS 水平为 2.48 ～ 24.1μIU/ml。

（4）注意事项：在以下干扰物质（血红蛋白≤ 200mg/dl、三酰甘油≤ 3000mg/dl、胆红素≤ 20mg/dl）浓度条件下，检测高、低 2 个水平的样本，对检测结果基本无影响（< 15%）。

（5）储运条件：2 ～ 8℃避光保存，有效期 12 个月；试剂开瓶后 2 ～ 8℃保存有效期 14 天，校准品开瓶后 2 ～ 8℃保存有效期 24h，质控品、校正液开瓶后 2 ～ 8℃保存有效期 14 天。

(6) 性能指标

1) 最低检出限：≤ 1μIU/ml；检测范围：1 ～ 300μIU/ml。

2) 批内精密度：CV ≤ 10%；批间精密度：CV ≤ 15%。

3) 线性：在 10 ～ 250μIU/ml 的线性范围内，$r \geq 0.99$。

4) 准确性：检测浓度与理论浓度的偏差在 ±10% 以内。

4. 胰岛素测定试剂盒（化学发光法）[国食药监械（进）字 2012 第 2403953 号]

(1) 原理：顺磁性微粒化学发光一步夹心法：Access Ultrasensitive Insulin 测定是一种同时一步酶免法（“夹心法”）测定。将样本与小鼠单克隆抗胰岛素碱性磷酸酶结合物和包被着小鼠抗胰岛素单克隆抗体的顺磁性微粒添加到反应管中。血清或血浆胰岛素和固相上的抗体结合，同时结合物和胰岛素分子上一个不同的抗原位点发生反应。在反应管内温育完成后，结合在固相上的物质将置于一个磁场内被吸住，而未结合的物质被冲洗除去。然后，将化学发光底物 Lumi-Phos* 530 添加到反应管内，由照度计对反应中所产生的光进行测量。所产生光的量与样本内胰岛素的浓度成正比。样本内分析物的量由所储存的多点校准曲线来确定。

(2) 标本类型

1) 血清和血浆 (EDTA) 是所推荐使用的样本，不可交互使用。文献指出同一个人的血清和血浆样本测出的胰岛素水平都可能不同。因此，每个实验室应始终如一地要么使用血清样本，要么使用血浆样本，应用在患者的护理或研究中。使用同一种样本类型，可以确保对一直追踪的样本的胰岛素解释正确。每个实验室需自行判断其所使用的采血试管和血清分离产品的适用性，会由于生产商的不同及不同的批次而使这些产品存在差异。

2) 在使用、处理和保存全血样本时，请遵循下文所推荐的方法。

A. 遵循静脉穿刺所需的常规注意点来采集所有的全血样本。

B. 在进行离心操作前需让血清样本完全凝结。

C. 总是保持试管塞塞紧试管口。

D. 在离心操作完成后的 2h 内，将至少 500 μl 的无细胞样本移入保存用试管内。完成后，立即将试管口牢牢塞紧。

E. 在室温（15 ～ 30℃）下，将样本保存在塞紧的试管内不得超出 8h。

F. 若在 8h 内无法完成测定，可将样本冷藏保存在 2 ～ 8℃环境下。

G. 若在 24h 内无法完成测定，或需运输样本，可将样本在 -20℃或低于 -20℃的环境下冷冻保存。

H. 样本仅可解冻一次。

3) 使用下列准则准备样本

A. 在分析前，确保已去除了残余的纤维蛋白和细胞类物质。

B. 按采血试管生产商建议的方式进行离心。

4) 每个实验室需自行判断其所使用的采血试管和血清分离产品的适用性，会由于生产商的不同及不同的批次而使这些产品存在差异。

5) 不要使用溶血的样本，因为溶血会释放会降解胰岛素的酶。

(3) 参考范围

1) 实验室需确立本实验室的参考范围，以确保能正确地反映某一特定人群的情况。

2) 通过对 67 个空腹且外表健康对象的血清样本测定后得出了一个期望的范围。通过可信度为 95% 的参考估计可以得出以下范围（表 13-46）。

表 13-46 参考范围

单位	正常范围
μIU/ml	1.9 ～ 23
pmol/L	13.0 ～ 161

(4) 注意事项（干扰因素）

1) 在介于检测下限和最高校准品值 [0.03 ～ 300μIU/ml (0.21 ～ 2100pmol/L)] 的分析范围内，可进行样本的定量测定。

2) 若样本含量低于检测下限，那以小于该值来报告结果 [如＜ 0.03μIU/ml (＜ 0.21pmol/L)]。如使用 DxI 在机稀释功能，系统将以小于 255μIU/ml (1785pmol/L) 报告结果。

3) 若样本含量高于最高 Access Ultrasensitive 胰岛素 Calibrator (S5) 的规定值，那么以大于该值来报告结果 [如＞ 300μIU/ml (＞ 2100pmol/L)]。或者将 1 体积的样本与 9 体积的 Access Ultrasensi-

tive 胰岛素 Calibrator S0（零）或 Access 样本稀释液 A 进行稀释。这一系统报告稀释的调整结果。DxI 在机自动稀释功能，使用 1 体积样本与 9 体积 Access 样本稀释液 A，允许定量测定最高到大约 3000μIU/ml(21 000pmol/L)。系统根据稀释情况报告结果。

4）进行胰岛素治疗的患者有产生抗胰岛素抗体的倾向，这些抗体可能会干扰测定。

5）分析特异性/干扰：含高达 10mg/dl (171μmol/L) 胆红素的样本、含相当于 1800mg/dl (20.32mmol/L) 三酰甘油的脂血样本，这不会影响胰岛素浓度的测定。在样本中添加 5g/dl 的人白蛋白不会影响胰岛素浓度的测定。胰岛素原和 C 肽加入含 70pmol/L(10μIU/ml) 胰岛素的 S2 校准品中。牛胰岛素和猪胰岛素加入零校准品中。由此得出以下关于交叉反应性的数据（表 13-47）。

表 13-47　交叉反应测试

物质	添加的分析物 (pmol/L)	交叉反应性 (%)
胰岛素原	4000	-0.26
C 肽	20000	未检测到
牛胰岛素	350	30
猪胰岛素	350	97

(5) 储运条件

1）即用型。

2）2 ～ 10℃冷藏保存且竖直存放。

3）至少在 2 ～ 10℃环境下冷藏保存 2h 后，才可上机使用。

4）在 2 ～ 10℃环境下保存时，稳定期可持续至标签上所指明的有效期。

5）在 2 ～ 10℃环境下可稳定保存 24 个月。

6）首次使用后，在 2 ～ 10℃环境下保存的稳定期可维持 28 天。

7）可能存在变质情况的表现为盒子上的弹性层破损或质控值超出了范围。

8）若试剂盒受损（比如弹性层断裂），则应丢弃试剂盒。

(6) 性能指标

1）线性范围：0.03 ～ 300μIU/ml(0.21 ～ 2100pmol/L)。

2）方法学比较：在 Access 免疫测定系统上使用 Access Ultrasensitive Insulin 测定，以及通过一种商业化的免疫测定试剂盒对 153 个血清胰岛素值进行对比，可给出如下的统计数据（表 13-48）。

表 13-48　方法学比较试验 1

样本数	观察范围 (μIU/ml)	截距 (μIU/ml)	斜率	相关系数
153	1.4 ～ 219	-0.42	0.88	0.996

在 Access 免疫测定系统上使用 Access Ultrasensitive Insulin 测定试剂盒，对临床血清和血浆 (EDTA) 样本测定后得出的 59 个值进行比较，可给出如下的统计数据（表 13-49）。

表 13-49　方法学比较试验 2

样本数	观察范围 (μIU/ml)	截距 (μIU/ml)	斜率	相关系数 (r)
59	2.5 ～ 100	0.53	1.03	0.988

3）稀释回收率（线性）：将含不同胰岛素水平的 3 个样本用 Access Ultrasensitive Insulin Calibrator S0（零）进行多点容量稀释，得出以下数据（表 13-50 ～表 13-52）。

表 13-50　稀释线性 1

样本 1	预期浓度 (μIU/ml)	测定浓度 (μIU/ml)	回收率 (%)
原样本	N/A	258.0	N/A
1 ∶ 1.4	184.0	184.0	100
1 ∶ 2	129.0	126.0	97
1 ∶ 4	64.5	61.7	96
1 ∶ 8	32.3	36.3	112
1 ∶ 16	16.1	16.7	104
平均回收率 (%)			102

表 13-51　稀释线性 2

样本 2	预期浓度 (μIU/ml)	测定浓度 (μIU/ml)	回收率 (%)
原样本	N/A	146.0	N/A
1 ∶ 1.4	104.0	110.0	106
1 ∶ 2	73.0	78.5	108
1 ∶ 4	36.5	37.3	102
1 ∶ 8	18.3	19.5	107
1 ∶ 16	9.1	9.2	101
平均回收率 (%)			105

表 13-52　稀释线性 3

样本 3	预期浓度（μIU/ml）	测定浓度（μIU/ml）	回收率（%）
原样本	N/A	86.8	N/A
1：1.4	62.0	63.2	102
1：2	43.4	42.9	99
1：4	21.7	19.7	91
1：8	10.9	10.5	96
1：16	5.4	5.2	96
平均回收率（%）		97	

4）Spiking 回收率：将 4 种不同水平的胰岛素加入 2 个低水平胰岛素的患者样本中，得到如下数据（表 13-53 和表 13-54）。

表 13-53　回收率试验 1

样本 1（μIU/ml）	预期浓度（μIU/ml）	测定浓度（μIU/ml）	回收率（%）
原样本	N/A	11.5	N/A
5	16.5	15.8	96
50	61.5	57.0	92
100	112.0	105.0	94
220	232.0	242.0	104
平均回收率（%）			97

表 13-54　回收率试验 2

样本 2（μIU/ml）	预期浓度（μIU/ml）	测定浓度（μIU/ml）	回收率（%）
原样本	N/A	2.9	N/A
5	7.9	7.1	90
50	52.9	49.4	93
100	103.0	105.0	102
220	223.0	199.0	89
平均回收率（%）		94	

5）不精密度：本测定在整个测定范围内所出现的总不精密度小于 10%。一个研究每天 2 个测定，每个测定 1 个样本，每个样本进行 3 次复检，可提供下列数据（表 13-55），这些数据通过对变量分析（ANOVA）得来。

6）分析灵敏度：按 95% 置信度能与零（Access Ultrasensitive Insulin Calibrator S0）区别的，胰岛素的最低可检测水平是 0.03μIU/ml（0.21pmol/L）。通过多次测试分析中，对一条完整的 6 点校准曲线、质控品及零值校准品的 10 次重复测定的数据来确定该值。分析灵敏度的值是通过校准曲线上偏离零值校准品平均测量信号两个标准差的点计算得来的。

表 13-55　精密度

质控	总均值（n=60）（μIU/ml）	批内 CV（%）	总不精密度 CV（%）
1	0.15	4.2	5.6
2	0.30	2.7	4.0
3	0.93	2.6	4.5
4	12.90	2.0	3.5
5	37.40	2.0	3.3
6	99.30	2.1	3.1

5. 人胰岛素定量检测试剂盒（磁微粒化学发光法）[豫食药监械（准）字 2014 第 2400323 号]

（1）原理：本试剂盒采用夹心法原理进行检测。用 INS 抗体包被磁微粒、辣根过氧化物酶标记 INS 抗体制备酶结合物。通过免疫反应形成抗体 - 抗原 - 酶标抗体复合物，该复合物催化发光底物液发出光子，发光强度与 INS 的含量成正比。

（2）标本类型：本试剂盒用于定量检测人血清中胰岛素的含量。采用正确的医用技术收集血清样本。样本中的沉淀物和悬浮物可能会影响试验结果，应离心除去。严重溶血、脂血或浑浊的样本不能用于测定。样本收集后在室温放置不可超过 8h；如果不在 8h 内检测需将样本放置在 2 ～ 8℃的冰箱中；若需 48h 以上保存或运输，则应冻存于 -20℃以下，避免反复冻融。使用前恢复到室温，轻轻摇动混匀。

（3）参考范围：检测 182 例正常人群的空腹样本，以 95% 范围为限确定正常参考范围为 1.5 ～ 25μIU/ml。建议各实验室根据自己实际条件及接触人群建立正常参考值。本试剂盒仅作为诊断的辅助手段之一，供临床医生参考。

（4）注意事项（干扰因素）：本试剂盒仅作为诊断的辅助手段之一，临床诊断应与临床检查、病史及其他检测相结合。样本中的嗜异性抗体或类风湿因子会干扰检测结果，此类样本不适合用本试剂盒进行检测。溶血、脂血或浑浊的样本可能会造成不正确的检测结果。

（5）储运条件：试剂盒在 2 ～ 8℃储存，防止冷冻，避免强光照射，有效期 12 个月。试剂机载稳定性：试剂包（磁微粒混悬液、酶结合物、抗体溶液）竖直向上存放，在 2 ～ 10℃环境下冷藏保存 2h 后，才可上机使用。首次使用后，机载或在 2 ～ 10℃ 环境下稳定期为 28 天。校准品开瓶后保存于 2 ～ 8℃，稳定期为 2 个月；若需使用更长的时间，应根据需要进行分装，于 -20℃冻存，但应避免反复冻融。

(6) 性能指标

1) 空白限：不高于 0.03μIU/ml。

2) 检测范围：0.03 ～ 300μIU/ml。

3) 特异性：与 50ng/ml 的 C 肽、19ng/ml 的胰高血糖素无交叉反应性。

4) 干扰性：20mg/dl 胆红素、1000mg/dl 血红蛋白、1000mg/dl 三酰甘油对检测结果无干扰。

5) 精密度：用精密度质控品测定，CV ≤ 15.0%。

二、C　肽

（一）概述

C 肽（C-peptide，C-P）是由胰岛素原裂解时形成的、和胰岛素等分子一起分泌的一个多肽，在胰腺 B 细胞的高尔基体内，胰岛素原被转化酶分解为胰岛素、C 肽和两对碱性氨基酸。与胰岛素不同，C 肽不被肝脏摄取，而主要由肾脏排出。C 肽的半衰期约为 30min，明显长于胰岛素 4min 的半衰期。其测定也能反映胰岛 B 细胞的功能。

（二）临床意义

(1) 反映胰岛 B 细胞的分泌功能。由于 C 肽不受注射胰岛素的影响，因此对于胰岛素治疗的患者，C 肽的变化更能反映胰岛 B 细胞的功能，以决定是否需继续治疗。

(2) 鉴别低血糖的原因，是由于胰岛素瘤的过度分泌还是因为患者自己注射了胰岛素。

(3) 判断胰岛素瘤的切除是否完全或是否转移，以及胰岛移植手术后的监测。

（三）测定原理

目前该项目常见的免疫学测定方法包括化学发光法、光激化学发光法等。

（四）国家行业标准

暂无。

（五）试剂介绍

1. C 肽测定试剂盒（化学发光法）[粤食药监械（准）字 2011 第 2400653 号]

(1) 原理：本试剂盒利用化学发光免疫夹心法检测 C 肽浓度。

采用针对 C 肽的一株单克隆抗体标记 ABEI，另一株单克隆抗体标记 FITC。标本、校准品与 ABEI 标记的单克隆抗体、FITC 标记的单克隆抗体及包被羊抗 FITC 抗体的磁性微球混匀，形成抗原与 ABEI 标记的 C 肽单克隆抗体和 FITC 标记的 C 肽单克隆抗体的免疫复合物，外加磁场沉淀，去掉上清液，用洗液清洗沉淀复合物 3 次，直接进入标本测量室，仪器自动泵入化学发光激发物 1 和 2，自动监测 3s 内发出的相对光强度（RLU）。C 肽浓度与 RLU 呈一定的比例关系，测定仪自动拟合计算 C 肽浓度。

(2) 标本类型：血清。采集 5.0ml 静脉血至采血管中，室温静置。离心、分离血清部分，2 ～ 8℃储存。

血清标本在 2 ～ 8℃稳定 6h。超过 6h，则先分装，-20℃可保存 30 天，避免反复冰冻和解冻两次以上。

(3) 参考范围：正常参考值为 0.3 ～ 3.73ng/ml（餐前）。

由于不同地区、不同个体引起正常的、合理的差别，以及采用不同方法进行检测，其所测得的 C 肽水平也会有所不同，因此建议每个实验室均应针对自己的特色人群建立参考值范围。

(4) 注意事项（干扰因素）

1) HAMA 效应：含有人抗鼠抗体（HAMA）的患者血清可能导致假的升高或降低值。虽然加入了中和 HAMA 的介质，非常高的 HAMA 血清浓度仍然可能影响结果。

2) Hook 效应：浓度值在 200ng/ml 以内没有发现高剂量 Hook 效应。

(5) 储运条件

1) 试剂的准备和储存

A. 工作洗液：用纯化水将清洗缓冲液按 1 ∶ 14 稀释混匀，放置在室温中待用，保存至有效期。

B. 试剂：本试剂盒除洗液外，其他成分置于 2 ～ 8℃保存至有效期。

C. 发光标记物和荧光素标记物均应避免阳光直射；湿度对试剂稳定性无影响。

D. 试剂运输要求：置于 2 ～ 8℃环境条件下运输，运输过程中避免碰撞。

2）有效期：储存在 2 ～ 8℃无腐蚀性气体的环境中，未开封有效期为 12 个月，开封后有效期不少于 28 天。

（6）性能指标

1）准确率：回收率应在 90% ～ 110%。

2）批内精密度：CV ≤ 5%。

3）批间精密度：CV ≤ 10%。

4）分析灵敏度：本试剂的灵敏度为＜ 0.1ng/ml。

5）特异性：当胰岛素的浓度为 200ng/ml 时，检测结果 C 肽＜ 2.0ng/ml。

6）检测范围：0.1 ～ 20.0ng/ml（通过最低检出限和定标曲线的最高值确定）。

7）线性：在 0.5 ～ 20.0ng/ml 浓度范围内，线性相关性系数 r 绝对值应＞ 0.9900。

2. C 肽测定试剂盒（化学发光法）［京药监械（准）字 2013 第 2400827 号］

（1）原理：采用夹心法化学发光免疫分析原理进行检测。通过免疫反应形成固相抗体 - 抗原 - 抗体 - 酶复合物，该复合物催化化学发光底物液发出光子，发光强度与 C 肽的含量成正比。

（2）标本类型：样本类型为血清。

（3）参考范围：各实验室应建立自己的参考区间，经本试剂盒测试 120 名健康受试者，空腹和 75g 葡萄糖负荷下不同时间血清中 C 肽浓度的测值范围见表 13-56。

表 13-56　参考范围（ng/ml）

	空腹	1h	2h	3h
测值范围	0.52 ～ 4.38	3.58 ～ 13.2	1.20 ～ 11.3	0.38 ～ 6.56
$\bar{x}\pm s$	1.46±0.78	9.51±2.77	6.87±2.89	2.33±1.70

注意：本正常参考区间是以特定方法确定的，由于临床状态的复杂性、个体间的差异、地区差异及操作者不同都可能影响到检测的结果，建议各实验室建立自己的参考区间，以上数据仅供参考。

（4）注意事项

1）高血脂或者溶血样本、受到微生物污染的样本及反复冻融或者热灭活后的样本均会影响检测的准确性，甚至导致错误的结果。

2）经常接触啮齿类动物或使用过鼠单克隆抗体作为体内诊断、治疗的患者，其样本中均可能含有人抗鼠抗体（HAMAs），该抗体的存在可能会导致结果出现假阳性或假阴性。如果样本中含有类风湿因子等干扰物质也存在导致实验结果异常的可能性。因此，在询诊时尽量查明是否接触过动物或动物制品（靶抗体药物、造影剂、胸腺肽、白蛋白、免疫抑制剂等），以便对检测结果作出正确的解释。

3）次氯酸钠消毒液等强氧化剂能引起发光底物液发生反应，导致结果误判，故发光操作实验室应禁止使用此类消毒剂。

（5）储运条件：试剂盒储存于 2 ～ 8℃，有效期 12 个月。

（6）性能指标

1）空白检测限：≤ 0.05ng/ml。

2）准确性：试剂盒校准品与标准品同时测定，以标准品为标准，试剂盒校准品的实测值与标示值之比应在 0.90 ～ 1.10。

3）精密度：分析内变异 CV ≤ 15%；分析间变异 CV ≤ 20%。

4）批间差：CV ≤ 20%。

5）剂量反应曲线的线性：在 0.11 ～ 15.0ng/ml 浓度范围内，剂量反应曲线相关系数 r ≥ 0.9900。

6）特异性：对 150mIU/ml INS 的测定值≤ 0.05ng/ml；对 1.0μg/ml FSH 的测定值≤ 0.05ng/ml；对 500IU/ml TSH 的测定值≤ 0.10ng/ml。

3. C 肽检测试剂盒（光激化学发光法）（沪械注准 20152400268）

（1）原理：本试剂盒由 C 肽试剂 1（C 肽抗体包被的发光微粒）、C 肽试剂 2（生物素标记 C 肽抗体），C 肽系列校准品、C 肽校正液、C 肽质控品，辅以 LiCA 通用液，在均相条件下，采用双抗体夹心免疫光激化学发光法定量检测人血清中的 C 肽。

（2）标本类型：本方法推荐的样本类型为血清；如在 48h 内使用，可于 2 ～ 8℃中保存，长期存放应保存在 -20℃以下，并避免反复冻融，标本解冻后必须充分混匀，并离心去除颗粒物质。

(3) 参考范围：经本试剂盒检测健康人空腹血清样本 275 份，其中 95% 的人群血清 C 肽水平为 1.1 ～ 4.4ng/ml。

(4) 注意事项：在以下干扰物质（血红蛋白≤ 200mg/dl、三酰甘油≤ 3000mg/dl、胆红素≤ 20mg/dl）浓度条件下，检测高、低 2 个水平的样本，对检测结果基本无影响（＜ 15%）。

(5) 储运条件：2 ～ 8℃避光保存，有效期 12 个月；试剂开瓶后 2 ～ 8℃保存有效期 14 天，校准品开瓶后 2 ～ 8℃保存有效期 24h，质控品、校正液开瓶后 2 ～ 8℃保存有效期 14 天。

(6) 性能指标

1) 最低检出限：≤ 0.2ng/ml；检测范围：0.2 ～ 30ng/ml。

2) 批内精密度：CV ≤ 10%；批间精密度：CV ≤ 15%。

3) 线性：在 1 ～ 20ng/ml 线性范围内，$r \geq 0.99$。

4) 准确性：检测浓度与理论浓度的偏差在 ±10% 以内。

4. C 肽测定试剂盒［国食药监械（进）字 2013 第 2402091 号］

(1) 原理：直接化学发光技术进行的双抗夹心免疫测定方法。

(2) 标本类型：血清。采集注意事项：按照常规静脉穿刺预防措施采集所有的血液样品。

(3) 储存要求

1) 在储存于 2 ～ 8℃或 -20℃之前，将血清与红细胞分离。

2) 若在 8h 内不能完成测定，则应将样品管盖密封后储存于 2 ～ 8℃下。

3) 若样品在 24h 内未能测定，则应将样品冷冻于 -20℃或更低的温度下。

(4) 参考范围：血清 C 肽的正常参考范围已经由 ACS ：180® 建立。对 132 名禁食的健康个体的血清样品测定后，建立了 C 肽的血清正常参考范围。C 肽水平的 95% 置信区间为 0.81 ～ 3.85ng/ml，所有被检人群的范围为 0.48 ～ 5.05ng/ml，均值为 1.51ng/ml。

(5) 注意事项：人类血清中的嗜异性抗体会与试剂免疫球蛋白发生反应，从而干扰体外诊断免疫测定。经常暴露于动物或动物血清制品的患者易发生此干扰倾向（表 13-57），出现异常的测定结果，在进行诊断时需要更多的信息。

表 13-57　干扰试验

血清样品种类	物质	数值
溶血	血红蛋白	250mg/dl
脂血	三酰甘油	1000mg/dl
黄疸	胆红素	20mg/dl
蛋白血症	蛋白质	12g/dl

注：当结果高达表中数值时，影响≤ 10%。

(6) 储运条件：2 ～ 8℃。

(7) 性能指标

1) 特异性：将下列化合物按表 13-58 提示浓度加入血清样品中，检测其对 ADVIA Centaur C 肽检测法的交叉反应性。其对 C 肽测定无明显的影响。

表 13-58　交叉反应测试

交叉反应物	加入量	平均百分交叉反应性
胰岛素原	1.25ng/ml	103.4
胰岛素	320 μIU/ml	95.8
胰高血糖素	2500 pg/ml	96.4
降钙素	500 pg/ml	102.5
生长激素抑制素	12.5ng/ml	102.3
分泌素	6250ng/ml	93.5

ADVIA Centaur C 肽测试法对 C 肽水平的最低检测浓度为 0.05ng/ml，检测范围上限可达 30ng/ml。

2) 精密度：4 天内在 3 个系统上对 3 份样品进行 3 批次测定，每批复测 2 次（每份样品共测定 72 次）。得到的测定结果如表 13-59。

表 13-59　精密度

平均值 (ng/ml)	批内 CV (%)	批间 CV (%)	总体 CV (%)
1.4	3.7	3.3	6.1
4.9	4.0	1.1	5.1
10.6	4.1	1.0	6.2

5. 人 C 肽定量检测试剂盒（磁微粒化学发光法）［豫食药监械（准）字 2014 第 2400324 号］

(1) 原理：本试剂盒采用夹心法原理进行检测。用 C 肽抗体包被磁微粒、辣根过氧化物酶标记 C 肽抗体制备酶结合物。通过免疫反应形成抗体 – 抗原 – 酶标抗体复合物，该复合物催化发光底物液发出光子，发光强度与 C 肽的含量成正比。

(2) 标本类型：本试剂盒用于定量检测人血清中C肽的含量。采用正确的医用技术收集血清样本。样本中的沉淀物和悬浮物可能会影响试验结果，应离心除去。严重溶血、脂血或浑浊的样本不能用于测定。样本收集后在室温放置不可超过8h；如果不在8h内检测需将样本放置在2～8℃的冰箱中；若需48h以上保存或运输，则应冻存于-20℃以下，避免反复冻融。使用前恢复到室温，轻轻摇动混匀。

(3) 参考范围：检测182例正常人群的空腹样本，以95%范围为限确定正常参考范围为0.92～4.0ng/ml。建议各实验室根据自身实际条件及接触人群建立正常参考范围。本试剂盒仅作为诊断的辅助手段之一，供临床医生参考。

(4) 注意事项：本试剂盒仅作为诊断的辅助手段之一，临床诊断应与临床检查、病史及其他检测相结合。样本中的嗜异性抗体或类风湿因子会干扰检测结果。此类样本不适合用本试剂盒进行检测。溶血、脂血或浑浊的样本可能会造成不正确的检测结果。

(5) 储运条件：试剂盒在2～8℃储存，防止冷冻，避免强光照射，有效期12个月。试剂机载稳定性：试剂包（磁微粒混悬液、酶结合物、抗体溶液）竖直向上存放，在2～10℃环境下冷藏保存2h后，才可上机使用。首次使用后，机载或在2～10℃环境下稳定期为28天。校准品开瓶后保存于2～8℃，稳定期为2个月；若需使用更长时间，应根据需要进行分装，于-20℃冻存，但应避免反复冻融。

(6) 性能指标

1) 空白限：不高于0.01ng/ml。

2) 检测范围：0.01～30ng/ml。

3) 特异性：与1000μIU/ml的胰岛素（胰岛素）、19ng/ml胰高血糖素无交叉反应性。

4) 干扰性：20mg/dl胆红素、1000mg/dl血红蛋白、1000mg/dl三酰甘油对检测结果无干扰。

5) 精密度：用精密度质控品测定，CV≤15.0%。

三、胰岛素原

（一）概述

胰岛素原（Pro-insulin，PI）是胰岛素和C肽的前体蛋白，由86个氨基酸残基组成，分子质量为9kDa，测定胰岛素原有利于判断血浆胰岛素水平。胰岛素原的生物学活性相当低，约为胰岛素的10%。通常仅有少量的胰岛素原进入血液循环。因为肝脏清除胰岛素原的能力仅为胰岛素能力的25%，所以胰岛素原的半衰期比胰岛素长2～3倍，并在禁食后其血浆浓度可达到胰岛素血浆浓度的10%～15%。

（二）临床意义

(1) 胰腺B细胞肿瘤，大多数B细胞瘤患者都有胰岛素、C肽和胰岛素原浓度的增加。部分患者只有胰岛素原升高，此时肿瘤使得胰岛素原不能转变为胰岛素。尽管胰岛素原生物学活性很低，但是胰岛素原在大量增加后仍可能导致低血糖。

(2) 罕见家族性高胰岛素原血症，其原因是胰岛素转化为胰岛素的能力减弱。

(3) 2型糖尿病患者，胰岛素原比例和胰岛素原转化中间体都会增大，并且与心血管危险因子关联。

(4) 妊娠期糖尿病，有明显高浓度的胰岛素原和分裂的32、33胰岛素原。

(5) 慢性肾衰竭、肝硬化和甲状腺功能亢进患者也可见胰岛素原浓度增加。

(6) 升高可能存在与抗体起交叉反应的胰岛素原样物质。

（三）测定原理

目前该项目常见的免疫学测定方法包括化学发光法等。

（四）国家行业标准

暂无。

（五）试剂介绍

下文以生物胰岛素原测定试剂盒（化学发光法）[粤食药监械(准)字2011第2400818号]为例进行介绍。

(1) 原理：本试剂盒利用化学发光免疫夹心法检测胰岛素原浓度。

采用针对胰岛素原的一株单克隆抗体标记ABEI，另一株单克隆抗体标记FITC。标本、校准品与ABEI标记的单克隆抗体、FITC标记的单克隆抗体及包被羊抗FITC抗体的磁性微球混匀，形成待测抗原与ABEI标记的抗胰岛素原单克隆抗体和FITC标记的抗胰岛素原单克隆抗体的免疫复合物，外加磁场沉淀，去掉上清液，用洗液清洗沉淀复合物3次，直接进入标本测量室，仪器自动泵入化学发光激发物1和2，自动监测3s内发出的相对光强度（RLU）。胰岛素原浓度与RLU呈一定的比例关系，测定仪自动拟合计算胰岛素原浓度。

(2) 标本类型：血清。采集5.0ml静脉血至采血管中，室温静置。离心、分离血清部分，2～8℃储存。

血清标本在2～8℃稳定6h。超过6h，则先分装，-20℃可保存30天，避免反复冰冻和解冻2次以上。

(3) 参考范围：正常参考值为30～180pg/ml（餐前）。

由于不同地区、不同个体引起正常的、合理的差别，以及采用不同方法进行检测，其所测得的胰岛素原水平也会有所不同，因此建议每个实验室均应针对自己的特色人群建立参考值范围。

(4) 注意事项（干扰因素）

1) HAMA效应：含有人抗鼠抗体（HAMA）的患者血清可能导致假的升高或降低值。虽然加入了中和HAMA的介质，非常高的HAMA血清浓度仍然可能影响结果。

2) Hook效应：浓度值在100ng/ml以内没有发现高剂量Hook效应。

(5) 储运条件

1) 试剂的准备和储存

A. 工作洗液：用纯化水将清洗缓冲液按1∶14稀释混匀，放置在室温中待用，保存至有效期。

B. 试剂：本试剂盒除洗液外，其他成分置于2～8℃保存至有效期。

C. 发光标记物和荧光素标记物均应避免阳光直射；湿度对试剂稳定性无影响。

D. 试剂运输要求：置于2～8℃环境条件下运输，运输过程中避免碰撞。

2) 有效期：储存在2～8℃无腐蚀性气体的环境中，未开封有效期为12个月，开封后有效期不少于28天。

(6) 性能指标

1) 准确率：回收率应在90%～110%。

2) 批内精密度：CV≤15%。

3) 批间精密度：CV≤15%。

4) 分析灵敏度：本试剂的灵敏度为＜20.0pg/ml。

5) 特异性：当胰岛素的浓度为200pg/ml时，检测结果胰岛素原应＜20.0 pg/ml；当C肽的浓度为20 000pg/ml时，检测结果胰岛素原应＜200.0pg/ml。

6) 检测范围：20.0～5000.0 pg/ml（通过最低检出限和定标曲线的最高值确定）。

7) 线性：在200.0～5000.0pg/ml浓度范围内，线性相关性系数r绝对值应＞0.9900。

四、胰高血糖素

（一）概述

胰高血糖素（glucagon，Glu）是由29个氨基酸残基组成的多肽，由胰岛A细胞分泌的160个氨基酸残基构成的胰高血糖素原（proglucagon）转化而来。胰高血糖素的分泌受营养物质、自主神经、胰岛和胃肠道激素的调控。诱导胰高血糖素释放的典型因素是低血糖以及由应激引起的交感神经兴奋。进食后，食物中的氨基酸和脂肪均可引起胰高血糖素分泌增加。

（二）临床意义

1. 升高　见于胰岛A细胞瘤、糖尿病患者使用肾上腺质激素和生长激素等。

2. 降低　见于慢性胰腺炎、肥胖等。

（三）测定原理

目前该项目常见的免疫学测定方法包括增强化学发光法等。

（四）国家行业标准

暂无。

（五）试剂介绍

1. 胰高血糖素检测试剂盒（增强化学发光免疫分析法）［京食药监械（准）字2014第2400315号］

(1) 原理：本试剂采用竞争法。将胰高血糖素特异性抗体结合到固相载体发光板上，标准品或待检测样品中的胰高血糖素抗原和辣根过氧化物酶（HRP）偶联的胰高血糖素同时竞争发光板上的抗体，形成抗原–抗体复合物。HRP 偶联的胰高血糖素的结合量随标准品或待检测样品中胰高血糖素量的增加而减少。加入底物发光液后，底物发光液与 HRP 作用而产生光信号，光信号的强度随 HRP 的变化而变化。因此，测定光信号强度的大小可反映样品中胰高血糖素的含量。

（2）标本类型

1）本试剂使用样品为血清样本，对于全血、血浆样本以及取自其他部位的标本，检测结果尚未明确。

2）若新鲜标本不能立即检测，可 2 ～ 8℃放置 1 周，长期放置需 -20℃冻存，避免反复冻融。

3）不能检测含悬浮纤维蛋白或聚集物、重度溶血的标本。

4）应避免使用被污染的标本，使用前应平衡 30min 以上，以保证结果的准确性。

（3）参考范围：正常人血清参考值 56 ～ 143pg/ml。

（4）注意事项（干扰因素）：嗜异性抗体、类风湿因子（RF）可以与系统中的捕捉抗体及酶标记二抗的 Fc 段直接结合，从而导致假阳性。本试剂盒采用的是竞争法，包被的是鼠源性的单克隆抗体，而酶偶联的是抗原。同时，在试剂盒里加入了消除嗜异性抗体、类风湿因子的生物活性物质。因此，嗜异性抗体、类风湿因子对本试剂盒的检测无影响。而高浓度的溶血、脂血、黄疸对检测结果会有影响，实验证明，血红蛋白 7.5g/L、胆红素 200mg/L、胆固醇 10g/L、三酰甘油 10mmol/L 对检测结果不会造成干扰。

（5）储运条件：储存条件 2 ～ 8℃；有效期 6 个月；运输要求低温冷藏车，或在泡沫盒里加入冰块，保证运输过程中试剂盒在 2 ～ 8℃环境下。

（6）性能指标

1）准确性：以胰高血糖素国家标准品为对照品试剂盒校准品的实测效价与标示效价之比在 0.900 ～ 1.100。

2）剂量反应曲线线性相关系数：在 25.6 ～ 1000pg/ml 范围内，用双对数或其他的模型拟合，剂量反应曲线相关系数 r 的绝对值＞ 0.9900。

3）精密度：批内和批间变异不高于 15%。

4）最低检出量：应不高于 20.00pg/ml。

5）特异性：与浓度为 260pg/ml 的胰岛素反应，测定结果应＜ 5pg/ml，与浓度为 21 000pg/ml 的 C 肽反应，测定结果应＜ 5.00pg/ml。

2. 胰高血糖素测定试剂盒（增强化学发光法）［粤食药监械（准）字 2012 第 2400304 号］

（1）原理：利用抗原抗体特异性结合及酶底物 Luminol 发光体系定量检测胰高血糖素。

（2）标本类型：血清。

（3）储运条件：2 ～ 8℃下储存；有效期 8 个月。

（4）性能指标

1）灵敏度：30ng/L。

2）特异性：与 1mg/ml 的脂蛋白、25mg/ml 的球蛋白、2mg/ml 的 α_1- 酸性糖蛋白、0.1μg/ml 的透明质酸、16U/L 的胰岛素、5ng/ml 的 C 肽、20ng/ml 的骨钙素、30ng/ml 的泌乳素、0.8ng/ml 的胰多肽不发生交叉反应。

3）精密度：批内 CV 值＜ 10%、批间 CV 值＜ 15%。

4）线性范围：0 ～ 600ng/L。

（杨奇贤　赫　斐）

第四节　骨代谢及相关检测

一、甲状旁腺激素

（一）概述

甲状旁腺激素（parathyroid hormone，PTH）为 84 个氨基酸组成的蛋白质，循环中的清除半衰期为 2min，PTH 在外周的迅速代谢不受血钙或 1，25-$(OH)_2D_3$ 水平变化的影响。PTH 的作用主要有：

1. 对肾脏的作用　刺激钙的重吸收，抑制磷的转运重吸收。几乎所有肾小球滤过的钙均在肾小管被重吸收，65% 在近端小管细胞外通过被动转运重吸收，其余的主要在远端小管重吸收。

同时，PTH 能刺激近端小管 1，25-$(OH)_2D_3$ 的合成，维生素 D 通过小肠吸收钙，升高血钙。

2. 对骨骼的作用　通过刺激骨吸收促进钙的

释放。

（二）临床意义

1. 升高 见于甲状旁腺功能亢进。除了原发性甲旁亢，因肾衰竭、钙和维生素D缺乏等的病例中出现的继发性甲旁亢，PTH亦见升高。

2. 降低 见于甲状旁腺功能减低，例如甲状腺或甲状旁腺切除术后。

（三）测定方法

目前该项目常见的免疫学测定方法包括化学发光法、电化学发光法等。

（四）国家行业标准

暂无。

（五）试剂介绍

1. 血清甲状旁腺素测定试剂盒（化学发光法）［粤食药监械（准）字2011第2400644号］

(1) 原理：利用化学发光免疫夹心法检测PTH浓度。

采用针对PTH的一株单克隆抗体标记ABEI，另一株标记FITC。样本、标准液与ABEI标记的单克隆抗体、FITC标记的单克隆抗体混匀，置37℃孵育15min，形成"夹心三明治"，加入包被羊抗FITC抗体的磁性微球，37℃孵育5min，外加磁场沉淀，去掉上清液，用洗液清洗沉淀复合物2次，直接进入样品测量室，仪器自动泵入发光底物1和2，自动监测3s内发出的相对光强度(RLU)。PTH浓度与RLU呈一定的比例关系，仪器自动拟合计算PTH浓度。

(2) 标本类型：血清。采集5.0ml静脉血至采血管中，室温静置。离心、分离血清部分。由于PTH的半衰期较短，推荐需要血清时应立即离心血液获得血清，血清样本在室温可稳定4h；在2～8℃条件下可保存48h，超过48h，则先分装，-20℃可保存6个月，避免反复冰冻和解冻两次以上。

(3) 参考范围：6～80pg/ml。

由于不同地区、不同个体引起正常的、合理的差别，以及采用不同方法进行检测，其所测得的PTH水平也会有所不同，因此建议每个实验室均应针对自己的特色人群建立参考值范围。

(4) 注意事项：含有人抗鼠抗体（HAMA）的患者血清可能导致假的升高或降低值。虽然加入了中和HAMA的介质，非常高的HAMA血清浓度仍然可能影响结果。

Hook效应：浓度值在10ng/ml以内没有发现高剂量Hook效应。

试剂组分ABEI为人工合成的有机化合物，在人血清中不存在，因此不存在对试验结果的干扰物质。

(5) 储运条件

1) 工作洗液：用纯化水将清洗缓冲液按1∶14稀释混匀，放置在室温待用，保存至有效期。

2) 试剂：本试剂盒除洗液外，其他成分置于2～8℃保存至有效期。

3) 发光标记物应避免阳光直射；湿度对试剂稳定性无影响。

4) 试剂运输要求：置于2～8℃环境条件下运输，运输过程中避免碰撞。

5) 有效期：储存在2～8℃无腐蚀性气体的环境中，未开封有效期为12个月，开封后有效期不少于28天。

(6) 性能指标

1) 准确率：回收率应在90%～110%。

2) 批内精密度：CV≤5%。

3) 批间精密度：CV≤10%。

4) 分析灵敏度：本试剂的灵敏度为＜0.006ng/ml。

5) 特异性：当ACTH的浓度为100ng/ml时，检测结果PTH＜1.0ng/ml。

6) 检测范围：0.01～50.0ng/ml（通过最低检出限和定标曲线的最高值确定）。

7) 线性：在0.4～50.0ng/ml浓度范围内，线性相关性系数r绝对值应＞0.9900。

2. 甲状旁腺素测定试剂盒（电化学发光法）［国食药监械（进）字2014第2404458号］

(1) 原理：第1步，50μl标本、生物素化的抗PTH单克隆抗体和钌（Ru）标记的抗PTH单抗混匀，形成夹心复合物。第2步，加入链霉亲和素包被的微粒，让上述形成的复合物通过生物素与链霉亲和素间的反应结合到微粒上。反应混合液吸到测量池中，微粒通过磁铁吸附到电极上，未结合的物质被清洗液洗去，电极加电压后产生化学发光，通过光电倍增管进行测定。检测结果由机器自动从标准曲线上查出。此曲线由仪器通过两点定标校正，由从试剂条形码扫描入仪器的原版标准曲线而得。

（2）标本类型：必须选择以下的标本进行测定。血清：按标准常规方法采集。血浆：EDTA-K_3 抗凝。由于 PTH 半衰期短，建议必须使用血清时，立即离心血样。建议用 EDTA-K_3 血浆，因为其比血清更稳定。判断标准：血清与血清方法学比较，斜率 0.9 ～ 1.1 + 截距＜ ±2x 分析灵敏度（LDL）+ 相关系数＞ 0.95。血清：标本在 15 ～ 25℃可稳定 8h，在 2 ～ 8℃可稳定 2 天，-20℃可稳定 6 个月。血浆：标本在 15 ～ 25℃可稳定 2 天，在 2 ～ 8℃可稳定 3 天，-20 ℃可稳定 6 个月。用所选市售样本收集管测试样本，但不是所有制造商的试管均符合要求。不同制造商的样本收集系统可能含有不同的物质，在有些情况下会影响测试结果。当用原始管（样本采集系统）处理样本时，要注意试管制造商的使用说明。含沉淀的标本使用前需离心。标本和质控液禁用叠氮钠防腐。在测定前，保证患者样本、定标液和质控品达到室温（20 ～ 25℃）。考虑到可能挥发的因素，建议标本、定标液、质控品上机后在 2h 内进行测定。

（3）参考范围：期望值为 15 ～ 65pg/ml（1.6 ～ 6.9pmol/L）。各实验室应对各自地区人群的 PTH 正常值波动范围进行调查，如有必要应自己测定一个参考值范围。

（4）注意事项：仅用于体外诊断；使用时必须遵循所有实验室试剂操作的注意事项；所有废弃物必需按照当地法规进行处置；专业人员可要求获得安全数据单；避免所有试剂与样本类型（标本、定标液和质控品）起泡。

该方法不受黄疸（胆红素＜ 1112μmol/L 或＜ 65mg/dl）、脂血（脂质＜ 1500mg/dl）和生物素（＜ 205nmol/L 或＜ 50ng/ml）等干扰。溶血 ≥ 0.15g/dl 有干扰。不要分析显示明显溶血迹象的样本。判断标准：初始值在 ±10% 的范围内回收。接受高剂量生物素（＞ 5mg/d）治疗的患者，至少要等最后一次摄入生物素 8h 后才能采血。不受类风湿因子（1500IU/ml）干扰。PTH 浓度高达 17 000pg/ml（1802pmol/L）也不出现 Hook 效应。

16 种常用药物经试验对本测定无干扰。极少数情况下，由于抗体的滴度极高会产生对分析物特异抗体、抗生物素蛋白链菌素或钌的干扰。如果测试设计得当，将最大程度减少这种影响。出于诊断目的，这些结果应结合患者的病史、临床检查和其他检查结果进行评估。

（5）储运条件：2 ～ 8℃保存，有效期 18 个月。请垂直摆放甲状旁腺素试剂盒，确保仪器的自动搅拌器能够完全混匀磁珠微粒。

（6）性能指标：分析仪的代表性试验数据如下所示，各实验室得出的数据可能稍有差异。依据 CLSI（美国临床实验室标准化委员会）修改协议（EP5-A）的规定，使用 Elecsys 试剂和混合人血清确定精密度：每天 6 次，持续 10 天（n=60），Modular Analytics E170 分析仪的重复性 n=21。

3. 甲状旁腺激素定量检测试剂盒（磁微粒化学发光法）[豫食药监械（准）字 2013 第 2400128 号]

（1）原理：采用双抗体夹心法原理进行检测。将抗 PTH 抗体连接至磁微粒，用辣根过氧化物酶标记 PTH 抗体制备酶结合物。通过免疫反应形成固相抗体 - 抗原 - 酶标抗体复合物，该复合物催化发光底物发出光子，发光强度与PTH的含量成正比。

（2）标本类型：血清、肝素或 EDTA 抗凝血浆为适用的标本类型，样本收集后在室温下放置不可超过 8h；如果不在 8h 内检测，需将样本放置在 2 ～ 8℃的冰箱中；若需 24h 以上保存或运输，则应冻存于 -20℃以下，样本反复冻融 3 次不影响结果测定。使用前恢复到室温，轻轻摇动混匀。严重溶血、脂血或浑浊的样本可能会对正确检测形成干扰，应尽可能拒绝使用此类样本。

（3）参考范围：检测 148 例表观正常的标本，按照百分位数法，以中间 95% 范围确定正常参考区间为 11.0 ～ 81.0pg/ml。

（4）注意事项：20mg/dl 胆红素、200mg/dl 血红蛋白、3000mg/dl 三酰甘油对检测结果影响不超过 10%。试剂盒中虽已加入抑制嗜异性抗体的物质，但罕见样本中高浓度的嗜异性抗体或类风湿因子可能会干扰检测结果。样本中若存在沉淀物、悬浮物等可见杂质会影响试验结果，此类标本不得使用。

（5）储运条件：试剂盒在 2 ～ 8℃储存，防止冷冻，避免强光照射，有效期 12 个月。试剂包（磁微粒混悬液、酶结合物）竖直向上存放，在2～10℃环境下冷藏保存2h后，才可上机使用。首次使用后，机载或在2～10℃环境下稳定期为28天。校准品开瓶后保存于2～8℃，稳定期为2个月。

二、降　钙　素

（一）概述

降钙素（calcitonin，CT）是由甲状腺C细胞分泌的32个氨基酸组成的多肽，在1和7位间有半胱氨酸构成链内的二硫键。人类降钙素基因位于第11号染色体短臂，包含6个外显子，以组织特异的方式进行剪切以得到编码降钙素或降钙素基因相关肽。

CT作为PTH以外的第二种钙调节激素，最早是在对犬甲状腺和甲状旁腺的灌注实验研究中证实的。然而降钙素对人类钙稳态的重要性尚不明确。在继发于甲状腺髓样癌（MTC）的长期高降钙素血症及行甲状腺次全切除导致降钙素分泌和储备下降的患者中，检测了降钙素对骨密度的作用，腰椎和桡骨远端骨密度不受异常降钙素水平的影响，而且长期使用大剂量外源性降钙素未出现生理异常。

（二）临床意义

(1) 降钙素是甲状腺髓样癌（C细胞癌）的重要标志物，对于诊断、判断治疗效果和观察有无复发有较好的价值。

(2) 降钙素升高亦见于甲状腺C细胞良性肿瘤和一些可分泌肿瘤样降钙素的神经内分泌肿瘤（如类癌、胰岛瘤、血管活性肠肽肿瘤、小细胞肺癌等）。严重骨骼疾病和肾脏疾病时也可见升高。

(3) 降钙素降低可见于甲状腺切除后或重度甲状腺功能亢进的病例中。

（三）测定方法

目前常用的测定方法有化学发光法等。

（四）国家行业标准

暂无。

（五）试剂介绍

1. 血清降钙素测定试剂盒（化学发光法）[粤食药监械（准）字2014第2400471号]

(1) 原理：利用化学发光免疫夹心法检测CT浓度。

采用针对CT的一株单克隆抗体标记ABEI，另一株单克隆抗体标记FITC。样本、校准液与ABEI标记的单克隆抗体，FITC标记的单克隆抗体及包被羊抗FITC抗体的免疫磁性微球混匀，形成抗原与ABEI标记的CT抗体和FITC标记的CT抗体的免疫复合物，外加磁场沉淀，去掉上清液，用洗液清洗沉淀复合物2次，直接进入样品测量室，仪器自动泵入发光底物1和2，自动监测3s内发出的相对光强度（RLU）。CT浓度与RLU呈一定的比例关系，仪器自动拟合计算CT浓度。

(2) 标本类型：血清。采集5.0ml静脉血至采血管中，室温静置。离心、分离血清部分，2～8℃储存。

血清样本在2～8℃稳定6h。超过6h，则先分装，-20℃可保存30天，避免反复冰冻和解冻两次以上。

(3) 参考范围：正常参考值＜50pg/ml。

由于不同地区、不同个体引起正常的、合理的差别，以及采用不同方法进行检测，其所测得的CT水平也会有所不同，因此建议每个实验室均应针对自己的特色人群建立参考值范围。

(4) 注意事项：含有人抗鼠抗体（HAMA）的患者血清可能导致假的升高或降低值。虽然加入了中和HAMA的介质，非常高的HAMA血清浓度仍然可能影响结果。

Hook效应：浓度值在50 000pg/ml以内没有发现高剂量Hook效应。

试剂组分ABEI为人工合成的有机化合物，在人血清中不存在，因此不存在对试验结果的干扰物质。

(5) 储运条件

1) 工作洗液：用纯化水将清洗缓冲液按1∶14稀释混匀，放置在室温中待用，保存至有效期。

2) 试剂：本试剂盒除洗液外，其他成分置于2～8℃保存至有效期。

3) 发光标记物和荧光素标记物均应避免阳光

直射；湿度对试剂稳定性无影响。

4）试剂运输要求：置于 2 ～ 8℃环境条件下运输，运输过程中避免碰撞。

5）有效期：储存在 2 ～ 8℃无腐蚀性气体的环境中，未开封有效期为 12 个月，开封后有效期不少于 28 天。

（6）性能指标

1）准确率：回收率应在 90% ～ 110%。

2）批内精密度：CV ≤ 10%。

3）批间精密度：CV ≤ 15%。

4）分析灵敏度：本试剂的灵敏度为＜ 5.0pg/ml。

5）特异性：当 PCT 的浓度为 100ng/ml 时，检测结果 CT 应＜ 20.0pg/ml，当 PTH 的浓度为 1000pg/ml 时，检测结果 CT 应＜ 10.0pg/ml

6）检测范围：5.0 ～ 20 000.0pg/ml（通过最低检出限和定标曲线的最高值确定）。

7）线性：在 100.0 ～ 20 000.0pg/ml 浓度范围内，线性相关性系数 r 绝对值应＞ 0.9800。

2. 降钙素测定试剂盒（化学发光法）［国食药监械（进）字 2013 第 2402222 号］

（1）样本要求：清晨空腹状态下采集的标本可以作为基线值。如果样本是作为刺激试验的一部分来收集，收集的时间应相对于钙和五肽胃泌素分泌来加以标注。EDTA 会对试验结果产生影响，不能作为本试验的样本类型。推荐使用超速离心方法来清除脂血样本。溶血的样本表明样本在送达实验室之前经受了不恰当的处理；因此，在解释相关检测结果时应慎重。血清样本在未充分凝集前离心将导致纤维蛋白的存在。为避免纤维蛋白对结果产生影响，必须确定离心处理前样本已经完全充分凝集。对于正在接受抗凝剂治疗的患者样本，需要延长凝集时间。来自不同厂家的血液收集试管可因原料和添加剂的不同（包括凝胶体、物质屏障、凝结催化剂和 / 或抗凝剂）而产生不同的结果。IMMULITE 2000 降钙素并未对所有类型的试管都加以检验。已检验的试管详见替代样本类型部分。

样本用量：75μl 血清或肝素化血浆。

样本保存：-20℃条件下保存 15 天或 -70℃条件保存更久；立即冷冻。

（2）参考值：应用 IMMULITE 2000 降钙素检测法对 120 名男性和 90 名女性健康受试者的血清样本进行检测。男性：95% 置信区间上限为 8.4pg/ml（2.46pmol/L）；绝对范围：未检测到至 18.2pg/ml（未检测到至 5.33pmol/L）。女性：95% 置信区间上限为 5.0pg/ml（1.46pmol/L），绝对范围：未检测到至 11.5pg/ml（未检测到至 3.36pmol/L）。

（3）注意事项：仅供体外诊断使用。

试剂：2 ～ 8℃保存，对其处理应遵守相应的法律规定。

对于所有组分使用的注意事项和预防措施都要将其视为存在传染疾病原来处理。源自人血清的原材料全部经过检验，与梅毒、HIV1 和 2 抗体、HBsAg 和 HCV 抗体无反应。

化学发光底物：避免污染和日光直射。

水：使用蒸馏水或去离子水。

（4）储存条件及有效期：2 ～ 8℃保存 12 个月。

（5）产品性能指标：见实验性能数据图表。实验结果单位以 pg/ml 表示（除非特殊标明，所有结果均来源于空白收集管血清样本）。

转换系数：pg/ml×0.2926 → pmol/L。

1）校准范围：2 ～ 2000pg/ml。

2）高剂量 Hook 效应：至 25 000pg/ml 未见。

3）分析灵敏度：2pg/ml（0.6pmol/L）。

4）精密度：在 20 天内每天实验 2 次，双管测量，共 40 次实验，80 管重复。

11.5pg/ml 批内及总体 CV 为 15.7%；其他浓度（159 ～ 1628pg/ml）批内及总体 CV 为 7% 以内。

5）线性：对不同稀释度的样本进行检测。期望值与实测值比为 95% ～ 120%

6）回收率：分别用 3 种降钙素溶液（浓度分别为 600、6000 和 18 000pg/ml）来标记样本（1 ∶ 19），并进行相关检测。回收率为 86% ～ 110%

7）特异性：抗体对降钙素具有高度特异性。

与以下物质无交叉反应：ACTH、C 肽、胰岛素、HGH、催乳素、PTH、TSH、鲑鱼降钙素、降钙素原前体、胃泌素（G-17）、CCK。

胆红素：样本中结合与非结合胆红素的浓度高达 200mg/L 时，对检测结果也不会产生影响，结果位于检测精密度范围内。

溶血：样本中血红蛋白浓度达到 512mg/dl 时，

对检测结果也不会产生影响，结果位于检测精密度范围内。

脂血：样本中三酰甘油浓度高达 3000mg/dl 时，对检测结果也不会产生影响，结果位于检测精密度范围内。

替代样本类型：为评估替代样本类型，16 个血液样本收集在普通试管、肝素、EDTA 和 Becton Dickinson SST 试管中，为达到化验的校准范围值，以等量样品匹配不同浓度的降钙素，全部样本用 IMMULITE 2000 降钙素测定程序进行分析。

（肝素）=0.99（血清）-3.6 pg/ml　r=0.999

(EDTA)=0.79（血清）–16.1pg/ml　r=0.993

(SST)=1.02（普通血清）–5.2 pg/ml　r=0.999

平均值：

542pg/ml（普通血清）；

535pg/ml（肝素）；

413pg/ml(EDTA)；

549pg/ml(SST)。

方法学比较 1：与 IMMULITE 降钙素对 150 例样本进行比较（浓度范围：高达 1500 pg/ml）。

线性回归关系：

(IML 2000)=1.08(IML)–9.6 pg/ml　r=0.991

平均值：

265pg/ml(IMMULITE 2000)；

253pg/ml(IMMULITE)。

方法学比较 2：与商业试剂盒 A(KitA) 对 67 例样本进行比较（浓度范围：高达 1500 pg/ml）。

线性回归关系：

(IML 2000)=0.81(Kit A)–0.4pg/ml　r=0.982

平均值：

193pg/ml(IMMULITE 2000)；

239pg/ml（试剂盒 A）。

三、25- 羟基维生素 D

（一）概述

维生素 D(vitamin D) 是一类脂溶性的维生素，是一种能维护身体健康的多功能激素，在控制体内钙磷水平和骨骼钙化上具有重要作用，而且对于骨外系统，包括心血管系统、免疫系统、神经系统、糖代谢、细胞增殖分化等方面都具有十分重要的作用。

紫外线照射皮肤可将人体内 7- 脱氢胆固醇转变为维生素 D_3，动物性的食物如蛋黄、动物肝脏、鱼类、奶制品等可获得外源性的维生素 D_3，酵母及某些菌类含有的麦角固醇经过紫外线照射生成维生素 D_2，维生素 D_3 与 D_2 合称总维生素 D。总维生素 D 可在肝脏内转化成 25- 羟基维生素 D，并在肾脏内被进一步羟基化生成具有活性的 1，25- 二羟基维生素 D。

血清中 25- 羟基维生素 D 含量是总维生素 D 营养状况的最好指标。

维生素 D 可促进钙与磷在肠道的吸收，促进肾小管对于钙、磷的重吸收，提高血液中钙、磷的水平。与甲状旁腺激素及降钙素协同作用，在骨基质上进行钙化作用，坚硬骨骼。

（二）临床意义

(1) 评估维生素 D 的体内营养水平。

(2) 临床诊断佝偻病等代谢性骨病。

(3) 判断肿瘤、心血管疾病、自身免疫性疾病、糖尿病、神经退行性疾病的发病风险。

临床上认为，20ng/ml 常作为骨相关疾病的水平，但近些年发现，维生素 D 在骨外系统中发挥着重要作用，在全身各器官组织均发现了维生素 D 的受体 (VDR)，维生素 D 缺乏（＜ 30ng/ml）会导致肿瘤、心血管疾病、自身免疫性疾病、糖尿病、神经退行性疾病的发病风险增加。

（三）测定方法

目前该项目常见的测定方法有化学发光法、电化学发光法、液相色谱串联质谱法。

（四）国家行业标准

暂无。

（五）试剂介绍

1. 25- 羟基维生素 D 测定试剂盒（化学发光法）［粤食药监械（准）字 2013 第 2400245 号］

(1) 原理：利用化学发光免疫竞争法检测 25- 羟基维生素 D 浓度。

采用 25- 羟基维生素 D 抗原标记 ABEI，抗

25- 羟基维生素 D 单克隆抗体标记 FITC。标本、校准品、置换剂与 FITC 标记的单克隆抗体及包被羊抗 FITC 抗体的磁性微球混匀，形成复合物；然后外加磁场沉淀，去掉上清液，用洗液清洗沉淀复合物 3 次，再加入 ABEI 标记抗原，混匀，待测抗原与 ABEI 标记的 25- 羟基维生素 D 抗原竞争结合 FITC 标记的抗 25- 羟基维生素 D 单克隆抗体，形成 ABEI 标记的 25- 羟基维生素 D 抗原和 FITC 标记的抗 25- 羟基维生素 D 单克隆抗体的免疫复合物，外加磁场沉淀，去掉上清液，用洗液清洗沉淀复合物 3 次，直接进入标本测量室，仪器自动泵入化学发光激发物 1 和 2，自动监测 3s 内发出的相对光强度（RLU）。25- 羟基维生素 D 浓度与 RLU 呈一定的比例关系，仪器自动拟合计算 25- 羟基维生素 D 浓度。

（2）标本类型：血清。采集 5.0ml 静脉血至采血管中，室温静置。离心、分离血清部分，2 ～ 8℃储存。注：含有颗粒状物质、浑浊、脂血或红细胞残渣的样本在使用之前应过滤或离心澄清，严重溶血、脂血、包含颗粒性物质及明显细菌污染的样本不能用于测试。

血清标本在 2 ～ 8℃稳定 6h。超过 6h，则先分装，-20℃可保存 30 天，避免反复冻融，测定之前应彻底混匀解冻后的样本，测试所需样本最小体积为 125μl。

（3）参考范围：根据资料文献，对 25- 羟基维生素 D 在人体中的含量按以下范围进行判定：

足够：30 ～ 100ng/ml（75 ～ 250nmol/L）。

由于不同地区、不同个体引起的正常的、合理的差别，以及采用不同方法进行检测，其所测得的 25- 羟基维生素 D 水平也会有所不同，某些因素，如紫外线照射、季节变化、人种差异、摄食等，均会影响人体中 25- 羟基维生素 D 的浓度，25- 羟基维生素 D 缺乏的亚临床状况在许多国家普遍流行，尤其在冬季，因此建议每个实验室均应针对特定人群建立参考值范围，以确保能正确地反映某一特定人群的情况。

（4）注意事项：该试剂盒中使用的抗体与维生素 D 的二羟基代谢物均有交叉反应，但这些成分在人体中含量很少，测定结果应与其他临床或试验数据相结合，以协助临床医生进行正确的判断和处理。

（5）储运条件

1）工作洗液：用纯化水将清洗缓冲液按 1 ：14 稀释混匀，放置在室温中待用，保存至有效期。

2）试剂：本试剂盒除洗液外，其他成分置于 2 ～ 8℃保存至有效期。

3）发光标记物、荧光素标记物均应避免阳光直射；湿度对试剂稳定性无影响。

4）试剂运输要求：置于 2 ～ 8℃环境条件下运输，运输过程中避免碰撞。

有效期：2 ～ 8℃避光储存条件下，未开封有效期为 12 个月，开封后有效期不少于 28 天。

（6）性能指标

1）准确度：回收率应在 90% ～ 110%。

2）批内精密度：CV ≤ 10%。

3）批间精密度：CV ≤ 15%。

4）分析灵敏度：试剂盒的分析灵敏度应 ＜ 3.0ng/ml。

5）特异性：试剂盒对 3-epi-25- 羟基维生素 D_3 标准浓度的检测结果应符合以下的要求，当 3-epi-25- 羟基维生素 D_3 为 100ng/ml 时，检测结果 25- 羟基维生素 D ≤ 3.0ng/ml。

6）线性：在 10.0 ～ 150.0ng/ml 浓度范围内，线性相关性系数 r 绝对值应＞ 0.9800。

7）检测范围：3.0 ～ 150.0ng/ml（通过最低检出限和定标曲线的最高值确定）。

2. 25- 羟基维生素 D 测定试剂盒（化学发光法）［京药监械（准）字 2013 第 2400388 号］

（1）原理：采用竞争法化学发光免疫分析原理进行检测。通过免疫反应形成固相抗原 - 抗体 - 二抗 - 酶复合物，该复合物催化化学发光底物液发出光子，发光强度与 25- 羟基维生素 D 的含量成反比。

（2）标本类型：血清。

（3）参考范围：各实验室应建立自己的参考区间，经本试剂盒测试 410 名健康受试者，其均值的 95% 置信区间＞ 30ng/ml。

（4）注意事项

1）高血脂或者溶血样本、受到微生物污染的样本及反复冻融或者热灭活后的样本均会影响检测的准确性，甚至导致错误的结果。

2）脂血（三酰甘油＜ 20.0mg/ml）、黄疸（胆红素＜ 1.0mg/ml）样本对 25- 羟基维生素 D 检测的影响不大。但仍不建议临床使用严重脂血、黄疸样本进行检测，以最大限度减少它们对检测结果的影响。

3）次氯酸钠消毒液等强氧化剂能引起发光底物液发生反应，导致结果误判，故发光操作实验室应禁止使用此类消毒剂。

（5）储运条件：试剂盒储存于 2 ～ 8℃，有效期 12 个月。

（6）性能指标

1）空白限：≤ 2.0ng/ml。

2）线性：在 2 ～ 200ng/ml 浓度范围内，相关系数 $r \geqslant 0.9900$，相对偏差不超过 ±15%。

3）重复性：CV ≤ 15%。

4）批间差：CV ≤ 15%。

5）准确性：回收率应在 85% ～ 115%。

3. 总维生素 D 测定试剂盒（化学发光法）（国械注进 20152401385）

（1）检验原理：总维生素 D（ADVIA Centaur VitD）检测是一种竞争性免疫分析法，需时 18min，其中使用与顺磁粒子（PMP）共价结合的抗荧光素单克隆小鼠抗体、吖啶酯（AE）标记的抗 -25- 羟基维生素 D 单克隆小鼠抗体，以及荧光素标记的维生素 D 类似物。

在患者样本中的维生素 D 含量和系统检测到的光量子数（RLU）之间，存在反比关系。

（2）样本要求

1）按照有关静脉穿刺的通用注意事项采集全部血样。

2）人血清和血浆（乙二胺四乙酸、肝素锂、肝素钠）是推荐的样本类型。

3）离心前让样本充分凝固。

4）始终使样本管加盖密封，并保持竖直向上。

5）采集后立即检测样本。

6）不要使用在室温下存放超过 24h 的样本。

7）不要使用微生物污染的样本。

（3）样本储存

1）如果检测没有在 24h 内完成，拧紧管盖，在 2 ～ 8℃ 下冷藏样本最多 7 天。样本带有血凝块可以最多储存 6 天。

2）如果没有在 7 天内检测完样本，冷冻保存样本或低于 -20℃保存。

3）样本至多可冷冻 4 次，并应在融化后充分混合。

4）不要将样本储存到无霜的冰箱中。

（4）参考范围：根据现有文献，25- 羟基维生素 D 水平的建议值如表 13-60。所列的参考范围为讨论维生素 D 的毒性水平。

表 13-60　参考范围

维生素 D 状态	成年范围 [ng/ml（nmol/L）]	小儿范围 [ng/ml（nmol/L）]
缺乏	＜ 20（50）	＜ 15（37.5）
不足	20 ～ 30（50 ～ 75）	15 ～ 20（37.5 ～ 50）
充足	30 ～ 100（75 ～ 250）	20 ～ 100（50 ～ 250）

使用从成人和小儿群体中采集的血清样本，得到了 ADVIA Centaur VitD 试验参考值。成人群体包含 291 名外表健康的男性和女性受试者，包括浅肤色和深肤色、年龄在 21 ～ 93 岁。小儿群体包含 237 名男性和女性受试者，包括浅肤色和深肤色，其中 32 名受试者在 1 ～ 3 岁，114 名受试者在 3 ～ 12 岁，还有 91 名受试者在 12 ～ 21 岁。

样本在不同的季节采集，并来自美国不同的地理区域。来自受试者的成人样本不服用含有维生素 D ＞ 2000IU/d 的补充品，并在本研究中，使用正常值的甲状旁腺激素、钙和促甲状腺激素。

（5）注意事项

1）吞食有害：对水中生物有害，可对水生环境造成长期不良反应。含有叠氮化钠、校准品。

2）潜在生物危害：含有人源材料。尽管使用 FDA 批准的方法对本产品制造中使用的各种人血或血液成分进行了检测，并发现人类免疫缺陷病毒 1 型（HIV-1）和人类免疫缺陷病毒 2 型（HIV-2）抗体、乙型肝炎病毒表面抗原（HBsAg）、丙型肝炎病毒抗体（HCV）无反应，检测结果为阴性（无再次反应），但所有使用人源材料制造的产品还是应作为可能具有感染性的材料处理。由于没有检测方法能够百分之百保证产品不存在 HIV-1 和 2 抗体、HBsAg、HCV 抗体或其他传染物，所以应按照已建立的优良实验室规范对其进行处理。

3）本装置含有动物来源的材料，应作为可能的疾病携带物和传递物处理。

4）本产品的某些成分含有叠氮化钠，用作防腐剂。叠氮化钠可与铜或铅管起反应，形成具有高度爆炸性的金属叠氮化物。处理时，应用大量的水对试剂进行冲洗，以防叠氮化合物堆积。如果排放到排水管道中，必须符合现行的监管要求。

5）按照贵单位惯例处理危险或生物污染材料；并根据现行的监管要求，以安全可接受的方式丢弃所有材料。

（6）储存条件及有效期：试剂盒在 2 ～ 8℃的条件下直立避光避热保存，有效期 13 个月。

1）储存条件：未开包的试剂包应该避开热源和光源保存，直立保存于 2 ～ 8℃环境。试剂包保存于 2 ～ 8℃环境中稳定，直至试剂包标签中的有效期。总维生素 D 校准品应该避开热源和光源保存，保存于 2 ～ 8℃环境。总维生素 D 校准品保存于 2 ～ 8℃环境中稳定，直至试剂标签中的有效期。

2）机载稳定性：试剂包装载至系统应避光保存。

机载稳定间隔为 28 天，废弃 28 天末的试剂盒。禁止使用超过有效期的试剂。

总维生素 D 校准品的机载稳定期为 10h，废弃 10h 后样本杯中残留的校准品。

（7）产品性能指标

1）检测范围：总维生素 D 检测所测量的 25- 羟基维生素 D 浓度范围为 4.2 ～ 150ng/ml（10.5 ～ 375nmol/L）。定量限（LoQ）定义为分析范围的最低值。

2）特异性：总维生素 D 检测对 25- 羟基维生素 D_2 和 25- 羟基维生素 D_3 具有高特异性。以下化合物采用总 25- 羟基维生素 D 浓度 35ng/ml 和 115ng/ml 进行了检测。按照下述公式计算百分比变化：

交叉反应性百分比 =（校正检测值 / 添加的化合物量）×100

最终获得了下述结果，见表 13-61。

表 13-61　交叉反应测试

化合物	浓度（ng/ml）	交叉反应性（%）
1，25- 二羟基维生素 D_2	100	4.0
1，25- 二羟基维生素 D_3	100	1.0
25- 羟基维生素 D_2	30	104.5
25- 羟基维生素 D3	30	100.7
帕立骨化醇	24	0.1
3-epi-25- 羟基维生素 D_3	100	1.1
维生素 D_2	1000	0.5
维生素 D_3	1000	0.3

3）灵敏度：空白限（LoB）、检测限（LoD）和定量限（LoQ）是根据临床和实验室标准协会（CLSI）文件 EP17-A226 中所述的标准确定的。总维生素 D 检测的空白限为 1.7ng/ml（4.3nmol/L），检测限为 3.20ng/ml（8.0 nmol/L），定量限为 4.2ng/ml（10.5nmol/L）。检测限定义为有 95% 概率能够检测到的 25- 羟基维生素 D 最低浓度。定量限定义为 25- 羟基维生素 D 的最低浓度，能被检测出的总 CV 为 20%。

4）精密度：按照临床和实验室标准协会（CLSI）方案 EP5-A228，对精密度进行了评估。6 份样品以 4 份重复品形式每天测试 2 次，总共进行 20 天测试，采用总维生素 D 测试（每份样品得到 160 份结果）。得出的结果见表 13-62。

5）方法比较：对于 7.8 ～ 148.1ng/ml（19.5 ～ 370.3nmol/L）范围内的 122 个样本，利用 Deming 回归，将总维生素 D（ADVIA Centaur VitD）检测（y）和同位素稀释－液相色谱－质谱法（ID-LC/MS/MS）25- 羟基维生素 D 参考方法程序（RMP）28，29（x）测试之间的关系描述如下：总维生素 D 测试 =0.93（ID-LC/MS/MS）+2.89ng/ml，r=0.99。

表 13-62　精密度

平均值（ng/ml）	批内		总计	
	标准差（ng/ml）	变异系数（%）	标准差（ng/ml）	变异系数（%）
13.6	0.64	4.7	1.61	11.9
17.2	0.91	5.3	1.70	9.9
28.2	1.45	5.2	2.02	7.2
46.1	1.79	3.9	2.79	6.1
73.2	2.71	3.7	4.36	6.0
114.1	3.44	3.0	4.71	4.2

样本收集比较：总维生素 D 测试的评估使用不同的样本基质和不同类型的样本管收集，样本收集研究的评估使用 231 个匹配的样本，包括不同的样本管类型：血清红盖、血清分离管、乙二胺四乙酸、肝素锂和肝素钠。总维生素 D 的范围为 11.9 ～ 136.9ng/ml（29.8 ～ 342.3nmol/L）。线性回归分析的评估使用如下类型的样本管：

血清（x）和血清分离管（$y1$）；

血清（x）和乙二胺四乙酸（$y2$）；

血清（x）和肝素锂（$y3$）；

血清（x）和肝素钠（y4）。

观测到不同类型的样本管没有重大的差别。结果如表 13-63。

表 13-63　样本管干扰测试

样本管类型	斜率	截距	相关系数
血清和血清分离管	1.01	-0.33	0.994
血清和乙二胺四乙酸	1.09	-0.17	0.993
血清和肝素锂	1.04	0.18	0.992
血清和肝素钠	1.04	0.90	0.992

6）稀释回收：使用总维生素 D 稀释液，对总 25- 羟基维生素 D 浓度为 145.0 ～ 163.0ng/ml（362.5 ～ 407.5nmol/L）的 5 个血清样本进行了 1 ：2 稀释，并对回收率和平行性进行了检测。回收率范围为 95.0% ～ 104.0%，平均值为 97.8%（表 13-64）。

表 13-64　稀释回收试验

样本	稀释度	观察值（ng/ml）	期望值（ng/ml）	回收（%）
1	1 ：2	69.5	72.7	96.0
2	1 ：2	72.8	74.5	98.0
3	1 ：2	72.9	75.1	97.0
4	1 ：2	82.6	79.7	104.0
5	1 ：2	77.4	81.6	95.0
平均值				97.8

7）干扰：使用总维生素 D（ADVIA Centaur VitD）检测，按照临床和实验室标准协会（CLSI）文件 EP7-A231 中所述，对干扰物进行了检测（表 13-65）。

表 13-65　干扰试验

样本特点	在有高达下述水平的干扰存在下，结果变化将≤ 10%
溶血	155mg/dl 血红蛋白
脂血	540mg/dl 三酰甘油
黄疸	40mg/dl 结合胆红素
黄疸	40mg/dl 未结合胆红素
胆固醇	350mg/dl
尿酸	20mg/dl
人免疫球蛋白	12 g/dl
荧光素	0.1 μg/ml

8）线性：按照临床和实验室标准协会（CLSI）方案 EP6-A32，对线性进行了评估。含有高浓度总 25- 羟基维生素 D 的一份样品与含有低浓度总 25- 羟基维生素 D 的一份样品，以不同比例进行混合。所得混合样品进行总维生素 D 的测试。在 ADVIA Centaur 系统中，总维生素 D 测试的线性范围是 4.2 ～ 150ng/ml。

4. 25- 羟基维生素 D 测定试剂盒（电化学发光法）（国械注进 20142405153）

（1）原理：第一次孵育，通过预处理试剂 1 和 2 与 15μl 样本一起孵育，释放出与维生素 D 结合蛋白结合的 25- 羟基维生素 D；第二次孵育，通过将预处理的样本和钌标记的维生素 D 结合蛋白一起孵育，25- 羟基维生素 D 和钌标记的维生素 D 结合蛋白形成复合物；第三次孵育，添加链霉亲和素包被的磁珠微粒和生物素标记的 25- 羟基维生素 D 后，钌标记的维生素 D 结合蛋白的空白位点被占据，随后形成一种由钌标记的维生素 D 结合蛋白和生物素化 25- 羟基维生素 D 生物素构成的复合物。然后整个复合物在生物素和链霉亲和素的相互作用下结合到固相载体上。将反应液吸入测量池中，通过电磁作用将磁珠吸附在电极表面。未与磁珠结合的物质通过 ProCell/ProCell M 被去除。给电极加以一定的电压，使复合体化学发光，并通过光电倍增器测量发光强度。通过检测仪的定标曲线得到最后的检测结果，定标曲线通过两点定标和试剂条形码上获得的主曲线生成。

（2）标本类型：只有以下类型的样本可用于检测。血清样本须用标准试管或有分离胶的真空管收集。

肝素锂、EDTA-K_2 和 EDTA-K_3 血浆及含有分离凝胶的肝素锂血浆试管。标准：血清和血浆方法比较，斜率 0.9 ～ 1.1+ 截距，＜ ±2×LoB+ 相关因子＞ 0.9。血清、肝素锂、EDTA-K_2 和 EDTA-K_3 血浆、25- 羟基维生素 D：18 ～ 25℃可稳定保存 8h，2 ～ 8℃可稳定保存 4 天，-20℃可稳定保存 24 周。早先进行的研究中采用维生素结合蛋白检测和质谱分析法调查了 25- 羟基维生素 D 和 Elecsys 总维生素 D 的稳定性。选用测试时市售样本收集试管检测所列出的测试样本，即并非检测了所有厂商的试管产品。各家生产商提供的样本采集系统可能含有不同的材料，某些情况下这些材料有可能影响到检测结果。如果采用原始试管（样本采集系统）处理样本，请参照试管生产商提供的说明。如果样本中有沉淀，请在检测前离心。切勿使用加热灭活的标本。不可使用叠氮化物作为稳定剂的样本和质控品。检测前，请确保患者标本、定标液及质控液平衡至室温（20 ～ 25℃）。考虑到可能的蒸发效应，上机的样本、定标液和质控品应在 2h 内测定。

(3) 参考范围：由于各种方法间采取的标准化方法不同，因而可能产生不同的结果。对结果进行解释时应当考虑到临床评估。

基于健康的参考值（推荐使用）：

1）目前没有最佳维生素 D 值的标准，许多专家认为通常使用的基于人群的参考值太低，推荐用基于健康的参考值代替基于人群的参考值。

2）大多数专家认同维生素 D 缺乏应当定义为 25- 羟基维生素 D ≤ 20ng/ml（≤ 50nmol/ml）。维生素 D 不足定义为 21 ～ 29ng/ml。相似地，美国国家肾脏基金会也将不足或缺乏水平确定为＜ 30ng/ml。

3）目前专家的比较一致的意见：对于一般性健康来说，理想的 25- 羟基维生素 D 浓度为≥ 30ng/ml（≥ 75 nmol/L）。

基于人群的参考值（仅供参考）：

1）应考虑到 25- 羟基维生素 D 水平在不同性别、年龄、季节、地理纬度和人种中的差异。

2）各实验室应研究参考值对于各自患者人群的适用性，必要时建立各自的参考范围。

3）基于人群的参考值不应作为临床阈值来推荐或者阻止使用维生素 D 补充剂，从近期文献中了解补充给药法的指导原则。

已有一项研究调查明确健康白种人的参考范围，年龄在 20 ～ 77 岁，样本采集于 11 月至 7 月在德国北部进行。

下面给出的值仅供参考，并且可能与其他发布的数据不同（表 13-66）。

表 13-66　参考范围

	总计（n=453）		性别			
			女性（n=252）		男性（n=201）	
单位	ng/ml	nmol/L	ng/ml	nmol/L	ng/ml	nmol/L
平均值	20.6	51.5	21.6	54.0	19.4	48.5
第 2.5 百分位	5.26	13.2	6.23	15.6	4.92	12.3
第 97.5 百分位	47.0	118	49.9	125	42.7	107

在特殊临床组群中可能出现较低的回收率，例如透析患者。

(4) 注意事项（干扰因素）：仅用于体外诊断。在使用本试剂盒时必须遵循所有实验室试剂操作的注意事项。所有废弃物必须按照当地法规进行处置。专业人员可要求获得安全数据报告。

(5) 储运条件：保存在 2 ～ 8℃，有效期 15 个月；避免冷冻。垂直摆放试剂盒，确保使用前自动混合过程中微粒完全有效。

(6) 性能指标：各个试验室获得的数据可能不同。

精密度：根据 CLSI（临床实验室标准委员会）的方案（EP5-A2），使用 Elecsys 试剂、混合人血清和质控品进行重复性测定，每天检测 2 轮，每轮平行检测 2 次，各 21 天（n=84）。获得的结果如表 13-67 ～表 13-70。

表 13-67　精密度测试 1

样本	平均值		重复性		
			标准差		CV (%)
	ng/ml	nmol/L	ng/ml	nmol/L	
HS[a]1	6.76	16.9	0.525	1.31	7.8
HS 2	15.0	37.5	0.770	1.93	5.1
HS 3	28.0	70.0	0.860	2.15	3.1
HS 4	67.0	168	1.15	2.88	1.7
PC[b] Varia 1	19.9	49.8	0.948	2.37	4.8
PC Varia 2	38.3	95.8	1.05	2.63	2.7

注：Elecsys 2010 和 cobas e 411 分析仪。

a. HS= 人血清；

b. PC=PreciControl。

表 13-68　精密度测试 2

样本	平均值		中间精密度		
			标准差		CV (%)
	ng/ml	nmol/L	ng/ml	nmol/L	
HS 1	6.76	16.9	0.724	1.81	10.7
HS 2	15.0	37.5	1.28	3.20	8.5
HS 3	28.0	70.0	1.46	3.65	5.2
HS 4	67.0	168	1.46	3.65	2.2
PC Varia 1	19.9	49.8	1.23	3.08	6.2
PC Varia 2	38.3	95.8	1.41	3.53	3.7

注：Elecsys 2010 和 cobas e 411 分析仪。

表 13-69　精密度测试 3

样本	平均值		重复性		
			标准差		CV (%)
	ng/ml	nmol/L	ng/ml	nmol/L	
HS 1	8.35	20.9	0.567	1.42	6.8
HS 2	15.8	39.5	0.824	2.06	5.2
HS 3	28.3	70.8	1.11	2.78	3.9
HS 4	69.6	174	1.50	3.75	2.2
PC Varia 1	20.2	50.5	0.924	2.31	4.6
PC Varia 2	39.6	99.0	1.06	2.65	2.7

注：Modular Analytics E170、cobas e 601 和 cobas e 602 分析仪。

表 13-70　精密度测试 4

样本	平均值		中间精密度		
			标准差		CV (%)
	ng/ml	nmol/L	ng/ml	nmol/L	
HS 1	8.35	20.9	1.10	2.75	13.1
HS 2	15.8	39.5	1.18	2.95	7.5
HS 3	28.3	70.8	1.83	4.58	6.5
HS 4	69.6	174	2.37	5.93	3.4
PC Varia 1	20.2	50.5	0.954	2.39	4.7
PC Varia 2	39.6	99.0	1.38	3.45	3.5

注：Modular Analytics E170、cobas e 601 和 cobas e 602 分析仪。

四、骨　钙　素

（一）概述

骨钙素又称骨谷氨酰基蛋白（bone glutamyl protein，BGP），是一种依赖于维生素 K 合成的多肽，主要由活跃的成骨细胞合成。骨钙素合成后大多数进入骨有机质，少部分进入血液并快速降解，在血液中的半衰期约 5min，主要由肾脏清除。因此，骨钙素可作为新近骨形成的敏感指标。

（二）临床意义

1. 骨钙素升高　见于儿童生长期、肾功能不全、骨髓炎、骨折、甲状旁腺功能亢进、高转换率的骨质疏松患者、骨转移癌、低磷血症等。

2. 骨钙素降低　见于甲状旁腺功能减退、甲状腺功能减退、糖尿病、孕妇、使用糖皮质激素治疗等。

（三）测定方法

目前该项目常见的测定方法有化学发光法、电化学发光法等。

（四）国家行业标准

暂无。

（五）试剂介绍

1. 骨钙素测定试剂盒（化学发光法）[粤食药监械（准）字 2011 第 2400643 号]

(1) 原理：利用化学发光免疫夹心法检测 BGP 浓度。

采用针对 BGP 的一株单克隆抗体标记 ABEI，另外一株单克隆抗体标记 FITC。标本、校准品与 FITC 标记的单克隆抗体及包被羊抗 FITC 抗体的磁性微球混匀，然后外加磁场沉淀，去掉上清液，用洗液清洗沉淀复合物 3 次，再加入 ABEI 标记的单克隆抗体混匀，形成抗原与 ABEI 标记的抗 BGP 单克隆抗体和 FITC 标记的抗 BGP 单克隆抗体的免疫复合物，然后外加磁场沉淀，去掉上清液，用洗液清洗沉淀复合物 3 次，直接进入标本测量室，仪器自动泵入化学发光激发物 1 和 2，自动监测 3s 内发出的相对光强度（RLU）。BGP 浓度与 RLU 呈一定的比例关系，测定仪自动拟合计算 BGP 浓度。

(2) 标本类型：血清。采集 5.0ml 静脉血至采血管中，并将采血管立刻置于冰浴中，使用低温离心机离心、分离血清部分并立刻置于 -20℃冷冻保存，应注意避免标本溶血，溶血标本会影响测定结果。

血清标本在 2 ～ 8℃可稳定 2h，-20℃可保存 30 天，血清标本仅可解冻一次，不能使用反复冻融一次以上的血清标本。

(3) 参考范围：正常参考值 0.5 ～ 5.0ng/ml。

由于不同地区、不同个体引起正常的、合理的差别，以及采用不同方法进行检测，其所测得的 BGP 水平也会有所不同，因此建议每个实验室均应针对自己的特色人群建立参考值范围。

(4) 注意事项

1) HAMA 效应：含有人抗鼠抗体（HAMA）的

患者血清可能导致假的升高或降低值。虽然加入了中和 HAMA 的介质，非常高的 HAMA 血清浓度仍然可能影响结果。

2) Hook 效应：浓度值在 1000ng/ml 以内没有发现高剂量 Hook 效应。

试剂组分 ABEI 为人工合成的有机化合物，在人血清中不存在，因此不存在对试验结果的干扰物质。

(5) 储运条件

1) 工作洗液：用纯化水将清洗缓冲液按 1 ∶ 14 稀释混匀，放置在室温中待用，保存至有效期。

2) 试剂：本试剂盒除洗液外，其他成分置于 2 ～ 8℃保存至有效期。

3) 发光标记物和荧光素标记物均应避免阳光直射；湿度对试剂稳定性无影响。

4) 试剂运输要求：置于 2 ～ 8℃环境条件下运输，运输过程中避免碰撞。

5) 有效期：储存在 2 ～ 8℃无腐蚀性气体的环境中，未开封有效期为 12 个月，开封后有效期不少于 28 天。

(6) 性能指标

1) 准确率：回收率应在 90% ～ 110%。

2) 批内精密度：CV ≤ 5%。

3) 批间精密度：CV ≤ 10%。

4) 分析灵敏度：本试剂的灵敏度为< 0.05ng/ml。

5) 特异性：当降钙素的浓度为 100ng/ml 时，检测结果 BGP < 0.05ng/ml。

6) 当甲状旁腺素的浓度为 100ng/ml 时，检测结果 BGP < 0.05ng/ml。

7) 检测范围：0.05 ～ 50.0ng/ml（通过最低检出限和定标曲线的最高值确定）。

8) 线性：在 0.5 ～ 50.0ng/ml 浓度范围内，线性相关性系数 *r* 绝对值应> 0.9900。

2. 骨钙素检测试剂盒（电化学发光法）［国食药监械（进）字 2014 第 2404934 号］

(1) 原理：夹心法原理。总检测时间：18min。

1) 第 1 次孵育：20μl 标本、生物素化的 N-MID 骨钙素特异性单克隆抗体和钌 (Ru) 复合体 a 标记的 N-MID 骨钙素特异性单克隆抗体一起反应形成抗原抗体夹心复合物。

2) 第 2 次孵育：加入链霉亲和素包被的磁珠微粒后，该复合体通过生物素与链霉亲和素的相互作用与固相结合。

3) 将反应液吸入测量池中，通过电磁作用将磁珠吸附在电极表面。未与磁珠结合的物质 ProCell/ProCell M 除去。给电极加以一定的电压，使复合体化学发光，并通过光电倍增器测量发光强度。

4) 通过检测仪的定标曲线得到最后的检测结果，定标曲线是通过两点定标和试剂条形码上获得的主曲线生成的。

(2) 标本类型

1) 只有以下类型的样本可用于检测：使用标准采样试管来收集血清；肝素锂和 EDTA-K_3 血浆。

2) 判断标准：回收率在血清值的 90% ～ 110% 以内或斜率 0.9 ～ 1.1+ 截距在< ±2 倍分析灵敏度 (LDL) 以内 + 相关系数> 0.95。注意：避免溶血，红细胞中含有可使骨钙素降解的蛋白水解酶。建议立即对血液样本进行离心。血清和肝素化血浆的稳定性：15 ～ 25℃可保存 8h，2 ～ 8℃可保存 3 天，−20℃可保存 3 个月。只可一次冻融。EDTA- 血浆的稳定性：15 ～ 25℃可保存 2 天，2 ～ 8℃可保存 3 天，−20℃可保存 3 个月。只可一次冻融。所列出的被检测的样本类型采用经挑选的市售样本管采集，即并非检测了所有厂商的试管产品。各生产商提供的样本采集系统可能含有不同的材料，某些情况下这些材料有可能影响到检测结果。如果采用原始试管（样本采集系统）处理样本，请参照试管生产商提供的说明。如果样本中有沉淀，进行测定前离心。切勿使用加热灭活的标本。不可使用叠氮化物作为稳定剂的样本和质控品。检测前，请确保标本、定标液及质控液平衡至室温 (20 ～ 25℃)。考虑到可能的蒸发效应，上机的样本、定标液和质控品应在 2h 内分析 / 测定。

(3) 参考范围：利用 Elecsys N-MID 骨钙素检测方法的彻底研究给出了下列范围，单位采用 ng/ml：男性< 42ng/ml；女性< 43ng/ml。

(4) 注意事项：测定结果不受黄疸（胆红素< 1112μmol/L 或< 65mg/dl），高脂血（症）（脂肪乳剂< 1500mg/dl）和生物素（< 205nmol/L 或< 50ng/ml）的影响。判断标准：回收率在初始值 ±10% 之内。溶血会产生干扰。红细胞中含有可使骨钙素降解的蛋白水解酶。对于接受高剂量生物素治疗的患者（> 5mg/d），必须在末次生物素治疗 8h 后采集样本。类风湿因子浓度最高达到 2200IU/ml 时未发现干扰。N-MID 骨钙素浓度最高达到 4200ng/ml 时无高剂量 Hook 效应。体外对 16 种常用药物进行试验。未发现有药物影响检测结果。少数病例中极高浓度的分析物特异性抗体、链霉亲和素或钌抗体会影响检测结果。通过适宜性的实验设计可将影响因素降到最低。作为诊断指标，必须结合患者病史、临床检查和其他临床资料来综合评估检测结果。

(5) 储运条件：2 ～ 8℃储存，有效期 18 个月。

垂直摆放 Elecsys N-MID 骨钙素试剂盒，确保仪器的自动搅拌器能够完全混匀磁珠微粒。

稳定性：未开封试剂，2 ～ 8℃ 有效期内均可使用；开封试剂，2 ～ 8℃ 12 周；置于分析仪上 8 周。

(6) 性能指标

1) 精密度：根据 CLSI（临床实验室标准委员会）的改良方案（EP5-A2），使用 Elecsys 试剂、混合人血清和质控品测定精密度：每天 2 次重复检测，共 21 天（n=84）。获得如下结果：

A. Elecsys 2010 和 cobas e 411 分析仪：在浓度 6.01 ～ 169ng/ml 时，重复性在 5% 以内，中间精密度在 5% 以内。

B. Modular Analytics E170，cobas e 601 和 cobas e 602 分析仪：在浓度 6.11 ～ 160ng/ml 时，重复性在 5% 以内，中间精密度在 5% 以内。

2) 分析特异性：针对使用的单克隆抗体，针对 β-CrossLaps、甲状旁腺素和骨特异性碱性磷酸酶未检测出交叉反应性。

五、β- 胶原特殊序列

（一）概述

β- 胶原特殊序列（β-Crosslaps）也称为 β- Ⅰ型胶原交联 C 末端肽（carboxy-terminal telopeptide of type I collagen，β-CTX），骨吸收时Ⅰ型胶原被水解，裂解片段相互交联被释放入血，并从尿中排除。可作为骨吸收的标志物，当骨吸收增加时，这些物质释放到血液及随尿排泄者均增加。

（二）临床意义

1. 升高　见于骨质疏松、Paget 病、甲状旁腺功能亢进和甲状腺功能亢进等。

2. 降低　见于应用二磷酸盐或雌激素等抑制骨吸收的药物时。

（三）测定方法

目前该项目常见的测定方法有电化学发光法等。

（四）国家行业标准

暂无。

（五）试剂介绍

1. β- 胶原特殊序列检测试剂盒（电化学发光法）（国械注进 20142405211）

(1) 原理：夹心法原理。总检测时间：18min。

1) 第 1 次孵育：50 μl 样本和生物素化的单克隆抗 -β-CrossLaps 抗体一起孵育，样本中的抗原从其血清成分中释放出来。

2) 第 2 次孵育：添加钌复合体 a 标记链霉亲和素包被的微颗粒和单克隆 β-CrossLaps- 特异性抗体后，便会形成“三明治”样复合物 - 抗体复合体，并在生物素和链霉亲和素相互作用下结合到固相。

3) 将反应液吸入测量池中，通过电磁作用将磁珠吸附在电极表面。未与磁珠结合的物质通过 ProCell/ProCell M 除去。给电极加以一定的电压，使复合体化学发光，并通过光电倍增器测量发光强度。

4) 通过检测仪的定标曲线得到最后的检测结果，定标曲线是通过两点定标和试剂条形码上获得的主曲线生成的。

(2) 标本类型：使用标准采样试管来收集血清。只有以下类型的样本可用于检测：EDTA-K_3、肝素钠血浆。判断标准：回收率在血清值的 90% ～ 110% 或斜率 0.9 ～ 1.1+ 截距在＜ ±2 倍分析灵敏度（LDL）以内 + 相关系数＞ 0.95。建议抽取早晨空腹血液样本。由于血清 β-CTx 浓度具有某种程度的昼夜节律性，因此长期研究时，标本采集的条件应与基线样本相同。优先选择 EDTA-K_3 抗凝的血浆，其较血清稳定时间长。血清稳定性：20 ～ 25℃可保存 8h，4 ～ 8℃可保存 8h。肝素抗凝血浆稳定性：20 ～ 25℃可保存 24h，4 ～ 8℃可保存 24h。EDTA 抗凝血浆稳定性：20 ～ 25℃

可保存 24h，4 ～ 8℃可保存 8 天。血清、肝素和 EDTA 抗凝血浆在 -20℃可保存 3 个月。长期保存建议置于 -70℃，只可一次冻融。溶血标本（Hb ＞ 0.5g/dl）会引起 β-CTx 浓度的降低。所列出的被检测的样本类型采用经挑选的市售样本管采集，即并非检测了所有厂商的试管产品。各生产商提供的样本采集系统可能含有不同的材料，某些情况下这些材料有可能影响到检测结果。如果采用原始试管（样本采集系统）处理样本，请参照试管生产商提供的说明。如果样本中有沉淀，进行测定前离心。切勿使用加热灭活的标本。不可使用叠氮化物作为稳定剂的样本和质控品。检测前，请确保标本、定标液及质控液平衡至室温（20 ～ 25℃）。考虑到可能的蒸发效应，上机的样本、定标液和质控品应在 2h 内分析 / 测定。

（3）参考范围：下列数值通过 Elecsys β-CrossLaps/ 血清检测健康受试者得到：男性＜ 0.584ng/ml，女性＜ 0.573ng/ml。

（4）注意事项（干扰因素）：测定结果不受黄疸（胆红素＜ 1112μmol/L 或者＜ 65mg/dl）、溶血（血红蛋白＜ 0.3mmol/L 或者＜ 0.5g/dl）、脂血（脂肪乳剂＜ 1500mg/dl）和生物素＜ 368nmol/ml 或＜ 90ng/ml 的影响。判断标准：回收率在初始值 ±10% 之内。对于接受高剂量生物素治疗的患者（＞ 5mg/d），必须在末次生物素治疗 8h 后采集样本。检测结果不受类风湿因子影响（RF 不超过 1500IU/ml）。β-CTx 浓度低于 150ng/ml（150 000pg/ml）时不产生高剂量 Hook 效应。针对 17 种常用药物进行了体外检测。未发现有药物影响检测结果。少数病例中极高浓度的分析物特异性抗体、链霉亲和素或钌抗体会影响检测结果。通过适宜性的实验设计可将影响因素降到最低。某些可影响骨吸收的临床状况可能会混淆检测结果，如甲状旁腺功能亢进或甲状腺功能亢进。检测肾功能不良患者的血清 β-CTx 水平应当注意，因为这可能引起血清 β-CTx 排泄量减少并由此导致表观血清 CTx 水平增加。证据显示 β-CTx 可预测骨密度丢失。然而，尚未发现与骨折风险增加有关。尚未明确描述 β-CTx 在甲状旁腺功能亢进或甲状腺功能亢进患者中的特点。作为诊断指标，必须结合患者病史、临床检查和其他临床资料来综合评估检测结果。它们不应作为既有治疗方案修订或执行的唯一决定因素。

（5）储运条件：2 ～ 8℃储存。有效期 18 个月。

垂直摆放 Elecsys β-CrossLaps/ 血清试剂盒，确保仪器的自动搅拌器能够完全混匀磁珠微粒。

稳定性：未开封试剂，2 ～ 8℃有效期内均可使用；开封试剂，2 ～ 8℃ 12 周；置于分析仪上 8 周。

（6）性能指标

1）精密度：根据 CLSI（临床实验室标准委员会）的改良方案（EP5-A2），使用 Elecsys 试剂、混合人血清和质控品测定精密度：每天 2 次重复检测，共 21 天（n=84）。获得如下结果（Elecsys 2010 和 cobas e 411 分析仪）：不同浓度水平的重复性与中间精密度在 10% 以内。

2）分析特异性：Elecsys β-CrossLaps/ 血清检测法中使用的单克隆抗体可识别所有包含 β-8AA 肽双体的 Ⅰ 型胶原片段。与骨钙素、PTH 或 / 和骨 ALP 间无交叉反应。

3）功能灵敏度：0.07ng/ml（70pg/ml）功能灵敏度是指可重复检出的最低分析物浓度，且批内变异系数＜ 20%。

六、降钙素原

（一）概述

降钙素原（procalcitonin，PCT）是降钙素的前体，是由 116 个氨基酸组成的多肽。可以由甲状腺的滤泡旁细胞及肺和小肠中的神经分泌细胞产生。作为降钙素的前体，PCT 没有激素活性。1993 年，法国学者（Massicot）第一个发现 PCT 在严重细菌感染时显著升高，而在不是细菌感染时不升高或轻微升高，从而可以在临床上鉴别细菌感染和非细菌感染。

正常代谢时，甲状腺 C 细胞中 PCT 经蛋白酶剪切，产生并分泌有激素活性的降钙素 CT。PCT 在健康个体中的浓度非常低（＜ 0.1ng/ml），并且在活体内外都非常稳定，半衰期 20 ～ 24h。细菌内毒素及 TNF-α、IL-1β 等细胞因子作用于肝、脾、肾、肺的神经内分泌细胞或特殊细胞，诱导 PCT 产生：2 ～ 3h 开始增加，6 ～ 8h 体内浓度快速升高，12 ～ 48h 到达峰值，2 ～ 3 天后恢复正常。

（二）临床意义

1. 用于脓毒症的诊断和鉴别诊断　脓毒症患者的 PCT 水平明显高于非脓毒症患者，细菌性脓毒症患者的 PCT 水平显著高于非细菌性脓毒症。且 PCT 升高对细菌感染导致的脓毒症特异性很高，因此可作为诊断脓毒症和鉴别严重细菌感染的生物标记物。目前 PCT 诊断脓毒症的界值水平为＞ 0.5ng/ml。PCT ＜ 0.05ng/ml 的患者患高风险细菌性感染的可能性非常小，也几乎不会发生血流感染。

2. 评估脓毒症严重程度和病情进展情况　PCT 在 SIRS、脓毒症、严重脓毒症和脓毒性休克患者的浓度依次增高，并且具有统计学差异，与病情的严重程度呈正相关。

3. 脓毒症预后判断　治疗后 PCT 水平迅速下降通常提示预后良好，而 PCT 维持原水平或升高则提示预后不良。初始 PCT 水平绝对值的预后意义有限，即使初始的 PCT 水平非常高，经过正确的治疗后 PCT 迅速下降，预后也较好。因而 PCT 的变化趋势对于预后的判断更为重要。

4. 指导抗生素的使用和监测治疗效果　不同的研究证实，PCT 结合临床信息能够进一步明确抗生素治疗的必要性和优化抗生素疗程。通过每日监测 PCT 作为使用抗生素的指征可使抗生素治疗的疗程缩短，从而减少了不必要的抗生素使用，使耐药率和不良反应发生率降低。

(1) 作为开始抗生素治疗的指征：PCT ＜ 0.1ng/ml 不建议使用抗生素（取决于临床的实际情况，甚至可低于 0.25ng/ml）；PCT ＞ 0.5ng/ml 提示存在严重细菌感染或脓毒症，排除其他导致 PCT 增高的原因，则需要开始抗生素治疗；在急诊，PCT ＞ 0.25ng/ml 也可能意味着感染，如果有其他支持感染的证据则可以开始抗生素治疗。

(2) 作为抗生素疗效判断的标准：如果 PCT 在治疗开始的 72h 内每天较前一天下降 30% 以上，认为治疗有效，可继续使用原抗生素治疗方案；如果治疗最初几天内 PCT 水平不降，提示该治疗方案效果不佳，应结合临床情况调整治疗方案。

(3) 根据 PCT 水平确定抗生素疗程：一个抗生素治疗方案持续 1 周左右就应该考虑其有效性，延长疗程应慎重权衡。对某些疾病（如肺炎、尿路感染）或成功去除感染灶后（感染导管拔除）的患者，经 3 ～ 5 天的抗生素治疗后应用 PCT 进行评估。如果 PCT 水平较初始值下降 90% 以上，建议停止抗生素治疗。

（三）测定方法

目前该项目常见的测定方法有化学发光法、电化学发光法、酶联免疫荧光法、干式免疫荧光定量法、荧光素增强免疫化学发光法等。

（四）国家行业标准

暂无。

（五）试剂介绍

1. 降钙素原测定试剂盒（化学发光法）[粤食药监械（准）字 2011 第 2400645 号]

(1) 原理：利用化学发光免疫夹心法检测 PCT 浓度。

采用针对 PCT 的一株单克隆抗体标记 ABEI，另一株单克隆抗体标记 FITC。样本、校准液与 ABEI 标记的单克隆抗体、FITC 标记的单克隆抗体及包被羊抗 FITC 抗体的免疫磁性微球混匀，形成抗原与 ABEI 标记的 PCT 抗体和 FITC 标记的 PCT 抗体的免疫复合物，外加磁场沉淀，去掉上清液，用洗液清洗沉淀复合物 2 次，直接进入样品测量室，仪器自动泵入发光底物 1 和 2，自动监测 3s 内发出的相对光强度（RLU）。PCT 浓度与 RLU 呈一定的比例关系，仪器自动拟合计算 PCT 浓度。

(2) 标本类型

1) 血清：采集 5.0ml 静脉血至采血管中，室温静置。离心、分离血清部分，2 ～ 8℃储存。

血清标本在 2 ～ 8℃稳定 12h。超过 12h，则先分装，-20℃可保存 30 天，避免反复冰冻和解冻 2 次以上。

2) 血浆：采集 5.0ml 静脉血于采血管中，加 EDTA 抗凝，离心、分离血浆部分，2 ～ 8℃储存（注意：推荐使用 EDTA 作为抗凝剂）。

血浆标本在 2 ～ 8℃稳定 24h。要较长期储存，则先分装，-20℃可保存 30 天，避免反复冰冻和解冻。

3) 全血：采集 5.0ml 静脉血于无抗凝剂采血管中，按取血 5ml 计，每支采血管中加 50μl 0.30mol/L

EDTA（取血量增加或减少时，应按比例增减。例如：取血 2ml 时，EDTA 加入量为 20μl）。将管口封好后上下颠倒数次，混匀后，室温静置。

全血标本要较长期储存，则先分装，-20℃可保存 30 天，避免反复冰冻和解冻。

（3）参考范围：正常参考值，血清或血浆＜ 0.5ng/ml；全血＜ 1ng/ml。

由于不同地区、不同个体引起正常的、合理的差别，以及采用不同方法进行检测，其所测得的 PCT 水平也会有所不同，因此建议每个实验室均应针对特色人群建立自己的参考值范围。

（4）注意事项

1）HAMA 交反应：含有人抗鼠抗体（HAMA）的患者血清可能导致假的升高或降低值。虽然加入了中和 HAMA 的介质，非常高的 HAMA 血清浓度仍然可能影响结果。

2）Hook 效应：浓度值在 10 000ng/ml 以内没有发现高剂量 Hook 效应。

试剂组分 ABEI 为人工合成的有机化合物，在人血清中不存在，因此不存在对试验结果的干扰物质。

（5）储运条件

1）工作洗液：用纯化水将清洗缓冲液按 1 ∶ 14 稀释混匀，放置在室温中待用，保存至有效期。

2）试剂：本试剂盒除洗液外，其他成分置于 2 ～ 8℃保存至有效期。

3）发光标记物均应避免阳光直射；湿度对试剂稳定性无影响。

4）试剂运输要求：置于 2 ～ 8℃环境条件下运输，运输过程中避免碰撞。

5）有效期：储存在 2 ～ 8℃无腐蚀性气体的环境中，未开封有效期为 12 个月，开封后有效期不少于 28 天。

（6）性能指标

1）准确率：回收率应在 90% ～ 110%。

2）批内精密度：CV ≤ 5%。

3）批间精密度：CV ≤ 10%。

4）分析灵敏度：本试剂的灵敏度为＜ 0.13ng/ml。

5）特异性：当 CT 的浓度为 20ng/ml 时，检测结果 PCT 应＜ 1ng/ml。

6）检测范围：0.13 ～ 100.0ng/ml（通过最低检出限和定标曲线的最高值确定）。

7）线性：在 0.5 ～ 100.0ng/ml 浓度范围内，线性相关性系数 r 绝对值应＞ 0.9900。

2. 降钙素原测定试剂盒（酶联免疫荧光法）（国械注进 20152402217）

（1）原理：本试剂盒的检测原理是结合一步免疫测定夹心法和最终酶联免疫荧光法（ELFA）来进行检测。固相管（SPR®）作为固相及移液装置。检测所需的试剂预先配制好，分装在密封的试剂条中待用。所有检测步骤都由仪器自动完成。将样品转移到装有用碱性磷酸酶标记的抗降钙素原抗体（结合物）的孔中。样品 / 结合物的混合物在 SPR 中循环进出几次。该项操作能够使抗原与固定于 SPR 内壁的免疫球蛋白相结合，使结合物成为夹层状。未结合的化合物在清洗过程中被清除掉。连续进行两次检测。在每步检测中，底物（4-甲基伞形酮酰磷酸酯）在 SPR 中循环进出。结合物酶催化该底物水解生成一种荧光产物（4- 甲基伞形酮），于 450nm 处检测其荧光值。其荧光强度与样品中抗原的浓度成比例。

检测结束时，仪器根据两个校准曲线（对应两次检测）自动计算结果。荧光阈值所决定的校准曲线将用于每个样品的检测。然后打印出结果。

（2）标本类型

1）样本类型与采集

A. 人血清或血浆（肝素锂）。

B. 某个特定患者的 PCT 检测必须在同类型的取样管中进行。

C. 由于 EDTA 能导致测量值下降，所以收集时含有 EDTA 的血浆不得用于测试。

D. 含有悬浮的纤维蛋白颗粒或红细胞基质的样品在测试前必须离心处理。

2）样品的准备

A. 普通试管：根据试管生产商有关去除纤维蛋白的建议，等待样品凝固及离心。

B. 其他试管：参考试管生产商的使用建议。

C. 冷藏的样品：解冻后，所有样品必须经过离心使其澄清。

注意：由于材料和添加剂的不同，不同生产商生产的血样采集管，其检测结果可能不同。实验室有责任验证采集管的类型并参照生产商的建议来使用。

D. 当样品体积在 50 ～ 200μl 时，可将样品手工稀释4倍（1体积的样品+3体积的无血清稀释液）后进行测试，且测试需在样品稀释后2h内进行。

3）样品的稳定性：从血块中分离出的样品储存在带塞试管中，于2～8℃下可以保存48h；如果需要保存更长时间，则将血清或血浆于（−25±6）℃下冷冻。冷冻了6个月的样品不影响测试结果的质量。已对经过3次冷冻/融解循环的样品进行了验证。

（3）参考范围

1）与文献相符，对进入重症监护病房的患者进行研究（参考临床性能），得到以下结果：浓度＜0.5ng/ml表示出现重症败血症和/或败血症性休克的风险较低；浓度＞2ng/ml表示出现重症败血症和/或败血症性休克的风险较高。

2）但是由于存在与低浓度降钙素原相关的局部感染（无全身性病征）或处于感染初期的全身性感染（＜6h），因此浓度＜0.5ng/ml时并不能排除感染的出现。此外，无感染时也可能出现降钙素原浓度升高。PCT浓度在0.5～2.0ng/ml时需结合患者的病史来判定结果。对任何PCT测得的浓度＜2ng/ml的样品，建议在6～24h内进行复验。

3）正常值：这些数据仅供参考，建议每个实验室从严格筛选的人群中建立自己的参考值。

在一项采用降钙素原测定试剂盒（酶联免疫荧光法）对来自正常男性（n=98）和女性（n=102）受试者的血样进行检测的研究中，发现第95和第99位百分位数的相应的正常值分别为＜0.05ng/ml和＜0.09ng/ml。

（4）注意事项：发现以下因素不会显著影响检测结果，如溶血（在样本中加入血红蛋白，浓度达347μmol/L（单体））；脂血症（在样本中加入类脂，浓度相当于含有30g/L同等物的三酰甘油）；胆红素血症（在样本中加入胆红素，浓度达574μmol/L）。但是，建议不要使用明显溶血、脂血或黄疸的血样，如果可能，请采集新的血样。

（5）储运条件

1）试剂盒储存在2～8℃，有效期12个月。

2）避免冷冻试剂，除了重溶后的校准品和对照品。

3）所有未用的试剂储存在2～8℃。

4）开启试剂盒后，检查并确保SPR袋正确密封且未受损害，否则，禁止使用其中的SPR。

5）使用后，将装有干燥剂的袋子仔细重新密封以保持SPR的稳定性，并重新将试剂盒储存在2～8℃。

6）若依据建议的条件储存，则所有试剂盒成分在标签所示有效期内均能够保持稳定状态。特殊储存条件请参考试剂盒成分表。

（6）性能指标

1）测量范围：降钙素原测定试剂盒（酶联免疫荧光法）的测量范围为0.05～200ng/ml。

2）检测限：该分析方法的最低检测限为0.05ng/ml，指可检测出的降钙素原的最小浓度，该浓度值与零间具有显著差异的置信概率为95%。

采用批内（4批）变异系数（功能检测限）为20%时测得的PCT浓度为0.09ng/ml。

3）Hook效应：当降钙素原的浓度达2 600ng/ml时，未发现Hook效应。

4）精密度：分别采用2批试剂在3个不同的地点利用相同的仪器在不同的20次运行过程中（每日2次）对6份血样检测2次（n=240）。

按照文件CLSI EP5-A2中的建议，计算重复性（运行内精密度）、运行间重现性（运行间精密度）、位置间重现性（位置间精密度）和批间重现性（总精密度，包括运行内、运行间、日间、位置间、批间）（表13-71）。

表13-71　精密度测试

样品	平均浓度（ng/ml）	运行内精密度		运行间精密度		位置间精密度		总精密度	
		标准差（ng/ml）	CV（%）	标准差（ng/ml）	CV（%）	标准差（ng/ml）	CV（%）	标准差（ng/ml）	CV（%）
样品1	0.22	0.01	4.61	0.02	7.04	0.02	11.40	0.02	11.40
样品2	0.46	0.02	3.27	0.02	5.29	0.04	7.86	0.04	7.86
样品3	1.91	0.04	2.08	0.07	3.63	0.11	5.86	0.12	6.17
样品4	24.35	0.47	1.93	0.87	3.57	1.03	4.21	1.50	6.18
样品5	56.69	1.77	3.13	2.35	4.15	2.96	5.22	3.95	6.96
样品6	154.73	6.98	4.51	10.32	6.67	15.17	9.81	23.69	15.31

5）特异性：表 13-72 中所列的物质在表中所示的浓度条件下检测时不影响 VIDAS B·R·A·H·M·S PCT 的检测。

药物影响：表 13-73 中所列药物在表中所示的浓度条件下检测时不影响降钙素原测定试剂盒（酶联免疫荧光法）的检测。

表 13-72　交叉反应试验

测试的化合物	测试的浓度
蛋白质（白蛋白）	4 g/dl
人降钙素	60ng/ml
人钙抑肽	10ng/ml
人 a-CGRP*	10 μg/ml
人 b-CGRP*	10 μg/ml

* 降钙素基因相关肽。

表 13-73　药物干扰测试

测试的药物	测试的浓度
亚胺培南	0.5mg/ml
头孢噻肟	180mg/dl
万古霉素	3mg/ml
多巴胺	26mg/dl
去甲肾上腺素	4 μg/ml
多巴酚丁胺	22.4 μg/ml
肝素	16000 U/L
呋塞米	4mg/dl

准确度：按照 CLSI EP6-A 指南中的步骤研究该项检测的线性相关性。在整个测量范围中，此项检测均具有线性相关性。

将三份样品溶解于 PCT 阴性血清池中检测 3 次。检测得到的平均值与期望浓度平均值的比以平均回收率的方式表示（表 13-74）。

表 13-74　回收率试验

样品	稀释因子	平均期望浓度（ng/ml）	平均测量浓度（ng/ml）	平均回收率（%）
1	1/1	137.07	137.07	100.0
	1/2	68.54	71.54	104.4
	1/3	45.69	49.56	108.5
	1/4	34.27	37.26	108.7
	1/8	17.13	19.50	113.8
	1/16	8.57	8.75	102.2
	1/20	6.85	7.73	112.8
2	1/1	38.67	38.67	100.0
	1/2	19.34	19.75	102.1
	1/3	12.89	13.90	107.8
	1/4	9.67	9.79	101.3
	1/8	4.83	4.96	102.5
	1/16	2.42	2.26	93.3
	1/20	1.93	1.85	95.7
3	1/1	7.58	7.58	100.0
	1/2	3.79	4.17	110.1
	1/3	2.53	2.70	107.0
	1/4	1.90	1.98	104.7
	1/8	0.95	0.94	99.2
	1/16	0.47	0.51	108.4
	1/20	0.38	0.37	98.5

6）与降钙素原测定试剂盒（酶联免疫荧光法）方法的符合性：对 204 份样品采用降钙素原测定试剂盒（酶联免疫荧光法）和 B·R·A·H·M·S PCT LIA 法进行符合性研究，参考值为 0.5ng/ml 和 2ng/ml（表 13-75 和表 13-76）。

表 13-75　方法学比对实验 1

降钙素原测定试剂盒（酶联免疫荧光法）	B·R·A·H·M·S PCT LIA		
	≤ 0.5ng/ml	＞ 0.5ng/ml	总数
≤ 0.5ng/ml	74	1	75
＞ 0.5ng/ml	5	124	129
总数	79	125	204

表 13-76　方法学比对实验 2

降钙素原测定试剂盒（酶联免疫荧光法）	B·R·A·H·M·S PCT LIA		
	≤ 2ng/ml	＞ 2ng/ml	总数
≤ 2ng/ml	109	4	113
＞ 2ng/ml	8	83	91
总数	117	87	204

参考值为 0.5ng/ml 和 2ng/ml 时，2 种检测方法的符合率分别为 97.1 % 和 94.1%。

7）临床性能：在 4 家医院（法国 2 家、美国 2 家）进行研究来评估降钙素原测定试剂盒（酶联免疫荧光法）的临床表现，共 229 个患者（141 男性、

88 女性）在进入重症病房的第 1 天被纳入了这项研究，并在第 1 天进行了测试。

创伤、烧伤、手术后、长期或严重心源性休克的患者被排除在这项研究外。

患者的分类是基于 American College of Chest Physicians/Society of Critical Care Medicine 共识会议的标准，患者被分为 5 种情况：没有感染、SIRS（全身炎症反应综合征）、败血症、重症败血症及败血症性休克。该分类标准经过独立的专家进行复审。

每一类患者的数量、范围及平均年龄如下：

没有感染：27 个患者，22 ～ 92 岁（平均 64.4 岁）；

SIRS：62 个患者，18 ～ 87 岁（平均 59.0 岁）；

败血症：42 个患者，21 ～ 92 岁（平均 64.2 岁）；

重症败血症：48 个患者，19 ～ 89 岁（平均 66.3 岁）；

败血症性休克：50 个患者，33 ～ 88 岁（平均 68.2 岁）。

下面是参考值分别为 0.5ng/ml 和 2.0ng/ml 时，没有感染 /SIRS/ 败血症的患者与重症败血症 / 败血症性休克患者的比较。

参考值为 0.5ng/ml 时的结果见表 13-77。

表 13-77　临床诊断 1

	没有感染 /SIRS/ 败血症的患者	重症败血症 / 败血症性休克的患者	总数
PCT ≤ 0.5ng/ml	88	3	91
PCT > 0.5ng/ml	43	95	138
总数	131	98	229

参考值为 2.0ng/ml 时的结果见表 13-78。

表 13-78　临床诊断 2

	没有感染 /SIRS/ 败血症的患者	重症败血症 / 败血症性休克的患者	总数
PCT ≤ 2ng/ml	115	19	134
PCT > 2ng/ml	16	79	95
总数	131	98	229

3. 降钙素原检测试剂盒（电化学发光法）（国械注进 20152401562）

（1）原理：第一次孵育，30μl 标本，生物素化的单克隆 PCT 抗体及钌复合物标记的单克隆 PCT 抗体一起孵育，形成抗原抗体复合物；第二次孵育，添加包被链霉亲和素的磁珠微粒进行孵育，抗原抗体夹心复合物与磁珠通过生物素和链霉亲和素的作用结合；将反映液吸入测量池中，通过电磁作用将磁珠吸附在电极表面。未与磁珠结合的物质通过 ProCell/ProCell M 被去除。给电极加以一定的电压，使复合物化学发光，并通过光电倍增器测量发光强度。Elecsys 软件自动通过定标曲线计算得到的检测结果。

（2）标本类型：下列类型的样本符合检测要求，并且样本量要充足。血清样本需用标准试管或有分离胶的真空管收集。肝素锂、EDTA-K_2 和 EDTA-K_3 抗凝的血浆都适用。标准：斜率 0.9 ～ 1.1，截距 < ±2b 倍分析灵敏度，相关系数 > 0.95。稳定性：2 ～ 8℃可保存 24h；-20℃可保存 3 个月，一次冻融。标本采集后建议在 24h 内完成检测，否则应 -20℃冰冻保存。冻融标本的检测回收率可降低约 8%。选择合适的试管进行不同类型样本的采集，不是所有的试管均可用于检测。不同厂商的样本采集系统可能含有不同的物质，某些情况下会影响检测结果。检测前，样本、定标液及质控品须室温平衡。由于蒸发因素的影响，样本、定标液及质控品在分析仪上的检测必须在 2h 内完成。

（3）参考范围：使用 Elecsys BRAHMS PCT 检测 492 例表面健康者（男性 245、女性 247），得到的正常参考值为 0.046ng/ml（第 95 百分位点）。

（4）注意事项（干扰因素）：检测不受黄疸、溶血、脂血和生物素的影响，浓度达 150IU/ml 的类风湿因子对检测无影响；浓度高达 1000ng/ml 的 PCT 对检测不产生 Hook 效应，体外对 18 种常用药物及 10 种特殊药物进行试验未发现会影响检测结果，某些接受单克隆鼠抗体治疗或诊断的患者样本检测结果可能有误。除感染外，以下情况也会出现 PCT 水平的升高：长时间活着的重度心脏休克，长期的器官重度不规则灌注，大面积外伤早期、外科手术和严重烧伤，炎症细胞因子刺激和释放治疗，新生儿（出生 48h 内）。

（5）储运条件：2 ～ 8℃保存，有效期 18 个月。避免冷冻。垂直摆放 Elecsys BRAHMS PCT 试剂盒。

（6）性能指标：0.02 ～ 100ng/ml（通过最低检出限和厂商定标曲线的最高值确定）。精密度：样本浓度在 0.060ng/ml 时重复性 CV 为 8.8%，批间精密度为 16.3%。分析特异性：Elecsys BRAHMS PCT 与 human kataalcin 不发生交叉反应，PCT 检测浓度约为 0.4 和 1.5ng/ml。功能灵敏度＜ 0.06ng/ml。

4. 降钙素原检测试剂盒（干式免疫荧光定量法）[苏食药监械（准）字 2013 第 2400087 号（更 2014-144）]

（1）检测原理

1）试剂盒原理：以两株高特异性、高敏感性 PCT 单克隆抗体和一株 PCT 多克隆抗体，其中 PCT 单克隆抗体Ⅰ为荧光标记抗体，预先包被在荧光垫上，PCT 多克隆抗体和 PCT 单克隆抗体Ⅱ为捕获抗体，包被在层析膜上检测区，质控区包被有兔抗鼠 IgG 抗体，应用抗原抗体反应及荧光免疫层析技术，定量检测人血中 PCT 的含量。

2）配套仪器工作原理：仪器的测量系统自动对反应后的检测卡上标记物和待测物结合区进行扫描，获得光学信号。然后对光学信号进行测量和分析处理，定量得出被测物质的浓度。

（2）标本类型

1）用于人血清、血浆或全血样本，其他体液和样本可能得不到准确的结果。

2）应在无菌情况下采集静脉血，建议优先选用人血清或血浆进行检测。

3）血浆和全血样本可使用肝素或枸橼酸钠抗凝，不建议使用 EDTA 作为抗凝剂。

4）临床血液样本采集后，在室温条件下，须在 4h 之内完成检测；血清血浆于 2 ～ 8℃下保存，可保存 5 天；-20℃以下保存，可保存 6 个月。全血样本不得冻存，2 ～ 8℃保存，可保存 3 天。避免加热灭活样本，溶血样本应弃用。

5）检测前样本必须恢复至室温。冷冻保存的样本需完全融化、复温、混合均匀后方可使用，切忌反复冻融。

（3）参考范围：500 例健康人测定统计分析显示，正常参考值上限取第 99 百分位点为 0.10ng/ml。

一项关于 ICU 患者的研究显示：PCT ＜ 0.5ng/ml 预示低风险的严重脓毒血症和 / 或感染性休克；PCT ＞ 2ng/ml 预示高风险的严重脓毒血症和 / 或感染性休克。

血浆、全血样本的参考值与血清样本参考值一致。

每个实验室应通过实验确定参考范围的适用性，必要时建立本实验室的参考范围。

（4）注意事项（干扰因素）

1）样本中的血红蛋白、三酰甘油和胆红素会干扰检测结果，其最大允许浓度分别为 5g/L、10g/L 和 0.2g/L。

2）吸管不可以混用，以免交叉污染。

3）检测卡拆封后，应尽快进行检测，避免放置于空气中的时间过长，导致受潮。

4）检测卡可在室温下密封保存，谨防受潮，低温下保存的检测卡应平衡至室温方可使用。

（5）储运条件：检测卡于 4 ～ 30℃、密封状态下存放，有效期为 18 个月。Getein1100 荧光免疫定量分析仪配套的检测卡开封后，有效期为 1h；Getein1200/1600 荧光免疫定量分析仪配套的检测卡开封后，有效期为 24h。

（6）性能指标

1）最低检出限：不高于 0.1ng/ml。

2）检测范围：0.1 ～ 50.0ng/ml。

3）线性范围：0.1 ～ 40.0ng/ml，线性相关系数 $r \geqslant 0.990$。

4）精密度：重复性 CV ≤ 10%；批间差 CV 批间≤ 15%。

5）准确度（方法学对比）：用比对试验进行验证（对比试剂为 Elecsys BRAHMS PCT）：相关系数 $r \geqslant 0.975$，平均相对偏差≤ 20%。

5. 降钙素原定量测定试剂盒（荧光素增强免疫化学发光法）[苏食药监械（准）字 2013 第 2400660 号]

（1）原理：本试剂盒采用双抗体夹心法检测 PCT 浓度。磁珠储存液中有 PCT 抗体包被的含异硫氰酸荧光素（FITC）放大系统的磁性微粒、保护剂等成分，该放大系统与待检样本及吖啶酯标记的特异性 PCT 抗体一起孵育，形成抗原抗体夹心复合物。通过仪器自动进行磁性分离、加入激发物质，使复合物化学发光，并通过光电倍增器测量发光强度。

（2）标本类型

1）血清必须用标准试管或内有分离胶的试管收集。血浆或全血用肝素或 EDTA 抗凝。全血和血浆样本采集后应立即使用，建议在 24h 内完成检测，血清样本在 -20 ℃保存可稳定 1 个月。

2）待测的样本中不能出现沉淀，如有沉淀出现，必须先做离心处理，加热灭活样本、溶血样本都应弃用。

3）检测前样本必须恢复至室温。冷冻保存的样本需完全融化、复温、混合均匀后方可使用。切忌反复冻融。

（3）参考范围：通过对120例健康人血清、血浆、全血中PCT含量进行统计分析确定正常参考值< 0.05ng/ml。

由于地区不同、个体差异及采用的检测方法不同，其所测的PCT水平也会有所不同。因此建议每个实验室都应针对特色人群建立自己的参考值范围。

（4）注意事项：无明显干扰，即添加干扰物后的测定值与初始测定值的相对偏差处于±10%以内。干扰物包括三酰甘油、类风湿因子、总胆红素、血红蛋白。

（5）储运条件：2～8℃避光保存稳定12个月，开瓶后2～8℃避光保存可稳定1个月。

（6）性能指标

1）准确度：准确度应符合两个要求之一，即用参考物质作为样本进行检测，其测定结果的相对偏差应不大于10%；将已知浓度的PCT加入到血液基质或其他体液成分中，其回收率应在85%～115%。

2）最低检测限：≤0.05ng/ml。

3）线性：0.05～100ng/ml，在此线性范围内，线性相关系数 r 应不小于0.9900。

4）重复性：CV≤10%。

5）批间差：CV≤15%。

（杨奇贤）

第五节 高血压及相关检测

一、血管紧张素Ⅰ

（一）概述

血管紧张素原（angiotensinogen，AGT）是由肝脏分泌的12个氨基酸的多肽蛋白，它在肾脏分泌的肾素剪切作用下产生血管紧张素Ⅰ（angiotensin Ⅰ，十肽，分子质量1200Da），血管紧张素Ⅰ在血管紧张素转换酶（angiotensin-converting enzyme，ACE）的作用下形成血管紧素Ⅱ（angiotensin Ⅱ，八肽、分子质量1046Da）。

血浆肾素活性（plasma renin activity，PRA）的测定是以血管紧张素Ⅰ产生的速率来表示的。血管紧张素Ⅱ是直接测定血浆中血管紧张素Ⅱ的含量。二者均采用加酶抑制剂来阻断转换酶和血管紧张素酶的活性，达到准确测定血浆肾素活性和血管紧张素Ⅱ的目的。血浆肾素活性的测定，实际上是测定血浆中血管紧张素Ⅰ的产生速率：同一标本（血浆）取双份，一份让其直接与抗体反应，测其血管紧张素Ⅰ的浓度，称为对照管；另一份则在37℃温育1h后，再让其与抗体反应，测其血管紧张素Ⅰ浓度称作测定管。测定管的血管紧张素Ⅰ浓度减去对照管的血管紧张素Ⅰ浓度即为肾素活性。

肾素-血管紧张素-醛固酮系统（renin-angiotensin-aldosterone system，RAAS）在机体的血压、水和电解质平衡的调节上起着重要的作用。该系统有以下作用：①使小动脉平滑肌收缩，外周阻力增加；②使交感神经兴奋，儿茶酚胺分泌增加；③刺激肾上腺皮质，醛固酮分泌增加。因此，血浆肾素活性和血管紧张素Ⅰ浓度的测定已成为原发性和继发性高血压诊断与研究的重要指标。

（二）临床意义

用于继发性高血压的鉴别诊断。

（1）大多数肾脏疾病都可因肾素分泌增加而伴高血压，包括急性肾炎、慢性肾炎、糖尿病肾病、慢性肾盂肾炎、痛风性肾病、多囊肾和肾血管病变。可同时出现肾素活性、血管紧张素Ⅱ、醛固酮的升高。

（2）原发性醛固酮增多症（简称原醛症），例如肾上腺皮质增生、皮质球状带腺瘤等。原醛症占全部高血压病的0.5%～2%，该病实验室检查有以下特点：①血浆肾素活性和血管紧张素Ⅱ的水平降低，且和体位变化无关；②血浆醛固酮和尿醛固酮增加；③血浆醛固酮（ng/dl）/血浆肾素活性［ng/(ml·h)］> 25，高度提示原醛症，如比值> 50，可确诊为原醛症。

（三）测定方法

目前该项目常见的免疫学测定方法包括酶联免疫法、放射免疫法、化学发光法等。

（四）国家行业标准

暂无。

（五）试剂介绍

下文以血管紧张素Ⅰ测定试剂盒（化学发光法）（粤械注准 20152400105）为例进行介绍。

(1) 原理：本试剂盒利用化学发光免疫竞争法检测血管紧张素Ⅰ浓度。

采用血管紧张素Ⅰ纯抗原标记 ABEI、抗血管紧张素Ⅰ多克隆抗体包被的磁性微球。样本、校准品、ABEI 标记的血管紧张素Ⅰ纯抗原、血管紧张素Ⅰ多克隆抗体包被的磁性微球混匀，待测抗原与 ABEI 标记抗原竞争结合包被在磁性微球上的血管紧张素Ⅰ多克隆抗体，形成免疫复合物。外加磁场沉淀，去掉上清液，用洗液清洗沉淀复合物 3 次，直接进入样本测量室，仪器自动泵入化学发光激发物 1 和 2，自动监测 3s 内发出的相对光强度（RLU）。血管紧张素Ⅰ浓度与 RLU 呈一定的比例关系，测定仪自动拟合计算血管紧张素Ⅰ浓度。

(2) 标本类型：血清。

(3) 参考范围：卧位为 0.15 ～ 2.33ng/(ml·h)；立位为 0.10 ～ 6.56ng/(ml·h)。由于不同地区、不同个体引起正常的、合理的差别，以及采用不同方法进行检测，其所测得的血管紧张素Ⅰ水平也会有所不同，因此建议每个实验室均应针对自己的特色人群建立参考值范围。

(4) 注意事项：未开封储存条件，2 ～ 8℃，禁止冷冻，避免阳光直射；湿度对试剂稳定性无影响。开封后储存，将试剂盒用封条封好，2 ～ 8℃储存，禁止冷冻，避免阳光直射。

(5) 储运条件：置于 2 ～ 8℃环境条件下运输，运输过程中避免碰撞。

(6) 性能指标：

1) 准确度：回收率应在 90% ～ 110%。

2) 批内精密度：CV ≤ 10%。

3) 批间精密度：CV ≤ 15%。

4) 分析灵敏度：本试剂的分析灵敏度＜ 0.1ng/ml。

5) 特异性：检测血管紧张素Ⅱ浓度为 10 000pg/ml 的样本，测定结果应＜ 0.667ng/ml。

6) 检测范围：0.1 ～ 24.0ng/ml（通过最低检出限和定标曲线的最高值确定）。

7) 线性：在 0.4 ～ 24.0ng/ml 浓度范围内，线性相关性系数 r 绝对值应＞ 0.9800。

二、血管紧张素Ⅱ

（一）概述

血管紧张素Ⅱ（angiotensin Ⅱ，AⅡ）是一种能够收缩血管、升高血压的多肽。它是肾素－血管紧张素－醛固酮系统（RAAS）的一部分。许多降血压药物以血管紧张素Ⅱ为靶分子。血管紧张素Ⅱ也能够刺激肾上腺皮质分泌醛固酮。醛固酮促进远端肾单位的钠潴留，同时也能够升高血压。血管紧张素Ⅱ来自于它的前体分子——血管紧张素原，由肝脏产生。血管紧张素Ⅰ被血管紧张素转化酶（ACE）切除 C 端的两个氨基酸残基后，转化为血管紧张素Ⅱ，ACE 主要存在于肺的毛细血管。血管紧张素Ⅱ可以发挥内分泌、旁分泌和胞分泌的作用。血管紧张素Ⅱ能够被血管紧张素酶转化为血管紧张素Ⅲ。在外周血中，血管紧张素Ⅱ的半衰期通常为 30s 左右；在组织中，它的半衰期通常为 15 ～ 30min。

血管紧张素Ⅱ也能够作为促生长因子直接促进血管内皮细胞的增生，最近的研究发现，血管紧张素Ⅱ与血管内皮细胞增生、血管狭窄和动脉血管阻力增加有直接关系。因此，血管紧张素Ⅱ的检测被越来越重视，用于高血压的诊断和治疗效果的检测。

摄取 ACEI 后，活性肾素和血管紧张素Ⅰ的水平会立即升高，同时伴有血浆血管紧张素Ⅱ水平的降低。因此，短期内血浆血管紧张素Ⅱ的水平体现了 RAAS 的对 ACEI 的一个调整和适应过程。长期 ACEI 的治疗通常会伴有血浆血管紧张素Ⅱ水平的反弹。这可能主要是由于血管紧张素Ⅱ的其他合成途径的代偿升高。血管紧张素Ⅱ的水平反弹提示，在高血压的长期治疗过程中，要对血管紧张素Ⅱ的水平进行连续和不间断的监测。

准确检测血管紧张素Ⅱ的关键要素是所用原材料特异性强，与血管紧张素Ⅰ无交叉，采取样本时选用合适的酶抑制剂，有效防止血管紧张素Ⅱ降解影响检测结果。

（二）临床意义

血管紧张素Ⅱ的检测能够监测药物的作用和效果，评价疗效。同时对于充血性心力衰竭的治疗可以起到很好的评价和指导作用。血浆中血管紧张素Ⅱ含量的测定，可为多种高血压和肾脏疾病分型与诊断提供依据。对肺水肿的病理分析及临床分期也有一定的意义。

血浆血管紧张素Ⅱ水平升高常见于血容量的减少（如出血、肾上腺功能低下、利尿剂治疗）、单侧肾动脉狭窄、原发性高血压、充血性心力衰竭等。血浆血管紧张素Ⅱ水平降低，常见于原发性低肾素型高血压、血容量的增加（高盐饮食、类固醇治疗等）、肾上腺皮质功能亢进、甲状腺功能低下、17-α羟化酶缺乏症、糖尿病等。

（三）测定方法

目前该项目常见的免疫学测定方法包括化学发光法等。

（四）国家行业标准

暂无。

（五）试剂介绍

1. 血管紧张素Ⅱ测定试剂盒（化学发光法）（粤食药监械生产许20000003号）

（1）原理：本试剂盒利用化学发光免疫竞争法检测血管紧张素 Ⅱ浓度。采用血管紧张素 Ⅱ纯抗原标记ABEI，抗血管紧张素 Ⅱ多克隆抗体包被磁性微球。样本、校准品、ABEI标记的血管紧张素Ⅱ纯抗原、抗血管紧张素 Ⅱ多克隆抗体包被的磁性微球混匀，待测抗原与ABEI标记抗原竞争结合包被在磁性微球上的血管紧张素 Ⅱ多克隆抗体，形成免疫复合物。外加磁场沉淀，去掉上清液，用洗液清洗沉淀复合物3次，直接进入样本测量室，仪器自动泵入化学发光激发物1和2，自动监测3s内发出的相对光强度（RLU）。血管紧张素 Ⅱ浓度与RLU呈一定的比例关系，测定仪自动拟合计算血管紧张素 Ⅱ浓度。

（2）标本类型：血浆（推荐使用EDTA作为抗凝剂，不能使用肝素钠作为抗凝剂）。酶抑制剂抗凝管最好使用带塞或盖的无任何添加剂的采血管，也可使用含有抗凝剂（EDTA-K_2或EDTA-Na_2）的采血管。

（3）参考范围：卧位为25～60pg/ml；立位为50～120pg/ml。

（4）注意事项：如样本中有沉淀出现，必须先作离心处理再进行分析。在储存条件下，试剂盒可保存直至失效日期，未开封试剂有效期为12个月；试剂开封后，在2～8℃有效期为28天，机载有效期为14天。

（5）储运条件：2～8℃环境条件下运输，运输过程中避免碰撞。储存在2～8℃无腐蚀性气体的环境中，未开封有效期为12个月，开封后有效期为28天。

（6）性能指标

1）准确度：回收率应在90%～110%。

2）批内精密度：CV≤10%。

3）批间精密度：CV≤15%。

4）分析灵敏度：本试剂的灵敏度为<5.0pg/ml。

5）特异性：检测血管紧张素Ⅰ浓度为10 000pg/ml的样本，测定结果应<100pg/ml。

6）检测范围：5.0～1000.0 pg/ml（通过最低检出限和定标曲线的最高值确定）。

线性：在20.0～1000.0pg/ml浓度范围内，线性相关性系数r绝对值应>0.9800。

2. 血管紧张素Ⅱ定量检测试剂盒（磁微粒化学发光法）［豫食药监械（准）字2013第2400123号］

（1）原理：本产品采用竞争法原理进行检测。用血管紧张素Ⅱ抗体包被磁微粒，生物素标记血管紧张素Ⅱ抗原，辣根过氧化物酶标记亲和素。通过免疫反应，竞争性形成HRP-抗原－抗体复合物，该复合物催化发光底物发出光子，发光强度与血管紧张素Ⅱ的含量成反比。

（2）标本类型：采用正确的医用技术采集全血标本，采血后立即加入酶抑制剂（每1ml全血加入10μl酶抑制剂）低温离心提取血浆。样本中的沉淀物和悬浮物可能会影响试验结果，应离心除去。

(3) 参考范围：卧位为 25 ～ 129pg/ml，站位为 49 ～ 252pg/ml。

(4) 注意事项：20mg/dl 胆红素、200mg/dl 血红蛋白、2000mg/dl 三酰甘油对检测结果无显著影响。

(5) 储运条件：试剂盒在 2 ～ 8℃储存，防止冷冻，避免强光照射，有效期 12 个月。

(6) 性能指标

1) 最低检测限：≤ 4pg/ml。

2) 线性：在 10 ～ 1000pg/ml 范围内线性相关系数 $r \geq 0.9900$。

3) 特异性：测定 1000pg/ml A(1 ～ 10)、1000pg/ml A(5 ～ 8)、1000pg/ml A(1 ～ 7)、1000pg/ml A(1 ～ 9)，结果均≤ 20pg/ml。

4) 重复性：变异系数≤ 15%。

5) 干扰物质：20mg/dl 胆红素、200mg/dl 血红蛋白、2000mg/dl 三酰甘油对检测结果无显著影响。

3. 血管紧张素Ⅱ定量检测试剂盒（化学发光法）[豫食药监械（准）字 2013 第 2400123 号]

(1) 原理：采用竞争法原理进行检测。用二抗包被微孔板，生物素标记血管紧张素Ⅱ抗原，血管紧张素Ⅱ抗体制备抗体溶液，辣根过氧化物酶标记亲和素。通过免疫反应，竞争性形成 HRP- 抗原 - 抗体 - 二抗复合物，该复合物催化发光底物发出光子，发光强度与血管紧张素Ⅱ的含量成反比。

(2) 标本类型：将 EDTA 管预先放置在冰上，应用正确的医用技术采集全血标本，采血后立即加入酶抑制剂（每 1ml 全血加入 10μl 酶抑制剂），低温离心提取血浆。样本中的沉淀物和悬浮物可能会影响试验结果，应离心除去。

(3) 参考范围：卧位为 25 ～ 129pg/ml，站位为 49 ～ 252pg/ml。

(4) 注意事项：20mg/dl 胆红素、200mg/dl 血红蛋白、2000mg/dl 三酰甘油对检测结果无显著影响。

(5) 储运条件：试剂盒在 2 ～ 8℃储存，防止冷冻，避免强光照射，有效期 12 个月。

(6) 性能指标

1) 最低检测限：≤ 4pg/ml。

2) 线性：在 10 ～ 1000pg/ml 范围内线性相关系数 $r \geq 0.9900$。

3) 特异性：测定 1000pg/ml A(1 ～ 10)、1000pg/ml A（5 ～ 8）、1000pg/ml A(1 ～ 7)、1000pg/ml A(1 ～ 9)，结果均≤ 20pg/ml。

4) 重复性：变异系数≤ 15%。

5) 干扰物质：20mg/dl 胆红素、200mg/dl 血红蛋白、2000mg/dl 三酰甘油对检测结果无显著影响。

三、醛固酮

（一）概述

醛固酮（aldosterone，ALD）是由肾上腺皮质球状带细胞合成和分泌的一种盐皮质激素，主要作用于肾脏远曲小管和肾皮质集合管，增加对钠离子的重吸收和促进钾离子的排泄，也作用于髓质集合管，促进氢离子的排泄，酸化尿液。醛固酮是调节细胞外液容量和电解质的激素，进入远曲小管和集合管上皮细胞后，与胞内受体结合，形成激素 - 受体复合体，后者通过核膜，与核中 DNA 特异性结合位点相互作用，调节特异性 mRNA 转录，最终合成多种醛固酮诱导蛋白，进而使管腔膜对 Na^+ 的通透性增大，线粒体内 ATP 合成和管周膜上钠泵的活动性增加，从而导致对 Na^+ 的重吸收增强和对水的重吸收增加，K^+ 的排出量增加。醛固酮通过调节肾脏对钠的重吸收，维持水平衡。

醛固酮的分泌是通过肾素 - 血管紧张素 - 醛固酮系统实现的。当细胞外液容量下降时，刺激肾小球旁细胞分泌肾素，激活肾素 - 血管紧张素 - 醛固酮系统，醛固酮分泌增加，使肾脏重吸收钠增加，进而引起水重吸收增加，细胞外液容量增多；相反，细胞外液容量增多时，通过上述相反的机制，使醛固酮分泌减少，肾重吸收钠水减少，细胞外液容量下降。血钠降低、血钾升高同样刺激肾上腺皮质，使醛固酮分泌增加。

目前主要的检测样本类型有血清、血浆和尿液，尿液醛固酮相对于血醛固酮具有不受昼夜节律及体位因素影响等优势，而 24h 尿醛固酮测定则可以有效避免因体位变化及检测时间不同导致的变异性。

（二）临床意义

1. 醛固酮的临床增高 常见于以下几种情况：

(1) 生理情况下醛固酮增多：低盐饮食、大量钠离子丢失、钾摄入过多可致醛固酮分泌增加；妇女月经的黄体期，妊娠后期可见醛固酮增高；体位改变，立位时升高，卧位时降低，故测定醛固酮时要固定采血方式。

(2) 原发性醛固酮增多症：如肾上腺醛固酮瘤、双侧肾上腺皮质增生、分泌醛固酮的异位肿瘤等。由于醛固酮分泌增加，导致水、钠潴留，血容量增加，临床表现为高血压和低血钾综合征。

(3) 继发性醛固酮增多症：见于充血性心力衰竭、肾病综合征、腹水性肝硬化、Bartter 综合征、肾血管性高血压、肾素瘤和利尿剂使用等。其特点是血浆肾素活性升高，血管紧张素和醛固酮分泌增多，临床表现为水肿、高血压和低血钾等。

(4) 长期口服避孕药、雌激素类药物，可促进醛固酮分泌。

2. 醛固酮的临床降低　常见于以下几种情况：

(1) 肾上腺皮质功能减退，如艾迪生病。

(2) 服用某些药物，如普萘洛尔、甲基多巴、利血平、可乐宁、甘草和肝素等以及过多输入盐水等情况可抑制醛固酮分泌。

(3) 选择性醛固酮减少症、先天性原发性醛固酮减少症。

（三）测定方法

目前该项目常见的免疫学测定方法包括化学发光法。

（四）国家行业标准

暂无。

（五）试剂介绍

1. 醛固酮测定试剂盒（化学发光法）［粤食药监械（准）字 2011 第 2400647 号］

(1) 原理：采用竞争法原理进行检测，采用 ALD 纯抗原标记 FITC（荧光素标记物），抗 ALD 单克隆抗体标记 ABEI（发光标记物），羊抗 FITC 抗体包被于磁性微球。温育反应后，样本（或校准品 / 质控品）中的 ALD 与标记 FITC 的 ALD 纯抗原竞争结合标记 ABEI 的抗 ALD 单克隆抗体，同时，上述复合物与磁性微球上的羊抗 FITC 抗体结合，然后通过磁分离清洗去除未结合的物质；然后，加入全自动免疫检验系统用底物液，启动化学发光反应，产生光信号。通过光电倍增管测出的相对光强度（RLU）与样本（或校准品 / 质控品）中的 ALD 浓度呈一定的比例关系。通过免疫反应，竞争性形成 HRP- 抗原 – 抗体 – 二抗复合物，该复合物催化发光底物发出光子，发光强度与醛固酮的含量成反比。

(2) 标本类型：血清、血浆（推荐使用 EDTA 或肝素钠作为抗凝剂）。

(3) 参考范围：立位为 70 ～ 300pg/ml；卧位为 30 ～ 160pg/ml。

(4) 注意事项：如样本中有沉淀出现，必须先作离心处理再进行分析。在储存条件下，试剂盒可保存至失效日期，未开封试剂有效期为 12 个月；试剂开封后，在 2 ～ 8℃有效期为 28 天，机载有效期为 14 天。

(5) 储运条件：2 ～ 8℃储存，禁止冷冻，避免阳光直射，为方便磁性微球的重新悬浮，试剂盒必须竖直放置。试剂开封后储存时用封条封好。

(6) 性能指标

1) 最低检测限＜ 5.0pg/ml。

2) 检测范围 5 ～ 2000pg/ml（根据最低检测限和定标曲线最大值界定）。

3) 批内变异系数≤ 5%；批间变异系数≤ 10%。

4) 线性：在 20 ～ 2000pg/ml 浓度范围内，线性相关性系数 r 绝对值＞ 0.9900。

5) 分析特异性：当 DHEA 的浓度为 10 000ng/ml 时，检测结果 ALD ＜ 5pg/ml。

2. 醛固酮定量检测试剂盒（化学发光法）［豫食药监械（准）字 2013 第 2400121 号］

(1) 原理：采用竞争法原理进行检测。通过免疫反应，竞争性形成 HRP- 抗原 – 抗体 – 二抗复合物，该复合物催化发光底物发出光子，发光强度与醛固酮的含量成反比。

(2) 标本类型：血清、血浆（推荐使用 EDTA、枸橼酸钠或肝素抗凝管采集血浆样本）。

(3) 参考范围：立位为 40 ～ 310pg/ml；卧位为 10 ～ 160 pg/ml。

(4) 注意事项：10mg/dl 胆红素、2000mg/dl 血红蛋白、2000mg/dl 三酰甘油对检测结果无显著影响；样本中的嗜异性抗体或类风湿因子可能会干扰检测结果。

(5) 储运条件：试剂盒在 2 ～ 8℃储存，防止冷冻，避免强光照射，有效期 12 个月。

(6) 性能指标

1) 最低检测限：≤ 5pg/ml。

2) 线性：在 10 ～ 1000pg/ml 范围内线性相关系数 $r \geq 0.9900$。

3) 特异性：测定 1000ng/ml 的 11- 脱氧皮质酮、1000ng/ml 的皮质酮、1000ng/ml 的 18- 羟皮质酮、1000ng/ml 皮质醇、1000ng/ml 可的松、1000ng/ml 的雌二醇、1000ng/ml 的睾酮，结果均≤ 10pg/ml。

4) 重复性：变异系数≤ 15.0%。

5) 干扰物质：10mg/dl 胆红素、2000mg/dl 血红蛋白、2000mg/dl 三酰甘油对检测结果无显著影响。

3. 醛固酮定量检测试剂盒（磁微粒化学发光法）（国械注准 20132400121）

(1) 原理：采用竞争法原理进行检测。用二抗包被磁微粒，醛固酮抗体制备抗体溶液，辣根过氧化物酶标记醛固酮抗原制备酶结合物。通过免疫反应形成二抗 - 抗体 - 酶标抗原复合物，该复合物催化发光底物发出光子，发光强度与醛固酮的含量成反比。

(2) 标本类型：血清、血浆（推荐使用 EDTA、枸橼酸钠或肝素抗凝管采集血浆样本）。

(3) 参考范围：立位为 40 ～ 310pg/ml；卧位为 10 ～ 160pg/ml。

(4) 注意事项：10mg/dl 胆红素、2000mg/dl 血红蛋白、2000mg/dl 三酰甘油对检测结果无显著影响；样本中的嗜异性抗体或类风湿因子可能会干扰检测结果。

(5) 储运条件

1) 试剂盒在 2 ～ 8℃储存，防止冷冻，避免强光照射，有效期 12 个月。

2) 试剂机载稳定性

A. 试剂包（磁微粒混悬液、酶结合物、抗体溶液）竖直向上存放，在 2 ～ 10℃环境下冷藏保存 2h 后，才可上机使用。首次使用后，机载或在 2 ～ 10℃ 环境下稳定期为 28 天。

B. 校准品开瓶后保存于 2 ～ 8℃，稳定期为 2 个月。

(6) 性能指标

1) 最低检测限：≤ 10pg/ml。

2) 线性：在 10 ～ 1000pg/ml 范围内线性相关系数 $r \geq 0.9900$。

3) 特异性：测定 1000ng/ml 的 11- 脱氧皮质酮、1000ng/ml 的皮质酮、1000ng/ml 的 18- 羟皮质酮、1000ng/ml 皮质醇、1000ng/ml 可的松、1000ng/ml 的雌二醇、1000ng/ml 的睾酮，结果均≤ 10pg/ml。

4) 重复性：变异系数≤ 15.0%。

5) 干扰物质：10mg/dl 胆红素、2000mg/dl 血红蛋白、2000mg/dl 三酰甘油对检测结果无显著影响。

4. 醛固酮测定试剂盒（化学发光免疫分析法）［国食药监械（进）字 2014 第 2403549 号］

(1) 原理：化学发光免疫竞争法。

(2) 标本类型：人血清、EDTA 血浆及尿液样本。

对于血液样本，含有颗粒物质、浑浊、脂血或红细胞残片的样本使用前需要过滤或离心。严重溶血、黄疸或脂血样本以及含有颗粒物质或明显被微生物污染的样本不能用于检测。如采样后 5 天内进行检测，样本可以在 2 ～ 8℃储存；否则，样本需要分装并冷冻保存（-20℃以下）。

对于尿液样本，采集 24h 尿液，采集过程中将样本冷藏储存，加硼酸防腐。

(3) 参考范围（95% 置信区间）

1) 血清：直立姿势＜ 3.0 ～ 39.2ng/dl；仰卧姿势＜ 3.0 ～ 23.2ng/dl。

2) EDTA 血浆：立位为 3.0 ～ 35.3ng/dl；卧位为 3.0 ～ 23.6ng/dl。

3) 尿液（24h）：1.19 ～ 28.1μg/d。

(4) 注意事项：潜在干扰物研究使用两个浓度的血清（15 和 30ng/dl）和尿液（5 和 15ng/dl）样本，研究表明以下物质的最高浓度对 LIAISON® 醛固酮测定试剂盒没有干扰（表 13-79）。

(5) 储运条件：试剂盒 2 ～ 8℃保存至失效期。

(6) 性能指标：检测范围 3 ～ 100ng/dl；分析灵敏度 1.45ng/dl（血清样本）；精密度，批内 CV 1.8% ～ 4.2%。

表 13-79　干扰实验

物质 / 药物	检测浓度		物质 / 药物	检测浓度	
	血清	尿液		血清	尿液
胆红素（结合）	40mg/dl	40mg/dl	普萘洛尔	230 μg/dl	228 μg/dl
胆红素（未结合）	40mg/dl	不适用	美托洛尔	1.28mg/dl	1.28mg/dl
血红蛋白	600mg/dl	600mg/dl	氨苯蝶啶	886 μg/dl	886 μg/dl
三酰甘油	3000mg/dl	3000mg/dl	螺内酯	60 μg/dl	60 μg/dl
总蛋白	12 g/dl	12 g/dl	四环素	1.51mg/dl	1.51mg/dl
胆固醇	500mg/dl	500mg/dl	苯磺酸阿罗地平	13.9 μg/dl	13.9 μg/dl
肌酐	5mg/dl	500mg/dl	硝苯地平	40 μg/dl	43.9mg/dl
葡萄糖	1 g/dl	1 g/dl	维拉帕米	216 μg/dl	237mg/dl
维生素 C	6mg/dl	200mg/dl	呋塞米	5.99mg/dl	5.99mg/dl
尿素	不适用	4 g/dl	依普利酮	1.99 μg/dl	1.99 μg/dl
硼酸	不适用	2 g/dl	依那普利	42.4 μg/dl	46.6mg/dl
乙酸	不适用	2%	赖诺普利	32.7 μg/dl	32.7 μg/dl
对乙酰氨基酚	20mg/dl	20mg/dl	洛沙坦钾	225 μg/dl	249mg/dl
乙酰水杨酸	65.2mg/dl	65.2mg/dl	缬沙坦	1.1mg/dl	1.1mg/dl
水杨酸	59.9mg/dl	59.9mg/dl	双氢噻嗪（HCTZ）	600 μg/dl	600 μg/dl
丙戊酸	57.6mg/dl	57.6mg/dl	尿酸	不适用	100mg/dl
酒石酸	不适用	1g/dl			

四、促肾上腺皮质激素

（一）概述

促肾上腺皮质激素（adrenocorticotropic Hormore，ACTH）是脊椎动物脑垂体分泌的一种多肽类激素，它能促进肾上腺皮质的组织增生及皮质激素的生成和分泌。ACTH 的生成和分泌受下丘脑促肾上腺皮质激素释放因子（CRF）的直接调控。分泌过盛的皮质激素反过来也能影响垂体和下丘脑，减弱它们的活动。ACTH 是一个含 39 个氨基酸的多肽，分子质量为 4500Da。ACTH 分子上的 1 ～ 24 位氨基酸为生物活性所必需的，25 ～ 39 位氨基酸可保护激素，减慢降解，延长作用时间。各种动物的 ACTH 前 24 位氨基酸均相同，因此从动物（牛、羊、猪等）腺垂体提到的 ACTH 对人有效。

ACTH 的分泌呈现日节律波动，入睡后 ACTH 分泌逐渐减少，午夜最低，随后又逐渐增多，至觉醒起床前进入分泌高峰，白天维持在较低水平，入睡时再减少。由于 ACTH 分泌的日节律波动，促糖皮质激素的分泌也出现相应的波动。ACTH 分泌的这种日节律波动，是由下丘脑 CRH 节律性释放所决定的。

ACTH 增高可见于原发性肾上腺皮质功能减退症、异位 ACTH 综合征、库欣病、Nelson 综合征、先天性肾上腺皮质增生症、遗传性肾上腺皮质对 ACTH 不反应综合征、周期性 ACTH、ADH 分泌增多综合征、其他（如手术、创伤、休克、低血糖等均可使 ACTH 分泌增多）。ACTH 降低可见于腺垂体功能减退症、肾上腺皮质腺瘤或癌、单纯性 ACTH 缺乏综合征、医源性 ACTH 减少等。

（二）临床意义

1. 鉴别皮质醇增多症，判断下丘脑 - 垂体 - 肾上腺皮质轴功能状态

（1）肾上腺皮质肿瘤患者血皮质醇增高，而血 ACTH 水平极低。

（2）垂体依赖性皮质醇增多症，ACTH 常轻度升高。

（3）异位 ACTH 综合征：ACTH 含量明显增高，见于恶性肿瘤。

(4) 还可作为异位 ACTH 肿瘤手术、放疗、药物治疗的疗效观察、病情转归及复发的指标。

2. 鉴别肾上腺皮质功能不全

(1) 原发性肾上腺皮质功能减低和先天性肾上腺皮质增生，ACTH 含量增高。

(2) 下丘脑或腺垂体功能减低所致继发性肾上腺功能不全，则 ACTH 含量下降。

（三）测定方法

目前该项目常见的免疫学测定方法包括化学发光法、放射免疫法、电化学发光法。

（四）国家行业标准

暂无。

（五）试剂介绍

1. 促肾上腺皮质激素测定试剂盒（化学发光法）[粤食药监械（准）字 2011 第 2400652 号]

(1) 原理：本试剂盒利用化学发光免疫夹心法检测 ACTH 浓度。

采用针对 ACTH 的一株单克隆抗体标记 ABEI，另一株标记 FITC。样本、标准液与 ABEI 标记的单克隆抗体、FITC 标记的单克隆抗体，混匀置 37℃孵育 30min，形成“夹心三明治”，加入包被羊抗 FITC 抗体的免疫磁性微球，37℃孵育 5min，外加磁场沉淀，去掉上清液，用洗液清洗沉淀复合物 2 次，直接进入样品测量室，仪器自动泵入发光底物 1 和 2，自动监测 3s 内发出的相对光强度（RLU）。ACTH 浓度与 RLU 呈一定的比例关系，仪器自动拟合计算 ACTH 浓度。

(2) 标本类型：血清、血浆。

血浆样本在室温可稳定 3h，在 2 ～ 8℃可稳定 8h，-20℃可保存 8 周；血清样本仅可解冻一次，不能使用反复冻融一次以上的血浆样本。

(3) 参考范围

1) 血清：8：00 ～ 10：00，建议 6.0 ～ 40pg/ml；16：00 建议 3.0 ～ 30pg/ml；24：00，建议 20pg/ml。

2) 血浆：8：00 ～ 10：00，建议 213 ～ 639pg/ml；16：00 建议 124 ～ 642pg/ml。

(4) 注意事项：无。

(5) 储运条件

1) 试剂：本试剂盒除洗液外，其他成分置于 2 ～ 8℃保存至有效期。发光标记物应避免阳光直射；湿度对试剂稳定性无影响。

2) 试剂运输要求：置于 2 ～ 8℃环境条件下运输，运输过程避免碰撞。

3) 有效期：储存在 2 ～ 8℃无腐蚀性气体的环境中，未开封有效期为 12 个月，开封后有效期不少于 28 天。

(6) 性能指标

1) 回收率：回收率应在 90% ～ 110%。

2) 批内精密度：CV ≤ 5%。

3) 批间精密度：CV ≤ 10%。

4) 分析灵敏度：本试剂的灵敏度为＜ 0.5pg/ml。

5) 特异性：当 BSA 的浓度为 50μg/ml 时，检测结果 ACTH ＜ 2.0pg/ml。

6) 检测范围：0.5 ～ 2000.0pg/ml（通过最低检出限和定标曲线的最高值确定）。

7) 线性：在 50 ～ 2000pg/ml 浓度范围内，线性相关性系数 r 绝对值应＞ 0.9900。

2. 促肾上腺皮质激素定量检测试剂盒（磁微粒化学发光法）[豫食药监械（准）字 2012 第 2400226 号]

(1) 原理：采用夹心法原理进行检测。用 ACTH 抗体包被磁微粒，辣根过氧化物酶标记 ACTH 抗体制备酶结合物。通过免疫反应形成抗体 - 抗原 - 酶标抗体复合物，该复合物催化发光底物发出光子，发光强度与 ACTH 的含量成正比。

(2) 标本类型：应用正确的医用技术采集患者 7：00 ～ 10：00 EDTA 血浆样本。

(3) 参考范围：检测 7：00 ～ 10：00 的正常人 EDTA 血浆样本 145 份，以 95% 范围为限确定正常参考范围为 7.2 ～ 63.4pg/ml。

(4) 注意事项

1) 标本中的嗜异性抗体或类风湿因子会干扰检测结果，此类标本不适合用本试剂盒进行检测。

2) 溶血、脂血或浑浊的样本可能会造成不正确的检测结果。

3) 临床诊断应与临床检查、病史及其他检测相结合。

(5) 储运条件

1) 试剂盒在 2 ～ 8℃储存，防止冷冻，避免强光照射，有效期 12 个月。

2）试剂机载稳定性

A. 试剂包（磁微粒混悬液、酶结合物）竖直向上存放，在 2 ～ 10℃环境下冷藏保存 2h 后，才可上机使用。首次使用后，机载或在 2 ～ 10℃ 环境下稳定期为 28 天。

B. 校准品开瓶后保存于 2 ～ 8℃，可使用 5 天，若需使用更长的时间，应根据需要进行分装，于 -20℃冻存，但应避免反复冻融。

（6）性能指标

1）最低检测限：≤ 1pg/ml。

2）检测范围：1 ～ 2000pg/ml。

3）特异性：与 5000pg/ml 的 ACTH（1 ～ 17）、5000pg/ml 的 ACTH（1 ～ 24）、5000pg/ml 的 ACTH（18 ～ 39）、5000pg/ml 的 ACTH（22 ～ 39）、5000pg/ml 的 α-MSH 均无交叉反应性。

4）干扰性：20mg/dl 胆红素、800mg/dl 血红蛋白、2000mg/dl 三酰甘油对本试剂盒无干扰作用。

5）精密度：用精密度质控品测定，CV ≤ 15%。

3. 促肾上腺皮质激素定量检测试剂盒（化学发光法）［豫食药监械（准）字 2012 第 2400120 号］

（1）原理：采用夹心法原理进行检测。用 ACTH 抗体包被磁微粒，辣根过氧化物酶标记 ACTH 抗体制备酶结合物。通过免疫反应形成抗体 - 抗原 - 酶标抗体复合物，该复合物催化发光底物发出光子，发光强度与 ACTH 的含量成正比。

（2）标本类型：应用正确的医用技术采集患者 7：00 ～ 10：00 EDTA 血浆样本。

（3）参考范围：检测 7：00 ～ 10：00 的正常人 EDTA 血浆样本 140 份，采用百分位数法确定 95% 正常参考范围为 7 ～ 64pg/ml。

（4）注意事项

1）本产品检测结果仅供临床参考，不应作为临床诊治的唯一依据，对患者的临床管理应结合其症状、体征、病史、其他实验室检查、治疗反应及流行病学等信息综合考虑。

2）样本中的嗜异性抗体或类风湿因子可能会干扰检测结果，必须结合患者病史、临床检查和其他临床资料来综合评估检测结果。

3）严重溶血、脂血或浑浊的样本可能会造成不正确的检测结果，尽量避免使用此类样本。

（5）储运条件

1）试剂盒在 2 ～ 8℃储存，防止冷冻，避免强光照射，有效期 12 个月。

2）校准品复溶后，2 ～ 8℃保存可使用 5 天，若需使用更长时间，应根据需要进行分装，于 -20℃冻存（可以保存 2 个月），反复冻融不超过 4 次。

3）试剂盒其他组分开启使用后，2 ～ 8℃密封保存可使用 2 个月。

（6）性能指标

1）最低检测限：≤ 1pg/ml。

2）线性：在 5 ～ 2000pg/ml 范围内线性相关系数 $r \geq 0.9900$。

3）特异性：测定含量为 5000pg/ml 的 ACTH（1 ～ 17）、ACTH（1 ～ 24）、ACTH（18 ～ 39）、ACTH（22 ～ 39）、α-MSH，结果均 ≤ 1pg/ml。

4）重复性：CV ≤ 15%。

5）干扰物质：20mg/dl 胆红素、800mg/dl 血红蛋白、2000mg/dl 三酰甘油对检测结果无显著影响。

4. 促肾上腺皮质激素检测试剂盒（电化学发光法）［国食药监械（进）字 2014 第 2401083 号］

（1）原理：双抗体夹心法。总检查时间：18min。第一次孵育：50μl 样本、生物素化的 ACTH 特异性单克隆抗体和钌复合物标记的 ACTH 特异性单克隆抗体反应生成一种夹心复合物。第二次孵育：添加链霉亲和素包被的磁珠微粒后，复合物通过生物素、链霉亲和素之间的相互作用结合到固相载体上。将反应液吸入检测池中，检测池中的微粒通过电磁作用吸附在电极表面。未与磁珠结合的物质通过 ProCell/ProCell M 被去除。给电极加以一定的电压，使复合体化学发光，并通过光电倍增器测量发光强度。通过检测仪的定标曲线得到最后的检测结果，定标曲线是通过两点定标和试剂条形码上获得的主曲线生成的。

（2）标本类型：在样本量要充足和可以获取的情况下仅对下列样本类型进行测试 EDTA-K_2 和 EDTA-K_3 抗凝血浆，采用经过硅化处理玻璃管或塑料管收集，原因是 ACTH 可吸附在未经硅化处理的玻璃瓶上，由此降低了样本 ACTH 值。请勿使用其他类型的血浆样本。

(3) 参考范围：使用 Elecsys ACTH 对 354 份表观健康的成人血浆样本进行研究，取第 5 和第 95 位百分数获得的 ACTH 正常值范围为 7.2 ～ 63.3pg/ml（1.6 ～ 13.9pmol/L）。血浆样本在 7：00 ～ 10：00 时收集。

(4) 注意事项：该方法不受黄疸（胆红素 ＜ 428μmol/L 或 ＜ 25mg/dl）、溶血（血红蛋白 ＜ 0.25mmol/L 或 ＜ 0.4g/dl）、脂血（脂肪乳剂 ＜ 1500mg/dl）和生物素（＜ 246nmol/L 或 ＜ 60ng/ml）的影响。对于接受高剂量生物素治疗的患者（＞ 5mg/d），必须在末次生物素治疗后至少 8h 采集样本。浓度高达 400IU/ml 的类风湿因子干扰对检测无影响。浓度高达 1×10^6pg/ml 的 ACTH 不产生 Hook 效应。体外对 17 种常用药物进行试验，未发现会影响检测结果。但是，对接受 ACTH 1 ～ 24 治疗者不推荐进行 ACTH 检测，原因是它可对夹心测定法产生负干扰。少数病例中极高浓度的分析物特异性抗体、链霉亲和素抗体和钌抗体会影响检测结果。

(5) 储运条件：储存在 2 ～ 8℃，有效期为 18 个月。垂直摆放 Elecsys 皮质醇试剂盒，确保仪器的自动搅拌器能够完全混匀磁珠微粒。开封试剂，2 ～ 8℃ 12 周，在分析仪上 4 周。

(6) 性能指标

1) 精密度：人血浆 1，4.96pg/ml，CV 为 5.4%；人血浆 2，76.1pg/ml，CV 为 3.5%；人血浆 3，1444pg/ml，CV 为 3.7%。

2) 分析灵敏度：1.00pg/ml 或 0.220pmol/L。

3) 方法学比较：使用临床样本比较 Elecsys ACTH 检测（*y*）和一种商业化 ACTH 检测（*x*），相关性数据为（pg/ml）

测试样本量（180）：

Passing/Bablok $y=1.08x+1.23$ $r=0.898$

线性回归 $y=0.90x+8.17$ $r=0.992$

标本浓度在 5.0 ～ 941pg/ml 或 1.1 ～ 207pmol/L。

4) 特异性：ACTH 1 ～ 39。向已知 ACTH 浓度的患者血浆样本添加 ACTH 片段或肽段时，ACTH 1 ～ 10、ACTH 11 ～ 24、β-MSH 和 β- 内啡肽对结果没有干扰。ACTH 片段（ACTH 1 ～ 17、ACTH 1 ～ 24、ACTH CLIP 18 ～ 39、ACTH 22 ～ 39、α-MSH 1 ～ 13）可结合其中一种抗体，因此可负干扰夹心产物的生成，降低 ACTH 的结果。接受 ACTH 1 ～ 24 给药时，不推荐进行 ACTH 检测。POMC 在浓度为 1560pmol/L 时显示交叉反应性为 1.6%。

5) 检测范围：1.00 ～ 2000pg/ml 或 0.220 ～ 440pmol/L。

五、皮　质　醇

（一）概述

皮质醇（cortisol）也可称为“氢化可的松”，是肾上腺在应激反应中产生的一种糖皮质激素。它的生理功能包括调节糖类的代谢及电解质和水的分布。同时，皮质醇还有免疫抑制和抗炎的作用。可结合的皮质类固醇球蛋白和白蛋白与肾上腺皮质分泌的 90% 的皮质醇可进行结合，经结合的皮质醇进行机体循环时暂时处于无活性状态。而少量未经结合的皮质醇的循环水平决定了其生理活性。在正常人体内，皮质醇的分泌最终是由中枢神经系统来控制的。应激（例如，受伤、禁食、手术、考试等）促使下丘脑释放促肾上腺皮质素释放激素（CRH）。CRH 与腺垂体的受体结合，刺激促肾上腺皮质激素（ACTH）的释放，ACTH 作用于肾上腺皮质，增加皮质醇的合成和分泌。皮质醇通过血流可以作用于下丘脑和垂体，对 CRH 和 ACTH 的分泌起负反馈调节作用，同时作用于靶组织发挥生理作用。整个调节系统是一个封闭的环。

血液中皮质醇水平昼夜变化，最高水平出现在早晨，最低水平出现在午夜或者入睡后的 3 ～ 5h。昼夜更替的信息由视网膜传递给下丘脑的视交叉上核。但是，新生儿却没有这种昼夜的变化，而在出生后的 2 周到 9 个月之间开始这种昼夜变化。

血清皮质醇水平的变化通常和 ACTH 水平、抑郁、心里应激相关，同时也包括一些应激因素如低血糖、疾病、发热、创伤、手术、疼痛、强体力活动、极端温度。怀孕和雌激素治疗可以显著地提高皮质醇的水平，其他一些刺激例如严重的应激也会增加皮质醇的分泌。

血清中未结合（或游离）皮质醇经肝脏代谢产生多种形式的代谢物。其中许多代谢物（成对式，葡糖苷酸式及硫酸盐式）是水溶性的且在尿液中很快分解。少量（＜ 100μg/24h）的皮质醇和其他可提取的代谢物也会排入尿液。尿液中的皮质醇可在测试前通过去除提取水溶性代谢物的步骤测量到或者直接对尿液进行分析来测定。尿液皮质醇的测定反映血清中未结合（或游离）皮质醇的数量，且受节律的影响相对小。

（二）临床意义

1. 皮质醇增高

(1) 妊娠、口服雌激素或避孕药者可因皮质类固醇结合球蛋白结合力增加而致皮质醇增高。

(2) 功能性肾上腺疾病、库欣综合征患者，血皮质醇明显升高，昼夜节律消失，下午和晚上无明显降低。

(3) 异位 ACTH 肿瘤患者腺垂体功能亢进时，血皮质醇升高。

(4) 各种应激状态，如创伤、手术、寒冷、心肌梗死可暂时升高。

2. 皮质醇降低

(1) 原发性或继发性肾上腺皮质功能减退者，如艾迪生病、肾上腺结核、肾上腺切除。

(2) 腺垂体功能低下等。

检测皮质醇，可以直接检测肾上腺的功能状态，同时可以间接观察垂体的功能状态。

（三）测定方法

目前该项目常见的免疫学测定方法包括化学发光法、放射免疫法、增强化学发光免疫分析法、酶联免疫吸附法、电化学发光法、荧光磁微粒酶免法、化学发光微粒子免疫检测法等。

（四）国家行业标准

暂无。

（五）试剂介绍

1. 皮质醇测定试剂盒（化学发光法）[粤食药监械（准）字 2011 第 2400695 号]

(1) 原理：本试剂盒利用化学发光免疫竞争法检测皮质醇浓度；采用皮质醇纯抗原标记 ABEI，抗皮质醇单克隆抗体标记 FITC。标本、校准品与 ABEI 标记的皮质醇纯抗原、FITC 标记的单克隆抗体及包被羊抗 FITC 抗体的磁性微球混匀，待测抗原与 ABEI 标记的抗原竞争结合 FITC 标记的单克隆抗体，形成 ABEI 标记的皮质醇纯抗原和 FITC 标记的抗皮质醇单克隆抗体的免疫复合物，外加磁场沉淀，去掉上清液，用洗液清洗沉淀复合物 3 次，直接进入标本测量室，仪器自动泵入化学发光激发物 1 和 2，自动监测 3s 内发出的相对光强度（RLU）。皮质醇浓度与 RLU 呈一定的比例关系，测定仪自动拟合计算皮质醇浓度。

(2) 标本类型：血清。

(3) 参考范围：正常成年人为 52 ～ 350.0ng/ml; 8：30 ～ 9：30 为 72.6 ～ 322.8ng/ml；16：30 ～ 17：30 为 32.4 ～ 150.0ng/ml。

(4) 注意事项（干扰因素）：无。

(5) 储运条件：置于 2 ～ 8℃环境条件下运输，运输过程中避免碰撞；储存在 2 ～ 8℃无腐蚀性气体的环境中，未开封有效期为 12 个月，开封后有效期不少于 28 天。

(6) 性能指标

1）准确率：回收率应在 90% ～ 110%。

2）批内精密度：CV ≤ 5%。

3）批间精密度：CV ≤ 10%。

4）分析灵敏度：本试剂的灵敏度为＜ 0.5ng/ml。

5）特异性：当睾酮的浓度为 100ng/ml 时，检测结果皮质醇＜ 0.03ng/ml；当孕酮的浓度为 100ng/ml 时，检测结果皮质醇＜ 0.03ng/ml；当雄烯二酮的浓度为 100ng/ml 时，检测结果皮质醇＜ 0.03ng/ml。

6）检测范围：0.5 ～ 600.0ng/ml（通过最低检出限和定标曲线的最高值确定）。

7）线性：在 10.0 ～ 600.0ng/ml 浓度范围内，线性相关性系数 r 绝对值应＞ 0.9800。

2. 人皮质醇定量检测试剂盒（磁微粒化学发光法）[豫食药监械（准）字 2012 第 2400222 号]

(1) 原理：采用竞争法原理进行检测。用二抗包被磁微粒，皮质醇抗体制备抗体溶液，辣根过氧化物酶标记皮质醇抗原制备酶结合物。通过免疫反应形成二抗 - 抗体 - 酶标抗原复合物，该复合物催化发光底物发出光子，发光强度与皮质醇的含量成反比。

(2) 标本类型：血清、血浆样。

1) 应用正确医用技术收集血清、血浆样本。

2) 样本中的沉淀物和悬浮物可能会影响试验结果，应离心除去。

3) 严重溶血、脂血或浑浊的样本不能用于测定。

4) 样本收集后在室温放置不可超过 8h；如果不在 8h 内检测需将样本放置在 2 ～ 8℃的冰箱中；若需 48h 以上保存或运输，则应冻存于 -20℃以下，避免反复冻融。使用前恢复到室温，轻轻摇动混匀。

(3) 参考范围：7：00 ～ 9：00 的参考范围为 4.26 ～ 24.85μg/dl；15：00 ～ 17：00 的参考范围为 2.9 ～ 17.3 μg/dl。

(4) 注意事项

1) 标本中的嗜异性抗体或类风湿因子会干扰检测结果，此类标本不适合用本试剂盒进行检测。

2) 溶血、脂血或浑浊的样本可能会造成不正确的检测结果。

3) 临床诊断应与临床检查、病史及其他检测相结合。

(5) 储运条件

1) 试剂盒在 2 ～ 8℃储存，防止冷冻，避免强光照射，有效期 12 个月。

2) 试剂机载稳定性

A. 试剂包（磁微粒混悬液、酶结合物、抗体溶液）竖直向上存放，在 2 ～ 10℃环境下冷藏保存 2h 后，才可上机使用。首次使用后，机载或在 2 ～ 10℃ 环境下稳定期为 28 天。

B. 校准品开瓶后保存于 2 ～ 8℃，稳定期为 2 个月。

(6) 性能指标

1) 最低检测限：不高于 0.1μg/dl。

2) 检测范围：0.1 ～ 60μg/dl。

3) 特异性：与 800μg/dl 去氢可的松、800μg/dl 地塞米松、800μg/dl 泼尼松龙、800μg/dl 孕酮、800μg/dl 可的松、800μg/dl 脱氧可的松无交叉反应。

4) 干扰性：20mg/dl 胆红素、3000mg/dl 血红蛋白、3000mg/dl 三酰甘油对检测结果无干扰。

5) 精密度：用精密度质控品测定，CV ≤ 15%。

6) 抗凝剂的影响：使用 EDTA、枸橼酸钠或肝素抗凝的血浆对检测结果无显著影响。

3. 人皮质醇定量检测试剂盒（化学发光法）[豫食药监械（准）字 2013 第 2400119 号]

(1) 原理：本产品采用竞争法原理进行检测。用二抗包被微孔板，皮质醇抗体制备抗体溶液，辣根过氧化物酶标记皮质醇制备酶结合物。通过免疫反应，竞争性形成 HRP- 抗原 – 抗体 – 二抗复合物，该复合物催化发光底物发出光子，发光强度与皮质醇的含量成反比。

(2) 标本类型：血清、血浆。

(3) 参考范围：7：00 ～ 10：00 为 5 ～ 23μg/dl；16：00 ～ 20：00 为 3 ～ 13μg/dl。

(4) 注意事项

1) 样本中的嗜异性抗体或类风湿因子可能会干扰检测结果，必须结合患者病史、临床检查和其他临床资料来综合评估检测结果。

2) 严重溶血、脂血或浑浊的样本可能会造成不正确的检测结果，尽量避免使用此类样本。

(5) 储运条件

1) 试剂盒在 2 ～ 8℃储存，防止冷冻，避免强光照射，有效期 12 个月。

2) 试剂盒开启使用后，2 ～ 8℃密封保存可使用 2 个月。

(6) 性能指标

1) 最低检测限：≤ 0.1μg/dl。

2) 线性：在 2 ～ 60μg/dl 范围内线性相关系数 r ≥ 0.9900。

3) 特异性：测定 800μg/dl 去氢可的松、800μg/dl 地塞米松、800μg/dl 泼尼松龙、800μg/dl 孕酮、800μg/dl 可的松、800μg/dl 脱氧可的松，结果均≤ 0.1μg/dl。

4) 重复性：变异系数≤ 15%。

5) 干扰物质：20mg/dl 胆红素、3000mg/dl 血红蛋白、3000mg/dl 三酰甘油对检测结果无显著影响。

6) 抗凝剂的影响：使用 EDTA、枸橼酸钠或肝素抗凝的血浆对检测结果无显著影响。

4. 皮质醇检测试剂盒（电化学发光法）[国食药监械（进）字 2014 第 2404896 号]

(1) 原理：采用竞争法原理，整个过程 18min 完成。第 1 步：20μl 标本与生物素化的抗皮质醇抗体和钌（Ru）标记的皮质醇衍生物混匀，分别形成复合物，数量取决于标本中待测物的浓度。生物素化的抗皮质醇抗体一部分与标本中的待测物结合，另一部分与钌标记的皮质醇衍生物结合。第2步：加入链霉亲和素、包被的微粒。形成的复合物通过生物素、链霉亲和素之间的反应结合到微粒上。反应混合液吸到测量池中，微粒通过磁铁吸附到电极上，未结合的物质被清洗液洗去，电极加电压后产生化学发光，通过光电倍增管进行测定。检测结果由机器自动从标准曲线上查出。此曲线由仪器通过两点定标校正，由从试剂条形码扫描入仪器的原版标准曲线而得。

(2) 标本类型：血清、血浆、尿液。

(3) 参考范围：血清及血浆中的皮质醇7：00～10：00为171～536nmol/L(6.2～19.4μg/dl)(n=144)；16：00～20：00为64～327nmol/L(2.3～11.9μg/dl)(n=135)。尿游离皮质醇100～379 nmol/24h(36～137μg/24h)。

(4) 注意事项：该方法不受黄疸（胆红素＜1026μmol/L或＜60mg/dl）、溶血（血红蛋白＜1.2mmol/L或＜1.9g/dl）、脂血（脂质＜2700mg/dl）和生物素（123nmol/L或＜30ng/ml）等干扰。不受类风湿因子干扰（最高1100U/ml）。17种常用药物经体外试验对本测定无干扰。怀孕、使用避孕药和雌激素治疗会导致皮质醇测定结果不准确。在使用泼尼松龙、甲泼尼松龙或泼尼松治疗的患者会出现假性皮质醇升高。美替拉酮试验可导致11-脱氧皮质醇升高，由于交叉反应也可出现假性皮质醇升高。21-羟基酶缺损的患者，体内21-脱氧皮质醇升高，因而可出现皮质醇升高。必须考虑到皮质醇周期性分泌的特点，另外严重应激也可使得皮质醇浓度升高。

(5) 储运条件：储存在2～8℃，效期为18个月。垂直摆放Elecsys皮质醇试剂盒，确保仪器的自动搅拌器能够完全混匀磁珠微粒。开封试剂，2～8℃ 12周，在分析仪上8周。

(6) 性能指标

1) 重复性

A. 人血清样本1，124nmol/L（或4.51μg/dl），CV为2.2%；人血清样本2，341nmol/L（或12.4μg/dl），CV为2.8%，人血清样本3，691nmol/L（或25.1μg/dl），CV为1.8%。通用质控品U1，410nmol/L（或14.8μg/dl），CV为1.7%；通用质控品U2，846nmol/L（或30.7μg/dl），CV为1.4%。

B. 尿液样本1，639nmol/L（或23.2μg/dl），CV为2.5%；尿液样本2，922nmol/L（或33.4μg/dl），CV为3.2%；尿液样本3，1162nmol/L（或42.1μg/dl），CV为2.5%；尿液样本4，1625nmol/L（或58.9μg/dl），CV为1.8%。

2) 线性回归：斜率1.23(95%置信区间1.20～1.26)；截距15.3(95%置信区间9.89～20.70)。r=0.990 样本浓度在5.52～1402nmol/L或0.2～50.82μg/dl。

3) 分析特异性：由于使用了抗体衍生物，会发现以下的交叉反应：

A. 每10μg/ml加入物质(%)：皮质脂酮5.8%、皮质醇-21-硫酸盐0.04%、可的松0.30%、11-去氧皮质酮0.69%、11-脱氧皮质醇4.1%、地塞米松0.08%、17-α-氢孕酮1.5%、泼尼松0.28%、孕酮0.35%。

B. 每1μg/ml加入物质(%)：21-脱氧皮质醇45.4%、6-β-羟基皮质醇158%。

C. 每0.1μg/ml加入物质(%)：别四氢皮醇165%、去氢氧化可的松171%、6-α-甲基氢化泼尼松389%。

4) 功能灵敏度：＜8.5nmol/L或＜0.308μg/dl。

5) 限制和范围：测量范围0.5～1751nmol/L或0.018～63.4μg/dl。

6) 方法比较

A. 血清：将Elecsys皮质醇测定法(y)与Enzymum-Test皮质醇测定法(x)使用临床标本进行相关测试(nmol/L)：

Passing/Bablok　y=1.11x−25.3，T=0.885

线性回归 y=1.08x−22.2，r=0.985

标本浓度在100～1240nmol/L或者3.6～45μg/dl。

B. 尿液：将Elecsys皮质醇(y)与另一种皮质醇测定方法(x)使用临床标本进行相关测试(nmol/L)：

Passing/Bablok斜率1.32(95%置信区间1.26～1.44)，截距15.3nmol/L(95%置信区间−7.82～7.18nmol/L)，T=0.787。

线性回归：斜率1.23(95%置信区间1.20～1.26)，截距15.3nmol/L(95%置信区间9.89～20.70nmol/L)，r=0.990。

标本浓度5.520～1402nmol/L或者0.2～50.82μg/dl。

5. 皮质醇测定试剂盒（化学发光免疫分析法）（京械注准 20152401041）

(1) 原理：采用竞争法化学发光免疫分析原理进行检测。通过免疫反应形成固相抗体 - 抗原或酶标抗原合物，该复合物催化化学发光底物液发出光子，发光强度与皮质醇的含量成反比。

(2) 标本类型：血清。

(3) 参考范围：本实验室对 400 例正常人样本进行研究，得到以下结果，表 13-80 中列出了平均值 ($\bar{x}$)、标准差 (s) 和预期值范围 ($\bar{x}\pm2s$)。

表 13-80　参考范围 (ng/ml)

	男性 (188 个样本)	女性 (212 个样本)
平均值 ($\bar{x}$)	134.03	132.92
标准差 (s)	42.98	42.38
预期值范围 ($\bar{x}\pm2s$)	48.07 ～ 219.98	48.16 ～ 217.67

注意：本正常参考区间是以特定方法确定的，由于临床状态的复杂性、个体间的差异、地区差异及操作者不同都可能影响到检测的结果，建议各实验室建立自己的参考区间，以上数据仅供参考。

(4) 注意事项

1) 高血脂或者溶血样本、受到微生物污染的样本及反复冻融或者热灭活后的样本均会影响检测的准确性，甚至导致错误的结果。

2) 总血清皮质醇值可能受各种条件影响，这些条件包括采样的时间或者患者服用脱氢皮质醇或脱氢可的松（结构类似皮质醇）的情况。采用这些和其他结构上类似皮质醇的物质（如可的松或皮质酮）治疗的患者，必须小心解释患者的皮质醇水平。

3) 次氯酸钠消毒液等强氧化剂能引起发光底物液发生反应，导致结果误判，故发光操作实验室应禁止使用此类消毒剂。

(5) 储运条件：试剂盒储存于 2 ～ 8℃，有效期 12 个月。

(6) 性能指标

1) 外观：组分齐全、完整；标签清晰，无磨损；液体试剂无渗漏，无浑浊、沉淀或絮状物；包被板包装袋无破损、漏气现象。

2) 准确性：平均回收率应在 90.0% ～ 110.0%。

3) 剂量反应曲线的线性：用双对数数学模型拟合，在校准浓度范围 (10 ～ 500ng/ml) 内，剂量反应曲线的相关系数 r（绝对值）应≥ 0.9900。

4) 空白检出限：≤ 8ng/ml。

5) 重复性：用低、高两个浓度水平的质控血清，各重复检测 10 次，其变异系数应满足仪器自动操作法应≤ 10.0%，手工操作法应≤ 15.0%。

6) 批间差：用三个批号试剂盒，分别检测同一质控血清，三个批号试剂盒之间的变异系数应≤ 15.0%。

7) 质控血清测定值：质控血清测值应在允许的质控范围内 (±2s)。

六、肾　　素

（一）概述

肾素 (renin) 是肾小球旁器、球旁细胞释放的一种蛋白水解酶。肾素前体由 406 个氨基酸组成，其中包含两个前片段，分别为 20 和 46 个氨基酸。成熟的肾素包含 340 个氨基酸，分子质量为 37kDa。

肾素释放受多方面因素的调节，当动脉血压降低，循环血量减少时，入球小动脉的血压和血流量均减少，对入球小动脉的牵张刺激减弱，激活了管壁的牵张感受器，促进球旁细胞释放肾素。同时，肾小球滤过率随肾血流量减少而减少，流过致密斑的钠离子浓度降低，致密斑被激活，转而促进球旁细胞释放肾素。球旁细胞受交感神经支配，交感神经兴奋，增加肾素释放。

肾素经肾静脉进入血液，能催化血浆中的血管紧张素原（在 α2- 球蛋白中）转变成血管紧张素Ⅰ（十肽），血液和肺组织中的转换酶使血管紧张素Ⅰ降解为血管紧张素Ⅱ（八肽），后者可被氨基肽酶水解为血管紧张素Ⅲ（七肽）。这三种血管紧张素均有生物活性，其中血管紧张素Ⅱ、Ⅲ的生物活性较强，而后者在血中的浓度较低，故以血管紧张素Ⅱ的生物活性最强。血管紧张素原和转换酶等经常存在于血浆中，肾素的释放是决定血浆中血管紧张素浓度的关键性条件。

（二）临床意义

(1) 应用于诊断由于肾动脉狭窄导致的高血压或肾血管性高血压，大约10%的成年人存在高血压的症状，肾动脉狭窄是一部分高血压患者的主要病因。

(2) 帮助临床医生决定是否进行肾血管的影像学研究。

(3) 对于诊断原发性醛固酮增多症具有重要的意义。

(4) 能够为原发性高血压患者心血管系统并发症的发生提供有效的信息。

对于一些肾上腺功能低下并采用类固醇激素替代治疗的患者，当治疗效果充足时，肾素水平正常，当治疗效果不足时，肾素水平过高。

（三）测定方法

目前该项目常见的免疫学测定方法包括化学发光法、酶免化学发光法。

（四）国家行业标准

暂无。

（五）试剂介绍

1. 肾素检测试剂盒（化学发光法）{国械注准[豫食药监械（准）字2013第2400122号]}

(1) 原理：本产品采用双抗体夹心法原理进行检测。用肾素抗体制备包被板，辣根过氧化物酶标记肾素抗体制备酶结合物。通过免疫反应形成固相抗体-抗原-酶标抗体复合物，该复合物催化发光底物发出光子，发光强度与肾素的含量成正比。

(2) 标本类型：EDTA血浆。禁止在2～8℃保存，因为在此温度范围内肾素原可能会被冷激活。

(3) 参考范围：站位4～38pg/ml，卧位4～24pg/ml。

(4) 注意事项：样本中的嗜异性抗体或类风湿因子可能会干扰检测结果，必须结合患者病史，临床检查和其他临床资料来综合评估检测结果；严重溶血、脂血或浑浊的样本可能会造成不正确的检测结果，尽量避免使用此类样本。

(5) 储运条件：试剂盒在2～8℃储存，防止冷冻，避免强光照射，有效期12个月。

(6) 性能指标

1) 最低检测限：≤0.5pg/ml。

2) 线性：在4～500pg/ml范围内线性相关系数 $r \geqslant 0.9900$。

3) 特异性：测定1000pg/ml肾素原，结果不高于2pg/ml。

4) 重复性：CV≤15.0%。

5) 干扰物质：20mg/dl胆红素、800mg/dl血红蛋白、3000mg/dl三酰甘油对检测结果无显著影响。

2. 肾素检测试剂盒（磁微粒化学发光法）[国械注准：豫食药监械生产许20090010号（更）]

(1) 原理：本试剂盒应用双抗体夹心法原理进行检测。用肾素抗体包被磁微粒，辣根过氧化物酶（HRP）标记肾素抗体制备酶结合物，通过免疫反应形成固相抗体-抗原-酶标抗体复合物，该复合物催化发光底物发出光子，发光强度与肾素的含量成正比。

(2) 标本类型：应用正确的医用技术收集EDTA血浆样本，样本中的沉淀物和悬浮物可能会影响试验结果，应离心除去，严重溶血、脂血或浑浊的样本不能用于测定，样本收集后放置在室温，存放时间不能超过8h。如果不能在8h内进行测试，需迅速冷冻保存在-20℃或更低温度下，使用时快速解冻，避免反复冻融。禁止在2～8℃保存，因为在此温度范围内肾素原可能会被冷激活。

(3) 参考范围：站位4～38pg/ml，卧位4～24pg/ml。

(4) 注意事项：样本中的嗜异性抗体或类风湿因子可能会干扰检测结果，必须结合患者病史、临床检查和其他临床资料来综合评估检测结果；严重溶血、脂血或浑浊的样本可能会造成不正确的检测结果，尽量避免使用此类样本。

(5) 储运条件：试剂盒在2～8℃储存，防止冷冻，避免强光照射，有效期12个月。

(6) 性能指标

1) 最低检测限：≤0.5pg/ml。

2) 线性：在4～500pg/ml范围内线性相关系数 $r \geqslant 0.9900$。

3) 特异性：测定1000pg/ml肾素原，结果不高于 2pg/ml。

4）重复性：CV ≤ 15.0%。

5）干扰物质：20mg/dl 胆红素、800mg/dl 血红蛋白、3000mg/dl 三酰甘油对检测结果无显著影响。

（杨奇贤　王新明）

第六节　贫血及相关检测

一、叶　　酸

（一）概述

1941 年，Mitchell 等从菠菜中提取一种生物因子，且将其命名为“叶酸”（folic acid，FA），并沿用至今。叶酸是由蝶酸与谷氨酸结合而成。化学名称为蝶酸谷氨酸（pteroylmonoglutamate，PteGlu），相对分子质量为 491，叶酸是与蝶酰谷氨酸功能和化学结构相似的一类化合物的统称。叶酸外观为淡黄色结晶粉末，微溶于水。对热、光线、酸性溶液均不稳定。在酸性溶液中温度超过 100℃即分解；在碱性和中性溶液中对热稳定。

哺乳动物体内无法生成叶酸，必须依赖食物获得。天然食物中叶酸含有一个或多个谷氨酸，其中大约 3/4 以多谷氨酸的形式存在。多谷氨酸生物利用率约为 50%。增补剂或强化食物中的叶酸为合成叶酸，是单谷氨酸叶酸。其生物利用率高达 85% ～ 100%。截至 2009 年，全球已有 59 个国家实施叶酸强化政策。

叶酸大部分被转运到肝脏中，通过合成酶作用转变为多谷氨酸衍生物储存于肝脏中，量为 3 ～ 16mg；人体叶酸总量估计为 10 ～ 100mg。储存于肝脏及其他组织细胞的多谷氨酸经水解为单谷氨酸叶酸后释放到血液中，与血浆蛋白结合转运。肝脏每日释放约 0.1mg 叶酸至血液，以维持叶酸平衡。叶酸经尿及胆汁排出。

（二）临床意义

(1) 巨幼红细胞贫血是叶酸缺乏最常见的临床表现。

按病程发展，可分为四个阶段。第一阶段，表现为血清叶酸低于 6.8nmol/L（3ng/ml），体内叶酸储备不受影响，红细胞叶酸仍大于 454nmol/L（200ng/ml）；第二阶段，血清和红细胞叶酸均减少，红细胞叶酸低于 363nmol/L（160ng/ml）；第三阶段，叶酸缺乏性红细胞生成，DNA 合成不足；第四阶段，临床叶酸缺乏，表现为巨幼红细胞症、贫血。

(2) 孕早期叶酸缺乏可导致胎儿神经管畸形（neural tube defects）：神经管畸形是胚胎在母体内发育至第 3 到第 4 周，神经管未能闭合的先天缺陷。叶酸缺乏为神经管畸形发生的主要原因。在我国，妇女在妊娠前后每天服用 0.4mg 叶酸增补剂可降低神经管畸形发生率，在北方降低 85%，南方降低 40%。

(3) 孕妇叶酸缺乏还涉及胎儿唇裂、腭裂、心脏缺陷和肢体畸形。

(4) 叶酸可以减少血清同型半胱氨酸浓度，从而减少心脑血管疾病发病率。同型半胱氨酸（homocysteine）又名高半胱氨酸或同半胱氨酸，是由身体内的蛋白质代谢后所产生的一种含硫氨基酸，是身体自然产生的副产物。少量的同型半胱氨酸可成为合成新蛋白暂时所需的原料；但含量若过多，便会增加患心血管疾病的风险。

(5) 适量的叶酸摄入能够降低乳腺癌发生风险，对于习惯饮酒的女性的作用更为显著。通过对 744 068 例女性人群（其中 26 205 例新发乳腺癌）数据进行系统分析，发现叶酸摄入水平和乳腺癌发病密切相关。

研究表明，通过膳食来源的叶酸摄入水平在 153μg/d 和 400μg/d 的女性，乳腺癌发病风险低于摄入量小于 153μg/d 的女性或高于 400μg/d 的女性，由此提示过多或过少摄入叶酸均对乳腺癌的发生存在不良影响。

对于具有饮酒习惯的女性，摄入比普通人群高的叶酸能够显著降低乳腺癌发生。研究还提示服用含有叶酸的维生素片（通常为 400μg/ 片）的女性与不服用维生素片的女性相比，其乳腺癌发病风险没有显著降低。

（三）测定方法

目前该项目常见的免疫学测定方法包括同位素放射免疫法、酶联配体吸附试验（ELLSA）、化学发光法。

（四）国家行业标准

暂无。

（五）试剂介绍

下文以叶酸测定试剂盒（化学发光法）[粤食药监械（准）字2011第2400641号]为例进行介绍。

(1) 原理：本试剂盒利用化学发光免疫竞争法检测FA浓度。

采用FA纯抗原标记ABEI，抗FA多克隆抗体标记FITC。样本、标准液与ABEI标记的FA纯抗原、FITC标记的抗FA多克隆抗体混匀，置37℃孵育15min，待测抗原与ABEI标记抗原竞争结合FITC标记的FA抗体，形成ABEI标记的FA纯抗原和FA抗体的免疫复合物。加入包被羊抗FITC抗体的磁性微珠，37℃孵育5min，外加磁场沉淀，去掉上清液，用洗液清洗沉淀复合物2次，直接进入样品测量室，仪器自动泵入发光底物1和2，自动监测3s内发出的相对光强度（RLU）。FA浓度与RLU呈一定的比例关系，仪器自动拟合计算FA浓度。

(2) 标本类型：血清。采集5.0ml静脉血至采血管中，室温静置。离心、分离血清部分，2～8℃储存（不建议使用EDTA或肝素钠抗凝的血浆样本）。

血清样本在2～8℃稳定12h。超过12h，则先分装，-20℃可保存30天，避免反复冰冻和解冻一次以上。不得使用在室温储存达8h以上的血清样本。

注：1）含有高浓度总蛋白的血清样本不能用于测试，当血清样本中总蛋白浓度超过160g/L时，在测试过程中会形成蛋白凝胶，吸样针将会堵塞，导致实验中止。

2）叶酸对光敏感，故样本采集处理期间应最小程度地避免光暴露。

(3) 参考范围：血清样本5.21～20ng/ml；3.21～5.21ng/ml为可疑。

由于不同地区、不同个体引起正常的、合理的差别，以及采用不同方法进行检测，其所测得的FA水平也会有所不同，因此建议每个实验室均应针对特色人群建立自己的参考值范围，以确保能正确地反映某一特定人群的情况，

(4) 注意事项：无。

(5) 储运条件

1）工作洗液：用纯化水将清洗缓冲液按1∶14稀释混匀，放置在室温中待用，保存至有效期。

2）试剂：本试剂盒除洗液外，其他成分置于2～8℃保存至有效期。

3）发光标记物、荧光素标记物均应避免阳光直射；湿度对试剂稳定性无影响。

4）试剂运输要求：置于2～8℃环境条件下运输，运输过程中避免碰撞。

5）样本释放剂1的准备：用300μl蒸馏水或去离子水将冻干DTT试剂充分溶解，然后立即用分装管以100μl/支分装（一瓶DTT溶液共可分装3支），置-20℃以下冻存。

6）置换剂的准备：用吸管取5ml样本释放剂2加入到空置换剂瓶中，再取100μl样本释放剂1溶液加入到上述置换剂瓶中，用吸管混匀，然后将置换剂瓶插入试剂盒置换剂孔中。

注：配制好的置换剂必须在72h内用完，否则必须丢弃，重新配制。已配制好的置换剂在2～8℃环境条件下可保存72h，每次使用置换剂前建议上下颠倒置换剂管数次以混匀。

7）试剂盒所提供的样本释放剂1和2可配制3瓶置换剂，每瓶置换剂可做100个测试。所以建议用户在做实验之前准备好相应数量的样本。

(6) 性能指标

1）准确率：回收率应在90%～110%。

2）批内精密度：CV≤5%。

3）批间精密度：CV≤10%。

4）分析灵敏度：本试剂的分析灵敏度为＜0.375ng/ml。

5）特异性：当Ferritin为100ng/ml时，检测结果FA≤0.1ng/ml；当维生素B_{12}为10ng/ml时，检测结果FA应≤0.1ng/ml；当维生素D为10ng/ml时，检测结果FA≤0.1ng/ml。

6）检测范围：0.375～1000.0ng/ml（通过最低检出限和定标曲线的最高值确定）。

7）线性：在5.0～1000.0ng/ml浓度范围内，线性相关性系数r绝对值应＞0.9900。

二、维生素 B_{12}

（一）概述

维生素 B_{12}（vitamin B_{12}，VitB_{12}）又称钴胺素，为 B 族维生素之一，主要存在于动物性食品中，如肝、肾和猪心等，瘦肉、鱼、牛乳及蛋黄也存在维生素 B_{12}；植物中不含维生素 B_{12}，放线菌、人和动物的肠道菌能合成维生素 B_{12}。维生素 B_{12} 为粉红色结晶，在弱酸性水溶液中相当稳定。熔点甚高（320℃时不熔），无臭无味，溶于水、乙醇，不溶于氯仿、丙酮和乙醚，在 pH 3 以下和 9 以上则极易分解，日光、氧化剂或还原剂均易破坏维生素 B_{12} 的活性。维生素 B_{12} 的活性是由一组化合物构成的，其中包括一个由 4 个吡咯核连接而成的卟啉环，其氮原子与分子中心的钴原子相连。吡咯核连接而成的这种结构又称咕啉。核苷酸部分通过氮原子与钴原子相连，与咕啉 D 环上的丙酸则以磷酸酯键相连。当氰基（CN）在分子的 D 环平面上方与钴原子相连时维生素 B_{12} 称作氰钴胺，这是它最常见和最稳定的形式。氰基被 H_2O（水合钴胺）、OH（羟钴胺）、NO_2（硝钴胺）或 CH_3（甲基钴胺）取代后的产物以及多种核苷酸的修饰产物，可以产生不同的腺苷钴胺或脱氧腺苷钴胺，其中羟钴胺和甲基钴胺是动物组织中的主要形式。

与蛋白质结合的维生素 B_{12} 经过胃酸和蛋白酶消化释放出来后，与非固有因子相结合，到达近小肠段。在小肠中，非固有因子被胰蛋白酶分解，释放出结合的维生素 B_{12} 使之与固有因子——一种介导维生素 B_{12} 吸收的糖蛋白结合。维生素 B_{12} 主要在回肠中充分吸收，这个过程由存在于肠内微绒毛缘上的一种特异性受体蛋白介导吸收。在猫的非遗传钴胺吸收综合征中可鉴别出小肠绒毛缘的钴胺因子受体表达缺陷。维生素 B_{12} 由内皮细胞转到血液中，与一种叫转运钴胺的蛋白质结合。这种蛋白质由肝脏合成，用于转运和储存维生素，肝脏含有许多这种储存物。

由于甲钴胺是甲基转移酶的辅酶，因此维生素 B_{12} 的主要功能是与叶酸一起在合成甲硫氨酸和胆碱、在产生嘌呤和嘧啶的过程中起转移甲基的作用。维生素 B_{12} 缺乏时，从甲基四氢叶酸上转移甲基基团的活动减少，使叶酸变成不能利用的形式，导致叶酸缺乏症。用丝氨酸、甲硫氨酸和苯丙氨酸合成蛋白质时，需要维生素 B_{12} 的参与。腺苷钴胺作为变构酶的辅酶或甲基丙二酸单酰辅酶 A 的辅酶，在丙二酸变为琥珀酰辅酶 A 的过程中，也需要维生素 B_{12} 的参与。和缺乏叶酸一样，甲基钴胺的缺乏也会降低甲硫氨酸合成酶的活性，高半胱氨酸增多症也会对维生素 B_{12} 的缺乏有所反应，只不过不如缺乏叶酸那么显著。

（二）临床意义

维生素 B_{12} 和叶酸（FA）作为同型半胱氨酸（Hcy）合成蛋氨酸的辅酶，在同型半胱氨酸（Hcy）代谢过程中起着重要作用。维生素 B_{12} 缺乏可引起高同型半胱氨酸血症。目前临床上应用维生素 B_{12}、叶酸治疗高同型半胱氨酸血症已基本达成共识，多项研究证实补充维生素 B_{12} 可降低血浆总 Hcy 浓度。高同型半胱氨酸血症与阿尔茨海默病、抑郁症、帕金森病、血管性痴呆及认知障碍等疾病的发生发展和预后存在一定的联系。多项有关老年痴呆的研究均表明轻度老年痴呆及阿尔茨海默病患者血清维生素 B_{12} 低于正常对照组，血清总 Hcy 水平明显高于对照组。血浆 Hcy 与血清维生素 B_{12} 呈负相关。

甲基维生素 B_{12} 与 5′- 脱氧腺苷维生素 B_{12} 是维生素 B_{12} 在人体细胞内的代谢活化形式，它们作为甲基丙二酰辅酶 A 变位酶、L-α- 亮氨酸变位酶和蛋氨酸合成酶的辅酶，在人和其他哺乳动物的物质代谢中起着重要的作用。维生素 B_{12} 缺乏将导致 DNA 的合成减少，有丝分裂速率降低、延迟甚至破坏正常细胞特别是骨髓细胞和黏膜细胞的分化，形成不正常的巨细胞，导致巨幼红细胞性贫血。

维生素 B_{12} 缺乏，容易使人思维迟缓、情绪低落、意志减退、产生自杀想法及行为。调查发现，在抑郁症患者中有 1/4 的患者体内缺乏维生素 B_{12}。有研究显示，抑郁症患者的血清维生素 B_{12} 和叶酸水平显著降低，且抑郁症患者血清维生素 B_{12} 水平升高可能有助于提高抗抑郁剂的疗效。

血清维生素 B_{12} 水平会影响机体动脉血管，在血清维生素 B_{12} 水平下降时，极易诱发动脉硬化形成。一旦微血管受损，可能会导致患者出现外周神经缺血性损伤，甚至出现神经病变及营养障碍。血清维生素 B_{12} 水平下降，会伤及脑血管内皮细胞，形成动脉粥样硬化，最终导致患者出现脑血管疾病。

（三）测定方法

目前该项目常见的测定方法包括酶联免疫法、化学发光法、放射免疫法等。

（四）国家行业标准

暂无。

（五）试剂介绍

1. 维生素 B_{12} 测定试剂盒（化学发光法）（粤械注准 20152400099）

(1) 原理：利用化学发光免疫竞争法检测维生素 B_{12} 浓度。

采用针对维生素 B_{12} 抗原标记 ABEI，维生素 B_{12} 结合蛋白标记 FITC。样本、校准品与 ABEI 标记的抗原、FITC 标记的维生素 B_{12} 结合蛋白及包被羊抗 FITC 抗体的磁性微球溶液混匀，待测抗原与 ABEI 标记的抗原竞争结合 FITC 标记的结合蛋白，形成 ABEI 标记的维生素 B_{12} 抗原和 FITC 标记的维生素 B_{12} 结合蛋白的免疫复合物，外加磁场沉淀，去掉上清液，用洗液清洗沉淀复合物 3 次，直接进入样本测量室，仪器自动泵入化学发光激发物 1 和 2，自动监测 3s 内发出的相对光强度(RLU)。维生素 B_{12} 浓度与 RLU 呈一定的比例关系，测定仪自动拟合计算维生素 B_{12} 浓度。

(2) 标本类型：血清。采集 5.0ml 静脉血至采血管中，室温静置。离心、分离血清部分，2 ~ 8℃储存。不推荐使用 EDTA 或肝素钠抗凝的血浆样本。血清样本在 2 ~ 8℃稳定 12h。超过 12h，则先分装，-20℃可保存 30 天，避免反复冰冻和解冻一次以上。不得使用在室温储存 8h 以上的血清样本。

注：含有高浓度总蛋白的血清样本不能用于测试，当血清样本中总蛋白浓度超过 160g/L 时，在测试过程中会形成蛋白凝胶，吸样针将会堵塞，导致实验中止。

(3) 参考范围：200 ~ 1100pg/ml；＜ 200pg/ml 为维生素 B_{12} 缺乏。

由于不同地区、不同个体引起正常的、合理的差别，以及采用不同方法进行检测，其所测得的维生素 B_{12} 水平也会有所不同，因此建议每个实验室均应针对特色人群建立自己的参考值范围。

(4) 注意事项：HAMA。含有人抗鼠抗体(HAMA) 的患者血清可能导致假的升高或降低值。虽然加入了中和 HAMA 的介质，非常高的 HAMA 血清浓度仍然可能影响结果。

(5) 储运条件

1) 未开封储存条件：2 ~ 8℃，禁止冷冻，避免阳光直射；湿度对试剂稳定性无影响。

2) 开封后储存：将试剂盒用封条封好，2 ~ 8℃储存，禁止冷冻，避免阳光直射。

3) 运输条件：置于 2 ~ 8℃环境条件下运输，运输过程中避免碰撞。

4) 有效期：储存在 2 ~ 8℃无腐蚀性气体的环境中，未开封有效期为 12 个月，开封后有效期 28 天。

(6) 性能指标

1) 准确度：回收率应在 90% ~ 110%。

2) 批内精密度：CV ≤ 10%

3) 批间精密度：CV ≤ 15%

4) 分析灵敏度：本试剂的分析灵敏度为＜ 12.5pg/ml。

5) 特异性：检测 FA 浓度为 100ng/ml 的样本，测定结果应＜ 200pg/ml。

6) 检测范围：12.5 ~ 2000.0pg/ml（通过最低检出限和定标曲线的最高值确定）。

7) 线性：在 50 ~ 2000pg/ml 浓度范围内，线性相关性系数 r 绝对值应＞ 0.9800。

2. 维生素 B_{12} 测定试剂盒（化学发光法）［国食药监械（进）字 2013 第 2401180 号］

(1) 原理：顺磁性微粒化学发光——两步竞争法。

Access 维生素 B_{12} 测定是一种竞争性结合酶免疫测定。将样本与碱氰化钾和二硫代苏糖醇添加到反应管中。这种处理方式能改变 B_{12} 结合蛋白质的性质并将维生素 B_{12} 的所有形式转化为氰钴胺的形式。中和以后，将内因子 - 碱性磷酸酶结合物和包被着山羊抗小鼠 IgG 的顺磁性微粒：小鼠单克隆抗内因子添加到样本中。样本中的维生素 B_{12} 与内因子结合物进行结合，以阻止结合物与固相抗内因子的结合。在反应管内温育完成后，结合在固相上的物质将置于一个磁场内被吸住，而未结合的物质被冲洗除去。然后，将化学发光底物 Lumi-Phos* 530 添加到反应管内，由照度计对反应中所产生的光进行测量。所产生光的量与样本内维生素 B_{12} 的浓度成反比。样本内分析物的量由所储存的多点校准曲线来确定。

(2) 标本类型

1) 血清和血浆（肝素）是所推荐使用的样本。

2) 在使用、处理和保存全血样本时，应遵循下文所推荐的方法：

A. 遵循静脉穿刺所需的常规注意点来采集所有的全血样本。

B. 在进行离心操作前需让血清样本完全凝结。

C. 总是保持试管塞塞紧试管口。

D. 在离心操作完成后的 2h 内，将至少 500μl 的无细胞样本移入保存用试管内。完成后，立即将试管口牢牢塞紧。

E. 在室温（15 ～ 30℃）下，将样本保存在塞紧的试管内不得超出 8h。

F. 若在 8 h 内无法完成测定，可将样本冷藏保存在 2 ～ 8℃环境下。

G. 若在 24h 内无法完成测定，或需运输样本，可将样本在 -20℃或低于 -20℃的环境下冷冻保存。样本仅可解冻一次。

3) 使用下列准则准备样本，除非产品说明书中另有规定：在分析前，确保已去除了残余的纤维蛋白和细胞类物质；按采血试管生产商建议的方式进行离心。

4) 每个实验室需自行判断其所使用的采血试管和血清分离产品的适用性。会由于生产商的不同及不同的批次而使这些产品存在差异。

5) 避免对溶血样本进行测定。

(3) 参考范围

1) 每个实验室需确立本实验室的参考范围，以确保能正确地反映某一特定人群的情况。

2) 对 106 个正常对象和 60 个已诊断为维生素 B_{12} 缺乏的患者血清进行测定后得到了期望值范围。维生素 B_{12} 缺乏的诊断建立在平均血细胞比容、血细胞比容、骨髓穿刺物中巨幼细胞性贫血细胞的基础上，以及通过维生素 B_{12} RIA 进行诊断。通过可信度为 95% 的参考估算得出以下范围（表 13-81）。

表 13-81 参考范围

单位	正常范围	不确定范围	缺乏范围
pg/ml	180 ～ 914	145 ～ 180	≤ 145
pmol/L	133 ～ 675	107 ～ 133	≤ 107

3) 维生素 B_{12} 缺乏的评估不应该只依靠单个测试结果。完整的评估应包括其他方面的测试及医生临床评估的结果。

(4) 注意事项

1) 在介于检测下限和最高校准品值［50 ～ 1500pg/ml（37 ～ 1107pmol/L）］的分析范围内，可进行样本的定量测定。如使用 DxI 在机稀释功能，系统将以＜ 1275pg/ml（941pmol/L）报告结果。

若样本含量低于检测的下限，那么以小于该值来报告结果［如＜ 50pg/ml（＜ 37pmol/L）］。若样本含量高于最高 Access 维生素 B_{12} 校准品（S5）的规定值，那么以大于该值来报告结果［如＞ 1500pg/ml（＞ 1107pmol/L）］。或者将 1 体积的样本与 4 体积的 Access 维生素 B_{12} 校准品 S0（零）即 Access 维生素 B_{12} 校准品 S0（产品目录号 33006）进行稀释，或者用 4 体积 Access 样本稀释液 A（产品目录号 81908）稀释 1 体积的样本。

DxI 系统的在机稀释功能使稀释的过程自动化，使用 4 体积的 Access 样本稀释液 A 稀释 1 体积的样本，可定量的最高值约为 7500 pg/ml（5533 pmol/L）。系统根据稀释情况报告结果。

2) 对于使用抗体的分析而言，存在着被患者样本内嗜异性抗体所干扰的可能性。经常与动物有接触的患者，或者接受过免疫球蛋白或免疫球蛋白碎片进行免疫治疗或诊断步骤的患者，会产生抗体，比如人抗小鼠抗体（HAMA），该抗体会干扰免疫分析。此外，其他的嗜异性抗体，比如人抗山羊抗体，可能会存在于患者的样本内。此类具有干扰性的抗体可能会引起结果的错误。需对被怀疑带有此类抗体患者的结果进行仔细的核查。

3) 约 50% 的恶性贫血患者有内因子抗体。Access 维生素 B_{12} 测定的第一步是变性，它可以阻碍内因子抗体使其失活。但是，在罕见的病例中，有些样本因非均匀性或内因子抗体浓度极高不能被失活。这样的干扰抗体可能引起错误的结果。如果怀疑有这样的抗体或维生素 B_{12} 的测定结果与其他的临床或检测结果矛盾，患者应被进一步评估。

4）在解释 Access 维生素 B_{12} 结果时，需参照该患者的整体临床情况，包括症状、病史，以及由其他测试所得的数据和其他相应的信息。

5）该测定不适用于新生儿或骨髓增生性疾病症状样本中维生素 B_{12} 水平的测定。

6）分析特异性/干扰：含高达 10mg/dl（171μmol/L）胆红素的样本、含 9g/dl（90g/L）总蛋白的样本，以及含有相当于 1800mg/dl（20.32mmol/L）三酰甘油的脂血样本，这不会影响维生素 B_{12} 浓度的测定；血清样本加入 10 000pg/ml（7378pmol/L）维生素 B_{12} 相似体钴啉醇酰胺中后，显示为＜0.5% 的交叉反应性。

（5）储运条件：即用型。

A. 2～10℃冷藏保存且竖直存放。

B. 至少在 2～10℃环境下冷藏保存 2h 后，才可上机使用。

C. 在 2～10℃环境下保存时，稳定期可持续至标签上所指明的有效期。

D. 在 2～10℃可稳定保存 12 个月。

E. 首次使用后，在 2～10℃环境下保存的稳定期可维持 14 天。

F. 若试剂盒受损（比如，弹性层断裂），那么应丢弃试剂盒。

（6）性能指标

1）线性范围：50～1500pg/ml（37～1107pmol/L）。

2）方法学比较：在 Access 免疫测定系统上使用 Access 维生素 B_{12} 测定，以及通过一种商业化的免疫测定试剂盒对 161 个值进行对比，得出如下的统计数据（表 13-82）。

表 13-82　方法学比较实验

样本数	观察范围（pg/ml）	截距（pg/ml）	斜率	相关系数
161	75～1446	-20.0	0.95	0.97

通过 Access 维生素 B_{12} 测定试剂盒，对临床血清和血浆（肝素）样本测定后得出的 46 个值进行对比，得出以下统计数据（表 13-83）。

表 13-83　不同类型样本的比较

样本数	观察范围（pg/ml）	截距（pg/ml）	斜率	相关系数
46	141.37～543.30	46.4	0.86	0.937

3）稀释回收率（线性）：将含不同维生素 B_{12} Calibrator S0（零）水平的 3 个样本进行容量稀释，得到如下数据（表 13-84）。

4）Spiking 回收率：将 4 种不同水平的氰钴胺加入 2 个低浓度维生素 B_{12} 的患者样本中，得到如下数据（表 13-85）。

表 13-84　稀释线性试验

样本 1	预期浓度（pg/ml）	测定浓度（pg/ml）	回收率（%）
原样本	N/A	1405	N/A
1/2	703	744	106
1/3	468	549	117
1/5	281	307	109
1/10	141	137	97
1/15	94	108	115
平均回收率（%）		109	
样本 2	**预期浓度（pg/ml）**	**测定浓度（pg/ml）**	**回收率（%）**
原样本	N/A	1451	N/A
1/2	726	799	110
1/3	484	523	108
1/5	290	294	101
1/10	145	148	102
1/15	97	105	108
平均回收率（%）		106	
样本 3	**预期浓度（pg/ml）**	**测定浓度（pg/ml）**	**回收率（%）**
原样本	N/A	989	N/A
1/2	495	476	96
1/3	330	348	105
1/5	198	208	105
1/10	99	119	120
1/15	66	74	112
平均回收率（%）		108	

表 13-85　回收率试验

样本 1（pg/ml）	预期浓度（pg/ml）	测定浓度（pg/ml）	回收率（%）
原样本	N/A	91	N/A
100	191	194	102
400	491	520	106
800	891	966	108
1200	1291	1323	102
平均回收率（%）		105	
样本 2（pg/ml）	**预期浓度（pg/ml）**	**测定浓度（pg/ml）**	**回收率（%）**
原样本	N/A	105	N/A
100	205	180	88
400	505	494	98
800	905	923	102
1200	1305	1373	105
平均回收率（%）		98	

5）不精密度：本测试项目在整个测定范围内所出现的总不精密度＜12%。通过使用商业化的人血清质控品所生成的一个项目，每天2个测定，每个测定1个样本，每个样本2次复检，可提供下列数据。这些数据通过变量分析（ANOVA）得来（表13-86）。

表 13-86　精密度试验

样本	样本数	总均值 (pg/ml)	批内 CV (%)	总不精密度 CV (%)
1	20	88	5.0	8.5
2	40	374	4.8	6.6
3	40	775	6.9	7.5
4	40	975	11.4	11.4

分析灵敏度：按95%可信度能与零（Access维生素 B_{12} Calibrator S0）区别的，维生素 B_{12} 的最低可检测水平是50pg/ml（37pmol/L）。通过多次测试分析中，对一条完整的6点校准曲线、质控品及零值校准品的10次重复测定的数据来确定该值。分析灵敏度的值是通过校准曲线上偏离零值校准品平均测量信号两个标准差的点计算得来的。

3. 维生素 B_{12} 检测试剂盒（电化学发光法）[国食药监械（进）字2014第2403328号]

（1）原理：第一次孵育，通过维生素 B_{12} 预处理试剂1和预处理试剂2来孵育样本（15μl），释放出结合维生素 B_{12}；第二次孵育，对含有钌标记内因子的预处理样本进行孵育后形成维生素 B_{12} 结合蛋白复合物，其数量取决于样本中的 B_{12} 浓度；第三次孵育，在加入链霉亲和素包被的微粒和贴有生物素标记的维生素 B_{12} 后，原本空着的钌标记内因子部位被填补，形成钌标记内因子－维生素 B_{12} 生物素复合物。整个复合物通过生物素和链霉亲和素的相互作用转化到固相。反应混合物被吸入测量池后通过磁性将微粒吸附到电极表面。再由ProCell/ProCell M将未结合物质去除。对电极施加电压产生化学发光发射，可用光电倍增器测定。根据在分析仪上两点定标产生的定标曲线和试剂条码提供的总曲线判定结果。

（2）标本类型：仅只有下列标本可用于检测。使用标准采样管或含分离凝胶的试管采集血清。肝素钠、EDTA-K_3 和肝素锂血浆。肝素锂血浆应使用含有分离胶的管收集。当使用枸橼酸钠、氟化钠/草酸钾时，得到的结果比血清测定的结果低23%。判断指标：回收率在血清值或斜率0.9～1.1的90%～110%、截距在＜±2*x*分析灵敏度（LDL）、相关系数＞0.95的范围内。2～8℃下稳定2天，-20℃下稳定2个月。只可冰冻一次；避光保存。由分离管获得的血清稳定性：2～8℃下24h。选择当时市场上能获得的样本收集管测定样本，但不是所有制造商的试管均符合要求。不同制造商的样本收集系统可能含有不同的物质，在有些情况下会影响实验结果。当用原始管（样本收集系统）处理样本时，要注意试管制造商的使用说明。检测前离心去除样品中的沉淀。不可使用热灭活样本。不可使用叠氮化物作为稳定剂的样本和质控品。应使用禁食患者的血清或血浆样本进行维生素 B_{12} 测定。

注：总蛋白浓度过高的样本（如Waldenström巨球蛋白血症患者）不适用于本测定，因为可能在测定杯中形成蛋白凝胶。处理蛋白凝胶可能导致运行终止。临界蛋白浓度取决于单个样本成分。在总蛋白浓度＞160g/L的样本（搀入人IgG或人血清蛋白）中发现形成蛋白凝胶。确保在测定前将样本、定标液和质控品放置于20～25℃平衡。考虑到可能的蒸发效应，上机的样本、定标液和质控品应在2h内测定。

（3）参考范围：由于在人口和饮食状况上可能存在差异，建议在为测试结果分析临床意义前，各实验室在一段合适的时期内、以统计有效的测定数确定正常范围。

2005年对美国和德国进行的研究得到的数值如表13-87。

表 13-87　参考范围

区域	样本数	中位值		范围	
		pmol/L	pg/ml	pmol/L	pg/ml
欧洲	291	263	357	141～489	191～663
美国	178	342	463	156～698	211～946

每个实验室应考虑参考值对患者人群的适用性，如有必要，应自行确定参考范围。

（4）注意事项：仅用于体外诊断。使用时必须遵循所有实验室试剂操作的注意事项。所有废弃物必须按照当地法规进行处置。所有人体材料应视为具有潜在感染性。所有人血衍生物均为献血员血液制备，所有献血员个体均为 HbsAg、HIV 抗体和 HCV 抗体阴性。所用的测试方法均通过 FDA 的审核，且与欧洲指令 98/79/EC 附录Ⅱ表 A 相符。但是，任何检测的方法不能绝对确认排除潜在的危险，因此应该按照检测患者标本的处理要求一样使用定标液。一旦发生暴露，应遵循负责医疗机构的指示。避免所有试剂和各类样本（标本、定标液和质控品）起泡。

黄疸（胆红素＜ 1112μmol/L 或＜ 65mg/dl）、溶血（Hb ＜ 0.621mmol/L 或＜ 1.0g/dl）、脂血（三酰甘油＜ 17.1mmol/L 或＜ 1500mg/dl）和生物素（＜ 205nmol/L 或＜ 50ng/ml）时，测定不受干扰。判断指标：回收率在初始值 ±10% 的范围内，干扰属可接受。对于服用高生物素剂量（即＞ 5mg/d）进行治疗的患者，应在最后一次服用生物素后的至少 8h 后采集样本。类风湿因子浓度低于 1500IU/ml 时未发现干扰。

体外测试了 54 种常用药物，未发现干扰。极少数情况下，由于抗体的滴度极高会产生对分析物特异抗体、抗生物素蛋白链菌素或钌的干扰。如果测试设计得当，将最大程度减少这种影响。用作诊断用途时，应始终结合患者病历、临床检查和其他检测结果评估结果。

(5) 储运条件：储存在 2 ～ 8℃，有效期为 24 个月。不要冷冻。垂直摆放 Elecsys 试剂盒，确保在使用前的自动混合中微粒的完整性。

(6) 性能指标：各实验室得出的数据可能稍有差异。

使用 Elecsys 试剂、混合人血清和质控品，按照 CLSI（临床和实验室标准协会）方案（EP5-A2）确定精密度：每天 2 轮，每轮平行检测 2 次，共 21 天（*n*=84）。

三、铁　蛋　白

（一）概述

铁蛋白（serum ferritin，SF）在铁的代谢方面起着重要作用。血清铁蛋白除了存在于肝、脾、骨髓等单核－吞噬细胞系统内，也广泛存在于其他组织细胞中，正常情况下为骨髓合成血红蛋白供铁，并按机体的需要向血清中释放，当人体某一系统出现疾病时，血清铁蛋白可出现异常改变。铁蛋白在细胞内铁的储存方式中起着关键性作用，以至最近成为重点的研究方向。血清铁蛋白是由法国科学家 Laufberger 在 1937 年分离马的脾脏实验中发现的，并计算出铁原子含量占 23%。随后越来越多的学者证实血清铁蛋白在铁超负荷疾病中升高，在铁缺乏疾病中降低。

（二）临床意义

1. 与缺铁性贫血的关系　铁蛋白（血清铁蛋白）减低常见于缺铁性贫血、大量失血、长期腹泻、营养不良等。铁蛋白低于 15μg/L 时即可诊断铁缺乏。也可以作为营养不良的流行病学调查指标。如果铁蛋白＞ 100μg/L，即可排除缺铁。缺铁性贫血在临床上很常见，早期无临床症状，但是实验室检查测定铁蛋白值对诊断早期缺铁性贫血尤为灵敏。一般认为铁蛋白＜ 20μg/L，提示储备铁衰竭；＞ 300μg/L，提示铁负荷过度。巨幼红细胞贫血、再生障碍性贫血及急性造血停滞等疾病时铁蛋白显著增加，病情好转时则恢复。

2. 与肿瘤的关系　铁是人体含量最丰富的必需微量元素，在携氧、DNA 合成早期、能量传递等生理功能中扮演着重要的角色。无论在动物模型还是细胞试验中，铁过量与恶性肿瘤高度相关。目前认为铁离子在体内聚集导致活性氧产生，促进氧自由基产生并活化多种酶，使核酸、蛋白质变性，导致肿瘤抑制基因和 DNA 修复基因的突变。也就是说，铁离子如果在体内过剩，其毒性足以使细胞损害。近年来的研究表明，血清铁蛋白的增高可以辅助诊断恶性肿瘤。而且随着恶性肿瘤患者在临床上的增多，各项辅助诊断包括铁蛋白的测定也备受关注。一般认为肿瘤患者铁蛋白增高以肝癌为最高，其次为肺癌、白血病、恶性淋巴瘤患者。当肿瘤转移时铁蛋白更高。目前认为，铁蛋白与其他肿瘤标志物联合检测，将会提高肿瘤的检出率。铁蛋白诊断肝癌的临床价值早已得到肯定，但一般认为病理分化接近正常或分化程度极低者，AFP 常较低或检测不出。因此，铁蛋白的测定可能是诊断肝癌，尤其是诊断及早期诊断 AFP 阴性肝癌的又一比较灵敏的指标。有研究证实在不同原因引起的胸、腹水患者中，由于恶性肿瘤引起的铁蛋白明显高于良性肿瘤引起者，因此胸腹腔积液的铁蛋白测定，有利于良、恶性积液的诊断和鉴别诊断。

3. 与肝、肾疾病的关系 肝脏是合成和储存铁蛋白的主要场所，铁蛋白为机体内一种储存铁的可溶性组织蛋白，它由一个蛋白质外壳和一个铁核心构成。铁蛋白的铁核心具有强大的结合铁和储存铁的能力，以维持机体铁的供应和血红蛋白的相对稳定。当肝脏发生炎症，其代谢就发生障碍，铁蛋白随之发生变化。肝炎急性期、慢性肝炎活动期、肝硬化活动期，血清铁蛋白显著增高。而且肝细胞损伤越严重，铁蛋白含量越高。当肝病患者铁蛋白高于正常或持续升高，常是炎症活动的标志。

（三）测定方法

目前该项目常见的免疫学测定方法包括：放射免疫测定法、酶免疫测定法、免疫比浊法、化学发光免疫分析法。

（四）国家行业标准

暂无。

（五）试剂介绍

1. 铁蛋白测定试剂盒（化学发光法）［粤食药监械（准）字 2011 第 2400710 号］

(1) 原理：利用化学发光免疫夹心法检测铁蛋白浓度。采用针对铁蛋白的一株单克隆抗体标记ABEI，另一株单克隆抗体标记FITC。标本、校准品与FITC标记的单克隆抗体及包被羊抗FITC抗体的磁性微球混匀，然后外加磁场沉淀，去掉上清液，用洗液清洗沉淀复合物3次，再加入ABEI标记的单克隆抗体混匀，形成抗原与ABEI标记的抗铁蛋白单克隆抗体和FITC标记的抗铁蛋白单克隆抗体的免疫复合物，然后外加磁场沉淀，去掉上清液，用洗液清洗沉淀复合物3次，直接进入标本测量室，仪器自动泵入化学发光激发物1和2，自动监测3s内发出的相对光强度（RLU）。铁蛋白浓度与RLU呈一定的比例关系，测定仪自动拟合计算铁蛋白度。

(2) 标本类型：血清。采集5.0ml静脉血至采血管中，室温静置。离心、分离血清部分，2～8℃储存。

血清标本在2～8℃稳定12h。超过12h，则先分装，-20℃可保存30天，避免反复冰冻和解冻两次以上。

(3) 参考范围：男性25～350ng/ml；女性13～232ng/ml。

由于不同地区、不同个体引起正常的、合理的差别，以及采用不同方法进行检测，其所测得铁蛋白水平也会有所不同，因此建议每个实验室均应针对特色人群建立自己的参考值范围。

(4) 注意事项：含有人抗鼠抗体（HAMA）的患者血清可能导致假的升高或降低值。虽然加入了中和HAMA的介质，非常高的HAMA血清浓度仍然可能影响结果。

(5) 储运条件

1) 工作洗液：用纯化水将清洗缓冲液按1∶14稀释混匀，放置在室温中待用，保存至有效期。

2) 试剂：本试剂盒除洗液外，其他成分置于2～8℃保存至有效期。

3) 发光标记物、荧光素标记物均应避免阳光直射，湿度对试剂稳定性无影响。

4) 试剂运输要求：置于2～8℃环境条件下运输，运输过程中避免碰撞。

5) 有效期：储存在2～8℃无腐蚀性气体的环境中，未开封有效期为12个月，开封后有效期不少于28天。

(6) 性能指标

1) 准确率回收率：应在90%～110%。

2) 批内精密度：CV≤5%。

3) 批间精密度：CV≤10%。

4) 分析灵敏度：本试剂的分析灵敏度为＜0.2ng/ml。

5) 特异性：人肝铁蛋白浓度为850ng/ml时，检测结果铁蛋白＞700ng/ml；人脾铁蛋白浓度为450ng/ml时，检测结果铁蛋白＞225ng/ml；人心脏铁蛋白浓度为500ng/ml时，检测结果铁蛋白＜5ng/ml。

6) 检测范围：0.2～500.0ng/ml（通过最低检出限和定标曲线的最高值确定）。

7) 线性：在5.0～500.0ng/ml浓度范围内，

线性相关性系数 r 绝对值应> 0.9900。

2. 铁蛋白测定试剂盒（直接化学发光法）[国食药监械（进）字 2013 第 2401776 号]

(1) 原理：ADVIA Ceutaur 铁蛋白测定采用直接化学发光技术的双抗体夹心法。测定中使用恒定数量的两种抗铁蛋白抗体。第一种抗体存在于在标记试剂中，是一种带有吖啶酯标记的羊多克隆抗铁蛋白抗体。第二种抗体存在于固相试剂中，是一种与顺磁粒子共价结合的鼠单克隆抗铁蛋白抗体。

该系统可自动完成以下检测步骤：将 25μl 样本加入一个比色杯中，加入 100μl 标记试剂和 450μl 固相试剂，37℃孵育 7.5min，分离、吸出和用试剂水 4 冲洗比色杯，加入酸性试剂和碱性试剂各 300μl，激发化学发光反应。

按照系统操作说明书或者在线帮助系统中的描述，报告所选方案的对应结果。

患者样本中的铁蛋白含量与系统所检测的相对光强度呈现一种正比关系。

(2) 样本要求：该检测建议的样品类型是血清。

下面是美国国家临床实验室标准化委员会 (NCCLS) 提出的有关于血液样品处理和保存的建议：

1) 按照通用预防措施收集全部静脉穿刺样本。

2) 在进行离心分离之前应使样本适当凝结。

3) 任何时候应保持试管妥善塞好并竖立向上放置。

4) 不得使用在室温中保存 8h 以上的样本。

5) 如果分析试验不能在 8h 之内完成，应使用无菌盖盖严样本标本并将其置于 2 ～ 8℃的环境中冷冻保存。

6) 如果样本不能在 48h 之内进行分析，应将其置于 -20℃的环境中冷冻保存。

7) 样本只能冷冻一次，并且在解冻后应彻底混合。

8) 在将样本放入系统之前，应确保做到以下两点：样本中不含纤维蛋白或颗粒物质；样本中不含气泡。

9) 样品量：进行该项目的一次单项测定需要 25μl 样品。该量不包括样品容器的死腔量或进行复测及其他测定项目所需的容量。关于值超过测定范围样品的信息，请参见稀释。有关最少必须量的定义，请参见 ADVIA Centaur 参考手册中样品量的需求。

注意：进行机载稀释所需的样本体积与进行单次测定所需的样本体积将有所不同。关于进行机载稀释所需的样本体积，请参照表 13-88。

表 13-88　机载稀释所需样本体积

稀释	样本体积 (μl)
1 ∶ 2	100
1 ∶ 5	40
1 ∶ 10	20

(3) 储存条件及有效期：储存条件为 2 ～ 8℃；有效期为 8 个月。

将试剂储存于 2 ～ 8℃，并保持竖直向上。

载入系统前，手工混匀所有的主试剂盒。肉眼检查试剂盒底部以确保所有颗粒分散均匀并处于悬浮状态。有关试剂使用准备工作的具体信息请参见系统操作手册。

机内稳定性：28 天

校准间隔：28 天

除此之外，下列情况下 ADVIA Centaur 铁蛋白测定项目需要进行两点校准：当主试剂盒的批号更改后当系统部件更换后质控结果经重复测定后仍然超出范围。

警告：在机载稳定性间隔时间结束后，废弃试剂盒；不要使用过期的试剂。

(4) 参考范围：ACS ∶ 180® 铁蛋白分析仪中已经预先设定了预期值。在临床研究中，肝功能酶检测、胆红素及血清铁检测正常的健康男女的铁蛋白值确定如表 13-89。

表 13-89　参考范围

性别	样本数	平均值		95% 范围	
		(ng/ml)	(pmol/L)	(ng/ml)	(pmol/L)
正常男性	142	94	207	22 ～ 322	48 ～ 708
正常女性	134	46	101	10 ～ 291	22 ～ 640

诊断为下列几种疾病的患者的检测值如表 13-90。

表 13-90　临床决定水平

疾病	样本数	平均值		所有观察范围	
		(ng/ml)	(pmol/L)	(ng/ml)	(pmol/L)
铁缺乏症	60	11.6	26	0.68 ～ 34.5	1.5 ～ 7.6
其他类型贫血症	7	610.8	1 344	13.0 ～ 1 390.8	29 ～ 3 060
铁过量	44	1 899.6	4 178	334.6 ～ 8 673.0	736 ～ 18 861
肾透析	31	312.3	687	31.3 ～ 1 321.2	68.9 ～ 2 907
慢性肝病	34	1 967.1	4 328	7.9 ～ 12 826.0	17 ～ 28 217

上述结果是在对 277 个铁蛋白含量范围在 2.6 ～ 1602ng/ml（即 5.7 ～ 3524.4 pmol/L）的样本进行 ADVIA Centaur 铁蛋白分析的基础上得以确认的。请参阅方法对比。

如同各种诊断分析一样，每个实验室必须建立自己的患者检测结果诊断评价参考范围。

检验方法的局限性：在以下各种情形中所测得的血清铁蛋白值会升高，将不能反映人体内实际铁蓄积量：有炎症；严重组织破坏；肝脏疾病；恶性肿瘤，如急性白血病和霍奇金病；正在接受补铁治疗。

存在于人体血清内的嗜异性抗体能够与试剂中的免疫球蛋白发生反应，从而影响试管免疫测定结果。经常与动物或者动物血清产品接触的患者易于受到上述影响，因此其检测结果可能会出现异常值，因此在进行诊断时应获取更多的信息（表 13-91）。

表 13-91　干扰试验

血清样品	对检测结果没有重大影响的最高限制值
溶血 *	血红蛋白 900mg/dl
高脂血	三酰甘油 2 000mg/dl
黄疸	胆红素 60mg/dl

* 应避免检测溶血样本。这是因为细胞内的铁蛋白释放会导致检测结果升高。

(5) 注意事项

1) 叠氮化钠可以与下水管道中的铜与铅反应生成爆炸性金属叠氮化物。处理时，应使用大量的水对试剂进行冲洗，以防止叠氮化合物的堆积。

2) 本试剂盒包含动物源性物质，应按照潜在的疾病携带者和传播者处理。

3) 用于体外诊断。

(6) 产品性能指标

1) 特异性：ADVIA Centaur 铁蛋白检测与人肝脏铁蛋白的交叉反应性是通过往 4 个含有内源性铁蛋白的样本中加入不同水平的肝脏结晶铁蛋白来进行确定的，在此基础上再确定铁蛋白的水平（表 13-92）。

表 13-92　特异性试验

指标	样本			
	1	2	3	4
内源性铁蛋白 (ng/ml)	55.3	116.3	431.8	747.3
加入的肝脏铁蛋白 (ng/ml)	262.0	262.0	262.0	262.0
预期值 (ng/ml)	317.3	378.3	693.8	1 009.3
观察值 (ng/ml)	319.0	375.2	731.4	1 034.9
回收率 (%)*	101	99	114	109

* 平均回收率 % 或者交叉反应率为 105.8%。

干扰试验根据国家临床实验室标准委员会（NCCLS）文件 EP7-P 进行确定。

2) 灵敏度和测定范围：ADVIA Centaur 铁蛋白试剂盒可测量铁蛋白的浓度高达 1650ng/ml（3630 pmol/L），最低可检测浓度（分析灵敏度）为 0.5ng/ml（1 pmol/L）。分析灵敏度是根据与相对光强度对应的铁蛋白浓度定义的，比 20 次铁蛋白零标准的重复测试的平均相对光强度高出两个标准差。

3) 方法比较：对于 277 个铁蛋白浓度范围在 2.6 ～ 1602ng/ml（5.7 ～ 3524.4pmol/L）的样本，AVDIA Centaur 铁蛋白分析仪与 ACS ：180® 铁蛋白分析仪的检测结果之间的关系可以用下面的等式表示：

ADVIA Centaur 铁蛋白检测结果 =0.96（ACS ：180 铁蛋白检测结果）-2.58ng/ml

r=0.99

4）稀释回收率：用通用稀释液 1 分别将 5 个铁蛋白浓度为 1450 ～ 1583ng/ml（3190.0 ～ 3482.6 pmol/L）的人血清样本稀释至 1 ∶ 2、1 ∶ 4、1 ∶ 8 和 1 ∶ 16，进行回收率和平行度的检测。回收率为 82.9% ～ 113.2%，平均回收率为 97.0%（表 13-93）。

表 13-93　稀释线性

样品	稀释	观测值（ng/ml）	期望值（ng/ml）	观测值（pmol/L）	期望值（pmol/L）	回收率（%）
1	—	1 501		3 302.2		
	1∶2	700	750.5	1 540.0	1 651.1	93.3
	1∶4	380	375.3	836.0	825.7	101.3
	1∶8	190	187.6	418.0	412.7	101.3
	1∶16	95	93.8	209.0	206.4	101.3
	均值					99.3
2	—	1 450	3 190.0			
	1∶2	712	725.0	1 566.4	1 595.0	98.2
	1∶4	331	362.5	728.2	797.5	91.3
	1∶8	173	181.3	380.6	398.9	95.4
	1∶16	80	90.6	176.0	199.3	88.3
	均值					93.3
3	—	1 384	3 044.8			
	1∶2	783	692.0	1 722.6	1 552.4	113.2
	1∶4	371	346.0	816.2	761.2	107.2
	1∶8	188	173.0	413.6	380.6	108.7
	1∶16	96	86.5	211.2	190.3	111.0
	均值					111.0
4	—	1 583	3 482.6			
	1∶2	725	791.5	1 595.0	1 741.3	91.6
	1∶4	349	395.7	767.8	870.5	88.2
	1∶8	175	197.8	385.0	435.2	88.5
	1∶16	82	98.9	180.4	217.6	82.9
	均值					87.8
5	—	1 499	3 297.8			
	1∶2	695	749.5	1 529.0	1 648.9	92.7
	1∶4	363	374.7	798.6	824.3	96.9
	1∶8	181	187.4	398.2	412.3	96.6
	1∶16	86	93.6	189.2	205.9	91.9
	均值					94.5
均值						97.0

5）加样回收率：往 5 个内源性铁蛋白含量在 40.6 ～ 415.5ng/ml（89.3 ～ 914.1pmol/L）的样本中加入不同数量的铁蛋白。回收率在 87.6% ～ 110.0%，平均回收率为 95.5%。

6）精密度：6 个样本分析 6 次，2 天内在 3 个系统上每个样本进行 12 次分析操作（对于每个样本，n=72）。获得的分析结果如表 13-94。

表 13-94　精密度

均值 (ng/ml)	均值 (pmol/L)	批内变异系数 (%)	批间变异系数 (%)	总变异系数 (%)
10.8	23.76	2.6	2.7	3.7
39.6	87.12	2.5	5.4	6.0
65.5	144.10	2.3	4.8	5.3
142.4	313.28	2.1	4.2	4.7
327.2	719.84	2.7	4.0	4.8
929.6	2 045.12	3.0	3.7	4.8

3. 铁蛋白检测试剂盒（酶联荧光法）[国食药监械（进）字 2012 年 2404306 号]

(1) 原理：采用将一步式酶联免疫夹心分析方法与最后荧光检测（ELFA）相结合的分析原理。

固相管（SPR®）在分析中除作为抗原抗体反应的固相表面，也作为移液装置。反应试剂为即用型并事先加入到试剂条的孔中，再将孔密封。

所有分析步骤都由仪器自动进行，反应物进出 SPR 数次。

在最后检测步骤当中，底物（磷酸 -4- 甲基伞形烷）循环进出 SPR。共轭物酶催化水解底物成荧光产物（4- 甲基伞形酮），在 450nm 处测量其荧光强度。荧光强度与出现在样本中抗原的浓度是成比例的。

分析结束的时候，根据储存在存储器中的校准曲线，由 VIDAS 自动计算结果，然后打印输出。

(2) 标本类型：血清或血浆（用肝素锂或 EDTA 抗凝）。

建议每个实验室应检查所使用的采集试管的兼容性，不可使用加热灭活的血清。

样本的稳定性：在 2 ～ 8℃条件下，样本在带盖试管中最多能储存 7 天；如果要求储存更长的时间，需在（−25±6）℃冷冻血清或血浆。避免连续冻融。

(3) 参考范围：下述数值仅供参考，建议每个实验室从严格筛选的人群中建立自己的参考值。

预期值是通过对 206 个临床健康的、血液系统功能正常并且没有肝脏疾病的样本的检测结果得到的。

当用百分比来描述所观察人群时，得到如下结果：男性见表 13-95；月经规律的女性见表 13-96；绝经期的女性见表 13-97。

表 13-95　男性参考范围

测定值范围	0 ～ 68ng/ml	68 ～ 208ng/ml	208 ～ 434ng/ml	平均值
百分比	5%	45%	45%	236ng/ml

表 13-96　月经规律女性参考范围

测定值范围	0 ～ 9.3ng/ml	9.3 ～ 45ng/ml	45 ～ 159ng/ml	平均值
百分比	5%	45%	45%	58ng/ml

表 13-97　绝经期女性参考范围

测定值范围	0 ～ 24.4ng/ml	24.4 ～ 118ng/ml	118 ～ 278ng/ml	平均值
百分比	5%	45%	45%	151ng/ml

如果女性测定浓度低于 20ng/ml 或者男性测定浓度低于 30ng/ml，应该进行铁缺乏的检查。如果女性测定浓度高于 250ng/ml 或者男性测定浓度高于 350ng/ml，应该进行炎症、感染、肝功能或者肿瘤及铁储量异常（原发性或者继发性血色素沉着）的相关检查。建议每个实验室从严格筛选的人群中建立自己的参考值。

(4) 注意事项：以下因素对本试验没有显著的影响：

1) 溶血：向样本中添加血红蛋白（单体）0 ～ 300μmol/l 以模拟溶血样本，未见其对试验结果产生影响。

2) 脂血：向样本中添加三酰甘油 0 ～ 2g/L 以模拟脂血样本，未见其对试验结果产生影响。

3) 胆红素血症：向样本中添加胆红素 0 ～ 513μmol/L 以模拟胆红素血症样本，未见其对试验结果产生影响。

然而，建议不要使用明显溶血、脂血或黄疸样本，如有可能，采集新样本。

(5) 储运条件

1) VIDAS FER 试剂盒在 2 ～ 8℃储存。有效期 12 个月。

2) 切勿冷冻试剂盒。

3) 所有未使用的试剂在 2 ～ 8℃储存。

4) 打开试剂盒后，检查 SPR 袋子密封是否正确、是否有破损。如果袋子密封不当，或有破损，请不要使用 SPR。

5) 为保证 SPR 的稳定性，每次取出 SPR 后应仔细密封袋子，同时要把干燥剂放在里面。然后将整个试剂盒放回 2 ～ 8℃储存。

6）如果按照推荐的条件储存，试剂盒所有组分在标签上所示有效期之内都是稳定的。某些特殊的储存条件请参阅试剂盒组成表。

（6）性能指标

1）测量范围：VIDAS Ferritin 试剂盒的测量范围是 1.5 ～ 1200ng/ml(2nd .IS NIBSC 80/578)。

2）检测极限：定义为具 95% 概率与零浓度有显著不同的铁蛋白最小浓度≤ 1.5ng/ml。

3）Hook 效应：在高达 100 000ng/ml 的铁蛋白浓度下没有发现 Hook 效应。

4）精密度

A. 运行中重复性：在相同的运行中，5 个样本被测试了 30 次。在平均浓度 15.3 ～ 924ng/ml 时，CV 在 6.2% 以内。

B. 运行间重现性：5 个样本在同一台 VIDAS 上分别单独进行 24 次运行。在平均浓度 16.5 ～ 1121ng/ml 时，CV 在 10% 以内。

5）特异性：脾铁蛋白为 106%，肝铁蛋白为 121%，心脏铁蛋白为 28%，胎盘铁蛋白为 137%。

6）准确度：稀释试验。用 R1 稀释液稀释的 3 个样本分别在 3 个测定循环中测定。平均回收百分比用平均测定浓度与预期平均浓度的比值表示（表 13-98）。

表 13-98　稀释线性

样本号	稀释系数	平均测定浓度（ng/ml）	预期平均浓度（ng/ml）	平均回收率（%）
SC3	1/1	193.7	—	—
	1/2	96.4	96.9	99.5
	1/4	49.8	48.4	102.8
	1/8	25.9	24.2	107.0
	1/16	13.3	12.1	110.0
	1/32	6.5	6.1	108.0
SC4	1/1	422.5	—	—
	1/2	202.6	211.2	96.0
	1/4	106.9	105.6	101.0
	1/8	52.3	52.8	99.0
	1/16	27.2	26.4	102.0
	1/32	13.6	13.2	103.0

续表

样本号	稀释系数	平均测定浓度（ng/ml）	预期平均浓度（ng/ml）	平均回收率（%）
SC5	1/1	926.7	—	—
	1/2	473.8	463.4	102.5
	1/4	251.6	231.7	108.0
	1/8	110.2	115.8	95.1
	1/16	55.6	57.9	95.4
	1/32	30.0	29	103.6

7）与其他试验的比较：VIDAS Ferritin 试剂盒与另一种商业试剂盒（x）相关性方程式为

VIDAS=1.16x+10.3　r=0.99　（n=95）

四、红细胞生成素

（一）概述

红细胞生成素（erythropoietin，EPO）是一种糖蛋白，含有 165 个氨基酸，4 条复合糖链在 4 个部位与多肽链相结合。EPO 分子质量为 36kDa，40% 的分子质量来源于糖链。成人 80% ～ 90% 的 EPO 由肾小球旁的成纤维细胞合成，其生理作用是调节红细胞的生成和分化。

EPO 是红细胞生成的主要调节剂，它能刺激骨髓中原始红细胞的增殖和分化。哺乳动物在胎儿期，几乎所有的 EPO 都由胎肝生成；成年后，肝脏生成的 EPO 降到了 10% 以下，而肾脏分泌的 EPO 则超过了 90%。EPO 的生成部位，认为是在肾脏近曲肾小管细胞，或肾皮质和外部髓质的管周毛细血管内皮细胞。血液循环中 EPO 的清除机制尚未完全阐明，但少量是从尿中排出，也可能经肝脏进行消除和被骨髓中的靶细胞所吸收。EPO 调节红细胞的生成以满足组织对于氧的需求。它通过复杂的反馈系统而发挥效应，在该系统中，肾脏分泌激素是由肾脏中的氧传感器控制的，该传感器可对局部血氧分压产生反应。在外周氧含量增加时，EPO 水平降低。这种情况见于健康个体在组织缺氧纠正（例如从海拔高处下降）和高灌注之后。

（二）临床意义

1. EPO 升高 可见于缺铁性贫血、溶血性贫血、再生障碍性贫血、继发性红细胞增多症、肿瘤性贫血和妊娠中后期等。

2. EPO 降低 可见于肾性贫血（肾小球滤过率＜ 30ml/min 时，EPO 明显减低）、慢性病性贫血和真性红细胞增多症等。

（三）测定方法

目前该项目常见的免疫学测定方法包括放射免疫测定法、酶免疫测定法、免疫比浊法、化学发光免疫分析法。

（四）国家行业标准

暂无。

（五）试剂介绍

1. 红细胞生成素测定试剂盒（化学发光法）（国械注进 20152402000）

(1) 原理：本红细胞生成素测定是一种固相、酶标记化学发光检测技术。固相（珠子）包被有来源于链霉亲和素的抗配体。液相为由配体标记的小鼠抗 EPO 单克隆抗体和碱性磷酸酶（来自小牛肠黏膜）结合物，与小鼠抗 EPO 单克隆抗体结合。

患者的标本和试剂与包被的珠子一同孵育 30min。在此期间，标本内的 EPO 与配体标记的小鼠抗 EPO 单克隆抗体结合，并与酶结合的小鼠抗 EPO 单克隆抗体形成“三明治”夹心复合体。免疫复合体被珠子上的链霉亲和素捕获，由珠子上生物素化的抗 EPO 抗体介导。

未结合的酶结合物通过离心洗涤而被清除。最终，将化学发光底物添加到包含珠子的反应管内，产生的信号与结合的酶量成比例。

孵育周期：1×30min。

首个结果输出时间：35min。

(2) 样本要求：几篇参考文献报告结果涉及 EPO 在一天内的水平变化。标本在一天的恒定时间内采集非常重要。推荐在 7：30 ～ 12：00 采集标本。

如果标本在室温（15 ～ 28℃）状态下未凝集，检测结果可能会有所变化。

因为 EDTA 对检测结果有显著影响，不能采用 EDTA 作为抗凝剂。

推荐采用超速离心清除脂质标本内的血脂。

溶血或污染的标本也可能会导致检测结果的错误。

在血液标本彻底凝固前离心可能会导致标本内纤维蛋白的存在。为了防止由于存在纤维蛋白而导致错误的结果，应该在标本彻底凝固后离心。某些标本，尤其是那些接受抗凝治疗患者的血液标本，凝集时间需要增加。

不同制造商的标本采集管可能会给出不同的检测值，这决定于其所使用的材料和添加剂，包括凝胶，或物理屏障，凝集激活物和 / 或抗凝剂。IMMULITE/IMMULITE 1000 EPO 并未对各种不同类型的采血管导致检测结果的变异进行检测。

体积要求：100μl 血清或肝素化的血浆。

存储条件：2 ～ 8℃存储 7 天，或 -20℃存储 2 个月。避免反复冻融。

(3) 阳性判断值或者参考区间：研究在 IMMULITE 2000 EPO 系统上进行，对 170 例明显健康的实验室成年志愿者的血清标本进行分析，这些志愿者血细胞比容正常，中位数为 10.6mIU/ml，95% 置信区间在 4.3 ～ 29mIU/ml。

分析非贫血患者的 EPO 结果应该谨慎。对那些由于失代偿性缺氧导致的红细胞增多，循环 EPO 增加；而那些代偿性缺氧的患者，EPO 通常在正常范围之内，而那些真性红细胞增多症的患者，EPO 可能正常也可能减低。因此，当 EPO 升高时，提示红细胞增多症是一个继发性现象，而 EPO 降低提示由于红细胞生成减少所致，EPO 正常既不能除外缺氧，也不能除外自身 EPO 产生是红细胞增多的原因。

考虑到这些限制仅能作为参考，每个实验室均应该建立其自身参考范围。

(4) 检验方法的局限性

1) EPO 检测结果的变化也见于存在抗种属抗体的情况下。

2) 未进行药物分析干扰测试。

3) 本分析的结果应该与临床评价资料及其他诊断方法的检测结果联合考虑。

4) 由于任何供应商 EPO 分析所获得的结果可

能与任何其他供应商试剂分析的结果显著不同，推荐针对同一患者随时间变化而进行的 EPO 测试应该采用同样的 EPO 分析试剂盒。

5) 较预期值低的 EPO 检测结果，见于以下情况的贫血：类风湿关节炎、获得性免疫缺陷综合征、癌症、溃疡性结肠炎、镰状细胞病及早产的婴儿。

6) 异体骨髓移植后，造血反应受损，可能会延迟 EPO 的恢复。

7) 与多发性骨髓瘤有关的高 γ- 球蛋白血症或巨球蛋白血症患者，EPO 产生障碍，与血红蛋白浓度有关，并与血浆的黏稠度增加有关。

8) 生活在高海拔地区的居民的 EPO 增加，可能在回到低海拔地区后很快恢复正常。

9) 乙二胺四乙酸抗凝的血浆是不能使用的标本类型。

10) 人类血清中的嗜异性抗体能够与免疫球蛋白反应，包括本试剂盒内的分析成分，导致对体外分析结果的干扰。来自患者的标本常规暴露到动物或动物血清产品中，即可呈现这种类型的干扰，导致潜在异常的结果。这些试剂的配方已经将这些干扰最小化；但是，罕见血清与待测成分之间也可能会发生潜在的相互作用。基于诊断的目的，从这些分析内所获得的结果，应该始终与临床检查、患者病史及其他发现联合分析。

（5）注意事项

1) 仅供体外诊断使用。

2) 试剂：2 ～ 8℃储存。按照相应的法律处理废弃物。

3) 如果存在感染性病原体传播的可能，按照一般的注意事项处理所有成分。来源于人类血液的原材料已经经过了检测，并发现梅毒无反应；抗艾滋病毒 1 和 2 抗体阴性；乙型肝炎病毒表面抗原阴性；抗丙型肝炎病毒抗体阴性。

4) 添加了浓度低于 0.1g/dl 的叠氮化钠作为防腐剂。处置时，应该采用大量的水冲洗，以防止在铅和铜管装置处形成爆炸性叠氮金属。

5) 化学发光底物：避免污染并直接暴露在阳光下。

6) 水：采用蒸馏水或去离子水。

（6）储存条件及有效期

1) EPO 测定试剂盒：在 2 ～ 8℃条件下保存，有效期 12 个月。

2) EPO 包被珠：2 ～ 8℃可稳定至失效期。

3) EPO 试剂楔：2 ～ 8℃可稳定至失效期。

4) EPO 校正品：复溶后 2 ～ 8℃可稳定 30 天，或 -20℃保存 6 个月（分装）。

（7）产品性能指标

1) 可报告范围：1.0 ～ 750mIU/ml（世界卫生组织第二代国际标准品 67/343）。

分析灵敏度：空白界限（对没有分析物标本的最高预期值；按照临床和实验室标准协会 EP17-A[11] 的要求）0.5mIU/ml。

2) 检测限（最低稳定可检测浓度；按照临床和实验室标准协会 EP17-A[11] 的要求）：1.0mIU/ml。

功能灵敏度：（变异系数为 20% 情况下的浓度，按照临床和实验室标准协会 EP5-A2[12]）：1.5mIU/ml。

3) 精密度：将标本在连续 20 天内重复分析，每天检测 2 次，总计分析 40 次，并重复 80 次，每次 3 个试剂盒的批号，每个批号在两台设备上检测（表 13-99）。

表 13-99　精密度试验

	均数	室内质控		总体质控	
		标准差 (mIU/ml)	变异系数 (%)	标准差 (mIU/ml)	变异系数 (%)
1	3.85	0.263	6.8	0.383	9.9
2	10.9	0.453	4.2	0.77	7.1
3	28.4	1.10	3.9	2.09	7.4
4	67.5	2.49	3.7	5.49	8.1
5	112	4.29	3.8	9.04	8.1
6	192	6.90	3.6	12.3	6.4
7	615	24.6	4.0	63.5	10.3

4) 高剂量的 Hook 效应：浓度＞ 100 000mIU/ml 时也未见 Hook 效应。

5) 线性：在各种稀释度条件下对标本进行分析（表 13-100）。

表 13-100 线性试验

	稀释度	实测值 *O* (mIU/ml)	预期值 *E* (mIU/ml)	*O*/*E*(%)
1	未稀释	29.8	—	—
	2 倍稀释	14.1	14.9	95
	4 倍稀释	6.74	7.45	90
	8 倍稀释	3.46	3.73	93
2	未稀释	62.1	—	—
	2 倍稀释	28.9	31.1	93%
	4 倍稀释	14.5	15.5	94%
	8 倍稀释	7.90	7.76	102%
3	未稀释	121	—	—
	2 倍稀释	56.3	60.5	93
	4 倍稀释	30.0	30.3	99
	8 倍稀释	15.0	15.1	99
4	未稀释	209	—	—
	2 倍稀释	103	105	99
	4 倍稀释	67.7	52.3	130
	8 倍稀释	28.9	26.1	111
5	未稀释	295	—	—
	2 倍稀释	160	148	108
	4 倍稀释	81.3	73.8	110
	8 倍稀释	41.4	36.9	112
6	未稀释	562	—	—
	2 倍稀释	276	281	98
	4 倍稀释	133	141	95
	8 倍稀释	64.9	70.3	92

6）回收率：将三种 EPO 溶液（37.5、75 和 150mIU/ml）以 1 ∶ 19 的比例加入样本中进行分析（表 13-101）。

表 13-101 回收率试验

	溶液	实测值 *O* (mIU/ml)	预期值 *E* (mIU/ml)	*O*/*E*(%)
1	—	7.37	—	—
	A	46.9	44.5	105
	B	82.5	82.0	101
	C	158	157	101
2	—	49.3	—	—
	A	79.3	84.3	94
	B	122	122	100
	C	199	197	101
3	—	102	—	—
	A	135	134	100
	B	162	172	94
	C	256	247	104
4	—	172	—	—
	A	200	201	100
	B	238	238	100
	C	316	313	101
5	—	264	—	—
	A	283	288	98
	B	306	326	94
	C	397	401	99
6	—	293	—	—
	A	330	316	104
	B	358	353	101
	C	466	428	109

7）特异性 / 干扰：该分析对 EPO 具有高度特异性（表 13-102）。

表 13-102 特异性 / 干扰试验

化合物	添加（μg/ml）	交叉反应性（%）
人血清白蛋白	35 000	ND
α1- 抗胰蛋白酶	5 000	ND
α1- 酸性糖蛋白	1 400	ND
人 α- 球蛋白	50 000	ND
人转铁蛋白（铁饱和）	4 000	ND
人转铁蛋白（铁未饱和）	4 000	ND
乙酰醋氨酚	1 000	ND
乙酰唾液酸	1 000	ND
布洛芬	2 000	ND
α2- 巨球蛋白	3 750	ND
γ- 球蛋白	500	ND
EPO 受体	0.05	ND
重组人血小板生成素	0.05	ND
类风湿因子	1.22	ND

注：ND. 不能检测到。

胆红素：结合及未结合型胆红素浓度达 200mg/L 时对检测结果无干扰，在分析精确度范围内。

溶血：在血红蛋白浓度为 597mg/dl 情况下对

结果无影响，在分析精确度范围内。

脂血症：在三酰甘油浓度高达 3000mg/dl 情况下对检测结果无影响，在分析精确度范围内。

可替换标本类型：为了评价不同标本类型的影响，采集 52 例志愿者标本收集在真空管，肝素化及分离胶促凝剂管中。将 EPO 与某些匹配的标本混合，以得到整个定标范围内的浓度值。所有标本均采用 IMMULITE 2000 EPO 分析系统分析，获得以下结果：

（肝素锂）=1.07（血清）+ 0.695mIU/ml　r=0.998

（分离胶促凝剂）=1.03（血清）+ 0.297mIU/ml　r=0.998

均数：116mIU/ml（血清）；125mIU/ml（肝素锂）；119mIU/ml（分离胶促凝剂）。

在其他研究中，采集 52 例志愿者血液标本，收集到空白管和乙二胺四乙酸的采血管中。将 EPO 与某些匹配的标本混合，以得到整个定标范围内的浓度值。所有标本均采用 IMMULITE 2000 EPO 分析系统分析，获得以下结果：

（乙二胺四乙酸）=0.729（血清）-0.376mIU/ml　r=0.994

均值：143mIU/ml（血清）；104mIU/ml（乙二胺四乙酸）。

因为乙二胺四乙酸对检测结果有显著影响，不能用作抗凝剂。

8）方法比较：采用 Access®2 EPO 试剂盒对 173 例内源性血清标本进行了分析，结果与本试剂盒检测结果进行了比较（浓度范围 1.1 ～ 701mIU/ml）。根据线性回归：

(IML2000)=1.07(Access)-1.87mIU/ml　r=0.983

均值：84.3mIU/ml(IMMULITE2000)；80.4mIU/ml(Access)。

（杨奇贤　康　炎　闫　岩　谢刘伟　廖　佳）

第七节　生长类激素及相关检测

一、生长激素

（一）概述

生长激素（growth hormone，GH）是由腺垂体嗜酸性细胞合成的单链多肽，为垂体中含量最丰富的一种激素，血浆 GH 的半衰期为 6 ～ 20min。GH 的化学结构与人催乳素及人绒毛膜促生长泌乳素（human chorionic somatomammotropin，HCS）十分相似，三者之间有一定的交叉生物学作用。GH 合成与释放依赖于神经递质如 5- 羟色胺、多巴胺、去甲肾上腺素、生长激素释放肽及生长抑素。GH 由腺垂体呈脉冲式分泌，每隔 1 ～ 4h 出现一个脉冲。健康成人白天血浆 GH 水平相对较低，一般＜ 2μg/L；在餐后或体育锻炼 3h 后，成人血浆 GH 浓度“标志性”上升。入睡后 GH 分泌增加明显，入睡 90min 后 GH 开始上升，在深睡眠期达到高峰。青年时 GH 的分泌量最大，以后随年龄增长而逐渐减少。50 岁以后睡眠时 GH 峰消失。60 岁时 GH 的合成仅为青年时的 50%。GH 的主要生理作用是促进机体生长发育、蛋白质合成、脂肪分解、升高血糖。

（二）临床意义

1. GH 降低　可见于生长激素缺乏症（GH deficiency，GHD）、餐后高血糖、紧张、焦虑或情绪失常、性激素缺乏（特别是雄激素缺乏）、游离脂肪酸水平增高、肥胖症、甲状腺功能低下、甲状腺功能亢进、肾上腺皮质功能亢进、应用某些药物（如皮质醇、美西麦角、赛庚啶、氨茶碱、茶碱、酚苄明、麦角胺碱、酚妥拉明、妥拉唑林、利血平、氯丙嗪、吗啡、阿扑吗啡、溴隐亭等）。

2. GH 升高　可见于饥饿、恶病质、蛋白质缺乏、糖尿病代谢控制不良、某些激素（如雌激素、雄激素、ACTH）等的作用，应用某些药物（如哌啶、左旋多巴、普萘洛尔、可乐定、安非他明、甲氧氯普胺等）。GH 过量分泌还是实验室诊断肢端肥大症的重要依据，发病常因垂体大腺瘤所致。

（三）测定方法

目前该项目常见的免疫学测定方法包括化学发光免疫分析法。

（四）国家行业标准

暂无。

（五）试剂介绍

1. 生长激素测定试剂盒（化学发光法）［粤食药监械（准）字 2011 第 2400716 号］

(1) 原理：利用化学发光免疫夹心法检测 GH 浓度。

采用针对 GH 的一株单克隆抗体标记 ABEI，另一株单克隆抗体标记 FITC。标本、校准品与 ABEI 标记的单克隆抗体、FITC 标记的单克隆抗体及包被羊抗 FITC 抗体的磁性微球混匀，形成抗原与 ABEI 标记的抗 GH 单克隆抗体和 FITC 标记的抗 GH 单克隆抗体的免疫复合物，外加磁场沉淀，去掉上清液，用洗液清洗沉淀复合物 3 次，直接进入标本测量室，仪器自动泵入化学发光激发物 1 和 2，自动监测 3s 内发出的相对光强度（RLU）。GH 浓度与 RLU 呈一定的比例关系，测定仪自动拟合计算 GH 浓度。

(2) 标本类型：血清。采集 5.0ml 静脉血至采血管中，室温静置。离心、分离血清部分，2 ～ 8℃储存。

血清标本在 2 ～ 8℃稳定 12h。超过 12h，则先分装，-20℃可保存 30 天，避免反复冰冻和解冻两次以上。

(3) 参考范围（表 13-103）。

表 13-103　参考范围

人群	范围（ng/ml）	人群	范围（ng/ml）
正常成人	0.06 ～ 5.0	18 ～ 19 岁	0.97 ～ 4.7
脐血	10 ～ 50	女孩	
新生儿	15 ～ 40	1 ～ 7 天	2.4 ～ 24.0
男孩		8 ～ 15 天	1.07 ～ 17.6
1 ～ 7 天	1.18 ～ 27.0	1 ～ 3 岁	0.50 ～ 3.5
8 ～ 15 天	0.69 ～ 17.3	4 ～ 6 岁	0.10 ～ 2.2
1 ～ 3 岁	0.43 ～ 2.4	7 ～ 8 岁	0.16 ～ 5.4
4 ～ 6 岁	0.09 ～ 2.5	9 ～ 10 岁	0.08 ～ 3.1
7 ～ 8 岁	0.15 ～ 3.2	11 岁	0.12 ～ 6.9
9 ～ 10 岁	0.09 ～ 1.95	12 岁	0.14 ～ 11.2
11 岁	0.08 ～ 4.7	13 岁	0.21 ～ 17.8
12 岁	0.12 ～ 8.9	14 岁	0.14 ～ 9.9
13 岁	0.10 ～ 7.9	15 岁	0.24 ～ 10.0
14 岁	0.09 ～ 7.1	16 岁	0.26 ～ 11.7
15 岁	0.10 ～ 7.8	17 岁	0.30 ～ 10.8
16 岁	0.08 ～ 11.4	18 ～ 19 岁	0.24 ～ 4.3
17 岁	0.22 ～ 12.2		

由于不同地区、不同个体引起正常的、合理的差别，以及采用不同方法进行检测，其所测得的 GH 水平也会有所不同，因此建议每个实验室均应针对特色人群建立自己的参考值范围。

(4) 注意事项

1) 含有人抗鼠抗体（HAMA）的患者血清可能导致假的升高或降低值。虽然加入了中和 HAMA 的介质，非常高的 HAMA 血清浓度仍然可能影响结果。

2) Hook 效应：浓度值在 1000ng/ml 以内没有发现高剂量 Hook 效应。

试剂组分 ABEI 为人工合成的有机化合物，在人血清中不存在，因此不存在对试验结果的干扰物质。

(5) 储运条件

1) 工作洗液：用纯化水将清洗缓冲液按 1 ∶ 14 稀释混匀，放置在室温中待用，保存至有效期。

2) 试剂：本试剂盒除洗液外，其他成分置于 2 ～ 8℃保存至有效期。

3) 发光标记物和荧光素标记物均应避免阳光直射；湿度对试剂稳定性无影响。

4) 试剂运输要求：置于 2 ～ 8℃环境条件下运输，运输过程中避免碰撞。

5) 有效期：储存在 2 ～ 8℃无腐蚀性气体的环境中，未开封有效期为 12 个月，开封后有效期不少于 28 天。

(6) 性能指标

1) 准确率：回收率应在 90% ～ 110%。

2) 批内精密度：CV ≤ 5%。

3) 批间精密度：CV ≤ 10%。

4) 分析灵敏度：本试剂的灵敏度为小于 0.05ng/ml。

5) 特异性：当 HPL 的浓度为 100ng/ml 时，检测结果 GH ＜ 0.1ng/ml。

6) 检测范围：0.05 ～ 50.0ng/ml（通过最低检出限和定标曲线的最高值确定）。

7) 线性：在 1.0 ～ 50.0ng/ml 浓度范围内，线性相关性系数 r 绝对值应＞ 0.9800。

2. 人生长激素测定试剂盒（化学发光法）［国食药监械（进）字 2013 第 2401196 号］

(1) 原理：顺磁性微粒化学发光（一步夹心法）。

Access 人生长激素测定是一种同时一步酶免法（夹心法）测定。将样本与多克隆山羊抗 hGH

碱性磷酸酶结合物和包被着小鼠单克隆抗 hGH 抗体的顺磁性微粒添加到反应管中。血清或血浆（肝素）hGH 和单克隆抗 hGH 在固相上结合，而山羊抗 hGH 碱性磷酸酶结合物和血清或血浆 hGH 上的不同抗原位点反应。在反应管内温育完成后，结合在固相上的物质将置于一个磁场内被吸住，而未结合的物质将被冲洗去除。然后，将化学发光底物 Lumi-Phos* 530 添加到反应管内，再由照度计对反应中所产生的光进行测量。所产生光的量与样本内 hGH 的浓度成正比。样本内分析物的量由所储存的多点校准曲线来确定。

（2）标本类型

1）血清和血浆（肝素）是所推荐使用的样本。

2）在使用、处理和保存全血样本时，请遵循所推荐的下列方法：

A. 遵循静脉穿刺所需的常规注意点来采集所有的全血样本。

B. 在进行离心操作前需让血清样本完全凝结。

C. 总是保持试管塞塞紧试管口。

D. 在离心操作完成后的 2h 内，将至少 500 μl 的无细胞样本移入保存用试管内。完成后，立即将试管口牢牢塞紧。

E. 在室温（15 ～ 30℃）下，将样本保存在塞紧的试管内不得超出 8h。

F. 若在 8h 内无法完成测定，可将样本冷藏保存在 2 ～ 8℃环境下。

G. 若在 48h 内无法完成测定，或需运输样本，可将样本在 -20℃或低于 -20℃的环境下冷冻保存。

3）使用下列准则准备样本

A. 在分析前，确保已去除了残余的纤维蛋白和细胞类物质。

B. 按采血试管生产商建议的方式进行离心。

4）每个实验室需自行判断其所使用的采血试管和血清分离产品的适用性，会由于生产厂商的不同及不同的批次而使这些产品存在差异。

5）样本解冻不得超过 2 次。

（3）参考范围

1）每个实验室需确立本实验室的参考范围，以确保能正确地反映某一特定人群的情况。

2）通过 Access Ultrasensitive hGH 测定对人血清和血浆样本中 hGH 进行测试，这些血清和血浆样本来源于外表健康的男性和女性测试对象。表 13-104 显示了对每一特定人群所观察到的 hGH 浓度。

表 13-104　参考范围

参考群	样本数	平均年龄（岁）	年龄范围（%）	平均剂量(ng/ml)	95% 参考区间 (ng/ml)
女性	232	43	21 ～ 73	0.568	0.010 ～ 3.607
男性	242	41	18 ～ 66	0.113	0.003 ～ 0.971

（4）注意事项

1）在介于检测的下限和最高校准品值［0.002 ～ 35ng/ml(μg/L)］的可分析范围内，可进行样本的定量测定。

A. 若样本含量低于检测的下限，那么以小于该值来报告结果 (如＜ 0.002ng/ml)。如使用 DxI 在机稀释功能，系统将以小于 34ng/ml 报告结果。

B. 若样本含量高于最高 Access Ultrasensitive hGH Calibrator(S5) 的规定值，那么以大于该值来报告结果（如＞ 35ng/ml)。或者可将 1 体积样本与 1 体积 Access Ultrasensitive hGH Calibrator S0（零）或 Access 样本稀释液 A 进行稀释。这一系统报告稀释的调整结果。

DxI 系统的在机稀释功能使稀释的过程自动化，使用 1 体积的 Access 样本稀释液 A 稀释 1 体积的样本，可定量的最高值约为 70ng/ml。系统根据稀释情况报告结果。

2）对于使用抗体的测定而言，则存在被患者样本内的嗜异性抗体所干扰的可能性。经常与动物有接触的患者，或者利用免疫球蛋白或免疫球蛋白碎片而接受过免疫治疗及诊断步骤的患者，会产生抗体，比如 HAMA（人抗小鼠抗体），该抗体会干扰免疫测定。此外，其他的嗜异性抗体，比如人抗山羊抗体，可能会存在于患者的样本内。此类具有干扰性的抗体可能会引起结果的错误。需对被怀疑带有此类抗体患者的结果进行仔细的核查。

3）在解释 Access Ultrasensitive hGH 结果时，需参照该患者的整体临床情况，包症状、病史及由其他测试所得的数据和其他相应的信息。

4）分析特异性 / 干扰：含高达 20mg/dl 胆红素的样本、3000mg/dl 油酸甘油酯的脂血样本、1000mg/dl 血红蛋白的溶血样本和添加到样本中的 6 g/L 牛白蛋白及样本中原有的白蛋白，这不会影响 Access Ultrasensitive hGH 测定中 hGH 的检测。

表 13-105 描述了项目的交叉反应性，该项目

包含与 hGH 结构类似的物质。潜在交叉反应物添加到约 8ng/ml 的 hGH 样本中。

表 13-105　交叉反应测试

物质	添加的分析物 (ng/ml)	交叉反应性 (%)
泌乳素	26 000	0.001
促卵泡生成激素	5 000	-0.021
促甲状腺激素	5 000	0.007
胎盘催乳素	10 000	-0.028
黄体刺激素	5 000	-0.003
人绒毛膜促性腺激素，β 亚单位	10 000	0.004
促皮激素	20 000	0.001
20 kDa hGH 变异体	20	-2.542

（5）储运条件：即用型。

1）2 ～ 10℃冷藏保存且竖直存放。

2）至少在 2 ～ 10℃环境下冷藏保存 2h 后，才可上机使用。

3）在 2 ～ 10℃环境下保存时，稳定期可持续至标签上所指明的有效期。

4）在 2 ～ 10℃环境下保存时，可稳定保存 24 个月。

5）首次使用后，在 2 ～ 10℃环境下保存的稳定期可维持 28 天。

6）若试剂盒受损（比如，弹性层断裂），那么丢弃试剂盒。

（6）性能指标

1）线性范围：0.002 ～ 35ng/ml。

2）方法学比较：在 Access 免疫测定系统上使用 Access 人生长激素测定（第二 IS），以及使用 Access Ultrasensitive hGH 测定（第一 IS）对血清 hGH 值进行对比，使用 Deming 计算方式可给出表 13-106 所示的统计数据。

表 13-106　方法学比较实验

样本数	观察范围 (ng/ml)	截距	斜率	相关系数
140	0 ～ 39.80	0.0980	0.6632	1.00

3）稀释回收率（线性）：hGH 值在 2.09 ～ 26.42ng/ml 的 5 个血清样本，在 Access Ultrasensitive hGH calibrator S0 中以 1 ∶ 2、1 ∶ 4、1 ∶ 8、1 ∶ 16、1 ∶ 32 和 1 ∶ 64 进行稀释。然后用 Access Ultrasensitive hGH 测定原样本和稀释样本。平均回收率是 108.34%（104.79% ～ 114.18%）。一些代表性的稀释液回收率如表 13-107 ～表 13-109 所示。

表 13-107　稀释线性 1

样本数 48	预期浓度 (ng/ml)	测定浓度 (ng/ml)	回收率 (%)
原样本	N/A	2.09	N/A
1/2	1.04	1.04	99.83
1/4	0.52	0.58	110.19
1/8	0.26	0.27	105.28
1/16	0.13	0.15	114.38
1/32	0.07	0.07	103.36
1/64	0.03	0.04	113.01
平均回收率 (%)		107.67	

表 13-108　稀释线性 2

样本数 149	预期浓度 (ng/ml)	测定浓度 (ng/ml)	回收率 (%)
原样本	N/A	7.32	N/A
1/2	3.66	3.63	99.13
1/4	1.83	1.87	102.39
1/8	0.91	0.96	105.21
1/16	0.46	0.52	114.11
1/32	0.23	0.22	97.45
1/64	0.11	0.13	110.42
平均回收率 (%)		104.79	

表 13-109　稀释线性 3

样本数 170	预期浓度 (ng/ml)	测定浓度 (ng/ml)	回收率 (%)
原样本	N/A	26.42	N/A
1/2	13.21	13.24	100.19
1/4	6.61	7.06	106.91
1/8	3.30	3.09	93.66
1/16	1.65	2.01	122.00
1/32	0.83	0.91	109.83
1/64	0.41	0.48	115.15
平均回收率 (%)		107.96	

4）不精密度：本测定在 hGH 浓度约 0.007ng/ml 时出现的总不精密度为≤ 20%，在 0.007 ～ 0.07ng/ml 时为≤ 10%，高于 0.07ng/ml 时为≤ 8%。通过使用冷冻人血清样本所生成的全部共 20 个测定，每个测定 2 次复检，持续 10 天的测定，可提供下列数据，这些数据通过对变量分析（ANOVA）进行分析得来（表 13-110）。

表 13-110　精密度

样本	总均值（n=40）(ng/ml)	批内 CV (%)	批间 CV (%)	总不精密度 CV(%)
1	0.002	11.265	14.400	18.283
2	0.005	6.366	5.796	8.609
3	0.013	3.517	1.958	4.026
4	0.229	1.483	3.226	3.513
5	4.433	2.510	2.873	3.787
6	13.470	2.105	3.630	4.156

5) 分析灵敏度：按 95% 可信度能与零（Access Ultrasensitive hGH Calibrator S0）区别的，hGH 最低可检测水平是 0.002ng/ml。通过多次测试分析，对一条完整的 6 点校准曲线、质控品及零值校准品的 10 次重复测定的数据来确定该值。分析灵敏度的值是通过校准曲线上偏离零值校准品平均测量信号两个标准差的点计算得来的。

3. 人生长激素检测试剂盒（电化学发光法）［国食药监械（进）字 2014 第 2404884 号］

(1) 原理：夹心法原理。总检测时间：18min。

1) 第一次孵育：20μl 标本、生物素化的 N-MID 骨钙素特异性单克隆抗体和钌复合体 a 标记的 N-MID 骨钙素特异性单克隆抗体一起反应形成抗原抗体夹心复合物。

2) 第二次孵育：加入链霉亲和素包被的磁珠微粒后，该复合体通过生物素与链霉亲和素的相互作用与固相结合。

3) 将反应液吸入测量池中，通过电磁作用将磁珠吸附在电极表面。未与磁珠结合的物质 ProCell/ProCell M 除去。给电极加以一定的电压，使复合体化学发光，并通过光电倍增器测量发光强度。

4) 通过检测仪的定标曲线得到最后的检测结果，定标曲线是通过两点定标和试剂条形码上获得的主曲线生成的。

(2) 标本类型：只有以下类型的样本可用于检测。使用标准采样试管来收集血清。肝素理和 EDTA-K_3 血浆。

血清和肝素化血浆的稳定性：15 ～ 25℃可保存 8h，2 ～ 8℃可保存 1 天，-20℃可保存 28 天。只可一次冻融。所列出的被检测的样本类型采用经挑选的市售样本管采集，即并非检测了所有厂商的试管产品。各生产商提供的样本采集系统可能含有不同的材料，某些情况下这些材料有可能影响到检测结果。如果采用原始试管（样本采集系统）处理样本，请参照试管生产商提供的说明。如果样本中有沉淀，进行测定前离心。切勿使用加热灭活的标本。不可使用叠氮化物作为稳定剂的样本和质控品。

检测前，请确保标本、定标液及质控液平衡至室温（20 ～ 25℃）。考虑到可能的蒸发效应，上机的样本、定标液和质控品应在 2h 内分析/测定。

(3) 参考范围：仅供参考，不可用于诊断目的。

0 ～ 10 岁，男性 0.094 ～ 6.29ng/ml，女性 0.120 ～ 7.79ng/ml；11 ～ 17 岁，男性 0.077 ～ 10.8ng/ml，女性 0.123 ～ 8.05ng/ml。

(4) 注意事项：不可使用有明显溶血迹象的样本，对于接受高生物素剂量（> 5mg/d）治疗的患者应在最后一次服用生物素后 8h 采集。不适于检测怀孕妇女样本。

(5) 储运条件

1) 2 ～ 8℃储存。有效期 18 个月，不要冷冻。

2) 垂直摆放 Elecsys 试剂盒，确保仪器的自动搅拌器能够完全混匀磁珠微粒。

3) 稳定性：未开封试剂，2 ～ 8℃ 有效期内均可使用；开封试剂，2 ～ 8℃ 84 天；置于分析仪上 56 天。

(6) 性能指标

1) 精密度：根据 CLSI（临床实验室标准委员会）的改良方案（EP5-A2），使用 Elecsys 试剂、混合人血清和质控品测定精密度：每天 2 次重复检测，共 21 天（n=84）。获得如下结果：

A. Elecsys 2010 和 cobas e 411 分析仪：在浓度 0.169 ～ 35.1ng/ml 范围内，重复性 CV < 5%，中间精密度< 5%。

B. Modular Analytics E170，cobas e 601 和 cobas e 602 分析仪：在浓度 0.169 ～ 35.1ng/ml 范围内，重复性 CV < 5%，中间精密度< 5%。

2) 功能灵敏度：0.050ng/ml 功能灵敏度是指

可重复检出的最低分析物浓度，且批内 CV ＜ 20%。

二、胰岛素样生长因子

（一）概述

胰岛素样生长因子（insulin-like growth factors，IGF-Ⅰ）是 GH 作用于肝细胞后，由肝细胞合成分泌的在结构及功能上与胰岛素有极大相似性的多肽生物活性物质。IGF-Ⅰ在血液循环中与特定的血浆结合蛋白结合，胰岛素样生长因子结合蛋白 -3（IGFBP-3）与 75% 以上的循环 IGF-Ⅰ结合。IGF 除对软骨组织具有促进作用外，对其他组织还具有胰岛素样作用，增加葡萄糖在脂肪组织的氧化，刺激葡萄糖及氨基酸转运进入膈肌及心肌，促进胶原及蛋白多糖的合成。在儿童期 IGF-Ⅰ逐渐上升，在青春期前达到成人水平，青春期开始后 IGF-Ⅰ进一步升高，最高可达成人水平的 2 ～ 3 倍，成年后逐渐下降，在 30 岁前达到一个稳定的水平。

（二）临床意义

IGF-Ⅰ测定主要是配合 GH 测定，可直接诊断遗传性 IGF 生成障碍。

（三）测定方法

目前该项目常见的免疫学测定方法包括化学发光法。

（四）国家行业标准

暂无。

（五）试剂介绍

1. 胰岛素样生长因子Ⅰ（IGF-Ⅰ）测定试剂盒（化学发光免疫分析法）（粤械注准 20152400098）

（1）原理：利用化学发光免疫夹心法检测 IGF-Ⅰ浓度。

采用针对 IGF-Ⅰ的一株单克隆抗体标记 ABEI，另一株单克隆抗体标记 FITC。样本、校准品、置换剂与 ABEI 标记的抗 IGF-Ⅰ单克隆抗体、FITC 标记的抗 IGF-Ⅰ单克隆抗体及包被羊抗 FITC 抗体的磁性微球混匀，形成免疫复合物，外加磁场沉淀，去掉上清液，用洗液清洗沉淀复合物 3 次，直接进入样本测量室，仪器自动泵入化学发光激发物 1 和 2，自动监测 3s 内发出的相对光强度（RLU）。IGF-Ⅰ浓度与 RLU 呈一定的比例关系，测定仪自动拟合计算 IGF-Ⅰ浓度。

（2）标本类型：血清。采集 5.0ml 静脉血至采血管中，室温静置。离心、分离血清部分，2 ～ 8℃储存。

血清样本在 2 ～ 8℃稳定 12h。超过 12h，则先分装，-20℃可保存 30 天，避免反复冰冻和解冻两次以上。

（3）参考范围：成年人参考区间为 60 ～ 350ng/ml。

注：准自动和全自动测定仪测定该项目时，测定结果不需乘以稀释倍数！

由于不同地区、不同个体引起正常的、合理的差别，以及采用不同方法进行检测，其所测得的 IGF-Ⅰ水平也会有所不同，因此建议每个实验室均应针对特色人群建立自己的参考值范围。

（4）注意事项：含有人抗鼠抗体（HAMA）的患者血清可能导致假的升高或降低值。虽然加入了中和 HAMA 的介质，非常高的 HAMA 血清浓度仍然可能影响结果。

（5）储运条件

1）未开封储存条件：2 ～ 8℃，禁止冷冻，避免阳光直射；湿度对试剂稳定性无影响。

2）开封后储存：将试剂盒用封条封好，2 ～ 8℃储存，禁止冷冻，避免阳光直射。

3）运输条件：置于 2 ～ 8℃环境条件下运输，运输过程中避免碰撞。

4）有效期：储存在 2 ～ 8℃无腐蚀性气体的环境中，未开封有效期为 12 个月，开封后有效期 28 天。

（6）性能指标

1）准确度：回收率应在 90% ～ 110%。

2）批内精密度：CV ≤ 10%。

3）批间精密度：CV ≤ 15%。

4）分析灵敏度：本试剂的分析灵敏度为＜ 2.5ng/ml。

5）特异性：检测 IGF-Ⅱ浓度为 600ng/ml 的样本，测定结果应＜ 2.5ng/ml。

6）检测范围：2.5 ～ 1000.0ng/ml（通过最低检出限和定标曲线的最高值确定）。

7）线性：在 50.0 ～ 1000.0ng/ml 浓度范围内，线性相关性系数 r 绝对值应＞ 0.9800。

2. 胰岛素样生长因子 -Ⅰ测定试剂盒（化学发光法）[国食药监械（进）字 2014 第 2402076 号]

(1) 样本要求：EDTA 会对试验结果产生影响，不能作为本试验的样本类型。推荐使用超速离心方法来清除脂血样本。溶血或严重污染样本可导致错误结果。血清样本在未充分凝集前离心将导致纤维蛋白的存在。为避免纤维蛋白对结果产生影响，必须确定离心处理前样本已经完全充分凝集。对于正在接受抗凝剂治疗的患者样本，需要延长凝集时间。来自不同厂家的血液收集试管可因原料和添加剂的不同（包括凝胶体、物质屏障、凝结催化剂和 / 或抗凝剂）而产生不同的结果。IMMULITE 2000 胰岛素样生长因子 -Ⅰ并未对所有类型的试管都加以检验。已检验的试管详见替代样本类型部分。

样本用量：20μl 血清或肝素化血浆。

样本保存：2 ～ 8℃可稳定 24h，−25℃可稳定 12 个月。

自动预稀释系数：10。

(2) 参考范围：由于本实验与 IMMULITE 胰岛素样生长因子 -Ⅰ检测具有相关性（见方法比较），故预期二者的参考范围基本相同。

应用 IMMULITE 胰岛素样生长因子 -Ⅰ程序对 85 名新生儿（1 ～ 15 天）样本进行参考范围的研究，同时收集 1499 例儿童和健康成人样本，统计结果显示于表 13-111 ～表 13-113 中。

表 13-111　胰岛素样生长因子 -Ⅰ（IGF-Ⅰ）儿科参考范围

年龄（岁）	IGF-Ⅰ (ng/ml)		
	中位数	95% 置信区间	0.1% 百分位数
1	134	55 ～ 327	33
2	125	51 ～ 303	31
3	119	49 ～ 289	30
4	118	49 ～ 283	29
5	119	50 ～ 286	30
6	124	52 ～ 297	31
7	134	57 ～ 316	34
8	148	64 ～ 345	39
9	169	74 ～ 388	46
10	200	88 ～ 452	55
11	247	111 ～ 551	70
12	315	143 ～ 693	91
13	395	183 ～ 850	118
14	462	220 ～ 972	146
15	486	237 ～ 996	157
16	452	226 ～ 903	152
17	376	193 ～ 731	132
18	308	163 ～ 584	112
19	261	141 ～ 483	99
20	232	127 ～ 424	89

表 13-112　胰岛素样生长因子 -Ⅰ（IGF-Ⅰ）成人参考范围

年龄（岁）	IGF-Ⅰ (ng/ml)		
	中位数	95% 置信区间	0.1% 百分位数
21 ～ 25	203	116 ～ 358	84
26 ～ 30	196	117 ～ 329	87
31 ～ 35	188	115 ～ 307	87
36 ～ 40	176	109 ～ 284	83
41 ～ 45	164	101 ～ 267	76
46 ～ 50	154	94 ～ 252	70
51 ～ 55	144	87 ～ 238	65
56 ～ 60	135	81 ～ 225	60
61 ～ 65	126	75 ～ 212	55
66 ～ 70	118	69 ～ 200	51
71 ～ 75	110	64 ～ 188	47
76 ～ 80	102	59 ～ 177	43
81 ～ 85	95	55 ～ 166	40

表 13-113　胰岛素样生长因子 -Ⅰ（IGF-Ⅰ）青春期参考范围

青春期	IGF-Ⅰ (ng/ml)	
	中位数	95% 置信区间
总计，n=420		
1	156	53 ～ 332
2	236	84 ～ 431
3	410	114 ～ 773
4	546	217 ～ 843
5	417	147 ～ 842

续表

青春期	IGF- Ⅰ (ng/ml)	
	中位数	95% 置信区间
女性，n=226		
1	159	49 ～ 342
2	269	115 ～ 428
3	412	145 ～ 760
4	504	244 ～ 787
5	408	143 ～ 859
男性，n=194		
1	152	63 ～ 279
2	190	75 ～ 420
3	406	94 ～ 765
4	577	192 ～ 861
5	422	171 ～ 814

新生儿胰岛素样生长因子 - Ⅰ参考范围：

1 ～ 7 天胰岛素样生长因子 - Ⅰ值（n=45），中位值＜ 25ng/ml，95% 置信区间为 26ng/ml。8 ～ 15 天胰岛素样生长因子 - Ⅰ值（n=40），中位值＜ 25ng/ml，95% 置信区间为 41ng/ml。

以上范围仅供参考，各实验室应建立自己的参考范围。

（3）注意事项：仅供体外诊断使用。

试剂：2 ～ 8℃保存，对其处理应遵守相应的法律规定。

对于所有组分使用的注意事项和预防措施都要将其视为存在传染疾病原来处理。源自人血清的原材料全部经过检验，与梅毒、HIV1 和 2 抗体、HBsAg 和 HCV 抗体无反应。

化学发光底物：避免污染和日光直射。

水：使用蒸馏水或去离子水。

（4）储存条件及有效期：2 ～ 8℃保存，6 个月。

（5）产品性能指标

1）定标范围：最高可达 1600ng/ml。

2）分析灵敏度：20ng/ml。

3）高剂量 Hook 效应：至 100 000ng/ml 未见。

4）精密度：在 20 天内每天实验 2 次，双管测量，共 40 次实验，80 管重复。

在浓度 77 ～ 1358ng/ml 范围内，批内 CV ＜ 5%，批间 CV ＜ 10%。

5）线性：样本经过连续稀释后，用在机 1 ∶ 10 自动预稀释程序处理。

在 8 倍稀释内，观测值与期望值的比值为 98% ～ 115%。

6）回收率：分别用 3 种胰岛素样生长因子 - Ⅰ溶液（浓度分别为 1000、4000 和 10 000ng/ml）来标记样本（1 ∶ 19），并进行相关检测。回收率为 90% ～ 110%。

7）特异性：抗体对胰岛素样生长因子 - Ⅰ具有高度特异性。

与以下物质无交叉反应：胰岛素原、胰岛素、LH、TSH、IGF- Ⅱ。

胆红素：样本中结合与非结合胆红素的浓度高达 200mg/L 时，对检测结果也不会产生影响，结果位于检测精密度范围内。

溶血：血红蛋白可使胰岛素样生长因子 - Ⅰ的浓度明显下降。

脂血：样本中三酰甘油浓度高达 3000mg/dl 时，对检测结果也不会产生影响，结果位于检测精密度范围内。

替代样本类型：为了评估替代样本类型的影响，将 24 个血液样本收集于普通玻璃和塑料血清试管，肝素化和 EDTA 塑料试管和凝胶屏障塑料试管（SST®）中。所有试管都来自于 Becton Dickinson。使用不同浓度的胰岛素样生长因子 - Ⅰ对等体积配对样本进行标记，所获得的浓度要涵盖检测的校准范围，然后使用 IMMULITE/IMMULITE 1000 胰岛素样生长因子 - Ⅰ程序进行相关检测。

（EDTA 塑料试管）=0.86（血清玻璃试管）−9.5ng/ml　r=0.993

（肝素塑料试管）=1.02（血清玻璃试管）−19.9ng/ml　r=0.989

（SST 塑料试管）=1.02（血清玻璃试管）−2.4ng/ml　r=0.995

（血清塑料试管）=1.01（血清玻璃试管）−4.9ng/ml　r=0.993

平均值：366ng/ml（血清玻璃试管）；373ng/ml（血清塑料试管）；305ng/ml（EDTA 塑料试管）；392ng/ml（肝素塑料试管）；375ng/ml（SST 塑料试管）。

方法比较 1：分别采用此检测法与 IMMULITE 胰岛素样生长因子 - Ⅰ检测法对 139 例样本进行检测，并加以比较（浓度范围大约到 1400ng/ml）。

线性回归关系如下：

(IML 2000)=0.93(IML)+4.0ng/ml　r=0.988

平均值：370ng/ml(IMMULITE 2000)；394ng/ml(IMMULITE)。

方法比较2：分别采用此检测法与市售胰岛素样生长因子-Ⅰ检测试剂盒（Kit A）对82例样本进行检测，并加以比较（浓度范围：大约到800ng/ml）。

线性回归关系如下：

(IML 2000)=0.98(Kit A)+22.6ng/ml　r=0.975

平均值：287ng/ml(IMMULITE 2000)；270ng/ml(Kit A)。

三、胰岛素样生长因子结合蛋白-3

（一）概述

胰岛素样生长因子结合蛋白-3(IGFBP-3)为分子质量约45kDa的一种糖蛋白，与其他的IGFBP不同，IGFBP-3是在GH作用下由肝细胞合成的。IGFBP-3和IGF-Ⅰ的合成均呈GH依赖性，但不如IGF-Ⅰ，因为IGFBP-3反映IGF-Ⅰ和IGF-Ⅱ的总浓度，而后者并不依赖GH。其优点在于不受年龄、肥胖等因素影响，尤其适合于青春期前GHD的辅助诊断。

（二）临床意义

青春期前GH缺乏症患者，IGFBP-3与IGF-Ⅰ会出现显著降低。异常升高则应考虑巨人症或肢端肥大症。

（三）测定方法

目前该项目常见的免疫学测定方法包括化学发光法。

（四）国家行业标准

暂无。

（五）试剂介绍

下文以胰岛素样生长因子结合蛋白-3测定试剂盒（化学发光法）[国食药监械（进）字2013第2400258号]为例进行介绍。

(1) 样本要求

1）样本采集：推荐使用超速离心法处理脂血样本。溶血样本提示样本在送达实验室之前处理不当，因此检测结果将受到影响，应予以注意。

血清样本在未充分凝集前离心将导致纤维蛋白的存在。为避免纤维蛋白对结果的影响必须确保离心处理前样本已经充分凝集。对于正在接受抗凝剂治疗的患者样本，需要延长凝集时间。

源于不同生产商的血样收集试管，由于原材料和添加剂不同，包括凝胶或物理涂层、促凝剂和/或抗凝剂，可能导致得到不同的结果。本试剂盒未对所有可能应用的收集管类型进行测试。

2）样本用量：5μl血清或肝素血浆。

3）样本保存：2～8℃或室温（22℃）条件下保存可稳定至24h，-25℃可稳定12个月。

4）自动预稀释倍数：100。

(2) 参考范围：基于与IMMULITE IGFBP-3试剂盒的相关性（见方法比较），可采用下面的参考范围。

应用IMMULITE IGFBP-3试剂盒对85例新生儿（1～15天）样本进行参考范围研究，同时进行的研究还有1499例健康儿童和成人样本，得到如下结果，见表13-114～表13-116。

表13-114　IGFBP-3儿童参考范围

年龄（岁）	IGFBP-3(μg/ml)	
	中位数	95%置信区间
1	1.6	0.7～3.6
2	1.8	0.8～3.9
3	2.0	0.9～4.3
4	2.2	1.0～4.7
5	2.4	1.1～5.2
6	2.7	1.3～5.6
7	2.9	1.4～6.1
8	3.2	1.6～6.5
9	3.6	1.8～7.1
10	4.1	2.1～7.7
11	4.5	2.4～8.4
12	4.9	2.7～8.9
13	5.4	3.1～9.5
14	5.8	3.3～10
15	5.9	3.5～10
16	5.7	3.4～9.5
17	5.3	3.2～8.7
18	4.9	3.1～7.9
19	4.6	2.9～7.3
20	4.6	2.9～7.2

表 13-115　IGFBP-3 成人参考范围

年龄（岁）	IGFBP-3 (μg/ml)	
	中位数	95% 置信区间
21 ～ 25	5.1	3.4 ～ 7.8
26 ～ 30	5.2	3.5 ～ 7.6
31 ～ 35	4.9	3.5 ～ 7.0
36 ～ 40	4.8	3.4 ～ 6.7
41 ～ 45	4.7	3.3 ～ 6.6
46 ～ 50	4.7	3.3 ～ 6.7
51 ～ 55	4.8	3.4 ～ 6.8
56 ～ 60	4.8	3.4 ～ 6.9
61 ～ 65	4.6	3.2 ～ 6.6
66 ～ 70	4.3	3.0 ～ 6.2
71 ～ 75	4.0	2.8 ～ 5.7
76 ～ 80	3.5	2.5 ～ 5.1
81 ～ 85	3.1	2.2 ～ 4.5

表 13-116　IGFBP-3 性发育期参考范围

坦纳期	IGFBP-3 (μg/ml)	
	中位数	95% 置信区间
混合，*n*=420		
1	3.6	1.3 ～ 6.3
2	4.2	2.4 ～ 6.7
3	5.3	3.3 ～ 9.1
4	6.2	3.5 ～ 8.6
5	5.4	2.7 ～ 8.9
女性，*n*=226		
1	3.6	1.2 ～ 6.4
2	4.5	2.8 ～ 6.9
3	5.3	3.9 ～ 9.4
4	5.9	3.3 ～ 8.1
5	5.6	2.7 ～ 9.1
男性，*n*=194		
1	3.6	1.4 ～ 5.2
2	3.9	2.3 ～ 6.3
3	5.4	3.1 ～ 8.9
4	6.5	3.7 ～ 8.7
5	5.2	2.6 ～ 8.6

IGFBP-3 新生儿参考范围：1 ～ 7 天 IGFBP-3 结果（*n*=45）：95% 百分位数为 0.7μg/ml；8 ～ 15 天 IGFBP-3 结果（*n*=40）：中位值为 0.9μg/ml，95% 范围为 0.5 ～ 1.4μg/ml。

以上范围仅供参考，各实验室应建立自己的参考范围。

(3) 注意事项：仅供体外诊断使用。

试剂：2 ～ 8℃保存，对其处理应遵守相应的法律规定。

对于所有组分使用的注意事项和预防措施都要将其视为存在传染疾病原来处理。源自人血清的原材料全部经过检验，与梅毒、HIV1 和 2 抗体、HBsAg 和 HCV 抗体无反应。

化学发光底物：避免污染和日光直射。

水：使用蒸馏水或去离子水。

(4) 储存条件及有效期：2 ～ 8℃保存，12 个月。

(5) 产品性能指标

1) 检测范围：最高可达 16μg/ml（556 nmol/L）[WHO NIBSC 试剂 93/560]。

2) 分析灵敏度：0.1μg/ml。

3) 高点 Hook 效应：至 340μg/ml 未见。

4) 精密度：在 20 天内每天实验 2 次，双管测量，共 40 次实验，80 管重复。

在浓度 0.97 ～ 8.83μg/ml 时，批内 CV 在 5% 以内，批间 CV 在 10% 以内。

5) 线性：将样本进行线性稀释，以 1 ∶ 100 的比例进行在机预稀释。

在 8 倍稀释内，观测值与期望值的比值为 90% ～ 110%。

6) 回收率：3 种 IGFBP-3 溶液（浓度分别为 32、70 和 140μg/ml）和样本以 1 ∶ 19 比例混合分别实验。回收率在 90% ～ 110%。

7) 特异性：实验采用高特异性 IGFBP-3 抗体，与其他自然产生的物质交叉反应极低。

与以下物质无交叉反应：IGF- Ⅱ、α- 抗胰蛋白酵素、IGFBP-1（磷酸化）、IGFBP-1（去磷酸化）、IGFBP-1（复合体）、IGFBP-2、转铁蛋白、胆红素（非结合）、胆红素（结合）、人血清白蛋白、血红蛋白、人 IgG。

胆红素影响：样本中加入高达 200mg/L 的结合和未结合胆红素，在允许精密度范围内未见影响。

溶血影响：样本中加入 550mg/dl 的血红蛋白，在允许精密度范围内未见影响。

脂血影响：三酰甘油浓度达到 3000mg/dl，在允许精密度范围内未见影响。

方法学比较 1：该实验与 IMMULITE IGFBP-3 对

比，试验样本 218 例（浓度范围为 0.6 ～ 12μg/ml）。

8）方法学比较

方法学比较 1 线性关系如下：

(IML 2000)=0.92(IML)+0.35μg/ml　r=0.952

平均值：5.1μg/ml(IMMULITE 2000)；5.2μg/ml (IMMULITE)。

方法学比较 2：该实验与一种商用试剂盒（kit A）对比，试验样本 50 例（浓度范围为 0.5 ～ 7μg/ml）。

线性关系如下：

(IML 2000)=1.05(Kit A-0.05μg/ml　r=0.985

平均值：4.3μg/ml(IMMULITE 2000)；4.1μg/ml (Kit A)。

（杨奇贤　赫　斐）

参考文献

边旭明，朱宝生，刘俊涛等 . 2011. 胎儿常见染色体异常与开放性神经管缺陷的产前筛查与诊断技术标准 第 1 部分：中孕期母血清学产前筛查 . 中国产前诊断杂志，3(3)：42-47.

陈玲 . 2013. 抗缪勒管激素对卵巢功能的调节及预测作用 . 医学综述，19(8)：1400-1402.

程萍，张丽萍 . 2012. 抗苗勒激素在生殖医学中的研究进展 . 医学综述，18(22)：3746-3748.

崔毓桂，狄福松，陈家伟等 . 1996. 唾液游离睾酮测定的临床应用 . 实用男科杂志，2(3)：149-151.

胡晓颖，张晓光 . 2011. 高同型半胱氨酸血症与疾病的关系 . 山东医药，50(1)：115.

李毅，许明芳 . 2012. 多肿癌标志物蛋白芯片检测中铁蛋白在恶性肿瘤中的诊断价值 . 重庆医学，41(19)：1920-1922.

李自生，秦文燕 . 2011. 慢性肾脏病患者血清 pth 和铁蛋白检测的临床价值与 β2 - MG 的相关性研究 . 国际检验医学杂志，18(5)：342-346.

林敏 . 2009. 人绒毛膜促性腺激素检测及临床应用 . 检验医学与临床，6(4)：281-283.

鹿寒冰，李晓宾 . 2010. 脊髓亚急性联合变性 26 例临床分析 . 新医学，41(8)：534.

任妞，刘彦 . 2010. 抗苗勒管激素在女性生殖中的作用 . 临床军医杂志，38(5)：869-872.

沈永青，刘贝，石振华等 . 2012. 铁过载与癌症的发生 . 中国肿瘤临床，50(21)：1675.

滕凯 . 2011. 血清总同型半胱氨酸、叶酸、维生素 B_{12} 水平与认知功能障碍的相关性 . 检验医学与临床，8(22)：129.

滕卫平，段涛，宁光等 . 2012. 妊娠和产后甲状腺疾病诊治指南 . 中华内分泌代谢杂志，28(5)：354-369.

王枫，赵永波 . 2011. 轻度认知功能障碍患者血浆同型半胱氨酸和血清维生素 B_{12} 及叶酸水平变化研究 . 神经疾病与神经卫生，11(2).

王鸿利，尚红，王兰兰等 . 2010. 实验诊断学 . 第 2 版 . 北京：人民卫生出版社 .

王华，陈辉 . 2007. 维生素 B_{12} 功能及营养作用研究 . 中国食物与营养，2：58.

王加红，陈忠，马根山 . 2007. 妊娠相关蛋白 A 在心血管疾病中的研究进展 . 东南大学学报（医学版），26(2)：151-153.

王文娟，2013. 性激素结合球蛋白在妇产科疾病中的应用研究进展 . 检验医学与临床，10(17)：2318-2321.

王雪鹏，李洪娟 . 2011. 脑脊液铁蛋白含量测定在颅内肿瘤鉴别诊断中的意义 . 中国实验诊断学，15(Ⅱ)：1908-1909.

王杨 . 2015. 妊娠相关血浆蛋白 A 的临床价值应用 . 国际检验医学杂志，36(12)：1756-1758.

王自正 . 2000. 现代医学标记免疫学 . 北京：人民军医出版社 .

吴璨，2015. 抑制素 A 与相关病理妊娠的研究进展 . 医学综述，21(1)：30-32.

杨坤，廖有乔 . 2012. 新诊断 2 型糖尿病患者高血糖状态纠正前后血清铁蛋白的变化 . 中国糖尿病杂志，20：212-215.

于彩霞，2015. 血清雌三醇的生化与临床应用进展 . 中国医药导报，12(17)：31-34.

张同铸，1982. 甲状腺素结合球蛋白（TBG）. 日本医学介绍，3(12)：13-14.

周剑，2012. 血清中 17α - 羟孕酮的测定方法及其研究进展 . 化学分析计量，21(2)：96-98.

周晋，孟然，2004. 亚急性联合变性与维生素 B_{12} 缺乏和巨幼红细胞贫血的研究 . 中华内科杂志，43(2)：90-92.

周新，府伟灵，于嘉屏等 . 2007. 临床生物化学与检验 . 第 4 版 . 北京：人民卫生出版社 .

Kronenberg HM，Melmed S，Polonsky KS，et al. 2011. 向红丁等译 . 威廉姆斯内分泌学 . 第 11 版 . 北京：人民军医出版社 .

Anja O，Nyima S. 2013. The role of folic acid fortification in neural tube defects：a review. Food Science and Nutrition，53(11)：1180-1190.

De DI，Ward DM，Kaplan J. 2009. Specific iron chelatorsdetermine the route ferritin degradation. Blood，24(5)：356-359.

Homocysteine Lowering Trialists' Collaboration. 2005. Dose-dependent effects of folic acid on blood concentrations of homocysteine：a meta-analysis of the randomized trials1，2，3. Am J Clin Nutr vol，82(4)：806-812.

Tousoulis D，Kourkouti P. 2014. Impact of folic acid administration in homocysteine levels，inflammation and in atherosclerotic plaque area in apoE deficient mice. International Journal of Cardiology，177(2)：696-697.

Wang W，Knovieh MA，Coffman LG et al，2010. Serum ferritin：past，present and future，Biochimicat Biophysica Acta，1800(8)：760-769.

Wien TN，Pike E. 2012. Cancer risk with folic acid supplements：a systematic review and meta-analysis. BMJ Open，2(1).

第十四章　特定蛋白相关检测试剂

血浆蛋白具有多种重要的生理功能，如保持渗透压平衡，参与人体免疫功能等。其含量在人体血浆中变化广泛，常常需要灵敏的分析方法才能检测准确。1901 年冯·德灵（Emil Adolf von Behring）因发现白喉疫苗而获得首届诺贝尔生理学或医学奖。德灵博士随后创立散射比浊分析方法，建立了现代血浆蛋白的分析基础。该方法基于免疫抗体抗原复合物形成后对光信号形成散射的检测而得名。随着技术的进步，分析灵敏度不断提高。特别是乳胶增强技术，大大拓展了低浓度血浆蛋白的检测准确性。今天的特定蛋白分析已经拓展至多个疾病领域，主要提供的检测方向包括免疫功能、自身抗体、肾脏功能及炎症等。

第一节　免疫功能

一、补　体　C3

（一）概述

19 世纪末，在发现体液免疫后不久，Bordet 即证明，新鲜血清中存在一种不耐热的成分，可辅助特异性抗体介导的溶菌作用。由于这种成分是抗体发挥溶细胞作用的必要补充条件，故被称为补体（complement，C）。补体并非单一分子，而是存在于血清、组织液和细胞膜表面的一组经活化后具有酶活性的蛋白质，包括 30 余种可溶性蛋白和膜结合蛋白，故被称为补体系统。按其生物学功能可以分为补体固有成分、调节蛋白和补体受体。补体激活过程依据其起始顺序不同，可分为三条途径，分别是经典途径、甘露聚糖结合凝集素（MBL）途径和替代途径（旁路途径）（图 14-1）。

其中补体 C3 由 Ritg 于 1912 年用蛇毒处理血清时发现，分子质量为 185kDa，是血清中含量最高的补体成分，约占总球蛋白的 10%。主要由肝细胞和巨噬细胞产生，代谢速度很快，每天约有 1/2 的补体成分更新。

补体 C3 成分是补体激活的经典途径、替代途径及甘露聚糖结合凝集素（MBL）途径三者的交汇点，是宿主防御机制中占据核心地位的特殊分子，又是 C3b 依赖性阳性反馈环路的基础；同时 C3 裂解片段及其结合蛋白复杂而多样，在免疫防御、免疫调控及免疫病理中发挥着重要作用。补体 C3 与其裂解片段构成了人类补体系统的基础框架。其具有溶解靶细胞、促进吞噬、参与炎症反应等功能，同时还在免疫调节、清除免疫复合物、稳定机体内环境、参与变态反应及自身免疫性疾病等方面起重要作用。

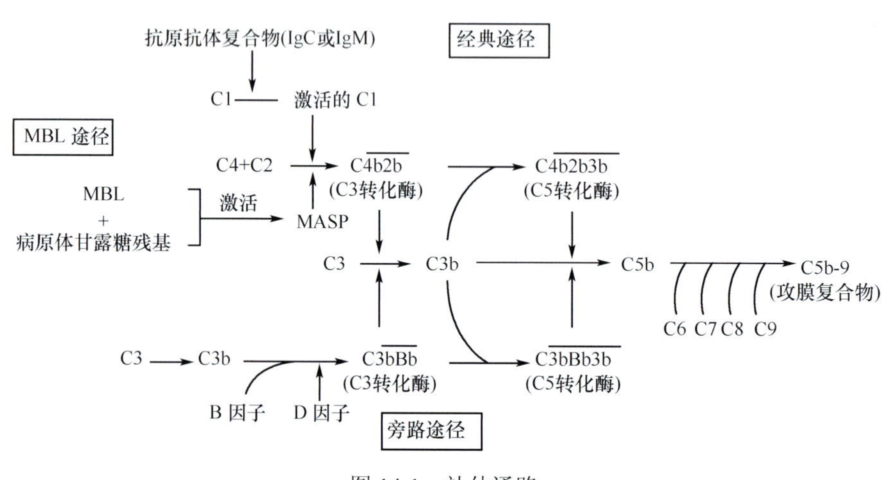

图 14-1　补体通路

（二）临床意义

1. C3 增高　主要见于各种急性期反应，如急性炎症（风湿热急性期、结节型动脉皮肌炎、伤寒、天花、麻疹、黑热病、肺炎、急性心肌梗死（AMI）、甲状腺炎、阻塞性黄疸等、组织损伤、肿瘤（特别是肝癌），另外，移植排斥反应时 C3 常增高。

2. C3 降低　主要可由先天性和后天性两类情况引起，先天性补体缺乏症比较少见，可由补体基因缺损或基因突变引起，主要导致补体成分或调节成分缺陷。后天因素主要由消耗增多、合成减少等因素引起。例如肾炎的诊断，70% 以上的急性肾小球肾炎早期 C3 减低，链球菌感染后的肾炎患者 85% 以上 C3 减低，而病毒性肾炎则 85% 以上含量正常。一般狼疮性肾炎患者 C3 水平均有所降低，待病变完全控制后，则 C3 浓度恢复正常。此外，C3 降低也可见于大面积烧伤、冷球蛋白血症、严重感染、肝炎、肝硬化、组织损伤缺血、儿童营养不良性疾病等。

（三）测定方法

血清 C3 组分的定量测定主要采用免疫散射比浊法及透射比浊法等。

（四）国家行业标准

暂无。

（五）试剂介绍

1. 补体 C3c 测定试剂盒（散射比浊法）［国食药监械（进）字 2012 第 2402773 号］

(1) 原理：免疫散射比浊法，采用高纯度人补体因子 C3c 免抗。

(2) 标本类型：适用的标本为人血清。

(3) 参考区间：健康成年人的样本为 0.9 ～ 1.8g/L。新鲜血清标本的 C3 浓度可能较低。

(4) 注意事项（干扰因素）：在三酰甘油的浓度高达 5.7g/L (C3) 或 2.4g/L (C4)、胆红素的浓度高达 600mg/L 及游离血红蛋白的浓度高达 10g/L 时均未检测到干扰；也未检测到受常用药物的干扰。标本中的浑浊和颗粒可能对测定有干扰。因此，含有颗粒的标本必须在检测前进行离心沉淀。脂血标本或浑浊标本未经离心不得使用（大约 15 000*g* 10min）。

(5) 储运条件：2 ～ 8 ℃ 保存。

(6) 性能指标：测定浓度范围为 0.12 ～ 4.1g/L。典型分析灵敏度是 0.02g/L。未发现所用抗血清具有交叉反应。精确度：表 14-1 的变异系数 (CV) 是在 BN* 系统上用 N 抗血清人补体因子获得的 (*n*=40)。

表 14-1　C3 检测试剂批内及批间精密度

C3/C3c	平均值 (g/L)	批间 CV (%)	批内 CV (%)	总计 CV (%)
N/T 蛋白质控 SL/L	0.84	2.0	2.4	2.9
N/T 蛋白质控 SL/M	1.17	2.6	4.2	4.5
N/T 蛋白质控 SL/H	1.65	2.8	2.8	3.8
血清样本（低）	1.21	2.1	3.2	3.5
血清样本（高）	1.71	2.0	2.0	2.7

2. 补体 C3 检测试剂盒（散射比浊法）（国械注进 20152400297）

(1) 原理：散射比浊法。

(2) 标本类型：建议血清样本。

(3) 参考区间：健康成年人群为 79 ～ 152mg/dl。

(4) 注意事项（干扰因素）：在胆红素的浓度 5 ～ 30mg/L、三酰甘油的浓度 150 ～ 1000mg/dl 及血红蛋白的浓度 100 ～ 500mg/dl 时均未检测到干扰。当分析低于 1 ∶ 36 倍的离线稀释样时，在稀释倍数较低的血清样品和高分子强化缓冲液之间可发生非特异性干扰。反应液中的尘埃或其他微粒物质（如碎屑和细菌）可产生无关的光散射信号，导致样品分析结果变异。

(5) 储运条件：2 ～ 8℃保存。

(6) 性能指标：初始测定范围为 35 ～ 350mg/dl，灵敏度为 5.83mg/dl。典型精密度参见表 14-2。

表 14-2　C3 检测试剂典型的精密度

精密度类型	样本	数据点	检测平均值 (mg/dl)	标准差 (mg/dl)	CV (%)
批内	血清 1 级	80	70.3	1.79	2.5
	血清 2 级	80	106	3.1	2.9
总	血清 1 级	80	70.3	2.09	3.0
	血清 2 级	80	106	3.9	3.6

二、补　体　C4

（一）概述

C4 是经典激活途径中第二个被活化的补体成分，分子质量约为 210kDa。它是一种 β 球蛋白，在肝脏、淋巴组织、骨髓、腹膜巨噬细胞、单核细胞等组织合成，代谢速度很快，每天约有 1/2 的补体成分更新。其具有溶解靶细胞、促进吞噬、参与炎症反应等功能，同时还在免疫调节、清除免疫复合物、稳定机体内环境、参与变态反应及自身免疫性疾病等方面起重要作用。

一个 C1s 丝氨酸蛋白酶可以裂解多个 C4 分子，但产生的 C4b 只有 1/10 能结合到膜固相上，而且其中也仅少数与 C2 结合。C4b 的功能，除主要参与经典激活途径中 C3 转化酶（C4b2a）和 C5 转化酶（C4b2a3b）的形成进一步介导补体后续成分的级联反应外，还可通过与效应细胞膜上的 CR1 结合促进吞噬、调节补体活化，以及参与防止免疫复合物的沉积及中和病毒的作用。

（二）临床意义

1. C4 增高　主要见于各种传染病、急性炎症（如风湿热的急性期、结节性动脉周围炎、皮肌炎、心肌梗死、Reiter 综合征和各种类型的多关节炎等）、组织损伤、多发性骨髓瘤等。自身免疫性慢性活动性肝炎、SLE、多发性硬化症、类风湿关节炎、IgA 肾病、亚急性硬化性全脑炎等。

2. C4 降低　主要见于免疫复合物引起的肾炎、SLE、自身免疫性甲状腺炎、青少年皮肌炎、病毒感染、肝硬化等。在 SLE 中，C4 的降低常早于其他补体成分，且缓解时较其他成分回升迟。狼疮性肾炎较非狼疮性肾炎 C4 值显著低下。

（三）测定方法

补体 C4 含量测定通常采用免疫比浊法，如免疫散射比浊法、免疫透射比浊法。

（四）国家行业标准

暂无。

（五）试剂介绍

下文以补体 C4 测定试剂盒（散射比浊法）[国食药监械（进）字 2012 第 2402780 号] 为例进行介绍。

(1) 原理：免疫散射比浊法，采用高纯度人补体因子 C4 免抗。

(2) 标本类型：适用的标本为人血清。

(3) 参考范围：健康成年人的样本为 0.1 ～ 0.4g/L。

(4) 注意事项（干扰因素）：在三酰甘油的浓度高达 2.4g/L（C4）、胆红素的浓度高达 600mg/L 及游离血红蛋白的浓度高达 10g/L 时均未检测到干扰。也未检测到受常用药物的干扰。标本浑浊和标本中的颗粒可能对测定有干扰。因此，含有颗粒的标本必须在检测前进行离心沉淀。

(5) 储运条件：2 ～ 8 ℃ 保存。

(6) 性能指标：测量范围为 0.06 ～ 1.9g/L；典型分析灵敏度是 0.001g/L。未发现所用抗血清具有交叉反应。精确度：表 14-3 的 CV 是在 BN 系统上用 N 抗血清人补体因子获得的（*n*=40）。

表 14-3　补体 C4 测定试剂盒精密度

C4/C4c	平均值（g/L）	批间 CV（%）	批内 CV（%）	总计 CV（%）
N/T 蛋白质控 SL/L	0.132	1.3	1.9	2.2
N/T 蛋白质控 SL/M	0.197	1.9	1.9	2.6
N/T 蛋白质控 SL/H	0.317	1.6	1.8	2.3
血清样本（低）	0.338	2.8	1.7	3.2
血清样本（高）	0.462	1.6	2.3	2.6

三、免疫球蛋白 A

（一）概述

免疫球蛋白 A（immunoglobulin A，IgA）在正常人血清中的含量仅次于 IgG，分子质量 160kDa，占血清免疫球蛋白（图 14-2）含量的 10% ～ 20%。从结构来看，IgA 有单体、双体、三体及多聚体之分。按其免疫功能又分为血清型及分泌型两种。

血清型 IgA 存在于血清中，其含量占总 IgA 的 85% 左右。大部分血清型 IgA 为单体，10% ～ 15% 为双聚体，也发现少量的多聚体。IgA 可以结合抗原，但不能激活补体的经典途径，因此不能像 IgG 那样发挥许多生物效应。循环免疫复合物的抗体中有相当比例的 IgA，因此认为：血清型 IgA 以无炎症形式清除大量的抗原，这是对维持机体内环境稳定的非常有益的免疫效应。

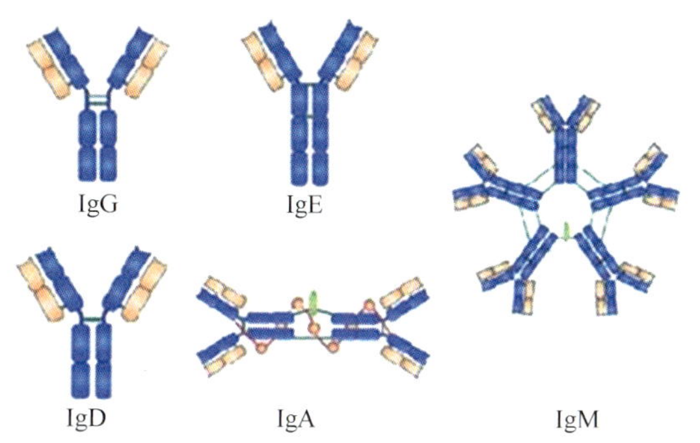

图 14-2　人体免疫球蛋白种类及结构图示

分泌型 IgA 存在于分泌液中，如唾液、泪液、初乳、鼻和支气管分泌液、胃肠液、尿液、汗液等。外分泌液中的高浓度 IgA 主要为局部合成，特别是在肠相关淋巴样组织（GALT）内。分泌型 IgA 性能稳定，在局部浓度大，能抑制病原体和有害抗原黏附在黏膜上，阻挡其进入体内；同时也因其调理吞噬和溶解作用，构成了黏膜第一防线机制；母乳中的分泌型 IgA 提供了婴儿出生后 4 ～ 6 个月的局部免疫屏障；因此常称分泌型 IgA 为局部抗体。

（二）临床意义

1. IgA 增高　主要见于 IgA 型多发性骨髓瘤，是一种由于单克隆浆细胞恶性增殖导致的 IgA 分泌异常，此外还可见于 α- 重链病、酒精性肝硬化、慢性活动性肝炎、风湿病、感染性疾病等。

2. IgA 降低　主要见于无 γ- 球蛋白血症、低丙种球蛋白血症、肾脏病等。

3. 脑脊液中的 IgA　通常可以通过与血清联合检测，对炎症性神经系统疾病进行鞘内 IgA 合成评估，升高常见于结核性脑膜炎、脑脓肿、肾上腺脑白质失养症、机会性神经系统感染（如巨细胞病毒、弓形体、神经梅毒等）。

血清主要免疫球蛋白含量变化在人体各种疾病状态下的变化参见表 14-4。

表 14-4　血清 IgG、IgA、IgM 在各种疾病状态下的变化

IgG	IgA	IgM	疾病
↑↑	↑↑	↑↑	感染、SLE、慢性活动型肝炎、肝硬化等
↑↑	N	N	多发性骨髓瘤（IgG 型）、SLE、慢性活动型肝炎、高丙种球蛋白血症、出血性紫癜、艾迪生病、多发性肌炎等
N	↑↑	N	多发性骨髓瘤（IgA 型）、急性肾炎、肾盂肾炎、结核病支气管扩张、内源性哮喘、肺气肿、皮肌炎、溃疡性结肠炎
N	N	↑↑	华氏巨球蛋白血症、先天性风疹、寄生虫病、原发性胆汁性肝硬化急性期
↑↑	N	↑	慢性活动型肝炎、SLE、硬皮病、疟疾、麻风等
↑	↑↑	↑	急性肾盂肾炎、酒精性肝炎、风湿热、干燥综合征、小结节性肝硬化等
↑	↑	↑↑	肝炎、寄生虫病、支原体感染、斑疹伤寒、MCV 感染、风疹、传染性单核细胞增多症等
↓	↓	↑	低丙种球蛋白血症、肾病、骨髓增生减低等

注：N 表示正常，↑表示增高，↑↑表示明显增高。

（三）测定方法

IgA 的定量检测通常采用免疫比浊法，如透射免疫比浊法、散射免疫比浊法。而脑脊液 IgA 的检测需要更高的检测灵敏度，通常需要使用乳胶颗粒增强的免疫比浊法。

（四）国家行业标准

暂无。

（五）试剂介绍

1. 免疫球蛋白 A 测定试剂盒（散射比浊法）［国食药监械（进）字 2012 第 2402814 号］

（1）原理：在免疫化学反应中，人体液标本中的蛋白会与特异性的抗体形成免疫复合物。这些免疫复合物会使穿过标本的光束发生散射，散射光的强度与标本中相关蛋白的浓度成正比。因此，与已知的标准浓度对比就可得出结果。

(2) 标本类型：人血清。

(3) 参考范围：健康成年人的血清标本IgA0.7 ~ 4.0g/L，儿童的参考范围会由于年龄不同而有所改变。

(4) 注意事项（干扰因素）：血清样本中三酰甘油浓度达到 5.7g/L（IgA）、9.9g/L（IgA 低浓度方案），胆红素浓度达到 600mg/L，游离血红蛋白达到 10g/L 时未检测到干扰，已知的常规药物未检测到干扰。标本浑浊和标本中的颗粒可能干扰测定结果。脂血标本或浑浊标本未经离心不得使用（大约 15 000*g* 10min）。

(5) 储运条件：2 ~ 8℃

(6) 性能指标：N 抗血清人 IgA 对免疫球蛋白 α 链是特异性的。未发现所用抗血清具有交叉反应。精密度：表 14-5 的 CV 是通过 BN 系统测定人免疫球蛋白（*n*=40）获得的。

表 14-5　免疫球蛋白 A 试剂盒精密度

IgA	平均值 (g/L)	批间 CV (%)	批内 CV (%)	总计 CV (%)
N/T 蛋白质控 SL/L	1.0	3.7	1.6	4.1
N/T 蛋白质 SL/M	1.7	2.7	3.3	4.0
N/T 蛋白质控 SL/H	2.5	2.1	2.5	3.1
血清样本（低）	2.0	2.1	3.2	3.5
血清样本（高）	2.5	2.3	2.6	3.3

2. 免疫球蛋白 A 测定试剂盒（免疫比浊法）（国械注进 20152400299）

(1) 原理：免疫球蛋白 A 试验用于测定抗原抗体反应中由于复合物形成而导致溶液中悬浮颗粒散射光增强的比率。

(2) 标本类型：血清样品为建议使用的样本。

(3) 参考范围：对 202 名显然健康的男性和女性成年人群体建立了本分析物的参照区间值为 82 ~ 453mg/dl。

(4) 注意事项（干扰因素）：血清样本中三酰甘油浓度达到 150 ~ 1000mg/dl，胆红素浓度达到 5 ~ 30mg/dl，游离血红蛋白素达到 100 ~ 500mg/dl 时未检测到干扰。

(5) 储运条件：2 ~ 8℃保存。

(6) 性能指标：分析范围 40 ~ 700mg/dl，灵敏度为 6.7mg/dl，精密度见表 14-6。

表 14-6　典型的精密度

类型	样品	数据点	检测平均值 (mg/dl)	标准差 (mg/dl)	CV (%)
批内	血清 1 级	80	126	3.7	2.9
	血清 2 级	80	268	7.6	2.8
	血清 3 级	80	605	15.4	2.5
总计	血清 1 级	80	126	4.4	3.5
	血清 2 级	80	268	8.3	3.1
	血清 3 级	80	605	19.5	3.2

四、免疫球蛋白 G

（一）概述

免疫球蛋白 G（immunoglobulin G，IgG）是血清免疫球蛋白的主要成分，含量最高，占血清免疫球蛋白总量的 75% ~ 80%，多以单体形式存在，分子质量约为 150kDa。IgG 主要由脾脏和淋巴结中的浆细胞合成，是机体重要的抗菌、抗病毒和抗毒素抗体，半衰期约为 23 天，故临床上使用丙种球蛋白（主要含 IgG）做治疗时，以 2 ~ 3 周注射一次为宜。

IgG 是唯一能通过胎盘的抗体，对防止新生儿感染起重要作用。通常婴儿出生后 3 个月已能合成 IgG，3 ~ 5 岁时达成人水平，40 岁后逐渐下降。IgG 分四个亚类，其中 IgG1 ~ 3 与相应抗原结合后可经经典途径激活补体，但各亚类与补体结合的能力不同，一般认为 IgG3>IgG1>IgG2。IgG4 不能结合固定补体（C1q），但其凝集物可经旁路途径激活补体。IgG 可通过其 Fc 段与吞噬细胞、NK 细胞等表面的 Fc 受体结合，从而对细菌等颗粒抗原发挥调理作用，促进吞噬，或产生 ADCC，有效杀伤破坏肿瘤和病毒感染的靶细胞。

免疫球蛋白是机体的正常生理成分，机体保持一定水平。血清中免疫球蛋白的增多或减少则意味着免疫增殖病或免疫缺陷病。尿液 IgG 的检测则是肾功能恶化和预后的指标，因 IgG 是一种大分子蛋白，正常情况下，由于肾小球基底膜的选择性功能，不易透过。当尿中大量出现 IgG 等大分子蛋白时，说明肾小球基底膜已丧失选择功能。正常脑脊液中不含有免疫球蛋白，脑脊液免疫球蛋白的主要来源：①局部合成，中枢神经系统感染时激活免疫细胞产生；②血脑屏障的改变，通过脑毛细管通透性增加，使血中的免疫球蛋白进入脑脊液中。

（二）临床意义

(1) 血清多克隆 IgG 增高主要见于：慢性感染、肝脏疾病（慢性活动性肝炎、原发性胆汁性肝硬化和隐匿性肝硬化）、自身免疫性疾病和囊性纤维化。

(2) 单克隆 IgG 增高，由于单一克隆浆细胞无限恶性增殖导致 IgG 分泌异常，如 IgG 型多发性骨髓瘤（multiple myeloma，MM）、浆细胞骨髓瘤（plasma cell myeloma，PCM）和意义未明的单克隆丙种球蛋白血症（monoclonal gammopathy of undetermined significance，MGUS）等单克隆免疫球蛋白增殖病。

(3) 血清 IgG 浓度降低常见于：先天性 IgG 缺乏或减低，如 Brouton 综合征、蛋白丢失性胃肠病、肾病综合征、烧伤、营养不良、内毒素免疫抑制、使用免疫抑制剂治疗、轻链病、恶性肿瘤晚期等。

(4) 尿液中 IgG 可以用于诊断肾小球损伤程度，升高见于非选择性肾小球蛋白尿（肾小球疾病晚期）。

(5) 脑脊液中的 IgG 通常可以通过与血清联合检测，对炎症性神经系统疾病进行评估，升高常见于多发性硬化症、神经性梅毒、HIV 脑炎及其他机会性中枢神经系统（CNS）感染（例如 CMV、弓形体、带状疱疹病毒等感染）。

（三）测定方法

免疫球蛋白通常采用免疫比浊法、免疫电泳法。

（四）国家行业标准

暂无。

（五）试剂介绍

1. 免疫球蛋白 G 检测试剂盒（散射比浊法）[国食药监械（进）字 2012 第 2402809 号]

(1) 原理：散射比浊法，采用高纯度人免疫球蛋白 G 免疫兔制成。

(2) 标本类型：适用的标本为人血清，新鲜的人尿和脑脊液标本。

(3) 参考范围：7.0 ～ 16.0g/L（健康成年人的血清标本），＜ 9.6mg/L（晨尿）；＜ 34mg/L（脑脊液）。

(4) 注意事项（干扰因素）：血清样本中三酰甘油浓度达到 19g/L，胆红素浓度达到 600mg/L，游离血红蛋白达到 10g/L 时未检测到干扰，已知的常规药物未检测到干扰。标本浑浊和标本中的颗粒可能干扰测定结果。脂血标本或浑浊标本未经离心不得使用（大约 15 000*g* 10min）。

(5) 储运条件：2 ～ 8℃ 保存。

(6) 性能指标：测定浓度范围为 1.4 ～ 46g/L，典型分析灵敏度是 0.07g/L。未发现所用抗血清具有交叉反应。精确度：表 14-7 的 CV 是在 BN 系统上测定人免疫球蛋白获得的（*n*=40）。

表 14-7 免疫球蛋白 G 检测试剂盒精密度

IgG	平均值 (g/L)	批间 CV (%)	批内 CV (%)	总计 CV (%)
N/T 蛋白质控 SL/L	5.0	2.1	3.0	3.4
N/T 蛋白质控 SL/M	8.4	1.4	1.8	2.1
N/T 蛋白质控 SL/H	12.1	1.5	2.6	2.7
血清样本（低）	8.8	1.7	1.8	2.3
血清样本（高）	12.7	1.5	2.2	2.4

2. 免疫球蛋白 G 检测试剂盒（免疫比浊法）（国械注进 20152400549）

(1) 原理：免疫球蛋白 G 试验用于测定抗原抗体反应中由于复合物形成而导致溶液中悬浮颗粒散射光增强的比率。

(2) 标本类型：血清和脑脊液为建议使用的样本。

(3) 参考范围：对 205 名显然健康的美国男性和女性成年人群体建立了血清 IgG 的参照区间值，为 751 ～ 1560mg/dl；用比浊法确定了脑脊液 IgG 参照区间值，为 0.48 ～ 5.86mg/dl。

(4) 注意事项：血清样本中三酰甘油浓度达到 150 ～ 1000mg/dl，胆红素浓度达到 5 ～ 30mg/dl，游离血红蛋白素达到 100 ～ 500mg/dl 时未检测到干扰。

(5) 储运条件：2 ～ 8℃保存。

(6) 性能指标：分析范围是 200 ～ 3600mg/dl（血清）；0.93 ～ 16.7mg/dl（脑脊液）。测定灵敏度为 33.3mg/dl（血清）；0.93mg/dl（脑脊液）。精密度表现见表 14-8。

表 14-8 免疫球蛋白 G 试剂盒精密度

精确类型	样品	数据点	检测平均值 (mg/dl)	标准差 (mg/dl)	CV (%)
批内	血清 1 级	80	549	10.8	2.0
	血清 2 级	80	1293	33.3	2.6
	血清 3 级	80	2362	51.2	2.2
总计	血清 1 级	80	549	13.7	2.5
	血清 2 级	80	1293	39.1	3.0
	血清 3 级	80	2362	89.6	3.8

五、免疫球蛋白 G 亚类

（一）概述

20 世纪 60 年代，研究者经过针对同种人类 IgG 骨髓瘤蛋白特异性的多克隆兔抗血清的研究后发现，人类 IgG 可分为 IgG1、IgG2、IgG3 和 IgG4 4 个亚类。20 世纪 80 年代，针对人类 IgG 的单克隆抗体的出现，使得特异性 IgG 亚类试剂大规模投入使用。在数量上，IgG 4 个亚类在血清中的浓度为 IgGl(60% ～ 70%) ＞ IgG2(15% ～ 20%) ＞ IgG3(5% ～ 10%)＞ IgG4(＜ 5%)；这 4 种 lgG 亚类在重链不变区的氨基酸序列 95% 以上相同。在铰链区的氨基酸组成和结构有明显的不同。此区域位于 Fab 臂部与 2 条重链 C 末端 (CH2 和 CH3) 之间，决定了 IgG 作用分子的可变性，特别是由于铰链区的长度和可变性是不同的，而这些结构和可变性的差异又与 IgG 不同的功能有关，如补体的激活和调理素作用（即诱导吞噬细胞作用），因此它们在疾病的发生发展过程中发挥着不同作用。IgG1、IgG2 和 IgG4 在体内的半衰期较长，为 3 周左右。IgG3 的半衰期仅有 1 周。这可能是由于 IgG3 的长铰链区容易受到蛋白酶降解的缘故。IgG1、IgG3 和 IgG4 可穿过胎盘屏障，在新生儿抗感染免疫中起到重要作用。IgG 亚类异常是免疫反应不正常的表现，各种疾病均会造成 IgG 亚类的减少或增多。某一种 IgG 亚类的缺乏最常见的后果是体液免疫的不足，虽然这不一定会有临床表现。由于一种 IgG 型水平降低可以伴有一种或几种其他的 IgG 亚类水平的增高，从而使 IgG 总量仍然正常。因此，即使 IgG 总量在正常范围或者稍低于正常值范围，也需要测定 IgG 亚类水平。

不同的 IgG 亚类对不同的抗原产生应答反应：IgG1 在四种亚类中含量最丰富，且在对蛋白质 / 多肽抗原的应答中占优势。它的缺失可引起反复感染等。IgG1 的缺陷常与其他 IgG 亚类缺陷有关，如 IgG3。IgG2 在对多糖抗原的免疫应答中占优势。它的缺陷为 IgG 亚类缺陷中最常见者，且多见于儿童。儿童反复发生呼吸道感染（通常是 B 型流感嗜血杆菌或链球菌或肺炎双球菌引起的呼吸道疾病）与 IgG2 缺陷有特征性的关系。IgG3 在对蛋白质及多肽类抗原产生免疫应答中常常表现出比 IgG1 更高的亲和性。单一 IgG3 缺陷也是最常见的 IgG 亚类缺陷之一，见于反复性呼吸道感染的成人（如阻塞性肺病患者反复发生呼吸道感染）和儿童，且常与 IgG1 缺陷有关。IgG4 在变态反应性疾病中高水平表达，能阻断 IgE 应答，不能结合多糖抗原。IgG4 缺陷常见于毛细血管扩张的共济失调，并与 IgG2 和 IgA 缺乏有关。IgG4 水平升高见于异位性皮炎、哮喘和某些寄生虫疾病。IgG1、IgG3 是 T 细胞依赖性抗体，通常针对蛋白质抗原。IgG2 是非 T 细胞依赖性抗体，主要针对多糖抗原。已知 IgG4 同 I 型变态反应密切相关。

IgG4 相关性疾病是一种与 IgG4 相关、累及多器官或组织的慢性、进行性自身免疫性疾病。该病临床谱广泛，包括米库利次病、自身免疫性胰腺炎、间质性肾炎及腹膜后纤维化等多种疾病，由于其独特的临床及病理学表现，IgG4 相关性疾病逐渐得到了国际社会的关注和重视。IgG4 相关性疾病的特点：①一个或多个器官或组织肿胀增大，似肿瘤性；② IgG4 阳性淋巴细胞大量增生而导致淋巴细胞增生性浸润和硬化；③血清 IgG4 细胞水平显著增高（＞ 1350mg/L)，IgG4 阳性淋巴细胞在组织中浸润 (IgG4 阳性淋巴细胞占淋巴细胞的 50% 以上）；④对糖皮质激素治疗反应良。IgG4 相关性疾病多见于经常患有变态反应性疾病的老年人，并且多个器官和组织可被累及，疾病早期无特异性临床表现，受累脏器包括胰腺（自身免疫性胰腺炎）、唾液腺和泪腺（米库利次病）、肺（间质性肺炎）、腹膜后间隙（腹膜后纤维化）、（间质性肾炎）、蛛网膜（硬脑膜炎）、垂体（垂体功能减退综合征）等，尤其在眼眶、肺和乳腺等组织（或器官）可导致炎性假瘤。因为这种慢性炎症过程和受累器官或组织的进行性纤维化密切相关，故累及的器官或组织多有假性肿瘤的表现。这些受累器官或组织的特异性表现可以为这种疾病的诊断提供有力的线索。

（二）临床意义

1. IgG 亚类增高

(1) IgG4 相关疾病可见血清 IgG4 增高。

(2) IgG4 在变态反应性疾病中高水平表达。

(3) IgG 亚类浓度的多克隆增殖可发生于慢性抗原刺激，但只起次要的诊断作用。

2. IgG 亚类降低　见于原发性及继发性免疫缺陷患者：IgG 亚类缺陷的患者经常出现呼吸道的反复感染。IgG1 的浓度降低更可能源自普通免疫缺陷而不是某种亚类缺陷。选择性免疫球蛋白 G2 缺陷表现为病毒和细菌感染发生率增加，预示着免疫应答功能缺陷。上呼吸道和支气管肺部感染的患者血清中免疫球蛋白 G2 浓度较低。肾病综合征患者血清中的免疫球蛋白 G1 和免疫球蛋白 G2 浓度较低，轻微肾炎的患者尤为明显。免疫球蛋白 G3 缺陷在尿道病毒感染中曾报道过。慢性支气管肺病和支气管扩张的患者血清中免疫球蛋白 G4 的浓度非常低。IgG 亚类浓度的改变也曾在自身免疫性疾病、神经症候群和 HIV 感染的患者中报道过。IgG 亚类的测定用于感染易感性增加患者的诊断说明。

（三）测定方法

血清 IgG 亚类的测定目前主要采用免疫散射比浊法、酶联免疫法等。

（四）国家行业标准

暂无。

（五）试剂介绍

下文以免疫球蛋白 G1 测定试剂盒（散射比浊法）[国食药监械（进）字 2014 第 2403331 号]、免疫球蛋白 G2 测定试剂盒（散射比浊法）[国食药监械（进）字 2014 第 2402492 号]、免疫球蛋白 G3 测定试剂盒（散射比浊法）[国食药监械（进）字 2014 第 2400356 号]、免疫球蛋白 G4 测定试剂盒（散射比浊法）[国食药监械（进）字 2014 第 2400357 号] 为例进行介绍。

(1) 原理：在免疫化学反应中，人体液标本中的蛋白会与特异性的抗体形成免疫复合物。这些免疫复合物会使穿过标本的光束发生散射，散射光的强度与标本中相关蛋白的浓度成正比，与已知的标准浓度对比就可得出结果。

(2) 标本类型：血清或血浆。

(3) 参考区间：参见表 14-9。

表 14-9　IgG 亚类参考区间（g/L）

年龄组（岁）	Ig G1	IgG2	Ig G3	Ig G4
≤ 1	1.51 ～ 7.92	0.26 ～ 1.36	0.093 ～ 0.920	0.004 ～ 0.464
1 ～ 3	2.65 ～ 9.38	0.28 ～ 2.16	0.087 ～ 0.864	0.009 ～ 0.742
3 ～ 6	3.62 ～ 12.28	0.57 ～ 2.90	0.129 ～ 0.789	0.013 ～ 1.446
6 ～ 12	3.77 ～ 11.31	0.68 ～ 3.88	0.158 ～ 0.890	0.012 ～ 1.699
12 ～ 18	3.62 ～ 10.27	0.81 ～ 4.72	0.138 ～ 1.058	0.049 ～ 1.985
＞ 18	4.05 ～ 10.11	1.69 ～ 7.86	0.11 ～ 0.85	0.03 ～ 2.01

(4) 注意事项：含有颗粒的样本必须在检测前进行离心，切勿使用通过离心处理（大约 15 000*g* 10min）不能澄清的脂血样本。在某些个别的案例中，单克隆免疫球蛋白可能显示出偏离多克隆标准的反应，有出现较低的或非线性结果的可能性。万一遇到可疑的结果，应该使用更高稀释浓度的样本重复测量。作为额外的质控，建议测定全部 4 种 IgG 亚类以及比较它们的总 IgG 浓度。亚类 1 ～ 4 的和应该占总 IgG 的 80% ～ 120%；否则，应该检测是否存在单克隆成分或其他干扰成分。

(5) 储运条件：2 ～ 8℃。

(6) 性能指标：精确度表现见表 14-10 ～表 14-13。

表 14-10　IgG1 检测试剂盒精密度

IgG1	平均值 (g/L)	批间 CV (%)	批内 CV (%)	总 CV (%)
N/T 蛋白质控品，低水平	3.6	2.3	2.1	3.0
N/T 蛋白质控品，中水平	6.8	2.3	1.9	2.9
N/T 蛋白质控品，高水平	9.1	1.6	2.1	2.5
混合血清 1	15.6	1.2	1.5	1.8
混合血清 2	5.8	2.0	1.6	2.5

表 14-11　IgG2 检测试剂盒精密度

IgG2	平均值 (g/L)	批间 CV (%)	批内 CV (%)	总 CV (%)
N/T 蛋白质控品，低水平	1.8	1.9	2.2	2.8
N/T 蛋白质控品，中水平	2.7	1.9	2.8	3.1
N/T 蛋白质控品，高水平	4.2	2.7	4.0	4.5
混合血清 1	1.9	2.1	2.1	2.8
混合血清 2	8.2	3.2	3.0	4.2

表 14-12　IgG3 检测试剂盒精密度

免疫球蛋白 G3 测定试剂盒	平均值 (g/L)	批内 CV (%)	批间 CV (%)	总 CV (%)
多项蛋白质控品(低值)	0.224	5.3	2.4	5.2
多项蛋白质控品(中值)	0.344	4.0	2.4	4.2
多项蛋白质控品(高值)	0.45	3.3	3.3	4.4
混合血清 1	0.108	3.8	3.6	4.9
混合血清 2	0.84	5.3	3.8	6.0

表 14-13　IgG4 检测试剂盒精密度

免疫球蛋白 G4 测定试剂盒	平均值 (g/L)	批内 CV (%)	批间 CV (%)	总 CV (%)
多项蛋白质控品（低值）	0.195	3.7	2.3	4.0
多项蛋白质控品（中值）	0.507	2.4	1.5	2.6
多项蛋白质控品（高值）	0.729	3.5	1.0	3.2
混合血清 1	0.079	4.4	3.5	5.2
混合血清 2	1.62	4.5	4.7	6.0

六、免疫球蛋白 M

（一）概述

免疫球蛋白 M(immunoglobulin M，IgM) 主要由脾脏和淋巴结中浆细胞分泌合成，分为 IgM1 和 IgM2 两个亚型，是免疫球蛋白中相对分子质量最大的。IgM 主要分布在血液中，在机体免疫反应中出现最早，具有强大的抗感染作用。IgM 占血清免疫球蛋白总量的 6%，是血清中第二高浓度的免疫球蛋白，分子质量为 190kDa，是机体受抗原刺激后最先产生的抗体，起“先锋免疫”作用，具有很强的细胞毒活性和细胞溶解活性，由于 IgM 主要存在于血管内，是抗血管内感染的第一线抗体，对防止败血症的发生有重要作用。

IgM 是一级免疫应答中所产生的主要免疫球蛋白，它也产生于二级免疫应答，但往往被二级应答中大量生成的 IgG 所掩盖，尽管生成的数量较少，但 IgM 在激活补体、调理作用、中和病毒和凝集作用等方面，比 IgG 要有效得多。IgM 不能通过胎盘，在胎儿的保护方面它无能为力。但在初乳中富含 IgM，可被婴儿吸收。婴儿出生后 IgM 升高很快，1 岁时已达成年人水平。A、B 血型人类的天然血型抗体是 IgM，由于它不能通过胎盘，不会产生新生儿溶血症。变态反应Ⅱ、Ⅲ型及自身免疫疾病患者的特异性抗体除 IgG 外，还有 IgM 类（如类风湿因子），所以 IgM 类抗体也会对机体自身造成免疫损伤。

（二）临床意义

(1) 血清 IgM 浓度增高：多克隆 IgM 增高主要见于病毒感染、寄生虫感染、慢性肝病等。单克隆 IgM 增高主要由于单一克隆浆细胞无限恶性增殖导致，如华氏巨球蛋白血症、恶性淋巴瘤等。

(2) 血清 IgM 浓度降低常见于先天性 IgM 缺乏或减低，如免疫缺陷、选择性 IgM 缺乏、非 IgM 型骨髓瘤、蛋白丢失综合征、淋巴瘤等。

(3) 脑脊液中的 IgM 通常可以通过与血清联合检测，对炎症性神经系统疾病进行评估，升高常见于神经莱姆病、腮腺炎脑膜脑炎、非霍奇金淋巴瘤中枢神经累及、机会性神经系统感染（如弓形体、神经梅毒、多发性硬化症等）。

（三）测定方法

IgM 测定主要采用透射比浊、散射比浊、化学发光等方法。

（四）国家行业标准

暂无。

（五）试剂介绍

下文以免疫球蛋白 M 测定试剂盒（散射比浊法）[国食药监械（进）字 2012 第 2402779 号] 为例进行介绍。

(1) 原理：散射比浊法，采用高纯度人免疫球蛋白 G 免疫兔制成。

(2) 标本类型：血清。

(3) 参考区间：0.4 ～ 2.3g/L（健康成年人血清标本）。

(4) 注意事项：血清样本中三酰甘油浓度达到 4.6g/L(IgM 低浓度方案)，胆红素浓度达到 600mg/L，游离血红蛋白达到 10g/L 时未检测到干扰，已知的常规药物未检测到干扰。标本浑浊和标本中的颗粒可能干扰测定结果。脂血标本或浑浊标本未经离心不得使用（大约 15 000g 10min）。

(5) 储运条件：2 ～ 8 ℃ 保存。

(6) 性能指标：测定浓度范围为 0.2 ～ 6.4g/L。典型分析灵敏度是 0.2g/L。未发现所用抗血清具有交叉反应。精确度：表 14-14 的 CV 是在 BN 系统测定人免疫球蛋白获得的 (n=40)。

表 14-14　免疫球蛋白 M 检测试剂盒精密度

IgM	平均值 (g/L)	批间 CV（%）	批内 CV（%）	总计 CV（%）
N/T 蛋白质控 SL/L	0.47	4.0	3.8	5.3
N/T 蛋白质控 SL/M	0.69	1.9	3.2	3.4
N/T 蛋白质控 SL/H	0.90	1.7	2.6	2.8
血清样本（低）	0.76	1.9	2.2	2.7
血清样本（高）	1.12	1.7	1.7	2.2

七、免疫球蛋白 κ、λ 型轻链

（一）概述

免疫球蛋白是由德国学者 Behring 和日本学者北里于 1890 年首次发现，随后人们用电泳技术证明了血液中抗体的活性存在于 γ 区、β2 区、β 区和 α 区。为了避免名称上的混乱，1964 年世界卫生组织命名委员会统一将抗体及化学结构、抗原性与其有关的蛋白统称为免疫球蛋白。

Porter 对血清免疫球蛋白抗体的研究证明，免疫球蛋白的基本结构都是由 4 条多肽链组成的对称性结构，其中两条为相同的重链（H 链，分子质量 60 ～ 80kDa），两条为相同的轻链（L 链，分子质量 20 ～ 30kDa），这些多肽链之间通过二硫键连接。轻链共有两类：κ 链与 λ 链，同一个天然免疫球蛋白分子上的轻链是相同的；而重链分为五类。这些重链与轻链组成的完整免疫球蛋白分子分别称为 IgM(μ)、IgG(γ)、IgA(α)、IgD(δ)、IgE(ε)。

通常情况下，免疫球蛋白重链和轻链的合成速度不同。合成一条重链需要 18min，而合成一条轻链需要 10min，因此当合成一条完整的免疫球蛋白分子时，就会有一条以上的轻链剩余。其中 10% 由肾小管分解代谢，80% 由巨噬细胞降解，余下的 10% 随尿排出。正常情况下，体内 κ 型与 λ 型轻链比值大致恒定在 2 ∶ 1，多克隆增殖时可出现轻链过剩，但 κ/λ 轻链比值不变；异常的单克隆恶性增殖时，不仅轻链过剩，同时会导致 κ/λ 轻链值发生变化。

由于完整的免疫球蛋白分子无法通过完整的肾小球滤过屏障，而游离免疫球蛋白 / 轻链会通过肾小球滤过，并在肾小管中被重吸收。当血液中的游离免疫球蛋白 / 轻链浓度超过了肾小管的重吸收能力时，会导致在尿液中排出游离轻链。所以检测尿液中的游离免疫球蛋白 / 轻链（本周蛋白）是判断是否患有单克隆丙种球蛋白病的重要依据，并可用于该疾病的诊断和监控。

（二）临床意义

轻链升高见于：

1. 多发性骨髓瘤　由于瘤细胞的单克隆性及轻链、重链合成与分泌的紊乱，血浆中往往存在大量单克隆性游离轻链 (FLC)，导致 κ 或 λ 链的升高及比值异常。

2. 慢性淋巴细胞性白血病　属于B细胞肿瘤，存在免疫球蛋白异常，可导致 κ 或 / 和 λ 链升高，

κ/λ 比值可异常。

3. 巨球蛋白血症

4. 轻链病 / 轻链沉积病 浆细胞异常增生，产生过多轻链，而重链合成相应减少。80% 的轻链沉积患者致病轻链为 κ 链，而淀粉样变性则以 λ 链为主。

5. 恶性肿瘤 肝癌患者 κ 和 λ 值可明显升高，原因可能在于肝内隐蔽抗原的释放、病毒持续感染、癌细胞抗原刺激作用，以及由于抑制性 T 细胞的缺陷，B 细胞失去控制而合成抗体增多。

6. 轻链缺陷 非常罕见，感染和腹泻是主要的临床表现。此外，免疫球蛋白浓度低时也可导致总轻链浓度低。

（三）测定方法

实验室测定轻链的方法包括免疫固定电泳法(IFU)、高效毛细管电泳法、散射免疫比浊法、透射免疫比浊法等。电泳法只能用于 M 蛋白定性或半定量测定，仍需要使用免疫比浊法进行定量测定。

（四）国家行业标准

暂无。

（五）试剂介绍

1. 免疫球蛋白 κ 型轻链测定试剂盒（散射比浊法）[国食药监械（进）字 2014 第 2402089 号]、免疫球蛋白 λ 型轻链测定试剂盒（散射比浊法）[国食药监械（进）字 2014 第 2402090 号]

(1) 原理：在免疫化学反应中，人血清或尿液标本中包含的蛋白会与特异性抗体形成免疫复合物。这些免疫复合物会使穿过标本的光束发生散射，散射光的强度与标本中相关蛋白的浓度成比例，与已知浓度的标准值对比即可得出结果。

(2) 标本类型：血清或随机和定时采集的新鲜尿液。

(3) 参考范围：健康成年人血清标本的参考范围为 1.7 ～ 3.7g/L（免疫球蛋白 κ 型轻链），0.9 ～ 2.1g/L（免疫球蛋白 λ 型轻链），1.35 ～ 2.65 (κ/λ 轻链比值）。对尿液的 κ / λ 轻链比值发布的参考范围是 0.75 ～ 4.5。

(4) 注意事项：含有颗粒的样本必须在检测前进行离心沉淀。切勿使用通过离心处理（大约 15 000g 10min）不能澄清的脂血样本。抗血清免疫球蛋白 / 轻链系列试剂与结合和游离的轻链都起反应。所以，在测定尿液标本时，应使用适当方法 (CAF 电泳法、免疫固定法、免疫球蛋白测定）排除不存在大量结合轻链的情况，然后分析检测结果以确定是否存在游离轻链（本周蛋白）。在诊断单克隆丙种球蛋白病时，不能用 κ 及 λ 型人免疫球蛋白 / 轻链的比浊测定代替免疫电泳法或免疫固定电泳法。

(5) 储运条件：2 ～ 8℃保存。

(6) 性能指标：免疫球蛋白 κ 型轻链测定试剂盒对初始稀释度下样本的可测浓度范围为 0.28 ～ 9.1g/L，免疫球蛋白 λ 型轻链测定试剂盒对初始稀释度下的可测浓度范围为 0.16 ～ 5.0g/L。轻链测定试剂与相关类型的结合和游离轻链都起反应。精密度见表 14-15。

表 14-15 免疫球蛋白轻链检测试剂盒精密度

蛋白	批内 (*n*=30)		批间 (*n*=10)	
	平均值 (g/L)	CV (%)	平均值 (g/L)	CV (%)
免疫球蛋白 κ 型轻链	2.80	2.0	2.73	3.3
免疫球蛋白 λ 型轻链	1.62	1.9	1.52	2.9

2. κ 轻链检测试剂盒 [国械注进 20152401546]、λ 轻链检测试剂盒 [国械注进 20152400550]

(1) 原理：抗原抗体反应中形成免疫复合物，悬浮在缓冲液中使散射光信号发生变化，通过测定信号增长的速率决定抗原浓度。

(2) 标本类型：建议使用血清和尿液样本。

(3) 参考范围：参见表 14-16。

表 14-16 κ 轻链、λ 轻链检测试剂盒参考范围

样本类型		参考范围 (mg/dl)
κ 轻链	血清	629 ～ 1350
	尿液	＜ 1.85 (94% 的检测人群中）
λ 轻链	血清	313 ～ 723
	尿液	＜ 5.0

(4) 注意事项：胆红素浓度 5 ～ 30mg/dl、

三酰甘油浓度 200 ～ 1000mg/dl、血红蛋白浓度 100 ～ 500mg/dl 未见明显干扰。

(5) 储运条件：2 ～ 8℃。

(6) 性能指标：分析范围见表 14-17。

表 14-17　κ 轻链、λ 轻链检测试剂盒检测范围

	样本类型	分析范围（mg/dl）
κ 轻链	血清	400 ～ 4400
	尿液	1.85 ～ 20.4
λ 轻链	血清	180 ～ 1400
	尿液	5.0 ～ 38.9

κ 轻链的灵敏度是 11.1mg/dl（血清），1.85mg/dl（尿液）。λ 轻链的灵敏度是 30mg/dl（血清），5mg/dl（尿液）。

κ 轻链检测试剂盒的精密度见表 14-18，λ 轻链检测试剂盒的精密度见表 14-19。

表 14-18　κ 轻链检测试剂盒的精密度

精密度类型	样本	数据点	检测平均值（mg/dl）	标准差（mg/dl）	CV（%）
批内	血清水平 1	80	540	15.6	2.9
	血清水平 2	80	1113	24.1	2.2
	血清水平 3	80	2377	61.2	2.6
总	血清水平 1	80	540	17.4	3.2
	血清水平 2	80	1113	30.9	2.8
	血清水平 3	80	2377	70.9	3.0

表 14-19　λ 轻链检测试剂盒的精密度

精密度类型	样本	数据点	检测平均值（mg/dl）	标准差（mg/dl）	CV（%）
批内	血清水平 1	80	247	5.1	2.1
	血清水平 2	80	718	14.0	1.9
	血清水平 3	80	1233	37.2	3.0
总	血清水平 1	80	247	5.3	2.2
	血清水平 2	80	718	17.4	2.4
	血清水平 3	80	1233	39.7	3.2

八、游离轻链 κ、λ 型

（一）概述

游离轻链又称本周蛋白（Bence Jones proteins，BJP），是在 1846 年由 Bence Jones 在多发性骨髓瘤患者的尿液中发现的一种在 40 ～ 60℃凝固、温度上升到 90 ～ 100℃时又溶解的蛋白。本周蛋白是迄今为止发现的第一个特殊的肿瘤标志物，可用来鉴定和监控包括多发性骨髓瘤、淀粉样变性等在内的多种 B 细胞恶性增殖性疾病，具有较高的临床价值。

在正常的免疫应答中，可形成完整的免疫球蛋白分子，各包括 2 种相同的重链（α、γ、μ、δ、ε）和 2 种相同的轻链（κ、λ），通过重链定义免疫球蛋白的类型（IgA、IgG、IgM、IgD、IgE），重链与 κ 或 λ 型轻链相结合。1 个浆细胞可产生 1 类重链和 1 类轻链，装配后分泌入血。与每个浆细胞克隆产生的重链量相比，轻链始终略微过量，并释放入血液，成为未结合或游离轻链（FLC）。在健康个体中，大多数轻链为结合型，成为完整的免疫球蛋白，只有极少数游离轻链进入血液循环。进入血液循环的游离轻链 κ 单体为 22.5kDa，来自二聚体的游离轻链 λ 约为 45kDa。2 种游离轻链在肾脏中清除，但由于分子大小不同，游离轻链 κ 的肾小球滤过率大于游离轻链 λ，导致平均游离轻链 κ/λ 比值为 0.6，而总轻链的血浆比值约为 2。

总轻链的测定位点是处于轻链与重链结合面的外侧，即暴露表位，因此测定结果为游离轻链与结合轻链的总和；而测定游离轻链是选取处于轻链与重链结合面内的一点，即隐藏表位。

正常个体每天产生的轻链几乎全部由肾小球滤过，又几乎全部从近曲小管重吸收。当体内产生的轻链超过近曲小管的最大重吸收能力时就会形成溢出性蛋白尿，对肾脏产生损害，最终导致尿液中游离轻链排泄减少；血液中游离轻链的浓度受肾功能影响较小，血流中游离轻链浓度上升提示病情进展，而尿液中游离轻链浓度下降因为受到肾脏功能影响，无法区分是治疗有效还是疾病进展恶化。

单克隆丙种球蛋白病（monoclonal gammopathy）通常伴随一种特异性免疫球蛋白生成量大幅增加，特异性游离轻链的过量生成参与其中，游离轻链 κ 或游离轻链 λ 的血清水平升高，并且游离轻链 κ/λ 比值与参考范围相比升高或下降。对于轻链型骨髓瘤和不分泌性骨髓瘤，游离轻链具有更好的特异性和灵敏度，因此游离轻链的检测已经写入国际骨髓瘤工作组（IMWG）、NCCN 等国际组织筛查和监测多发性骨髓瘤的国际指南中。

（二）临床意义

游离轻链异常多为升高，游离轻链升高的疾病包括：

(1) 浆细胞性疾病：由于浆细胞异常增生而造成免疫球蛋白分泌异常，游离轻链增加，见于以下疾病：多发性骨髓瘤（MM）、轻链病、淀粉样变、淋巴增生性恶性肿瘤。

(2) 免疫系统长期受刺激：免疫系统长期受刺激的患者，血中游离轻链可升高，这种升高通常为多克隆性升高。例如红斑狼疮（SLE）患者血及尿中游离轻链均可升高；部分类风湿关节炎患者血游离轻链可增高，其血清浓度与疾病的严重程度相关，血中游离轻链浓度为结节病活动的标志。

(3) 肾脏疾病：由于轻链是在近曲肾小管重吸收进而分解的，故当肾小管重吸收功能受损时，尿中轻链升高。但当患者出现尿毒症后，由于肾脏的清除功能受影响，血清轻链升高。糖尿病肾病：1 型及 2 型糖尿病患者均有尿轻链升高，且尿轻链分泌随病程延长而增加。但用胰岛素治疗后可下降，其机制未明。血中轻链可不高。

目前也有文献报道，通过检测脑脊液和血清中的 κ 游离轻链计算 κ 轻链指数，用于提示颅内合成异常，用于多发性硬化症的诊断。

（三）测定方法

实验室测定游离轻链的方法有血清蛋白电泳、免疫固定电泳法、散射比浊法、透射比浊法等。电泳法只能用于 M 蛋白定性或半定量测定，仍需要使用免疫比浊法进行定量测定。

（四）国家行业标准

暂无。

（五）试剂介绍

下文以游离轻链 κ 型测定试剂盒（散射比浊法）［国食药监械（进）字 2014 第 3402251 号］、游离轻链 λ 型测定试剂盒（散射比浊法）［国食药监械（进）字 2014 第 3402250 号］为例进行介绍。

(1) 原理：与含有游离轻链的样本混合后，包被 κ 或 λ 型人类游离轻链抗体的聚苯乙烯颗粒凝集。这些聚集物可对穿过样本的光线产生散射，散射光的强度与样本中相应蛋白的浓度成比例。通过与浓度已知的标准品相比，对结果进行评估。

(2) 标本类型：血清、肝素化或 EDTA 血浆。

(3) 参考范围：在 369 名表观健康受试者人群中确定的参考范围为 6.4 ～ 22.4mg/L（κ 型游离轻链）、8.3 ～ 27.0mg/L（λ 型游离轻链）。κ/λ 比值的计算结果为 0.86（0.31 ～ 1.56）。

(4) 注意事项：类风湿因子的最大浓度为 2000IU/ml，三酰甘油的最大浓度为 5g/L，胆红素（结合）的最大浓度为 1025μmol/L，胆红素（游离）的最大浓度为 618μmol/L，游离血红蛋白的最大浓度为 5g/L，总蛋白的最大浓度为 140g/L，血清样本中未检出干扰。含有颗粒的样本必须在检测前进行离心沉淀，切勿使用通过离心处理（大约 15 000*g* 10min）不能澄清的脂血样本。患者样本可能含嗜异性抗体，可在免疫分析法中发生反应，导致结果假性升高或下降。该分析法可减小嗜异性抗体产生的干扰。然而，无法保证在所有患者样本中完全清除此类干扰。单克隆免疫球蛋白浓度的显著升高可能会潜在地抑制抗游离轻链抗体与轻链分子的反应。如果结果与之前的结果或其他实验的结果不相符（如血清免疫电泳、免疫固定、血细胞计数）和 / 或与临床情况不符，建议对样本进行更高倍的稀释后重新测定。

(5) 储运条件：2 ～ 8℃。

(6) 性能指标：精密度见表 14-20 和表 14-21。

表 14-20　游离轻链 κ 型测定试剂盒精密度

游离轻链 κ 型	平均值 (mg/L)	重复性		实验室内	
		s (mg/L)	CV (%)	*s* (mg/L)	CV (%)
游离轻链质控品（水平 1）	11.0	0.15	1.4	0.21	1.9
游离轻链质控品（水平 2）	27.2	0.48	1.8	0.59	2.2
低血清库	5.14	0.11	2.1	0.19	3.7
中血清库	13.8	0.24	1.7	0.40	2.9

表 14-21　游离轻链 λ 型测定试剂盒精密度

游离轻链 λ 型	平均值 (mg/L)	重复性		实验室内	
		s (mg/L)	CV (%)	*s* (mg/L)	CV (%)
游离轻链质控品（水平 1）	9.66	0.17	1.7	0.26	2.7
游离轻链质控品（水平 2）	29.5	0.55	1.9	0.92	3.1
低血清库	4.08	0.16	4.0	0.20	4.8
中血清库	12.6	0.23	1.8	0.44	3.5

九、C 反应蛋白

（一）概述

C 反应蛋白（C-reactive protein，CRP）于 1930 年由 Tillet 和 Francis 发现。最初他们观察到一些急性患者的血清可与肺炎链球菌的荚膜 C 多糖发生反应，随后证实能与 C 多糖反应的物质是一种蛋白质，因而将这种蛋白质命名为 C 反应蛋白。CRP 由肝细胞合成，可以激活补体和加强吞噬细胞的吞噬而起调理作用，从而清除入侵机体的病原微生物和损伤、坏死、凋亡的组织细胞，在机体的天然免疫过程中发挥重要的保护作用。血清 CRP 由肝脏合成，半衰期为 19h；白细胞介素 1b、6 及肿瘤坏死因子是其合成最重要的调节因子；其分子质量为 115 ～ 140kDa，是由含有 5 个相同的未糖基化的多肽亚单位组成，这些亚单位间通过非共价键连接成环状的五聚体，并有一个链间二硫键。

CRP 作为一种被广泛应用的急性时相反应蛋白，其主要生物学功能有：通过与配体（凋亡与坏死的细胞，或入侵的细菌、真菌、寄生虫等的磷酰胆碱）结合，激活补体并将载有配体的病原物清除；增强调理作用，增强吞噬细胞的吞噬作用；与血小板激活因子（RAF）结合，降低炎症反应；与染色体结合，消除坏死组织中的 DNA。在炎症、脓毒血症、细菌感染的时候会至多升高 1000 倍，可以作为急性创伤时应激反应的标志物。病毒感染时通常不升高，或升高幅度小，可作为鉴别诊断的依据。近年的研究揭示在动脉粥样硬化斑块中也可检测到 CRP，CRP 直接参与了炎症与动脉粥样硬化等心血管疾病，并且是心血管疾病最强有力的预示因子与危险因子。

（二）临床意义

CRP 是急性时相反应的一个极灵敏的指标，CRP 在炎症开始数小时就升高，48h 即可达峰值，随着病变消退、组织结构和功能的恢复降至正常水平。此反应不受放疗、化疗、皮质激素治疗的影响。因此，CRP 的检测在临床应用相当广泛，包括急性感染性疾病的诊断和鉴别诊断，手术后感染的监测，抗生素疗效的观察，病程检测及预后判断等。

1. 细菌和病毒感染的鉴别诊断　细菌内毒素是急性反应最有效的刺激。最高水平的 CRP 可以发生在革兰氏阴性菌感染时，有时高达 500mg/L。革兰氏阳性菌感染和寄生虫感染通常引起中等程度的反应，典型的是在 100mg/L 左右。病毒感染引起的反应最轻，通常不超过 50mg/L，极少超过 100mg/L。

2. 评估疾病活动状态和疗效监控　CRP 升高的程度反映炎症组织的大小或活动性，在急性炎症和感染时，CRP 与疾病活动性有良好的相关性。这种情况与慢性炎症不相符，尽管在一些重要情况下，如类风湿关节炎、节段性回肠炎和风湿性多肌炎时，这种相关性足以用来作为治疗监测。

3. 预后评估　持续升高的 CRP 值表示炎症无好转，常是治疗失败和预后差的证明。

（三）测定方法

目前该项目常见的测定方法包括透射比浊法、散射比浊法、化学发光法、时间分辨免疫荧光法、色谱法等。其中免疫比浊法自动化程度高，检测速度快，目前应用较广。

（四）国家行业标准

暂无。

（五）试剂介绍

下文以 C 反应蛋白测定试剂盒（散射比浊法）［国食药监械（进）字 2012 第 2403798 号］为例进行介绍。

(1) 原理：在与含有 C 反应蛋白的标本混合时，包被人 C 反应蛋白的特异性单克隆抗体的聚苯乙烯颗粒会发生聚集。这些聚集体会使穿过标本的光束发生散射，散射光的强度与标本中相关蛋白的浓度成正比。与已知的标准浓度对比就可得出结果。

(2) 标本类型：血清及肝素和EDTA抗凝的血浆。

(3) 参考范围：文献中注明的健康个体的期望值通常≤ 3mg/L。

(4) 注意事项：标本中的浑浊物和颗粒可能会干扰检测。因此，含有颗粒的标本在测试前必须进行离心处理，切勿使用通过离心处理（大约 15 000g 10min）不能澄清的脂血标本或浑浊标本。胆红素在 600mg/L 以下、游离血红蛋白在 10g/L 以下，以及三酰甘油在 16g/L 以下时未发现干扰。

（5）储运条件：2 ～ 8 ℃。

（6）性能指标：C 反应蛋白的典型检测极限值为 0.175mg/L。从含有 0.41mg/L 的 C 反应蛋白复制的 10 个标本中观测到的变异系数为 7.6%。

十、血清淀粉样蛋白 A

（一）概述

血清淀粉样蛋白 A（SAA）是一类多基因编码的多形态蛋白家族、组织淀粉样蛋白 A 的前体物质，是一种主要在肝脏中进行合成的急性期蛋白，在炎症、感染性和非感染性疾病期间，它在血液中的浓度能在数小时内急剧升高，可升高到最初浓度的 1000 倍。血清淀粉样蛋白 A 与高密度脂蛋白（HDL）有关，它能在炎症期间调节高密度脂蛋白的代谢。血清淀粉样蛋白 A 的一个特别重要的特性是其降解产物能以淀粉样蛋白 A（AA）原纤维的方式沉积在不同的器官中，在慢性炎症疾病中这是一种严重的并发症。与 C 反应蛋白类似，对血清淀粉样蛋白 A 的检测，有助于诊断炎症、评估其活性、监控其活动及治疗。但是，血清淀粉样蛋白 A 检测在病毒感染、肾移植排斥反应（特别是进行免疫抑制治疗的患者）及用肾上腺皮质激素治疗的囊性纤维化患者，比 C 反应蛋白检测更有意义。

正常时人体内的 SAA 主要来源于肝细胞组成性表达的 C-SAA。机体受到刺激后（炎症、感染、损伤、肿瘤等）产生一系列细胞因子，如白细胞介素 1（IL-1）、白细胞介素 6（IL-6）、肿瘤坏死因子（TNF-α）等，A-SAA 经细胞因子的调控表达升高，成为此时体内主要的 SAA。A-SAA 的合成主要受 IL-1 和 TNF- α 的调节，单独的 IL-6 对于 A-SAA 的合成影响不大，但 IL-6 可与 IL-1 和 TNF-α 协同刺激 A-SAA 的大量表达。另外，糖皮质激素既能促进 A-SAA 的表达，又能降低 A-SAA 的表达。

肝内合成的 SAA 释放入血后，迅速与 HDL 结合。在体内的代谢主要通过血清、细胞表面及细胞内的蛋白酶降解，肝脏是其主要的降解场所。A-SAA 在人体内的半衰期大约为 1 天，明显快于 Apo A Ⅰ、Apo A Ⅱ等。A-SAA 与 HDL 或 VLDL 解离以后才能降解，脂蛋白（尤其是 HDL）可抑制 A-SAA 的降解。急、慢性炎症或感染时，A-SAA 在体内的降解速度明显减慢，合成增加和降解减慢导致血中 A-SAA 持续升高。肝外细胞产生的 A-SAA 主要通过细胞间的黏附及内吞作用经细胞表面或细胞内的蛋白酶降解。

（二）临床意义

与 C 反应蛋白（CRP）相仿，SAA 的含量浓度是反映感染性疾病早期炎症的敏感指标，有助于诊断炎症、评估其活性、监控其活动及治疗。SAA 是个灵敏的参数，它在炎性反应大约 8h 后开始升高，且超过参考范围上限时间早于 CRP，然而 CRP 在正常人中的中位数值与参考范围上限的差距大约有 10 倍，而在 SAA 中仅有 5 倍。

SAA 水平升高主要见于：

1. SAA 与感染性疾病 许多病毒感染，SAA 升高要比 CRP 更为常见。在感染性疾病中，SAA 的绝对上升值要高于 CRP，因此 SAA 测定，尤其是对“正常”与微小急性相反应可提供更好的鉴别。通常约 2/3 的感冒患者 SAA 升高，但少于 1/2 的患者同时表现 CRP 升高。在病毒感染性病例中，SAA 和 CRP 浓度同时升高见于腺病毒感染患者。

2. SAA 与淀粉样变性 继发性淀粉样变性是由于长期慢性的炎症刺激、感染及自身免疫性损伤等因素引起各组织器官 AA 沉积而导致的疾病。几乎所有的 AA 型淀粉样变性患者血清中 SAA 长时间维持在高浓度水平。血清 SAA 可为该病的诊断、治疗及预后评估提供较好的参考信息。

3. SAA 与动脉粥样硬化 研究发现急性心肌梗死（AMI）后 3 天 SAA 显著增高，可高达正常值的 5000 倍，而同时 CRP 升高为正常值的 100 倍，认为 SAA 作为 AMI 的辅助诊断指标优于 CRP。

4. SAA 与冠心病 SAA 可作为一个心血管事件的中等独立指标。

5. SAA 与移植排斥反应 对于移植排异，SAA 检测是一个相当灵敏的指标。

6. SAA 与肿瘤　在肝癌、肺癌、乳腺癌、前列腺癌、子宫内膜癌等多种肿瘤患者体内 SAA 均有不同程度升高，且其水平与肿瘤的活动期、恶性程度及侵袭转移有明显的相关性，反映肿瘤患者的疗效及预后。

7. SAA 与 RA　是判断 RA 病情活动度的敏感指标，病情活跃时 SAA 水平显著高于稳定期，检测 SAA 水平变化有助于指导临床用药。

8. SAA 与急性胰腺炎　可以作为预测急性胰腺炎严重程度的早期指标。

（三）测定方法

目前该项目常见的测定方法包括免疫散射比浊法、ELISA 等。

（四）国家行业标准

暂无。

（五）试剂介绍

下文以血清淀粉样蛋白 A 测定试剂盒（散射比浊法）[国食药监械（进）字 2012 第 2403367 号] 为例进行介绍。

(1) 原理：在与含有血清淀粉样蛋白 A 的样本混合时，包被着人血清淀粉样蛋白 A 的抗体的聚苯乙烯颗粒会发生聚集。这些聚集体会使穿过混合物的光束发生散射，散射光的强度与样本中相关蛋白的浓度成正比。与已知的标准浓度对比就可得出结果。

(2) 标本类型：适用的样本为人血清及肝素抗凝血浆。

(3) 参考范围：＜ 6.4mg/L。

(4) 注意事项：标本中三酰甘油浓度达到 20g/L，胆红素浓度达到 0.6g/L，游离血红蛋白达到 10g/L 时未检测到干扰。样本浑浊和样本中的颗粒可能会干扰检测，因此含有颗粒的样本必须在检测前进行离心沉淀。脂血和脂浊标本检测前必须经过离心（大约 15 000g 10min）。

(5) 储运条件：2 ～ 8 ℃。

(6) 性能指标：在 BN* 系统上使用 N 乳胶血清淀粉样蛋白 A 试剂测量了 3 个不同浓度的血清淀粉样蛋白 A（约为 7mg/L、55mg/L 和 192mg/L）。根据美国国家临床实验标准委员会（CLSI）指导原则 EP5-A7 应用方差分析（n=40）计算精确度，得出检测内的变异系数为 4.3 % ～ 6.2 %，而检测间变异系数为 2.8 % ～ 6.4 %，总变异系数为 5.4 % ～ 6.4 %。

十一、触珠蛋白

（一）概述

触珠蛋白（haptoglobin，Hp）又称结合珠蛋白，是一种分子质量为 85kDa 的酸性糖蛋白，广泛存在于人类和多种哺乳动物的血清及其他体液中。在电泳中，结合珠蛋白位于 α2 区带，分子中有两对肽链（α 链与 β 链）共同形成 α2β2 的四聚体。结合珠蛋白主要在肝脏合成，其降解也在肝脏，半衰期为 3.5 ～ 4 天，约占血浆总蛋白的 1%，能与血浆中的血红蛋白结合形成一定的复合物。当发生溶血时，血浆中游离血红蛋白增多，与之结合的珠蛋白增多，而血浆 Hp 降低，是一个很敏感的血管内溶血指标。Hp 分型：Hp1-1、Hp2-1、Hp2-2 和 Hp0，这四种类型根据 α 亚基的不同而分型，其中 Hp0 比较特殊，在白血病患者中出现。

（二）临床意义

1. 触珠蛋白降低

(1) 溶血性贫血。

(2) 任何能使红细胞破坏引起 Hb 释放增多的情况，最后都能使血清 Hp 降低，如免疫性溶血、微血管病性、机械性（心脏瓣膜置换）或感染性（疟疾）原因及治疗药物引起（G-6-PD 缺陷）。

(3) 肝脏功能受损。

(4) 慢性肝炎时血清 Hp 中度降低，肝硬化时重度降低，重症肝炎时则几乎不能测出。大约 94% 的病毒性肝炎患者有低 Hp 血症。

(5) 其他疾病：吸收障碍、先天性珠蛋白减少或缺损。

2. 触珠蛋白升高

(1) Hp 是一种急性时相蛋白，急、慢性活动性炎症时其血清浓度迅速上升。癌症患者特别是伴有癌组织坏死时，血清 Hp 明显升高，可上升至正常的 5 ～ 8 倍。烧伤、脓肿等引起的广泛组织坏死及结核感染时亦引起血清 Hp 增高。

(2) 肝性和肝外性的胆汁淤积、霍奇金病、肾病综合征、类风湿关节炎、缺铁性贫血。

(3) 未知病因的重新合成：浆细胞瘤、淀粉样变性。

（三）测定方法

目前该项目常见的测定方法包括透射比浊法、散射比浊法等。

（四）国家行业标准

暂无。

（五）试剂介绍

1. 触珠蛋白测定试剂盒（散射比浊法）［国食药监械（进）字 2012 第 2402811 号］

(1) 原理：散射比浊法。

(2) 标本类型：适用的标本为人血清。

(3) 参考区间：0.3 ～ 2.0g/L。

(4) 注意事项：标本中三酰甘油浓度达到 8.2g/L，胆红素浓度达到 0.6g/L，游离血红蛋白达到 10g/L 时未检测到干扰，已知的常规药物未检测到干扰。标本浑浊和标本中的颗粒可能干扰测定结果。脂血和脂浊标本检测前必须经过离心（大约 15 000 g 10min）。

(5) 储运条件：2 ～ 8℃。

(6) 性能指标：检测的浓度范围 0.26 ～ 8.3g/L。精密度见表 14-22。

表 14-22　触珠蛋白测定试剂盒精密度

触珠蛋白样本	平均值 (g/L)	试验间 CV（%）	试验内 CV(%)	总计 CV（%）
N/T 蛋白质控 SL/L	0.64	2.3	2.5	3.2
N/T 蛋白质控 SL/M	1.3	3.0	3.4	4.2
N/T 蛋白质控 SL/H	1.7	1.7	2.1	2.5
血清样本 1	0.67	2.3	3.5	3.9
血清样本 2	5.5	1.7	4.1	4.0

2. 触珠蛋白检测试剂盒（免疫比浊法）（国械注进 20152400747）

(1) 原理：测定抗原抗体反应中由于复合物形成而导致溶液中悬浮颗粒散射光增强的比率。

(2) 标本类型：血清样品为建议使用的样本。

(3) 参考范围：对 123 名显然健康的男性和女性成年人群体建立的参考范围为 36 ～ 195mg/dl。

(4) 注意事项：标本中三酰甘油浓度 150 ～ 750mg/dl、胆红素浓度 5 ～ 30mg/dl、游离血红蛋白 100 ～ 500mg/dl 时未检测到干扰。

(5) 储运条件：2 ～ 8℃。

(6) 性能指标：分析范围是 35 ～ 350mg/dl（血清），检测灵敏度为 5.83mg/dl，精密度见表 14-23。

表 14-23　触珠蛋白试剂盒精密度

类型	样品	数据点	检测平均值 (mg/dl)	标准差 (mg/dl)	CV (%)
批内	血清 1 级	80	60.8	0.87	1.4
	血清 2 级	80	136	3.4	2.5
	血清 3 级	80	322	9.2	2.8
总计	血清 1 级	80	60.8	1.35	2.2
	血清 2 级	80	136	4.0	3.0
	血清 3 级	80	322	11.0	3.4

十二、α1- 酸性糖蛋白

（一）概述

α1- 酸性糖蛋白（α1-acid glycoprotein，AAG），早期称之为乳清类黏蛋白，分子质量近 40kDa，含糖约 45%，pI 为 2.7 ～ 3.5，包括等分子的己糖、己糖胺和唾液酸。早期认为肝是合成 α1- 糖蛋白的唯一器官，近年有证据认为某些肿瘤组织亦可以合成。AAG 的肽链结构与轻链可变区及部分重链区、结合珠蛋白 α 链结构类似，说明 AAG 从免疫球蛋白家系演变而来。分解代谢首先经过唾液酸的分子降解，而后蛋白质部分很快在肝中消失。AAG 可以结合利多卡因和普萘洛尔，在急性心肌梗死时 AAG 作为一种急性时相反应蛋白可以升高，而干扰药物剂量的有效浓度。

（二）临床意义

AAG 是主要的急性时相反应蛋白，在急性炎症时增高，与免疫防御功能有关，一般升高 2 ～ 3 倍。

1. AAG 升高

(1) 感染（炎症）、外伤、烧伤、手术、急性心肌梗死时 AAG 含量升高。另外，类风湿关节炎、系统性红斑狼疮、克罗恩病、恶性肿瘤也增高，在癌转移时升高更明显。

(2) AAG 水平改变也可用于鉴别患者是急性时相反应，还是雌激素所引起的一族急性时相蛋白（如铜蓝蛋白、α1- 抗胰球蛋白等）水平升高。若后者影响则 AAG 浓度正常或降低，前者可出现血清水平升高。

(3) AAG 与结合珠蛋白测定联用是鉴别血管内溶血的有价值指标，通常这两种指标可同时升高或降低。若 AAG 含量升高，而结合珠蛋白正常，则认为是体内轻微溶血的急性时相反应。AAG 还可作为肿瘤复发（尤其是胸腺癌与肺癌）药物治疗的定量指标。

2. AAG 降低　见于服用 17α- 羟基雄性激素、肝细胞病变晚期、肾病综合征或其他原因所致尿中滤过的蛋白量丢失、遗传因素和营养不良等疾病。

3. AAG 也可用于对渗出液和漏出液的鉴别　体液中 AAG 含量的变化可按下列病种排列依次升高：漏出液、炎症渗出液、恶性肿瘤渗出液。

（三）测定方法

AAG 的检测通常采用免疫比浊法检测。

（四）国家行业标准

暂无。

（五）试剂介绍

1. α1- 酸性糖蛋白测定试剂盒（散射比浊法）［国食药监械（进）字 2012 第 2402772 号］

(1) 原理：在免疫化学反应中，人体液标本中包含的蛋白会与特异性抗体形成免疫复合物。这些免疫复合物会使穿过标本的光束发生散射，散射光的强度与标本中相关蛋白的浓度成正比。与已知的标准浓度对比就可得出结果。

(2) 标本类型：血清。

(3) 参考区间：0.5 ～ 1.2g/L。

(4) 注意事项：血清样本中三酰甘油浓度达 12.5g/L、胆红素浓度达到 0.6g/L、游离血红蛋白达到 10g/L 时未检测到干扰，已知的常规药物未检测到干扰。标本浑浊和标本中的颗粒可能干扰测定结果，因此含有颗粒的标本必须在检测前进行离心沉淀。脂血和脂浊标本检测前必须经过离心（大约 15 000g 10min）。

(5) 储运条件：2 ～ 8 ℃。

(6) 性能指标：未发现所用抗血清具有交叉反应。精密度见表 14-24。

表 14-24　AAG 检测试剂盒精密度

样本	平均值 (g/L)	批间 CV (%)	批内 CV (%)	总计 CV (%)
N/T 蛋白质控 SL/L	0.46	1.1	3.5	3.2
N/T 蛋白质控 SL/M	0.87	1.4	1.7	2.1
N/T 蛋白质控 SL/H	1.12	1.1	1.7	1.8
血清样本 1	0.97	1.9	2.4	2.9
血清样本 2	2.26	1.7	2.3	2.7

2. α1- 酸性糖蛋白测定试剂盒（免疫比浊法）（国械注进 20152402002）

(1) 原理：α1- 酸糖蛋白（AAG）试验用于测定抗原抗体反应中由于复合物形成而导致溶液中悬浮颗粒散射光增强的比率。

(2) 标本类型：血清样品为建议使用的样本。

(3) 参考区间：51 ～ 117mg/dl。

(4) 注意事项：血清样本中三酰甘油浓度 200 ～ 1000mg/dl、胆红素浓度 5 ～ 30mg/dl、游离血色素浓度 100 ～ 500mg/dl 时未检测到干扰。

(5) 储运条件：2 ～ 8℃。

(6) 性能指标：分析范围是 35 ～ 300mg/dl，灵敏度为 3mg/dl。精密度见表 14-25。

表 14-25　AAG 试剂盒精密度

精密度类型	样本	数据点	检测平均值 (mg/dl)	标准差 (mg/dl)	CV (%)
批内	血清水平 1	80	75.5	1.45	1.9
	血清水平 2	80	183	2.2	1.2
	血清水平 3	80	251	3.1	1.2
总	血清水平 1	80	75.5	1.81	2.4
	血清水平 2	80	183	4.1	2.2
	血清水平 3	80	251	4.9	1.9

十三、α1- 抗胰蛋白酶

（一）概述

α1- 抗胰蛋白酶（α1-antitrypsin，AAT），又称 α1- 蛋白酶抑制剂，为分子质量 51k Da 的糖蛋白，肽链由 394 个氨基酸残基组成，肽链中含有 43 个 Asn/Asp 残基，但仅在 Asn46、Asn83、Asn247 上连接有寡糖链，其中一个糖链为三叉寡糖链，另外两个为双叉寡糖链，糖含量为 12% ～ 14%。AAT 的分子质量为 45 ～ 56kDa，等电点为 pI4.7 ～ 5.0，正常人血浆中 AAT 的含量为（2.90 ± 0.45）g/L，在体内的半衰期为 3 ～ 5 天，然而 AAT 的含量随蛋白酶抑制剂表型不同而不同。其基因位于第 14 号染色体，70 位等位基因调控其合成。除肝细胞合成外，还包括肺泡巨噬细胞和单核细胞。它是人类血浆中最重要的蛋白酶抑制剂，占血浆总蛋白酶抑制能力的 90% 以上。它能抑制多种丝氨酸内切肽酶（serine endopep tidase），如中性粒细胞弹性蛋白酶（NE）、胰蛋白酶、血浆素、凝血酶等，其主要作用是保护机体正常细胞和器官不受蛋白酶的损伤，抑制感染和炎症，维持机体内环境的平衡。血浆中的 AAT 主要由肝脏产生，其他如肠、肾、脾等也能产生少量的 AAT，这些肝外合成的 AAT 在局部组织损伤的调节中起重要作用。作为人体内血清蛋白溶解酶（如胰蛋白酶）的主要抑制物，唾液、十二指肠液、呼吸道分泌物、泪液、鼻腔分泌物和脑脊液中都含有 α1 - 抗胰蛋白酶。血清 AAT 的水平降低，由于蛋白酶的活性，尤其是弹性蛋白酶的活性未被抑制，导致肝细胞的破坏。AAT 和蛋白酶形成复合物后很容易被清除。弹性蛋白酶裂解结缔组织的结构如胶原蛋白和弹性蛋白。对炎症部位脓的形成和液化是必需的。在炎症部位通过激活粒细胞而释放过氧化酶抑制 AAT，而使弹性蛋白发挥作用。然而在炎症周围的组织 AAT 限制弹性蛋白的作用，以防止炎症导致组织受损的过度扩散。AAT 的抑制作用有明显的 pH 依赖性，最大活力处于中性或弱碱性，当 pH4.5 时活力基本丧失。

（二）临床意义

1. AAT 升高

（1）感染性疾病（细菌性、病毒性）、胶原病。AAT 是一种急性时相蛋白，在急性或慢性活动性感染时血浆内浓度可升高几倍。AAT 还可透过毛细血管进入组织液，使炎症局部浓度升高。

（2）恶性肿瘤、肺鳞状细胞癌和腺癌患者，其 AAT 可＞ 5g/L。除肺结核外，任何其他肺部疾病均不会发生此大幅度增高。

（3）斑疹伤寒急性期可见 AAT 水平升高。

2. AAT 降低　多见于 AAT 遗传性缺乏，例如：

（1）肺部疾病 α1 - 抗胰蛋白酶缺乏，导致活性未被抑制的蛋白酶损害肺，α1 - 抗胰蛋白酶血清水平越低，肺气肿越易发生，尤其是当与环境因素如吸烟等合并存在时，肺部症状多在患者 30 岁左右时发生，它被视为一种遗传性紊乱，主要与肺和肝脏疾病有关。通常是肺气肿，大约 25% 的患者有反复的呼吸道感染。

（2）肝脏疾病 AAT 缺陷是最常见的遗传性肝脏疾病，大约有 10% 的新生儿伴有 PiZZ 表型。

（三）测定方法

AAT 通常使用免疫比浊法进行检测，如免疫透射比浊法、免疫散射比浊法。

（四）国家行业标准

暂无。

（五）试剂介绍

下文以 α1- 抗胰蛋白酶测定试剂盒（散射比浊法）[国食药监械（进）字 2012 第 2402839 号] 为例进行介绍。

（1）原理：在免疫化学反应中，人体液中包含的蛋白会与特异性抗体形成免疫复合物。这些免疫复合物会使穿过样本的光束发生散射，散射光的强度与样本中相关蛋白的浓度成正比。与已知的标准浓度对比就可得出结果。

（2）标本类型：适用的样本为人血清。

（3）参考区间：0.9 ～ 2.0g/L。

(4) 注意事项：血清样本中三酰甘油浓度达到8.2g/L、胆红素浓度达到0.6g/L、游离血色素达到10g/L时未检测到干扰，已知的常规药物未检测到干扰。样本浑浊和样本中的颗粒可能干扰测定结果，因此含有颗粒的样本必须在检测前进行离心沉淀。脂血和脂浊标本检测前必须经过离心（大约15 000g 10min）。

(5) 储运条件：2 ～ 8℃。

(6) 性能指标：表14-26的CV是在BN* 系统上用α1-抗胰蛋白酶测定试剂盒获得的。

表14-26　AAT检测试剂盒精密度

样本	平均值 (g/L)	批间CV (%)	批内CV (%)	总计CV (%)
N/T 蛋白质控 SL/L	0.99	1.9	2.7	3.1
N/T 蛋白质控 SL/M	1.65	2.4	3.9	4.2
N/T 蛋白质控 SL/H	2.5	2.5	4.5	4.7
血清样本 1	1.46	1.2	1.8	2.0
血清样本 2	2.07	1.1	2.3	2.3

（贾　煊　李婷婷　陈晓云　贺　潇　曹　鹏　鲍雯妍　杨　明　张荫雷）

第二节　营养与代谢

一、铜蓝蛋白

（一）概述

铜蓝蛋白(ceruloplasmin，CER)又称铜氧化酶，是一种含铜的α2-糖蛋白，分子质量为120 ～ 160kDa。目前所知为一个单链多肽，每分子含6或7个铜原子，由于含铜而呈蓝色，含糖约10%，末端唾液酸与多肽链连接，具有遗传上的基因多形性。铜蓝蛋白具有氧化酶的活性，对多酚及多胺类底物有催化其氧化之能力。最近研究认为铜蓝蛋白可催化Fe^{2+}氧化为Fe^{3+}。对于铜蓝蛋白是否是铜的载体存在不同的看法。血清中铜的含量虽有95%以非扩散状态处于铜蓝蛋白，而有5%呈可透析状态由肠管吸收而运输到肝的，在肝中渗入铜蓝蛋白载体蛋白(apoprotein)后又经唾液酸结合，最后释入血循环。在血循环中铜蓝蛋白可视为铜的没有毒性的代谢库。细胞可以利用铜蓝蛋白分子中的铜来合成含铜的酶蛋白，例如单胺氧化酶、抗坏血酸氧化酶等。近年来另一研究结果认为铜蓝蛋白起着抗氧化剂的作用。在血循环中铜蓝蛋白的抗氧化活力可以防止组织中脂质过氧化物和自由基的生成，特别是在炎症时具有重要意义。

铜蓝蛋白在肝细胞中作为脱铜铜蓝蛋白。铜原子是转译后连接到糖链上，通过ATP维持铜的还原状态，在细胞内与脱铜铜蓝蛋白的铜原子结合。在Wilson病，由于ATP酶的缺损，结果仅产生了脱铜铜蓝蛋白。铜蓝蛋白的半衰期是4天，而脱铜铜蓝蛋白在细胞内外的半衰期只有几小时。

（二）临床意义

1. 升高

(1) 重症感染：如炎症、创伤、肝炎、骨膜炎、肾盂肾炎、结核病、尘肺等。

(2) 恶性肿瘤：如白血病、恶性淋巴瘤、各种癌。

(3) 胆汁淤滞：如原发性胆汁淤滞型肝硬化、肝外阻塞性黄疸、急性肝炎、慢性肝炎、酒精性肝硬化。

(4) 甲状腺功能亢进、风湿病、类风湿关节炎、再生障碍性贫血、心肌梗死、手术后等。

(5) 妊娠：口服避孕药CER亦可升高。

(6) 其他：如急性精神分裂症、震颤性谵妄、高胱氨酸尿症。

2. 降低

(1) Wilson病（肝豆状核变性）、Menkes综合征或营养性铜缺陷。

(2) 营养不良：如肾病综合征、吸收不良综合征、蛋白漏出性胃肠症、肾病综合征、低蛋白血症等。

(3) 原发性胆汁性肝硬化、原发性胆道闭锁症等。

(4) 新生儿、未成熟儿。

(5) 严重的低蛋白血症、肾病综合征等。

（三）测定方法

通常采用免疫比浊法。

（四）国家行业标准

暂无。

（五）试剂介绍

1. 铜蓝蛋白测定试剂盒（散射比浊法）[国食药监械（进）字 2012 第 2402812 号]

(1) 原理：在免疫化学反应中，人体液中包含的蛋白会与特异性抗体形成免疫复合物。这些免疫复合物会使穿过标本的光束发生散射，散射光的强度与标本中相关蛋白的浓度成正比。与已知的标准浓度对比就可得出结果。

(2) 标本类型：适用的标本为人血清。

(3) 参考范围：0.2 ～ 0.6g/L。

(4) 注意事项：标本中三酰甘油浓度达到 2.4g/L、胆红素浓度达到 0.6g/L、游离血红蛋白达到 10g/L 时未检测到干扰。已知的常规药物未检测到干扰。标本浑浊和标本中的颗粒可能干扰测定结果，因此含有颗粒的标本必须在检测前进行离心沉淀。脂血和脂浊标本检测前必须经过离心（大约 15 000g 10min）。

(5) 储运条件：2 ～ 8 ℃。

(6) 性能指标：分析范围是 0.07 ～ 2.2g/L。未发现所用抗血清具有交叉反应。表 14-27 的精密度是在 BN* 系统上用 N 抗血清人血浆铜蓝蛋白试剂测定血清获得。

表 14-27　铜蓝蛋白检测试剂盒精密度

样本	平均值 (g/L)	批间 CV (%)	批内 CV (%)	总计 CV (%)
N/T 蛋白质控 SL/L	0.19	1.5	3.2	3.2
N/T 蛋白质控 SL/M	0.30	2.3	3.3	3.7
N/T 蛋白质控 SL/H	0.39	1.8	3.0	3.1
血清样本 1	0.44	2.2	2.5	3.1
血清样本 2	0.53	1.4	2.9	2.9

2. 铜蓝蛋白检测试剂盒（免疫比浊法）[国食药监械（进）字 2011 第 2404237 号]

(1) 原理：CER 试验用于测定抗原抗体反应中由于复合物形成而导致溶液中悬浮颗粒散射光增强的比率。

(2) 标本类型：血清样品为建议使用的样本。

(3) 参考范围：22 ～ 58mg/dl。

(4) 注意事项：标本中三酰甘油浓度 100 ～ 600mg/dl、胆红素浓度 5 ～ 30mg/dl、游离血红蛋白浓度 100 ～ 500mg/dl 时未检测到干扰。

(5) 储运条件：2 ～ 8℃。

(6) 性能指标：分析范围是 12 ～ 120mg/dl、灵敏度为 2.0mg/dl、精密度见表 14-28。

表 14-28　CER 试剂盒精密度

精密度类型	样本	数据点	检测平均值 (mg/dl)	标准差 (mg/dl)	CV (%)
批内	血清 1 级	80	13.6	0.42	3.1
	血清 2 级	80	49.3	1.20	2.4
	血清 3 级	80	88.0	2.72	3.1
总	血清 1 级	80	13.6	0.52	3.8
	血清 2 级	80	49.3	1.74	3.5
	血清 3 级	80	88.0	3.76	4.3

二、视黄醇结合蛋白

（一）概述

1961 年 Berggard 在免疫电泳中发现在 α2- 球蛋白区域能形成一条长沉淀线的蛋白质，属 α1- 球蛋白，具有从肝细胞中转运视黄醇至周围组织的功能。视黄醇结合蛋白 (retinol binding protein, RBP) 为血液中视黄醇（维生素 A）的转运蛋白，由肝脏合成，广泛分布于血液、脑脊液、尿液及其他体液中。在血液中，RBP 与视黄醇、前白蛋白以 1 ∶ 1 ∶ 1 的复合物形式存在，转运体内 90% 的视黄醇至机体组织，当 RBP 与细胞表面的 RBP 受体结合时，视黄醇进入细胞内，复合物解体，游离的 RBP 从肾小球滤出，其中绝大部分被近端肾小管上皮细胞重吸收并被分解，供组织利用，仅有少量从尿中排出。体内半衰期 3 ～ 12h。

现认为血液中 RBP 主要以视黄醇、前白蛋白结合的复合物形式存在。当复合物中视黄醇与靶细胞结合后，RBP 便与前白蛋白分离，自肾小球滤出，由近端肾小管上皮细胞吸收、降解。近年来研究表明 RBP 含量改变能够敏感地反映近端肾小管功能、肝功能损害程度，是反映肾脏、肝脏及营养性疾病发展、转归的敏感指标。

（二）临床意义

(1) 血清 RBP 升高见于糖尿病肾病、高血压肾病、甲状腺功能低下。

(2) 血清 RBP 降低见于急性病毒性肝炎、肝硬化、肝肾综合征、营养不良、维生素 A 缺乏症、甲状腺功能亢进等疾病。

(3) 尿液 RBP 升高提示近端肾小管损伤和功能异常，有助于肾脏疾病的诊断和监测，如糖尿病性肾病、高血压肾病、肾病综合征、急性肾小球肾炎、过敏性紫癜性肾炎、急性肾衰、汞中毒等疾病。

(4) 由于正常人尿液中 RBP 含量极低，故尿液中 RBP 浓度降低无特殊意义。

（三）测定方法

RBP 的测定通常采用免疫比浊法。

（四）国家行业标准

暂无。

（五）试剂介绍

下文以视黄醇结合蛋白测定试剂盒（散射比浊法）[国食药监械（进）字 2012 第 2402775 号] 为例进行介绍。

(1) 原理：在免疫化学反应中，人体液中的蛋白会与特异性抗体形成免疫复合物。这些复合物会使穿过标本的光束发生散射，散射光的强度与标本中相关蛋白的浓度成正比。与已知的标准浓度对比就可得出结果。

(2) 标本类型：血清。

(3) 参考范围：0.03 ～ 0.06g/L。

(4) 注意事项：三酰甘油浓度达到 4.6g/L、胆红素浓度达到 0.6g/L、游离血红蛋白达到 10g/L 时未检测到干扰。已知的常规药物未检测到干扰。标本浑浊和标本中的颗粒可能干扰测量结果。因此，含有颗粒的标本必须在检测前进行离心沉淀。脂血标本或脂浊标本未经离心不得使用（大约 15 000g 10min）。标本中牛血清白蛋白（即质控标本）可能干扰测量结果。

(5) 储运条件：2 ～ 8℃。

(6) 性能指标：表 14-29 的精密度是在 BN 系统上用视黄醇结合蛋白测定试剂盒获得的。

表 14-29　视黄醇结合蛋白检测试剂盒精密度

样本	平均值 (g/L)	批间 CV (%)	批内 CV (%)	总计 CV (%)
N/T 蛋白质控 SL/L	0.027	1.4	3.0	2.9
N/T 蛋白质控 SL/M	0.045	1.8	1.7	2.4
N/T 蛋白质控 SL/H	0.057	1.1	2.0	2.1
血清样本 1	0.086	1.8	1.8	2.4
血清样本 2	0.047	3.2	3.2	3.0

注：结果是通过对变异进行分析生成。

三、可溶性转铁蛋白受体

（一）概述

可溶性转铁蛋白受体（soluble tranferrin receptor，sTfR）是一种在所有细胞中都可发现的跨膜蛋白，把负载铁的转铁蛋白黏合在细胞表面，并将其传送入细胞。sTfR 是细胞转铁蛋白受体的被截片段。sTfR 是功能性铁状态的一项特异性检测指标，由于它是一个极为灵敏的标志物，不受急性期反应和肝功能影响，可用于慢性疾病引起的贫血（ACD）的鉴别诊断。此外，由于它与红细胞生成的量有关，因此也可作为监测红细胞生成治疗效果最早的标志物。

在细胞外，铁依附于转铁蛋白，而在细胞内，它以铁蛋白或含铁血黄素的形式储存，因为自由态铁会和氧形成自由基而破坏 DNA 和蛋白质。对组织细胞的铁供应是由转铁蛋白完成的，它可最多汇集 2 个 Fe^{3+}。转铁蛋白受体（TfR）是铁进入细胞的“入口”。血浆中 sTfR 的浓度与体内的转铁蛋白受体（TfR）的量几乎成正比。后者依赖于红细胞生成组织的质量和其铁供应量。sTfR 浓度的升高和红细胞生成的铁的短缺成正比。每个红细胞生成的母体细胞的 TfR 的数量由铁的需求控制，如果后者高，则有更多的受体表达。

TfR 的细胞外部分经剪切后形成 sTfR，它与细胞上受体的浓度成一定的比例。在血浆中，它以二聚物的形式出现，分子质量为 190kDa 的二硫化物链上，除单体外也可与或不与转铁蛋白结合，因此在红细胞上 TfR 数量的表达和 sTfR 的浓度相关；红细胞生成的细胞量和血浆中 sTfR 浓度相关。

（二）临床意义

1. 升高

(1) 铁缺乏：鉴于血红蛋白浓度的降低是对红细胞生成的组织的铁供应不足的晚期指标，sTfR 浓度的升高可早期提示铁供应不足。如果可获得的铁减少，会出现 2 ～ 3 倍的 sTfR 浓度的升高。

(2) 慢性病贫血（ACD）：sTfR 的浓度在慢性炎症性疾病如风湿性关节炎或恶性肿瘤中不会升高。这些疾病的特征为可获得的铁不足，但身体总铁是正常或上升的。但在 ACD 与铁缺乏同时存在的情况下，sTfR 的浓度根据铁缺乏程度而升高。

(3) 骨髓增生异常综合征：骨髓增生异常综合

征患者的红细胞是增生过度的，sTfR 的浓度多变。在很多情况下，可表现为正常的浓度。

(4) 巨幼细胞性贫血：维生素 B_{12} 缺乏和巨幼红细胞性贫血患者身上可观测到 sTfR 浓度升高，sTfR 浓度与乳酸脱氢酶的升高有关。

(5) 溶血性贫血、红细胞增多症、遗传性球形红细胞增多征、镰状细胞贫血：红细胞生成在这些疾病中过度增加，sTfR 最高可上升 10 倍。在自身免疫溶血性贫血、遗传性球形红细胞增多征合并海洋性贫血、镰状细胞贫血中可上升 5 ～ 6 倍。

(6) 怀孕：怀孕期间 sTfR 浓度没有显著变化，但如有功能性铁缺乏会出现 sTfR 浓度升高。

(7) 预测促红细胞生成素治疗效果：促红细胞生成素治疗的目的就是增加血红蛋白的数量，使其接近正常范围。但是要由血红蛋白的增加看到治疗的效果需要几周的时间，并且药物剂量也是因人而异的。而 sTfR 的水平可以在最短的时间内升高体现治疗的效果，比血红蛋白量的增加早 4 周。

2. 降低 见于纯红细胞再生障碍、再生障碍性贫血、慢性肾衰竭、移植后贫血、慢性病贫血；血清 sTfR 多数来源于早期红细胞，以上疾病多为促红细胞生成素产生不足，导致 sTfR 水平降低。

（三）测定方法

通常采用乳胶增强的免疫浊度法测定和化学发光测定。

（四）国家行业标准

暂无。

（五）试剂介绍

1. 可溶性转铁蛋白受体测定试剂盒（散射比浊法）［国食药监械（进）字 2012 第 2402807 号］

(1) 原理：在与含有人铁蛋白的标本混合时，包被着铁蛋白特异性单克隆抗体的聚苯乙烯颗粒会发生聚集。这些聚集体会使穿过标本的光束发生散射，散射光的强度与标本中相关蛋白的浓度成正比，与已知的标准浓度对比就可得出结果。

(2) 标本类型：适用的样本为人血清或肝素化血浆。

(3) 参考范围：根据对中欧 456 个健康成人的样本进行检测，得出可溶性转铁蛋白受体试剂盒的检测参考范围为 0.76 ～ 1.76mg/L（第 2.5 ～第 97.5 位百分数），而可溶性转铁蛋白受体 / 铁蛋白指数的参考范围为 0.38 ～ 1.54（第 2.5 ～第 97.5 位百分数）（结合其他计算结果）。

(4) 注意事项：样本中的浑浊物和颗粒可能会干扰检测，因此含有颗粒的样本在测试前必须进行离心沉淀。切勿使用通过离心沉淀（15 000*g* 10min）不能澄清的脂血或脂浊样本。乙二胺四乙酸（EDTA）抗凝血浆样本不适合用于可溶性转铁蛋白受体试剂盒检测。患者样本可能含有嗜异性抗体，它可在免疫分析中起反应，导致结果出现假高或假低的现象。此检测旨在使嗜异性抗体的干扰降至最低程度，不过并不能保证可以从所有患者样本中完全消除这种干扰。

(5) 储运条件：2 ～ 8 ℃。

(6) 性能指标：BN* 系统上的初始检测范围为 0.14 ～ 4.4mg/L 时，对可溶性转铁蛋白受体样本进行检测，根据美国国家临床实验标准委员会（NCCLS）的指导原则 EP5-A8 应用方差分析（n=40）计算，得出表 14-30 的 CV。

表 14-30 可溶性转铁蛋白受体检测试剂盒精密度

样本	平均值 (g/L)	批间 CV (%)	批内 CV (%)	总计 CV (%)
N/T 蛋白质控 SL/L	0.72	1.4	0.8	1.5
N/T 蛋白质控 SL/M	1.0	2.1	1.0	2.1
N/T 蛋白质控 SL/H	1.4	1.5	0.8	1.5
血清样本 1	3.4	1.6	1.2	1.9
血清样本 2	0.88	1.9	0.8	1.9

2. 可溶性转铁蛋白受体检测试剂盒［国食药监械（进）字 2013 第 2402156 号］

(1) 原理：顺磁性微粒化学发光——两步夹心法。Access sTfR 是一种连续两步酶免法（“夹心法”）测定。将样本和包被着抗 -sTfR 抗体的顺磁性微粒添加到反应管中，在温育期间，样本中的 sTfR 抗原和固定的抗 -sTfR 抗体在固相上结合。加入碱性磷酸酶抗 -sTfR 抗体结合物，与 sTfR 分子上不同的抗原位点反应。在反应管内温育完成后，将结合在固相上的物质置于一个磁场内，使其被吸住，而未结合的物质被冲洗除去。然后，将化学发光底物 Lumi-Phos*530 添加到反应管内，由照度计对反应中所产生的光进行测量。所产生的光的量与样本内 sTfR 的浓度成正比。样本内分析物的量由所储存的多点校准曲线来确定。

(2) 标本类型：血清和血浆（肝素）是所推荐的样本。

(3) 参考范围：189 个表面健康的正常人参考范围是 12.16 ～ 27.25nmol/L。

(4) 注意事项：患者样本中的嗜异性抗体可能对检测造成干扰。如果患者经常接触动物或在接受免疫治疗或诊断程序过程中使用免疫球蛋白或免疫球蛋白片段可能导致患者体内产生嗜异性抗体，例如 HAMA。另外，其他嗜异性抗体如人抗山羊抗体也可能存在于患者标本中，此类干扰抗体可能导致错误的检测结果，需要仔细评估怀疑存在这些抗体的患者样本结果。含高达 40mg/dl 的胆红素样本、含 5000 ～ 9000mg/dl 的蛋白质（人血清白蛋白）、500mg/dl 血红蛋白、3000mg/dl 三酰甘油、400mg/dl α2- 巨球蛋白、8000U/dl 肝素及 1 ： 20 稀释的复合维生素不影响 sTfR 检测。

(5) 储运条件：2 ～ 10℃。

(6) 性能指标：线性范围是 0.05 ～ 150nmol/L (0.004 ～ 11.07mg/L)，分析灵敏度为 0.05nmol/L，精密度见表 14-31。

表 14-31 可溶性转铁蛋白受体精密度

样本	均值 ($n \geqslant 80$) (nmol/L)	批内 s (nmol/L)	批内 CV (%)	总 s (nmol/L)	总不精密度 CV (%)
1	0.95	0.04	3.82	0.08	8.12
2	8.27	0.22	2.65	0.38	4.56
3	42.72	1.37	3.21	1.65	3.86
4	74.55	1.24	1.67	1.90	2.55
5	108.60	2.16	1.99	3.67	3.38
6	134.12	6.93	5.16	7.20	5.37

四、铁 蛋 白

（一）概述

铁蛋白 (ferritin，Fer)，是机体内储存铁的可溶性组织蛋白，分子质量约为 450kDa，含铁 17% ～ 23%，为去铁铁蛋白 (apoferritin) 和铁核心 Fe^{3+} 形成的复合物，主要存在于肝、脾、骨髓等单核－吞噬细胞系统内，为骨髓合成血红蛋白供铁，并按机体的需要向血清中释放。大多数实质组织铁蛋白是由两种不同亚基（分子质量分别为 21kDa 和 19kDa 的 H- 和 L- 亚基）按不同比例组成的异种聚合体的混合物。

血清铁蛋白具有调节铁代谢平衡、抗氧化胁迫、消除部分重金属和有毒分子的毒害等功能；血液中循环的血清铁蛋白的铁含量很低，因此它在铁的传输中可能没起到重要作用。肝脏对血清铁蛋白的吸收几乎是 100%，试验条件下，动物测得的血浆半衰期为 4 ～ 40min。

血清铁蛋白减少是铁缺乏的证据，更详细的临床实验室评价可按阶段作附加的分类，因而这不应成为测定的原因，在较年轻的患者和典型的危险人群如育龄妇女、妊娠妇女、素食者、献血者、运动员中，病史常提供决定性线索。在有严重缺铁的老龄患者中，必须除外出血性肿瘤或与不良吸收相关的胃肠道疾病。

（二）临床意义

1. 血清铁蛋白降低是铁缺乏的证据

(1) 缺铁性贫血：由于体内铁离子含量减少，血清铁蛋白会明显下降，具有早期诊断价值。

(2) 急性失血：1 ～ 2 周内血清铁蛋白减少，形成继发缺铁性贫血，下降幅度由失血量决定。

(3) 慢性失血：血清铁蛋白浓度低于 15μg/L 说明铁储备为零，提示贫血或非贫血性缺铁。慢性失血多见于下列情况：如月经过多、胃肠道出血、凝血障碍性疾病、血管畸形、血红蛋白尿、献血、肺含铁血黄素沉积。

(4) 铁吸收失调：如地方性口炎性腹泻、克罗恩病（局限性肠炎），属吸收不良综合征，通常与隐匿性肠胃出血相关，可导致数月内储存铁的消耗，因此临床上认为是缺铁。

(5) 营养不良：营养性缺铁，如素食者，属吸收不良，但不伴随隐匿性失血。

(6) 怀孕：怀孕期间，由于铁平衡为负，铁储存池通常被消耗，通过检测（怀孕妇女的产前咨询）进展中的缺铁可发现，并可通过补充来防止。

2. 血清铁蛋白升高 主要因为铁蛋白来源增加或清除障碍。

(1) 再生障碍性贫血：机体造血功能停滞，铁蛋白未被利用，导致血清铁蛋白明显升高。

(2) 溶血性贫血：由于红细胞大量被破坏，铁离子释放入血，也会导致血清铁蛋白升高。

(3) 原发性血色病：体内储存铁增加，继发性铁负荷过大。

(4) 频繁输血：体内储存铁增加，继发性铁负荷过大。

(5) 感染及炎症：铁蛋白合成增加导致升高。

(6) 甲状腺功能亢进：基础代谢加快，铁蛋白合成增多。

(7) 白血病：白血病存在大量幼稚未分化的白细胞增生，这些细胞合成的铁蛋白增加，使血清铁蛋白升高。

(8) 淋巴瘤：由于淋巴细胞和淋巴组织细胞恶性增生，血清铁蛋白含量升高，呈进行性递增，与病情的活动性和肿瘤扩散性有关。

(9) 肝脏疾病：如肝癌、肝硬化、病毒性肝炎、酒精性肝病。①肝组织变性坏死，使储存的铁蛋白释放；②肿瘤细胞可以大量合成铁蛋白；③肝脏功能下降，对于铁蛋白的清除率降低。

(10) 恶性肿瘤：癌细胞合成的铁蛋白增加，使血清铁蛋白升高，文献报道胰癌、肺癌、乳癌、宫颈癌，血清铁蛋白均有明显的升高，且与病情程度相关，可作为肿瘤处于活动期的指标之一，亦可作为恶性与良性胸水和腹水的鉴别指标。若血清铁蛋白浓度超过 400 μg/L，则提示肿瘤有转移的可能。血清铁蛋白浓度与一些实体肿瘤（肝细胞瘤、胰腺癌、支气管癌、成神经细胞瘤）和淋巴瘤、白血病的肿瘤活动和扩散相关，并呈现病理性升高。然而关于肿瘤特异性的临床数据是引起争议的。近几年来发现肝癌还含有一种酸性的异铁蛋白，称为癌胚异铁蛋白，可能有助于早期诊断。肝癌患者治疗有效者血清铁蛋白下降，而恶化和再发者升高，持续增高则预后不良，故血清铁蛋白测定可作为疗效监测手段之一，对 AFP 阴性的患者尤其有意义。

（三）测定方法

对于铁蛋白的测定现在常规使用散射比浊法、透射比浊法、化学发光法。

（四）国家行业标准

暂无。

（五）试剂介绍

1. 铁蛋白测定试剂盒（散射比浊法）[国食药监械（进）字 2012 第 2402771 号]

(1) 原理：在与含有人铁蛋白的标本混合时，包被着铁蛋白特异的单克隆抗体的聚苯乙烯颗粒会发生聚集。这些聚集体会使穿过标本的光束发生散射，散射光的强度与标本中相关蛋白的浓度成正比，与已知的标准浓度对比就可得出结果。

(2) 标本类型：血清或肝素抗凝的血浆。

(3) 参考范围：健康个体血清铁蛋白浓度水平与年龄、性别都有关系，其浓度范围很大。来自中欧地区的 456 名健康受试者接受 N 乳胶铁蛋白试剂检测，获得的数据（见表 14-32）。

表 14-32 血清铁蛋白参考范围

人群	样本数	范围（μg/L）
男	216	20 ～ 290
女		
绝经前	193	4.5 ～ 170
绝经后	47	24 ～ 260

(4) 注意事项：类风湿因子的干扰（≤ 2800 IU/ml）可以通过铁蛋白辅助试剂来抑制。对于铁蛋白水平很高的样本，可以进行以 1 ∶ 20 的比例稀释后再检测，在最大测定浓度约为 10 000 μg/L 时不会出现抗原过量现象。标本浑浊和标本中的颗粒可能干扰测量结果，因此含有颗粒的标本必须在检测前进行离心沉淀。切勿使用通过离心处理（大约 15 000g 10min）不能澄清的脂血标本。含有嗜异性抗体的患者样本可发生免疫反应导致错误的升高或降低结果 。

(5) 储运条件：2 ～ 8℃。

(6) 性能指标：精密度见表 14-33。

表 14-33 铁蛋白试剂盒精密度

样本	平均值（μ/L）	批内 CV（%）	批间 CV（%）	总计 CV（%）
血清样本 1	43.1	4.6	3.1	5.1
血清样本 2	191	1.0	1.6	1.8
血清样本 3	644	1.3	1.2	1.6

2. 铁蛋白测定试剂盒（直接化学发光法）［国食药监械（进）字 2013 第 2401776 号］

(1) 原理：直接化学发光技术的双抗体夹心法。

(2) 标本类型：血清。

(3) 参考范围（表 14-34）。

表 14-34　血清铁蛋白参考范围

性别	数量	平均值		95% 范围	
		(ng/mL)	(pmol/L)	(ng/mL)	(pmol/L)
正常男性	142	94	207	22～322	48～708
正常女性	134	46	101	10～291	22～640

(4) 注意事项：在以下各种情形中所测得的血清铁蛋白值会升高，将不能反映出人体内实际铁蓄积量，如炎症、严重组织破坏、肝脏疾病、恶性肿瘤（如急性白血病）、霍奇金病、正在接受补铁治疗。存在于人体血清内的嗜异性抗体能够与试剂中的免疫球蛋白发生反应，从而影响试管免疫测定结果。

(5) 储运条件：2～8℃。

(6) 性能指标：测量范围是 0.5～1650ng/ml，精密度见表 14-35。

表 14-35　铁蛋白试剂盒精密度

平均值		批内 CV（%）	批间 CV（%）	总计 CV（%）
(ng/ml)	(pmol/L)			
10.8	23.76	2.6	2.7	3.7
39.6	87.12	2.5	5.4	6.0
65.5	144.10	2.3	4.8	5.3
142.4	313.28	2.1	4.2	4.7
327.2	719.84	2.7	4.0	4.8
929.6	2045.12	3.0	3.7	4.8

3. 铁蛋白检测试剂盒（酶联荧光法）［国食药监械（进）字 2012 年 2404306 号］

(1) 原理：采用将一步式酶联免疫夹心分析与最后荧光检测（ELFA）相结合的分析原理。固相管（SPR®）在分析中除作为抗原抗体反应的固相表面，也作为移液装置。反应试剂为即用型，并事先加入试剂条的孔中，再将孔密封。所有分析步骤都由仪器自动进行。反应物进出 SPR 数次。在最后检测步骤当中，底物（磷酸 -4- 甲基伞形烷）循环进出 SPR。共轭物酶催化水解底物成荧光产物（4- 甲基伞形酮），在 450nm 处测量其荧光强度。荧光强度与出现在样本中的抗原浓度是成比例的。分析结束的时候，根据储存在存储器中的校准曲线，由 VIDAS 自动计算结果，然后打印输出。

(2) 标本类型：血清或血浆（用肝素锂或 EDTA 抗凝）。

(3) 参考区间：下述数值仅供参考。预期值是通过对 206 个临床健康的、血液系统功能正常并且没有肝脏疾病的样本的检测结果得到的。当用百分比来描述所观察人群时，得到如下结果（表 14-36）。

表 14-36　铁蛋白在表观健康人群中的分布

	测定范围（ng/ml，百分比）			平均值 (ng/ml)
男性	0～68 (5%)	68～208 (45%)	208～434 (45%)	236
月经规律的女性	0～9.3 (5%)	9.3～45 (45%)	45～159 (45%)	58
绝经期的女性	0～24.4 (5%)	24.4～118 (45%)	118～278 (45%)	151

(4) 注意事项：溶血、脂血、胆红素血症对本试验没有显著的影响。

1) 溶血：向样本中添加血红蛋白（单体）0～300μmol/L 以模拟溶血样本，未见其对试验结果产生影响。

2) 脂血：向样本中添加三酰甘油 0～2g/L 以模拟脂血样本，未见其对试验结果产生影响。

3) 胆红素血症：向样本中添加胆红素 0～513μmol/L 以模拟胆红素血症样本，未见其对试验结果产生影响。

然而，建议不要使用明显溶血、脂血或黄疸样本，如有可能，应采集新样本。

(5) 储运条件：2～8℃。

(6) 性能指标：测量范围是 1.5～1200ng/ml，检测灵敏度为 1.5ng/ml。在高达 100 000ng/ml 的铁蛋白浓度下没有发现 Hook 效应。运行中精密度为 4.0%～6.2%，运行间精密度为 4.4%～7.0%。

4. 铁蛋白测定试剂盒（化学发光法）［国食药监械（准）字 2013 第 3401150 号］

(1) 原理：双抗体夹心法化学发光免疫分析原理。

(2) 标本类型：人血清。

(3) 参考区间：测试 400 例健康受试者样本的预期值为 16 ～ 220ng/ml（男性）和 10 ～ 124ng/ml（女性）。

(4) 注意事项：高血脂或者溶血样本、受到微生物污染的样本及反复冻融或者热灭活后的样本均会影响检测的准确性，甚至导致错误的结果。经常接触啮齿类动物或使用过鼠单克隆抗体作为体内诊断、治疗的患者，其样本中均可能含有人抗鼠抗体（HAMAs），该抗体的存在可能会导致结果出现假阳性或假阴性。

(5) 储运条件：2 ～ 8℃。

(6) 性能指标：线性范围是 10 ～ 800ng/ml，最低检测限≤ 1.0ng/ml，重复性 CV% ≤ 10%，批间差 CV% ≤ 15%。

5. 铁蛋白定量测定试剂盒（化学发光法）（鲁食药监械（准）字 2014 第 2400041 号）

(1) 原理：在微孔板上固相包被铁蛋白抗体，加入待测样本和酶结合物，反应后形成固相抗体 - 抗原 - 酶标记抗体夹心状复合物，经充分洗涤后，加入发光底物，酶标记物上的辣根过氧化物酶催化发光底物产生光子，相对发光强度（RLU）与血清 / 血浆中铁蛋白含量呈正相关，根据剂量 - 反应曲线即可计算出样本中铁蛋白的含量。

(2) 标本类型：血清 / 血浆样本。

(3) 参考区间：通过对正常人和缺铁性贫血等易导致铁蛋白浓度异常样本的分析，建立本试剂盒的铁蛋白浓度正常参考值范围为男性 32.0 ～ 501.0ng/ml、女性 3.5 ～ 223.5ng/ml。

(4) 注意事项：本品仅用于体外诊断，试剂使用前请充分摇匀。采用手工洗板，应防止洗液溢出污染相邻各孔；根据洗板机的冲力及实验室的水质状况适当调整洗板浸泡时间；拍板所用吸水纸应无尘屑、无氧化性；浓缩洗液若有结晶属正常现象，请置 37℃溶解后再行稀释。所用物品和样品均按传染物处理。加样品和试剂的顺序应和化学发光分析仪的读值顺序一致。如样本浓度高于校准品最高浓度，可将样本适当稀释重新检测以确定实际浓度值。请将剩余的反应板与干燥剂一同放于自封袋中密封保存。常规抗凝剂（肝素、枸橼酸钠、EDTA 盐）对检测结果没有影响。高血脂、高胆固醇对检测结果没有显著影响，但为了确保检测结果的真实性，应避免使用高度溶血样本。

(5) 储运条件：试剂盒于 2 ～ 8℃避光保存。

(6) 性能指标：最低检出限不高于 2.0ng/ml。精密度：批内不精密度不高于 10.0%；批间不精密度不高于 15.0%。

6. 铁蛋白检测试剂盒［国食药监械（进）字 2014 第 2404432 号］

(1) 原理：第一次孵育，10μl 样品，生物素化单克隆铁蛋白特异性抗体和标记钌配合物的单克隆铁蛋白特异性抗体反应形成夹心式配合物；第二次孵育，加入链霉亲和素包被的微粒后，通过生物素和链霉亲和素之间的相互作用，配合物结合成固体相；反应混合物被吸入测量池，在测量池内微粒被磁力吸附到电极表面。未结合的物质用 Procell/Procell M 移除。对电极加电压，产生化学发光，通过光电倍增管进行测量。结果用定标曲线进行测定，定标曲线由 2 点定标和试剂条码提供的主曲线经特异性的仪器产生。

(2) 标本类型：血清及肝素 - 锂、肝素钠、K_3-EDTA、枸橼酸钠血浆。

(3) 参考范围：对 224 名健康被试者（女性 104 名，主要为绝经前妇女；男性 120 名）的样品研究结果（第 5 和第 95 位百分位数）为：男性，20 ～ 60 岁，30 ～ 400μg/L；女性，17 ～ 60 岁，13 ～ 150μg/L。

(4) 注意事项：测定不受黄疸（胆红素 < 1112μmol/L 或 < 65mg/dl）、溶血（Hb < 0.31mmol/L 或 < 0.5g/dl）、脂血症（脂质 < 3300mg/dl）和生物素（< 205nmol/L 或 < 50ng/ml）的影响。标准：回收率在初始值 ± 10% 范围内。接受高剂量生物素（即 >5mg/d）治疗的患者，在末次服用生物素后至少 8h 才能采集样品。在类风湿因子升高到 2500IU/ml 和透析患者的样品中未观察到干扰。在铁蛋白浓度升高到 100 000μg/L 时无高剂量 Hook 效应。19 种常用药物经试验对本测定无干扰。治疗浓度的 Fe^{2+} 和 Fe^{3+} 不干扰 Elecsys 铁蛋白测定。该测定含有使上述作用最小化的添加剂。极少数情况下，由于抗体的滴度极高会产生对分析物特异抗体、抗生物素蛋白链菌素或钌的干扰。如果测试设计得当，将最大程度减少这种影响。出于诊断目的，这些结果应结合患者的病史、临床检查和其他检查结果进行评估。

(5) 储运条件：2 ～ 8℃。

(6) 性能指标：根据 CLSI（临床实验室标准委员会）的改良方案（EP5-A2），每天 2 次重复检测，共 21 天（n=84）。获得重复性 CV% 为 1.5% ～ 7.0%。

7. 铁蛋白定量测定试剂盒（化学发光法）[豫食药监械（准）字 2013 第 2400292 号]

(1) 原理：采用夹心法原理。用铁蛋白抗体制备包被板，辣根过氧化酶标记的铁蛋白抗体制备酶结合物。通过免疫反应形成抗体－抗原－抗体－酶结合物，该复合物催化发光底物发出光子，发光强度与铁蛋白的含量成正比。

(2) 标本类型：血清。

(3) 参考区间：检测 180 例正常男性样本，确定男性正常参考区间为 32.0 ～ 501.0ng/ml；检测 190 例正常女性样本，确定女性正常参考区间为 5 ～ 223.5ng/ml。

(4) 注意事项：样本中的嗜异性抗体或类风湿因子可能会干扰检测结果，须结合患者病史、临床检查和其他临床资料来综合评估检测结果。严重溶血、脂血或浑浊的样本可能会造成不正确的检测结果，尽量避免使用此类样本。

(5) 储运条件：2 ～ 8℃储存。

(6) 性能指标：最低检测限不高于 5.0ng/ml，试剂盒变异不高于 15%，线性范围 0 ～ 800ng/ml。

8. 铁蛋白检测试剂盒（免疫比浊法）[国械注进 20142405466]

(1) 原理：抗铁蛋白涂层颗粒（AFCP）与样品中的铁蛋白分子结合，形成不可溶聚集物，引起浑浊。用近红外光源和探测器测定浑浊度。颗粒形成速率与样品中的铁蛋白浓度成正比。

(2) 标本类型：血清样品为建议使用的样本。

(3) 参考范围：成年男性为 20 ～ 250ng/ml，成年女性为 10 ～ 120ng/ml。

(4) 注意事项：胆红素浓度 5 ～ 30mg/dl、三酰甘油浓度 60 ～ 600mg/dl、血红蛋白浓度 100 ～ 600mg/dl 时未见明显干扰。

(5) 储运条件：2 ～ 8℃保存。

(6) 性能指标：分析范围是 10 ～ 450ng/ml（血清），灵敏度为 5.0ng/ml，精确度见表 14-37。

表 14-37　铁蛋白试剂盒精密度

精密度类型	样本	数据点	检测平均值 (ng/ml)	标准差 (ng/ml)	CV (%)
批内	血清 1 级	80	53.5	2.37	4.4
	血清 2 级	80	172	5.3	3.0
	血清 3 级	80	397	10.5	2.6
总计	血清 1 级	80	53.5	2.94	5.5
	血清 2 级	80	172	7.1	4.1
	血清 3 级	80	397	12.4	3.1

（张荫雷　曹　鹏　杨　明　李　俊）

第三节　肾脏功能

一、胱抑素 C

（一）概述

胱抑素 C（cystatin C，Cys-C）是一种半胱氨酸蛋白酶抑制剂，也被称为 γ-痕迹蛋白及前 γ-球蛋白，广泛存在于各种组织的有核细胞和体液中，是一种低分子质量、碱性非糖化蛋白质，分子质量为 13.3kDa，由 122 个氨基酸残基组成，可由机体所有有核细胞稳定产生。脑脊液中的浓度最高，尿中的浓度最低。

Cys-C 几乎完全被肾小球滤过，然后被肾小管吸收，紧接着被降解，不会重新进入循环。循环中的 Cys-C 仅经肾小球滤过而被清除，是一种反映肾小球滤过率变化的内源性标志物，并在近曲小管重吸收，但重吸收后被完全代谢分解，不返回血液，因此，其血中浓度由肾小球滤过决定，而不依赖任何外来因素，如性别、年龄、饮食的影响，浓度不受炎症反应、恶性肿瘤、肌肉、性别及年龄变化的影响，是一种反映肾小球滤过率（GFR）变化的理想同源性标志物。

（二）临床意义

血清 Cys-C 作为 GFR 的评估指标，浓度上升可见于：

(1) 慢性肾病，如糖尿病肾病、高血压肾病等。

(2) 急性肾损伤。

(3) 肾移植排斥反应 Cys-C 在肾移植术后对检测肾小球滤过率而言，比肌酐和肌酐清除率都敏感，可以快速诊断出急性排斥反应或药物治疗可能造成的肾损害。

(4) 心血管疾病 Cys-C 水平明显升高，往往提示预后不良，是心血管疾病的独立风险因子。

（三）测定方法

Cys-C 的测定方法很多，例如单向免疫扩散法、金标法、乳胶凝集法和化学发光发等。这些方法属非均相测定方法，很难自动化。

而乳胶免疫测定是一种均相测定方法，是临床目前首选方法，主要有颗粒增强透射免疫比浊法和颗粒增强散射免疫比浊法。

（四）国家行业标准

暂无。

（五）试剂介绍

1. 胱抑素 C 测定试剂盒（散射比浊法）（国械注进 20152400568）

(1) 原理：当包被人胱抑素 C 特异性抗体的聚苯乙烯颗粒与含有人胱抑素 C 的样本混合后会发生聚集。这些聚集体会使穿过样本的光束发生散射，散射光的强度与样本中各个蛋白的浓度成正比，与已知的标准浓度对比就可得出结果。

(2) 标本类型：适用的样本为人血清或肝素化血浆。

(3) 参考范围：0.62 ～ 1.11mg/L。

(4) 注意事项：使用胱抑素 C 辅助试剂能抑制类风湿因子的干扰。样本浑浊和其中的颗粒可能干扰测定结果，因此含有颗粒的样本必须在检测前进行离心沉淀。切勿使用通过离心沉淀（大约 15 000g 10min）不能澄清的脂血样本或脂浊样本。没有观察到免疫抑制药物（环孢素、他克莫斯、西罗莫斯、麦考酚酸酯或硫唑嘌呤）的干扰。尚未对移植治疗患者使用的单克隆或多克隆抗体的干扰进行评估。甲状腺功能障碍可影响胱抑素 C 的浓度和肌酸酐的浓度，因此对肾功能的评估应结合单独的方法如碘他拉酸盐清除率。

(5) 储运条件：2 ～ 8 ℃。

(6) 性能指标：胱抑素 C 试剂的典型检测限为 0.05mg/L；分析灵敏度为 0.006mg/L。使用胱抑素 C 试剂盒检测以下样本中胱抑素 C 的浓度：胱抑素 C 质控水平 1 、质控水平 2 、3 个血清混合库和 3 个血浆混合库，胱抑素 C 的浓度为 1.0 ～ 8.4mg/L。精密度数据见表 14-38。

表 14-38　胱抑素 C 试剂盒精密度

精密度数据总结样本	平均值 (mg/L)	重复性 CV（%）	设备 / 实验室内部 CV（%）
胱抑素 C 质控水平 1	1.1	2.6	2.9
胱抑素 C 质控水平 2	2.1	2.4	2.9
血清样本 1	1.0	2.6	2.6
血清样本 2	2.7	2.6	4.3
血清样本 3	8.4	1.7	2.9
血浆样本 1	1.0	3.2	3.2
血浆样本 2	3.0	1.5	3.4
血浆样本 3	7.6	2.5	2.7

2. 胱抑素 C 测定试剂盒（免疫增强比浊法）［苏食药监械（准）字 2012 第 2400504 号］

(1) 原理：样本中的胱抑素 C 在磷酸盐缓冲系统中与试剂中羊抗人胱抑素 C 抗体乳胶致敏颗粒发生抗原抗体反应，于促聚剂聚乙二醇作用下产生凝集以使浊度上升，600nm 波长处检测反应液吸光度的变化，其变化程度与样本中的胱抑素 C 含量成正比。

(2) 样本类型：血清。

(3) 参考范围：100 例正常人血清中胱抑素 C 含量＜ 1.36mg/L。

(4) 注意事项：本试剂盒仅供体外诊断用。避免试剂接触皮肤、眼睛及黏膜，一旦接触，应立即用水冲洗污染部位。试剂与标本量可按仪器要求比例增减。患者的所有样品均应当作潜在的感染源处理。不同批号的试剂 R1 与 R2 不能混用。本试剂盒含有动物源性成分，具有潜在感染性。

(5) 储运条件：2 ～ 8℃保存。

(6) 性能指标

1) 空白吸光度：在 600nm 处，光径 1cm 时，试剂空白吸光度 $A \leqslant 1.2$。

2) 线性范围：试剂的线性范围为 0 ～ 10mg/L。

3) 准确度：相对偏差≤ 10%。

4) 重复性：CV ≤ 8%；批间差：$r \leqslant 12\%$。

5）分析灵敏度：在600nm处，光径1 cm时，当样本中胱抑素C的含量为0.70mg/L时，5min内的吸光度差值ΔA为0.025～0.065。

二、β2-微球蛋白

（一）概述

β2-微球蛋白（beta-2 microglobulin，β2-MG）是由淋巴细胞、血小板、多形核白细胞产生的一种小分子球蛋白，分子质量为11. 8kDa，是由99个氨基酸组成的单链多肽。它是细胞表面人类淋巴细胞抗原（HLA）的β链（轻链）部分，分子内含一对二硫键，不含糖；与免疫球蛋白稳定区的结构相似。广泛存在于血浆、尿液、脑脊液、唾液及初乳中。

正常情况下，β2-MG的合成率及从细胞膜上的释放量相当恒定，β2-MG可以从肾小球自由滤过，99.9%在近端肾小管吸收，并在肾小管上皮细胞中分解破坏；因此，其在健康人血清中的浓度低而平稳，且在尿中几乎不含有β2-MG。在免疫系统的活性增强情况下，如感染、风湿性疾病、细胞死亡或由肾脏损伤引起的排泄功能降低等，导致β2-MG释放量增高，则血清浓度升高。

在临床上，血清中β2-MG的浓度是反映肾小球滤过能力的灵敏指标，尤其是儿童。肾小管损伤会导致尿中β2-MG的浓度升高。因此，测定尿中β2-MG的浓度是诊断和跟踪评价小管间质性肾脏损伤的好方法。接受透析治疗的患者血清中β2-MG浓度极高，这可能导致β2-MG淀粉样变性。

（二）临床意义

（1）血清β2-MG的升高可反映肾小球滤过功能受损或滤过负荷是否增加的情况。

由于淋巴系统是β2-MG主要合成场所，因此使淋巴细胞增殖速率增加的各种情况均可使血清β2-MG浓度升高，尤其是多发性骨髓瘤、霍奇金淋巴瘤、慢性淋巴细胞性白血病和其他恶性非霍奇金淋巴瘤。β2-MG测定对这些疾病的监控和疗效观察是一个很好的指标。另外，升高可见于以下疾病：肾小管间质疾病、重金属镉和汞引起的肾小管损伤 、肾衰竭、肾移植、肾移植后的巨细胞病毒感染、肾盂肾炎、透析相关性淀粉样变性、HIV感染。

（2）尿液中排出β2-MG增高，则提示肾小管损害或滤过负荷增加。

（三）测定方法

β2-MG检查主要采用免疫比浊法、化学发光法等。

（四）国家行业标准

暂无。

（五）试剂介绍

1. β2-微球蛋白测定试剂盒（散射比浊法）［国食药监械（进）字2012第2402834号］

（1）原理：包被着β2- MG的特异性抗体的聚苯乙烯颗粒在与含有β2-MG的样本混合时会发生聚集。这些聚集体会使穿过标本的光束发生散射，散射光的强度与标本中相关蛋白的浓度成正比，与已知的标准浓度对比就可得出结果。

（2）标本类型：人血清及EDTA和肝素抗凝的血浆及新鲜尿液标本。

（3）参考范围：对中欧183位志愿者的血样进行测试，结果在1.09～2.53mg/L（第2.5～第97.5位百分数）。在对中欧196名没有肾小管疾病和B细胞减少症的志愿者进行测试的基础上，建立了尿中β2-MG浓度的参考范围。尿中β2-MG的参考范围上限是0.2mg/L。

（4）注意事项：血清样本中三酰甘油浓度达20g/L、 胆红素浓度达到0.6g/L、游离血红蛋白达到10g/L时未检测到干扰。标本浑浊和其中的颗粒可能干扰测量结果，因此含有颗粒的标本必须在检测前进行离心沉淀。切勿使用通过离心处理（约15 000g 10min）不能澄清的脂血或浑浊样本。β2-MG在pH＜6.0的尿样中不稳定，所以这些样本应尽快用1mol/L的氢氧化钠溶液将pH调节至7～9。

（5）储运条件：2～8℃。

（6）性能指标：表14-39和表14-40所示精密度的CV是在BN* 系统上用β2-MG（n=40）获得的。

表 14-39　血清 β2-MG 测试试剂盒精密度

样本	平均值 (g/L)	批间 CV (%)	批内 CV (%)	总计 CV (%)
N/T 蛋白质控 SL/M	1.98	1.9	3.2	3.4
N/T 蛋白质控 SL/H	5.25	1.5	2.1	2.4
血清样本 1	1.59	2.1	2.0	2.8
血清样本 2	2.57	1.7	1.1	2.0
血清样本 3	5.62	4.1	1.9	4.5

表 14-40　尿液 β2-MG 测试试剂盒精密度

样本	平均值 (g/L)	试验间 CV (%)	试验内 CV(%)	总计 CV (%)
N/T 蛋白质控 SL/L	1.02	2.0	2.6	3.1
N/T 蛋白质控 SL/M	1.85	1.6	1.9	2.3
尿样本 1	2.95	1.9	2.3	2.8
尿样本 2	0.95	0.7	2.8	2.6

2. β2- 微球蛋白检测试剂盒（磁微粒化学发光法）［鲁食药监械（准）字 2013 第 2400392 号］

(1) 原理：本试剂盒采用双抗体夹心法定量测定人血清 / 血浆中 β2-MG 含量。在磁性微粒子上共价结合 β2-MG 抗体，加入待测样本及异鲁米诺标记的 β2-MG 抗体，形成抗体 - 抗原 - 异鲁米诺标记抗体复合物，充分洗涤后，加入激发液发光，相对发光强度（RLU）与血清 / 血浆中 β2-MG 含量呈正相关，根据标准曲线即可计算出样本中 β2-MG 的含量。

(2) 标本类型：本试剂盒仅限于检测人体血清或血浆。

(3) 参考范围：通过对 407 例正常人血清或血浆样本中 β2-MG 含量的检测，采用百分位数法对检测结果进行分析，确定试剂盒的正常参考值范围为 0 ～ 2.10μg/ml。

(4) 注意事项：在研究范围内，血红蛋白 ≤ 4mg/ml、三酰甘油 ≤ 30mg/ml、胆红素 ≤ 0.20mg/ml 时对检测无影响，常规抗凝剂（EDTA、肝素、枸橼酸钠）对检测结果也无影响。但为了确保检测的准确度，应该尽量避免使用高度溶血、高血脂、含有特殊物质如胆红素及有微生物污染的样本。超出试剂盒检测范围的样本，适当倍数稀释后再进行检测。

(5) 储运条件：试剂盒于 2 ～ 8℃避光保存。

(6) 性能指标：试剂盒的准确度，即检测试剂盒准确度内控品，回收率应在 85% ～ 115%；试剂盒的重复性不大于 10%，批间差不大于 15%；试剂盒最低检测限不大于 0.10μg/ml；在检测范围 0 ～ 400μg/ml 内，线性相关系数 r 不小于 0.9900。

3. β2- 微球蛋白测定试剂盒（免疫增强比浊法）［苏食药监械（准）字 2013 第 2400876 号］

(1) 原理：样本中的 β2-MG 在磷酸盐缓冲系统中与试剂中羊抗人 β2-MG 抗体致敏胶乳颗粒发生抗原抗体反应，于促聚剂聚乙二醇作用下产生凝集以使浊度上升，在 546nm 波长处检测反应液吸光度的变化，其变化程度与样本中的 β2-MG 含量成正比。

(2) 样本类型：血清或肝素抗凝血浆、尿液。

(3) 参考范围：通过分别对 100 例正常人血清、血浆或尿液中 β2-MG 含量进行统计分析确定，血清 / 血浆 1.01 ～ 2.97mg/L，尿液 0.10 ～ 0.30mg/L。

(4) 注意事项：本试剂盒仅供体外诊断用。避免试剂接触皮肤、眼睛及黏膜，一旦接触，应立即用水冲洗污染部位。试剂与标本量可根据仪器要求按比例增减。患者的所有样品均应当作潜在的感染源处理。不同批号的试剂 R1 与 R2 不能混用。本试剂盒含有动物源性成分，具有潜在感染性。

(5) 储运条件：2 ～ 8℃避光保存。

(6) 性能指标

1) 空白吸光度：在 546nm 处，光径 1cm 时，试剂空白吸光度 A ≤ 1.2。

2) 线性范围：试剂的线性范围为 0 ～ 18mg/L。

3) 准确度：相对偏差≤ 10%。

4) 重复性：CV ≤ 8%；批间差：R ≤ 12%。

5) 分析灵敏度：在 546nm 处，光径 1 cm 时，当样本中 β2-MG 的含量为 1.20mg/L 时，5min 内的吸光度 ΔA 为 0.030 ～ 0.075。

三、α1- 微球蛋白

（一）概述

α1- 微球蛋白（alpha1-microglobulin，α1-MG）是人体内的一种相对分子质量较小的糖蛋白（含糖量约 20%），由 182 个氨基酸残基组成，分子质量为 30 ～ 33kDa，于 20 世纪 70 年代初首先从镉中毒患者的尿液中分离、提纯而来，因电泳时位于 α1 区带故而得名。

α1-MG 主要由人体肝细胞和淋巴细胞产生，广泛分布于包括血液、尿液、唾液等在内的各种体液中，以游离型和高分子质量结合型两种形式存在。在血液中主要以游离型 α1-MG、与免疫球蛋白 IgA 结合形成的 α1-MG IgA、与白蛋白结合形成的 α1-MG A1b 三种方式存在。游离型 α1-MG 能自由通过肾小球滤过膜，在近曲小管几乎全部被重吸收并分解代谢，而高分子质量的 α1-MG IgA、α1-MG A1b 则不能通过肾小球滤过，故正常人尿液中仅存在游离型 α1-MG。若肾小球滤过膜受损，结合型 α 1-MG 亦可出现于尿液中。

（二）临床意义

(1) 血清α1-MG通常与肾小球滤过功能相关，升高常见于：

1) 原发性肾脏疾病：当肾小球滤过膜受损时，α1-MG 随滤过膜受损加重而升高，是反映肾小球滤过功能改变的早期敏感性指标。

2) 肾脏移植术急性排斥反应与感染的鉴别：血清 α1-MG 水平发生急性排斥反应时明显升高，而抗排斥治疗有效后，血清 α1-MG 逐渐降至正常水平，但在感染时，血清 α1-MG 水平无明显变化；

3) 糖尿病肾病早期诊断：测定血清、尿 α1-MG，比较其变化差异，有助于糖尿病肾病的早期诊断，并在一定程度上可判别肾小球和肾小管损害。

4) 妊娠高血压综合征（PIH）引发的肾损伤：PIH 发病时肾脏往往首先受累且损害明显，血、尿 α1-MG 测定可用于 PIH 早期肾脏受损的诊断，并可以作为判断轻、中、重度 PIH 肾脏损害程度的重要指标。

(2) 血清 α1-MG 降低提示重度肝功能损害，常见于肝病患者，此时 α1-MG 在肝脏的生成减少。

(3) 尿液 α1-MG 是肾近曲小管损伤的早期诊断指标，升高常见于：

1) 原发性肾脏疾病：常见肾小管功能损伤如肾小管间质病变、上尿路感染、肾性蛋白尿及血尿。

2) 高血压肾病（EH）：长期高血压会引起全身小动脉硬化，并以肾小动脉硬化最明显，导致肾实质缺血、肾小球纤维化、肾小管萎缩等缺血性肾脏损害。尿 α1-MG 对原发性高血压肾损害有早期诊断价值。研究发现，尿 α1-MG 在 Ⅰ 期 EH 时就明显升高，敏感性高于尿 β2-MG、A1b、IgG 等指标。

3) 风湿性疾病肾损伤：在 SLE 所致的狼疮性肾炎、原发性干燥综合征所致的肾小管酸中毒，尿 α1-MG 都可明显升高，早期提示肾小管重吸收功能受损。

4) 金属及药物肾毒性监测：金属中毒如镉、汞、硅等中毒可导致慢性不可逆性肾损害，肾毒性药物如化疗药、麻醉剂、血管造影剂、抗生素、镇痛药等可造成肾损伤，定期检测尿 α1-MG 有利于预防肾毒性金属及药物使用时肾功能损害的发生和发展。

5) 其他疾病：烧伤患者测定尿 α1-MG 具有早期监测肾功能的价值，可作为烧伤患者常规检测项目以指导临床。

（三）测定方法

α1-MG 检测主要采用免疫比浊法，例如散射比浊法、透射比浊法。

（四）国家行业标准

暂无。

（五）试剂介绍

1. α1- 微球蛋白［国食药监械（进）字 2012 第 2402781 号］

(1) 原理：免疫散射比浊法，采用高纯度人 α1-MG 兔抗。

(2) 标本类型：适用的标本为人的尿液。

(3) 参考范围：依据 115 例健康成年人次日清晨尿液标本建立的参考范围是低于 12mg/L。

(4) 注意事项：标本浑浊和其中的颗粒可能干扰测定结果，因此所有尿液标本必须在检测前进行离心沉淀。当 pH 低于 6 时，在某些情况下可能会发生 α1- MG 浓度显著下降的现象。

(5) 储运条件：2 ～ 8 ℃ 保存。

(6) 性能指标：测定浓度范围为 5.6 ～ 180mg/L；典型分析灵敏度是 5.6mg/L。α1-MG 浓度在 600mg/L 下不出现 Hook 效应。未发现所用抗血清具有交叉反应。表 14-41 的精确度是在 BN 系统上用 N 乳胶 α1- 微球蛋白试剂盒获得的：

表 14-41　α1-MG 检测试剂盒精密度

蛋白质	检测批内（n=21）		检测批间（n=10）	
	平均值（g/L）	变异系数（%）	平均值（g/L）	变异系数（%）
α1-MG	7.7	5.2	6.8	13.2
	41.8	2.9	42.0	7.4

2. α1- 微球蛋白检测试剂盒（免疫比浊法）［国食药监械（进）字 2014 第 2404866 号］

(1) 原理：测定抗原抗体反应中由于复合物形成而导致溶液中悬浮颗粒散射光增强的比率。

(2) 标本类型：尿液为建议使用的唯一样本类型。

(3) 参考范围：＜ 1.25mg/dl（随机尿），＜ 1.28mg/dl（24h 尿）。

(4) 注意事项：不推荐使用冰冻过的或者污染有血液成分的尿液样本。反应溶液中的灰尘颗粒或其他颗粒物质，会造成非特异性的散射信号，从而影响样本分析结果的准确性。

(5) 储运条件：2 ～ 8℃保存。

(6) 性能指标：典型精密度数据见表 14-42；分析范围是 0.4 ～ 8.0mg/dl；检测灵敏度为 0.4mg/dl。

表 14-42　α1-MG 检测试剂盒精密度

精密度类型	样本	数据点	检测平均值（mg/dl）	s (mg/dl)	CV (%)
批内	尿水平 1	80	0.77	0.021	2.8
	尿水平 2	80	3.05	0.056	1.8
	尿水平 3	80	6.59	0.161	2.4
总	尿水平 1	80	0.77	0.031	4.1
	尿水平 2	80	3.05	0.061	2.0
	尿水平 3	80	6.59	0.194	2.9

四、α2- 巨球蛋白

（一）概述

α2- 巨球蛋白（α2-macroglobulin，α2-MG）是血浆中分子质量最大的蛋白质，分子质量约为 725kDa，含糖量约 8%，由 4 个亚基单位组成。它主要由肝细胞与单核 - 吞噬细胞系统中合成，与淋巴网状系统细胞的发育和功能密切相关。半衰期约 5 天，但当与蛋白水解酶结合成为复合物后其清除率加速。

α2-MG 是一种蛋白酶抑制物，对肽链内切酶具有独特的抑制作用。它最突出特性是能与多种分子和离子结合，特别是能与很多蛋白水解酶结合而影响这些酶的活性，如与许多肽链内切酶（包括丝氨酸、巯基、羧基蛋白水解酶和一些金属蛋白水解酶）结合。α2-MG 与蛋白水解酶相互作用可使 α2-MG 的分子构象发生变化，当酶处于复合物状态时，酶的活性部位没有失活，但不容易作用于大分子底物。若底物为分子质量小的蛋白质，即使有其他抗蛋白酶的存在，也能被 α2-MG- 蛋白酶复合物所催化而水解。这样 α2-MG 起到有选择地保护某些蛋白酶活性的作用，这在免疫反应中具有重要意义。

（二）临床意义

(1) α2-MG 为非急性时相反应蛋白，升高见于低白蛋白血症，尤其是肾病综合征、急慢性肝炎、肝硬化、原发性肝癌 、糖尿病、恶性肿瘤。

(2) α2-MG 降低可见于急性胰腺炎和进展型前列腺癌治疗前，也见于弥散性血管内凝血（DIC）、肺心病、慢性肝炎、甲状腺功能亢进症和急性肾小球肾炎。

(3) 尿液检测中 α2-MG 主要用于肾性血尿与肾后性血尿的鉴别诊断。

（三）测定方法

α2-MG 通常采用免疫比浊法进行检测。

（四）国家行业标准

暂无。

（五）试剂介绍

1. α2- 巨球蛋白测定试剂盒（散射比浊法）［国食药监械（进）字 2012 第 2404849 号］

(1) 原理：在免疫化学反应中，人体液中包含的蛋白会与特异性抗体形成免疫复合物。这些免疫复合物会使穿过样本的光束发生散射，散射光的强度与样本中相关蛋白的浓度成正比，与已知的标准浓度对比就可得出结果。

（2）标本类型：人血清。

（3）参考范围：健康成年人为 1.3 ～ 3.0g/L。

（4）注意事项：血清样本中三酰甘油浓度达到 5.7g/L、胆红素浓度达到 0.6g/L、游离血红蛋白到 10g/L 时未检测到干扰。样本浑浊和其中的颗粒可能干扰测定结果，因此含有颗粒的样本必须在检测前进行离心沉淀。脂血和脂浊标本检测前必须经过离心（大约 15 000g 10min）。

（5）储运条件：2 ～ 8℃。

（6）性能指标：精密度数据见表 14-43。

表 14-43　α2-MG 测定试剂盒精密度

样本	平均值（g/L）	批间 CV（%）	批内 CV（%）	总计 CV（%）
N/T 蛋白质控 SL/L	1.06	1.4	1.9	2.2
N/T 蛋白质控 SL/M	1.77	1.3	1.6	1.9
N/T 蛋白质控 SL/H	2.23	1.5	2.3	2.0
血清样本 1	3.26	1.7	2.3	2.7
血清样本 2	5.13	1.1	2.9	2.8
N/T 蛋白质控 LC	14.8	3.3	2.5	4.0
尿液样本 1	13.6	1.7	1.9	2.4

2. α2- 巨球蛋白测定试剂盒（免疫比浊法）（国械注进 20152400190）

（1）原理：α2-MG 试验用于测定抗原抗体反应中由于复合物形成而导致溶液中悬浮颗粒散射光增强的比率。

（2）标本类型：血清样品为建议使用的样本。

（3）参考范围：102 ～ 259mg/dl。

（4）注意事项：胆红素浓度 5 ～ 30mg/dl、三酰甘油浓度 100 ～ 1000mg/dl、血红蛋白浓度 100 ～ 500mg/dl 时未见检测干扰。

（5）储运条件：2 ～ 8℃。

（6）性能指标：分析范围是 40 ～ 400mg/dl；灵敏度是 40mg/dl；精密度数据见表 14-44。

表 14-44　α2-MG 测定试剂盒精密度

精密度类型	样本	数据点	检测平均值（mg/dl）	标准差（mg/dl）	CV（%）
批内	血清水平 1	80	44.6	1.32	3.0
	血清水平 2	80	186	4.4	2.4
	血清水平 3	80	300	9.2	3.1
总	血清水平 1	80	44.6	1.38	3.1
	血清水平 2	80	186	5.5	3.0
	血清水平 3	80	300	11.1	3.7

五、转铁蛋白

（一）概述

转铁蛋白又名运铁蛋白（transferrin，TRF），是体内一种金属结合蛋白，分子质量约 77kDa，属单链糖蛋白，含糖量约 6%，由肝细胞及单核 - 吞噬细胞系统合成，半衰期为 7 天，分布于各种组织及体液中。在电泳中 TRF 位于 β 区域，pI 为 5.7。

以三种形态存在：脱铁（不结合铁离子）、饱和铁（结合两分子铁离子）和部分饱和。在生理情况下，转铁蛋白分子仅有 1/3 被铁饱和与铁结合后呈棕色，不结合铁的为无色。

转铁蛋白最基本的生理功能就是结合、运输 Fe^{3+}，从而控制体液中自由铁的水平，这不仅提供了可利用铁，运载由消化道吸收的铁和由红细胞降解释放的铁，以 TRF-Fe^{3+} 的复合物形式进入骨髓中，供成熟红细胞的生成，而且阻止了铁的沉积，通过调控铁的代谢，阻止游离铁通过自由基的形成对细胞产生毒副作用。此外，TRF 还能结合、运输其他治疗性金属离子、诊断用放射性金属离子，如铜、锌、钴等。

（二）临床意义

1. 血转铁蛋白升高

（1）缺铁性贫血：低血红蛋白所致缺铁，此时 TRF 合成增加导致升高，经铁有效治疗后恢复到正常水平。

（2）妊娠、口服避孕药：雌激素含量升高导致 TRF 升高。

（3）急性病毒性肝炎、肝细胞坏死：转铁蛋白主要在肝脏合成，但反过来又能促进肝细胞的再生，因此可将 TRF 作为判断肝病预后的一项指标。

2. 血转铁蛋白降低

（1）再生障碍性贫血、溶血性贫血：红细胞存在对铁的利用障碍，转铁蛋白生成减少。

(2) 营养不良：随白蛋白、前白蛋白同时下降，用于判定中期营养状态的监测指标。

(3) 慢性肝病、肝硬化、肝癌：肝脏铁代谢异常，肝细胞损伤后导致合成 TRF 能力下降。

(4) 炎症（手术、创伤、心梗、感染）、流行性出血热、恶性病变：TRF 为负性急性时相蛋白，在急性时相反应过程中降低。

(5) 风湿性关节炎、系统性红斑狼疮：为急性时相蛋白在自身免疫性疾病活动时期变化的体现，由于 TRF 为负性急性时相蛋白，在急性时相反应过程中降低。

(6) 肾病综合征、尿毒症：肾小球基底膜内外疏松层硫酸肝素糖蛋白含量减低，使负电荷位点明显减少，使带负电荷中分子蛋白 TRF 自肾小球滤过膜滤过至尿液中，血清 TRF 经肾脏流失过多，故血清转铁蛋白降低表明肾脏病变的严重程度。

(7) 严重烧伤、蛋白质丢失性胃肠病：蛋白质缺乏状态，属蛋白质丢失性疾病，转铁蛋白流失过多。

(8) 遗传性铁蛋白缺乏症；通常为染色体隐性遗传，属罕见遗传性疾病，患者血浆中缺少或缺乏转铁蛋白，骨髓中没有可利用铁以合成血红蛋白，因此产生低色素贫血。

3. 尿转铁蛋白升高 尿液 TRF 在正常情况下不能通过肾小球滤过膜，早期肾损伤时肾小球基底膜内外疏松层硫酸肝素糖蛋白含量减低，使负电荷位点明显减少，使带负电荷（PI=5.7）的循环中分子蛋白 TRF 自肾小球滤过膜滤过，使尿液中升高，可反映早期肾小球损伤，提示肾小球滤过膜电荷选择屏障受损。

(1) 糖尿病肾病早期检测：转铁蛋白通过滤过膜时，受到的电荷排斥力小于白蛋白，故较容易漏出，也更能灵敏地反映肾小球电荷屏障的受损。

(2) 妊高征患者轻度肾损害检测：肾小管功能无明显受损，主要是肾小球滤过障碍，检测尿液转铁蛋白较其他指标更为敏感。

(3) 老年高血压时肾损伤检测：与尿 ALB、NAG 等常用指标相比更早出现，且与病情严重程度正相关。

(4) 新生儿 / 儿童肾功能检测：尿转铁蛋白是反映肾小球滤过膜屏障受损、滤过功能不全的指标，在满足早期、准确地反映肾脏损伤程度的同时，有采集标本更方便的优势。

（三）测定方法

TRF 的定量检测通常采用免疫比浊法。

（四）国家行业标准

暂无。

（五）试剂介绍

1. 转铁蛋白测定试剂盒（散射比浊法）[国食药监械（进）字 2012 第 2402774 号]

(1) 原理：在免疫化学反应中，人体液中包含的蛋白会与特异性抗体形成免疫复合物。这些免疫复合物会使穿过标本的光束发生散射，散射光的强度与标本中相关蛋白的浓度成正比，与已知的标准浓度对比就可得出结果。

(2) 标本类型：血清，随机和定时采集的尿液。

(3) 参考范围：健康成年人为 2.0 ～ 3.6g/L。健康成年人尿液中的转铁蛋白浓度低于本方法的检测限。

(4) 注意事项：标本中三酰甘油浓度达到 8.2g/L、胆红素浓度达到 0.6g/L、游离血红蛋白达到 10g/L 时未检测到干扰，已知的常规药物未检测到干扰。标本浑浊和其中的颗粒可能干扰测定结果。脂血和脂浊标本检测前必须经过离心（约 15 000g 10min）。

(5) 储运条件：2 ～ 8 ℃。

(6) 性能指标：测量范围是 0.35 ～ 5.6g/L（血清）、2.2 ～ 35mg/L（尿液）；精密度见表 14-45。

表 14-45 转铁蛋白试剂盒精密度

样本	平均值 (g/L)	试验间 CV（%）	试验内 CV(%)	总计 CV（%）
N/T 蛋白质控 SL/L	1.9	1.6	3.6	3.5
N/T 蛋白质控 SL/M	2.9	2.4	2.6	3.3
N/T 蛋白质控 SL/H	4.2	2.5	3.2	3.8
血清样本 1	1.6	3.0	4.2	4.8
血清样本 2	2.7	2.0	2.6	3.0

2. 转铁蛋白检测试剂盒（免疫比浊法）[国食药监械（进）字 2014 第 2404870 号]

(1) 原理：测定抗原抗体反应中由于复合物形成而导致溶液中悬浮颗粒散射光增强的比率。

(2) 标本类型：尿液为建议使用的唯一样本类型。

(3) 参考区间：＜ 0.20mg/dl。

(4) 注意事项：反应液中的尘埃或其他微粒物质（如碎屑和细菌）可产生无关的光散射信号，导致样品分析结果变异。

(5) 储运条件：2 ～ 8℃。

(6) 性能指标：分析范围是 0.2 ～ 4.0mg/dl、灵敏度为 0.2mg/dl；精密度见表 14-46。

表 14-46　转铁蛋白试剂盒精密度

精密度类型	样本	数据点	检测平均值 (mg/dl)	标准差 (mg/dl)	CV (%)
批内	尿液 1 级	80	0.38	0.010	2.7
	尿液 2 级	80	1.55	0.041	2.6
	尿液 3 级	80	3.02	0.077	2.6
总计	尿液 1 级	80	0.38	0.016	4.3
	尿液 2 级	80	1.55	0.060	3.8
	尿液 3 级	80	3.02	0.100	3.3

六、尿白蛋白

（一）概述

尿白蛋白 (urine albumin，u-Alb) 是指在人体尿中出现微量白蛋白。白蛋白占血浆总蛋白的 60%，分子质量为 69kDa，由肝脏合成，是一种带有负电荷的大分子蛋白，正常情况下只有极少量的白蛋白可以通过尿液排出至体外。肾小球毛细血管基底膜具有滤过功能，膜孔直径为 5.5nm。白蛋白半径为 3.6nm。正常状态下白蛋白很难通过肾小球基底膜；如果肾脏因疾病或损伤而异常时，蛋白可渗漏到尿液中，特别是白蛋白。很少量的白蛋白出现在尿中叫做尿微量白蛋白，后更名为尿白蛋白，是肾脏功能变差的最早信号。慢性肾病 (chronic kidney disease，CKD) 导致的肾损伤如果及时治疗，仍可逆转。

（二）临床意义

通常应用尿白蛋白指标来监测肾病的发生，尿白蛋白升高多见于：

(1) 糖尿病肾病：糖尿病患者由于肾小球基底膜电荷异常改变，肾小球系膜基底增厚。对白蛋白的通透性增加，糖尿病肾病早期仅肾小球滤过率增高。以后才出现白蛋白尿，血压可逐步升高。

(2) 高血压肾病：原发性高血压患者 MAU 明显增高，主要与收缩压相关，可能是因肾小球压力增高，肾小球滤过屏障受损或白蛋白吸收异常引起，是脑卒中的独立危险因素。

(3) 心血管疾病：肾小球血管床压力增高，广泛的血管内皮功能障碍、脂代谢紊乱、凝血功能异常、炎性因子损伤等共同作用造成血管功能失调。尿白蛋白升高是心血管疾病的独立风险因子。

(4) 肾脏疾病：当 Alb、IgG、IgM 都升高，提示肾小球病变伴有小管受累。

(5) 系统性红斑狼疮患者由于抗原抗体免疫复合物沉积或抗体结合于肾小球基膜处，基膜孔径屏障遭到破坏，同时表面负电荷渐失，造成肾小球滤过功能受损，尿蛋白排出。

(6) 类风湿关节炎引起的系统性血管炎是造成肾脏固有性损伤的原因之一，在肾功能常规检查无明显变化时，尿白蛋白已有升高。

其他引起尿蛋白排泄增多的良性原因与增加交感神经活动有关，应激性蛋白尿、高热性蛋白尿和寒冷性蛋白尿都属于这种情况，其特点是肾小球性或混合肾小球和肾小管性蛋白尿，并且最高达 1g/L。直立性蛋白尿是儿童和青少年最常见的蛋白尿，为肾小球性蛋白尿。

（三）测定方法

通常可采用干化学法、金标法和免疫比浊法等进行检测。

（四）国家行业标准

暂无。

（五）试剂介绍

1. 白蛋白测定试剂盒（散射比浊法）（国械注进 20152400127）

(1) 原理：在免疫化学反应中，人体液中包含的蛋白会与特异性抗体形成免疫复合物。这些免疫复合物会使穿过标本的光束发生散射，散射光的强度与标本中相关蛋白的浓度成正比，与已知的标准浓度对比就可得出结果。

(2) 标本类型：适用的标本为人血清，随机和定时采集的尿液及脑脊液标本。

(3) 参考区间：健康成年人参考范围是35.0 ～ 52.0g/L（血清），＜ 30mg/L（尿液），＜ 350mg/L（脑脊液）。

(4) 注意事项：血清样本中三酰甘油浓度高达20g/L、胆红素浓度高达 0.6g/L、游离血红蛋白高达 10g/L 时均未检测到干扰，已知的常规药物未检测到干扰。标本浑浊和其中的颗粒可能干扰测量结果，因此含有颗粒的标本必须在检测前进行离心沉淀。脂血和脂浊标本检测前必须经过离心（约15 000g 10min）。标本中牛血清白蛋白（即质控标本）可能干扰测量结果。

(5) 储运条件：2 ～ 8 ℃。

(6) 性能指标：精密度数据见表 14-47。

表 14-47　白蛋白试剂盒精密度

样本（*n*=40）	平均值 (g/L)	批间 CV（%）	批内 CV（%）	总 CV（%）
蛋白质控品低水平	27	3.5	2.7	4.3
蛋白质控品中水平	50	2.4	3.0	3.6
血清样本 1	42	1.8	3.5	3.5
血清样本 2	52	1.7	3.1	3.2

2. 微量白蛋白检测试剂盒（胶体金法）［苏食药监械（准）字 2013 第 2400644 号］

(1) 原理：以一株高特异性、高敏感性抗人 mAlb 多克隆抗体，作为胶体金标记抗体，预先包被在金标垫上，在膜上测试区和质控区分别包被有 mAlb 重组抗原和兔抗羊 IgG，应用竞争法及免疫层析技术检测人尿液中 mAlb 的含量。

(2) 标本类型：人尿液样本。

(3) 参考区间：500 例健康人尿液样本测定统计分析显示，正常参考值上限取第 95 位百分数为20.0mg/L。

(4) 注意事项：肌酐最大允许浓度为 10g/L，葡萄糖最大允许浓度为 10g/L，尿素最大允许浓度为 100g/L。

(5) 储运条件：4 ～ 30℃。

(6) 性能指标：最低检出限不高于 10.0mg/L；线性范围是 10.0 ～ 200.0mg/L。批内差：CV ≤ 10%；批间差：CV ≤ 15%。

3. 微量白蛋白检测试剂盒（免疫比浊法）（国械注进 20152400298）

(1) 原理：测定抗原抗体反应中由于复合物形成而导致溶液中悬浮颗粒散射光增强的比率。

(2) 标本类型：尿液为建议使用的唯一样本类型。

(3) 参考范围：＜ 1.90mg/dl。

(4) 注意事项：反应液中的尘埃或其他微粒物质（如碎屑和细菌）可产生无关的光散射信号，导致样品分析结果变异。

(5) 储运条件：2 ～ 8℃。

(6) 性能指标：分析范围是 0.2 ～ 4.0mg/dl；灵敏度为 0.2mg/dl；精密度数据见表 14-48。

表 14-48　微量白蛋白试剂盒精密度

精密度类型	样本	数据点	检测平均值 (mg/dl)	标准差 (mg/dl)	CV (%)
批内	尿液 1 级	80	0.56	0.042	7.5
	尿液 2 级	80	2.25	0.107	4.7
	尿液 3 级	80	3.19	0.063	2.0
总计	尿液 1 级	80	0.56	0.055	9.8
	尿液 2 级	80	2.25	0.121	5.4
	尿液 3 级	80	3.19	0.073	2.3

（张　辉　李　俊　曹　鹏　鲍雯妍）

第四节　细胞因子

一、白介素 -1β

（一）概述

细胞因子是由免疫细胞（如单核 / 巨噬细胞、T 淋巴细胞、B 细胞、NK 细胞等）和某些非免疫细胞（内皮细胞、表皮细胞、成纤维细胞等）经刺激而合成、分泌的一类具有广泛生物学活性的小分子蛋白质。细胞因子包括白细胞介素、干扰素、肿瘤坏死因子、集落刺激因子、生长因子、趋化因子等（表 14-49）。在 1979 年第二届国际淋巴因子专题讨论会上，将来自单核 / 巨噬细胞、T

淋巴细胞或其他单个核细胞所分泌的，在细胞间相互作用、免疫调节、造血及在炎症反应中发挥非特异性免疫调节作用的细胞因子称为白细胞介素（interleukin，IL）。细胞因子效应具有高效性、多样性及重叠性的特点。

表 14-49 常见的白细胞介素

白细胞介素或者受体	产生	生物学功能
IL-1β	单核 / 巨噬细胞	致热和介导炎症
		与 TNF-α、IL-6 协同作用于破骨细胞
sIL-2R	TH1 细胞	介导辅助、抑制细胞毒 T 细胞产生，调节免疫反应
		升高提示活动的细胞免疫过程
IL-6	单核/巨噬细胞、内皮细胞	致热和介导炎症：作用于中枢产热，作用于肝脏产生 CRP；介导 T 细胞活化，介导 B 细胞分化为浆细胞；介导内皮细胞损伤和易栓状态
IL-8	单核/巨噬细胞、内皮细胞	炎症因子趋化因子的一个成员；趋化和激活中性粒细胞
IL-10	单核/巨噬细胞、Th2 细胞	抑制炎性介质产生，抑制单核 / 巨噬细胞对 Th1 细胞的激活
TNF-α	单核/巨噬细胞、肿瘤细胞等	体内细胞因子网络中重要的多功能物质，主要是介导抗肿瘤及调节机体的免疫功能，也是炎症反应介质之一，参与炎症病变的多方面病理变化

IL-1 最早是由 Gery 于 1972 年在人白细胞培养上清中发现的，该物质可以促进小鼠胸腺细胞对植物血凝素（PHA）的有丝分裂反应。起初命名为淋巴细胞激活因子（lymphocyte-activating factor，LAF）或内源性热原质（endogenous pyrogen）、破骨细胞激活因子（osteoclast activating）、黑素瘤细胞生长抑制因子（melanoma growth inhibitory factor）等，1979 年国际统一命名为 IL-1。

IL-1 主要由单核 / 巨噬细胞或者树突状细胞等在摄取抗原抗体复合物后或者在抗原提呈过程中产生。此外，表皮细胞、NK 细胞、B 细胞、成纤维细胞、内皮细胞、脑胶质星状细胞、平滑肌细胞、白血病细胞等在某些条件下亦可产生 IL-1。

人 IL-1α 和 IL-1β 基因大小分别为 10.5 kb 和 7.8 kb。人 IL-1 基因定位于 2 号染色体，含 7 个外显子。IL-1 在不同种属中有较高的同源性。IL-1α 和 IL-1β 在不同种属的同源性分别为 60% ～ 70% 和 75% ～ 78%，但在同一种属中 IL-1α 和 IL-1β 同源性只有 25%。人 IL-1α 和 IL-1β 分别由 159 和 153 个氨基酸残基组成，分子质量约为 17.5kDa，同源性为 28%。IL-1、IL-1α 和 IL-1β 与靶细胞表面的结合位点相同，因此生物学活性相似。但是因为缺少前导序列，大部分 IL-1 存在于细胞质中。只有在单核 / 巨噬细胞中，40% ～ 60% 的 IL-1β 被释放，因此检测血清中的 IL-1β 就可以反映 IL-1 的水平和活性。

（二）临床意义

IL-1 在低浓度的情况，主要的生物学功能是活化 T 细胞和 APC 细胞，促进 B 细胞产生抗体，吸引中性粒细胞，刺激间质细胞分泌蛋白酶引起局部病变；在高浓度的情况下，IL-1 可以刺激肝脏产生急性时相蛋白，刺激中枢神经系统产热，以及产生恶病质。此外，IL-1 与 TNF-α 协同作用于破骨细胞，因此对于调节骨代谢有重要作用。由于 IL-1 具有以上生物学特性，因此对于白介素 -1 的检测可用于监测和诊断骨病、炎性疾病、多种癌症和其他许多免疫性疾病。

1. IL-1β 升高

（1）感染 / 脓毒血症：IL-1β 在感染后 4h 即明显升高，其值可提示预后。IL-1β 与肿瘤坏死因子（TNF）有相似的作用，两种细胞因子的协同作用大于任何一种细胞因子。TNF 能刺激生成 IL-1，这两种分子均参与脓毒性休克的发病机制。

（2）类风湿关节炎：IL-1β 存在于类风湿关节炎患者的滑膜及滑液中，可触发胶原酶、磷脂酶和环氧酶的基因表达，参与关节的病理损伤。

（3）肠道炎性疾病：IL-1β 能刺激生成炎性二十烯类物质，主要为前列腺素 E_2 和白三烯 B_4，也能刺激生成 IL-8，后者具有中性粒细胞趋化和刺激产生特异性的炎性细胞因子作用。组织内前列腺素 E_2 和白三烯 B_4 的浓度与溃疡性结肠炎病情的严重度相关。肠道炎性疾病患者中，有高浓度的组织 IL-1 和 IL-8 参与。

（4）溶骨性疾病：IL-1β 与 TNF-α、IL-6 协同作用于破骨细胞，参与骨质的溶解和破坏。

（5）其他疾病：IL-1β 在结核、免疫复合物肾病中也会升高。

2. IL-1β 降低 由于正常人血液中 IL-1β 含量很低，其浓度降低无特殊意义。

（三）测定方法

采用化学发光检测及酶联免疫吸附法等。

（四）国家行业标准

暂无。

（五）试剂介绍

下文以 IL-1β 检测试剂盒［国食药监械（进）字 2014 第 2404350 号］为例进行介绍。

(1) 原理：采用双抗体夹心法原理检测。两个抗体分别为单克隆鼠抗和多克隆兔抗。

(2) 标本类型：血清或肝素化血浆，要尽可能新鲜。样本在 2 ～ 8℃保存 2 天或 -20℃ 保存 6 个月。

(3) 参考范围：应用 IMMULITE 白介素 -1β 试剂盒对 47 例健康人样本进行检测，所有结果均低于 5pg/ml。

(4) 注意事项：样本中胆红素的浓度高至 200mg/L、血红蛋白的浓度高至 381mg/dl、三酰甘油的浓度高至 3000mg/dl、在允许精密度范围内均未见影响。

(5) 储运条件：在 2 ～ 8℃。

(6) 性能指标：检测范围最高可达 1000pg/ml；分析灵敏度为 1.5pg/ml；高点 Hook 效应至 100 000pg/ml 未见。抗体特异性极佳，与其他白介素及肿瘤坏死因子、干扰素等都未见交叉反应。精密度：在 39pg/ml 水平时，批内 CV 为 2.8%，总 CV 约为 9%。

二、白介素 -2 受体

（一）概述

白介素 -2 是 1976 年 Morgan 等在小鼠脾细胞培养上清中发现的，这是一种刺激胸腺细胞生长的因子，这种因子可以促进和维持 T 细胞长期培养，称为 T 细胞生长因子（T cell growth factor，TCGF），1979 年统一命名为白细胞介素 2（interleukin 2，IL-2）。IL-2 主要由 T 细胞或者 T 细胞系产生。人 IL-2 含有 133 个氨基酸残基，分子质量为 15.5kDa。人 IL-2 基因定位于第 4 号染色体，长约 5kb，由 4 个外显子和 3 个内含子组成，人和小鼠 IL-2 基因 DNA 序列有 63% 的同源性。

分泌的 IL-2 通过自分泌和旁分泌的方式作用于 T 细胞表面的 IL-2 受体，促使休眠 T 细胞激活和增殖。T 细胞在激活的状态下细胞表面 IL-2 受体表达，可溶性 IL-2 受体（soluble IL-2 receptor，sIL-2R）表达增加。

IL-2R 在调节免疫反应中的作用至关重要。IL-2 与 T 淋巴细胞表面的 IL-2 受体结合，引发一系列细胞内信号反应，导致休眠的 T 细胞激活和增殖，最终产生辅助、抑制和细胞毒性 T 细胞，后者可介导免疫反应。在大部分休眠 T 细胞、B 细胞、大颗粒淋巴细胞（LGLs）和单核细胞表面，并没有表达很多 IL-2 受体。在激活状态下，细胞表面受体分子表达，可溶成分（sIL-2R；比膜结合蛋白小 10kDa）被释放。可以认为 sIL-2R 是 T 细胞激活或免疫系统激活的早期指标。

（二）临床意义

sIL-2R 在健康个体血清中处于低水平状态，升高意味着机体处于内环境紊乱状态，如肿瘤、自身免疫性疾病、器官移植排异反应和不同类型的感染。

1. sIL-2R 升高

(1) 肿瘤疾病：包括白血病、淋巴系统恶性肿瘤、原发性肝癌等各种肿瘤都可以在一定程度上使 sIL-2R 水平升高。其机制可能不是由肿瘤本身引起的，而是由肿瘤所致的免疫反应有关。

(2) 自身免疫性疾病：毒性弥漫性甲状腺肿（Graves 病）、系统性红斑狼疮、银屑病等自身免疫性疾病可见血清中 sIL-2R 升高。

(3) 器官移植后并发症：sIL-2R 升高可作为器官移植后出现并发症的早期征象。在临床排斥反应前 3 ～ 8 天，sIL-2R 就会出现明显升高。

(4) 其他疾病：感染、多发性硬化、艾滋病、梅毒、淋巴肉芽肿等疾病中均可以观察到 sIL-2R 升高。

2. sIL-2R 降低 由于正常人血液中 sIL-2R 含量很低，其浓度降低无特殊意义。

（三）测定方法

主要的测定方法是采用化学发光检测及酶联免疫吸附法。

（四）国家行业标准

暂无。

（五）试剂介绍

下文以IL-2R检测试剂盒［国械注进20152401384］为例进行介绍。

（1）原理：采用双抗体夹心法检测，两个抗体分别为单克隆鼠抗和多克隆兔抗。

（2）标本类型：建议采用血清样本，样本于2～8℃保存2天或-20℃长期保存。

（3）参考范围：对87名健康成人进行研究，检测结果的中位值为391U/ml，95％参考范围为223～710U/ml；使用IMMULITE 2000 IL-2R对100名健康成人进行研究，检测结果的中位值为333U/ml，95%参考范围为158～623U/ml。

（4）储运条件：2～8℃。

（5）性能指标：检测范围最高可达7500U/ml，分析灵敏度为5U/ml；高点Hook效应：至225 000U/ml未见。精密度：在213U/ml水平时，批内CV为3.2%，总CV为6.1%。抗体对IL-2R具有高度特异性，与其他白介素和干扰素、肿瘤坏死因子等无交叉反应。

三、白介素-6

（一）概述

白介素-6是1980年在成纤维细胞中发现的，研究发现成纤维细胞经PolyI：C刺激后能产生一种抑制病毒复制的细胞因子，称为β2干扰素（interferon-β2，IFN-β2），于1986年统一命名为白细胞介素-6（interleukin 6，IL-6）。以后的研究结果未能证实这种因子的直接抗病毒作用，但具有其他多方面的生物学功能，根据实验系统和功能的不同，被命名为杂交瘤/浆细胞瘤生长因子（hybri-doma/plasmacytoma growth factor，HPGF）、B细胞分化因子（B cell differentiation factor，BCDF）、B细胞刺激因子-2（B cell stimulatory factor，BSF-2）、溶细胞性T细胞分化因子（cytolytic T cell differentiation factor，CDF）和肝细胞刺激因子（hepatocyte stimulating factor，HSF）等。

IL-6可以由T细胞、B细胞、单核细胞、成纤维细胞、肾小球系膜细胞和内皮细胞等产生。人IL-6基因位于第7号染色体，长约5kb，有5个外显子和4个内显子。人IL-6基因与小鼠有65%的同源性。IL-6的cDNA翻译产物为212个氨基酸的多肽链，可以经剪切形成184个氨基酸的成熟蛋白；根据73位点和172位点上糖基化程度的不同以及磷酸化程度的差异，IL-6的分子质量在21.5～28kDa。

在体内和体外，IL-6作为B细胞的分化因子和T细胞的活化因子。它协同IL-2促使T细胞分化为细胞毒素T细胞，并诱导胸腺细胞增殖。在IL-4刺激后，IL-6的激活在B细胞分化成浆细胞的过程中起重要作用。IL-6是多种人体骨髓瘤的强效生长因子，活性浓度小于10pg/ml。在体外IL-3和IL-6协同刺激造血干细胞的分化过程。

（二）临床意义

IL-6在健康个体血清中处于低水平状态，IL-6水平升高指示提示单核/巨噬细胞的过度活化，是进行性炎症反应的一个指标。

1. IL-6水平升高

（1）感染、炎症：急性感染、烧伤、手术后等患者体液（血清、尿液、囊液、培养上清）中均可观察到IL-6明显升高，可由此了解患者的病情和疗效。急性感染后4h患者血液中IL-6即有明显升高。在脓毒血症患者中，IL-6>1000pg/ml是脓毒血症死亡的阳性预测值。在对新生儿感染的诊断中，IL-6比C反应蛋白敏感性和特异性更高。

（2）自身免疫性疾病：类风湿关节炎、系统性红斑狼疮、硬皮病及银屑病等自身免疫性疾病可观察到血清中IL-6升高。

（3）肿瘤：浆细胞瘤、慢性淋巴细胞白血病、急性髓样白血病、多发性骨髓瘤、淋巴瘤、霍奇金病、心脏黏液瘤、宫颈癌中可以观察到IL-6升高。

（4）冠心病：冠状动脉粥样硬化、心肌缺血、心绞痛、充血性心力衰竭、高血压和急性心肌梗死等心血管疾病IL-6可异常升高。

2. IL-6水平降低　由于正常人血液中IL-6含量很低，其浓度降低无特殊意义。

（三）测定方法

主要采用化学发光检测。

（四）国家行业标准

暂无。

（五）试剂介绍

1. IL-6 检测试剂盒［国食药监械（进）字 2014 第 2403972 号］

(1) 原理：采用双抗体夹心法检测，两个抗体分别为单克隆鼠抗和多克隆羊抗。

(2) 标本类型：血清、EDTA 或肝素血浆，样本 2 ～ 8℃ 保存 1 天或 -20℃ 保存 6 个月。

(3) 参考范围：60 例收集于空白玻璃管中的健康志愿者的血清样本进行参考范围研究。95% 范围从未检测到至 3.4pg/ml，绝对范围从未检测到至 5.9pg/ml。

(4) 注意事项：样本中结合性和非结合性胆红素的浓度直至 200mg/L、血红蛋白的浓度直至 550mg/dl、三酰甘油的浓度直至 3000mg/dl 时，在允许精密度范围内均未见影响。

(5) 储运条件：2 ～ 8℃。

(6) 性能指标：检测范围最高可达 1000pg/ml；分析灵敏度为 2pg/ml；高点 Hook 效应：至 60 000pg/ml 未见。精密度：在 88pg/ml 水平时，批内 CV 为 3.5%，总 CV 为 5.1%。抗体具有极佳特异性，与其他白介素和干扰素、肿瘤坏死因子等无交叉反应。

2. IL-6 检测试剂盒［国食药监械（进）字 2012 第 2403838 号］

(1) 原理：采用双抗体夹心法检测。

(2) 标本类型：血清和血浆（肝素）是所推荐使用的样本。

(3) 参考区间：血清样本来源于 151 个外表健康的测试对象，根据一项非参数参考区间分析，IL-6 95% 上限区间为＜ 6.4pg/ml，95% 可信区间为 5.3 ～ 7.5pg/ml。

(4) 注意事项：含高达 500mg/dl 血红蛋白、40mg/dl 胆红素、3000mg/dl 三酰甘油、3000mg/dl 蛋白质（人血清白蛋白）、8000 单位 /dl 肝素、20mg/dl 对乙酰氨基酚、50mg/dl 乙酰水杨酸、40mg/dl 布洛芬、400mg/dl α2- 巨球蛋白、200mg/dl α1- 抗胰蛋白酶、5g/dl γ- 球蛋白及 1 ∶ 20 稀释的多种维生素样本，均不会影响 IL-6 浓度的测定。

(5) 储运条件：2 ～ 10℃冷藏保存且竖直放置。

(6) 性能指标：线性范围为 0.5 ～ 1500pg/ml (0.054 ～ 160 IU/ml)；精密度为当浓度大于 2pg/ml 时，该测定所得出的总不精密度＜ 12%。分析灵敏度：0.5pg/ml。

四、白介素 -8

（一）概述

白介素 -8 是 1986 年由 Kownatzki 首先发现的由单核细胞产生的一种中性粒细胞趋化因子。IL-8 是一种非糖基化蛋白，其最重要的生化作用之一是作为中性粒细胞的化学引诱物，因此 IL-8 以前又被称为中性粒细胞活化蛋白 (NAP-1)、中性粒细胞活化因子 (NAF) 和单核细胞衍化的中性粒细胞趋化因子 (MDNCF)。

人 IL-8 基因定位于人第 4 号染色体，基因组中有 7 个外显子和 3 个内含子。IL-8 分子质量为 8.3kDa，单核细胞产生的成熟形式 IL-8 分子为 72 个氨基酸，内皮细胞产生的成熟 IL-8 分子为 77 个氨基酸。IL-8 分子含 4 个 Cys，无 N 端糖基化位点。

IL-8 是炎症趋化因子超家族的一个成员，这类因子分子质量在 8 ～ 10kDa，也被称作促炎症细胞因子。除了作为化学引诱物的生物学作用外，根据它们的氨基酸序列，这些蛋白还显示出 20% ～ 50% 的同源性及保守的 4- 半胱氨酸基序。这一类的其他蛋白有生长调节性癌基因 -α(GROα)、调节活化正常 T 细胞表达和趋化因子 (RANTES)、单核细胞趋化蛋白 -1(MCP-1)、巨噬细胞炎症蛋白 -1α(MIP-1α)、巨噬细胞炎症蛋白 -1β(MIP-1β)、干扰素诱导蛋白 10(IP-10)、上皮中性粒细胞活化肽 78(ENA-78) 等。

（二）临床意义

IL-8 是一种前炎症因子，在许多炎性反应中扮演至关重要的角色，可通过测定 IL-8 水平来进行炎性疾病的诊断、鉴别诊断和预后判断。

1. IL-8 水平升高

(1) 感染性疾病：粒细胞在细菌感染中起着重要的防御作用，如化学趋化分泌毒性产物、吞噬并杀伤致病原。这些作用与 IL-8 在感染中的生物行为密切相关。急性感染后 4h 患者血液中 IL-8 即有明显升高。IL-8>500pg/ml 与高死亡率相关。IL-8 与 IL-6 联合检测可改善 C 反应蛋白（CRP）的预测价值。新生儿中，IL-6/8 对抗生素治疗的响应好于 CRP 和 PCT。

(2) 类风湿关节炎：类风湿关节炎患者周围血白细胞及关节腔内单核细胞产生的 IL-8 明显高于正常人，为 3 ～ 10 倍量，这可能是关节腔内粒细胞氧化与过氧化物对关节腔组织破坏的重要环节之一。

(3) 中性粒细胞聚集有关疾病和呼吸系统疾病：肺纤维化、支气管炎、呼吸窘迫综合征等疾病患者血液中 IL-8 升高。

2. IL-8 水平降低　由于正常人血液中 IL-8 含量很低，其浓度降低无特殊意义。

（三）测定方法

化学发光检测及酶联免疫吸附法。

（四）国家行业标准

暂无。

（五）试剂介绍

下文以 IL-8 检测试剂盒［国食药监械（进）字 2014 第 2403971 号］为例进行介绍。

(1) 原理：采用双抗体夹心法原理检测。两个抗体分别为单克隆鼠抗和多克隆兔抗。

(2) 标本类型：人血清或者血浆，避免溶血；样本在 2 ～ 8℃保存 2 天或 -20℃长期保存。

(3) 参考范围：应用 IMMULITE 白介素 -8 试剂盒对 50 名健康个体进行参考范围研究，绝对范围从未检测到 62pg/ml。

(4) 注意事项：样本中胆红素浓度高至 200mg/L 时，在允许精密度范围内未见影响。

(5) 储运条件：2 ～ 8℃。

(6) 性能指标：检测范围最高可达 7500pg/ml；分析灵敏度为 2pg/ml；抗体特异性极佳，与其他白介素及肿瘤坏死因子、干扰素等都未见交叉反应。精密度：在 89pg/ml 水平时，批内 CV 为 3.6%，总 CV 约为 7%。

五、白介素 -10

（一）概述

白介素 -10 是 1989 年在小鼠 Th2 细胞株 D10. G4.1 发现的一种新的细胞因子，能抑制 Th1 细胞株细胞因子 mRNA 的转录，称为细胞因子合成抑制因子，同年被命名为白细胞介素 -10（IL-10）。

在人类，某些 $CD4^+$T 细胞克隆、来自 AIDS 患者的 B 细胞系、EBV 感染的淋巴母细胞、Burkitt 淋巴瘤、活化单核细胞、外周血 T 细胞均可产生 IL-10。人和小鼠 IL-10 基因都定位于第 1 号染色体，其基因组包括 5 个外显子和 4 个内含子。人和小鼠 IL-10 在 DNA 和氨基酸水平上分别有 81% 和 73% 的同源性。人和小鼠 IL-10 均含 178 个氨基酸残基，内有 18 个氨基酸信号肽系列，分子质量为 18.7kDa。

研究发现 IL-10 能抑制 Th1 细胞合成细胞因子。Th1 细胞分泌以下细胞因子：γ 干扰素、β 肿瘤坏死因子和 IL-2。这些细胞因子可激活巨噬细胞，并与它们提呈的抗原反应。不仅如此，IL-10 还能抑制巨噬细胞和单核细胞对 Th1 细胞的激活作用。另外，IL-10 在单核 / 巨噬细胞系统中还有很多其他作用。它对于下列被称为炎性因子的物质产生抑制作用：IL-1α、IL-6、IL-8 和粒细胞 - 巨噬细胞集落刺激因子。内源性的 IL-10 通过负反馈机制抑制单核 / 巨噬细胞合成 IL-10。除了这些抑制作用外，IL-10 对单核细胞产生 β 转化生长因子无影响，对另一种抗炎性蛋白 IL-1 受体拮抗剂有刺激作用。同以上作用相比，IL-10 还表现出免疫刺激的功能。当 IL-3 和 IL-4 存在时，它促使肥大细胞和其祖细胞的生长。另外，它还能促使 B 细胞增殖和分化为抗体分泌型细胞。

（二）临床意义

由于 IL-10 对炎性细胞因子产物具有抑制作用，是一种重要的抗炎细胞因子。IL-10 在许多不同疾病的调节方面扮演重要的角色。

1. IL-10 水平升高

(1) 炎症：肾小球肾病、肾衰患者、HIV 感染早期、自身免疫性脑炎急性期IL-10升高。IL-10是一种抗炎性因子，具有拮抗Th1类细胞因子和下调Th1类细胞的功能，主要通过抑制单核/巨噬细胞增殖、黏附、激活及多种炎性细胞因子的合成与释放，发挥下调炎症反应，拮抗炎性介质的作用。IL-10明显升高提示病情好转。

(2) 肿瘤：骨髓瘤、恶性黑色素瘤、卵巢癌和结肠癌细胞、基底细胞癌、肺癌组织、脑胶质瘤组织、结直肠癌组织、淋巴瘤患者血清及癌旁组织中，IL-10都有明显升高。IL-10是某些肿瘤细胞的生长因子，许多癌组织或细胞均可产生IL-10，IL-10与肿瘤转移有关。

(3) 自身免疫性疾病：类风湿关节炎（RA）、系统性红斑狼疮（SLE）等疾病患者血液中IL-10升高。IL-10具有很强的免疫抑制及免疫调控作用，胶原诱导的关节炎中IL-10水平升高，中和IL-10后关节炎加重，给予IL-10治疗能明显抑制关节炎症。IL-10是B细胞刺激因子，它可以刺激SLE患者外周血单个核细胞产生抗DNA自身抗体，而抗双链DNA抗体又能刺激单个核细胞分泌IL-10增加，二者形成恶性循环，导致病情进展。

(4) 心血管疾病：冠状动脉粥样硬化、心绞痛、急性心肌梗死、充血性心力衰竭等疾病患者血清IL-10可升高。人动脉粥样硬化发生过程中IL-10参与了其发生发展，IL-10在抑制炎性因子释放、单核细胞贴壁、某些黏附分子和趋化因子产生及功能发挥、抑制动脉粥样硬化中血栓复合物的形成等过程中，起着重要保护作用。

2. IL-10水平降低 由于正常人血液中IL-10含量很低，其浓度降低无特殊意义。

（三）测定方法

化学发光检测及酶联免疫吸附法。

（四）国家行业标准

暂无。

（五）试剂介绍

下文以IL-10检测试剂盒［国食药监械（进）字2014第2403980号］为例进行介绍。

(1) 原理：采用双抗体夹心法原理检测。两个抗体分别为单克隆鼠抗IL-10抗体。

(2) 标本类型：人血清或者肝素血浆。样本于2～8℃保存6h，或-20℃保存6个月。乙二胺四乙酸（EDTA）血浆可导致白介素-10的表现浓度降低，建议不要采用此类样本进行白介素-10的检测。

(3) 参考范围：对55名健康成人进行参考范围研究，得到结果的中位值是1.5pg/ml，95%百分位数为9.1pg/ml。

(4) 注意事项：样本中结合和未结合的胆红素浓度高至200mg/L，在允许精密度范围内未见影响；严重溶血样本可使样本IL-10浓度轻度升高。

(5) 储运条件：2～8℃。

(6) 性能指标：检测范围最高可达1000pg/ml；分析灵敏度为1pg/ml；高点Hook效应：至102 300pg/ml未见。抗体特异性极佳，与其他白介素及肿瘤坏死因子、干扰素等都未见交叉反应。精密度：在18.2pg/ml水平时，批内CV为2.9%，总CV约为9.9%。

六、肿瘤坏死因子

（一）概述

1975年Carswell等发现接种卡介苗的小鼠注射细菌脂多糖后，血清中出现一种能使多种肿瘤发生出血性坏死的物质，将其命名为肿瘤坏死因子（tumor necrosis factor，TNF）。巨噬细胞产生的TNF命名为TNF-α，T淋巴细胞产生的淋巴毒素（lymphotoxin，LT）命名为TNF-β。TNF-α和TNF-β是高度相关的两种蛋白，有34%的氨基酸序列相同。TNF-α和TNF-β都通过相同的受体作用于靶细胞，因此表现出具有一定相似性但不是完全一致的生物学反应。在变性情况下，TNF-α是一种17kDa的非糖基化蛋白，三聚体形式组成其生物学活性。除了TNF-α这种可溶性成分外，在产生TNF的细胞表面存在一种分子质量为17kDa的膜结合成分，它作为溶解TNF-α的池，并从细胞表面经蛋白水解分离出来。TNF-α可由多种细胞产生，例如巨噬细胞、$CD4^+$T细胞和NK细胞在脂多糖刺激后可产生TNF-α。另外，平滑肌细胞、分叶核中性粒细胞、星形胶质细胞和大量瘤细胞都可产生TNF-α。

TNF-α具有广泛的生物学活性，具有强大的抗肿瘤作用，是迄今发现的抗瘤作用最强的细胞因子；除对肿瘤细胞具有直接的抑制增殖和细胞坏死作用外，对其他细胞如心肌细胞的生长分化也有影响，同时还有抗病毒及细菌，激活T细胞，促进IL-1、IL-2、IL-6的产生及分泌，诱发炎症反应，促进IL-2R、EGFR及主要组织相容性抗原Ⅱ类抗原（MHC Ⅱ Ag）表达等功能，在宿主防御反应中起重要作用。

（二）临床意义

TNF-α主要介导抗肿瘤及调节机体的免疫功能，是炎症反应介质之一，参与炎症病变的多方面病理变化。测定血清中TNF-α的浓度，在临床多种疾病的诊疗中具有重要临床价值。

1. TNF-α水平升高

（1）肿瘤：恶性肿瘤患者血清中可以观察到TNF-α水平升高，TNF-α除了对肿瘤细胞本身具有细胞毒性之外，也能摧毁实体瘤周围的血管上皮组织，并通过血栓的形成，阻断肿瘤的血液营养供应，最终导致肿瘤的出血性坏死、消退或消失。

（2）心血管疾病：严重的充血性心力衰竭、心肌梗死、心肌炎、扩张型心肌病、心脏移植排斥反应和进行心肺旁路手术患者的血清中TNF-α水平显著升高。

（3）自身免疫性疾病：类风湿关节炎、克罗恩病、强直性脊柱炎、自身免疫性心肌炎、银屑病关节炎、糖尿病、多发性硬化症等疾病时，TNF-α都会出现升高。

（4）脓毒血症、败血症、感染性肺炎：TNF-α是脓毒性休克时最早释放且起关键作用的介质，它启动脓毒症的炎症反应，并在发展过程中起放大作用，即所谓的免疫炎症的瀑布反应。

2. TNF-α水平降低　由于正常人血液中TNF-α含量很低，其浓度降低无特殊意义。

（三）测定方法

化学发光法及酶联免疫吸附法。

（四）国家行业标准

暂无。

（五）试剂介绍

下文以TNF-α检测试剂盒［国食药监械（进）字2012第2402346号］为例进行介绍。

（1）原理：采用双抗体夹心法原理检测。两个抗体分别为单克隆鼠抗和多克隆兔抗。

（2）标本类型：人血清或肝素化血浆。样本于2～8℃保存6h，或-20℃保存6个月。

（3）参考范围：采集58名健康实验室志愿者的样本，应用IMMULITE TNF-α试剂盒进行检测。样本绝对范围从测不出到8.1pg/ml。

（4）注意事项：样本中胆红素的浓度直至200mg/L、血红蛋白的浓度直至382mg/dl，脂血的浓度直至3000mg/dl，在检测允许的精密度范围内对结果没有影响。

（5）储运条件：2～8℃。

（6）性能指标：检测范围最高可达1000pg/ml；分析灵敏度为1.7pg/ml；高点Hook效应：至100 000pg/ml未见。抗体特异性极佳，与其他白介素及肿瘤坏死因子、干扰素等都未见交叉反应。精密度：在34pg/ml水平时，批内CV为3.5%，总CV约为5.8%

（刘晓晓　杨　明）

参考文献

Cunnane G，Grehan S，Geoghegan S，et al. 2000. Serum Amyloid A in the assessment of early inflammatory arthritis. J Rheumatol，27(1)：58-63.

Dispenzieri A，Kyle R，Merlini G，et al. 2009. International Myeloma Working Group guideline for serumfree light chain analysis in multiple myeloma and related disorders. Leukemia，23(2)：215-224.

Grubb A. 1992. Diagnostic value of analysis of cystatin C and protein HC in biological fluids. Clin Nephrol，38(Suppl 1)：S20-27.

Hebert LA，Cosio FG，Neff JC. 1991. Diagnostic significance of hypocomplementemia. Kidney Int，39(5)：811-821.

Katzmann JA. 2009. Screening panels for monoclonal gammopathies：time to change. Clin Biochem Rev，30(3)：105-111.

Malle E，De Beer FC. 1996. Human serum amyloid A (SAA) protein：a prominent acute-phase reactant for clinical practice. Eur J Clin Invest，26(6)：427-435.

Pratt G. 2008. The evolving use of serum free light chain assays in haematology. Br J Haematol，141(4)：413-422.

Randers E，Erlandsen EJ. 1999. Serum cystatin C as an endogenous marker of the renal function- a review. Clin Chem Lab Med，37(4)：389-395.

Simonsen O，Grubb A，Thysell H. 1985. The blood serum concentration of cystatin C（gammatrace）as a measure of the glomerular filtration rate. Scand J Clin Lab Invest，45（2）：97-101.

Thomas L. 1998. The complement system.In：Thomas L，ed. Clinical Laboratory Diagnostics. Frankfurt：TH-Books Verlagsgesellschaft，794-806.

West CD. 1989. The complement profile in clinical medicine. Inherited and acquired conditions lowering the serum concentrations of complement component and control proteins. Complement Inflamm，6（1）：49-64.

Yamada T. 1999. Serum Amyloid A（SAA）：a concise review of biology，assay methods and clinical usefulness. Clin Chem Lab Med，37（4）：381-388

第十五章　自身抗体相关检测试剂

自身免疫性疾病是机体对自身抗原成分免疫应答反应过度，直接或间接破坏自身组织，最终导致自身组织器官损伤或功能障碍的疾病。自身抗体是机体在自身免疫应答中，由B淋巴细胞产生的针对自身抗原成分的抗体。自身抗体是自身免疫性疾病的重要血清学标志，在疾病早期预测、筛查诊断、病情评估、治疗监测和预后判断等方面都有不同程度的临床价值。

本章节将针对系统性自身免疫性疾病和各种组织器官特异性自身免疫性疾病，分别介绍其特异性或相关性自身抗体的实验室检测，包括抗体检测的临床意义、检测方法和相关检测试剂等。

第一节　系统性自身免疫性疾病相关抗体

一、抗核抗体

（一）概述

在20世纪50年代，研究人员观察到狼疮细胞检测阳性的患者血清可与细胞核结构发生反应，即存在抗核抗体（anti-nuclear antibody，ANA）。ANA传统定义为针对细胞核成分的自身抗体的总称。随着研究不断深入，对ANA的理解不再局限于核成分，而是扩展至真核细胞的各种成分，如脱氧核糖核蛋白、DNA、可提取核抗原、RNA等作为靶抗原的自身抗体的总称。ANA是自身免疫性疾病最重要的诊断指标之一。

目前人们已鉴定出具有不同临床意义的三十余种ANA，形成了抗核抗体谱。根据细胞内靶抗原分子的理化特性和分布部位，可将ANA分为六大类，见表15-1。

表 15-1　抗核抗体谱

分类	抗核抗体谱
抗DNA抗体	抗双链DNA、单链DNA抗体
抗组蛋白抗体	抗组蛋白亚单位H1、H2A、H2B、H3、H4及其复合物抗体
抗DNA组蛋白复合物抗体	抗DNP抗体、核小体抗体等
抗非组蛋白抗体	抗可提取性核抗原抗体，包括抗Sm、nRNP、SSA/Ro、SSB/La、rRNP、Scl-70、Jo-1、PCNA、Ku、PM-Scl、RA33、Ki、SRP、RANA、Mi-2、PL-7、PL-12、P80和SP100等抗体
	抗染色体DNA蛋白抗体：抗着丝点抗体
抗核仁抗体	抗RNA多聚酶Ⅰ/Ⅱ/Ⅲ、原纤维蛋白、NOR-90和Th/To抗体等抗体
抗其他细胞成分抗体	抗核孔复合物、板层素、线粒体、高尔基体、溶酶体、肌动蛋白、波形纤维蛋白、原肌球蛋白、细胞角蛋白、中心体、纺锤体、中间体等抗体

1957年，Holborow及Friou等首先以啮齿动物组织冷冻切片作为基质，应用间接免疫荧光技术（IIFT）检测ANA总抗体。IIFT法一直沿用至今，已经成为临床ANA总抗体筛查的常规手段。目前，ANA的IIFT检测试验基质可选择的种类甚多，其中最适合的检测基质为人喉癌上皮细胞，且以HEp-2细胞株最为常用。HEp-2细胞包含100～150种自身抗原，核抗原含量非常丰富，能够检测到较完整的抗核抗体谱。随后，研究人员还发现HEp-20-10细胞株具有多于HEp-2细胞数十倍的分裂期细胞，且细胞核较大。利用HEp-20-10细胞更容易辨别分裂期细胞特异性结构抗体，如着丝点、纺锤体纤维、中间体、中心粒和核仁形成区相关的抗体。IIFT法被认为是筛查自身抗体有效、敏感和综合性的方法，现仍是应用最多的筛查方法，而基于HEp-2细胞的IIFT法也被认为是ANA检测的金标准。同时灵长类肝脏组织切

片可用作 ANA 检测的辅助基质，判断 ANA 特异性荧光模式、提示靶抗原种类，常与人喉癌上皮细胞联合用于检测 ANA。灵长类肝脏组织切片扩充了可检测到自身抗体的范围，较为重要的有抗核糖体 P 蛋白、肝细胞膜（LMA）、胆管、内皮细胞、肌内膜和粒细胞抗体（cANCA，pANCA）。被检血清中存在的不同种类的特异性 ANA，与细胞或组织基质中的靶抗原结合后，通过荧光素标记的二抗在荧光显微镜下呈现形态各异的荧光染色模式（图 15-1 和表 15-2）。通过对荧光模式的分析，可初步判断相应抗体的分类、提示靶抗原的种类范围。通常 IIFT 检测 ANA 阳性的样本，建议采用其他特异性检测方法（如酶联免疫法、蛋白印迹法等）进一步确认 ANA 的靶抗原。

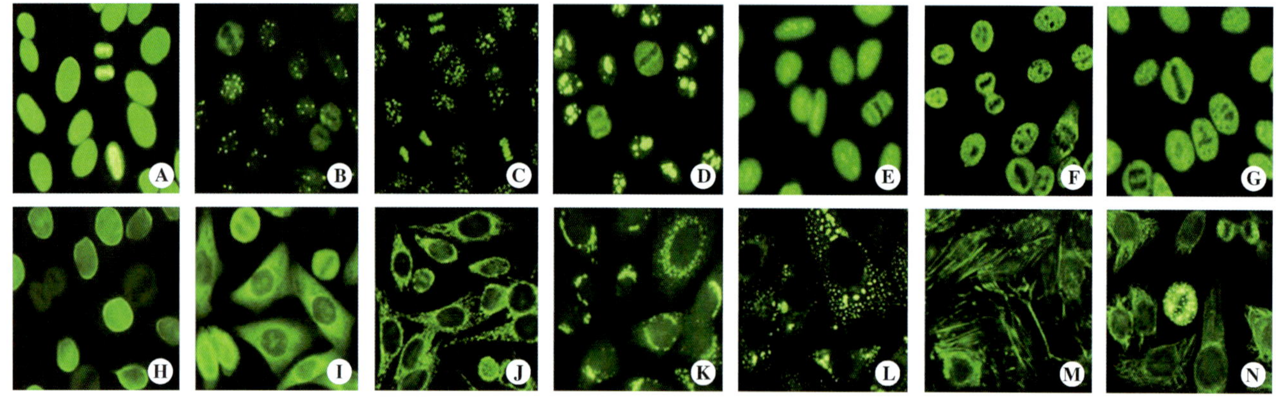

图 15-1　IIFT 法筛查 ANA 的不同荧光模式（HEp-2 细胞）

A. 均质型；B. 核点型；C. 着丝点型；D. 核仁型；E. Scl-70；F. Sm/RNP；G. SS-A/SS-B；H. 核膜型；I. 核糖体 P 蛋白；J. AMA；K. 高尔基体；L. 溶酶体；M. 肌动蛋白；N. 波形蛋白

表 15-2　IIFT 检测 ANA 的常见荧光模式

细胞核	细胞质	细胞骨架	细胞周期
均质型	粗颗粒型	肌动蛋白型	抗增殖细胞核抗原型
核膜型	细颗粒型	波形蛋白型	中心体（粒）型
颗粒型	弥漫型	原肌球蛋白型	纺锤纤维型
核点型	高尔基体型	细胞角蛋白型	纺锤体极型
着丝点型	溶酶体型	纽蛋白型	分离带型
核仁型	过氧化物酶型		染色体型
	细胞周期胞质灶性蛋白型		微管蛋白型

（二）临床意义

抗核抗体可特征性地出现于多种疾病中，尤其是风湿性疾病。在炎症性风湿性疾病中，抗核抗体的阳性率在 20% ～ 100%，以风湿性关节炎的阳性率最低，在 20% ～ 40%。ANA 在混合性结缔组织病（夏普综合征）中的阳性率高达 100%，常作为结缔组织病的诊断、病情判断和疗效观察的指标。ANA 在其他疾病中也有一定的检出率，如慢性活动性肝炎，ANA 的阳性率为 30% ～ 40%，溃疡性结肠炎中 ANA 的阳性率为 26%。高滴度 ANA 则高度提示自身免疫性疾病。常见的自身免疫性疾病中抗核抗体的阳性率如表 15-3 所示。此外，不同 ANA 荧光模式与自身免疫性疾病的相关性亦有所不同。表 15-4 总结了抗核抗体 IIFT 检测的不同荧光模式对应的靶抗原及其相关疾病。

另一方面，ANA 水平与多种因素相关，受遗传背景、环境及激素水平变化等影响，在一些非自身免疫性疾病、慢性感染、肿瘤患者甚至正常人的血清中都会存在抗核抗体。健康人体内存在一定水平的天然抗核抗体，尤其是 40 岁以上人群，ANA 阳性结果的发生率随年龄的增长而逐渐上升，大于 65 岁的老年人群中有 18% 的人可检测到低滴度的 ANA 抗体，女性高于男性；而小于 40 岁的人群中（尤其是女性）亦可见 ANA 低滴度阳性，阳性检出率低于 4%。各种感染也可诱导 ANA 的出现，但这种 ANA 并不与自身免疫疾病相关，感染治愈或恢复后，该 ANA 水平降至正常值水平以下。

表 15-3　常见的自身免疫性疾病中 ANA 的阳性率

自身免疫性疾病	ANA 阳性率（%）
系统性红斑狼疮	
活动期	95 ～ 100
非活动期	80 ～ 100
药物诱导的红斑狼疮	100
混合性结缔组织病	100
类风湿关节炎	20 ～ 40
其他风湿病	20 ～ 50
进行性系统性硬化症	85 ～ 95
多肌炎 / 皮肌炎	30 ～ 50
干燥综合征	70 ～ 80
溃疡性结肠炎	26
正常人	5 ～ 10

表 15-4　抗核抗体 IIFT 检测结果的解释

ANA 荧光模式	已知靶抗原	疾病相关性
核均质型	双链 DNA、单链 DNA、核小体、组蛋白	SLE
核粗颗粒型	nRNP、Sm	SLE、MCTD
核细颗粒型	SS-A、SS-B	SLE、SS
核颗粒型（抗 Ku 抗体）	Ku 蛋白	SLE、重叠综合征
核仁型	U3-nRNP、RNA 多聚酶 I、PM-Scl、Scl-70	弥散型硬化症
核点型	PML、Sp100、gp210	PBC
着丝点型	着丝点蛋白	局限型硬化症
PCNA 型：PCNA- Ⅰ型	增殖性细胞核抗原	SLE
PCNA 型：PCNA- Ⅱ型	增殖性细胞核抗原	各种肿瘤
核膜型	板层素	慢性活动性自身免疫性肝炎
胞质颗粒型：抗线粒体抗体	线粒体	PBC
胞质颗粒型：抗 Jo-1 抗体	Jo-1	肌炎
胞质颗粒型：抗核糖体 P 蛋白抗体	核糖体 P 蛋白	SLE
胞质颗粒型：抗溶酶体抗体	溶酶体	临床意义不明确
胞质颗粒型：抗高尔基体抗体	高尔基体	临床意义不明确
胞质纤维型：波形蛋白	波形蛋白	临床意义不明确
胞质纤维型：肌动蛋白	F- 肌动蛋白	慢性活动性肝炎
分裂期细胞：纺锤体	纺锤体	燕麦细胞型支气管肺癌
分裂期细胞：中间体	中间体	临床意义不明确
分裂期细胞：中心粒	中心粒	临床意义不明确

（三）测定方法

目前该项目常见的免疫学测定方法包括间接免疫荧光法、印迹法、欧蒙印迹法、ELISA、双向扩散（DID）法、对流免疫电泳（CIE）、免疫印迹（IB）、条带免疫实验（LIA）、化学发光标记免疫分析法（CLIA）和芯片等技术。其中，根据美国风湿病学会（ACR）的指南，间接免疫荧光技术被认为是 ANA 检测的“金标准”。

（四）国家行业标准

暂无。

（五）试剂介绍

1. 抗核抗体 IgG 检测试剂盒（间接免疫荧光法）[浙食药监械（准）字 2013 第 2400625 号]

(1) 原理：该试剂盒基于间接免疫荧光法，定性检测人血清或血浆中的抗核抗体。

每个反应区有 2 张生物薄片，分别包被有 HEp-2 细胞和猴肝，两种基质联合检测患者样本中的抗核抗体。

(2) 标本类型：人血清或 EDTA、肝素、枸橼酸盐抗凝的血浆。

(3) 参考范围：正常人的抗体滴度＜ 1 ∶ 100。

(4) 注意事项

1) 干扰因素：溶血、脂血和胆红素血样不影响实验。

2) 交叉反应：未发现有交叉反应。

(5) 储运条件：2 ～ 8℃保存，避免冷冻。未开封前，除非特别说明，试剂盒中各成分自生产日起可稳定 1 年。

(6) 性能指标

1) 检测范围：本试剂盒检测系统的起始稀释度为 1 ∶ 100。待检样本可以进一步地 10 倍稀释，如 1 ∶ 1 000、1 ∶ 10 000 等。没有检测上限。

2）批内差异：用2份特征性血清对同一批号的产品进行检测，每份血清检测10次，比较阳性血清检测的结果，要求特异性荧光强度基本一致，阴性血清检测的结果为阴性。

3）批间差异：用2份特征性血清对3个批号的产品进行检测，比较阳性血清检测的结果，要求特异性荧光强度基本一致，阴性血清检测的结果为阴性。

4）特异性和灵敏度：以人HEp-2细胞为基质的ANA检测特异性和灵敏度均为100%，以猴肝为基质的ANA检测特异性和灵敏度分别为100%和81%。

2. 抗核抗体谱（IgG）检测试剂盒（欧蒙印迹法）［国食药监械（进）字2014第2403693号］

（1）原理：该产品基于欧蒙印迹法，体外定性检测人血清或血浆中的抗nRNP、Sm、SS-A（天然SS-A和Ro-52）、SS-B、Scl-70、PM-Scl、Jo-1、CENP B、PCNA、dsDNA、核小体、组蛋白、核糖体P蛋白和AMA M2共14种抗体IgG。

检测膜条上平行包被了高度纯化的抗原：nRNP、Sm、SS-A（天然SS-A和Ro-52）、SS-B、Scl-70、PM-Scl、Jo-1、CENP B、PCNA、dsDNA、核小体、组蛋白、核糖体P蛋白和AMA M2，见图15-2。

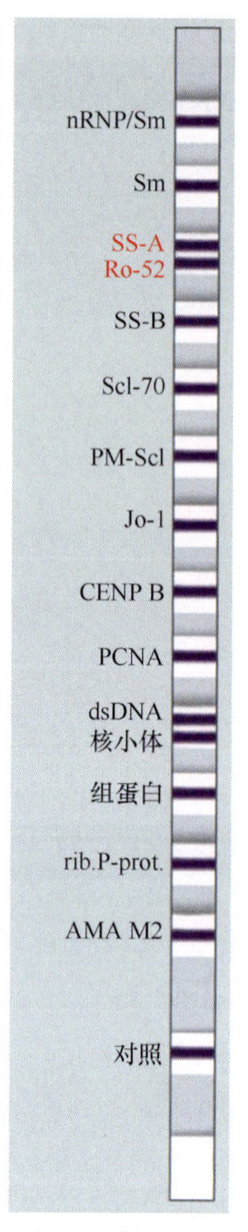

图15-2 抗核抗体谱包被的抗原

（2）标本类型：人血清或EDTA、肝素、枸橼酸盐抗凝的血浆。

（3）参考范围：根据各抗原带的着色强度，判读结果分为0、(+)、+、++、+++ 5个等级，结果在+以下为阴性或可疑。检测50例健康献血员血清中的ANA谱水平，结果显示所有献血员均为阴性。

（4）注意事项

1）干扰因素：血红蛋白浓度＜5mg/ml的溶血、三酰甘油浓度＜20mg/ml的脂血和胆红素浓度＜0.4mg/ml的黄疸对检测结果没有影响。

2）交叉反应：未发现与其他自身抗体之间的交叉反应。

（5）储运条件：2～8℃保存，避免冷冻。未开封前，除非特别说明，试剂盒中各成分自生产日起可稳定1年。

（6）性能指标

1）检测范围：欧蒙印迹法为定性检测方法，没有检测范围，样本稀释度为1 ∶ 101。

2）批内和批间差异：通过比较多个样本在相同批号内多次检测结果的差异来研究批内差异；批间差异为用不同批号产品对同一样本进行检测所得的差异。每一次实验，抗原带着色的深浅都在额定范围内。该试剂具有很好的批内和批间重复性。

3）灵敏度及特异性：分别用本检测系统和酶联免疫吸附法（参考方法）检测膜条包被的不同指标，所有抗原检测灵敏度均为100%，检测特异性为95%～100%。

3. 抗核抗体谱IgG检测试剂盒（酶联免疫吸附法）［国食药监械（进）字2012第2402830号］

（1）原理：该试剂盒基于酶联免疫吸附法，体外半定量检测人抗下述自身抗体IgG：dsDNA、组蛋白、核糖体P蛋白、nRNP、Sm、SS-A、

SS-B、Scl-70、Jo-1 和着丝点。

微孔板包被的是下列抗原的混合物：从鲑鱼睾丸中纯化的天然双链 DNA，从小牛胸腺纯化的组蛋白 H1、H2A、H2B、H3 和 H4 的混合物，从牛和兔胸腺中经亲和层析纯化的核糖体 P 蛋白，从牛脾脏和胸腺中经亲和层析纯化的天然 Sm 抗原，从牛脾脏和胸腺中经亲和层析纯化的天然 SS-A，从小牛和兔胸腺中经亲和层析纯化的天然 SS-B，从牛和兔胸腺中经亲和层析纯化的天然 Scl-70，从小牛和兔胸腺中经亲和层析纯化的天然 Jo-1（组氨酰-tRNA 合成酶），重组的着丝点 B 蛋白。

(2) 标本类型：人血清或 EDTA、肝素、枸橼酸盐抗凝的血浆。

(3) 参考范围：以比值 1.0 为临界值，仅 0.5% 献血员血清中 ANA 阳性。

(4) 注意事项

1) 干扰因素：血红蛋白浓度为 10mg/ml 的溶血、三酰甘油浓度为 20mg/ml 的脂血、胆红素浓度为 0.4mg/ml 的黄疸对检测结果没有干扰。

2) 交叉反应：未发现有交叉反应。

(5) 储运条件：2 ～ 8℃保存，避免冷冻。未开封前，除非特别说明，试剂盒中各成分自生产日起可稳定 1 年。

(6) 性能指标

1) 检出限：检出限的定义为阴性样本检测结果的均值加上 3 倍标准差。本检测系统的最低检出限约为比值 0.07。

2) 重复性：通过检测 3 份不同抗体浓度的血清计算批内和批间的变异系数（CV）以确定该试剂的重复性。批内检测的 CV 基于 20 次检测的结果，为 1.1% ～ 1.7%。批间检测的 CV 基于不同 6 天、每天 4 次检测的结果，为 3.2% ～ 4.3%。

4. 抗核抗体检测试剂盒（间接免疫荧光法）（京械注准 20152400640）

(1) 原理：本试剂盒采用间接免疫荧光法检测抗核抗体（ANA）。

抗原底物是 HEp-2 细胞（人喉癌上皮细胞）。

(2) 标本类型：人血清或 EDTA、肝素、枸橼酸盐抗凝的血浆。

(3) 参考范围：抗体滴度＜ 1 ∶ 3200。

(4) 注意事项

1) 黄疸、脂血、溶血样本对本试剂盒的检测结果基本没有干扰。

2) 建议在 400 倍镜下观察判断具体核型。

3) 本试剂盒仅作定性检测。

4) 未用完的洗涤液可以储存于冰箱内（2 ～ 8℃）下次继续使用。

5) 对照血清经检测 HBsAg、抗 HCV 抗体、抗 HIV 抗体均为阴性，但试剂盒的所有组分都应视作潜在传染源小心处理。

(5) 储运条件：2 ～ 8℃避光保存，有效期 12 个月。

(6) 性能指标

1) 外观：液体试剂，除荧光二抗为蓝色、吐温为淡黄色，其余试剂均为无色、无浑浊，无未溶解物；HEp-2 抗原片保持密封包装。

2) 装量及组件数量检查：见主要组成成分。

3) 阳性符合率：将内部参考品按稀释度 1 ∶ 2600 进行稀释后至少检测 20 次，阳性率≥ 95%。

4) 阴性符合率：将内部参考品按稀释度 1 ∶ 3800 进行稀释后至少检测 20 次，阴性率≥ 95%。

5) 批间差：抽取三个批次的试剂。按照操作步骤，将内部参考品按稀释度 1 ∶ 2600、1 ∶ 3800 进行检测，每批至少 40 人份，其检测结果应符合阳性率≥ 95%，阴性率≥ 95%。

5. ENA 抗体检测试剂盒（胶体金法）[鲁食药监械（准）字 2014 第 2400426 号]

(1) 原理：本试剂盒采用纯化的 ENA 抗原，结合金标免疫渗滤试验（GIFA）原理，以间接法检测血清中的 ENA 抗体。先将特异性 ENA 抗原固相化于硝酸纤维素膜上，当血清标本根据渗滤作用通过硝酸纤维素膜时，其中的 ENA 抗体便与膜上的固相抗原发生特异性结合形成复合物，而其他无关物质则被滤过，再加上金标记抗人 IgG 单克隆抗体，滤过时便与复合物结合，形成肉眼即可方便观察的红色印迹。

(2) 标本类型：人血清。

(3) 注意事项：血红蛋白浓度为 10g/L 的溶血、胆固醇浓度为 10mmol/L 的脂血、三酰甘油浓度为 6mmol/L 的脂血、胆红素浓度为 200μmol/L 的黄疸，或低于上述浓度时，对检测结果无干扰。本试剂盒不受类风湿因子的干扰。

(4) 储运条件：试剂盒置 2 ～ 8℃冷藏，有效期为 10 个月。铝箔袋开封后，在 2 ～ 8℃可稳定 1 个月。试剂盒可短期常温运输。寒冬或炎夏季节应采取相应的防护措施，避免冻融或长期高温。

(5) 性能指标

1) 阴性符合率：用 ENA 抗体阴性质控品检测，检测结果不得出现阳性。

2) 阳性符合率：用 ENA 抗体阳性（包括强、中、弱阳性）质控品检测，检测结果不得出现阴性。

3) 最低检出限：以稀释至 1 ∶ 8 的中阳性质控品进行检测，结果为弱阳性。

4) 重复性：用重复性质控品做 10 个测试，反应结果一致，均为阳性且显色度均一。

二、抗组蛋白抗体

（一）概述

抗组蛋白抗体（anti-histones antibody，AHA）是抗核抗体家族的一种，属于异质性自身抗体。组蛋白是阳离子蛋白，在真核细胞的细胞核中与 DNA 形成核小体，是分子质量为 11.2 ～ 21.5kDa 的 DNA 相关蛋白，其功能是稳定 DNA 双螺旋的结构，也可能参与基因调控机制。目前分为 5 种不同类型的组蛋白：H1、H2A、H2B、H3 和 H4。利用组蛋白肽段，现已确定组蛋白中主要的线性自身表位，其主要位于 4 个核心组蛋白（H2A、H2B、H3 和 H4）的 N 末端和 H3、H1 的 C 末端，包括这些蛋白翻译后修饰的绝大多数位点，特别是暴露在染色质上的位点。

1960 年由 Kunkel 等在自身免疫病患者血清中首次检测到抗组蛋白自身抗体。抗组蛋白抗体在 HEp-2 细胞为基质的间接免疫荧光检测中，表现为均质弥散型核染色（图 15-3）。然而，抗 dsDNA 抗体可产生同样的荧光模式，因此有必要进行补充检测。免疫印迹法、免疫斑点法和 ELISA 法是检测 AHA 的简易、高效和敏感的方法。但是由于 3 种不同方法检测所用的抗原表位（线性、构象）不同，有可能导致不同方法学结果不一致的情况。

抗组蛋白抗体在一些系统性和器官特异性自身免疫病中有较高的检出率，如系统性红斑狼疮（SLE）、自身免疫性肝炎（AIH）、类风湿关节炎（RA）、原发性胆汁性胆管炎（PBC）、多肌炎 / 皮炎和硬化症。在药物诱导的狼疮（DIL）、精神疾病和某些感染性疾病中也能检测到抗组蛋白抗体。抗组蛋白抗体是 SLE 中最常见的自身抗体之一，活动期患者阳性率超过 80%。

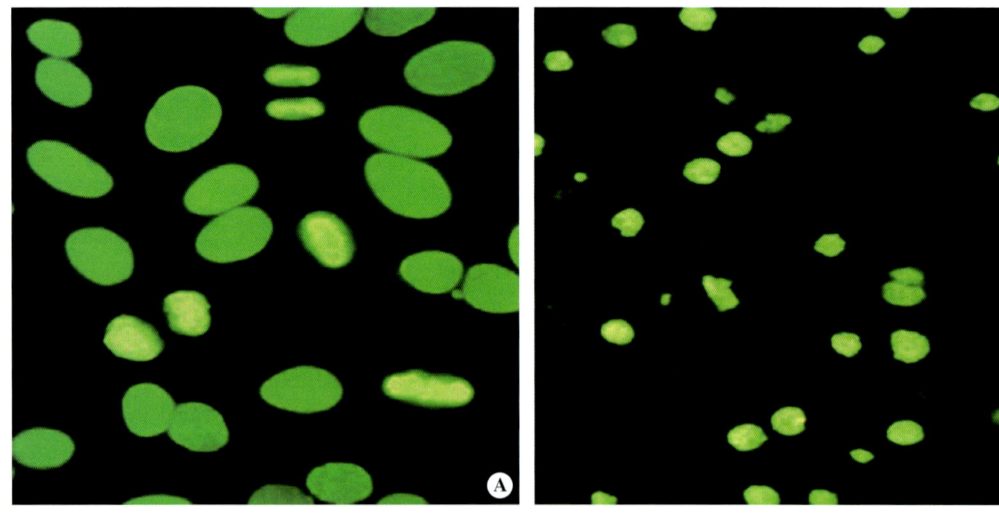

图 15-3　AHA 核均质型荧光模式

A.HEp-2 细胞；B. 猴肝

（二）临床意义

由于检测方法和诊断标准不同，在不同类型疾病和同一类型疾病中，患者的抗组蛋白抗体阳性率有很大差别。在药物诱导（普鲁卡因、肼屈嗪等）所致的系统性红斑狼疮患者中经常（频率 > 95%）可以检测到一种或几种抗组蛋白抗体或抗

H2A-H2B 复合体的抗体。此外，在 30% ～ 70% 的播散性红斑狼疮和 15% ～ 50% 的类风湿关节炎患者中也检测到抗组蛋白抗体。研究表明，抗组蛋白抗体阳性率在 SLE 患者血清中为 30% ～ 70%，AIH 中为 35%，RA 中为 5% ～ 50%，硬化症中为 5% ～ 45%，多肌炎 / 皮肌炎中为 20%，PBC 中为 60% ～ 80%，DIL 中为 90% ～ 95%。

与天然组蛋白 /DNA 结构的抗原表位反应的抗体（如抗核小体抗体）不同，抗变性组蛋白的自身抗体在 SLE、DIL 或其他（自身免疫）疾病中没有诊断价值。并且，虽然循环抗组蛋白抗体识别的主要组蛋白表位通过短肽序列已确认，但这些对诊断和预后没有帮助。

（三）测定方法

目前该项目常见的免疫学测定方法包括间接免疫荧光法、印迹法、ELISA、免疫斑点法等技术。

（四）国家行业标准

暂无。

（五）试剂介绍

1. 抗核抗体 IgG 检测试剂盒（间接免疫荧光法）［浙食药监械（准）字 2013 第 2400625 号］

详见“抗核抗体”。

2. 抗核抗体谱（IgG）检测试剂盒（欧蒙印迹法）［国食药监械（进）字 2014 第 2403693 号］

详见“抗核抗体”。

3. 抗组蛋白抗体 IgG 检测试剂盒（酶联免疫吸附法）［国食药监械（进）字 2011 第 2404246 号］

(1) 原理：该试剂盒用于体外定量或半定量检测人血清或血浆中抗组蛋白抗体 IgG。

微孔板包被的抗原是分别从小牛胸腺中分离提纯的 H1/H2A/H2B/H3/H4 型组蛋白单体的混合物。

(2) 标本类型：人血清或 EDTA、肝素、枸橼酸盐抗凝的血浆。

(3) 参考范围：用欧蒙抗组蛋白抗体 IgG 检测试剂盒（酶联免疫吸附法）检测了 206 份健康献血员血清中抗组蛋白抗体水平。以 20RU/ml 作为 cut-off 值，所有的献血员抗组蛋白抗体阴性。

(4) 注意事项

1) 干扰因素：血红蛋白浓度为 10mg/ml 的溶血、三酰甘油浓度为 20mg/ml 的脂血、胆红素浓度为 0.4mg/ml 的黄疸对检测结果没有干扰。

2) 交叉反应：无交叉反应。

(5) 储运条件：2 ～ 8℃保存，避免冷冻。未开封前，除非特别说明，试剂盒中各成分自生产日起可稳定 1 年。

(6) 性能指标

1) 线性：通过检测高抗体浓度样本的稀释系列来研究该试剂的线性，抗组蛋白抗体 ELISA 试剂的线性范围为 20 ～ 197RU/ml。

2) 检出限：检出限的定义为阴性样本检测结果的均值加上 3 倍标准差，也就是所能检出抗体的最小滴度。抗组蛋白抗体 ELISA 试剂的最低检出限约为 1.4RU/ml。

3) 重复性：通过检测 3 份不同抗体浓度的血清计算批内和批间的变异系数（CV）以确定该试剂的重复性。批内检测的 CV 基于 20 次检测的结果，为 3.5% ～ 5.9%。而批间检测的 CV 则基于不同 6 天、每天 4 次检测的结果，为 4.5% ～ 5.0%。

三、抗双链 DNA 抗体

（一）概述

抗双链 DNA（double strand DNA，dsDNA）抗体又称抗天然 DNA 抗体，是一种以双链（天然）脱氧核糖核酸为靶抗原的抗核抗体。抗 dsDNA 抗体可与纯 dsDNA 或蛋白质结合的 dsDNA 反应，如组蛋白结合的 dsDNA。抗 dsDNA 抗体识别的靶点有 DNA 序列和骨架决定簇。位于单链或双链 DNA 骨架决定簇的是 DNA 螺旋短区或短的核苷序列。B 细胞抗体结合部位与 dsDNA 表位的结合主要基于静电作用，其对盐浓度和 pH 极为敏感，特别是高亲和力抗 dsDNA 抗体，氢键发挥重要作用。

1957 年首次报道在 SLE 患者血清中存在与 DNA 反应的成分。后续研究确认这些成分是抗体，现已有多种不同的技术可用于定性和定量检测抗 dsDNA 抗体。抗 dsDNA 抗体临床常规检测方法包括 IIFT、ELISA、放射免疫法（radioimmunoassay，

RIA，也称 Farr 法）、免疫印迹法（immunoblot，IB）、斑点金免疫渗滤试验（DIGFA）、血凝法（PHA）等。通常，ELISA、RIA 敏感性大于 IIFT，IIFT 特异性大于 ELISA、RIA。由于这些测定方法具有不同的自身抗体敏感性和特异性，多数实验室倾向于应用两种或三种方法的组合进行检测，从而用于 SLE 的辅助诊断或确认。临床常规检测抗 dsDNA 抗体以 IIFT 和 ELISA 为主，两种方法可互为补充，避免因检测方法学而出现的假阴性或假阳性结果。

其中，绿蝇短膜虫的免疫荧光法可特异性地检测 dsDNA，并且疾病特异性高和敏感性好。判读时，应注意区别短膜虫动基体、核和鞭毛基体（图 15-4）。短膜虫动基体出现特异性均质型荧光染色时，即可判定为阳性，阳性时可伴有核或鞭毛基体均质荧光着染，其荧光模式见图 15-4。

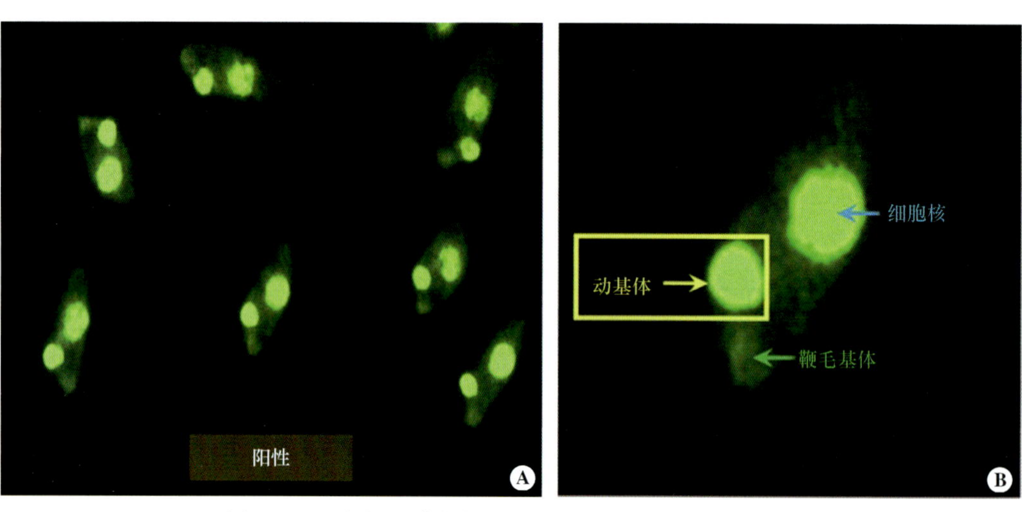

图 15-4　以绿蝇短膜虫为基质检测抗 dsDNA 的荧光模式

A. 视野图；B. 局部说明

ELISA 也常用于抗 dsDNA 抗体的定量检测。其中，一种新的抗 dsDNA 抗体 ELISA 检测方法——抗 dsDNA-Ncx ELISA，采用创新的生化制备方法，进一步提高检测精度，其检测性能可超过性能优越的放射免疫法。为了将非特异性反应降至最低，并且尽可能模仿 dsDNA 在体内的状态，抗 dsDNA-Ncx ELISA 利用具有强黏合性的核小体将高度纯化的天然 dsDNA 结合到固相载体上（图 15-5），作为连接基质的高纯度核小体已去除 Scl-70、组蛋白 H1 和其他非组蛋白成分，从而保证了针对 SLE 的最高检测特异性。与传统的抗 dsDNA 抗体的 ELISA 测定方法相比，此检测方法不再使用多聚亮氨酸或硫化鱼精蛋白等连接物，而后者是导致非特异性反应的原因之一。

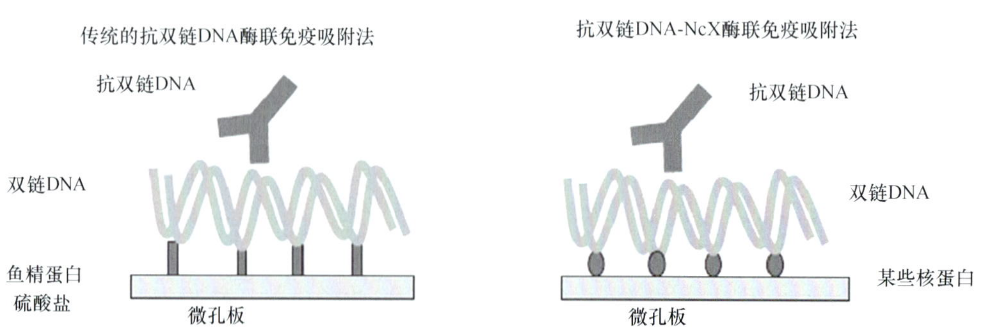

图 15-5　传统 ELISA 与抗 dsDNA-NcX ELISA 的示意图

抗 dsDNA 抗体被认为在 SLE 发病中发挥重要作用。传统意义上，认为 SLE 是免疫复合物性疾病。根据这种观点，抗 dsDNA 抗体与 DNA 结合可导致免疫复合物在组织沉积，随后补体活化从而导致炎症和 SLE 典型疾病特点。抗体与 DNA 的结合可发生在循环系统中，亦可发生在组织原位。SLE 鼠模型研究表明，最初为抗 dsDNA 抗体 IgM 反应，随后为 IgG 反应（抗体亲合力成熟）。只有在 IgG 型抗 dsDNA 抗体形成后，这些小鼠才出现肾炎表现。与 IgM 抗体相比，IgG 抗体可能与疾病更相关，IgM 型抗体常在非 SLE 患者中检测到。

（二）临床意义

系统性红斑狼疮患者血清中具有多种自身抗体，其中抗 dsDNA 抗体是 SLE 的标志性自身抗体之一。用 ELISA 法检测 SLE 患者血清中该抗体的阳性率为 60% ～ 90%，特异性超过 90%，已列入 SLE 免疫学诊断标准。

SLE 是一种常见的慢性自身免疫性疾病，临床表现为皮肤、黏膜损害并伴有全身多脏器受累。其发病原因和机制尚未明确，目前通常认为，是由于细胞和体液免疫紊乱，机体正常的免疫耐受性受损，以致对自身组织产生免疫反应而出现组织损害。现已知抗 dsDNA 抗体在 SLE 的致病机制中起到重要作用。在发病过程中，双链 DNA 与相应的抗体形成的免疫复合物沉积在皮下、肾脏及其他器官的毛细血管内，激活补体系统，造成器官的病理损害。越来越多的证据表明，与病理相关的自身抗体所识别的靶抗原不仅仅是“裸露”的 dsDNA，还有 dsDNA 与核小体形成的复合结构。

抗 dsDNA 抗体是公认的与 SLE 病情活动相关的指标，其抗体滴度随疾病的活动度缓解而减少。Kallenberg 等研究指出，当抗 dsDNA 抗体开始升高（疾病特点不明显）时，SLE 患者进行治疗，在绝大多数患者中，可防止病情恶化。

抗 dsDNA 抗体可能参与组织损伤，且高亲合力抗 dsDNA 与肾脏受累有关。抗 dsDNA 抗体和其他自身抗体同时出现时有助于预测 SLE 的临床亚型和器官损伤。To 和 Petri 发现抗 dsDNA 抗体、狼疮抗凝物与抗心磷脂抗体阳性的 SLE 患者中的血栓和网状青斑发病率高于抗 dsDNA 抗体、抗 Ro 抗体和抗 La 抗体阳性的患者；而后者中，干燥综合征的风险显著增高。

抗 dsDNA 抗体偶见于其他自身免疫性疾病、感染性疾病，极少数情况见于健康人，后者约有 85% 的人在首次检出抗 dsDNA 抗体后 5 年内进展为 SLE。但是，未检出抗 dsDNA 抗体并不能完全排除 SLE 的诊断。

（三）测定方法

目前抗 dsDNA 抗体常见的免疫学测定方法包括间接免疫荧光法（如以 HEp-2 细胞为基质）、绿蝇短膜虫－间接免疫荧光法、印迹法、ELISA，化学发光免疫分析法（CLIA）、胶体金免疫层析法（CGCIA）和放射免疫分析（RIA）等技术检测。

（四）国家行业标准

暂无。

（五）试剂介绍

1. 抗双链 DNA 抗体检测试剂盒（间接免疫荧光法）[国食药监械（进）字 2012 第 2400634 号]

(1) 原理：该试剂盒用于体外定性检测人血清或血浆中抗双链 DNA 抗体。

每个反应区包被 1 张生物薄片，包被绿蝇短膜虫检测抗双链 DNA 抗体（也称天然 DNA，nDNA）。绿蝇短膜虫线粒体只含双链 DNA（动基体）而不含人细胞核内的其他抗原，因此与动基体反应的抗核抗体只有抗 dsDNA 抗体。

(2) 标本类型：人血清或 EDTA、肝素、枸橼酸盐抗凝的血浆。

(3) 参考范围：滴度＜1 ∶ 10。

(4) 注意事项

1) 干扰因素：检测结果不受溶血（血红蛋白浓度≤ 5mg/ml）、脂血（三酰甘油浓度≤ 20mg/ml）和黄疸（胆红素浓度≤ 0.4mg/ml）的干扰。

2) 交叉反应：目前未发现与抗单链 DNA 抗体及抗组蛋白抗体阳性血清间的交叉反应。

(5) 储运条件：2 ～ 8℃保存，避免冷冻。未开封前，除非特别说明，试剂盒中各成分自生产日起可稳定 1 年。

(6) 性能指标

1) 检测范围：本检测系统的起始稀释度为 1 ∶ 10。也可以 10 为稀释因子做进一步稀释，如

1 ∶ 100、1 ∶ 1000、1 ∶ 10000 等，没有检测范围上限。

2）批内差异：用特征性血清对同一批号的产品进行检测，每份血清检测 10 次，阳性血清检测的结果显示特异性荧光强度基本一致，阴性血清检测的结果为阴性。检测时，特异性荧光强度的差异不得超过 ±1 个强度等级。

3）批间差异：用特征性血清对至少 10 个批号的产品进行检测，阳性血清检测的结果显示特异性荧光强度基本一致，阴性血清检测的结果为阴性。检测时，特异性荧光强度的差异不得超过 ±1 个强度等级。

4）特异性与灵敏度：对 2 个研究中的共 1129 份临床明确的患者血清与 200 份献血员血清检测表明，本检测系统对 SLE 患者血清盘（n=394）的灵敏度为 61%，特异性（n=935）为 94%。

2. 抗核抗体谱（IgG）检测试剂盒（欧蒙印迹法）［国食药监械（进）字 2014 第 2403693 号］

详见“抗核抗体”。

3. 抗双链 DNA 抗体 IgG 检测试剂盒（酶联免疫吸附法）［国食药监械（进）字 2012 第 2401897 号］

（1）原理：该试剂盒用于体外定量检测人血清或血浆中抗双链 DNA 抗体 IgG。

微孔板包被的抗原是从鲑鱼精子中高度纯化的天然 dsDNA。包被 dsDNA 的微孔板用核酸酶 S_1 处理以除去单链 DNA（ssDNA）。

（2）标本类型：人血清或 EDTA、肝素、枸橼酸盐抗凝的血浆。

（3）参考范围：用本检测系统检测健康献血者血清（n=206）中抗 dsDNA 抗体水平，以 100 IU/ml 为临界值，1.5% 献血员血清中抗 dsDNA 抗体 IgG 阳性。

（4）注意事项

1）干扰因素：血红蛋白浓度为 10mg/ml 的溶血、三酰甘油浓度为 20mg/ml 的脂血、胆红素浓度为 0.4mg/ml 的黄疸对检测结果没有干扰。

2）交叉反应：未发现有交叉反应。

（5）储运条件：2 ～ 8℃保存，避免冷冻。未开封前，除非特别说明，试剂盒中各成分自生产日起可稳定 1 年。

（6）性能指标

1）线性：通过检测高抗体浓度样本的系列稀释溶液来研究该试剂的线性，采用线性回归的方法计算线性相关系数 r^2。本检测系统的线性范围为 10 ～ 800IU/ml。

2）检出限：检出限的定义为阴性样本检测结果的均值加上 3 倍标准差，也就是所能检出抗体的最小滴度。本检测系统的最低检出限约为 1IU/ml。

3）重复性：通过检测 3 份不同抗体浓度的血清计算批内和批间的变异系数（CV）以确定该试剂的重复性。批内检测的 CV 基于 20 次检测的结果，为 3.1% ～ 4.4%。批内检测的 CV 基于 20 次检测的结果，而批间检测的 CV 则基于不同 6 天、每天 4 次检测的结果，为 4.4% ～ 7.2%。

4. 抗双链 DNA（dsDNA-NcX）抗体 IgG 检测试剂盒（酶联免疫吸附法）［国食药监械（进）字 2012 第 24013168 号］

（1）原理：该试剂盒用于体外定量或半定量检测人血清或血浆中抗双链 DNA-NcX 抗体 IgG。

微孔板包被的抗原是 dsDNA，通过核小体（NcX）连接到微孔板表面。

（2）标本类型：人血清或 EDTA、肝素、枸橼酸盐抗凝的血浆。

（3）参考范围：用本检测系统检测健康献血者血清（n=400）中抗 dsDNA-NcX 抗体水平，以 100IU/ml 为临界值，所有的献血员血清中抗 dsDNA-NcX 抗体阴性。

（4）注意事项

1）干扰因素：血红蛋白浓度为 10mg/ml 的溶血、三酰甘油浓度为 20mg/ml 的脂血、胆红素浓度为 0.4mg/ml 的黄疸对检测结果没有干扰。

2）交叉反应：本检测系统和硬皮病血清盘（n=19）、类风湿关节炎血清盘没有交叉反应（n=20）。

（5）储运条件：2 ～ 8℃保存，避免冷冻。未开封前，除非特别说明，试剂盒中各成分自生产日起可稳定 1 年。

（6）性能指标

1）线性：通过检测高抗体浓度样本的系列稀释溶液来研究该试剂的线性，采用线性回归的方法计算线性相关系数 r^2，结果显示 $r^2 > 0.95$。本检测系统的线性范围为 40 ～ 757IU/ml。

2）检出限：检出限的定义为阴性样本检测结果的均值加上 3 倍标准差，也就是所能检出抗体的最小滴度。本检测系统的最低检出限约为 2.6IU/ml。

3）重复性：通过检测 4 份不同抗体浓度的血清计算批内和批间的变异系数（CV）以确定该试剂的重复性。批内检测的 CV 基于 20 次检测的结果，为 2.8% ～ 4.7%。而批间检测的 CV 则基于不同 6 天、每天 4 次检测的结果，为 2.9% ～ 9.0%。

四、抗单链 DNA 抗体

（一）概述

抗单链 DNA（single strand DNA，ssDNA）抗体与抗 dsDNA 抗体相比临床意义和重要性都较低，虽然抗 ssDNA 抗体可独立存在，实际上是低亲合力的抗 dsDNA 抗体。DNA 是一个大分子的复合物，由两条核苷酸链形成双螺旋结构，当 dsDNA 加热时碱基间的氢键断裂，dsDNA 变性产生 ssDNA，抗 ssDNA 抗体的抗原反应性识别的是嘌呤和嘧啶碱基多聚体，但是它们也能识别脱氧核糖核酸骨架上的抗原。

检测抗 dsDNA 的方法除基于绿蝇短膜虫的间接免疫荧光法外都可用于抗 ssDNA 检测，其原理相同，仅所用抗原要换成 ssDNA。其中，IIFT 法检测 ssDNA 时，其荧光模式与 dsDNA 和组蛋白相同，均表现为核均质型（图 15-6），在 HEp-2 细胞上分裂间期细胞核质呈均匀荧光染色，细胞核仁区荧光染色强度与细胞核质其他区域一致，部分标本可见分裂间期 HEp-2 细胞核膜内缘荧光染色加强，产生周边型荧光染色；分裂期 HEp-2 细胞浓缩染色体阳性，呈均匀的荧光，荧光更强。猴肝上表现为肝细胞核阳性，呈均匀、有时为粗块状荧光，荧光强度与 HEp-2 细胞基本一致。

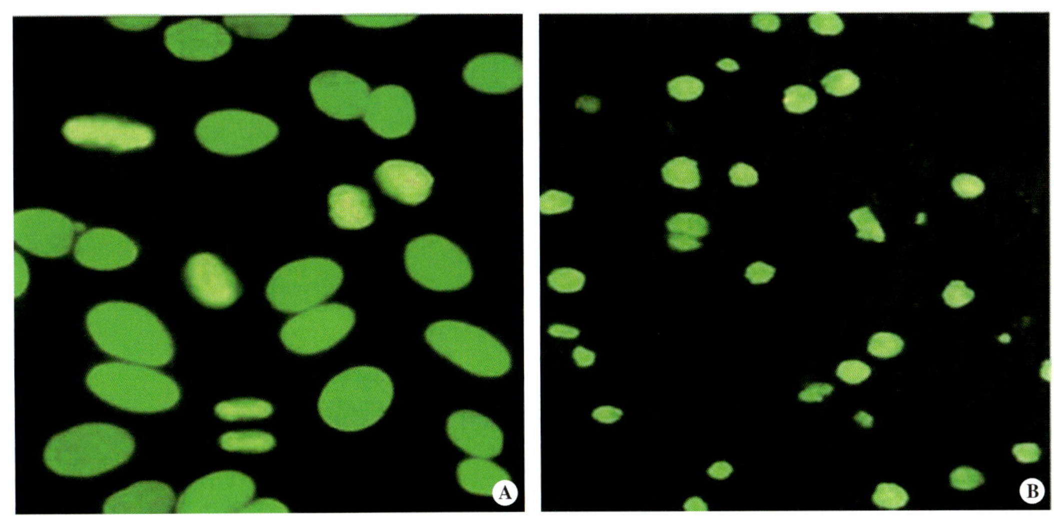

图 15-6　抗 ssDNA 抗体核均质型荧光模式

A. HEp-2 细胞；B. 猴肝

抗 ssDNA 抗体不仅出现在系统性红斑狼疮患者中（70% ～ 95%），也与其他自身免疫性疾病相关，如药物诱导的红斑狼疮、混合性结缔组织病、多肌炎 / 皮肌炎、硬皮病、干燥综合征和类风湿关节炎等。

（二）临床意义

抗 ssDNA 的测定结果缺乏疾病特异性，除 SLE 患者有较高检出率（50% ～ 60%）外，其他风湿病亦有一定的检出率，如混合性结缔组织病（20% ～ 50%）、药物诱导的狼疮（60%）、硬皮病（14%）、皮肌炎、干燥综合征（13%），类风湿关节炎（8%）等。

当抗 dsDNA 阴性而 SLE 的诊断尚未明确时，高滴度抗 ssDNA 的存在对诊断也有参考意义。由于很多 SLE 患者血清中存在的抗 DNA 抗体能同时与 dsDNA 和 ssDNA 反应，表明二者有相同的抗原表位，因而有人认为，不能排除抗 ssDNA 也有致病作用，甚至导致肾脏病变的可能。

（三）测定方法

目前该项目常见的免疫学测定方法包括间接免疫荧光法、印迹法、ELISA、化学发光免疫分析法（CLIA）、胶体金免疫层析法（CGCIA）和放射免疫分析（RIAs）等。

（四）国家行业标准

暂无。

（五）试剂介绍

1. 抗核抗体 IgG 检测试剂盒（间接免疫荧光法）[浙食药监械（准）字 2013 第 2400625 号]

详见“抗核抗体”。

2. 抗核抗体谱（IgG）检测试剂盒（欧蒙印迹法）[国食药监械（进）字 2014 第 2403693 号]

详见“抗核抗体”。

3. 抗单链 DNA 抗体 IgG 检测试剂盒（酶联免疫吸附法）[国食药监械（进）字 2012 第 2403744 号]

(1) 原理：该试剂盒用于体外定量检测人血清或血浆中抗单链 DNA 抗体 IgG。

微孔板包被的抗原是从鲑鱼精子中分离并经热变性的高纯度单链 DNA。

(2) 标本类型：人血清或 EDTA、肝素、枸橼酸盐抗凝的血浆。

(3) 参考范围：用本检测系统检测 206 份健康献血员血清中抗 ssDNA-IgG 抗体的水平。以 20RU/ml 作为 cut-off 值，7.8 % 献血员血清中抗 ssDNA-IgG 抗体阳性。

(4) 注意事项

1) 干扰因素：血红蛋白浓度为 10mg/ml 的溶血、三酰甘油浓度为 20mg/ml 的脂血、胆红素浓度为 0.4mg/ml 的黄疸对检测结果没有干扰。

2) 交叉反应：未发现有交叉反应。

(5) 储运条件：2 ～ 8℃保存，避免冷冻。未开封前，除非特别说明，试剂盒中各成分自生产日起可稳定 1 年。

(6) 性能指标

1) 线性：通过检测系列稀释的高抗体浓度血清来研究该试剂的线性范围。本检测系统的线性范围为 2 ～ 200RU/ml。

2) 检出限：检出限的定义为阴性样本检测结果的均值加上 3 倍标准差，也就是所能检出抗体的最小滴度。本检测系统的最低检出限约为 1RU/ml。

3) 重复性：通过检测 3 份不同抗体浓度的血清计算批内和批间的变异系数（CV）以确定该试剂的重复性。批内检测的 CV 基于 20 次检测的结果，为 2.3% ～ 3.7%。而批间检测的 CV 则基于不同 6 天、每天 4 次检测的结果，为 4.8% ～ 7.1%。

五、抗核小体抗体

（一）概述

抗核小体抗体（anti-nucleosome antibody，ANuA）包括针对核小体中所有暴露及可接近成分的抗体，如针对 dsDNA、组蛋白和核小体相关表位的抗体。这些抗体主要识别核小体上构象型表位或亚核小体结构，与组蛋白或天然非蛋白 dsDNA 复合物不反应或反应水平很低。

核小体是高度组织有序的染色体功能单位，由组蛋白（可分为 H1、H2A、H2B、H3 和 H4 等 5 型）和双链 DNA 组成。中心由 H3-H3-H4-H4 四聚体构成，两侧各为一 H2A-H2B 二聚体。组蛋白中心颗粒由两圈 DNA 双链盘绕（共 146 对碱基）。核小体呈串珠样排列，连接部 DNA（连接 DNA）与组蛋白 H1 相连。用核酸酶 S7 处理染色质使得连接部 DNA 降解，并与组蛋白 H1 解离，获得核小体单体。

德国 Munster 大学 Schluter 博士采用第二代抗核小体抗体和高敏感性放免法抗 dsDNA 抗体试剂盒检测 SLE 患者血清，其研究结果显示：抗核小体抗体独立于抗 dsDNA 抗体，16% 被检测的血清只与核小体反应而不与 dsDNA 反应。

IIFT 法检测抗核小体抗体时，其荧光模式与 dsDNA 和组蛋白相同，均表现为核均质型（图 15-7），在 HEp-2 细胞上分裂间期细胞核质呈均匀荧光染色，细胞核仁区荧光染色强度与细胞核质其他区域一致，部分标本可见分裂间期 HEp-2 细胞核膜内缘荧光染色加强，产生周边型荧光染色；分裂期 HEp-2 细胞浓缩染色体阳性，呈均匀的荧光，荧光更强。猴肝上表现为肝细胞核阳性，呈均匀、有时为粗块状荧光，荧光强度与 HEp-2 细胞基本一致。抗核小体抗体作为SLE的特征性标志，可在SLE患者的血清中使用第二代抗核小体ELISA法检测，欧蒙抗核小体ELISA(IgG)，特异性接近100%，甚至在无症状的疾病可早期检出。传统的ELISA（第一代）使用的是核酶S7消化染色体法制备抗原，在第二代抗抗核小体ELISA产品中，使用同样的方法制备抗原，后用蔗糖梯度离心法进一步纯化。应用欧蒙抗核小体ELISA(IgG)测定抗核小体抗体的浓度是用于评介SLE疾病活动性的重要参数，尤其是肾脏受累时。而疾病的广泛皮肤型的抗核小体滴度可为阴性。

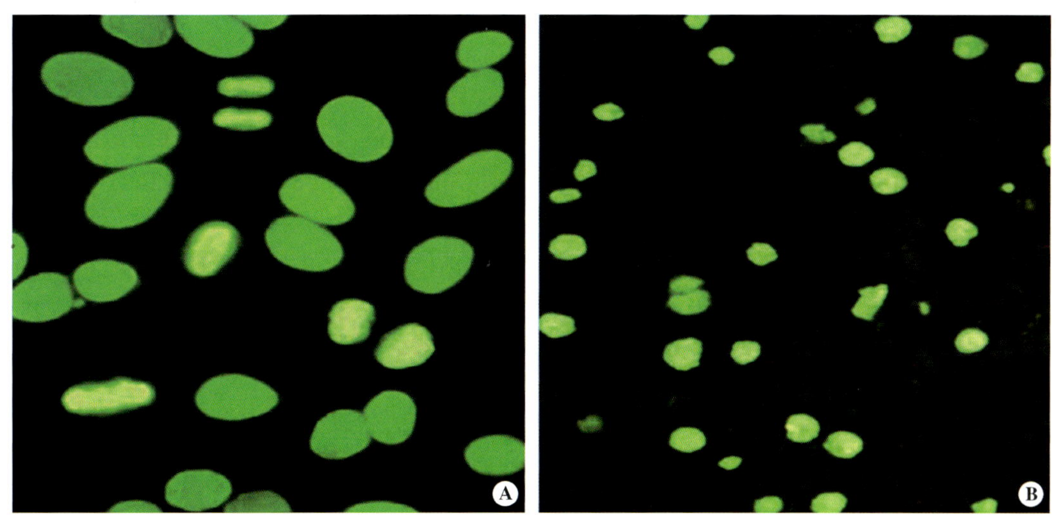

图15-7　ANuA核均质型荧光模式

A. HEp-2细胞；B. 猴肝

抗核小体抗体在狼疮患者有较高的阳性率，而且该抗体的形成早于其他特异性抗核抗体的形成，如抗dsDNA抗体或抗组蛋白抗体。

（二）临床意义

抗核小体自身抗体在SLE中阳性率为55%～70%，在抗dsDNA抗体阴性的SLE患者中有40%可检测到抗核小体抗体。基于非狼疮性疾病对照组和健康人对照组的研究显示，该抗体的检测特异性分别为85%和100%。在美国风湿病协会(ACR)SLE分类标准中，抗核小体和抗dsDNA抗体均被列为SLE诊断标准之一。

抗核抗体与狼疮肾炎有很好的相关性。自身抗体可与核小体形成复合物，有潜在的致肾炎作用。一些研究已证明，高亲和力抗dsDNA抗体与狼疮肾炎相关，而最近研究发现，抗核小体抗体与狼疮肾炎有更强的相关性。

抗核抗体与SLE疾病活动性有很好的相关性。多项研究发现，抗核小体抗体滴度与狼疮疾病活动性指标如SLAM、ECLAM和SLEDAI之间存在正相关。可通过连续检测血清中抗核小体抗体反应性来监测疾病的治疗效果。

（三）测定方法

目前该项目常见的免疫学测定方法包括间接免疫荧光法、印迹法、ELISA、染色质包被微珠乳胶凝集、免疫沉淀和免疫斑点法等。

（四）国家行业标准

暂无。

（五）试剂介绍

1. 抗核抗体IgG检测试剂盒（间接免疫荧光法）［浙食药监械（准）字2013第2400625号］

详见“抗核抗体”。

2. 抗核抗体谱(IgG)检测试剂盒（欧蒙印迹法）［国食药监械（进）字2014第2403693号］

详见“抗核抗体”。

3. 抗核小体抗体IgG检测试剂盒（酶联免疫吸附法）［国食药监械（进）字2012第2401895号］

(1) 原理：该试剂盒用于体外定量或半定量检测人血清或血浆中抗核小体抗体IgG。

微孔板包被的抗原是从小牛胸腺纯化的天然核小体（第二代），经 SDS 凝胶电泳和银染证实不含组蛋白 H1 和组蛋白。

(2) 标本类型：人血清或 EDTA、肝素、枸橼酸盐抗凝的血浆。

(3) 参考范围：用本检测系统检测 204 份健康献血员血清中抗核小体抗体（IgG）的水平。以 20RU/ml 作为 cut-off 值，所有献血员血清抗核小体抗体（IgG）阴性。

(4) 注意事项

1）干扰因素：血红蛋白浓度为 10mg/ml 的溶血、三酰甘油浓度为 20mg/ml 的脂血、胆红素浓度为 0.4mg/ml 的黄疸对检测结果没有干扰。

2）交叉反应：本检测系统没有交叉反应。

(5) 储运条件：2 ～ 8℃保存，避免冷冻。未开封前，除非特别说明，试剂盒中各成分自生产日起可稳定 1 年。

(6) 性能指标

1）线性：通过检测高抗体浓度样本的稀释系列来研究该试剂的线性，本检测系统的线性范围为 2 ～ 200RU/ml。

2）检出限：检出限的定义为阴性样本检测结果的均值加上 3 倍标准差，也就是所能检出抗体的最小滴度。本检测系统的最低检出限约为 1RU/ml。

3）重复性：通过检测 3 份不同抗体浓度的血清计算批内和批间的变异系数（CV）以确定该试剂的重复性。批内检测的 CV 基于 20 次检测的结果，为 2.4% ～ 3.8%。而批间检测的 CV 则基于不同 6 天、每天 4 次检测的结果，为 4.6% ～ 8.2%。

4）阳性率和特异性：对第二代核小体 ELISA 试剂的研究表明，该试剂对健康献血员的特异性为 100%，对非 SLE 胶原病的特异性为 99%。在 295 例 SLE 患者的抗核小体抗体的阳性发生率为 58%。抗核小体 ELISA（IgG）（第二代）采用新的高度纯化核小体的制备方法，为系统性红斑狼疮，亦称狼疮，提供了可靠的血清学诊断手段，特异性极高，近 100%。传统的制备方法（第一代）特异性较低（近 70%），在硬皮病 / 系统性硬化症的血清阳性检出率为 37%，在干燥综合征及多肌炎的血清阳性检出率为 2% ～ 5%。通过对比可显示出新型抗核小体 ELISA（IgG）（第二代）为高特异的 SLE 检测方法，而在献血员或系统性硬化症、干燥综合征或肌炎无反应性。

六、抗 Sm 抗体

（一）概述

Smith 抗原（简称 Sm 抗原）是在 Stephanie Smith 的系统性红斑狼疮患者血清中发现的，是富含尿嘧啶（U-RNA）的核内小分子核糖核蛋白（snRNP）的核心蛋白。根据 SDS-PAGE 的结果，Sm 抗原是由至少 9 种成分组成的共同核心，即 Sm B（B1，28 ku）、Sm B′（B2，29 ku）、Sm N（B3，29.5 ku）、Sm D1（16 ku）、Sm D2（16.5 ku）、Sm D3（18 ku）、Sm E（12 ku）、Sm F（11 ku）和 Sm G（9 ku）。在真核生物中，Sm 复合物在进化中是高度保守的，表达于所有组织。除了 Sm B′ 外，所有的 Sm 抗原都是由同一个基因表达并具有同源性。抗 Sm 抗体被认为是 SLE 的高特异的标志性抗体。

早期用于测定 Sm 抗体的方法，主要是对流免疫电泳法、免疫双向扩散法和间接免疫荧光法。这 3 种方法均采用兔胸腺提取物作为抗原进行检测，虽然操作过程较为复杂，但至今仍是鉴定抗 Sm 抗体的金标准。目前，国内大多数实验室也采用免疫印迹法来检测，该法操作相对简单，因不同厂家所采用的抗原不同，阳性率及检测结果可能存在差异。IIFT 法检测抗 Sm 抗体时，其荧光模式表现与抗 nRNP/Sm 相同，均为核粗颗粒型荧光模式。

（二）临床意义

抗 Sm 抗体是 SLE 的标志性抗体，与抗 dsDNA、抗核小体、抗核糖体 P 蛋白抗体一起可用于 SLE 的诊断。虽然抗 Sm 抗体在 SLE 患者中的检出率为 5% ～ 40%。但是，抗 Sm 抗体仅发现于 SLE 患者中，是 SLE 的高特异性血清标志抗体，已列入 SLE 的诊断标准。

相对抗 dsDNA 抗体而言，抗 Sm 抗体的水平与 SLE 疾病的活动性不相关，与 SLE 的任何临床表现亦不相关，治疗后的 SLE 患者也可存在抗 Sm 抗体阳性，故抗 Sm 抗体的检测对与疾病早期、不典型的 SLE 或疾病的康复后回顾性诊断具有重要意义。

（三）测定方法

目前该项目常见的免疫学测定方法包括间接

免疫荧光法、印迹法、欧蒙印迹法和 ELISA 等。

（四）国家行业标准

暂无。

（五）试剂介绍

1. 抗核抗体 IgG 检测试剂盒（间接免疫荧光法）[浙食药监械（准）字 2013 第 2400625 号]

详见“抗核抗体”。

2. 抗核抗体谱（IgG）检测试剂盒（欧蒙印迹法）[国食药监械（进）字 2014 第 2403693 号]

详见“抗核抗体”。

3. 抗 Sm 抗体 IgG 检测试剂盒（酶联免疫吸附法）[国械注（进）20142405130]

(1) 原理：该试剂盒用于体外定量或半定量检测人血清或血浆中抗 Sm 抗体 IgG。

微孔板包被的抗原是从小牛胸腺中经亲和层析纯化的天然 Sm。

(2) 标本类型：人血清或 EDTA、肝素、枸橼酸盐抗凝的血浆。

(3) 参考范围：用本检测系统检测健康献血者血清（n=206）中抗 Sm 抗体 IgG 的水平，以 20RU/ml 为临界值，所有健康献血者血清中的相应抗体为阴性。

(4) 注意事项

1) 干扰因素：血红蛋白浓度为 10mg/ml 的溶血、三酰甘油浓度为 20mg/ml 的脂血、胆红素浓度为 0.4mg/ml 的黄疸对检测结果没有干扰。

2) 交叉反应：本检测系统和抗核糖体 P 蛋白抗体、抗 RNP 抗体、抗 SS-A 抗体、抗 SS-B 抗体、抗 Scl-70 抗体、抗 Jo-1 抗体、抗着丝点抗体阳性血清没有交叉反应。

(5) 储运条件：2 ～ 8℃保存，避免冷冻。未开封前，除非特别说明，试剂盒中各成分自生产日起可稳定 1 年。

(6) 性能指标

1) 线性：通过检测高抗体浓度样本的稀释系列来研究该试剂的线性。本检测系统的线性范围为 2 ～ 200RU/ml。

2) 检出限：检出限的定义为阴性样本检测结果的均值加上 3 倍标准差，也就是所能检出抗体的最小滴度。本检测系统的最低检出限为 1RU/ml。

3) 重复性：通过检测 3 份不同抗体浓度的血清计算批内和批间的变异系数（CV）以确定该试剂的重复性。批内检测的 CV 基于 20 次检测的结果，为 1.5% ～ 2.9%。而批间检测的 CV 则基于不同 6 天、每天 4 次检测的结果，为 2.5% ～ 5.0%。

七、抗 nRNP/Sm 抗体

（一）概述

Sharp 等于 1972 年报道了在混合性结缔组织病（mixed connective tissue disease，MCTD），也称夏普综合征患者中发现的一组新的自身抗体。最初仅知道靶抗原位于细胞核，且包含 RNA 和核糖核蛋白（ribonucleoprtein，RNP）。随后在 SLE 患者中发现了可与 Sm 反应的抗体，而 Sm 的生化性质和 RNP 相似。这两个抗原同属一类富含尿嘧啶（U-RNA）的低分子质量的 RNA 和不同蛋白质（分子质量 9 ～ 70kDa）构成的小核糖核蛋白（snRNP）。

核糖核蛋白是可提取性核抗原（ENA）的组成之一，属于小核糖核蛋白家族。由低分子质量的 RNA 和多种蛋白质组成，RNA 中尿嘧啶（U-RNA）含量较高，可将 RNA 成分分为 U1 ～ U6。通常所说的抗 RNP 抗体能沉淀其中的 U1 部分，故又称为抗 U1-RNP 抗体。除了 RNA 外，每个 U-n（nuclear，核）RNP 颗粒还含有 6 种不同的核心蛋白（B，B′，D，E，F，G），其中 U1-nRNP 和 U2-nRNP 还含有颗粒特异性蛋白（U1-nRNP：70K、A、C；U2-nRNP：A′、B″）。

抗 nRNP/Sm 抗体仅针对蛋白质上的表位。Smith 抗原（简称 Sm 抗原）是 RNP 的一部分，抗 Sm 抗体可与 U-RNP 颗粒核心蛋白 B，B′，D，E，F，G 中的一种或多种反应。抗 U1-nRNP 抗体可与一种或多种颗粒特异蛋白（70K、A 和 C）反应，见表 15-5。

表 15-5　抗 U1-nRNP 抗体和抗 Sm 抗体的反应性

蛋白质组分		RNA 组分				
		U1	U2	U4	U5	U6
70K	70kDa	○				
A	32kDa	○				
A′	31kDa		★			

续表

蛋白质组分		RNA 组分				
		U1	U2	U4	U5	U6
B	26kDa	+	+	+	+	+
B′	27kDa	+	+	+	+	+
B″	26.5kDa		★			
C	18.5kDa	○				
D	13kDa	+	+	+	+	+
E	11kDa	+	+	+	+	+
F	11kDa	+	+	+	+	+
G	< 10kDa	+	+	+	+	+

○ U1-nRNP 反应性；★ U2-nRNP 反应性；+ Sm 反应性。

IIFT 法检测抗 nRNP/Sm 抗体时，其荧光模式表现为核粗颗粒型（图 15-8），表现为在 HEp-2 细胞上分裂间期细胞核呈颗粒样荧光染色，细胞核仁阴性；分裂期 HEp-2 细胞浓缩染色体阴性，染色体周围区域为颗粒样荧光。猴肝上表现为肝细胞核阳性，呈颗粒样荧光；核仁阴性。荧光强度与 HEp-2 细胞基本一致。

抗 nRNP 抗体是诊断 MCTD 的重要血清学依据，是 MCTD 的诊断标准之一。其在 MCTD 患者的阳性率可高达 95%。无论在疾病的活动期或是缓解期，高滴度的抗 RNP 抗体均可持续存在。由于 Sm 和 RNP 是同一分子复合物（RNA- 蛋白质颗粒）中的不同抗原位点，两种抗原具有相关性，故抗 Sm 抗体阳性常伴有抗 RNP 抗体阳性，单一的抗 Sm 抗体或抗 RNP 抗体阳性较少见。

（二）临床意义

混合性结缔组织病是一种多症状和多种表现形式的混合型结缔组织病，具有类风湿关节炎（RA）、SLE、SSc、CREST 综合征（皮肤钙质沉着、雷诺现象、食管运动功能障碍、指（趾）硬化、毛细管扩张）和血管炎的临床症状的组合。

高滴度的抗 nRNP/Sm 抗体为 MTCD 的标志，且抗体滴度和疾病活动度相关。抗 nRNP/Sm 抗体在 SLE、SSc 和 PM/DM 患者中也能检测到（表 15-6）。

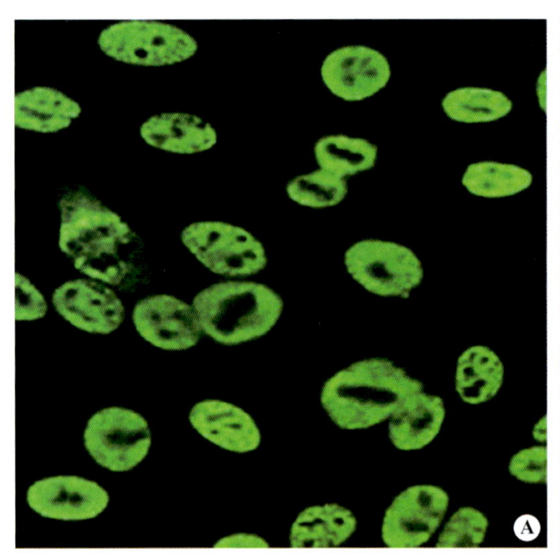

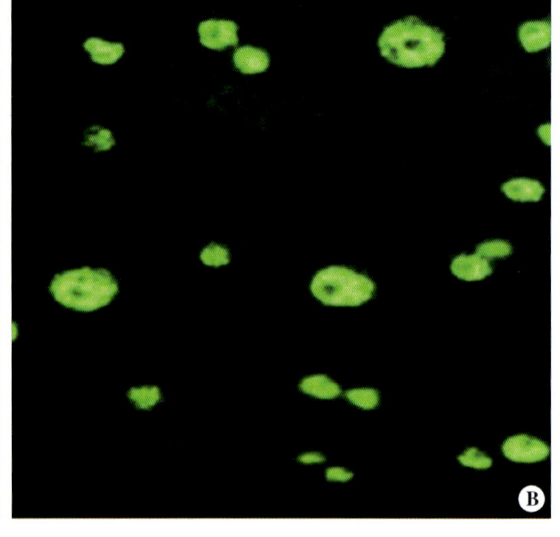

图 15-8 nRNP/Sm-1 核粗颗粒型荧光模式

A. HEp-2 细胞；B. 猴肝

表 15-6 抗 nRNP/Sm 抗体在不同疾病中的阳性率

抗体	疾病	阳性率（%）
抗 nRNP/Sm 抗体	混合性结缔组织病（MCTD）	95 ～ 100
	系统性红斑狼疮（SLE）	3 ～ 47
	系统性硬化症（SSc）	2 ～ 14
	多肌炎 / 皮肌炎（PM/DM）	12 ～ 16
	多肌炎与系统性硬化症的重叠	约 24

（三）测定方法

目前该项目常见的免疫学测定方法包括间接免疫荧光法、印迹法、ELISA、对流免疫电泳法等。

（四）国家行业标准

暂无。

（五）试剂介绍

1. 抗核抗体 IgG 检测试剂盒（间接免疫荧光法）[浙食药监械（准）字 2013 第 2400625 号]

详见"抗核抗体"。

2. 抗核抗体谱（IgG）检测试剂盒（欧蒙印迹法）[国食药监械（进）字 2014 第 2403693 号]

详见"抗核抗体"。

3. 抗 nRNP/Sm 抗体 IgG 检测试剂盒（酶联免疫吸附法）[国械注（进）20142405129]

（1）原理：该试剂盒用于体外定量或半定量检测人血清或血浆中抗 nRNP/Sm 抗体 IgG。

微孔板包被的抗原为从小牛胸腺分离的并经亲和层析纯化的 U1-nRNP。U1-nRNP 中包含 RNP 和 Sm 反应蛋白。

（2）标本类型：人血清或 EDTA、肝素、枸橼酸盐抗凝的血浆。

（3）参考范围：用本检测系统检测 206 份健康献血员血清中抗 nRNP/Sm 抗体 IgG 的水平。以 20RU/ml 作为临界值时，所有健康献血员血清为抗 nRNP/Sm 抗体（IgG）阴性。

（4）注意事项

1）干扰因素：血红蛋白浓度为 10mg/ml 的溶血、三酰甘油浓度为 20mg/ml 的脂血、胆红素浓度为 0.4mg/ml 的黄疸对检测结果没有干扰。

2）交叉反应：本检测系统和抗核糖体 P 蛋白抗体、抗 Sm 抗体、抗 SS-A 抗体、抗 SS-B 抗体、抗 Scl-70 抗体、抗 Jo-1 抗体、抗着丝点抗体阳性血清没有交叉反应。

（5）储运条件：2 ～ 8℃保存，避免冷冻。未开封前，除非特别说明，试剂盒中各成分自生产日起可稳定 1 年。

（6）性能指标

1）线性：通过检测高抗体浓度样本的稀释系列来研究该试剂的线性，本检测系统的线性范围为 2 ～ 200RU/ml。

2）检出限：检出限的定义为阴性样本检测结果的均值加上 3 倍标准差，也就是所能检出抗体的最小滴度。本检测系统的最低检出限约为 1RU/ml。

3）重复性：通过检测 3 份不同抗体浓度的血清计算批内和批间的变异系数（CV）以确定该试剂的重复性。批内检测的 CV 基于 20 次检测的结果，为 2.4% ～ 4.4%。而批间检测的 CV 则基于不同 6 天、每天 4 次检测的结果，为 1.9% ～ 6.3%。

八、抗 SS-A 抗体

（一）概述

SS-A 抗原位于细胞核中，参与 mRNA 翻译活性分子的过程。SS-A 是一种小核糖核蛋白，由一个 RNA 分子（Y1、Y2、Y3、Y4 或 Y5-RNA：80 ～ 112 个碱基长度）和两个不同的蛋白分子（抗原位点）组成。患者血清内的自身抗体可能针对其中一种，或者更常见的是同时针对两种蛋白复合物。在 1984 年，一种 60kDa 的蛋白质最初被认为是核糖核蛋白的组分之一；到 1988 年，通过免疫印迹法在 SS-A 阳性血清中检测到一种抗 52kDa 蛋白质（Ro-52）的抗体。

SS-A、Ro 抗原在免疫学上是一致的，即有共同的抗原决定簇。SSA/Ro 是小分子胞质核糖核蛋白（scRNPs），是蛋白和小分子核糖核酸形成的复合物。52kDa 的多肽条带与干燥综合征（SS）相关，而 60kDa 的多肽条带则更多存在于 SLE 患者中。

但是，Ro-52 似乎不是天然核糖核蛋白颗粒的稳定组分。只有使用天然 SS-A（60kDa）作为抗原的检测系统才能用于检测 SLE 或者 SS 患者中的抗 SS-A 抗体。由于在肌炎患者中也常检测出抗 Ro-52 抗体，因此，不建议采用抗原基质含 Ro-52 的检测系统，否则会降低检测系统对 SLE 和 SS 的特异性。所有抗 SS-A 抗体阳性的 SLE 或 SS 患者血清需用天然的 SS-A（60kDa）作为抗原进行确认。

用间接免疫荧光法检测时，抗 SS-A/Ro、抗 SS-B/La 阳性结果表现为核的细颗粒型荧光模式（图 15-9），但抗 SS-A/Ro 引起的荧光亮度较弱。在 HEp-2 细胞中表现为分裂间期细胞核阳性，呈细颗粒样荧光；部分核仁阳性；分裂间期细胞浓缩染色体阴性，染色体周围区域呈颗粒样荧光。在猴肝基质中表现为肝细胞核呈颗粒样荧光；部分核仁阳性。荧光强度比 HEp-2 细胞弱，当抗体滴度比较低时，猴肝组织可呈阴性反应。

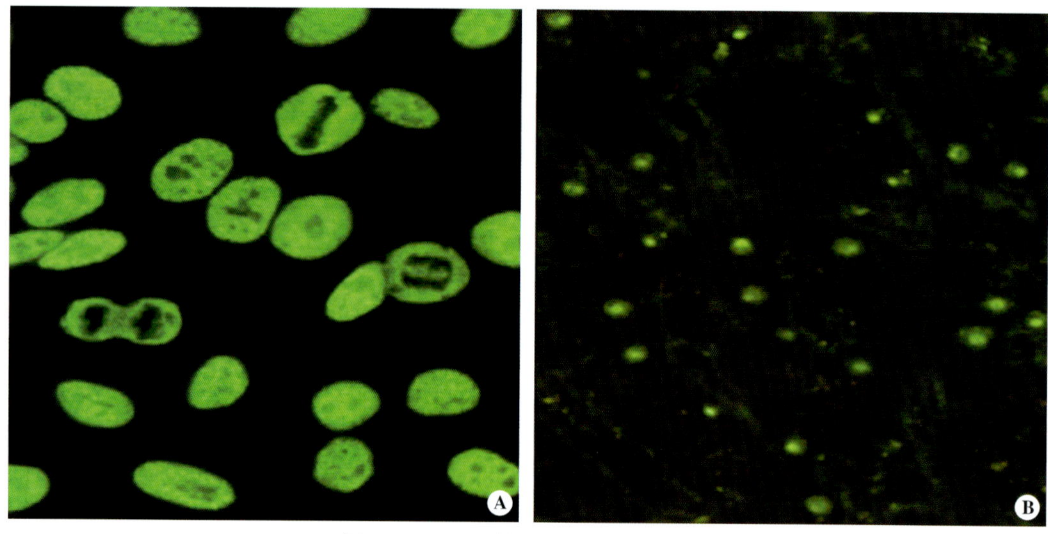

图 15-9 SS-A 核细颗粒型荧光模式

A. HEp-2 细胞；B. 猴肝

（二）临床意义

抗 SS-A(Ro-60) 抗体主要用于干燥综合征和 SLE 的辅助诊断。根据方法灵敏度的不同，原发性干燥综合征患者体内抗 SS-A(Ro-60) 阳性率可达到 70% ～ 100%，而在 SLE 中为 24% ～ 60%。抗 SS-A 阳性，尤其是抗体高滴度的 SLE 患者常有干燥综合征或光敏感性疾病。在这些病例中抗 SS-B(La) 通常也为阳性，并且有证据表明常常可据此与原发性干燥综合征相区别，但这一点尚需要更多证据支持。抗 SS-A 和抗 SS-B 阳性的原发性干燥综合征患者通常表现出更多的腺体外症状，如脉管炎、淋巴结病。

SLE 变异型患者，如亚急性皮肤性狼疮、伴补体 C2 或 C4 缺陷的 SLE，其抗 SS-A(Ro-60) 阳性率在总体上常常比典型的 SLE 患者高，分别为 70% ～ 90% 和 50% ～ 90%。

抗 SS-A(Ro-60) 和抗 SS-B(La) 也可用于指示新生儿狼疮和先天性心脏病，因此也被用作孕妇的产前监测指标。孕妇或带有先天性心脏病或狼疮的新生儿，抗 SS-A(Ro-60) 阳性率达到 100%，抗 SS-B(La) 也通常可查及，这些抗体认为是经胎盘获得自身免疫的典型实例。5% ～ 10% 抗 SS-A 阳性母亲可生产出具有这些症状的患儿，如抗 SS-A(Ro-60)）滴度较低，抗 SS-B(La) 阴性，或抗 SS-A 在免疫印迹法中未测及，这种风险会下降。在怀孕和生产时，大多数母亲不符合 SLE 或原发性干燥综合征诊断标准，很多人甚至完全无症状，一定时间后，大多数妇女可进展为有中等症状的 SLE、原发性干燥综合征或结缔组织病。

抗 SS-A(Ro-60) 形成的遗传背景与 HLA-DR3 有关。抗 SS-A(Ro-60) 阳性的 SLE、亚急性皮肤性狼疮、原发性干燥综合征、先天性心脏病或新生儿狼疮患者 HLA-DR3 阳性较多，在后两种病例中，患儿母亲几乎都是 HLA-DR3 携带者，但患儿并非必定是携带者。

抗 SS-A(Ro-60) 抗体的临床特异性相对较低。即使应用灵敏度相对较低的免疫扩散法，健康妇女抗 SS-A 抗体的阳性率也可达 0.44%；如果用灵敏度高的检测法，这个百分比还要提高。遗憾的是，抗 SS-A 检测不能区分原发性或继发性干燥综合征。

抗 Ro-52 抗体在风湿性疾病中的阳性率较高，干燥综合征为 81%，系统性硬化症为 28%，SLE 为 38% 等，但是没有疾病特异性；抗 Ro-52 抗体在肝脏疾病中也有一定的检出，如 PBC 中阳性率为 27%，AIH 中阳性率为 35%，HCV 中阳性率为 22%，但均没有疾病特异性。

（三）测定方法

目前该项目常见的免疫学测定方法包括间接免疫荧光法、印迹法、ELISA、对流免疫电泳和免疫沉淀等。

（四）国家行业标准

暂无。

（五）试剂介绍

1. 抗核抗体 IgG 检测试剂盒（间接免疫荧光法）[浙食药监械（准）字 2013 第 2400625 号]

详见“抗核抗体”。

2. 抗核抗体谱（IgG）检测试剂盒（欧蒙印迹法）[国食药监械（进）字 2014 第 2403693 号]

详见“抗核抗体”。

3. 抗 SS-A 抗体 IgG 检测试剂盒（酶联免疫吸附法）[国械注（进）20142405131]

(1) 原理：该试剂盒用于体外定量或半定量检测人血清或血浆中抗 SS-A 抗体 IgG。

微孔板包被的抗原是从小牛胸腺中经亲和层析纯化的天然 SS-A。

(2) 标本类型：人血清或 EDTA、肝素、枸橼酸盐抗凝的血浆。

(3) 参考范围：用本检测系统检测健康献血者血清（n=206）中抗 SS-A 抗体 IgG 的水平，以 20RU/ml 为临界值，所有健康献血者血清中的相应抗体为阴性。

(4) 注意事项

1）干扰因素：血红蛋白浓度为 10mg/ml 的溶血、三酰甘油浓度为 20mg/ml 的脂血、胆红素浓度为 0.4mg/ml 的黄疸对检测结果没有干扰。

2）交叉反应：本检测系统和抗核糖体 P 蛋白抗体、抗 RNP 抗体、抗 Sm 抗体、抗 SS-B 抗体、抗 Scl-70 抗体、抗 Jo-1 抗体、抗着丝点抗体阳性血清没有交叉反应。

(5) 储运条件：2 ～ 8℃保存，避免冷冻。未开封前，除非特别说明，试剂盒中各成分自生产日起可稳定 1 年。

(6) 性能指标

1）线性：通过检测高抗体浓度样本的稀释系列来研究该试剂的线性。本检测系统的线性范围为 2 ～ 200RU/ml。

2）检出限：检出限的定义为阴性样本检测结果的均值加上 3 倍标准差，也就是所能检出抗体的最小滴度。本检测系统的最低检出限是 1RU/ml。

3）重复性：通过检测 3 份不同抗体浓度的血清计算批内和批间的变异系数（CV）以确定该试剂的重复性。批内检测的 CV 基于 20 次检测的结果，为 1.9% ～ 4.2%。而批间检测的 CV 则基于不同 6 天、每天 4 次检测的结果，为 3.0% ～ 4.1%。

九、抗 SS-B 抗体

（一）概述

抗 SS-B/La 抗体是抗小分子细胞核核糖核蛋白（snRNP）抗体。抗原是 RNA 多聚酶转录中的小 RNA 磷酸蛋白质。其分子质量为 48kDa、47kDa、45kDa，其中 48kDa 更具特异性。对干燥综合征的诊断具有特异性。

SS-B 抗原（La）是一种分子质量为 48kDa 的磷蛋白。在细胞核中作为 RNA 多聚酶Ⅲ的辅助蛋白。La 蛋白的分子生物学性质已被阐明。RNA 多聚酶的转录单位还包括核糖核酸蛋白颗粒组分小 hY-RNAs，后者也被抗 SS-A（Ro）识别。因此，至少从目前看来，Ro 蛋白和 La 蛋白是细胞内的相同成分，或核糖核酸蛋白颗粒的部分相同成分。这可能就是即使 Ro 和 La 不存在可能发生交叉反应的同种序列，通常仍能在患者血清中同时查及的原因。

用间接免疫荧光法检测时，抗 SS-A/Ro、抗 SS-B/La 阳性结果表现为核的细颗粒型荧光模式（图 15-10）。在 HEp-2 细胞的分裂间期细胞核阳性，呈细颗粒样荧光；部分核仁阳性；分裂间期细胞浓缩染色体阴性，染色体周围区域呈颗粒样荧光。在猴肝基质中肝细胞核呈颗粒样荧光；部分核仁阳性。荧光强度比 HEp-2 细胞弱，当抗体滴度比较低时，猴肝组织可呈阴性反应。

抗 SS-B 阳性几乎总伴有抗 SS-A 抗体阳性，抗 SS-B 抗体较抗 SS-A 抗体诊断干燥综合征更特异，是干燥综合征血清特异性抗体。

（二）临床意义

抗 SS-B（La）抗体的临床意义与抗 SS-A（Ro）

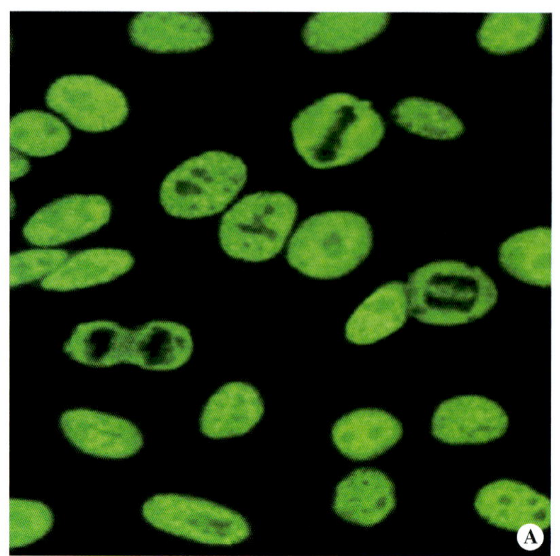

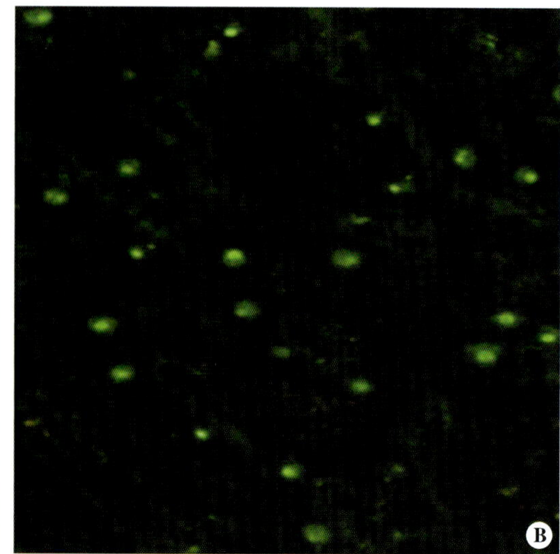

图 15-10　核细颗粒型荧光模式

A. HEp-2 细胞；B. 猴肝

相似，是干燥综合征和 SLE 的辅助诊断指标，但其临床灵敏度较低。在原发性干燥综合征患者中的阳性率为 40% ～ 90%，SS-B/La 在此疾病中参与受累外分泌腺的局部自身免疫反应。SLE 患者中该抗体的阳性率为 9% ～ 35%，在亚急性皮肤红斑狼疮患者的皮肤活检中，可检测到抗 SS-B/La 抗体，并伴有抗 SS-A/Ro 抗体。约 75% 先天性心脏病和新生儿狼疮患者亦可检测到抗 SS-B（La）抗体，抗 SS-B/La 抗体直接参与新生儿狼疮综合征的发病，以短暂皮肤红斑、肝脏、血液和胎儿心脏传导异常为特征。新生儿母亲有抗 Ro 抗体和抗 La 抗体时，会发生这种少见病。在其他自身免疫性疾病中如有抗 SS-B 抗体，常伴有继发性干燥综合征，唾液腺、唇腺活检可见大量淋巴细胞浸润。

但另一方面，抗 SS-B（La）抗体对上述疾病的临床特异性较高。相应地，即使抗 SS-A（Ro）阳性的风湿性关节炎患者，抗 SS-B（La）常常也为阴性。然而据报道，如不使用动物源性，而采用人源性抗原，抗 SS-B（La）可以在风湿性关节炎患者中查及。与抗 SS-A 阳性 / 抗 SS-B 阴性患者相比，抗 SS-A 和抗 SS-B 阳性的 SLE 患者，较少发生肾脏损伤，抗 dsDNA 也较少阳性，这种抗体模式也常在迟发性 SLE 患者中见到。

近来研究提示在 SLE 诊断前数年，体内就已存在抗 Ro 和抗 La 自身抗体，检测时要早于抗 Sm、抗 RNP 抗体被检测到。SLE 患者自身抗体的产生与疾病进程有关，首先抗 Ro 和抗 La 抗体出现；随后在临床症状出现前，狼疮特异性自身抗体快速集聚（如抗 Sm、抗 dsDNA）。

（三）测定方法

目前该项目常见的免疫学测定方法包括间接免疫荧光法、印迹法、欧蒙印迹法、ELISA、对流免疫电泳法、免疫沉淀法和免疫扩散法等。

（四）国家行业标准

暂无。

（五）试剂介绍

1. 抗核抗体 IgG 检测试剂盒（间接免疫荧光法）［浙食药监械（准）字 2013 第 2400625 号］

详见“抗核抗体”。

2. 抗核抗体谱（IgG）检测试剂盒（欧蒙印迹法［国食药监械（进）字 2014 第 2403693 号］

详见“抗核抗体”。

3. 抗 SS-B 抗体 IgG 检测试剂盒（酶联免疫吸附法）［国械注（进）20142405128］

（1）原理：该试剂盒用于体外定量或半定量检测人血清或血浆中抗 SS-B 抗体 IgG。

微孔板包被的抗原是小牛胸腺中经亲和层析纯化的天然 SS-B。

（2）标本类型：人血清或 EDTA、肝素、枸橼酸盐抗凝的血浆。

（3）参考范围：用本检测系统检测健康献血

者血清（n=206）中抗 SS-B 抗体 IgG 的水平，以 20RU/ml 为临界值，所有健康献血者血清中的相应抗体为阴性。

(4) 注意事项

1) 干扰因素：血红蛋白浓度为 10mg/ml 的溶血、三酰甘油浓度为 20mg/ml 的脂血、胆红素浓度为 0.4mg/ml 的黄疸对检测结果没有干扰。

2) 交叉反应：本检测系统和抗核糖体 P 蛋白抗体、抗 RNP 抗体、抗 Sm 抗体、抗 SS-A 抗体、抗 Scl-70 抗体、抗 Jo-1 抗体、抗着丝点抗体阳性血清未发现有交叉反应。

(5) 储运条件：2 ～ 8℃保存，避免冷冻。未开封前，除非特别说明，试剂盒中各成分自生产日起可稳定 1 年。

(6) 性能指标

1) 线性：通过检测高抗体浓度样本的稀释系列来研究该试剂的线性。本检测系统的线性范围为 2 ～ 200RU/ml。

2) 检出限：检出限的定义为阴性样本检测结果的均值加上 3 倍标准差，也就是所能检出抗体的最小滴度。本检测系统的最低检出限为 1RU/ml。

3) 重复性：通过检测 3 份不同抗体浓度的血清计算批内和批间的变异系数（CV）以确定该试剂的重复性。批内检测的 CV 基于 20 次检测的结果，为 2.8% ～ 5.4%。而批间检测的 CV 则基于不同 6 天、每天 4 次检测的结果，为 3.3% ～ 7.6%。

十、抗 PM-Scl 抗体

（一）概述

抗 PM-Scl（PM-1）抗体是出现于多发性肌炎、皮肌炎或进行性全身性硬化症 / 多发性肌炎（PSS/PM）重叠综合征患者的一种抗核抗体，又称抗 PM-Scl 抗体。Gelpi 等（1990）用 ^{35}S 蛋氨酸标记 HeLa 细胞抗原与抗 PM-1 抗体阳性的患者血清做免疫沉淀反应，证实被抗 PM-Scl（PM-1）抗体沉淀的抗原是 11 ～ 16 条多肽组成的复合物，分子质量 22 ～ 110kDa，不含核酸。

目前已知，抗 PM-Scl（PM-1）抗体的主要抗原是 75kDa 和 100kDa 两条多肽，即 PM-Scl-75 和 PM-Scl-100。据统计，90% ～ 98% 的抗 PM-Scl 抗体阳性血清与 PM-Scl-100 呈阳性反应，50% ～ 63% 与 PM-Scl-75 呈阳性反应。这两种抗原是互相独立的，而且它们之间无任何交叉反应。PM-Scl 主要位于核仁中，但是也存在于核质中。这些多肽复合物的功能目前还不明确，怀疑与 5.85 rRNA 和一些 U-snRNAs 的转化有关。

用间接免疫荧光法检测时，抗 PM-Scl 抗体阳性结果表现为核仁均质型荧光模式（图 15-11）。在 HEp-2 细胞中核仁呈现均匀的荧光，同时，在核质中也可以观察到弱的细颗粒荧光。分裂期细胞浓缩染色体为阴性，而染色体周围区域为细颗粒荧光。在肝组织切片上可观察到核仁呈现均匀的荧光，细胞核呈现弱的细颗粒或网状荧光。

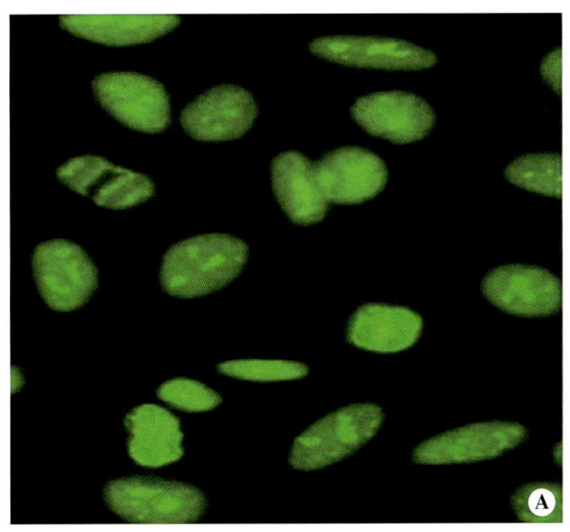

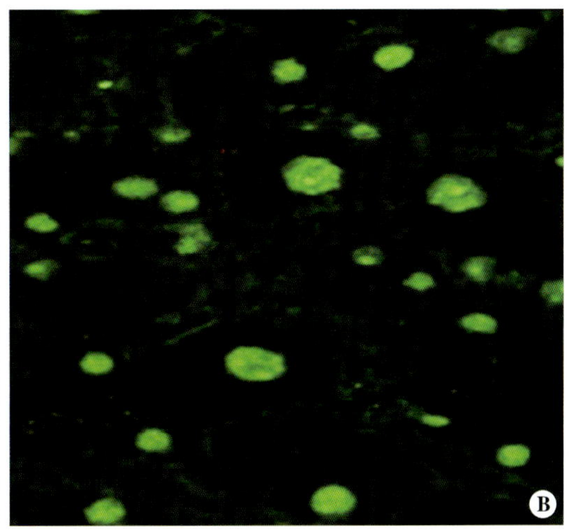

图 15-11 抗 PM-Scl 抗体核仁均质型荧光模式

A. HEp-2 细胞；B. 猴肝

（二）临床意义

抗 PM-Scl 抗体多见于多肌炎、皮肌炎、系统性硬化症相关的重叠综合征患者，在 PM/SSc 重叠患者中的阳性率约为 18%。在进行性系统性硬化症患者中，抗 PM-Scl75 抗体阳性率为 10%，抗 PM-Scl100 抗体阳性率为 7%。

在其他一些疾病中亦有一定的检出率，如雷诺现象（77% ～ 100%），关节炎和关节痛（77% ～ 97%）和间质性肺病（32% ～ 88%）。

抗 PM-Scl 抗体阳性的患者，一般其他自身抗体为阴性，如抗可提取核抗原（ENA）或抗 Jo-1（组氨酰 -tRNA 合成酶）抗体。

抗 PM-Scl 抗体相关重叠综合征的诊断对患者的治疗具有重要意义。与进行性系统性硬化症相比，其需要的激素剂量较低，而且大多具有良好的预后。

（三）测定方法

目前该项目常见的免疫学测定方法包括间接免疫荧光法、印迹法、ELISA、免疫双扩散法和免疫沉淀法等。

（四）国家行业标准

暂无。

（五）试剂介绍

1. 抗核抗体 IgG 检测试剂盒（间接免疫荧光法）［浙食药监械（准）字 2013 第 2400625 号］

详见“抗核抗体”。

2. 抗核抗体谱（IgG）检测试剂盒（欧蒙印迹法）［国食药监械（进）字 2014 第 2403693 号］

详见“抗核抗体”。

3. 抗 PM-Scl 抗体 IgG 检测试剂盒（酶联免疫吸附法）［国食药监械（进）字 2014 第 2404246 号］

（1）原理：该试剂盒用于体外定量或半定量检测人血清或血浆中抗 PM-Scl 抗体 IgG。

微孔板包被的抗原为重组的 PM-Scl，将相应的人 cDNA 序列在 *E. coli* 中表达。

（2）标本类型：人血清或 EDTA、肝素、枸橼酸盐抗凝的血浆。

（3）参考范围：用本检测系统检测 136 份健康献血员血清中抗 PM-Scl 抗体 IgG 的水平。以 20RU/ml 作为临界值时，所有健康献血员血清为抗 PM-Scl 抗体（IgG）阴性。

（4）注意事项

1）干扰因素：血红蛋白浓度为 10mg/ml 的溶血、三酰甘油浓度为 20mg/ml 的脂血、胆红素浓度为 0.4mg/ml 的黄疸对检测结果没有干扰。

2）交叉反应：该试剂与抗 Scl-70 和 Jo-1 抗体阳性样本未见有交叉反应。

（5）储运条件：2 ～ 8℃保存，避免冷冻。未开封前，除非特别说明，试剂盒中各成分自生产日起可稳定 1 年。

（6）性能指标

1）线性：通过检测高抗体浓度样本的稀释系列来研究该试剂的线性，本检测系统的线性范围为 2 ～ 200RU/ml。

2）检出限：检出限的定义为阴性样本检测结果的均值加上 3 倍标准差，也就是所能检出抗体的最小滴度。本检测系统的最低检出限约为 1RU/ml。

3）重复性：通过检测 3 份不同抗体浓度的血清计算批内和批间的变异系数（CV）以确定该试剂的重复性。批内检测的 CV 基于 20 次检测的结果，为 1.7% ～ 3.4%。而批间检测的 CV 则基于不同 6 天、每天 4 次检测的结果，为 1.9% ～ 3.4%。

4）阳性率和特异性：采用本检测体系检测 84 份患各种炎症性风湿性疾病患者血清，并采用欧蒙间接免疫荧光法（IIFT）试剂作为参考方法。抗 PM-Scl 抗体在核仁中引起荧光，荧光类型与抗原纤维蛋白和抗 RNA 多聚酶抗体引起的荧光相似。所以核仁荧光不能证明抗 PM-Scl 抗体的存在，但是阴性的 IIFT 结果却能排除抗 PM-Scl 抗体的存在。与 IIFT 对比该 ELISA 的特异性为 100%。

十一、抗组氨酰 -tRNA 合成酶抗体

（一）概述

1980 年 Nishikai 首次从多发性肌炎患者血清中检测到一种高特异性自身抗体，其抗原为组氨酰 -tRNA 合成酶（Jo-1），存在于细胞质中，遂命名为抗 Jo-1 抗体。随着对肌炎自身抗体研究的深入，在多发性肌炎 / 皮肌炎（polymyositis，PM/

dermatomyositis，DM）患者血清中共发现 5 种抗合成酶抗体，临床上分别称为抗 Jo-1、EJ、PL-12、PL-7 和 OJ 抗体，其抗原分别为组氨酰（his RS）、甘氨酰（gly RS）、丙氨酰（ala RS）、苏氨酰（thr RS）及异亮氨酰（ile RS）tRNA 合成酶。Gran 研究表明，抗合成酶抗体阳性患者，不论抗体种类如何，临床表现基本一致，即都具有所谓的“抗合成酶综合征”（抗 Jo-1 抗体综合征）。

抗 Jo-1 抗体见于多肌炎，常与合并肺间质纤维化有关。它们与抗 SRP、Mi-2 及抗 Mas 抗体等同属于“肌炎特异性自身抗体”。

用间接免疫荧光法检测时，抗 Jo-1 抗体阳性结果表现为胞质颗粒型荧光模式（图 15-12）。在 HEp-2 细胞分裂间期呈现颗粒到细块状荧光，有时细胞核也出现细颗粒荧光；分裂期细胞浓缩染色体阴性，染色体周围区域为致密的细颗粒荧光。在肝组织切片上，仅在肝细胞胞质中出现弱的细颗粒荧光，但对判读抗 Jo-1 抗体无意义。

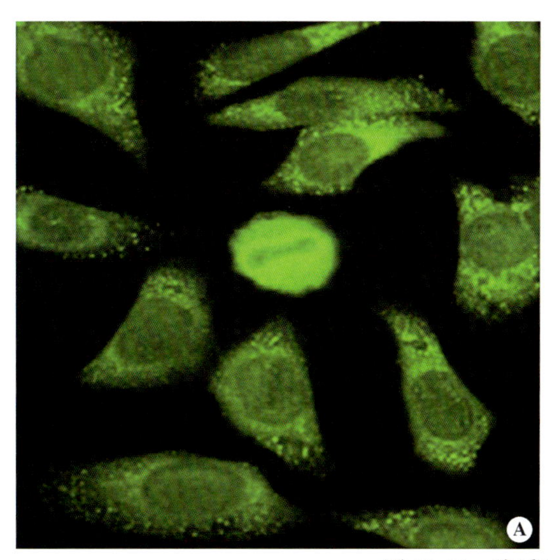

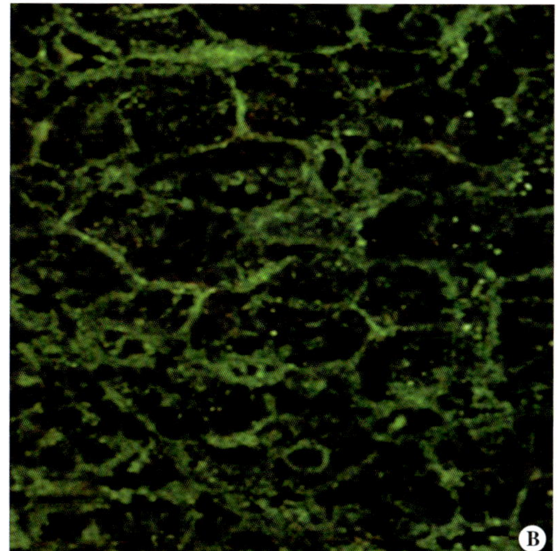

图 15-12　胞质颗粒型荧光模式

A. HEp-2 细胞；B. 猴肝

（二）临床意义

多发性肌炎和皮肌炎是一组主要累及横纹肌，呈慢性非化脓性炎症改变伴肌无力为特征的自身免疫性结缔组织疾病。其肺部损害主要是肺间质病变（interstitial lung disease，ILD）。PM/DM 合并 ILD 临床表现往往不典型，误诊率高及病死率高是 PM/DM 的主要死亡原因。

抗 Jo-1 抗体是 PM/DM 的标志性抗体，在 PM/DM 患者中阳性率为 20% ～ 30%，较其他抗合成酶抗体高 3 ～ 4 倍。该抗体还较为突出地表现在肌炎合并 ILD 中。Taggart 等研究表明，抗 Jo-1 抗体在肌炎合并 ILD 中的阳性率可高达 50% ～ 75%，是肌炎伴发 ILD 的特征性抗体。

同时，抗 Jo-1 抗体检测对 PM/DM 的鉴别诊断，避免误诊、漏诊有重要意义。抗 Jo-1 抗体阳性的 PM/DM 合并 ILD 患者中，肌炎症状首发者仅占 11.1%，而以呼吸道症状首发者高达 52.8%，多关节炎首发者达 33.3%，且呼吸道或关节炎症状比肌炎症状早出现，时间最长可达 2 ～ 5 年，易掩盖 PM/DM 原发病。因此，抗 Jo-1 抗体阳性组多伴有肺部感染、多关节炎、发热等症状，RF 阳性率较高（但滴度不高），易误诊为特发性肺间质纤维化、类风湿关节炎、类风湿关节炎并发肺部受累等。另一方面，抗 Jo-1 抗体综合征患者较普通多发性肌炎患者更易出现心脏损害。一项小样本量研究显示，在抗 Jo-1 抗体综合征患者中，各类心脏损害的发生率为 33.3%，心包积液的发生率为 6%。由于抗 Jo-1 抗体综合征患者的心脏损害缺乏特异性，大多数非专科医师对本病缺乏认识，这就造成了该病的误诊。故对于临床上无典型肌炎表现的原因不明的肺间质性病变、多关节炎病变和各类心脏病变，需注意检测包括抗 Jo-1 抗体的肌炎特异性抗体谱等，明确是否存在 PM/DM，避免误诊、漏诊。

（三）测定方法

目前该项目常见的免疫学测定方法包括间接免疫荧光法、印迹法、ELISA、免疫扩散法和免疫沉淀法等。

（四）国家行业标准

暂无。

（五）试剂介绍

1. 抗核抗体 IgG 检测试剂盒（间接免疫荧光法）[浙食药监械（准）字 2013 第 2400625 号]

详见“抗核抗体”。

2. 抗核抗体谱（IgG）检测试剂盒（欧蒙印迹法）[国食药监械（进）字 2014 第 2403693 号]

详见“抗核抗体”。

3. 抗 Jo-1 抗体 IgG 检测试剂盒（酶联免疫吸附法）[国食药监械（进）字 2014 第 2404244 号]

(1) 原理：该试剂盒用于体外定量或半定量检测人血清或血浆中抗 Jo-1 抗体 IgG。

微孔板包被的抗原是从牛和兔胸腺经亲和层析纯化的 Jo-1。

(2) 标本类型：人血清或 EDTA、肝素、枸橼酸盐抗凝的血浆。

(3) 参考范围：用本检测系统检测健康献血者血清（n=200）中抗着丝点抗体 IgG 的水平，以 20RU/ml 为临界值，2 名献血员血清中的相应抗体阳性（特异性 99%）。

(4) 注意事项

1) 干扰因素：血红蛋白浓度为 10mg/ml 的溶血、三酰甘油浓度为 20mg/ml 的脂血、胆红素浓度为 0.4mg/ml 的黄疸对检测结果没有干扰。

2) 交叉反应：该试剂与抗核糖体 P 蛋白（rib. P-P）、核糖核蛋白（RNP）、Smith 抗原（Sm）、干燥综合征 A 抗原（SS-A）、干燥综合征 B 抗原（SS-B）、Scl-70、着丝粒抗体阳性的样本未发现有交叉反应。

(5) 储运条件：2 ～ 8℃保存，避免冷冻。未开封前，除非特别说明，试剂盒中各成分自生产日起可稳定 1 年。

(6) 性能指标

1) 线性：通过检测高抗体浓度样本的稀释系列来研究该试剂的线性。本检测系统的线性范围为 2 ～ 200RU/ml。

2) 检出限：检出限的定义为阴性样本检测结果的均值加上 3 倍标准差，也就是所能检出抗体的最小滴度。本检测系统的最低检出限约为 1RU/ml。

3) 重复性：通过检测 3 份不同抗体浓度的血清计算批内和批间的变异系数（CV）以确定该试剂的重复性。批内检测的 CV 基于 20 次检测的结果，为 2.0% ～ 3.3%。而批间检测的 CV 则基于不同 6 天、每天 4 次检测的结果，为 2.8% ～ 3.3%。

十二、抗 Mi-2 抗体

（一）概述

1976 年 Reichlin 和 Mattioli 首先在一例叫“Mi”的皮肌炎（dermatomyositis，DM）患者血清中发现了一种与小牛胸腺细胞核盐水提取物有沉淀反应的新的抗核抗体，命名为抗 Mi 抗体，1980 年 Mishikai 等将它们命名为抗 Mi-1 抗体和抗 Mi-2 抗体，其中抗 Mi-2 抗体属肌炎特异性抗体，其靶抗原位于细胞核核质内，是相对分子质量为（34 ～ 240）$\times 10^3$ 的 8 种核蛋白质复合物，不含任何核酸成分，对肌炎的诊断具有重要意义，可以在 10% ～ 15% 的急性皮肌炎患者中检测到，诊断特异性大于 96%。

用补体结合抑制试验亦证实，多发性肌炎（polymyositis，PM）和 DM 患者血清中存在抗 Mi 抗体，而无肌炎者血清中无此抗体。

用间接免疫荧光法检测时，抗 Mi-2 抗体阳性结果细胞核表现为细颗粒型荧光模式。

（二）临床意义

抗 Mi-2 抗体对 DM 有很强的特异性，是 DM 诊断的辅助指标。通常情况下，DM 由于有皮肤损害，较 PM 易诊断。但在某些特殊情况下诊断 DM 有困难，如皮肤损害程度轻、不明确或者非典型；肌酸激酶（creatine kinase，CK）不升高，或皮肤活检没有明确的发现等，这时如果患者血清抗 Mi-2 抗体阳性，则能帮助诊断 DM。但是，由于抗 Mi-2 抗体在 DM 中阳性率不高，因而抗体阴性，也不能排除 DM 的可能。几乎所有的伴抗 Mi-2 抗体阳性的肌炎患者是 DM(97%)，仅极少数患者没有皮肤损害。反之，皮肤红斑性损害也是伴抗 Mi-2 抗体阳性 DM 患者的主要或最常见的症状，提示抗 Mi-2 抗体与 DM 的皮肤损害相关。此外，其他的肌炎损害性疾病尚未见抗 Mi-2 抗体阳性报道。

抗 Mi-2 抗体可见于成年及青少年 DM 患者。虽然抗 Mi-2 抗体在青少年 DM 中阳性率低于成年人 DM，但比抗 Jo-1 抗体更常见。在 PM/DM 或重叠综合征中，未发现抗 Mi-2 抗体与性别相关。针对不同种族人群的研究显示，西班牙人抗 Mi-2 抗体阳性率最高，特别是危地马拉人，高于美国白种人、黑种人和亚洲人。抗 Mi-2 抗体一旦出现，将持续整个病程，效价一般不随病情改变。伴抗 Mi-2 抗体的 DM 患者通常病情严重，免疫抑制疗效不佳。

（三）测定方法

目前该项目常见的免疫学测定方法包括间接免疫荧光法、印迹法、ELISA、免疫沉淀法等技术。

（四）国家行业标准

暂无。

（五）试剂介绍

抗核抗体 IgG 检测试剂盒（间接免疫荧光法）[浙食药监械（准）字 2013 第 2400625 号]：详见“抗核抗体”。

十三、抗 Ku 抗体

（一）概述

抗 Ku 抗体是由 Mimori 等于 1981 年报道的。他们发现一例系统性硬化症（SSc）/ 多发性肌炎（PM）重叠综合征患者（Ku）的血清能与一种 DNA 结合蛋白发生沉淀反应。这种核蛋白称为 Ku 抗原，对胰蛋白酶敏感，但不被 DNase 和 RNase 破坏。Ku 抗原的蛋白部分由 p70 和 p80（分子质量分别为 70kDa 和 80kDa 或 66kDa 和 86kDa）两亚基构成异二聚体，非共价地结合到 dsDNA 末端、裂口和缺口上，参与 DNA 断裂后的修复。Ku 抗原广泛存在于人、小牛、兔组织中。电镜检查估算的 Ku 抗原分子质量为 160kDa 左右。人的抗 Ku 抗体与豚鼠、大鼠、小鼠细胞不发生反应。

用间接免疫荧光法检测时，抗 Ku 抗体阳性结果细胞核表现为细颗粒型荧光模式。HEp-2 细胞分裂间期细胞核呈现细颗粒样荧光，分裂期细胞浓缩染色体阴性。在猴肝上细胞核呈现网状荧光（图 15-13）。

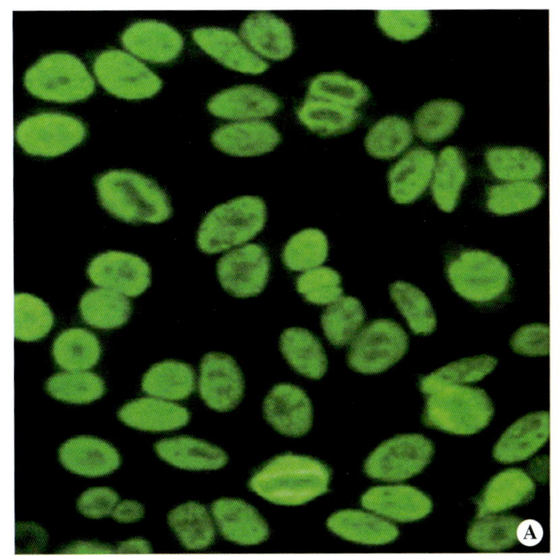

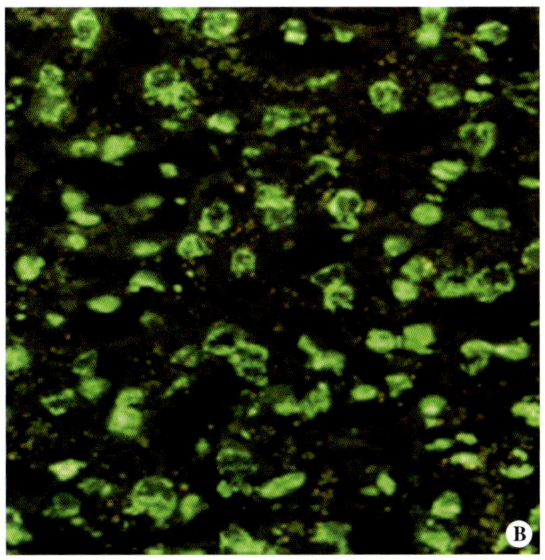

图 15-13　核细颗粒型荧光模式

A. HEp-2 细胞；B. 猴肝

许多自身免疫性疾病都发现抗 Ku 抗体，包括多发性肌炎、狼疮及硬皮病。有研究显示，抗 Ku 抗体的出现可能意味着有发展成为肌炎的高度危险。

（二）临床意义

抗 Ku 抗体与 PM/SSc 重叠综合征患者显著相关并有较高滴度，阳性率为 30%，而特异性达到 99%，被认为是 PM/SSc 重叠综合征的特异性抗体。

抗 Ku 抗体在其他结缔组织疾病中也有一定的阳性率，如在 SLE 为 10%，在类风湿关节炎（RA）、混合性结缔组织病（MCTD）、干燥综合征患者中也有较低的阳性率。

国内吴庆军、唐福林等报道全身性硬化症 / 多发性肌炎 / 皮肌炎重叠综合重叠综合征患者抗 Ku 阳性率为 57.1%；SLE 患者 100 例未检出抗 Ku；全身性硬化症（弥漫型）58 例，2 例（3.4%）阳性；皮肌炎 45 例，仅 1 例阳性（2.2%）；其他多种结缔组织病（RA、MCTD、PM 等）均阴性。

（三）测定方法

目前该项目常见的免疫学测定方法包括间接免疫荧光法、印迹法、ELISA、琼脂双向免疫扩散法等。

（四）国家行业标准

暂无。

（五）试剂介绍

抗核抗体 IgG 检测试剂盒（间接免疫荧光法）[浙食药监械（准）字 2013 第 2400625 号]：详见“抗核抗体”。

十四、抗 Scl-70 抗体

（一）概述

抗 Scl-70 抗体是分子质量为 100kDa 的 DNA 拓扑异构酶 I 的降解产物，DNA 拓扑异构酶 I 位于核质内，并且在核仁中浓度极高，参与 DNA 双螺旋的复制和转录。抗 Scl-70 抗体首先在皮肤弥漫型多发性系统性硬化症（PSSc）患者血清中发现。因其主要见于硬皮病，且其相应抗原分子质量为 70kDa，故取名为抗 Scl-70 抗体。

用间接免疫荧光法检测时，抗 Scl-70 抗体阳性结果表现为核仁型荧光模式（图 15-14）。在 HEp-2 细胞的分裂间期细胞核呈现几乎完全均匀的荧光，核仁荧光加强而且也表现为均匀的荧光，细胞质不发荧光；分裂期细胞中，仅浓缩染色体边缘出现荧光。

抗 Scl-70 抗体是系统性硬化症（SSc）特异性血清学标志，抗 Scl-70 抗体可见于 25% ～ 75% 的硬化症患者，40% ～ 65% 为弥散型，5% ～ 15% 为局限型。

（二）临床意义

抗 Scl-70 抗体几乎仅在进行性系统性硬皮病（progressive systemic scleroderma，PSS）阳性检出率为 40% ～ 60%，在其他自身免疫性疾病患者中极少有阳性检出，正常人均为阴性。虽然阳性率

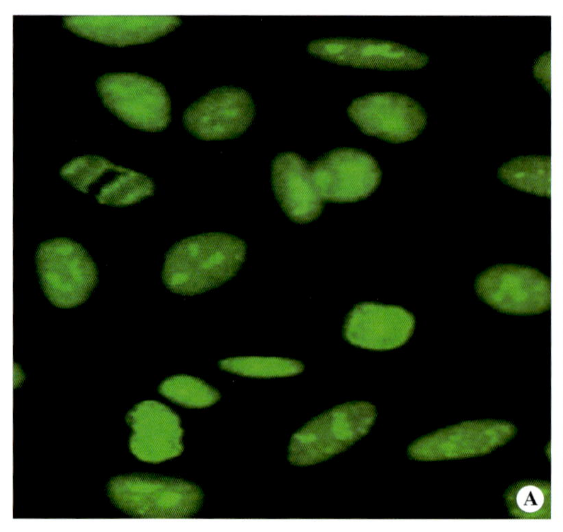

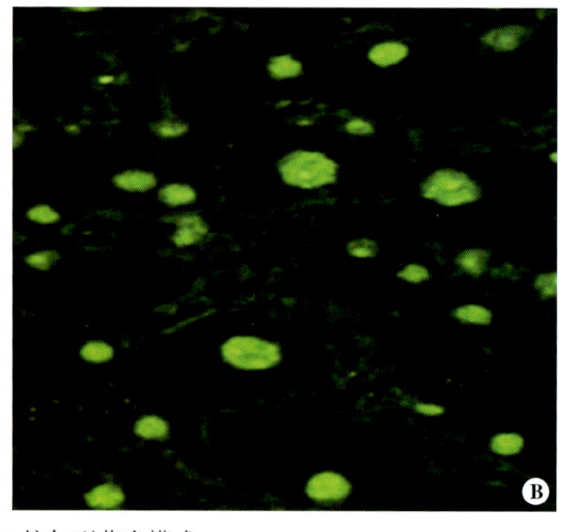

图 15-14　Scl-70-1 核仁型荧光模式

A. HEp-2 细胞；B. 猴肝

不高，但对PSS(SSc)有高特异性(特异性达100%)，故该抗体是PSS的特征抗体。

抗Scl-70抗体阳性表示病程进展较迅速，皮肤病变往往弥散广泛，易发生肺间质纤维化和指骨末端吸收。重症弥漫性PSS(SSc)中抗Scl-70抗体阳性率高达75%。有雷诺现象的患者存在抗Scl-70抗体，提示可能发展为PSS。虽然抗Scl-70抗体消失与预后好相关，但抗体水平的升高或降低似乎与临床症状无关。抗Scl-70抗体的血清水平与皮肤受累的严重程度和整体SSc疾病活动性，包括部分性交叉和纵向呈正相关。一些研究报道抗Scl-70抗体消失与皮肤和肺部疾病严重程度的减轻和临床预后好有关。因此，抗Scl-70抗体水平随时间波动及与SSc其他临床变化的相关性，表明其可作为动态观察指标。

另有研究表明抗Scl-70抗体与恶性肿瘤相关。

(三)测定方法

目前该项目常见的免疫学测定方法包括间接免疫荧光法、印迹法、ELISA、对流免疫电泳法、免疫扩散法和免疫斑点法等。

(四)国家行业标准

暂无。

(五)试剂介绍

1. 抗核抗体IgG检测试剂盒(间接免疫荧光法)[浙食药监械(准)字2013第2400625号]

详见“抗核抗体”。

2. 抗核抗体谱(IgG)检测试剂盒(欧蒙印迹法)[国食药监械(进)字2014第2403693号]

详见“抗核抗体”。

3. 抗Scl-70抗体IgG检测试剂盒(酶联免疫吸附法)[国食药监械(进)字2014第2404245号]

(1)原理：该试剂盒用于体外定量或半定量检测人血清或血浆中抗Scl-70抗体IgG。

微孔板包被的是从牛和兔胸腺中分离并经亲和层析纯化的天然Scl-70。

(2)标本类型：人血清或EDTA、肝素、枸橼酸盐抗凝的血浆。

(3)参考范围：用本检测系统检测健康献血者血清(n=206)中抗Scl-70抗体IgG的水平，以20RU/ml为临界值，只有1份献血员血清中的相应抗体阳性(特异性99.5%)。

(4)注意事项

1)干扰因素：血红蛋白浓度为10mg/ml的溶血、三酰甘油浓度为20mg/ml的脂血、胆红素浓度为0.4mg/ml的黄疸对检测结果没有干扰。

2)交叉反应：该试剂与抗核糖体P蛋白(rib. P-P)、核糖核蛋白(RNP)、Smith抗原(Sm)、干燥综合征A抗原(SS-A)、干燥综合征B抗原(SS-B)、Jo-1、着丝粒抗体阳性的样本未发现有交叉反应。

(5)储运条件：2～8℃保存，避免冷冻。未开封前，除非特别说明，试剂盒中各成分自生产日起可稳定1年。

(6)性能指标

1)线性：通过检测高抗体浓度样本的稀释系列来研究该试剂的线性。本检测系统的线性范围为2～200RU/ml。

2)检出限：检出限的定义为阴性样本检测结果的均值加上3倍标准差，也就是所能检出抗体的最小滴度。本检测系统的最低检出限约为1RU/ml。

3)重复性：通过检测3份不同抗体浓度的血清计算批内和批间的变异系数(CV)以确定该试剂的重复性。批内检测的CV基于20次检测的结果，为3.0%～4.9%。而批间检测的CV则基于不同6天、每天4次检测的结果，为2.7%～7.3%。

十五、抗着丝点抗体

(一)概述

在细胞即将分裂前，每一条染色体由基因完全相同的两条染色单体组成，染色单体在着丝点区结合在一起。每一着丝点含有一个动粒，在细胞分裂的过程中，纺锤纤维附着在动粒上，将染色单体向它们对应的中心粒方向牵拉。

有4种蛋白被确定为抗着丝点抗体(anti-centromere antibody，CENP)的靶抗原：着丝点蛋白A(17kDa)、着丝点蛋白B(80kDa)、着丝点蛋白C(140kDa)、着丝点蛋白D(50kDa)。主要的靶抗原为着丝点蛋白 B，它能与各种抗着丝点抗体阳性的血清起反应。

用间接免疫荧光法检测时，抗着丝点抗体阳性结果表现为典型的着丝点型荧光模式（图 15-15）。在 HEp-2 细胞中阳性结果的特点为大小、数目相同的点状荧光（通常每个细胞核有 46 或 92 个着丝点）。分裂间期细胞的荧光颗粒均匀地分布于整个细胞核中，而分裂期细胞荧光与细胞分裂阶段有关，在分裂中期细胞的中间位置出现带状的浓缩点状荧光；在分裂后期，在中心粒附近呈现两条平行的带状浓缩点状荧光。在灵长类肝组织切片中，细胞核中可观察到有 10 ～ 20 个荧光点，分裂期细胞罕见。肝组织切片的荧光比 HEp-2 细胞弱，很容易被忽略。

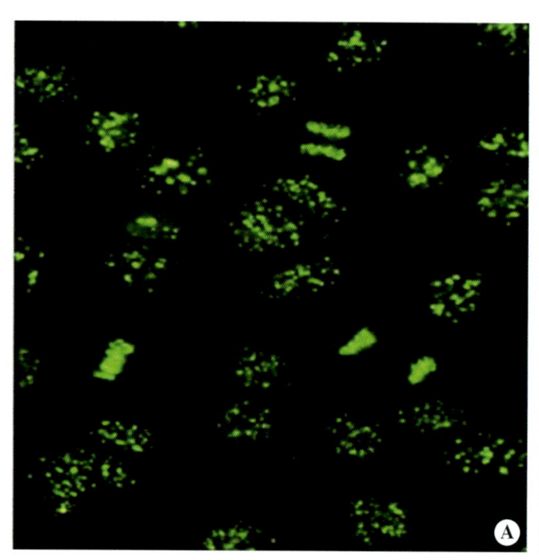

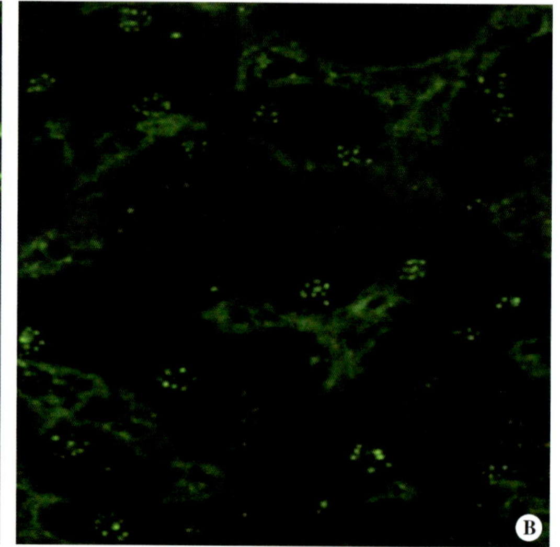

图 15-15　CENP-1 着丝点型荧光模式

A. HEp-2 细胞；B. 猴肝

抗着丝点抗体最常见于以女性为主的皮肤局限型硬化症患者中，除有肺高压风险外预后相对较好，在其他自身免疫结缔组织病患者中亦可检测到，但阳性很少。

（二）临床意义

抗着丝点抗体对局限型进行性系统性硬化症具有很高的特异性和敏感性，阳性率为 80% ～ 95%，弥散型 SSc 中抗着丝点抗体阳性很罕见。研究表明，SSc 患者中抗着丝点抗体阳性率为 20% ～ 35%，在皮肤局限型 SSc 患者中抗着丝点抗体阳性率更高。

除 SSc 外，抗着丝点抗体也可见于其他疾病，包括类风湿关节炎、系统性红斑狼疮、原发性干燥综合征和原发性胆汁性肝硬化（PBC）。有约 10% 的原发性干燥综合征患者抗着丝点抗体阳性，5% 的 SLE 患者抗着丝点抗体阳性。PBC 患者中，抗着丝点抗体阳性常提示患者伴有结缔组织病。原发性雷诺现象患者若抗着丝点抗体阳性，提示以后很可能发展成结缔组织病。

另有报道，抗 CENP-F、抗 CENP-B 与肿瘤，包括非霍奇金淋巴瘤及乳腺癌、肺癌相关。

（三）测定方法

目前该项目常见的免疫学测定方法包括间接免疫荧光法、印迹法、ELISA、免疫沉淀法等。

（四）国家行业标准

暂无。

（五）试剂介绍

1. 抗核抗体 IgG 检测试剂盒（间接免疫荧光法）［浙食药监械（准）字 2013 第 2400625 号］

详见“抗核抗体”。

2. 抗核抗体谱（IgG）检测试剂盒（欧蒙印迹法）［国食药监械（进）字 2014 第 2403693 号］

详见“抗核抗体”。

3. 抗着丝点抗体 IgG 检测试剂盒（酶联免疫

吸附法）（国械注进 20142405133）

(1) 原理：该试剂盒用于体外定量或半定量检测人血清或血浆中抗着丝点抗体 IgG。

微孔板包被的是重组的着丝点 B 蛋白。用杆状病毒为载体在昆虫细胞中表达相应的人 cDNA。

(2) 标本类型：人血清或 EDTA、肝素、枸橼酸盐抗凝的血浆。

(3) 参考范围：用本检测系统检测健康献血者血清（n=200）中抗着丝点抗体 IgG 的水平，以 20RU/ml 为临界值，2 名献血员血清中的相应抗体阳性（特异性 99%）。

(4) 注意事项

1) 干扰因素：血红蛋白浓度为 10mg/ml 的溶血、三酰甘油浓度为 20mg/ml 的脂血、胆红素浓度为 0.4mg/ml 的黄疸对检测结果没有干扰。

2) 交叉反应：本检测系统和抗核糖体 P 蛋白抗体、抗 RNP 抗体、抗 Sm 抗体、抗 SS-B 抗体、抗 Scl-70 抗体、抗 Jo-1 抗体阳性血清没有交叉反应。

(5) 储运条件：2 ～ 8℃保存，避免冷冻。未开封前，除非特别说明，试剂盒中各成分自生产日起可稳定 1 年。

(6) 性能指标

1) 线性：通过检测高抗体浓度样本的稀释系列来研究该试剂的线性。本检测系统的线性范围为 2 ～ 200RU/ml。

2) 检出限：检出限的定义为阴性样本检测结果的均值加上 3 倍标准差，也就是所能检出抗体的最小滴度。本检测系统的最低检出限为 1RU/ml。

3) 重复性：通过检测 3 份不同抗体浓度的血清计算批内和批间的变异系数（CV）以确定该试剂的重复性。批内检测的 CV 基于 20 次检测的结果，为 2.4% ～ 3.3%。而批间检测的 CV 则基于不同 6 天、每天 4 次检测的结果，为 2.3% ～ 3.4%。

十六、抗增殖型细胞核抗原抗体

（一）概述

增殖型细胞核抗原（PCNA）细胞周期蛋白 I 是 DNA 多聚酶 δ 辅助蛋白，分子质量为 36kDa。这种抗原是有丝分裂原所诱导，主要表达于增殖细胞的 S 初期、G_2 中期，主要作用是参与细胞周期的调节。PCNA 可作为判断各种恶性肿瘤（包括胃肠道癌、乳腺癌、肝癌、膀胱癌等）细胞增殖和其恶性程度的一种指标。

天然抗 PCNA 抗体的命名是基于最初的患者原型（2 个仅含有抗 PCNA 沉淀素的 SLE 血清 MN 和 EB，以及含有抗 PCNA 与抗 Sm 沉淀素的血清 PT），所研究的血清中主要为 IgG 型。1978 年 Miyacha 等首次报道采用间接免疫荧光法及免疫扩散法在系统性红斑狼疮（SLE）患者血清中发现抗 PCNA 抗体，该抗体在分裂细胞中呈现不同强度的散在核颗粒型荧光，参与 DNA 复制和损伤修复。细胞内微注射研究表明，抗 PCNA 抗体不能抑制 DNA 多聚酶的活性，但能使附属蛋白功能受阻，影响蛋白合成。

用间接免疫荧光法检测时，抗 PCNA 抗体阳性结果表现为细胞周期荧光染色模式（图 15-16）。在分裂间期 HEp-2 细胞核部分（10% ～ 50%）呈现明亮的细颗粒至粗颗粒样荧光染色，而另一部分分裂间期细胞核呈现阴性或较弱的荧光染色，亮度可相差 10 倍左右。核仁区可着色或不着色。在分裂期细胞中，浓缩的染色体区域为荧光染色阴性，而染色体周围区域显示细颗粒状荧光，荧光强度可以与较暗的周期细胞相一致。猴肝组织冷冻切片中因缺乏增殖性细胞底物，常无特征性荧光染色。

抗 PCNA 抗体为 SLE 的血清标志性抗体阳性率存在种族差异，在亚洲人群中最常见。

（二）临床意义

抗 PCNA 抗体一直被认为是 SLE 的血清标记性抗体，特异性高达 99%，但该抗体在 SLE 中的敏感性较低，IIFT 法检测其阳性率为 2% ～ 5%。

该抗体还可出现在其他几种自身免疫性疾病中，尤其是 UCTD 和 SSc，并且在非自身免疫性疾病患者和癌症患者中也存在抗 PCNA 抗体阳性。

（三）测定方法

目前该项目常见的免疫学测定方法包括间接免疫荧光法、印迹法和 ELISA。

（四）国家行业标准

暂无。

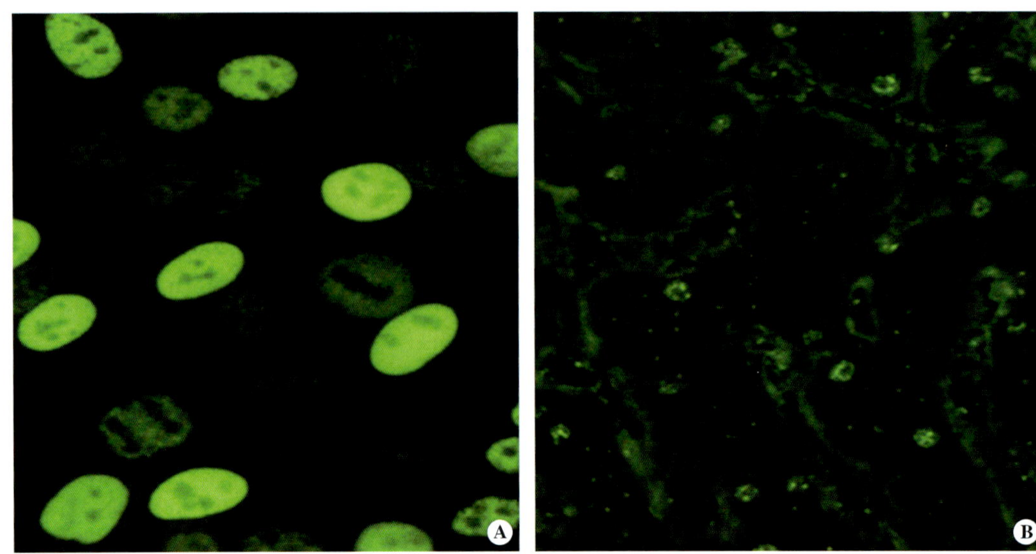

图 15-16　PCNA 细胞周期型荧光模式

A. HEp-2 细胞；B. 猴肝

（五）试剂介绍

1. 抗核抗体 IgG 检测试剂盒（间接免疫荧光法）[浙食药监械（准）字 2013 第 2400625 号]

详见“抗核抗体”。

2. 抗核抗体谱（IgG）检测试剂盒（欧蒙印迹法）[国食药监械（进）字 2014 第 2403693 号]

详见“抗核抗体”。

十七、抗核糖体 P 蛋白抗体

（一）概述

抗核糖体 P 蛋白（ribosomal P proteins antibody，rib.P）抗体是抗核抗体的一种，抗原 rib.P 主要由核糖体 60S 亚单位的 3 条蛋白多肽链组成，这 3 种蛋白分别为 P0（38kDa）、P1（19kDa）和 P2（17kDa），主要的抗原位点位于 3 种蛋白质的羧基端，具有一段含 17 个氨基酸的相同序列。

核糖体最初产生于核仁，以后转送释放到细胞质，从而构成了抗核糖体 P 蛋白抗体特征性的荧光模式。用间接免疫荧光法检测时，抗核糖体 P 蛋白抗体阳性结果表现为核糖体样胞质弥漫型荧光模式（图 15-17）。在 HEp-2 细胞分裂间期细胞质呈现非常致密、均匀的细颗粒样荧光染色，有时呈“云雾状”覆盖部分或整个细胞质，细胞核

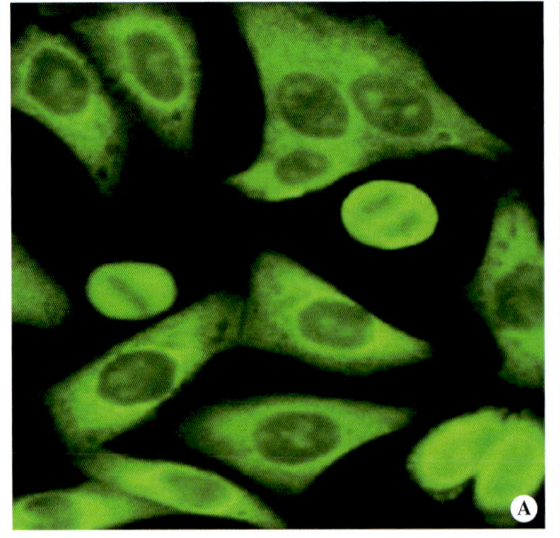

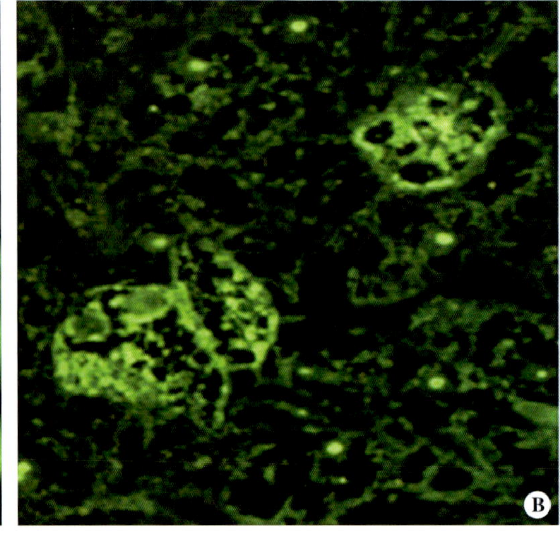

图 15-17　rib.P 胞质颗粒型荧光模式

A. HEp-2 细胞；B. 猴肝

周围区荧光染色加强，常伴有特征性空泡出现，细胞核质为荧光染色阴性。由于核糖体 P 蛋白前体存在于核仁中，当抗 rib.P 抗体阳性时，细胞核仁呈现均质型荧光染色。分裂期细胞浓缩染色体阴性。在猴肝组织切片上可见对该抗体非常特异的由几个肝细胞质融合形成的岛状荧光。

抗核糖体 P 蛋白抗体是 SLE 诊断的高特异性指标，抗核糖体 P 蛋白的滴度与 SLE 活动性之间的关联目前仍存在争议。

（二）临床意义

抗核糖体 P 蛋白抗体是 SLE 诊断的高特异性指标，在其他自身免疫性疾病中（如 SLE/MCTD 重叠综合征）几乎检测不到。抗核糖体 P 蛋白在 SLE 患者中的阳性率介于 5% ～ 46%，其中亚洲患者的阳性率偏高，而非洲黑种人和白种人患者的阳性率偏低。

抗核糖体 P 蛋白抗体与狼疮引起的神经精神病症状相关。有研究表明该抗体在神经精神狼疮患者中的阳性率为 57%，显著高于在无神经精神症状狼疮患者中的 3%；而且血清中的抗体水平与神经精神狼疮的精神症状及病情活动度高度相关。

另外，多项研究显示抗核糖体 P 蛋白抗体与肾炎症状相关。该抗体阳性的 SLE 患者比抗体阴性的 SLE 患者的肾炎发生率更高，前瞻性研究表明抗核糖体 P 蛋白抗体水平或与狼疮肾炎的活动性相关，当抗核糖体 P 蛋白抗体与抗 dsDNA 抗体协同后，也与 LN 的活动相关。

（三）测定方法

目前该项目常见的免疫学测定方法包括间接免疫荧光法、印迹法、ELISA、免疫斑点法、凝胶免疫沉淀法和放射免疫分析法等。

（四）国家行业标准

暂无。

（五）试剂介绍

1. 抗核抗体 IgG 检测试剂盒（间接免疫荧光法）［浙食药监械（准）字 2013 第 2400625 号］

详见“抗核抗体”。

2. 抗核抗体谱（IgG）检测试剂盒（欧蒙印迹法）［国食药监械（进）字 2014 第 2403693 号］

详见“抗核抗体”。

3. 抗核糖体 P 蛋白抗体 IgG 检测试剂盒（酶联免疫吸附法）［国械注（进）20142405132］

（1）原理：该试剂盒用于体外定量或半定量检测人血清或血浆中抗核糖体 P 蛋白抗体 IgG。

微孔板包被的抗原是从小牛胸腺中经亲和层析纯化的核糖体 P 蛋白。

（2）标本类型：人血清或 EDTA、肝素、枸橼酸盐抗凝的血浆。

（3）参考范围：用本检测系统检测健康献血者血清（n=206）中抗核糖体 P 蛋白 IgG 抗体的水平，以 20RU/ml 为临界值，所有献血员血清中的相应抗体为阴性。

（4）注意事项

1）干扰因素：血红蛋白浓度为 10mg/ml 的溶血、三酰甘油浓度为 20mg/ml 的脂血、胆红素浓度为 0.4mg/ml 的黄疸对检测结果没有干扰。

2）交叉反应：本检测系统和抗 RNP 抗体、抗 Sm 抗体、抗 SS-A 抗体、抗 SS-B 抗体、抗 Scl-70 抗体、抗 Jo-1 抗体、抗着丝点抗体阳性血清没有交叉反应。

（5）储运条件：2 ～ 8℃保存，避免冷冻。未开封前，除非特别说明，试剂盒中各成分自生产日起可稳定 1 年。

（6）性能指标

1）线性：通过检测高抗体浓度样本的稀释系列来研究该试剂的线性。本检测系统的线性范围为 2 ～ 200RU/ml。

2）检出限：检出限的定义为阴性样本检测结果的均值加上 3 倍标准差，也就是所能检出抗体的最小滴度。本检测系统的最低检出限约为 1RU/ml。

3）重复性：通过检测 3 份不同抗体浓度的血清计算批内和批间的变异系数（CV）以确定该试剂的重复性。批内检测的 CV 基于 20 次检测的结果，为 3.2% ～ 4.1%。而批间检测的 CV 则基于不同 6 天、每天 4 次检测的结果，为 4.4% ～ 5.1%。

十八、抗中心粒抗体

（一）概述

中心粒是细胞质中靠近细胞核附近的中心体

（每个中心体中主要含有 2 个中心粒，中心体还有其他组分，如肌动蛋白等）的主要组成部分，无膜结构，由若干微管蛋白组成，与细胞分裂有关。抗中心粒抗体是一种抗有丝分裂相关抗原自身抗体，可用间接免疫荧光法检测出来，但该核型是一种少见核型，有关该核型出现时的临床意义目前还不明确。

用间接免疫荧光法检测时，抗中心粒抗体阳性结果表现为在有丝分裂中期 HEp-2 细胞染色体区两极（纺锤体顶部位置）呈现明亮的圆点状荧光染色，有丝分裂后期两个荧光亮点位于细胞的两端。分裂间期细胞质呈现 1 个或 2 个圆点状荧光染色，荧光圆点靠近细胞核。猴肝组织冷冻切片肝细胞核中可见 1 ～ 2 个点状荧光染色（图 15-18）。

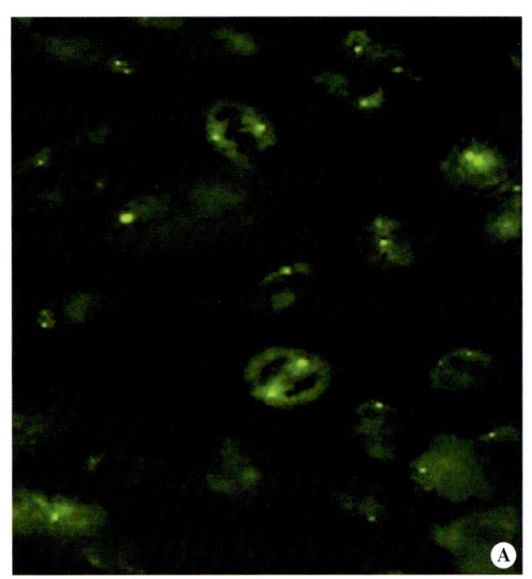

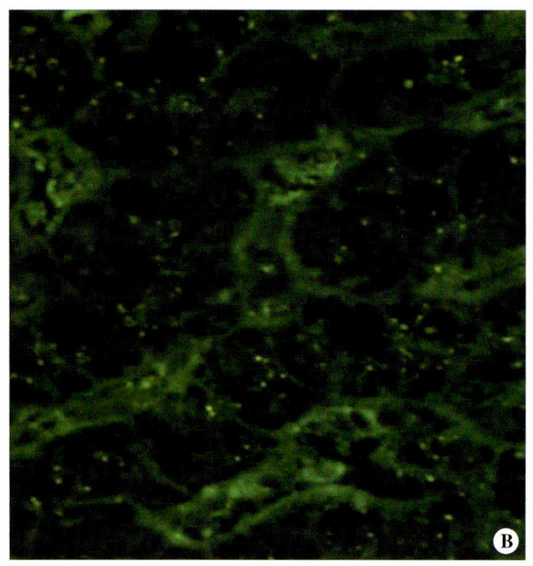

图 15-18　中心粒型荧光模式

A. HEp-2 细胞；B. 猴肝

（二）临床意义

一般认为抗中心粒抗体与雷诺病和系统性硬化症等自身免疫性疾病有关。近来国内有报道称，抗中心粒抗体阳性可见于儿童自身免疫性疾病如系统性红斑狼疮、混合性结缔组织病等。国外报道过一些抗中心粒抗体阳性的病例，显示该抗体可以在系统性硬化症、风湿性多肌痛、混合性结缔组织病等中出现。

（三）测定方法

目前该项目常见的免疫学测定方法为间接免疫荧光法。

（四）国家行业标准

暂无。

（五）试剂介绍

抗核抗体 IgG 检测试剂盒（间接免疫荧光法）[浙食药监械（准）字 2013 第 2400625 号]：详见“抗核抗体”。

十九、类风湿因子

（一）概述

类风湿因子（rheumatoid factor，RF）是一种以变性 IgG 为靶抗原的自身抗体，主要识别 IgG 抗体 Fc 片段上的抗原表位。常见的 RF 有 IgM 型、IgG 型和 IgA 型，其中 IgM 是 RF 的主要类型，且具有高凝集的特点，易于沉淀，故临床上主要测定 IgM 型 RF。

RF 可见于多种系统性自身免疫病和感染性疾病，也可在健康人群中检测到，常见于类风湿关节炎（RA）、干燥综合征（SS）及混合型冷球蛋白血症。RF 的检测最初采用致敏绵羊红细胞凝集试验（Rose-Waaler 试验）。1940 年，Waaler 观察到 RA 患者与 IgG 致敏的绵羊红细胞的混合血清能抑制溶血，引起细胞凝集。随后Rose报道RA患者血清能凝集被兔抗羊红细胞抗体包被的绵羊红细胞。这构成了最早检测RF的实验方法基础，即Rose-Waaler试验。目前，RF常用的测定方法为乳胶凝集法和酶联免疫吸附法。但凝集法的灵敏度和特异度都不高，且只能检出血清中的IgM类RF，IgG类和IgA类则需要用ELISA等方法检测。

（二）临床意义

RA中RF的灵敏度为70%左右，特异性为88.5%左右，持续高滴度RF常提示RA疾病活动，且骨侵蚀发生率高，常可伴有皮下结节或血管炎等全身并发症，提示预后不佳。RA患者对缓解病情的抗类风湿药物等具有良好反响，常表现出RF滴度降低。然而，仍有30%的类风湿关节炎患者RF阴性，且这一比例在早期患者中可上升至50%。

RF除见于RA患者外，还可见于系统性红斑狼疮、原发性干燥综合征等其他自身免疫疾病、肝炎、结核等感染性疾病以及5%的正常老年人等。RF主要是IgM型，研究也发现IgA-RF与骨质破坏有关，早期IgA-RF升高常提示病情严重，预后不良。IgG类RF的含量与RA患者的滑膜炎、血管炎和关节外症状密切相关。

（三）测定方法

目前该项目常见的测定方法有酶联免疫吸附法、乳胶凝集法、比浊法、放射免疫法。

（四）国家行业标准

暂无。

（五）试剂介绍

1. 类风湿因子（IgM类）检测试剂盒（酶联免疫吸附法）［国食药监械（进）字2014第2403085号］

（1）原理：该试剂盒基于酶联免疫吸附法，用于体外定性或定量检测人血清或血浆中的类风湿因子IgM抗体水平。

抗原：微孔板包被的抗原是从人血清分离得到的人IgG-Fc片段。人血清中的IgG经过脱脂、离子交换层析、木瓜蛋白酶降解和分子筛层析从而制得纯化的Fc片段。

（2）标本类型：人血清或EDTA、肝素或枸橼酸抗凝的血浆。

（3）参考范围：用本检测系统检测200例献血者血清中的抗RF-IgM抗体水平。以20RU/ml为临界值，11%健康献血者血清中抗RF-IgM抗体阳性。

（4）注意事项

1）干扰因素：血红蛋白浓度为10mg/ml的溶血、三酰甘油浓度为20mg/ml的脂血、胆红素浓度为0.4mg/ml的黄疸样本对检测结果没有干扰。

2）交叉反应：与抗环瓜氨酸肽抗体（抗-CCP）、抗-双链DNA抗体（抗dsDNA）、抗SS-A、抗SS-B、抗Scl-70、抗Jo-1、抗核糖体P蛋白抗体和抗-RNP阳性血清没有交叉反应。

（5）储运条件：2～8℃保存，避免冷冻。未开封前，除非特别说明，试剂盒中各成分自生产日起可稳定1年。

（6）性能指标

1）线性：通过对6个血清标本进行4次连续稀释确定试剂盒的线性。进行线性回归分析，所有标本的r^2 > 0.95。本检测系统的线性范围为2～200RU/ml。

2）检出限：定义为阴性样本检测结果的均值加上3倍标准差，也就是所能检出抗体的最小滴度。本检测系统最低检出限约为1RU/ml。

3）重复性：通过检测3份不同抗体浓度的血清计算批内和批间的变异系数（CV）以确定该试剂的重复性。批内检测的CV基于20次检测的结果，而批间检测的CV则基于不同6天、每天4次检测的结果。

临床灵敏度和特异性：133份临床确诊的类风湿关节炎患者血清中抗RF-IgM抗体阳性发生率为75.9%。健康献血者血清（n=200）检测的结果显示其特异性为89.0%。

2. 类风湿因子（IgG类）检测试剂盒（酶联免疫吸附法）［国食药监械（进）字2014第2404853号］

（1）原理：该试剂盒基于酶联免疫吸附法，用于体外定性或定量检测人血清或血浆中的类风湿因子IgG抗体水平。

抗原：微孔板包被的抗原是从羊血清分离得到的人IgG-Fc片段。羊血清中的IgG经过脱脂、离子交换层析、木瓜蛋白酶降解和分子筛层析从而制得纯化的 Fc 片段。

(2) 标本类型：人血清或 EDTA、肝素或枸橼酸抗凝的血浆。

(3) 参考范围：用本检测系统检测 286 例献血者血清中的抗 RF-IgG 抗体水平。以 20RU/ml 为临界值，0.3% 健康献血者血清中抗 RF-IgG 抗体阳性。

(4) 注意事项

1) 干扰因素：血红蛋白浓度为 10mg/ml 的溶血、三酰甘油浓度为 20mg/ml 的脂血、胆红素浓度为 0.4mg/ml 的黄疸样本对检测结果没有干扰。

2) 交叉反应：未发现有交叉反应。

(5) 储运条件：2 ～ 8℃保存，避免冷冻。未开封前，除非特别说明，试剂盒中各成分自生产日起可稳定 1 年。

(6) 性能指标

1) 线性：通过检测高抗体浓度样本的稀释系列来研究该试剂的线性，本检测系统的线性范围为 2 ～ 200RU/ml。

2) 检出限：定义为阴性样本检测结果的均值加上 3 倍标准差，也就是所能检出抗体的最小滴度。本检测系统最低检出限约为 2RU/ml。

3) 重复性：通过检测 3 份不同抗体浓度的血清计算批内和批间的变异系数（CV）以确定该试剂的重复性。批内检测的 CV 基于 20 次检测的结果，而批间检测的 CV 则基于不同 4 天、每天 4 次检测的结果。

4) 临床灵敏度和特异性：40 份临床确诊的类风湿关节炎患者血清中抗 RF-IgG 抗体阳性发生率为 40.0%。健康献血者血清（n=286）检测的结果显示其特异性为 99.7%。

3. 类风湿因子（IgA 类）检测试剂盒（酶联免疫吸附法）[国食药监械（进）字 2014 第 2403086 号]

(1) 原理：该试剂盒基于酶联免疫吸附法，用于体外定性或定量检测人血清或血浆中的类风湿因子 IgA 抗体水平。

抗原：微孔板包被的抗原是从人血清分离得到的人 IgG-Fc 片段。人血清中的 IgG 经过脱脂、离子交换层析、木瓜蛋白酶降解和分子筛层析从而制得纯化的 Fc 片段。

(2) 标本类型：人血清或 EDTA、肝素或枸橼酸抗凝的血浆。

(3) 参考范围：用本检测系统检测 200 例献血者血清中的抗 RF-IgA 抗体水平。以 20RU/ml 为临界值，2.5% 健康献血者血清中抗 RF-IgA 抗体阳性。

(4) 注意事项

1) 干扰因素：血红蛋白浓度为 10mg/ml 的溶血、三酰甘油浓度为 20mg/ml 的脂血、胆红素浓度为 0.4mg/ml 的黄疸样本对检测结果没有干扰。

2) 交叉反应：未发现有交叉反应。

(5) 储运条件：2 ～ 8℃保存，避免冷冻。未开封前，除非特别说明，试剂盒中各成分自生产日起可稳定 1 年。

(6) 性能指标

1) 线性：通过对 6 份血清标本进行 4 次连续稀释确定试剂盒的线性。进行线性回归分析，所有标本的 $r^2 > 0.95$。本检测系统的线性范围为 2 ～ 200RU/ml。

2) 检出限：定义为阴性样本检测结果的均值加上 3 倍标准差，也就是所能检出抗体的最小滴度。本检测系统最低检出限约为 1RU/ml。

3) 重复性：通过检测 3 份不同抗体浓度的血清计算批内和批间的变异系数（CV）以确定该试剂的重复性。批内检测的 CV 基于 20 次检测的结果，而批间检测的 CV 则基于不同 6 天、每天 4 次检测的结果。

4) 临床灵敏度和特异性：在 105 份临床确诊的类风湿关节炎患者血清中抗 RF-IgA 抗体阳性发生率为 70.5%。健康献血者血清（n=200）检测的结果显示其特异性为 97.5%。

二十、抗核周因子抗体

（一）概述

1964 年 Nienhuis 和 Mandema 首次在类风湿关节炎（RA）患者中检测出了一种不明成分的抗体，由于这些抗体出现于细胞核周围，故将其称为抗核周因子抗体，即 APF。

核周因子定位于人颊黏膜上皮细胞胞质内的透明角质颗粒，是一种不溶性蛋白，其对冻融敏感，而对多数化学处理不敏感，荧光显微镜下在胞质内呈一个或多个大小不等的圆形或椭圆形颗粒。目前已明确透明角质颗粒含有聚角蛋白微丝蛋白，该蛋白就是 APF 识别的靶抗原。

抗核周因子抗体的检测用于类风湿关节炎的辅助诊断，检测方法主要为间接免疫荧光法。

（二）临床意义

RA 患者血清中可以检测出抗核周因子抗体。APF 对 RA 具有较好的敏感性（50% ～ 80%）和高度的特异性（89% ～ 94%），可以作为 RA 的血清特异抗体，用于类风湿关节炎的筛查。

APF 可在早期 RA 出现，但其检出率与病程长短无相关性。

APF 阳性与病情相关，往往提示预后欠佳，尤其是 RF 阴性而 APF 阳性的 RA 患者。

（三）测定方法

目前该项目常见的测定方法是间接免疫荧光法。

（四）国家行业标准

暂无。

（五）试剂介绍

下文以抗核周因子（APF）检测试剂盒（间接免疫荧光法）[京食药监械（准）字 2014 第 2400811 号] 为例进行介绍。

（1）原理：本试剂盒采用间接免疫荧光法检测血清或血浆中的 APF。

抗原是来自正常人脱落的颊黏膜上皮细胞。

（2）标本类型：人血清或血浆。

（3）参考范围：抗体滴度＜ 1 ∶ 80。

（4）注意事项

1）黄疸、脂血、溶血样本对本试剂盒的检测结果基本没有干扰。

2）建议在 200 倍镜下观察结果，由上至下、由左至右观察整个反应孔。

3）注意区分细胞内形态不规则的非均质荧光颗粒。

4）冲洗抗原片时，动作要轻柔，防止抗原细胞脱落。

5）APF 封片剂避免与皮肤发生接触。

6）对照血清经检测 HBsAg、抗 HCV 抗体、抗 HIV 抗体均为阴性，但试剂盒的所有组分都应视作潜在传染源小心处理。

（5）储运条件：2 ～ 8℃避光保存（抗原片 -20℃保存），有效期 12 个月。样本 7 天以内检测可在 2 ～ 8℃条件下储存；样本 7 天以上检测需在 -20℃条件下冻存，建议 30 天内检测，且避免反复冻融。

（6）性能指标

1）阳性符合率：以欧洲实验诊断公司生产的 CCP 试剂（酶联免疫吸附法）为参照，在 100 份阳性血清中，该抗核周因子（APF）检测试剂盒（间接免疫荧光法）检测结果为阳性 96 份，阳性符合率为 96%（96/100）；在 100 份阳性血浆实验中，该抗核周因子（APF）检测试剂盒（间接免疫荧光法）检测结果为阳性 96 份，阳性符合率为 96%（96/100）。

2）阴性符合率：以欧洲实验诊断公司生产的 CCP 试剂（酶联免疫吸附法）为参照，在 100 份阴性血清中，该抗核周因子（APF）检测试剂盒（间接免疫荧光法）检测结果为阴性 98 份，阴性符合率为 98%（98/100）；在 100 份阴性血浆实验中，该抗核周因子（APF）检测试剂盒（间接免疫荧光法）检测结果为阴性 98 份，阴性符合率为 98%（98/100）。

3）批内重复性：用试剂盒测定 1 份质控品（室内阳性对照质控品 P8），重复检测 15 个孔，计算结果的准确程度，符合数（f）与不符合数（b）。按公式 $Z(\%)=f/(f+b)\times 100\%$ 计算。本成品试剂盒批内符合度为 100%。

4）批间重复性：用 3 个批号的试剂盒测定 1 份质控品（室内阳性对照质控品 P8），每批重复检测 15 个孔，计算批间符合度。符合数（f）与不符合数（b）。按公式 $Z(\%)=f/(f+b)\times 100\%$ 计算。3 批产品的批间符合度为 100%。

二十一、抗角蛋白抗体 IgG

（一）概述

1979 年 Young 等发现 RA 患者血清中有一种能与鼠食管角质层反应的抗体，并对 RA 具有特异性，命名为抗角蛋白（AKA）抗体。1989 年 Vincent 等提出应将 AKA 更名为抗角质层抗体更为恰当。

目前研究表明，RA 患者血清所识别的大鼠食管角质层中的蛋白并非原来以为的角蛋白，而是分子质量为 40kDa 的蛋白，即出现于细胞分裂晚期的聚角蛋白微丝蛋白（filaggrin）。用聚角蛋白微丝蛋白预先吸附 AKA 阳性的 RA 血清能阻断抗角蛋白反应，由此得出 AKA 的靶抗原不是角蛋白，而是角质层的聚角蛋白微丝蛋白，但临床仍习惯称为 AKA。

AKA 和抗核周因子抗体有密切的相关性。透明角质颗粒和食管上皮角质层中都含有聚角蛋白微丝蛋白，是 AKA 与 APF 共同识别的靶抗原。几乎所有的抗核周因子抗体阳性的血清 AKA 都阳性，但反之不然。

AKA 是类风湿关节炎诊断的重要血清学指标。间接免疫荧光法是目前检测 AKA 的唯一的有效方法。

（二）临床意义

AKA 是 RA 的血清学标志，可用于疾病诊断。约有 50% 的 RA 患者血清中可检测到抗角蛋白抗体。约 30% 类风湿因子阴性的 RA 患者血清表现为抗角蛋白抗体阳性。

AKA 可以在 RA 发病以前若干年出现，因此 AKA 具有早期诊断价值。

AKA 抗体滴度和 RA 疾病活动性相关，高滴度抗体对 RA 的确诊有意义。

（三）测定方法

目前该项目常见的检测方法是间接免疫荧光法。

（四）国家行业标准

暂无。

（五）试剂介绍

下文以抗角蛋白抗体检测试剂盒（间接免疫荧光法）[浙食药监械（准）字 2010 第 2400061 号] 为例进行介绍。

(1) 原理：本试剂盒专用于体外定性检测人血清或血浆中的抗角蛋白抗体。

每个反应区有 1 张生物薄片，包被大鼠食管冰冻切片。

抗原：间接免疫荧光法检测抗角蛋白抗体可使用大鼠食管冰冻切片。

(2) 标本类型：人血清或 EDTA、肝素或枸橼酸盐抗凝的血浆。

(3) 参考范围：抗体滴度＜1 ∶ 10。

(4) 注意事项：溶血、脂血和黄疸血样不影响实验。

(5) 储运条件：生物载片的储存温度为 -40℃（不得低于）至 8℃，试剂盒其他试剂的储存温度为 2 ～ 8℃。如保存妥当，试剂盒的有效期为自生产之日起的 12 个月。

(6) 性能指标

1) 检测范围：本试剂盒检测系统的起始稀释度为 1 ∶ 10。待检样本可以进一步地 10 倍稀释，如 1 ∶ 100、1 ∶ 1000 等。没有检测上限。

2) 批内差异：用 2 份特征性血清对同一批号的产品进行检测，每份血清检测 10 次，比较阳性血清检测的结果，特异性荧光强度基本一致，阴性血清检测的结果为阴性。

3) 批间差异：用 2 份特征性的血清对不同批号的产品进行检测，比较阳性血清检测的结果，特异性荧光强度基本一致，阴性血清检测的结果为阴性。

4) 灵敏度和特异性：检测系统的灵敏度为 92%，特异性为 97%。

二十二、抗 CCP 抗体 IgG

（一）概述

1998 年 Schellekens 和 Girbal Neuhause 等根据丝集蛋白的 cDNA 序列合成的多肽证实瓜氨酸残基是类风湿关节炎特异的抗丝集蛋白（filaggrin）抗体识别表位的必要组成成分。

在 2000 年，Schellekens 将一条由 19 个氨基酸残基组成的瓜氨酸肽链中的两个丝氨酸替换为半胱氨酸，形成与 β- 转角具有相似结构的二硫键，合成环瓜氨酸肽（cyclic citrullinated peptide，CCP）。以环瓜氨酸肽为抗原基质，用 ELISA 法检测 RA 患者血清中的抗 CCP 抗体，检测敏感性和特异性均有明显提高，可将灵敏度从 49% 提高到 68%。抗 CCP 抗体从而成为类风湿关节炎诊断的一个高度特异的新指标。

20% ～ 57% RF 阴性的 RA 患者存在抗 CCP 抗体，所以平行检测这两种抗体有利于提高 RA 患者的血清学检出率。抗 CCP 抗体的滴度通常和疾病的活动度相关。

目前常见的测定抗 CCP 抗体的方法是酶联免

疫吸附法、电化学发光法、免疫比浊法和胶体金法。

（二）临床意义

抗 CCP 抗体主要为 IgG 类抗体，该抗体与 RF 具有相同的灵敏度（抗 CCP 抗体：80%，RF：79%），但特异性更高（抗 CCP 抗体：96% ～ 100%，RF：63%），因而具有更为重要的临床意义，与类风湿因子平行检测，可增加 RA 的血清学检出率。抗 CCP 抗体也可以作为鉴别不同疾病的标志物，比如：鉴别肝炎相关的关节病和类风湿关节炎（如抗 CCP 阴性、RF 阳性的丙型肝炎患者）。

70% ～ 80% 患者在疾病很早期就在血清和滑膜液中出现抗 CCP 抗体，甚至在发现首个症状的很多年以前就出现，因而抗 CCP 抗体是一个 RA 早期诊断的指标。

此外，抗 CCP 抗体对骨侵蚀型 RA 具有很高的预测价值。放射学检查结果显示抗 CCP 抗体阳性患者出现严重的关节损坏明显多于抗 CCP 抗体阴性的患者。

（三）测定方法

目前该项目常见的测定方法是酶联免疫吸附法。

（四）国家行业标准

暂无。

（五）试剂介绍

下文以抗环瓜氨酸肽（CCP）抗体 IgG 检测试剂盒（酶联免疫吸附法）[国食药监械（进）字 2012 第 2401403 号] 为例进行介绍。

(1) 原理：该产品用于体外半定量或定量检测人抗环瓜氨酸肽（CCP）IgG 型抗体。

抗原：微孔板包被的是合成的含修饰过的精氨酸残基的环瓜氨酸肽（CCP）。

(2) 标本类型：人血清或 EDTA、肝素或枸橼酸抗凝的血浆。

(3) 参考范围：用本检测系统检测了 400 份年龄在 18 ～ 68 岁的健康献血员（女性 149 例、男性 251 例）血清中抗 CCP 抗体水平。抗 CCP 抗体的平均值为 1.2RU/ml（+0.8RU/ml 的标准偏差），所有检测值在 0.2 ～ 8.0RU/ml。以 5RU/ml 为临界值，0.5% 的健康献血员抗 CCP 抗体阳性。不同性别和年龄之间无显著性差异。

(4) 注意事项

1) 干扰因素：血红蛋白浓度为 10mg/ml 的溶血、三酰甘油浓度为 20mg/ml 的脂血、胆红素浓度为 0.4mg/ml 的黄疸样本对检测结果没有干扰。

2) 交叉反应：本检测系统特异性地检测抗 CCP IgG 抗体。未发现与下列疾病患者样本中的自身抗体有交叉反应：SLE（n=6），硬皮病（n=5），干燥综合征（n =5），类风湿因子 IgM 阳性的类风湿关节炎（n=10）。

(5) 储运条件：2 ～ 8℃保存，避免冷冻。未开封前，除非特别说明，试剂盒中各成分自生产日起可稳定 1 年。

(6) 性能指标

1) 线性：通过检测 6 份系列稀释的患者样本来研究该试剂的线性范围。稀释因子与血清样本检测结果符合性为 103%（86% ～ 125%）。本检测系统的线性检测范围为 3 ～ 196RU/ml。

2) 检出限：检出限的定义为阴性样本检测结果的均值加上 3 倍标准差，也就是所能检出抗体的最小滴度。本检测系统的最低检出限为 0.3RU/ml。

3) 重复性：通过检测 4 份不同抗体浓度的血清计算批内和批间的变异系数（CV）以确定该试剂的重复性。批内检测的 CV 基于 20 次检测的结果，而批间检测的 CV 则基于不同 6 天、每天 4 次检测的结果。

4) 临床灵敏度和特异性：用本检测系统检测 419 份类风湿关节炎患者血清，对照组为 744 份其他疾病患者及 400 份健康献血员血清，结果显示本检测系统对于 RA 的灵敏度为 78.5%，特异性为 98.2%。对照组中部分抗 CCP 抗体阳性的患者，不能排除其为处于潜伏期或早期的无临床症状的类风湿关节炎患者。多项研究表明大部分抗 CCP 抗体阳性而无临床症状的人，有可能在几年内发展为类风湿关节炎。

二十三、抗中性粒细胞胞质抗体

（一）概述

抗中性粒细胞胞质抗体（anti-neutrophil cytoplasmic autoantibodies，ANCA）是一类以中性粒细

胞和单核细胞胞质成分为靶抗原的自身抗体，最初由 Davies 等于 1982 年在坏死性肾小球肾炎患者血清中发现。

ANCA 主要是原发性小血管炎，也称 ANCA 相关性血管炎（ANCA-associated vasculitis，AAV）的特异性诊断指标。使用间接免疫荧光法（indirect immunofluorescencetest，IIFT）检测，通过乙醇固定的粒细胞可区分出两种 ANCA（图 15-19～图 15-21）：一种为胞质型 ANCA（cytoplasmic ANCA，cANCA），显示为均匀分布在整个中性粒细胞胞质中的颗粒型荧光，细胞核无荧光，主要靶抗原是中性粒细胞中嗜苯胺蓝颗粒内的蛋白酶 3（proteinase 3，PR3）；另一种为核周型 ANCA（peri-nuclear ANCA，pANCA），在中性粒细胞核周显示光滑的带状荧光，主要识别的靶抗原为髓过氧化物酶（myeloperoxidase，MPO）。但是，抗 MPO 抗体和甲醛固定粒细胞反应只产生弱荧光或者阴性反应。此外，在溃疡性结肠炎、慢性炎症性疾病和自身免疫性肝炎等中也有 pANCA 出现，通常为甲醛敏感 pANCA。除 PR3 和 MPO 外，已知的 ANCA 靶抗原还包括杀菌渗透性增强蛋白（bactericidal/permeability-increasing protein，BPI）、乳铁蛋白（lactoferrin，LF）、组织蛋白酶 G（cathepsin G）、弹性蛋白酶（elastase）等。

间接免疫荧光法是检测所有类型 ANCA 的筛查实验，其最适检测基质为乙醇固定的中性粒细胞和甲醛固定的中性粒细胞的组合基质。这些基质的联用可产生特征性的荧光模式，以鉴别 ANCA 的种类、提示靶抗原类型。同时，建议联合使用 HEp-2 细胞和灵长类肝组织，以排除 ANA 干扰。但是，IIFT 法不能区分 ANCA 相应的靶抗原，需采用单特异性靶抗原检测试剂进行确认，如免疫印迹法和 ELISA 法。偶尔发现间接免疫荧光法 ANCA 阳性的血清不与上述任何一种抗原反应，这是因为还存在一些其他未知的 ANCA 靶抗原。

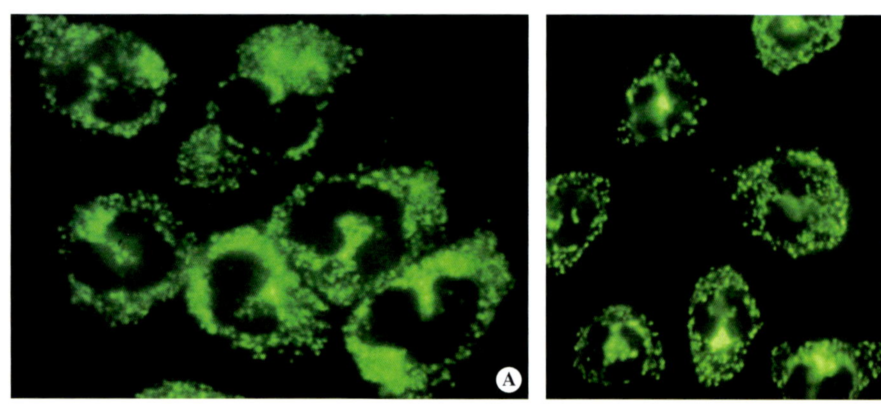

图 15-19　IIFT 法筛查 cANCA 的不同荧光模式

A. 乙醇固定粒细胞；B. 甲醛固定粒细胞

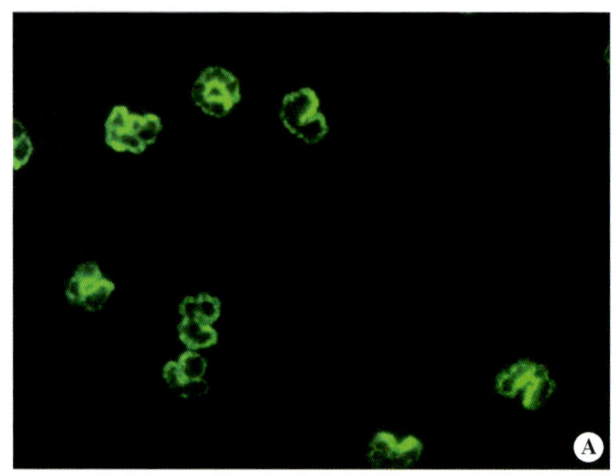

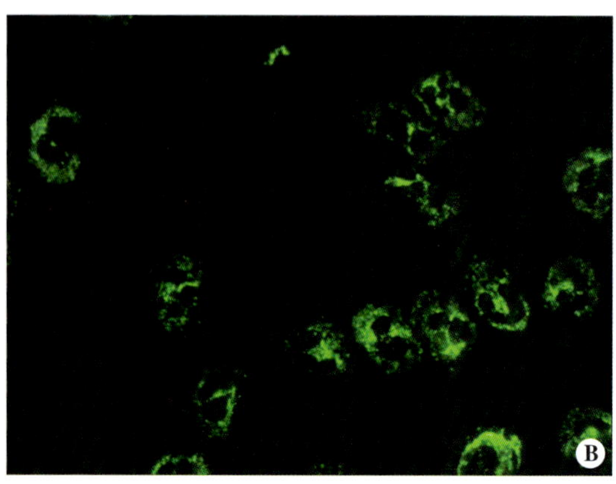

图 15-20　IIFT 法筛查 pANCA（甲醛抗性）的不同荧光模式

A. 乙醇固定粒细胞；B. 甲醛固定粒细胞

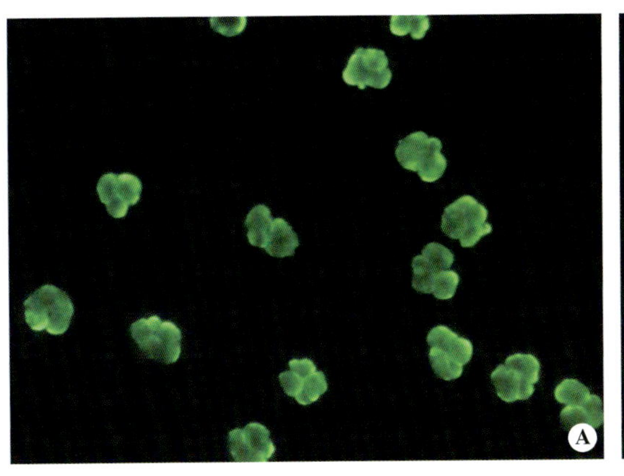

图 15-21 IIFT 法筛查 pANCA（甲醛敏感）的不同荧光模式

A. 乙醇固定粒细胞；B. 甲醛固定粒细胞

（二）临床意义

ANCA 作为原发性小血管炎的标志性抗体已经得到国际公认。ANCA 相关血管炎最重要的临床症状是器官供血不足、微动脉瘤、血管损害而导致的出血。典型的 cANCA 可见于多数肉芽肿性血管炎（granulomatosis with polyangiitis，GPA）患者（超过 90% 的伴肾小球肾炎的普通型 GPA、70% 的局限型 GPA 患者）及 30% 的显微镜下多血管炎（microscopicpolyangiitis，MPA）患者。pANCA 是 MPA 和 Churg-Strauss 综合征（Churg-Strauss syndrome，CSS）的重要血清学标志，在 MPA 中的阳性率为 42% ～ 70%，在 CSS 中的阳性率为 18% ～ 60%。联合使用间接免疫荧光和抗 PR3-ELISA、抗 MPO-ELISA 对于小血管炎诊断特异性可达 99%，对新确诊的活动性肉芽肿性血管炎和显微镜下多血管炎病例的诊断灵敏度分别为 73% 和 67%。

同时检测 ANCA 十分有助于 GPA 和 MPA 的管理。多项研究证实 ANCA 滴度和疾病活动密切相关。在疾病初期出现高水平的 ANCA，经治疗后抗体水平下降，复发前抗体水平又会上升，在 PR3-ANCA 相关性血管炎的患者中就发现该指标在指示临床复发方面具有很好的预测性。但是，ANCA 滴度的升高不一定会出现复发。到目前为止，还没有阐明 ANCA 在对血管炎患者监控中的作用，以及在治疗过程中 ANCA 滴度变化的意义。

近年来，系统性红斑狼疮、类风湿关节炎等多种疾病中也陆续检测到 ANCA（表 15-7）。研究发现，一些炎症性肠病患者的血清中可以检测到 ANCA，以 pANCA 为主要表现形式，且 pANCA 在溃疡性结肠炎（UC）患者中的检出率明显高于克罗恩病（CD）。国内研究与国外研究的结果基本一致，pANCA 在中国人群 UC 和 CD 患者中的阳性率分别为 48% ～ 60% 和 8%。

表 15-7 不同疾病中的 ANCA 及其靶抗原

相关疾病	IIFT 荧光模式	靶抗原
肉芽肿性多血管炎	cANCA，pANCA（少见）	PR3（85%），MPO（10%）
显微多动脉炎	cANCA，pANCA	PR3（45%），MPO（45%）
坏死性新月体型肾小球肾炎	cANCA（少见），pANCA	PR3（25%），MPO（65%）
变应性肉芽肿性血管炎	cANCA（少见），pANCA	PR3（10%），MPO（60%）
结节性多动脉炎	ANCA（低阳性率）	PR3（5%），MPO（15%）
抗肾小球基底膜疾病	pANCA	MPO（30%）
系统性红斑狼疮	pANCA	LF，HEL，MPO（少见）
类风湿关节炎	pANCA，甲醛敏感	LF，MPO（少见）
药物性狼疮	pANCA	LF，HEL，MPO（常见）

续表

相关疾病	IIFT 荧光模式	靶抗原
Felty 综合征	pANCA，甲醛敏感	LF，MPO（少见）
溃疡性结肠炎	pANCA，甲醛敏感	LF，Cath G，LYS，其他未知靶抗原
克罗恩病	pANCA，甲醛敏感	LF，Cath G，LYS，其他未知靶抗原
原发性硬化性胆管炎	pANCA，甲醛敏感	LF，Cath G，其他未知靶抗原
原发性胆汁性肝硬化	pANCA，甲醛敏感	LF，Cath G，LYS，HEL，其他未知靶抗原
自身免疫性肝炎	pANCA，甲醛敏感	LF，Cath G，LYS，HEL，其他未知靶抗原
呼吸系统炎症性疾病（囊性纤维化、原发性支气管扩张症）	pANCA，甲醛敏感	BPI，其他未知靶抗原
感染性疾病（细菌、病毒、真菌、原虫）	pANCA，甲醛敏感	PR3，BPI，CG，其他未知靶抗原

自身免疫性肝炎、原发性硬化性胆管炎、原发性胆汁性肝硬化等慢性肝病患者的血清中常检测到 pANCA 阳性，且多为甲醛敏感 pANCA，即靶抗原是 MPO 之外的中性粒细胞胞质蛋白。

虽然 ANCA 在多种自身免疫性疾病发病机制中的作用尚不清楚，但有研究认为，ANCA 可以通过多种途径发挥其病理作用，如介导中性粒细胞活化、激活血管内皮细胞、参与细胞免疫、干扰体液免疫等。

（三）测定方法

ANCA 检测方法包括间接免疫荧光法（IIFT）、酶联免疫吸附法（ELISA）、放射免疫法、免疫印迹法、免疫沉淀法和斑点杂交（印迹）法等。国际指南建议 IIFT 用于 ANCA 筛查，采用 PR3 和 MPO 单特异性检测进行靶抗原确认。

（四）国家行业标准

暂无。

（五）试剂介绍

1. 抗中性粒细胞胞质 / 抗肾小球基底膜抗体 IgG 检测试剂盒（间接免疫荧光法）[浙械注（准）20152400230 号]

(1) 原理：该试剂盒基于间接免疫荧光法，用于体外定性检测人血清或血浆中的抗中性粒细胞胞质抗体（ANCA，包括 cANCA 和 pANCA）、抗髓过氧化物酶（MPO）抗体、抗蛋白酶 3（PR3）抗体、髓过氧化物酶和抗肾小球基底膜（GBM）抗体 IgG。

抗原：乙醇固定的人粒细胞、猴肝组织切片、甲醛固定的人粒细胞、HEp-2 细胞、髓过氧化物酶（MPO）、蛋白酶 3（PR3）和肾小球基底膜（GBM）纯化抗原。

(2) 标本类型：人血清或 EDTA、肝素或枸橼酸盐抗凝的血浆。

(3) 参考范围：滴度＜ 1 ∶ 10。

(4) 注意事项：溶血、脂血和胆红素不影响实验。对 23 例类风湿因子结果为阳性的样本，本检测系统的检测结果均为阴性，说明类风湿因子对本检测系统无干扰。

(5) 储运条件：2 ～ 8℃保存。如保存恰当，自生产之日起，试剂盒可稳定存放至 18 个月。

(6) 性能指标

1) 检出限：本试剂盒检测系统的起始稀释度为 1 ∶ 10。待检样本可以进一步地 10 倍稀释，如 1 ∶ 100、1 ∶ 1000 等。没有检测上限。

2) 重复性：用 2 份特征性血清对同一批号的产品进行检测，每份血清检测 10 次。比较阳性血清检测的结果，要求特异性荧光强度基本一致，阴性血清检测的结果为阴性。

3) 临床灵敏度和特异性：用本检测系统检测 59 份肉芽肿性血管炎患者血清，对照组为 804 份其他疾病患者及 100 份健康献血员血清，结果显示本检测系统对于 cANCA 的灵敏度为 80%，特异性为 99%。

2. 抗中性粒细胞胞质抗体 IgG 检测试剂盒（间接免疫荧光法）[浙食药监械（准）字 2013 第 2400626 号]

(1) 原理：该试剂盒基于间接免疫荧光法，用于定性检测人血清 / 血浆中抗中性粒细胞胞质抗体（ANCA）。

抗原：乙醇固定的人粒细胞（O 型血）是检测抗粒细胞胞质抗体（cANCA、pANCA）和抗粒细胞核抗体（GS-ANA）的标准基质。通常难以用间接免疫荧光法区分 pANCA 和抗核抗体。在检测基质中增加灵长类肝组织切片则可区分 pANCA 和 ANA，因为肝血窦内粒细胞和肝细胞核相近。如抗髓过氧化物酶（MPO）抗体阳性，则可利用甲醛固定的粒细胞区分 pANCA 和抗核抗体。

抗蛋白酶 3 抗体在甲醇和乙醇固定的粒细胞显示相同的特异性荧光模式——显示均匀分布在整个中性粒细胞胞质中的颗粒型荧光，细胞核无荧光。通常抗 MPO 抗体在甲醇固定粒细胞上显示弱荧光或阴性反应，在乙醇固定的粒细胞中显示中性粒细胞核周光滑的带状荧光。目前，HEp-2 细胞是间接免疫荧光法检测抗核抗体的首选基质。HEp-2 细胞具有广谱的核抗原，从而使初步区分抗核抗体成为可能。

(2) 标本类型：人血清或 EDTA、肝素或枸橼酸抗凝的血浆。

(3) 参考范围：本试剂盒检测系统的起始稀释度为 1：10。待检样本可以进一步地 10 倍稀释，如 1 ： 100、1 ： 1000 等。没有检测上限。

(4) 注意事项：溶血、脂血和胆红素不影响实验。

(5) 储运条件：2 ～ 8℃保存，不要冰冻。自生产日起，未开封前，试剂盒可稳定存放至 18 个月。

(6) 性能指标

1) 检出限：本试剂盒检测系统的起始稀释度为 1 ： 10。

2) 重复性：用 2 份特征性血清对同一批号的产品进行检测，每份血清检测 10 次。比较阳性血清检测的结果，要求特异性荧光强度基本一致，阴性血清检测的结果为阴性。

3) 临床灵敏度和特异性：用本检测系统检测 113 份肉芽肿性血管炎患者血清，对照组为 40 份其他疾病患者及 100 份健康献血员血清，结果显示本检测系统对于 cANCA 的灵敏度为 94%，特异性为 99%。

3. 抗 MPO、PR3、GBM 抗体 IgG 检测试剂盒（欧蒙印迹法）［国食药监械（进）字 2011 第 2404253 号］

(1) 原理：该试剂盒基于欧蒙印迹法，用于体外定性检测人血清或血浆中的抗髓过氧化物酶（MPO）、蛋白酶 3（PR3）、肾小球基底膜（GBM）的 IgG 类抗体。

抗原：检测膜条上包被有从人中性粒细胞中分离纯化的 MPO 及 PR3。中性粒细胞胞质中含有多种蛋白，比如 PR3、乳铁蛋白、髓过氧化物酶、弹性蛋白酶、组织蛋白酶 G、溶菌酶。髓过氧化物酶（分子质量 118kDa）参与生成对许多细菌有毒性的氧自由基（O_2^-、H_2O_2、OCl^-）。PR3 是一种中性的丝氨酸蛋白酶，可降解结缔组织中的蛋白，如弹性蛋白、纤维结合素和Ⅳ型胶原等。PR3 有三种同工酶，SDS 聚丙烯酰胺凝胶电泳时，主要蛋白带的分子质量为 26.8kDa。

肾小球基底膜（GBM）的主要成分是细胞外基质蛋白：Ⅳ型胶原、层粘连蛋白、纤维连接蛋白和蛋白多糖。抗肾小球基底膜抗体的靶抗原位于Ⅳ型胶原上。Ⅳ型胶原分子由三条分子质量为 170kDa 的 α 链组成。这些 α 链形成数个三股螺旋的结构域，结构域之间被不能形成螺旋的氨基酸序列分开。一个紧密的螺旋区（7S 结构域）位于氨基末端，并且在羧基末端有一个球形柄状结构（NC1 结构域）。抗肾小球基底膜抗体的靶抗原位于 α3（Ⅳ）链的 NC1 结构域。

(2) 标本类型：人血清或 EDTA、肝素或枸橼酸抗凝的血浆。

(3) 参考范围：根据各抗原带的着色强度，判读结果分为 0、+、+、++、+++ 5 个等级，结果在 + 以下为阴性或可疑。

(4) 注意事项

1) 干扰：血红蛋白浓度为 5mg/ml 的溶血、三酰甘油浓度为 20mg/ml 的脂血、胆红素浓度为 0.4mg/ml 的黄疸对检测结果没有干扰。

2) 交叉反应：高质量的抗原基质的使用（抗原及抗原来源）确保了本试剂盒检测系统的高特异性。欧蒙印迹法特异性检测抗 MPO、PR3、GBM IgG 类抗体。

(5) 储运条件：2 ～ 8℃保存，避免冷冻。未开封前，试剂盒可稳定存放 18 个月。

(6) 性能指标

1) 检出限：欧蒙印迹法为定性检测方法，不提供检测范围。

2) 重复性：通过典型标本在不同批号产品间的检测结果来研究该试剂的批间差异，而批内差异则通过在同一天内多次分析典型的标本进行检测。每次实验时抗原带着色的深浅都在规定的范围内，表明该欧蒙印迹法试剂具有很好的批内和批间重复性。

3）临床灵敏度和特异性：以 ELISA 方法作为参考，检测 46 份肉芽肿性血管炎或微动脉炎患者血清，抗 MPO 的灵敏度为 84%，特异性为 90%；检测 35 份肉芽肿性血管炎或微动脉炎患者血清，抗 PR3 的灵敏度为 89%，特异性为 88%。以间接免疫荧光法作为参考，检测了 22 份患者血清（12 份为肺肾综合征患者血清、10 份为疑似肺肾综合征患者血清）抗 GBM 的灵敏度为 95%。以来自某参考实验室抗核抗体阳性血清（*n*=30）及 SLE 患者血清（*n*=45）作为对照组（*n*=75）检测抗 GBM 抗体，其特异性为 100%。

4. 抗中性粒细胞胞质抗体谱 IgG 检测试剂盒（酶联免疫吸附法）[国食药监械（进）字 2013 第 2404495 号]

（1）原理：该试剂盒基于酶联免疫吸附法，用于体外半定量检测人血清或血浆中蛋白酶 3 、乳铁蛋白、髓过氧化物酶、弹性蛋白酶、组织蛋白酶 G、BPI（杀菌通透性增强蛋白）共 6 种抗原的自身抗体 IgG。

抗原：本 ELISA 检测系统采用的抗原为从人中性粒细胞纯化的天然蛋白。微孔中包被重组 PR3 和天然 PR3 的混合物。重组 PR3 来源于人 cDNA，在人细胞系中表达，天然 PR3 从人中性粒细胞中分离。

（2）标本类型：人血清或 EDTA 抗凝的血浆。

（3）参考范围：用本检测系统检测 200 份健康献血员血清的抗中性粒细胞胞质抗体水平。以 1.0 作为 cut-off 值。

（4）注意事项

1）干扰：血红蛋白浓度为 10mg/ml 的溶血、三酰甘油浓度为 20mg/ml 的脂血、胆红素浓度为 0.4mg/ml 的黄疸对检测结果没有干扰。

2）交叉反应：通过检测 MPO、PR3、乳铁蛋白和 BPI 阳性血清，未发现有交叉反应。

（5）储运条件：2 ～ 8℃保存，避免冷冻。未开封前，除非特别说明，试剂盒中各成分自生产日起可稳定 1 年。

（6）性能指标

1）检出限：检出限的定义为阴性样本检测结果的均值加上 3 倍标准差，也就是所能检出抗体的最小滴度。本检测系统的最低检出限比值为 0.04。

2）重复性：通过检测 3 份不同抗体浓度的血清计算批内和批间的变异系数（CV）以确定该试剂的重复性。批内检测的 CV 基于 20 次检测的结果，而批间检测的 CV 则基于不同 6 天、每天 4 次检测的结果。

二十四、抗蛋白酶 3 抗体

（一）概述

蛋白酶 3（human proteinase 3，PR3）是一中性的丝氨酸蛋白酶，能降解诸如弹性蛋白、纤粘连蛋白和Ⅳ型胶原等细胞外基质蛋白。该酶有 3 种同工酶，在 SDS 电泳中显示主要条带分子质量为 26.8kDa。

1982 年发现了坏死性肾小球炎和系统性血管炎症状患者中的 ANCA。1985 年，van der Would 及其同事揭示了活动性肉芽肿性血管炎（GPA）和间接免疫荧光法中特异性胞质染色模式之间的关系，现在我们称之为 cANCA。1990 年，靶抗原为 PR3 的 cANCA 从 GPA 患者体内分离，发现抗 PR3 抗体与 GPA 高度相关并且与其他相关血管炎的发病机制相关。

针对 PR3 的抗原表位构象是抗体识别的关键，抗 PR3 抗体的检测技术经过不断改进大大提高了检测灵敏度。最初的检测方法是以天然提取 PR3 为抗原的传统 ELISA；随后出现的捕获法 ELISA，将 PR3 抗原蛋白通过其单克隆抗体结合在固相载体上，很大程度上保持 PR3 抗原表位的三维构象，从而显著提高了检测灵敏度；目前上市的检测产品中将天然与重组 PR3 混合包被于固相载体法，该重组蛋白不但保留了能被 ANCA 识别的正确的抗原表位构象，且不会被水解，因而其检测灵敏度获得了进一步的提高。

（二）临床意义

PR3-ANCA 与 GPA 高度相关，并发肾小球肾炎的全身型 GPA 患者 cANCA 的阳性率超过 90%，而在未累及肾小球的局限型 GPA 患者中 cANCA 的阳性率为 70%，因而 PR3-ANCA 是

GPA诊断的重要证据。由于cANCA的高度特异性，使得早期诊断GPA的可能性越来越高。在PR3-ANCA相关性血管炎的患者中发现该指标在指示临床复发方面具有很好的预测性。

PR3-ANCA也可见于其他疾病如冷球蛋白血症血管炎、溃疡性结肠炎、感染性疾病（如结核、麻风病、亚急性细菌性心肌炎）和药物诱导性综合征（可卡因诱导的中间线损伤）。

（三）测定方法

目前该项目常见的免疫学测定方法是间接免疫荧光法、欧蒙印迹法和酶联免疫吸附法。IIFT常用于ANCA初筛，免疫印迹法和ELISA用于ANCA靶抗原的确认。

（四）国家行业标准

暂无。

（五）试剂介绍

1. 抗蛋白酶3（PR3-hn-hr）抗体IgG检测试剂盒（酶联免疫吸附法）［国食药监械（进）字2013第2400687号］

（1）原理：该试剂盒基于酶联免疫吸附法，专用于体外定量或半定量检测人血清或血浆中抗蛋白酶3 IgG抗体。

抗原：微孔板包被的抗原是天然PR3和重组PR3的混合物。重组PR3是在人cDNA在人细胞系表达的产品，天然PR3是从人中性粒细胞中纯化所得。

（2）标本类型：人血清或EDTA、肝素或枸橼酸抗凝的血浆。

（3）参考范围：检测年龄在19～69岁间健康献血者血清（n=429，女性172例，男性257例）中抗PR3抗体水平，结果显示不同性别、年龄健康献血者血清中的抗PR3抗体水平没有区别，均值为2.2RU/ml（s=±9.9RU/ml），抗体浓度范围为0.1～171.7RU/ml。以20RU/ml为临界值，健康献血者中仅有4份血清抗PR3抗体阳性。

（4）注意事项

1）干扰：血红蛋白浓度为10mg/ml的溶血、三酰甘油浓度为20mg/ml的脂血、胆红素浓度为0.4mg/ml的黄疸对检测结果没有干扰。

2）交叉反应：本检测系统专用于检测抗PR3抗体，和抗乳铁蛋白、弹性蛋白酶、MPO抗体无交叉反应。

（5）储运条件：2～8℃保存，避免冷冻。未开封前，除非特别说明，试剂盒中各成分自生产日起可稳定1年。

（6）性能指标

1）线性：通过检测不同患者样本4份连续稀释度确定该试剂的线性，采用线性回归的方法计算线性相关系数r^2，结果显示$r^2>0.95$。本检测系统的线性范围为28～197RU/ml。

2）检出限：检出限的定义为阴性样本检测结果的均值加上3倍标准差，也就是所能检出抗体的最小滴度。本检测系统的最低检出限约为0.6RU/ml。

3）重复性：通过检测4份不同抗体浓度的血清计算批内和批间的变异系数（CV）以确定该试剂的重复性。批内检测的CV基于20次检测的结果，而批间检测的CV则基于不同6天、每天4次检测的结果。

4）临床灵敏度和特异性：用本检测系统检测163份ANCA相关血管炎（AAV）患者血清（cANCA阳性）、585份其他疾病患者血清和429份健康献血者血清，结果显示对于cANCA阳性的AAV患者，本检测系统的灵敏度为94%，特异性为99%。

2. 抗中性粒细胞胞质抗体IgG检测试剂盒（间接免疫荧光法）［浙食药监械（准）字2013第2400626号］ 详见“抗中性粒细胞胞质抗体”。

3. 抗MPO、PR3和GBM抗体IgG检测试剂盒（欧蒙印迹法）［国食药监械（进）字2011第2404253号］ 详见“抗中性粒细胞胞质抗体”。

4. 抗中性粒细胞胞质抗体谱IgG检测试剂盒（酶联免疫吸附法）［国食药监械（进）字2013第2404495号］ 详见“抗中性粒细胞胞质抗体”。

5. 抗中性粒细胞胞质/抗肾小球基底膜抗体IgG检测试剂盒（间接免疫荧光法）［浙械注（准）20152400230］ 详见“抗中性粒细胞胞质抗体”。

二十五、抗髓过氧化物酶抗体

（一）概述

髓过氧化物酶（myeloperoxidase，MPO）是由

中性粒细胞、单核细胞和某些组织的巨噬细胞分泌的含血红素辅基的血红素蛋白酶，是血红素过氧化物酶超家族成员之一。MPO 是 Ⅰ 相代谢酶，分子质量为 118kDa，参与形成对许多细菌有毒性的氧自由基（O_2^-、H_2O_2 和 OCl^-）。该蛋白酶是粒细胞进入循环之前在骨髓内被合成并储存于嗜天青颗粒内。外界刺激可导致中性粒细胞聚集并释放 MPO。在成熟的粒细胞中，MPO 是含量最丰富的糖蛋白，约占外周血多形核中性粒细胞内总蛋白质含量的 5%。

抗 MPO 抗体首先在无免疫沉积（微量免疫）的新月体型肾小球肾炎（NCGN）患者中发现，抗 MPO 抗体相关的临床疾病谱包括部分无肾外表现的特发性 NCGN 患者和其他一些 NCGN 相关性系统性血管炎或为肉芽肿性血管炎或一种小血管累及的无肉芽肿表现的血管炎。

在以乙醇处理后中性粒细胞为基质的间接免疫荧光检测中，抗 MPO 抗体阳性血清产生核周型荧光模式（pANCA）。然而，许多产生核周型荧光模式的血清中，并不含有抗 MPO 自身抗体。因此，间接免疫荧光法是用于抗中性粒细胞抗体的初筛实验，但它不能区分 pANCA 的相应靶抗原。要确定靶抗原是否为 MPO，还应采用纯化的 MPO 为检测基质进行检测。

常见的检测 MPO 的方法有间接免疫荧光法、免疫印迹法和酶联免疫吸附法。

（二）临床意义

抗 MPO 抗体对于特发性微量免疫性小血管炎有很高的特异性。然而，在其他疾病下有各异的临床表现。血清中含有抗 MPO 抗体的患者包括典型的血管炎病例和疑有原发性血管炎的重叠综合征患者。对于药物诱导性狼疮，抗 MPO 抗体更加常见，并且可同时伴有抗弹性蛋白酶抗体。抗 MPO 抗体在一些其他疾病，如类风湿关节炎和炎症性肠病也可检出。

（三）测定方法

目前该项目常见的免疫学测定方法是间接免疫荧光法、印迹法、欧蒙印迹法和酶联免疫吸附法。IIFT 常用于 ANCA 初筛，免疫印迹法和 ELISA 用于 ANCA 靶抗原的确认。

（四）国家行业标准

暂无。

（五）试剂介绍

1. 抗髓过氧化物酶抗体 IgG 检测试剂盒（酶联免疫吸附法）[国食药监械（进）字 2012 第 2404296 号]

(1) 原理：该试剂盒基于酶联免疫吸附法，专用于体外半定量或定量检测人血清或血浆中抗髓过氧化物酶（MPO）IgG 类抗体。

抗原：从人中性粒细胞中分离并高度纯化的 MPO。

(2) 标本类型：人血清或 EDTA、肝素或枸橼酸盐抗凝的血浆。

(3) 参考范围：用本检测系统检测 206 份健康献血员血清中抗 MPO（IgG）抗体水平，在 cut-off 值为 20RU/ml 时，所有献血员抗 MPO 抗体为阴性。

(4) 注意事项

1) 干扰因素：血红蛋白浓度＜ 10mg/ml 的溶血、三酰甘油浓度＜ 20mg/ml 的脂血和胆红素浓度＜ 0.4mg/ml 的黄疸对该 ELISA 试剂没有影响。

2) 交叉反应：本试剂盒未发现交叉反应。

(5) 储运条件：2 ～ 8℃保存，避免冷冻。未开封前，除非特别说明，试剂盒中各成分可稳定 1 年。

(6) 性能指标

1) 线性：通过检测高抗体浓度样本的稀释系列来研究该试剂的线性，抗髓过氧化物酶抗体 IgG 检测试剂盒（酶联免疫吸附法）的线性范围为 2 ～ 200RU/ml。

2) 检出限：最低检出限的定义为阴性样本检测结果的均值加上 3 倍标准差，也就是可检测出的最低抗体滴度。抗髓过氧化物酶抗体 IgG 检测试剂盒（酶联免疫吸附法）的最低检出限约为 1RU/ml。

3) 重复性：通过检测 3 份不同抗体浓度的血清计算批内和批间的变异系数（CV）以确定该试剂的重复性。批内检测的 CV 基于 20 次检测的结果，而批间检测的 CV 则基于不同 6 天、每天 4 次检测的结果。

4) 临床灵敏度和特异性：临床确诊微多动脉炎患者 MPO(n=30) 阳性率为 53%。以肉芽肿性血管炎患者及健康献血员 (n=283) 血清为对照，其特异性为 99.6%。

2. 抗中性粒细胞胞质/抗肾小球基底膜抗体 IgG 检测试剂盒（间接免疫荧光法）[浙械注（准）20152400230 号] 详见“抗中性粒细胞胞质抗体”。

3. 抗中性粒细胞胞质抗体 IgG 检测试剂盒（间接免疫荧光法）[浙食药监械（准）字 2013 第 2400626 号] 详见“抗中性粒细胞胞质抗体”。

4. 抗 MPO、PR3、GBM 抗体 IgG 检测试剂盒（欧蒙印迹法）[国食药监械（进）字 2011 第 2404253 号] 详见“抗中性粒细胞胞质抗体”。

5. 抗中性粒细胞胞质抗体谱 IgG 检测试剂盒（酶联免疫吸附法）[国食药监械（进）字 2013 第 2404495 号] 详见“抗中性粒细胞胞质抗体”。

二十六、抗乳铁蛋白抗体

（一）概述

乳铁蛋白 (lactoferrin，LF) 是乳汁中一种重要的非血红素铁结合糖蛋白，是中性粒细胞颗粒中具有杀菌活性的单体糖蛋白。其分子质量为 80kDa，主要由乳腺上皮细胞表达和分泌。1939 年 Sorensen 等在分离乳清蛋白时得到一种红色蛋白，Polis 等在分离 Lp 时也得到部分纯化的红色蛋白，但直至 1959 年 Groves 用色谱得到纯的红色物质后，才确认这种红色物质是一种与铁结合的糖蛋白，称之为乳铁蛋白。

乳铁蛋白广泛分布于哺乳动物乳汁和其他多种组织及其分泌液中，它可以夺走细菌生长所需的铁质而抑制细菌的生长，或破坏细菌细胞膜而具杀死细菌的效果。Coremans 等首先报道类风湿关节炎患者血清中存在抗乳铁蛋白抗体。

常见的检测抗乳铁蛋白抗体的方法有间接免疫荧光法和酶联免疫吸附法。

（二）临床意义

抗乳铁蛋白抗体与多种自身免疫性疾病相关，如系统性红斑狼疮、类风湿关节炎、Felty 综合征、克罗恩病和溃疡性结肠炎。

详见表 15-7 不同疾病中的 ANCA 及其靶抗原。

（三）测定方法

目前该项目常见的免疫学测定方法是间接免疫荧光法和酶联免疫吸附法。

（四）国家行业标准

暂无。

（五）试剂介绍

1. 抗中性粒细胞胞质抗体 IgG 检测试剂盒（间接免疫荧光法）[浙食药监械（准）字 2013 第 2400626 号] 详见“抗中性粒细胞胞质抗体”。

2. 抗中性粒细胞胞质抗体谱 IgG 检测试剂盒（酶联免疫吸附法）[国食药监械（进）字 2013 第 2404495 号] 详见“抗中性粒细胞胞质抗体”。

二十七、抗弹性蛋白酶抗体

（一）概述

弹性蛋白酶 (elastase，分子质量为 30kDa) 是一种以降解不溶性弹性蛋白为特征的广谱水解内肽酶，也是一种丝氨酸蛋白酶。早在 1890 年 Wald 就发现胰脏提取液具有溶解结缔组织弹性蛋白的功能。弹性蛋白酶通过与胞质颗粒中的多糖基质结合而固定于胞质中，只有在吞噬过程中才释放出来。该蛋白酶能降解结缔组织蛋白，如弹性蛋白、胶原蛋白、蛋白聚糖和纤粘连蛋白。

常见的检测抗弹性蛋白酶抗体的方法有间接免疫荧光法和酶联免疫吸附法。

（二）临床意义

抗弹性蛋白酶抗体国内研究得还比较少，在各种自身免疫性疾病中的检出率未见相关报道。由 Jan Willem 报道抗弹性蛋白酶抗体在血管炎患者的血清标本中很少发现。但是对缺乏 PR3 和 MPO 抗体疑似肉芽肿性血管炎和系统性血管炎的患者检测抗弹性蛋白酶抗体是有检出的。

详见表 15-7 不同疾病中的 ANCA 及其靶抗原。

（三）测定方法

目前该项目常见的免疫学测定方法是间接免疫荧光法和酶联免疫吸附法。

（四）国家行业标准

暂无。

（五）试剂介绍

1. 抗中性粒细胞胞质抗体 IgG 检测试剂盒（间接免疫荧光法）［浙食药监械（准）字 2013 第 2400626 号］ 详见“抗中性粒细胞胞质抗体”。

2. 抗中性粒细胞胞质抗体谱 IgG 检测试剂盒（酶联免疫吸附法）［国食药监械（进）字 2013 第 2404495 号］ 详见“抗中性粒细胞胞质抗体”。

二十八、抗杀菌通透性增强蛋白抗体

（一）概述

Weiss 等在 1987 年首次报道从人中性粒细胞的嗜天青颗粒中分离到杀菌通透性增强蛋白（bactericidal/permeability increasing protein，BPI），该蛋白是分子质量约为 55ku 的阳离子蛋白，具有杀灭革兰氏阴性菌及增加细菌细胞膜对放线菌素 D 通透性的作用。Gray 等在 1989 年首先从人 HL-60 细胞 cDNA 文库中获得人 BPI 全长 cDNA 克隆，其编码 31 个氨基酸的信号肽和 456 个氨基酸的成熟蛋白。

抗 BPI 抗体在以中性粒细胞为基质的间接免疫荧光检测中可产生 cANCA 的荧光模式，也可产生 pANCA 的荧光模式，有些 cANCA 表现为粒细胞胞质扁平均一的荧光模式（非典型性 cANCA）。

常见的检测抗 BPI 抗体的方法有间接免疫荧光法和酶联免疫吸附法。

（二）临床意义

抗 BPI 抗体见于多种疾病中，如肉芽肿性血管炎、微动脉炎、溃疡性结肠炎、克罗恩病、脉管炎和自身免疫性肝炎。

详见表 15-7 不同疾病中的 ANCA 及其靶抗原。

（三）测定方法

目前该项目常见的免疫学测定方法是间接免疫荧光法和酶联免疫吸附法。

（四）国家行业标准

暂无。

（五）试剂介绍

1. 抗中性粒细胞胞质抗体 IgG 检测试剂盒（间接免疫荧光法）［浙食药监械（准）字 2013 第 2400626 号］ 详见“抗中性粒细胞胞质抗体”。

2. 抗中性粒细胞胞质抗体谱 IgG 检测试剂盒（酶联免疫吸附法）［国食药监械（进）字 2013 第 2404495 号］ 详见“抗中性粒细胞胞质抗体”。

二十九、抗心磷脂抗体

（一）概述

抗心磷脂抗体（anti-cardiophospholipid antibodies，aCL）是一种以血小板和内皮细胞膜上带负电荷的心磷脂为抗原的自身抗体，包括 IgA、IgG、IgM 三种类型。该抗体与血栓形成、血管栓塞及血小板减少等密切相关。当机体存在抗心磷脂抗体时，可引起心磷脂功能发生障碍，导致血管内皮细胞破坏，进而造成凝血功能异常及血栓形成。

aCL 首次发现于 1906 年，由 Wassweman 研究梅毒时发现并对其进行了描述。直到 1941 年，aCL 的相关抗原才被确认为一种磷脂，这也成为检测梅毒的实验基础。运用该实验在梅毒检测的过程中发现，有许多梅毒血清试验阳性患者并没有梅毒的相关临床症状，即梅毒血清学检测的生物学假阳性。

随着放射免疫法的建立，aCL 的检测引起了研究者的广泛兴趣，同时也证实了关于 aCL 与血栓的相关性。后经不断改进，逐步产生了可用于血清、血浆检测的酶联免疫吸附试验方法。此外，流式细胞术也被应用于 aCL 的检测中。

（二）临床意义

1. aCL 在抗磷脂综合征（anti-phospholipid syndrome，APS）中的临床意义 APS 是一组以抗磷脂抗体（APL）存在、复发性血栓形成和流产为特征的自身免疫性疾病。抗磷脂抗体是一类异质程度很高的抗体，与临床关系最为密切的主要有三种：狼疮抗凝物（LA）、抗心磷脂抗体（aCL）和抗 β2- 糖蛋白 1（β2-GP1）抗体。根据 2006 年悉尼 APS 国际会议分类标准，确诊 APS 至少要满足一项临床标准和一项实验室标准，其中实验室标准包括 aCL 、LA 和抗 β2-GP1 抗体。

aCL 是诊断 APS 最常用的实验室指标，在 APS 患者中 aCL 的阳性率大约为 80%。APS 是继发性血栓性疾病最常见的病因，患者通常会出现 aCL 阳性、静脉或动脉栓塞、血小板减少，如为孕妇可出现反复流产，因此怀疑 APS 患者应进行 aCL 检测。

2. aCL 在脑血管疾病中的临床意义　aCL 和血栓的形成密切相关，是导致各类血栓发生的高风险因素。aCL 阳性患者有发展为静脉和动脉血栓的危险（高浓度 aCL 的患者发病风险约为 80%）。当 aCL IgG 滴度＞ 40 GPL 时，预示患者短期内会有新的血栓形成。同时，aCL 与血栓性脑梗死密切相关，aCL 阳性患者脑梗死复发率明显大于 aCL 阴性患者。

3. aCL 在心血管疾病中的临床意义　抗磷脂抗体水平的筛查对冠心病、心肌梗死、冠状动脉狭窄、心内膜炎、瓣膜疾病的治疗和预防具有重要的指导意义。在排除年龄、血压、吸烟、糖尿病等因素后，aCL（β2-GPI 依赖）阳性的患者在未来 15 年内发生卒中和心肌梗死的风险较指标阴性患者要高出近 2 倍。高水平的 aCL IgG 和低水平的 aCL IgM 均为既往心肌梗死患者（非致死性心肌梗死或心脏病）反复发作风险的预测因素。

此外，有证据表明高浓度的 aCL IgG 与血小板减少症高度相关，而高浓度的 aCL IgM 和溶血性贫血高度相关。

（三）测定方法

常用测定方法包括酶联免疫吸附法（ELISA）、放射免疫法（RIA）、化学发光法、胶体金法、金标法、流式点阵免疫发光法。

（四）国家行业标准

暂无。

（五）试剂介绍

1. 抗心磷脂抗体 IgA 检测试剂盒（酶联免疫吸附法）（国械注进 20142405764）

(1) 原理：该试剂盒基于酶联免疫吸附法用于体外定量或半定量检测人血清或血浆中抗心磷脂抗体免疫球蛋白 A（IgA）。

抗原：心磷脂是一种带负电荷的磷脂，在线粒体内膜高浓度表达（在 9 种已知的线粒体抗原中被称为 M1 型）。磷脂包含一类磷酸，一方面可以酯化为甘油衍生物，另一方面酯化为丝氨酸、胆碱、胆胺、肌醇或甘油。甘油衍生物包含不同数量和长度的两个脂肪酸聚体。甘油衍生物和酯化的磷酸构成磷脂酸。心磷脂是两个磷酸通过一个甘油分子连接起来的。

(2) 标本类型：人血清或 EDTA、肝素、枸橼酸盐抗凝的血浆。

(3) 参考范围：用本检测系统检测 406 份健康献血员血清中抗心磷脂 IgA 抗体水平。以 12 PL-IgA-U/ml 作为临界值，0.5% 献血员血清抗心磷脂 IgA 抗体阳性。

(4) 注意事项

1) 干扰因素：血红蛋白浓度＜ 10mg/ml 的溶血、三酰甘油浓度＜ 20mg/ml 的脂血、胆红素浓度＜ 0.4mg/ml 的黄疸对检测结果没有干扰。

2) 交叉反应：由于磷脂结构的相同性，抗心磷脂抗体可与其他磷脂（磷脂酰丝氨酸、磷脂酰肌醇、磷脂酰甘油、磷脂酰乙醇胺和磷脂酰胆碱）反应，与双链 DNA（ds-DNA）阳性样本没有交叉反应。

(5) 储运条件：2 ～ 8℃保存，避免冷冻。未开封前，除非特别说明，试剂盒中各成分自生产日起可稳定 1 年。包被有抗原的微孔板：自第一次开封后，抗原包被的微孔板在干燥的 2 ～ 8℃环境中保存 4 个月。酶结合物：稀释后的酶结合物必须在稀释后的 4 h 内使用。清洗缓冲液：稀释后的缓冲液于 2 ～ 8℃可稳定保存 4 周。

(6) 性能指标

1) 线性：通过检测不同患者样本的 4 个系列稀释来研究该试剂的线性，计算线性相关系数，r^2 ＞ 0.95。本检测系统的线性范围为 3 ～ 118PL-IgA-U/ml。

2）检出限：检出限的定义为阴性样本检测结果的均值加上 3 倍标准差，也就是所能检出抗体的最小滴度。本检测系统的最低检出限约为 1.3 PL-IgA-U/ml。

3）重复性：通过检测 3 份不同抗体浓度的血清计算批内和批间的变异系数（CV）以确定该试剂的重复性。批内检测的 CV 基于 20 次检测的结果，CV 为 3.6% ～ 10.7%。批间检测的 CV 则基于不同 6 天、每天 4 次检测的结果，CV 为 8.1% ～ 11.3%。

4）临床灵敏度和特异性：21 份 APS 患者血清中抗心磷脂抗体 IgA 的阳性发生率为 10%。对照血清（HIV、HBV 或 HCV 患者血清 *n*=247；健康孕妇献血者 *n*=200；健康献血者血清 *n*=406）检测结果显示该检测系统的特异性为 99.6%。

2. 抗心磷脂抗体 IgG 检测试剂盒（酶联免疫吸附法）（国械注进 20142405785）

（1）原理：该试剂盒基于酶联免疫吸附法用于体外定量或半定量检测人血清或血浆中抗心磷脂抗体免疫球蛋白 G。

抗原：微孔板包被的抗原是从牛心中分离提纯的心磷脂。

（2）标本类型：人血清或 EDTA、肝素、枸橼酸盐抗凝的血浆。

（3）参考范围：用本检测系统检测 406 份健康献血员血清中抗心磷脂 IgG 抗体水平。以 12 PL-IgG-U/ml 作为临界值，所有献血员血清抗心磷脂 IgG 抗体阴性。

（4）注意事项

1）干扰因素：血红蛋白浓度为 10mg/ml 的溶血、三酰甘油浓度为 20mg/ml 的脂血、胆红素浓度为 0.4mg/ml 的黄疸对检测结果没有干扰。

2）交叉反应：由于磷脂结构的相同性，抗心磷脂抗体可与其他磷脂（磷脂酰丝氨酸、磷脂酰肌醇、磷脂酰甘油、磷脂酰乙醇胺和磷脂酰胆碱）发生交叉反应。

（5）储运条件：2 ～ 8℃保存，避免冷冻。未开封前，除非特别说明，试剂盒中各成分自生产日起可稳定 1 年。包被有抗原的微孔板：自第一次开封后，抗原包被的微孔板在干燥的 2 ～ 8℃环境中保存 4 个月。酶结合物：稀释后的酶结合物必须在稀释后的 4 h 内使用。清洗缓冲液：稀释后的缓冲液于 2 ～ 8℃可稳定保存 4 周。

（6）性能指标

1）线性：通过检测高抗体浓度样本的稀释系列来研究该试剂的线性，本检测系统的线性范围为 2 ～ 120 PL-IgG-U/ml。

2）检出限：检出限的定义为阴性样本检测结果的均值加上 3 倍标准差，也就是所能检出抗体的最小滴度。本检测系统的最低检出限约为 0.8 PL-IgG-U/ml。

3）重复性：通过检测 3 份不同抗体浓度的血清计算批内和批间的变异系数（CV）以确定该试剂的重复性。批内检测的 CV 基于 20 次检测的结果，CV 为 5.9% ～ 9.6%。批间检测的 CV 则基于不同 6 天、每天 4 次检测的结果，CV 值为 8.5% ～ 10.4%。

4）临床灵敏度和特异性：21 份 APS 患者血清中抗心磷脂抗体 IgG 的阳性发生率为 67%。对照血清（HIV、HBV 或者 HCV 患者血清 *n*=247；健康孕妇献血者 *n*=200；健康献血者血清 *n*=406）检测结果显示：该检测系统的特异性为 100%。

3. 抗心磷脂抗体 IgM 检测试剂盒（酶联免疫吸附法）［国食药监械（进）字 2013 第 2405548 号］

（1）原理：该试剂盒基于酶联免疫吸附法用于体外定量或半定量检测人血清或血浆中抗心磷脂抗体 IgM。

抗原：微孔板包被的抗原是从牛心中分离提纯的心磷脂。

（2）标本类型：人血清或 EDTA、肝素、枸橼酸盐抗凝的血浆。

（3）参考范围：用本检测系统检测 406 份健康献血员血清中抗心磷脂 IgM 抗体水平。以 12 PL-IgM-U/ml 作为临界值，0.5% 献血员血清抗心磷脂 IgM 抗体阳性。

（4）注意事项

1）干扰因素：血红蛋白浓度为 10mg/ml 的溶血、三酰甘油浓度为 20mg/ml 的脂血、胆红素浓度为 0.4mg/ml 的黄疸对检测结果没有干扰。

2）交叉反应：本检测系统未与抗双链 DNA 抗体阳性的血清产生交叉反应（*n*=12）。由于磷脂结构的相同性，抗心磷脂抗体可与其他磷脂（磷脂酰丝氨酸、磷脂酰肌醇、磷脂酰甘油、磷脂酰乙醇胺和磷脂酰胆碱）反应，没有其他交叉反应。

（5）储运条件：2 ～ 8℃保存，不要冰冻。未开封前，除非特别说明，试剂盒中各成分自生产日起可稳定 1 年。其中标准品和阳性对照必须分装保存在 -20℃。包被有抗原的微孔板：自第一次开封后，抗原包被的微孔板在干燥的 2 ～ 8℃环境中保存至少 4 个月。酶结合物：稀释后的酶结合物必须在稀释后的 4 h 内使用。清洗缓冲液：稀释后的缓冲液于 2 ～ 8℃最多可稳定 1 个月。

(6) 性能指标

1) 线性：通过测定不同患者 4 个稀释度的样本来确定。结果显示，所有血清样本的 r^2 值均 ＞ 0.95。本检测系统至少在已测定的抗体浓度值 2 ～ 120 PL-IgM-U/ml 内呈线性。

2) 检出限：检出限的定义为阴性样本检测结果的均值加上 3 倍标准差，也就是所能检出抗体的最小滴度。本检测系统的最低检出限约为 1.6 PL-IgM-U/ml。

3) 重复性：通过检测 3 份不同抗体浓度的血清计算批内和批间的变异系数（CV）以确定该试剂的重复性。批内检测的 CV 基于 20 次检测的结果，CV 为 6.2% ～ 8.5%。批间检测的 CV 则基于不同 6 天、每天 4 次检测的结果，CV 为 7.5% ～ 10.1%。

4) 临床灵敏度和特异性：21 份 APS 患者血清中抗心磷脂抗体 IgM 的阳性发生率为 38%。对照血清（HIV、HBV 或者 HCV 患者血清 *n*=247；健康孕妇献血者 *n*=200；健康献血者血清 *n*=406）检测结果显示本检测系统的特异性为 99.8%。

4. 抗心磷脂抗体 IgA/G/M 检测试剂盒（酶联免疫吸附法）[国食药监械（进）字 2012 第 2401004 号]

(1) 原理：该试剂盒基于酶联免疫吸附法专用于人血清或血浆中抗心磷脂抗体 IgA/G/M 体外定量或半定量检测。

抗原：微孔板包被的抗原是从牛心中分离提纯的心磷脂。

(2) 标本类型：人血清或 EDTA、肝素、枸橼酸盐抗凝的血浆。

(3) 参考范围：用抗心磷脂抗体 IgA/G/M 检测试剂盒（酶联免疫吸附法）检测了 498 份健康献血员血清中抗心磷脂抗体（IgA/G/M）的水平。以 12RU/ml 作为 cut-off 值，1.4% 献血员血清抗心磷脂抗体（IgA/G/M）阳性。

(4) 注意事项

1) 干扰因素：血红蛋白浓度为 10mg/ml 的溶血、三酰甘油浓度为 20mg/ml 的脂血、胆红素浓度为 0.4mg/ml 的黄疸对检测结果没有干扰。

2) 交叉反应：由于磷脂结构的相同性，抗心磷脂抗体可与其他磷脂（磷脂酰丝氨酸、磷脂酰肌醇、磷脂酰甘油、磷脂酰乙醇胺和磷脂酰胆碱）反应，没有其他交叉反应。

(5) 储运条件：2 ～ 8℃保存，不要冰冻。未开封前，除非特别说明，试剂盒中各成分自生产日起可稳定 1 年。包被有抗原的微孔板：自第一次开封后，抗原包被的微孔板在干燥的 2 ～ 8℃环境中保存至少 4 个月。酶结合物：稀释后的酶结合物必须在稀释后的 4 h 内使用。清洗缓冲液：稀释后的缓冲液于 2 ～ 8℃最多可稳定 1 个月。

(6) 性能指标

1) 线性：通过检测高抗体浓度样本的稀释系列来研究该试剂的线性，抗心磷脂抗体 IgA/G/M 检测试剂盒的线性范围为 2 ～ 120RU/ml。

2) 检出限：检出限的定义为阴性样本检测结果的均值加上 3 倍标准差，也就是所能检出抗体的最小滴度。抗心磷脂抗体 IgA/G/M 检测试剂盒的最低检出限约为 1RU/ml。

3) 重复性：通过检测 3 份不同抗体浓度的血清计算批内和批间的变异系数（CV）以确定该试剂的重复性。批内检测的 CV 基于 20 次检测的结果，CV 为 10.2% ～ 11.3%。批间检测的 CV 则基于不同 6 天、每天 4 次检测的结果，CV 为 7.3% ～ 8.6%。

4) 临床灵敏度和特异性：21 份 APS 患者血清中抗心磷脂抗体 IgA/G/M 的阳性发生率为 81%。对照血清（HIV、HBV 或者 HCV 患者血清 *n*=247；健康孕妇献血者 *n*=200；健康献血者血清 *n*=406）检测结果显示该检测系统的特异性为 99.2%。

三十、抗 β2- 糖蛋白 1 抗体

（一）概述

β2- 糖蛋白 1（β2-glycoprotein 1，β2-GP1）是分子质量为 50kDa 的单链多肽，是 aCL 与抗原结合依赖的辅助因子，是 APS 一种主要相关蛋白。抗 β2-GP1 抗体的检测对 APS 诊断很重要，是 APS 的一个主要血清学标准。

1961 年，Schultze 等对 β2-GP1 进行了首次报道，发现其分子质量为 50kDa。至 1990 年研究发

现 β2-GP1 是抗心磷脂抗体与抗原结合所必需的蛋白，进而 β2-GP1 得以认可是 APS 患者来源的抗磷脂抗体的主要靶抗原。

（二）临床意义

抗 β2-GP1 抗体是原发性和继发性 APS 高度特异性血清学标志物，IgG 和 / 或 IgM 抗体在 APS 患者中检出率 30% ～ 80%。根据 2006 年修订的 APS 分类诊断标准，已将抗 β2-GP1 抗体作为 APS 实验室诊断标准之一。抗 β2-GP1 抗体也是 APS 诱发妊娠并发症的生物标志物。

抗体 aCL、LA 与抗 β2-GP1 抗体联合检测对心血管疾病的发生有很好的预测价值。aCL、LA、抗 β2- 糖蛋白 1 抗体同时阳性，其每年罹患血栓的概率为 8.4%。在纳入年龄、性别、血栓史等因素后，三种抗体同时阳性的患者有更高的风险发展为心血管疾病。抗体的滴度与既往静脉血栓病变之间存在显著相关性，对于 SLE 并发 APS 患者，血栓的严重程度与抗 β2-GP1 抗体的滴度水平相关。

抗 β2-GP1 抗体也是心梗发生的风险因子，其血清滴度升高与不稳定型心绞痛和伴 ST 段升高的心肌缺血密切相关。此外，抗 β2-BP1 抗体 IgG 与青壮年冠状动脉钙化亦存在显著相关性，是冠状动脉硬化的风险因素。

（三）测定方法

抗 β2-GP1 抗体的检测方法主要有酶联免疫吸附法（ELISA）、化学发光免疫分析法。

（四）国家行业标准

暂无。

（五）试剂介绍

1. 抗 β2- 糖蛋白 1 抗体 IgA 检测试剂盒（酶联免疫吸附法）[国械注（进）20142405763 号]

（1）原理：该试剂盒基于酶联免疫吸附法用于体外定量或半定量检测人血清或血浆中抗 β2-GP1 抗体 IgA。

抗原：微孔板包被的抗原是从人血清中分离得到的高纯度的 β2-GP1。

（2）标本类型：人血清或 EDTA、肝素、枸橼酸盐抗凝的血浆。

（3）参考范围：用本检测系统检测 206 份健康献血员血清中抗 β2-GP1 抗体（IgA）的水平。以 20RU/ml 作为临界值，0.5% 献血员血清抗 β2-GP1 抗体（IgA）阳性。

（4）注意事项

1）干扰因素：血红蛋白浓度为 10mg/ml 的溶血、三酰甘油浓度为 20mg/ml 的脂血、胆红素浓度为 0.4mg/ml 的黄疸对检测结果没有干扰。

2）交叉反应：与双链 DNA（ds-DNA）阳性样本没有交叉反应。

（5）储运条件：2 ～ 8℃保存，避免冷冻。未开封前，除非特别说明，试剂盒中各成分自生产日起可稳定 1 年。包被有抗原的微孔板：自第一次开封后，抗原包被的微孔板在干燥的 2 ～ 8℃环境中保存至少 4 个月。清洗缓冲液：稀释后的缓冲液于 2 ～ 8℃最多可稳定 1 个月。

（6）性能指标

1）线性：通过检测高抗体浓度样本的稀释系列来研究该试剂的线性，本检测系统的线性范围为 2 ～ 200RU/ml。

2）检出限：检出限的定义为阴性样本检测结果的均值加上 3 倍标准差，也就是所能检出抗体的最小滴度。本检测系统的最低检出限约为 1.1RU/ml。

3）重复性：通过检测 3 份不同抗体浓度的血清计算批内和批间的变异系数（CV）以确定该试剂的重复性。批内检测的 CV 基于 20 次检测的结果，CV 为 2.1% ～ 5.8%。批间检测的 CV 则基于不同 6 天、每天 4 次检测的结果，CV 为 3.8% ～ 5.1%。

4）临床灵敏度和特异性：21 份 APS 患者血清中抗 β2-GP1 抗体 IgA 的阳性发生率为 52%。对照血清（HIV、HBV 或者 HCV 患者血清 *n*=168；健康孕妇献血者 *n*=200；健康献血者血清 *n*=206）检测结果显示本检测系统的特异性为 99.5%。

2. 抗 β2- 糖蛋白 1 抗体 IgG 检测试剂盒（酶联免疫吸附法）[国食药监械（进）字 2014 第 2403915 号]

（1）原理：该试剂盒基于酶联免疫吸附法用于体外定量或半定量检测人血清或血浆中 β2-GP1 抗体 IgG。

抗原：微孔板包被的抗原是从人血清中分离得到的高纯度的 β2-GP1。

（2）标本类型：人血清或 EDTA、肝素、枸橼酸盐抗凝的血浆。

（3）参考范围：用本检测系统检测 206 份健康献血员血清中抗 β2-GP1 抗体（IgG）的水平。以 20RU/ml 作为临界值，所有献血员血清抗 β2-GP1 抗体（IgG）阴性。

（4）注意事项

1）干扰因素：血红蛋白浓度为 10mg/ml 的溶血、三酰甘油浓度为 20mg/ml 的脂血、胆红素浓度为 0.4mg/ml 的黄疸对检测结果没有干扰。

2）交叉反应：经检测与双链 DNA 抗体间无交叉反应。

（5）储运条件：2 ～ 8℃保存，避免冷冻。未开封前，除非特别说明，试剂盒中各成分自生产日起可稳定 1 年。包被有抗原的微孔板：自第一次开封后，抗原包被的微孔板在干燥的 2 ～ 8℃环境中保存 4 个月。清洗缓冲液：稀释后的缓冲液于 2 ～ 8℃可稳定 4 周。

（6）性能指标

1）线性：通过检测高抗体浓度样本的稀释系列来研究该试剂的线性，本检测系统的线性范围为 2 ～ 200RU/ml。

2）检出限：检出限的定义为阴性样本检测结果的均值加上 3 倍标准差，也就是所能检出抗体的最小滴度。本检测系统的最低检出限约为 1.8RU/ml。

3）重复性：通过检测 3 份不同抗体浓度的血清计算批内和批间的变异系数（CV）以确定该试剂的重复性。批内检测的 CV 基于 20 次检测的结果，CV 为 4.9% ～ 7.3%。批间检测的 CV 则基于不同 6 天、每天 4 次检测的结果，CV 为 5.7% ～ 6.9%。

4）临床灵敏度和特异性：21 份 APS 患者血清中抗 β2-GP1 抗体 IgG 的阳性发生率为 43%。对照血清（HIV、HBV 或者 HCV 患者血清 *n*=168；健康孕妇献血者 *n*=200；健康献血者血清 *n*=206）检测结果显示本检测系统的特异性为 100%。

3. 抗 β2- 糖蛋白 1 抗体 IgM 检测试剂盒（酶联免疫吸附法）［国食药监械（进）字 2014 第 2403913 号］

（1）原理：该试剂盒基于酶联免疫吸附法用于体外定量或半定量检测人血清或血浆中抗 β2-GP1 抗体 IgM。

抗原：微孔板包被的抗原是从人血清中分离得到的高纯度的 β2-GP1。

（2）标本类型：人血清或 EDTA、肝素、枸橼酸盐抗凝的血浆。

（3）参考范围：用本检测系统检测 206 份健康献血员血清中抗 β2-GP1 抗体（IgM）的水平。以 20RU/ml 作为临界值，1.0% 献血员血清抗 β2-GP1 抗体（IgM）阳性。

（4）注意事项

1）干扰因素：血红蛋白浓度为 10mg/ml 的溶血、三酰甘油浓度为 20mg/ml 的脂血、胆红素浓度为 0.4mg/ml 的黄疸对检测结果没有干扰。

2）交叉反应：未发现有交叉反应。

（5）储运条件：2 ～ 8℃保存，避免冷冻。未开封前，除非特别说明，试剂盒中各成分自生产日起可稳定 1 年。包被有抗原的微孔板：自第一次开封后，抗原包被的微孔板在干燥的 2 ～ 8℃环境中保存 4 个月。清洗缓冲液：稀释后的缓冲液于 2 ～ 8℃可稳定 4 周。

（6）性能指标

1）线性：通过检测高抗体浓度样本的稀释系列来研究该试剂的线性，本检测系统的线性范围为 2 ～ 200RU/ml。

2）检出限：检出限的定义为阴性样本检测结果的均值加上 3 倍标准差，也就是所能检出抗体的最小滴度。本检测系统的最低检出限约为 0.8RU/ml。

3）重复性：通过检测 3 份不同抗体浓度的血清计算批内和批间的变异系数（CV）以确定该试剂的重复性。批内检测的 CV 基于 20 次检测的结果，CV 为 5.7% ～ 10.6%。批间检测的 CV 则基于不同 6 天、每天 4 次检测的结果，CV 为 6.6% ～ 10.5%。

4）临床灵敏度和特异性：21 份 APS 患者血清中抗 β2-GP1 抗体 IgM 的阳性发生率为 52%。对照血清（HIV、HBV 或者 HCV 患者血清 *n*=168；健康孕妇献血者 *n*=200；健康献血者血清 *n*=206）检测结果显示该检测系统的特异性为 97.5%。

4. 抗 β2- 糖蛋白 1 抗体（IgA/G/M）检测试剂盒（酶联免疫吸附法）［国食药监械（进）字 2013 第 2404810 号］

（1）原理：该试剂盒基于酶联免疫吸附法用于体外定量或半定量检测人血清或血浆中抗 β2-GP1 抗体 IgA/G/M。

抗原：微孔板包被的抗原是从人血清中分离

得到的高纯度的 β2-GP1。

(2) 标本类型：人血清或 EDTA、肝素、枸橼酸盐抗凝的血浆。

(3) 参考范围：用本检测系统检测 200 份健康献血员血清中抗 β2-GP1 抗体 (IgA/G/M) 的水平。以 20RU/ml 作为临界值，2.0% 献血员血清抗 β2-GP1 抗体 (IgAGM) 阳性。

(4) 注意事项

1) 干扰因素：血红蛋白浓度为 10mg/ml 的溶血、三酰甘油浓度为 20mg/ml 的脂血、胆红素浓度为 0.4mg/ml 的黄疸对检测结果没有干扰。

2) 交叉反应：未发现有交叉反应。

(5) 储运条件：2 ～ 8℃保存，不要冰冻。未开封前，除非特别说明，试剂盒中各成分自生产日起可稳定 1 年。包被有抗原的微孔板：自第一次开封后，抗原包被的微孔板在干燥的 2 ～ 8℃环境中保存至少 4 个月。清洗缓冲液：稀释后的缓冲液于 2 ～ 8℃最多可稳定 4 周。

(6) 性能指标

1) 线性：通过检测不同患者样本的 4 个倍比稀释系列来确定抗 β2-GP1 抗体的线性范围。所有血清样本的 r^2 均＞ 0.95。本检测系统的至少在已经验证 5 ～ 142RU/ml 的范围内呈线性相关。

2) 检出限：检出限的定义为阴性样本检测结果的均值加上 3 倍标准差，也就是所能检出抗体的最小滴度。本检测系统的最低检出限约为 1.4RU/ml。

3) 重复性：通过检测 3 份不同抗体浓度的血清计算批内和批间的变异系数 (CV) 以确定该试剂的重复性。批内检测的 CV 基于 20 次检测的结果，CV 为 1.6% ～ 4.4%。批间检测的 CV 则基于不同 6 天、每天 4 次检测的结果，CV 为 3.0% ～ 6.1%。

4) 临床灵敏度和特异性：21 份 APS 患者血清中抗 β2-GP1 抗体 IgA/G/M 的阳性发生率为 86%。对照血清 (HIV、HBV 或者 HCV 患者血清 *n*=168；健康孕妇献血者 *n*=200；健康献血者血清 *n*=200) 检测结果显示该检测系统的特异性为 96.8%。

(卢　巍　李冬冬　辛静静　张柳燕　刁智娟　卢　洁　李　惠)

第二节　自身免疫性肝病相关自身抗体

一、抗平滑肌抗体

(一) 概述

抗平滑肌抗体 (anti-smooth muscle antibody，ASMA) 是直接针对肌动蛋白和非肌动蛋白细胞骨架成分（波形蛋白、微管蛋白、骨架蛋白）的一种自身抗体，无器官及种属特异性。1965 年 Johnson 等首次在自身免疫性肝炎 (AIH) 患者血清中发现 ASMA，但是自身抗原一直未被确认。1971 年 Farrow 等揭示了 ASMA 主要识别肝细胞中的肌动蛋白，肌动蛋白可以单体 (G- 肌动蛋白) 或聚合体 (F- 肌动蛋白) 形式存在于微丝中。

间接免疫荧光法 (IIFT) 是检测 ASMA 的经典方法。IIFT 检测 AMA 时，有多种基质可供选择，包括未固定或轻度固定的冰冻组织切片（大鼠肾脏、胃、肝脏、猴肝）和 HEp-2 细胞等，其中鼠胃是检测 ASMA 的标准基质。不同基质中，ASMA 呈现不同的特征性荧光模式。在大鼠胃组织中，可见肌层、黏膜肌层和腺体间收缩纤维明显的荧光。在大鼠肾组织中，可见肾小管细胞内原纤维 (SMA-T)、肾小球膜细胞 (SMA-G) 及血管肌层 (SMA-V) 的荧光 (图 15-22)。对于 AIH 诊断而言，

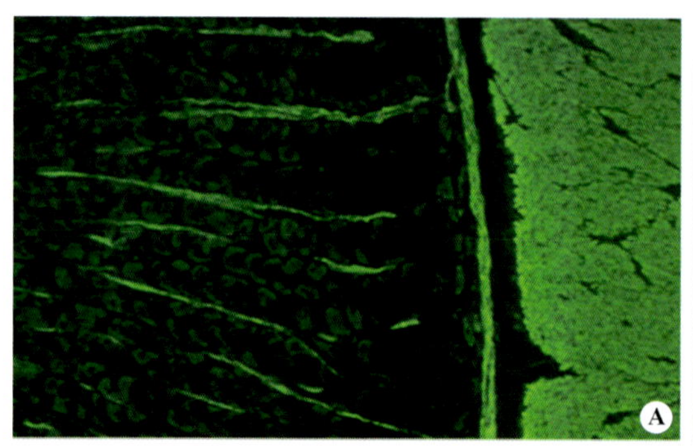

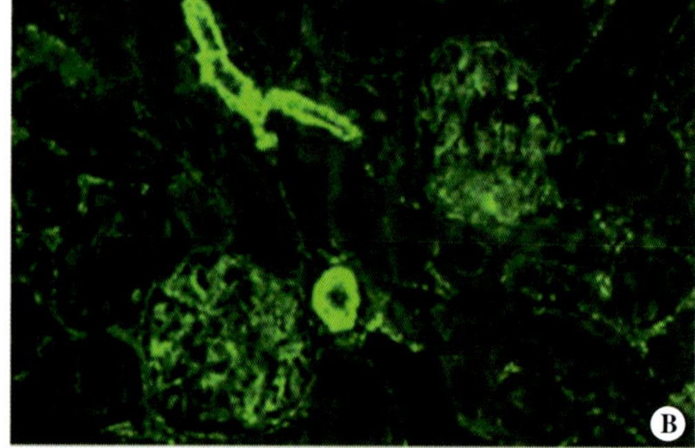

图 15-22　抗平滑肌抗体荧光模式

A. 鼠胃；B. 鼠肾

VG 和 VGT 荧光模式的特异性要高过 V 模式，因为单独的 V 模式也可在感染性单核细胞增多症、慢性丙肝、风湿性疾病等其他疾病中观察到。近年来也有研究显示可以使用胚胎鼠胸主动脉细胞系（VSM47）为基质的 IIFT 技术，特异性检测抗 F- 肌动蛋白抗体，在 VSM47 细胞微丝呈现典型的荧光染色（图 15-23）。

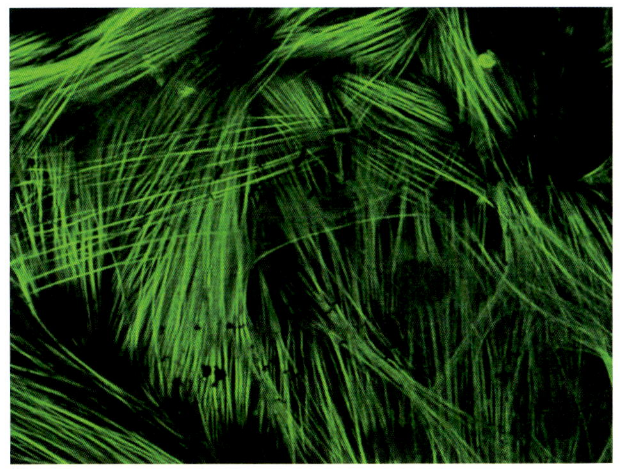

图 15-23　肌动蛋白抗体荧光模式（VSM47 细胞）

ASMA 是 AIH 常见的自身抗体，ASMA 和 ANA 阳性是诊断Ⅰ型 AIH 最重要的参考指标，也是目前正在使用并在国际上被广泛接受的 AIH 积分系统的参数之一。ASMA 靶抗原中最具诊断价值的是细胞骨架蛋白中的 F- 肌动蛋白，它与肝细胞质膜存在密切关系，对Ⅰ型 AIH 的诊断特异性优于 ANA。在 ASMA 阳性的患者中，随着滴度的升高，抗 F- 肌动蛋白抗体阳性率也越高。

（二）临床意义

ASMA 是Ⅰ型 AIH 的血清学标志抗体。在 AIH 患者中抗体的检出率相当高（至少 90%）。高滴度的 ASMA，特别是抗 F- 肌动蛋白抗体对Ⅰ型 AIH 的诊断具有较高的特异性（几乎达到 100%）。当抗体以 IgG 为主时，见于 AIH；以 IgG 和 IgM 为主时，见于 AIH 与 PBC 重叠的患者。

低滴度的 ASMA（IgM）主要是抗 G- 肌动蛋白（与酒精性肝硬化相关）和抗非肌动蛋白成分（与病毒性肝炎相关）。

腹腔疾病患者中 IgA 型 ASMA 与更严重肠道组织学改变有关，被提出可以作为随诊的标志物。

（三）测定方法

以鼠（大鼠、小鼠）胃为基质的间接免疫荧光法是检测 ASMA 的经典方法；也可以胚胎鼠胸主动脉细胞系（VSM47）为基质的间接免疫荧光法，特异性检测抗 F- 肌动蛋白抗体。

（四）国家行业标准

暂无。

（五）试剂介绍

1. 抗平滑肌抗体 IgG 检测试剂盒（间接免疫荧光法）[浙食药监械（准）字 2013 第 2400621 号]

(1) 原理：本试剂盒基于间接免疫荧光法，体外检测人血清 / 血浆中的抗平滑肌抗体（ASMA）。

反应区的生物薄片，包被有大鼠胃，用于检测患者样本中的抗平滑肌抗体。

(2) 标本类型：人血清或 EDTA、肝素、枸橼酸盐抗凝的血浆。

(3) 参考范围：抗体滴度小于 1 ： 100。

(4) 注意事项：溶血、脂血和黄疸血样不影响实验。

(5) 储运条件：2 ～ 8℃保存，避免冷冻。自生产日起，未开封前，试剂盒可稳定至 18 个月。

(6) 性能指标

1) 检测范围：本试剂盒检测系统的起始稀释度为 1 ： 100。待检样本可以进一步地 10 倍稀释，如 1 ： 1000、1 ： 10 000 等。没有检测上限。

2) 重复性：进行批内、批间、批批检测，要求阳性血清检测的结果显示特异性荧光强度基本一致，阴性血清检测的结果为阴性。在滴度判断时，特异性荧光强度的差异不得超过 ±1 个强度等级。

3) 特异性和灵敏度：以大鼠胃为基质的 ASMA 检测特异性和灵敏度均为 100%。

2. 抗 F- 肌动蛋白抗体 IgG 检测试剂盒（间接免疫荧光法）[国食药监械（进）字 2014 第 2403335 号]

(1) 原理：本试剂盒基于间接免疫荧光法，体外检测人血清 / 血浆中的 F- 肌动蛋白抗体。

反应区的生物薄片，包被有 VSM47（血管平滑肌）细胞，用于检测患者样本中的 F- 肌动蛋白抗体。

(2) 标本类型：人血清或 EDTA、肝素、枸橼酸盐抗凝的血浆。

(3) 参考范围：滴度小于 1 ∶ 100。根据对 207 名健康献血者（德国）抗 F- 肌动蛋白抗体的检测结果，滴度≥ 1 ∶ 100 的检出率为 0.5%。

(4) 注意事项

1) 交叉反应：检测 238 例抗核抗体（ANA）阳性血清，交叉反应发生率为 2.5%，检测抗肝 - 肾微粒抗体（LKM）和抗线粒体抗体（AMA）阳性血清没有发生交叉反应。

2) 干扰因素：样本中血红蛋白浓度为 10mg/ml、三酰甘油浓度为 20mg/ml 或胆红素浓度为 0.4mg/ml 时，对检测结果无影响。

(5) 储运条件：生物载片及反应试剂应置于 2 ～ 8℃保存。如果保存恰当，自生产之日起保质期为 18 个月。

(6) 性能指标

1) 检测范围：本试剂盒检测的样本起始稀释度为 1 ∶ 100。待检样本可以进一步地 10 倍稀释，如 1 ∶ 1000、1 ∶ 10000 等。没有检测上限。

2) 批内差异：对 2 份特征性样本分别进行 10 次重复试验，要求阳性血清检测的结果显示特异性荧光强度基本一致，阴性血清检测的结果为阴性。在滴度判断时，特异性荧光强度的差异不得超过 ±1 个强度等级。

3) 批间差异：用 3 个不同批号的产品对 2 份特征性样本进行检测。要求阳性血清检测的结果显示特异性荧光强度基本一致，阴性血清检测的结果为阴性。在滴度判断时，特异性荧光强度的差异不得超过 ±1 个强度等级。

4) 临床特异性和灵敏度：本检测系统的临床特异性为 95.2%，临床灵敏度为 51.5%。此数据基于对欧洲人群中 AIH 患者（*n*=33）和健康对照（*n*=104，样本来源：欧洲）的研究。

3. 抗线粒体抗体 IgAGM 检测试剂盒（间接免疫荧光法）[浙食药监械（准）字 2013 第 2400628 号] 详见“抗线粒体抗体”。

4. 自身免疫性肝病相关抗体谱 Ig/A/GM 检测试剂盒（间接免疫荧光法）[浙食药监械（准）字 2013 第 2400695 号] 详见“抗线粒体抗体”。

5. 自身抗体谱 IgG 检测试剂盒（间接免疫荧光法）[浙食药监械（准）字 2013 第 2400624 号] 详见“抗线粒体抗体”。

二、抗肝细胞胞质 Ⅰ 型抗原抗体

（一）概述

1988 年 Martini 等应用间接免疫荧光法和免疫斑点法在 6 例成人 AIH 患者血清中首先证实抗肝细胞胞质 Ⅰ 型抗原（anti-liver cytosol antibody type 1，LC-1）抗体的存在。抗 LC-1 抗体识别的靶抗原是位于肝细胞胞质中的亚胺甲基转移酶——四氢叶酸环化脱氨酶（FTCD）。FTCD 是组氨酸到谷氨酸转化涉及的一种代谢作用的酶，并且在肝脏中表达量最高。FTCD 包含一个短联结子连接的独特的 FT 和 CD 区，抗 LC-1 血清识别 FTCD 上独特的抗原表位，并优先定位到 FTCD 的 FT 区。

使用间接免疫荧光法检测抗 LC-1 抗体时，在鼠肝中，肝细胞胞质荧光阳性，肝小叶中心区域荧光减弱（图 15-24），但是其特征性染色可能会被更弥散的抗 LKM-1 抗体的模式所掩蔽。因此，当免疫荧光被应用为唯一的筛查或检测的方法时，抗 LC-1 抗体经常会被忽略掉。另外，也可用 LC-1 抗原包被膜条或者微孔反应板，分别应用免疫印迹法或者 ELISA 法测定相应的自身抗体。

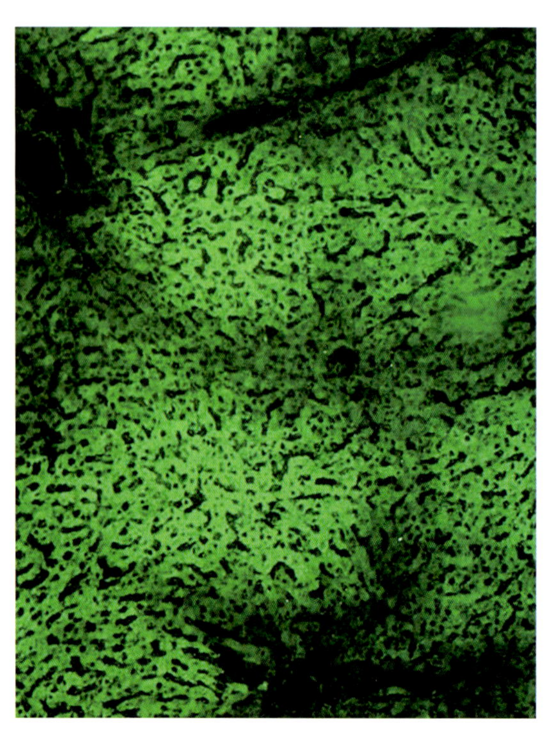

图 15-24　LC-1 抗体荧光模式（鼠肝）

抗 LC1 抗体为Ⅱ型 AIH 的血清特异性抗体。在临床上，抗 LC-1 抗体多见于年龄小于 20 岁的年轻 AIH 患者，而少见于年龄大于 40 岁的 AIH 患者。另外，抗 LC-l 抗体与Ⅱ型 AIH 的疾病活动性具有相关性，为 AIH 的疾病活动标志及预后指标。

（二）临床意义

抗 LC-1 抗体是Ⅱ型 AIH 的标记抗体，可在 56% ～ 72% 的Ⅱ型 AIH 患者体内发现抗 LC-1 抗体，并且抗 LC-1 抗体可能伴随来自Ⅰ型 AIH 和慢性丙肝病毒感染患者血清中的 SMA 和 ANA。抗 LC-1 抗体常与抗 LKM-1 抗体同时存在，在 50% 的抗 LKM-1 抗体阳性患者血清中有抗 LC-1 抗体。也有研究显示抗 LC-1 抗体在 10% 的 AIH 患者中是唯一的血清标志物。

抗 LC-1 抗体的滴度与疾病活动性有很好的相关性，被认为是 AIH 中残留肝细胞炎症的一个有用标志物，成功的免疫抑制治疗后抗 LC-1 抗体滴度可降低 50% 以上，甚至能完全转阴。抗 LC-1 抗体浓度与天门冬氨酸氨基转移酶水平相平行是判断 AIH 疾病活动性的一个敏感指标。

（三）测定方法

可用酶联免疫吸附法、免疫印迹法、间接免疫荧光法检测血清中抗 LC-1 抗体。

（四）国家行业标准

暂无。

（五）试剂介绍

1. 抗肝细胞胞质 1 型抗原 IgG 抗体检测试剂盒（酶联免疫吸附法）[国食药监械（进）字 2012 第 2400638 号]

(1) 原理：本试剂盒基于酶联免疫吸附法，体外半定量检测人血清或血浆中的抗肝细胞质 1 型抗原 IgG 抗体。

微孔板包被的抗原是是以杆状病毒为载体在昆虫细胞中表达相应的人 cDNA 获得的重组 LC-1 蛋白。

(2) 标本类型：人血清或 EDTA、肝素、枸橼酸盐抗凝的血浆。

(3) 参考范围：检测健康献血者血清（n=200）中抗 LC-1(IgG) 抗体的水平，所有献血者的相对比值＜ 1.0，抗 LC-1 抗体为阴性。

(4) 注意事项

1) 交叉反应：与抗可溶性肝抗原（SLA）和抗肝肾微粒体（LKM）阳性血清盘未发现有交叉反应。

2) 干扰：血红蛋白浓度为 10mg/ml 的溶血、三酰甘油浓度为 20mg/ml 的脂血、胆红素浓度为 0.4mg/ml 的黄疸对检测结果没有干扰。

(5) 储运条件：2 ～ 8℃保存，避免冰冻。未开封前，除非特别说明，试剂盒中各成分自生产日起可稳定 1 年。

(6) 性能指标

1) 检出限：检出限的定义为阴性样本检测结果的均值加上 3 倍标准差，也就是所能检出抗体的最小滴度。本检测系统抗 LC-1 抗体的最低检出限比值约为 0.05。

2) 重复性：通过检测 3 份不同抗体浓度的血清计算批内和批间的变异系数（CV）以确定该试剂的重复性。批内检测的 CV 基于 20 次检测的结果，为 2.4% ～ 4.9%；批间检测的 CV 则基于不同 6 天、每天 4 次检测的结果，为 9.4% ～ 10.8%。

3) 阳性率与特异性：用本检测系统检测 93 份自身免疫性肝炎患者血清，183 份甲型肝炎、乙型肝炎、病毒性肝炎、脂肪性肝炎或原发性胆汁性肝硬化（PBC）患者血清以及 200 份健康献血员血清。检测结果显示：自身免疫性肝炎患者中抗 LC-1 的阳性率为 5.4%，特异性为 100%。

2. 自身免疫性肝病 IgG 类抗体检测试剂盒（欧蒙印迹法）[CFDA(I) 2014 240 3916] 详见“抗 gp210 抗体”。

三、抗肝肾微粒体抗体

（一）概述

Rizzetto 在 1973 年应用间接免疫荧光法在一些慢性肝炎患者中发现了针对内质网反应的自身抗体，将其命名为抗肝肾微粒体（liver kidney microsome，LKM）抗体。抗 LKM 抗体具有多型性特点，可进一步分为抗 LKM-1、LKM-2、LKM-3 抗体。抗 LKM-1 抗体的靶抗原是细胞色素 P4502D6（CYP2D6）。抗 LKM-1 抗体主要识别位于 CYP2D6 蛋白的线形表位，在体外可以抑制 CYP2D6 活性并且能活化肝浸润 T 淋巴细胞，提示在自身免疫过程中涉及 B 和 T 细胞活性的结合。除了线形表位，抗 LKM-1 抗体还识别合成依赖表位。抗 LKM-2 抗体直接针对涉及氯噻苯氧酸代谢过程的 CYP2C9，氯噻苯氧酸是一种利尿剂，现在已经不再使用。抗 LKM-3 抗体直接针对 UDP- 葡萄糖醛酸基转移酶 1A（UGT1A）。

间接免疫荧光法检测 LKM 抗体的基质为大鼠肝脏和肾脏的冰冻组织切片。LKM-1 抗体在肝细胞质产生明显荧光，呈细颗粒到均质状；肾脏仅近端肾小管有荧光。LKM-2 抗体在门静脉周围的肝组织荧光比其他部位更强，肾脏仅近端肾小管有荧光。LKM-3 抗体在肝和肾脏均为阴性，灵长类睾丸间质细胞荧光明显（图 15-25）。

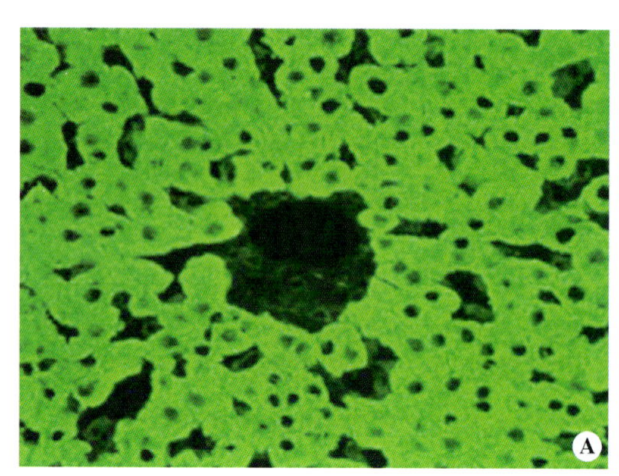

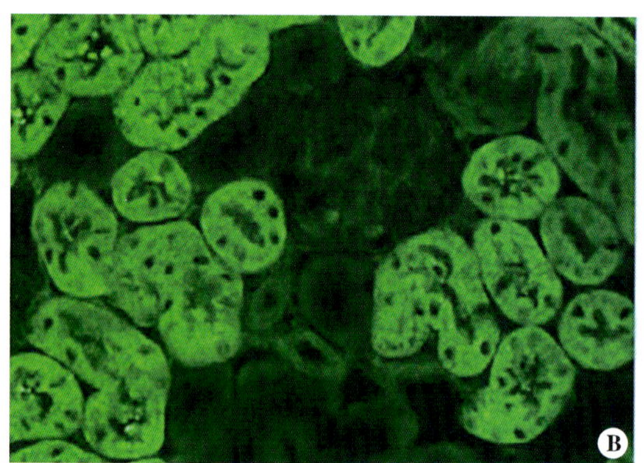

图 15-25　LKM 抗体荧光模式

A. 鼠肾；B. 鼠肝

抗 LKM-1 抗体为 Ⅱ 型 AIH 的血清特异性抗体，但是在 AIH 中检出率较低。另外，在慢性丙型肝炎患者中也可检测到抗 LKM-1 抗体。抗 LKM-2 抗体仅见于应用药物替尼酸治疗后诱发的肝炎患者。抗 LKM-3 抗体可见于慢性丁型肝炎和 Ⅱ 型 AIH 患者。

（二）临床意义

抗 LKM-1 抗体为 Ⅱ 型 AIH 的血清特异性抗体，在 70% 的 Ⅱ 型 AIH 患者中可以检测到抗 LKM-1 抗体。抗 LKM-1 抗体在 AIH 中的检出率较低，约 1% 成人 AIH 患者中可出现抗 LKM-1 抗体，儿童 AIH 患者抗 LKM-1 抗体阳性率更高。此外，1% ～ 2% 的丙肝患者可出现抗 LKM-1 抗体。

抗 LKM-2 抗体仅见于应用药物替尼酸治疗后诱发的肝炎患者。由于该药物已停用，故抗 LKM-2 抗体已不存在。

抗 LKM-3 抗体见于 10% ～ 15% 慢性丁型肝炎患者，大约 10% 的 Ⅱ 型 AIH 患者既有抗 LKM-1 抗体，也有抗 LKM-3 抗体。抗 LKM-3 抗体在 Ⅱ 型 AIH 患者中滴度较高，而在丁型肝炎患者中滴度较低。

（三）测定方法

对于抗 LKM 抗体的筛查首选是使用啮齿动物的肝脏和肾脏组织冷冻切片的间接免疫荧光法，最好用重组抗原的酶联免疫吸附法和免疫印迹法。

（四）国家行业标准

暂无。

（五）试剂介绍

1. 抗 LKM-1 抗体 IgG 检测试剂盒（酶联免疫吸附法）［国食药监械（进）字 2012 第 2400639 号］

(1) 原理：本试剂盒基于酶联免疫吸附法，体外半定量或定量检测人血清或血浆中抗 LKM-1 抗体 IgG。

微孔板包被的抗原是是以杆状病毒为载体在昆虫细胞中表达相应的人 cDNA 获得的重组细胞色素 P450 IID6。

(2) 标本类型：人血清或 EDTA、肝素、枸橼酸盐抗凝的血浆。

(3) 参考范围：检测健康献血者血清（n=200）中抗 LKM-1-IgG 抗体的水平，以 20RU/ml 为临界值，0.5% 健康献血员血清中抗 LKM-1 抗体阳性。

(4) 注意事项

1) 交叉反应：与 SLA 阳性血清盘未发现有交叉反应。

2) 干扰：血红蛋白浓度为 10mg/ml 的溶血、三酰甘油浓度为 20mg/ml 的脂血、胆红素浓度为 0.4mg/ml 的黄疸对检测结果没有干扰。

(5) 储运条件：2 ～ 8℃保存，不要冰冻。未开封前，除非特别说明，试剂盒中各成分自生产日起可稳定 1 年。

1) 包被有抗原的微孔板：自第一次开封后，抗原包被的微孔板在干燥的 2 ～ 8℃环境中保存至少 4 个月。

2) 清洗缓冲液：稀释后的缓冲液于 2 ～ 8℃最多可稳定 4 周。

(6) 性能指标

1) 线性：通过检测高抗体浓度样本的稀释系列来研究该试剂的线性。本检测系统的线性范围为 2 ～ 200RU/ml。

2) 检出限：检出限的定义为阴性样本检测结果的均值加上 3 倍标准差，也就是所能检出抗体的最小滴度。本检测系统的最低检出限约为 1RU/ml。

3) 重复性：通过检测 3 份不同抗体浓度的血清计算批内和批间的变异系数（CV）以确定该试剂的重复性。批内检测的 CV 基于 20 次检测的结果，为 2.3% ～ 3.0%；批间检测的 CV 则基于不同 6 天、每天 4 次检测的结果，为 2.5% ～ 3.7%。

4) 灵敏度和特异性：用本检测系统检测 18 份自身免疫性肝炎患者血清和 489 份患者血清（来源：参考实验室），采用欧蒙抗 LKM-1 抗体 IIFT 为参考方法。检测结果显示本检测系统的灵敏度为 100%、特异性为 99.4%。其中一份 AIH 患者血清 ELISA 阳性而 IIFT 阴性。

2. 自身免疫性肝病 IgG 类抗体检测试剂盒（欧蒙印迹法）[CFDA(I) 2014 2403916] 详见“抗 gp210 抗体”部分。

3. 自身免疫性肝病相关抗体谱 IgA/G/M 检测试剂盒（间接免疫荧光法）[浙食药监械（准）字 2013 第 2400695 号] 详见“抗线粒体抗体”。

4. 自身抗体谱 IgG 检测试剂盒（间接免疫荧光法）[浙食药监械（准）字 2013 第 2400624 号]

详见“抗线粒体抗体”。

四、抗可溶性肝抗原 / 肝胰抗原抗体

（一）概述

1987 年 Manns 等在 HbsAg 阴性的自身免疫性肝炎（AIH）患者中发现了一种抗可溶性肝抗原（soluble liver antigen，SLA）的抗体，称之为抗 SLA 抗体。SLA 是肝细胞胞质中的一种可溶性蛋白，在肝和肾中表达水平较高。抗 SLA 抗体阳性的患者大多为年轻女性，并伴有高丙种球蛋白血症。在免疫抑制剂治疗过程中，抗 SLA 抗体的滴度下降，表明抗 SLA 抗体与疾病活动性密切相关。抗肝胰抗原（liver pancreas antigen，LP）抗体是从 AIH 患者中发现的一种针对肝胰抗原的自身抗体，并且 AIH 患者中的抗 LP 抗体主要是 IgG1 亚型。1993 年 Berg 等发现肝胰抗原主要位于肝和胰细胞胞质中。重要的是，2000 年 Wies 等应用抗 SLA 抗体阳性血清结合 cDNA 文库筛选技术，鉴定出抗 SLA 抗体的靶抗原。进而利用抗 SLA 抗体和抗 LP 抗体阳性的血清样本进行验证时，发现抗 SLA 抗体和抗 LP 抗体为同一个抗体，称之为抗 SLA/LP 抗体。抗 SLA/LP 抗体的靶抗原是 UGA- 抑制剂 - 丝氨酸 -tRNA 相关蛋白，在硒蛋白的生物合成过程中有着重要的调控作用。

大多数抗 SLA/LP 抗体阳性患者中可以检测出 ANA、SMA 和抗 LKM-1 抗体，但是在仅有抗 SLA/LP 抗体阳性的情况下，抗 SLA/LP 抗体的检测对于疾病的诊断则显得至关重要。抗 SLA/LP 抗体的检测不能采用间接免疫荧光法，目前多采用重组抗原的酶联免疫吸附法和免疫印迹法等检测抗 SLA/LP 抗体。

抗 SLA/LP 抗体是 AIH 的高特异性抗体，对于 AIH 的诊断和鉴别诊断具有重要意义。另外，抗 SLA/LP 抗体滴度与疾病活动度密切相关，是监测疾病缓解和复发情况的一个重要指标。

（二）临床意义

抗 SLA/LP 抗体是所有 AIH 相关抗体中诊断价值最高的一个抗体。抗 SLA/LP 抗体既可以

单独出现，也可以和其他自身抗体一起出现。抗 SLA/LP 抗体在 AIH 中的阳性发生率仅为 10% ～ 30%，但其阳性预测值几乎为 100%：如果存在相应的临床症状，仅抗 SLA/LP 抗体阳性就基本上可确诊为 AIH。

抗 SLA/LP 抗体对 AIH 具有很高的特异性，仅出现在 AIH，所有病毒性肝炎患者抗 SLA/LP 抗体为阴性。因此，抗 SLA/LP 抗体的检测有助于 AIH 与病毒性肝炎的鉴别诊断及治疗方案的制定。

抗 SLA/LP 和抗 Ro-52 抗体存在高度相关性。抗 SLA/LP 和抗 Ro-52 抗体阳性的患者表现出高度 AIH 活动性，病程更为严重，治疗时间更长。另外，研究证实抗 SLA/LP 抗体滴度也是监测疾病缓解和复发情况的一个重要血清学指标。

（三）测定方法

抗 SLA/LP 抗体的检测可采用酶联免疫吸附法、免疫印迹法和放射免疫测定等。

（四）国家行业标准

暂无。

（五）试剂介绍

1. 抗 SLA/LP 抗体 IgG 检测试剂盒（酶联免疫吸附法）［国食药监械（进）字 2012 第 2400701 号］

（1）原理：本试剂盒基于酶联免疫吸附法，体外半定量或定量检测人血清或血浆中抗 SLA/LP 抗体 IgG。

微孔板包被的抗原是相应人 cDNA 在 *E.coli* 中表达的重组 SLA/LP。

（2）标本类型：人血清或 EDTA、肝素、枸橼酸盐抗凝的血浆。

（3）参考范围：检测健康献血者血清（*n*=200）中抗 SLA/LP-IgG 抗体的水平，以 20RU/ml 为临界值，所有健康献血员血清抗 SLA/LP 抗体阴性。

（4）注意事项

1）交叉反应：与 LKM 阳性血清盘未发现有交叉反应。

2）干扰：血红蛋白浓度为 10mg/ml 的溶血、三酰甘油浓度为 20mg/ml 的脂血、胆红素浓度为 0.4mg/ml 的黄疸对检测结果没有干扰。

（5）储运条件：2 ～ 8℃保存，不要冰冻。未开封前，除非特别说明，试剂盒中各成分自生产日起可稳定 1 年。

1）包被有抗原的微孔板：自第一次开封后，抗原包被的微孔板在干燥的 2 ～ 8℃的环境中保存至少 4 个月。

2）清洗缓冲液：稀释后的缓冲液于 2 ～ 8℃最多可稳定 4 周。

（6）性能指标

1）线性：通过检测高抗体浓度样本的稀释系列来研究该试剂的线性。本检测系统的线性范围为 2 ～ 200RU/ml。

2）检出限：检出限的定义为阴性样本检测结果的均值加上 3 倍标准差，也就是所能检出抗体的最小滴度。本检测系统的最低检出限约为 1RU/ml。

3）重复性：通过检测 3 份不同抗体浓度的血清计算批内和批间的变异系数（CV）以确定该试剂的重复性。批内检测的 CV 基于 20 次检测的结果，为 2.3% ～ 3.7%；批间检测的 CV 则基于不同 6 天、每天 4 次检测的结果，为 3.6% ～ 4.4%。

4）阳性发生率和特异性：用本检测系统检测 454 份自身免疫性肝炎患者血清、165 份其他肝病患者血清和 200 份健康献血者血清。抗 SLA/LP 抗体在非日本人 AIH 患者中的阳性发生率为 15% ～ 19%，检测系统的特异性为 100%。

2. 自身免疫性肝病 IgG 类抗体检测试剂盒（欧蒙印迹法）［国食药监械（进）字 2014 第 2403916 号］ 详见“抗 gp210 抗体”。

五、抗肝特异性膜脂蛋白抗体

（一）概述

1972 年，Büschenfelde 等将两种肝特异性抗原（水溶性和非水溶性）免疫动物时发现，将两种蛋白同时免疫动物时，可诱导所有动物发生慢性活动性肝炎；而可溶性肝特异性蛋白的单独免疫诱发动物免疫性肝炎的概率有所下降，表明肝特异性膜脂蛋白（liver-specific membrane lipoprotein，LSP）在免疫性肝炎发病中有重要作用。之后研究发现发现 LSP 由多达 13 个不同大小的亚基组成。

Jensen 等应用放射免疫分析的方法分析急性和慢性肝病中的 LSP 抗体，发现 96.67%（29/30）的慢性肝炎患者中存在 LSP 抗体，其中包括 15 名 HbsAg 阴性（15/15）和 14 名 HbsAg 阳性（14/15）患者，并且抗体滴度与疾病活动度密切相关。而在急性病毒性肝炎患者中 LSP 抗体水平也升高，但是抗体水平与肝脏损伤程度无相关性。

Kakumu 等应用双抗体免疫沉淀的方法分析了肝病患者中 LSP 抗体的特点，发现 LSP 抗体在 HbsAg 阳性或者阴性的急性和慢性肝病中的检出率和滴度相当。和慢性持续性肝炎和非酒精性肝硬化相比，慢性活动性肝炎中 LSP 抗体的检出率较高。在 LSP 抗体阳性患者中，慢性活动性肝炎患者的抗体滴度是最高的。另外，Kakumu 等还在一些 PBC 患者中也检测到 LSP 抗体。

抗 LSP 抗体为肝特异性抗体之一，常发生于病毒性及原发性自身免疫性慢性炎症性肝病。在非肝病患者中，发生率相对较低。

（二）临床意义

抗 LSP 抗体为肝特异性抗体之一，常发生于病毒性及原发性自身免疫性慢性炎症性肝病。在不同人群中的阳性率如下：正常人阴性，自身免疫性肝炎活动期（50% ～ 100%），急性病毒性肝炎（11%～93%），慢性病毒性乙型肝炎（28%～93%），慢性病毒性丙型肝炎（0 ～ 10%），隐匿性肝硬化（20%～38%），原发性胆汁性肝硬化（33%～51%），酒精性肝病（0 ～ 36%），其他肝病（0 ～ 17%），非肝性自身免疫病（0 ～ 18%）。

（三）测定方法

抗 LSP 抗体的检测可采用间接免疫荧光法。

（四）国家行业标准

暂无。

（五）试剂介绍

抗核抗体 IgG 检测试剂盒（间接免疫荧光法）[浙食药监械（准）字 2013 第 2400625 号]：详见“抗核抗体”部分。

六、抗线粒体抗体

（一）概述

抗线粒体抗体（anti-mitochondrial antibody，AMA）是 Mackay 等于 1958 年首次在原发性胆汁性肝硬化（primary biliary cirrhosis，PBC）患者血清中发现的一种直接针对肝脏、肾脏和其他人组织抗原的高低度与补体结合的循环自身抗体。Berg 等在试管内用 PBC 患者的血清与分离的线粒体作用，发现该抗体针对的抗原位于线粒体内膜。1987 年 Gershwin 等应用荧光显微镜分析和分子生物学技术，首先确定了丙酮酸脱氢酶复合体 E2 亚单位（PDC-E2）是线粒体自身抗原的一个主要组分。此后，该团队陆续鉴定出线粒体自身抗原的其他组分。近年来使用寡聚肽或重组蛋白的大量研究显示，AMA 的决定簇位于硫辛酰域，该域也是患者 T 细胞和 B 细胞共同识别的抗原表位，其中的赖氨酸残基易被外来同种异型物质修饰而引起自身免疫。

线粒体自身抗原共有 9 型（M1 ～ M9），M1 为线粒体外膜的心磷脂；M2 是 PBC 患者血清中 AMA 反应的主要成分，其本质是线粒体内膜上的 2- 氧酸脱氢酶复合体（2-OADC）；M3 的本质尚不清楚；M4 为亚硫酸氧化酶；M5 是一种 65kDa 蛋白；M6、M7、M8 的性质不明；M9 是一种糖原磷酸化酶。其中 M2 抗体的检测对于 PBC 具有最高的诊断特异性。M2 抗原 2- 氧酸脱氢酶复合体（2-OADC）主要包括丙酮酸脱氢酶复合体 E2 亚单位（PDC-E2）、二氧酸脱氢酶复合体 E2 亚单位（BCOADC-E2）和 2- 酮戊二酸脱氢酶复合体 E2 亚单位（OGDC-E2），这些酶复合物参与氧化磷酰化，是糖降解过程中的关键酶。据资料报道，在 PBC 中，80% ～ 90% 的患者出现抗 PDC-E2 抗体，60% 的患者出现抗 BCOADC-E2 抗体，4% ～ 13% 的患者抗 BCOADC-E2 抗体阳性而抗 PDC-E2 抗体阴性，30% ～ 80% 的患者抗 OGDC-E2 抗体阳性。

经典的 AMA 测定法为间接免疫荧光法（IIFT）。IIFT 检测 AMA 时，有多种基质可供选择，包括冰冻组织切片（大鼠肾脏、胃、肝脏）和 HEp-2 细胞等，其中大鼠肾脏是 AMA 检测的标准基质，在肾组织切片中，除了 M6 及 M9 仅近端肾小管强荧光（远端肾小管阴性）以及 M7 和 M8 仅远端肾小管荧光（近端肾小管阴性）外，其他型 AMA 的近端和远端肾小管均明显荧光，肾小球荧光较弱（图 15-26）。在 HEp-2 细胞中呈现胞质内粗的颗粒型荧光；在肝组织中，肝细胞质呈颗粒型荧光，整个视野呈细沙状荧光（图 15-27）。也可在玻片上包被不同亚型的 AMA 抗原（比如 M2 抗原），直接测定不同亚型的 AMA。此外，也可用混合 AMA 抗原（比如 M2、M4 和 M9）包被膜条，应用免疫印迹法分析相应的自身抗体；或分别用不同亚型抗原（比如 M2、M4 或 M9）包被微孔反应板，应用 ELISA 法测定相应的自身抗体。另外，近年来研究发现也可包被天然蛋白和重组融合蛋白的复合物，比如包被 M2 抗原（从猪心中分离的丙酮酸脱氢酶）和重组蛋白 BPO（包括 BCOADC-E2、PDC-E2、OGDC-E2 的 3 个硫辛酰基结合功能区），实验数据证实同时包被天然 M2 抗原和重组蛋白 BPO 检测 M2-3E 抗体时，其灵敏度较单独包被天然 M2 抗原的检测方法要高。

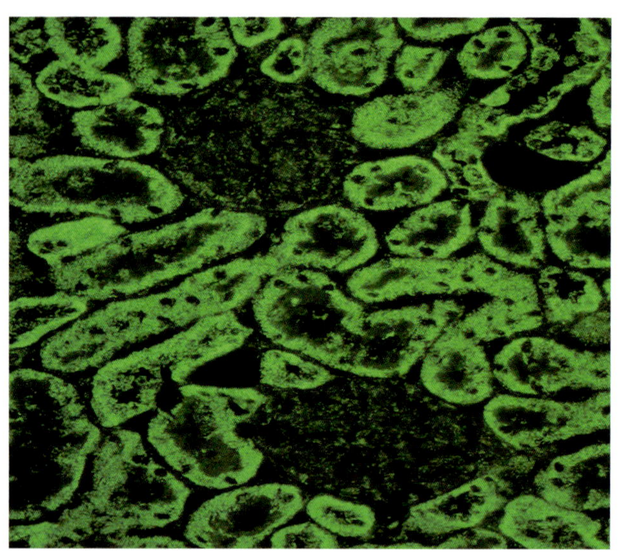

图 15-26　AMA 荧光模式（鼠肾）

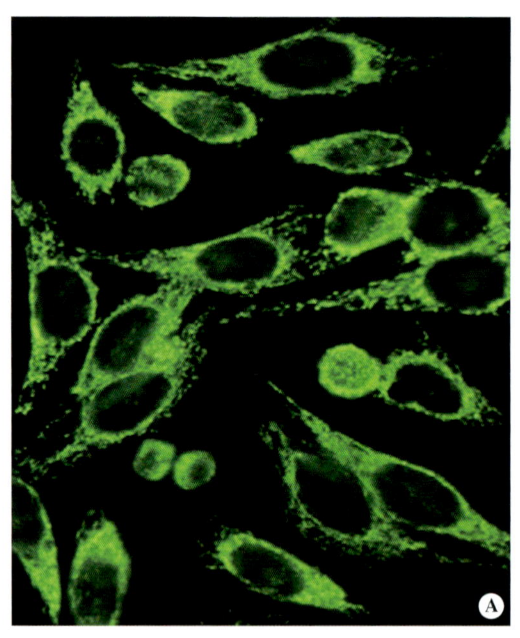

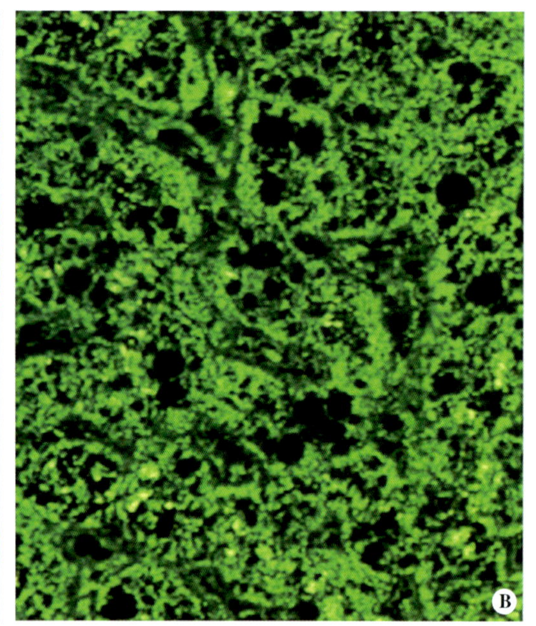

图 15-27　AMA 荧光模式

A. HEp-2 细胞；B. 猴肝

AMA 是 PBC 诊断的最特异性标志物，存在于多达 90% 的 PBC 患者血清中，并且可能早于 PBC 发病前的数年出现，对 PBC 的早期诊断具有重要意义。AMA 的存在也是目前正在使用并在国际上被广泛接受的 PBC 3 个诊断标准之一。但是，在其他疾病中，AMA 也可呈阳性。有证据表明在慢性丙型肝炎、系统性红斑狼疮、类风湿关节炎等疾病中可以检测到 AMA，但是抗体滴度水平通常较低。

（二）临床意义

AMA-M2、M4、M8 和 M9 抗体是 PBC 的特征性自身抗体。针对 M2 抗原的自身抗体是 PBC 诊断的高特异性（约 98%）和高敏感度（约

93%）的血清学标志物。在PBC患者中，M2抗体的检出率可达96%，而M4、M8和M9抗体的检出率低于这一水平（分别为55%、55%和37%～82%）。M4和M8抗体通常与M2抗体共存。目前的证据表明，M4抗体是PBC恶化发展的指征。M9抗体主要在PBC患者发病早期出现。在M9抗体阳性的患者中，有些病例还没有产生标志性M2抗体，而且M9抗体以IgM为主（超过90%）。在M2抗体阳性的患者中，M9抗体的检出率为37%，其中50%的个体仅表达IgM抗体。M9抗体也可能与PBC较为缓和的病情发展相关。

AMA抗体的检测对于PBC的诊断有重要的参考价值。但是，在其他疾病中，AMA也可呈阳性。低浓度的M2抗体也可在其他慢性肝脏疾病和进行性系统性硬化的患者血清中检测到（30%、7%～25%），并且M2抗体阳性的系统性硬化患者罹患重叠综合征的风险增大。M9抗体可在其他肝炎患者（比如药物性肝炎）中检测到（3%～10%）。研究证实在进行性系统性硬化症、干燥综合征、夏普综合征、类风湿关节炎、系统性红斑狼疮中可以检测到M1抗体（5%～50%），而M1抗体在梅毒（反映疾病活动性）中的检出率则高达100%。M7抗体可在急性心肌炎和心肌病中检测到，检出率分别为60%和30%。而异丙烟肼引起的药物性肝炎中M6抗体，以及假性红斑狼疮综合征中M3抗体的检出率均高达100%。

（三）测定方法

间接免疫荧光法是检测AMA的经典方法，也可用酶联免疫吸附法、免疫印迹法、胶体金免疫层析法进行检测。

（四）国家行业标准

暂无。

（五）试剂介绍

1. 抗M2-3E抗体IgG检测试剂盒（酶联免疫吸附法）[国食药监械（进）字2012第2403167号]

（1）原理：本试剂盒基于酶联免疫吸附法，体外定量或半定量检测人血清或血浆中抗M2-3E抗体。

微孔板包被的抗原是丙酮酸脱氢酶和重组融合蛋白的混合物。重组融合蛋白在*E.coli*中表达，包含支链2-酮酸脱氢酶（BCOADH）、丙酮酸脱氢酶（PDH）和2-酮戊二酸脱氢酶（OGDH）E2亚基的抗原位点，故而称为3E（BPO）。

（2）标本类型：人血清或EDTA、肝素、枸橼酸盐抗凝的血浆。

（3）参考范围：检测了年龄在19～68岁健康献血员血清（*n*=400，其中女性149、男性251）中抗M2抗体水平，结果显示不同年龄和性别人群之间抗M2抗体水平没有差异，分布在0.2～15.9RU/ml范围内，均值为3.9RU/ml（*s*为±3.2RU/ml）。以20RU/ml作为cut-off值，所有的献血员血清中抗M2抗体阴性。

（4）注意事项：血红蛋白浓度为10mg/ml的溶血、三酰甘油浓度为20mg/ml的脂血、胆红素浓度为0.4mg/ml的黄疸对检测结果没有干扰。

（5）储运条件：2～8℃保存，不要冰冻。未开封前，除非特别说明，试剂盒中各成分自生产日起可稳定1年。

（6）性能指标

1）线性：通过检测高抗体浓度样本的稀释系列来研究该试剂的线性，采用线性回归的方法计算线性相关系数r^2，结果显示$r^2>0.95$。本检测系统的线性范围为10～159RU/ml。

2）检出限：检出限的定义为阴性样本检测结果的均值加上3倍标准差，也就是所能检出抗体的最小滴度。本检测系统最低检出限约为1.1RU/ml。

3）重复性：通过检测4份不同抗体浓度的血清计算批内和批间的变异系数（CV）以确定该试剂的重复性。批内检测的CV基于20次检测的结果，为1.6%～3.1%；批间检测的CV则基于不同6天，每天4次检测的结果，为3.0%～8.6%。

4）临床灵敏度和特异性：用本检测系统检测170份PBC患者血清，589份其他疾病对照组血清和400份健康献血者血清，结果显示对于PBC的灵敏度为92.9%，特异性为97.8%。在其他疾病（如自身免疫性肝炎、系统性硬化症、系统性红斑狼疮和干燥综合征）PBC重叠综合征患者血清中也可检测到抗M2抗体。

2. 抗线粒体抗体IgAGM检测试剂盒（间接免疫荧光法）[浙食药监械（准）字2013第2400628号]

（1）原理：本试剂盒基于间接免疫荧光法，

体外定性检测人血清 / 血浆中的抗线粒体抗体（AMA）、AMA-M2 和抗平滑肌抗体（ASMA）。

每个反应区有 6 张生物薄片，分别包被大鼠肾、小鼠肾、大鼠胃、小鼠胃、AMA-M2 抗原和 HEp-2 细胞，基质联合检测患者样本中的抗线粒体抗体、抗平滑肌抗体和 AMA-M2。

（2）标本类型：人血清或 EDTA、肝素、枸橼酸盐抗凝的血浆。

（3）参考范围：抗体滴度＜ 1 ： 100。

（4）注意事项：溶血、脂血和黄疸血样不影响实验。

（5）储运条件：2 ～ 8℃保存，避免冷冻。自生产日起，未开封前，试剂盒可稳定至 18 个月。

（6）性能指标

1）检测范围：本试剂盒检测系统的起始稀释度为 1 ： 100。待检样本可以进一步地 10 倍稀释，如 1 ： 1000、1 ： 10 000 等。没有检测上限。

2）批内差异：用 2 份特征性血清对同一批号的产品进行检测，每份血清检测 10 次。比较阳性血清检测的结果，要求特异性荧光强度基本一致，阴性血清检测的结果为阴性。

3）批间差异：用 2 份特征性血清对 3 个批号的产品进行检测，比较阳性血清检测的结果，要求特异性荧光强度基本一致，阴性血清检测的结果为阴性。

4）特异性和敏感性：以大鼠肾和小鼠肾为基质，检测 AMA 的灵敏度和特异性均为 100%；以大鼠胃和小鼠胃为基质，检测 ASMA 的灵敏度和特异性均为 100%；以 AMA-M2 抗原为基质，检测 AMA-M2 的灵敏度和特异性分别为 96% 和 98%。

3. 抗线粒体谱抗体 IgG/IgM 检测试剂盒（欧蒙斑点法）［国食药监械（进）字 2013 第 2402892 号］

（1）原理：本试剂盒基于免疫印迹法，体外定性检测人血清或血浆中抗 M2、M4 和 M9 三种抗原 IgG 和 IgM 类抗体。

检测膜条上平行包被了高度纯化的抗原：M2 抗原（丙酮酸脱氢酶）、M4 抗原（亚硫酸盐氧化酶）和 M9 抗原（糖原磷酸化酶）。

（2）标本类型：人血清或 EDTA、肝素、枸橼酸盐抗凝的血浆。

（3）参考范围：检测了一组健康献血员（n=51）血清，所有献血员血清中抗 M2 和 M4 抗体均为阴性，其中 2% 的献血员血清中抗 M9 抗体阳性。

（4）注意事项

1）交叉反应：所用抗原的质量（抗原和抗原来源）确保了检测系统的高特异性。该欧蒙斑点法检测试剂可特异检测 IgG 和 IgM 类抗 AMA-M2、M4 和 M9 抗体，未发现与其他自身抗体之间的交叉反应。

2）干扰因素：血红蛋白浓度＜ 5mg/ml 的溶血、三酰甘油浓度＜ 20mg/ml 的脂血和胆红素浓度＜ 0.4mg/ml 的黄疸对检测结果没有影响。

（5）储运条件：2 ～ 8℃保存，避免冷冻。未开封前，除非特别说明，试剂盒自生产日起可稳定 18 个月。

（6）性能指标

1）检测范围：欧蒙斑点法是一种定性检测方法，没有检测范围，样本稀释度为 1 ： 101。

2）批内和批间差异：用典型样本对不同批号的产品进行检测来研究该试剂的批间差异，而批内差异则通过用典型样本对同一批号的产品进行检测。每次实验，抗原带着色的深浅都在规定的范围内，表明该欧蒙斑点法试剂具有很好的批内和批间重复性。

3）特异性：用本检测系统检测一组健康献血员血清（n=51）。该欧蒙斑点法对抗 AMA-M2 和 M4 抗体的特异性为 100%，对抗 AMA-M9 抗体的特异性为 98%。

4）阳性发生率：用本检测系统检测原发性胆汁性肝硬化（PBC）患者血清，这些血清间接免疫荧光法检测的结果为 AMA 阳性。检测结果显示：PBC 患者血清中抗 M2 抗体的阳性发生率为 100%，抗 M4 和 M9 抗体的阳性发生率分别为 45% 和 9%。

4. 自身免疫性肝病相关抗体谱 IgAGM 检测试剂盒（间接免疫荧光法）［浙食药监械（准）字 2013 第 2400695 号］

（1）原理：该试剂盒基于间接免疫荧光法，体外检测人血清 / 血浆中的抗核抗体（ANA）、抗线粒体抗体（AMA）、抗平滑肌抗体（ASMA）、抗肝肾微粒体抗体（LKM 抗体）、抗胃壁细胞抗体和抗横纹肌抗体。

每个反应区有7张生物薄片，分别包被HEp-2细胞、猴肝、大鼠肾、大鼠肝、猴胃、猴心和猴骼腰肌，基质联合检测患者样本中的ANA、AMA、ASMA、LKM抗体，抗胃壁细胞抗体和抗横纹肌抗体。

(2) 标本类型：人血清或EDTA、肝素、枸橼酸盐抗凝的血浆。

(3) 参考范围：通过检测健康献血员血清中相应自身抗体的滴度确定参考范围：抗体滴度小于1 ：100。

(4) 注意事项：溶血、脂血和黄疸血样不影响实验。

(5) 储运条件：2～8℃保存，避免冷冻。自生产日起，未开封前，试剂盒可稳定至18个月。

(6) 性能指标

1) 检测范围：本试剂盒检测系统的起始稀释度为1 ：100。待检样本可以进一步地10倍稀释，如1 ：1000、1 ：10000等。没有检测上限。

2) 批内差异：用2份特征性血清对同一批号的产品进行检测，每份血清检测10次。比较阳性血清检测的结果，阳性血清检测的结果显示特异性荧光强度基本一致，阴性血清检测的结果为阴性。

3) 批间差异：用2份特征性血清对3个批号的产品进行检测，每份血清检测10次。比较阳性血清检测的结果，阳性血清检测的结果显示特异性荧光强度基本一致，阴性血清检测的结果为阴性。

4) 特异性和灵敏度：以HEp-2细胞为基质，检测ANA的特异性和敏感性为100%和100%；以猴肝为基质，检测ANA的特异性和敏感性为97%～98%和81%～100%；以大鼠肝为基质，检测ANA和LKM抗体的特异性和敏感性为100%和59%～100%；以大鼠肾为基质，检测AMA和LKM抗体的特异性和敏感性为100%和100%；以大鼠胃为基质，检测ASMA的特异性和敏感性为100%和100%；以猴胃为基质，检测抗PCA抗体的特异性和敏感性为98%和91%；以猴骼腰肌为基质，检测抗横纹肌抗体的特异性和敏感性为100%和100%。

5. 自身抗体谱IgG检测试剂盒（间接免疫荧光法）［浙食药监械（准）字2013第2400624号］

(1) 原理：本试剂盒基于间接免疫荧光法，体外定性检测人血清/血浆中的抗核抗体（ANA）、抗线粒体抗体（AMA）、抗平滑肌抗体（ASMA）、抗双链DNA抗体、抗肝肾微粒体抗体（LKM抗体）和抗横纹肌抗体。

每个反应区有12张生物薄片，分别包被HEp-2细胞、大鼠肝、大鼠肾、大鼠胃、HEp-20-10细胞、小鼠肝、小鼠肾、小鼠胃、猴肝、猴心、猴骼腰肌和绿蝇短膜虫鞭毛虫，基质联合检测患者样本中的ANA、AMA、ASMA、LKM抗体，抗双链DNA抗体和抗横纹肌抗体。

(2) 标本类型：人血清或EDTA、肝素、枸橼酸盐抗凝的血浆。

(3) 参考范围：通过检测健康献血员血清中相应自身抗体的滴度确定参考范围，抗体滴度＜1 ：100（抗双链DNA抗体为＜1 ：10）。

(4) 注意事项：溶血、脂血和黄疸血样不影响实验。

(5) 储运条件：2～8℃保存，避免冷冻。自生产日起，未开封前，试剂盒可稳定至18个月。此外，荧光二抗对光敏感，请避光保存。

(6) 性能指标

1) 检测范围：本试剂盒检测系统的起始稀释度为1 ：100。待检样本可以进一步地10倍稀释，如1 ：1000、1 ：10 000等。没有检测上限。

2) 批内差异：用2份特征性血清对同一批号的产品进行检测，每份血清检测10次。比较阳性血清检测的结果，要求特异性荧光强度基本一致，阴性血清检测的结果为阴性。

3) 批间差异：用2份特征性血清对3个批号的产品进行检测，比较阳性血清检测的结果，要求特异性荧光强度基本一致，阴性血清检测的结果为阴性。

4) 特异性和灵敏度：以HEp-2细胞为基质，检测ANA的特异性和敏感性为100%和100%；以HEp-20-10细胞为基质，检测ANA的特异性和敏感性为96%和100%；以猴肝为基质，检测ANA的特异性和敏感性为97%和81%；以大鼠肝为基质，检测ANA和LKM抗体的特异性和敏感性为100%和59%～100%；以小鼠肝为基质，检测ANA的特异性和敏感性为100%和100%；以大鼠肾为基质，检测AMA和LKM抗体的特异性和敏感性为100%和100%；以小鼠肾为基质，检测 AMA 和 LKM 抗体的特异性和敏感性为 100% 和 100%；以大鼠胃和小鼠胃为基质，检测 ASMA 的特异性和敏感性为 100% 和 100%；以猴骼腰肌为基质，检测抗横纹肌抗体的特异性和敏感性为 100% 和 100%；以绿蝇短膜虫为基质，检测抗 dsDNA 抗体的特异性和敏感性为 100% 和 91%。

6. 自身免疫性肝病 IgG 类抗体检测试剂盒（欧蒙印迹法）[CFDA(I)2014 240 3916] 详见“抗 gp210 抗体”。

七、抗 Sp100 抗体

（一）概述

1987 年 Szostecki 等发现一个大约 100kDa 的靶抗原，应用免疫荧光法检测时，该抗原与 PBC 患者血清反应可以呈现出多重核点的荧光模式，命名为 Sp100。随后的研究也证实了 PBC 患者血清中抗 Sp100 抗体的存在，并且也发现抗 Sp100 抗体与其靶抗原反应可以呈现特征性的多重核点荧光模式（图 15-28）。

Sp100 为可溶性酸性磷酸化核蛋白，特异性地位于细胞核。抗 Sp100 抗体识别 Sp100 蛋白中至少三个非重叠区域，主要位于羧基末端，并且其中 2 个 16 ～ 20 个氨基酸的伸支可能是主要的抗原结合位点。

抗 Sp100 抗体是 PBC 的特异性抗体，在 PBC 患者中的检出率为 15% ～ 31%。另外，在 AMA- M2 阴性的 PBC 患者中也可检测到抗 Sp100 抗体，因此对于 AMA 阴性 PBC 患者的诊断也具有重要意义。

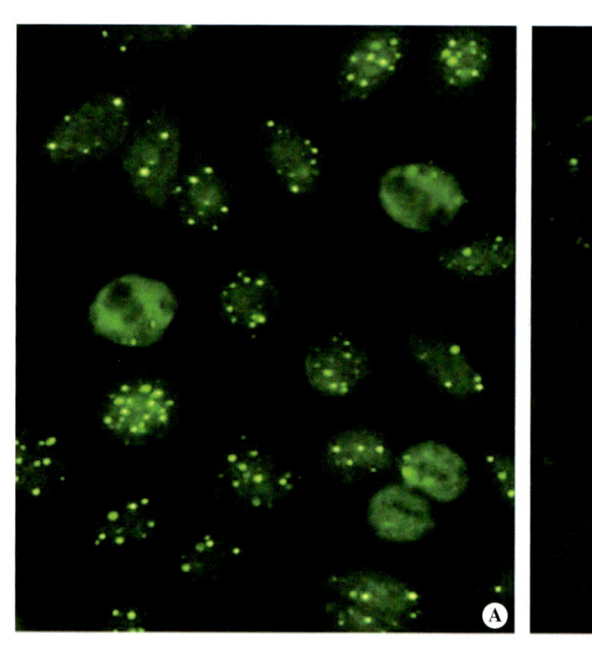

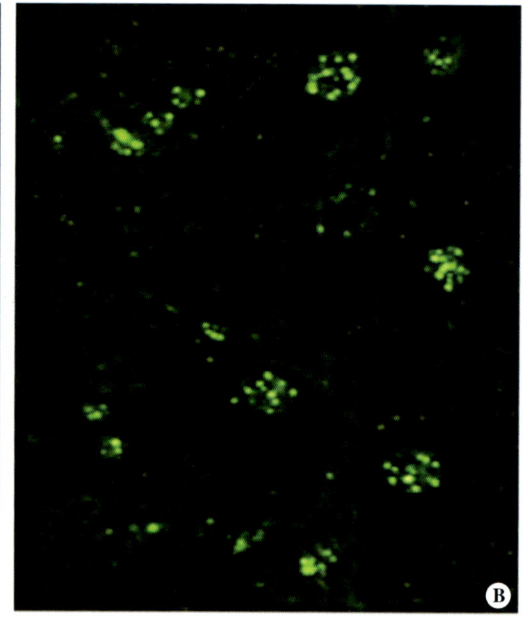

图 15-28　核点型荧光模式

A. HEp-2 细胞；B. 猴肝

（二）临床意义

抗 Sp100 抗体对 PBC 患者具有高特异性 (98%)，在 PBC 中的阳性率为 30% 左右，在其他自身免疫性或者风湿性疾病中的出现率仅为 3%，对于 PBC 的诊断有重要意义。

抗 Sp100 抗体在 AMA-M2 阴性的 PBC 患者中的阳性率有 60%，对于 AMA 阴性的 PBC 患者的诊断具有重要意义。

也有研究发现，抗 Sp100 抗体在非 PBC 患者血清中的阳性率高于以往的报道，尤其在 SLE 患者中阳性率较高。

（三）测定方法

抗 Sp100 抗体的检测可采用间接免疫荧光法和重组抗原的免疫印迹法。

（四）国家行业标准

暂无。

（五）试剂介绍

1. 抗核抗体 IgG 检测试剂盒（间接免疫荧光法）［浙食药监械（准）字 2013 第 2400625 号］ 详见“抗核抗体”。

2. 自身免疫性肝病 IgG 类抗体检测试剂盒（欧蒙印迹法）［CFDA（I）2014 240 3916］ 详见“抗 gp210 抗体”。

八、抗 PML 抗体

（一）概述

抗 PML 抗体最先在 PBC 患者中发现，也可见于其他自身免疫性疾病，但阳性率明显低于 PBC，同时在正常人群中为阴性。Zuchner 等报道显示抗 PML 抗体在 PBC 中的检出率大概为 19%。

PML 蛋白为细胞转化和生长的抑制蛋白，通常异常表达于早幼粒细胞白血病细胞中。PML 与 Sp100 蛋白均是核体的组分蛋白，因此两者之间密切相关。

抗 PML 抗体的检测可以采用间接免疫荧光法，但是在同时存在抗着丝点抗体（CENP A 和 CENP B）的情况下，抗 PML 抗体的荧光模式会变得不是特别清晰。因此，抗 PML 抗体的检测现多采用基于重组抗原的酶联免疫吸附法和免疫印迹法等。

抗 PML 抗体通常出现在抗 Sp100 抗体阳性的 PBC 患者血清中，Sternsdorf 等研究发现在大多数抗 Sp100 抗体阳性的 PBC 患者中可见检测到抗 PML 抗体，并且这两种抗体阳性的患者往往病情进展快，预后不佳。

（二）临床意义

抗 PML 抗体是 PBC 的特异性抗体，在 PBC 中单位检出率大概为 20%。另外，抗 PML 抗体通常出现在抗 Sp100 抗体阳性的 PBC 患者血清中，并且这两种抗体阳性的患者往往病情进展快，预后不佳。

（三）测定方法

抗 PML 抗体的检测可采用间接免疫荧光法和重组抗原的免疫印迹法和酶联免疫吸附法。

（四）国家行业标准

暂无。

（五）试剂介绍

1. 抗核抗体 IgG 检测试剂盒（间接免疫荧光法）［浙食药监械（准）字 2013 第 2400625 号］ 详见“抗核抗体”。

2. 自身免疫性肝病 IgG 类抗体检测试剂盒（欧蒙印迹法）［CFDA（I）2014 240 3916］ 详见“抗 gp210 抗体”。

九、抗 gp210 抗体

（一）概述

1985 年 Ruffati 等应用免疫荧光法在 28.57%（18/63）的 PBC 患者血清中发现了一种自身抗体，该抗体可在核外周形成特征性的荧光模式（图 15-29）。之后的研究证实上述 PBC 患者血清中的自身抗体识别的是一个大约 200kDa 的靶抗原。随后，这个靶抗原被鉴定是核孔膜蛋白 gp210。

gp210 是位于核孔膜的一种整合蛋白，哺乳动物 gp210 蛋白包括一个由 1808 个氨基酸组成的氨基末端区（位于核周腔，是内质网内腔的组成部分），一个单一的跨膜区和一个由 58 个氨基酸组成羧基末端尾巴（面对核孔复合体）。大多数 PBC 患者中的抗 gp210 抗体被证实是识别 gp210 蛋白羧基末端尾巴的一个由 15 个氨基酸组成的伸支。之后，两项研究应用重组蛋白或者化学合成肽段的酶联免疫吸附法证实了上述结果。另外一项研究发现有些 PBC 患者中的抗 gp210 抗体也可识别 gp210 蛋白氨基末端内质网内腔区域的糖基化区段。

抗 gp210 抗体是 PBC 的高度特异性抗体，在 PBC 患者中的检出率为 26% 左右。在 AMA-M2 阴性的 PBC 患者中也可检测到抗 gp210 抗体，因此对于 AMA 阴性 PBC 患者的诊断也具有重要意义。另外，研究证实抗 gp210 抗体对 PBC 的治疗及预后具有重要的评估意义。

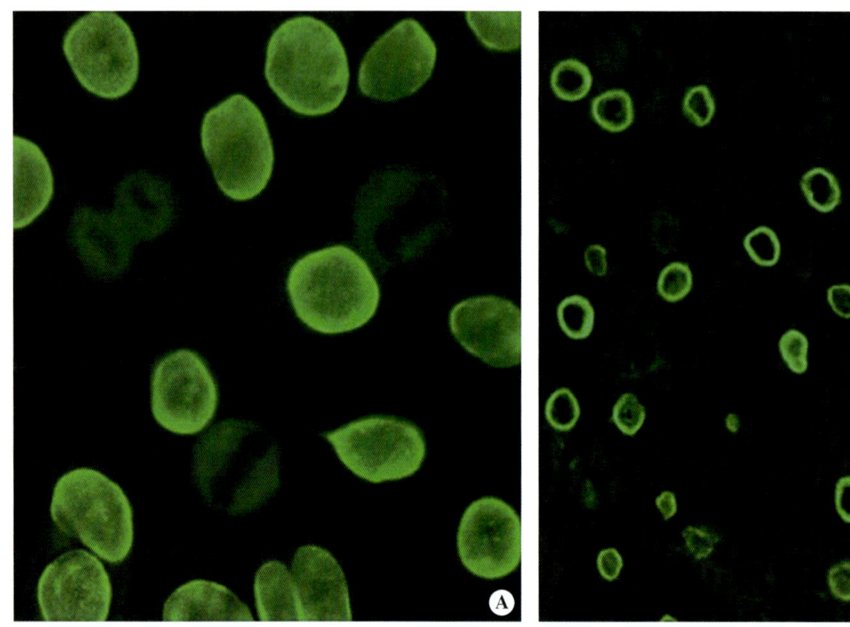

图 15-29 核膜型荧光模式

A. HEp-2 细胞；B. 猴肝

（二）临床意义

抗 gp210 抗体对 PBC 患者具有高特异性（95%），在 PBC 中的阳性率为 26% 左右，在其他自身免疫性肝病中（如 AIH）的出现率仅为 4%，对于 PBC 的诊断有重要意义。

抗 gp210 抗体在 AMA-M2 阴性的 PBC 患者中的阳性率为 50%，对于 AMA 阴性的 PBC 患者的诊断具有重要意义。

抗 gp210 抗体阳性的 PBC 患者进展为肝衰竭的发生率明显高于抗体阴性的 PBC 患者，表明抗 gp210 抗体与疾病活动性密切相关，抗体阳性常提示预后不良。

（三）测定方法

抗 gp210 抗体的检测可采用间接免疫荧光法和重组抗原的免疫印迹法。

（四）国家行业标准

暂无。

（五）试剂介绍

1. 抗核抗体 IgG 检测试剂盒（间接免疫荧光法）[浙食药监械（准）字 2013 第 2400625 号]

详见“抗核抗体”。

2. 自身免疫性肝病 IgG 类抗体检测试剂盒（欧蒙印迹法）[国食药监械（进）字 2014 第 2403916 号]

(1) 原理：本试剂盒基于免疫印迹法，体外定性检测人血清或血浆中抗 AMA-M2、M2-3E、Sp100、gp210、LKM-1、LC-1、SLA/LP 和 Ro52 共 8 种抗原的免疫球蛋白 G 类抗体。PML 的检测结果仅供研究，不用于临床诊断。

检测膜条上平行包被了高度纯化的抗原：AMA-M2（从牛心脏纯化分离的天然抗原，主要组分为 PDHE2 亚单位）、M2-3E（BPO，主要包括 BCOADH，PDH 和 OGDH 的 E2 亚单位）、Sp100、PML、gp210、LKM-1 抗原（细胞色素 P450 Ⅱ D6）、LC-1 抗原和 SLA/LP。

(2) 标本类型：人血清或 EDTA、肝素、枸橼酸盐抗凝的血浆。

(3) 参考范围：检测健康献血者血清（n=50）中抗肝特异性抗原抗体结果显示健康人血清无相应的抗体。

(4) 注意事项

1) 交叉反应：高质量抗原（抗原和抗原的来源）确保了检测系统的高特异性。该欧蒙印迹法特异性地检测 IgG 型抗 AMA-M2、M2-3E、Sp100、PML、gp210、LKM-1、LC-1、SLA/LP、Ro-52 抗体。未发现与其他自身抗体的交叉反应。

2）干扰：血红蛋白浓度＜ 5mg/ml 的溶血、三酰甘油浓度＜ 20mg/ml 的脂血和胆红素浓度＜ 0.4mg/ml 的黄疸对检测结果没有影响。

(5) 储运条件：2 ～ 8℃保存，避免冷冻。未开封前，除非特别说明，试剂盒自生产日期可稳定 18 个月。

(6) 性能指标

1）检测范围：欧蒙印迹法为定性检测方法，不提供检测范围，样本稀释度为 1 ∶ 101。

2）批内和批间差异：通过比较多个样本在相同批号产品内多次检测结果的差异来研究批内差异；批间差异为用不同批号产品对同一样本进行检测所得的差异。每一次实验，抗原带着色的深浅都在额定范围内。该欧蒙印迹法试剂具有良好的批内和批间重复性。

3）研究：用欧蒙检测系统检测了临床确诊的 170 份 PBC 患者血清、49 份 AIH 患者血清、200 份病毒性肝炎（HCV 或 HBV）患者血清和 50 份健康献血者血清中的抗 AMA-M2、M2-3E(BPO)、Sp100、PML、gp210 抗体。94% 的 PBC 患者血清中至少有一个抗体阳性。

4) PBC 患者血清组（n=170）检测结果显示：抗 AMA-M2、M2-3E(BPO)、Sp100、PML、gp210 抗体总临床灵敏度为 94%，特异性为 99%（病毒性肝炎和健康献血者的血清组，n=250）。

5）抗 Ro-52 抗体不是疾病特异性抗体，在肌炎、硬皮病和其他胶原病患者血清中也可出现阳性。例如，硬皮病患者（n=20）中抗 Ro-52 抗体阳性率为 35%。此外，Liakso 等报道 45 个抗 SLA/LP 抗体阳性的自身免疫性肝炎患者中有 44 个出现抗 Ro-52 抗体。

6）其他研究：用欧蒙检测系统检测了 454 例从世界 4 个中心收集到的自身免疫性肝炎患者样本中的抗 SLA/LP 抗体。在世界范围内 AIH 患者中抗 SLA/LP 抗体阳性发生率为 5% ～ 19%，似乎低于日本的阳性发生率。此外，检测了 24 例抗 LKM-1 抗体阳性的 AIH（Ⅱ型）患者样本和 26 例原发性胆汁性肝硬化患者样本中抗肝抗原抗体水平，以 109 例其他肝病患者样本和 57 例健康献血员样本作为对照组，研究结果显示抗 SLA/LP 和 LC-1 抗体对 AIH 的特异性为 100%，而抗 LKM-1 抗体在 AIH 和病毒性肝炎中都有发生。

十、抗组织蛋白酶 G 抗体

（一）概述

抗组织蛋白酶 G(cathepsin G，Cath G，分子质量为 23.5kDa）由 Halbqachs-Mecareli 等在 IBD 中发现。与弹性蛋白酶一样，组织蛋白酶 G 也是中性粒细胞中嗜苯胺蓝颗粒中除 PR3 以外的两种丝氨酸蛋白酶，与 PR3 存在氨基酸序列同源性，具有蛋白水解酶活性。通常情况下，这些蛋白酶通过与胞质颗粒中的多糖基质结合而固定于胞质中，只有在吞噬过程中才释放出来。该蛋白酶不但能降解结缔组织蛋白，如弹性蛋白、胶原蛋白、蛋白聚糖和纤粘连蛋白，还能引起血管紧张素Ⅰ转化为血管紧张素Ⅱ。

（二）临床意义

抗组织蛋白酶 G 抗体与多种自身免疫性疾病相关，在自身免疫性肝炎、原发性胆汁性肝硬化、克罗恩病和溃疡性结肠炎中均有检出。

详见表 15-7 不同疾病中的 ANCA 及其靶抗原。

（三）方法学原理

目前该项目常见的免疫学测定方法是间接免疫荧光法和酶联免疫吸附法。

（四）国家行业标准

暂无。

（五）试剂介绍

1. 抗中性粒细胞胞质抗体 IgG 检测试剂盒（间接免疫荧光法）［浙食药监械（准）字 2013 第 2400626 号］ 详见“抗中性粒细胞胞质抗体”。

2. 抗中性粒细胞胞质抗体谱 IgG 检测试剂盒（酶联免疫吸附法）［国食药监械（进）字 2013 第 2404495 号］ 详见“抗中性粒细胞胞质抗体”。

（郭桂杰　李冬冬　张柳燕　刁智娟　卢　洁　李　惠）

第三节　神经系统疾病相关自身抗体

一、抗 Hu 抗体

（一）概述

抗 Hu 抗体是 Graus 等于 1985 年首次在 1 例副瘤性神经综合征（paraneoplastic neurological syndromes，PNS）患者的血清和脑脊液中发现的一种既能与患者肿瘤结合又能与中枢神经系统的神经细胞结合的自身抗体。抗 Hu 抗体由患者 Hull 的前两个字母命名，其别名抗神经元细胞核抗体 1 型（anti-neuronal nuclear autoantibody，type 1，ANNA-1），该别名由免疫组化染色方法的首字母（ANNA，即抗核神经元核抗体）命名。

自身抗原 Hu 是一组神经核蛋白家族，包括 HuD、HuC/ple21、Hel-N1 和 Hel-N2，各种核蛋白的区别是 mRNA 不同变异拼接的结果。这些蛋白是核 RNA 结合蛋白，带有 3 个 RNA 识别亚基。正常情况下这些蛋白仅在中枢神经元和周围神经元内表达，分子质量在 35 ～ 40kDa。研究认为这些蛋白可以调节细胞周期，特别是在早期神经元的发育和存活中起作用。HuD 和 Hel-N1 能够与瞬时表达的 mRNAs 3′端非翻译区的调控部位结合，从而调节神经元的生长发育。

抗 Hu 抗体是最常见、研究最广泛的副瘤性神经元自身抗体（paraneoplastic neurological autoantibodies，PNAs）。一旦抗 Hu 抗体出现，通常在血清中有较高滴度。仅 16% 的小细胞肺癌患者中存在低滴度的抗体，且患者没有神经系统表现。但抗体的滴度与疾病的严重程度并无相关性。

检测抗 Hu 抗体的金标准方法是采用不同的灵长类动物的冰冻组织（小脑、小肠）切片作为基质的间接免疫荧光法（IIFT）。IIFT 检测抗 Hu 抗体具有较高的灵敏度，而且荧光模式典型，结果可靠；其局限性在于，有时荧光模式会受到其他同时存在的自身抗体的影响而难以鉴别，特别是抗核抗体（29%）和抗线粒体抗体（15%），且抗线粒体抗体的滴度可以相当高，以至于掩盖了抗 Hu 抗体的染色。染色模式提示抗 Hu 抗体的特异性，但必须被特异性的分析证实，推荐应用小脑组织进行 Western 印迹分析以证实其特异性。重组的 Hu 抗原的标准化商业试剂盒应用相当简便，现在已经可以获得。

（二）临床意义

抗 Hu 抗体是 PNS 的诊断标志物，抗原抗体反应不仅可以几乎 100% 证实副瘤的病因，而且也与特异性肿瘤密切相关，而该肿瘤在此之前未能检出。因此，PNS 自身抗体检测对于早期阶段肿瘤的诊断非常有意义。

80% 的抗 Hu 抗体阳性的 PNS 患者与小细胞肺癌（small-cell lung carcinoma，SCLC）相关。其他相关的肿瘤包括神经母细胞瘤、前列腺肿瘤、横纹肌肉瘤、精原细胞瘤和胆囊腺癌。男性患者抗 Hu 抗体更常见。SCLC 患者中，大多数表现为感觉神经病，50% 表现为边缘性脑炎，23% 表现为抗体阳性的副肿瘤性小脑共济失调。16% 的 SCLC 患者中发现低滴度的抗 Hu 抗体，并无神经系统的表现。

抗 Hu 抗体的检测与视网膜病，集中在脑干、小脑及大脑边缘系统的脑炎，局限型癫痫，眼肌阵挛性运动失调症，菱脑炎，锥体外系运动综合征，小脑变性，脊髓炎，自主、易感、感觉性神经病，单发性神经病变，运动神经综合征，Eaton-Lambert 肌无力综合征等神经系统综合征的诊断相关。

抗 Hu 抗体的检测除了对不明病因的神经系统病变及 PNS 的诊断十分重要，对病程监控及疗效监测也都十分重要。

（三）测定方法

抗 Hu 抗体的检测方法包括经典的间接免疫荧光法和免疫印迹法。

（四）国家行业标准

暂无。

（五）试剂介绍

详见“抗 Amphiphysin 抗体”。

二、抗 Ri 抗体

（一）概述

抗神经元核抗体（anti-neuronal nuclear autoantibody，ANNA）分为 1 型（ANNA-1）、2 型（ANNA-2）和 3 型（ANNA-3）。1 型又称为抗 Hu 抗体，2 型又称为抗 Ri 抗体。抗 Ri 抗体是在副肿瘤综合征中发现的，与腭肌张力障碍、喉痉挛及乳腺癌相关。

自身抗原 Ri 由 55kDa 和 80kDa 的两种神经元蛋白组成，仅表达于中枢神经系统的神经元和肿瘤。该抗原是高度保守的神经元特异性 RNA 结合蛋白：Nova-1 和 Nova-2。Nova-1 有 3 个 RNA 识别亚基，与 hnRNP K 的 KH 亚基具有同源性。抗 Ri 抗体结合于其中的一个 RNA 识别亚基，从而使得 Nova-1 与 RNA 的结合受到抑制。

相对抗 Hu 抗体，抗 Ri 抗体更少见；同抗 Hu 抗体一样，同属于 PNAs，PNS 的诊断标志物。

检测抗 Ri 抗体的金标准方法是采用不同的灵长类动物的冰冻组织（小脑）切片作为基质的间接免疫荧光法。其在小脑基质上的荧光染色表现与抗 Hu 抗体相似，可采用小肠基质与抗 Hu 抗体相鉴别，抗 Ri 抗体不会在小肠基质上出现肠肌层神经元的染色。重组的 Nova 蛋白可以用于证实抗体的特异性。

（二）临床意义

抗 Ri 抗体是 PNS 的诊断标志物，但相对少见，75% 的患者与乳腺肿瘤或 SCLC 相关。其他相关肿瘤包括卵巢癌、输卵管癌和子宫癌。男女比例为 1 ∶ 2，主要累及 35 岁以上的患者。有报道称该抗体可以存在于无 PNS 的卵巢癌肿瘤患者中。尽管 30% 的抗 Ri 抗体阳性患者在 PNS 发生后数月即需要坐轮椅，但同存在抗 Hu 抗体和抗 Yo 抗体的患者相比，患者的预期生存期更长。抗 Ri 抗体阳性的 PNS 临床特征包括明显的躯干性共济失调和眼球活动障碍（眼球阵挛 / 肌阵挛），通常称为副肿瘤性眼球阵挛性共济失调或副肿瘤性眼球阵挛肌阵挛共济失调。检出抗 Ri 阳性应首先排除乳腺肿瘤和 SCLC，即使没有发现肿瘤，也需要密切随访，警惕隐匿性肿瘤的存在。

抗 Ri 抗体的检测与眼肌阵挛性运动失调症、菱脑炎的诊断相关。

抗 Ri 抗体的检测除了对不明病因的神经系统病变及 PNS 的诊断十分重要，对病程监控及疗效监测也都十分重要。

（三）测定方法

抗 Ri 抗体的检测方法包括经典的间接免疫荧光法和免疫印迹法。

（四）国家行业标准

暂无。

（五）试剂介绍

详见“抗 Amphiphysin 抗体”。

三、抗 Yo 抗体

（一）概述

1983 年，首先报道了抗浦肯野细胞抗体（anti-purkinje cell antibody，PCA）与副肿瘤性小脑变性（paraneoplastic cerebellar degeneration，PCD）和妇科肿瘤的相关性。这一报道在 1985 年被进一步证实，且抗体被命名为抗 Yo 抗体。1997 年，霍奇金病并发 PCD 患者的 PCA 抗体的特征被发现，这一抗体被命名为抗 Tr 抗体，又称 PCA-Tr，而事实上早在 20 年前，作者就已经报道了 1 例霍奇金病并发 PCD 患者存在抗浦肯野细胞抗体。2000 年，另外一种抗浦肯野细胞抗体 PCA2 被描述。目前，PCA 包括共 4 种抗体：抗 Yo 抗体（PCA1）、PCA2、抗 Tr 抗体和新近发现的一种抗浦肯野细胞质的 Rho-GTP 酶激活蛋白 26 的抗体。

浦肯野细胞是从小脑皮质发出的唯一能够传出冲动的神经元，在运动协调中起着重要的作用。研究表明，浦肯野细胞的异位、缺失以及细胞的轴突、树突和嗜酸性包涵体的营养不良等与共济失调的毛细血管扩张相关，原发性震颤患者的浦肯野细胞量树突状肿胀。

抗 Yo 抗体是一种多克隆补体结合型 IgG 型抗体，其靶抗原是 3 种小脑变性相关蛋白 CDR34、CDR52（CDR1）和 CDR62（CDR2），分子质量分别为 34kDa、52kDa 和 62kDa。这 3 种蛋白均属于信号转导蛋白，分布于小脑浦肯野细胞胞质（粗面内质网、高尔基体、细胞膜），且呈高表达。CDR1 是由 223 个氨基酸构成的多肽，含有 34 个由 6 个氨基酸构成的串联重复序列和 1 个亮氨酸拉链结构。CDR2 是抗 Yo 抗体的主要靶蛋白，含有 510 个氨基酸和一个亮氨酸拉链结构。这一抗原表达在小脑、脑干、肠黏膜、SCLC 和来源于结肠腺癌的继发性肿瘤。根据定义，抗原存在于抗 Yo 抗体阳性的肿瘤患者，但是抗原在神经系统正常的肿瘤患者中也有表达。

同抗 Hu 抗体和抗 Ri 抗体一样，抗 Yo 抗体也属于 PNAs、PNS 的诊断标志物。

检测抗 Yo 抗体的金标准方法是采用不同的灵长类动物的冰冻组织（小脑）切片作为基质的间接免疫荧光法。其在小脑基质浦肯野细胞胞质有荧光染色，在小肠基质上阴性。染色模式提示抗 Yo 抗体的特异性，可用重组的 Yo 抗原证实。

（二）临床意义

抗 Yo 抗体的检测对伴浦肯野细胞抗体阳性患者出现的眼肌阵挛性运动失调症、小脑变性的诊断具有重要意义。抗 Yo 抗体能够在细胞内积聚，导致浦肯野细胞死亡，引起神经系统病变。小脑共济失调、隐匿性输卵管癌、系统性红斑狼疮和 PCD 患者的集落刺激因子（colony stimulating factor，CSF）和血清中都存在 PCA-1。在大多数的 PCD 患者中，神经系统症状的发生往往早于肿瘤的确诊，CSF 中 PCA-1 滴度通常高于血清。由于 PCA-1 对卵巢癌和乳癌并发 PCD 有高度特异性，因而检测该抗体的同时还可用于检测盆腔或乳腺肿瘤。

抗 Yo 抗体常见于女性乳腺和卵巢肿瘤患者。平均年龄约 64 岁，相关的神经系统疾病统称为“Yo 综合征”。有报道称男性患者胃、腮腺、食管的腺癌也可以存在抗 Yo 抗体。常见的临床表现有快速进展的语言功能障碍、眼球震颤、协调功能缺陷和共济失调步态。50% 的患者症状发生先于肿瘤诊断。多数患者症状发作数月后仍能自理，但最终预后主要决定于潜在肿瘤的情况。Yo 综合征患者的存活期可以达 6 年之久，乳腺肿瘤的存活期更长，可以达 100 个月，而卵巢肿瘤约为 22 个月。

抗 Yo 抗体的检测除了对不明病因的神经系统病变及 PNS 的诊断十分重要，对病程监控及疗效监测也都十分重要。

（三）测定方法

抗 Yo 抗体的检测方法包括经典的间接免疫荧光法和免疫印迹法。

（四）国家行业标准

暂无。

（五）试剂介绍

详见“抗 Amphiphysin 抗体”。

四、抗 PNMA2 抗体

（一）概述

抗 PNMA2 抗体（anti-paraneoplastic antigen ma2，anti-PNMA2）又称为抗 Ma2/Ta 抗体。已经发现的 Ma 抗原有 3 种（Ma1/Ma、Ma2/Ta、Ma3）。3 种抗原均是应用患者血清作为探针来筛查 cDNA 表达库而被识别的。Ma 抗原是核蛋白，在患者肿瘤和神经组织中表达。Ma2 基因位于 8 号染色体，抗原分子质量 40kDa。3 种蛋白有高度同源性，但迄今为止仅有 Ma2 能被所有抗 Ma 血清识别，这提示 Ma2 具有抗原的独特性和明显的表位结构，且抗 PNMA2 抗体最为常见。

抗 PNMA2 抗体同属于典型的 PNAs、PNS 的诊断标志物。

检测抗 PNMA2 抗体通常采用不同的灵长类动物的冰冻组织（小脑、大脑、海马等）切片作为基质的间接免疫荧光法和免疫印迹法相互印证。其在小脑、大脑和海马基质的神经元核仁上表现有荧光染色，而细胞核和胞质染色很弱。染色模式提示抗 Ma 抗体，采用免疫印迹法 Ma2/Tr 抗原证实抗 PNMA2 抗体特异性。

（二）临床意义

抗 PNMA2（Ma2/Ta）抗体的检测与边缘叶脑炎、局限型癫痫、眼肌阵挛性运动失调症、菱脑炎、锥体外系运动综合征、小脑变性的诊断相关。抗

PNMA2 抗体阳性的患者年龄较轻（22 ～ 45 岁），大多数表现为边缘性脑炎，约 87% 的患者存在睾丸的生殖细胞肿瘤。抗 PNMA2 抗体阳性的睾丸肿瘤患者相对于其他 PNAs 阳性患者治疗后更容易改善。多达 40% 的小脑共济失调的肺癌患者存在该抗体。

抗 PNMA2 抗体的检测除了对不明病因的神经系统病变及 PNS 的诊断十分重要，对病程监控及疗效监测也都十分重要。

（三）测定方法

抗 PNMA2 抗体的检测方法包括经典的间接免疫荧光法和免疫印迹法。

（四）国家行业标准

暂无。

（五）试剂介绍

详见“抗 Amphiphysin 抗体”。

五、抗 CV2 抗体

（一）概述

抗 CV2 抗体又称为抗 CRMP5 抗体，这种副肿瘤神经系统 IgG 抗体于 1996 首次被报道。随后发现其抗原为 CRMP5，因此也称为抗 CRMP5 抗体。其靶抗原 CV2/CRMP5 属于崩溃蛋白反应介导的脑蛋白（collapsin response mediator protein，CRMP）蛋白家族蛋白（62 ～ 66kDa），分布于寡树突胶质细胞胞质。这一蛋白家族包括 5 种可溶性磷酸化蛋白（CRMP1 ～ 5），其中 CRMP5 是最常见的显著性抗原，抗体直接作用于 N 末端的表位。这种蛋白以四聚体的形式存在于成人脑组织中，相应的基因位于 2 号染色体。CRMP5 与 CRMP 家族的其他成员有限制性的片段同源性。在发育的神经系统中与 CRMP2 的分布相似；于少突胶质细胞的亚群、感觉神经元亚群、施万细胞和 SCLC 中见到该蛋白表达。

与抗 CV2 抗体相关性最密切的肿瘤是 SCLC（77% 的患者）。该抗体结合于小脑、脑干、脊髓和视交叉等部位。一些患者中抗 CV2 抗体抗原与抗 Hu 抗体和抗 Amphiphysin 抗体合并出现。抗 CV2 抗体同属于典型的 PNAs、PNS 的诊断标志物。

检测抗 CV2 抗体通常采用不同的灵长类动物的冰冻组织（小脑）切片作为基质的间接免疫荧光法和免疫印迹法相互印证。其在小脑基质的分子层上表现有荧光染色。染色模式提示抗 CV2 抗体，采用免疫印迹法 CV2 抗原证实抗 CV2 抗体特异性。

（二）临床意义

抗 CV2 抗体的检测对边缘叶脑炎，局限型癫痫，眼肌阵挛性运动失调症，萎脑炎，锥体外系运动综合征，小脑变性，自主、易感、感觉性神经病的诊断十分重要。其最密切相关的肿瘤时 SCLC，高达 77% 的患者阳性。也有胸腺瘤（6%）及其他肿瘤相关性的报道。抗 CV2 抗体阳性的 SCLC 患者与抗 Hu 抗体阳性肿瘤患者相比，存活期更长。

抗 CV2 抗体的检测除了对不明病因的神经系统病变及 PNS 的诊断十分重要，对病程监控及疗效监测也都十分重要。

（三）测定方法

抗 CV2 抗体的检测方法包括经典的间接免疫荧光法和免疫印迹法。

（四）国家行业标准

暂无。

（五）试剂介绍

详见“抗 Amphiphysin 抗体”。

六、抗 Amphiphysin 抗体

（一）概述

Amphiphysin 自身抗体反应在副肿瘤性僵人综合征（stiff-person syndrome，SPS）中首先被描述。抗 Amphiphysin 抗体靶抗原为 Amphiphysin，分子质量 128kDa，有两种亚型。Amphiphysin 分布于突触囊泡膜，参与囊泡内吞过程，在突触小泡部位具有较高浓度，是突触小泡再循环必需的蛋白

成分。Amphiphysin 通过含有 Src- 同源区（SH3）片段的羧基端区域与动力素（dynamin）和突触伸蛋白（synaptojanin）结合形成二聚体、参与细胞内的信号转导。Amphiphysin 也可见于某些内分泌细胞（肾上腺和垂体），视网膜和精母细胞。

抗 Amphiphysin 抗体 IgG 与副肿瘤性 SPS 患者存在乳腺肿瘤密切相关、也可以出现在 SCLC 神经系统副肿瘤综合征患者中。抗 Amphiphysin 抗体同属于典型的 PNAs、PNS 的诊断标志物。

检测抗 Amphiphysin 抗体通常采用不同的灵长类动物的冰冻组织（小脑、海马等）切片作为基质的间接免疫荧光法和免疫印迹法相互印证。其在小脑基质上为突触前神经末端荧光，分子层和颗粒层细胞胞质呈颗粒到均质的荧光染色，分子层荧光反应更强。在小脑基质上染色模式与抗 GAD 抗体类似。抗 Amphiphysin 抗体与其他 PNAs 合并存在的情况较为常见，可以高达 74%。这造成了检测的困难，因此，采用免疫印迹法 Amphiphysin 抗原证实抗 Amphiphysin 抗体特异性是必需的方法。

（二）临床意义

检测抗 Amphiphysin 抗体对 Eaton-Lambert 肌无力综合征，自主、易感、感觉性运动多神经病，强直性脑脊髓炎，小脑综合征，感觉性神经病，眼肌阵挛性运动失调症，僵人综合征等神经系统综合征的诊断非常重要。抗 Amphiphysin 抗体对于副肿瘤性 SPS 较少见，但病情严重，常常表现为进展性骨骼肌僵直伴有痛性痉挛。最常见的与抗 Amphiphysin 抗体相关的肿瘤是 SCLC 和乳腺肿瘤。

抗 Amphiphysin 抗体的检测除了对不明病因的神经系统病变及 PNS 的诊断十分重要外，对病程监控及疗效监测也都十分重要。

（三）测定方法

抗 Amphiphysin 抗体的检测方法包括经典的间接免疫荧光法和免疫印迹法。

（四）国家行业标准

暂无。

（五）试剂介绍

下文以神经元抗原谱抗体 IgG 检测试剂盒（欧蒙印迹法）[国食药监械（进）字 2014 第 2400235 号] 为例进行介绍。

(1) 原理：该产品基于欧蒙印迹法，体外定性检测人血清或血浆中的抗 Amphiphysin、CV2、PNMA2（Ma2/Ta）、Ri、Yo 和 Hu 共 6 种抗体 IgG。

检测膜条上平行包被了纯化的抗原：Amphiphysin、CV2、PNMA2（Ma2/Ta）、Ri、Yo 和 Hu（图 15-30）。

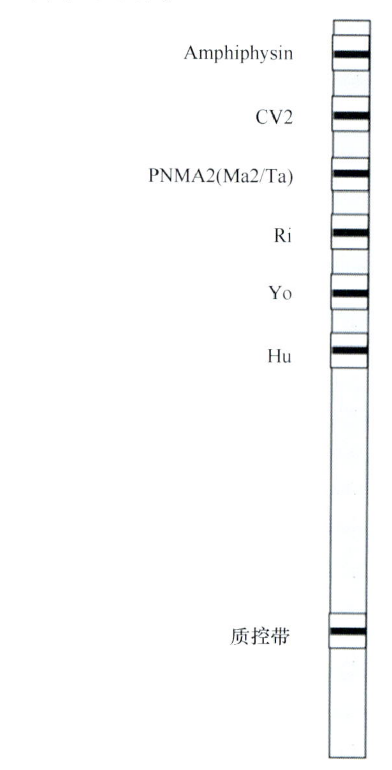

图 15-30　神经元抗原谱抗体 IgG 检测试剂盒

(2) 标本类型：人血清或乙二胺四乙酸（EDTA）、肝素和枸橼酸盐抗凝的血浆。

(3) 注意事项

1）干扰因素：血红蛋白浓度＜ 5mg/ml、三酰甘油浓度为 20mg/ml、胆红素浓度为 0.4mg/ml 的溶血、脂血和黄疸标本对检测结果没有干扰。

2）交叉反应：高质量抗原基质的使用（抗原及抗原来源）确保了本试剂盒检测系统的高特异性。欧蒙印迹法特异性检测抗 Amphiphysin、CV2、PNMA2（Ma2/Ta）、Ri、Yo 与 Hu IgG 抗体，并未发现其他与 SS、SLE 和 SKL 相关自身抗体的交叉反应。

PNS 相关抗体的抗原，目前还没有全部被鉴定与纯化。

如果间接免疫荧光法抗神经元特异性抗体为阳性，而本检测系统检测结果为阴性，这时应该采用抗神经元抗原抗体检测试剂盒（欧蒙印迹法－免疫印迹法），电泳分离的灵长类小脑全抗原提取物和重组抗原 Hu、Yo 和 Ri 进行确认。

(4) 储运条件：2 ～ 8℃保存，避免冷冻。未开封前，除非特别说明，试剂盒中各成分自生产日起可稳定 18 个月。稀释后的酶结合物和清洗缓冲液必须在一个工作日内使用。

(5) 性能指标

1) 检测范围：欧蒙印迹法为定性检测方法，不提供检测范围。样本稀释度为 1 ∶ 101。

2) 批内及批间差异：通过典型标本在不同批号产品的检测来研究该试剂的批间差异，而批内差异则通过用典型标本对同一批号的产品进行检测。每次实验时抗原带着色的深浅都在额定的范围内，表明该欧蒙印迹法试剂具有很好的批内和批间重复性。

3) 临床灵敏度和特异性

A. 境外临床，通过检测 70 份临床确诊的 PNS 患者样本，40 份来自献血员样本作为阴性对照以确定该试剂的灵敏度和特异性。2 份抗 Amphiphysin 抗体样本、4 份抗 CV2 抗体样本、8 份抗 Ri（Nova 1）抗体样本、20 份抗 Yo（cdr 62）抗体样本和 27 份抗 Hu（HuD）抗体样本灵敏度均为 100%，9 份抗 PNMA2（Ma2/Ta）抗体样本灵敏度为 89%。献血者的样本结果显示特异性为 100%。

B. 中国境内临床，通过检测 135 份 PNS 患者样本与 34 份神经系统疾病患者样本，31 份健康样本作为阴性对照，以确定该试剂的灵敏度和特异性。17 份抗 Amphiphysin 抗体样本灵敏度为 94.4%，10 份抗 CV2 抗体样本灵敏度为 100%，20 份抗 PNMA2（Ma2/Ta）抗体样本灵敏度为 95.2%。19 份抗 Ri（Nova 1）抗体样本灵敏度为 90.5%，33 份抗 Yo（cdr 62）抗体样本灵敏度为 97.1%，37 份抗 Hu（HuD）抗体样本灵敏度为 97.4%。健康体检者的样本，结果显示抗 Amphiphysin 抗体、抗 PNMA2（Ma2/Ta）抗体、抗 Ri（Nova 1）抗体、抗 Yo（cdr 62）抗体和抗 Hu（HuD）抗体特异性均为 100%，抗 CV2 抗体特异性为 96.8%。

七、抗谷氨酸受体（NMDA 型）抗体

（一）概述

抗谷氨酸受体（NMDA 型）抗体是抗 NMDA 受体脑炎的特异性标记物。抗 NMDA 受体脑炎是一种自身免疫性脑炎，于 2007 年首次报道。

NMDA 受体是一种离子型谷氨酸受体，因为它可以被合成氨基酸 *N*- 甲基 -D- 天（门）冬氨酸（*N*-methyl-D-aspartate，NMDA）激活，所以命名为 NMDA 受体。分布于突触后膜并形成阳离子通道，对突触的传导性与可塑性非常重要。该受体包含 2 个亚基，NR1 与 NR2。神经传递素氨酸盐这类配体的结合可以调节它们的活性。在抗 NMDA 受体脑炎患者的血清与脑脊液（CSF）中有抗 NR1 亚基细胞外位点的自身抗体。可以采用免疫组织化学的方法或重组的方法检测该抗体。

特异性抗体的产生与免疫治疗干预可能提示抗 NMDA 受体脑炎的发病机制是受免疫介导的。在海马区神经元的细胞培养实验中，发现抗体的结合会引起神经元细胞表面谷氨酸受体（NMDA 型）不可逆的减少。此外，NMDA 拮抗剂受体的病理封锁会引起与那些抗 NMDA 受体脑炎相似的临床症状，尤其在精神病中。

间接免疫荧光法是一种简单、现代的检测方法，通过重组的转染细胞系中表达的受体亚基 NR1 检测抗谷氨酸受体（NMDA 型）抗体具有很高的灵敏度。此外，抗谷氨酸受体（NMDA 型）阳性血清在海马区分子层的神经毡以及小脑颗粒层（神经纤维网：神经元网络与胶质细胞附属物）产生有特点的颜色，尽管不是十分特异。如果 NMDA 型抗谷氨酸受体抗体的单特异性检测为阴性，神经纤维网荧光也表明其他与边缘性脑炎相关抗体（例如，抗 VGKC 抗体，抗 AMPA 受体抗体）的存在。采用多基质的神经元马赛克作为补充手段（例如 ANA、副瘤性抗体、抗 MAG 抗体等）还可进一步检测其他相关的自身抗体。抗神经元甚至未知特异性的神经胶质活动也可检测到。

既然大多数患者抗－谷氨酸受体（NMDA 型）抗体的鞘内合成比较突出，因此除了血清学检查，平行检测脑脊液也很重要。如果已经开始免疫调节

治疗，抗体滴度可能出现显著下降，甚至可能再也检测不出来。临床情况好转伴随着抗体滴度下降。

（二）临床意义

抗谷氨酸受体（NMDA 型）抗体是抗 NMDA 受体脑炎的诊断特异性抗体。

对抗 NMDA 受体脑炎来说，实际上阶段性产生的常规临床症状是典型的。在 100% 的感染者出现流感样的前驱症状（微热、头痛、疲劳），随后是伴随严重的举止与个性变化、妄想、思绪错乱与幻觉的精神病状态。正由于这些症状，很大一部分患者都被以精神病治疗方法对待，在许多病例最初诊断出的是药物诱导的精神病。在随后的阶段中，会出现意识混乱、肺换气不足、癫痫发作、自主神经失调、运动障碍等症状。根据这些疾病的严重程度（昏迷、癫痫持续状态等），在很长的阶段中必须对患者经常进行密切治疗。

约半数患者在大脑磁共振成像（MRT）检查中都有不规律表现。超过 90% 的患者脑电图（EEG）出现病理变化。对脑脊液的研究显示 90% 的病例中出现淋巴细胞的异常增多，33% 出现鞘内蛋白增多，25% 出现寡克隆带的增多。在抗 NMDA 受体脑炎这些疾病中包括 PNS。抗 NMDA 受体脑炎的诊断基于特征性的临床症状，脑 MRT、EEG 检查与 CSF 具有说服力的分析结果，以及血清 / 脑脊液中抗谷氨酸受体（NMDA 型）抗体的检测。感染性脑炎（尤其是呼吸道合胞病毒 HSV）与其他自身免疫性脑炎（具有抗 Hu、抗 Ma2、抗 CV2 与 Amphiphysin 抗体的边缘性脑炎）必须通过不同的诊断手段加以区分。一般来说，应该检测所有非病原体感染或可疑性边缘系脑炎患者的抗谷氨酸受体抗体（NMDA 型）。

（三）测定方法

目前，间接免疫荧光法是抗 NMDA 受体抗体的唯一的检测方法。

（四）国家行业标准

暂无。

（五）试剂介绍

下文以抗谷氨酸受体抗体检测试剂盒（间接免疫荧光法）[国食药监械（进）字 2014 第 2400234 号] 为例进行介绍。

(1) 原理：该试剂盒基于间接免疫荧光法，定性检测人血清或血浆中的抗谷氨酸受体抗体。

每个反应区有 4 张生物薄片，分别包被有大鼠海马体、谷氨酸受体（NMDA 型）非转染细胞、大鼠小脑和谷氨酸受体（NMDA 型）转染细胞，四种基质联合检测患者样本中的抗谷氨酸受体抗体（图 15-31）。

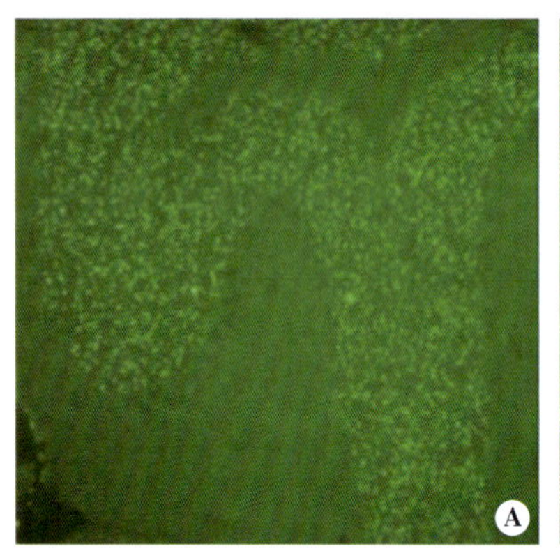

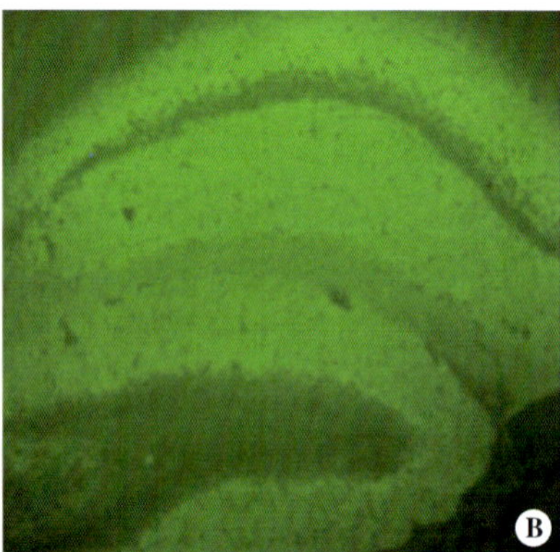

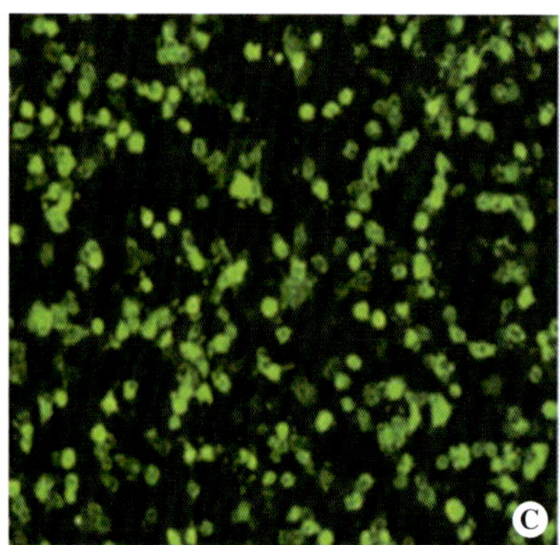

图 15-31 大鼠小脑（A）、大鼠海马（B）和转染细胞（C）

(2) 标本类型：人血清或乙二胺四乙酸（EDTA）、肝素或枸橼酸盐抗凝的血浆。

(3) 参考范围：滴度＜ 1 ∶ 10。

(4) 注意事项

1) 干扰因素：血红蛋白浓度为 10mg/ml 的溶血、三酰甘油浓度为 20mg/ml 的脂血、胆红素浓度为 0.4mg/ml 的黄疸对检测结果没有干扰。

2) 交叉反应：对以下自身抗体进行检测未发

现交叉反应。58份多发性硬化症患者样本，抗小脑抗体阳性率为0，抗海马抗体阳性率为0。5份含有LGI1抗体的边缘性脑炎阳性样本，11份含有水通道蛋白-4抗体的抗视神经脊髓炎阳性样本，5份含有CASPR2抗体的边缘性脑炎阳性样本和5份含有GAD65抗体的僵人综合征阳性样本的抗谷氨酸抗体受体（NMDA型）抗体阳性率均为0。

(5) 储运条件：2～8℃保存，不要冰冻。未开封前，除非特别说明，试剂盒自生产之日起可稳定18个月。配制好的PBS吐温缓冲液通常在2～8℃可保存1周，如果溶液变浑或者出现污染则不能使用。

(6) 性能指标

1) 检测范围：本检测系统的起始稀释度为1∶10。也可以10为稀释因子做进一步稀释，如1∶100、1∶1000等，没有检测范围上限。

2) 批内差异：用特征性血清对同一批号的产品进行检测，每份血清检测10次，检测结果显示特异性荧光强度基本一致。

3) 批间差异：用不同批号的产品对特征性血清进行检测，检测结果显示特异性荧光强度基本一致。

4) 特异性与灵敏度：通过对39份抗NMDAR抗体阳性的脑炎患者样本，31份其他脑炎患者样本和100份健康献血员样本进行抗NMDAR(IgG)抗体检测，抗NMDAR抗体阳性的脑炎患者样本在重组NMDAR转染细胞、大鼠海马及大鼠小脑基质上阳性发生率均为100%；其他脑炎验证样本在重组NMDAR转染细胞基质上阳性发生率为0，在大鼠海马及大鼠小脑基质上阳性发生率均为23%；健康献血员在上述基质上阳性发生率均为0。

八、抗横纹肌抗体

（一）概述

抗横纹肌抗体（anti-striated muscle antibody，ASA）是一种以横纹肌组成成分如连接素（titin）、兰尼碱受体（RyR）及其他肌纤维蛋白等为抗原的自身抗体，在重症肌无力（MG）的发病机制中起重要作用，并与病情严重程度、预后具有相关性。

Titin又称为肌连蛋白或连接素，是与肌肉基本结构、功能及发育相关的大分子肌纤维骨架收缩蛋白，约占肌纤维重量的10%，是目前确认的相对分子质量最大的单链蛋白。Titin抗体主要针对Ⅰ区和A区交界处Titin主要免疫区的NGT-30。据报道，Titin抗体可出现于80%～90%的合并胸腺瘤的MG(MGT)患者血清中，在无胸腺瘤的MG患者中Titin抗体与AchR抗体水平平行。另外，研究表明晚发型MG患者Titin抗体阳性率明显高于早发型，MGT患者Titin抗体阳性率与晚发型MG相近。Ⅳ型MG患者血清中Titin抗体阳性率明显高于其他各型，提示Titin抗体阳性患者其病情迁延，预后不良。

RyR又称兰尼碱受体，是存在于内质网/肌质网中的一种重要的钙离子通道，连接肌纤维膜上的T管和肌质网，在骨骼肌兴奋收缩耦联机制中起重要作用。研究表明晚发型MG患者中的RyR抗体阳性率较早发型MG高。MG患者中RyR抗体阳性与阴性之间性别构成差异无显著意义，但RyR抗体阳性患者的年龄、临床评分和AchR抗体水平均明显高于RyR抗体阴性组。另外，RyR抗体水平与MG患者的病情严重程度呈正相关。

间接免疫荧光法检测ASA的基质为灵长类髂腰肌和心肌。在猴髂腰肌中，骨骼肌细胞胞质可见典型的横纹荧光。在猴心肌中，心肌细胞胞质可见典型的横纹荧光（图15-32）。ASA的检测有助于确诊疑似重症肌无力患者，尤其是患者抗乙酰胆碱受体抗体阴性时，抗横纹肌抗体的检测就尤为重要。另外，ASA对于诊断重症肌无力患者是否并发胸腺瘤，以及疾病严重度和预后判断具有重要意义。

（二）临床意义

ASA见于年龄较大的（＞60岁）重症肌无力患者（55%）以及成年发病的重症肌无力患者（30%），少见于＜20岁的重症肌无力患者。

ASA在同时患有重症肌无力及胸腺瘤的患者中检出率可到80%～90%，而在＜40岁的无胸腺瘤的重症肌无力患者抗体的阳性率仅为6%，表明ASA对重症肌无力患者是否并发胸腺瘤的诊断具有较高的敏感性和特异性。

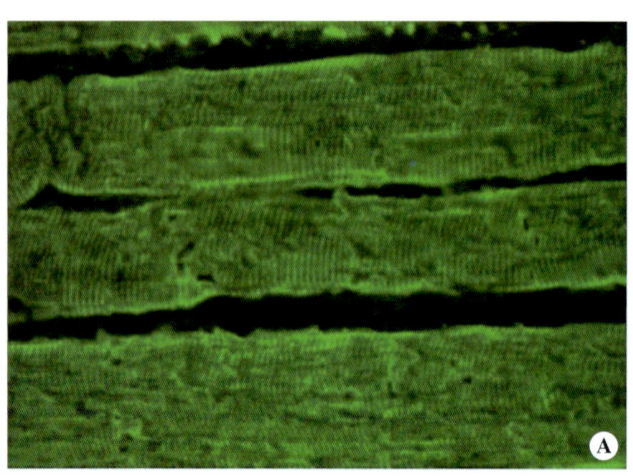
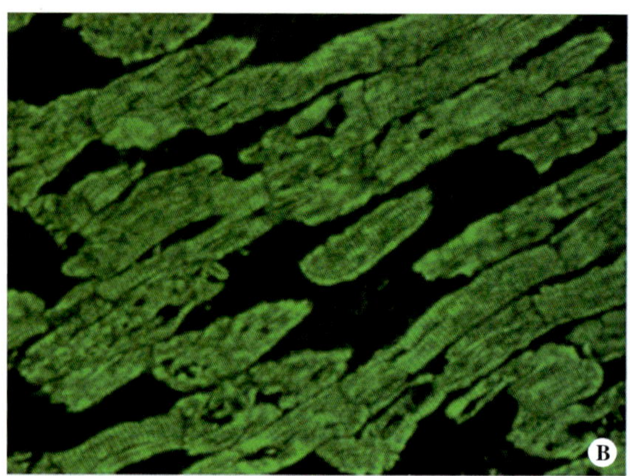

图 15-32　抗横纹肌抗体荧光模式

A. 猴骼腰肌；B. 猴心肌

重型 MG 患者血清中 ASA 阳性率明显高于轻型，提示 ASA 水平与 MG 患者的病情严重程度呈正相关，对判断病情严重程度及预测预后有重要意义。

ASA 的检测对于调控骨髓移植后自身免疫并发症（包括移植物抗宿主病）的免疫抑制治疗有一定价值。

（三）测定方法

可采用间接免疫荧光法，以及人骨骼肌蛋白粗提物或纯化的骨骼肌蛋白的酶联免疫吸附测定、固相放射免疫测定及免疫印迹法进行 ASA 的检测。

（四）国家行业标准

暂无。

（五）试剂介绍

1. 自身免疫性肝病相关抗体谱 IgA/G/M 检测试剂盒（间接免疫荧光法）[浙食药监械（准）字 2013 第 2400695 号] 详见“抗平滑肌抗体”。

2. 自身抗体谱 IgG 检测试剂盒（间接免疫荧光法）[浙食药监械（准）字 2013 第 2400624 号] 详见“抗平滑肌抗体”。

（李　倩　郭桂杰　李文涵　刁智娟　卢　洁　李　惠）

第四节　内分泌系统疾病相关自身抗体

一、抗甲状腺微粒体抗体

（一）概述

抗甲状腺微粒体（thyroid microsomal antibody，TMA，也称为 Mab）抗体最早于 1957 年在甲状腺炎患者中发现。TMA 靶抗原为甲状腺过氧化物酶（thyroid peroxidase，TPO），存在于甲状腺上皮细胞质内的微粒体中，是一种分子质量为 13kDa 的脂蛋白。

目前，TMA 主要与抗甲状腺球蛋白（thyroglobulin，Tg）抗体及抗 TPO 抗体共同用于自身免疫性甲状腺疾病的诊断。

TMA 检测早期使用放射免疫分析法，但该方法用放射性核素标记，有效期短、受时间、温度和分离条件影响较大，且对环境造成一定的污染。目前主要的检测方法为化学发光法和间接免疫荧光法。

（二）临床意义

TMA 在桥本甲状腺炎、原发性黏液性甲状腺肿、无症状性甲状腺炎、产后甲状腺炎、产后 Graves 病和新生儿甲低中均可出现阳性，对上述疾病均有诊断意义。约 60% 的甲亢及 80% 的桥本甲状腺炎或自身免疫性甲状腺炎患者具有 TMA 或抗 Tg 抗体阳性。TMA 和抗 Tg 抗体同时检测，对自身免疫性甲状腺炎的检出率可高达 98% ～ 100%。在桥本甲状腺炎患者中，TMA 水平常还与疾病活动状态有关。

一般认为，弥漫性甲状腺肿伴甲亢患者血清中可出现 TMA 及抗 Tg 抗体，但浓度一般较低，治疗后抗体效价下降或消失。若患者两个抗体持续出现，或持续增高，日后甲减或甲亢复发的概率较高。

（三）测定方法

TMA 抗体可用间接免疫荧光法（IIFT）、放射免疫分析法（RIA）、化学发光法等检测。

（四）国家行业标准

暂无。

（五）试剂介绍

1. 抗甲状腺抗体检测试剂盒（间接免疫荧光法）［国食药监械（进）字 2014 第 2400553 号］

(1) 原理：该试剂盒基于间接免疫荧光法，定性或定量检测人血清或血浆中的抗 TMA 抗体。

每个反应区有 1 张生物薄片，包被了未经固定处理的甲状腺组织，该组织是间接免疫荧光法检测抗 TMA 抗体的标准基质（图 15-33）。联合使用灵长类的甲状腺和大鼠肾可区分抗 TMA 抗体和抗线粒体抗体。

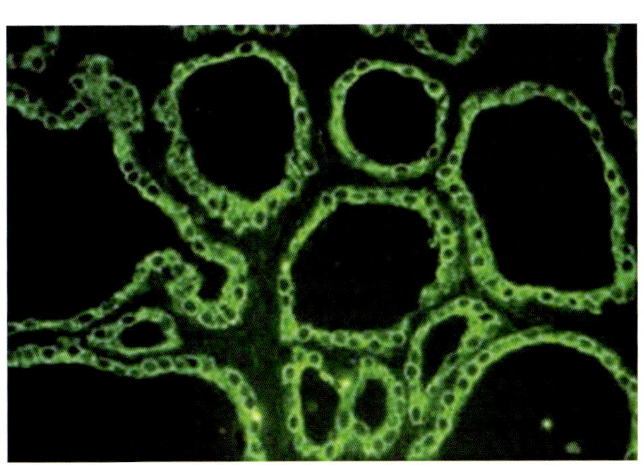

图 15-33 猴甲状腺用于检测抗 Mab 抗体（20×）

(2) 标本类型：人血清或 EDTA、肝素、枸橼酸盐抗凝的血浆。

(3) 参考范围：正常参考值滴度＜ 1 ∶ 10。

(4) 注意事项

1) 干扰因素：检测结果不受溶血、脂血和黄疸的干扰。

2) 交叉反应：没有已知的交叉反应。

(5) 储运条件：生物载片须于 -40℃（不能更低）至 8℃保存，其他成分 2 ～ 8℃保存。如保存妥当，试剂盒的有效期为自生产之日起的 18 个月。

(6) 性能指标

1) 检测范围：该检测系统的起始稀释度为 1 ∶ 10，稀释因子为 3.2，也可以 10 作为稀释因子进一步稀释，如 1 ∶ 100、1 ∶ 1000、1 ∶ 10 000 等，没有检测上限。

2) 批内差异：用特征性血清对同一批号的产品进行检测，每份血清检测 10 次，阳性血清检测的结果显示特异性荧光强度基本一致，阴性血清检测的结果为阴性。检测时，特异性荧光强度的差异不得超过 ±1 个强度等级。

3) 批间差异：用特征性血清对至少 10 个批号的产品进行检测，阳性血清检测的结果显示特异性荧光强度基本一致，阴性血清检测的结果为阴性。检测时，特异性荧光强度的差异不得超过 ±1 个强度等级。

4) 临床灵敏度和特异性：检测的敏感度为 100%（n=153 例，源于：德国）。检测的特异性为 96%（n=153 例，源于：德国）。

2. 抗甲状腺微粒体抗体测定试剂盒（化学发光法）［粤食药监械（准）字 2011 第 2400719 号］

(1) 原理：本试剂盒利用化学发光免疫夹心法检测 TMA 浓度。

抗原为 ABEI 标记的 SPA 蛋白与 FITC 标记的甲状腺微粒体抗原。

(2) 标本类型

1) 血清：采集 5.0ml 静脉血至采血管中，室温静置。离心、分离血清部分，2 ～ 8℃储存。血清样本在 2 ～ 8℃稳定 12h。超过 12h，则先分装，-20℃可保存 30 天，避免反复冰冻和解冻两次以上。

2) 样本稀释：待测样本必须用生理盐水或稀释液（另购）作 1 ∶ 21 稀释，未经稀释的样本不可直接用来检测。取 10μl 样本血清，加 200μl 专用稀释液，混匀。

3）注意：测定结果不需要乘以稀释倍数。

（3）参考范围：正常参考值＜ 10IU/ml。由于不同地区、不同个体引起正常的、合理的差别，以及采用不同方法进行检测，其所测得 TMA 水平也会有所不同，因此建议每个实验室均应针对自己的特色人群建立参考值范围。

（4）注意事项：含有人抗鼠抗体（HAMA）的患者血清可能导致假的升高或降低值，也就是 HAMA 效应。虽然加入了中和 HAMA 的介质，非常高的 HAMA 血清浓度仍然可能影响结果。

（5）储运条件

1）工作洗液：用纯化水将清洗缓冲液按 1 ∶ 14 稀释混匀，放置在室温中待用，保存至有效期。

2）试剂：本试剂盒除洗液外，其他成分置于 2 ～ 8℃保存至有效期。

3）发光标记物均应避免阳光直射；湿度对试剂稳定性无影响。

4）试剂运输要求：置于 2 ～ 8℃环境条件下运输，运输过程中避免碰撞。

5）有效期：储存在 2 ～ 8℃无腐蚀性气体的环境中，未开封有效期为 12 个月，开封后有效期不少于 28 天。

（6）性能指标

1）准确率：回收率应在 90% ～ 110%。

2）批内精密度：批内 CV ≤ 5%。

3）批间精密度：批间 CV ≤ 10%。

4）分析灵敏度：本试剂的分析灵敏度＜ 0.15IU/ml。

5）特异性：当 TGA 的浓度为 2000IU/ml 时，检测结果 TMA ＜ 3.8IU/ml。

6）检测范围：0.15 ～ 100.0IU/ml（通过最低检出限和定标曲线的最高值确定）。

7）线性：在 1.5 ～ 100.0IU/ml 浓度范围内，线性相关系数 r ＞ 0.9900。

二、抗甲状腺球蛋白抗体

（一）概述

抗甲状腺球蛋白（thyroglobuin，Tg）抗体发现于 1957 年，由 Witebsky 等用源于同种属或相同动物的纯化甲状腺球蛋白免疫兔、豚鼠或犬，从而诱导淋巴细胞性甲状腺炎和抗 Tg 抗体。同时，桥本甲状腺炎患者体内也存在抗 Tg 抗体。随后，在 Graves 病、甲状腺癌、其他一些自身免疫性疾病患者及健康个体中均检测出抗 Tg 抗体。

抗 Tg 抗体主要有 4 个 IgG 亚型，桥本甲状腺炎患者中主要为 IgG2，而 Graves 病、非病毒性甲状腺肿、分化型甲状腺癌患者中则主要为 IgG4。特异性疾病相关的 T 辅助细胞类型不同，导致抗体亚型不同。

抗 Tg 抗体可用间接免疫荧光法（IIFT）、放射免疫分析法（RIA）、化学发光法（CLIA）等检测。RIA 法用放射性核素标记，有效期短，受时间、温度和分离条件影响较大，且对环境造成一定的污染。RIA 和 IIFT 这两种方法目前只能作半定量检测，对自身免疫性甲状腺疾病的诊断、疗效观察及预后判断有一定的局限性。而化学发光方法检测抗 Mab 抗体自动化程度高，实际有效期长，无放射性污染，且具有较高敏感度和特异性，更有利于大批量检测的需求。

（二）临床意义

1. 抗 Tg 抗体在桥本甲状腺炎中的临床意义 抗 Tg 抗体主要用于确诊疑似桥本甲状腺炎，且常需同时检测抗甲状腺过氧化物酶（TPO）抗体。抗 Tg 抗体发生率和滴度都较抗 TPO 抗体的低。由于绝大多数桥本甲状腺炎患者可存在抗 Tg 抗体和（或）抗 TPO 抗体，两者同时测定的互补阳性率可高达 98% ～ 100%，因此这两个抗体检测阴性，可排除桥本甲状腺炎的可能，即这两个检测具有高度的阴性预测价值。同时，如体内存在高浓度的抗 Tg 抗体的甲状腺炎患者进行 ^{131}I 或手术治疗，其治疗后发生永久性甲减的可能性会增大。

但是，单纯抗体阳性并不能直接用于确诊桥本甲状腺炎，因抗 Tg 抗体可在其他多种情况下出现阳性。约 50%Graves 病患者、20% 非毒性甲状腺肿和甲状腺癌患者、正常个体（尤其老年妇女）均可出现抗 Tg 抗体阳性。在其他自身免疫性疾病中，如干燥综合征、重症肌无力、麸质敏感性肠病、1 型糖尿病等非甲状腺自身免疫性疾病患者中也可出现抗 Tg 抗体阳性。抗 Tg 抗体的滴度通常与甲状腺功能异常程度间无相关性。

2. 抗 Tg 抗体在其他疾病中的临床意义 抗

Tg 抗体检测还可用于评价自身免疫性甲状腺炎的患病风险，还有助于评价产后甲状腺炎发生的风险。

在甲状腺癌的诊疗方面，研究发现抗甲状腺抗体阳性是确定甲状腺癌高危人群的主要风险因子。另外，抗 Tg 抗体还可应用于随访分化型甲状腺癌患者。在进行甲状腺切除手术和放射性碘治疗后，通过测量血清中 Tg 水平对患者进行随访。由于 Tg 是一个组织特异性蛋白，几乎只在甲状腺细胞内表达。在随访中如果出现 Tg 浓度升高，则提示肿瘤复发或者转移。在这种情况下，存在抗 Tg 抗体会导致假性的 Tg 值降低。另外，当甲状腺癌患者需要 Tg 治疗时，目前很多医疗中心会常规地检测抗 Tg 抗体。

（三）测定方法

抗 Tg 抗体可用间接免疫荧光法（IIFT）、血凝试验、放射免疫分析法、ELISA、化学发光等检测。

（四）国家行业标准

暂无。

（五）试剂介绍

1. 抗 Tg 抗体 IgG 检测试剂盒（间接免疫荧光法）［国食药监械（进）字 2014 第 2400553 号］

（1）原理：该试剂盒基于间接免疫荧光法，定性或定量检测人血清或血浆中的抗 Tg 抗体。

每个反应区有 1 张生物薄片，包被了未经固定处理的甲状腺组织，该组织间接免疫荧光法检测抗 Tg 抗体的标准基质（图 15-34）。

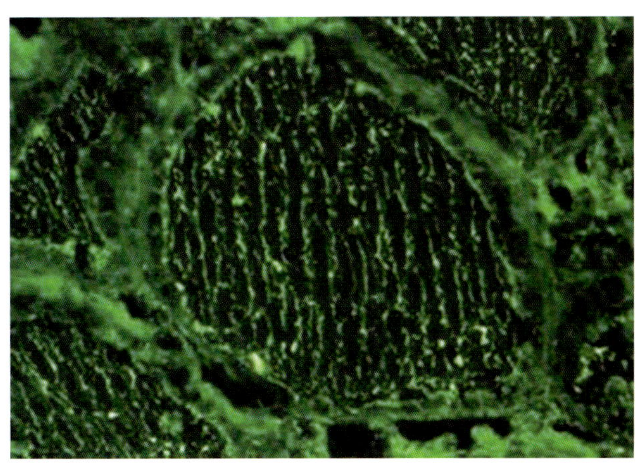

图 15-34　猴甲状腺用于检测抗 Tg 抗体（20×）

（2）标本类型：人血清或 EDTA、肝素、枸橼酸盐抗凝的血浆。

（3）参考范围：滴度＜ 1 ∶ 10。

（4）注意事项

1）干扰因素：检测结果不受溶血、脂血和黄疸的干扰。

2）交叉反应：没有已知的交叉反应。

（5）储运条件：生物载片须于 -40℃（不能更低）至 8℃保存，其他成分 2 ～ 8℃保存。如保存妥当，试剂盒的有效期为自生产之日起的 18 个月。

（6）性能指标

1）检测范围：该检测系统的起始稀释度为 1 ∶ 10，也可以 10 作为稀释因子进一步稀释，如 1 ∶ 100、1 ∶ 1000、1 ∶ 10000 等，没有检测上限。

2）批内差异：用特征性血清对同一批号的产品进行检测，每份血清检测 10 次，阳性血清检测的结果显示特异性荧光强度基本一致，阴性血清检测的结果为阴性。检测时，特异性荧光强度的差异不得超过 ±1 个强度等级。

3）批间差异：用特征性血清对至少 10 个批号的产品进行检测，要求阳性血清检测的结果显示特异性荧光强度基本一致，阴性血清检测的结果为阴性。检测时，特异性荧光强度的差异不得超过 ±1 个强度等级。

4）临床灵敏度和特异性：检测的敏感度为 98%（n=153 例，源于：德国）。检测的特异性为 99%（n=153 例，源于：德国）。

2. 甲状腺球蛋白抗体测定试剂盒（化学发光法）［粤食药监械（准）字 2011 第 2400718 号］

（1）原理：该试剂盒利用化学发光免疫夹心法检测 TGA 浓度。

抗原是 ABEI 和 FITC 标记的纯化蛋白 TG。

（2）标本类型：血清。采集 5.0ml 静脉血至采血管中，室温静置。离心、分离血清部分，2 ～ 8℃储存。

血清样本在 2 ～ 8℃稳定 12h。超过 12h，则先分装，-20℃可保存 30 天，避免反复冰冻和解冻两次以上。

（3）参考范围：常参考值＜ 40IU/ml。由于不同地区、不同个体引起正常的、合理的差别，以及采用不同方法进行检测，其所测得 TGA 水平也会有所不同，因此建议每个实验室均应针对自己的特色人群建立自己的参考值范围。

(4) 注意事项：含有人抗鼠抗体 (HAMA) 的患者血清可能导致假的升高或降低值，也就是HAMA效应。虽然加入了中和HAMA的介质，非常高的HAMA血清浓度仍然可能影响结果。

(5) 储运条件：2 ~ 8℃无腐蚀性气体的环境中，未开封有效期为12个月，开封后有效期不少于28天。

1) 工作洗液：用纯化水将清洗缓冲液按1 ：14稀释混匀，放置在室温中待用，保存至有效期。

2) 试剂：本试剂盒除洗液外，其他成分置于2 ~ 8℃保存至有效期。

3) 发光标记物均应避免阳光直射；湿度对试剂稳定性无影响。

4) 试剂运输要求：置于2 ~ 8℃环境条件下运输，运输过程避免碰撞。

(6) 性能指标

1) 准确率：回收率应在90% ~ 110%。

2) 批内精密度：批内CV ≤ 5%。

3) 批间精密度：批间CV ≤ 10%。

4) 分析灵敏度：本试剂的分析灵敏度< 0.5IU/ml。

5) 特异性：当TMA的浓度为100IU/ml时，检测结果TGA < 1IU/ml；当TRAb的浓度为200IU/ml时，检测结果TGA < 2IU/ml。

6) 检测范围：0.5 ~ 280.0IU/ml（通过最低检出限和定标曲线的最高值确定）

7) 线性：在4.0 ~ 280.0IU/ml浓度范围内，线性相关系数 $r > 0.9900$。

3. 抗甲状腺球蛋白抗体测定试剂盒［国食药监械（进）字2014第2400355号］

(1) 原理：化学发光法。

(2) 标本类型：血清、乙二胺四乙酸血浆和肝素化血浆。

(3) 参考范围：来自117名无甲状腺疾病病史的健康成人（TSH和游离 T_4 水平均正常）的血清样本，用IMMULITE抗甲状腺球蛋白抗体试剂进行检测。结果显示第95百分位数约为40IU/ml，提示可初步将成人的参考范围定为ND至40IU/ml。

(4) 注意事项

1) 人血清中的嗜异性抗体可与试剂盒组分中的免疫球蛋白发生反应，从而干扰体外免疫检测。经常接触动物或动物血清制品的患者样本表明这种干扰可能导致异常结果。已经证明这些试剂可将干扰的风险最小化；但是，少数血清和检测组分之间还是有可能产生交叉反应。

2) 用于诊断目的时，此项测定结果应与临床检查、患者病史和其他结果结合。

3) 胆红素影响：样本中胆红素的浓度直至200mg/L，在检测允许的精密度范围内对结果没有影响。溶血影响：样本中血红蛋白的浓度直至381mg/dl，在检测允许的精密度范围内对结果没有影响。脂血症影响：样本中三酰甘油的浓度直至4000mg/dl，在检测允许的精密度范围内对结果没有影响。

(5) 储运条件：2 ~ 8℃保存。其处理应遵守相应的法律规定。

(6) 性能指标

1) 分析灵敏度：2.2IU/ml。

2) Hook效应：至55 552IU/ml未见影响。

3) 批内精密度：检测了6个样本，每个样本都在一批试剂中检测20次，对结果进行统计学处理。CV为3.2% ~ 4.9%。

4) 批间精密度：用不同的9批试剂检测了6个样本，对结果进行统计学处理。CV为4.6% ~ 5.8%。

4. 甲状腺球蛋白抗体测定试剂盒［国食药监械（进）字2013第2401701号］

(1) 原理：ADVIA Ceutaur抗Tg抗体分析采用直接化学发光技术的竞争免疫测定法进行检测。患者样本中的甲状腺球蛋白自身免疫性抗体与多克隆人的抗Tg抗体竞争数量有限的、存在于标记试剂中用吖啶酯标记的人甲状腺球蛋白，与多克隆山羊的抗人抗体结合的多克隆人的抗Tg抗体在固相试剂中与顺磁性颗粒共价结合。

(2) 标本类型：血清或EDTA血浆。

(3) 参考范围：使用ACS：180® 抗Tg抗体试剂分析581例患者的样本，在分析仪中将60U/ml设置为区分抗Tg抗体阳性和阴性的判断值。

(4) 注意事项

1) 人血清中的嗜异性抗体可与免疫球蛋白试剂发生反应，从而干扰实验室中的免疫测定结果。

2) 经常与动物或动物血清产品接触的患者易于受到上述干扰，因此其检测结果可能会出现异常值。因此在进行诊断时应获取更多信息。

3) 本项分析目前尚未用于新生儿血样的检测。

4) 血红蛋白≤ 100mg/dl、三酰甘油≤ 1000mg/dl、胆红素≤ 40mg/dl、蛋白质≤ 12g/dl 时对该检测影响不明显。

(5) 储运条件：试剂盒在 2 ～ 8℃的条件下直立避光保存。

(6) 性能指标

1) ADVIA Centaur aTg 检测所测量的浓度范围为 15 ～ 500U/ml。

2) ADVIA Centaur 抗 Tg 测试法测定 抗 Tg 浓度可达 500U/ml，空白极限（LoB）为 8，检测极限（LoD）为 15。

3) ADVIA Centaur 抗 Tg 抗体分析的交叉反应性是通过往血清血样中加入以下含量的化合物并使之出现最大值（即峰值）来进行确定的。这些化合物对于抗 Tg 抗体的测定没有明显的影响。干扰试验根据 CLSI 文件 EP7-A2 进行确定。

甲状腺球蛋白：19 000ng/ml；T_3 抗体：550μg/ml；T_4 抗体：1010μg/ml。

4) 在 6 个系统上，三个样本在 15 轮测试中每轮测定 6 次（对于每个样本，n =90）。获得以下结果：批内 CV 为 3.4% ～ 5.8%；批间 CV 为 1.2% ～ 5.7%。

5. 甲状腺球蛋白抗体检测［国食药监械（进）字 2014 第 2404876 号］

(1) 原理：竞争法。

1) 第一次孵育，10μl 样本和生物素化的 Tg 一起孵育，样本中的抗体和 Tg 结合。第二次孵育，添加钌复合物标记的抗 Tg 抗体和包被链霉亲和素的磁珠微粒，通过生物素和链霉亲和素的相互作用形成的免疫复合物结合于固相载体。

2) 将反应液吸入测量池中，通过电磁作用将磁珠微粒吸附在电极表面。未与磁珠微粒结合的物质通过 ProCell/ProCell 被去除。给电极加以一定的电压，使复合体化学发光，并通过光电倍增器测量发光强度。

3) 仪器通过 2 点定标校正试剂条形码包含的厂商定标曲线，自动计算得到检测结果。

(2) 标本类型：用标准试管或有分离胶的真空管收集的血清样本和肝素钠、EDTA-K_2 和 EDTA-K_3 抗凝的血浆。

(3) 参考范围：使用 Elecsys 抗 Tg 试剂盒（MCE Elecsys 抗 Tg 试剂盒，2001 年 10 月）在 5 个临床中心 392 位健康受试者对目前使用的临界值 115IU/ml 进行了验证，其对应于第 94 位百分数。每个实验室应通过实验确定参考范围的适用性，必要时建立本实验室的参考范围。

(4) 注意事项

1) 检测结果不受黄疸（胆红素＜ 1129μmol/L 或＜ 66mg/dl）、溶血（血红蛋白＜ 1.05mmol/L 或＜ 1.69g/dl）、脂血（脂肪乳剂＜ 2000mg/dl）和生物素（246nmol/L 或＜ 60ng/ml）的影响。

2) 标准：回收率在预期值 ±15% 之内。

3) 对于接受高剂量生物素治疗的患者（＞ 5mg/d），必须在末次生物素治疗 8h 后采集样本。

4) 浓度＜ 300IU/ml 的类风湿因子对检测结果不影响。

5) 体外对 24 种常用药物进行试验未发现会影响检测结果。

6) Tg 浓度 ＞ 2000 ng/ml 可能导致抗 Tg 浓度假性升高。因此，对于这种情况下的患者样本不得报告抗 Tg 值。

7) 极少数情况下，由于抗体的滴度极高会产生对分析物特异抗体、抗生物素蛋白链菌素或钌的干扰。如果测试设计得当，将最大程度减少这种影响。

8) 出于诊断目的，这些结果应结合患者的病史、临床检查和其他检查结果进行评估。

(5) 储运条件：2 ～ 8℃保存，有效期 15 个月。请垂直摆放 Elecsys 抗 Tg 试剂盒（M、R1、R2），确保仪器的自动搅拌器能够完全混匀磁珠微粒。

(6) 性能指标

1) 精密度：根据 CLSI（临床实验室标准委员会）的改良方案（EP5-A），使用 Elecsys 试剂和混合人血清确定精密度。每天 5 ～ 6 次持续 10 天（n=59 或 60），Modular Analytics E170 的批内精密度，n=21，所得结果如下。

A. Elecsys 2010 和 cobas e 411 分析仪：可重复性的 CV 为 4.6% ～ 5.6%，中间精密度的 CV 为 5.9% ～ 8.7%。

B. Elecsys 2010 和 cobas e411 分析仪：可重复性的 CV 为 1.3% ～ 4.9%，中间精密度的 CV 为 2.1% ～ 6.3%。

C. 根据 CLSI（临床实验室标准委员会）的改良方案（EP5-A2），使用 Elecsys 试剂和质控品进行重复性测定：每天 2 次重复检测，共 21 天（n=84）。Elecsys 2010 和 cobas e411 分析仪：可重复性的 CV 为 3.8%～5.1%，中间精密度的 CV 为 5.8%～6.0%。可重复性的 CV 为 1.8%～2.1%，中间精密度的 CV 为 4.6%～5.1%。

2）方法学比较：使用高于或低于 Elecsys 抗 Tg 临界值（115IU/ml）的样本进行比较。Enzymun 测试抗 Tg 方法的临界值是 115IU/ml，另外两种商售抗 Tg 试剂盒的临界值分别是 60IU/ml 和 40IU/ml。经 Elecsys 抗 Tg 试剂盒检测，样本的浓度范围在 10～4000IU/ml。

A. 使用临床常规样本比较 Elecsys 抗 Tg 和 Enzymun 测试抗 Tg 方法检测的结果：协议百分比 =87%（95% 置信区间 82%～91%）。

B. 使用临床常规样本比较 Elecsys 抗 Tg 和一种商售的抗 Tg 方法检测的结果：协议百分比 =93%（95% 置信区间 88%～96%）。

C. 使用临床常规样本比较 Elecsys 抗 Tg 和第二种商售的抗 Tg 试剂检测的结果：协议百分比 =89%（95% 置信区间 83%～94%）。

D. 使用 Graves 病（n=39）和桥本甲状腺炎（n=43）患者的样本比较 Elecsys 抗 Tg 和 Enzymun 测试抗 Tg 方法检测的结果：协议百分比 =88%（95% 置信区间 79%～94%）。

E. 使用 Graves 病（n=39）和桥本甲状腺炎（n=43）患者的样本比较 Elecsys 抗 Tg 和一种商售抗 Tg 试剂检测的结果：协议百分比 =91%（95% 置信区间 83%～97%）。

F. 使用 Graves 病（n=27）和桥本甲状腺炎（n=24）患者的样本比较 Elecsys 抗 Tg 和另一种商售抗 Tg 试剂检测的结果：一致性百分比 =78%（95% 置信区间 65%～89%）。

3）分析特异性：大约含有 1400IU/ml 抗 TPO（Elecsys 抗 TPO 试剂盒检测）的样本可检测到抗 Tg 的最大值为 51IU/ml。

三、抗促甲状腺激素受体抗体

（一）概述

早在 1956 年，Adams 和 Purves 因考虑到患者血清中存在甲状腺刺激因子，就提出了 Graves 病的病源可能位于垂体外组织。该刺激因为可诱导标记的甲状腺长时间释放放射碘，其作用时效比垂体甲状腺素（thyrotropin，TSH）更长。随后，确定了这个长效甲状腺刺激因子就是抗促甲状腺激素受体（thyroid stimulating hormone receptor，TSHR）抗体。这个抗体也可以简称 TRAb（thyrotrophin receptor antibody，TRAb）。

抗 TSHR 抗体根据功能不同可分为三类。第一类为刺激性抗体，这类抗体可与 TSHR 结合并诱导 TSHR 结构发生变化，从而在胞质内产生第二信使，最终促进甲状腺激素的合成和刺激甲状腺的生长。刺激性抗体和 TSHR 天然配体 TSH 的活性相似，可与 TSH 竞争，从而使得患者血清中的 TSH 低于最低检出限。刺激性抗体是 Graves 病的标志物，可通过胎盘而导致新生儿甲亢。第二类为阻断性抗体，这类抗体可与 TSHR 结合但不能诱导 TSHR 发生信息传导所需的构象变化。阻断性抗体可阻断 TSH 和 TSHR 的结合，从而导致甲状腺功能的降低。在桥本甲状腺炎患者和部分 Graves 病患者中发现阻断性抗体，Graves 病患者中时而出现的甲状腺功能波动、抗 TSHR 抗体滴度和甲状腺功能之间相关性较差等现象都与阻断性抗体相关。阻断性抗体可透过胎盘引起暂时性的先天性甲状腺功能低下。第三类为中和抗体，这类抗体能与 TSHR 结合，但既不能诱导构象发生正确变化，也不能阻断 TSH 或者其他抗 TSHR 抗体与 TSHR 的结合。最早在 Graves 病合并单克隆丙种球蛋白血症患者中发现中和抗体，其病理生理学的意义至今还未阐明。

抗 TSHR 抗体可用 ELISA、化学发光和电化学发光法等检测。ELISA 方法检测具有灵敏度高、可自动化操作等优点。而目前应用最多的是化学发光和电化学发光方法检测抗 TSHR。两者均具有较高敏感度和特异性，更有利于大批量检测的需求。

（二）临床意义

1. 抗 TSHR 抗体在 Graves 病中的临床意义 临床上通过检测抗 TSHR 抗体（阳性发生率 90%～100%）确诊 Graves 病，为此，抗 TSHR 抗体为 Graves 病的诊断标记物，用于区别诊断

Graves 病和播散自主性甲状腺病。监控抗 TSHR 抗体滴度可为预后及治疗管理提供重要信息。长期使用甲状腺拮抗剂疗法后，如果 Graves 病患者中仍出现高滴度抗 TSHR 抗体，则提示有较高的复发风险。此外，Graves 病的孕妇患者在妊娠最后的 3 个月出现抗 TSHR 抗体浓度升高，则提示胎儿有甲亢。如果抗 TSHR 抗体值正常，则可采用抗 TPO 抗体（阳性发生率 60% ～ 70%）作为诊断的依据。另外，检测抗 TSHR 抗体还可区分产后甲状腺毒症是由于破坏性甲状腺炎还是由于 Graves 病复发，或是新近发病的 Graves 病引起。

2. 抗 TSHR 抗体在其他疾病中的临床意义 抗 TSHR 抗体灵敏度较差，但特异性高（在正常人或其他疾病中很少出现），因而其阴性结果的临床意义不大。

（三）测定方法

抗 TSHR 抗体的检测方法包括 ELISA、化学发光、电化学发光等。

（四）国家行业标准

暂无。

（五）试剂介绍

1. 抗 TSHR 抗体 IgG 检测试剂盒（酶联免疫吸附法）[国械注（进）20142405127 号]

(1) 原理：该试剂盒用于体外定量检测人血清中的抗 TSHR 抗体。

微孔板包被的抗原是猪 TSH 受体，采用小鼠抗 TSH 受体特异性单克隆抗体将 TSH 受体固定于微孔中。人抗 TSH 受体自身抗体与猪和人的 TSH 受体反应性相似。

(2) 标本类型：人血清。

(3) 参考范围：欧蒙推荐的正常值范围的上限（临界值）为 1IU/L。

(4) 注意事项

1) 干扰因素：浓度为 30mg/ml 的脂肪乳、10U/ml 的人 LH、160U/ml 的 hCG、70U/ml 的人 FSH、3 mU/ml 的人 TSH 对检测结果无干扰。此外，血红蛋白浓度为 5mg/ml 或胆红素浓度为 0.2mg/ml 的溶血或黄疸样本对检测结果没有干扰。

2) 交叉反应：本检测系统特异性地检测人 TSH 受体抗体，该抗体能够抑制 M22- 过氧化物酶和 TSH 受体的结合反应。用本系统检测其他自身免疫性疾病（非 Graves 病）患者的血清，结果显示抗甲状腺球蛋白抗体、抗甲状腺过氧化物酶抗体、抗 dsDNA 抗体或者类风湿因子和本检测系统没有交叉反应。

(5) 储运条件：2 ～ 8℃保存，不要冰冻。未开封前，除非特别说明，试剂盒中各成分自生产日起可稳定 1 年。包被有抗原的微孔板：自第一次开封后，抗原包被的微孔板在干燥的 2 ～ 8℃的环境中保存至少 12 周。复溶的 M22- 过氧化物酶在 2 ～ 8℃可稳定 5 个月 如果保存恰当的话，稀释后的清洗缓冲液于 2 ～ 8℃可稳定至所标识的有效期。

(6) 性能指标

1) 线性：分别以 4 份标准血清和阴性对照作为零标准品的 Log 函数为横坐标（Log 函数，*X* 轴）、相应的吸光度为纵坐标（线性，*Y* 轴）做标准曲线，根据 Spline 拟合方可求出患者样本中的 TRAb 的浓度。欧蒙推荐的正常值范围的上限（临界值）为 1IU/L。

2) 检出限：检出限的定义为阴性样本检测结果的均值加上 2 倍标准差。通过 54 次阴性标本的检测，本检测系统的最低检出限为 0.16IU/L。

3) 重复性：通过检测 2 份不同抗体浓度的血清计算批内和批间的变异系数（CV），以确定该试剂的重复性。批内检测的 CV 基于 20 次检测的结果，为 3.9% ～ 7.2%；批间检测的 CV 批间检测的 CV 基于不同 6 天、每天 4 次检测的结果，为 3.3% ～ 7.6%。

4) 临床灵敏度和特异性：用本检测系统检测 82 份确诊为 Graves 病患者（治疗或未经治疗）的血清和 104 份健康献血者（女性 44 份）血清，结果显示 85% 的患者血清抗 TSHR 抗体阳性，而所有健康献血者血清中抗 TSHR 抗体阴性。临床灵敏度为 85%，特异性为 100%。

2. 促甲状腺激素受体抗体（TRAb）测定试剂盒（化学发光法）[粤食药监械（准）字 2011 第 2400703 号]

(1) 原理：本试剂盒利用 SPA 抗原夹心法的原理检测 TRAb 浓度。

采用 TSHR 抗原包被的磁性微球溶液，SPA

抗原标记 ABEI。

(2) 标本类型：血清。采集 5.0ml 静脉血至采血管中，室温静置。离心、分离血清部分，2 ～ 8℃储存。

血清标本在 2 ～ 8℃稳定 12h。超过 12h，则先分装，-20℃可保存 30 天，避免反复冰冻和解冻两次以上。

(3) 参考范围：正常参考值＜ 30IU/ml。由于不同地区、不同个体引起正常的、合理的差别，以及采用不同方法进行检测，其所测得 TRAb 水平也会有所不同，因此建议每个实验室均应针对自己的特色人群建立参考值范围。

(4) 注意事项：含有人抗鼠抗体（HAMA）的患者血清可能导致假的升高或降低值，也就是 HAMA 效应。虽然加入了中和 HAMA 的介质，非常高的 HAMA 血清浓度仍然可能影响结果。

(5) 储运条件

1) 工作洗液：用纯化水将清洗缓冲液按 1 ∶ 14 稀释混匀，放置在室温中待用，保存至有效期。

2) 试剂：本试剂盒除洗液外，其他成分置于 2 ～ 8℃保存至有效期。

3) 发光标记物应避免阳光直射；湿度对试剂稳定性无影响。

4) 试剂运输要求：置于 2 ～ 8℃环境条件下运输，运输过程中避免碰撞。

5) 有效期：储存在 2 ～ 8℃无腐蚀性气体的环境中，未开封有效期为 12 个月，开封后有效期不少于 28 天。

(6) 性能指标

1) 准确率：回收率应在 90% ～ 110%。

2) 批内精密度：批内 CV ≤ 5%。

3) 批间精密度：批间 CV ≤ 10%。

4) 分析灵敏度：本试剂的分析灵敏度＜ 0.4IU/ml。

5) 检测范围：0.4 ～ 300.0IU/ml（通过最低检出限和定标曲线的最高值确定）。

6) 线性：在 10 ～ 300IU/ml 浓度范围内，线性相关系数 $r > 0.9900$。

3. 促甲状腺素受体抗体检测［国食药监械（进）字 2013 第 2400688 号］

(1) 原理：竞争法。

1) 第一次孵育：50 μl 血清标本和预处理缓冲液（PT1）及预处理试剂缓冲液（PT2）一起孵育，PT1 和 PT2 由可溶猪 TSH 受体（pTSHR）的免疫复合物前体物和生物素化抗猪 TSH 受体鼠单克隆抗体组成。患者血清中 TRAb 与 TSH 受体复合物发生反应。

2) 第二次孵育：在孵育液中加入缓冲液，TRAb 进一步与 TSH 受体反应。

3) 第三次孵育：加入链霉亲和素包被的微粒和钌复合物标记的人甲状腺刺激性单克隆抗体（M22）后，通过对被标记的 M22 结合的抑制能力测定结合的 TRAb。此完整的复合体在生物素和链亲和素相互作用下结合至固相。

4) 将反应液吸入检测池中，检测池中的微粒通过电磁作用吸附在电极表面。未结合的物质通过 Procell/Procell M 除去。在电极上加以一定的电压，使复合体化学发光，用光电倍增器检测发光的强度。

5) 通过检测仪的定标曲线得到最后的检测结果，定标曲线是通过 2 定标点和不同试剂浓度获得的主曲线生成。

(2) 标本类型：用标准试管或内有分离胶的试管收集的血清和肝素锂、肝素钠、肝素氨、EDTA-K_3、枸橼酸钠和氟化钠 / 草酸钾抗凝的血浆。

(3) 参考范围

1) 一项外部研究使用 Elecsys 抗 -TSHR 试剂盒共检测了来自 436 例健康人群、210 例非 Graves 病的甲状腺疾病患者和 102 例未治疗的 Graves 病患者的标本，判定最佳阈值为 1.75IU/L。此阈值的灵敏度为 96%，特异度为 99%。计算的临床诊断性能（ROC）曲线的曲线下面积（AUC）为 0.99。健康个体和非 Graves 病的甲状腺疾病患者的抗 TSHR 值上限分别为 1.22IU/L 和 1.58IU/L（97.5% 区间值）。

2) 每个实验室必须调查各自患者群体的参考范围变异性，必要时根据具体情况制订自己的参考范围。

(4) 注意事项

1) 测定结果不受黄疸（胆红素＜ 427 μmol/L 或＜ 25mg/dl）、溶血（血红蛋白＜ 0.248 mmol/L 或＜ 0.4 g/dl）、高脂血（症）（脂肪乳剂＜ 1500mg/dl）和生物素（＜ 41 nmol/L 或 10 ng/ml）的影响。

2) 标准：回收率在初始值的 ±15% 之内。

3) 当标本中生物素浓度＞ 41 nmol/L 或＞ 10

ng/ml 时，测定结果会升高。

4）对于因某些疾病需要而接受高剂量生物素治疗的患者（＞ 5mg/d），必须在末次生物素治疗 8h 后采集标本。

5）浓度达600IU/ml的风湿因子对测定无影响。

6）体外对 20 种常用药物进行试验，除肝素外未发现有药物影响检测结果。请勿使用接受肝素钠治疗患者的样本。分馏后肝素（clexane）在浓度达到 5IU/ml 时对测定无影响。

少数病例中极高浓度的检测特异性抗体、链霉亲和素和钌抗体会影响测定结果。适当的试验设计可将这些影响降至最低。

7）必须结合患者病史、临床检查和其他临床资料来综合评估测定结果。

（5）储运条件：存放于 2 ～ 8℃，可储存 18 个月。请垂直摆放 Elecsys 抗 -TSHR 试剂盒（M、R1、R2），以确保使用前自动混合过程中微粒完全有效。

（6）性能指标

1）精密度：根据 CLSI（临床和实验室标准研究所）制订的改良试验计划（EP5-A2），应用 Elecsys 试剂盒、人血清和质控液验证精密度，每天平行检测 2 次，共 2 天（n=84）。Elecsys 2010 和 cobas e411 分析仪：可重复性的 CV 为 1.3% ～ 5.9%，中间精密度的 CV 为 1.8% ～ 9.7%；MODULAR ANALYTICS E170、cobas e601 和 cobas e602 分析仪：可重复性的 CV 为 0.9% ～ 7.6%，中间精密度的 CV 为 1.9% ～ 1.4%。

2）分析灵敏度（低浓度检测限）：约 0.3IU/L。测限制定义为可以区别零浓度定标液的最低可测浓度值，计算公式为定标液最小浓度 +2s（系统定标，定标液最小浓度 +2s，重复性研究，标本数 21）。

3）方法比较：将 Elecsys 抗 -TSHR 试剂（y）和其他市场上可获得的抗 -TSHR 放射免疫方法（x）进行比较，检测相同的临床标本，得到以下线性关系：

检测标本数：221

Passing/Bablok：y= 1.10x+0.02　r =0.789

线性回归：y = 0.95x + 0.76　r=0.939

标本的浓度范围为 1.0 ～ 34.6IU/L。

4）分析特异性：人甲状腺球蛋白自身抗体（＜ 4000IU/ml）或抗 -TPO（＜ 600IU/ml）不影响检测。与人 TSH（＜ 1000mIU/L）、人 LH（＜ 10 000mIU/ml）、人 FSH（＜ 10 000mIU/ml）和 hCG（＜ 50 000mIU/ml）没有交叉反应。

5）功能灵敏度：约 0.9IU/L。功能灵敏度指的是重复测定 CV ≤ 20%，为分析成分的最低浓度。

6）测定范围：0.3 ～ 40IU/L（由系统主曲线的最低限和最高限决定）。浓度低于检测下限报告为＜ 0.3IU/L，而高于检测上限则报告为＞ 40IU/L。

四、抗甲状腺过氧化物酶抗体

（一）概述

抗甲状腺过氧化物酶抗体（anti-thyroid peroxidase antibody，TPOAb）最早是 1959 年在甲状腺炎患者中发现的。不同于 Tg，TPO 不能有效地引起实验动物的自身免疫反应。同时，在灵长类动物的研究中发现，抗 TPO 抗体的产生晚于抗 Tg 抗体。另外，在青少年甲状腺炎患者家族的研究发现：抗 Tg 和抗 TPO 抗体阳性先证者的表面正常的同胞仅表现为抗 Tg 抗体阳性，从而提示抗 Tg 抗体更适用于作为甲状腺炎诱发的标志物，而抗 TPO 抗体则更适用于活动性甲状腺炎的指标。

抗 TPO 抗体主要是 IgG 和低水平的 IgA。IgG 各个亚型的排列顺序为 IgG1 ＞ IgG2 ＞ IgG4 ＞ IgG3。根据蛋白的系统发生关系可预测，某些血清中的抗 TPO 抗体可与髓过氧化物酶发生交叉反应。此外，抗 TPO 抗体还与 Tg 发生交叉反应。

抗 TPO 抗体可用 ELISA、化学发光法、电化学发光法、多重微珠免疫法等检测。化学发光法检测抗 TPO 抗体是目前用的主流方法，其具有较高灵敏度和特异性。多重微珠免疫法具有自由组合、高通量、高速度、低成本、准确性高、重复性好、灵敏度高、线性范围广等优点，也开始应用于抗 TPO 抗体的检测。

（二）临床意义

1. 抗 TPO 抗体在桥本甲状腺炎中的临床意义　研究表明，75% ～ 90% 的桥本甲状腺炎患者、60% 左右的产后甲状腺炎患者及 75% 的 Graves 病患者体内均可检出抗 TPO 抗体。抗 TPO 抗体滴度与甲状腺炎有很强的相关性。疗效提示方面，抗

TPO 抗体浓度在自身免疫性甲状腺炎患者中，经抗甲状腺药物有效治疗过程中是变化的，药物治疗有效者抗 TPO 抗体浓度会下降。另外抗 TPO 抗体和甲状腺炎组织学严重程度也相关，抗体水平较高的个体更容易出现甲状腺功能低下。

2. 抗 TPO 抗体与孕期甲状腺功能低下的临床意义 由于孕期对 T_4 需求有所增加，约有 2% 的孕妇会出现甲状腺功能低下。孕期出现抗 TPO 抗体提示存在发展为临床相关甲状腺功能低下的风险，并提示需考虑重复测量 TSH。通常在分娩后的第 1 个月出现产后甲状腺功能障碍，继甲状腺毒性阶段后出现持续数月的甲状腺功能低下，有近 30% 的患者成为永久性甲状腺功能低下。孕期出现抗 TPO 抗体阳性的妇女出现产后甲状腺功能障碍的概率为 50%。如妊娠晚期抗 TPO 抗体为阳性，其患甲状腺功能障碍的风险可高达 80% 以上。

3. 抗 TPO 抗体与其他疾病的临床意义 在 1 型糖尿病和艾迪生病等其他自身免疫性疾病患者中，常常会合并出现抗 TPO 抗体阳性。抗 TPO 抗体阳性会提高发展为甲状腺功能障碍的风险。

（三）测定方法

抗 TPO 抗体的检测方法主要为间接免疫荧光法、血凝试验、ELISA、化学发光法、电化学发光法、放射性核素分析法。

（四）国家行业标准

暂无。

（五）试剂介绍

1. 抗 TPO 抗体 IgG 检测试剂盒（间接免疫荧光法）[国食药监械（进）字 2014 第 2400553 号]

(1) 原理：该试剂盒基于间接免疫荧光法，用于体外定性或定量检测人血清或血浆中的抗 TPO 抗体。

每个反应区有 1 张生物薄片，包被了未经固定处理的甲状腺组织。

(2) 标本类型：人血清或 EDTA、肝素、枸橼酸盐抗凝的血浆。

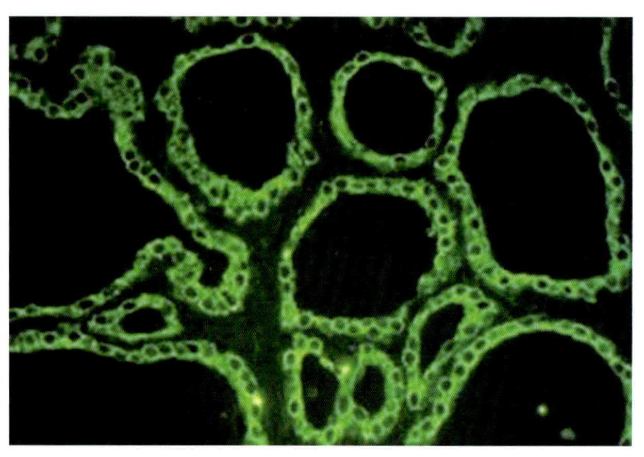

图 15-35 猴甲状腺用于检测抗 TPO 抗体（20×）

(3) 参考范围：滴度＜ 1 ∶ 10。

(4) 注意事项

1) 干扰因素：检测结果不受溶血、脂血和黄疸的干扰。

2) 交叉反应：没有已知的交叉反应。

(5) 储运条件：生物载片须于 -40℃（不能更低）至 8℃保存，其他成分 2 ～ 8℃保存。如保存妥当，试剂盒的有效期为自生产之日起的 18 个月。

(6) 性能指标

1) 检测范围：该检测系统的起始稀释度为 1 ∶ 10，也可以 10 作为稀释因子进一步稀释，如 1 ∶ 100、1 ∶ 1000、1 ∶ 10 000 等，没有检测上限。

2) 批内差异：用特征性血清对同一批号的产品进行检测，每份血清检测 10 次，阳性血清检测的结果显示特异性荧光强度基本一致，阴性血清检测的结果为阴性。检测时，特异性荧光强度的差异不得超过 ±1 个强度等级

3) 批间差异：用特征性血清对至少 10 个批号的产品进行检测，要求阳性血清检测的结果显示特异性荧光强度基本一致，阴性血清检测的结果为阴性。检测时，特异性荧光强度的差异不得超过 ±1 个强度等级。

4) 临床灵敏度和特异性：检测的敏感度为 100%（*n*=153 例，源于德国）。检测的特异性为 96%（*n*=153 例，源于德国）。

2. 抗甲状腺过氧化物酶抗体测定试剂盒（化学发光法）（粤械注准 20152400097）

(1) 原理：本试剂盒利用化学发光免疫夹心法检测抗 TPO 浓度。

采用 TPO 抗原包被的磁性微球溶液，人 TPO 纯抗原标记 ABEI。

(2) 标本类型：血清。采集 5.0ml 静脉血至采血管中，室温静置。离心、分离血清部分，2 ～ 8℃储存。血清样本在 2 ～ 8℃稳定 12h。超过 12h，则先分装，-20℃可保存 30 天，避免反复冰冻和解冻两次以上。

(3) 参考范围：参考区间＜ 10IU/ml。由于不同地区、不同个体引起正常的、合理的差别，以及采用不同方法进行检测，其所测得抗 TPO 抗体水平也会有所不同，因此建议每个实验室均应针对自己的特色人群建立参考值范围。

(4) 注意事项：含有人抗鼠抗体（HAMA）的患者血清可能导致假的升高或降低值，也就是 HAMA 效应。虽然加入了中和 HAMA 的介质，非常高的 HAMA 血清浓度仍然可能影响结果。

(5) 储运条件

1) 未开封储存条件：2 ～ 8℃，避免冷冻，避免阳光直射；湿度对试剂稳定性无影响。

2) 开封后储存：将试剂盒用封条封好，2 ～ 8℃储存，避免冷冻，避免阳光直射。

3) 运输条件：置于 2 ～ 8℃环境条件下运输，运输过程中避免碰撞。

4) 生产日期：见试剂盒标签。

5) 有效期：储存在 2 ～ 8℃无腐蚀性气体的环境中，未开封有效期为 12 个月，开封后有效期 28 天。

(6) 性能指标

1) 准确度：回收率应在 90% ～ 110%。

2) 批内精密度：批内 CV ≤ 10%。

3) 批间精密度：批间 CV ≤ 15%。

4) 分析灵敏度：本试剂的分析灵敏度＜ 0.38IU/ml。

5) 检测范围：0.38 ～ 1000.0IU/ml（通过最低检出限和定标曲线的最高值确定）。

6) 线性：在 15 ～ 1000IU/ml 浓度范围内，线性相关系数 r ＞ 0.9800。

3. 抗甲状腺过氧化物酶抗体测定试剂盒［国食药监械（进）字 2013 第 2404315 号］

(1) 原理：化学发光法。

(2) 标本类型：血清和 EDTA 血浆。

(3) 参考范围：甲状腺过氧化物酶自身抗体具有个体特异性，因此每个患者的样本都会表现出各自的结合特性。对于大多数患者，IMMULITE 抗甲状腺过氧化物酶抗体检测的正常值定为＜ 35IU/ml。数值≥ 35IU/ml，提示血清抗甲状腺过氧化物酶水平升高；而＜ 35IU/ml，则表明血清中抗甲状腺过氧化物酶水平正常。

(4) 注意事项：抗 -TPO 检测值应结合其他检查结果、总体临床表现及所有其他可用资料，才能用于诊断。不到 10% 的正常人可发现低水平的自身抗体。在非甲状腺病患者中（如炎症性风湿性疾病）也可发现自身抗体。患者的 TPO 自身抗体和用于检测定标的抗体，结合特性可能有所不同。这可引起某些患者样本与严格稀释的平行线有背离。人血清中的嗜异性抗体可与试剂盒组分中的免疫球蛋白发生反应，从而干扰体外免疫检测。经常接触动物或动物血清制品的患者样本表明这种干扰可能导致异常结果。已经证明这些试剂可将干扰的风险最小化；但是，少数血清和检测组分之间还是有可能产生交叉反应。用于诊断目的时，此项测定结果应与临床检查、患者病史和其他结果结合。

(5) 储运条件：2 ～ 8℃保存。

(6) 性能指标

1) 分析灵敏度：5.0IU/ml。

2) 精密度：对样本进行 20 天的双管检测，共 40 次实验，80 管重复，批内 CV 为 4.96% ～ 6.27%，批间 CV 为 6.13% ～ 8.15%

4. 甲状腺过氧化物酶抗体测定试剂盒［国械注（进）20152400331］

(1) 原理：甲状腺过氧化物酶抗体（ADVIA Centaur anti-TPO）分析是采用化学发光技术的竞争性免疫测定法进行检测。患者样本中的甲状腺过氧化酶自身免疫性抗体与鼠单克隆的抗甲状腺过氧化酶（TPO）抗体竞争数量有限的、复合在标记试剂中鼠单克隆抗甲状腺过氧化酶抗体上的带有吖啶酯标记的人甲状腺过氧化酶，鼠单克隆抗甲状腺过氧化酶抗体在固相试剂中与顺磁离子共价结合。

(2) 标本类型：该检测建议的样品类型是血清，肝素血浆或乙二胺四乙酸血浆。

(3) 参考范围：使用甲状腺过氧化物酶抗体（ACS：180®anti-TPO）试剂分析 531 例患者的样本，并在分析仪中将 60U/ml 设置为甲状腺过氧化物酶抗体（抗 -TPO）阳性和阴性之间的判断值。

(4) 注意事项

1) 人血清中的嗜异性抗体可与试剂中的免疫球蛋白发生反应，从而干扰实验室中的体外免疫测定结果。

2) 经常与动物或动物血清产品接触的患者易于受到上述干扰，因此其检测结果可能会出现异常值。因此在进行诊断时应获取更多信息。

3) 本项分析目前尚未用于新生儿血样的检测。

4) 血红蛋白 ≤ 500mg/dl、三酰甘油 ≤ 1000mg/dl、胆红素 ≤ 40mg/dl、血红蛋白 ≤ 500mg/dl 对该检测影响不明显。

5) 甲状腺过氧化物酶抗体（ADVIA Centaur anti-TPO）分析的交叉反应性是通过往血清样本中加入如下所列含量的化合物并使之出现最大值（即峰值）来进行确定的。上述化合物对于甲状腺过氧化物酶抗体的测定没有明显的影响。

A. 甲状腺球蛋白：19000 ng/ml；

B. 四碘甲状腺原氨酸抗体：1.01mg/ml；

C. 三碘甲状腺原氨酸抗体：0.55mg/ml；

D. 人抗甲状腺球蛋白抗体：2000U/ml。

(5) 储运条件：试剂盒在 2 ～ 8℃的条件下直立避光保存。

(6) 性能指标

1) 甲状腺过氧化物酶抗体（ADVIA Centaur anti-TPO）测试法测定甲状腺过氧化物酶抗体浓度可达 1300U/ml，空白限（LoB）为 16U/ml，检测限（LoD）为 28U/ml。

2) 在 4 个系统上，2 个样品在 24 轮测试每轮重复 6 次（对于每个样本，*n*= 144），用 7 批样品。获得以下结果：批内 CV 为 1.3% ～ 6.8%；批间 CV 为 2.8% ～ 3.4%。

5. 抗甲状腺过氧化物酶抗体检测［国食药监械（进）字 2014 第 2404897 号］

(1) 原理：竞争法。

1) 第一次孵育：20μl 样本和钌复合物标记抗 -TPO 抗体一起孵育。

2) 第二次孵育：添加生物素化的 TPO 和包被链霉亲和素的磁珠微粒，样本中的抗 -TPO 抗体与钌复合物标记抗 -TPO 抗体竞争结合生物素化的 -TPO 抗原。抗原抗体复合物通过生物素、链霉亲和素之间的反应结合到微粒上。

3) 将反应液吸入测量池中，通过电磁作用将磁珠微粒吸附在电极表面。未与磁珠微粒结合的物质通过 ProCell/ProCell M 被去除。给电极加以一定的电压，使复合体化学发光，并通过光电倍增器测量发光强度。

4) 仪器通过 2 点定标校正试剂条形码包含的厂商定标曲线，自动计算得到检测结果。

(2) 标本类型：用标准试管或有分离胶的真空管收集的血清样本，肝素锂、肝素钠、肝素氨、EDTA-K_3、枸橼酸钠和氟化钠、草酸钾抗凝的血浆。

(3) 参考范围：使用 Elecsys 抗 -TPO 试剂盒在奥地利和德国的 3 个临床中心 208 位健康受试者中进行期望值研究，结果显示第 95 百分位点的临界值为 34IU/ml。每个实验室应通过实验确定参考范围的适用性，必要时建立本实验室的参考范围。

(4) 注意事项

1) 检测结果不受黄疸（胆红素＜ 1129μmol/L 或＜ 66mg/dl）、溶血（血红蛋白＜ 0.93mmol/L 或＜ 1.5g/dl）、脂血（三酰甘油＜ 23.9mmol/L 或＜ 2100mg/dl）和生物素（＜ 40.9mol/L 或＜ 10ng/ml）的影响。

2) 标准：回收率在预期值 ±10% 之内。

3) 对于接受高剂量生物素治疗的患者（＞ 5mg/d），必须在末次生物素治疗 8h 后采集样本。浓度达 1500IU/ml 类风湿因子对检测结果不影响。

4) 体外对 23 种常用药物进行试验未发现会影响检测结果。

5) 极少数病例由于存在高浓度的抗分析物特异性抗体、抗链霉亲和素或钌的抗体会影响检测结果。试验设计时已将这些影响降低到最小化。

6) 作为诊断指标，必须结合患者病史、临床检查和其他临床资料来综合评估检测结果。

(5) 储运条件：2 ～ 8℃保存，有效期为 15 个月。避免冷冻。请垂直摆放 Elecsys 试剂盒，确保仪器的自动搅拌器能够完全混匀磁珠微粒。

(6) 性能指标

1) 精密度

A. 应用 Elecsys 试剂盒、3 份人混合血清样本和质控品验证重复性（重复性：*n*=21，中间精密度：*n*=21）；总精密度按照 NCCLS 的 EP5-A 在 MODULAR ANALYTICS E170 分析仪上测定：每天 6 次，共 10 天（*n*=60）。Elecsys 2010 和 cobas e41 分析仪：可重复性的 CV 为 2.5% ～ 7.0%，中间精密度的 CV 为 7.1% ～ 24.4%。MODULAR ANALYTICS E170，cobas e601 和 cobas e602 分析仪：可重复性的 CV 为 2.7% ～ 6.3%，中间精密度的 CV 为 4.2% ～ 9.5%。

B. 根据 CLSI（临床和实验室标准协会）方案（EP5-A2），使用 Elecsys 试剂盒和 2 个质控品验证精密度：每天 2 轮，每轮平行检测两次，共计 21 天（n=84）。Elecsys 2010 和 cobas e41 分析仪：可重复性的 CV 为 4.0% ～ 6.2%，中间精密度的 CV 为 5.6% ～ 8.9%。MODULAR ANALYTICS E170，cobas e601 和 cobas e602 分析仪：可重复性的 CV 为 2.8% ～ 4.8%，中间精密度的 CV 为 3.5% ～ 6.1%。

C. 方法学比较：使用临床样本比较 Elecsys 抗 -TPO 检测（y）和商售抗 -TPO 检测试剂（x）的检测结果，相关性数据如下：

检测样本数：50

Passing/Bablok：$y = 0.77x + 2.94$　$r = 0.785$

线性回归：$y = 0.63x + 17.1$　$r = 0.899$

样本比较的浓度范围为 12 ～ 460IU/ml。

D. 分析特异性：未检测到甲状腺球蛋白抗体（＜ 394IU/ml）影响结果。

五、抗酪氨酸磷酸酶抗体

（一）概述

抗酪氨酸磷酸酶（protein tyrosine phosphatase-like IA-2，IA-2）抗体的靶抗原是利用 T1DM 患者或前驱期患者的血清筛选胰岛细胞 cDNA 文库得到的新的 B 细胞自身抗原。其氨基酸序列与 T 淋巴细胞蛋白酪氨酸磷酸酶 CD45 相似，而碱基序列与人胰岛素瘤克隆的 cDNA 相近。Northern 印迹表明 IA2 在胰岛、脑和垂体中均有表达。Rabin 等发现 IA2 实际上是抗胰岛细胞抗体（islet cell autoantibodies，ICA）的一个片段。

抗 IA2 抗体检测主要用于 1 型糖尿病（T1DM）、2 型糖尿病（T2DM）、成人迟发型糖尿病（LADA）的早期预测和分型诊断。对成年晚发型糖尿病的特异性更好。临床前期预报疾病的发生有助于干预胰岛细胞的破坏，保护 B 细胞。

抗 IA2 抗体可用 ELISA、免疫印迹法、RIA 法检测。其中 ELISA 方法检测抗 IA2 抗体用得最多。但有文献报道，ELISA 由于在包被过程中掩蔽了部分抗原表位，使其不能充分与抗体反应，而降低了灵敏度，RIA 法检测抗 IA2 抗体具有更高的灵敏度和特异性。

（二）临床意义

抗 IA2 抗体可作为 T1DM 的血清学诊断指标。在约 65% 新发的 T1DM 患者中可检测出抗 IA2 抗体。但抗 IA2 抗体在 T1DM 患者中阳性率会受年龄、病程等多种因素影响。初诊的儿童患者中阳性率高，但抗体消退快；成年患者中抗 IA2 抗体阳性率相对较低，但持续时间长。15 岁以上 T1DM 患者抗 IA2 抗体阳性率最高，随着年龄增加阳性率逐渐下降，其发生率与抗谷氨酸脱羧酶（glutamic acid decarboxylase，GAD）抗体无关。

抗 IA2 抗体对糖尿病诊断的特异性很好，在健康对照人群中其阳性率低于 1%。

在 ICA 阳性的一级亲属中，抗 IA2 抗体出现较抗 GAD 抗体晚，但其出现预示近期可能发生 T1DM，其阳性预测率约为 80%。临床前期预报疾病的发生有助于干预胰岛细胞的破坏，保护 B 细胞，可作为 T1DM 高危人群筛查指标。

抗 IA2 抗体对胰岛细胞损害的标志性作用比抗 GAD 抗体更具特异性，其在 T1DM 初诊多年后仍存在，对 T1DM 诊断价值较大。

（三）测定方法

抗 IA2 抗体的检测方法主要为 ELISA、免疫印迹法。

（四）国家行业标准

暂无。

（五）试剂介绍

1. 抗酪氨酸磷酸酶抗体 IgG 检测试剂盒（酶联免疫吸附法）[国食药监械（进）字 2012 第 2403113 号]

（1）原理：该试剂盒基于酶联免疫吸附法，用于体外定量检测人血清或 EDTA 血浆中抗酪氨酸磷酸酶（IA2）IgG 抗体。

包被的抗原为未重组的人酪氨酸磷酸酶（IA2）。

（2）标本类型：人血清或 EDTA、肝素、枸橼酸盐抗凝的血浆。

（3）参考范围：153 份健康献血员血清检测结果显示：100% 的血清抗 IA2 抗体的浓度低于临界值（10IU/ml）。但是，每个实验室应该用具有代表性的血清建立自己的参考范围。

（4）注意事项

1）干扰因素：检测结果不受溶血、脂血和黄疸的干扰。

2）交叉反应：该 ELISA 特异检测人抗 IA2 抗体，未发现与其他自身抗体之间的交叉反应。

（5）储运条件：2 ～ 8℃保存，避免冰冻。未开封前，除非特别说明，试剂盒中各成分自生产日起可稳定 1 年。

（6）性能指标

1）检测范围：最低检出限的定义为阴性样本吸光度的均值及标准差的 3 倍之和，也就是可检测出的最低抗体滴度。该抗 IA2 抗体 ELISA（IgG）的最低检出限约为 0.7IU/ml。

2）重复性：通过检测 2 份不同抗体浓度的血清，计算批内和批间的变异系数（CV）以确定该试剂的重复性。批内为 3.6% ～ 5.1%；批间 CV 为 3.5% ～ 6.6%。

3）临床灵敏度和特异性：检测了来自 DASP（糖尿病抗体标准化程序，2005）的 150 份血清（50 份新近诊断的 1 型糖尿病患者血清，100 份献血员血清，来源：美国），结果显示本检测系统的灵敏度为 66%，特异性为 99%。

2. 抗酪氨酸磷酸酶抗体 IgG 定性检测试剂盒（酶联免疫吸附法）［京食药监械（准）字 2014 第 2401190 号］

（1）原理：本试剂盒采用间接法原理检测人血清样品中酪氨酸磷酸酶抗体（IgG）（IA-2A），包被用抗原为纯化的酪氨酸磷酸酶。待测样本加入已包被抗原的反应孔内孵育，若标本中含有 IA-2A，则该抗体与微孔内抗原形成抗原抗体复合物，加入酶标记物，经孵育后，酶标记物连接至抗原抗体复合物上，在 TMB 底物参与反应的情况下，产生显色反应，通过酶标仪检测吸光度（*A* 值）从而判定样品中的 IA-2A 的水平。

（2）标本类型：本试剂使用的样本为人血清，含有 EDTA、枸橼酸钠或肝素等抗凝剂的样本可用于本实验。

（3）参考范围

1）检测 250 例阴性血清，根据统计学正态分布原理，在 99% 置信限下，观测值（阴性）在平均数 3 倍标准差内（单侧）可表示为 $\bar{x}+3s$，根据试验数据 $3s \approx 0.10$。每个试验结果独立使用，通过临界值判定结果。

2）计算临界值：cut-off 值 =0.10+ 阴性对照平均（NC）*A* 值（当阴性平均 *A* 值＜ 0.05 时，按 0.05 计算；当阴性平均 *A* 值≥ 0.05 时按实际值计算）。

3）结果判定：阴性结果为标本吸光度值＜临界值；阳性结果为标本吸光度值≥临界值。

（4）注意事项

1）任何血清都应作为具有传染性的样品对待。

2）干扰物质：≤ 10g/ L 的血红蛋白、≤ 0.2g/L 的胆红素、≤ 20g/L 的三酰甘油对检测结果无干扰。

（5）储运条件：2 ～ 8℃避光储存。运输过程中按照要求加冰，保持试剂处于 2 ～ 8℃环境。有效期：12 个月。打开后的包被板条用自封袋密封，2 ～ 8℃避光储存不超过 14 天。

（6）性能指标

1）阴性参考品符合率 100%。

2）阳性参考品符合率 100%。

3）检测限：要求 L1、L2、L3 和 L4 为阳性，阴性反应不得多于 1 份。

4）精密性：批内 CV ≤ 10%；批间 CV ≤ 15%。

六、抗胰岛细胞抗体

（一）概述

抗胰岛细胞抗体（islet cell autoantibodies，ICA）发现于 1974 年，由 Bottazzo 等采用间接免疫荧光法在 T1DM 患者血清中首次检测到。此后，一系列研究明确了 ICA 代表一组不同的、抗各种胰岛细胞内自身抗原的抗体。Baekkeskov 等在 1984 年最终确定了第一个胰岛素抗原是 64kDa 的蛋白；而随后，胰岛素、神经节苷脂、脑硫脂、热体克蛋白 62（heat shock protein 62，HSP62）和

IA2 也被确认为 ICA 的靶抗原。

ICA 为 IgG 亚型，可与胰岛 4 种细胞的细胞质发生反应。这些组织可分布为：①β 细胞特异的，如胰岛素；②胰岛细胞特异的，如 ICA；③神经内分泌特异的，如分子质量为 65kDa 的谷氨酸脱羧酶（GAD65kDa）、IA2、神经节苷脂、脑硫脂等；④较广泛的分布，如 HSP62 等。

ICA 检测主要用于 T1DM、T2DM、LADA 的早期预测和分型诊断。临床前期预报疾病的发生有助于干预胰岛细胞的破坏，保护 B 细胞。

IIFT、组织化学染色法、免疫沉淀化学法、ELISA、化学发光、条带酶免分析法等均曾用于 ICA 的检测。但由于组织化学染色法、免疫沉淀化学法的敏感性较差，现已较少使用。目前应用较多的是 IIFT 方法检测 ICA。

（二）临床意义

在 T1DM 新发患者中，ICA 的阳性率高达 60% ～ 90%，并具有高特异性。在正常人群中 ICA 阳性率仅 0.5%。高滴度的 ICA 预示疾病进展的高危险性。ICA 持续高滴度的患者患病的危险性高于一过性或 ICA 水平呈波动性的患者。ICA 持续高滴度通常与 B 细胞的损伤有关，与 C 肽水平呈负相关。另外，ICA 和其他抗胰岛细胞抗体（如抗 GAD 抗体或 IAA）共存患者患病危险性是仅出现 ICA 患者的 3 ～ 5 倍。大部分 T1DM 患者的 ICA 在发病 2 年后消失，ICA 持续阳性超过 2 ～ 3 年者仅占 T1DM 的 10%。这部分患者常伴有其他内分泌器官自身免疫疾病，其他自身抗体阳性（抗甲状腺抗体、抗胃壁细胞抗体），常有自身免疫性疾病家族史，HLA-DR3/B8 阳性，多为女性。

ICA 的检测一方面有利于准确诊断 T1DM，另一方面可以揭示风险人群的临床前的自身免疫反应。T1DM 主要出现在 35 岁之前，有些病例的患者甚至为婴儿。糖尿病患者的直系亲属（风险率为 2% ～ 7%）和孕期出现糖尿病性的代谢失衡的妇女患有糖尿病的风险很高。

尤为重要的是，90% 的病例中，在临床症状出现之前就可检测到一种或几种与糖尿病有关的自身抗体。早期检测可以确认该疾病的高风险人群。某些病例可通过采用适当的干扰手段（如将血糖水平控制在低水平或免疫抑制疗法）预防疾病的爆发。

值得注意的是，抗体滴度水平随着病情的发展而下降。

（三）测定方法

ICA 可用间接免疫荧光法、ELISA、化学发光、条带酶免分析法等检测。

（四）国家行业标准

暂无。

（五）试剂介绍

下文以抗胰岛细胞抗体检测试剂盒（间接免疫荧光法）（间接免疫荧光法）[国食药监械（进）字 2013 第 2403536 号] 为例进行介绍。

(1) 原理：该试剂盒基于间接免疫荧光法，定性检测人血清或血浆中抗胰岛细胞抗体。

每个反应区有 1 张生物薄片，包被猴胰腺。猴胰腺是间接免疫荧光法检测胰岛素依赖型糖尿病中的抗胰岛细胞抗体（Ⅰ型：直系亲属；孕期的代谢状态）的标准基质（图 15-36）。猴胰腺也可与抗胰腺腺泡细胞抗体（克罗恩病相关自身抗体）反应。

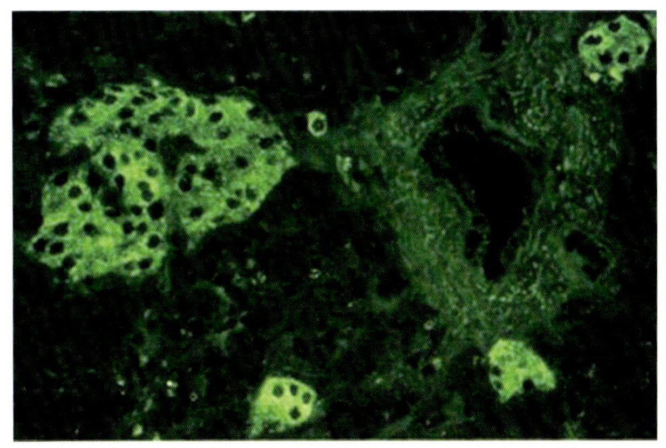

图 15-36　猴胰腺用于检测抗胰岛细胞抗体（20×）

(2) 标本类型：人血清或 EDTA、肝素、枸橼酸盐抗凝的血浆。

(3) 参考范围：滴度＜1 ∶ 10。

(4) 注意事项

1) 干扰因素：检测结果不受溶血、脂血和黄疸的干扰。

2）交叉反应：没有已知的交叉反应。

(5) 储运条件：待测患者样本于 2 ～ 8℃可储存 14 天，稀释后的样本需在一个工作日内检测。如果保存妥当，该试剂盒从生产之日起可稳定 18 个月。

(6) 性能指标

1）检测范围：该检测系统的起始稀释度为 1 ∶ 10，也可以 10 作为稀释因子进一步稀释，如 1 ∶ 100、1 ∶ 1000、1 ∶ 10000 等，没有检测上限。

2）批内差异：用特征性血清对同一批号的产品进行检测，每份血清检测 10 次，阳性血清检测的结果显示特异性荧光强度基本一致，阴性血清检测的结果为阴性。检测时，特异性荧光强度的差异不得超过 ±1 个强度等级。

3）批间差异：用特征性血清对至少 10 个批号的产品进行检测，要求阳性血清检测的结果显示特异性荧光强度基本一致，阴性血清检测的结果为阴性。检测时，特异性荧光强度的差异不得超过 ±1 个强度等级。

4）临床灵敏度和特异性：检测的敏感度为 100%（n=42 例，源于：德国）。检测的特异性为 100%（n=42 例，源于：德国）。

七、抗谷氨酸脱羧酶抗体

（一）概述

谷氨酸脱羧酶（glutamic acid decarboxylase，GAD）是遗传易感人群中 B 细胞特异性自身免疫反应最强的自身抗原之一。很早即有学者发现：T1DM 患者的血清可沉淀分子质量为 64kDa 的抗原。约 80% 的新发病例和糖尿病前期患者中存在抗 64kDa 抗原的抗体。一直到 Solimena 等在罕见的僵人综合征患者中发现抗 GABA 能神经元和胰腺 B 细胞的自身抗体之后，才明确了 64kDa 抗原的特性。在此基础上，Baekkeskov 等快速确定了 T1DM 的 64kDa 自身抗原为 GAD。随后又确定了 GAD 的一个异构体 GAD 67kDa。最终在 1990 年突破性地证明了 GAD 是 T1DM 的主要自身抗原。目前认为 GAD 是破坏胰岛细胞，引起 T1DM 的关键抗原，并且极可能是 T1DM 自身免疫的始动靶抗原。

抗 GAD 抗体可用 ELISA、化学发光、条带酶免分析法和放射免疫检测法等检测。放射免疫检测法由于存在放射性污染，目前已逐渐被 ELISA 法替代。ELISA 法采用亲和素和生物素扩大级联反应增强了检测的敏感性，为目前最常用的检查方法。

（二）临床意义

1. 抗 GAD 抗体在糖尿病中的临床意义 抗 GAD 抗体在 T1DM 新发患者中的阳性率约为 80%，且抗体水平较稳定，可持续高低度 10 年以上。成人迟发性自身免疫性糖尿病（LADA）史 T1DM 成人型，治疗不依赖胰岛素，临床表现与 2 型糖尿病（T2DM）相似，难于鉴别诊断，抗 GAD 抗体是目前公认的诊断 LADA 的免疫学指标。抗 GAD 抗体与其他抗体相比，具有与 B 细胞缓慢损伤相关性好、出现早、持续时间长、年龄跨度大、阳性率高、检测易标准化等特点，能很好地预测 B 细胞功能。

2. 抗 GAD 抗体在其他疾病中的临床意义 60% ～ 80% 僵人综合征（SMS）患者血清中可检测出抗 GAD 抗体。在 SMS 患者脑脊液中检测出抗 GAD 抗体更具有特异性。自身免疫性多腺体综合征（APS）患者出现 T1DM 时也可检测出抗 GAD 抗体，许多研究表明抗 GAD 抗体能破坏胰岛 B 细胞结构和功能，导致胰岛素缺乏，参与了 T1DM 的发病过程。而无论是 T1DM 或者 T2DM，抗 GAD 抗体阳性则预示内源性胰岛素缺乏，以后需依赖胰岛素治疗。

（三）测定方法

抗 GAD 抗体可用 ELISA、化学发光、条带酶免分析法和放射免疫检测法等检测。

（四）国家行业标准

暂无。

（五）试剂介绍

1. 抗谷氨酸脱羧酶抗体 IgG 检测试剂盒（酶联免疫吸附法）［国械注（进）20142405784］

(1) 原理：该试剂盒用于体外定量检测人血清或 EDTA 血浆中抗谷氨酸脱羧酶（GAD）IgG 抗体。

包被的抗原是重组的人谷氨酸脱羧酶 GAD65

异构体。

(2) 标本类型：人血清或 EDTA、肝素或枸橼酸盐抗凝的血浆。

(3) 参考范围：在一个研究中检测了 300 份健康献血员血清（来源：欧洲），99% 的血清抗 GAD 抗体的浓度低于 cut-off 值（10IU/ml）。此外，还检测了 39 份确诊的 1 型糖尿病患者血清（疾病组 1）和 74 份疑似 1 型糖尿病患者血清（疾病组 2，来源：欧洲）。90% 的患者组 1 和 50% 的患者组 2 的抗 GAD 抗体的浓度大于 10IU/ml。但是，每个实验室应该用具有代表性的血清建立自己的参考范围。

(4) 注意事项：该 ELISA 特异性地检测人抗 GAD65 异构体抗体。检测了 176 份系统性红斑狼疮（SLE，n=9）、类风湿关节炎（RA，n=10）、Graves 病（n=86）、桥本甲状腺炎（n =10）和 2 型糖尿病（n=61）患者血清（来源：欧洲），未检测到与该 ELISA 的交叉反应，有 5 份样本（SLE，n=1；Graves 病，n=2；桥本甲状腺炎，n=1；2 型糖尿病，n=1）抗 GAD 抗体的浓度大于 10IU/ml。

(5) 储运条件：2 ～ 8℃保存，不要冰冻。未开封前，除非特别说明，试剂盒中各成分可稳定 1 年。GAD 复溶后在 2 ～ 8℃最多可稳定 3 天。已稀释的酶结合物在 2 ～ 8℃最多可稳定 16 周。

(6) 性能指标

1) 线性：以标准品的浓度（对数，X 轴）对标准品 3 ～ 6(450nm) 或标准品 1 ～ 6(405nm) 的吸光度值（线性，Y 轴）作标准曲线，待测样本的浓度可用以下的曲线拟合方式计算：四参数的 Logistic 函数、Spline 拟合或点对点作图(450nm)。低浓度（＜ 35IU/ml，标准品 4）样本从 450nm 标准曲线读取结果，高浓度（＞ 35IU/ml）样本从 405nm 标准曲线读取结果，参考波长为 620 ～ 650nm。

2) 检出限：最低检出限的定义为阴性样本吸光度的均值和其标准差的 3 倍之和，也就是可检测出的最低抗体滴度。该抗 GAD 抗体 ELISA(IgG) 的最低检出限约为 0.IU/ml。

3) 重复性：通过检测 2 份不同抗体浓度的血清计算批内和批间的变异系数（CV），以确定该试剂的重复性。批内 CV 为 7.3% ～ 8.5%；批间 CV 为 5.2% ～ 5.7%。

4) 临床灵敏度和特异性：检测了来自 DASP（糖尿病抗体标准化程序，2003）的 150 份血清（50 份新近诊断的 1 型糖尿病患者血清，100 份献血员血清，来源：美国），结果表明该 ELISA 的灵敏度为 92%，特异性为 98%。

2. 抗胰岛细胞抗体 / 谷氨酸脱羧酶抗体检测试剂盒（间接免疫荧光法）[国食药监械（进）字 2013 第 2403536 号]

(1) 原理：该试剂盒基于间接免疫荧光法，用于人血清或血浆中抗胰岛细胞抗体和谷氨酸脱羧酶抗体。

每个反应区有 2 张生物薄片，分别包被有猴胰腺和猴小脑，两种基质联合检测患者样本中的 ICA（图 15-37 和图 15-38）。猴胰腺是间接免疫荧光法检测胰岛素依赖型糖尿病中的抗胰岛细胞抗体（Ⅰ型：直系亲属；孕期的代谢状态）的标准基质。猴胰腺也可与抗胰腺腺泡细胞抗体（克罗

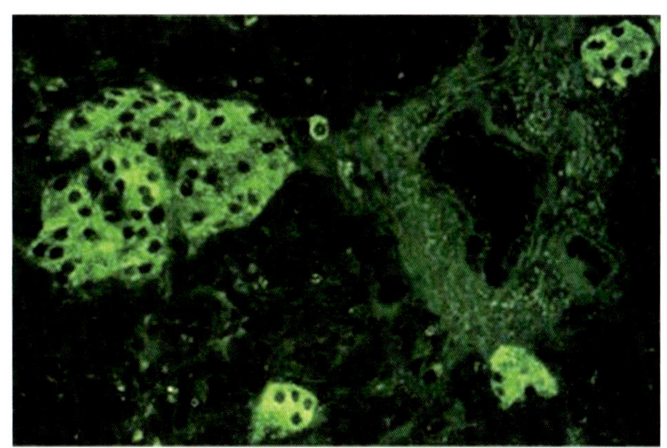

图 15-37 猴胰腺（×20）

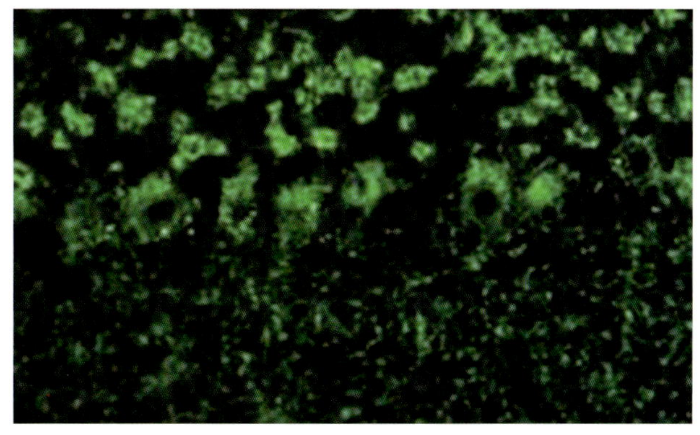

图 15-38 猴小脑（×20）

恩病相关自身抗体）反应。猴小脑是间接免疫荧光法检测各种抗神经元抗体的标准基质。联合使用猴小脑和猴肝在同一检测中可靠区分特异性抗神经元抗体和其他自身抗体，尤其是抗核抗体（ANA）。

（2）标本类型：人血清或 EDTA、肝素、枸橼酸盐抗凝的血浆。

（3）参考范围：滴度＜ 1 ：10。

（4）注意事项

1）干扰因素：检测结果不受溶血、脂血和黄疸的干扰。

2）交叉反应：没有已知的交叉反应。

（5）储运条件：待测患者样本于 2 ～ 8℃可储存 14 天，稀释后的样本需在一个工作日内检测。如果保存妥当,试剂盒从生产之日起可稳定18个月。

（6）性能指标

1）检测范围：该检测系统的起始稀释度为 1 ：10，也可以 10 作为稀释因子进一步稀释，如 1 ：100、1 ：1000、1 ：10000 等，没有检测上限。

2）批内差异：用特征性血清对同一批号的产品进行检测，每份血清检测 10 次，阳性血清检测的结果显示特异性荧光强度基本一致，阴性血清检测的结果为阴性。在检测时，特异性荧光强度的差异不得超过 ±1 个强度等级。

3）批间差异：用特征性血清对至少 10 个批号的产品进行检测，要求阳性血清检测的结果显示特异性荧光强度基本一致，阴性血清检测的结果为阴性。在检测时，特异性荧光强度的差异不得超过 ±1 个强度等级。

4）临床灵敏度和特异性：检测的敏感度为 97%（n=153 例，源于：德国）。检测的特异性为 96%（n=153 例，源于：德国）。

3. 谷氨酸脱羧酶抗体测定试剂盒（化学发光法）［粤食药监械（准）字 2011 第 2400696 号］

（1）原理：该试剂盒利用免疫发光夹心法的原理检测 GAD65。

抗原是 FITC 标记的 GAD65 多肽。

（2）标本类型：血清。采集 5.0ml 静脉血至采血管中，室温静置。离心、分离血清部分，2 ～ 8℃储存。血清样本在 2 ～ 8℃稳定 12h。超过 12h，则先分装，-20℃可保存 30 天，避免反复冰冻和解冻两次以上。

（3）参考范围：正常参考值＜ 30IU/ml。准自动和全自动测定仪测定该项目时，测定结果不需乘以稀释倍数。由于不同地区、不同个体引起正常的、合理的差别，以及采用不同方法进行检测，其所测得 GAD65 水平也会有所不同，因此建议每个实验室均应针对自己的特色人群建立参考值范围。

（4）注意事项：含有人抗鼠抗体（HAMA）的患者血清可能导致假的升高或降低值。虽然加入了中和 HAMA 的介质，非常高的 HAMA 血清浓度仍然可能影响结果。

（5）储运条件

1）工作洗液：用纯化水将清洗缓冲液按 1 ：14 稀释混匀，放置在室温中待用，保存至有效期。

2）试剂：本试剂盒除洗液外，其他成分置于 2 ～ 8℃保存至有效期。

3）发光标记物均应避免阳光直射；湿度对试剂稳定性无影响。

4）试剂运输要求：置于 2 ～ 8℃环境条件下运输，运输过程避免碰撞。

5）有效期：储存在 2 ～ 8℃无腐蚀性气体的环境中，未开封有效期为 12 个月，开封后有效期不少于 28 天。

（6）性能指标

1）准确率：回收率应在 90% ～ 110%。

2）批内精密度：批内 CV ≤ 5%。

3）批间精密度：批间 CV ≤ 10%。

4）分析灵敏度：本试剂的灵敏度为＜ 2.0IU/ml。

5）特异性：当 GAD67 的浓度为 280IU/ml 时，检测结果 GAD65 ＜ 1.0IU/ml。

6）检测范围：2.0 ～ 280.0IU/ml（通过最低检出限和定标曲线的最高值确定）。

7）线性：在 10.0 ～ 280.0IU/ml 浓度范围内，线性相关系数 r ＞ 0.9900。

4. 谷氨酸脱羧酶抗体测定试剂盒（化学发光法）［京药监械（准）字 2013 第 2400836 号］

（1）原理：间接法化学发光免疫分析原理。

（2）标本类型：人血清。

（3）参考范围：待测样本的结果可按下列方法进行：

1）临界值（cut- off 值）$= 0.1 \times \overline{Pc} + \overline{Nc}$

2）待测样本 S/CO 值≥ 1 为阳性，否则为阴性。

注：S 代表待测样本发光值（RLU），CO 代表

cut-off 值。

（4）注意事项

1）高血脂或者溶血样本、受到微生物污染的样本及反复冻融或者热灭活后的样本均会影响检测的准确性，甚至导致错误的结果。

2）次氯酸钠消毒液等强氧化剂能引起发光底物液发生反应，导致结果误判，故发光操作实验室应禁止使用此类消毒剂。

3）加发光底物液的移液器建议专用，加样吸头应确保干净无污染，在加发光底物液的过程中应避免加样吸头与板孔或手指接触，以防底物受到污染而造成本底升高，影响检测结果的准确性。

4）为防止样本蒸发及避免污染，温育时应将反应板放于密闭干净的塑料袋内或用封板膜覆盖密闭。

（5）储运条件：试剂盒储存于 2 ～ 8℃，有效期 12 个月。开封后试剂在 2 ～ 8℃可稳定 60 天。

（6）性能指标

1）阴性参考品符合率：检测 10 份阴性参考品，符合率≥ 9/10。

2）阳性参考品符合率：检测 10 份阳性参考品，符合率为 10/10。

3）灵敏度：检测 4 份灵敏度参考品，检出阳性≥ 2 份，L4 为阴性。

4）重复性：CV ≤ 15%。

5）批间差：CV ≤ 20%。

八、抗胰岛素抗体

（一）概述

1 型糖尿病（T1DM）是一种器官特异性自身免疫性疾病，患者循环血液中存在胰岛 B 细胞自身抗体，如胰岛细胞抗体（ICA）、谷氨酸脱羧酶抗体（GAD65）及抗人胰岛素抗体（insulin autoimmune antibody，IAA）。在自身抗体检测中，敏感性最低，且易受胰岛素治疗诱导产生的胰岛素抗体的影响。

其生理功能有：

（1）中和血液中胰岛素。

（2）延缓胰岛素降解，而延长胰岛素的半衰期。

（3）释放出抗体结合的胰岛素。

（4）起胰岛素转运蛋白的作用。

（5）抗原－抗体复合物可激活补体，长期作用下可引起或者加重微血管变化。

（二）临床意义

1. 诊断　IAA 在 1 型糖尿病患者中阳性率较高，是最早出现的自身抗体之一。1 型糖尿病的免疫学指标之一。新诊断的 1 型糖尿病患者阳性率为 40% ～ 50%。

在临床诊断中，通常将 IAA 与 GAD65、ICA、IA-2 等自身抗体联合检测，提高 1 型糖尿病阳性检出率。

1998 年胰岛自身抗体联合工作组（Combinatorial Islet Autoantibody Workshop）利用四种胰岛自身抗体的不同组合得出了不同的糖尿病诊断灵敏度和特异性（表 15-8）。

2. 预后　判断 1 型糖尿病预后：胰岛素释放曲线低下而检测胰岛素抗体滴度偏高，说明患者不是胰岛功能衰竭，提示病情稳定。

表 15-8　自身抗体用于诊断糖尿病的灵敏度和特异性（%）

	高灵敏度策略（≥ 1 抗体阳性）		高特异性策略（≥ 2 抗体阳性）	
	灵敏度	特异性	灵敏度	特异性
一项测定				
GAD	91	99	—	—
ICA	74	100	—	—
IA-2	74	99	—	—
IAA	49	99	—	—
两项联合测定				
IA-2，GAD	98	99	67	100
IA-2，IAA	77	99	47	100

续表

	高灵敏度策略（≥1抗体阳性）		高特异性策略（≥2抗体阳性）	
	灵敏度	特异性	灵敏度	特异性
IA-2，ICA	88	99	60	100
GAD，IAA	93	98	47	100
GAD，ICA	98	99	67	100
IAA，ICA	79	99	44	100
三项联合测定				
IA-2，GAD，IAA	98	98	72	100
IA-2，GAD，ICA	98	99	88	100
IA-2，IAA，ICA	88	99	67	100
GAD，IAA，ICA	98	98	74	100
四项联合测定				
IA-2，GAD，IAA，ICA	98	98	88	100

3. 指导治疗

(1) 指导胰岛素依赖性糖尿病（IDDM）患者的治疗：检测IAA可指导胰岛素的用量，为耐药性糖尿病治疗提供了依据。抗体滴度高时，可适度增加速效胰岛素，抗体滴度低时，则改用长效胰岛素。

(2) 胰岛素抗药性评价，监测患者对胰岛素剂量反应的变化。

4. 其他 IAA增高可出现于自身免疫性甲状腺疾病患者中。

（三）测定方法

常采用IAA可用化学发光法、条带酶免分析法、ELISA法、胶体金法检测、目前应用最多的是化学发光法。

（四）国家行业标准

暂无。

（五）试剂介绍

下文以抗人胰岛素抗体（IAA）测定试剂盒（化学发光法）[粤食药监械（准）字2011第2400646号]为例进行介绍。

(1) 原理：该试剂盒利用化学发光免疫竞争夹心法检测IAA浓度。抗原是FITC标记的纯化的胰岛素。

(2) 标本类型：血清。采集5.0ml静脉血至采血管中，室温静置。离心、分离血清部分，2～8℃储存。血清标本在2～8℃稳定12h。超过12h，则先分装，-20℃可保存30天，避免反复冰冻和解冻两次以上。

(3) 参考范围：正常参考值＜20IU/ml。由于不同地区、不同个体引起正常的、合理的差别，以及采用不同方法进行检测，其所测得IAA水平也会有所不同，因此建议每个实验室均应针对自己的特色人群建立参考值范围。

(4) 注意事项：含有人抗鼠抗体（HAMA）的患者血清可能导致假的升高或降低值，也就是HAMA效应。虽然加入了中和HAMA的介质，非常高的HAMA血清浓度仍然可能影响结果。

(5) 储运条件

1）工作洗液：用纯化水将清洗缓冲液按1∶14稀释混匀，放置在室温中待用，保存至有效期。

2）试剂：本试剂盒除洗液外，其他成分置于2～8℃保存至有效期。

3）发光标记物和荧光素标记物均应避免阳光直射；湿度对试剂稳定性无影响。

4）试剂运输要求：置于2～8℃环境条件下运输，运输过程中避免碰撞。

5）有效期：储存在2～8℃无腐蚀性气体的环境中，未开封有效期为12个月，开封后有效期不少于28天。

(6) 性能指标

1) 准确率：回收率应在 90% ～ 110%。

2) 批内精密度：批内 CV ≤ 5%。

3) 批间精密度：批间 CV ≤ 10%。

4) 分析灵敏度：本试剂的灵敏度< 2.0IU/ml。

5) 检测范围：2.0 ～ 175.0IU /ml（通过最低检出限和定标曲线的最高值确定）。

6) 线性：在 8.0 ～ 175.0IU/ml 浓度范围内，线性相关系数 r > 0.9900。

（杜　静　卢　洁　李　惠　杨奇贤）

第五节　不孕不育相关自身抗体

一、抗精子抗体

（一）概述

20 世纪 50 年代，Wilson 和 Rumke 先后从男性不育患者和不孕女性的血清中查出精子凝集素，后被证实是抗精子抗体 (anti-sperm antibody，AsAb)。人类精子抗原的种类繁多，目前已涉及 100 多种，位于精子质膜、顶体、核、中段、线粒体等部位。精子的不同抗原成分均可产生相应的抗体，如精子特异抗原、来自精囊液的精子膜抗原 (sperm coating antigen，SCA)、精子酶（如 LDH_x、透明质酸酶）、组织交叉抗原、血型抗原、组织相容性抗原、细菌交叉抗原。AsAb 可在精子的头部、顶部、体部、尾部起作用。AsAb 可以是 IgG、IgA 和 IgM。其中，IgG、IgA 可结合于精子头、尾部，IgM 主要结合于尾部。精液样本和血清中均可检测到 AsAb。血清中的抗体主要是 IgG（以 IgG1 和 IgG3 为主），而精液中局部产生的表面抗体以 IgA (IgA2) 为主。血清中的 IgA 抗体与 IgG 抗体相平行，IgM 抗体则很少见。另外，血清中的抗体滴度不能反映精液中的抗体水平，因为泌尿生殖道局部产生的抗体与血清中的抗体无关。血清中抗体滴度提高可能是局部反应增强的指征。

AsAb 检测的传统方法为凝集试验，精子抗原与抗体结合后可发生凝集反应，通过肉眼或显微镜观察结果。随着现代免疫分析技术的进步，近年来间接免疫荧光技术、酶联免疫吸附试验、蛋白印迹法等逐渐用于 AsAb 的检测，除操作的便捷性提高之外，检测敏感性和特异性也有所提高，同时能够确定抗体类型。如间接免疫荧光法通过患者血清与载片上包被的精子涂片反应，可在显微镜下清晰地观察到抗精子抗体的阳性反应（图 15-39）。

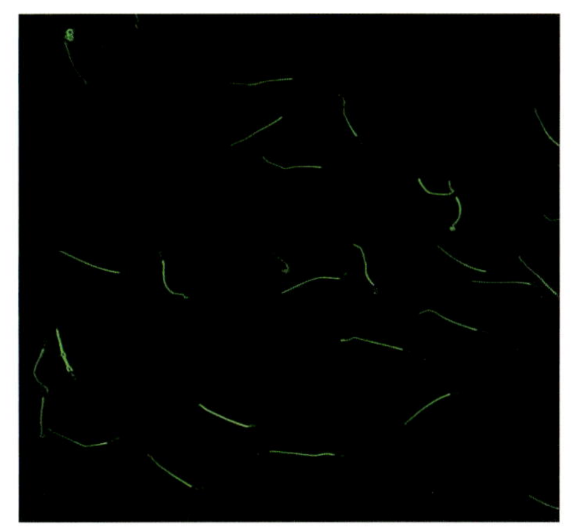

图 15-39　抗精子抗体荧光模式

AsAb 是导致免疫性不孕的重要因素之一，男性和女性都可产生。在男性，AsAb 属于自身抗体，它通过影响精液的质量而降低生育能力。在女性中，AsAb 属于同种异体抗体，它是女性免疫性不孕的重要原因。

（二）临床意义

AsAb 检测主要用于不孕症的诊断和预后判断。AsAb 可影响受精过程的各个环节并影响到受精后的卵子，如抗精子头部的抗体可干扰精子获能与顶体反应，影响精子的运动；抗精子尾干的抗体抑制精子活动；抗精子抗体的 Fc 段与宫颈黏蛋白结合，可干扰精子穿过排卵期宫颈黏液；细胞毒性抗精子抗体在补体参与下使精子细胞膜损伤，致使精子死亡；抗精子抗体的调理作用可促进生殖道局部吞噬；抗精子头部的抗体还能阻断精卵结合，引起补体介导的受精卵的溶解，损害胚胎植入及前期胚胎发育导致早期流产。

通常不育症患者血清中 AsAb 检出率为 20% ～ 30%，而在梗阻性无精子症患者中，AsAb 阳性率则可高达 60%。鉴于抗精子抗体的异质性以及部分 AsAb 针对的靶抗原与生育不相关，因此，对 AsAb 的阳性结果必须结合临床加以考虑。

（三）测定方法

常用的间接免疫荧光法、酶联免疫吸附试验、免疫印迹法、CLIA 法均可用于 AsAb 的检测。

（四）国家行业标准

暂无。

（五）试剂介绍

1. 抗精子抗体检测试剂盒（间接免疫荧光法）［国食药监械（进）字 2014 第 2403911 号］

(1) 原理：该试剂盒基于间接免疫荧光法，用于体外定性或定量检测人血清或血浆中的抗精子抗体，采用人精子作为检测基质。

(2) 标本类型：人血清或 EDTA、肝素或枸橼酸盐抗凝的血浆。

(3) 参考范围：抗体滴度＜ 1 ：10，无反应性；滴度≥ 1 ：10，有阳性反应。

(4) 注意事项

1) 干扰因素：血红蛋白浓度≤ 5mg/ml 的溶血、三酰甘油浓度≤ 20mg/ml 的脂血、胆红素浓度≤ 0.4mg/ml 的黄疸不影响检测结果。

2) 交叉反应：没有已知的交叉反应。

(5) 储运条件：生物载片及反应试剂应置于 2 ～ 8℃保存。

(6) 性能指标

1) 检测范围：该检测系统的起始稀释度为 1 ：10。也可以 10 为稀释因子做进一步稀释，如 1 ：100、1 ：1000 等，没有检测范围上限。

2) 批内差异：用特征性血清对同一批号的产品进行检测，每份血清检测 10 次，阳性血清检测的结果显示特异性荧光强度基本一致，阴性血清检测的结果为阴性。检测时，特异性荧光强度的差异不超过 ±1 个强度等级。

3) 批间差异：用特征性血清对不同批号的产品进行检测，阳性血清检测的结果显示特异性荧光强度基本一致，阴性血清检测的结果为阴性。检测时，特异性荧光强度的差异不超过 ±1 个强度等级。

4) 临床特异性和灵敏度：对一组献血者（来源：德国）的样本进行检测，以 1 ：10 为临界值，IgA、IgG、IgM 型抗精子抗体在该血清盘中的阳性率分别为 0、3%、2%；IgA/G/M 的阳性率为 2.4%。其中，8 位不孕症患者中抗精子抗体 IgA/G/M 的阳性率为 63%。

2. 精液抗精子抗体 IgA/IgG/IgM 检测试剂盒（酶联免疫吸附法）［国食药监械（进）字 2014 第 2403902 号］

(1) 原理：该试剂盒基于酶联免疫吸附法（ELISA），用于体外定量检测人精液中抗精子抗体 IgA/IgG/IgM，微孔板包被的抗原来源是人精子蛋白。

(2) 标本类型：人精液。

(3) 参考范围：推荐以 60RU/ml 作为正常上限（临界值）；＜ 60RU/ml 为阴性；≥ 60RU/ml 为阳性。如果检测结果靠近临界值（55 ～ 65RU/ml），建议 2 周后取患者新鲜样本再次检测。

(4) 注意事项

1) 干扰因素：一定的病理情况例如多克隆或单克隆丙种球蛋白病、自身免疫性疾病或免疫状态的改变都可能对检测结果产生影响。

2) 交叉反应：试剂与抗卵巢抗体和抗透明带抗体无交叉反应。

(5) 储运条件：2 ～ 8℃保存，避免冷冻。

(6) 性能指标

1) 检测范围：最低检出限的定义为阴性样本检测结果的均值加上 2 倍标准差，也就是所能检出抗体的最小滴度。本检测系统的最低检出限为 5.5RU/ml。

2) 线性：通过检测系列稀释的高抗体浓度样本来研究该试剂的线性范围。本检测系统的线性范围为 5.5 ～ 200RU/ml。

3) 重复性：通过检测批内与批间的变异系数（CV）来确定该检测体系的重复性，采用 6 个批次产品的 6 个试剂盒检测批内 CV，一份患者样本（消光系数＞ 1.0）每次检测 96 次，检测结果显示批内 CV 为 6.50%（5.90% ～ 7.20%）；在不同的几天内采用 6 批产品的 12 个试剂盒检测批间 CV，一份患者样本（消光系数＞ 1.0）每次检测 72 次，检测结果显示批内 CV 为 6.40%（5.50% ～ 7.60%）。

3. 抗精子抗体 IgA/G/M 测定试剂盒（化学发光法）［京食药监械（准）字 2014 第 2400984 号；京食药监械（准）字 2014 第 2400994 号；京食药监械（准）字 2014 第 2401000 号］

(1) 原理：间接法［包被抗原 - 待检抗体 - 鼠

抗人 IgA/G/M- 辣根过氧化物酶]。

(2) 标本类型：按照通常的采血技术收集血液，并按照标准的操作步骤处理样品。血清或使用 EDTA（1.5g/L 全血）、枸橼酸钠（10.9mmol/L 全血）或肝素（20 ～ 30U/ml 全血）作抗凝剂的血浆可用于分析。

(3) 参考范围：血清样本的相对荧光强度(RLU) 与阴性对照平均 RLU 的比值≥ 2.1 的为阳性，比值≥ 5 的为强阳性；＜ 2.1 的为阴性。测定正常参考值所用样本均为 -20℃冷冻后复融的血清样本。各实验室应建立自己的 cut-off 值，上述 cut-off 值仅供参考。

(4) 注意事项

1) 嗜异性抗体：密切接触啮齿类动物或使用过鼠单克隆抗体作为诊断或治疗的患者，其样本中均可能含有抗鼠抗体（HAMAs），这些样本用含鼠单克隆抗体的试剂盒检验时，所得结果理论上有出现异常的可能性。

2) 类风湿因子：样本中含有的其他各种嗜异性抗体如类风湿因子等也存在导致实验结果异常的可能性。

3) 溶血：发生溶血的样本不能用于测定。

4) 脂血：乳糜血或高蛋白血通常不会影响实验结果，但取样时应注意准确性。

黄疸：高胆红素血不能用于测定。

(5) 储运条件：2 ～ 8℃。

(6) 性能指标

1) 灵敏度：企业参考品，5 份不同阳性参考品检测结果不得出现阴性，其中 1 份为强阳性。

2) 特异性：企业参考品，10 份不同阴性参考品检测结果不得出现阳性。

3) 精密度：企业参考品，重复测定精密性参考品，其 RLU 的 CV ≤ 15.0%(n=10)。

二、抗子宫内膜抗体

（一）概述

抗子宫内膜抗体（antiendometrial antibody，EMAb）是一种以子宫内膜（endometrium）为靶细胞并引起一系列免疫病理反应的自身抗体。1982 年 Mathur 等首次证实子宫内膜异位症患者血清及子宫内膜组织中存在特异性的 EMAb，此外，EMAb 还在患者腹腔液和子宫内膜异位病灶中被发现。

EMAb 的靶抗原主要存在于子宫内膜腺上皮细胞的胞质中，是一种孕激素依赖性糖蛋白，分子质量为 26 ～ 40kDa，富含于分泌期子宫内膜中。子宫内膜是胚胎着床和生长发育之地，育龄女性子宫内膜在卵巢激素的调节下产生周期性的剥脱，随月经流出体外，一般不诱发机体产生自身免疫反应。但在某些病理状态下，如机体免疫环境失调、子宫内膜异位症患者受到异位内膜的刺激、经血倒流等因素导致免疫应答紊乱或人工流产刮宫时损伤和炎症，使巨噬细胞吞噬子宫内膜碎屑，处理并提呈给 T、B 淋巴细胞，引起淋巴细胞活化，就会产生 EMAb。

EMAb 的检测最常用的方法为酶联免疫吸附试验，放射免疫分析法、化学发光法等也可以用于 EMAb 检测。除检测循环血中的 EMAb 外，还可检测宫颈局部的 EMAb，常采集月经中期的宫颈分泌物为样本。

（二）临床意义

EMAb 被认为是子宫内膜异位症的标志性抗体，有研究表明其与子宫内膜异位症所致的不孕相关。子宫内膜异位症患者中血清 EMAb 的阳性率可达 80% 以上，而腹腔液中 EMAb 的阳性率从 20% 到 70% 不等。除了作为子宫内膜异位症的筛查指标，也有研究显示 EMAb 对该病的治疗效果和复发监测也有一定的作用。

目前，EMAb 对不孕不育的影响程度及其作用机制尚无定论。一般认为，当 EMAb 与子宫内膜上的靶抗原结合时，可沉积于子宫内膜和异位的病灶中，激活补体系统，引起子宫内膜的免疫病理损伤。电镜下可见子宫内膜发育不良，内膜腺体和基膜出现空泡，纤毛与非纤毛细胞比值降低，子宫内膜呈现分泌不足，从而影响孕卵着床，出现不孕或流产。EMAb 的产生可能具有干扰胚胎着床、抑制排卵、干扰精子和卵子的运送、阻碍精卵结合、影响早期胚胎发育的作用。最近的研究也表明 EMAb 可能对子宫内膜异位症相关不孕起作用。

（三）测定方法

EMAb的检测方法主要为酶联免疫吸附试验、胶体金法、化学发光法等。

（四）国家行业标准

暂无。

（五）试剂介绍

1. 抗子宫内膜抗体 IgG/M 测定试剂盒（化学发光法）[京食药监械（准）字 2014 第 2400997 号；京食药监械（准）字 2014 第 2400985 号]

(1) 原理：本试剂盒基于化学发光法，用于体外定性测定人血清或血浆中的抗子宫内膜抗体 IgG (IgM)。

包被的抗原是人子宫内膜抗原。

(2) 标本类型：人血清或血浆。

(3) 参考范围：S/CO ≤ 1.0 的为阴性，＞ 1.0 为阳性。测定正常参考值所用样本均为 -20℃冷冻后复融的血清样本。各实验室应建立自己的 cut-off 值，上述 cut-off 值仅供参考。

(4) 注意事项

1) 嗜异性抗体：密切接触啮齿类动物或使用过鼠单克隆抗体作为诊断或治疗的患者，其样本中均可能含有抗鼠抗体 (HAMAs)，这些样本用含鼠单克隆抗体的试剂盒检验时，所得结果理论上有出现异常的可能性。

2) 类风湿因子：样本中含有的其他各种嗜异性抗体 (ID) 如类风湿性因子等也存在导致实验结果异常的可能性。

3) 溶血：发生溶血的样本不能用于测定。

4) 脂血：乳糜血或高蛋白血通常不会影响实验结果，但取样时应注意准确性。

5) 黄疸：高胆红素血不能用于测定。

(5) 储运条件：2 ～ 8℃。

(6) 性能指标

1) 灵敏度：企业参考品，5 份阳性参考品检测结果不得出现阴性，其中 4 份为强阳性，1 份为弱阳性。

2) 特异性：企业参考品，10 份不同阴性参考品检测结果不得出现阳性。

3) 精密度：企业参考品，重复测定精密性参考品，其 RLU 的 CV ≤ 15.0% (n=10)。

2. 抗子宫内膜抗体诊断试剂盒 (ELISA)[京药监械（准）字 2013 第 2400650 号]

(1) 原理：本试剂盒采用间接法原理检测人血清样品中抗子宫内膜抗体 IgG。包被用抗原为纯化的子宫内膜膜抗原。

(2) 标本类型：人血清。

(3) 参考范围

1) 每个试验结果独立使用，通过 cut-off 值判定结果。

2) 计算临界值：cut-off 值 =0.10+ 阴性对照平均 (NC)A 值（当阴性平均 A 值＜ 0.05 时，按 0.05 计算；当阴性平均 A 值≥ 0.05 时按实际值计算）。

3) 结果判定：阴性结果为标本吸光度值＜临界值；阳性结果为标本吸光度值≥临界值。

(4) 注意事项

1) 任何血清都应作为具有传染性样品对待。

2) 不同批号试剂请勿混用。

3) 严格按说明书操作，反应温度和时间必须严格控制。

4) 试验时应使用封板膜，在温育时防止水分蒸发和污染。

5) 未使用完的微孔条与干燥剂一起放在塑料自封袋中，放置于 2 ～ 8℃保存。酶标板放置于自封袋保存后，减少开封次数，不良的保存条件将缩短稳定期。

6) 实验用的血清及废弃物均应经灭菌后再处理 (121℃，20min)。

7) 干扰物质：≤ 10g/L 的血红蛋白、≤ 0.2g/L 的胆红素、≤ 20g/L 的三酰甘油对检测结果无干扰。与 HCG、AS、ACA-Ab 等相关疾病抗体及类风湿因子、ANA 抗体无交叉反应。

(5) 储运条件：2 ～ 8℃避光储存。运输过程中按照要求加冰，保持试剂处于 2 ～ 8℃冷藏环境，有效期为 12 个月。打开后的包被板条用自封袋密封，2 ～ 8℃避光储存不超过 14 天。

(6) 性能指标

1) 外观：试剂盒各组分齐全、完整；液体试剂透明、无沉淀或絮状悬浮物；包被板包装袋应密封性好，无破损、无漏气现象；标识清晰，易识别。

2) 阴性参考品符合率 100%。

3）阳性参考品符合率 100%。

4）检测限：要求 L1、L2、L3 和 L4 为阳性，阴性反应不得多于 1 份。

5）精密性：批内 CV ≤ 10%；批间 CV ≤ 15%。

三、抗卵巢抗体

（一）概述

1966 年 Valloton 首次报道在卵巢早衰（premature ovarian failure，POF）女性血液中找到抗卵泡抗体，此后多项研究通过对卵巢组织的活检证实了抗卵巢抗体（anti-ovary antibody，AOA）的存在及其对卵巢发育等的影响。

AOA 是一种位于卵巢颗粒细胞、卵母细胞、黄体细胞和间质细胞内的自身抗体。卵巢组织中抗原成分复杂，正常女性体内存在一定量的非致病性 AOA，可能与体内清除衰老组织细胞有关。一旦由于感染、创伤、反复穿刺取卵或促排卵药物刺激等原因致使大量卵巢抗原释放，则可能导致免疫系统对自身组织产生过度免疫应答，从而发生过强的体液免疫和细胞免疫反应，导致 AOA 的产生。过度的抗原抗体反应可导致卵巢细胞的病理性损伤，影响卵巢的正常发育和功能，并可导致卵巢衰竭或卵泡成熟前闭锁，卵子退化和妨碍细胞分裂，产生抗生育效应。也有人认为，卵巢周期中分泌的某些可溶性介质，可能被 AOA 灭活，AOA 可能影响卵母细胞成熟，并破坏、损伤卵子和胚胎。其中 IgA 类 AOA 与卵母细胞变异有关，IgG 类 AOA 可能妨碍胚细胞分裂，干扰受精过程。因此，AOA 是女性不孕的主要免疫因素之一。

多种方法可用于 AOA 的检测。1979 年 Coulam 等即使用放免法检测 AOA；1986 年 Damewood 等报道用人卵巢组织进行间接免疫荧光法测定卵巢早衰女性血清中的 AOA；而 ELISA 检测 AOA 的方法始于 1991 年。

（二）临床意义

以患者卵巢组织作为抗原而引起的自身免疫反应被定义为自身免疫性卵巢炎。自身免疫性卵巢炎是自身免疫性不孕、POF 等疾病的重要原因之一，可表现为卵巢卵泡发育障碍、内分泌紊乱等。有文献报道称，POF 患者 AOA 阳性率可达 18% ～ 70%。一些自身免疫性疾病，如艾迪生病、甲状腺炎患者体内也可检出 AOA。

（三）测定方法

AOA 的检测方法主要为间接免疫荧光法、酶联免疫吸附法、胶体金法、放射免疫检测法等。

（四）国家行业标准

暂无。

（五）试剂介绍

1. 抗卵巢抗体 IgG/M 测定试剂盒（化学发光法）［京食药监械（准）字 2014 第 2400996 号；京食药监械（准）字 2014 第 2401007 号］

（1）原理：本试剂盒基于化学发光法，用于体外定性测定人血清或血浆中的抗卵巢抗体 IgG/IgM。包被的抗原是卵巢抗原。

（2）标本类型：血清或使用 EDTA（1.5g/L 全血）、枸橼酸钠（10.9mmol/L 全血）或肝素（20 ～ 30U/ml 全血）作抗凝剂的血浆。

（3）参考范围：血清样本的 RLU 与阴性对照平均 RLU 的比值≥ 2.1 的为阳性，比值≥ 5 的为强阳性；＜ 2.1 的为阴性。测定正常参考值所用样本均为 -20℃冷冻后复融的血清样本。各实验室应建立自己的 cut-off 值，上述 cut-off 值仅供参考。

（4）注意事项

1）嗜异性抗体：密切接触啮齿类动物或使用过鼠单克隆抗体作为诊断或治疗的患者，其样本中均可能含有抗鼠抗体（HAMAs），这些样本用含鼠单克隆抗体的试剂盒检验时，所得结果理论上有出现异常的可能性

2）类风湿因子：样本中含有的其他各种嗜异性抗体（ID）如类风湿性因子等也存在导致实验结果异常的可能性。

3）溶血：发生溶血的样本不能用于测定。

4）脂血：乳糜血或高蛋白血通常不会影响实验结果，但取样时应注意准确性。

5）黄疸：高胆红素血不能用于测定。

（5）储运条件：2 ～ 8℃。

(6) 性能指标

1) 灵敏度：企业参考品，5 份阳性参考品检测结果不得出现阴性，其中 3 份为强阳性，2 份为弱阳性。

2) 特异性：企业参考品，10 份不同阴性参考品检测结果不得出现阳性。

3) 精密度：企业参考品，重复测定精密性参考品，其 RLU 的 CV ≤ 15.0% (n=10)。

2. 抗卵巢抗体诊断试剂盒（ELISA）[京药监械（准）字 2013 第 2400644 号]

(1) 原理：本试剂盒采用间接法原理检测人血清样品中抗卵巢抗体（IgG）。包被用抗原为纯化的卵巢膜抗原。

(2) 标本类型：人血清。

(3) 参考范围

1) 每个试验结果独立使用，通过 cut-off 值判定结果。

2) 计算临界值：cut-off 值 =0.10+ 阴性对照平均（NC）A 值（当阴性平均 A 值＞ 0.05 时，按 0.05 计算；当阴性平均 A 值≥ 0.05 时按实际值计算）。

3) 结果判定：阴性结果为标本吸光度值＜临界值；阳性结果为标本吸光度值≥临界值。

(4) 注意事项

1) 任何血清都应作为具有传染性样品对待。

2) 不同批号试剂请勿混用。

3) 严格按说明书操作，反应温度和时间必须严格控制。

4) 试验时应使用封板膜，在温育时防止水分蒸发和污染。

5) 未使用完的微孔条与干燥剂一起放在塑料自封袋中，放置于 2 ～ 8℃保存。酶标板放置于自封袋保存后，减少开封次数，不良的保存条件将缩短稳定期。

6) 实验用的血清及废弃物均应经灭菌后再处理（121℃，20min）。

7) 干扰物质：≤ 10g/L 的血红蛋白、≤ 0.2g/L 的胆红素、≤ 20g/L 的三酰甘油对检测结果无干扰。与 HCG、EM-Ab 等相关疾病抗体及类风湿因子、ANA 抗体无交叉反应。

(5) 储运条件：2 ～ 8℃避光储存。运输过程中按照要求加冰，保持试剂处于 2 ～ 8℃冷藏环境。有效期为 12 个月。打开后的包被板条用自封袋密封，2 ～ 8℃避光储存不超过 14 天。

(6) 性能指标

1) 外观：试剂盒各组分齐全、完整；液体试剂透明、无沉淀或絮状悬浮物；包被板包装袋应密封性好，无破损、无漏气现象；标识清晰，易识别。

2) 阴性参考品符合率 100%。

3) 阳性参考品符合率 100%。

4) 检测限：要求 L1、L2、L3 和 L4 为阳性，阴性反应不得多于 1 份。

5) 精密性：批内 CV ≤ 10%；批间 CV ≤ 15%。

3. 抗卵巢抗体检测试剂盒（胶体金法）[鲁食药监械（准）字 2014 第 2400419 号]

(1) 原理：本试剂盒采用纯化的卵巢抗原，结合金标免疫渗滤试验（GIFA）原理，以间接法检测血清中的 AOA。先将特异性 AOA 抗原固相化于硝酸纤维素膜上，当血清标本根据渗滤作用通过硝酸纤维素膜时，其中的抗 AOA 抗体便与膜上的固相抗原发生特异性结合形成复合物，而其他无关物质则被滤过，再加上金标记抗人 IgG 单克隆抗体，滤过时便与复合物结合，形成肉眼即可方便观察的红色印迹。

(2) 标本类型：血清。

(3) 注意事项：少数标本（高脂血、高胆红素、溶血）背景轻微偏深，一般不影响结果判断。样本中含类风湿干扰物时对试剂盒检测结果无影响。加有抗凝剂的标本渗滤速度缓慢，底色太红，影响结果判读，建议不使用。

(4) 储运条件：试剂盒置 2 ～ 8℃冷藏，有效期为 10 个月。铝箔袋开封后，在 2 ～ 8℃可稳定 1 个月。试剂盒可短期常温运输。寒冬或炎夏季节应采取相应防护措施，避免冻融或长期高温。

(5) 性能指标

1) 阴性符合率：用 AOA 阴性质控品检测，检测结果不得出现阳性。

2) 阳性符合率：用 AOA 阳性（包括强、中、弱阳性）质控品检测，检测结果不得出现阴性。

3) 最低检出限：以稀释至 1 ∶ 8 的中阳性质控品进行检测，结果为弱阳性。

4) 重复性：用重复性质控品做 10 个测试，反应结果一致，均为阳性且显色度均一。

4. 抗卵巢 IgM 抗体检测试剂盒（胶体金法）［鲁食药监械（准）字 2014 第 2400019 号］

(1) 原理：本试剂盒依据间接法免疫测定原理，以胶体金粒子作为标记示踪物，结合金标免疫渗滤试验（gold immunofiltration assay，GIFA）原理，测定血清标本中的抗卵巢抗体（AOA）。先将特异性卵巢抗原固相化于硝酸纤维素膜上，当血清标本根据渗滤作用通过硝酸纤维素膜时，其中的 AOA 便与膜上的固相抗原发生特异性结合形成复合物，而其他无关物质则被滤过，再加上金标记抗人 IgM 单克隆抗体，滤过时便与复合物结合，形成肉眼即可方便观察的红色印迹。

(2) 标本类型：血清。

(3) 注意事项：血红蛋白浓度为 10g/L 的溶血、胆固醇浓度为 10mmol/L 的脂血、三酰甘油浓度为 6mmol/L 的脂血、胆红素浓度为 200μmol/L 的黄疸，或低于上述浓度时，对检测结果无干扰。本试剂盒不受类风湿因子的干扰。

(4) 储运条件：试剂盒置 2 ～ 8℃冷藏，有效期为 10 个月。铝箔袋开封后，在 2 ～ 8℃可稳定 1 个月。试剂盒可短期常温运输。寒冬或炎夏季节应采取相应防护措施，避免冻融或长期高温。

(5) 性能指标

1) 阴性符合率：用 10 份企业内部 AOA 阴性参考品检测，检测结果应均为阴性。

2) 阳性符合率：用 10 份企业内部 AOA 阳性参考品检测，检测结果应均为阳性。

3) 最低检出限：用企业内部最低检出限参考品进行检测，结果应为阳性。

4) 重复性：用 1 份企业内部阳性参考品做 10 个测试，应均为阳性且显色度均一。

四、抗透明带抗体

（一）概述

卵透明带是被覆于卵母细胞及着床前受精卵外的一层基质，由糖蛋白组成，在受精过程中及早期孕卵发育方面具有重要的作用。透明带抗原可诱发同种或异种免疫反应，产生抗透明带抗体（anti-zona pellucida antibody，AZP）。不明原因不孕、卵巢早衰、反复性流产等生殖功能异常患者中可检测出 AZP。

由于人卵透明带来源有限，很难获取，实际工作中均采用与人卵透明带有交叉抗原性的猪卵透明带作为靶抗原，用于检测人血清中 AZP。常用的 AZP 检测方法包括酶联免疫吸附试验和间接免疫荧光法，化学发光法也被引入 AZP 的检测。此外，精子 - 透明带结合或穿透试验、被动血凝法和透明带沉淀反应也可用于 AZP 的检测。

（二）临床意义

AZP 可以阻止精子穿过透明带与卵子的结合，从而干扰受精及着床，造成不孕；抗原抗体复合物的沉积还可抑制卵巢功能，导致卵巢衰竭，表现为垂体促性腺激素水平升高、卵母细胞数减少、卵泡发育失常、闭锁、黄体功能不全等。AZP 的检测可作为不孕不育、卵巢功能早衰的辅助诊断。

1977 年，Shivers 等首次借助间接免疫荧光技术检测出 AZP，发现大部分不明原因流产妇女血清中存在此抗体。部分卵巢早衰患者在体内透明带自身抗原的作用下，B 细胞和 T 细胞被激活，使免疫系统产生 AZP，某研究显示在卵巢早衰患者体内 AZP 是对照组的 2 倍以上。也有报道称卵巢透明带免疫激活致卵巢炎，导致 T 细胞分泌白介素 -2、肿瘤坏死因子及干扰素，促使颗粒细胞表达自身抗体从而引起体液和细胞免疫，加速卵泡闭锁。

因包被抗原、检测原理等的差异，AZP 在不明原因不孕、反复自然流产等患者中的阳性率的报道不尽相同，为 10% ～ 30%。

（三）测定方法

AZP 的检测方法主要为酶联免疫吸附试验、间接免疫荧光法、化学发光法等。

（四）国家行业标准

暂无。

（五）试剂介绍

1. 抗透明带抗体 IgA/G/M 测定试剂盒（化学发光法）［京食药监械（准）字 2014 第 2400986 号；京食药监械（准）字 2014 第 2400990 号；京食药监械（准）字 2014 第 2400991 号］

(1) 原理：本试剂盒基于化学发光发，用于体外定性测定人血清或血浆中的抗透明带抗体 IgA/IgG/IgM。

(2) 标本类型：血清或使用 EDTA(1.5g/L 全血)、枸橼酸钠 (10.9mmol/L 全血) 或肝素 (20 ～ 30U/ml 全血) 作抗凝剂的血浆。

(3) 参考范围：血清样本的 RLU 与阴性对照平均 RLU 的比值≥ 2.1 的为阳性，比值≥ 5 的为强阳性；< 2.1 的为阴性。测定正常参考值所用样本均为 -20℃冷冻后复融的血清样本。各实验室应建立自己的 cut-off 值，上述 cut-off 值仅供参考。

(4) 注意事项

1) 嗜异性抗体：密切接触啮齿类动物或使用过鼠单克隆抗体作为诊断或治疗的患者，其样本中均可能含有抗鼠抗体 (HAMAs)，这些样本用含鼠单克隆抗体的试剂盒检验时，所得结果理论上有出现异常的可能性。

2) 类风湿因子：样本中含有的其他各种嗜异性抗体 (ID) 如类风湿性因子等也存在导致实验结果异常的可能性。

3) 溶血：发生溶血的样本不能用于测定。

4) 脂血：乳糜血或高蛋白血通常不会影响实验结果，但取样时应注意准确性。

5) 黄疸：高胆红素血不能用于测定。

(5) 储运条件：2 ～ 8℃。

(6) 性能指标

1) 灵敏度：企业参考品，5 份阳性参考品检测结果不得出现阴性，其中 4 份为强阳性，1 份为弱阳性。

2) 特异性：企业参考品，10 份不同阴性参考品检测结果不得出现阳性。

3) 精密度：企业参考品，重复测定精密性参考品，其 RLU 的 CV ≤ 15.0% (n=10)。

2. 抗透明带抗体定性检测试剂盒 (ELISA) [京食药监械 (准) 字 2014 第 2401187 号]

(1) 原理：本试剂盒采用间接法原理检测人血清样品中透明带抗体 (ZP-Ab)。

包被的抗原为纯化的透明带。

(2) 标本类型：人血清。

(3) 参考范围

1) 本试剂盒检测 250 例阴性血清，根据统计学正态分布原理，在 99% 置信限下，观测值 (阴性) 在平均数 3 倍标准差内 (单侧) 可表示为 $\bar{x}+3s$，根据试验数据 $3s \approx 0.10$。每个试验结果独立使用，通过临界值判定结果。

2) 计算临界值：cut-off 值 =0.10+ 阴性对照平均 (NC)A 值 (当阴性平均 A 值< 0.05 时，按 0.05 计算；当阴性平均 A ≥ 0.05 时按实际值计算)。

3) 结果判定：阴性结果为标本吸光度值<临界值；阳性结果为标本吸光度值≥临界值。

(4) 注意事项

1) 任何血清都应作为具有传染性样品对待。

2) 不同批号试剂请勿混用。

3) 试验时应使用封板膜，在温育时防止水分蒸发和污染。

4) 未使用完的微孔条与干燥剂一起放在塑料自封袋中，放置于 2 ～ 8℃保存。酶标板放置于自封袋保存后，减少开封次数，不良的保存条件将缩短稳定期。

5) 实验用的血清及废弃物均应经灭菌后再处理 (121℃，20min)。

6) 干扰物质：≤ 10g/L 的血红蛋白、≤ 0.2g/L 的胆红素、≤ 20g/L 的三酰甘油对检测结果无干扰。与 HCG、AS、ACA-Ab 等相关疾病抗体及类风湿因子、ANA 抗体无交叉反应。

(5) 储运条件：2 ～ 8℃避光储存。运输过程中按照要求加冰，保持试剂处于 2 ～ 8℃冷藏环境。有效期为 12 个月。打开后的包被板条用自封袋密封，2 ～ 8℃避光储存不超过 14 天。

(6) 性能指标

1) 外观：试剂盒各组分齐全、完整；液体试剂透明、无沉淀或絮状悬浮物；包被板包装袋应密封性好，无破损、无漏气现象；标识清晰，易识别。

2) 阴性参考品符合率 100%。

3) 阳性参考品符合率 100%。

4) 检测限：要求 L1、L2、L3 和 L4 为阳性，阴性反应不得多于 1 份。

5) 精密性：批内 CV ≤ 10%；批间 CV ≤ 15%。

五、抗人绒毛膜促性腺激素抗体

(一) 概述

抗人绒毛膜促性腺激素抗体 (anti-HCG antibody，AHCGAb) 是与人绒毛膜促性腺激素 (human chorionic gonadotropin，HCG) 表面抗原特异性结

合的抗体，可以使 HCG 失活，从而使体内生殖激素水平下降，导致流产发生。

HCG 是妊娠后合体细胞滋养层分泌的一种糖蛋白激素，为妊娠特有，其作用主要是促进妊娠黄体发育并合成甾体激素。此外，HCG 还可防止胎儿被母体血液中的抗体及免疫活性细胞识别，故对维持早期妊娠、对抗母体对胎儿的排斥起关键作用。但是有自然流产史的女性在流产过程中绒毛膜组织中的 HCG 可能作为抗原刺激母体产生 AHCGAb。曾有报道称在做试管婴儿时，大量使用 HCG 后血中含量极低，是因患者体内存在 AHCGAb，使外用 HCG 进入体内不敏感而导致治疗剂量无效。

（二）临床意义

有自然流产史、人工流产史及生化妊娠史的女性可检出 AHCGAb。此外，曾接受过 hCG 注射以促进排卵的女性体内的抗 hCG 抗体也有可能为阳性。此类患者可能在临床上表现为不孕或习惯性流产等。有研究显示，AHCGAb 在原发性不孕、人流后不孕和自然流产夫妇中的阳性率分别为 21.7%、14.0% 和 46.4%，显著高于正常生育夫妇（4.2%）。

（三）测定方法

AHCGAb 的检测方法主要为酶联免疫吸附试验、化学发光法、胶体金法。

（四）国家行业标准

暂无。

（五）试剂介绍

1. 抗人绒毛膜促性腺激素抗体 IgG/M 测定试剂盒（化学发光法）[京食药监械（准）字 2014 第 2400992 号；京食药监械（准）字 2014 第 2400987 号]

(1) 原理：本试剂盒基于化学发光法，用于体外定性测定人血清或血浆中的抗人绒毛膜促性腺激素抗体。

(2) 标本类型：血清或使用 EDTA（1.5g/L 全血）、枸橼酸钠（10.9mmol/L 全血）或肝素（20 ～ 30U/ml 全血）作抗凝剂的血浆。

(3) 参考范围：血清样本的 RLU 与阴性对照平均 RLU 的比值≥ 2.1 的为阳性，比值≥ 5 的为强阳性；＜ 2.1 的为阴性。测定正常参考值所用样本均为 -20℃冷冻后复融的血清样本。各实验室应建立自己的 cut-off 值，上述 cut-off 值仅供参考。

(4) 注意事项

1) 嗜异性抗体：密切接触啮齿类动物或使用过鼠单克隆抗体作为诊断或治疗的患者，其样本中均可能含有抗鼠抗体（HAMAs），这些样本用含鼠单克隆抗体的试剂盒检验时，所得结果理论上有出现异常的可能性。

2) 类风湿因子：样本中含有的其他各种嗜异性抗体（ID）如类风湿因子等也存在导致实验结果异常的可能性。

3) 溶血：发生溶血的样本不能用于测定。

4) 脂血：乳糜血或高蛋白血通常不会影响实验结果，但取样时应注意准确性。

5) 黄疸：高胆红素血不能用于测定。

(5) 储运条件：2 ～ 8℃。

(6) 性能指标

1) 灵敏度：企业参考品，5 份阳性参考品检测结果不得出现阴性，其中 4 份为强阳性，1 份为弱阳性。

2) 特异性：企业参考品，10 份不同阴性参考品检测结果不得出现阳性。

3) 精密度：企业参考品，重复测定精密性参考品，其 RLU 的 CV ≤ 15.0%（n=10）。

2. 抗绒毛膜促性腺激素抗体诊断试剂盒（ELISA）[京药监械（准）字 2013 第 2400652 号]

(1) 原理：本试剂盒采用间接法原理检测人血清样品中抗绒毛膜促性腺激素抗体（IgG）（HCG-Ab）。包被的抗原为纯化的人绒毛膜促性腺激素抗原。

(2) 标本类型：人血清。

(3) 参考范围

1) 每个试验结果独立使用，通过 cut-off 值判定结果。

2) 计算临界值：cut-off 值 =0.10+ 阴性对照平均（NC）A 值（当阴性平均 A 值＜ 0.05 时，按 0.05 计算；当阴性平均 A 值≥ 0.05 时按实际值计算）。

3) 结果判定：阴性结果：标本吸光度值＜临界值。阳性结果：标本吸光度值≥临界值。

(4) 注意事项

1) 任何血清都应作为具有传染性样品对待。

2) 不同批号试剂请勿混用。

3) 严格按说明书操作，反应温度和时间必须严格控制。

4) 试验时应使用封板膜，在温育时防止水分蒸发和污染。

5) 未使用完的微孔条与干燥剂一起放在塑料自封袋中，放置于 2 ～ 8℃保存。酶标板放置于自封袋保存后，减少开封次数，不良的保存条件将缩短稳定期。

6) 实验用的血清及废弃物均应经灭菌后再处理（121℃，20min）。

7) 干扰物质：≤ 10g/L 的血红蛋白、≤ 0.2g/L 的胆红素、≤ 20g/L 的三酰甘油对检测结果无干扰。与 HCG、AS、ACA-Ab 等相关疾病抗体及类风湿因子、ANA 抗体无交叉反应。

(5) 储运条件：2 ～ 8℃避光储存。运输过程中按照要求加冰，保持试剂处于 2 ～ 8℃冷藏环境。有效期为 12 个月。打开后的包被板条用自封袋密封，2 ～ 8℃避光储存不超过 14 天。

(6) 性能指标

1) 外观：试剂盒各组分齐全、完整；液体试剂透明、无沉淀或絮状悬浮物；包被板包装袋应密封性好，无破损、无漏气现象；标识清晰，易识别。

2) 阴性参考品符合率 100%。

3) 阳性参考品符合率 100%。

4) 检测限：要求 L1、L2、L3 和 L4 为阳性，阴性反应不得多于 1 份。

5) 精密性：批内 CV ≤ 10%；批间 CV ≤ 15%。

3. 抗人绒毛膜促性腺激素抗体检测试剂盒（胶体金法）[鲁食药监械（准）字 2014 第 2400417 号]

(1) 原理：本试剂盒采用纯化的人绒毛膜促性腺激素抗原，结合金标免疫渗滤试验（GIFA）原理，以间接法检测血清中的 HCG 抗体。先将特异性 HCG 抗原固相化于硝酸纤维素膜上，当血清标本根据渗滤作用通过硝酸纤维素膜时，其中的抗 HCG 抗体便与膜上的固相抗原发生特异性结合形成复合物，而其他无关物质则被滤过，再加上金标记抗人 IgG 单克隆抗体，滤过时便与复合物结合，形成肉眼即可方便观察的红色印迹。

(2) 标本类型：人血清。

采集注意事项：避免溶血。

(3) 注意事项：血红蛋白浓度为 10g/L 的溶血、胆固醇浓度为 10mmol/L 的脂血、三酰甘油浓度为 6mmol/L 的脂血、胆红素浓度为 200μmol/L 的黄疸，或低于上述浓度时，对检测结果无干扰。本试剂盒不受类风湿因子的干扰。

(4) 储运条件：试剂盒置 2 ～ 8℃冷藏，有效期为 10 个月。铝箔袋开封后，在 2 ～ 8℃可稳定 1 个月。试剂盒可短期常温运输。寒冬或炎夏季节应采取相应防护措施，避免冻融或长期高温。

(5) 性能指标

1) 阴性符合率：用 HCG 抗体阴性质控品检测，检测结果不得出现阳性。

2) 阳性符合率：用 HCG 抗体阳性（包括强、中、弱阳性）质控品检测，检测结果不得出现阴性。

3) 最低检出限：以稀释至 1 ∶ 8 的中阳性质控品进行检测，结果为弱阳性。

4) 重复性：用重复性质控品做 10 个测试，反应结果一致，均为阳性且显色度均一。

六、抗滋养层细胞膜抗体

（一）概述

胚胎的外层即合体滋养层是直接与母体循环相接触的部分，合体滋养层细胞是母体免疫识别和应答的靶细胞。滋养层细胞膜抗原是合体滋养层特异性抗原（trophoblast antigen，TA），母体免疫系统可免疫识别 TA 并产生相应的抗滋养层细胞膜抗体（anti-trophoblast antibody，ATA）。正常妊娠时，母体并未发生明显的识别作用和细胞溶解现象。TA 和滋养层淋巴细胞交叉反应抗原（trophoblast-lymphocyte cross reactive antigen，TLXAg）的作用相互拮抗。TLXAg 是一种同种异型抗原，可产生保护性的封闭抗体，防止胚胎或胎儿父系抗原被母体免疫系统识别和杀伤。ATA 与抗 TLX 抗体之间的平衡是维持正常妊娠的前提之一。

1985 年 Davies 用 ELISA 法首次在正常孕妇血清中检测到 ATA，并且 IgG 水平明显高于 IgM。后多项研究表明在不明原因流产的妇女血清中，ATA 水平比正常孕妇明显增高，这种抗体的增高与流产之间有着密切联系，很可能是导致流产的主要因素之一。

（二）临床意义

ATA 的检测可作为反复流产患者的免疫因素辅助诊断指标。正常孕妇血清中也可检测到 ATA，但含量很低。当 ATA 增加，抗 TLX 抗体不足以保护胎盘，使母体对胎盘或胎儿的免疫排斥反应增强，则可能导致流产，其机制也可能与封闭抗体的减少有关。另外，TA 可能先直接损伤血管内皮细胞继而激活母血淋巴细胞使其产生某种可溶性因子引起血管内皮细胞损伤。TA 抗原与其抗体结合形成的循环免疫复合物的沉积，也可能引起血管内皮损伤，从而造成不良妊娠结局。

国内关于 ATA 的研究并不多见，在不孕症、自然反复流产患者中报道的阳性率约为 25% 和 40%。也有研究发现 ATA 可能在妊娠期高血压疾病的发生中起重要作用。

（三）测定方法

ATA 的检测方法主要为酶联免疫吸附试验、化学发光法等。

（四）国家行业标准

暂无。

（五）试剂介绍

下文以抗滋养层细胞抗体 IgG/M 测定试剂盒（化学发光法）［京食药监械（准）字 2014 第 2400995 号; 京食药监械（准）字 2014 第 2401002 号］为例进行介绍。

(1) 原理：本试剂盒基于化学发光法，用于体外定性测定人血清或血浆中的抗滋养层细胞抗体 IgG/IgM。

包被的抗原是滋养层细胞抗原。

(2) 标本类型：血清或使用 EDTA（1.5g/L 全血）、枸橼酸钠（10.9mmol/L 全血）或肝素（20 ～ 30U/ml 全血）作抗凝剂的血浆。

(3) 参考范围：血清样本的 RLU 与阴性对照平均 RLU 的比值≥ 2.1 的为阳性，比值≥ 5 的为强阳性；＜ 2.1 的为阴性。测定正常参考值所用样本均为 -20℃冷冻后复融的血清样本。各实验室应建立自己的 cut-off 值，上述 cut-off 值仅供参考。

(4) 注意事项

1) 嗜异性抗体：密切接触啮齿类动物或使用过鼠单克隆抗体作为诊断或治疗的患者，其样本中均可能含有抗鼠抗体（HAMAs），这些样本用含鼠单克隆抗体的试剂盒检验时，所得结果理论上有出现异常的可能性。

2) 类风湿因子：样本中含有的其他各种嗜异性抗体（ID）如类风湿因子等也存在导致实验结果异常的可能性。

3) 溶血：发生溶血的样本不能用于测定。

4) 脂血：乳糜血或高蛋白血通常不会影响实验结果，但取样时应注意准确性。

5) 黄疸：高胆红素血不能用于测定。

(5) 储运条件：2 ～ 8℃。

(6) 性能指标

1) 灵敏度：企业参考品，5 份阳性参考品检测结果不得出现阴性，其中 4 份为强阳性，1 份为弱阳性。

2) 特异性：企业参考品，10 份不同阴性参考品检测结果不得出现阳性。

3) 精密度：企业参考品，重复测定精密性参考品，其 RLU 的 CV ≤ 15.0%（n=10）。

2. 抗滋养层细胞膜抗体定性检测试剂盒（ELISA）［京食药监械（准）字 2014 第 2401189 号］

(1) 原理：本试剂盒采用间接法原理检测人血清样品中滋养层细胞膜抗体（TA-Ab）。包被用抗原为纯化的滋养层细胞膜。

(2) 标本类型：人血清。

(3) 参考范围

1) 本试剂盒检测 255 例阴性血清，根据统计学正态分布原理，在 99% 置信限下，观测值（阴性）在平均数 3 倍标准差内（单侧）可表示为 $\bar{x}+3s$，根据试验数据 $3s \approx 0.10$。每个试验结果独立使用，通过临界值判定结果。

2) 计算临界值：cut-off 值 =0.10+ 阴性对照平均（NC）A 值（当阴性平均 A 值＜ 0.05 时，按 0.05 计算；当阴性平均 A 值≥ 0.05 时按实际值计算）。

3) 结果判定：阴性结果为标本吸光度值＜临界值；阳性结果为标本吸光度值≥临界值。

(4) 注意事项

1) 任何血清都应作为具有传染性样品对待。

2) 不同批号试剂请勿混用。

3) 严格按说明书操作，反应温度和时间必须严格控制。

4) 试验时应使用封板膜，在温育时防止水分蒸发和污染。

5) 未使用完的微孔条与干燥剂一起放在塑料自封袋中，放置于 2 ～ 8℃保存。酶标板放置于自封袋保存后，减少开封次数，不良的保存条件将缩短稳定期。

6) 实验用的血清及废弃物均应经灭菌后再处理（121℃，20min）。

7) 干扰物质：≤ 10g/L 的血红蛋白、≤ 0.2g/L 的胆红素、≤ 20g/L 的三酰甘油对检测结果无干扰。与 AO、AS、ACA-Ab 等相关疾病抗体及类风湿因子、ANA 抗体无交叉反应。

(5) 储运条件：2 ～ 8℃避光储存。运输过程中按照要求加冰，保持试剂处于 2 ～ 8℃冷藏环境。有效期为 12 个月。打开后的包被板条用自封袋密封，2 ～ 8℃避光储存不超过 14 天。

(6) 性能指标

1) 外观：试剂盒各组分齐全、完整；液体试剂透明、无沉淀或絮状悬浮物；包被板包装袋应密封性好，无破损、无漏气现象；标识清晰，易识别。

2) 阴性参考品符合率 100%。

3) 阳性参考品符合率 100%。

4) 检测限：要求 L1、L2、L3 和 L4 为阳性，阴性反应不得多于 1 份。

5) 精密性：批内 CV ≤ 10%；批间 CV ≤ 15%。

（张柳燕　卢　洁）

第六节　自身免疫性皮肤病相关自身抗体

一、抗表皮棘细胞桥粒抗体

（一）概述

抗表皮棘细胞桥粒抗体（anti-spine cell desmosomes antibodies）是天疱疮疾病的特异性标志抗体，其靶抗原为桥粒的组分，主要包括桥粒芯糖蛋白 1（desmogleins 1，Dsg1）和桥粒芯糖蛋白 3（desmogleins 3，Dsg3），属细胞黏附分子钙黏素家族成员，对于维持表皮细胞间的连接十分重要。

天疱疮疾病包括多类，其中寻常型天疱疮（pemphigus vulgirs，PV）与落叶型天疱疮（pemphigus foliaceus，PF）是最常见的两类。一般来说，抗 Dsg1 抗体与 PF 相关，而抗 Dsg3 抗体则与 PV 相关。因此，Dsg1 和 Dsg3 分别被作为 PF 抗原和 PV 抗原。

（二）临床意义

抗表皮棘细胞桥粒抗体（IgG）阳性是临床确诊天疱疮的依据，其发生率约 90%，抗体滴度和病情的严重程度相关。在极少数烧伤或者药物诱导的皮肤病患者血液中也可检测到抗表皮棘细胞桥粒抗体，但是没有相应的临床症状。此外，该抗体可透过胎盘传给新生儿，而使新生儿患病。

（三）测定方法

抗表皮棘细胞桥粒抗体的检测方法目前有间接免疫荧光法。

（四）国家行业标准

暂无。

（五）试剂介绍

1. 抗表皮棘细胞桥粒抗体 / 抗表皮基底膜抗体检测试剂盒（间接免疫荧光法）[国食药监械（进）字 2014 第 24033912 号]　详见“抗表皮基底膜抗体”。

2. 大疱性皮肤病抗体检测试剂盒（间接免疫荧光法）[国械注（进）2014 240 6211]　详见“抗桥粒芯糖蛋白 1 抗体”。

二、抗表皮基底膜抗体

（一）概述

抗表皮基底膜抗体是大疱性类天疱疮（bullous pemphigoid，BP）相关的自身抗体，目前已确认的靶抗原为半桥粒蛋白质 BP230（BPAg1）和 BP180（BPAg2）。

关于 BP 的最初报道始于 1953 年，Lever 首次将其描述为一种主要发生于较年长患者表皮下的大疱性疾病。BP 患者表皮基底膜下细胞松解，形成炎症性大疱，通过直接和间接免疫荧光法发现患者表皮基底膜处有循环抗体沉积。此外，在妊娠疱疹及瘢痕性类天疱疮患者中也出现相同的免疫学特征。

（二）临床意义

BP 主要以多发水疱为主，通常出现在有炎症改变的皮肤上，患者多为 70 岁以上。抗表皮基底膜抗体阳性是 BP 的诊断依据，其发生率为 60% ～ 70%，但抗体滴度和病情的严重程度无相关性。

（三）测定方法

抗表皮基底膜抗体的检测方法目前有间接免疫荧光法。

（四）国家行业标准

暂无。

（五）试剂介绍

1. 抗表皮棘细胞桥粒抗体 / 抗表皮基底膜抗体检测试剂盒（间接免疫荧光法）[国食药监械（进）字 2014 第 24033912 号]

(1) 原理：该试剂盒基于间接免疫荧光法用于体外定性检测人血清或血浆中的抗表皮棘细胞桥粒抗体 / 抗表皮基底膜抗体。

每个反应区有 2 张生物薄片，分别包被有猴食管和猴舌，两种基质联合检测患者样本中的抗表皮抗原（棘细胞桥粒和基底膜）抗体（图 15-40 和图 15-41）。

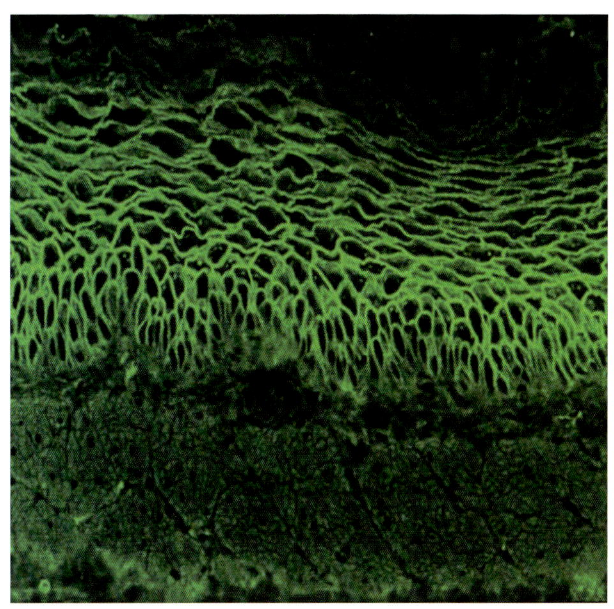

图 15-40　猴食管用于检测抗表皮棘细胞桥粒抗体

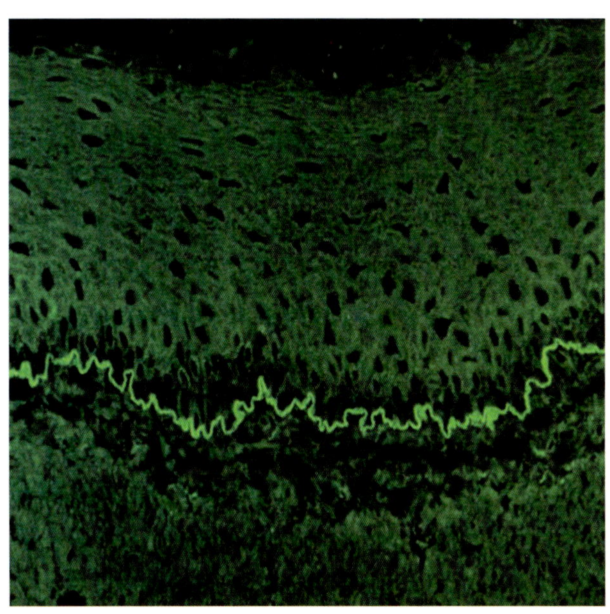

图 15-41　猴食管用于检测抗表皮基底膜抗体

(2) 标本类型：人血清或 EDTA、肝素、枸橼酸盐抗凝的血浆。

(3) 参考范围：抗体滴度＜ 1 ∶ 10。

(4) 注意事项

1) 干扰因素：检测不受溶血（血红蛋白浓度≤ 5mg/ml）、脂血（三酰甘油浓度≤ 20mg/ml）和黄疸（胆红素浓度≤ 0.4mg/ml）的干扰。

2) 交叉反应：没有已知的交叉反应。

(5) 储运条件：生物载片及反应试剂应置于 2 ～ 8℃保存。如果保存恰当，自生产之日起保质期为 18 个月。配制好的 PBS 吐温缓冲液通常可于 2 ～ 8℃保存 1 周。如果溶液变浑浊或者出现污染物则不能使用。

(6) 性能指标

1) 检测范围：该检测系统的起始稀释度为 1 ∶ 10，也可以 10 为稀释因子做进一步稀释，如

1 ∶ 100、1 ∶ 1000 等，没有检测范围上限。

2）重复性：批内差异采用对同一批号的产品进行检测，每份血清检测 10 次，批内差异因此能够保证。批间差异采用至少 10 个不同批号产品进行检测。

3）临床灵敏度和特异性：以猴食管为基质检测抗表皮棘细胞桥粒抗体和抗表皮基底膜抗体的灵敏度和特异性均为 100%；以猴舌为基质检测抗表皮棘细胞桥粒抗体和抗表皮基底膜抗体的灵敏度和特异性均为 100%。

2. 大疱性皮肤病抗体检测试剂盒（间接免疫荧光法）［国械注（进）20142406211］ 详见“抗桥粒芯糖蛋白 1 抗体”。

三、抗 BP180 抗体

（一）概述

抗 BP180 抗体是 BP 相关的自身抗体，通过与基底膜带透明层部位的抗原结合发生反应，在补体等参与下诱导水疱产生，其靶抗原 BP180 是一种跨膜糖蛋白，C 末端位于胞内，而 N 端位于胞外。其位于角质细胞膜外侧的第 16 个非胶原域（NC16A）为 BP 中自身抗体的主要免疫原性表位。

直接免疫荧光法检测天疱疮患者组织结合抗体是诊断大疱性自身免疫性皮肤病的金标准。使用人皮肤冷冻切片为基质的间接免疫荧光法是检测 BP 抗体的有效手段，该方法的缺点是不能区分具体靶抗原。免疫印迹法、免疫沉淀法及单特异性 ELISA 可以区分 BP180 和 BP230 的特异性抗体，且具有较高的灵敏度和特异性，适用于大疱性自身免疫性皮肤病的血清学诊断，尤其是 ELISA 适于治疗前后的疾病活动性评估。

（二）临床意义

BP 患者常伴有抗 BP180 与 BP230 抗体。目前，抗 BP180 抗体被认为是导致 BP 发生的主要原因，对于大多数 BP 患者，存在抗 BP180 NC16A 抗体。此外，BP180 NC16A 也是妊娠性类天疱疮与天疱疮样扁平苔藓患者的免疫显性区域，在约半数的黏膜类天疱疮患者中抗 BP180 抗体靶向该区域。

抗 BP180 抗体的血清水平还与 BP 的疾病活动性相关，适用于大疱性自身免疫性皮肤病的血清学诊断及治疗前后疾病活性评估。

（三）测定方法

抗 BP180 抗体的检测方法目前有酶联免疫吸附法、间接免疫荧光法。

（四）国家行业标准

暂无。

（五）试剂介绍

1. 抗 BP180 抗体 IgG 检测试剂盒（酶联免疫吸附法）［国械注（进）20142405121］

（1）原理：该试剂盒基于酶联免疫吸附法用于体外定量或半定量检测人血清或血浆中抗 BP180 抗体 IgG。

微孔板包被的抗原是人 NC16A 域（参考人 cDNA 序列）的 6 聚体，该抗原是在 *E.coli* 中表达的。

（2）标本类型：人血清或 EDTA、肝素、枸橼酸盐抗凝的血浆。

（3）参考范围：本检测系统检测 494 份健康献血员（年龄：18 ～ 68 岁，女性：185 位，男性：309 位）血清，其抗 BP180 抗体的平均浓度为 4.5RU/ml，范围在 0.01 ～ 168.0RU/ml。以 20RU/ml 为 cut-off 值，2.0% 健康献血员血清中抗 BP180 抗体 IgG 阳性。

（4）注意事项

1）干扰因素：血红蛋白浓度为 10mg/ml 的溶血、三酰甘油浓度为 20mg/ml 的脂血、胆红素浓度为 0.4mg/ml 的黄疸对检测结果没有干扰。

2）交叉反应：该检测体系特异性检测抗 BP180 抗体，在检测硬化症患者血清（n=18）时，未发现与其他自身抗体有交叉反应。

（5）储运条件：2 ～ 8℃保存，避免冷冻。未开封前，试剂盒可稳定至所标示的有效期。包被有抗原的微孔板：自第一次开封后，抗原包被的微孔板在干燥的 2 ～ 8℃环境中保存 4 个月。清洗缓冲液：稀释后的缓冲液于 2 ～ 8℃可稳定 4 周。

（6）性能指标

1）线性：通过检测 6 份高抗体浓度样本的 4 个系列稀释溶液来研究该试剂的线性，采用线性回归的方法计算线性相关系数 r^2，所有样本的 $r^2 > 0.95$。本检测系统的线性范围为 10 ～ 199RU/ml。

2) 检出限：检出限的定义为阴性样本检测结果的均值加上 3 倍标准差，也就是所能检出抗体的最小滴度。本检测系统最低检出限约为 0.6RU/ml。

3) 重复性：通过检测 4 份不同抗体浓度的血清计算批内和批间的变异系数（CV）以确定该试剂的重复性。批内 CV 为 1.2% ～ 3.0%；而批间 CV 为 2.6% ～ 4.8%。

4) 临床灵敏度和特异性：采用本检测体系检测 118 份大疱性类天疱疮患者血清以及作为对照血清的 229 份其他自免疾病患者和 494 份健康献血员样本。该检测体系对大疱性类天疱疮的灵敏度为 89.8%，特异性为 97.9%。

2. 大疱性皮肤病抗体检测试剂盒（间接免疫荧光法）[国械注（进）20142406211]　详见“抗桥粒芯糖蛋白 1 抗体”。

四、抗 BP230 抗体

（一）概述

BP230 是 BP 相关另一种自身抗原（除 BP180 外），也是第一个被鉴定出来的靶抗原，因此被命名为 BPAG1，是分子质量为 230kDa 的半桥粒糖蛋白，通过 C 末端区域与角蛋白纤维系统连接。BP230 的 N 末端对其与半桥粒的结合以及 BP180、α6β4 整合蛋白 β4 亚基的相互作用非常重要。

间接免疫荧光法因其简单实用是 BP 自身抗体检测的有效手段，但该方法不能区分具体靶抗原（BP180 和 BP230）。免疫印迹法、免疫沉淀法及单特异性 ELISA 可以作区分 BP180 和 BP230 的特异性抗体，具有较高的灵敏度和特异性，适用于大疱性自身免疫性皮肤病的血清学诊断，尤其是 ELISA 适于治疗前后的疾病活性评估。

（二）临床意义

与抗 BP180 抗体相比，抗 BP230 抗体出现滞后。目前，抗 BP180 抗体被认为是导致 BP 发生的主要原因，而抗 BP230 抗体在 BP 发病中的作用尚不清楚。

抗 BP180 抗体的血清水平与 BP 的疾病活动性相关，而抗 BP230 抗体的血清水平与疾病的持续时间相关。在药物治疗之后，两种抗体含量均随疾病好转而下降。此外，抗 BP230 抗体还出现于黏膜类天疱疮和类天疱疮样扁平苔藓患者中。

（三）测定方法

抗 BP230 抗体的检测方法目前有酶联免疫吸附法、间接免疫荧光法。

（四）国家行业标准

暂无。

（五）试剂介绍

1. 抗 BP230 抗体 IgG 检测试剂盒（酶联免疫吸附法）[国械注（进）20142405123]

(1) 原理：该试剂盒基于酶联免疫吸附法用于体外定量或半定量检测人血清或血浆中抗 BP230 抗体 IgG。

微孔板包被的抗原 BP230 是人 230kDa 大疱性类天疱疮抗原的 C 末端，该抗原是在 *E.coli* 中表达后纯化的。

(2) 标本类型：人血清或 EDTA、肝素、枸橼酸盐抗凝的血浆。

(3) 参考范围：本检测系统检测 483 份健康献血员（年龄：18 ～ 67 岁，女性：177 位，男性：306 位）血清，其抗 BP230 抗体的平均浓度为 4.9RU/ml，范围在 1.0 ～ 94.5RU/ml。以 20RU/ml 为 cut-off 值，2.1% 健康献血员抗 BP230 抗体 IgG 阳性。

(4) 注意事项

1) 干扰因素：血红蛋白浓度为 10mg/ml 的溶血、三酰甘油浓度为 20mg/ml 的脂血、胆红素浓度为 0.4mg/ml 的黄疸对检测结果没有干扰。

2) 交叉反应：该检测体系特异性检测抗 BP230 抗体，在检测硬化症（n=12）与寻常性天疱疮（n=15）患者样本时，未发现与其他自身抗体有交叉反应。

(5) 储运条件：2 ～ 8℃保存，避免冷冻。未开封前，试剂盒可稳定至所标示的有效期。包被有抗原的微孔板：自第一次开封后，抗原包被的微孔板在干燥的 2 ～ 8℃环境中保存 4 个月。清洗缓冲液：稀释后的缓冲液于 2 ～ 8℃可稳定 4 周。

(6) 性能指标

1) 线性：通过检测 6 份高抗体浓度样本的 4 个系列稀释溶液来研究该试剂的线性，采用线性回归的方法计算线性相关系数 r^2，所有样本的 $r^2 > 0.95$。本检测系统的线性范围为 17 ～ 190RU/ml。

2) 检出限：检出限的定义为阴性样本检测结果的均值加上 3 倍标准差，也就是所能检出抗体的最小滴度。本检测系统最低检出限约为 1.0RU/ml。

3) 重复性：通过检测 4 份不同抗体浓度的血清计算批内和批间的变异系数（CV）以确定该试剂的重复性。批内 CV 为 3.0% ～ 5.0%；而批间 CV 为 3.4% ～ 6.8%。

4) 临床灵敏度和特异性：采用本检测体系检测 118 份大疱性类天疱疮患者血清、20 份妊娠性类天疱疮患者血清以及作为对照血清的 246 份其他自免疾病患者和 483 份健康献血员样本。该检测体系对大疱性类天疱疮的灵敏度为 56.8%，特异性为 97.4%。在 5% 的妊娠性类天疱疮患者中检测为阳性。

2. 大疱性皮肤病抗体检测试剂盒（间接免疫荧光法）[国械注（进）20142406211] 详见“抗桥粒芯糖蛋白 1 抗体”。

五、抗桥粒芯糖蛋白 3 抗体

（一）概述

桥粒芯糖蛋白 3（Dsg3）是 PV 自身抗体的靶抗原，其分子质量为 130kDa，属细胞黏附分子钙黏素家族成员。

PV 是天疱疮中最常见的一类重症皮肤病，于 1980 年被报道是一种皮肤慢性自身免疫性大疱性疾病。在随后的研究中发现 PV 患者血清中存在一种复合物，经电泳分析发现其由两种多肽组成，分子质量分别为 85kDa 和 130kDa，其中 130kDa 多肽包含大量糖基，可以被 PV 自身抗体所识别，即 Dsg3。后经免疫斑点分析法证实该抗原位于表皮角朊细胞桥粒上。

（二）临床意义

抗 Dsg3 抗体是 PV 重要的致病因素，抗体可经母体胎盘传给新生儿，而使新生儿患病。在 PV 病程初始阶段通常只有 Dsg3 抗体，患者的病变以黏膜表现为主。随着疾病的发展，部分患者体内会产生抗 Dsg1 抗体，病变随之侵袭到黏膜、皮肤。

抗 Dsg1 和 / 或 Dsg3 抗体的检测可以对临床诊断的天疱疮进行确诊。未治疗 PV 患者的抗 Dsg3 抗体单独阳性提示为只有黏膜损伤的 PV。如果抗 Dsg1 与 Dsg3 抗体同时阳性，则提示黏膜与皮肤同时损伤的 PV，而单独抗 Dsg1 阳性则提示 PF。此外，抗 Dsg1 抗体与抗 Dsg3 抗体的水平与疾病严重程度、活动性及疗效相关。

（三）测定方法

抗 Dsg3 抗体的检测方法主要有酶联免疫吸附法、间接免疫荧光法。

（四）国家行业标准

暂无。

（五）试剂介绍

1. 抗桥粒芯糖蛋白 3 抗体检测试剂盒（酶联免疫吸附法）[国械注（进）20142405124]

(1) 原理：该试剂盒用于体外定量或半定量检测人血清或血浆中抗桥粒芯糖蛋白 3 抗体 IgG。

微孔板包被的抗原是桥粒芯糖蛋白 3 的胞外域（5 个亚域），该抗原是参考人 cDNA 序列在哺乳动物细胞重组表达的。

(2) 标本类型：人血清或 EDTA、肝素、枸橼酸盐抗凝的血浆。

(3) 参考范围：本检测系统检测 401 份健康献血员（年龄：18 ～ 68 岁，女性：151 位，男性：250 位）血清，其抗桥粒芯糖蛋白 3 抗体的平均浓度为 1.8RU/ml，范围在 0.4 ～ 25.3RU/ml。以 20RU/ml 为 cut-off 值，0.2% 健康献血员血清中抗桥粒芯糖蛋白 3 抗体 IgG 阳性。

(4) 注意事项

1) 干扰因素：血红蛋白浓度为 10mg/ml 的溶血、三酰甘油浓度为 20mg/ml 的脂血、胆红素浓度为 0.4mg/ml 的黄疸对检测结果没有干扰。

2) 交叉反应：该检测体系特异性检测抗桥粒芯糖蛋白 3 抗体，在检测大疱性类天疱疮患者样本（n=20）与线性 IgA 大疱性皮肤病（n=20）患者样本时，未发现与其他自身抗体有交叉反应。

(5) 储运条件：2 ～ 8℃保存，避免冷冻。未开封前，试剂盒可稳定至所标示的有效期。包被有抗原的微孔板：自第一次开封后，抗原包被的微孔板在干燥的 2 ～ 8℃的环境中保存 4 个月。清洗缓冲液：稀释后的缓冲液于 2 ～ 8℃可稳定 4 周。

(6) 性能指标

1) 线性：通过检测 6 份高抗体浓度样本的 4 个系列稀释溶液来研究该试剂的线性，采用线性回归的方法计算线性相关系数 r^2，所有样本的 $r^2 > 0.95$。本检测系统的线性范围为 14 ～ 195RU/ml。

2) 检出限：检出限的定义为阴性样本检测结果的均值加上 3 倍标准差，也就是所能检出抗体的最小滴度。本检测系统最低检出限约为 0.3RU/ml。

3) 重复性：通过检测 3 份不同抗体浓度的血清计算批内和批间的变异系数（CV）以确定该试剂的重复性。批内 CV 为 2.6% ～ 5.9%；而批间 CV 为 3.3% ～ 6.1%。

4) 临床灵敏度和特异性：采用本检测体系检测 71 份寻常型天疱疮患者、50 份落叶型天疱疮患者血清以及作为对照血清的 69 份自身免疫性疾病患者血清和 401 份健康献血员血清。该检测体系对落叶性天疱疮的灵敏度为 100%，特异性为 99.6%。在落叶型天疱疮患者中未检测到阳性。

2. 大疱性皮肤病抗体检测试剂盒（间接免疫荧光法）[国械注（进）20142406211] 详见“抗桥粒芯糖蛋白 1 抗体”。

六、抗桥粒芯糖蛋白 1 抗体

（一）概述

抗桥粒芯糖蛋白 1(Dsg1) 抗体是 PF 相关自身抗体，其靶抗原是一种跨膜糖蛋白，亦属于细胞黏附分子钙黏素家族成员之一，该抗体可引起角质形成细胞的胞间黏附丧失，从而导致水疱形成。

PF 是天疱疮中发病率仅次于 PV 的一种亚型。关于 PF 的最初报道始于 1844 年，该报道将其描述为表皮形成水疱及糜烂疾病。1943 年发现典型 PF 患者的表皮水疱位于表皮棘层，随后通过免疫荧光法证实了 PF 患者存在抗表皮自身抗体，该抗体能特异性识别 Dsg1。将 PF 患者 IgG 加入培养的上皮细胞和组织时，可引起棘层松解，表明 PF 患者的抗表皮自身抗体具有致病作用。

利用间接免疫荧光法检测 PF 患者中的自身抗体始于 1967 年，研究证实了 PF 患者相关的自身抗体可以与人或猴的食管鳞状上皮细胞内区域结合，产生特征性的网状荧光模式。采用以猴食管为基质的间接免疫荧光法检测循环自身抗体很成功。随着检测技术的发展，酶联免疫吸附法也成为一种有效的检测方法，具有高度的灵敏度和特异性。

（二）临床意义

抗 Dsg1 抗体与 PF 相关。目前一致认为，PF 只与抗 Dsg1 抗体相关，抗 Dsg1 抗体单独阳性提示 PF。此外，抗 Dsg1 抗体也可出现于 PV 患者，在 PV 患者中除可出现单独抗 Dsg3 抗体外，还可出现抗 Dsg1 与 Dsg3 抗体同时阳性，二者同时阳性提示为黏膜与皮肤同时损伤的 PV。抗 Dsg1 抗体的水平与疾病严重程度、活动性及疗效相关。

（三）测定方法

抗 Dsg1 抗体的检测方法目前有酶联免疫吸附法、间接免疫荧光法。

（四）国家行业标准

暂无。

（五）试剂介绍

1. 抗桥粒芯糖蛋白 1 抗体检测试剂盒（酶联免疫吸附法）[国械注（进）20142405122]

(1) 原理：该试剂盒用于体外定量或半定量检测人血清或血浆中抗桥粒芯糖蛋白 1 抗体 IgG。

微孔板包被的抗原是桥粒芯糖蛋白 1 的胞外域（5 个亚域），该抗原是参考人 cDNA 序列在哺乳动物细胞重组表达的。

(2) 标本类型：人血清或 EDTA、肝素、枸橼酸盐抗凝的血浆。

(3) 参考范围：本检测系统检测 401 份健康献血员（年龄：18 ～ 68 岁，女性：151 位，男性：250 位）血清，其抗桥粒芯糖蛋白 1 抗体的平均浓度为 1.8RU/ml，范围在 0.4 ～ 39.0RU/ml。以 20RU/ml 为 cut-off 值，0.7% 健康献血员血清中抗桥粒芯糖蛋白 1 抗体 IgG 阳性。

（4）注意事项

1）干扰因素：血红蛋白浓度为 10mg/ml 的溶血、三酰甘油浓度为 20mg/ml 的脂血、胆红素浓度为 0.4mg/ml 的黄疸对检测结果没有干扰。

2）交叉反应：该检测体系特异性检测抗桥粒芯糖蛋白 1 抗体，在检测大疱性类天疱疮患者样本（n=20）与线性 IgA 大疱性皮肤病（n=20）患者样本时，未发现与其他自身抗体有交叉反应。

（5）储运条件：2 ～ 8℃保存，避免冷冻。未开封前，试剂盒可稳定至所标示的有效期。包被有抗原的微孔板：自第一次开封后，抗原包被的微孔板在干燥的 2 ～ 8℃的环境中保存 4 个月。清洗缓冲液：稀释后的缓冲液于 2 ～ 8℃可稳定 4 周。

（6）性能指标

1）线性：通过检测 6 份高抗体浓度样本的 4 个系列稀释溶液来研究该试剂的线性，采用线性回归的方法计算线性相关系数 r^2，所有样本的 r^2 ＞ 0.95。本检测系统的线性范围为 9 ～ 197RU/ml。

2）检出限：检出限的定义为阴性样本检测结果的均值加上 3 倍标准差，也就是所能检出抗体的最小滴度。本检测系统最低检出限约为 0.5RU/ml。

3）重复性：通过检测 3 份不同抗体浓度的血清计算批内和批间的变异系数（CV）以确定该试剂的重复性。批内 CV 为 3.1% ～ 4.0%；而批间 CV 为 3.7% ～ 6.1%。

4）临床灵敏度和特异性：采用本检测体系检测 50 份落叶型天疱疮患者血清、71 份寻常型天疱疮患者血清以及作为对照血清的 69 份自免疾病患者血清和 401 份健康献血员血清。该检测体系对落叶性天疱疮的灵敏度为 96.0%，特异性为 99.1%。在 46.5% 的寻常型天疱疮患者中检测为阳性。

2. 大疱性皮肤病抗体检测试剂盒（间接免疫荧光法）［国械注（进）20142406211］

（1）原理：该试剂盒基于间接免疫荧光法，用于体外定性检测人血清或血浆中的抗表皮基底膜抗体、抗表皮棘细胞桥粒抗体、抗桥粒芯糖蛋白 1 抗体、抗桥粒芯糖蛋白 3 抗体、抗 BP180 抗体、抗 BP230 抗体、抗Ⅶ型胶原抗体。抗移行蛋白抗体的检测结果仅供研究，不用于临床诊断。

每个反应区有多张生物薄片，包被有猴食管、大鼠膀胱、桥粒芯糖蛋白 1 转染细胞、桥粒芯糖蛋白 3 转染细胞、非转染细胞、BP230gC 转染细胞、BP180-NC16A-4X 转染细胞、Ⅶ型胶原 NC1 转染细胞，多种基质联合检测患者样本中大疱性皮肤病抗体。

（2）标本类型：人血清或 EDTA、肝素或枸橼酸盐抗凝的血浆。

（3）参考范围：抗体滴度＜ 1 ∶ 10。

（4）注意事项

1）干扰因素：样本中血红蛋白浓度为 5mg/ml、三酰甘油浓度为 20mg/ml 或胆红素浓度为 0.4mg/ml 时，对检测结果无影响。

2）交叉反应：与 N- 甲基 -D- 天门冬氨酸（NMDA）抗体、富亮氨酸胶质瘤失活蛋白 1（LGI1）抗体、接触素相关蛋白 2（CASPR2）、抗神经核 1 型（Hu）抗体、抗浦肯野细胞 1（Yo）抗体、抗谷氨酸脱羧酶（GAD）抗体阳性样本没有交叉反应。

（5）储运条件：生物载片与其他成分须于 2 ～ 8℃保存。如果保存恰当，自生产之日起保质期为 18 个月。

（6）性能指标

1）检测范围：本检测系统的起始稀释度为 1 ∶ 10。待检样本可以进一步 10 倍稀释，如 1 ∶ 100、1 ∶ 1000、1 ∶ 10 000 等，没有检测范围上限。

2）临床灵敏度和特异性：以猴食管为基质检测抗表皮棘细胞桥粒抗体 / 抗表皮基底膜抗体的灵敏度和特异性均为 100%。以大鼠膀胱为基质检测抗移行蛋白抗体的灵敏度和特异性均为 100%。以猴盐裂皮肤为基质检测抗表皮基底膜抗体的灵敏度和特异性分别为 95.0% 和 75.9%。以Ⅶ型胶原 NC1 转染细胞为基质检测抗Ⅶ型胶原抗体的灵敏度和特异性分别为 88% 和 100%。以桥粒芯糖蛋白 1 转染细胞为基质检测抗桥粒芯糖蛋白 1 抗体的特异性均为 99.6%，灵敏度为 20%（副瘤性天疱疮患者）；以桥粒芯糖蛋白 3 转染细胞为基质检测抗桥粒芯糖蛋白 3 抗体的特异性均为 99.6%，灵敏度为 60%（副瘤性天疱疮患者）。

（李　倩　李文涵）

第七节 肾脏疾病相关自身抗体

一、抗C1q抗体

（一）概述

抗C1q抗体是通过免疫球蛋白分子的抗原结合区与C1q结合的免疫球蛋白，与之相关的疾病有系统性红斑狼疮（systemic lupus erythematosus，SLE）、低补体血症荨麻疹性血管炎综合征（hypocomplementemic urticarial vasculitis syndrome，HUVS）、类风湿关节炎（rheumatoid arthritis，RA）、其他风湿疾病以及肾脏疾病等。

1971年，Agnello等首次在SLE血清中检测到与C1q结合的IgG单体。1978年发现在HUVS患者中单体IgG可以沉淀C1q。同期的几个研究发现SLE的临床活动性和能与固相C1q结合的IgG有关。通过对SLE患者血清中C1q结合IgG研究，发现IgG与C1q结合主要位于C1q的胶原样区域（CLR）。1988年Uwatoko和Mannik也证实在所选的SLE患者血清中含有C1q胶原样区的抗体。

对C1q抗体的检测通常使用经典的ELISA方法，为确保待测抗CLR的结合，必须确保有足够浓度的CLR。此外在一些研究中也有应用替代方法分析抗C1q抗体，包括高盐方法检测C1q抗体，与通过CLR为靶抗原检测（ELISA）的方法相比，其准确性相对差一些。

（二）临床意义

1. 抗C1q抗体在SLE中的临床意义 抗C1q抗体与免疫复合物病存在很强的相关性，其中以SLE和HUVS最为常见。在SLE患者中，抗C1q抗体阳性率因检测方法的不同，可以为15%～60%，而在狼疮肾炎中抗C1q抗体的阳性率则可高达95%以上。抗C1q抗体阴性对排除SLE在近几个月内发展为狼疮肾炎的敏感性为95%。另外，抗C1q抗体对狼疮患者的追踪随访监测具有很重要的价值，活动性的狼疮肾炎经免疫抑制剂治疗有效后通常可见抗C1q抗体浓度下降。

2. 抗C1q抗体在HUVS中的临床意义 抗C1q抗体与HUVS密切相关，在活动性HUVS或同时存在SLE的HUVS患者血清中均可检出抗C1q抗体。大多数HUVS患者抗C1q抗体水平明显升高，该抗体可作为HUVS的一个诊断要素。

3. 抗C1q抗体在RA和其他风湿性疾病中的临床意义 抗C1q抗体也可出现于RA和其他风湿性疾病中，约77%的类风湿血管炎患者和Felty综合征患者血清中存在抗C1q抗体，前者血清中主要为IgA型，后者大多为IgG型。抗C1q抗体在单纯性RA患者中很少有检出，检出率约为5%。

4. 抗C1q抗体在肾脏疾病中的临床意义 抗C1q抗体在膜增生性肾小球肾炎（membrane proliferative glomerulonephritis，MPGN）患者中也具有较高的阳性率，约73%的Ⅰ型MPGN患者和不到一半的Ⅱ型和Ⅲ型MPGN患者体内存在该抗体。抗C1q抗体与Ⅰ型MPGN患者肾小球基底膜内皮下免疫沉积高度相关。在其他肾脏疾病也可出现抗C1q抗体，此外，正常人也可能存在抗C1q抗体，与其他自身抗体一样，在年龄较大的人中存在抗C1q抗体水平的升高，偶尔也可见于年轻人。

（三）测定方法

抗C1q抗体的检测方法目前有酶联免疫吸附法，是检测抗C1q抗体的经典方法。

（四）国家行业标准

暂无。

（五）试剂介绍

1. 抗C1q抗体IgG检测试剂盒（酶联免疫吸附法）[国食药监械（进）字2012第2400880号]

（1）原理：该试剂盒基于酶联免疫吸附用于体外半定量或定量检测人血清或血浆中抗C1q抗体IgG。

微孔板包被的抗原来源是人血清中制备的C1q。

（2）标本类型：人血清或EDTA、肝素、枸橼酸盐抗凝的血浆。

(3) 参考范围：用本检测系统检测 242 份健康献血员血清（来源：德国）中抗 C1q IgG 抗体水平，结果显示：正常人中抗 C1q 抗体水平在 2 ～ 147RU/ml。以 17RU/ml 为临界值，90% 献血员血清中抗 C1q 抗体阴性。以 20RU/ml 为临界值，24 份血清（9.9%）中抗体阳性。

(4) 注意事项

1) 干扰因素：血红蛋白浓度为 10mg/ml 的溶血、三酰甘油浓度为 20mg/ml 的脂血、胆红素浓度为 0.4mg/ml 的黄疸对检测结果没有干扰。

2) 交叉反应：和抗 Sm 抗体，抗 SS-A 抗体阳性血清没有交叉反应。

(5) 储运条件：2 ～ 8℃保存，避免冷冻。未开封前，除非特别说明，试剂盒中各成分自生产日起可稳定 1 年。包被有抗原的微孔板：自第一次开封后，抗原包被的微孔板在干燥的 2 ～ 8℃环境中保存至少 4 个月。清洗缓冲液：稀释后的缓冲液于 2 ～ 8℃最多可稳定 1 个月。

(6) 性能指标

1) 线性：通过检测 4 个系列稀释的高抗体浓度血清来研究该试剂的线性范围。计算线性相关系数 $r^2 > 0.95$。本检测系统的线性范围为 10 ～ 171RU/ml。

2) 检出限：检出限的定义为阴性样本检测结果的均值加上 3 倍标准差，也就是所能检出抗体的最小滴度。本检测系统的最低检出限约为 1.4RU/ml。

3) 重复性：通过检测 3 份不同抗体浓度的血清计算批内和批间的变异系数（CV）以确定该试剂的重复性。批内 CV 分别为 4.5%、7.6% 和 3.7%；而批间 CV 分别为 4.4%、6.6% 和 11.5%。

4) 临床灵敏度和特异性：分别用本检测系统和另一参考 ELISA 试剂盒检测 70 份 SLE 患者血清和 91 份健康献血者血清（来源：欧洲、中国），检测结果显示 62 份阳性血清和 61 份阴性血清的两种方法检测结果一致。有 2 份血清仅该试剂盒检测结果阳性，36 份血清仅参考试剂盒检测结果阳性，其主要原因是参考试剂盒的特异性低，其在健康献血员中的阳性率超过了平均水平（39.6%）。对比试验的结果显示：本检测系统和参考方法的灵敏度相似，但特异性较高。

二、抗肾小球基底膜抗体

（一）概述

抗肾小球基底膜抗体（anti-glomerular basement membrane antibodies，GBM）是抗基底膜抗体型肾小球肾炎特异性抗体，包括 Goodpasture 综合征、急进型肾小球肾炎及免疫复合物型肾小球肾炎，其主要的靶抗原是Ⅳ型胶原α3链非胶原结构域1。抗 GBM 抗体的最初研究始于 1919 年，美国学者 Goodpasture 首次对进行性肺出血与肾小球肾炎的相关性进行了报道，后将这种罕见的肺 - 肾综合征命名为 Goodpasture 综合征。

随着直接免疫荧光法的出现，发现这类患者表现为免疫球蛋白沿着肾小球基底膜呈连续性线性沉积。目前，检测抗 GBM 抗体最常采用以肾脏组织为基质的间接免疫荧光法进行，该抗体可引起肾小球基底膜处典型的线性、花瓣状荧光着色，但使用该方法检测有时难以区分非特异性荧光染色。以胶原酶消化过的 GBM 为抗原的 ELISA、放射免疫法也可用于该抗体的检测，其检测的敏感度和特异性主要取决于抗原的纯度。

（二）临床意义

抗 GBM 抗体与 Goodpasture 综合征、急进型肾小球肾炎密切相关，患者可伴有或不伴有肺出血，抗 GBM 抗体阳性患者约 50% 病变发生在肾脏，另 50% 则有肾脏及肺部病变。

在 Goodpasture 综合征患者中约 15% 可检测出抗 GBM 抗体阳性，而且绝大多患者还可检测出 ANCA，因此对肾脏疾病患者推荐同时检测抗 GBM 抗体及 ANCA。

此外，抗 GBM 抗体也可见于药物诱导的间质性肾炎。

（三）测定方法

目前抗 GBM 抗体的检测方法有间接免疫荧光法、酶联免疫吸附法、免疫印迹法、多重微珠流式免疫荧光发光法。

（四）国家行业标准

暂无。

（五）试剂介绍

1. 抗肾小球基底膜抗体检测试剂盒（间接免疫荧光法）[国食药监械（进）字 2015 第 2400333 号]

(1) 原理：该试剂盒基于间接免疫荧光法用于体外定性检测人血清或血浆中抗肾小球基底膜抗体。

每个反应区有 1 张生物薄片，包被有猴肾，是间接免疫荧光法检测抗肾小球基底膜（GBM）抗体的标准基质。

(2) 标本类型：人血清或 EDTA、肝素、枸橼酸盐抗凝的血浆。

(3) 参考范围：抗体滴度＜1 ∶ 10。

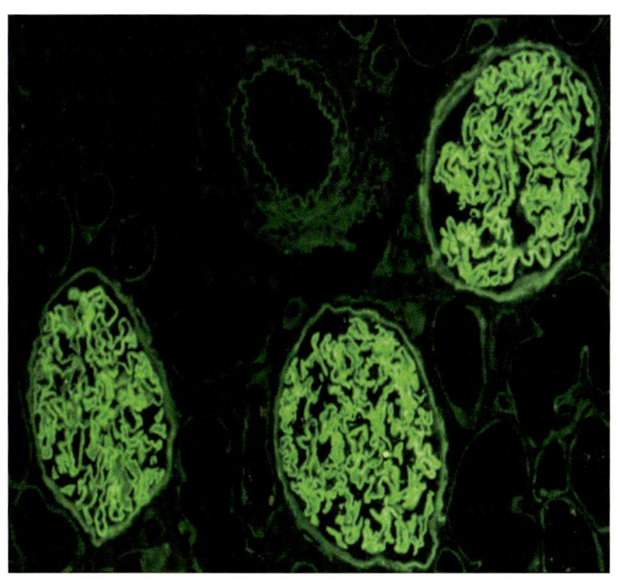

图 15-42　猴肾用于检测抗肾小球基底膜抗体

(4) 注意事项

1) 干扰因素：检测结果不受溶血（血红蛋白浓度≤ 5mg/ml）、脂血（三酰甘油浓度≤ 20mg/ml 和黄疸（胆红素浓度≤ 0.4mg/ml）的干扰。

2) 交叉反应：没有已知的交叉反应。

(5) 储运条件：生物载片与其他成分须于 2 ～ 8℃保存。如果保存恰当，自生产之日起保质期为 18 个月。配制好的 PBS 吐温缓冲液通常可于 2 ～ 8℃保存 1 周。如果溶液变浑或者出现污染物则不能使用。

(6) 性能指标

1) 检出范围：该检测系统的起始稀释度为 1 ∶ 10。也可以 10 为稀释因子做进一步稀释，如 1 ∶ 100、1 ∶ 1000 等，没有检测范围上限。

2) 重复性

A. 批内差异：用特征性血清对同一批号的产品进行检测，每份血清检测 10 次，同份血清的特异性荧光强度基本一致。

B. 批间差异：用特征性血清对不同批号的产品进行检测，同份血清的特异性荧光强度基本一致。

3) 临床灵敏度和特异性：按照参考实验检测结果显示，本检测系统的灵敏度和特异性均为 100%（n=76 例，来源：德国，英国）。本检测系统对肾肺综合征患者的临床灵敏度为 100%（n=14 例，来源：德国）。

2. 抗中性粒细胞胞质 / 抗肾小球基底膜抗体 IgG 检测试剂盒（间接免疫荧光法）（浙械注准 20152400230） 详见“抗中性粒细胞胞质抗体”。

三、循环免疫复合物

（一）概述

抗原抗体结合会形成免疫复合物，免疫复合物与可溶性的细胞效应系统作用可清除所结合的抗原。在正常机体内，免疫复合物被不断降解，因而一般检测不到免疫复合物或只呈现低浓度。在急性感染期或自身免疫性疾病中，免疫复合物不能充分降解，则会导致循环免疫复合物（circulating immune complexes，CIC）浓度迅速升高。

（二）临床意义

免疫复合物在器官中沉积可引起炎症，并出现相应的临床症状。在许多疾病中均可检出相应的免疫复合物，如系统性红斑狼疮、类风湿关节炎、冷球蛋白血症和脉管炎等。免疫复合物相关疾病以外的许多其他疾病中也可发现 CIC 浓度的升高，如细菌、病毒和寄生虫感染、超敏反应和自身免疫病、皮肤和消化道的慢性疾病及神经系统疾病等。

虽然 CIC 不具有疾病特异性，但其检测能提供关于免疫病理、疾病的发展和预后方面的信息。免疫复合物的存在是体内正在进行免疫防卫或自身免疫反应的标志。这些免疫反应需进一步用特殊的实验进行鉴定。在某些微生物感染、自身免疫中，检测循环免疫复合物可用作疾病活动性、评价机体的功能和监测疗效的指标。

（三）测定方法

循环免疫复合物的检测方法目前有酶联免疫吸附法。

（四）国家行业标准

暂无。

（五）试剂介绍

下文以循环免疫复合物（含 IgG 抗体）检测试剂盒（酶联免疫吸附法）[国食药监械（进）字 2014 第 240 4852 号] 为例进行介绍。

(1) 原理：该试剂盒基于酶联免疫吸附法用于体外半定量或定量检测人血清或血浆中含免疫球蛋白 G 抗体的 C1q 结合的循环免疫复合物。

微孔板包被的是从人血清中分离的补体片段 C1q。

(2) 标本类型：人血清或 EDTA 抗凝的血浆。

(3) 参考范围：用本检测系统检测 250 份献血者血清中的 CIC-C1q 浓度，检测结果显示，CIC-C1q 浓度在 1 ～ 296RU/ml。其中，90% 样本中 CIC-C1q 浓度低于 15RU/ml，95% 样本中 CIC-C1q 浓度低于 31RU/ml。

(4) 注意事项

1) 干扰因素：血红蛋白浓度为 10mg/ml 的溶血、三酰甘油浓度为 20mg/ml 的脂血、胆红素浓度为 0.4mg/ml 的黄疸对检测结果没有干扰。

2) 分析特异性：本检测系统特异性地检测含 IgG 类抗体且能和人补体片段 C1q 结合的循环免疫复合物。10% 的无临床症状献血者血清中 CIC-C1q 浓度增高。

(5) 储运条件：2 ～ 8℃保存，避免冷冻。未开封前，除非特别说明，试剂盒中各成分自生产日起可稳定 1 年。包被有抗原的微孔板：自第一次开封后，抗原包被的微孔板在干燥的 2 ～ 8℃环境中保存至少 4 个月。清洗缓冲液：稀释后的缓冲液于 2 ～ 8℃最多可稳定 1 个月。标准品和对照品：复溶后的标准品和对照品在 18 ～ 25℃下可稳定 4h。复溶后的标准品和对照品如需长时间保存，可分装后于 -20℃或更低温度下保存至有效期。应避免反复冻融。

(6) 性能指标

1) 线性：通过对高抗体浓度患者样本进行 4 次系列稀释来研究该试剂的线性，进行线性回归分析，所有标本的 $r^2 > 0.95$。本检测系统的线性范围为 2 ～ 200RU/ml。

2) 检出限：检出限的定义为阴性样本检测结果的均值加上 3 倍标准差，也就是所能检出抗体的最小滴度。本检测系统最低检出限约为 0.1RU/ml。

3) 重复性：通过检测 3 份不同抗体浓度的血清计算批内和批间的变异系数（CV）以确定该试剂的重复性。批内 CV 分别为 7.3%、8.0% 和 4.8%；而批间 CV 分别为 10.6%、14.0% 和 10.2%。

4) 临床灵敏度和特异性：用本检测系统和另一检测试剂盒（参考方法）检测 55 份 SLE 患者、类风湿关节炎患者或健康人血清（来源：欧洲和中国）。检测结果显示：22 份血清（阳性血清）和 30 份血清（阴性血清）两种方法检测结果一致。有 2 份血清该试剂盒检测结果阳性，1 份血清仅参考试剂盒检测结果阳性。为此，本检测系统的特异性 94%，灵敏度为 96%。

四、抗磷脂酶 A_2 受体抗体

（一）概述

2009 年，Beck 等在成人特发性膜性肾病（idiopathic membranous nephropathy，IMN）患者血清中首次检测到与疾病相关的抗 PLA_2R 抗体，其靶抗原是一种跨膜糖蛋白，即磷脂酶 A_2 受体（PLA_2R），该蛋白表达于人肾小球足细胞表面。磷脂酶 A_2 受体主要分两型，M 型和 N 型，现已确认 M 型 PLA_2R 是该自身抗体的重要靶抗原，抗 PLA_2R 抗体主要为 IgG4 亚型。

采用 PLA_2R 转染细胞为基质的间接免疫荧光法是筛查抗 PLA_2R 抗体的金标准，该方法适用于抗 PLA_2R 抗体的定性分析，检测灵敏度达 70% 以上，在健康献血者中的特异性为 100%。此外也可采用 Western blot 法检测该抗体，如果样本中抗 PLA_2R 抗体 IgG 阳性，则会在重组 PLA_2R 提取液的 Western 条带中发现约 185kDa 的蛋白条带。对于进一步的抗体定量分析可采用酶联免疫吸附法。

（二）临床意义

抗 PLA_2R 抗体是诊断 IMN 的高度特异性的血清学标记物。抗 PLA_2R 抗体的 IgG 型具有很高的特异性，在患者中的阳性率高达 70%，在其他非特发性膜性肾病患者中检出率较低或为阴性，在健康献血者、狼疮患者或 IgA 肾炎患者中均未发现该抗体。

检测抗 PLA_2R 抗体的滴度可以用来监测治疗效果。患者血清中抗 PLA_2R 抗体的滴度与蛋白尿程度呈正相关，且抗体滴度的升高、降低或消失先于临床表现（蛋白尿水平）的变化，因此抗体滴度的确定，对临床缓解、疾病复发或肾移植后风险评估方面有很高的预测价值。

抗 PLA_2R 抗体滴度对 IMN 预后判断有重要的提示作用。高滴度预示肾衰竭的风险增加，研究显示肾衰竭预后不良的患者中多数为具有高滴度的抗 PLA_2R 抗体。

目前，IMN 的诊断主要通过肾脏穿刺，组织学检查或肾组织电镜检查。抗 PLA_2R 抗体作为 IMN 血清学诊断指标，是一种非侵入式诊断方法，其检测耗时少，同时可减小患者压力，有希望避免患者进行肾脏活检，是 IMN 无创性诊断的重要方法。

（三）测定方法

抗 PLA_2R 抗体的检测方法目前有间接免疫荧光法、酶联免疫吸附法。

（四）国家行业标准

暂无。

（五）试剂介绍

1. 抗磷脂酶 A_2 受体抗体检测试剂盒（间接免疫荧光法）[国食药监械（进）字 2013 第 2403516 号]

(1) 原理：该试剂盒基于间接免疫荧光法用于体外定性检测人血清或血浆中抗 PLA_2R 抗体。

每个反应区有 2 张生物薄片，分别包被有 PLA_2R 转染细胞和未转染细胞，是间接免疫荧光法检测抗磷脂酶 A_2 受体抗体的标准基质。

(2) 标本类型：人血清或 EDTA、肝素、枸橼酸盐抗凝的血浆。

(3) 参考范围：抗体滴度＜1 ：10。

(4) 注意事项

1）干扰因素：溶血、脂血和黄疸对检测结果没有干扰。

2）交叉反应：对常见自身抗体、抗核糖体 P 蛋白抗体、抗 SS-A 抗体、抗 SS-B 抗体、抗 RNP/Sm 抗体、抗 Scl-70 抗体、抗着丝点抗体，未发现交叉反应。

(5) 储运条件：2 ～ 8℃保存，避免冷冻。未开封前，试剂盒的有效期为 18 个月。配制好的 PBS 吐温缓冲液通常可于 2 ～ 8℃保存 1 周。如果溶液变混浊或者出现污染物则不能使用。

(6) 性能指标

1）检测范围：本检测系统的起始稀释度为 1 ： 10。也可以 10 为稀释因子做进一步稀释，如 1 ： 100、1 ： 1000、1 ： 10 000 等，没有检测范围上限。

2）重复性

A. 批内差异：对两份特征性血清进行 10 次的平行检测。对于检测结果，所有样本特异性荧光强度的差异不得超过 ±1 个强度等级。

B. 批间差异：用 3 个不同批次产品，对两份特征性血清进行检测。对于检测结果，所有样本特异性荧光强度的差异不得超过 ±1 个强度等级。

3）临床灵敏度和特异性：该检测系统在健康献血者（n=150）中的特异性为 100%。在 IMN 患者（n=64）中的临床灵敏度为 47%。

2. 抗磷脂酶 A_2 受体抗体 IgG 检测试剂盒（酶联免疫吸附法）[国械注（进）20142405768]

(1) 原理：该试剂盒基于酶联免疫吸附法用于体外半定量或定量检测人血清或血浆中抗磷脂酶 A_2 受体（PLA_2R）抗体免疫球蛋白 G（IgG）。

微孔板包被的抗原是重组磷脂酶 A_2 受体。

(2) 标本类型：人血清或 EDTA、肝素、枸橼酸盐抗凝的血浆。

(3) 参考范围：用该试剂盒检测 191 份健康献血者血清中抗 PLA_2R IgG 抗体的水平。抗 PLA_2R 抗体水平的平均值为 0.4RU/ml，变化范围在 0 ～ 5.0RU/ml。以 20RU/ml 为临界值，所有健康献血者清抗 PLA_2R 抗体（IgG）均为阴性。

(4) 注意事项

1）干扰因素：血红蛋白浓度＜ 10mg/ml 的溶血、三酰甘油浓度＜ 20mg/ml 的脂血、胆红素浓度

< 0.4mg/ml 的黄疸样本对检测结果没有干扰。

2) 交叉反应：本检测系统特异性的检测抗 PLA_2R IgG 抗体。未与甲状腺炎（5 例）、干燥综合征（5 例）、系统性硬化症（5 例）和类风湿关节炎（5 例）患者样本中的自身抗体发生交叉反应。

(5) 储运条件：2 ～ 8℃保存，避免冷冻。未开封前，除非特别说明，试剂盒中各成分自生产日起可稳定 12 个月。

(6) 性能指标

1) 线性：通过检测不同患者至少 4 个梯度稀释样本抗 PLA_2R 抗体 ELISA(IgG) 的线性范围。所有样本测定 $r^2 > 0.95$。经测试，本检测系统的线性浓度范围为 6 ～ 1500RU/ml。

2) 检测范围：最低检出限的定义为阴性样本检测结果的均值加上 3 倍标准差，也就是所能检出抗体的最小滴度。本检测系统最低检出限约为 0.6RU/ml。

3) 重复性：通过检测 3 份血清计算批内和批间的变异系数（CV）以确定该试剂的重复性。批内检测的 CV 基于 20 次检测的结果，CV 值分别为 3.4%、1.7% 和 5.7%；而批间检测的 CV 值分别为 4.2%、6.4% 和 10.3%。

4) 临床灵敏度和特异性：该检测系统对 122 例原发性膜性肾小球肾炎（pMGN）患者、342 例其他疾病患者和 191 例健康献血者的血清样本检测结果显示，对 pMGN 的灵敏度为 97.5%，特异性为 100%（疑似病例的也包括在内）。

（辛静静　卢　洁　李　惠）

第八节　胃肠疾病相关自身抗体

一、抗酿酒酵母抗体

（一）概述

抗酿酒酵母抗体（anti-saccharomyces cerevisiae antibodies，ASCA）是克罗恩病（Crohn's disease，CD）的特异性自身抗体，其靶抗原是酵母菌细胞壁甘露聚糖，1988 年由 Main 等在慢性炎症性肠病患者血清中发现。

ASCA 主要表达于克罗恩病患者血清，克罗恩病患者中该抗体的滴度显著高于溃疡性结肠炎（ulcerative colitis，UC）患者，因此临床上将其作为区分克罗恩病和 UC 的血清标志物。目前，除 ELISA 方法外，ASCA 还可通过间接免疫荧光法进行检测。

（二）临床意义

ASCA（IgA 和 IgG 类）在克罗恩病患者中的阳性率约为 73%，特异性可达 90%，是克罗恩病患者的特异性血清学诊断指标。

此外，ASCA 的滴度（包括 IgA 和 IgG）与儿童患者的疾病活动性具有相关性。

（三）测定方法

目前 ASCA 的检测方法主要有间接免疫荧光法、酶联免疫吸附法。

（四）国家行业标准

暂无。

（五）试剂介绍

慢性炎症性肠病抗体检测试剂盒（间接免疫荧光法）[国食药监械（进）字 2012 第 2400260 号]：详见“抗小肠杯状细胞抗体”。

二、抗胰腺腺泡抗体

（一）概述

抗胰腺腺泡抗体（pancreatic acini antibodies，PAB）是克罗恩病的高度特异性指标，其靶抗原主要是胰腺分泌物中的蛋白聚糖类 CUZD1 和 GP2。由于该抗体的器官特异性及在血清中的高浓度，使其具有很高的疾病特异性，PAB 的抗体类型主要有 IgA 和 IgG 两种。

关于 PAB 的最初研究始于 1984 年，Stoecker 等通过间接免疫荧光法以人胰腺组织为基质对 PAB 进行了检测及描述。1997 年，Seibold 等根据荧光结果将 PAB 分为Ⅰ型和Ⅱ型，后经进一步研究证实，Ⅰ型主要由 IgG1 和 IgG2 构成，而Ⅱ型主要由 IgG1 构成。

（二）临床意义

PAB 是诊断克罗恩病的特异性标志，高滴度的 PAB 主要见于 CD 患者，其阳性率约为 39%，在有两年以上病史的患者中约为 50%。胰腺炎患者也可出现 PAB，但滴度很低。

PAB 阳性的克罗恩病患者较该抗体阴性的患者易发生胰腺外分泌功能损害。

PAB 与 ASCA 两种抗体无相关性，可不同时存在于克罗恩病患者中，因此如果同时检测 ASCA 和 PAB，绝大多数患者可通过血清学方法诊断出来。

（三）测定方法

目前 PAB 的检测方法只有间接免疫荧光法。

（四）国家行业标准

暂无。

（五）试剂介绍

慢性炎症性肠病抗体检测试剂盒（间接免疫荧光法）[国食药监械（进）字 2012 第 2400260 号]：详见“抗小肠杯状细胞抗体”。

三、抗小肠杯状细胞抗体

（一）概述

抗小肠杯状细胞抗体（anti-intestinal goblet cell antibodies，GAB）是溃疡性结肠炎（UC）的特异性自身抗体，以小肠杯状细胞产生的黏蛋白及其他细胞成分为其靶抗原。小肠杯状细胞是分布于结膜、小肠和呼吸道上皮的柱状细胞，其前身为黏膜细胞，在小肠黏膜中可产生结肠黏蛋白，对肠道润滑及调节水和电解质吸收很重要。

Broberger 和 Perlmann 最早对可以与小肠杯状细胞产生的黏多糖反应的相关自身抗体进行了描述，随后发现了 GAB 可与该黏多糖发生反应。随着研究方法的不断发展，至 1962 年以不同小肠组织为基质的间接免疫荧光法被用于 GAB 的检测中。

（二）临床意义

GAB 是 UC 特异性自身抗体及其标记物。在临床明确诊断的 UC 患者中，GAB 的阳性率为 28%。男性 UC 患者 GAB 阳性率是女性患者的 3 倍。而在健康人群、其他小肠疾病或其他系统性自身免疫病患者中均未发现有 GAB 存在。如果联合检测 GAB 和 ANCA，76% 的 UC 患者能被确诊。

此外，有研究发现，GAB 阳性的 UC 患者疾病的活动性指数要比 GAB 阴性的 UC 患者更高。

（三）测定方法

目前 GAB 的检测方法只有间接免疫荧光法。

（四）国家行业标准

暂无。

（五）试剂介绍

下文以慢性炎症性肠病抗体检测试剂盒（间接免疫荧光法）[国食药监械（进）字 2012 第 2400260 号] 为例进行介绍。

(1) 原理：该试剂盒基于间接免疫荧光法，定性检测人血清或血浆中抗杯状细胞抗体、抗胰腺腺泡抗体、抗中性粒细胞胞质抗体和抗酿酒酵母抗体。

每个反应区有 4 张生物薄片，分别包被有猴胰腺、猴小肠、中性粒细胞（乙醇固定）、酿酒酵母真菌涂片。

(2) 标本类型：人血清或 EDTA、肝素、枸橼酸盐抗凝的血浆。

(3) 参考范围：抗体滴度＜ 1 ∶ 10。抗酿酒酵母抗体（IgA）：滴度＜ 1 ∶ 100。抗酿酒酵母抗体（IgG）：滴度＜ 1 ∶ 1000。

(4) 注意事项

1) 干扰因素：溶血、脂血和黄疸样本对检测没有干扰。

2) 交叉反应：一些抗核抗体可与中性粒细胞反应，但抗线粒体抗体通常不会。

(5) 储运条件：2 ～ 8℃保存，避免冷冻。未开封前，试剂盒的有效期为 18 个月。

(6) 性能指标

1) 检出范围：本检测系统的起始稀释度为 1 ∶ 10，也可以 10 为稀释因子做进一步稀释，如 1 ∶ 100、1 ∶ 1000、1 ∶ 10 000 等，没有检测范围上限。

2) 批内差异：用特征性血清对同一批号的产品进行检测，每份血清检测 10 次，阳性血清检测的结果显示特异性荧光强度基本一致，阴性血清检测的结果为阴性。检测时，特异性荧光强度的差异不得超过 ±1 个强度等级。

3) 批间差异：用特征性血清对不同批号的产品进行检测，阳性血清检测的结果显示特异性荧光强度基本一致，阴性血清检测的结果为阴性。检测时，特异性荧光强度的差异不得超过 ±1 个强度等级。

4) 临床灵敏度和特异性：以猴小肠为基质检测抗小肠杯状细胞抗体（IgA 和 IgG）的特异性为 100%，检测 UC 患者的灵敏度为 28%。以中性粒细胞为基质检测 ANCA（IgA 和 IgG）的特异性为 99%，检测 UC 患者的灵敏度为 67%，检测 CD 患者的灵敏度为 7%。以猴胰腺为基质检测抗胰腺腺泡抗体（IgA 和 IgG）的特异性为 100%，检测 UC 患者的灵敏度为 2%，检测 CD 患者的灵敏度为 39%。以酿酒酵母为基质检测抗酿酒酵母抗体（IgA）的特异性为 98%，检测 CD 患者的灵敏度为 59%，检测 UC 患者的灵敏度为 4%；检测抗酿酒酵母抗体（IgG）的特异性为 99%，检测 CD 患者的灵敏度为 79%，检测 UC 患者的灵敏度为 2%。

四、抗胃壁细胞抗体

（一）概述

抗胃壁细胞抗体（parietal cell autoantibodies，PCA）是自身免疫性胃炎的诊断标志物，该抗体可出现于慢性萎缩性胃炎及恶性贫血患者血清中，抗体检测有助于萎缩性胃炎的诊断及恶性贫血与其他巨幼细胞性贫血的鉴别诊断。

关于 PCA 的最初研究始于 1962 年，通过补体固定试验 PCA 首次被发现于恶性贫血患者血清。随后采用以胃组织切片为基质的间接免疫荧光法也检测到了该抗体，其靶抗原位于胃壁细胞胞质内，现已确定其靶抗原为胃 H^+/K^+-ATP 酶，其参与盐酸的生成，对维持胃腔酸性环境起作用。另外，PCA 也可能靶向胃泌素受体，这两种抗原均位于胃壁细胞表面。在体外，抗胃壁细胞抗体可溶解胃壁细胞，导致胃壁细胞的胃酸过少及萎缩。

（二）临床意义

1. PCA 在萎缩性胃炎中的临床意义 PCA 是自身免疫性胃炎的诊断指标，在所有的自身免疫性胃炎患者中均可检出 PCA。对内镜检查确诊的萎缩性胃炎患者，PCA 的检出率可达 100%。随着自身免疫性胃炎的进程及胃壁细胞总量的减少，PCA 的阳性率也有所降低，但抗体的滴度与自身免疫性胃炎的严重性可能不一致。鉴于慢性萎缩性胃炎是发展成胃癌的高风险因子，所以通过 PCA 检测尽早诊断及时给予合适的治疗对于病情转归具有重要意义。

2. PCA 在恶性贫血中的临床意义 恶性贫血通常是慢性萎缩性胃炎经过多年发展的结果，PCA 能够预示贫血的继后发展。PCA 在诊断恶性贫血上的敏感度很高，可达到 80% ～ 90%，但由于存在大量的相关疾病使其特异性受限。此外，PCA 的检出率随着该病的进展而降低。

3. PCA 在其他疾病中的临床意义 PCA 还可见于正常人群及一些其他自身免疫性内分泌疾病患者中，如在 2% ～ 5% 的正常人群和约 30% 的自身免疫性甲状腺炎和 1 型糖尿病患者中可检测到该抗体，但这些自身免疫内分泌患者并不被诊断为恶性贫血，抗体的阳性率随血清中胃泌素水平的增加而升高。

（三）测定方法

目前 PCA 的检测方法主要有间接免疫荧光法和酶联免疫吸附法。

（四）国家行业标准

暂无。

（五）试剂介绍

1. 抗胃壁细胞抗体 IgG 检测试剂盒（酶联免疫吸附法）[国食药监械（进）字 2014 第 2404249 号]

(1) 原理：该试剂盒基于酶联免疫吸附法用于

体外半定量或定量检测人血清或血浆中抗胃壁细胞（H^+/K^+-ATP 酶）抗体。

微孔板包被的是从猪胃黏膜中提取并高度纯化的 H^+/K^+-ATP 酶。

(2) 标本类型：人血清或乙二胺四乙酸（EDTA）、肝素、枸橼酸盐抗凝的血浆。

(3) 参考范围：采用本检测试剂盒对 200 名健康献血者抗胃壁细胞 IgG 抗体水平进行分析。以 20RU/ml 为临界值，4.5% 的健康献血者呈阳性反应。

(4) 注意事项

1) 干扰因素：血红蛋白浓度为 10mg/ml 的溶血、三酰甘油浓度为 20mg/ml 的脂血、胆红素浓度为 0.4mg/ml 的黄疸对检测结果没有干扰。

2) 交叉反应：该试剂与抗线粒体 M2 亚型（AMA M2）和抗酿酒酵母细胞抗体（ASCA）抗体阳性样本未发现有交叉反应。

(5) 储运条件：2 ～ 8℃保存，避免冷冻。未开封前，除非特别说明，试剂盒中各成分自生产日起可稳定 12 个月。

(6) 性能指标

1) 线性：通过检测高抗体浓度样本的稀释系列来研究该试剂的线性。本检测系统的线性范围为 2 ～ 200RU/ml。

2) 检出范围：检出限的定义为阴性样本检测结果的均值加上 3 倍标准差，也就是所能检出抗体的最小滴度。本检测系统的最低检出限约为 1RU/ml。

3) 重复性：通过检测 3 份不同抗体浓度的血清计算批内和批间的变异系数（CV）以确定该试剂的重复性。批内检测的 CV 分别为 4.8%、2.5% 和 2.8%；而批间 CV 分别为 4.4%、3.1% 和 3.5%。

4) 临床灵敏度和特异性：用本检测系统检测 190 份诊断不明确的患者血清，采用抗胃壁细胞抗体间接免疫荧光法（IIFT）检测试剂盒为参考方法。结果显示本检测系统的特异性和灵敏度分别为 94.0% 和 97.3%。

2. 抗胃壁细胞、内因子抗体检测试剂盒（间接免疫荧光法）［国食药监械（进）字 2014 第 2404248 号］ 详见“抗内因子抗体”。

五、抗内因子抗体

（一）概述

抗内因子（intrinsic factor，IF）抗体是恶性贫血（pernicious anaemia，PA）的特异性抗体，以内因子为其靶抗原，由 Schwarz 于 1958 年在 PA 患者的血清中发现。内因子是由胃壁细胞分泌的一种 50kDa 的糖蛋白，能够与维生素 B_{12}（外因子）结合，防止其在肠道过早降解，有利于在回肠末端吸收。抗内因子抗体可分为两种类型：封闭型（Ⅰ型）和结合型（Ⅱ型）。Ⅰ型抗体作用于内因子的维生素 B_{12} 结合位点，Ⅱ型抗体与内因子和维生素 B_{12} 形成的复合物相结合。Ⅱ型抗体通常与Ⅰ型抗体并存。

以往Ⅰ型抗体的检测常用木炭法，Ⅱ型抗体常用免疫沉淀法，随检测方法的发展，后常用酶联免疫吸附法和放射免疫法进行检测。目前，用于检测内因子抗体的 ELISA 试剂盒已基本替代了放射免疫试剂盒，避免了后者由于维生素 B_{12} 高水平循环可能引起的假阳性结果。抗内因子抗体作为 PA 的筛查实验，最好与 PCA 同时检测。

（二）临床意义

抗内因子抗体与 PA 典型相关，在 40% ～ 60% 的 PA 患者中可检测到抗内因子抗体，且随着疾病的延长，其阳性率能达到 60% ～ 80%，抗内因子抗体的检出伴随 PA 的形成。

此外，对于一些慢性萎缩性胃炎，即使在没有并发 PA 的临床指征情况下，抗内因子抗体也可以检测到，这部分患者今后发展为 PA 的可能性很大。健康人群阳性率＜ 1%，糖尿病、甲状腺功能亢进症、慢性甲状腺炎、缺铁性贫血等检出率甚低。

（三）测定方法

目前抗内因子抗体的检测方法主要有间接免疫荧光法、酶联免疫吸附法、化学发光法。

（四）国家行业标准

暂无。

（五）试剂介绍

1. 抗内因子抗体 IgG 检测试剂盒（酶联免疫吸附法）[国食药监械（进）字 2014 第 2404247 号]

(1) 原理：该试剂盒基于酶联免疫吸附法用于体外半定量或定量检测人血清或血浆中抗内因子抗体免疫球蛋白 G(IgG)。

微孔板包被的是从猪胃黏膜中提取并高度纯化的内因子。

(2) 标本类型：人血清或乙二胺四乙酸 (EDTA)、肝素、枸橼酸盐抗凝的血浆。

(3) 参考范围：用本检测系统检测健康献血者血清 (n=351) 中抗内因子 IgG 抗体的水平，以 20RU/ml 为临界值，所有健康献血者血清中的相应抗体为阴性。

(4) 注意事项

1) 干扰因素：血红蛋白浓度为 10mg/ml 的溶血、三酰甘油浓度为 20mg/ml 的脂血、胆红素浓度为 0.4mg/ml 的黄疸对检测结果没有干扰。

2) 交叉反应：该试剂与抗胃壁细胞抗体 (PCA)、抗酿酒酵母细胞抗体 (ASCA) 和抗线粒体 M2 亚型 (AMA M2) 抗体阳性样本未发现有交叉反应。

(5) 储运条件：2 ～ 8℃保存，避免冷冻。未开封前，除非特别说明，试剂盒中各成分自生产日起可稳定 1 年。包被有抗原的微孔板：自第一次开封后，抗原包被的微孔板在干燥的 2 ～ 8℃的环境中保存至少 4 个月。清洗缓冲液：稀释后的缓冲液于 2 ～ 8℃最多可稳定 4 周。

(6) 性能指标

1) 线性：通过检测高抗体浓度样本的稀释系列来研究该试剂的线性。本检测系统的线性范围为 2 ～ 200RU/ml。

2) 检出限：检出限的定义为阴性样本检测结果的均值加上 3 倍标准差，也就是所能检出抗体的最小滴度。本检测系统的最低检出限约为 1RU/ml。

3) 重复性：通过检测 3 份不同抗体浓度的血清计算批内和批间的变异系数 (CV) 以确定该试剂的重复性。批内检测的 CV 分别为 5.1%、4.0% 和 5.1%；而批间 CV 分别为 7.8%、5.2% 和 3.1%。

4) 临床灵敏度和特异性：用本检测系统检测 21 份阳性血清（血清学检测结果）和 21 份健康献血者血清，采用 RIA 为参考方法。结果显示本检测系统的灵敏度和特异性均为 100%。

2. 抗胃壁细胞、内因子抗体检测试剂盒（间接免疫荧光法）[国食药监械（进）字 2014 第 2404248 号]

(1) 原理：该试剂盒基于间接免疫荧光用于体外定性或定量检测人血清或血浆中抗胃壁细胞抗体 (PCA) 和抗内因子抗体。

每个反应区有 2 张生物薄片，分别包被有猴胃和内因子。

(2) 标本类型：人血清或乙二胺四乙酸 (EDTA)、肝素、枸橼酸盐抗凝的血浆。

(3) 参考范围：抗体滴度＜ 1 ∶ 10。

(4) 注意事项

1) 干扰因素：溶血、脂血和黄疸样本对检测没有干扰。

2) 交叉反应：该试剂与抗平滑肌抗体 (ASMA)、抗线粒体抗体 (AMA) 和抗肝肾微粒体抗体 (LKM) 阳性样本未发现有交叉反应。

(5) 储运条件：生物载片及反应试剂应置于 2 ～ 8℃保存。如果保存恰当，自生产之日起至保质期为 18 个月。

(6) 性能指标

1) 检出范围：本试剂盒检测的样本起始稀释度为 1 ∶ 10，待检样本可以进一步 10 倍稀释，如 1 ∶ 100、1 ∶ 1000 等。没有检测上限。

2) 临床灵敏度和特异性：以猴胃为基质检测抗胃壁细胞抗体 (IgG) 的特异性为 95%，灵敏度为 100%；以内因子 (EUROPLUS) 为基质检测抗内因子抗体 (IgG) 的特异性为 99%，灵敏度为 100%。

六、抗麦胶蛋白抗体

（一）概述

抗麦胶蛋白抗体 (anti-gliadin antibodies, AGA) 是在乳糜泄 (celiac disease, CD) 患者血清中检测到的标志性抗体，其针对的主要靶抗原是麦胶蛋白，是最常见的醇溶谷蛋白。AGA 抗体类型有两种：IgA 和 IgG 型，其中 IgA 型 AGA 常为单体，主要属于 IgA1 亚类，IgG 型主要属于 IgG1 和 IgG3 亚类，能激活补体，造成肠黏膜损伤。

20世纪50年代，首次报道了在乳糜泄患者血清中存在针对麸质蛋白的抗体。80年代建立了以乙醇溶解谷蛋白成分的检测AGA方法，该方法曾一度作为乳糜泻的筛查实验。

近年来随着对麦胶蛋白抗原免疫显性位点的确认，AGA及其在临床中的应用再次受到科学界的广泛关注。与此同时随着“设计抗原”技术的发展，通过合成免疫反应表面，抗麦胶蛋白（GAF-3X）抗体ELISA与EUROPLUS抗麦胶蛋白抗体间接免疫荧光法的特异性已提升至近100%，成为高灵敏度且非侵入性的乳糜泻的筛查方法。

（二）临床意义

麸质中的麦胶蛋白是乳糜泻的诱发因素，当乳糜泄患者食用含有麸质的食物时，会诱导疾病的发生，因此该疾病也称为麸质敏感性肠病。其特征为永久的谷蛋白不耐受，进而导致严重的十二指肠和空肠绒毛萎缩。AGA的检测对乳糜泻治疗过程的监测及无麸质饮食的控制或麸质负荷试验都具有较高的应用价值，可以使患者避免进行小肠组织活检。当患者进行无麸质饮食6个月以上，血清中的抗体及相关临床症状均会消失，小肠绒毛也会被修复。

AGA是病情监测的最佳指标。乳糜泻急性期患者的血清中，几乎均能检测到AGA和/或抗肌内膜抗体、组织谷氨酰胺转移酶抗体。因摄入麸质引起病情复发时，其AGA IgA与IgG水平会在几天内升高。

AGA的亚型检测具有特殊的临床意义。如果在含麸质饮食的健康婴儿或儿童体内检测到抗麦胶蛋白抗体IgA，应在3个月后再次检测其IgA抗体的水平。如果怀疑其患有乳糜泻，但AGA或抗肌内膜抗体IgA水平低，应考虑是否有IgA缺乏症，建议检测总IgA浓度。此外，研究发现选择性AGA IgA缺陷与高滴度的AGA IgG相关，相关性几乎为100%。因此对于IgA缺乏的疑似患者，检测IgG亚型的意义尤为重要。AGA IgM检测价值不大，IgM型通常在AGA IgA与IgG均为阳性的情况下会偶尔出现。

（三）测定方法

目前AGA的检测方法主要有酶联免疫吸附法、间接免疫荧光法。

（四）国家行业标准

暂无。

（五）试剂介绍

1. 抗麦胶蛋白（GAF-3X）抗体IgA检测试剂盒（酶联免疫吸附法）[国食药监械（进）字2012第2404141号]

（1）原理：该试剂盒基于酶联免疫吸附法用于体外半定量检测人血清或血浆中抗麦胶蛋白抗体IgA。

微孔板包被的抗原为脱酰胺的麦胶蛋白同源物的融合肽。

（2）标本类型：人血清或EDTA、肝素、枸橼酸盐抗凝的血浆。

（3）参考范围：用抗麦胶蛋白ELISA（IgA）试剂盒检测400名健康献血者血清，年龄在18～68岁（176名女性，224名男性）。抗麦胶蛋白抗体的平均浓度为4.9RU/ml，范围在0.2～200.0RU/ml。试剂盒推荐的cut-off值为25RU/ml，97.8%献血者抗麦胶蛋白（IgA）抗体阴性。

（4）注意事项

1）干扰因素：血红蛋白浓度为10mg/ml的溶血、三酰甘油浓度为20mg/ml的脂血、胆红素浓度为0.4mg/ml的黄疸对检测结果没有干扰。

2）交叉反应：该ELISA特异检测抗麦胶蛋白抗体IgA，未发现与抗杯状细胞抗体、抗胰腺抗体、抗酿酒酵母抗体阳性血清中的其他自身抗体有交叉反应。

（5）储运条件：2～8℃保存，避免冷冻。未开封前，除非特别说明，试剂盒中各成分自生产日起可稳定1年。包被有抗原的微孔板：自第一次开封后，抗原包被的微孔板在干燥的2～8℃的环境中保存至少4个月。清洗缓冲液：稀释后的缓冲液于2～8℃最多可稳定4周。

（6）性能指标

1）线性：通过检测5份患者血清高抗体浓度样本的4个稀释系列来研究该试剂的线性，所有样本的$r^2>0.95$。本检测系统的线性范围为9～195RU/ml。

2）检出限：检出限的定义为阴性样本检测结果的均值加上3倍标准差，也就是所能检出抗体的最小滴度。本检测系统的最低检出限约为0.5RU/ml。

3）重复性：通过检测4份不同抗体浓度的血清计算批内和批间的变异系数（CV）以确定该试剂的重复性。批内检测的CV基于20次检测的结果，CV分别为3.6%、5.1%、4.3%和7.0%。而批间检测的CV则基于不同6天、每天4次检测的结果，CV分别为8.9%、6.1%、4.4%和4.7%。

4）临床灵敏度和特异性：用抗麦胶蛋白ELISA（IgA）试剂盒检测乳糜泻与杜氏疱疹样皮炎患者血清，灵敏度达到82.3%，特异性为95.9%。

2. 抗麦胶蛋白抗体IgG检测试剂盒（酶联免疫吸附法）［国食药监械（进）字2012第2403403号］

（1）原理：该试剂盒基于酶联免疫吸附法用于体外半定量检测人血清或血浆中抗麦胶蛋白抗体IgG。

微孔板包被的抗原为脱酰胺的麦胶蛋白同源物的融合肽。

（2）标本类型：人血清或EDTA、肝素、枸橼酸盐抗凝的血浆。

（3）参考范围：用抗麦胶蛋白ELISA（IgG）试剂盒检测400名健康献血者血清，年龄在18～68岁（176名女性，224名男性）。抗麦胶蛋白抗体的平均浓度为3.4RU/ml，范围在0.2～94.4RU/ml。试剂盒推荐的cut-off值为25RU/ml，98%献血者抗麦胶蛋白抗体（IgG）阴性。

（4）注意事项

1）干扰因素：血红蛋白浓度为10mg/ml的溶血、三酰甘油浓度为20mg/ml的脂血、胆红素浓度为0.4mg/ml的黄疸对检测结果没有干扰。

2）交叉反应：该ELISA特异检测抗麦胶蛋白抗体IgG，未发现与抗杯状细胞抗体、抗胰腺抗体、抗酿酒酵母抗体阳性血清中的其他自身抗体有交叉反应。

（5）储运条件：2～8℃保存，避免冷冻。未开封前，除非特别说明，试剂盒中各成分自生产日起可稳定1年。自第一次开封后，抗原包被的微孔板在干燥的2～8℃的环境中保存至少4个月。稀释后的清洗缓冲液于2～8℃最多可稳定4周。

（6）性能指标

1）线性：通过检测5份患者血清高抗体浓度样本的4个稀释系列来研究该试剂的线性，所有样本的$r^2 > 0.95$。本检测系统的线性范围为10～183RU/ml。

2）检出限：检出限的定义为阴性样本检测结果的均值加上3倍标准差，也就是所能检出抗体的最小滴度。本检测系统的最低检出限约为0.3RU/ml。

3）重复性：通过检测4份不同抗体浓度的血清计算批内和批间的变异系数（CV）以确定该试剂的重复性。批内检测的CV分别为6.4%、4.5%、5.9%和4.4%；而批间CV分别为11.4%、4.6%、5.3%和4.1%。

4）临床灵敏度和特异性：用抗麦胶蛋白ELISA（IgG）试剂盒检测乳糜泻与杜氏疱疹样皮炎患者血清，灵敏度达到82.3%，特异性为97.9%。

3. 麸质敏感性肠病IgA抗体检测试剂盒（间接免疫荧光法）［国食药监械（进）字2012第2402339号］ 详见“抗肌内膜抗体”。

4. 麸质敏感性肠病IgG抗体检测试剂盒（间接免疫荧光法）［国食药监械（进）字2012第2402338号］ 详见“抗肌内膜抗体”。

七、抗肌内膜抗体

（一）概述

1983年Chorzelsky等用猴食管为基质的间接免疫荧光法检测抗皮肤抗体时，在对照组乳糜泻患者血清中首次发现了IgA型抗肌内膜抗体（anti-endomysial antibodies，EMA），该实验因其高敏感性和特异性被广泛用于乳糜泻的诊断。

1997年Dieterich研究证实了抗肌内膜抗体与抗组织谷氨酰胺转移酶（tissue transglu-taminase，tTG）抗体识别的抗原是相同的，其靶抗原被确定为是组织谷氨酰胺转移酶。

EMA IgA检测具有较高的特异性，但与抗tTG IgA相比敏感性低，因此更倾向于作为确认实验。

（二）临床意义

抗肌内膜抗体IgA特异性地出现于乳糜泻和疱疹样皮炎（DH）的活动期。有研究报道在未经治疗的成年乳糜泻患者中抗EMA IgA抗体的阳性率为 68% ～ 100%，在乳糜泻患儿中阳性率为 85% ～ 100%，对活动期麸质敏感性肠病的特异性可高达 99.7% ～ 100%。抗肌内膜抗体检测已被纳入 2012 年 ESPGHAN 乳糜泻的诊断指南中，对于 5 岁以上患者，如果抗 tTG IgA 抗体检测阳性，同时检测 EMA IgA 也是阳性，乳糜泻的血清学诊断就明确了。

此外，抗 EMA IgA 与活动期麸质敏感性肠病及绒毛萎缩程度具有强相关性。患者在去麸质饮食 1 至数月后绒毛萎缩即恢复正常，EMA IgA 抗体也随即消失。

此外，EMAIgA 可预示活动性乳糜泻的发生，对部分小肠正常、EMA IgA 阳性人群随访，发现最终发展为乳糜泻患者。

缺乏 IgA 的乳糜泻患者，其血清中可出现 EMA IgG。

（三）测定方法

目前抗肌内膜抗体的检测方法只有间接免疫荧光法。

（四）国家行业标准

暂无。

（五）试剂介绍

1. 麸质敏感性肠病 IgA 抗体检测试剂盒（间接免疫荧光法）[国食药监械（进）字 2012 第 2402339 号]

(1) 原理：该试剂盒基于间接免疫荧光法，用于体外定性检测人血清或血浆中的抗肌内膜（组织谷氨酰胺转移酶）IgA 抗体和 / 或抗麦胶蛋白 IgA 抗体。

每个反应区有 4 张生物薄片，分别为猴肝、猴食管、猴小肠和麦胶蛋白生物薄片（图 15-43 和图 15-44）。

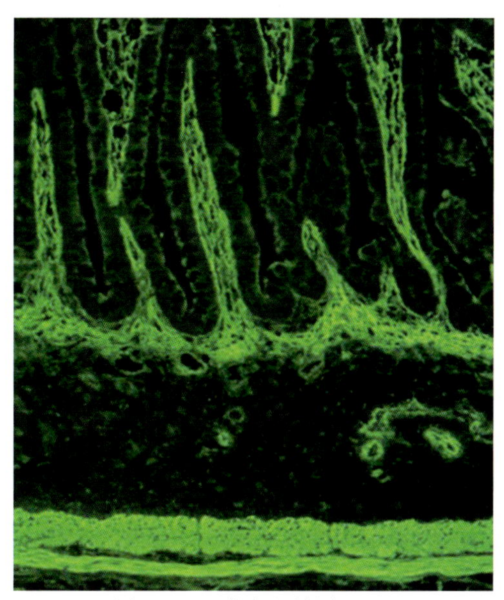

图 15-43　猴小肠检测 EMA

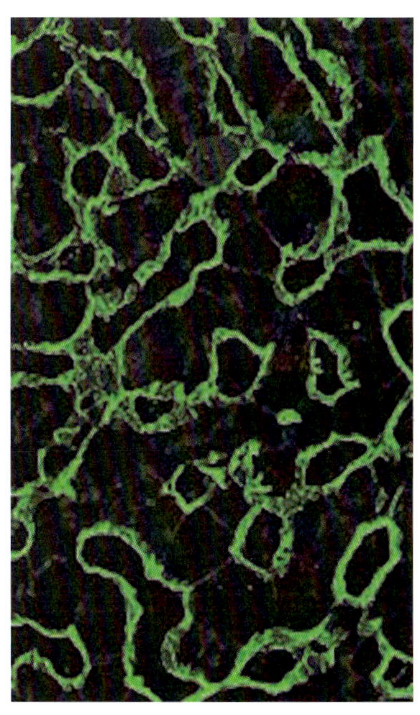

图 15-44　猴肝检测 EMA

(2) 标本类型：人血清或 EDTA、肝素、枸橼酸盐抗凝的血浆。

(3) 参考范围：抗体滴度＜ 1 ：10（IgA）。

(4) 注意事项

1) 干扰因素：血红蛋白浓度为 10mg/ml 的溶血、三酰甘油浓度为 20mg/ml 的脂血、胆红素浓度为 0.4mg/ml 的黄疸对检测结果没有干扰。

2) 交叉反应：不清楚。

(5) 储运条件：生物载片与其他成分须于 2 ～ 8℃保存。如保存恰当，自生产之日起保质期为 18 个月。配制好的 PBS 吐温缓冲液通常可于 2 ～ 8℃保存 1 周。如果溶液变浑或者出现污染物则不能使用。

(6) 性能指标

1) 检出范围：本检测系统的起始稀释度为 1 ：10。也可以 10 为稀释因子做进一步稀释，如 1 ：100、1 ：1000、1 ：10 000 等，没有检测范围上限。

2) 批内重复性：将两份特征血清在同一批号产品内平行检测 10 次，要求阳性血清检测的结果显示特异性荧光强度基本一致，阴性血清检测的结果为阴性。在滴度判断时，特异性荧光强度的差异不得超过 ±1 个强度等级。

3) 批间重复性：用两份特征性血清对至少 3 个批号的产品进行检测，要求阳性血清检测的结果显示特异性荧光强度基本一致，阴性血清检测的结果为阴性。在检测时，特异性荧光强度的差异不得超过 ±1 个强度等级。

5) 临床灵敏度和特异性：以猴肝、猴食管、猴小肠为基质检测抗肌内膜抗体（IgA）的灵敏度和特异性均为 100%，以麦胶蛋白为基质检测抗麦胶蛋白抗体（IgA）的灵敏度为 95%，特异性为 99%。

2. 麸质敏感性肠病 IgG 抗体检测试剂盒（间接免疫荧光法）[国食药监械（进）字 2012 第 2402338 号]

(1) 原理：该试剂盒基于间接免疫荧光法，用于体外定性检测人血清或血浆中的抗肌内膜（组织谷氨酰胺转移酶）IgG 抗体和（或）抗麦胶蛋白 IgA 抗体。

每个反应区有 4 张生物薄片，分别为猴肝、猴食管、猴小肠和麦胶蛋白生物薄片。

(2) 标本类型：人血清或 EDTA、肝素、枸橼酸盐抗凝的血浆。

(3) 参考范围：滴度＜ 1 ∶ 10(IgG)。

(4) 注意事项

1) 干扰因素：血红蛋白浓度为 10mg/ml 的溶血、三酰甘油浓度为 20mg/ml 的脂血、胆红素浓度为 0.4mg/ml 的黄疸对检测结果没有干扰。

2) 交叉反应：不清楚。

(5) 储运条件：生物载片与其他成分须于 2 ～ 8℃保存。如保存恰当，自生产之日起保质期为 18 个月。配制好的 PBS 吐温缓冲液通常可于 2 ～ 8℃保存 1 周。如果溶液变混浊或者出现污染物则不能使用。

(6) 性能指标

1) 检出范围：本检测系统的起始稀释度为 1 ∶ 10。也可以 10 为稀释因子做进一步稀释，如 1 ∶ 100、1 ∶ 1000、1 ∶ 10 000 等，没有检测范围上限。

2) 批内重复性：将两份特征血清平行检测 10 次，要求阳性血清检测的结果显示特异性荧光强度基本一致，阴性血清检测的结果为阴性。在滴度判断时，特异性荧光强度的差异不得超过 ±1 个强度等级。

3) 批间重复性：用两份特征性血清对至少 3 个批号的产品进行检测，要求阳性血清检测的结果显示特异性荧光强度基本一致，阴性血清检测的结果为阴性。检测时，特异性荧光强度的差异不得超过 ±1 个强度等级。

4) 临床灵敏度和特异性：以猴肝为基质检测抗肌内膜抗体的灵敏度和特异性分别为 91% 和 96%，以猴食管为基质检测抗肌内膜抗体的灵敏度和特异性分别为 91% 和 98%，以猴小肠为基质检测抗肌内膜抗体的灵敏度和特异性分别为 95% 和 96%，以麦胶蛋白为基质检测抗麦胶蛋白抗体的灵敏度和特异性均为 100%。

八、抗组织谷氨酰胺转移酶抗体

（一）概述

抗组织谷氨酰胺转移酶抗体 (anti-tissue transglutaminase antibodies，tTG) 是乳糜泻患者小肠黏膜中的 B 淋巴细胞合成的自身抗体，有 IgA 和 IgG 两种型，其中 IgA 型抗 tTG 抗体被认为是乳糜泻敏感和特异的标志物。

1997 年 Dieterich 通过用 tTG 预吸附带有高滴度的 EMA IgA 抗体的乳糜泻患者血清，证实了抗 tTG 抗体与 1983 年 Chorzelsky 等发现的抗肌内膜抗体识别相同的靶抗原，即组织谷氨酰胺转移酶 (tTG)。

虽然两种抗体识别相同抗原，但在检测方法上却有所不同。间接免疫荧光法检测 EMA 具有较高的特异性，而使用重组 tTG 抗原的 ELISA 方法相比间接免疫荧光法敏感性更高，常被作为抗 tTG 抗体确认实验。

（二）临床意义

抗 tTG IgA 抗体对乳糜泻有非常重要的诊断价值，极少的乳糜泻患者抗 tTG IgA 抗体检测为阴性。抗 tTG IgA 抗体在乳糜泻患者小肠黏膜中通过

B 淋巴细胞合成，除血液外，也可出现在炎症进行过程中其他生物液体中，如胆汁分泌液。抗 tTG IgA 抗体还可出现于 DH 引起的皮肤损伤患者血清中，患者同时有典型小肠黏膜组织的改变。抗 tTG IgG 抗体被作为 IgA 缺失患者的特异性标志物，可预示发生乳糜泻的风险。

此外，抗 tTG 抗体在监控乳糜泻患者无麸质饮食时也有非常重要的作用，在无麸质饮食 6 ～ 12 个月后，抗 tTG IgA 抗体会逐步减少，直至最后消失。

（三）测定方法

目前抗 tTG IgG/IgA 抗体的检测方法主要为酶联免疫吸附法。

（四）国家行业标准

暂无。

（五）试剂介绍

1. 抗组织谷氨酰胺转移酶抗体 IgA 检测试剂盒（酶联免疫吸附法）[国食药监械（进）字 2012 第 2403209 号]

(1) 原理：该试剂盒基于酶联免疫吸附法用于体外半定量检测人血清或血浆中的抗组织谷氨酰胺转移酶抗体 IgA。

微孔板包被的抗原是重组的组织谷氨酰胺转移酶。

(2) 标本类型：人血清或 EDTA、肝素、枸橼酸盐抗凝的血浆。

(3) 参考范围：用本检测系统检测 400 份年龄为 18 ～ 68 岁健康献血者血清（149 名女性，251 名男性）中抗组织谷氨酰胺转移酶抗体 IgA 的水平，平均浓度为 4.2RU/ml，范围从 0.4RU/ml 到 200.0RU/ml，以 20RU/ml 为临界值，99.3% 献血员血清中的相应抗体为阴性。

(4) 注意事项

1) 干扰因素：血红蛋白浓度为 10mg/ml 的溶血、三酰甘油浓度为 20mg/ml 的脂血、胆红素浓度为 0.4mg/ml 的黄疸对检测结果没有干扰。

2) 交叉反应：和抗麦胶蛋白及抗酿酒酵母（ASCA）抗体阳性的血清没有交叉反应。

(5) 储运条件：2 ～ 8℃保存，避免冷冻。未开封前，除非特别说明，试剂盒中各成分自生产日期起可稳定 1 年。包被有抗原的微孔板：自第一次开封后，抗原包被的微孔板在干燥的 2 ～ 8℃环境中保存至少 4 个月。清洗缓冲液：稀释后的缓冲液于 2 ～ 8℃最多可稳定 4 周。

(6) 性能指标

1) 线性：通过检测高抗体浓度样本的稀释系列来研究该试剂的线性。本检测系统的线性范围为 2 ～ 200RU/ml。

2) 检出限：检出限的定义为阴性样本检测结果的均值加上 3 倍标准差，也就是所能检出抗体的最小滴度。本检测系统的最低检出限约为 0.6RU/ml。

3) 重复性：通过检测 3 份不同抗体浓度的血清计算批内和批间的变异系数（CV）以确定该试剂的重复性。批内 CV 分别为 2.5%、2.1% 和 2.5%；而批间 CV 分别为 2.8%、5.9% 和 7.2%。

4) 临床灵敏度和特异性：用本检测系统检测乳糜泻和 Duhring 疱疹样皮炎患者的血清，试剂灵敏度为 95.7%。本检测系统的特异性为 98.0%（胃肠病、慢性炎症性肠病、风湿病和自身免疫性皮肤病患者的血清）。

2. 抗组织谷氨酰胺转移酶抗体 IgG 检测试剂盒（酶联免疫吸附法）[国食药监械（进）字 2012 第 2403733 号]

(1) 原理：该试剂盒基于酶联免疫吸附法用于体外半定量检测人血清或血浆中的抗组织谷氨酰胺转移酶抗体 IgG。

微孔板包被的抗原是重组的组织谷氨酰胺转移酶。

(2) 标本类型：人血清或 EDTA、肝素、枸橼酸盐抗凝的血浆。

(3) 参考范围：用本检测系统检测 400 份年龄为 18 ～ 68 岁健康献血者血清（149 名女性，251 名男性）中抗组织谷氨酰胺转移酶抗体 IgG 的水平，平均浓度为比值 0.02，范围从比值 0 到 0.2，以 1.0 为临界值，所有献血员血清中抗组织谷氨酰胺转移酶抗体为阴性。

(4) 注意事项

1) 干扰因素：血红蛋白浓度为 10mg/ml 的溶血、三酰甘油浓度为 20mg/ml 的脂血、胆红素浓度为 0.4mg/ml 的黄疸对检测结果没有干扰。

2) 交叉反应：和抗麦胶蛋白及抗酿酒酵母（ASCA）抗体阳性的血清没有交叉反应。

（5）储运条件：2 ～ 8℃保存，避免冷冻。未开封前，除非特别说明，试剂盒中各成分自生产日期起可稳定 1 年。包被有抗原的微孔板：自第一次开封后，抗原包被的微孔板在干燥的 2 ～ 8℃环境中保存至少 4 个月。清洗缓冲液：稀释后的缓冲液于 2 ～ 8℃最多可稳定 4 周。

（6）性能指标

1）检出限：检出限的定义为阴性样本检测结果的均值加上 3 倍标准差，也就是所能检出抗体的最小滴度。本检测系统的最低检出限约为比值 0.04。

2）重复性：通过检测 3 份不同抗体浓度的血清计算批内和批间的变异系数（CV）以确定该试剂的重复性。批内 CV 分别为 1.9%、2.1% 和 3.4%；而批间 CV 分别为 6.2%、3.9% 和 4.8%。

3）临床灵敏度和特异性：用本检测系统检测乳糜泻和 Duhring 疱疹样皮炎患者的血清，试剂灵敏度为 24.5%。本检测系统的特异性为 99.7%（胃肠病、慢性炎症性肠病、风湿病和自身免疫性皮肤病患者的血清）。

（辛静静　卢　洁）

第九节　血液疾病相关自身抗体

一、抗血小板抗体

（一）概述

抗血小板抗体的发现可追溯至 16 世纪中期。Amatus Lusitanus 描述了一种不伴随发热的虱样皮疹。1658 年，Lazarus Riverius 观察到鼻出血现象。1735 年，Paul Gottieb Werlhof 报道了一种名为“出血性紫癜”的疾病。1808 年，Robert Willam 描述了许多不同类型的紫癜。1887 年，Joseph Denys 发现紫癜与血小板数量减少有关。1916 年，Kaznelson 设想脾脏是血小板破坏部位，并首次对血小板减少患者进行了脾脏切除术。1951 年，William Harrington 首次发现血小板减少的体液因素，他将免疫性血小板减少患者的血浆输入健康志愿者，导致其血小板数量迅速减少。当发现血小板吸附的物质存在于富含 IgG 的血浆中时，人们开始认识到这种疾病具有免疫性。20 世纪 70 年代以后陆续发现了血小板抗原及导致血小板减少的特异性血小板自身抗体。

抗血小板抗体的靶抗原主要为糖蛋白（glycoproteins，GP）Ⅱ b/ Ⅲ a 及 GPIb/ Ⅸ复合物。

特发性血小板减少性紫癜（idiopathicthrombocytopenicpurpura，ITP）患者体内大部分血小板抗体为 IgG 和 / 或 IgM 及 IgA，IgE 也曾有报道。IgG 与结合抗体的血小板和单核－吞噬细胞系统的巨噬细胞之间的作用相关，此外抗体致敏的血小板也可通过补体介导的溶解反应从循环血液中被清除。

抗血小板抗体可用间接免疫荧光法、固相凝集法进行检测。

（二）临床意义

虽然抗血小板抗体只作为 ITP 一项未被确定价值的检查项目，但其已被广泛应用于血小板减少症的辅助诊断，尤其是抗血小板抗体 IgG。研究发现，大部分 ITP 患者的抗血小板抗体 IgG、IgA 和 IgM 均有不同程度的升高，但表现不甚相同，有的表现为单一抗体升高，有的表现为多种抗体同时升高，故同时检测抗血小板抗体 IgG、IgA 和 IgM 有助于提高 ITP 诊断的阳性率。

（三）测定方法

目前抗血小板抗体的检测方法包括间接免疫荧光法和固相凝集法。

（四）国家行业标准

暂无。

（五）试剂介绍

下文以抗血小板抗体检测试剂盒（IIFT）[国械注（进）20152400332］为例进行介绍。

（1）原理：该试剂盒基于间接免疫荧光法，体外定性检测人血清或血浆中抗血小板抗体。

每个应区中有 1 张生物薄片，包被有血小板涂片。人（O 型血）血小板涂片是间接免疫荧光法检测抗血小板抗体的标准基质。由于不同批号的血小板可能来自不同的个体，因此血小板的表面抗原可能有所不同。

（2）标本类型：人血清或 EDTA、肝素、枸橼酸盐抗凝的血浆。

(3) 参考范围：滴度＜ 1 ∶ 10。

(4) 注意事项

1) 干扰因素：检测结果不受溶血（血红蛋白浓度≤ 5mg/ml）和黄疸（胆红素浓度≤ 0.4mg/ml）的干扰；高脂血样本（如三酰甘油浓度为 20mg/ml）产生较亮的背景，从而干扰弱阳性样本的特异荧光强度判断，有可能会导致抗体滴度偏高。

2) 交叉反应：没有已知的交叉反应。

(5) 储运条件：生物载片及反应试剂应置于 2 ～ 8℃保存。如果保存恰当，自生产之日起保质期为 18 个月。配制好的 PBS 吐温缓冲液通常可于 2 ～ 8℃保存 1 周，如果溶液变混浊或者出现污染物则不能使用。

(6) 性能指标

1) 检测范围：该检测系统的起始稀释度为 1 ∶ 10，也可以 10 作为稀释因子进一步稀释，如 1 ∶ 100、1 ∶ 1000、1 ∶ 10 000 等，没有检测范围上限。

2) 批内差异：用特征性血清对同一批号的产品进行检测，每份血清检测 10 次，阳性血清检测的结果显示特异性荧光强度基本一致，阴性血清检测的结果为阴性。检测时，特异性荧光强度的差异不得超过 ±1 个荧光强度等级。

3) 批间差异：用特征性血清对不同批号的产品进行检测，阳性血清检测的结果显示特异性荧光强度基本一致，阴性血清检测的结果为阴性。检测时，特异性荧光强度的差异不得超过 ±1 个强度等级。

4) 临床灵敏度和特异性：检测的敏感度为 79%［参考方法：MAIPA（间接），*n*=30 例，源于德国］。检测的特异性为 83%［参考方法：MAIPA（间接），*n*=30 例，源于德国］。

二、抗内皮细胞抗体

（一）概述

早在 1983 年，Abbort 等就在 14 例 Wegener 肉芽肿即现在称为肉芽肿性血管炎（granulomatous vasculitis，GPA）患者血清中发现了可结合于培养的肾小球上皮和血管内皮细胞表面的 IgG（anti-endothelial cell antibody，AECA）存在。到了 80 年代末期，AECA 与血管炎关系最终确定。

AECA 是抗中性粒细胞胞质抗体（anti-neutrophil cytoplasmic antibodies，ANCA）家　族中的不均一抗体，一簇能与内皮细胞作用的免疫球蛋白，可识别内皮细胞表面或内部抗原分子，影响内皮细胞功能，因而可根据其对抗原的特异性不同而区分。其抗原是位于血管内皮细胞表面上的一簇异质性蛋白，其分子质量分布范围广，成分较多且对不同的疾病其抗原成分有所不同。AECA 靶抗原：SLE 为盐酸肝素、DNA 或 DNA 组蛋白、核糖体 P 蛋白、核糖体蛋白 L6、延长因子 1α、腺苷环化酶相关蛋白、纤溶酶原活化抑制剂、纤维连接素；血栓性血小板减少性紫癜（henoch-schonlein purpura nephritis，HSPN）为蛋白聚糖 CD36；SLE 合并抗磷脂综合征为 β2 糖蛋白 1；系统性血管炎为蛋白酶 3（PR3）和髓过氧化物酶（MPO）；ANCA 阳性坏死性新月体型肾小球肾炎为人类溶酶体相关膜蛋白。

AECA 可用间接免疫荧光法、ELISA 法等检测。最早用于 AECA 检测的是间接免疫荧光技术（IIFT）。目前常用的检测技术还有 ELISA。IIFT 直接使用 HUVEC 作为检测基质，而 ELISA 则采用 HUVEC 的提取物。

（二）临床意义

1. AECA 在 SLE 中的临床意义　新近研究发现，SLE 活动期患者、缓解期患者及健康志愿者外周血 AECA IgG 阳性率分别为 57.1%、22.8% 及 0，差异有统计学意义。SLE 活动期组 AECA IgG 滴度与 SLE 疾病活动性指数（SLEDAI 评分）呈正相关。另外，AECA 阳性 LN 患者常伴有较严重的自身免疫紊乱，与内皮细胞某些抗原成分相结合的抗体在狼疮肾炎（lupus nephritis，LN）临床和病理改变中可能具有一定的价值。

2. AECA 在混合性结缔组织病（mixed connective tissue disease，MCTD）中的临床意义　研究发现，与正常对照组 AECA 水平相比，MCTD 患者血清中 AECA 含量显著增加。另外，处于活动期的 MCTD 相较于疾病静止期的患者具有显著增高的 AECA 水平，提示 AECA 可能是 MCTD 发病的危险因子。肺动脉高压（pulmonary hypertension，PH）是 MCTD 的主要死因。AECA 在伴或不伴 PH 结缔组织病患者及健康对照者中的阳性率分别为 82.1%、72.7% 和 20%，提示 AECA 可能参与了 PH 发病的病理生理过程。

3.AECA 在 SSc 中的临床意义 AECA 在 SSc 中的敏感度为 40% ～ 55%，在弥漫型和局限型两种亚型的差异无统计学意义。近年来发现在 SSc 患者中，AECA 阳性患者往往更易出现晚期甲襞(nail fold，NC) 显微毛细血管检查模式；另外，与早期和活跃模式相比，血清 AECA 水平在晚期 NC 中显著增高，也表现出更为严重的改良皮肤评分。因此推断，AECA 在内皮损失的进展中发挥重要作用，其出现和滴度可作为严重病情的辅助危险因子。

4. AECA 在 GPA 中的临床意义 由于实验方法学的不同和病例选择的差异，AECA 在 GPA 患者中的阳性率存在较大差异，在 45% ～ 80%。关于 AECA 与 GPA 临床活动度的相关性，国内外研究结果不一，其临床价值尚需进一步研究。

5. AECA 在 HSPN 中的临床意义 血清 AECA 水平与 HSPN 病情严重程度密切相关，血清 AECA 浓度可反映 HSPN 患儿肾脏受累程度，为 AECA 在 HSPN 发生、发展中的重要作用提供了有力的证据。同时血清 AECA 水平与 HSPN 的预后有一定的相关性，提示其可能具有评价肾脏损害及其预后的价值。

（三）测定方法

AECA 可用间接免疫荧光法检测。

（四）国家行业标准

暂无。

（五）试剂介绍

下文以抗内皮抗体 IgG 检测试剂盒 (IIFT)［国食药监械（进）字 2013 第 2403535 号］为例进行介绍。

(1) 原理：该试剂盒基于间接免疫荧光法，体外检测人血清或血浆中抗内皮细胞抗体。

每个反应区有 1 张生物薄片，包被有人脐静脉内皮细胞 (HUVEC) 的生物薄片。培养的人脐静脉内皮细胞是间接免疫荧光法检测抗内皮细胞抗体的标准基质（图 15-45）。为了扩大抗原谱，可同时采用猴髂腰肌冰冻切片作为检测基质。

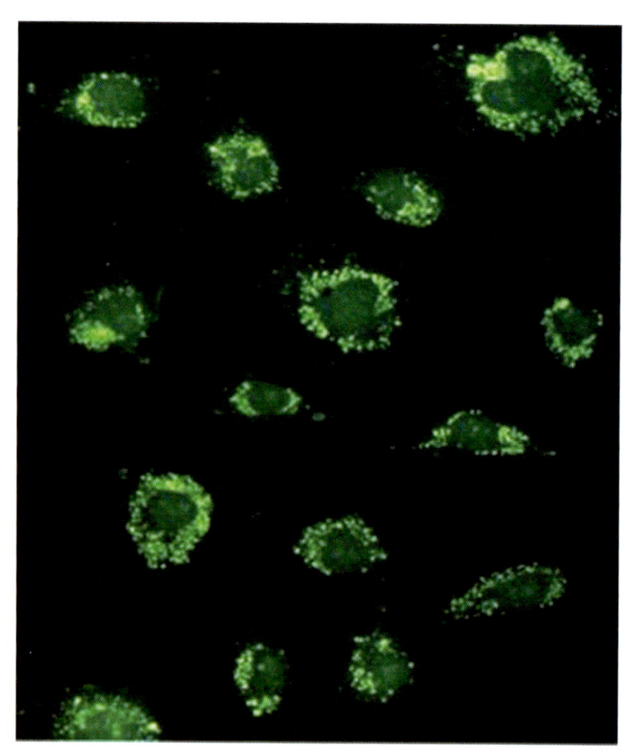

图 15-45 脐静脉内皮细胞检测 AECA（×40）

(2) 标本类型：人血清或 EDTA、肝素、枸橼酸盐抗凝的血浆。

(3) 参考范围：滴度＜ 1 ∶ 10。

(4) 注意事项

1) 干扰因素：检测结果不受溶血、脂血和黄疸的干扰。

2) 交叉反应：没有已知的交叉反应。

(5) 储运条件：生物载片及反应试剂应置于 2 ～ 8℃保存。如果保存恰当，自生产之日起保质期为 18 个月。配制好的 PBS 吐温缓冲液通常可于 2 ～ 8℃保存 1 周，如果溶液变浑浊或者出现污染物则不能使用。

(6) 性能指标

1) 检测范围：该检测系统的起始稀释度为 1 ∶ 10，也可以 10 作为稀释因子进一步稀释，如 1 ∶ 100、1 ∶ 1000、1 ∶ 10 000 等，没有检测范围上限。

2) 批内差异：用特征性血清对同一批号的产品进行检测，每份血清检测 10 次，阳性血清检测的结果显示特异性荧光强度基本一致，阴性血清检测的结果为阴性。检测时，特异性荧光强度的差异不得超过 ±1 个强度等级。

3) 批间差异：用特征性血清对至少 10 个批号

的产品进行检测，要求阳性血清检测的结果显示特异性荧光强度基本一致，阴性血清检测的结果为阴性。检测时，特异性荧光强度的差异不得超过 ±1 个强度等级。

4）临床灵敏度和特异性：检测的敏感度为 97%（n=70 例，源于：德国）。检测的特异性为 100%（n=70 例，源于：德国）。

（杜　静　李文涵）

参考文献

班艳丽，滕红，刘凤洁，等 . 2006. 抗滋养细胞膜抗原抗体水平与妊娠期高血压疾病的关系 . 吉林大学学报（医学版），32(6)：1067-1070.

陈岚 .2007. 炎症性肠病自身抗体的研究进展 . 临床进展，9(24)：4.

池莲祥，聂本遂，刘香萍，等，2005. 中国实验诊断学，9(3)：406-408.

丛玉隆 . 2009. 实用检验医学（上册）. 北京：人民卫生出版社 .

鄂维建，赵玲莉，李玉玲，等 . 2014. 抗内皮细胞抗体和免疫相关性疾病的研究进展 . 实用检验医师杂志，06(2)：117-120.

何晓生，兰平 . 2006. 抗酿酒酵母抗体在克罗恩病的研究进展 . 中华实验外科杂志，23(12)：1585-1587.

洪明玉，叶任高 . 2001. 抗双链 DNA 抗体与狼疮性肾炎关系的探讨 . 中国现代医学杂志，11(2)：53.

李广为，杜广辉，杨为民 . 2004. 抗精子抗体的研究现状 . 中华男科学 .10(5)：385-390.

李永哲 . 2014. 自身抗体免疫荧光图谱 . 北京：人民卫生出版社 .

刘鸿林，杜志勋 . 2008. 抗核抗体和抗双链 DNA 检测在系统性红斑狼疮诊断中的意义 . 中国医药导报，99(1)：163.

潘柏轩，龙峰 . 2006. 不孕不育与多种自身免疫性抗体的相关性研究 . 中华男科学杂志，12(11)：1039-1040.

曲秀芬，张蕾，王兵兵 . 2008. 免疫性卵巢早衰与抗卵巢抗体 . 中国妇幼保健，23(35)：5086-5087.

王鸿利，尚红 . 王兰兰，2010. 实验诊断学 . 第 2 版 . 北京：人民卫生出版社 .

王莉，王红武，刘郁明，等 . 2007. 反复自然流产和不孕症血清 ACA、TA、ZP 抗体检测分析 . 中国妇幼保健，22(5)：624-625.

王佩茹，钟珊，陈喜雪，等 . 2010. 血清抗 Dsg1 特异性抗体水平变化与落叶型天疱疮病情的关系 . 中国皮肤性病学杂志，24(12)：1088-1091.

王一峰，欧汝强，杨宁，等 . 2002. 卵巢早衰患者血清抗透明带抗体和肿瘤坏死因子 -α、γ- 干扰素及白细胞介素 -2 的分析 . 生殖医学杂志，11(2)：7-10.

王志红，赵晓军，韩英 . 2008. 下消化道疾病患者血清抗中性粒细胞胞质抗体和抗酿酒酵母抗体检测的临床意义 . 科学技术与工程，8(11)：2782-2785.

邢倩 . 2006. 抗心磷脂抗体与系统性红斑狼疮高血压相关性研究 . 青岛：青岛大学 .

徐建彪 . 2014. 甲状腺球蛋白抗体、甲状腺微粒体抗体、甲状腺过氧化物酶抗体研究进展 . 云南医药 . 35(4)：494-497.

张静 . 2007. 子痫前期抗心磷脂抗体和抗 β2-GPI 抗体水平的研究 . 天津：天津医科大学 .

张蜀澜，李永哲 .2009. 1 型糖尿病自身抗体研究进展 . 临床检验杂志，27(2)：148-150.

赵雁，刘丽霞，张雪艳，等 . 2013. 抗神经元自身抗体在神经系统疾病诊断中的作用 . 解放军医药杂志，15(6)：97-99.

仲人前，范列英 . 2006. 自身抗体基础与临床 . 北京：人民军医出版社 .

Yehuda Shoenfeld，Eric Gershwin M，Pier Luigi Meroni. 2009. 自身抗体 . 第 2 版 . 北京：人民卫生出版社 .

Alexopoulos H，Dalakas MC. 2013. Immunology of stiff person syndrome and other GAD-associated neurological disorders. Expert Rev Clin Immunol，9(11)：1043-1053.

Arbuckle MR，McClain MT，Rubertone MV，et al. 2003. Development of antoantibodies before the clinical onset of systemic lupus erythematosus. N Engl J Med，349(16)：1526-1533.

Babaya N，Nakayana M，Eischbarth GS. 2005. The stages of type 1 diabetes. Ann N Y Acad Sci，1051：194-204.

Baeres M，Herkel J，Czaja AJ，et al. 2002. Establishment of standardised SLA/LP immunoassays：specificity for autoimmune hepatitis，worldwide occurrence，and clinical characteristics. Gut，51(2)：259-264.

Bandin O，Courvalin JC，Poupon R，et al. 1996. Specificity and sensitivity of gp210 autoantibodies detected using an enzyme-linked immunosorbent assay and a synthetic polypeptide in the diagnosis of primary biliary cirrhosis. Hepatology，23(5)：1020-1024.

Bataller L，Dalmau J. 2004. Neuro-ophthalmology and paraneoplastic syndromes. Curr Opin Neurol，17：3-8.

Beck LH Jr，Bonegio RG，Lambeau G，et al. 2009. M-type phospholipase A2 receptor as target antigen in idiopathic membranous nephropathy. N Engl J Med，361(1)：11-21.

Beck LH Jr，Fervenza FC，Beck DM，et al. 2011. Rituximab-induced depletion of anti-PLA2R autoantibodies predicts response in membranous nephropathy. J Am Soc Nephrol，22(8)：1543-1550.

Bedaiwy MA，Falcone T. 2004. Laboratory testing for endometriosis. Clin Chim Acta，340(1-2)：41-56.

Berg PA，Klein R. 1992. Antimitochondrial antibodies in primary biliary cirrhosis and other disorders：definition and clinical relevance. Dig Dis，10(2)：85-101.

Bottazzo GF，Florin-Christensen A，Fairfax A，et al. 1976. Classification of smooth muscle autoantibodies detected by immunofluorescence. J Clin Pathol，29(5)：403-410.

Bridoux-Henno L，Maggiore G，Johanet C，et al. 2004. Features and outcome of autoimmune hepatitis type 2 presenting with isolated positivity for anti-liver cytosol antibody. Clin Gastroenterol Hepatol，2(9)：825-830.

Bunn CC and McMorrow M. 1995. Anti-M4 antibodies measured by a sulphite oxidase ELISA in patients with both anti-centromere and anti-M2 antibodies. Clin Exp Immunol，102(1)：131-136.

Burlingame RW. 2004. Recent advances in understanding the clinical utility and underlying cause of antinucleosome(antichromatin) antoantibodies. Clin Appl Immunol Rev，4：351-366.

Büschenfelde KH，Kössling FK，Miescher PA. 1972. Experimental

chronic active hepatitis in rabbits following immunization with human liver proteins. Clin Exp Immunol，11(1)：99-108.

Carolina H，Marta C，Erna P，et al. 2004. Wegener's granulomatosis is associated with organ-specific antiendothelial cell antibodies. Kidney International，66：1049-1060.

Ceppelini R，Polli E，Celada F. 1957. A DNA-reacting factor in serum of a patient with lupus erythematosus diffuses. Proc Soc Exp Biol Med，96：572-574.

Clark PM，Beckett G. 2002. Can we measure serum thyroglobulin? Ann Clin Biochem，39(Pt 3)：196-202.

Coulam CB. 1983. The prevalence of autoimmune disorders among patients with primary ovarian failure. Am J Reprod Immunol，4(2)：63-66.

Cunha PR，Bystryn JC，Medeiros EPL，et al. 2006. Sensitivity of indirect immunofluorescence and ELISA in detecting intercellular antibodies in endemic pemphigus foliaceus. Int J Dermatol，45(8)：914-918.

Czaja AJ，Donaldson PT，Lohse AW. 2002. Antibodies to soluble liver antigen/liver pancreas and HLA risk factors for type 1 autoimmune hepatitis. Am J Gastroenterol，97(2)：413-419.

Czaja AJ，Manns MP，Homburger HA. 1992. Frequency and significance of antibodies to liver/kidney microsome type 1 in adults with chronic active hepatitis. Gastroenterology，103(4)：1290-1295.

Dalmau J，Gleichman AJ，Hughes EG，et al. 2008. Anti-NMDA-receptor encephalitis：case series and analysis of the effects of antibodies. Lancet Neurology，7：1091-1098.

Darnell RB，Posner JB. 2006. Paraneoplastic syndromes affecting the nervous system. Semin Oncol，33：270-298.

Davies M. 1985. An ELISA for the detection of maternal anti-trophoblast antibodies in human pregnancy. J Immunol Methods，77(1)：109-118.

Doring M，Loos A，Schrader N，et al. 2006. Nerve growth factor-induced phosphorylation of amphiphysin-1 by casein kinase 2 regulates clathrin-amphiphysin interactions. J Neurochem，98：2013-2022.

El-Matary W，Dupuis K，Sokoro A. 2015. Anti-Saccharomyces cerevisiae antibody titres correlate well with disease activity in children with Crohn's disease. Acta Paediatr，104(8)：827-830.

FaniaL，Caldarola G，Mtiller R，et al. 2012. IgE recognition of bullous pemphigoid(BP) 180 and BP230 in BP patients and elderly individuals with pruritic dermatoses. Clinical Immunology，143(3)：236-245.

Farrow LJ，Holborow EJ，Brighton WD. 1971. Reaction of human smooth muscle antibody with liver cells. Nat New Biol，232(2)：186-187.

Florance N，Davis R，Lam C，et al. 2009. Anti-NMDA receptor encephalitis in children and adolescents. Ann Neurol，66：11-18.

Fournel S，Muller S. 2003. Synthetic peptides in the diagnosis of systemic autoimmune diseases. Curr Protein Pept Sci，4：261-276.

Fusconi M，Cassani F，Govoni M，et al. 1991. Anti-nuclear antibodies of primary biliary cirrhosis recognize 78-92-kD and 96-100-kD proteins of nuclear bodies. Clin Exp Immunol，83(2)：291-297.

Gershwin ME，Mackay IR，Sturgess A，et al. 1987. Identification and specificity of a cDNA encoding the 70 kd mitochondrial antigen recognized in primary biliary cirrhosis. J Immunol，138(10)：3525-3531.

Ghillani-Dalbin P，Amoura Z，Cacoub P，et al. 2003. Testing for anti-nucleosome antibodies in daily practice：a monocentric evaluation in 1696 patients. Lupus，12：833-837.

Gran JT. 2002. Antisynthetase syndrome. Tidsskr Nor Laegeforen，122：2270-2272.

Granito A，Muratori P，Quarneti C，et al. 2012. Antinuclear antibodies as ancillary markers in primary biliary cirrhosis. Expert Rev Mol Diagn，12(1)：65-74.

Gultekin SH，Rosenfeld MR，Eichen J，et al. 2000. Paraneoplastic limbic encephalitis：neurological symptoms，immunological findings and tumour association in 50 patients. Brain，123：1481-1494.

Hampe CS，Hammerle LP，Bekris L，et al. 2000. Recognition of glutamic acid decarboxylase(GAD) by autoantibodies from different GAD antibody-positive phenotypes. J Clin Endocrinol Metab，85(12)：4671-4679.

Hopf U，Meyer zum Büschenfelde KH，Arnold W. 1976. Detection of a liver-membrane autoantibody in HBsAg-negative chronic active hepatitis. N Engl J Med，294(11)：578-582.

Jaberi-Douraki M，Liu SW，Pietropaolo M，et al. 2014. Autoimmune responses in T1DM：quantitative methods to understand onset，progression，and prevention of disease. Pediatr Diabetes，15(3)：162-174.

James K，Carpenter AB，Cook L，et al. 2000. Development of the antinuclear and anticytoplasmic antibody consensus panel by the Association of Medical Laboratory Immunologists.Clin Diagn Lab Immunol，7：436-443.

Jensen DM，McFarlane IG，Portmann BS，et al. 1978. Detection of antibodies directed against a liver-specific membrane lipoprotein in patients with acute and chronic active hepatitis. N Engl J Med，299(1)：1-7.

Johnson GD，Holborow EJ，Glynn LE. 1965. Antibody to smooth muscle in patients with liver disease. Lancet，2(7418)：878-879.

Kakumu S，Arakawa Y，Goji H，et al. 1979. Occurrence and significance of antibody to liver-specific membrane lipoprotein by double-antibody immunoprecipitation method in sera of patients with acute and chronic liver diseases. Gastroenterology，76(4)：665-672.

Kanigicherla D，Gummadova J，McKenzie EA，et al. 2013. Anti-PLA2R antibodies measured by ELISA predict long-term outcome in a prevalent population of patients with idiopathic membranous nephropathy. Kidney Int，83(5)：940-948.

Kennedy SH，Starkey PM，Sargent IL，et al. 1990. Antiendometrial antibodies in endometriosis measured by an enzyme-linked immunosorbent assay before and after treatment with danazol and nafarelin. Obstet Gynecol，75：914-918.

Khan FA，Al-Jameil N，Khan MF，et al. 2015. Thyroid dysfunction：an autoimmune aspect. Int J Clin Exp Med，8(5)：6677-6681.

Klein R，Berg PA. 1988. Characterization of a new mitochondrial antigen-antibody system(M9/anti-M9) in patients with anti-M2 positive and anti-M2 negative primary biliary cirrhosis. Clin Exp Immunol，74(1)：68-74.

Klein R，Pointner H，Zilly W，et al. 1997. Antimitochondrial antibody profiles in primary biliary cirrhosis distinguish at early stages between a benign and a progressive course：a prospective study on 200 patients followed for 10 years. Liver，17(3)：119-128.

Lapierre P，Hajoui O，Homberg JC，et al. 1999. Formiminotransferase cyclodeaminase is an organ-specific autoantigen recognized by sera of patients with autoimmune hepatitis. Gastroenterology，116(3)：643-649.

Lassoued K，Brenard R，Degos F，et al. 1990. Antinuclear antibodies directed to a 200-kilodalton polypeptide of the nuclear envelope in primary biliary cirrhosis. A clinical and immunological study of a series of 150 patients with primary biliary cirrhosis. Gastroenterology，99(1)：181-186.

Lee EH，Kim YH，Kim S，et al. 2012. Usefulness of enzyme-linked immunosorbent assay using recombinant BP180 and BP230 for serodiagnosis and monitoring disease activity of bullous pemphigoid. Ann Dermatol，24(1)：45-55.

Leung PS，Iwayama T，Prindiville T，et al. 1992. Use of designer recombinant mitochondrial antigens in the diagnosis of primary biliary cirrhosis. Hepatology，15(3)：367-372.

Locht H，Pelck R，Manthorpe R. 2005. Clinical manifestations correlated to the prevalence of antoantibodies in a large cohort of patients with primary Sjogren`s syndrome：a comparison of patients initially diagnosed according to the Copenhagen classification criteria with the American-European consensus criteria. Autoimmun Rev，4(5)：276-281.

Ma Y，Peakman M，Lobo-Yeo A，et al. 1994. Differences in immune recognition of cytochrome P4502D6 by liver kidney microsomal(LKM) antibody in autoimmune hepatitis and chronic hepatitis C virus infection. Clin Exp Immunol，97(1)：94-99.

Mackay IR. 1958. Primary biliary cirrhosis showing a high titer of autoantibody；report of a case. N Engl J Med，258(4)：185-188.

Manns M，Gerken G，Kyriatsoulis A，et al. 1987. Characterisation of a new subgroup of autoimmune chronic active hepatitis by autoantibodies against a soluble liver antigen. Lancet，1(8528)：292-294.

Martini E，Abuaf N，Cavalli F，et al. 1988. Antibody to liver cytosol(anti-LC1) in patients with autoimmune chronic active hepatitis type 2. Hepatology，8(6)：1662-1666.

Mathur S，Peress MR，Williamson HO，et al. 1982. Autoimmunity to endometrium and ovary in endometriosis. Clin Exp Immunol，50(2)：259-266.

McLachlan SM，Rapoport B. 2013. Thyrotropin-blocking autoantibodies and thyroid-stimulating autoantibodies：potential mechanisms involved in the pendulum swinging from hypothyroidism to hyperthyroidism or vice versa. Thyroid，23(1)：14-24.

Muratori P，Muratori L，Agostinelli D，et al. 2002. Smooth muscle antibodies and type 1 autoimmune hepatitis. Autoimmunity，35(8)：497-500.

Mytilinaiou MG，Meyer W，Scheper T，et al. 2012. Diagnostic and clinical utility of antibodies against the nuclear body promyelocytic leukaemia and Sp100 antigens in patients with primary biliary cirrhosis. Clin Chim Acta，16，413(15-16)：1211-1216.

Nakamura M，Shimizu-Yoshida Y，Takii Y，et al. 1985. Antibody titer to gp210-C terminal peptide as a clinical parameter for monitoring primary biliary cirrhosis. J Hepatol，42(3)：386-392.

Ng SC1，Hirai HW，Tsoi KK，et al. 2014. Systematic review with meta-analysis：accuracy of interferon-gamma releasing assay and anti-Saccharomyces cerevisiae antibody in differentiating intestinal tuberculosis from Crohn's disease in Asians. J Gastroenterol Hepatol，29(9)：1664-1670.

Nickowitz RE，Worman HJ. 1993. Autoantibodies from patients with primary biliary cirrhosis recognize a restricted region within the cytoplasmic tail of nuclear pore membrane glycoprotein Gp210. J Exp Med，178(6)：2237-2242.

Orth T，Gerken G，Meyer Zum Büschenfelde KH，et al. 1997. Antineutrophil nuclear antibodies(ANNA) in primary biliary cirrhosis：their prevalence and antigen specificity. Z Gastroenterol，35(2)：113-121.

Rizzetto M，Swana G，Doniach D. 1973. Microsomal antibodies in active chronic hepatitis and other disorders. Clin Exp Immunol，15(3)：331-344.

Romi F，Gilhus NE，Varhaug JE，et al. 2003. Thymectomy in nonthymoma early-onset myasthenia gravis in correlation with disease severity and muscle autoantibodies. Eur Neurol，49(4)：210-217.

Ruffatti A，Arslan P，Floreani A，et al. 1985. Nuclear membrane-staining antinuclear antibody in patients with primary biliary cirrhosis. J Clin Immunol，5(5)：357-361.

Rumke P. 1965. Autospermagglutinins：a cause of infertility in men. Ann N Y Acad Sci，124(2)：696-701.

Seibold FH，Mork，S Tanza，Muller A，et al. 1997. Pancreatic autoantibodies. Gut，40：481-484.

Seki N，Mitsui J，Hoshino M，et al. 2006. A case of small cell carcinoma of the lung associated with paraneoplastic cerebellar degeneration and Lambert-Eaton myasthenic syndrome. No To Shinkei，58：68-73.

Skeie GO，Aarli JA，Gilhus NE. 2006. Titin and ryanodine receptor antibodies in myasthenia gravis. Acta Neurol Scand Suppl，183：19-23.

Stechemesser E，Klein R，Berg PA. 1993. Characterization and clinical relevance of liver-pancreas antibodies in autoimmune hepatitis. Hepatology，18(1)：1-9.

Sternsdorf T，Guldner HH，Szostecki C，et al. 1995. Two nuclear dot-associated proteins，PML and Sp100，are often co-autoimmunogenic in patients with primary biliary cirrhosis. Scand J Immunol，42(2)：257-68.

Stocher W，Olbrich S，Schlumberger W，et al. 1992. Autoantibodies to granulocytes in chronic inflammatory bowel disease are not correlated with antibodies to intestinal goblet cells in ulcerative colitis and to pancreatic juice in Crohn’s disease. Immunobiol，186：96.

Stocher W，Otte M，Ulrich S，et al. 1984. Autoantikorper gegen exokrines Pankreas und gegen intestinale Becherzallen in der Diagnostik des Morbus Crohn und der Colitis ulcerosa. Dt med Wochenschrift，109：1963-1969.

Subit M，Gantt P，Broce M，et al. 2011. Endometriosis-associated infertility：double intrauterine insemination improves fecundity in patients positive for antiendometrial antibodies. Am J Reprod Immunol，66(2)：100-107.

Suhail H，Vivekanandhan S，Singh S，et al. 2010. Coexistent of muscle specific tyrosine kinase and acetylcholine receptor antibodies in a myasthenia gravis patient. Neurol India，58(4)：668-669.

Szostecki C，Krippner H，Penner E，et al. 1987. Autoimmune sera recognize a 100 kD nuclear protein antigen(sp-100). Clin Exp

Immunol, 68(1): 108-116.

Taggart AJ, Finch MB, Courtney PA, et al. 2002. Anti Jo-1 myositis: "Mechanic`s hands" and interstitial lung disease. Ulster Med J, 71: 68-71.

Tomizawa K, Sunada S, Lu YF, et al. 2003. Cophosphorylation of amphiphysin I and dynamin I by Cdk5 regulates clathrin-mediated endocytosis of synaptic vesicles. J Cell Biol, 163: 813-824.

Tschernatsch M, Stolz E, Strittmatter M, et al. 2005. Antinuclear antibodies define a subgroup of paraneoplastic neuropathies: clinical and immunological data. J Neurol Neurosurg Psychiatry, 76: 1702-1706.

van Venrooij WJ, Charles P, Maini RN. 1991. The consensus workshops for the detection of autoantibodies to intracellular antigens in rheumatic diseases. J Immunol Methods, 5: 181-189.

Verrotti A, Scaparrotta A, Olivieri C, et al. 2012. Seizures and type 1 diabetes mellitus: current state of knowledge. Eur J Endocrinol, 167(6): 749-758.

Villalta D, Bizzaro N, Da Re M, et al. 2008. Diagnostic accuracy of four different immunological methods for the detection of anti-F-actin autoantibodies in type 1 autoimmune hepatitis and other liver-related disorders. Autoimmunity, 41(1): 105-110.

Weed JC, Arquembourg PC. 1980. Endometriosis: can it produce an autoimmune response resulting in infertility? Clin Obstet Gynecol, 23: 885-893.

Weetman AP. 2004. Autoimmune thyroid disease. Autoimmunity, 37(4): 337-340.

Wies I, Brunner S, Henninger J, et al. 2000. Identification of target antigen for SLA/LP autoantibodies in autoimmune hepatitis. Lancet, 355(9214): 1510-1515.

Wilson L. 1954. Sperm agglutinins in human semen and blood. Proc Soc Exp Biol Med, 85(4): 652-655.

Wirth HP, Zala G, Meyenberger C, et al. 1995. Significance of subtype pattern of antimitochondrial antibodies in primary biliary cirrhosis for prognostic parameters and response to ursodeoxycholic acid. Schweiz Med Wochenschr, 125(15): 750-4.

Yamamoto AM, Gajdos P, Eymard B, et al. 2001. Anti-titin antibodies in myasthenia gravis: tight association with thymoma and heterogeneity of nonthymoma patients. Arch Neurol, 58(6): 885-890.

Yehudai D, Toubi E, Shoenfeld Y, et al. 2013. Autoimmunity and novel therapies in immune-mediated thrombocytopenia. Semin Hematol, 50(Suppl 1): S100-108.

Zagorodniuk I, Weltfriend S, Shtruminger L, et al. 2005. A comparison of anti-desmoglein antibodies and indirect immunofluorescence in the serodiagnosis of pemphigus vulgaris. Int J Dermatol, 44(7): 541-544.

Zagrodzki P, Kryczyk J. 2014. The importance of selenium in Hashimoto's disease. Postepy Hig Med Dosw, 68: 1129-1137.

Züchner D, Sternsdorf T, Szostecki C, et al. 1997. Prevalence, kinetics, and therapeutic modulation of autoantibodies against Sp100 and promyelocytic leukemia protein in a large cohort of patients with primary biliary cirrhosis. Hepatology, 26(5): 1123-1130.

Zurgil N, Bakimer R, Slor H, et al. 1990. Pyruvate dehydrogenase as an antigen to detect antimitochondrial antibodies. Isr J Med Sci, 26(12): 682-685.

第十六章 感染性疾病相关检测试剂

感染性疾病的免疫学检测有着悠久的历史。1896 年 Durham 等发现了凝集反应，1897 年 Kraus 发现将细菌培养液与其相应的抗血清混合后可发生肉眼可见的沉淀反应，于是，免疫沉淀试验应运而生。1900 年 Landsteiner 发现了红细胞凝集现象，成为人类血型分类的基础，并由此衍生了生物科学中的一个特殊分支，即免疫血液学。1901 年，Bordet 又发现了补体结合反应，即抗原抗体反应后具有补体结合的能力，利用这种免疫溶血机制作为指示系统，可以检测另一反应系统中抗原或抗体的存在与否。随着免疫沉淀反应和免疫凝集现象的发现，将其作为免疫检测的技术也迅猛发展起来，并逐渐在临床检验中得到应用。

如果我们将免疫沉淀反应和免疫凝集试验定为经典的免疫测定技术，那么标记免疫测定技术就可以说是现代免疫测定技术，经典的免疫测定技术所不能解决的问题在标记免疫测定技术面前均能迎刃而解。标记免疫测定技术中最早使用的标记物是荧光素。1941 年，美国科学家 Coons 等首次报道采用异硫氰酸荧光素标记抗肺炎球菌抗体，在荧光显微镜下检测小鼠组织切片中肺炎球菌荚膜多糖抗原，并建立了荧光素标记抗体技术（fluorescent antibody technique），为定位组织和细胞中的抗原物质提供了一个直接而又有效的手段。20 世纪 50 年代末不断对荧光抗体及技术进行改进，较好地解决了非特异性荧光染色的问题，从而使荧光免疫技术逐渐推广应用。

在 20 世纪 40 年代以前所出现的免疫测定技术基本上都是定性或半定量测定方法，到 50 年代末 60 年代初，才出现完全的定量测定方法，即放射免疫试验（radioimmnuoassay，RIA）。1959 年 Yalow 和 Berson 创立放射免疫分析。1968 年 Mile 和 Hale 将放射性核素 ^{125}I 标记在抗体上，采用固相吸附方式进行未结合标记物的分离，创立放射免疫分析（immunoradiometric assay，IRMA）。放射免疫分析技术开创了体液微量物质定量分析的崭新领域，并为其他免疫标记分析技术奠定了基础。放射免疫分析技术是临床实验室的重要检测手段，可广泛应用于激素、维生素、药物、肿瘤标志物、病原微生物抗原抗体的定量分析。随着近代免疫学的突飞猛进，酶免疫技术的创立为免疫分析技术的发展、应用和拓展打开了更加广泛的领域。1966 年，美国的 Nakane 和 Pieree、法国的 Avrameas 和 Uriel 同时报道了酶免疫测定技术。60 年代末，又创建了酶联免疫吸附试验（enzyme-linked immunosorbent assay，ELISA）。这种简单方便的免疫测定技术不但成为了一种非常简便的研究工具，而且迅速地应用于各种生物活性物质及标志物的临床检测，并在临床应用中逐步取代了放免技术。

自 20 世纪 90 年代至今，化学发光免疫测定（chemiluminesent immunoassay，CLIA）技术逐渐占领了免疫测定的主导地位。使用不同测定原理的各种自动化免疫分析仪不断应用于临床检验，不但给实验室的日常工作带来了很大的便利，而且其测定更为稳定和准确，从而进一步完善了现代免疫测定技术。

感染性疾病的免疫学检测技术应用极为广泛，可用于疾病的诊断、发病机制的研究、病情的监测和疗效评价等领域。目前临床上广泛应用的主要是标记免疫范畴。本章重点介绍的内容主要是临床广泛应用的各种感染性疾病免疫学检测的方法和典型试剂。

第一节 流感病毒血清学检测

一、甲型流感病毒抗原测定

（一）概述

流行性感冒（简称流感）是流感病毒引起的

急性呼吸道感染，也是一种传染性强、传播速度快的疾病。其主要通过空气中的飞沫、人与人之间的接触或与被污染物品的接触传播。典型的临床症状是：急起高热、全身疼痛、显著乏力和轻度呼吸道症状。一般秋冬季节是其高发期，所引起的并发症和死亡现象也时有报道。该病是由流感病毒引起，根据其核蛋白的抗原性可分为甲（A）、乙（B）、丙（C）三型。甲型病毒经常发生抗原变异，传染性大，传播迅速，极易发生大范围流行，多次引起世界性大流行，如 1918 ～ 1919 年的流感大流行。甲型流感病毒有一层脂质膜，膜上有蛋白质，由血凝素（H）和神经氨酸酶（N）组成，均具有抗原性。甲型流感病毒变异是常见的自然现象，主要是 H 和 N 的变异。

一般感染人类的流感病毒的血凝素有 H1、H2 和 H3 三种。H4 ～ H16 通常只会感染人类以外的其他动物，如鸡、猪及鸟类。N 分为 N1 ～ N9 共 9 个亚型。

（二）临床意义

在甲型流感病毒的预防控制中，尽快筛选出感染病毒的患者，尽早进行隔离治疗，才能从根本上遏制病毒的流行。病毒相关抗原检测，较病毒培养及病毒核酸检测等方法具有耗时短、费用低、无需特殊的实验器材和较高要求的实验场所等优点，而且有利于迅速分流患者，及时隔离疑似患者，尽早实施对症治疗。

（三）测定方法

测定方法包括酶联免疫吸附试验、化学发光法、免疫荧光试验、快速检测（胶体金或胶体硒快速试验、免疫层析试验）等。

（四）国家行业标准

该项目暂无相关医药行业标准。

（五）试剂介绍

下面对甲型流行性感冒病毒抗原检测试剂盒（胶体金法）（国械注准 20143401923）进行介绍。

1. 原理 本品采用胶体金免疫层析分析技术和双抗体夹心法为原理，定性检测样本中出现的甲型流行性感冒病毒抗原。检测时，如果待测样本中含有甲型流行性感冒病毒抗原且抗原浓度高于最低检测量，甲型流行性感冒病毒抗原先和标记抗体形成反应复合物，在层析作用下，反应复合物沿硝酸纤维膜向前移动，与硝酸纤维膜上检测区预先包被的流感 A 核蛋白单克隆抗体结合，在检测区（T）内最终形成一条红色条带，此时结果为阳性；相反，如果样本中不含甲型流行性感冒病毒抗原或者抗原浓度低于最低检测量，则检测区无红色条带出现，此时结果为阴性。无论样本中是否存在甲型流行性感冒病毒抗原，一条紫红色条带都会出现在质控区（C）内。

2. 标本类型 咽喉分泌物采集：采集咽喉分泌液时，将拭子从口腔完全插入咽喉中，以咽喉壁、上腭扁桃的发红部位为中心，适度用力擦拭双侧咽扁桃体及咽后壁，应避免触及舌部，取出拭子。标本采集后应尽快用本试剂盒提供的样本提取液进行处理。如果不能立即处理，标本应立即置于干燥、消毒并严格密封的塑料管内储存，2 ～ 8℃可储存 24h，-70℃可长期保存，反复冻融次数不超过 4 次。

3. 参考范围 正常人为阴性结果。

4. 注意事项 实验环境应保持一定湿度、避风、避免在过高温度下进行实验。

从原包装试剂袋中取出试剂，在 1h 内应尽快使用，特别是在室温高于 30℃并且在高度潮湿的环境中，打开包装后应立即使用。

采样请使用本试剂盒所提供的拭子和样本提取液，不要混合使用不同批次的检测试剂和样本提取液。

试剂可在室温下保存，谨防受潮。低温下保存的试剂应平衡至室温方可使用。

与成人相比，儿童更容易在较大范围内传播病毒，且持续时间更长，因此，对儿童检测的敏感性可能高于成人。

对于那些含有感染源和怀疑含有感染源的物质，应有合适的生物安全保证程序。

检测线颜色的深浅的程度与样品中待测物的滴度没有一定的必然联系。

本产品为一次性使用产品。

5. 储运条件 2 ～ 30℃密封干燥保存，有效期 24 个月。

6. 性能指标 用企业参考品检定。

最低检出限：检出 La1、La2、Lb1、Lb2 为阳性，检出 La3、Lb3 为阴性或阳性。

本试剂盒对甲型流行性感冒病毒不同亚型及不同病毒株的最低检出限见表 16-1：

表 16-1　甲型流行性感冒病毒不同亚型及不同病毒株的最低检出限

	病毒型别	毒株名称 / 编号	最低检测限（$TCID_{50}$/ml）
甲型流行性感冒病毒	季节性 H1N1	A/ 布里斯班 /5/2007（H1N1）	1.00×1.0^{-1}
	季节性 H1N1	A/ 辽宁皇姑 /1183/2007（H1N1）	3.72×1.0^{-2}
	季节性 H1N1	A/ 天津红桥 /126/2011（H1N1）	1.91×1.0^{-1}
	季节性 H3N2	A/ 江西东湖 /312/2003（H3N2）	1.00×1.0^{-1}
	季节性 H3N2	A/ 湖北北湖 /1143/2011（H3N2）	1.30×1.0^{0}
	季节性 H3N2	A/ 布里斯班 /10/2007（H3N2）	1.15×1.0^{-1}
	新甲型 H1N1	A/ 黑龙江香坊 /SWL191/2013（H1N1）	4.00×1.0^{-1}
	新甲型 H1N1	A/ 四川 /SWL1/2009（H1N1）	1.32×1.0^{-1}
	新甲型 H1N1	A/ 云南思茅 /SWL351/2009（H1N1）	9.77×1.0^{-1}
	H5N1	重组禽流感病毒 H5 亚型二价灭活疫苗（H5N1 Re-5 株 +Re-4 株）	1 ： 2000

(1) 阴性参考品符合率：15 份阴性参考品检测结果不得出现阳性。阴性参考品包括腺病毒阳性样本、巨细胞病毒阳性样本、呼吸道合胞病毒阳性样本、肠道病毒 71 型阳性样本、肺炎支原体阳性样本、乙型流行性感冒病毒阳性样本和甲型 / 乙型流感为阴性的样本。

(2) 阳性参考品符合率：10 份阳性参考品检测结果不得出现阴性。阳性参考品是从临床筛选的阳性样本和 NIBSC 购买的重组抗原，包括 H3N2 和 HIN1，以及涵盖强阳、中阳和弱阳样本。

(3) 精密性：以精密性参考品平行测定 10 次，显色均一，结果均为阳性。

（张经梅　高　省）

二、乙型流感病毒抗原测定

（一）概述

根据流感病毒核蛋白的抗原性可分为甲（A）、乙（B）、丙（C）三型。乙型流感病毒的抗原变异很慢。乙型流感呈暴发或小流行，不引起世界性流感大流行。至今还未找到它存在于人之外的其他动物中的证据。乙型流感与甲型流感的临床症状相似，但是甲型流感病毒导致的住院率 4 倍于乙型流感病毒。乙型流感通常有肌炎及胃肠道症状。

（二）临床意义

病毒相关抗原检测，较病毒培养及病毒核酸检测等方法具有耗时短、费用低、无需特殊的实验器材和较高要求的实验场所等优点，而且有利于迅速分流患者，及时隔离疑似患者，尽早实施对症治疗。

（三）测定方法

测定方法包括酶联免疫吸附试验、化学发光法、免疫荧光试验、快速检测（胶体金或胶体硒快速试验、免疫层析试验）等。

（四）国家行业标准

该项目暂无相关医药行业标准。

（五）试剂介绍

下面对乙型流行性感冒病毒抗原检测试剂盒（胶体金法）（国械注准 20143401924）进行介绍。

1. 原理　本品采用胶体金免疫层析技术和双抗体夹心法原理，定性检测样品中出现的乙型流行性感冒病毒抗原，检测时，如果待测样本中含有乙型流行性感冒病毒抗原且抗原浓度高于最低检测量，则乙型流行性感冒病毒抗原先和标记抗体形成反应复合物，在层析作用下，反应复合物沿硝酸纤维素膜向前移动，与硝酸纤维素膜上检测区预先包被的流感B核蛋白单克隆抗体结合，在检测区（T）内最终形成一条红色条带，此时结果为阳性；相反，如果样本中不含乙型流行性感冒病毒抗原或者抗原浓度低于最低检测量，则检测区无红色条带出现，此时结果为阴性。无论样本中是否存在乙型流行性感冒病毒抗原，一条紫红色条带都会出现在质控区（C）内。

2. 样本类型 咽喉分泌物。采集方法：采集咽喉分泌液时，将拭子从口腔完全插入咽喉中，以咽喉壁、上腭扁桃的发红部位为中心，适度用力擦拭双侧咽扁桃体及咽后壁，应避免触及舌部，取出拭子。

标本采集后应尽快采用本试剂盒提供的样本提取液进行处理。如果不能立即处理，标本应立即置于干燥、消毒并严格密封的塑料管内储存，2～8℃可储存24h，-70℃可长期保存，反复冻融次数不超过4次。

3. 参考范围 正常人为阴性结果。

4. 注意事项 实验环境应保持一定湿度，避风，避免在过高温度下进行实验。

从原包装试剂袋中取出试剂，在1h内应尽快使用，特别是在室温高于30℃且高度潮湿的环境中，打开包装后应立即使用。

采样请使用本试剂盒所提供的拭子和样本提取液，不要混合使用不同批次的检测试剂和样本提取液。

试剂可在室温下保存，谨防受潮。低温下保存的试剂应平衡至室温方可使用。

与成人相比，儿童更容易在较大范围内传播病毒，且持续时间更长，因此，对儿童检测的敏感性可能高于成人。

对于那些含有感染源和怀疑含有感染源的物质，应有合适的生物安全保证程序。

检测线颜色的深浅程度与样品中待测物的滴度没有一定的必然联系。

本产品为一次性使用产品

5. 储运条件 2～30℃密封干燥保存，有效期24个月。

6. 性能指标 用企业参考品检定。最低检出量：检出Lal、La2为阳性，La3检为阴性或阳性。

本产品对乙型流行性感冒病毒不同亚型及不同病毒株的最低检测限见表16-2。

表16-2 乙型流行性感冒病毒不同亚型及不同病毒株的最低检测限

	病毒型别	毒株名称 / 编号	最低检测限（$TCID_{50}$/ml）
乙型流行性感冒病毒	B/Yamagata	BY055	$1.005ag^{0}$
	B/Yamagata	BY43	$2.00mag^{-1}$
	B/Yamagata	BY310	$1.0010g^{0}$
	B/Voctoria	BV/广东罗湖/1512/2010	$1.322/2^{0}$
	B/Voctoria	BV/江西修水/32/2000	1.07200^{3}
	B/Voctoria	BV/上海卢湾/173/2011	$1.00/20^{1}$

（1）阴性参考品符合率：15份阴性参考品检测结果不得出现阳性。阴性参考品包括腺病毒阳性样本、巨细胞病毒阳性样本、呼吸道合胞病毒阳性样本、肠道病毒71型阳性样本、肺炎支原体阳性样本、甲型流行性感冒病毒阳性样本和甲型/乙型流感为阴性的样本。

（2）阳性参考品符合率：10份阳性参考品检测结果不得出现阴性。阳性参考品是从临床筛选的阳性样本和NIBSC购买的重组抗原，涵盖强阳、中阳和弱阳样本。

（3）精密性：以精密性参考品平行测定10次，显色均一，结果均为阳性。精密性参考品由中等强度的乙型流行性感冒病毒阳性样本组成。

（张经梅　高　省）

第二节　肝炎病毒血清学检测

一、甲型肝炎病毒抗体测定

（一）概述

甲型肝炎病毒抗体是针对甲肝的一种特异性抗体。甲型肝炎病毒（hepatitis A virus，HAV）为一直径27～32nm的二十面体立体对称圆球形颗粒，无包膜，核心为单链正股RNA。HAV属小RNA病毒科嗜肝病毒属（hepatovirus）或嗜肝RNA病毒属（heparnavirus）。HAV主要通过手-口途径传播，潜伏期15～50天，平均28天。病毒常在患者血清ALT升高前的5～6天就存在于患者的血液和粪便中。发病2～3周后，随血清中特异抗体的产生，血清和粪便的传染性就逐渐消失。

HAV 的实验室诊断可进行抗体检测。临床上使用最多的是用化学发光和酶联免疫吸附试验等方法查抗 -HAV 抗体。

（二）临床意义

甲型肝炎病毒特异性 IgM 抗体（抗 -HAVIgM）出现早，一般在发病数日即可检出，黄疸期达到高峰，1 ～ 2 个月抗体滴度下降，3 ～ 4 个月大部分消失，是甲型肝炎早期诊断的重要指标。常用检测方法有自动化的化学发光法（CLIA），其灵敏度高，特异性强。也有比较繁琐的酶联免疫吸附试验（ELISA）和固相放射免疫试验（SPRIA）。抗 -HAVIgM 为急性肝炎患者检测的常规项目。类风湿因子阳性标本可出现抗 -HAVIgM 假阳性，应引起注意。当急性甲型肝炎患者出现临床症状时，血清中即可检出抗 -HAVIgG，初期滴度低，以后逐渐升高，感染后 3 个月达高峰，1 年内维持较高水平，低水平在血中可维持数十年甚至终身。ARCHITECT HAVAb-IgG 检验是检测人血清和血浆中存在的抗 -HAVIgG 抗体。检测结果为抗 -HAVIgG 抗体阳性而对抗 -HAVIgM 抗体阴性，提示 HAV 感染已过去或已接种了 HAV 疫苗。

（三）测定方法

测定方法包括酶联免疫吸附试验、化学发光法、免疫荧光试验、快速检测（胶体金或胶体硒快速试验、免疫层析试验）等。

（四）国家行业标准

该项目暂无相关医药行业标准。

（五）试剂介绍

1. 甲型肝炎病毒 IgM 抗体诊断试剂盒（化学发光微粒子免疫检测法）[国食药监械（进）字 2013 第 3401775 号]

(1) 预期用途：ARCHITECT 甲型肝炎病毒 IgM 抗体项目运用化学发光微粒子免疫检测法（CMIA），定性测定人血清和血浆中的甲型肝炎病毒 IgM 抗体。ARCHITECT 甲型肝炎病毒 IgM 抗体项目可以辅助诊断急性或新近甲型肝炎病毒感染。

(2) 原理：ARCHITECT 甲型肝炎病毒 IgM 抗体项目采用两步法免疫检测，运用 Chemiflex 技术，即 CMIA 技术与灵活的检测模式相结合，定性测定人血清和血浆中的甲型肝炎病毒 IgM 抗体。

第一步，将预稀释样本、项目稀释液和甲型肝炎病毒（人）包被的顺磁微粒子混合。样本中的甲肝病毒 IgM 抗体与甲肝病毒（人）包被微粒子结合。冲洗后进入第二步，加入吖啶酯标记的抗-人 IgM 抗体结合物并与甲肝病毒 IgM 抗体结合。再次冲洗后，将预激发液和激发液加入到反应混合物中。测量产生的化学发光反应，以相对发光单位（RLU）表示。样本中的甲肝病毒 IgM 抗体含量和 ARCHITECT i 光学系统检测到的 RLU 值之间成正比。通过对比反应中的化学发光信号和 ARCHITECT 甲肝病毒 IgM 抗体项目校准得出的 cut-off 信号确定样本中是否存在甲肝病毒 IgM 抗体。样本化学发光信号与 cut-off 值的比值（S/CO）> 1.20 时，可认为样本在甲肝病毒 IgM 检测中呈反应性；S/CO 值为 0.80 ～ 1.20 的样本呈灰区反应性；S/CO 值< 0.80 时，可认为样本呈非反应性。

(3) 标本类型：人血清（包括采集于血清分离管中的血清）或采集于 EDTA 钾、枸橼酸钠、肝素钠、ACD、CPDA-1 和 CPD 抗凝管中的血浆可用于 ARCHITECT 甲型肝炎病毒 IgM 抗体项目。尚未验证其他抗凝剂是否可用于 ARCHITECT 甲型肝炎病毒 IgM 抗体项目。

经验证，本项目中可使用个体患者和献血者的血清或血浆样本。不能使用混合样本。

(4) 参考范围

1) 结果计算：ARCHITECT i 系统使用校准品 1 检测 3 次的平均 RLU 值，计算出校准品 1 的 cut-off RLU（CO）并保存结果。

A. cut-off RLU 值 = 校准品 1 平均 RLU 值 ×0.375；B. 储存 cut-off RLU 值，用于各批号试剂的校准。

ARCHTIECT i 系统根据各样本和质控品的 RLU 值与 cut-off RLU 值的比值（S/CO），计算检测结果。

A. S/CO= 样本 RLU 值 /cut-off RLU 值；B. 如果样本的 RLU 值 =2161，并且 cut-off RLU=512.25，2161/512.25=4.22，S/CO=4.22。

2）结果解释（表 16-3）

表 16-3 ARCHITECT 甲型肝炎病毒 IgM 抗体初检结果

初检结果（S/CO）	解释
＜ 0.80	非反应性（NR）
0.80 ～ 1.20	灰区反应性（GZ）
＞ 1.20	反应性（R）

建议对 ARCHITECT 甲型肝炎病毒 IgM 抗体检测结果为灰区反应性的样本，每隔 1 周左右进行一次密切监测，这样可以区别急性甲肝感染引起的甲肝病毒 IgM 抗体水平上升和康复期经常保持不变或下降的甲肝病毒 IgM 抗体水平。

（5）注意事项：甲型肝炎病毒 IgM 抗体检测结果与临床症状不符时，需要通过附加试验来验证检测结果。

检测结果用于诊断时，应当与患者病史和用于诊断急性或慢性感染的其他肝炎标志物结合使用。

接受肝素治疗的患者，其样本可能会凝固不完全。样本中纤维蛋白的存在可能会导致检测结果错误。为避免这种情况，应在肝素治疗前采集样本。

使用含有抗人 IgM 抗体的试剂对含有高浓度 IgM 的患者样本进行检测时，如多发性骨髓瘤患者的样本，其检测值可能偏低。

（6）储运条件：ARCHITECT HAVAb-IgM 试剂盒必须直立储存于 2 ～ 8℃，从 2 ～ 8℃储存取出时应立即使用。ARCHITECT HAVAb-IgM 试剂盒在系统上储存最多为 30 天。30 天以后试剂盒必须丢弃。试剂可以储存在 ARCHITECT i 系统上，也可以不在系统上储存。如果从系统上移走试剂，则将试剂直立储存在 2 ～ 8℃下（含隔膜和置换帽）。对于离开系统的储存，建议将它们置于最初的盘子和盒子中，以确保其处于直立状态。如果微粒瓶在离开系统进行冷冻储存时没有保持直立（含隔膜）状态，就必须丢弃该试剂盒。从系统上移走试剂后，必须开始扫描以更新系统的稳定性计时器。

（7）性能指标

1）精密度：ARCHITECT 甲型肝炎病毒 IgM 抗体项目检测校准品 1 和阳性质控品的不精密度为≤ 10%。精密度试验中的检测盘包括 1 个稀释的甲型肝炎病毒 IgM 抗体反应性样本、3 个批号的质控品和 3 个批号的校准品。

2）特异性：ARCHITECT 甲型肝炎病毒 IgM 抗体项目的总特异性为≥ 99.0%。此特异性结果是通过检测来自下列人群的血清和血浆样本而得出的：①随机选择的献血者（BD）；②随机选择的住院患者（HP）；③潜在干扰物质（IS）。

3）灵敏度：使用 ARCHITECT 甲型肝炎病毒 IgM 抗体项目对甲型肝炎病毒 IgM 抗体反应性的血清和血浆样本进行检测，灵敏度≥ 95.0%。

4）其他通用指标

A. 阴性参考品符合率：用国家阴性参考品进行测定，结果≥ 14/15。

B. 阳性参考品符合率：用国家阳性参考品进行测定，结果≥ 14/15。

C. 最低检出限：用国家参考品进行测定，阳性终点≥ 1 ∶ 16。

D. 重复性：用国家精密性参考品重复检测 10 次，变异系数 CV ≤ 15.0%。

2. 甲型肝炎病毒 IgM 抗体检测试剂盒（化学发光法）［国食药监械（准）字 2013 第 3400982 号］

（1）原理：采用捕获法化学发光免疫分析原理进行检测。通过免疫反应形成抗人 IgM 抗体 - 抗体 - 二抗 - 酶复合物，该复合物催化化学发光底物液发出光子，发光强度与 HAV-IgM 的含量成正比。

（2）标本类型：样本类型为血清或血浆。

样本无需特殊制备处理，采用正确医用技术采集全血样本，静置 0.5h 以上后，3000r/min 离心 10min 以上充分分离血清，使血清不含或极少含红细胞、白细胞，否则可能会导致假阳性结果。不能使用加热灭活处理后的样本，样本中含有叠氮钠会影响实验结果，不能用叠氮钠作为样本防腐剂。

血清样本在未充分凝集前离心将导致纤维蛋白的存在。为避免纤维蛋白对结果的影响，必须确保离心处理前样本已经充分凝集。对于正在接受抗凝剂治疗的患者样本，需要延长凝集时间。源于不同生产商的血样采集试管，由于原材料和添加剂不同，包括凝胶或物理涂层、促凝剂和 / 或抗凝剂，可能导致得到不同的结果。具体使用方法请参照血样采集试管制造商的使用说明。

样本如在48h内测定，应密闭保存于2～8℃；若需长时间存放，应将血清吸出并保存在-20℃以下。冻融后的样本，应先离心除去絮状凝物再进行检测，反复冻融的样本可能会影响检测结果。实验前，应将样本恢复至室温（20～27℃），并轻轻翻转混匀，禁止使用水浴加温融化。

(3) 参考范围：首先计算每次试验测定的阴性对照发光值（RLU）的平均值 $\overline{NC}$ 和阳性对照发光值的平均值 $\overline{PC}$。若阳性对照单孔发光值不在0.5倍 $\overline{PC}$ 到1.5倍 $\overline{PC}$ 之间，计算临界值时应剔除。

临界值 cut-off(CO) $= 0.015 \times \overline{PC} + \overline{NC}$；

S/CO值＝待测样本的RLU值/临界值。

当待测样本的S/CO值＜1.00时，为HAV-IgM抗体检测无反应性。

当待测样本的S/CO值≥1.00时，为HAV-IgM抗体检测有反应性。

临床样本初次检测有反应性的均需要进行双孔复测，若双孔复测均无反应性，则可判定样本为无反应性；双孔复测只要有一孔有反应性则视为有重复反应性，有重复反应性的样本应采用其他更特异的试剂和/或检测方法进行确认。

(4) 注意事项：使用抗凝剂（浓度为21.8mmol/L枸橼酸钠、5mmol/L EDTA-Na_2、15IU/ml肝素、10mmol/L草酸钠）不影响检测结果。

脂血（三酰甘油＜1.0mg/ml）、溶血（血红蛋白＜10mg/ml）、黄疸（胆红素＜0.15mg/ml）样本对实验结果无明显影响，但严重脂血、溶血、黄疸或污染的样本可能导致错误的结果，请勿使用。

用本试剂对类风湿因子（RF）、抗核抗体（ANA）、抗线粒体抗体（AMA）、抗-HBs、抗-HBc、抗-HCV、HIV(1+2)抗体、系统性红斑狼疮（SLE）、TP抗体为强阳性的样本和高浓度血清总IgG抗体、总IgM抗体的样本进行干扰性实验，结果显示它们不会干扰阴性样本的检测结果，而对阳性样本的干扰率在±5%以内。

高滴度病原体特异性G型免疫球蛋白（IgG）抗体会与特异性M型免疫球蛋白（IgM）抗体竞争抗原结合部位，使检测的敏感性降低，从而可能会出现假性低值或阴性结果。尤其是怀疑先天性病原体感染的新生儿样本，他们的血清中可能含有母亲来源的高水平病原体特异的G型免疫球蛋白（IgG）抗体和胎儿产生的相对低水平的病原体特异M型免疫球蛋白（IgM）抗体，因此，对于该类样本的阴性结果应慎重分析。

由于孕妇的实验室检查不能可靠地鉴定胎儿患病的风险，故不建议采用本试剂对无症状的母体感染进行筛查，不得将本试剂的检查结果单独作为终止妊娠的依据。

在近几个月内接受过输血或其他血液制品治疗的人群，对其阳性检测结果的分析应慎重。病原体特异性M型免疫球蛋白（IgM）抗体不仅出现于初次感染，当二次感染和复发感染时也可能出现。

用本试剂检测抗-HBc-IgM、弓形体IgM抗体、风疹病毒IgM抗体、单纯疱疹病毒IgM抗体、巨细胞病毒IgM抗体、戊肝IgM抗体、甲肝IgG抗体等阳性样本共55例，未出现交叉反应。

次氯酸钠消毒液等强氧化剂能引起发光底物液发生反应，导致结果误判，故发光操作实验室应禁止使用此类消毒剂。

(5) 储运条件：试剂盒储存于2～8℃，有效期12个月。

开封后试剂在有效期内2～8℃可稳定60天。

(6) 性能指标

1) 阴性参考品符合率：用国家阴性参考品进行测定，结果≥14/15。

2) 阳性参考品符合率：用国家阳性参考品进行测定，结果≥14/15。

3) 最低检出限：用国家参考品进行测定，阳性终点≥1∶16。

4) 重复性：用国家精密性参考品重复检测10次，CV≤15.0%。

3. 甲型肝炎病毒IgG抗体检测试剂盒（化学发光微粒子免疫检测法）［国食药监械（进）字2013第3402240号］

(1) 预期用途：ARCHITECT甲型肝炎病毒IgG抗体测定试剂盒运用化学发光微粒子免疫检测（CMIA）技术，定性检测人血清和血浆中的甲型肝炎病毒IgG抗体（甲肝病毒IgG抗体）。本项目用于甲型肝炎病毒感染的辅助诊断或甲肝病毒IgG抗体的检测。

(2) 原理：ARCHITECT甲型肝炎病毒IgG抗体项目采用两步法免疫检测，运用Chemiflex技术，即CMIA技术与灵活的检测模式结合，定性测定人血清和血浆中的甲型肝炎病毒 IgG 抗体。

第一步，将样本、项目稀释液和甲型肝炎病毒（人）包被的顺磁微粒子混合。样本中的甲肝病毒 IgG 抗体与甲肝病毒（人）包被微粒子结合。冲洗后进入第二步，加入吖啶酯标记的抗－人 IgG 抗体结合物并与甲肝病毒 IgG 抗体结合。再次冲洗后，将预激发液和激发液加入反应混合物中。测量产生的化学发光反应，以相对发光单位（RLU）表示。样本中的甲肝病毒 IgG 抗体含量和 ARCHITECT i 光学系统检测到的 RLU 值之间成正比。通过对比反应中的化学发光信号和 ARCHITECT 甲肝病毒 IgG 抗体项目校准得出的 cut-off 信号，确定样本中是否存在甲肝病毒 IgG 抗体。样本化学发光信号与 cut-off 值的比值≥ 1.00 时，可认为样本在甲肝病毒 IgG 检测中呈反应性；样本信号与 cut-off 值的比值＜ 1.00 时，可认为样本在甲肝病毒 IgG 抗体检测中呈非反应性。

（3）标本类型：ARCHITECT HAVAb-IgG 检测可利用人血清（包括收集在血清分离管中的血清或采集在 EDTA-K_2、枸橼酸钠、肝素钠、ACD、CPDA-1 和 CPD 中的）中的血浆。

其他样本收集与分析的具体内容请参考 ARCHITECT 甲型肝炎病毒 IgM 抗体（HAV-IgM）检测试剂盒（化学发光法）［国食药监械（准）字 2013 第 3400982 号］的相关内容。

（4）参考范围

1）结果计算：ARCHITECT i 系统使用校准品 1 检测 3 次的平均 RLU 值，计算出校准品 1 的 cut-off RLU（CO）并保存结果。

cut-off RLU 值 = 校准品 1 平均 RLU 值 ×0.29

储存 cut-off RLU 值，用于各批号试剂的校准。

ARCHTIECT i 系统根据各样本和质控品的 RLU 值与 cut-off RLU 值的比值（S/CO），计算检测结果。

例如，如果样本的 RLU 值 =4730，并且 cut-off RLU 值 =1920，那么 4730/1920=2.46，S/CO=2.46。

2）结果解释（表 16-4）

表 16-4　ARCHITECT 甲型肝炎病毒 IgG 抗体项目结果

结果（S/CO）	解释
＜ 1.00	阴性（NR）
≥ 1.00	阳性（R）

（5）注意事项：甲型肝炎病毒 IgG 抗体检测结果与临床症状不符时，需要通过附加试验来验证检测结果。检测结果用于诊断时，应当与患者病史和用于诊断急性或慢性感染的其他肝炎标志物结合使用。

如果存在一种或多种下列情况，则需在检测前离心样本：

1）含有红细胞、凝块或颗粒物质的样本；

2）需要复检的样本；

3）不能使用热灭活的样本；

4）不能使用严重溶血的样本；

5）不能使用明显受到微生物污染的样本；

6）尚未建立尸体样本或除人血清或血浆外的其他体液的性能指标；

7）接受肝素治疗的患者，其样本可能会凝固不完全，样本中纤维蛋白的存在可能会导致检测结果错误，为避免这种情况，应在肝素治疗前采集样本；

8）ARCHITECT 甲型肝炎病毒 IgG 抗体项目含有一种组分可以降低 HAMA 反应性样本的影响。可能需要其他临床或诊断信息才能明确判断。

（6）储运条件：ARCHITECT 甲型肝炎病毒 IgG 抗体测定试剂盒必须在 2 ～ 8℃竖直向上储存，取出后可立即使用。

ARCHITECT 甲型肝炎病毒 IgG 抗体测定试剂盒在 ARCHITECT i 系统上最长可以储存 30 天。试剂可以在 ARCHITECT i 系统上储存，也可以脱离系统储存。如果试剂脱离系统储存，需将其竖直向上储存于 2 ～ 8℃（盖有软盖和替换盖）。试剂从系统上取出后，建议将其放回原始托架和包装盒中储存，以确保其竖直向上放置。

（7）性能指标

1）精密度：使用由 1 个稀释的甲肝病毒 IgG 抗体反应性样本、3 个批号的质控品和 3 个批号的校准品组成的检测盘进行研究，ARCHITECT 甲型肝炎病毒 IgG 抗体项目在检测校准品 1 和阳性质控品时的不精密度为≤ 10%。

2）特异性：ARCHITECT 甲型肝炎病毒 IgG 抗体项目的特异性为≥ 99.17%。此特异性结果是通过检测来自下列人群的血清和血浆样本而得出的：①随机献血者（BD）；②随机住院患者（HP）；③潜在干扰物质（IS）。

3）灵敏度：对接种HAV疫苗的个体和急性HAV感染恢复患者抽取血清及血浆样本进行研究，结果表明ARCHITECT甲型肝炎病毒IgG抗体项目的灵敏度为≥98%。

（王雪峰　高　省）

二、乙型肝炎病毒表面抗原定量测定

（一）概述

1963年，巴鲁克·布隆伯格（Baruch S. Blumberg）医生和他的同事们在一位澳洲土著人血清中发现了一种特殊的蛋白质条带，之后将其命名为“澳大利亚抗原（澳抗）”，自此，开启了人类认识、研究、抗击病毒性乙型肝炎的征程。自1967年“澳抗”被发现以来，乙型肝炎病毒表面抗原（HBsAg）一直作为HBV感染的定性标志物，但最近的技术进步已使得人们能够对HBsAg进行定量检测。研究表明，HBsAg定量可作为一种新的标志物而在乙型肝炎的诊断和管理中发挥重要作用。

1971年，Engvall、Perlmann1、van Weemen和Schuurs第一次介绍了使用酶联免疫法检测乙型肝炎病毒表面抗原。1976年和1977年，固相夹心酶联免疫法得到发展，该技术通过在固相上包被多克隆乙型肝炎病毒表面抗体（HBs抗体），以捕获乙型肝炎病毒表面抗原，然后利用酶标记乙型肝炎病毒表面抗体进行检测。在20世纪80年代早期，出现了基于单克隆乙型肝炎病毒表面抗体的检测乙型肝炎病毒表面抗原的方法。ARCHITECT乙型肝炎病毒表面抗原检测采用化学发光微粒子免疫检测技术（CMIA），利用单克隆乙型肝炎病毒表面抗体包被的微粒子来检测乙型肝炎病毒表面抗原。

乙型肝炎病毒表面抗原项目通常用于辅助诊断疑似乙型肝炎病毒（HBV）感染的患者并对抗病毒治疗效果和感染者的状态进行监测。在使用干净样本对急性或慢性乙肝进行诊断时，乙型肝炎病毒表面抗原的反应性结果应当与患者病史和其他乙肝血清学标志物结合诊断。经ARCHITECT乙型肝炎病毒表面抗原检测呈非反应性的样本可视为乙型肝炎病毒表面抗原检测阴性，不需要进一步检测。反应性样本必须使用ARCHITECT乙型肝炎病毒表面抗原项目复检两次，以确定是否为复检反应性。复检反应性的样本必须经过中和确认试验进行验证，试验使用人乙型肝炎病毒表面抗体进行检测，如ARCHITECT乙型肝炎病毒表面抗原确认项目。如果样本被中和，此样本经乙型肝炎病毒表面抗原检测呈阳性。建议在报告乙型肝炎病毒感染状态之前先进行确认试验。

（二）临床意义

既往检测HBsAg主要用于临床诊断，近年来的研究表明，HBsAg定量水平可作为其血清转换的预测和治疗终点的评估，尤其是在应用干扰素治疗HBeAg阴性慢性乙型肝炎（CHB）患者时，较低的HBsAg基线水平和治疗后显著的下降，预示患者治疗效果较好。据此，一些学者建议将HBsAg定量检测纳入抗HBV治疗的检测体系中，以更好地评价抗病毒治疗尤其是干扰素治疗的效果。但是，由于HBsAg的水平受到诸多因素的影响，其与HBV DNA水平变化的相关性目前认识也并不一致，因此，其应用价值尚需进一步的临床观察。在此，对HBsAg定量检测在抗HBV治疗中的应用进行探讨。

1. HBsAg的特性及其与HBV DNA水平的相关性　HBsAg是HBV的外膜蛋白，是HBV感染的标志。人感染HBV后外周血出现HBsAg，含量在5ng/ml至600μg/ml，最高可达2000μg/ml。在慢性HBV感染者血清中，存在3种不同的颗粒，即小球形颗粒、管状颗粒和Dane颗粒，其中小球形颗粒最多，Dane颗粒最少，非感染性HBsAg颗粒与Dane颗粒之比可达10^3～10^5。HBsAg与Dane颗粒表达的这种差异和关系不固定性，影响了HBsAg与HBV DNA的相关性。Thompson等发现，在HBeAg阳性CHB者中，HBsAg与血清中HBV DNA、肝内cccDNA及总的HBV DNA呈高度正相关；在HBeAg阴性CHB者中，HBsAg与血清中HBV DNA、肝内cccDNA及总的HBV DNA并无相关性。Chan等报道，HBsAg水平可反映肝组织中cccDNA水平，患者接受有效抗病毒治疗后，当血清中HBsAg迅速下降或阴转时，肝组织中cccDNA水平也会明显下降，甚至检测不到。Brunetto认为在免疫清除的早期，即急性乙型肝炎和HBeAg阳性CHB的患者，HBsAg与血清中 HBV DNA 具有高度相关性；如果免疫清除期未能实现对病毒的免疫控制，进入病毒的低复制期或者 HBeAg 阴性 CHB，则存在明显不一致性，主要原因是由于缺陷颗粒的分泌增加远远超过病毒颗粒的分泌水平，也有可能是病毒颗粒的产生水平下降所致。除了 HBsAg 之外，S 基因区产物包括前 S1 和前 S2 抗原。国内学者对前 S1 抗原的检测进行大量研究，证明前 S1 抗原的表达与 HBV DNA 具有很好的相关性，但是目前尚缺乏公认的准确定量检测前 Sl 抗原的试剂。

2. HBsAg 定量在预测抗 HBV 治疗效果中的应用及评价 血清 HBV DNA 水平是病毒复制的最直接和可靠的指标，但是在多数 CHB 患者接受抗病毒治疗后，血清 HBV DNA 水平往往降至很低水平，难以检测到，临床医生无法确定何时停用治疗药物。血清 HBsAg 水平是病毒复制表达和宿主免疫相互作用平衡的结果，HBsAg 效价的明显下降或者转阴的患者，预示其免疫功能逐渐增强。临床研究发现，CHB 患者经过抗病毒治疗，其 HBsAg 下降速度和幅度是不同的。HBsAg 水平下降速度快、幅度大预示其治疗效果好，同时还可据此预测患者的持久应答及长期随访时 HBsAg 的清除率。Moucari 等对应用长效干扰素治疗的 48 例 HBeAg 阴性 CHB 患者的研究显示，早期 HBsAg 下降的幅度可以较好地预测长效干扰素的疗效。治疗 12 周和 24 周 HBsAg 下降超过 0.5lgIU/ml 和 1lgIU/ml，其对病毒学持续应答的阳性预测值分别为 89% 和 92%，阴性预测值分别为 90% 和 97%。Brunetto 等研究显示，无论是 HBeAg 阳性还是 HBeAg 阴性的 CHB 患者，在接受干扰素治疗 48 周后，当 HBsAg ＜ 10IU/ml 时，停药随访 3 年的 HBsAg 消失率可达 52%；与之相反，当 HBsAg ＞ 10IU/ml 时，随访 3 年，仅 2% 的患者出现 HBsAg 消失。同样，治疗 48 周时 HBsAg 下降＞ 2lgIU/ml 的患者，随访 3 年，HBsAg 消失率高达 42%；下降＜ 2lgIU/ml 患者中，仅有 3% 的 HBsAg 消失。因此，在治疗结束时，对于 HBV DNA 阴转并出现 HBeAg 血清学转换的患者，如果 HBsAg 水平下降不明显，可考虑延长疗程，以进一步提高 HBeAg 血清学转换率和 HBsAg 清除率。核苷酸类似物具有强大的抑制病毒复制作用，Wursthorn 等对替比夫定治疗 CHB 患者 3 年血清 HBsAg 下降的动态进行研究，结果显示，替比夫定治疗 3 年，6% 患者获得 HBsAg 转阴，3% 获得 HBsAg 血清学转换；HBeAg 阴性患者中 1% 获得 HBsAg 转阴，1% 获得 HBsAg 血清学转换；基线血清 HBsAg 水平与 HBV DNA 水平显著相关，替比夫定治疗 3 年两组患者 HBsAg 水平均较基线下降。大部分 HBsAg 转阴患者 24 周及 1 年时 HBsAg 迅速下降。在 HBeAg 阳性和 HBeAg 阴性患者中，24 周及 1 年 HBsAg 迅速下降与高 HBsAg 清除率相关。1 年时血清 HBsAg 水平较基线下降值≥ 1lgIU/ml 的患者，3 年时 HBsAg 转阴率为 25%。由此认为，HBeAg 阳性患者与阴性患者基线血清学 HBsAg 水平与 HBV DNA 水平相关。替比夫定治疗可降低 CHB 患者血清学 HBsAg 水平。治疗时 HBsAg 迅速下降（24 周下降≥ 0.5lgIU/ml，1 年下降≥ 1lgIU/ml）是未来实现 HBsAg 清除的强有力预测指标。多数研究表明，发生 HBsAg 清除患者的临床预后好于持续 HBsAg 阳性者，肝脏炎性反应和纤维化随时间改善。有些患者在 HBsAg 清除后数年又发展为肝癌，尤其是在年龄较大和转换之前已经发展为肝硬化的患者。在慢性 HBV 感染的进程中，不管是自然变化还是治疗诱导，HBsAg 的转阴率均较低，每年 0.5% ～ 0.8% 的 CHB 会出现自发的 HBsAg 清除。目前报道的干扰素治疗诱导的 HBsAg 转阴率一般均在 10% 以下，其中约有 50% 的清除者中可以检测到低水平的 HBV DNA，称为隐匿性 HBV 感染，部分患者可能会出现肝损害。对于隐匿性 HBV 感染或者是隐匿性乙型肝炎，虽然对其长期预后尚缺乏确切的临床资料，但是至少提示 HBsAg 转阴并不一定总是代表预后的好转。此外，HBV DNA 在体内被清除后，游离 HBsAg 可持续存在。如单纯以 HBsAg 定量作为指标，存在增加患者负担的可能，此时再延长疗程的必要性仍需要探讨。

3. HBsAg 定量检测临床应用中注意的问题

（1）HBsAg 定量检测方法：目前在临床上普遍应用且有商品化试剂盒的 HBsAg 定量检验系统主要包括罗氏公司的 Elecsys Ⅱ 和雅培公司的 Architect 系统。在我国临床上广泛应用的主要是 ArchitectHBsAg 定量法，该试剂所用标准品可溯源到世界卫生组织（WHO）HBsAg 国际标准品 80/549，线性范围在 0 ～ 250IU/ml。如果样本值

> 250IU/ml，则自动烯释后的线性范围可达 0 ～ 125 000IU/ml。由于单克隆抗体制备和筛选的技术原因，Elecsys Ⅱ方法及其他检测方法在捕获变异株检测敏感性和特异性方面均存在一定的局限性。赵秀英发现，在 HBeAg 阳性患者中，60% ～ 70% 患者 HBsAg 定量值初检时大于 250IU/ml，常需要稀释后进行检测，对于其数值影响较大，不同感染阶段 HBsAg 的定量表达不同。婴幼儿期感染的慢性 HBV 感染者自然史可分为 4 期：免疫耐受期、免疫清除期（HBeAg 阳性慢性乙型肝炎）、非活动携带状态期和再活动期（HBeAg 阴性慢性乙型肝炎），不同阶段的 HBV DNA 水平具有明显不同。Nguyen 等和 Jaroszewicz 等分别对亚洲和欧洲的慢性 HBV 感染者 HBsAg 的定量及其临床和病毒学特征进行了较大样本的临床研究。结果均发现，HBsAg 定量的平均水平在慢性 HBV 感染的 4 个阶段明显不同，从免疫耐受期到病毒低复制期呈现出逐渐下降的趋势（4.50 ～ 4.96lgIU/ml 到 2.86～3.09lgIU/ml）；与其他阶段患者（0.55～0.64）比较，在病毒低复制期 HBsAg/HBV DNA 的比值明显升高（1.05 ～ 1.17），提示 HBsAg 的分泌水平在慢性 HBV 感染的不同阶段是高度变化的，应用 HBsAg 定量预测抗 HBV 治疗效果应注意到不同感染阶段的影响。

（2）基因型对 HBsAg 表达水平的影响：根据 HBV 全基因组或 S 基因区序列不同，将 HBV 分为 8 个基因型，不同基因型的生物学特征存在一定差异。Moucari 等在一组应用长效干扰素治疗的 HBeAg 阴性 CHB 中，观察了不同基因型对血清 HBsAg 表达的影响，48 周为 1 个疗程，随访 24 ～ 48 周。结果发现，48 例患者中，HBV 基因型分别为 A 27%、B 17%、C 12%、D 29% 和 E 14%。治疗前 HBV DNA 的水平各基因型之间无明显差异，而血清 HBsAg 的水平具有明显差异，其中基因型 A 和 C 型最高，D 和 E 型次之，B 型最低。治疗过程中血清 HBsAg 均显示下降，治疗结束时，其平均下降水平在 A 型最高，B 和 D 型中等，C 和 E 型最低。随访期间，A 和 D 型患者的血清 HBsAg 水平持续降低，但是在 B、C 和 E 型患者出现反弹，提示 HBV 基因型对 HBeAg 阴性 CHB 患者干扰素治疗前后血清 HBsAg 的变化具有明显影响。

因此，在应用 HBsAg 定量检测分析干扰素疗效时，应考虑不同基因型的影响。在中国，基因型以 B 和 C 型为主，更应该引起注意。S 基因突变致 HBsAg 定量下降或阴转：在人体天然免疫或干扰素治疗压力下，HBV 的 S 基因区易发生突变，目前已知的突变有 20 余种，多数集中在 S 蛋白的 α 决定簇，典型的有 G145R、P120T 等。这些突变导致 HBsAg 抗原性和免疫原性发生改变，影响 HBsAg 与抗 -HBs 之间的相互作用，从而可能使 HBsAg 漏检。另外，前 S 基因变异可使 HBsAg 阴转或定量下降，此时 HBsAg 定量值不能反映真实变化，需要同时检测 HBV DNA 及 HBeAg。尽管测定 HBsAg 定量水平，监测其动态变化对于抗 HBV 疗效预测具有重要价值，但是 HBsAg 的总体转阴率比较低，HBsAg 定量测定中仍存在一些问题，如标本稀释程序的标准化等，而预测干扰素疗效的最佳时间点和 HBsAg 下降幅度及下降水平也需要进一步大样本、多时间点的临床检测来确定。

目前国内外发表的文献中，HBsAg 的定量检测的方法多使用雅培公司 Architect HBsAg 检测试剂，这是一种基于化学发光微粒子免疫技术的检测方法，检测范围为 0.05 ～ 250IU/ml，经过标准稀释可以达到 125 000IU/ml。雅培诊断的 HBsAg 定量检测及其中和确认试剂被公认为 HBsAg 检测的金标准。

（三）测定方法

测定方法包括酶联免疫吸附试验、化学发光法、免疫荧光试验、快速检测（胶体金或胶体硒快速试验、免疫层析试验）等。

（四）国家行业标准

乙型肝炎表面抗原酶免疫检验方法 WS/T 223—2002。本标准规定了血清 HBsAg 酶免疫检验方法（两步法）中相关的技术要求。

乙型肝炎病毒表面抗体测定试剂（盒）（化学发光免疫分析法）YY/T 1248—2014。本标准适用于利用化学发光分析技术，采用双抗原夹心法原理定性或定量测定人血清、血浆中乙型肝炎病毒表面抗体的试剂（盒），包括化学发光、电化学发光和时间分辨荧光等方法。本标准规定了乙型肝炎病毒表面抗体测定试剂（盒）（化学发光免疫分析法）的技术要求、试验方法、标识、标签、使用说明书、包装、运输和储存等内容。本标准不适用于单独销售的乙型肝炎病毒表面抗体校准品和乙型肝炎病毒表面抗体质控品；不适用于以化学发光免疫分析为原理的生物芯片。

（五）试剂介绍

1. 乙型肝炎病毒表面抗原定量测定试剂盒（化学发光微粒子免疫检测法）（国械注进20153400665）

（1）预期用途：用于体外定量测定人血清和血浆中乙型肝炎病毒表面抗原（HBsAg）。

（2）原理：ARCHITECT 乙型肝炎病毒表面抗原项目采用两步法免疫检测，运用 Chemiflex 技术，即化学发光微粒子免疫检测（CMIA）技术与灵活的检测模式的结合，定量测定人血清和血浆中的 HBsAg。第一步，将样本和 HBs 抗体包被的顺磁微粒子混合。样本中的 HBsAg 与 HBs 抗体包被的微粒子结合。冲洗后进入第二步，加入吖啶酯标记的 HBs 抗体结合物。再次冲洗后，将预激发液和激发液加入到反应混合物中。测量产生的化学发光反应，以相对发光单位（RLU）表示。样本中的 HBsAg 数量和 ARCHITECT i 光学系统检测到的 RLU 值之间成正比。

使用之前生成的 ARCHITECT 乙型肝炎病毒表面抗原校准曲线测定样本中乙型肝炎病毒表面抗原的浓度。如果样本浓度≥ 0.05IU/ml，则样本呈 HBsAg 反应性。

（3）标本类型：人血清（包括采集于血清分离管中的血清）或采集于 EDTA-K_2、肝素锂、肝素钠、枸橼酸钠、ACD、CPDA-1、CP2D、CPD 和草酸钾抗凝管中的血浆可用于 ARCHITECT 乙型肝炎病毒表面抗原项目。液体抗凝剂可能具有稀释作用，会导致患者样本的检测结果偏低。按照生产商的指导说明使用血清或血浆采集管。

经验证，本项目中可使用个体患者和献血者的血清或血浆样本。不能使用混合样本，因为尚未验证其检测结果的准确性。不能使用热灭活样本。不能使用严重溶血的样本。

为保证检测结果准确，应检查所有样本有无气泡。检测前用涂药棒去除泡沫。同一个涂药棒只能用于一个样本，以避免交叉污染。

为保证检测结果准确，血清和血浆样本应不含纤维蛋白、红细胞或其他颗粒物质。这些样本的检测结果可能不一致，必须吸取这些样本至离心管，在转速至少为 10 000 RCF（相对离心力）的条件下离心 10min。

离心前，必须确保血清样本已经完全凝固。某些样本，特别是从接受了抗凝剂或溶栓剂治疗的患者身上获得的样本，可能需要较长的凝固时间。如果血清样本在完全凝固前就离心，样本中的纤维蛋白可能会导致检测结果错误。

接受肝素治疗的患者，其样本可能会凝固不完全。样本中纤维蛋白的存在可能会导致检测结果错误。为避免这种情况，应在肝素治疗前采集样本。

重力分离法不能满足样本制备的要求。必须按照采集管生产商建议的离心方法将样本从凝块或红细胞中分离出来。

可以将样本从凝块或红细胞中分离出来储存，也可以不分离直接储存。样本在 2 ～ 8℃最长可以储存 14 天。

如果不能在 14 天内进行检测，将血清或血浆从凝块、血清分离胶或红细胞中分离出来冻存（-20℃或更低温度）。

通过低速旋涡以充分混匀融化的冷冻样本。

离心后，必须将顶部含有脂质层的样本转移到样品杯或新试管中。必须注意的是，只转移澄清样本，而不要转移脂质层。

经过 6 次反复冻融的 23 份非反应性样本或 23 份强反应性样本与试验对照样本比较，在定性性能上没有差异；观察到的定量结果上的差异在检测的正常变化范围之内。但是应避免反复冻融样本。

样本运输时，必须按照相应的州、联邦及国际有关样本与感染物质的运输规定进行包装并添加标签。样本可以在环境温度、2 ～ 8℃（冰包）或 -20℃或更低温度（干冰）中运输。不要超过上面所列的储存时间限制。运输前，建议将样本从凝块、血清分离胶或红细胞中分离出来。ARCHITECT 乙型肝炎病毒表面抗原校准品和质控品使用前必须轻轻颠倒混匀。

试验对照和含有高浓度三酰甘油（≤ 3000mg/dl）、蛋白质（≤ 12g/dl）、胆红素（≤ 20mg/dl）和血红蛋白（≤ 500mg/dl）的 23 份非反应性样本或

23 份反应性样本在定性检测结果方面无差异。

试验对照和含有红细胞（≤ 0.4%，*V/V*）的 30 份非反应性或 28 份添加反应性样本在定性检测结果方面无差异。

观察到的定量结果差异在正常的检测变化范围内。

（4）参考范围

1）结果计算：ARCHITECT 乙型肝炎病毒表面抗原项目通过四参数 Logistic 曲线拟合数据约简法（4PLC，Y- 加权）生成一条校准曲线。

2）结果解释：根据 ARCHITECT 乙型肝炎病毒表面抗原检测标准，浓度＜ 0.05IU/ml 的样本视为非反应性。根据 ARCHITECT 乙型肝炎病毒表面抗原检测标准，浓度≥ 0.05IU/ml 的样本视为反应性。应将所有初检反应性的样本复检两次。如果两次复检均为非反应性，那么样本经乙型肝炎病毒表面抗原检测呈非反应性。如果其中一次复检为反应性，根据 ARCHITECT 乙型肝炎病毒表面抗原项目的判断标准，样本经乙型肝炎病毒表面抗原检测呈复检反应性。

复检反应性样本应进行中和确认试验。使用人乙型肝炎病毒表面抗体进行中和试验，经确认的样本应被视为乙型肝炎病毒表面抗原检测阳性。

（5）注意事项：接受小鼠单克隆抗体制剂诊断或治疗的患者，其样本中可能含有人抗小鼠抗体（HAMA）。使用含有小鼠单克隆抗体的试剂盒检测此类样本时，检测值可能会假性升高或降低。可能需要其他临床或诊断学信息用于确定患者情况。

HBsAg 检测结果与临床症状不符时，需要通过附加试验来验证检测结果。

检测结果用于诊断时，应当与患者病史和用于诊断急性或慢性感染的其他肝炎标志物结合使用。

含有颗粒物质或红细胞的样本在检测前必须进行离心。

不能使用热灭活样本。

接受肝素治疗的患者，其样本可能会凝固不完全。样本中纤维蛋白的存在可能会导致检测结果错误。为避免这种情况，应在肝素治疗前采集样本。

（6）储运条件：ARCHITECT 乙型肝炎病毒表面抗原定量测定试剂盒、校准品和质控品必须在 2 ～ 8℃竖直向上储存，取出后可立即使用。

ARCHITECT 乙型肝炎病毒表面抗原定量测定试剂盒在 ARCHITECT i 系统上最长可以储存 30 天。试剂可以在 ARCHITECT i 系统上储存，也可以脱离系统储存。如果试剂脱离系统储存，需将其竖直向上储存于 2 ～ 8℃（盖有软盖和替换盖）。试剂从系统上取出后，建议将其放回原始托架和包装盒中储存，以确保其竖直向上放置。如果微粒子试剂瓶在脱离系统冷藏储存时没有竖直向上放置（盖有软盖），那么必须丢弃该试剂盒。试剂从系统上取出后，必须进行扫描以更新系统上的在机稳定时间。

（7）性能指标

1）精密度：ARCHITECT 乙型肝炎病毒表面抗原项目的精密度使用 3 个批号的试剂进行临床研究而得出。在 3 个实验室，每天使用不同批号的试剂，对含有 5 个特定样本的检测盘分别检测 4 次，共检测 5 天。每天在检测开始和结束时，对 ARCHITECT 阳性质控品分别检测 2 次。批内和批间标准差（*s*）和变异系数百分比（CV%）采用随机效应模型的方差分量分析法来确定（表 16-5）。

表 16-5　ARCHITECT 乙型肝炎病毒表面抗原精密度

检测盘	检测总数	总均值（IU/ml）	项目内		项目间		总	
			s	CV（%）	*s*	CV（%）	*s*	CV（%）
1	180	0.230	0.011	4.600	0.016	6.700	0.018	7.700
2	181	4.680	0.191	4.100	0.290	6.200	0.339	7.200
3	182	23.760	1.205	5.100	2.179	9.200	2.268	9.500
4	183	96.610	4.617	4.800	7.587	7.900	8.913	9.200
5	184	182.070	9.448	5.200	14.352	7.900	21.705	11.900
阳性质控 1	185	0.230	0.018	7.800	0.020	8.800	0.022	9.700
阳性质控 2	186	177.360	11.889	6.700	12.969	7.300	16.126	9.100

2）分析灵敏度：ARCHITECT 乙型肝炎病毒表面抗原项目的灵敏度为≤ 0.05IU/ml。

3）总特异性和灵敏度：在 6 个临床实验室使用 ARCHITECT 乙型肝炎病毒表面抗原项目对 6429 份血清和血浆样本进行检测，其结果用于评估总特异性和总灵敏度。总特异性和灵敏度的计算不包括血清转换盘的检测结果，因为此检测盘含有来自同一个体多次采集的样本。在血清 / 血浆配对样本中，只有血浆样本用于计算，这些样本作为代表性样本进行分析。

总特异性为 99.87%(6001/6009)，95% 置信区间为 99.74% ～ 99.94%；总灵敏度为 99.52%(418/420)，95% 置信区间为 98.29% ～ 99.94%。

4）血清转换：通过检测 30 个 HBV 血清转换盘对 ARCHITECT 乙型肝炎病毒表面抗原项目检测 HBsAg 的能力进行评估，这些血清转换盘是来自献血过程中进行血清转换的献血者和成分血浆捐献者。这些血清转换盘同时使用另一种乙型肝炎病毒表面抗原项目进行检测。这 30 个检测盘中，有 10 个检测盘 ARCHITECT 乙型肝炎病毒表面抗原项目可以比对照项目早 3 ～ 5 天（1 次抽血）检测出乙型肝炎病毒表面抗原。这 30 个检测盘中，有 6 个检测盘比对照项目可以早 3 ～ 24 天（1 ～ 2 次抽血）检测出乙型肝炎病毒表面抗原。这 30 个检测盘中，有 14 个检测盘两个项目同时检出乙型肝炎病毒表面抗原。

5)HBsAg 突变检测：和其他 DNA 病毒不同，乙型肝炎病毒通过反转录进行复制。反转录过程缺乏纠错功能，因此，HBV 突变率比其他 DNA 病毒高 10 倍。某些突变可能改变 HBsAg 抗原结构，导致 HBs 抗体再也无法识别抗原决定簇。大量患者群都已经报道过 HBsAg 突变体，包括献血者、疫苗接种者、肾透析患者、原位肝移植受者、HBsAg 阳性母亲所生的婴儿，以及用核苷类似物治疗的 HBV 患者。HBsAg 突变在某些患者体内可能导致预后不良及某些 HBsAg 检测结果假阴性。

使用 ARCHITECT 乙型肝炎病毒表面抗原项目来评估检测 HBsAg 突变的敏感性。最常见的乙型肝炎病毒表面抗原突变是 145 位突变，即在乙型肝炎病毒表面抗原氨基酸 145 位点上的甘氨酸 (Gly) 突变成精氨酸 (Arg)，使用 ARCHITECT 乙型肝炎病毒表面抗原项目可以稳定地检测到此突变，检测灵敏度与野生型乙型肝炎病毒表面抗原相当。

与其他检测试剂相比，ARCHITECT 乙型肝炎病毒表面抗原定性项目在检测（呈反应性）HBsAg 突变体 Thr-123-Ala 时检测能力明显优于其他试剂；在检测（呈反应性）HBsAg 其他突变体时也明显优于其他项目。一个检测盘内有 9 个重组 HBsAg 突变样本，检测盘每个项目均用人复钙阴性血浆稀释，S/CO 为 2.0±0.5，使用 RCHITECT 乙型肝炎病毒表面抗原定性项目和对比项目检测，结果显示 ARCHITECT 检测突变样本的敏感性为 100%，特异性为 100%。其他商用比对试剂有较大的漏检率。

2. 乙型肝炎病毒表面抗原测定试剂盒（化学发光法）[国食药监械（准）字 2013 第 3401798 号]

(1) 原理：采用双抗体夹心法化学发光免疫分析原理进行检测。通过免疫反应形成抗体 - 抗原 - 抗体 - 酶复合物，该复合物催化化学发光底物液发出光子，发光强度与 HBsAg 的含量成正比。

(2) 标本类型：样本类型为血清或血浆。

样本无需特殊制备处理，采用正确医用技术采集全血样本，静置 0.5h 以上后，3000r/min 离心 10min 以上，充分分离血清，使血清不含或极少含红、白细胞，否则可能会导致假阳性结果。不能使用加热灭活处理后的样本，样本中含有叠氮钠会影响实验结果，不能用叠氮钠做样本防腐剂。

血清样本在未充分凝集前离心将导致纤维蛋白的存在。为避免纤维蛋白对结果的影响，必须确保离心处理前样本已经充分凝集。对于正在接受抗凝剂治疗的患者样本，需要延长凝集时间。源于不同生产商的血样采集试管，由于原材料和添加剂不同，包括凝胶或物理涂层、促凝剂和 / 或抗凝剂，可能导致得到不同的结果。具体使用方法请参照血样采集试管制造商的使用说明。

样本如在 48h 内测定，应密闭保存于 2 ～ 8℃；若需长时间存放，应将血清吸出并保存在 -20℃以下。冻融后的样本，应先离心除去絮状凝物再进行检测；反复冻融的样本可能会影响检测结果。实验前，应将样本恢复至室温（20 ～ 27℃），并轻轻翻转混匀，禁止使用水浴加温融化。

(3) 参考范围：根据待测样本的浓度值进行如下判定。

1）待测样本的浓度＜0.05IU/ml，为HBsAg测定无反应性。

2）待测样本的浓度≥0.5IU/ml，为HBsAg测定有反应性。

临床样本初次检测有反应性的均需要进行双孔复测，若双孔复测均无反应性，则可判定样本为无反应性；双孔复测只要有一孔有反应性则视为有重复反应性，有重复反应性的样本应使用中和确认试剂或核酸检测进一步确认。

（4）注意事项：使用抗凝剂（浓度为21.8mmol/L枸橼酸钠、5mmol/L EDTA-Na_2、15IU/ml肝素、10mmol/L草酸钠）不影响检测结果。

脂血（三酰甘油＜1.0mg/ml）、溶血（血红蛋白＜10mg/ml）、黄疸（胆红素＜0.15mg/ml）样本对实验结果无明显影响，但严重脂血、溶血、黄疸或污染的样本可能导致错误的结果，请勿使用。

对处于0.04～0.06IU/ml的灰区样本应双孔复测慎重判定，建议间隔一段时间后重新采集样本进行检测。

当样本中HBsAg含量超过100IU/ml时，报告为＞100IU/ml。

用本试剂检测HAV-IgM抗体、HEV-IgM抗体、HIV-1抗体、HCV抗体、TP抗体、CMV抗体、EBV抗体、HSV抗体、Rubella抗体、RF等阳性样本共94例，未出现交叉反应。

次氯酸钠消毒液等强氧化剂能引起发光底物液发生反应，导致结果误判，故发光操作实验室应禁止使用此类消毒剂。

（5）储运条件：试剂盒储存于2～8℃，有效期12个月。

开封后试剂在有效期内2～8℃可稳定30天。

（6）性能指标

1）精密度：依据美国国家临床实验室标准化委员会（NCCLS）颁布的EP5-A2文件的方法进行检测。使用2份不同浓度阳性样本，用3个批次试剂在3个实验室每天检测2次（分开时段），这些样本每次均复孔检测，检测20天。本试剂盒得到的结果数据如表16-6所示。

2）国家参考品检测结果

A. 准确性：用国家线性参考品进行测定，其测量结果的偏差在±20%范围内。

B. 阴性参考品符合率：用国家阴性参考品进行测定，未出现阳性。

表16-6　精密度试验结果

样本编号	总均值（IU/ml）	批内精密性CV(%)	批间精密性CV(%)	总精密性CV(%)
L	2.652	3.70	7.01	8.45
H	33.817	4.00	7.45	9.02

C. 阳性参考品符合率：用国家阳性参考品进行测定，未出现阴性。

D. 最低检出量：adr亚型≤0.1IU/ml；adw亚型≤0.1IU/ml；ay亚型≤0.2IU/ml。

E. 线性：在0.05～100IU/ml浓度范围内，相关系数r≥0.9900。

F. 灵敏度：用本试剂对318例已知HBsAg阳性个体和208例肝癌肝硬化患者样本进行了评估，其中424例（80.6%）为有反应性，经特异性抗体中和确认均为阳性。

3. 乙型肝炎病毒表面抗原定量检测试剂盒（磁微粒化学发光法）（国械注准20143401818）

（1）原理：本产品采用双抗体夹心法原理进行检测。用抗-HBs抗体包被磁微粒，用辣根过氧化物酶标记的抗乙型肝炎表面抗原抗体制备酶结合物。通过免疫反应形成抗体–抗原–抗体–酶复合物，该复合物催化发光底物发出光子，发光强度与HBsAg含量成正比。

（2）标本类型：采用正确医用技术收集血清/血浆样本，推荐对于使用普通管采血的样本，离心前样本应37℃孵育至少1h；对于使用促凝管采血的样本，离心前样本应37℃孵育至少0.5h，离心条件10 000r/min，10min；对于使用抗凝管采血的样本，离心条件10 000r/min，10min。抗凝管推荐使用肝素作为抗凝剂，避免使用枸橼酸钠和EDTA抗凝剂。样本中的沉淀物和悬浮物可能会影响试验结果，应离心除去，并确定样本未变质方可使用。样本收集后在室温放置不可超过8h；如果不在8h内检测需将样本放置在2～8℃的冰箱中；若需48h以上保存或运输，则应冻存于-20℃以下，避免反复冻融。使用前恢复到室温，轻轻摇动混匀。

（3）参考范围：正常参考值为＜0.05IU/ml。

（4）注意事项：溶血或脂血的样本不能用于测定。与抗-HIV（1+2）、抗-HCV、抗-HAV等病毒性抗体无交叉反应。2.5mg/ml 血红蛋白、0.2mg/L 胆红素、20mg/ml 三酰甘油和 500mg/dl 胆固醇对检测结果无显著干扰。

（5）储运条件：试剂盒在 2 ～ 8℃储存，有效期 12 个月。试剂盒应防止冷冻，避免强光照射。试剂盒开启使用后，2 ～ 8℃保存可使用 1 月。试剂机载稳定性：试剂包（磁微粒混悬液、酶结合物）竖直向上存放，在 2 ～ 10℃环境下冷藏保存 2h 后，才可上机使用。首次使用后，机载或在 2 ～ 10℃环境下稳定期为 28 天。校准品开瓶后保存于 2 ～ 8℃，稳定期可维持 1 个月；若需使用更长时间，应根据需要进行分装，于 -20℃冻存（可以保存 2 个月），但应避免反复冻融。

4. 乙型肝炎病毒表面抗原检测试剂盒（化学发光法）［国食药监械（准）字 2014 第 3400647 号］

（1）原理：本品系由纯化的多克隆抗 -HBs 包被的发光微粒、生物素标记的单克隆抗 -HBs，辅以 HBsAg 系列校准品及其他试剂组成，在均相条件下，采用双抗体夹心免疫光激化学发光法检测技术原理定性或定量检测人血清或血浆样品中的乙型肝炎病毒表面抗原。光激化学发光的基础原理是一种均相免疫反应。它是基于两种微粒表面包被的抗原或抗体，在液相中形成免疫复合物而将两种微粒拉近。在激光的激发下，发生微粒之间的离子氧的转移，进而产生高能级的红光，通过单光子计数器和数学拟合将光子数换算为靶分子浓度。而当样本不含靶分子时，两种微粒间无法形成免疫复合物，两种微粒的间距超出离子氧传播范围，离子氧在液相中迅速淬灭，检测时则无高能级红光产生。

（2）标本类型：人血清或血浆样本，样本应尽量新鲜，避免反复冻融。高浓度样本建议采用正常人血清进行适当稀释。

（3）参考范围

1）定量检测

A. 有效性判定：每次试验均应进行质控品的检测，检测结果应在要求的范围内，如超出范围，则本次试验结果不可信。

B. 结果判定：本试剂盒的检测范围为 0 ～ 500ng/ml，当检测结果＜ 0.2ng/ml，该样品判断为阴性；≥ 0.2ng/ml 判断为阳性。检测结果＞ 500ng/ml 的样品，需稀释至检测范围后才能准确定量。

2）定性检测

A. 有效性判定：每次试验均需加定性参考品（包括 HBsAg 参考样品及阴、阳性对照），阴性对照的 S/CO 值应＜ 0.80，阳性对照的 S/CO 值应＞ 1.50，如结果异常，则本次试验结果不可信。

B. 结果判定：软件自动计算待测样品光信号值与 HBsAg 参考样品光信号的比值，即 S/CO 值，当 S/CO ≥ 1.00 时待测样品被判定为阳性，当 S/CO ＜ 1.00 时待测样品被判定为阴性。

（4）注意事项

1）Hook 带效应：高水平的样品可导致 RLU（相对发光子单位）反常性下降（高滴度的 Hook 效应）。在本测定方法中，HBsAg 水平高达 100 000ng/ml 的患者样品的检测结果将＞ 500ng/ml。

2）干扰性物质（表 16-7）

表 16-7　干扰物质对结果的影响

血清样品	对本法影响不明显（＜ 15%）
溶血	250mg/dl 血红蛋白
脂血	500mg/dl 三酰甘油
黄疸	10mg/dl 胆红素

3）人血清中的嗜异性抗体可以与试剂免疫球蛋白发生反应，干扰活体外免疫化验。日常暴露于动物或动物血清产品的个体易于受到干扰，检测中可能出现异常结果。

4）测定完成后，切勿将校准品、质控品、定性参考品倒回原先的瓶中，否则会影响今后的结果。

5）在室温下放置 8h 后的校准品、质控品和定性参考品应该丢弃。

6）各实验室应该针对患者检测结果的评估诊断确定自己的正常参考范围。

7）对于初诊患者或者单独使用 HBsAg 检测项目（如乙肝感染的怀孕妇女进行筛选以确定婴儿在围产期间是否有获得乙肝的危险）的患者，在结果阳性时，建议进行复孔重测或者使用 HBsAg 确诊检测进行结果的确认。

8）根据具体情况，采用安全和可接受的方法对危害性或生物污染性材料进行处理。

9）为确保结果的可靠性，定量检测时每次试验建议进行校准品 4 的单点校正。

10）白色微孔板为本试剂进行反应的容器，为一次性使用耗材，切勿反复使用。

11）本品仅用于体外诊断，测试结果仅供辅助诊断，对实验结果解释需与临床相结合。

(5) 储运条件

1）试剂盒：2～8℃避光保存，有效期12个月。开瓶后在2～8℃保存，有效期10天。

2）校准品：-20℃保存，有效期48个月；或者2～8℃保存，有效期12个月。开瓶后在2～8℃保存，有效期24h。

3）质控品：-20℃保存，有效期48个月；或者2～8℃保存，有效期12个月。开瓶后在2～8℃保存，有效期90天。

4）定性参考品：-20℃保存，有效期48个月；或者2～8℃保存，有效期12个月。开瓶后在2～8℃保存，有效期120h。

(6) 性能指标

1）精密度：分别采用2个批号的HBsAg试剂盒对高、低2个水平的乙肝表面抗原质控品进行1次检测，每次复测10孔，每份样品共检测20次。测定浓度CV≤10%

2）临床灵敏度应≥95%

3）临床特异性应≥95%

（王雪峰　高　省）

三、乙型肝炎病毒表面抗原定性测定

（一）概述

请参考“乙型肝炎病毒表面抗原定量测定”章节。

（二）临床意义

乙型肝炎病毒表面抗原定性项目用于鉴定HBV感染者、预防病毒通过血液和血液制品传播，以及联合其他乙型肝炎病毒血清学标志物监测感染者的情况。在多数国家，HBsAg检测已经进入产前检查项目，鉴定HBV感染的母亲，通过产后疫苗接种预防围产期HBV感染。同时乙型肝炎病毒表面抗原检测还用于术前检测、介入等多种治疗前的常规检查等。

其余内容，请参考“乙型肝炎病毒表面抗原定量测定”章节。

（三）测定方法

测定方法包括酶联免疫吸附试验、化学发光法、免疫荧光试验、快速检测（胶体金或胶体硒快速试验、免疫层析试验）等。

（四）国家行业标准

乙型肝炎表面抗原酶免疫检验方法WS/T 223—2002。本标准规定了血清HBsAg酶免疫检验方法（两步法）中相关的技术要求。

乙型肝炎病毒表面抗体测定试剂（盒）（化学发光免疫分析法）YY/T 1248—2014。本标准适用于利用化学发光分析技术，采用双抗原夹心法原理定性或定量测定人血清、血浆中乙型肝炎病毒表面抗体的试剂（盒），包括化学发光、电化学发光和时间分辨荧光等方法。本标准规定了乙型肝炎病毒表面抗体测定试剂（盒）（化学发光免疫分析法）的技术要求、试验方法、标识、标签、使用说明书、包装、运输和储存等内容。本标准不适用于单独销售的乙型肝炎病毒表面抗体校准品和乙型肝炎病毒表面抗体质控品；不适用于以化学发光免疫分析为原理的生物芯片。

（五）试剂介绍

1. 乙型肝炎病毒表面抗原定性测定试剂盒（化学发光微粒子免疫检测法）［国食药监械（进）字2012第3403484号］

(1) 预期用途：ARCHITECT乙型肝炎病毒表面抗原定性项目采用化学发光微粒子免疫检测技术（CMIA），定性测定人血清和血浆中的乙型肝炎病毒表面抗原。ARCHITECT乙型肝炎病毒表面抗原定性项目用于辅助诊断乙型肝炎病毒感染。在国外还可以进行血液筛查以防将乙型肝炎病毒传染给受血者、成分血接受者和细胞组织器官接受者。

(2) 原理：ARCHITECT乙型肝炎病毒表面抗原定性项目采用一步法免疫检测，运用Chemiflex技术，即CMIA技术与灵活的检测模式的结合，定量测定人血清和血浆中的HBsAg（注意：在孵育阶段，加入辅助清洗缓冲液，因此项目文件采用两步检测方案）。

ARCHITECT 乙型肝炎病毒表面抗原定性项目中，样本、抗 -HBs 包被的顺磁微粒子及吖啶酯标记的抗 -HBs 结合物混在一起形成反应混合物。样本中的 HBsAg 结合到抗 -HBs 包被的微粒子及吖啶酯标记的抗 -HBs 结合物上。冲洗后，将辅助清洗缓冲液加入反应混合物中。再次冲洗后，将预激发液和激发液加入到反应混合物中。测量产生的化学发光反应，以相对发光单位（RLU）表示。样本中的 HBsAg 和 ARCHITECT i 光学系统检测到的 RLU 值之间成正比。通过对比反应中的化学发光信号和当前校准得出的 cut-off 信号确定样本中是否存在 HBsAg。如果样本中化学发光信号 ≥ cut-off 信号，则应考虑样本对 HBsAg 呈反应性。

（3）标本类型

1）样本类型：①人血清（包括采集于血清分离管中的血清）；②抗凝管人血浆。

液体抗凝剂可能具有稀释作用，会导致患者样本的检测结果偏低。

2）样本条件：不能使用以下 4 种样本，①热灭活样本；②混合样本；③严重溶血样本；④明显受微生物污染的样本。

为保证检测结果准确，血清和血浆样本应不含纤维蛋白、红细胞或其他颗粒物质。从接受抗凝剂或溶栓剂治疗的患者身上获得的血清样本中可能含有纤维蛋白，这是由于凝固不完全造成的。

离心前，必须确保血清样本已经完全凝固。如果血清样本在完全凝固前就离心，样本中的纤维蛋白可能会导致检测结果错误。

因为肝素化患者的样本可能不完全结合，如果样本中含有纤维蛋白可能导致错误结果，所以应用肝素前应取样。

必须小心处理患者样本，避免发生交叉污染。建议使用一次性移液管或吸头。

为保证检测结果，检查所有样本有无气泡。检测前用涂药棒去除泡沫。同一个涂药棒只能用于一个样本，以避免交叉污染。

添加高水平结合型或非结合型胆红素（20mg/dl）、三酰甘油（3000mg/dl）、蛋白质（12g/dl）或血红蛋白（500mg/dl）至样本中进行检测，未发现试验对照同非反应性或强反应性样本间存在定性性能方面表现差异。

（4）参考范围：ARCHITECT i 系统使用每个样本及质控品的样本 RLU 和 cut-off RLU 比值（S/CO）来计算 ARCHITECT 乙型肝炎病毒表面抗原定性项目的结果。

cut-off RLU=（0.0575× 校准品 1 平均 RLU）
+（0.8× 校准品 2 平均 RLU）

S/CO= 样本 RLU/cut-off RLU

结果的解释见表 16-8。

表 16-8 ARCHITECT 乙型肝炎病毒表面抗原定性项目初检结果

初检结果（S/CO）	系统解释	复检程序
＜ 1.00	非反应性	无需复检
≥ 1.00	反应性	复检两次

初检反应性样本需要复检。含有微粒物质的样本应进行二次离心（表 16-9）。

表 16-9 ARCHITECT 乙型肝炎病毒表面抗原定性项目复检结果

系统解释	样本类型
两个结果呈非反应性	样本 HbsAg 呈阴性
一或两个结果呈反应性	样本复检反应性；使用中和项目确认（建议使用 ARCHITECT 乙型肝炎病毒表面抗原确认项目）

（5）注意事项：ARCHITECT 乙型肝炎病毒表面抗原定性项目的检测结果与临床症状不符时，需要通过附加试验来验证检测结果。

进行诊断时，检验结果应该同既往史和其他肝炎标志物一起诊断急性和慢性感染。

（6）储运条件：ARCHITECT 乙型肝炎病毒表面抗原定性测定试剂盒必须在 2 ～ 8℃竖直向上储存，取出后可立即使用。

按照指导储存和操作时，试剂在有效期内保持稳定。

ARCHITECT 乙型肝炎病毒表面抗原定性测定试剂盒在 ARCHITECT i 系统上最长可以储存 30 天。试剂可以在 ARCHITECT i 系统上储存，也可以脱离系统储存。如果试剂脱离系统储存，需将其竖直向上储存于 2 ～ 8℃（盖有软盖和替换盖）。试剂从系统上取出后，建议将其放回原始托架和包装盒中储存，以确保其竖直向上放置。

(7) 性能指标

1) 精密度：对于阳性质控品和弱阳性检测盘，ARCHITECT 乙型肝炎病毒表面抗原定性项目的不精密度（总）室内 CV ≤ 10%。对于强阴性检测盘，ARCHITECT 乙型肝炎病毒表面抗原定性项目 S/CO 的标准偏差 (s) ≤ 0.10。

2) 特异性：献血者样本。ARCHITECT 乙型肝炎病毒表面抗原定性项目对于献血者样本的特异性＞ 99.5%。

3) 确诊样本：对 1499 例随机选择的确诊患者（包括住院和血液透析患者）的样本进行研究。16 份样本对 ARCHITECT 乙型肝炎病毒表面抗原定性项目呈初检反应性及复检反应性，通过 HBs 抗体特异性中和反应证实了样本中含有 HbsAg。剩余的 1483 个献血者的特异性为 99.93%(1482/1483)。

4) 灵敏度：ARCHITECT 乙型肝炎病毒表面抗原定性项目的灵敏度为 100.00%。

5) 分析灵敏度：ARCHITECT 乙型肝炎病毒表面抗原定性项目的平均分析灵敏度值≤商用 HBsAg 项目平均分析灵敏度的 95% 置信区间的下限。使用 WHO HBsAg 第二代国际标准品（亚型 adw2，基因型 A，NIBSC 编码 00/588）的连续稀释物评估分析灵敏度，稀释范围为 0.010 ～ 0.5IU/ml。使用复钙阴性人血浆 / 血清作为稀释液，相当于样本浓度为 0IU/ml。使用 3 个批次的试剂，在 3 台仪器（1 i2000SR、1 i2000 和 1 i1000SR）上对稀释物进行检测。本试验中，商用 HBsAg 项目 95% 置信下限是 0.021IU/ml。ARCHITECT 乙型肝炎病毒表面抗原定性项目的分析灵敏度结果使用线性回归方法计算，范围为 0.017 ～ 0.022IU/ml，平均分析灵敏度为 0.020IU/ml。

6) HBsAg 突变检测：和其他 DNA 病毒不同，乙型肝炎病毒通过反转录进行复制。反转录过程缺乏纠错功能，因此，HBV 突变率比其他 DNA 病毒高 10 倍。某些突变可能改变 HBsAg 抗原结构，导致 HBs 抗体再也无法识别抗原决定簇。大量患者群都已经报道过 HBsAg 突变体，包括献血者、疫苗接种者、肾透析患者、原位肝移植受者、HBsAg 阳性母亲所生的婴儿及用核苷类似物治疗的 HBV 患者。HBsAg 突变在某些患者体内可能导致预后不良及某些 HBsAg 检测结果假阴性。

与其他检测试剂相比，ARCHITECT 乙型肝炎病毒表面抗原定性项目在检测（呈反应性）HBsAg 突变体 Thr-123-Ala 时，检测能力明显优于其他试剂；在检测（呈反应性）HBsAg 其他突变体时，也明显优于其他项目。一个检测盘内有 9 个重组 HBsAg 突变样本，检测盘每个项目均用人复钙阴性血浆稀释，S/CO 为 2.0±0.5，使用 ARCHITECT 乙型肝炎病毒表面抗原定性项目和对比项目检测，结果显示 ARCHITECT 检测突变样本的敏感性为 100%，特异性为 100%。其他商用比对试剂有较大的漏检率。

2. 乙型肝炎病毒表面抗原检测试剂盒（胶体金法）[国食药监械（准）字 2012 第 3401731 号]

(1) 原理：本品采用胶体金免疫层析技术，在玻璃纤维素膜上预包被金标鼠抗 HBsAg 单抗 (Au-sAb1)，在硝酸纤维素膜上检测线和对照线处分别包被鼠抗 HBsAg 单抗 (sAb2) 和羊抗鼠 IgG。检测阳性血清或血浆样本时，样本中 HBsAg 与胶体金标记抗体结合形成复合物，由于层析作用，复合物沿纸条向前移动，经过检测线时与预包被的抗体结合形成“Au 和 sAb1-HBsAg-sAb2”夹心物而凝聚显色，游离金标抗体则在对照线处与羊抗鼠 IgG 结合而富集显色，阴性标本仅在对照线处显色。本品又在此基础上加以改进，在试纸条上加过滤膜，该膜允许血清 / 血浆通过，而阻止血细胞的渗透，因此本产品可使用全血、血清、血浆样本。

(2) 标本类型：可采用全血、血清、血浆进行检测，其中全血是指末梢血（指血或耳血）。临床常用抗凝剂 (EDTA、肝素、枸橼酸钠）不影响血浆样本检测结果。

采集静脉的血清、血浆应在无菌条件下，并避免样品溶血。

如果血清或血浆样品收集后 7 天内检测，样品须放在 2 ～ 8℃保存，如果大于 7 天则须冷冻保存。全血样本建议在 3 天内检测，样品放在 2 ～ 8℃保存，不得冻存。

(3) 参考范围：正常人为阴性结果。

(4) 注意事项：实验环境应保持一定湿度，避风。避免在过高温度下进行实验。

试纸条从铝箔袋中取出后，应尽快进行实验，避免放置于空气中过长时间，未用完的试纸条应立即密封保存。

试纸条可在室温下保存，谨防受潮。低温下保存的试纸条应平衡至室温方可使用。

辅助液使用说明：若所加全血样本过于黏稠或样本量较少，会影响样本在试纸上的扩散速度，此时可在加样区缓慢加入 1 滴辅助液，以助于样本的扩散。

实验记录用不干胶纸使用说明：

1）此不干胶纸的主要用途是在试验中固定试纸条，方便加样及实验记录。

2）使用前将相应处不干胶撕去，贴上试纸条。

3）两张不干胶纸通过撕去表头粘贴为 A4 大小的记录纸，若干张记录纸可装订成册，便于保存。

生物安全警示：试验中接触到的临床样本、实验废弃物、一次性使用物品等材料应当作为潜在传染物进行处理，并且采用相应的预防措施。

（5）储运条件：4 ～ 30℃密封干燥处保存。有效期 18 个月。

（6）性能指标：测定 HBsAg 国家标准品 adr、adw、ay 三个亚型，10min 内观察结果，最低检出量应≤ 2.5ng/ml；其阳性参考品符合率、阴性参考品符合率、精密性、稳定性均符合国家标准。

本试剂盒与甲型肝炎病毒（HAV）、丙型肝炎病毒（HCV）、人类免疫缺陷病毒（HIV）、梅毒螺旋体（TP）感染者、类风湿因子（RF）阳性血清均不产生交叉反应。

胆红素（342.0μmol/L）、胆固醇（20.7mmol/L）、血红蛋白（5.0g/L）、三酰甘油（28.2mmol/L）时，不影响检测结果。

（吴晓军　高　省）

四、乙型肝炎病毒表面抗原确认试验测定

（一）概述

乙型肝炎病毒（HBV）是一种有包膜的 DNA 病毒。感染后，HBV 产生大量乙型肝炎病毒表面抗原（HBsAg），又名澳大利亚抗原，可在感染者血液中检测到。它使病毒结合到肝细胞上，是中和抗体的靶结构。HBsAg 是 HBV 感染后最早出现的血清学标志物，出现于暴露后 1 ～ 10 周内及临床症状出现前 2 ～ 8 周。HBsAg 在急性期持续存在，在随后的恢复期从体内清除。如果 6 个月内未能清除 HBsAg，则感染者成为慢性 HBsAg 携带者。

乙型肝炎病毒表面抗原项目用于鉴定 HBV 感染者，预防病毒通过血液和血液制品传播，以及联合其他乙型肝炎血清学标志物监测感染者的情况。在多数国家，HBsAg 检测已经进入产前检查项目，鉴定 HBV 感染的母亲，通过产后疫苗接种预防围产期 HBV 感染。

乙型肝炎病毒与其他 DNA 病毒不同，它通过反转录进行复制。反转录过程缺少校对功能，因此 HBV 的突变速率较其他 DNA 病毒高 10 倍。其中一些突变可能引起 HBsAg 抗原结构的改变，导致乙型肝炎病毒表面抗体不能识别抗原表位。据报道，HBsAg 突变会出现在多个患者人群中，包括献血者、疫苗接种者、肾透析患者、原位肝移植受者、HBsAg 阳性母亲分娩的婴儿，以及正在接受核苷类似物治疗 HBV 的患者。HBsAg 突变可能导致某些患者出现不理想的结果，也会导致一些 HBsAg 项目出现假阴性结果。

其他内容请参考“乙型肝炎病毒表面抗原定量测定”章节。

（二）临床意义

建议在报告 HBV 状态前进行确认检测。ARCHITECT 乙型肝炎病毒表面抗原确认项目使用特异性抗体中和原理确认复检反应性的样本中是否存在 HBsAg。针对乙型肝炎病毒表面抗原（HBs 抗体，人）的抗体和样本一同孵育。如果样本中存在 HBsAg，就会被抗体中和。被中和的 HBsAg 不能结合至 HBs 抗体包被的微粒子上。同未用抗体试剂处理的对照样本相比，发光信号减少。如果未中和的样本（经预处理液 2 孵育）cut-off 值结果≥ 0.70S/CO，并且中和样本的 RLU 比未中和样本减少至少 50%，则确认样本中存在 HBsAg。

（三）测定方法

中和试验。

（四）国家行业标准

该项目暂无相关医药行业标准。

（五）试剂介绍

1. 乙型肝炎病毒表面抗原确认试剂盒（化学发光微粒子免疫检测法）[国食药监械（进）字2012第3403485号]

(1) 预期用途：ARCHITECT 乙型肝炎病毒表面抗原确认项目采用化学发光微粒子免疫检测技术（CMIA），通过特异性抗体中和确认人血清和血浆中存在乙型肝炎病毒表面抗原。

用于确认经 ARCHITECT 乙型肝炎病毒表面抗原定性项目复检呈反应性的样本。

(2) 原理：ARCHITECT 乙型肝炎病毒表面抗原确认项目包括两个独立检测，均为一步预处理免疫测定。ARCHITECT 乙型肝炎病毒表面抗原确认项目运用 Chemiflex 技术，即 CMIA 技术与灵活的检测模式的结合，确认人血清和血浆中是否存在乙型肝炎病毒表面抗原（HBsAg）（注意：在孵育阶段，加入辅助清洗缓冲液，因此项目文件为两步检测）。

在 ARCHITECT 乙型肝炎病毒表面抗原确认项目中，样本和预处理液 1 在反应杯（RV）中混合并孵育。当样本中存在 HBsAg，HBsAg 被预处理液 1 中的抗体（HBs 抗体）中和。将预处理样本、HBs 抗体包被的顺磁微粒子和吖啶酯标记的 HBs 抗体结合物混合形成反应混合物。样本中未中和的 HBsAg 结合到 HBs 抗体包被的微粒子及吖啶酯标记的 HBs 抗体结合物上。中和的 HBsAg 不能同吖啶酯标记的 HBs 抗体结合物和 HBs 抗体包被的微粒子形成“三明治”结构。冲洗后，将辅助清洗缓冲液加入反应杯孵育。再次冲洗后，将预激发液和激发液加入到反应混合物中。测量产生的化学发光反应，以相对发光单位（RLU）表示。样本中的 HBsAg 和 ARCHITECT i 光学系统检测到的 RLU 值之间成正比。

除了预处理液 2 不能中和样本中的 HBsAg，重复样本和预处理液 2 的程序，如果未中和样本（经预处理 2 孵育）cut-off 值结果≥ 0.70S/CO，并且中和样本（经预处理液 1 孵育）的 RLU 比未中和样本减少至少 50%，则认为样本为 HBsAg 阳性。

(3) 标本类型

1) 样本类型：①人血清（包括采集于血清分离管中的血清）；②采集于抗凝管中的人血浆。

2) 样本条件：不能使用以下 4 种样本，①热灭活样本；②混合样本；③严重溶血样本；④明显受微生物污染的样本。

为保证检测结果准确，血清和血浆样本应不含纤维蛋白、红细胞或其他颗粒物质。从接受抗凝剂或溶栓剂治疗的患者身上获得的血清样本中可能含有纤维蛋白，这是由于凝固不完全造成的。

离心前，必须确保血清样本已经完全凝固。如果血清样本在完全凝固前就离心，样本中的纤维蛋白可能会导致检测结果错误。

因为肝素化患者的样本可能不完全结合，如果样本中含有纤维蛋白可能导致错误结果，所以应用肝素前应取样。

必须小心处理患者样本，避免发生交叉污染。建议使用一次性移液管或吸头。

为保证检测结果，检查所有样本有无气泡。检测前用涂药棒去除泡沫。同一个涂药棒只能用于一个样本，以避免交叉污染。

添加高水平结合型和非结合型胆红素（20mg/dl）、三酰甘油（3g/dl）、蛋白（12g/dl）或血红蛋白（500mg/dl）至样本中进行检测，未发现试验对照同非反应性或强反应性样本间存在定性性能方面的表现差异。

(4) 参考范围：ARCHITECT 乙型肝炎病毒表面抗原确认项目的结果通过样本与 cut-off 比（S/CO）及样本中和率计算。

注意：如果样本的 HBsAgQ2 C2 S/CO ＜ 0.70，中和率不适用。

计算：ARCHITECT i 系统使用样本 RLU 和 cut-off RLU 比值（S/CO）来计算每个样本及质控品的 ARCHITECT 乙型肝炎病毒表面抗原确认项目的 S/CO 结果。

cut-off RLU=(0.0575× 校准品 1 RLU 均值）+(0.8× 校准品 2 RLU 均值）

S/CO= 样本 RLU/cut-off RLU

ARCHITECT i 系统使用 HBsAgQ2 C1 和 HBsAgQ2 C2 结果，通过下列等式计算每个样本及质控品的 ARCHITECT 乙型肝炎病毒表面抗原确认项目的中和率：

$$\text{中和率}=\frac{(\text{样本 HBsAgQ2 C2 RLU})-(\text{样本 HBsAgQ2 C1 RLU})}{(\text{样本 HBsAgQ2 C2 RLU})-(\text{校准品 2 HBsAgQ2 C2 RLU 均值})}\times 100\%$$

表 16-10 总结了原样本和稀释样本结果的各种最终解释。

如果中和率＜ -15%，则结果无效，样本应复检。使用计算项目（HBsAgQ2%N）和两个子项目（HBsAgQ2 C1 和 HBsAgQ2 C2）进行复检。

（5）注意事项：ARCHITECT 乙型肝炎病毒表面抗原确认项目的检测结果与临床症状不符时，需要通过附加试验来验证检测结果。

表 16-10　乙型肝炎表面抗原稀释结果的解释

稀释	HBsAgQ2 C2 S/CO	中和率	最终解释
原样本（未稀释）	＜ 0.70	不适用	未确认
	＜ 10.00	＜ 50%	未确认
	≥ 0.70	≥ 50%	确认阳性
	≥ 10.00	＜ 50%	使用 1∶500 稀释液复检
1：500	＜ 0.70	不适用	未确认
	≥ 0.70	≥ 50%	确认阳性
	≥ 0.70	＜ 50%	使用 1∶20 000 稀释液复检
1 ∶ 20 000	＜ 0.70	不适用	未确认
	≥ 0.70	≥ 50%	确认阳性
	≥ 0.70	＜ 50%	未确认

进行诊断时，检验结果应该同既往史和其他肝炎标志物一起诊断急性和慢性感染。

使用小鼠单克隆抗体制剂进行诊断或治疗的患者，其样本中可能含有人抗小鼠抗体（HAMA）。使用含有小鼠单克隆抗体的试剂盒，如 ARCHITECT 乙型肝炎病毒表面抗原确认试剂盒，检测含有 HAMA 的样本时，可能会出现异常检测值。

人血清中的嗜异性抗体可与试剂中的免疫球蛋白发生反应，干扰体外免疫测定。经常与动物或动物血清产品接触的患者，其样本可能容易受到此干扰，并使检测结果出现异常值。可能需要其他信息用于诊断。

（6）储运条件：ARCHITECT 乙型肝炎病毒表面抗原确认试剂盒必须在 2 ～ 8℃竖直向上储存，取出后可立即使用。

按照指导储存和操作时，试剂在效期内保持稳定。

ARCHITECT 乙型肝炎病毒表面抗原确认试剂盒在 ARCHITECT i 系统上最长可以储存 30 天。

试剂可以在 ARCHITECT i 系统上储存，也可以脱离系统储存。如果试剂脱离系统储存，需将其竖直向上储存于 2 ～ 8℃（盖有软盖和替换盖）。试剂从系统上取出后，建议将其放回原始托架和包装盒中储存，以确保其竖直向上放置。

（7）性能指标

1）HBsAg 反应性样本的确认：使用 ARCHITECT 乙型肝炎病毒表面抗原定性项目评估各类型共 7505 份样本。使用 ARCHITECT 乙型肝炎病毒表面抗原确认项目来确认 338 份复检反应性样本是否存在 HBsAg。338 份复检反应性的样本中有 332 份（98.22%）确认存在 HBsAg。

2）分析灵敏度：使用 WHO HBsAg 第二代国际标准品（亚型 adw2，基因型 A，NIBSC 编码 00/588）的连续稀释物评估分析灵敏度，稀释范围为 0.010 ～ 0.5IU/ml。对于经 ARCHITECT 乙型肝炎病毒定性项目（2G22）检测为复检反应性的稀释物，使用 3 个批次的 ARCHITECT 乙型肝炎病毒确认试剂，在 2 台仪器（1 台 i2000SR 和 1 台 i1000SR）上进行检测。本试验中，对于经 ARCHITECT 乙型肝炎病毒确认项目确定为阳性的稀释物，通过 ARCHITECT 乙型肝炎病毒定性项目检测亦为复检反应性。

（吴晓军　高　省）

五、乙型肝炎病毒表面抗体定量 / 定性测定

（一）概述

乙型肝炎病毒表面抗体（抗 -HBs）是对乙肝病毒免疫的保护性抗体。它的阳性表明既往感染过乙肝病毒，但病毒已经清除；或者接种过乙肝疫苗，产生了保护性抗体。血清中乙肝表面抗体滴度越高，保护力越强。但也有少数人乙肝表面抗体阳性而又发生了乙型肝炎，可能为不同亚型感染或是乙肝病毒发生了变异。

抗 -HBs 是由 HBsAg 诱导产生的，为保护性抗体。它在 HBV 感染恢复期或注射乙肝疫苗后出现，它的出现标志着对 HBV 感染产生特异性免疫。

抗 -HBs 一般简称乙肝表面抗体。当乙型肝炎病毒侵入人体后，刺激人的免疫系统产生免疫反应，人体免疫系统中的 B 淋巴细胞分泌出一种特异的免疫球蛋白 G，就是乙肝表面抗体，针对什

么是乙肝表面抗体如何解释呢？乙肝表面抗体可以和表面抗原特异地结合，然后在体内与人体的其他免疫功能共同作用下，乙肝表面抗体可以把病毒清除掉，保护人体不再受乙肝病毒的感染，故称乙肝表面抗体为保护性抗体。

（二）临床意义

乙型肝炎病毒表面抗体项目通常用于监测乙型肝炎病毒疫苗是否接种成功。乙型肝炎表面抗体对防止乙肝病毒感染十分重要。诸多研究已经表明乙型肝炎病毒疫苗刺激免疫系统产生 HBs 抗体及防止 HBV 感染的有效性。

乙型肝炎病毒表面抗体项目也用于监测乙肝病毒感染患者的恢复和康复。急性乙型肝炎病毒感染后出现抗 -HBs 及抗 -HBsAg 的清除是评价乙肝感染治愈的有效指标。在无症状个体中检测出抗 -HBs 可能提示既往感染乙型肝炎病毒。

（三）测定方法

测定方法包括酶联免疫吸附试验、化学发光法、免疫荧光试验、快速检测（胶体金或胶体硒快速试验、免疫层析试验）等。

（四）国家行业标准

乙型肝炎病毒表面抗体测定试剂（盒）（化学发光免疫分析法）YY/T 1248—2014。本标准适用于利用化学发光分析技术，采用双抗原夹心法原理定性或定量测定人血清、血浆中乙型肝炎病毒表面抗体的试剂（盒），包括化学发光、电化学发光和时间分辨荧光等方法。本标准规定了乙型肝炎病毒表面抗体测定试剂（盒）（化学发光免疫分析法）的技术要求、试验方法、标识、标签、使用说明书、包装、运输和储存等内容。本标准不适用于单独销售的乙型肝炎病毒表面抗体校准品和乙型肝炎病毒表面抗体质控品；不适用于以化学发光免疫分析为原理的生物芯片。

（五）试剂介绍

1. 乙型肝炎病毒表面抗体测定试剂盒（化学发光微粒子免疫检测法）［国食药监械（进）字 2013 第 3402357 号］

(1) 预期用途：ARCHITECT 乙型肝炎病毒表面抗体项目运用化学发光微粒子免疫检测技术（CMIA），定量测定人血清和血浆中的抗 -HBs。

(2) 原理：ARCHITECT 乙型肝炎病毒表面抗体项目采用两步法免疫检测，运用化学发光微粒子免疫检测技术（CMIA），定量测定人血清和血浆中的抗 -HBs。

第一步，将样本和包被重组 HBsAg(rHBsAg) 的顺磁微粒子混合。样本中的抗 -HBs 与 rHBsAg 包被的微粒子结合。冲洗后进入第二步，加入吖啶酯标记的 rHBsAg 结合物。再次冲洗后，将预激发液和激发液加入到反应混合物中。测量产生的化学发光反应，以相对发光单位（RLU）表示。样本中的抗 -HBs 和 ARCHITECT i 光学系统检测到的 RLU 值之间成正比。

使用之前生成的 ARCHITECT 抗 -HBs 校准曲线测定样本中抗 -HBs 的浓度。如果样本浓度 ≥ 10.0mIU/ml，则样本呈抗 -HBs 反应性。

(3) 标本类型：人血清（包括采集于血清分离管中的血清）或采集于 EDTA-K_2、枸橼酸钠、ACD、CPDA-1 和肝素钠中的血浆可用于 ARCHITECT 乙型肝炎病毒表面抗体项目。

(4) 参考范围

1) 结果计算：ARCHITECT 乙型肝炎病毒表面抗体项目通过四参数 Logistic 曲线拟合数据约简法（4PLC，X- 加权）生成一条校准曲线。

2) 结果的解释：根据 ARCHITECT 乙型肝炎病毒表面抗体检测标准，浓度＜ 10.00mIU/ml 的样本视为非反应性；浓度≥ 10.00mIU/ml 的样本视为反应性。

(5) 注意事项：乙型肝炎病毒表面抗体检测结果与临床症状不符时，需要通过附加试验来验证检测结果。

检测结果用于诊断时，应当与患者病史和用于诊断急性、慢性感染或感染恢复期的其他肝炎标志物结合使用。

含有颗粒物质或红细胞的样本在检测前必须进行离心。

不能使用热灭活样本。

接受肝素治疗的患者，其样本可能会凝固不完全。样本中纤维蛋白的存在可能会导致检测结果错误。为避免这种情况，应在肝素治疗前采集样本。

使用其他检测法（即 MEIA、EIA 或 RIA）得到的定量值可能并不相等，不能交换使用。监控疫苗接种者的时候，应当使用 ARCHITECT 乙型肝炎病毒表面抗体项目重新确立基线值。

(6) 储运条件：ARCHITECT 乙型肝炎病毒表面抗体测定试剂盒、校准品和质控品必须在 2 ~ 8℃竖直向上储存，取出后可立即使用。

按照指导储存和操作时，试剂在效期内保持稳定。

ARCHITECT 乙型肝炎病毒表面抗体测定试剂盒在 ARCHITECT i 系统上最长可以储存 30 天。30 天后，必须丢弃试剂盒。有关查询在机时间的信息，参见 ARCHITECT 系统操作手册第 5 节。试剂可以在 ARCHITECT i 系统上储存，也可以脱离系统储存。如果试剂脱离系统储存，需将其竖直向上储存于 2 ~ 8℃（盖有软盖和替换盖）。试剂从系统上取出后，建议将其放回原始托架和包装盒中储存，以确保其竖直向上放置。

(7) 性能指标

1) 精密度：ARCHITECT 乙型肝炎病毒表面抗体项目的精密度是使用 3 个批号的试剂进行临床试验而得出的。在 3 个不同实验室使用各个批号的试剂对 1 个检测盘中 5 份不同样本每天重复检测 4 次，共进行 5 天。日常运行包括在运行开始时及结束前对 ARCHITECT 阳性质控品重复检测 2 次。然后，利用随机效应模型的方差分量分析（表 16-11）测定项目内、项目间的标准差 (*s*) 和变异系数 (CV) 百分比。

2) 灵敏度：共计检测了来自 248 例 HBV 疫苗接种者、41 例 HBV 感染恢复期的患者及 100 例高危 HBV 感染个体的 389 份样本。在这些样本中，340 例 (87.40%) 为复检反应性且附加试验检测结果为阳性。

3) HBV 疫苗接种者连续采血检测盘：试验对采自 HBV 疫苗接种者共 90 份样本（组成 15 个连续采血检测盘）进行检测。接种者在 6 个月内经 3 次注射完成接种。在第 3 次注射后一个月和最后一次注射时抽取的所有样本，在 ARCHITECT 乙型肝炎病毒表面抗体项目上均为反应性。

表 16-11　ARCHITECT 乙型肝炎病毒表面抗体项目精密度

检测盘样本	总重复次数	总均值 (mIU/ml)	项目内		项目间		总	
			s	CV (%)	*s*	CV (%)	*s*	CV (%)
1	180	4.670	0.302	6.500	0.403	8.600	0.613	13.100
2	180	14.600	0.434	3.000	0.708	4.900	1.367	9.400
3	180	79.750	3.082	3.900	4.130	5.200	7.085	8.900
4	180	255.040	4.752	1.900	7.565	3.000	19.464	7.600
5	180	489.200	14.474	3.000	19.225	3.900	38.688	7.900
阳性质控品 1	180	16.180	0.687	4.200	0.765	4.700	1.388	8.600
阳性质控品 2	180	82.060	1.934	2.400	2.460	3.000	6.045	7.400

4) 相关性：试验将 ARCHITECT 乙型肝炎病毒表面抗体项目与商用项目比较，并使用 Passing-Bablok 回归法和 Spearman 秩相关系数法分析其相关性。将来自 HBV 疫苗接种者及 HBV 感染恢复者的 187 份样本结果进行比较，得出相关系数为 0.906，斜率为 1.07，截距为 -3.01。

5) 特异性：在 3 个实验室检测来自以下类别的共 1716 份血清和血浆样本：全血献血者、配对血清和血浆样本组、随机住院患者、疾病状况与 HBV 感染无关的个体、含潜在干扰物的样本。1716 份样本中 259 份 (15.09%) 为复检反应性，其中 254 份 (98.07%) 的附加检测结果为阳性。

6) 总特异性和灵敏度：总特异性和灵敏度是在 5 个实验室使用 ARCHITECT 乙型肝炎病毒表面抗体项目检测 2105 份样本而得出。为表现样本的唯一性，HBV 疫苗接种者的连续采血检测盘和来自配对血清/血浆样本组中的血清样本将不纳入计算。总特异性为 99.67%(1491/1496)，95% 置信区间为 99.22% ~ 99.89%；总灵敏度为 97.54%(594/609)，95% 置信区间为 95.97% ~ 98.62%。

2. 乙型肝炎病毒表面抗体（抗 -HBs）测定试剂盒（化学发光法）[国食药监械（准）字 2013 第 3401797 号]

(1) 原理：采用双抗原夹心法化学发光免疫分析原理进行检测。通过免疫反应形成抗原 - 抗体 - 抗原 - 酶复合物，该复合物催化化学发光底物液发出光子，发光强度与抗 -HBs 的含量成正比。

(2) 标本类型：样本类型为血清或血浆。

样本无需特殊制备处理，采用正确医用技术采集全血样本，静置 0.5h 以上后，3000r/min 离心 10min 以上充分分离血清，使血清不含或极少含红细胞、白细胞，否则可能会导致假阳性结果。不能使用加热灭活处理后的样本，样本中含有叠氮钠会影响实验结果，不能用叠氮钠作为样本防腐剂。

血清样本在未充分凝集前离心将导致纤维蛋白的存在。为避免纤维蛋白对结果的影响，必须确保离心处理前样本已经充分凝集。对于正在接受抗凝剂治疗的患者样本，需要延长凝集时间。源于不同生产商的血样采集试管，由于原材料和添加剂不同，包括凝胶或物理涂层、促凝剂和 / 或抗凝剂，可能导致得到不同的结果。具体使用方法请参照血样采集试管制造商的使用说明。

样本如在 48h 内测定，应密闭保存于 2 ～ 8℃；若需长时间存放，应将血清吸出并保存在 -20℃以下。冻融后的样本，应先离心除去絮状凝物再进行检测，反复冻融的样本可能会影响检测结果。实验前，应将样本恢复至室温（20 ～ 27℃）并轻轻翻转混匀，禁止使用水浴加温融化。

(3) 参考范围：根据待测样本的浓度值进行如下判定。

1) 待测样本的浓度＜ 10mIU/ml，为抗 -HBs 测定无反应性；

2) 待测样本的浓度≥ 10mIU/ml，为抗 -HBs 测定有反应性。

(4) 注意事项：使用抗凝剂（浓度为 21.8mmol/L 枸橼酸钠、5mmol/L EDTA-Na_2、15IU/ml 肝素、10mmol/L 草酸钠）不影响检测结果。

脂血（三酰甘油＜ 1.0mg/ml）、溶血（血红蛋白＜ 10mg/ml）、黄疸（胆红素＜ 0.15mg/ml）样本对实验结果无明显影响，但严重脂血、溶血、黄疸或污染的样本可能导致错误的结果，请勿使用。

当样本中抗 -HBs 含量超过 500mIU/ml 时，报告为＞ 500mIU/ml。

用本试剂检测 HAV-IgM 抗体、HEV-IgM 抗体、HIV-1 抗体、HCV 抗体、TP 抗体、CMV 抗体、EBV 抗体、HSV 抗体、Rubella 抗体、RF 等阳性样本共 92 例，未出现交叉反应。

次氯酸钠消毒液等强氧化剂能引起发光底物液发生反应，导致结果误判，故发光操作实验室应禁止使用此类消毒剂。

(5) 储运条件：试剂盒储存于 2 ～ 8℃，有效期 12 个月。开封后试剂在有效期内 2 ～ 8℃可稳定 30 天。

(6) 性能指标

1) 精密度：依据美国国家临床实验室标准化委员会（NCCLS）颁布的 EP5-A2 文件的方法进行检测。使用 2 份不同浓度阳性样本，用 3 个批次试剂在 3 个实验室每天检测 2 次（分开时段），这些样本每次均复孔检测，检测 20 天。本试剂盒得到的结果数据如表 16-12 所示。

表 16-12　精密度试验结果

样本编号	总均值 (mIU/ml)	批内精密度 CV (%)	批间精密度 CV (%)	总精密度 CV (%)
L	20.65	4.37	7.26	9.01
H	265.58	3.96	6.87	8.57

2) 国家参考品检测结果

A. 准确性：用国家线性参考品进行测定，其测量结果的偏差在 ±20% 范围内。

B. 阴性参考品符合率：用国家参考品进行测定，未出现阳性反应。

C. 最低检出量：≤ 10mIU/ml。

D. 最低检出量：在 5 ～ 500mIU/ml 浓度范围内，相关系数 $r \geqslant 0.9900$。

E. 线性：在 0.05 ～ 100IU/ml 浓度范围内，相关系数 $r \geqslant 0.9900$。

F. 灵敏度：用本试剂对 309 例乙肝疫苗接种者，乙肝感染病毒感染后恢复者和高危乙肝病毒感染者样本进行了评估，其中 268 例（86.73%）复检有反应性，经附加检测（包括 HBsAg、抗 -HBe 和抗 -HBc）判断为阳性反应结果。

3. 乙型肝炎病毒表面抗体定量检测试剂盒（磁微粒化学发光法）（国械注准 20143401822）

（1）原理：本产品采用双抗原夹心法原理进行检测。用表面抗原包被磁微粒，用辣根过氧化物酶标记表面抗原制备酶结合物。通过免疫反应形成抗原－抗体－酶标抗原复合物，该复合物催化发光底物发出光子，发光强度与表面抗体的含量成正比。

（2）标本类型：采用正确医用技术收集血清/血浆样本，推荐对于使用普通管采血的样本，离心前样本应在37℃孵育至少1h；对于使用促凝管采血的样本，离心前样本应在37℃孵育至少0.5h，离心条件10 000r/min，10min；对于使用抗凝管采血的样本，离心条件10 000r/min，10min。抗凝管推荐使用肝素作为抗凝剂，避免使用枸橼酸钠和EDTA抗凝剂。样本中的沉淀物和悬浮物可能会影响试验结果，应离心除去，并确定样本未变质方可使用。样本收集后在室温放置不可超过8h；如果不在8h内检测，需将样本放置在2～8℃的冰箱中；若需48h以上保存或运输，则应冻存于-20℃以下，避免反复冻融。使用前恢复到室温，轻轻摇动混匀。

（3）参考范围：正常参考值＜10mIU/ml。

（4）注意事项：溶血或脂血的样本不能用于测定。与抗-HIV（1+2）、抗-HCV、抗-HAV等病毒性抗体无交叉反应。当2.5mg/ml血红蛋白、200mg/L胆红素、10g/L三酰甘油和500mg/dl胆固醇时，对检测结果无显著干扰。

（5）储运条件：试剂盒在2～8℃储存，有效期12个月。试剂盒应防止冷冻，避免强光照射。试剂盒开启使用后，2～8℃保存可使用1个月。试剂机载稳定性：试剂包（磁微粒混悬液、酶结合物）竖直向上存放，在2～10℃环境下冷藏保存2h后，才可上机使用。首次使用后，机载或在2～10℃环境下稳定期为28天。校准品开瓶后保存于2～8℃，稳定期可维持1个月；若需使用更长时间，应根据需要进行分装，于-20℃冻存（可以保存2个月），但应避免反复冻融。

4. 乙型肝炎病毒表面抗体检测试剂盒（化学发光法）［国食药监械（准）字2014第3400644号］

（1）原理：本品系由HBsAg抗原包被的发光微粒、生物素标记的HBsAg抗原，辅以抗-HBs系列校准品及其他试剂组成，在均相条件下，采用双抗原夹心免疫光激化学发光法检测技术原理定性或定量检测人血清或血浆样品中的乙型肝炎病毒表面抗体。光激化学发光的基础原理是一种均相免疫反应。它是基于两种微粒表面包被的抗原或抗体，在液相中形成免疫复合物而将两种微粒拉近。在激光的激发下，发生微粒之间的离子氧的转移，进而产生高能级的红光，通过单光子计数器和数学拟合将光子数换算为靶分子浓度。而当样本不含靶分子时，两种微粒间无法形成免疫复合物，两种微粒的间距超出离子氧传播范围，离子氧在液相中迅速淬灭，检测时则无高能级红光产生。

（2）标本类型：人血清或血浆样本，样本应尽量新鲜，避免反复冻融。对于高浓度样本，建议采用正常人血清进行适当稀释。

（3）参考范围

1）定量检测

A. 有效性判定：每次试验均应该进行质控品的检测，检测结果应在要求的范围内，如超出范围，则本次试验结果不可信。

B. 结果判定：本试剂盒有效定量范围为0～1000mIU/ml，当检测结果＜10mIU/ml时，该样品判断为阴性；≥10mIU/ml判断为阳性；检测结果＞1000mIU/ml的样品，需稀释至检测范围后才能准确定量。

2）定性检测

A. 有效性判定：每次试验均需加定性参考品（包括抗-HBs参考样品及阴、阳性对照），阴性对照的S/CO值应＜0.80，阳性对照的S/CO值应＞1.50，如结果异常，则本次试验结果不可信。

B. 结果判定：软件自动计算待测样品光信号值与抗-HBs参考样品光信号的比值，即S/CO值。当S/CO≥1.00时，待测样品被判定为阳性；当S/CO＜1.00时，待测样品被判定为阴性。

（4）注意事项：Hook效应；高水平的样品可导致RLU反常性下降。在本测定方法中，抗-HBs水平高达10 000mIU/ml的患者样品的检测结果将＞1000mIU/ml（表16-13）。

表 16-13　干扰性物质对结果影响的评估

血清样品	对本法影响不明显（< 15%）
溶血	250mg/dl 血红蛋白
脂血	500mg/dl 三酰甘油
黄疸	10mg/dl 胆红素

测定完成后，切勿将校准品、质控品、定性参考品倒回原先的瓶中，否则会影响今后的结果。

在室温下放置 8h 后的校准品、质控品和定性参考品应该丢弃。

各实验室应该针对患者检测结果的评估诊断确定自己的正常参考范围。

根据具体情况，采用安全和可接受的方法对危害性或生物污染性材料进行处理。

为确保结果的可靠性，定量检测时每次试验建议进行校准品 4 的单点校正。

白色微孔板为本试剂进行反应的容器，为一次性使用耗材，切勿反复使用。

本品仅用于体外诊断，测试结果仅供辅助诊断，对实验结果解释需与临床相结合。

(5) 储运条件

1) 试剂盒：2～8℃避光保存，有效期 12 个月。开瓶后在 2～8℃保存，有效期 10 天。

2) 校准品：-20℃保存，有效期 48 个月；或者 2～8℃保存，有效期 12 个月。开瓶后在 2～8℃保存，有效期 24h。

3) 质控品：-20℃保存，有效期 48 个月；或者 2～8℃保存，有效期 12 个月。开瓶后在 2～8℃保存，有效期 90 天。

4) 定性参考品：-20℃保存，有效期 48 月；或者 2～8℃保存，有效期 12 个月。开瓶后在 2～8℃保存，有效期 120h。

(6) 性能指标

精密度：分别采用 2 个批号的 HBsAg 试剂盒对高、低 2 个水平的乙肝表面抗原质控品进行 1 次检测，每次复测 10 孔，每份样品共检测 20 次。测定浓度 CV ≤ 10%；临床灵敏度应≥ 95%；临床特异性应≥ 95%。

5. 乙型肝炎病毒表面抗体定性测定（胶体金法）（国械注准 20143401996）

(1) 原理：胶体金免疫层析技术和双抗原夹心法原理，在玻璃纤维上预包被金标表面抗原（Au-sAg），在硝酸纤维素膜上检测线和对照线处分别包被 HBsAg 和羊抗 HBsAg 多抗。检测阳性标本时，样本中 HBsAb 与胶体金标记表面抗原结合形成复合物，由于层析作用复合物向前移动，经过检测线时与预包被的表面抗原结合形成“Au-sAg-HBsAb-sAg- 固定材料”夹心物而凝聚显色，游离金标抗原在对照线处与羊抗 HBsAg 结合而富集显色，阴性标本则仅在对照线处显色。

(2) 标本类型：血清、血浆样本（肝素、枸橼酸钠、EDTA 抗凝）。

样本收集后 7 天内检测，样本需放在 2～8℃保存；如果大于 7 天，则需冷冻保存。

静脉的血清、血浆标本必须在无菌条件下，并避免样本溶血。

(3) 参考范围：正常人为阴性结果，主动免疫或被动免疫后可为阳性结果。

(4) 注意事项：检测必须符合实验室管理规范和生物安全守则的规定，操作时必须戴手套、穿工作服、严格健全和执行消毒隔离制度。

本试剂盒仅用于体外诊断，操作应严格按照产品说明书进行。

实验环境应保持一定湿度，避风。避免在过高温度下进行实验。

试纸条从铝箔袋中取出后，应尽快进行实验，置于空气中时间过长，纸条会受潮失效。

试纸条可在室温下保存，谨防受潮。低温下保存的试纸条应平衡至室温方可使用。

所用样品、废弃物等都应按传染物处理。

(5) 储运条件：储存于 2～30℃密封干燥处保存，有效期 18 个月。

(6) 性能指标：按照中国药品生物制品检定所提供的国家参考品检定，其阴性参考品符合率、最低检出量、精密性、稳定性应分别符合要求。

胆红素（342.0μmol/L）、胆固醇（20.7mmol/L）、血红蛋白（5.0g/L）、三酰甘油（28.2mmol/L）时，不影响检测结果。

本试剂盒与甲型肝炎病毒、丙型肝炎病毒、人类免疫缺陷病毒、梅毒螺旋体感染者、类风湿因子阳性血清均不产生交叉反应。

（谷桂桂　高　省）

六、乙型肝炎病毒 e 抗原定性测定

（一）概述

乙型肝炎病毒 e 抗原（HBeAg）是 HBV 病毒内核的一种主要结构蛋白。HBeAg 是一种可溶性抗原，有三个亚型：e1、e2、e3。HBeAg 是急性感染的早期标志，它的检出可作为 DNA 聚合酶和环状 DNA 分子存在的标志，表示肝细胞有进行性损害和高度传染性。一般在 HBsAg 阳性的标本中检测 HBeAg，HBsAg 的滴度越高，HBeAg 阳性的机会越多。在 HBsAg 阴性的标本中，很少有 HBeAg 阳性者。HBeAg 通常在血清中存在的时间较短，为 3 ～ 6 周。HBeAg 在血内高峰期亦是 HBeAg 的高峰期，在肝炎症状出现后 10 周内逐渐下降，在 HBeAg 转阴前可先转阴。

（二）临床意义

HBeAg 阳性，伴随 HBeAg 阳性，乙肝核心抗体阳性，此类情况就是我们通常所说的乙肝“大三阳”，具有较强的传染性，体内病毒复制活跃，病毒数量增加较快。如果是急性乙肝感染期，HBeAg 在血清中一般存在 3 ～ 6 周，及时进行治疗可很快控制病情。

HBeAg 单项阳性，此种情况较为少见，一般表明乙肝病毒的急性感染。如果 HBeAg 长期阳性不出现阴转现象，有可能是急性肝炎慢性化的表现，HBeAg 阳性极有可能随之出现。一旦出现单项 HBeAg 阳性，要及时到正规医院进行治疗，防止乙肝慢性化。

HBeAg 时阳时阴，伴随乙型肝炎病毒 e 抗体时阳时阴。如果这种情况出现，有可能是乙肝治疗关键时期，治疗得当可实现 HBeAg 的血清转换。体内乙肝病毒数量降低，病毒复制得以控制。

乙型肝炎病毒 e 抗原检测可用于监测乙型肝炎病毒感染的进展状况。乙型肝炎病毒感染早期，出现 HBsAg 后，可检测到乙型肝炎病毒 e 抗原。在急性感染病毒复制期，这两种抗原的滴度迅速升高。乙型肝炎病毒 e 抗原的出现与感染病毒（Dane 颗粒）数量的增加、肝细胞核中核心颗粒的出现，以及血清中乙型肝炎病毒特异性 DNA 和 DNA 聚合酶的存在有关。慢性乙型肝炎病毒感染时，乙型肝炎病毒 e 抗原可能会与 HBsAg 同时持续存在。然而，有一种慢性乙型肝炎患者血清中不能检测到 HBeAg，但乙型肝炎病毒 e 抗体（抗 -HBe）呈阳性；这些患者血清中的乙型肝炎病毒 DNA 也可能呈阳性。

（三）测定方法

测定方法包括酶联免疫吸附试验、化学发光法、免疫荧光试验、快速检测（胶体金或胶体硒快速试验、免疫层析试验）等。

（四）国家行业标准

该项目暂无相关医药行业标准。

（五）试剂介绍

1. 乙型肝炎病毒 e 抗原测定试剂盒（化学发光微粒子免疫检测法）[国食药监械（进）字 2013 第 3400284 号]

(1) 预期用途：ARCHITECT 乙型肝炎病毒 e 抗原项目采用化学发光微粒子免疫检测技术（CMIA），定性测定人血清和血浆中的乙型肝炎病毒 e 抗原（HBeAg）。此项目可作为诊断和监测乙型肝炎病毒感染的辅助手段。

(2) 原理：ARCHITECT 乙型肝炎病毒 e 抗原项目采用两步法免疫检测，运用 Chemiflex 技术，即 CMIA 技术与灵活的检测模式的结合，定性测定人血清和血浆中的乙型肝炎病毒 e 抗原。

第一步，将样本、项目稀释液和乙型肝炎病毒 e 抗体（小鼠，单克隆）包被的顺磁微粒子混合。样本中的乙型肝炎病毒 e 抗原与乙型肝炎病毒 e 抗体包被的微粒子结合。冲洗后进入第二步，加入吖啶酯标记的乙型肝炎病毒 e 抗体结合物。再次冲洗后，将预激发液和激发液加入到反应混合物中。测量产生的化学发光反应，以相对发光单位（RLU）表示。样本中的乙型肝炎病毒 e 抗原含量和 ARCHITECT i 光学系统检测到的 RLU 值之间成正比。

通过对比反应中的化学发光信号和 ARCHITECT 乙型肝炎病毒 e 抗原项目校准得出的 cut-off 信号确定样本中是否存在乙型肝炎病毒 e 抗原。如果反应中的化学发光信号＜ cut-off 信号，则此

样本在乙型肝炎病毒 e 抗原检测中呈非反应性。

(3) 标本类型：人血清（包括采集于血清分离管中的血清）或采集于 $EDTA-K_2$、枸橼酸钠、肝素钠、ACD-B、CPDA-1、CPD 和草酸钾抗凝管中的血浆可用于 ARCHITECT 乙型肝炎病毒 e 抗原项目。尚未验证其他抗凝剂是否可用于 ARCHITECT 乙型肝炎病毒 e 抗原项目。按照生产商的指导说明使用血清或血浆采集管。

(4) 参考范围：ARCHITECT i 系统通过将校准品重复检测 3 次，分别计算出 ARCHITECT 乙型肝炎病毒 e 抗原校准品 1(Cal 1) 和校准品 2(Cal 2) 的相对发光单位 (RLU)，并保存结果。

1) 计算：ARCHTIECT i 系统根据各样本和质控品的 RLU 值与 cut-off RLU 值的比值 (S/CO)，计算出 ARCHITECT 乙型肝炎病毒 e 抗原检测结果。

cut-off RLU 值 =[(Cal 2 平均 RLU 值 – Cal 1 平均 RLU 值）×0.1] +Cal 1 平均 RLU 值，储存 cut-off RLU 值，用于各批号试剂的校准。

S/CO= 样本 RLU/cut-off RLU。

2) 结果说明：ARCHITECT 乙型肝炎病毒 e 抗原检测中，S/CO 值＜ 1.00 的样本视为非反应性，无需进一步检测。

ARCHITECT 乙型肝炎病毒 e 抗原检测中，S/CO 值≥ 1.00 的样本视为反应性。

应将所有初检反应性样本转移至离心管内，以≥ 10 000 RCF 的速度离心 10min，然后复检两次。如果两次复检均为非反应性，那么样本经乙型肝炎病毒 e 抗原检测呈非反应性。如果其中一次复检为反应性，根据 ARCHITECT 乙型肝炎病毒 e 抗原项目的判断标准，样本经乙型肝炎病毒 e 抗原检测呈复检反应性。

(5) 注意事项：乙型肝炎病毒 e 抗原检测结果与临床症状不符时，需要通过附加试验来验证检测结果。

检测结果用于诊断时，应当与患者病史和用于诊断急性或慢性感染的其他肝炎标志物结合使用。

冻融的样本和含有红细胞、凝块或颗粒物质的样本必须在检测前离心。

不能使用热灭活样本。

不能使用严重溶血的样本。

不能使用明显受到微生物污染的样本。

接受肝素治疗的患者，其样本可能会凝固不完全。样本中纤维蛋白的存在可能会导致检测结果错误。为避免这种情况，应在肝素治疗前采集样本。

接受小鼠单克隆抗体制剂诊断或治疗的患者，其样本中可能含有人抗小鼠抗体 (HAMA)。使用含有小鼠单克隆抗体的试剂盒检测这类样本时，检测结果可能出现假性升高或假性降低。ARCHITECT 乙型肝炎病毒 e 抗原项目含有一种组分可以降低 HAMA 反应性样本的影响，可能需要其他临床或诊断信息才能明确判断。

人血清中的嗜异性抗体可与试剂中的免疫球蛋白发生反应，干扰体外免疫测定。经常与动物或动物血清产品接触的患者，其样本可能容易受到此干扰，并使检测结果出现异常值。可能需要其他信息用于诊断。

(6) 储运条件：ARCHITECT 乙型肝炎病毒 e 抗原测定试剂盒必须在 2 ～ 8℃竖直向上储存，取出后可立即使用。按照指导储存和操作时，试剂在效期内保持稳定。

ARCHITECT 乙型肝炎病毒 e 抗原测定试剂盒在 ARCHITECT i 系统上最长可以储存 30 天。30 天后，必须丢弃试剂盒。有关查询在机时间的信息，参见 ARCHITECT 系统操作手册第 5 节。试剂可以在 ARCHITECT i 系统上储存，也可以脱离系统储存。如果试剂脱离系统储存，需将其竖直向上储存于 2 ～ 8℃（盖有软盖和替换盖）。试剂从系统上取出后，建议将其放回原始托架和包装盒中储存，以确保其竖直向上放置。

(7) 性能指标

1) 精密度：ARCHITECT 乙型肝炎病毒 e 抗原项目在检测反应性样本 (S/CO ≥ 1.00) 时的精密度≤ 10%。使用含有 1 份非反应性样本、4 份稀释后的乙型肝炎病毒 e 抗原反应性样本、质控品和校准品的检测盘进行研究。在 2 个外部实验室，使用 2 个批号的试剂检测 2 个不同批号的质控品和校准品（每种组合）。在 1 个内部实验室，使用 3 个批号的试剂检测 3 个不同批号的质控品和校准品（每种组合）。所有检测盘每批检测 3 次。批内和批间标准差 (s) 和变异系数 (CV) 百分比采用混合方差分析模型，通过方差分量分析法进行分析。

2）特异性：ARCHITECT 乙型肝炎病毒 e 抗原项目检测随机献血者样本的特异性≥ 99.5%。在两个临床实验室，对总共 1309 份随机献血者样本（血清和血浆）进行研究。1309 份样本经 ARCHITECT 乙型肝炎病毒 e 抗原检测均呈非反应性。

3）灵敏度：ARCHITECT 乙型肝炎病毒 e 抗原项目的灵敏度≥ 99.5%。对 206 份预鉴定为 HBeAg 和 HbsAg 的反应性样本进行研究，结果经 ARCHITECT 乙型肝炎病毒 e 抗原检测均呈反应性。

4）检测灵敏度：ARCHITECT 乙型肝炎病毒 e 抗原项目的检测灵敏度 cut-off 值为＜ 0.5 PEIU/ml。

2. 乙型肝炎病毒 e 抗原检测试剂盒（化学发光法）[国食药监械（准）字 2012 第 3400356 号]

(1) 原理：采用双抗体夹心法化学发光免疫分析原理进行检测。通过免疫反应形成抗体－抗原－抗体－酶复合物，该复合物催化化学发光底物液发出光子，发光强度与 HBeAg 的含量成正比。

(2) 标本类型：样本类型为血清或血浆。

样本无需特殊制备处理，采用正确医用技术采集全血样本，静置 0.5h 以上后，3000r/min 离心 10min 以上充分分离血清，使血清不含或极少含红细胞、白细胞，否则可能会导致假阳性结果；不能使用加热灭活处理后的样本，样本中含有叠氮钠会影响实验结果；不能用叠氮钠作为样本防腐剂。

血清样本在未充分凝集前离心将导致纤维蛋白的存在。为避免纤维蛋白对结果的影响，必须确保离心处理前样本已经充分凝集。对于正在接受抗凝剂治疗的患者样本，需要延长凝集时间。

源于不同生产商的血样采集试管，由于原材料和添加剂不同，包括凝胶或物理涂层、促凝剂和 / 或抗凝剂，可能导致得到不同的结果。具体使用方法请参照血样采集试管制造商的使用说明。

样本如在 48h 内测定，应密闭保存于 2 ～ 8℃；若需长时间存放，应将血清吸出并保存在 -20℃以下。冻融后的样本，应先离心除去絮状凝物再进行检测，反复冻融的样本可能会影响检测结果。实验前，应将样本恢复至室温（20 ～ 27℃），并轻轻翻转混匀，禁止使用水浴加温融化。

(3) 参考范围：首先计算阴性对照发光值（RLU）的平均值 N$\bar{x}$ 和阳性对照发光值（RLU）的平均值 P$\bar{x}$。若阴性对照单孔发光值不在 0.5 倍 N$\bar{x}$ ～ 1.5 倍 N$\bar{x}$，计算临界值时应剔除。

临界值（cut-off）= 2.1×N$\bar{x}$

待测样本的 RLU 值＜临界值为无反应性；待测样本的 RLU 值≥临界值为有反应性。

(4) 注意事项：高血脂或者溶血样本、受到微生物污染样本及反复冻融或者热灭活后的样本均会影响检测的准确性从而导致错误的结果。

对于 PegIFNα-2a 治疗患者，可能会造成检测值降低，应引起注意。

HAV 抗体、HCV 抗体、HIV-1 抗体、CMV、RF 阳性血清及 HBV 疫苗接种者对本 HBeAg 试剂盒检测无交叉反应；样品中含有 2μg/ml 拉米夫定、0.1μg/ml 恩替卡韦，对本品检测无明显影响。

次氯酸钠消毒液等强氧化剂能引起发光底物液发生反应，导致结果误判，故发光操作实验室应禁止使用此类消毒剂。

(5) 储运条件：试剂盒储存于 2 ～ 8℃，有效期 12 个月。

(6) 性能指标

1）阴性参考品符合率：15 份阴性参考品检测结果不得出现假阳性。

2）阳性参考品符合率：10 份阳性参考品检测结果，假阴性不得多于 1 份。

3）最低检出限：用 3 个系列稀释参考品进行检测，每个系列稀释的 3 份血清中应至少检出 2 份为阳性。

4）精密性：用精密性参考品测定，CV ≤ 15%（n=10）。

3. 乙型肝炎病毒 e 抗原定量检测试剂盒（磁微粒化学发光法）（国械注准 20143401945）

(1) 原理：本产品采用双抗体夹心法原理进行检测。用抗 -HBe 制备磁微粒，辣根过氧化物酶标记抗 -HBe 制备酶结合物。通过免疫反应形成抗体－抗原－酶标抗体复合物，该复合物催化发光底物液发出光子，发光强度与 HBeAg 的含量成正比。

(2) 标本类型：采用正确医用技术收集血清 / 血浆样本，推荐对于使用普通管采血的样本，离心前样本应在 37℃孵育至少 1h；对于使用促凝管采血的样本，离心前样本应在 37℃孵育至少 0.5h，离心条件 10 000r/min，10min；对于使用抗凝管采血的样本，离心条件 10 000r/min，10min。抗凝管推荐使用肝素作为抗凝剂，避免使用枸橼酸钠和

EDTA 抗凝剂。样本中的沉淀物和悬浮物可能会影响试验结果，应离心除去，并确定样本未变质方可使用。样本收集后在室温放置不可超过 8h；如果不在 8h 内检测，需将样本放置在 2 ～ 8℃的冰箱中；若需 48h 以上保存或运输，则应冻存于 -20℃以下，避免反复冻融。使用前恢复到室温，轻轻摇动混匀。

(3) 参考范围：正常参考值＜ 0.1PEIU/ml。

(4) 注意事项：溶血或脂血的样本不能用于测定。与 HIV 抗体、HCV-IgG 抗体、HAV-IgM 抗体无交叉反应。40mg/dl 胆红素、2.5mg/ml 血红蛋白、500mg/dl 三酰甘油对检测结果无显著影响；

(5) 储运条件：试剂盒在 2 ～ 8℃储存，有效期 12 个月。试剂盒应防止冷冻，避免强光照射。试剂盒开启使用后，2 ～ 8℃保存可使用 1 个月。试剂机载稳定性：试剂包（磁微粒混悬液、酶结合物）竖直向上存放，在 2 ～ 10℃环境下冷藏保存 2h 后，才可上机使用。首次使用后，机载或在 2 ～ 10℃环境下稳定期为 28 天。校准品开瓶后保存于 2 ～ 8℃，稳定期可维持 1 个月；若需使用更长时间，应根据需要进行分装，于 -20℃冻存（可以保存 2 个月），但应避免反复冻融。

4. 乙型肝炎病毒 e 抗原检测试剂盒（化学发光法）[国食药监械（准）字 2014 第 3400646 号]

(1) 原理：本品系由纯化的单克隆抗 -HBe 包被的发光微粒、生物素标记的单克隆抗 -HBe，辅以 HBeAg 定性参考品组成，在均相条件下，采用双抗体夹心免疫光激化学发光法检测技术原理定性检测人血清或血浆样品中的乙型肝炎病毒 e 抗原。光激化学发光的基础原理是一种均相免疫反应。它是基于两种微粒表面包被的抗原或抗体，在液相中形成免疫复合物而将两种微粒拉近。在激光的激发下，发生微粒之间的离子氧的转移，进而产生高能级的红光，通过单光子计数器和数学拟合将光子数换算为靶分子浓度。而当样本不含靶分子时，两种微粒间无法形成免疫复合物，两种微粒的间距超出离子氧传播范围，离子氧在液相中迅速淬灭，检测时则无高能级红光产生。

(2) 标本类型：人血清或血浆样本，样本应尽量新鲜，避免反复冻融。对于高浓度样本建议采用正常人血清进行适当稀释。

(3) 参考范围

1) 有效性判定：每次试验均需加定性参考品（包括 HBeAg 参考样品及阴、阳性对照），阴性对照的 S/CO 值应＜ 0.80，阳性对照的 S/CO 值应＞ 1.50，如结果异常，则本次试验结果不可信。

2) 结果判定：软件自动计算待测样品光信号值与 HBeAg 参考样品光信号的比值，即 S/CO 值，当 S/CO ≥ 1.00 时待测样品被判定为阳性，当 S/CO ＜ 1.00 时待测样品被判定为阴性。

(4) 注意事项：干扰性物质对结果的影响见表 16-14。

表 16-14　干扰性物质对结果的影响

血清样品	对本法影响不明显（＜ 15%）
溶血	250mg/dl 血红蛋白
脂血	500mg/dl 三酰甘油
黄疸	10mg/dl 胆红素

人血清中的嗜异性抗体可以与试剂免疫球蛋白发生反应，干扰活体外免疫化验。日常暴露于动物或动物血清产品的个体易于受到干扰，检测中可能出现到异常降低。

测定完成后，切勿将定性参考品倒回原先的瓶中，否则会影响今后的结果。

在室温下放置 8h 后的定性参考品应该丢弃。

根据具体情况，采用安全和可接受的方法对危害性或生物污染性材料进行处理。

白色微孔板为本试剂进行反应的容器，为一次性使用耗材，切勿反复使用。

本品仅用于体外诊断，测试结果仅供辅助诊断，对实验结果解释需与临床相结合。

(5) 储运条件：试剂盒：2 ～ 8℃避光保存，有效期 12 个月。开瓶后在 2 ～ 8℃保存，有效期 10 天。定性参考品：-20℃保存，有效期 48 个月；或者 2 ～ 8℃保存，有效期 12 个月。开瓶后在 2 ～ 8℃保存，有效期 120h。

(6) 性能指标：精密度：分别采用 2 个批号的 HBeAg 试剂盒对高、低 2 个水平的 HBeAg 质控品进行 1 次检测，每次复测 10 孔，每份样品共检测 20 次。测定浓度 CV ≤ 10%；临床灵敏度应≥ 95%；临床特异性应≥ 95%。

5. 乙型肝炎病毒 e 抗原检测试剂盒（胶体金法）[国食药监械（准）字 2013 第 3400842 号]

(1) 原理：HBeAg 金标试纸条采用胶体金免疫层析技术，在硝酸纤维素膜上的检测线和对照线分别包被鼠抗 -HBe 单抗（eAb1）、羊抗鼠 IgG，玻璃纤维素膜上预包被干粉态金标记鼠抗 -HBe 单抗（eAb2-Au）。检测时，样本中的 eAg 可与预先冻干在加样区前段的金标抗体 eAb2-Au 结合，形成免疫复合物，由于层析作用复合物沿膜带移动。如为阳性样本，则可在检测线凝集形成可见色线 eAb1-eAg-eAb2-Au；如为阴性样本，则只在对照线位置形成一条色线。

(2) 样本类型：采集静脉的血清、血浆样本必须在无菌条件下，并避免使用溶血、高血脂、高胆红素样本；如果血清或血浆样品收集后 7 天内检测，样品须放在 2 ～ 8℃保存；如果大于 7 天，则须冷冻保存。

血浆样本对临床常用抗凝剂（EDTA/ 肝素、枸橼酸钠）无要求。

(3) 参考范围：正常人为阴性结果。

(4) 注意事项：检测必须符合实验室管理规范和生物安全守则的规定，操作时必须戴手套、穿工作服，严格健全和执行消毒隔离制度。

本试剂盒仅用于体外诊断，操作应严格按照产品说明书进行。

实验环境应保持一定湿度，避风。避免在过高温度下进行实验。

试纸条从铝箔袋中取出后，应尽快进行实验，置于空气中时间过长，纸条会受潮失效。

试纸条可在室温下保存，谨防受潮。低温下保存的试纸条应平衡至室温方可使用。

所用样品、废弃物等都应按传染物处理。

(5) 储运条件：2 ～ 30℃密封干燥处保存。有效期 18 个月。

(6) 性能指标：按照中国食品药品检定研究院 - 生物制品检定所提供的国家参考品检定，其阴性参考品符合率、阳性参考品符合率、最低检出量、精密性、稳定性均符合相应的国家标准。

本试剂盒与甲型肝炎病毒、丙型肝炎病毒、人类免疫缺陷病毒、梅毒螺旋体感染者、类风湿因子阳性血清均不产生交叉反应。胆红素（342.0μmol/L）、胆固醇（20.7mmol/L）、血红蛋白（5.0g/L）、三酰甘油（28.2mmol/L）时，不影响检测结果。

（娄金丽　高　省）

七、乙型肝炎病毒 e 抗原定量测定

（一）概述

请参考“乙型肝炎病毒 e 抗原定性测定”章节的内容。

（二）临床意义

尽管表面抗原检测与真正的 HBV 清除更加有关，但表面抗原清除率在抗病毒患者中的比例还是比较低的。因此，很多研究关注另一种 HBV 可溶性抗原 HBeAg 的变化。美国及欧洲新的乙型肝炎防治指南已将慢性乙型肝炎患者按照 HBeAg 阴性与否进行分类。目前 HBeAg 定量检测并没有统一的国际单位，文献出现的最多检测方法是雅培公司的 HBeAg 检测方法，这种方法基于化学发光微粒子免疫分析技术，使用的单位为 PEIU/ml，PE 是德国 Paul Ehrlich 研究机构的简称。

Michael W. Fried 等对 814 名 HBeAg 阳性的慢性乙型肝炎患者长效干扰素治疗前 HBeAg 定量和预后结果分析表明，治疗前 HBeAg 定量低于 31PEIU/ml 患者可以有 54% 达到 HBeAg 血清学转换，而 HBeAg ＞ 1294PEIU/ml 患者仅有 24% 发生 HBeAg 血清学转换，提示初始治疗时 HBeAg 定量对患者治疗预后有一定影响。在治疗的动力学方面，出现 HBeAg 血清转换的患者在治疗期间 HBeAg 定量会迅速下降，而没有达到的患者只有中等程度的下降，会在停药后反弹，这种现象提示一种可能，当 HBeAg 降低至一定程度后疾病反弹可能性会减少。进一步发现，如果治疗 12 周时，患者的 HBeAg 定量＜ 10 PEIU/ml，则有 53% 患者发生治疗应答，但对于＞ 100PEIU/ml 的患者，则仅有 10% 的应答率。在 24 周发现类似的结果，较低的 HBeAg 定量阳性预测值为 51%，较高的患者阴性预测值为 96%。在预测 HBeAg 转换方面，HBV DNA 预测准确性差于 HBeAg 定量，提示

HBeAg 定量在治疗前、治疗中的监测意义，并可能通过 HBeAg 监测进行个体化治疗。

也有学者对 76 例应用拉米夫定治疗 HBeAg 阳性的慢性乙型肝炎患者 HBeAg 水平监测发现，HBeAg 的变化也可以表现为不同形式，而比治疗初下降小于 10% 患者更加容易出现 YMDD 变异。提示这种定量监测在判断患者耐药方面的潜在作用。

目前雅培诊断已研发出可以广泛应用于临床的 HbeAg 定量检测试剂，其结果可以溯源到 PEI 的国际一级标准物质。

（三）测定方法

测定方法包括酶联免疫吸附试验、化学发光法、免疫荧光试验、快速检测（胶体金或胶体硒快速试验、免疫层析试验）等。

（四）国家行业标准

该项目暂无相关医药行业标准。

（五）试剂介绍

1. 乙型肝炎病毒 e 抗原测定试剂盒（化学发光微粒子免疫检测法）（B6C32C 12-3456/R04）

(1) 预期用途：ARCHITECT 乙型肝炎病毒 e 抗原项目采用化学发光微粒子免疫检测技术 (CMIA)，定性测定人血清和血浆中的 HBeAg。此项目可作为诊断和监测乙型肝炎病毒感染的辅助手段。

(2) 原理：ARCHITECT 乙型肝炎病毒 e 抗原项目采用两步法免疫检测，运用 Chemiflex 技术，即 CMIA 技术与灵活的检测模式的结合，定性测定人血清和血浆中的 HBeAg。

第一步，将样本、项目稀释液和乙型肝炎病毒 e 抗体 HBeAb（小鼠，单克隆）包被的顺磁微粒子混合。样本中的 HBeAg 与 HBeAb 包被的微粒子结合。冲洗后进入第二步，加入吖啶酯标记的 HBeAb 结合物。再次冲洗后，将预激发液和激发液加入到反应混合物中。测量产生的化学发光反应，以相对发光单位 (RLU) 表示。样本中的 HBeAg 含量和 ARCHITECT i 光学系统检测到的 RLU 值之间成正比。

通过对比反应中的化学发光信号和 ARCHITECT 乙型肝炎病毒 e 抗原项目校准得出的 cut-off 信号确定样本中是否存在 HBeAg。如果反应中的化学发光信号＜ cut-off 信号，则此样本在 HBeAg 检测中呈非反应性。

(3) 标本类型：人血清（包括采集于血清分离管中的血清）或采集于 EDTA-K_2、枸橼酸钠、肝素钠、ACD-B、CPDA-1、CPD 和草酸钾抗凝管中的血浆可用于 ARCHITECT 乙型肝炎病毒 e 抗原项目。尚未验证其他抗凝剂是否可用于 ARCHITECT 乙型肝炎病毒 e 抗原项目。按照生产商的指导说明使用血清或血浆采集管。

(4) 参考范围：ARCHITECT i 系统通过将校准品重复检测 3 次，分别计算出 ARCHITECT 乙型肝炎病毒 e 抗原校准品 1（Cal 1）和校准品 2（Cal 2）的 RLU，并保存结果。样本 HBeAg 检测定性结果（表 16-15）。

表 16-15　定性结果

S/CO	系统解释	复检程序
＜ 1.00	无反应性	无需复检
≥ 1.00	有反应性	需复检

定量结果：最低定量限 LOQ 约 700.00PEIU/ml。

(5) 储运条件：ARCHITECT 乙型肝炎病毒 e 抗原测定试剂盒必须在 2 ～ 8℃竖直向上储存，取出后可立即使用。按照指导储存和操作时，试剂在效期内保持稳定。

ARCHITECT 乙型肝炎病毒 e 抗原测定试剂盒在 ARCHITECT i 系统上最长可以储存 30 天。

试剂可以在 ARCHITECT i 系统上储存，也可以脱离系统储存。如果试剂脱离系统储存，需将其竖直向上储存于 2 ～ 8℃（盖有软盖和替换盖）。试剂从系统上取出后，建议将其放回原始托架和包装盒中储存，以确保其竖直向上放置。

(6) 注意事项：HBeAg 检测结果与临床症状不符时，需要通过附加试验来验证检测结果。

检测结果用于诊断时，应当与患者病史和用于诊断急性或慢性感染的其他肝炎标志物结合使用。

冻融的样本和含有红细胞、凝块或颗粒物质的样本必须在检测前离心。

不能使用热灭活样本。

不能使用严重溶血的样本。

不能使用明显受到微生物污染的样本。

接受肝素治疗的患者，其样本可能会凝固不完全。样本中纤维蛋白的存在可能会导致检测结果错误。为避免这种情况，应在肝素治疗前采集样本。

接受小鼠单克隆抗体制剂诊断或治疗的患者，其样本中可能含有人抗小鼠抗体（HAMA）。使用含有小鼠单克隆抗体的试剂盒检测这类样本时，检测结果可能出现假性升高或假性降低。ARCHITECT 乙型肝炎病毒 e 抗原项目含有一种组分可以降低 HAMA 反应性样本的影响。可能需要其他临床或诊断信息才能明确判断。

人血清中的嗜异性抗体可与试剂中的免疫球蛋白发生反应，干扰体外免疫测定。经常与动物或动物血清产品接触的患者，其样本可能容易受到此干扰，并使检测结果出现异常值。可能需要其他信息用于诊断。

（7）性能指标

1）精密度：ARCHITECT 乙型肝炎病毒 e 抗原项目在检测反应性样本（S/CO ≥ 1.00）时的精密度≤ 10%。使用含有 1 份非反应性样本、4 份稀释后的 HBeAg 反应性样本、质控品和校准品的检测盘进行研究。在 2 个外部实验室，使用 2 个批号的试剂检测 2 个不同批号的质控品和校准品（每种组合）。在 1 个内部实验室，使用 3 个批号的试剂检测 3 个不同批号的质控品和校准品（每种组合）。所有检测盘每批检测 3 次。批内和批间标准差（*s*）和变异系数（CV）百分比采用混合方差分析模型，通过方差分量分析法进行分析。

2）特异性：ARCHITECT 乙型肝炎病毒 e 抗原项目检测随机献血者样本的特异性≥ 99.5%。在 2 个临床实验室，对总共 1309 份随机献血者样本（血清和血浆）进行研究。1309 份样本经 ARCHITECT 乙型肝炎病毒 e 抗原检测均呈非反应性。

3）灵敏度：ARCHITECT 乙型肝炎病毒 e 抗原项目的灵敏度≥ 99.5%。对 206 份预鉴定为 HBeAg 和 HBsAg 反应性样本进行研究，结果经 ARCHITECT 乙型肝炎病毒 e 抗原检测均呈反应性。

4）检测灵敏度：ARCHITECT 乙型肝炎病毒 e 抗原项目的检测灵敏度 cut-off 值为＜ 0.5PEIU/ml。

2. 乙型肝炎病毒 e 抗原定量检测试剂盒（磁微粒化学发光法）（国械注准 20143401945）

（1）原理：本产品采用双抗体夹心法原理进行检测。用抗 -HBe 制备磁微粒，辣根过氧化物酶标记抗 -HBe 制备酶结合物。通过免疫反应形成抗体 - 抗原 - 酶标抗体复合物，该复合物催化发光底物液发出光子，发光强度与 HBeAg 的含量成正比。

（2）标本类型：采用正确医用技术收集血清 / 血浆样本，推荐对于使用普通管采血的样本，离心前样本应在 37℃孵育至少 1h；对于使用促凝管采血的样本，离心前样本应在 37℃孵育至少 0.5h，离心条件 10 000r/min，10min；对于使用抗凝管采血的样本，离心条件 10 000r/min，10min。抗凝管推荐使用肝素作为抗凝剂，避免使用枸橼酸钠和 EDTA 抗凝剂。样本中的沉淀物和悬浮物可能会影响试验结果，应离心除去，并确定样本未变质方可使用。样本收集后在室温放置不可超过 8h；如果不在 8h 内检测，需将样本放置在 2 ～ 8℃的冰箱中；若需 48h 以上保存或运输，则应冻存于 -20℃以下，避免反复冻融。使用前恢复到室温，轻轻摇动混匀。

（3）参考范围：正常参考值＜ 0.1PEIU/ml。

（4）注意事项：溶血或脂血的样本不能用于测定。与 HIV 抗体、HCV-IgG 抗体、HAV-IgM 抗体无交叉反应。40mg/dl 胆红素、2.5mg/ml 血红蛋白、500mg/dl 三酰甘油时，对检测结果无显著影响

（5）储运条件：试剂盒在 2 ～ 8℃储存，有效期 12 个月。试剂盒应防止冷冻，避免强光照射。试剂盒开启使用后，2 ～ 8℃保存可使用 1 个月。试剂机载稳定性：试剂包（磁微粒混悬液、酶结合物）竖直向上存放，在 2 ～ 10℃环境下冷藏保存 2h 后，才可上机使用。首次使用后，机载或在 2 ～ 10℃环境下稳定期为 28 天。校准品开瓶后保存于 2 ～ 8℃，稳定期可维持 1 个月；若需使用更长时间，应根据需要进行分装，于 -20℃冻存（可以保存 2 个月），但应避免反复冻融。

（娄金丽　高　省）

八、乙型肝炎病毒 e 抗体测定

（一）概述

乙型肝炎病毒 e 抗体是人体感染乙肝病毒血清学标志物指标之一，是机体受 HBeAg 刺激而产生的相应抗体，对乙型肝炎病毒感染无保护作用。乙型

肝炎病毒e抗体的英文缩写为HbeAb（抗-HBe），抗体阳性主要出现在无症状乙肝表面抗原携带者和慢性乙肝患者中间。过去认为抗-HBe阳性是表示体内无HBV存在、无传染性，是预后良好的标志。但目前的研究表明，有部分患者抗-HBe阳性，其血清中始终未出现过HBeAg，因为HBV基因存在变异，无法分泌HBeAg，在此情况下，虽然血清中无HBeAg，但病毒仍在复制，可出现病加剧现象。

（二）临床意义

乙型肝炎病毒e抗原（HBeAg）及其抗体（抗-HBe）与乙型肝炎病毒感染有关。乙型肝炎病毒感染早期，出现乙型肝炎病毒表面抗原（HBsAg）后，可首先检测到乙型肝炎病毒e抗原。在急性感染病毒复制期，这两种抗原的滴度迅速升高。急性乙型肝炎病毒感染期间，如果出现乙型肝炎病毒e抗原与乙型肝炎病毒e抗体的血清转换，通常提示感染缓解和感染性降低。乙型肝炎病毒e抗原阴性结果可能表示病毒复制高峰期之前的早期急性感染或康复早期，此时乙型肝炎病毒e抗原已降低到可检测水平以下。乙型肝炎病毒e抗体可用于鉴别诊断这两个阶段。有一种慢性乙型肝炎患者血清中不能检测到乙型肝炎病毒e抗原，但乙型肝炎病毒e抗体呈阳性，这些患者血清中的乙型肝炎病毒DNA也可能呈阳性。此外，在治疗慢性乙型肝炎患者时，乙型肝炎病毒e抗原/抗体的血清转换可作为病毒学应答的一个指标。

（三）测定方法

测定包括包括酶联免疫吸附试验、化学发光法、免疫荧光试验、快速检测（胶体金或胶体硒快速试验、免疫层析试验）等。

（四）国家行业标准

该项目暂无相关医药行业标准。

（五）试剂介绍

1. 乙型肝炎病毒e抗体测定试剂盒（化学发光微粒子免疫检测法）[国食药监械（进）字2013第3400287号]

(1) 预期用途：ARCHITECT乙型肝炎病毒e抗体项目采用化学发光微粒子免疫检测技术（CMIA），定性测定人血清和血浆中的乙型肝炎病毒e抗体。此项目可作为诊断和监测乙型肝炎病毒感染的辅助手段。

(2) 原理：ARCHITECT乙型肝炎病毒e抗体项目采用竞争两步法免疫检测，运用Chemiflex®技术，即CMIA技术与灵活的检测模式的结合，定性测定人血清和血浆中的乙型肝炎病毒e抗体。第一步，将样本、中和试剂和乙型肝炎病毒e抗体（小鼠，单克隆）包被的顺磁微粒子混合。样本中的乙型肝炎病毒e抗体与中和试剂中的重组乙型肝炎病毒e抗原结合。未结合重组乙型肝炎病毒e抗原与乙型肝炎病毒e抗体包被的微粒子结合。冲洗后进入第二步，加入吖啶酯标记的乙型肝炎病毒e抗体结合物。再次冲洗后，将预激发液和激发液加入到反应混合物中。测量产生的化学发光反应，以相对发光单位（RLU）表示。样本中的乙型肝炎病毒e抗体含量与ARCHITECT i光学系统检测到的RLU值之间成反比。

通过对比反应中的化学发光信号和ARCHITECT乙型肝炎病毒e抗体项目校准得出的cut-off信号，确定样本中是否存在乙型肝炎病毒e抗体。如果反应中的化学发光信号＞cut-off信号，则此样本在乙型肝炎病毒e抗体检测中呈非反应性。

(3) 标本类型：人血清（包括采集于血清分离管中的血清）或采集于EDTA-K_2、枸橼酸钠、肝素钠、ACD-B、CPDA-1、CPD和草酸钾抗凝管中的血浆，可用于ARCHITECT乙型肝炎病毒e抗体项目。尚未验证其他抗凝剂是否可用于ARCHITECT乙型肝炎病毒e抗体项目。按照生产商的指导说明使用血清或血浆采集管。

(4) 参考范围

1) ARCHITECT乙型肝炎病毒e抗体检测中，S/CO值＞1.00的样本视为非反应性，无需进一步检测。

2) ARCHITECT乙型肝炎病毒e抗体检测中，S/CO值≤1.00的样本视为反应性。

3) ARCHITECT乙型肝炎病毒e抗体检测中，抑制率＜50%的样本视为非反应性。

4) ARCHITECT乙型肝炎病毒e抗体检测中，抑制率≥50%的样本视为反应性。

S/CO值＞3.00或抑制率＜-50%的样本可能在乙型肝炎病毒e抗原检测中呈反应性，应进行乙型肝炎病毒 e 抗原检测。

应将所有初检反应性样本转移至离心管内，以≥ 10 000RCF 的速度离心 10min，然后复检 2 次。如果两次复检均为非反应性，那么样本经乙型肝炎病毒 e 抗体检测呈非反应性。如果其中一次复检为反应性，根据 ARCHITECT 乙型肝炎病毒 e 抗体项目的判断标准，样本经乙型肝炎病毒 e 抗体检测呈复检反应性。

(5) 储运条件：ARCHITECT 乙型肝炎病毒 e 抗体测定试剂盒必须在 2 ～ 8℃竖直向上储存，取出后可立即使用。

按照指导储存和操作时，试剂在效期内保持稳定。

ARCHITECT 乙型肝炎病毒 e 抗体测定试剂盒在 ARCHITECT i 系统上最长可以储存 30 天。

试剂可以在 ARCHITECT i 系统上储存，也可以脱离系统储存。如果试剂脱离系统储存，需将其竖直向上储存于 2 ～ 8℃（盖有软盖和替换盖）。试剂从系统上取出后，建议将其放回原始托架和包装盒中储存，以确保其竖直向上放置。

(6) 注意事项：乙型肝炎病毒 e 抗体检测结果与临床症状不符时，需要通过附加试验来验证检测结果。

检测结果用于诊断时，应当与患者病史和用于诊断急性或慢性感染的其他肝炎标志物结合使用。

冻融的样本和含有红细胞、凝块或颗粒物质的样本必须在检测前离心。

不能使用热灭活样本。

不能使用严重溶血的样本。

不能使用明显受到微生物污染的样本。

接受肝素治疗的患者，其样本可能会凝固不完全。样本中纤维蛋白的存在可能会导致检测结果错误。为避免这种情况，应在肝素治疗前采集样本。

接受小鼠单克隆抗体制剂诊断或治疗的患者，其样本中可能含有人抗小鼠抗体（HAMA）。使用含有小鼠单克隆抗体的试剂盒检测这类样本时，检测结果可能出现假性升高或假性降低。ARCHITECT 乙型肝炎病毒 e 抗体项目含有一种组分可以降低 HAMA 反应性样本的影响。可能需要其他临床或诊断信息才能明确判断。

人血清中的嗜异性抗体可与试剂中的免疫球蛋白发生反应，干扰体外免疫测定。经常与动物或动物血清产品接触的患者，其样本可能容易受到此干扰，并使检测结果出现异常值。可能需要其他信息用于诊断。

(7) 性能指标

1) 精密度：ARCHITECT 乙型肝炎病毒 e 抗体项目在质控范围（0.21 ～ 2.70S/CO）内的检测精密度≤ 10%。在两个临床实验室，对总共 1310 份随机献血者样本（血清和血浆）进行研究。其中 6 份样本经 ARCHITECT 乙型肝炎病毒 e 抗体检测呈反应性，经乙型肝炎病毒核心抗体检测也呈反应性。其余 1304 份样本经 ARCHITECT 乙型肝炎病毒 e 抗体检测呈非反应性。

2) 特异性：ARCHITECT 乙型肝炎病毒 e 抗体项目检测随机献血者样本的特异性≥ 99.5%。

对 206 份预鉴定为乙型肝炎病毒 e 抗体和乙型肝炎病毒核心抗体反应性样本进行研究，结果经 ARCHITECT 乙型肝炎病毒 e 抗体检测均呈反应性。

ARCHITECT 乙型肝炎病毒 e 抗体项目检测住院患者样本的特异性＞ 99.0%。

在一个临床实验室，对总共 498 份住院患者样本进行研究。其中 63 份样本经 ARCHITECT 乙型肝炎病毒 e 抗体检测呈反应性，经乙型肝炎病毒核心抗体检测也呈反应性；其余 435 份样本经 ARCHITECT 乙型肝炎病毒 e 抗体检测呈非反应性。

使用 ARCHITECT 乙型肝炎病毒 e 抗体项目对总共 155 份含有潜在干扰物质和非乙型肝炎病毒感染［CMV、EBV、HAV 抗体、HCV 抗体、HIV-1 抗体、HSV、风疹、HBV 疫苗接种者、梅毒、尿道感染、类风湿因子、抗核抗体（ANA）、弓形体病、酒精性肝硬化、孕妇、多发性骨髓瘤、多产妇女、血液透析患者、人抗小鼠抗体（HAMA）］的样本进行检测，其中 7 份样本经 ARCHITECT 乙型肝炎病毒 e 抗体检测呈反应性，经乙型肝炎病毒核心抗体检测也呈反应性。

使用 ARCHITECT 乙型肝炎病毒 e 抗体项目对 75 份来自高危血液传播疾病［静脉药瘾（IVDU）］、男性同性恋（MSM）和血友病的患者样本进行检测，其中 15 份样本经 ARCHITECT 乙型肝炎病毒 e 抗体检测呈反应性，经乙型肝炎病毒核心抗体检测也呈反应性。

3) 灵敏度：ARCHITECT 乙型肝炎病毒 e 抗

体项目的灵敏度≥ 99.5%。

对 206 份预鉴定为乙型肝炎病毒 e 抗体和乙型肝炎病毒核心抗体反应性样本进行研究，结果经 ARCHITECT 乙型肝炎病毒 e 抗体检测均呈反应性。

使用 ARCHITECT 乙型肝炎病毒 e 抗体项目对总共 93 份临床或血清学分类为不同乙型肝炎病毒感染阶段的患者样本进行检测。36 份急性感染样本中，17 份样本呈反应性，19 份样本呈非反应性。57 份慢性感染样本中，36 份样本呈反应性，21 份样本呈非反应性。

2. 乙型肝炎病毒 e 抗体检测试剂盒（化学发光法）[国食药监械（准）字 2012 第 3400358 号]

(1) 原理：采用竞争法化学发光免疫分析原理进行检测。通过免疫反应形成抗原 - 抗体 - 抗体 - 酶复合物，该复合物催化化学发光底物液发出光子，发光强度与抗 -HBe 的含量成反比。

(2) 标本类型：血清或血浆。

样本无需特殊制备处理，采用正确医用技术采集全血样本，静置 0.5h 以上后，3000r/min 离心 10min 以上充分分离血清，使血清不含或极少含红细胞、白细胞，否则可能会导致假阳性结果。

不能使用加热灭活处理后的样本，样本中含有叠氮钠会影响实验结果，不能用叠氮钠作为样本防腐剂。

血清样本在未充分凝集前离心将导致纤维蛋白的存在。为避免纤维蛋白对结果的影响，必须确保离心处理前样本已经充分凝集。对于正在接受抗凝剂治疗的患者样本，需要延长凝集时间。

源于不同生产商的血样采集试管，由于原材料和添加剂不同，包括凝胶或物理涂层、促凝剂和 / 或抗凝剂，可能导致得到不同的结果。具体使用方法请参照血样采集试管制造商的使用说明。

样本如在 48h 内测定，应密闭保存于 2 ～ 8℃；若需长时间存放，应将血清吸出并保存在 -20℃以下。冻融后的样本，应先离心除去絮状凝物再进行检测，反复冻融的样本可能会影响检测结果。实验前，应将样本恢复至室温（20 ～ 27℃），并轻轻翻转混匀，禁止使用水浴加温融化。

(3) 参考范围：首先计算阴性对照发光值（RLU）的平均值 N$\bar{x}$ 和阳性对照发光值（RLU）的平均值 P$\bar{x}$。若阴性对照单孔发光值不在 0.5 倍 N$\bar{x}$ 至 1.5 倍 N$\bar{x}$ 之间，计算临界值时应剔除。

临界值（cut-off）=0.5×N$\bar{x}$。

待测样本的 RLU 值 ＞ 临界值为无反应性；待测样本的 RLU 值≤临界值为有反应性。

(4) 注意事项：高血脂或者溶血样本、受到微生物污染样本及反复冻融或者热灭活后的样本均会影响检测的准确性，从而导致错误的结果。

使用抗凝剂（浓度为 21.8mmol/L 枸橼酸钠、5mmol/L EDTA-Na、15IU/ml 肝素、10mmol/L 草酸钠）不影响检测结果。

次氯酸钠消毒液等强氧化剂能引起发光底物液发生反应，导致结果误判，故发光操作实验室应禁止使用此类消毒剂。

(5) 储运条件：试剂盒储存于 2 ～ 8℃，有效期 12 个月。

(6) 性能指标

1) 阴性参考品符合率：15 份阴性参考品检测结果不得出现假阳性。

2) 阳性参考品符合率：10 份阳性参考品检测结果，假阴性不得多于 1 份。

3) 最低检出限：用 3 个系列稀释参考品进行检测，每个系列稀释的 3 份血清中应至少检出 2 份为阳性。

4) 精密性：用精密性参考品或质控品测定，CV ≤ 20%（n=10）。

3. 乙型肝炎病毒 e 抗体检测试剂盒（磁微粒化学发光法）（国械注准 20143401819）

(1) 原理：本产品采用竞争法原理进行检测。用抗 -HBe 和 HBeAg 包被磁微粒，用辣根过氧化物酶标记抗 -HBe 制备酶结合物。通过免疫反应形成抗体 - 抗原 - 酶标抗体复合物，该复合物催化发光底物发出光子，发光强度与抗 -HBe 的含量成反比。

(2) 标本类型：采用正确医用技术收集血清 / 血浆样本，推荐对于使用普通管采血的样本，离心前样本应在 37℃孵育至少 1h；对于使用促凝管采血的样本，离心前样本应在 37℃孵育至少 0.5h，离心条件 10 000r/min，10min；对于使用抗凝管采血的样本，离心条件 10 000r/min，10min。抗凝管推荐使用肝素作为抗凝剂，避免使用枸橼酸钠和

EDTA 抗凝剂。样本中的沉淀物和悬浮物可能会影响试验结果，应离心除去，并确定样本未变质方可使用。样本收集后在室温放置不可超过 8h；如果不在 8h 内检测，需将样本放置在 2 ～ 8℃的冰箱中；若需 48h 以上保存或运输，则应冻存于 -20℃以下，避免反复冻融。使用前恢复到室温，轻轻摇动混匀。

(3) 参考范围：正常参考值＜ 0.4PEIU/ml。

(4) 注意事项：溶血或脂血的样本不能用于测定。HIV 抗体、HCV-IgG 抗体、HAV-IgM 抗体、HEV IgG 抗体、TP 抗体、ANA、类风湿因子、EB 病毒 IgG 抗体，以及 TOX、RV、CMV、HSV1、HSV2 IgG 及 IgM 抗体阳性样本对检测结果无显著影响。

(5) 储运条件：试剂盒在 2 ～ 8℃储存，有效期 12 个月。试剂盒应防止冷冻，避免强光照射。试剂盒开启使用后，2 ～ 8℃保存可使用 1 个月。试剂机载稳定性：试剂包（磁微粒混悬液、酶结合物）竖直向上存放，在 2 ～ 10℃环境下冷藏保存 2h 后，才可上机使用。首次使用后，机载或在 2 ～ 10℃环境下稳定期为 28 天。校准品开瓶后保存于 2 ～ 8℃，稳定期可维持 1 个月；若需使用更长时间，应根据需要进行分装，于 -20℃冻存（可以保存 2 个月），但应避免反复冻融。

4. 乙型肝炎病毒 e 抗体检测试剂盒（胶体金法）（国械注准 20143401997）

(1) 原理：本试剂采用胶体金免疫层析技术和竞争抑制免疫法的原料，在硝酸纤维素膜上检测线和对照线处分别包被 e 单抗（eAb1）和羊抗鼠 IgG。检测阳性样本时，样本血清（浆）中 HBeAb 与预先冻干在加样区前端的 e 抗原及金标抗体 -eAb2-Au 结合，形成免疫复合物，由于层析作用，复合物沿膜带移动，经过检测线时，金标记的 eAb2-Au 不能与检测线结合，则只在对照线处形成一条色线。如为阴性样本，则在检测线处凝集形成 eAb1-eAg-eAb2-Au 可见色线。

(2) 样本类型：采集静脉的血清、血浆样本应在无菌条件下，血浆样本对临床常用抗凝剂（EDTA、肝素、枸橼酸钠）无要求。

避免使用溶血、高血脂、高胆红素样本。

如果血清或血浆样品收集后 7 天内检测，可置于 2 ～ 8℃保存；大于 7 天，须置 -20℃下冷冻保存。

(3) 参考范围：正常人为阴性结果。

(4) 注意事项：检测必须符合实验室管理规范和生物安全守则的规定，操作时必须戴手套、穿工作服、严格健全和执行消毒隔离制度。

本试剂盒仅用于体外诊断，操作应严格按照产品说明书进行。

实验环境应保持一定湿度，避风。避免在过高温度下进行实验。

试纸条从铝箔袋中取出后，应尽快进行实验，置于空气中时间过长，纸条会受潮失效。

试纸条可在室温下保存，谨防受潮。低温下保存的试纸条应平衡至室温方可使用。

所用样品、废弃物等都应按传染物处理。

(5) 储运条件：2 ～ 30℃密封干燥处保存。有效期 18 个月。

(6) 性能指标：按照中国药品生物制品检定所提供的国家参考品检定，其阴性参考品符合率、阳性参考品符合率、最低检出量、精密性、稳定性均符合相应的国家标准。

胆红素（342.0μmol/L）、胆固醇（20.7mmol/L）、血红蛋白（5.0g/L）、三酰甘油（28.2mmol/L）不影响检测结果。

本试剂盒与甲型肝炎病毒、丙型肝炎病毒、人类免疫缺陷病毒、梅毒螺旋体感染者、类风湿因子阳性血清均不产生交叉反应。

（娄金丽　高　省）

九、乙型肝炎病毒核心抗体测定

（一）概述

乙型肝炎病毒核心抗体（抗 -HBc）是由乙型肝炎病毒核心抗原刺激肝细胞产生的一种免疫球蛋白，其中有 IgG、IgM、IgA 和 IgE 型。临床上常规检测的有 IgM 和 IgG 型。

乙型肝炎病毒核心抗体 IgM 增高可诊断急性乙型肝炎；单纯核心抗体 IgG 增高常表示有既往感染；抗 -HBc 的出现表明肝内乙肝病毒复制活跃，肝细胞受损较重，并且传染性较强；抗 -HBc 对乙型肝炎无保护作用，其持续阳性可长达数十年甚至保持终身。

（二）临床意义

乙型肝炎病毒核心抗体检测可作为当前或既往乙型肝炎病毒感染的指标。急性乙型肝炎病毒感染中出现乙型肝炎病毒表面抗原（HBsAg）后不久，便可在血清中检测到乙型肝炎病毒核心抗体。在乙型肝炎病毒表面抗原消失后、检测到乙型肝炎病毒表面抗体之前，乙型肝炎病毒核心抗体都将持续存在。在缺乏其他乙型肝炎病毒标志物相关信息的情况下，应当认为含有可检测水平的乙型肝炎病毒核心抗体的个体可能处于乙型肝炎病毒感染活动期或感染恢复期，并且个体获得免疫。乙型肝炎病毒核心抗体可能是乙型肝炎病毒感染和潜在感染的唯一血清学标志物。

乙型肝炎病毒核心抗体不能用于区别急性或慢性乙型肝炎病毒感染。

（三）测定方法

测定方法包括酶联免疫吸附试验、化学发光法、免疫荧光试验、快速检测（胶体金或胶体硒快速试验、免疫层析试验）等。

（四）国家行业标准

该项目暂无相关医药行业标准。

（五）试剂介绍

1. 乙型肝炎病毒核心抗体测定试剂盒（化学发光微粒子免疫检测法）[国食药监械（进）字2012第3404616号]

(1) 预期用途：ARCHITECT乙型肝炎病毒核心抗体项目采用化学发光微粒子免疫检测技术（CMIA），定性测定人血清和血浆中的乙型肝炎病毒核心抗体。在许多国家，ARCHITECT乙型肝炎病毒核心抗体项目用于血液筛查，以避免血液和血液成分接受者感染乙型肝炎病毒。此项目还可用于辅助诊断乙型肝炎病毒感染。

(2) 原理：ARCHITECT乙型肝炎病毒核心抗体项目采用两步法免疫检测，运用Chemiflex技术，即CMIA技术与灵活的检测模式的结合，定性测定人血清和血浆中的乙型肝炎病毒核心抗体。第一步，将样本、项目稀释液、样本稀释液和rHBcAg包被的顺磁微粒子混合。样本中的乙型肝炎病毒核心抗体与rHBcAg包被的微粒子结合，冲洗反应混合物，进入第二步，加入吖啶酯标记的抗人抗体结合物。再次冲洗后，将预激发液和激发液加入到反应混合物中。测量产生的化学发光反应，以相对发光单位（RLU）表示。样本中的乙型肝炎病毒核心抗体和ARCHITECT i光学系统检测到的RLU值之间成正比。

通过对比反应中的化学发光信号和ARCHITECT乙型肝炎病毒核心抗体项目当前校准得出的cut-off信号确定样本中是否存在乙型肝炎病毒核心抗体。如果样本的化学发光信号≥cut-off信号，则应考虑样本的乙型肝炎病毒核心抗体检测呈反应性。

(3) 标本类型：人血清（包括采集于血清分离管中的血清）。

采集于以下抗凝管中的人血浆：肝素钠、肝素锂、EDTA-K_2、枸橼酸钠、草酸钾、CPD、CPDA-1和ACD。

ACD抗凝管中的样本相对于血清样本可能有多达20%的正偏差。

液体抗凝剂可能具有稀释作用，会导致患者样本的检测结果偏低。

(4) 参考范围

1) 结果计算：ARCHITECT i系统根据三次检测校准品1得出的平均RLU值，计算cut-off RLU值并保存结果。cut-off RLU值通过将ARCHITECT乙型肝炎病毒核心抗体校准品1的平均RLU值乘以1.0得出。

ARCHITECT i系统将按照以下公式，计算每个样本和质控品的S/CO值：

S/CO=样本RLU值/cut-off RLU值

2) 结果说明（表16-16和表16-17）

表16-16 ARCHITECT乙型肝炎病毒核心抗体项目初检结果

初检结果S/CO	系统标识	解释	复检程序
＜1.00	非反应性	非反应性	无需复检
≥1.00	反应性	反应性	复检两次

表 16-17　ARCHITECT 乙型肝炎病毒核心抗体项目检测结果最终解释

初检结果	复检结果	最终解释
非反应性	无需复检	非反应性
反应性	如果三次检测结果中的两次结果＜ 1.00S/CO	非反应性
反应性	如果三次检测结果中的两次结果≥ 1.00S/CO	反应性

(5) 注意事项：乙型肝炎病毒核心抗体结果与临床症状不符时，需要通过附加试验来验证检测结果。

检测结果用于诊断时，应当与其他数据，如症状、其他检测结果、临床表现等结合使用。

人血清中的嗜异性抗体可与试剂中的免疫球蛋白发生反应，干扰体外免疫测定。经常与动物或动物血清产品接触的患者，其样本可能容易受到此干扰，并使检测结果出现异常值，可能需要其他信息用于诊断。

接受过小鼠单克隆抗体制剂诊断或治疗的患者，其样本中可能含有人抗小鼠抗体（HAMA）。使用含有小鼠单克隆抗体的试剂盒检测含有 HAMA 的样本时，可能会出现异常值。

(6) 储运条件：ARCHITECT 乙型肝炎病毒核心抗体测定试剂盒必须在 2 ～ 8℃竖直向上储存，取出后可立即使用。

按照指导储存和操作时，试剂在效期内保持稳定。

ARCHITECT 乙型肝炎病毒核心抗体测定试剂盒在 ARCHITECT i 系统上最长可以储存 30 天。试剂可以在 ARCHITECT i 系统上储存，也可以脱离系统储存。如果试剂脱离系统储存，需将其竖直向上储存于 2 ～ 8℃（盖有软盖和替换盖）。试剂从系统上取出后，建议将其放回原始托架和包装盒中储存，以确保其竖直向上放置。

(7) 性能指标

1) 精密度：ARCHITECT 乙型肝炎病毒核心抗体项目在检测 S/CO 值为 1.20 的样本和阳性质控品时的不精密度为总 CV ≤ 10%。

试验在一个内部实验室和两个外部实验室的各一台仪器上进行。在每个实验室使用三个批号的试剂和三个批号的校准品，对由三个批号的质控品和两个人血浆样本组成的检测盘重复检测 4 次。每台仪器、检测盘和试剂批号的组合均检测 4 次。

2) 特异性：ARCHITECT 乙型肝炎病毒核心抗体项目在检测献血人群样本时的总特异性≥ 99.5%，在检测住院 / 确诊人群样本时的总特异性≥ 98.0%。

试验在一个内部实验室和两个外部评估实验室进行。共使用采自 5 个献血中心的 5141 份血清和血浆样本、260 份住院 / 确诊样本进行检测，以评估特异性。

在献血人群样本中，共 26 份样本呈反应性。另有 2 份样本没有包括在特异性计算中，因为不能对这些样本作最终判定。在住院 / 确诊样本中，共 28 份样本呈反应性。另有 1 份样本没有包括在特异性计算中，因为不能对该样本作最终判定。

3) 灵敏度：试验使用来自急性、慢性乙型肝炎病毒感染和感染恢复期及具有感染体征和症状患者的共 406 份乙型肝炎病毒核心抗体阳性样本进行检测，结果显示灵敏度为 100%(406/406)，95% 置信区间为 99.10% ～ 100.00%。

4) 分析灵敏度：ARCHITECT 乙型肝炎病毒核心抗体项目的分析灵敏度＜ 1.0 PEIU/ml。使用一个含 4 份样本的检测盘对 ARCHITECT 乙型肝炎病毒核心抗体项目的灵敏度进行评估，检测盘可溯源至 Paul-Ehrlich 研究院（PEI）的参考血清。试验使用三个批号的试剂对检测盘进行检测。ARCHITECT 乙型肝炎病毒核心抗体项目的灵敏度范围为 0.4 ～ 0.5PEIU/ml。

5) 干扰性：另外还对其他潜在干扰疾病对 ARCHITECT 乙型肝炎病毒核心抗体项目的干扰进行研究。试验使用来自以下类别的共 104 份样本进行检测：抗核抗体（ANA）、EB 病毒（EBV 抗体阳性）、甲型肝炎病毒（HAV IgM 抗体阳性）、丙型肝炎病毒（HCV 抗体阳性）、人类免疫缺陷病毒（HIV-1 抗体阳性）、人抗小鼠抗体（HAMA）阳性、流感疫苗接种者、非病毒性肝病、类风湿因子阳性、梅毒、系统性红斑狼疮（SLE）、弓形体 IgG 抗体阳性、水痘－带状疱疹病毒（VZV 抗体阳性）、大肠杆菌抗体阳性和酵母菌感染。在这些样本中，ARCHITECT 乙型肝炎病毒核心抗体检测未出现干扰。

2. 乙型肝炎病毒核心抗体检测试剂盒（化学发光法）［国食药监械（准）字 2012 第 3400359 号］

(1) 原理：采用竞争法化学发光免疫分析原理

进行检测。通过免疫反应形成抗原－抗体－抗体－酶复合物，该复合物催化化学发光底物液发出光子，发光强度与抗 -HBc 的含量成反比。

(2) 标本类型：样本类型为血清或血浆。

样本无需特殊制备处理，采用正确医用技术采集全血样本，静置 0.5h 以上后，3000r/min 离心 10min 以上充分分离血清，使血清不含或极少含红细胞、白细胞，否则可能会导致假阳性结果。不能使用加热灭活处理后的样本，样本中含有叠氮钠会影响实验结果；不能用叠氮钠作为样本防腐剂。

血清样本在未充分凝集前离心将导致纤维蛋白的存在。为避免纤维蛋白对结果的影响，必须确保离心处理前样本已经充分凝集。对于正在接受抗凝剂治疗的患者样本，需要延长凝集时间。源于不同生产商的血样采集试管，由于原材料和添加剂不同，包括凝胶或物理涂层、促凝剂和 / 或抗凝剂，可能导致得到不同的结果。具体使用方法请参照血样采集试管制造商的使用说明。

样本如在 48h 内测定，应密闭保存于 2 ～ 8℃；若需长时间存放，应将血清吸出并保存在 -20℃以下。冻融后的样本，应先离心除去絮状凝物再进行检测，反复冻融的样本可能会影响检测结果。实验前，应将样本恢复至室温（20 ～ 27℃），并轻轻翻转混匀，禁止使用水浴加温融化。

(3) 参考范围：首先计算阴性对照发光值（RLU）的平均值 N$\bar{x}$ 和阳性对照发光值（RLU）的平均值 P$\bar{x}$。

若阴性对照单孔发光值不在 0.5 倍 N$\bar{x}$ 至 1.5 倍 N$\bar{x}$ 之间，计算临界值时应剔除。

临界值（cut-off）=0.33×N$\bar{x}$

待测样本的 RLU 值 ＞ 临界值为无反应性；待测样本的 RLU 值≤临界值为有反应性。

当样品的 RLU 值在临界值 ±10% 的范围，则属于可疑范围，可疑样品应重复实验，以便最后判定。

(4) 注意事项：高血脂或者溶血样本、受到微生物污染样本及反复冻融或者热灭活后的样本均会影响检测的准确性，从而导致错误的结果。

使用抗凝剂（浓度为 21.8mmol/L 枸橼酸钠、5mmol/L EDTA-Na_2、15IU/ml 肝素、10mmol/L 草酸钠）不影响检测结果。

次氯酸钠消毒液等强氧化剂能引起发光底物液发生反应，导致结果误判，故发光操作实验室应禁止使用此类消毒剂。

(5) 储运条件：试剂盒储存于 2 ～ 8℃，有效期 12 个月。

(6) 性能指标

1) 阴性参考品符合率：15 份阴性参考品检测结果不得出现假阳性。

2) 阳性参考品符合率：15 份阳性参考品检测结果，假阴性不得多于 1 份。

3) 最低检出限：用 3 个系列稀释参考品进行检测，每个系列稀释的 3 份血清中应至少检出 2 份为阳性。

4) 精密性：用精密性参考品测定，CV ≤ 20%（n=10）。

3. 乙型肝炎病毒核心抗体检测试剂盒（磁微粒化学发光法）（国械注准 20143401817）

(1) 原理：本产品采用竞争法原理进行检测。用核心抗原包被磁微粒，用辣根过氧化物酶标记核心抗体制备酶结合物。通过免疫反应形成抗原－酶标抗体复合物，该复合物催化发光底物发出光子，发光强度与核心抗体的含量成反比。

(2) 标本类型：采用正确医用技术收集血清 / 血浆样本，推荐对于使用普通管采血的样本，离心前样本应 37℃孵育至少 1h；对于使用促凝管采血的样本，离心前样本应 37℃孵育至少 0.5h，离心条件 10 000r/min，10min；对于使用抗凝管采血的样本，离心条件 10 000r/min，10min。抗凝管推荐使用肝素作为抗凝剂，避免使用枸橼酸钠和 EDTA 抗凝剂。样本中的沉淀物和悬浮物可能会影响试验结果，应离心除去，并确定样本未变质方可使用。样本收集后在室温放置不可超过 8h；如果不在 8h 内检测需将样本放置在 2 ～ 8℃的冰箱中；若需 48h 以上保存或运输，则应冻存于 -20℃以下，避免反复冻融。使用前恢复到室温，轻轻摇动混匀。

(3) 参考范围：正常参考值＜ 0.7PEIU/ml。

(4) 注意事项：溶血或脂血的样本不能用于测定。HIV 抗体、HCV-IgG 抗体、HAV-IgM 抗体、HEV IgG 抗体、TP 抗体、ANA、类风湿因子、EB 病毒 IgG 抗体，TOX、RV、CMV、HSV1、HSV2 IgG 及 IgM 抗体阳性样本对检测结果无显著影响。

(5) 储运条件：试剂盒在 2 ～ 8℃储存，有效期 12 个月。试剂盒应防止冷冻，避免强光照射。试剂盒开启使用后，2 ～ 8℃保存可使用 1 个月。试剂机载稳定性：试剂包（磁微粒混悬液、酶结合物）竖直向上存放，在 2 ～ 10℃环境下冷藏保存 2h 后，才可上机使用。首次使用后，机载或在 2 ～ 10℃环境下稳定期为 28 天。校准品开瓶后保存于 2 ～ 8℃，稳定期可维持 1 个月；若需使用更长时间，应根据需要进行分装，于 -20℃冻存（可以保存 2 个月），但应避免反复冻融。

4. 乙型肝炎病毒核心抗体检测试剂盒（化学发光法）[国食药监械（准）字 2014 第 3400645 号]

（1）原理：本品系由纯化的单克隆抗 -HBc 包被的发光微粒、生物素标记的 HBcAg，辅以抗 -HBc 定性参考品组成，在均相条件下，采用竞争免疫光激化学发光法检测技术原理定性检测人血清或血浆样品中的抗 -HBc。光激化学发光的基础原理是一种均相免疫反应。它是基于两种微粒表面包被的抗原或抗体，在液相中形成免疫复合物而将两种微粒拉近。在激光的激发下，发生微粒之间的离子氧的转移，进而产生高能级的红光，通过单光子计数器和数学拟合将光子数换算为靶分子浓度。而当样本不含靶分子时，两种微粒间无法形成免疫复合物，两种微粒的间距超出离子氧传播范围，离子氧在液相中迅速淬灭，检测时则无高能级红光产生。

（2）标本类型：人血清或血浆样本，样本应尽量新鲜，避免反复冻融。对于高浓度样本，建议采用正常人血清进行适当稀释。

（3）参考范围

1）有效性判定：每次试验均需加定性参考品（包括抗 -HBc 参考样品及阴、阳性对照），阴性对照的 S/CO 值应＞ 1.50，阳性对照的 S/CO 值应＜ 0.80，如结果异常，则本次试验结果不可信。

2）结果判定：软件自动计算待测样品光信号值与抗 -HBc 参考样品光信号的比值，即 S/CO 值，当 S/CO ≤ 1.00 时待测样品被判定为阳性，当 S/CO ＞ 1.00 时待测样品被判定为阴性。

（4）注意事项：干扰性物质对结果的影响见表 16-18。

人血清中的嗜异性抗体可以与试剂免疫球蛋白发生反应，干扰活体外免疫化验。日常暴露于动物或动物血清产品的个体易于受到干扰，检测中可能出现到异常降低。

表 16-18　干扰性物质对结果的影响

血清样品	对本法影响不明显（＜ 15%）
溶血	250mg/dl 血红蛋白
脂血	500mg/dl 三酰甘油
黄疸	10mg/dl 胆红素

测定完成后，切勿将定性参考品倒回原先的瓶中，否则会影响今后的结果。

在室温下放置 8h 后的定性参考品应该丢弃。

根据具体情况，采用安全和可接受的方法对危害性或生物污染性材料进行处理。

白色微孔板为本试剂进行反应的容器，为一次性使用耗材，切勿反复使用。

本品仅用于体外诊断，测试结果仅供辅助诊断，对实验结果解释需与临床相结合。

（5）储运条件：试剂盒：2 ～ 8℃避光保存，有效期 12 个月。开瓶稳定性：2 ～ 8℃保存，有效期 10 天。定性参考品：-20℃保存，有效期 48 个月；或者 2 ～ 8℃保存，有效期 12 个月。开瓶后在 2 ～ 8℃保存，有效期 120h。

（6）性能指标：精密度：分别采用 2 个批号的 HBsAg 试剂盒对高、低 2 个水平的乙肝表面抗原质控品进行 1 次检测，每次复测 10 孔，每份样品共检测 20 次。测定浓度 CV ≤ 10%；临床灵敏度应≥ 95%；临床特异性应≥ 95%。

5. 乙型肝炎病毒核心抗体诊断试剂（胶体金法）[国食药监械（准）字 2013 第 3400843 号]

（1）原理：本试剂盒采用胶体金免疫层析技术，以竞争免疫的方式特异性地检测人血清（浆）中的乙型肝炎病毒核心抗体。在加样区前端的玻璃纤维素膜上预包被干粉态金标记重组核心抗原（大肠杆菌表达）（cAg），在硝酸纤维素膜上的检测线处包被鼠抗核心单抗（cAb1），在对照线处包被羊抗重组核心抗原。检测时，样本中的 cAb 与检测线处包被的鼠抗 cAb1 竞争结合预先包被在加样区前端的金标记核心抗原 cAg。如为阳性样本，金标记的 cAg 不能与检测线处鼠抗 cAb1 结合，则检测线处不出现任何可见条带；如为阴性样本，金标记的 cAg 与检测线处鼠抗 cAb1 结合形成一条色带。金标记的 cAg 可以在对照线处被羊抗重组核心抗原捕获而形成一条色带。

(2) 样本类型：采集静脉的血清、血浆样本应在无菌条件下，血浆样本对临床常用抗凝剂（EDTA、肝素、枸橼酸钠）无要求。避免使用溶血、高血脂、高胆红素样本。如果血清或血浆样品收集后7天内检测，可置于2～8℃保存；大于7天，须置 -20℃下冷冻保存。

(3) 参考范围：正常人为阴性结果。

(4) 注意事项：检测必须符合实验室管理规范和生物安全守则的规定，操作时必须戴手套、穿工作服、严格健全和执行消毒隔离制度。

本试剂盒仅用于体外诊断，操作应严格按照产品说明书进行。

实验环境应保持一定湿度，避风。避免在过高温度下进行实验。

试纸条从铝箔袋中取出后，应尽快进行实验，置于空气中时间过长，纸条会受潮失效。

试纸条可在室温下保存，谨防受潮。低温下保存的试纸条应平衡至室温方可使用。

所用样品、废弃物等都应按传染物处理。

(5) 储运条件：2～30℃密封干燥处保存。有效期18个月。

(6) 性能指标：按照中国药品生物制品检定所提供的国家参考品检定，其阴性参考品符合率、阳性参考品符合率、最低检出量、精密性、稳定性均符合相应的国家标准。

本试剂盒与甲型肝炎病毒、丙型肝炎病毒、人类免疫缺陷病毒、梅毒螺旋体感染者、类风湿因子阳性血清均不产生交叉反应。

胆红素（342.0μmol/L）、胆固醇（20.7mmol/L）、血红蛋白（5.0g/L）、三酰甘油（28.2mmol/L）均不影响检测结果。

（王雪峰　高　省）

十、乙型肝炎病毒核心抗体 IgM 测定

（一）概述

病毒特异性 IgM 抗体可在大部分急性病毒感染中检测到，是急性疾病的可靠标志物。核心抗体 IgM 浓度在急性感染患者体内会迅速升高；在急性乙型肝炎病毒感染患者体内可以检测到高水平的核心抗体 IgM（抗 -HBcIgM）。

（二）临床意义

在康复期，核心抗体 IgM 将持续到 HBsAg 消失以后，并随时间慢慢减少。在缺乏其他乙型肝炎病毒标志物的情况下，对于含有可检测水平的核心抗体 IgM 的个体，应当视为乙型肝炎病毒感染或者乙型肝炎病毒感染恢复期。

慢性乙型肝炎病毒感染患者体内也可能有核心抗体 IgM。与急性乙型肝炎病毒感染相比，其浓度一般要低一些，并且随着疾病的加重而升高或降低。仅仅依靠常用的病毒标志物，如 HBsAg、HBsAb、HBeAg、HBeAb 和 HBcAb 很难鉴别诊断急性和慢性乙型肝炎病毒感染，因为这些病毒标志物大多在急性和慢性疾病中均存在。由于高浓度的乙型肝炎病毒核心抗体 IgM 与急性乙型肝炎病毒感染存在很大的相关性，因此乙型肝炎病毒核心抗体 IgM 检测可用于辅助鉴别乙型肝炎病毒感染引起的急性肝炎与其他可能的病毒如甲型肝炎病毒、丙型肝炎病毒或丁型肝炎病毒重叠感染引起的急性肝炎。

（三）测定方法

测定方法包括酶联免疫吸附试验、化学发光法、免疫荧光试验、快速检测（胶体金或胶体硒快速试验、免疫层析试验）等。

（四）国家行业标准

该项目暂无相关医药行业标准。

（五）试剂介绍

1. 乙型肝炎病毒核心抗体 IgM 测定试剂盒（化学发光微粒子免疫检测法）[国食药监械（进）字2012第3403130号]

(1) 预期用途：ARCHITECT 乙型肝炎病毒核心抗体 IgM 项目采用化学发光微粒子免疫检测法（CMIA），定性测定人血清和血浆中的乙型肝炎病毒核心抗体 IgM（抗 -HBcIgM）。此项目可以辅助诊断急性或新近乙型肝炎病毒感染。

(2) 原理：ARCHITECT 乙型肝炎病毒核心

抗体 IgM 项目采用两步法免疫检测，运用 Chemiflex® 技术，即 CMIA 技术与灵活的检测模式的结合，定性测定人血清和血浆中的乙型肝炎病毒核心抗体 IgM。第一步，将预稀释样本和抗人 IgM 抗体（小鼠，单克隆）包被的顺磁微粒子混合。样本中的人 IgM 抗体与抗人 IgM 抗体（小鼠，单克隆）包被的微粒子结合。冲洗后进入第二步，加入吖啶酯标记的 rHBcAg 结合物，乙型肝炎病毒核心抗体特异性 IgM 与吖啶酯标记的 rHBcAg 结合物结合。再次冲洗后，将预激发液和激发液加入到反应杯（RV）中。测量产生的化学发光反应，以相对发光单位（RLU）表示。样本中的乙型肝炎病毒核心抗体 IgM 含量与 ARCHITECT i 光学系统检测到的 RLU 值之间成正比。

通过对比反应中的化学发光信号和之前 ARCHITECT 乙型肝炎病毒核心抗体 IgM 项目校准得出的 cut-off 信号确定样本中是否存在乙型肝炎病毒核心抗体 IgM。如果反应得到的化学发光信号 ≥ cut-off 信号，则应考虑样本中的乙型肝炎病毒核心抗体 IgM 经 ARCHITECT 乙型肝炎病毒核心抗体 IgM 项目检测呈反应性。

（3）标本类型：人血清（包括采集在血清分离管中的血清）或采集于 EDTA-K_2、枸橼酸钠、肝素钠、ACD、CPDA-1、CPD 或草酸钾抗凝管中的血浆可用于 ARCHITECT 乙型肝炎病毒核心抗体 IgM 项目。

（4）参考范围

1）结果计算：ARCHTIECTi 系统使用 3 次检测校准品 1 和 2 的平均 RLU 值，计算出 cut-off 速率（CO），并储存计算结果。

cut-off RLU 值 =[（校准品 2 平均 RLU 值 - 校准品 1 平均 RLU 值）×0.75]+ 校准品 1 平均 RLU 值，储存 cut-off RLU 值，用于各批号试剂的校准。

ARCHTIECT i 系统根据各样本和质控品的 RLU 值与 cut-off RLU 值的比值（S/CO），计算检测结果。

S/CO= 样本 RLU 值 /cut-off RLU 值

ARCHITECT 乙型肝炎病毒核心抗体 IgM 校准品 2 可以溯源至德国兰格 Paul Ehrlich 研究所的乙型肝炎病毒核心抗体 IgM 参考血清 84（IgM 抗 -HBc）。

2）结果说明：S/CO 值 < 1.00 的样本视为经 ARCHITECT 乙型肝炎病毒核心抗体 IgM 项目检测呈非反应性。

S/CO 值 ≥ 1.00 的样本视为经 ARCHITECT 乙型肝炎病毒核心抗体 IgM 项目检测呈反应性。

（5）注意事项：乙型肝炎病毒核心抗体 IgM 结果与临床症状不符时，需要通过附加试验来验证检测结果。

检测结果用于诊断时，应当与患者病史和用于诊断急性或慢性感染的其他肝炎标志物结合使用。

冻融的样本和含有红细胞、凝块或颗粒物质的样本必须在检测前离心。

不能使用热灭活样本。

不能使用严重溶血的样本。

不能使用明显受到微生物污染的样本。

接受肝素治疗的患者，其样本可能会凝固不完全。样本中纤维蛋白的存在可能会导致检测结果错误。为避免这种情况，应在肝素治疗前采集样本。

使用含有抗人 IgM 抗体的试剂对含有高浓度 IgM 的患者样本进行检测时，如多发性骨髓瘤患者的样本，其检测值可能偏低。

（6）储运条件：ARCHITECT 乙型肝炎病毒核心抗体 IgM 测定试剂盒必须在 2 ～ 8℃竖直向上储存，取出后可立即使用。

按照指导储存和操作时，试剂在有效期内保持稳定。

ARCHITECT 乙型肝炎病毒核心抗体 IgM 测定试剂盒在 ARCHITECT i 系统上最长可以储存 30 天。

试剂可以在 ARCHITECTi 系统上储存，也可以脱离系统储存。如果试剂脱离系统储存，需将其竖直向上储存于 2 ～ 8℃（盖有软盖和替换盖）。试剂从系统上取出后，建议将其放回原始托架和包装盒中储存，以确保其竖直向上放置。

（7）性能指标

1）特异性：在 3 个临床实验室，使用 ARCHITECT 乙型肝炎病毒核心抗体 IgM 项目对一共 1634 份随机献血者样本和住院患者样本进行检测。结果没有一份样本呈反应性。ARCHITECT 乙型肝炎病毒核心抗体 IgM 项目在该人群中的特异性为 100.00%（1631/1631），95% 置信区间为 99.77% ～ 100.00%。

2）灵敏度：使用 ARCHITECT 乙型肝炎病毒核心抗体 IgM 项目对一共 212 份急性乙型

肝炎感染患者的样本进行检测，结果均呈反应性。灵敏度为 100%(212/212)，95% 置信区间为 98.28% ～ 100.00%。

2. 乙型肝炎病毒核心抗体 IgM 测定试剂盒（化学发光法）[国食药监械（准）字 2014 第 3400035 号]

(1) 原理：采用捕获法化学发光免疫分析原理进行检测。通过免疫反应形成二抗 - 抗体 - 抗原 - 酶复合物，该复合物催化化学发光底物液发出光子，发光强度与抗 HBc-IgM 的含量成反比。

(2) 标本类型：样本类型为血清。

样本无需特殊制备处理，采用正确医用技术采集全血样本，静置 0.5h 以上，3000r/min 离心 10min 以上充分分离血清，使血清不含或极少含红细胞、白细胞，否则可能会导致假阳性结果。不能使用加热灭活处理后的样本，样本中含有叠氮钠会影响实验结果；不能用叠氮钠作为样本防腐剂。

血清样本在未充分凝集前离心将导致纤维蛋白的存在。为避免纤维蛋白对结果的影响，必须确保离心处理前样本已经充分凝集。对于正在接受抗凝剂治疗的患者样本，需要延长凝集时间。源于不同生产商的血样采集试管，由于原材料和添加剂不同，包括凝胶或物理涂层、促凝剂和 / 或抗凝剂，可能导致得到不同的结果。具体使用方法请参照血样采集试管制造商的使用说明。

样本如在 48h 内测定，应密闭保存于 2 ～ 8℃；若需长时间存放，应将血清吸出并保存在 -20℃以下。冻融后的样本，应先离心除去絮状凝物再进行检测，反复冻融的样本可能会影响检测结果。实验前，应将样本恢复至室温（20 ～ 27℃），并轻轻翻转混匀，禁止使用水浴加温融化。

(3) 参考范围：首先计算阴性对照发光值（RLU）的平均值 $\overline{NC}$ 和阳性对照发光值的平均值 $\overline{PC}$。

临界值（cut-off）=$\overline{PC}/30+\overline{NC}$。

待测样本的 RLU 值＜临界值为无反应性；待测样本的 RLU 值≥临界值为有反应性。

当样本的 RLU 值在临界值 ±10% 的范围，则属于可疑范围，可疑样本应重复实验，若样本重复检测结果 S/CO 值≥ 1.00 则判断为有反应性，否则为无反应性。

(4) 注意事项：高血脂或者溶血样本、受到微生物污染样本及反复冻融或者热灭活后的样本均会影响检测的准确性，从而导致错误的结果。

使用抗凝剂（浓度为 21.8mmol/L 枸橼酸钠、5mmol/L EDTA-Na_2、15IU/ml 肝素、10mmol/L 草酸钠）不影响检测结果。

对 597 例健康人进行乙型肝炎病毒核心抗体 IgM 检测，本方法检测的阴性符合率为 100%；与 HAV IgM 抗体、HCV 抗体、HEV 抗体、CMV 抗体、HSV 抗体、Rubella 抗体、Tox 抗体阳性样本无交叉反应。

次氯酸钠消毒液等强氧化剂能引起发光底物液发生反应，导致结果误判，故发光操作实验室应禁止使用此类消毒剂。

(5) 储运条件：试剂盒储存于 2 ～ 8℃，有效期 12 个月。

(6) 性能指标

1) 精密性：用本方法检测低、高值两组样品，分析内变异 CV ≤ 15%(n=10)；分析间变异 CV ≤ 20%(n=3)。

2) 灵敏度：对已确认的 223 例乙型肝炎病毒核心抗体 IgM 阳性样本进行研究，本方法检测的阳性符合率为 100%。

3. 乙型肝炎病毒核心抗体 IgM 检测试剂盒（磁微粒化学发光法）[国食药监械（准）字 2014 第 3401256 号]

(1) 原理：本产品采用捕获法原理进行检测。用抗人 IgM 抗体包被磁微粒，HBcAg 制备抗原溶液，辣根过氧化物酶标记 HBcAb 制备酶结合物。通过免疫反应形成固相二抗 - 抗体 - 抗原 - 酶标抗体复合物，该复合物催化发光底物发出光子，发光强度与乙型肝炎病毒核心抗体 IgM 的含量成正比。

(2) 标本类型：应用正确医用技术收集血清或血浆样本。血浆样本推荐使用 EDTA、肝素、枸橼酸钠抗凝管采集。样本中的沉淀物和悬浮物可能会影响试验结果，应离心除去。样本收集后在室温放置不可超过 8h；如果不在 8h 内检测，需将样本放置在 2 ～ 8℃的冰箱中；若需 48h 以上保存或运输，则应冻存于 -20℃以下，避免反复冻融。使用前恢复到室温，轻轻摇动混匀。

(3) 参考范围：S/CO= 待测样本发光值 /cut-off 值；S/CO ≥ 1.00 时，结果判为阳性；S/CO ＜ 1.00 时，结果判为阴性。

(4) 注意事项：溶血或脂血的样本不能用于测

定。与 HIV 抗体、HEV-IgM 抗体、HAV-IgM 抗体、HAV IgG抗体、抗-HBs、HCV IgG抗体、HEV IgG抗体、TP 抗体、ANA、类风湿因子、EB 病毒 IgG 抗体，TOX、RV、CMV、HSV1、HSV2 IgG 及 IgM 抗体阳性样本对检测结果无显著影响。

(5) 储运条件：试剂盒在 2 ～ 8℃储存，有效期 12 个月。试剂盒应防止冷冻，避免强光照射。试剂盒开启使用后，2 ～ 8℃保存可使用 1 个月。试剂机载稳定性：试剂包（磁微粒混悬液、酶结合物）竖直向上存放，在 2 ～ 10℃环境下冷藏保存 2h 后，才可上机使用。首次使用后，机载或在 2 ～ 10℃环境下稳定期为 28 天。校准品开瓶后保存于 2 ～ 8℃，稳定期可维持 1 个月；若需使用更长时间，应根据需要进行分装，于 -20℃冻存（可以保存 2 个月），但应避免反复冻融。

（王雪峰　高　省）

十一、乙型肝炎病毒外膜蛋白前 S1 抗原测定

（一）概述

乙型肝炎病毒外膜蛋白包括 S、前 S2 和前 S1 三种成分。前 S1 蛋白在病毒侵入肝细胞过程中起重要作用。病毒附着于肝细胞上，最重要的介导部位是前 S1 蛋白的氨基酸 (AA)21 ～ 47 片段，变异的病毒只要这一区段完好就有传染性。含有前 S1 的蛋白主要存在于 Dane 颗粒和管型颗粒上。前 S1 蛋白在病毒感染、装配、复制和刺激机体产生免疫反应等方面有十分重要的作用。

（二）临床意义

前 S1 抗原可作为病毒清除与病毒转阴的指标。前 S1 抗原阳性的乙型肝炎患者传播乙型肝炎病毒比前 S1 抗原阴性和无症状 HbsAg 携带者的危险性更大，因而说明前 S1 抗原可作为反映乙型肝炎病毒复制和传染性的指标。如果前 S1 抗原持续阳性，指示急性乙型肝炎向慢性转变。比较急性乙型肝炎、慢性乙型肝炎和 HBsAg 阳性的患者血清中前 S1 蛋白，前 S1 抗原阴转越早，急性 HBV 感染者的疗程越短，预后也越好，说明前 S1 抗原及其抗体的检测是急性乙型肝炎的临床诊断、疗效观察和判断预后的良好指标。

（三）测定方法

测定方法包括酶联免疫吸附试验、化学发光法、免疫荧光试验、快速检测（胶体金或胶体硒快速试验、免疫层析试验）等。

（四）国家行业标准

该项目暂无相关医药行业标准。

（五）试剂介绍

1. 乙型肝炎病毒前 S1 抗原检测试剂盒（化学发光法）［国食药监械（准）字 2014 第 3400194 号］

(1) 原理：采用双抗体夹心法法化学发光免疫分析原理进行检测。通过免疫反应形成抗体 - 抗原 - 抗体 - 酶复合物，该复合物催化化学发光底物液发出光子，发光强度与 HBV-Pre S1 的含量成正比。

(2) 标本类型：样本类型为血清。

样本无需特殊制备处理，采用正确医用技术采集全血样本，静置 0.5h 以上，3000r/min 离心 10min 以上充分分离血清，使血清不含或极少含红细胞、白细胞，否则可能会导致假阳性结果。不能使用加热灭活处理后的样本，样本中含有叠氮钠会影响实验结果，不能用叠氮钠作为样本防腐剂。

血清样本在未充分凝集前离心将导致纤维蛋白的存在。为避免纤维蛋白对结果的影响，必须确保离心处理前样本已经充分凝集。对于正在接受抗凝剂治疗的患者样本，需要延长凝集时间。

源于不同生产商的血样采集试管，由于原材料和添加剂不同，包括凝胶或物理涂层、促凝剂和 / 或抗凝剂，可能导致得到不同的结果。具体使用方法请参照血样采集试管制造商的使用说明。

样本如在 48h 内测定，应密闭保存于 2 ～ 8℃；若需长时间存放，应将血清吸出并保存在 -20℃以下。冻融后的样本，应先离心除去絮状凝物再进行检测，反复冻融的样本可能会影响检测结果。实验前，应将样本恢复至室温 (20 ～ 27℃)，并轻轻翻转混匀，禁止使用水浴加温融化。

(3) 参考范围：首先计算每次试验测定的阴性对照发光值 (RLU) 的平均值 $\overline{NC}$ 和阳性对照发光

值（RLU）的平均值 $\overline{PC}$。

临界值 cut-off(CO)=0.0125×$\overline{PC}$+$\overline{NC}$

S/CO 值 = 待测样本的 RLU 值 / 临界值

当待测样本的 S/CO 值＜ 1.00 时，为 HBV Pre-S1 检测无反应性；当待测样本的 S/CO 值≥ 1.00 时，为 HBV Pre-S1 检测有反应性。

临床样本初次检测为有反应性的均需要进行双孔复测，若双孔复测均无反应性，则可判定样本为无反应性；双孔复测只要有一孔为有反应性，则视为可重复有反应性，可重复有反应性的样本应使用其他更特异的试剂、免疫印迹和 / 或核酸检测进一步确认。

（4）注意事项：高血脂或者溶血样本、受到微生物污染样本及反复冻融或者热灭活后的样本均会影响检测的准确性，从而导致错误的结果。

经常接触啮齿类动物或使用过鼠单克隆抗体作为体内诊断、治疗的患者，其样本中均可能含有人抗鼠抗体（HAMA），该抗体的存在可能会导致结果出现假阳性或假阴性。如果样本中含有类风湿因子等干扰物质，也存在导致实验结果异常的可能性。因此在询诊时尽量查明是否接触过动物或动物制品（靶抗体药物、造影剂、胸腺肽、白蛋白、免疫抑制剂等），以便对检测结果作出正确的解释。

次氯酸钠消毒液等强氧化剂能引起发光底物液发生反应，导致结果误判，故发光操作实验室应禁止使用此类消毒剂。

（5）储运条件：试剂盒储存于 2 ～ 8℃，有效期 12 个月。

（6）性能指标

1）阳性参考品符合率：检测 10 份阳性参考品（P1 ～ P10），阳性参考品符合率为 10/10。

2）阴性参考品符合率：检测 10 份阴性参考品（N1 ～ N10），阴性参考品符合率为 10/10。

3）灵敏度：检测 4 份灵敏度参考品（L1 ～ L4），L1、L2 应检出阳性，L3 可检出阳性或阴性，L4 应检出阴性。

4）精密性：检测精密度参考品，CV ≤ 15.0%。

2. 乙型肝炎病毒前 S1 抗原检测试剂盒（磁微粒化学发光法）[国食药监械（准）字 2014 第 3401253 号]

（1）原理：本产品采用夹心法原理进行检测。用 HBV-PreS1 抗体包被磁微粒，辣根过氧化物酶标记 HBs 抗体制备酶结合物。通过免疫反应形成抗体 – 抗原 – 酶标抗体复合物，该复合物催化发光底物发出光子，发光强度与乙型肝炎病毒前 S1 抗原的含量成正比。

（2）标本类型：应用正确医用技术收集血清或 EDTA 血浆样本。样本中的沉淀物和悬浮物可能会影响试验结果，应离心除去。样本收集后在室温放置不可超过 8h；如果不在 8h 内检测，需将样本放置在 2 ～ 8℃的冰箱中。若需 48h 以上保存或运输，则应冻存于 -20℃以下，避免反复冻融。使用前恢复到室温，轻轻摇动混匀。

（3）参考范围：正常参考值为＜ 6AU/ml。

（4）注意事项：溶血或脂血的样本不能用于测定。HAV IgG 抗体、HBc-IgM 抗体、HCV IgG 抗体、HEV IgG 抗体、TP 抗体、ANA、类风湿因子、EB 病毒 IgG 抗体，TOX、RV、CMV、HSV1、HSV2 IgG 及 IgM 抗体阳性样本对检测结果无显著影响。

（5）储运条件：试剂盒在 2 ～ 8℃储存，有效期 12 个月。试剂盒应防止冷冻，避免强光照射。试剂盒开启使用后，2 ～ 8℃保存可使用 1 个月。试剂机载稳定性：试剂包（磁微粒混悬液、酶结合物）竖直向上存放，在 2 ～ 10℃环境下冷藏保存 2h 后，才可上机使用。首次使用后，机载或在 2 ～ 10℃环境下稳定期为 28 天。校准品开瓶后保存于 2 ～ 8℃，稳定期可维持 1 个月；若需使用更长时间，应根据需要进行分装，于 -20℃冻存（可以保存 2 个月），但应避免反复冻融。

3. 乙型肝炎病毒前 S1 抗原检测试剂盒（胶体金法）（国械注准 20143401995）

（1）原理：乙型肝炎病毒前 S1 抗原金标试纸条采用胶体金免疫层析技术，在硝酸纤维素膜上的检测区包被抗 Pre-S1 单抗，在对照区包被羊抗鼠 IgG。检测时，样本中的 Pre-S1 可与预先冻干在加样区前端的金标抗体抗 HBs-Au 结合，形成免疫复合物抗 PreS1-PreS1- 抗 HBs-Au，由于层析作用，复合物沿膜带移动。如为阳性样本，则可在检测区凝集形成可见色线；如为阴性样本，则检测区不显色。

（2）样本类型：采集静脉的血清、血浆样本必须在无菌条件下，并避免使用溶血、高血脂、高胆红素样本。临床常用抗凝剂（EDTA、肝素、枸橼酸钠）不影响实验结果。

如果血清和血浆样品收集后 7 天内检测，可置于 2 ～ 8℃保存；大于 7 天，须置 -20℃以下冷冻保存。

冷冻保存的样品需完全融化、复温、混合均匀后使用。切忌反复冻融。

可以加入 0.1% 的叠氮钠作为防腐剂，不会影响试验结果。

(3) 参考范围：正常人为阴性结果。

(4) 注意事项：本试剂仅用于体外诊断试验。仅用于人血清或血浆，其他体液和样品可能得不到准确的结果。

实验环境应保持一定湿度，避风。避免在过高温度下进行实验。

从原包装试剂袋中取出试剂，在 1h 内应尽快地使用，特别是在室温高于 30℃，并且在高度潮湿的环境中，打开包装后应立即使用。

试剂可在室温下保存，谨防受潮。低温下保存的试剂应平衡至室温方可使用。

对于那些含有感染源和怀疑含有感染源的物质应有合适的生物安全保证程序，下列为有关注意事项：

1) 戴手套处理样品和试剂；

2) 不要用嘴吸样；

3) 不可在处理这些物品时吸烟、进食、喝饮料、美容和处理隐形眼镜；

4) 用消毒剂对溅出的样品或试剂进行消毒；

5) 按当地的有关条例来消毒和处理所有标本、试剂和潜在的污染物；

6) 试剂各组分在正当处理和保存的情况下直至有效期都保持稳定，不能使用过期的试剂盒。

检测线颜色的深浅程度与样品中待测物的滴度没有一定的必然联系。

任何一种测试都不能绝对保证样品中没有低浓度的待测物存在，所以阴性结果任何时候都不能排除含有 HBV 暴露和感染的可能。

本法为初筛。任何测定阳性结果都须用其他方法，例如 EIA，进一步确认。

(5) 储运条件：2 ～ 30℃密封干燥处保存。有效期 24 个月。

(6) 性能指标：用企业参考品检定。

1) 最低检出量：三份稀释参考品，1 号参考品至少应检出 1 ∶ 16；2 号参考品至少应检出 1 ∶ 16；3 号参考品至少应检出 1 ∶ 32。

2) 阴性参考品符合率：对 15 份阴性参考品检测结果不得出现假阳性。

3) 阳性参考品符合率：对 15 份阳性参考品检测结果不得出现假阴性。

4) 精密性：用精密性参考品平行检测 10 次，显色均一，结果均为阳性。

5) 稳定性：试剂置 37℃至少 6 天，以上检测项目应达标准。

对于下列物质在所给出的浓度限值内，对检测结果不会造成干扰：胆红素（342.0μmol/L），血红蛋白（5.0g/L），胆固醇（20.7mmol/L），三酰甘油（28.2mmol/L）。

6) 分析特异性：本试剂与 HAV、HCV、HEV、TP 感染者样本、RF 因子阳性血清和系统性红斑狼疮（SLE）均无交叉反应。

（谷桂桂　高　省）

十二、丙型肝炎病毒核心抗原测定

（一）概述

丙型肝炎病毒（HCV）感染的实验室诊断包括抗 -HCV、HCV 核酸（HCV RNA）和 HCV 核心抗原检测。抗 -HCV 检测有筛查试验如酶免疫法（EIA）和化学微粒发光法（CMIA），以及补充试验如重组免疫斑点试验（RIBA）。抗 -HCV 抗体出现较晚，且在 HCV 感染治愈或康复后仍可持续阳性，因此，抗 -HCV 不能作为 HCV 感染的早期诊断，也不能区分是既往感染抑或现行感染，也不能预测和监测抗病毒治疗的效果；HCV 核酸检测（NAT）操作技术要求较高，需要特殊的仪器设备和有较高专业技术水平的工作人员，且费用相对较高，耗时较长，在操作过程中易发生污染而出现假阳性，在一些基层医疗单位难以开展。HCV 核心抗原检测是新近发展的一种 HCV 感染的检测方法。

（二）临床意义

1999 年 Ortho 公司研制成功第一代商品化 HCV 核心抗原酶免疫试剂（EIA），采用 5F11 和

5E3两种单克隆抗体包被微孔板，然后加被检标本，如标本中含有HCV游离的核心抗原，即可检测到。但当机体出现抗-HCV抗体后，血液中的核心抗原主要以抗原–抗体复合物的形式存在，该试剂无法检出。

2000年Ortho公司研制成功第二代HCV核心抗原酶免疫试剂（trak-C）。该法先用裂解液裂解HCV核心抗原–抗体复合物，可同时检测到游离的及与抗体结合的HCV核心抗原，简化了标本的前处理步骤，由原来的六步法简化为一步法，可定量检测HCV核心抗原。

2005年Abbott公司研制成功HCV抗原和抗体联合检测试剂。2009年该公司研制成功第三代HCV核心抗原检测试剂（ARCHITECT HCV Ag Reagent Kit），即化学微粒发光法（CMIA）代替酶免疫法，并实现了自动化。2009年获得强制性欧洲统一认证。2012年获得中国食品药品监督管理总局（CFDA）认证。该试剂盒的灵敏感度为0.06pg/ml（3fmol/L），较Ortho trak-C EIA试剂盒高25倍；整个检测时间为36min，明显短于HCV RNA检测。HCV核心抗原定量检测结果与HCV RNA定量高度相关。

由于感染HCV后，HCV核心抗原出现较早，且与血清中HCV RNA载量呈正相关，并在HCV感染治愈或康复后消失，因此，可作为HCV感染的早期诊断、献血员筛查、慢性HCV感染诊断、高危人群监测、免疫障碍人群诊断鉴别既往感染抑或现症感染，并可用于抗病毒疗效的预测和监测。

（三）测定方法

测定方法包括酶联免疫吸附试验、化学发光法、免疫荧光试验、快速检测（胶体金或胶体硒快速试验、免疫层析试验）等。

（四）国家行业标准

该项目暂无相关医药行业标准。

（五）典型厂家产品介绍

下文以丙型肝炎病毒抗原测定试剂盒（化学发光微粒子免疫检测法）[国食药监械（进）字2013第3402874号]为例进行介绍。

（1）预期用途：ARCHITECT丙型肝炎病毒抗原项目采用化学发光微粒子免疫检测法（CMIA），定量测定人血清和血浆中的丙型肝炎病毒的核心抗原。

（2）原理：ARCHITECT丙型肝炎病毒抗原项目采用两步法免疫检测，运用Chemiflex技术，即化学发光微粒子免疫检测技术与灵活的检测模式结合，定量测定人血清和血浆中的丙型肝炎病毒核心抗原。

对样本进行预处理时，将样本、预处理液1和预处理液2混合。吸取一部分预处理样本加入到一个新的反应杯中。把预处理样本、项目专用稀释液和HCV抗体包被的微粒子混合。第一步，预处理样本中的HCV抗原同HCV抗体包被的微粒子相结合。冲洗后进入第二步，加入吖啶酯标记的HCV抗体结合物。再次冲洗后，将预激发液和激发液加入到反应混合物中。测量产生的化学发光反应，以相对发光单位（RLU）表示。样本中的HCV抗原含量与ARCHITECT i光学系统检测到的RLU值之间成正比。

使用之前生成的ARCHITECT HCV抗原校准曲线测定样本中丙型肝炎病毒核心抗原的浓度。如果样本浓度≥3.00fmol/L，则样本呈HCV抗原反应性。

（3）标本类型：经验证以下样本采集管可用于ARCHITECT丙型肝炎病毒抗原项目。尚未验证其他样本采集管是否可用于本项目。

人血清（包括采集于血清分离管中的血清）采集于以下抗凝管中的人血浆，包括EDTA-Na_2、EDTA-K_2、肝素钠、肝素锂、枸橼酸钠和CPD。

（4）参考范围

1）结果计算：ARCHITECT丙型肝炎病毒抗原项目通过四参数Logistic曲线拟合（4PLC，Y-加权）数据约简法生成一条校准曲线。

2）结果解释

A. 样本浓度＜3.00fmol/L时，可认为此样本在进行丙型肝炎病毒抗原检测中呈非反应性。

B. 样本浓度≥3.00fmol/L时，可认为此样本在进行丙型肝炎病毒抗原检测中呈反应性。

C. 样本浓度≥3.00fmol/L且＜10.00fmol/L时，必须复检两次。

如果两次复检均为非反应性，那么样本经丙型肝炎病毒抗原检测呈非反应性。

如果其中一次复检结果或者两次复检结果均≥ 3.00fmol/L，那么必须认为样本在进行丙型肝炎病毒抗原复检中呈反应性，并且将此样本的初检结果作为最终的报告结果。

(5) 注意事项：检测结果用于诊断时，应当与其他数据，如症状、其他检测结果、临床表现等结合使用。

接受小鼠单克隆抗体制剂诊断或治疗的患者，其样本中可能含有人抗小鼠抗体（HAMA）。使用含有小鼠单克隆抗体的试剂盒检测这类样本时，检测结果可能出现假性升高或假性降低。ARCHITECT 丙型肝炎病毒抗原项目含有一种组分可以降低 HAMA 反应性样本的影响。可能需要其他临床或诊断信息才能明确判断。

ARCHITECT 丙型肝炎病毒抗原项目的检测结果与临床症状不符时，需要通过附加试验来验证检测结果。

含有颗粒物质或红细胞的样本在检测前必须进行离心。没有将凝块或红细胞从血浆样本中完全分离出来的样本不能用于检测。

(6) 储运条件：ARCHITECT 丙型肝炎病毒抗原测定试剂盒包裹在干冰中运输。到货后必须将其在 2 ～ 8℃竖直向上储存。

按照指导储存和操作时，试剂在有效期内保持稳定。

ARCHITECT 丙型肝炎病毒抗原测定试剂盒在 ARCHITECT i 系统上最长可以储存 30 天。

试剂可以在 ARCHITECT i 系统上储存，也可以脱离系统储存。如果试剂脱离系统储存，需将其竖直向上储存于 2 ～ 8℃（盖有软盖和替换盖）。试剂从系统上取出后，建议将其放回原始托架和包装盒中储存，以确保其竖直向上放置。

(7) 性能指标

1) 精密度：ARCHITECT 丙型肝炎病毒抗原项目的精密度为总 CV ＜ 10%。

精密度试验依据美国国家临床和实验室标准化委员会（NCCLS）的 EP5-A2 方案进行。使用 3 个批号的试剂，对以缓冲液为基质的 2 个浓度水平的丙型肝炎病毒抗原阳性质控品（由 5 份样本组成）和以血清为基质的 3 个浓度水平的检测盘进行检测，每天在 2 个不同时间段分别检测 2 次，共检测 20 天（n=80）。

2) 特异性：ARCHITECT 丙型肝炎病毒抗原项目通过以下试验得到的特异性≥ 99.5%。

样本采用献血者、住院患者及含有潜在干扰物质的样本。该试验的样本还包括从没有感染丙型肝炎病毒但患有其他疾病的患者处采集的样本。对采自献血者的共 5027 份血清或血浆样本进行了检测。初检反应性和复检反应性的比率分别为 0.24%（12/5027）和 0.02%（1/5027）。采自住院患者的 250 份样本中有 4 份为复检反应性样本，并被确认为感染了丙型肝炎病毒。采自没有感染丙型肝炎病毒但患有其他疾病的患者及含有潜在干扰物质的 126 份样本中有 5 份为复检反应性样本，并被确认为感染了丙型肝炎病毒。

（张　焱　高　省）

十三、丙型肝炎病毒抗体测定

（一）概述

丙型病毒性肝炎，简称为丙型肝炎、丙肝，是一种由丙型肝炎病毒（HCV）感染引起的病毒性肝炎，主要经输血、针刺、吸毒等传播。据世界卫生组织统计，全球 HCV 的感染率约为 3%，估计约 1.8 亿人感染了 HCV，每年新发丙型肝炎病例约 3.5 万例。丙型肝炎呈全球性流行，可导致肝脏慢性炎症坏死和纤维化，部分患者可发展为肝硬化甚至肝细胞癌（HCC）。丙肝抗体是由于人体免疫细胞对丙肝病毒感染所做出的反应而产生的。一旦查出丙肝抗体阳性，只能说明曾经感染过，但是现在体内是否还有病毒，则需要进行 HCV 抗原检测或者 HCV-RNA 的测试。

人感染 HCV 后，可呈现 4 种类型的抗 -HCV 反应：①被动输入抗 -HCV 反应，多见于输入含高滴度抗 -HCV 血液者，输血后抗 -HCV 即为阳性，5 周后阴转，而后感染者自身产生抗 -HCV，并可持续存在；②迟发性抗 -HCV 持续阳性反应，一般于输血后 20 ～ 22 周或发病后 14 ～ 16 周抗 -HCV 阳转，并迅速达高水平，可持续阳性 10 年以上；③迟发性抗 -HCV 短期阳性反应，于输血后 19 ～ 21 周或发病后 9 ～ 11 周抗 -HCV 阳转，但 1 年后转阴；④无反应。此种反应多见于一过性 HCV 感染者或免疫力低下者，抗 -HCV 始终阴性。目前多认为，HCV 感染所致肝脏损伤主要来自机体对 HCV 的免疫应答。

（二）临床意义

抗 -HCV 的检测可用于诊断、血液筛查、流行病学调查。以诊断为目的的检测是为了确定个体 HCV 感染状况。以血液筛查为目的的检测是为了防止输血传播 HCV，包括献血员筛查和血浆筛查。以流行病学监测为目的的检测是为了了解不同人群的 HCV 感染率及其变化趋势。

（三）测定方法

测定方法包括酶联免疫吸附试验、化学发光法、免疫荧光试验、快速检测（胶体金或胶体硒快速试验、免疫层析试验）等。

（四）国家行业标准

丙型肝炎病毒抗体检测试剂盒（胶体金法）YY/T 1215-201。本标准规定了丙型肝炎病毒抗体检测试剂盒（胶体金法）的术语和定义、要求、试验方法、检验和判定、包装、标志和使用说明书、运输和储存。本标准适用于丙型肝炎病毒抗体检测试剂盒（胶体金法、胶体硒法、胶乳法等快速检测试纸条试剂盒）。该试剂盒用于定性检测人全血、血清或血浆中的丙型肝炎病毒抗体。

（五）试剂介绍

1. 丙型肝炎病毒抗体测定试剂盒（化学发光微粒子免疫检测法）［国食药监械（进）字 2013 第 3400932 号］

(1) 预期用途：ARCHITECT 丙型肝炎病毒抗体项目运用化学发光微粒子免疫检测技术，定性测定人血清和血浆中的丙型肝炎病毒抗体（HCV 抗体）。

(2) 原理：ARCHITECT 丙型肝炎病毒抗体项目采用两步法免疫检测，运用化学发光微粒子免疫检测技术，定性测定人血清和血浆中的 HCV 抗体。第一步，将样本、重组 HCV 抗原包被的顺磁微粒子和项目稀释液混合。样本中的 HCV 抗体与 HCV 抗原包被的微粒子结合。冲洗后进入第二步，加入吖啶酯标记的鼠抗人抗体结合物。再次冲洗后，将预激发液和激发液加入到反应混合物中。测量产生的化学发光反应，以相对发光单位（RLU）表示。样本中的 HCV 抗体和 ARCHITECT i 光学系统检测到的 RLU 值之间成正比。

通过对比反应中的化学发光信号和之前 ARCHITECT 丙型肝炎病毒抗体项目校准得出的 cut-off 信号确定样本中是否存在 HCV 抗体。如果样本中化学发光信号≥ cut off 信号，则应考虑样本呈 HCV 抗体反应性。

(3) 标本类型：人血清（包括采集在血清分离管中的血清）或采集于 EDTA-K_2、肝素锂、肝素钠、枸橼酸钠、ACD、CPDA-1、CPD、CP2D 或草酸钾抗凝管中的血浆可用于 ARCHITECT 丙型肝炎病毒抗体项目。尚未验证其他抗凝剂是否可用于 ARCHITECT 丙型肝炎病毒抗体项目。按照生产商的指导说明使用血清或血浆采集管。

(4) 参考范围：ARCHITECT 丙型肝炎病毒抗体检测中，S/CO 值＜ 1.00 的样本视为非反应性，无需进一步检测。

ARCHITECT 丙型肝炎病毒抗体检测中，S/CO 值≥ 1.00 的样本视为反应性。

所有初始反应性的样本均需要复检两次。如果两次复检均为非反应性，那么样本经丙型肝炎病毒抗体检测呈非反应性。如果其中一次复检为反应性，根据 ARCHITECT 丙型肝炎病毒抗体项目的判断标准，样本经丙型肝炎病毒抗体检测呈复检反应性。

HCV 抗体复检反应性的样本应再进行附加试验，如其他 HCV 特异性免疫测定和免疫印迹或两者结合及 / 或 NAT 检测。

(5) 注意事项：任何测定试剂盒都可能检测出假阳性结果。假反应性样本的比例取决于试剂盒的特异性、样本完整性和筛查人群中 HCV 抗体的流行率。

如果 ARCHITECT HCV 抗体结果与临床表现不符时，建议通过附加试验来验证检测结果。

检测结果用于诊断时，应当与患者病史和用于诊断急性或慢性感染的其他肝炎标志物结合使用。

检测前，必须离心含有颗粒物质或红细胞的样本。

不能使用热灭活样本。

接受肝素治疗的患者，其样本可能会凝固不完全。样本中纤维蛋白的存在可能会导致检测结果错误。为避免这种情况，应在肝素治疗前采集样本。

(6) 储运条件：ARCHITECT 丙型肝炎病毒抗体测定试剂盒、校准品和质控品必须在 2 ～ 8℃竖直向上储存，取出后可立即使用。

按照指导储存和操作时，试剂在有效期内保持稳定。

tARCHITECT 丙型肝炎病毒抗体测定试剂盒在 ARCHITECT i 系统上最长可以储存 30 天。

试剂可以在 ARCHITECT i 系统上储存，也可以脱离系统储存。如果试剂脱离系统储存，需将其竖直向上储存于 2 ～ 8℃（盖有软盖和替换盖）。试剂从系统上取出后，建议将其放回原始托架和包装盒中储存，以确保其竖直向上放置。

(7) 性能指标

1) 精密度：ARCHITECT 丙型肝炎病毒抗体项目的精密度使用 3 个批号的试剂确定。使用各个批号的试剂将含 4 个不同样本的检测盘在 3 台仪器上分别检测 4 次，每天检测 1 次，共检测 5 天。每天在检测开始和结束时将 ARCHITECT 阳性质控品各检测 2 次。批内、批间、总标准偏差 (*s*) 和变异系数 (CV) 百分比通过用于随机效应模型的方差分量分析确定（表 16-19）。

表 16-19　ARCHITECT 丙型肝炎病毒抗体精密度

检测盘	重复总数	总平均 S/CO	批内		批间		总	
			s	CV (%)	*s*	CV (%)	*s*	CV (%)
1	180	7.390	0.351	4.700	0.395	5.300	0.447	6.000
2	180	3.920	0.138	3.500	0.169	4.300	0.209	5.300
3	180	1.500	0.056	3.700	0.067	4.400	0.095	6.400
4	180	0.080	0.005	5.600	0.007	8.400	0.011	13.400
阳性质控	180	3.270	0.127	3.900	0.147	4.500	0.166	5.100

2) 灵敏度：对总共 117 份样本，包括 50 份慢性 HCV 感染个体样本、42 份 HCV 抗体和 HCV RNA 阳性个体样本、25 份高危 HCV 感染个体的样本进行检测。其中 100 份样本呈复检反应性，并经附加试验检测为阳性，ARCHITECT 丙型肝炎病毒抗体测定项目均能检出。

3) 特异性：对来自全血献血者和单采血浆献血者的共 8942 份血清和血浆样本进行评估。全血献血者的样本采自欧洲血液中心，单采血浆样本来自美国血液中心。共有 59 份复检反应性样本。通过 HCV 抗体免疫印迹检测进行附加试验，28 份样本为 HCV 抗体阳性（两个或多个基因产物呈反应性），15 份为不确定（1 个基因产物呈反应性），16 份为阴性（未检出基因产物）。

来自住院患者的 1500 份样本中有 99 份样本呈复检反应性。对这 99 份样本进行附加试验，HCV 抗体阳性 88 份、不确定 5 份、阴性 6 份。对来自患有 HCV 感染无关的疾病的患者和含有潜在干扰物的 65 份样本进行检测，3 份呈复检反应性，经附加试验，3 份样本均为 HCV 抗体阳性。

4) 总特异性和灵敏度：根据 10 624 份血清和血浆样本的结果计算总特异性和灵敏度。

总特异性为 99.60%(10 361/10 403)，95% 置信区间为 99.45% ～ 99.71%。不同实验室的特异性范围为 99.20%(496/500) ～ 99.70%(1994/2000)。灵敏度为 99.10%，95% 置信区间为 96.77% ～ 99.89%。

2. 丙型肝炎病毒抗体检测试剂盒（化学发光法）[国食药监械（准）字 2014 第 3401518 号]

(1) 原理：采用双抗原夹心法法化学发光免疫分析原理进行检测。通过免疫反应形成抗原 - 抗体 - 抗原 - 酶复合物，该复合物催化化学发光底物液发出光子，发光强度与 HBV-Pre S1 的含量成正比。

(2) 标本类型：样本类型为血清。

样本无需特殊制备处理，采用正确医用技术采集全血样本，静置 0.5h 以上后，3000r/min 离心 10min 以上充分分离血清，使血清不含或极少含红细胞、白细胞，否则可能会导致假阳性结果。不能使用加热灭活处理后的样本，样本中含有叠氮钠会影响实验结果，不能用叠氮钠做样本防腐剂。

血清样本在未充分凝集前离心将导致纤维蛋白的存在。为避免纤维蛋白对结果的影响，必须确保离心处理前样本已经充分凝集。对于正在接受抗凝剂治疗的患者样本，需要延长凝集时间。

源于不同生产商的血样采集试管，由于原材料和添加剂不同，包括凝胶或物理涂层、促凝剂和 / 或抗凝剂，可能导致得到不同的结果。具体使用方法请参照血样采集试管制造商的使用说明。

样本如在 48h 内测定，应密闭保存于 2 ～ 8℃；若需长时间存放，应将血清吸出并保存在 -20℃以下。冻融后的样本，应先离心除去絮状凝物再进行检测，反复冻融的样本可能会影响检测结果。实验前，应将样本恢复至室温（20 ～ 27℃），并轻轻翻转混匀，禁止使用水浴加温融化。

(3) 参考范围：计算临界值对照发光值（RLU）的平均值 $\overline{PC}$，若临界值对照单孔发光值不在 0.5 倍 $\overline{PC}$ 至 1.5 倍 $\overline{PC}$ 之间，计算临界值时应剔除。

临界值（cut-off，CO）=0.2×$\overline{PC}$

S/CO 值 = 样本发光值 / 临界值发光值

待测样本的 S/CO 值＜ 1.00 时，为丙型肝炎病毒抗体检测无反应性；待测样本的 S/CO ≥ 1.00 时，为丙型肝炎病毒抗体检测有反应性。

临床样本初次检测有反应性的均需要进行双孔复测，若双孔复测均无反应性则可判定样本为无反应性；双孔复测只要有一孔有反应性则视为有重复反应性，有重复反应性的样本应采用其他更特异的试剂，如重组免疫印迹和 / 或核酸检测进一步确认。

(4) 注意事项：用本试剂检测四种常见的抗凝剂（浓度为 21.8mmol/L 枸橼酸钠、5mmol/L EDTA-Na_2、15IU/ml 肝素、10mmol/L 草酸钠）抗凝样本，结果无差异。

用本试剂对含有 20mg/ml 的三酰甘油、5mg/ml 的血红蛋白及 0.2mg/ml 的胆红素的样本分别进行了检测，结果显示本试剂在阴性样本上均无影响，未造成假阳性反应，而在阳性样本上的干扰率在 -10% ～ 10%。

检测 311 例患者血清，该类血清含有与丙型肝炎病毒感染无关的其他抗体（包含甲型肝炎病毒抗体、乙型肝炎病毒抗体、戊型肝炎病毒抗体、人类免疫缺陷病毒抗体、梅毒螺旋体抗体、EB 病毒抗体、巨细胞病毒抗体、单纯疱疹病毒抗体、风疹抗体、弓形体抗体）或自身免疫性疾病患者血清，经检测丙型肝炎病毒抗体均为阴性，特异性为 100%(311/311)，未出现非特异性反应。

次氯酸钠消毒液等强氧化剂能引起发光底物液发生反应，导致结果误判，故发光操作实验室应禁止使用此类消毒剂。

(5) 储运条件：试剂盒储存于 2 ～ 8℃，有效期 12 个月。

(6) 性能指标

1) 国家参考品检测结果

A. 阴性参考品符合率：用 30 份国家阴性参考品检测，结果为 29/30（标准要求：符合率≥ 29/30）。

B. 阳性参考品符合率：用 30 份国家阳性参考品检测，结果为 30/30（标准要求：符合率≥ 29/30）。

C. 最低检出限：用 4 份国家灵敏度参考品检测，阳性结果≥ 2/4，L4 为阴性（标准要求：L1、L2 应检出阳性，L3 应检出阳性或阴性，L4 应检出阴性）。

D. 重复性：用国家精密性参考品重复检测 10 次，CV ≤ 15.0%（标准要求：CV ≤ 15.0%）。

2) 特异性：用本试剂检测健康人血清 1437 例，特异性为 100%(1437/1437)；其中 105 例平行收集了血浆样本并进行了检测，两者检测结果的一致性为 100%(105/105)。

3) 灵敏度：用本试剂检测 457 例丙型肝炎患者血清（经过临床病史及症状确认），灵敏度为 100%(457/457)；其中 45 例平行收集了血浆样本并进行了检测，两者检测结果的一致性为 100%(45/45)。

4) 精密度：依据美国国家临床实验室标准化委员会（NCCLS）EP5-A2 文件的方法进行测定。实验使用了阴性对照、阳性对照及质控品在内的共 3 份样本。这些样本每次重复检测 2 孔（至少有一次重复检测 10 孔），每天检测 2 次（分开时段），检测 20 天（每个样本至少获得 80 个可接受数据）。试验共使用了 3 个批次试剂，得到的结果数据如表 16-20 所示。

表 16-20 精密度实验结果

样本	*n*	均值 (S/CO)	重复性	
			s	CV(%)
阴性对照	1	0.009	0.001	12.63
	2	0.007	0.001	13.13
	3	0.006	0.001	15.01
阳性对照	1	27.424	0.620	2.26
	2	26.519	0.825	3.11
	3	26.173	0.626	2.39
质控品	1	5.354	0.204	3.81
	2	5.728	0.207	3.62
	3	5.321	0.156	2.94

3. 丙型肝炎病毒 IgG 抗体检测试剂盒（磁微粒化学发光法）（国械注准 20153400429）

(1) 原理：本试剂盒采用间接法原理进行检测。以 HCV 抗原包被磁微粒，辣根过氧化物酶标记的抗人 IgG 制备酶结合物，通过免疫反应形成抗原－抗体－酶标记抗体复合物，该复合物催化发光底物发出光子，发光强度与 HCV IgG 抗体的含量成正比。

(2) 标本类型：应用正确医用技术收集血清或血浆样本。血浆样本推荐使用 EDTA、枸橼酸钠或肝素的抗凝血浆。

样本中勿添加叠氮钠作为防腐剂。

样本中的沉淀物和悬浮物可能会影响试验结果，应离心除去。

样本收集后在室温放置不可超过 8h；如果不在 8h 内检测，需将样本放置在 2 ～ 8℃的冰箱中；若需 48h 以上保存或运输，则应冻存于 -20℃以下，避免反复冻融。使用前恢复到室温，轻轻摇动混匀。

(3) 参考范围：cut-off 值 = 阳性对照孔平均发光值 ×0.4。仪器操作时，自动计算并保存每批试剂的 cut-off 值。

待测样本发光值＜ cut-off 值时，检测呈阴性反应；待测样本发光值≥ cut-off 值时，检测呈阳性反应，建议动态观察或用其他方法复查。

有效性判断：阳性对照孔平均发光值 / 阴性性对照孔平均发光值应＞ 10，否则应重新试验。

(4) 注意事项（干扰因素）：操作前仔细阅读使用说明书，严格按照试剂盒说明书进行试验操作。

避免在恶劣的环境（如含有 84 消毒液、次氯酸钠、酸碱或乙醛等高浓度腐蚀性气体及灰尘的环境）条件下进行试验。

加样前应保证磁微粒混悬液充分混匀，无肉眼可见沉淀。

微量移液器吸嘴不可混用，以免交叉污染。

样本中若存在沉淀物、悬浮物等可见杂质会影响试验结果。此类样本不得使用。

加入底物前，反应容器内的磁微粒必须震荡散开。

处理试剂和样本时需戴一次性手套，操作后应彻底洗手。所有样本及使用后的试剂盒应视为潜在的传染性物质，废弃处理时，按照当地政府和有关国家规定进行。

试剂需在有效期内使用。剩余试剂要及时密封，放置 2 ～ 8℃条件下保存。

加入发光底物后要避光反应，强光可能影响结果测定。

使用仪器自动操作，测试样本需考虑样本容器死体积，具体参考相应的仪器系统操作说明。

本产品仅用于体外诊断。

(5) 储运条件：试剂盒保存于 2 ～ 8℃，防止冷冻，避免强光照射，有效期 12 个月。

试剂机载稳定性：试剂包（磁微粒混悬液、酶结合物、样品稀释液）竖直向上存放，在 2 ～ 10℃环境下冷藏保存 2h 后，才可上机使用。首次使用后，机载或在 2 ～ 10℃ 环境下稳定期为 28 天。

阴阳性对照开瓶后保存于 2 ～ 8℃，稳定期为 1 个月；若需使用更长时间，应分装冻存。

(6) 性能指标

1) 阴性符合率：符合中国食品药品检定研究院阴性参考品的要求。

2) 阳性符合率：符合中国食品药品检定研究院阳性参考品的要求。

3) 精密性：符合中国食品药品检定研究院精密性参考品的要求。

4) 最低检出限：符合中国食品药品检定研究院灵敏度参考品的要求。

5) 干扰物质：5mg/ml 血红蛋白、0.4mg/ml 胆红素和 50mg/ml 三酰甘油对本试剂盒检测结果无显著影响；甲肝抗体、乙肝表面抗体、戊肝抗体、HIV、梅毒、ANA、类风湿因子、EB 病毒、TOX、RV、CMV、HSV1 及 HSV2 抗体阳性样本对检测结果无显著影响。

6）抗凝剂的影响：使用 EDTA、枸橼酸钠或肝素抗凝剂对检测结果无显著影响。

7）测定方法对比：与 SFDA 批准上市的试剂盒对比检测 1038 份临床样本，阳性符合率 100%。

8）阴性符合率 99.71%，总体符合率 99.81%。

4. 丙型肝炎病毒抗体检测试剂盒（化学发光法）［国食药监械（准）字 2014 第 3400645 号］

（1）原理：本试剂盒由发光微粒包被的 HCV 融合抗原 1、生物素标记的 HCV 融合抗原 2、抗 -HCV 阴性对照、抗 -HCV 阳性对照、抗 -HCV 弱阳性对照、抗 -HCV 样品稀释液组成，辅以 LiCA 通用液，在均相条件下，采用双抗原夹心免疫光激化学发光法定性检测人血清中的丙型肝炎抗体。光激化学发光的基础原理是一种均相免疫反应。它是基于两种微粒表面包被的抗原或抗体，在液相中形成免疫复合物而将两种微粒拉近。在激光的激发下，发生微粒之间的离子氧的转移，进而产生高能级的红光，通过单光子计数器和数学拟合将光子数换算为靶分子浓度。而当样本不含靶分子时，两种微粒间无法形成免疫复合物，两种微粒的间距超出离子氧传播范围，离子氧在液相中迅速淬灭，检测时则无高能级红光产生。

（2）标本类型：推荐的样本类型为血清。不能使用热失活样本；不能使用其他体液样本；确保离心处理前样本已充分凝集；如在 48h 内使用，可于 2 ～ 8℃中保存，长期存放应保存在 -20℃以下，并避免反复冻融；标本解冻后必须充分混匀，并离心去除颗粒物质；不能使用微生物污染的标本；血清应该不含纤维蛋白、红细胞、其他颗粒物质或气泡；在处理样本时应避免交叉污染，使用一次性移液管或枪头（具体描述样本类型、采集注意事项、储存要求）。

（3）参考范围

1）有效性判定：每次试验时均需加抗 -HCV 弱阳性对照、抗 -HCV 阴性对照、抗 -HCV 阳性对照，阴性对照的 S/CO 值应≤ 0.60，阳性对照的 S/CO 值应≥ 4.00；如结果异常，则本次试验结果不可信，需重复。

2）结果判定：S 为待测样本光信号值；CO 为抗 -HCV 弱阳性对照光信号值（cut-off 参考值）；软件自动计算 S/CO 值，当 S/CO ＜ 1.00 时待测样品被判定为阴性，当 S/CO ≥ 1.00 时待测样品被判定为阳性。

（4）注意事项（干扰因素）：在以下干扰物质（血红蛋白、三酰甘油、胆红素）浓度条件下，检测高、低两个水平的人类免疫缺陷病毒 HIV（1+2）型抗体样本，对结果基本无影响（表 16-21）。

表 16-21　干扰物质对结果的影响

干扰物质	浓度（mg/dl）
血红蛋白	≤ 500
三酰甘油	≤ 3000
胆红素	≤ 20

本品仅用于体外诊断，测试结果仅供辅助诊断，对实验结果解释需与临床相结合。

样本应尽量新鲜，避免反复冻融。

操作前应仔细阅读使用说明书，严格按说明书的操作程序进行，严格控制每步反应的时间和温度。

各试剂必须摇匀后使用，试剂开封后需密封保存，不同批号的试剂不能混用。

在手动加样情况下，加样操作应快速准确、手法一致，加样器保持垂直慢吸快打，不要使溶液粘到孔壁上，尽量缩短整个加样时间。

对于所有组分都应视为传染性疾病原来处理。

根据具体情况对危害性或生物污染性材料进行处理。遵循国家和地方的相应法规和要求，采用安全和可接受的方法对所有材料进行处理。

白色微孔板为本试剂进行反应的容器，为一次性使用耗材，切勿反复使用。为确保结果的可靠性，应使用试剂盒提供的白色微孔板。

（5）储运条件：2 ～ 8℃避光保存，有效期 12 个月；开瓶稳定性：2 ～ 8℃避光保存，有效期 7 天。

（6）性能指标

1）阴性参考品符合率：用国家参考品进行检定，30 份 HCV 抗体阴性参考品，阴性反应不低于 29 份。

2）阳性参考品符合率：用国家参考品进行检定，30 份 HCV 抗体阳性参考品，阳性反应不低于 29 份。

3）灵敏度：用国家参考品进行检定，4 份中 L1、L2 为阳性，L3 可阴可阳，L4 为阴性。

4）精密性：用国家参考品进行检定，CV ≤ 15%

(n=10)。

5) 临床灵敏度、临床特异性：临床灵敏度应≥ 95%；临床特异性应≥ 95%。

6) 交叉反应：测定 HCV 阴性而其他传染病阳性的样本，包括 HBV 阳性血清、HAV 阳性血清、HEV 阳性血清、梅毒阳性血清、HIV 阳性血清、Ⅰ / Ⅱ 型单纯疱疹病毒抗体 IgG 阳性血清、风疹病毒抗体 IgG 阳性血清、巨细胞病毒抗体 IgG 阳性血清、弓形体抗体 IgG 阳性血清、RF 因子阳性血清，结果均为阴性。

7) Hook 效应：检测强阳性的丙型病毒肝炎抗体样本，对样本梯度稀释至 100 000 倍检测结果仍为阳性，并且在梯度稀释的过程中检测结果的 S/CO 值在逐渐下降，表明本试剂在测定强阳性样本的过程中并未出现 Hook 效应。

5. 丙型肝炎病毒抗体检测试剂盒（胶体金法）［国食药监械（准）字 2012 第 3400448 号］

(1) 原理：本品采用胶体金免疫层析技术，应用间接法原理定性检测人血清（浆）中 HCV 抗体。在玻璃纤维素膜上预包被金标小鼠抗人 IgG 抗体 (anti-IgG Ab)，在硝酸纤维素膜上检测线和对照线处分别包被重组丙肝混合抗原 (Core、NS3、NS4、NS5，源自大肠杆菌）和人 IgG 抗体（丙种球蛋白）。检测阳性样本时，血清样本中 HCV-Ab 与胶体金标记小鼠抗人 IgG 抗体结合形成复合物，由于层析作用，复合物沿纸条向前移动，经过检测线时与预包被的抗原结合形成“Au-anti-IgG Ab-HCV Ab-HCV Ag”夹心物而凝聚显色，游离金标小鼠抗人 IgG 抗体则在对照线处与人 IgG 抗体结合而富集显色。阴性标本则仅在对照线处显色，15min 内观察结果即可。

(2) 样本类型：采集静脉血样本必须在无菌条件下操作，并避免样品溶血。

如果血清和血浆样品收集后 7 天内检测，样品须放在 0 ～ 4℃保存；大于 7 天，需在 -20℃以下冷冻保存。

临床常用抗凝剂 (EDTA、肝素、枸橼酸钠）不影响实验结果。

溶血、黏稠及高脂标本不适于本试剂。含特殊物质的标本可能会导致检测结果不稳定，在检测前须清除。

在标本中加 0.1% 叠氮钠不影响实验结果。

(3) 参考范围：正常人为阴性结果。

(4) 注意事项：本试剂盒仅用于体外诊断试验。仅用于人血清或血浆，其他体液和样品可能得不到准确的结果。

实验环境应保持一定湿度，避风。避免在过高温度下进行实验。

试剂从包装中取出后，应尽快进行实验，避免放置于空气中过长时间，导致受潮。

试剂盒可在室温下保存，谨防受潮。低温下保存的试剂应平衡至室温方可使用。

对于那些含有感染源和怀疑含有感染源的物质应有合适的生物安全保证程序，下列为有关注意事项：

1) 戴手套处理样品和试剂；

2) 不要用嘴吸样；

3) 不可在处理这些物品时吸烟、进食、喝饮料、美容和处理隐形眼镜；

4) 用消毒剂对溅出的样品或试剂进行消毒；

5) 按当地的有关条例来消毒和处理所有标本、试剂和潜在的污染物；

6) 试剂盒各组分在正当处理和保存的情况下直至有效期都保持稳定，不能使用过有效期的试剂盒；

7) 检测线颜色的深浅的程度与样品中抗体的滴度没有必然联系；

8) 任何一种测试都不能绝对保证样品中没有低浓度的抗体存在，所以阴性结果任何时候不能排除含有 HCV 暴露和感染的可能。

(5) 储运条件：2 ～ 30℃，密封干燥保存。有效期 24 个月。

(6) 性能指标

1) 用国家参考品测定，产品性能应符合以下要求：

A. 阴性参考品符合率：对 20 份阴性参考品进行检测，要求在 15min 内全部显示阴性结果；

B. 阳性参考品符合率：对 20 份阳性参考品进行检测，要求在 15min 内全部显示阳性结果。

2) 最低检出量：①灵敏度 1 号 1 ∶ 8 进行检测，要求在 15min 内显示阳性结果；②灵敏度 2 号 1 ∶ 64 进行检测，要求在 15min 内显示阳性结果。

3) 精密性：用精密性参考品平行检测 10 次，均在 15min 内显示出清晰可辨的检测线，且显色深度无显著差别。

4）稳定性：试剂盒置37℃，20天，阴性参考品符合率、阳性参考品符合率、最低检出量和精密性均应符合要求。

5）乙肝、HIV、甲肝、庚肝、戊肝、类风湿因子（RF）、红斑狼疮等各种类型的标本不会对测试产生干扰。

（谷桂桂　高　省）

十四、戊型肝炎病毒 IgM 抗体测定

（一）概述

戊型肝炎（hepatitiv E）是一种经粪－口传播的急性传染病，自1955年在印度由水源污染发生了第一次戊型肝炎大暴发以来，先后在印度、尼泊尔、苏丹、吉尔吉斯及我国新疆等地都有流行。1989年9月，东京国际HNANB及血液传染病会议正式命名为戊型肝炎。

除中国新疆地区曾有数次流行外，其他各地均有散发性戊型肝炎的报告，约占急性散发性肝炎10%。其流行特点似甲型肝炎，经粪－口途径传播；以水型流行最常见，少数为食物型暴发或日常生活接触传播；具有明显季节性，多见于雨季或洪水之后；发病患者群以青壮年为主，孕妇易感性较高，病情重且病死率高。

（二）临床意义

抗-HEV测定常用于HEV感染的诊断。抗HEV-IGM阳性是急性感染的标志，但因消失较快易漏诊。抗-HEV-IgG一次阳性尚不能做出HEV近期感染的诊断，凡戊肝恢复期抗HEV-IgG效价≥急性期4倍者，提示HEV新近感染，有诊断意义。同时测定抗-HEV-IgG和抗-HEV-IgM有助于临床分析。抗-HEV-IgM阳性有助于急性戊肝的诊断，抗-HEV-IgG阳性而抗-HEV-IgM阴性提示既往感染。需要检查人群包括HEV早期感染患者、孕妇弓形体感染患者、HE患者，肝功能检查患者。

（三）测定方法

测定方法包括酶联免疫吸附试验、胶体金法快速试验、化学发光试验、免疫荧光试验和免疫印记试验。

（四）国家行业标准

戊型肝炎病毒IgG抗体检测试剂盒（酶联免疫吸附法）YY/T 1259—2015。本标准规定了戊型肝炎病毒IgG抗体检测试剂盒（酶联免疫吸附法）的术语、定义、分类、试验方法、标识、标签、使用说明书、包装、运输和储存等要求。本标准适用于应用间接酶联免疫吸附法原理，利用戊型肝炎病毒（HEV）抗原包被微孔板和酶标记抗人IgG及其他试剂组成的试剂盒，检测人血清或血浆样品中戊型肝炎病毒IgG抗体。

（五）试剂介绍

1. 戊型肝炎病毒IgG抗体检测试剂盒（化学发光法）［国食药监械（准）字2014第3400096号］

（1）原理：采用间接法化学发光免疫分析原理进行检测。通过免疫反应形成抗原－抗体－抗人IgG-酶复合物，该复合物催化化学发光底物液发出光子，发光强度与HEV-IgG的含量成正比。

（2）样本类型：样本类型为血清或血浆。

样本无需特殊制备处理，采用正确医用技术采集全血样本，静置0.5h后，3000r/min离心10min以上充分分离血清，使血清不含或极少含红细胞、白细胞，否则可能会导致假阳性结果。不能使用加热灭活处理后的样本，样本中含有叠氮钠会影响实验结果，不能用叠氮钠作为样本防腐剂。

血清样本在未充分凝集前离心将导致纤维蛋白的存在。为避免纤维蛋白对结果的影响，必须确保离心处理前样本已经充分凝集。对于正在接受抗凝剂治疗的患者样本，需要延长凝集时间。源于不同生产商的血样采集试管，由于原材料和添加剂不同，包括凝胶或物理涂层、促凝剂和/或抗凝剂，可能导致得到不同的结果。具体使用方法请参照血样采集试管制造商的使用说明。

样本如在48h内测定，应密闭保存于2～8℃；若需长时间存放，应将血清吸出并保存在-20℃以下。冻融后的样本，应先离心除去絮状凝物再进行检测，反复冻融的样本可能会影响检测结果。实验前，应将样本恢复至室温（20～27℃），并轻轻翻转混匀，禁止使用水浴加温融化。

（3）参考范围：首先计算每次试验测定的阴性

对照发光值（RLU）的平均值 $\overline{NC}$ 和阳性对照发光值（RLU）的平均值 $\overline{PC}$。

若阴性对照单孔发光值不在 0.5 倍 $\overline{NC}$ 至 1.5 倍 $\overline{NC}$ 之间，计算临界值时应剔除。

临界值（cut-off）= $0.1\times\overline{PC}+\overline{NC}$

S/CO 值 = 待测样本的 RLU 值 / 临界值；当待测样本的 S/CO 值 < 1.00 时，为 HEV-IgG 抗体检测无反应性；当待测样本的 S/CO 值 ≥ 1.00 时，为 HEV-IgG 抗体检测有反应性。

（4）注意事项：用本试剂检测 4 种常见的抗凝剂（浓度为 21.8mmol/L 枸橼酸钠、5mmol/L EDTA-Na_2、15IU/ml 肝素、10mmol/L 草酸钠）抗凝样本，结果无差异。

用本试剂对含有 1.0mg/ml 的三酰甘油、10.0mg/ml 的血红蛋白及 0.15mg/ml 的胆红素的样本进行了检测，结果显示它们不会干扰阴性样本的检测结果，而对阳性样本的干扰率在 ±5% 以内。

用本试剂对类风湿因子（RF）、抗核抗体（ANA）、抗线粒体抗体（AMA）、弓形体 IgM 抗体、抗 -HBc-IgM、风疹病毒 IgM 抗体、单纯疱疹病毒 IgM 抗体、巨细胞病毒 IgM 抗体、戊肝 IgM 抗体、系统性红斑狼疮（SLE）为强阳性的样本和高浓度血清总 IgG 抗体、总 IgM 抗体的样本进行干扰性实验，结果显示它们不会干扰阴性样本的检测结果，而对阳性样本的干扰率在 ±5% 以内。

用本试剂对抗原结构相近或临床症状相似的其他病原体高水平的 IgG 抗体血清，如抗 -HBc-IgG、弓形体 IgG 抗体、风疹病毒 IgG 抗体、单纯疱疹病毒 IgG 抗体、巨细胞病毒 IgG 抗体、甲肝 IgG 抗体、抗 -HBs、抗 -HCV、HIV（1+2）抗体、TP 抗体等阳性样本共 98 例进行试验，未出现交叉反应。

次氯酸钠消毒液等强氧化剂能引起发光底物液发生反应，导致结果误判，故发光操作实验室应禁止使用此类消毒剂。

（5）储运条件：试剂盒储存于 2 ～ 8℃，有效期 12 个月。

开封后试剂在有效期内 2 ～ 8℃可稳定 60 天。

（6）性能指标

1）阴性参考品符合率：用国家阴性参考品进行测定，结果≥ 29/30。

2）阳性参考品符合率：用国家阴性参考品进行测定，结果≥ 9/10。

3）重复性：用国家精密性参考品重复检测 10 次，CV ≤ 15.0%。

2. 戊型肝炎病毒 IgG 抗体检测试剂盒（磁微粒化学发光法）［国食药监械（准）字 2014 第 3401264 号］

（1）原理：本产品采用间接法原理进行检测。用 HEV 抗原包被磁微粒，辣根过氧化物酶标记抗人 IgG 抗体制备酶结合物。通过免疫反应形成抗原 - 抗体 - 酶标抗体复合物，该复合物催化发光底物发出光子，发光强度与 HEV IgG 的含量成正比。

（2）样本类型：应用正确医用技术收集血清或血浆样本。血浆样本推荐使用 EDTA、肝素、枸橼酸钠抗凝管采集。样本中的沉淀物和悬浮物可能会影响试验结果，应离心除去。样本收集后在室温放置不可超过 8h；如果不在 8h 内检测，需将样本放置在 2 ～ 8℃的冰箱中；若需 48h 以上保存或运输，则应离心提取血清或血浆后冻存于 -20℃以下，避免反复冻融。使用前恢复到室温，轻轻摇动混匀。

（3）参考范围：S/CO= 待测样本发光值 /cut-off 值。S/CO ≥ 1.00 时，结果判为阳性；S/CO < 1.00 时，结果判为阴性。

（4）注意事项：溶血或脂血的样本不能用于测定。HAV IgG 抗体、HBc IgM 抗体、HCVIgG 抗体、HEV IgM、TP 抗体、ANA、类风湿因子、EB 病毒 IgG 抗体，TOX、RV、CMV、HSV1、HSV2 IgG 及 IgM 抗体阳性样本对检测结果无显著影响。

（5）储运条件：试剂盒在 2 ～ 8℃储存，有效期 12 个月。试剂盒应防止冷冻，避免强光照射。试剂盒开启使用后，2 ～ 8℃保存可使用 1 个月。试剂机载稳定性：试剂包（磁微粒混悬液、酶结合物）竖直向上存放，在 2 ～ 10℃环境下冷藏保存 2h 后，才可上机使用。首次使用后，机载或在 2 ～ 10℃环境下稳定期为 28 天。校准品开瓶后保存于 2 ～ 8℃，稳定期可维持 1 个月；若需使用更长时间，应根据需要进行分装，于 -20℃冻存（可以保存 2 个月），但应避免反复冻融。

（张经梅　王建梅）

十五、戊型肝炎病毒 IgM 抗体测定

（一）概述

请参考“戊型肝炎病毒抗体测定”章节内容。

（二）临床意义

戊肝患者与其他类型急性病毒性肝炎的临床表现并无特异性差别。因此，戊肝的诊断常要依靠血液中是否检测到戊肝病毒特有的 IgM 和 IgG 抗体来判断。戊型病毒性肝炎急性期在血清中检出抗 -HEIgM，可作为早期诊断指标。

（三）测定方法

测定方法包括酶联免疫吸附试验、胶体金法快速试验、化学发光试验、免疫荧光试验和免疫印记试验。

（四）国家行业标准

戊型肝炎病毒 IgM 抗体检测试剂盒（酶联免疫吸附法）YY/T 1260—2015。本标准规定了戊型肝炎病毒 IgM 抗体检测试剂盒（酶联免疫吸附法）的术语、定义、分类、试验方法、标识、标签、使用说明书、包装、运输和储存等要求。本标准适用于应用捕获酶联免疫吸附法原理，利用抗人 IgM（μ 链）单克隆抗体包被微孔板和酶标记戊型肝炎病毒抗原及其他试剂组成的试剂盒；或应用间接酶联免疫吸附法原理，利用戊型肝炎病毒抗原包被微孔板和酶标记抗人 IgM 及其他试剂组成的试剂盒，检测人血清或血浆样品中戊型肝炎病毒 IgM 抗体。

（五）试剂介绍

1. 戊型肝炎病毒 IgM 抗体检测试剂盒（化学发光法）［国食药监械（准）字 2014 第 3400358 号］

(1) 原理：采用捕获法化学发光免疫分析原理进行检测。通过免疫反应形成抗人 IgM 抗体 - 抗体 - 二抗 - 酶复合物，该复合物催化化学发光底物液发出光子，发光强度与 HEV-IgM 的含量成正比。

(2) 样本类型：样本类型为血清或血浆。

样本无需特殊制备处理，采用正确医用技术采集全血样本，静置 0.5h 后，3000r/min 离心 10min 以上充分分离血清，使血清不含或极少含红细胞、白细胞，否则可能会导致假阳性结果。不能使用加热灭活处理后的样本，样本中含有叠氮钠会影响实验结果；不能用叠氮钠作为样本防腐剂。

血清样本在未充分凝集前离心将导致纤维蛋白的存在。为避免纤维蛋白对结果的影响，必须确保离心处理前样本已经充分凝集。对于正在接受抗凝剂治疗的患者样本，需要延长凝集时间。源于不同生产商的血样采集试管，由于原材料和添加剂不同，包括凝胶或物理涂层、促凝剂和 / 或抗凝剂，可能导致得到不同的结果。具体使用方法请参照血样采集试管制造商的使用说明。

样本如在 48h 内测定，应密闭保存于 2 ～ 8℃；若需长时间存放，应将血清吸出并保存在 -20℃以下。冻融后的样本，应先离心除去絮状凝物再进行检测，反复冻融的样本可能会影响检测结果。实验前，应将样本恢复至室温（20 ～ 27℃），并轻轻翻转混匀，禁止使用水浴加温融化。

(3) 参考范围：首先计算每次试验测定的阴性对照发光值（RLU）的平均值 $\overline{NC}$ 和阳性对照发光值（RLU）的平均值 $\overline{PC}$。

若阴性对照单孔发光值不在 0.5 倍 $\overline{NC}$ 至 1.5 倍 $\overline{NC}$ 之间，计算临界值时应剔除。

临界值（cut-off）$= 0.016\times\overline{PC}+\overline{NC}$

S/CO 值 = 待测样本的 RLU 值 / 临界值。当待测样本的 S/CO 值＜ 1.00 时，为戊型肝炎病毒 IgM 抗体检测无反应性；当待测样本的 S/CO 值≥ 1.00 时，为戊型肝炎病毒 IgM 抗体检测有反应性。

临床样本初次检测有反应性的均需要进行双孔复测，若双孔复测均无反应性则可判定样本为无反应性；双孔复测只要有一孔有反应性则视为有重复反应性，有重复反应性的样本应采用其他更特异的试剂和 / 或检测方法进行确认。

(4) 注意事项：用本试剂检测 4 种常见的抗凝剂（浓度为 21.8mmol/L 枸橼酸钠、5mmol/L EDTA-Na_2、15IU/ml 肝素、10mmol/L 草酸钠）抗凝样本，结果无差异。

用本试剂对含有 1.0mg/ml 的三酰甘油、10.0mg/ml 的血红蛋白及 0.15mg/ml 的胆红素样本进行了检测，结果显示它们不会干扰阴性样本的检测结果，而对阳性样本的干扰率在 ±5% 以内。

用本试剂对类风湿因子（RF）、抗核抗体

(ANA)、抗线粒体抗体(AMA)、抗-HBs、抗-HBc、抗-HCV、HIV(1+2)抗体、系统性红斑狼疮(SLE)、TP抗体为强阳性的样本和高浓度血清总IgG抗体、总IgM抗体的样本进行干扰性实验，结果显示它们不会干扰阴性样本的检测结果，而对阳性样本的干扰率在±5%以内。

用本试剂对抗原结构相近或临床症状相似的其他病原体高水平的IgM抗体血清，如抗-HBc-IgM、弓形体IgM抗体、风疹病毒IgM抗体、单纯疱疹病毒IgM抗体、巨细胞病毒IgM抗体、甲肝IgM抗体、戊肝IgG抗体等阳性样本共60例进行检测，未出现交叉反应。

次氯酸钠消毒液等强氧化剂能引起发光底物液发生反应，导致结果误判，故发光操作实验室应禁止使用此类消毒剂。

(5) 储运条件：试剂盒储存于2～8℃，有效期12个月。开封后试剂在有效期内2～8℃可稳定60天。

(6) 性能指标

1) 阴性参考品符合率：用国家阴性参考品进行测定，结果为20/20。

2) 阳性参考品符合率：用国家阳性参考品进行测定，结果为12/12。

3) 最低检出限：用国家参考品进行测定，阳性终点≥1∶16。

4) 重复性：用国家精密性参考品重复检测10次，CV≤15.0%。

2. 戊型肝炎病毒IgM抗体检测试剂盒（磁微粒化学发光法）[国食药监械（准）字2014第3401258号]

(1) 原理：本产品采用捕获法原理进行检测。用抗人IgM抗体包被磁微粒，辣根过氧化物酶标记HEV抗原制备酶结合物。通过免疫反应形成固相二抗-抗体-酶标抗原复合物，该复合物催化发光底物发出光子，发光强度与HEV IgM抗体的含量成正比。

(2) 样本类型：应用正确医用技术收集血清或血浆样本。血浆样本推荐使用EDTA、肝素、枸橼酸钠抗凝管采集。样本中的沉淀物和悬浮物可能会影响试验结果，应离心除去。样本收集后在室温放置不可超过8h；如果不在8h内检测，需将样本放置在2～8℃的冰箱中；若需48h以上保存或运输，则应离心提取血清或血浆后冻存于-20℃以下，避免反复冻融。使用前恢复到室温，轻轻摇动混匀。

(3) 参考范围：S/CO值=待测样本发光值/cut-off值。S/CO值≥1.00时，结果判为阳性；S/CO值<1.00时，结果判为阴性。

(4) 注意事项：溶血或脂血的样本不能用于测定。HAV IgG抗体、HBc IgM抗体、HCV IgG抗体、HEV IgG抗体、TP抗体、ANA、类风湿因子、EB病毒IgG抗体，TOX、RV、CMV、HSV1、HSV2 IgG及IgM抗体阳性样本对检测结果无显著影响。

(5) 储运条件：试剂盒在2～8℃储存，有效期12个月。试剂盒应防止冷冻，避免强光照射。试剂盒开启使用后，2～8℃保存可使用1个月。试剂机载稳定性：试剂包（磁微粒混悬液、酶结合物）竖直向上存放，在2～10℃环境下冷藏保存2h后，才可上机使用。首次使用后，机载或在2～10℃环境下稳定期为28天。校准品开瓶后保存于2～8℃，稳定期可维持1个月；若需使用更长时间，应根据需要进行分装，于-20℃冻存（可以保存2个月），但应避免反复冻融。

3. 戊型肝炎病毒IgM抗体检测试剂盒（胶体金法）（国械注准：20143401882）

(1) 原理：本品采用胶体金免疫层析技术和捕获法检测原理来定性检测样本中是否含有戊型肝炎病毒IgM抗体，在硝酸纤维素膜上的检测线处包被重组HEV抗原，在对照线处包被羊抗鼠IgG，配以金标鼠抗人IgM抗体。测试时，样本与预先固定在玻璃纤维素膜上的金标鼠抗人IgM抗体反应。然后，混合物随之在毛细效应下向上层析。如是阳性，金标鼠抗人IgM抗体在层析过程中先与标本中的HEV-IgM抗体结合，随后结合物会被固定在膜上与重组HEV抗原（大肠杆菌表达）结合，在检测线(T)会出现一条红色条带；如是阴性，则检测线(T)将没有红色条带。无论样本中是否存在待测物，一条紫红色条带都会出现在对照线(C)。

(2) 样本类型：仅用于人血清或血浆，其他体液和样品可能得不到准确的结果，避免使用溶血、高血脂、高胆红素样本。

建议样本收集以后及时检测，如果收集后的血清或血浆样本不能马上检测，须将样本放在2～8℃保存7天内进行检测；如果大于7天，可-20℃冷冻保存3年，且反复冻融次数不超过3次。

检测前样品必须恢复至室温。冷凉保存的样品需完全融化、复温、混合均匀后使用。临床常用抗凝剂（EDTA、肝素、枸橼酸钠）不影响实验结果。

(3) 参考范围：正常人为阴性结果。

(4) 注意事项：本试剂仅用于体外诊断，且为一次性使用产品。

实验环境应保持一定湿度，避风，避免在过高温度下进行实验。

试剂可在室温下保存，谨防受潮。低温下保存的试剂应平衡至室温方可使用。

对于那些含有感染源和怀疑含有感染源的物质应有合适的生物安全保证程序。

检测线颜色的深浅与样品中待测物的滴度没有必然联系。

(5) 储运条件：2～30℃密封干燥保存，有效期24个月。

(6) 性能指标

1) 用国家参考品测定，产品性能应符合下要求。

A. 阴性参考品符合率：20份阴性参考品符合率为20/20。

B. 阳性参考品符合率：12份阳性参考品符合率为12/12。

2) 最低检出量：对系列稀释阳性参考品的阳性检出≥1∶16。

3) 精密性：用精密性参考品平行检测10次，反应结果均一致，为阳性。

4) 稳定性：37℃ 6天后，阴性参考品符合率、阳性参考品符合率、最低检出量、精密性符合以上要求。

如表16-22所示，下列物质在所给出的浓度限值内对检测结果不会造成干扰。

表16-22　干扰物质对结果的影响

名称	浓度
胆红素	342.0μmol/L
血红蛋白	5.0g/L
胆固醇	20.7mmol/L
三酰甘油	28.2mmol/L

非特异总IgG浓度值≤30.1mg/ml时，对检测结果不造成干扰；非特异总IgM浓度≤6.8mg/ml时，对检测结果不造成干扰。

交叉反应：本试剂盒与甲肝、乙肝、丙肝、梅毒、HIV、类风湿因子（RF）、系统性红斑狼疮、TORCH IgM、高浓度戊型肝炎病毒（HEV）IgG的样本均无交叉反应。

经测试戊型肝炎病毒IgM抗体强阳性标本在梯度稀释比例为1∶2000仍能检测阳性的原液标本，未发现Hook效应。

（张经梅　王建梅）

第三节　人免疫缺陷病毒血清学检测

一、人免疫缺陷病毒联合试验

（一）概述

人类免疫缺陷病毒（HIV）为艾滋病的病原体。其传播途径包括性接触、暴露于血液或血液制品，以及胎儿的出生前感染或新生儿的围产期感染。艾滋病患者和HIV感染无症状的个体中几乎都能检测到HIV抗体。另外，艾滋病患者和血清阳性个体中通过RNA和/或前病毒DNA的培养或扩增检测都能检测到HIV感染。系统进化分析将HIV-1病毒划分为M组（主要）、N组（非M组，非O组）和O组（异常）。M组病毒已在世界各地传播，引发全球的艾滋病流行；而N组和O组病毒比较罕见，一般分布于非洲中西部地区。然而，在欧洲和美国已发现O组病毒。HIV-1 M组病毒由基因亚型（A、B、C、D、F、G、H、J和K）和流行重组型（CRF）组成。HIV-1亚型和CRF的地理分布及区域流行会有变化。所有亚型和多数重组病毒株存在于非洲，其中流行病毒株CRF02_AG分布在非洲西部和非洲中西部地区；非洲中东部地区流行亚型A、C和D；非洲南部地区流行亚型C。HIV-1亚型B是美国、欧洲、日本和澳大利亚的流行病毒。然而，欧洲地区新出现的HIV-1非B亚型病毒已占据一定百分比。在亚洲，亚型

C 见于印度，CRF01_AE（原先称为亚型 E）和亚型 B 分布于泰国和东南亚地区。南美地区流行亚型 B 和 F。

人类免疫缺陷病毒 2 型（HIV-2）在很多方面同 HIV-1 病毒相似，包括结构形态、基因组组成、细胞亲嗜性、体外细胞病变、传播途径，以及引发艾滋病的能力。然而，HIV-2 病毒致病性不及 HIV-1 病毒，且 HIV-2 感染后有更长的潜伏期，特征有：疾病进展更缓慢、病毒感染滴度更低、垂直和水平传播率更低。HIV-2 为西部非洲地区特有的一种病毒，尽管相比 HIV-1 病毒传播率很低，但在美国、欧洲、亚洲和非洲其他地区已检测出 HIV-2 病毒感染。HIV-2 病毒划分为基因亚型 A ～ G，多数感染由亚型 A 和 B 引起。HIV 感染血清学检测的核心是免疫源性蛋白和抗原靶为病毒跨膜蛋白（TMP）。HIV 感染个体的血清转换中 TMP 抗体（抗 -TMP）始终是最先出现的。TMP 抗体在整个疾病阶段始终保持相对较强的反应，表现为 HIV 感染的无症状期和症状期均能检测出 TMP 抗体的存在。

人类免疫缺陷病毒抗原及抗体联合检测中，来自 HIV-1 M 组和 O 组、HIV-2 的 TMP 表现为源自 TMP 天然序列的 5 个重组抗原和 2 个合成多肽。包括 3 对 TMP 的理论依据为 HIV-1 内、HIV-1 和 HIV-2 之间的基因多样性。血清学试验表明，尽管 HIV-1 和 HIV-2 的核心抗原中有许多共同的抗原表位，但其膜（区）糖蛋白却很少有交叉反应。一组或一个亚型内病毒株的 TMP（或 TMP 部分）诱发抗体可对另外组或亚型内病毒株的 TMP（或 TMP 部分）表现为反应良好、反应较弱甚至无反应。其中一个例外为 HIV-1 N 组病毒诱发抗体。

HIV 早期感染后，在血清转换前，可在血清或血浆样本中检出 HIV 抗原。通常用作抗原血症标记物的 HIV 结构蛋白为核心蛋白 p24。ARCHITECT HIV 抗原及抗体联合项目运用试剂中抗 -HIV p24 抗体，在进行血清转换前检测 HIV p24 抗原，从而缩短血清转换窗口期，利于 HIV 病毒感染的早期检测。

（二）临床意义

人免疫缺陷病毒联合试验（HIV Combo）测定，即所谓的第四代人类免疫缺陷病毒（HIV）抗原抗体联合检测。第四代产品是将 HIV 抗原和抗 HIV p24 抗体同时包被载体，可同时检测样品中的 HIV p24 抗原和 HIV 抗体，因此该类试剂可以检出 HIV p24 抗原阳性但抗体还未阳转的 HIV 感染的窗口期样品。第四代 HIV 抗体和抗原联合检测试剂用于术前筛查和血液筛查，可减少 HIV 传播的风险。

（三）测定方法

测定方法包括酶联免疫吸附试验、胶体金法快速试验、化学发光试验和免疫荧光试验。免疫印迹试验也可同时检测抗原和抗体，目前作为 HIV 确证的一种实验室检测，将在“人免疫缺陷病毒抗体确认试验”中介绍。

（四）国家行业标准

该项目暂无相关医药行业标准。

（五）试剂介绍

1. 人类免疫缺陷病毒抗原及抗体联合测定试剂盒（化学发光微粒子免疫检测法）[国食药监械（进）字 2014 第 3404485 号]

（1）预期用途：ARCHITECT 人类免疫缺陷病毒抗原及抗体联合项目采用化学发光微粒子免疫检测法，定性测定包括尸体样本（心脏停搏供体）在内的人血清或血浆中的 HIV p24 抗原及人类免疫缺陷病毒 1 型和 / 或 2 型（HIV-1/HIV-2）抗体。ARCHITECT 人类免疫缺陷病毒抗原及抗体联合项目有助于诊断 HIV-1/HIV-2 病毒感染，以及进行血液筛查以防将 HIV-1/HIV-2 病毒传染给受血者、成分血接受者和细胞组织器官接受者。

（2）原理：ARCHITECT 人类免疫缺陷病毒抗原及抗体联合项目采用两步免疫检测法，运用 Chemiflex 技术，即化学发光微粒子免疫检测技术与灵活的检测模式结合，测定人血清和血浆中的 HIV p24 抗原及 HIV1（M 组和 O 组）/HIV-2 抗体。

第一步，混合样本、ARCHITECT i 清洗缓冲液、项目稀释液和顺磁微粒子。样本中的 HIV p24 抗原和 HIV-1/HIV-2 抗体结合至 HIV-1/HIV-2 抗原和 HIV p24 单克隆（小鼠）抗体包被的微粒子上。冲洗后进入第二步，HIV p24 抗原和 HIV-1/HIV-2 抗体与吖啶酯标记的结合物［HIV-1/HIV-2 抗原

（重组）、合成多肽及 HIV p24 抗体（小鼠，单克隆）] 相结合。再次冲洗后，将预激发液和激发液加入到反应混合物中。测量产生的化学发光反应，以相对发光单位（RLU）表示。样本中的 HIV 抗原及抗体和 ARCHITECT i 光学系统检测到的 RLU 值之间成正比。通过比较反应产生的化学发光信号和 ARCHITECT HIV 抗原及抗体联合校准品的 cut-off 信号，测定样本中是否含有 HIV p24 抗原或 HIV1/HIV- 抗体。样本吸光值 / 临界值（即 S/CO 值）≥ 1.00，则可考虑样本对 HIV p24 抗原或 HIV1/HIV- 抗体呈反应性；S/CO 值＜ 1.00，则可考虑样本对 HIV p24 抗原或 HIV1/HIV- 抗体呈非反应性。

ARCHITECT HIV 抗原及抗体联合检测中初检呈反应性的样本应当进行复检。复检反应性可高度预测样本中存在 HIV p24 抗原和 HIV-1/HIV-2 抗体。但是，同所有免疫检测法一样，ARCHITECT HIV 抗原及抗体联合项目可能由于其他原因出现非特异性反应，尤其是在检测流行率较低的群体时。复检反应性的样本应使用灵敏的 HIV 特异性检测进一步检测，如免疫印迹法、抗原检测和 HIV 核酸检测。针对艾滋病感染高危人群的复检反应性样本所做的附加检测通常可确认样本中存在 HIV 抗体或 HIV 抗原和 HIV 核酸。诊断艾滋病及艾滋病相关状况的全面鉴别诊断病情检查方法包括对患者免疫状态的评估及临床病史的检查。

（3）样本类型：人血清（包括采集于血清分离管中的血清）。

采集于以下抗凝管中的血浆：肝素钠、肝素锂、EDTA-K_2、血浆分离管、枸橼酸钠、ACD、CPDA-1、CPD 和草酸钾等。

（4）参考范围：ARCHITECT i 系统通过对校准品 1 重复检测 3 次而获得的 RLU 均值计算出 cut-off 值（CO）并储存在系统中。

1）结果计算：ARCHITECT i 系统使用样本及质控品的样本的 RLU 同 cut-off RLU 比（S/CO）来计算 ARCHITECT HIV 抗原及抗体联合项目的结果。

cut-off（CO）= 校准品 1 的 RLU 均值 ×0.40

S/CO 值 = 样本 RLU/cut-off RLU

系统为每个批次试剂的校准保存 cut-off RLU 值。

2）结果说明：样本 S/CO 值＜ 1.00 被认定为非反应性（NR）；样本 S/CO 值≥ 1.00 被认定为反应性（R）。

（5）注意事项：如果检测结果与临床表现不符时，建议通过附加试验来验证检测结果。

接受小鼠单克隆抗体制剂诊断或治疗的患者，其样本中可能含有人抗小鼠抗体（HAMA）。使用含有小鼠单克隆抗体的试剂盒检测此类样本时，检测值可能会假性升高或降低。ARCHITECT HIV 抗原及抗体联合试剂中含有一种组分可减小 HAMA 反应性样本对检测的影响。需要其他临床或诊断信息才能确定患者状态。

人血清中的嗜异性抗体可与试剂中的免疫球蛋白发生反应，干扰体外免疫测定。经常与动物或动物血清产品接触的患者，其样本可能容易受到此干扰，并使检测结果出现异常值，可能需要其他信息用于诊断。

（6）储运条件：ARCHITECT 人类免疫缺陷病毒抗原及抗体联合测定试剂盒必须在 2 ～ 8℃储存，从 2 ～ 8℃环境中取出后可立即使用。试剂盒必须竖直储存。

ARCHITECT 人类免疫缺陷病毒抗原及抗体联合测定试剂盒在 ARCHITECT i 系统上最长可以储存 30 天。

按照指导储存和操作时，试剂在有效期内保持稳定。

试剂可以在 ARCHITECT i 系统上储存，也可以脱离系统储存。如果试剂脱离系统储存，需将其竖直向上储存于 2 ～ 8℃（盖有软盖和替换盖）。试剂从系统上取出后，建议将其放回原始托架和包装盒中储存，以确保其竖直向上放置。

（7）性能指标

1）精密度：ARCHITECT HIV 抗原及抗体联合项目共对 3 个批次校准品、3 个批次质控品，以及包括 4 份反应性样本的一个检测盘进行了检测，对 cut-off 值 3 倍的样本不精密度为≤ 14%。

检测在 4 个外部实验室（法国、意大利、瑞士和德国，分别使用 1 台仪器）和 1 个内部实验室（使用 2 台仪器）执行。检测盘在外部实验室使用 2 个批号的试剂，在内部实验室使用 3 个批号的试剂均重复检测 3 次。仪器、检测盘和不同批号的试剂的每个组合执行 4 次检测，内部实验室的一个试剂批号则在一台仪器上执行 6 次检测。使用混合方差分析模型，通过方差成分分析，以计算批内和批间标准差（*s*），以及变异系数（CV）百分比。

2）特异性：ARCHITECT HIV 抗原及抗体联合项目对来自假定 HIV 病毒感染率为零的献血人群的样本进行检测，特异性≥ 99.5%。在 2 个外部实验室和 1 个内部实验室对来自 4 个献血中心的 6365 份血清和血浆样本进行检测。

3）灵敏度：ARCHITECT HIV 抗原及抗体联合项目灵敏度 100%（表 16-23）。

表 16-23　ARCHITECT HIV 抗原及抗体联合项目灵敏度

抗体类型	总数（*n*）	反应性（*n*）	灵敏度（%）
抗 HIV-1	520	520	100
抗 HIV-2	111	111	100
抗 HIV-gO	6	6	100

通过来自 31 个血清转换检测盘的连续样本，评估 ARCHITECT HIV 抗原及抗体联合项目检测 p24 抗原和 HIV-1 抗体的灵敏度。

ARCHITECT HIV 抗原及抗体联合项目检测 HIV-1 p24 抗原的分析灵敏度＜ 50pg/ml。使用 3 个批号的 ARCHITECT HIV 抗原及抗体联合试剂检测 HIV-Ag 2003 AFSSAPS 检测盘，评估抗原灵敏度 HIV-1 p24 抗原的平均灵敏度为 18.06pg/ml。此外，使用 HIV-1 p24 抗原（第一代国际参考品，NIBSC 编码为 90/636）来评估灵敏度。结果显示，平均灵敏度为 0.87IU/ml。WRAIR（Walter Reed 陆军研究院临床试验中心，Rockville，MD）Clade 检测盘包括 32 个组分，检测下列亚型：A，B，B/A/B，C，D，G，F，O 组，CRF02_AG 和 CRF01_AE。ARCHITECT HIV 抗原及抗体联合项目在检测全部检测盘组分方面，其抗原灵敏度要优于其他 HIV 抗原及抗体联合检测试剂的抗原灵敏度。

2. 人类免疫缺陷病毒抗原抗体检测试剂盒（化学发光法）[国食药监械（准）字 2014 第 3400193 号]

（1）原理：采用夹心法化学发光免疫分析原理进行检测。通过免疫反应形成抗原抗体酶复合物，该复合物催化化学发光底物液发出光子，测定其相对发光单位（RLU），根据临界值即可判断样本中是否含有人类免疫缺陷病毒抗体（HIV1+2 型）及人类免疫缺陷病毒抗原（p24）。

（2）样本类型：样本类型为血清或血浆。

样本无需特殊制备处理，采用正确医用技术采集全血样本，静置 0.5h 后，3000r/min 离心 10min 以上充分分离血清，使血清不含或极少含红细胞、白细胞，否则可能会导致假阳性结果。不能使用加热灭活处理后的样本，样本中含有叠氮钠会影响实验结果；不能用叠氮钠作为样本防腐剂。

血清样本在未充分凝集前离心将导致纤维蛋白的存在。为避免纤维蛋白对结果的影响，必须确保离心处理前样本已经充分凝集。对于正在接受抗凝剂治疗的患者样本，需要延长凝集时间。

源于不同生产商的血样采集试管，由于原材料和添加剂不同，包括凝胶或物理涂层、促凝剂和 / 或抗凝剂，可能导致得到不同的结果。具体使用方法请参照血样采集试管制造商的使用说明。

样本如在 24h 内测定，应密闭保存于 2 ～ 8℃；若需长时间存放，应将血清吸出并保存在 -20℃以下。冻融后的样本，应先离心除去絮状凝物再进行检测，反复冻融的样本可能会影响检测结果。实验前，应将样本恢复至室温（20 ～ 27℃），并轻轻翻转混匀，禁止使用水浴加温融化。

（3）参考范围：临界值（cut-off）=$\overline{PCx}$/30+$\overline{NCx}$。

1）待测样本 RLU 值≥临界值为人类免疫缺陷病毒抗体或 p24 抗原有反应性；

2）待测样本 RLU 值＜临界值为人类免疫缺陷病毒抗体或 p24 抗原无反应性。

（4）注意事项：高血脂或者溶血样本、受到微生物污染样本及反复冻融或者热灭活后的样本均会影响检测的准确性，从而导致错误的结果。

经常接触啮齿类动物或使用过鼠单克隆抗体作为体内诊断、治疗的患者，其样本中均可能含有人抗鼠抗体（HAMA），该抗体的存在可能会导致结果出现假阳性或假阴性。如果样本中含有类风湿因子等干扰物质，也存在导致实验结果异常的可能性。因此在询诊时尽量查明是否接触过动物或动物制品（靶抗体药物、造影剂、胸腺肽、白蛋白、免疫抑制剂等），以便对检测结果作出正确的解释。

本品对 HAV 抗体、HBsAg、HCV 抗体、HEV 抗体、RF、EBV 抗体、CMV 抗体、HSV 抗体、Rubella 抗体、Tox 抗体阳性样本无交叉反应。

次氯酸钠消毒液等强氧化剂能引起发光底物液发生反应，导致结果误判，故发光操作实验室应禁止使用此类消毒剂。

(5) 储运条件：试剂盒储存于 2 ～ 8℃，有效期 12 个月。

(6) 性能指标

1) 阳性参考品符合率：用国家参考品检测，20 份 HIV 抗体阳性参考品应全部检出阳性；且其中相对发光单位应 P12 ≥ P11；10 份 p24 抗原阳性参考品应全部检出阳性。

2) 阴性参考品符合率：用国家参考品检测，20 份 HIV 抗体阴性参考品应至少 18 份检出为阴性；20 份 p24 抗原阴性参考品应全部检出为阴性。

3) 灵敏度：用国家参考品检测，6 份 HIV 抗体灵敏度参考品应至少 3 份检出为阳性，且 S1 为阴性；10 份 p24 抗原灵敏度参考品应至少 2 份检出为阳性，且 L10 为阴性。

4) 精密性：用 HIV 抗原抗体精密性参考品进行检测，CV ≤ 15%(*n*=10)。

（娄金丽　高　省）

二、人免疫缺陷病毒抗体测定

（一）概述

在 HIV 急性感染期，病毒在体内复制很快，机体开始出现抗原血症和病毒血症，血浆中病毒载量水平很高，也能检测到较高浓度的 P24 抗原。同时，病毒的抗原成分开始刺激机体产生相应的特异性抗体，如 P15、P17、P24、P31、gp41、P51、P55、P66、gpl20 和 gpl60，以及一些调节蛋白抗体。这种抗体的产生需要经过一段时间，一般在感染 HIV 后 2 ～ 4 周开始产生。从一个人感染上 HIV 到相应的抗体产生，这段时期常称为窗口期，而产生抗体的过程称为血清阳转。因此，单纯检测 HIV 抗体，而不检测抗原的方法，可能会漏诊窗口期的感染者。第一、第二和第三代的抗 -HIV 检测试剂，均只能检测抗体。第四代的 HIV 抗原抗体联合检测试剂，可以同时检测抗原和抗体，可有效降低窗口期的漏检。

（二）临床意义

初筛试验呈阴性反应，可出具 HIV1/2 抗体阴性报告，见于未被 HIV 感染的个体，但处于窗口期的新近感染者筛查试验也可呈阴性反应。若呈阳性反应，应用原有试剂和另外一种不同原理或不同厂家的试剂进行重复检测，或另外两种不同原理或不同厂家的试剂进行重复检测，如两种试剂复测均呈阴性反应，则为 HIV 抗体阴性；如有一种或两种试剂呈阳性反应，需进行 HIV 抗体确证试验。

（三）测定方法

人免疫缺陷病毒抗体（抗 -HIV）检测方法包括 ELISA 法、化学发光法或免疫荧光试验、快速检测（斑点 ELISA 和斑点免疫胶体金或胶体硒快速试验、明胶颗粒凝集试验、免疫层析试验）等。

（四）国家行业标准

该项目暂无相关医药行业标准。

（五）试剂介绍

1. 人类免疫缺陷病毒抗体测定试剂盒（化学发光法）[国食药监械（准）字 2014 第 3401649 号]

(1) 原理：采用双抗原夹心法化学发光免疫分析原理进行检测。通过免疫反应形成抗原－抗体－抗体－酶复合物，该复合物催化化学发光底物液发出光子，发光强度与抗 -HIV 的含量成正比。

(2) 样本类型：样本类型为血清或血浆。

样本无需特殊制备处理，采用正确医用技术采集全血样本，静置 0.5h 后，3000r/min 离心 10min 以上充分分离血清，使血清不含或极少含红细胞、白细胞，否则可能会导致假阳性结果。不能使用加热灭活处理后的样本，样本中含有叠氮钠会影响实验结果；不能用叠氮钠作为样本防腐剂。

血清样本在未充分凝集前离心将导致纤维蛋白的存在。为避免纤维蛋白对结果的影响，必须确保离心处理前样本已经充分凝集。对于正在接受抗凝剂治疗的患者样本，需要延长凝集时间。源于不同生产商的血样采集试管，由于原材料和添加剂不同，包括凝胶或物理涂层、促凝剂和 / 或抗凝剂，可能导致得到不同的结果。具体使用方法请参照血样采集试管制造商的使用说明。

样本如在 24h 内测定，应密闭保存于 2 ～ 8℃；

若需长时间存放，应将血清吸出并保存在 -20℃以下。冻融后的样本，应先离心除去絮状凝物再进行检测，反复冻融的样本可能会影响检测结果。实验前，应将样本恢复至室温（20 ～ 27℃），并轻轻翻转混匀，禁止使用水浴加温融化。

（3）参考范围：临界值（cut-off）= 阴性对照 RLU 的平均值 ×2.1。

待测样品的 RLU 值≥临界值为阳性反应，但是还需要进行复孔测试，仍然阳性则判定为阳性，必要时应用其他厂家或其他类型产品复检。待测样品的 RLU 值＜临界值为阴性反应。

对处于 0.8 ～ 1.2 倍临界值之间的灰区样本应双孔复测慎重判定，1 个月后重新采集样本进行检测。

（4）注意事项：高血脂或者溶血样本、受到微生物污染样本及反复冻融或者热灭活后的样本均会影响检测的准确性，从而导致错误的结果。

使用抗凝剂（浓度为 21.8mmol/L 枸橼酸钠、5mmol/L EDTA-Na_2、15IU/ml 肝素、10mmol/L 草酸钠）不影响检测结果。

次氯酸钠消毒液等强氧化剂能引起发光底物液发生反应，导致结果误判，故发光操作实验室应禁止使用此类消毒剂。

（5）储运条件：试剂盒储存于 2 ～ 8℃，有效期 12 个月。

（6）性能指标

1）阴性参考品符合率：使用国家参考品进行检定，20 份阴性血清阴性符合率应≥ 18 份。

2）阳性参考品符合率：使用国家参考品进行检定，20 份阳性血清不得出现假阴性；且阳性 12 号 RLU 值应≥ 11 号 RLU 值。

3）灵敏度：使用国家参考品进行检定，6 份灵敏度参考血清中，1 份基质血清应为阴性，5 份稀释血清中应至少 3 份出现阳性。

4）精密性：用精密性参考品进行检测，CV 应均≤ 15%（n=10）。

2. 人类免疫缺陷病毒抗体检测试剂盒（磁微粒化学发光法）（国械注准 20153400770）

（1）原理：本试剂盒采用双抗原夹心法原理进行检测。以 HIV 抗原包被磁微粒，辣根过氧化物酶标记 HIV 抗原制备酶结合物，通过免疫反应形成抗原 - 抗体 - 酶标记抗原复合物，该复合物催化发光底物发出光子，发光强度与 HIV 抗体的含量成正比。

（2）样本类型：应用正确医用技术收集血清或血浆样本。血浆样本推荐使用 EDTA、枸橼酸钠或肝素的抗凝血浆。

样本中勿添加叠氮钠作为防腐剂。

样本中的沉淀物和悬浮物可能会影响试验结果，应离心除去。

样本收集后在室温放置不可超过 8h；如果不在 8h 内检测需将样本放置在 2 ～ 8℃的冰箱中；若需 48h 以上保存或运输，则应冻存于 -20℃以下，避免反复冻融。使用前恢复到室温，轻轻摇动混匀。

（3）参考范围

cut-off 值 = 阳性对照孔 RLU 的平均值 ×0.4。

仪器操作时，自动计算并保存每批试剂的 cut-off 值。

待测样本发光值＜ cut-off 值时，检测呈阴性反应。待测样本发光值≥ cut-off 值时，检测呈阳性反应，严格按照《全国艾滋病检测技术规范》进行复检及确认。

有效性判断：阳性对照孔平均发光值 / 阴性性对照孔平均发光值应＞ 10，否则应重新试验。

（4）注意事项：操作前仔细阅读使用说明书，严格按照试剂盒内说明书进行试验操作。

避免在恶劣的环境（如含有 84 消毒液、次氯酸钠、酸碱或乙醛等高浓度腐蚀性气体及灰尘的环境）条件下进行试验。

加样前应保证磁微粒混悬液充分混匀，无肉眼可见沉淀。

微量移液器吸嘴不可混用，以免交叉污染。

样本中若存在沉淀物、悬浮物等可见杂质会影响试验结果。此类样本不得使用。

加入底物前，反应容器内的磁微粒必须震荡散开。

处理试剂和样本时需戴一次性手套，操作后应彻底洗手。所有样本及使用后的试剂盒应视为潜在的传染性物质；废弃处理时，按照当地政府和有关国家规定进行。

试剂需在有效期内使用。剩余试剂要及时密封，放置 2 ～ 8℃条件下保存。

加入发光底物后要避光反应，强光可能影响结果测定。

使用仪器自动操作，测试样本需考虑样本容

器死体积，具体参考相应的仪器系统操作说明。

本产品仅用于体外诊断使用。

(5) 储运条件：试剂盒应保存于 2 ～ 8℃，防止冷冻，避免强光照射，有效期为 12 个月。

试剂机载稳定性：试剂包（磁微粒混悬液、酶结合物、样品稀释液）竖直向上存放，在 2 ～ 10℃环境下冷藏保存 2h 后，才可上机使用。首次使用后，机载在 2 ～ 10℃ 环境下稳定期为 28 天。

阴阳性对照开瓶后保存于 2 ～ 8℃，稳定期为 1 个月；若需使用更长时间，应分装冻存。

(6) 性能指标

1) 阴性符合率：符合中国食品药品检定研究院阴性参考品的规定。

2) 阳性符合率：符合中国食品药品检定研究院阳性参考的规定。

3) 精密性：符合中国食品药品检定研究院精密性参考品的规定。

4) 最低检出限：符合中国食品药品检定研究院最低检出限参考品的规定。

5) 干扰物质：1g/L 血红蛋白、0.4g/L 胆红素和 30g/L 三酰甘油对本试剂盒检测结果无显著影响；HBsAb、HBeAb IgG、HBcAb IgM、HCV IgG 抗体、HAV IgG 抗体、HEV IgG 抗体、梅毒特异性抗体、ANA、类风湿因子、EB 病毒 IgG 抗体、TORCH IgG 抗体、TORCH IgM 抗体阳性样本对检测结果无显著影响。

6) 抗凝剂的影响：使用 EDTA、枸橼酸钠或肝素抗凝剂对检测结果无显著影响。

7) 测定方法对比：与 SFDA 批准上市的试剂盒对比检测 1256 份临床样本，阳性符合率 99.29%。

8) 阴性符合率 99.28%；总体符合率 99.28%。

3. 人类免疫缺陷病毒 HIV(1+2 型）抗体检测试剂盒（化学发光法）[国食药监械（准）字 2014 第 3401711 号]

(1) 原理：本试剂盒由发光微粒包被 HIV 抗原、生物素标记 HIV 抗原，辅以抗 -HIV 阴性对照、抗 -HIV-1 阳性对照、抗 -HIV-2 阳性对照、抗 -HIV 弱阳性对照、抗 -HIV 样品稀释液、LiCA 通用液，在均相条件下，采用双抗原夹心免疫光激化学发光法定性检测人血清中的人类免疫缺陷病毒 HIV(1+2 型）抗体。光激化学发光的基础原理是一种均相免疫反应。它是基于微粒表面包被的抗原或抗体，在液相中形成免疫复合物而将两种微粒拉近。在激光的激发下，发生微粒之间的离子氧的转移，进而产生高能级的红光，通过单光子计数器和数学拟合将光子数换算为靶分子浓度。而当样本不含靶分子时，两种微粒间无法形成免疫复合物，两种微粒的间距超出离子氧传播范围，离子氧在液相中迅速淬灭，检测时则无高能级红光产生。

(2) 样本类型：推荐的样本类型为血清。不能使用热失活样本；不能使用其他体液样本；确保离心处理前样本已充分凝集；如在 48h 内使用，可于 2 ～ 8℃中保存，长期存放应保存在 -20℃以下，并避免反复冻融，标本解冻后必须充分混匀，并离心去除颗粒物质；不能使用微生物污染的标本；血清应该不含纤维蛋白、红细胞、其他颗粒物质或气泡；在处理样本时应避免交叉污染，使用一次性移液管或枪头。

(3) 参考范围

1) 有效性判定：每次试验时均需加抗 -HIV 弱阳性对照、抗 -HIV 阴性对照、抗 -HIV-1 阳性对照、抗 -HIV-2 阳性对照，抗 -HIV 阴性对照的 S/CO 值应＜ 0.60，抗 -HIV-1 阳性对照的 S/CO 值应≥ 3.00，抗 -HIV-2 阳性对照的 S/CO 值应≥ 3.00，如结果异常，则本次试验结果不可信，需重复。

2) 结果判定：S 为待测样本光信号值；CO 为抗 -HIV 弱阳性对照光信号值 (cut-off 参考值）；软件自动计算 S/CO 值，当 S/CO ＜ 1.00 时待测样品被判定为阴性，当 S/CO ≥ 1.00 时待测样品被判定为阳性。

(4) 注意事项：本试剂检测的阴阳性结果必须结合临床其他结果进行综合分析，阳性结果需采用其他方法进一步确认。受试剂分析灵敏度所限，假阴性结果可能系样品中抗体浓度水平过低所致。

本试剂盒仅用于定性检测，不适用于定量检测。

在以下干扰物质（血红蛋白、三酰甘油、胆红素）浓度条件下，检测高、低 2 个水平的人类免疫缺陷病毒 HIV(1+2) 型抗体样本，对结果基本无影响（表 16-24）。

表 16-24　干扰物质对结果的影响

干扰物质	浓度（mg/dl）
血红蛋白	≤ 500
三酰甘油	≤ 3000
胆红素	≤ 20

本品仅用于体外诊断，测试结果仅供辅助诊断，对实验结果解释需与临床相结合。

样本应尽量新鲜，避免反复冻融。

操作前应仔细阅读使用说明书，严格按说明书的操作程序进行，严格控制每步反应的时间和温度。

各试剂必须摇匀后使用，试剂开封后需密封保存，不同批号的试剂不能混用。

在手动加样情况下，加样操作应快速准确、手法一致，加样器保持垂直慢吸快打，不要使溶液粘到孔壁上，尽量缩短整个加样时间。

对于所有组分都应视为传染性疾病原来处理。

根据具体情况对危害性或生物污染性材料进行处理。遵循国家和地方的相应法规和要求，采用安全和可接受的方法对所有材料进行处理。

白色微孔板为本试剂进行反应的容器，为一次性使用耗材，切勿反复使用。为确保结果的可靠性，应使用本试剂盒提供的白色微孔板。

(5) 储运条件：2 ～ 8℃避光保存，有效期 12 个月；2 ～ 8℃避光保存，开瓶后有效期 7 天。

(6) 性能指标

1) 阴性参考品符合率：用国家参考品进行检定，20 份 HIV 抗体阴性参考品符合率≥ 18 份。

2) 阳性参考品符合率：用国家参考品进行检定，18 份 HIV-1 型抗体阳性参考品不得出现假阴性，且 RLUP12 ≥ RLUP11；2 份 HIV-2 型抗体阳性样品不得出现假阴性。

3) 灵敏度：用国家参考品进行检定，6 份灵敏度参考品血清中，1 份基质血清为阴性，5 份稀释血清中至少 3 份出现阳性。

4) 精密性：用国家参考品进行检定，CV ≤ 15%（n=10）。

5) 临床灵敏度、临床特异性：临床灵敏度应≥ 95%；临床特异性应≥ 95%。

4. 人类免疫缺陷病毒抗体检测试剂盒（胶体金法）[国食药监械（准）字 2012 第 3401732 号]

(1) 原理：采用胶体金免疫技术和层析原理，定性检测人全血、血清或血浆样本中的 HIV1/2 型抗体。检测阳性样本时，样本中 HIV 抗体与胶体金标记抗原（大肠杆菌中表达）结合形成复合物，由于层析作用复合物沿纸条向前移动，经过检测线时与预包被的重组 HIV-Ag（大肠杆菌表达）结合形成“Au-HIV（1+2）-Ag-HIV-Ab-HIV（1+2）-Ag”夹心物而凝聚显色，游离的胶体金标记重组 Au-HIV（1+2）-Ag 在对照线处与鼠抗 HIV 单克隆抗体结合而富集显色；阴性标本则仅在对照线处显色，30min 内观察结果即可。

(2) 样本类型：采集静脉的血清、血浆或全血（静脉血全血）应在无菌条件下，并避免样品溶血。

如果血清或血浆样品收集后 7 天内检测，样品须放在 2 ～ 8℃保存；如果大于 7 天，则须冷冻保存；全血标本建议在 3 天内检测，样品放在 2 ～ 8℃保存，不得冻存。

临床常用抗凝剂（EDTA、肝素、枸橼酸钠）对血浆样本不影响检测结果。

(3) 参考范围：正常人为阴性结果。

(4) 注意事项：本试剂仅用于定性检测人全血、血清或血浆样品中 HIV 1/2 型抗体，对于所有使用本试剂检测结果为阳性的样品必须进行进一步确证。

本试剂仅用于体外诊断试验。仅用于人全血、血清或血浆样本，其他体液和样品可能得不到准确的结果。

样本的加样建议用微量加样器准确加入。

实验环境应保持一定湿度，避风，避免在过高温度下进行实验。

试剂从包装中取出后，应尽快进行实验，避免放置于空气中过长时间，导致受潮。

试剂可在室温下保存，谨防受潮。低温下保存的试剂应平衡至室温方可使用。

对于那些含有感染源和怀疑含有感染源的物质应有合适的生物安全保证程序，下列为有关注意事项：

1) 戴手套处理样品和试剂；

2) 不要用嘴吸样；

3) 不可在处理这些物品时吸烟、进食、喝饮料、美容和处理隐形眼镜；

4) 用消毒剂对溅出的样品或试剂进行消毒；

5) 按当地的有关条例来消毒和处理所有标本、试剂和潜在的污染物；

6) 试剂各组分在正当处理和保存的情况下直至有效期都保持稳定，不能使用过期的试剂盒。

检测线颜色的深浅与样品中抗体的滴度没有必然联系。

任何一种测试都不能绝对保证样品中没有低浓度的抗体存在，所以阳性结果任何时候不能排除含有 HIV(1+2) 暴露和感染的可能。

如表 16-25 所示，下列物质在所给出的浓度下对测试结果不造成影响。

表 16-25　干扰物质对结果的影响

测定物质名称	测定的浓度(mg/ml)	测定物质名称	测定的浓度(mg/ml)
胆固醇	≤ 200	血红蛋白	≤ 178
甘油酸酯	≤ 200	胆红素	≤ 0.016

试验中接触到的临床样本、实验废弃物、一次性使用物品等材料应当作为潜在传染物进行处理，并且采用相应的预防措施。

(5) 储运条件：4 ~ 30℃密封干燥处保存；有效期 16 个月。

(6) 性能指标：用国家参考品测定，阳性参考品符合率、阴性参考品符合率、精密性、最低检出量、稳定性等均符合要求。

测定类风湿因子阳性血清、乙型肝炎病毒、甲型肝炎病毒、梅毒螺旋体感染者血清不得引起干扰。

（王新明　王建梅）

三、人免疫缺陷病毒抗体确认试验（免疫印迹法）

（一）概述

请参考“人免疫缺陷病毒联合试验测定”章节的相关内容。

（二）临床意义

请参考“人免疫缺陷病毒联合试验 (HIV Combo) 测定”章节的相关内容。

（三）测定方法

免疫印迹法。

（四）国家行业标准

该项目暂无相关医药行业标准。

（五）试剂介绍

1. 人类免疫缺陷病毒 1+2 型抗体检测试剂盒（重组免疫印迹法）[国食药监械（准）字 2012 第 3400647 号]

(1) 原理：本试剂应用重组免疫印迹法原理，在硝酸纤维素膜条上直接包被 HIV-1 重组抗原 (gp160、gp120、gp41、p31、p24、p17)、HIV-2 抗原 (gp36) 和对照线蛋白。将硝酸纤维素膜条浸泡在稀释的血清或血浆样品中反应，再加入与酶标记的抗人 IgG 抗体，如样品中含有 HIV-1 或 HIV-2 型特异性抗体，则会形成“包被抗原－抗体－酶标二抗”复合物，加入底物液显色，终止后，根据出现的不同条带情况判断结果。

(2) 样本类型：试剂盒 2 ~ 8℃储存，自生产之日起有效期 12 个月。生产日期见包装 / 标签，请于包装 / 标签注明的有效日期前使用。

使用前请将试剂盒平衡至室温（约 30min）。实验前将液体试剂轻轻振荡混匀，使用后需拧紧瓶盖立即密闭放回 2 ~ 8℃保存。试剂盒开启后，膜条应保持干燥，底物液需避光保存。

(3) 参考范围

1) 建议根据当地立法机构现行的规范文件对 HIV 各特异性条带的阳性组合进行阳性结果的判定，表 16-26 为不同组织机构推荐的判定标准。

2) 本试剂推荐使用下列标准对结果进行判定 (HIV-1 抗体特异条带包括：env 带；gp160、gp120、gp41 带；gag 带；p24、p17 带；pol 带；p31 带)（表 16-27）。

表 16-26　不同组织机构推荐的 HIV 确证实验判定标准

组织机构	免疫蛋白印迹法检测阳性判定标准
美国 CDC，1991	p24、gp41、gp120/gp160 之中任何两条
法国输血中心，1992	两条 env 带和 gag 或 pol 带
中国 CDC，2009	两条 env 带（gp41 和 gp160/gp120）或一条 env 带和 p24 带
美国红十字会（ARC），1988	gag、pol 和 env 各一条带
世界卫生组织（WHO），1991	两条 env 带，有或无 gag 或 pol 带

表 16-27　本试剂推荐的判定标准

显示条带	分析结果
无 HIV 抗体特异带出现	HIV 抗体阴性（N）
至少出现两条 env 带（gp41 和 gp160/gp120）或至少一条 env 带和 p24 带同时出现	HIV-1 抗体阳性（P）①
符合 HIV-1 抗体阳性判定条件，且 HIV-2gp36 特异带清晰可见	HIV-1 抗体阳性（P）且提示 HIV-2 阳性感染
出现 HIV-1 抗体特异带，但不足以判定 HIV-1 抗体阳性，且 HIV-2gp36 特异带清晰可见	HIV 抗体不确定（IND）② 但提示 HIV-2 阳性感染
出现 HIV 抗体特异带，但不足以判定 HIV 抗体阳性	HIV 抗体不确定（IND）②

①仅有 gp160 和 gp41 两条带同时出现且显色均较弱时，可采用以下两种方法之一进行辅助判定：直接对样本进行核酸检测，若结果为阳性且有 HIV 暴露史则判定为阳性，若结果为阴性且无 HIV 暴露史可判定为阴性；4 周后随访检测，若检定结果条带有所增加，即判定为阳性，若条带无变化，可借助于核酸检测再进行结果判定。

②“不确定”结果不能作为 HIV 病毒感染的依据，中国 CDC（2009）建议对这类人群在 4 周后随访检测（建议使用原样本和再次取样样本进行重复检测），若带型没有进展，且近期又无 HIV 暴露可疑史，可以排除 HIV 感染。对于真正感染 HIV 的“不确定”患者检测 HIV-1 RNA 应呈阳性，而对于 PCR 检测为阴性，特别是近期无 HIV 暴露风险史的“不确定”个体，不应考虑为 HIV 感染。

（4）注意事项：本试剂仅用于人血清或血浆样品的定性检测，不能作为定量试剂使用。

“HIV 抗体不确定”结果不能用来作为 HIV-1 型病毒感染的依据，其中一部分也可能由于 HIV-2 的交叉反应所致。中国 CDC《全国艾滋病检测技术规范》（2009 年修订）建议对 IND 结果人群在 4 周后随访检测。

如果出现 gp36 条带，其结果可能为 HIV-2 型感染或 HIV-1 与 HIV-2 型混合感染，另有少数 HIV-1 阳性样品可与 HIV-2 gp36 有反应。需要再做 HIV-2 型抗体确认试验。

一些为 HIV-1 不确定的样品，没有和 HIV-2 抗原条带起反应并不能排除 HIV-2 型感染的可能性。

HIV-1 抗体的检测结果并不能完全代表对获得性免疫缺陷综合征（艾滋病）的诊断。尽管 HIV-1 抗体阳性的结果显示有病毒感染，但只有当符合有关权威机构设定的艾滋病病症定义时才能诊断为艾滋病，检测的阴性结果并不能保证没有艾滋病的致病源。

患有恶性肿瘤和接受免疫抑制药物治疗的 HIV 感染者及拥有艾滋病或其他免疫缺陷症自然病史的 HIV-1 感染者有可能不出现阳性反应或出现不完整的阳性反应条带模式。

p24 和 p31 抗体随着艾滋病病程进展而减少可导致检测结果从阳性转变为“HIV 抗体不确定”，在这种情况下，必须基于再次试验和临床诊断结果对其进行正确的判断。

（5）储运条件：试剂盒 2 ~ 8℃储存，自生产之日起有效期 12 个月。生产日期见包装 / 标签，请于包装 / 标签注明的有效日期前使用。

使用前请将试剂盒平衡至室温（约 30min）。实验前将液体试剂轻轻振荡混匀，使用后需拧紧瓶盖立即密闭放回 2 ~ 8℃保存。试剂盒开启后，膜条应保持干燥，底物液需避光保存。

（6）性能指标：检定国家参考品，符合质量标准。

临床考核以美国 FDA 认证的 WB 试剂作为参考试剂，以 CE 认证的 LIA 试剂为第三方试剂，考核结果如下。

1）临床考核 1237 例样本，考核试剂与参考试剂共同检出阳性标本 783 例，阴性标本 426 例，本试剂与参考试剂阳性符合率 783/783，阴性符合率 426/433，不确定符合率 1/21，总符合率为 97.82%，检测结果见表 16-28。其中的 27 例不符结果中有 20 例考核试剂与第三方试剂符合。

表 16-28　考核试剂与参考试剂临床考核数据

临床试验		参考试剂			合计
		阳性	阴性	不确定	
考核试剂	阳性	783	0	0	783
	阴性	0	426	20	446
	不确定	0	7	1	8
合计		783	433	21	1237

2）临床考核 6 套 HIV 抗体阳转血清盘的 26 份样本，以参考试剂检测结果不确定首份样品的采样时间为基点，考核试剂、参考试剂检测结果

显示平均阳转时间分别0.7天和13.3天，阳性检出率分别为25/26和17/26。

3）临床考核初筛HIV抗体均为阳性，经过1～4个月随访复查结果判定为2例阳性和28例阴性的标本，以参考试剂说明书推荐标准判定为2例阳性和28例不确定，以参考试剂建议可采用的中国CDC 2009标准判定的结果与考核试剂结果见表16-29，结果表明不同的判断标准可能出现判读偏差。

表16-29 随访样本考核数据

考核结果	阳性（2例）	阴性（28例）
考核试剂	2例阳性	16例阴性，5例不确定，7例为仅gp160和gp41弱阳显色阳性
参考试剂（中国CDC2009标准）	2例阳性	23例为不确定，5例为gp160和p24阳性显色阳性

本试剂检测HIV抗体阴性，HBV抗体、HCV抗体、TP抗体、HAV抗体、HEV-IgG、HDV-IgG、HTLV、RF因子阳性样本189人份，均无交叉反应，检测结果见表16-30。

表16-30 交叉检测数据

样本组别	样本量（人份）	检定结果	特异性（%）
TP抗体阳性	30	均为阴性	100
HBV抗体阳性	30	均为阴性	100
HCV抗体阳性	40	均为阴性	100
HAV抗体阳性	9	均为阴性	100
HEV-IgG阳性	10	均为阴性	100
HDV-IgG阳性	10	均为阴性	100
HTLV阳性（2份Ⅱ型）	10	均为阴性	100
RF因子	50	均为阴性	100
总计	189	均为阴性	100

（娄金丽 高 省）

第四节 TORCH相关病原体血清学检测

一、风疹病毒抗体测定

（一）概述

风疹病毒属节肢介体病毒中的披盖病毒群，为风疹的病原病毒。病毒粒子具多形性，50～85nm，有包被。风疹病毒是单正链RNA病毒，属于披膜病毒科（Togavirus），是限于人类的病毒。电镜下多呈不规则球形，直径50～70nm的核心，风疹病毒的抗原结构相当稳定。

风疹多发于学龄儿童和青少年，80%以上人群为此病毒抗体阳性。成人及儿童感染风疹病毒则会引起皮疹。风疹病毒易发生垂直感染，孕妇妊娠早期初次感染风疹病毒后，病毒可通过胎盘屏障进入胎儿，常可造成流产或死胎，还可导致胎儿发生先天性风疹综合征，引起胎儿畸形。

（二）临床意义

风疹病毒是新生儿先天性致畸的重要病原微生物之一，最易引起胎儿、新生儿、婴儿的急性和慢性感染及迟发性后遗症，在妊娠前4个月期间感染风疹病毒将引起非常严重的后果，先天性风疹会引发胎儿广泛的严重缺陷，其中多数是永久性的，影响后期的发育（如白内障、耳聋、肝脾肿大、精神运动性阻抑、骨变质、心脏病、精神病等）。胎儿和新生儿的病理性后果严重情况与感染时所处的妊娠时间有关，孕龄越大，风险越低。在怀孕前两个月感染率最高（40%～60%），随后的第4、5个月将会降低（10%～20%）。

人体感染风疹病毒后IgM抗体和IgG抗体在1周左右先后出现，IgM抗体水平一般在4～8周达到高峰，然后迅速下降，4～6个月基本消失，所以IgM抗体的出现一般是近期感染的标志，但也有一些人IgM抗体可持续存在1年以上，另外复发感染者也会出现IgM抗体。IgG抗体可在人体内存在数年，是风疹病毒既往感染的标志，可以区分是否感染过风疹病毒。RV-IgG抗体阴性，RV-IgM抗体阴性，提示未感染，但刚感染时产生的抗体数量较少，有可能未检出，属于易感人群。妊娠早期应该定期检测、动态观测抗体的变化。

RV-IgG抗体阴性、RV-IgM抗体阳性，提示可能为原发感染，2周后复查或送参比实验室。如果IgG转为阳性，提示为原发感染，未妊娠者推迟怀孕。妊娠者确定胎儿是否感染（推算孕周或产前诊断）；如果不变，为非急性感染，假阳性。RV-IgG抗体阳性、RV-IgM抗体阴性，提示既往感染；RV-IgG抗体阳性、RV-IgM抗体阳性，提示可能为近期感染，建议结合 RV-IgG 抗体亲和力检测结果综合判定。

（三）测定方法

测定方法包括酶联免疫吸附试验、化学发光法或免疫荧光试验、快速检测（胶体金或胶体硒快速试验、免疫层析试验）等。

（四）国家行业标准

该项目有相关医药行业标准为 YY/T 1235—2014 风疹病毒 IgG/IgM 抗体检测试剂（盒），适用于定性检测人体血清 / 血浆中风疹病毒 IgG/IgM 抗体检测试剂（盒）（酶联免疫法）、风疹病毒 IgG/IgM 抗体检测试剂（盒）（化学发光法）、风疹病毒 IgG/IgM 抗体检测试剂（盒）（免疫荧光法）、风疹病毒 IgG/IgM 抗体检测试剂（盒）（免疫印迹法）。

（五）试剂介绍

1. 风疹病毒 IgG 测定试剂盒（化学发光微粒子免疫检测法）［国食药监械（进）字 2013 第 3400286 号］

(1) 预期用途：ARCHITECT 风疹病毒 IgG 项目运用化学发光微粒子免疫检测技术 (CMIA)，在 ARCHITECT i 系统上定量和定性检测人血清和血浆中的风疹病毒 IgG 抗体。该检测有助于评估测定风疹免疫状态。

(2) 原理：ARCHITECT 风疹病毒 IgG 项目采用两步法免疫检测，运用 Chemiflex 技术，即 CMIA 技术与灵活的检测模式的结合，定量及定性检测人血清和血浆中的风疹病毒 IgG 抗体。

第一步，将样本、项目稀释液和半纯化的风疹病毒包被的顺磁微粒子混合。样本中的风疹病毒 IgG 抗体同风疹病毒包被的微粒子结合。冲洗后进入第二步，加入吖啶酯标记的小鼠抗人 IgG 抗体结合物，形成反应混合物。再次冲洗后，将预激发液和激发液加入到反应混合物中。测量产生的化学发光反应，以相对发光单位 (RLU) 表示。样本中的风疹病毒 IgG 抗体和 ARCHITECT i 光学系统检测到的 RLU 值成正比。

(3) 标本类型：经验证以下样本采集管可用于 ARCHITECT 风疹病毒 IgG 项目。尚未验证其他样本采集管是否可用于本项目。

1) 人血清（包括采集于血清分离管中的血清）。

2) 人血浆，采自 EDTA-K_2、肝素锂、肝素钠、枸橼酸钠和肝素锂（血浆分离管）。

(4) 参考范围

1) 阴性：0.0 ～ 4.9IU/ml。

2) 灰区（不明确结果）：5.0 ～ 9.9IU/ml。

3) 阳性：≥ 10.0IU/ml。

(5) 注意事项：用于诊断时，检测结果应与其他数据，如症状、其他检测结果、临床表现等结合使用。人血清中的嗜异性抗体可与试剂中的免疫球蛋白发生反应，干扰体外免疫测定。经常与动物或动物血清产品接触的患者，其样本可能容易受到此干扰，并使检测结果出现异常值。可能需要其他信息用于诊断。

接受过小鼠单克隆抗体制剂诊断或治疗的患者，其样本中可能含有人抗小鼠抗体 (HAMA)。使用含有小鼠单克隆抗体的试剂盒（如 ARCHITECT 风疹病毒 IgG 测定试剂盒）检测含有 HAMA 的样本时，可能会出现异常值。

(6) 储运条件：ARCHITECT 风疹病毒 IgG 测定试剂盒必须在 2 ～ 8℃竖直向上储存，取出后可立即使用。

按照指导储存和操作时，试剂在有效期内保持稳定。ARCHITECT 风疹病毒 IgG 测定试剂盒在 ARCHITECT i 系统上最长可以储存 30 天。

试剂可以在 ARCHITECT i 系统上储存，也可以脱离系统储存。如果试剂脱离系统储存，需将其竖直向上储存于 2 ～ 8℃（盖有软盖和替换盖）。试剂从系统上取出后，建议将其放回原始托架和包装盒中储存，以确保其竖直向上放置。

(7) 性能指标

1) 精密度：ARCHITECT 风疹病毒 IgG 项目在浓度范围为 15.0 ～ 180.0IU/ml 时的精密度为总 CV ≤ 10%；浓度范围为 180.0 ～ 500.0IU/ml 时，精密度为总 CV ≤ 20%。

2) 稀释线性：按照 CLSI 文件 EP6-A 的指导，测定 ARCHITECT 风疹病毒 IgG 抗体项目的线性为 5 ～ 500IU/ml。

3) 功能灵敏度：ARCHITECT 风疹病毒 IgG 项目的功能灵敏度为＜ 5.0IU/ml，此灵敏度值是指

CV 为 20% 时，95% 置信区间的上限值。

4）干扰性：根据 CLSI 文件 EP7-A2 的指导，对下列水平的胆红素 20mg/dl、血红蛋白 500mg/dl、总蛋白 12g/dl 和三酰甘油 3000mg/dl 在 ARCHITECT 风疹病毒 IgG 项目中的干扰性进行检测，经测定，干扰率≤ 10%。

5）初检相对一致性：使用 ARCHITECT 风疹病毒 IgG 项目在 3 个试验地点检测 1253 份样本（新鲜和冷冻）中的风疹病毒 IgG 抗体。另外再使用其他商用风疹病毒 IgG 项目对样本进行检测。1253 份样本经 ARCHITECT 和 / 或商用风疹病毒 IgG 项目检测，其中，113 份样本结果不明确，将其排除，不参与分析。17 份样本经 ARCHITECT 和商用项目检测结果不一致。相对一致性为 98.5%(1123/1140)(95% 置信区间 97.6% ～ 99.1%)。

6）初检相对灵敏度：初检相对灵敏度为 98.4%(932/947)(95% 置信区间 97.4% ～ 99.1%)。

7）初检相对特异性：初检相对特异性为 99.0%(191/193)(95% 置信区间 96.3% ～ 99.9%)。

2. 风疹病毒 IgG 抗体检测试剂盒（磁微粒化学发光法）（国械注准 20153400794）

(1) 原理：本产品采用间接法原理进行检测。用 RV 抗原包被磁微粒，辣根过氧化物酶标记抗人 IgG 抗体制备酶结合物，通过免疫反应形成抗原 - 抗体 - 酶标二抗复合物，该复合物催化发光底物发出光子，发光强度与 CMV IgG 抗体的含量成正比。

(2) 样本类型：应用正确医用技术收集血清或血浆样本。血浆样本推荐使用 EDTA、枸橼酸钠或肝素的抗凝血浆。

样本中的沉淀物和悬浮物可能会影响试验结果，应离心除去。

样本收集后在室温放置不可超过 8h；如果不在 8h 内检测需将样本放置在 2 ～ 8℃的冰箱中；若需 48h 以上保存或运输，则应冻存于 -20℃以下，避免反复冻融。使用前恢复到室温，轻轻摇动混匀。

(3) 参考范围：采用 ROC 曲线法确定参考值，样本浓度值＜ 5IU/ml 判为阴性；5IU/ml ≤浓度值＜ 10IU/ml 判为可疑；浓度值≥ 10IU/ml 判为阳性。建议各实验室根据自身实际条件及接触人群建立正常参考值。

(4) 注意事项（干扰因素）：操作前仔细阅读使用说明书，严格按照试剂盒说明书进行试验操作。

避免在恶劣的环境（如含有 84 消毒液、次氯酸钠、酸碱或乙醛等高浓度腐蚀性气体及灰尘的环境）条件下进行试验。

加样前应保证磁微粒混悬液充分混匀，无肉眼可见沉淀。

微量移液器吸嘴不可混用，以免交叉污染。

样本中若存在沉淀物、悬浮物等可见杂质会影响试验结果。此类样本不得使用。

加入底物前，反应容器内的磁微粒必须震荡散开。

处理试剂和样本时需戴一次性手套，操作后应彻底洗手。所有样本及使用后的试剂盒应视为潜在的传染性物质；废弃处理时，按照当地政府和有关国家规定进行。

试剂需在有效期内使用。剩余试剂要及时密封，放置 2 ～ 8℃条件下保存。

加入发光底物后要避光反应，强光可能影响结果测定。

使用仪器自动操作，测试样本需考虑样本容器死体积，具体参考相应的仪器系统操作说明。

本产品仅用于体外诊断。

(5) 储运条件：试剂盒保存于 2 ～ 8℃，防止冷冻，避免强光照射，有效期 12 个月。

试剂机载稳定性：试剂包（磁微粒混悬液、酶结合物、样品稀释液）竖直向上存放，在 2 ～ 10℃环境下冷藏保存 2h 后，才可上机使用。首次使用后，机载或在 2 ～ 10℃ 环境下稳定期为 28 天。

(6) 性能指标

1）最低检测限：≤ 1.0IU/ml。

2）线性范围：5 ～ 400IU/ml。

3）准确性：与 WHO 参考物质的偏差在 ±15% 范围内。

4）重复性：CV ≤ 15.0%。

5）干扰物质：1000mg/dl 血红蛋白、20mg/dl 胆红素、3000mg/dl 三酰甘油对检测结果无显著影响。

6）分析特异性：与 HSV-1 IgG 抗体、CMV IgG 抗体、HSV-2 IgG 抗体、EBV IgG 抗体、VZV IgG 抗体、细小病毒 B19 IgG 抗体无交叉反应。

7）测定方法对比：与 SFDA 批准上市的试剂盒对比检测 1080 份临床样本，阳性符合率 99.59%，阴性符合率 96.15%，总体符合率 97.59%。

3. 风疹病毒 IgG 抗体检测试剂盒（酶联免疫法）（国械注准 20153400778）

(1) 原理：本产品采用酶联免疫间接法原理进行检测。利用 RV 抗原制备包被板，辣根过氧化物酶标记抗人 IgG 制备酶结合物。通过免疫反应形成固相抗原 - 抗体 - 酶标记抗体复合物，该复合物催化底物显色，显色强度与 RV-IgG 抗体含量成正比。

(2) 样本类型：采用正确医用技术收集血清 / 血浆样本，血浆样本推荐使用 EDTA、枸橼酸钠或肝素的抗凝血浆。

样本中的沉淀物和悬浮物可能会影响试验结果，应离心除去，并确定样本未变质方可使用。溶血或脂血的样本不能用于测定。

样本收集后在室温放置不可超过 8h，如果不在 8h 内检测需将样本放置在 2 ～ 8℃的冰箱中，若需 48h 以上保存或运输，则应冻存于 -20℃以下，避免反复冻融。使用前恢复到室温，轻轻摇动混匀。

试验中血清 / 血浆样品勿加叠氮钠作为防腐剂。

(3) 参考范围：待测样品 OD 值≥ cut-off 值时，判为阳性；否则为阴性。

(4) 注意事项：操作前仔细阅读使用说明书，严格按照试剂盒说明进行试验操作。

避免在恶劣的环境（如含有 84 消毒液、次氯酸钠、酸碱或乙醛等高浓度腐蚀性气体及灰尘的环境）条件下进行试验。

包被条打开后，应将剩余包被条放入子母袋中密封，再装入包装袋中密封保存，以免受潮。

微量移液器吸嘴不可混用，以免交叉污染。

孔内样品需震荡混合均匀，不能有气泡存在。

洗涤要彻底，洗液应注满每孔，但不可用水过猛，避免串流。每次洗涤均应甩干孔内液体，最后应将孔内液体拍干。洗板推荐使用洗板机。

处理试剂和样品时需戴一次性手套，操作后应彻底洗手。

本试剂盒中阴性对照和阳性对照含有人血清成分，所用人源成分对 HIV 抗体、HCV 抗体、梅毒抗体和 HBsAg 检测均为阴性。实验结束，所有样本和使用后的试剂盒及与人源性成分接触过的物品仍应视为传染性物质；废弃处理时，应按照当地政府和国家的相关规定执行。

试剂需在有效期内使用。剩余试剂要及时密封放置 2 ～ 8℃条件下储存。

本产品仅用于体外诊断使用。

(5) 储运条件：试剂盒在 2 ～ 8℃储存，防止冷冻，避免强光照射，有效期 12 个月。

(6) 性能指标

1) 灵敏度：检测 616 份经 CE 批准上市的 ELISA 参照试剂盒检测结果为阳性的样本，605 份检测结果为阳性，灵敏度为 98.21%(605/616)。

2) 特异性：检测 104 份经 CE 批准上市的 ELISA 参照试剂盒检测结果为阴性的样本，98 份检测结果为阴性，特异性为 94.2%(98/104)。

3) 重复性：CV ≤ 15%(n=10)。

4) 干扰物质：10g/L 血红蛋白、0.2g/L 胆红素、20g/L 三酰甘油对检测结果无干扰。

5) 分析特异性：与 HSV-IgG、EBV-IgG、CMV-IgG、RF、ANA 无交叉反应。

6) 抗凝剂的影响：使用 EDTA、枸橼酸钠或肝素抗凝的血浆对检测结果无显著影响。

4. 风疹病毒 IgG 抗体检测试剂盒（化学发光法）［国食药监械（进）字 2013 第 3403531 号］

(1) 原理：本试剂盒采用间接化学发光免疫检测法（CLIA）定量检测风疹病毒特异性 IgG 的方法。

将风疹病毒抗原包被于顺磁性微粒（固相载体）上，异鲁米诺衍生物结合小鼠单克隆抗体形成异鲁米诺 - 抗体结合物。在第一次孵育期间，校准品、样本或质控品中存在的风疹病毒抗体结合到固相载体上。随后在第二次孵育期间，异鲁米诺 - 抗体结合物与已结合在固相载体上的风疹病毒 IgG 抗体发生反应。在每次孵育后，未结合的物质均被清洗掉。随后加入启动试剂，引发闪光化学发光反应，产生光信号。光信号和异鲁米诺 - 抗体示踪物的数量由光电倍增管测定为相对发光单位，从而显示存在于校准品、样本或质控品中风疹病毒 IgG 抗体浓度。

(2) 样本类型：人血清和血浆样本均可用于检测。

抗凝血剂如 EDTA、肝素经检测可用于该试剂。而枸橼酸盐血浆则会引起阳性结果的低估。血液的采集应通过无菌静脉穿刺的方法获得，使其凝结后，尽快将血清从凝块中分离出来。含有颗粒物质、浑浊、脂血或红细胞碎片的样本在使用前需要过滤或离心。高度溶血、高度脂血、含有颗粒物质或明显被微生物污染的样本不能用于检测。

检测前检查并去除气泡。如果在采集后7天内进行检测，则样本可以在2～8℃下储存；否则，样本应当分装并冷冻保存（-20℃或更低温度）。如果样本冷冻保存，检测前需冻融并充分混匀。8份不同反应活性的样本在2～8℃条件下冷藏7天并经过3次冻融处理，实验结果证明没有引起显著性差异。样本最小需要量为170μl（20μl样本+150μl死体积）。

(3) 参考范围：样本中风疹病毒IgG浓度＜10IU/ml时，结果定义为阴性；样本中风疹病毒IgG浓度≥10IU/ml时，结果定义为阳性；样本中风疹病毒IgG浓度在cut-off值±10%范围内时，需要重新进行测试验证第一次测试结果。在第二次测试中结果为阳性的样本应该被认为是阳性。在第二次测试中结果为阴性的样本应被认为是阴性。

(4) 注意事项（干扰因素）：仅用于体外诊断。

所有用于生产本试剂盒组分的原料，均已通过检测为HBsAg、HCV、HIV-1/2抗体阴性。然而，尚没有检测方法能够绝对保证其中不含病原体，因此，所有来源于人体的原料均应视为具有潜在感染性，处理时应当小心。

(5) 储运条件：2～8℃保存，有效期为12个月。

试剂盒必须竖直放置保存以利于磁微粒的重新悬浮。当试剂盒处于密封和竖直放置的储藏条件下，能够在2～8℃条件下稳定至有效期。试剂盒不能冷冻。过效期的试剂盒不能再使用。

打开密封膜后，试剂盒可在2～8℃条件下或仪器试剂区中稳定储藏8周。

(6) 性能指标

1) 分析特异性：定义为在标本基质中含有潜在的干扰因子（如抗凝剂、溶血、样本处理影响），或存在交叉反应抗体时，试剂盒能准确检出特异性分析物的能力。

2) 干扰因素：对潜在干扰物质和各类影响因素的对比研究表明，本试剂性能不受抗凝剂（如EDTA、肝素）、溶血（高达1000mg/dl的血红蛋白）、脂血（高达3000mg/dl的三酰甘油）、胆红素血症（高达20mg/dl胆红素）或样本反复冻融的影响。

3) 交叉污染：潜在的交叉反应性抗体通常不会对检测造成影响。已研究的抗体包括不同传染性病原体的免疫球蛋白，如HCMV、HSV、hHV6、EBV、VZV、细小病毒B19、抗核抗体（ANA）和类风湿因子（抗-Fc免疫球蛋白抗体）。

4) 重复性（分析内差异）：在同一次运行内，对样本重复检测20次，不同浓度重复性均值为8.2%，表明样本未被错误判定。

5) 重现性（分析间差异）：CV为8.6%，表明样本未被错误判定。

6) 高剂量饱和效应：饱和效应分析通过检测4份高滴度风疹病毒IgG阳性样本进行评估。所有样本的浓度值均超过测量范围的上限，则被判为是高滴度血清，提示无样本的错误判定。

7) 诊断特异性和灵敏度：通过检测采自不同受选人群的1044份样本中，在预期为阴性结果的样本测试中，无阳性结果样本，122份为阴性结果样本，诊断特异性为100%（95%的可信区间为97.03%～100.00%）；在预期为阳性结果的样本测试中，无阴性结果样本，500份为阳性结果样本，诊断的灵敏度为100%（95%的可信区间为99.27%～100.00%）。

8) 分析灵敏度：检出限为≤0.7IU/ml。

5. 风疹病毒IgG（Rubella IgG）抗体测定试剂盒（化学发光法）［国食药监械（准）字2013第3400222号］

(1) 原理：本试剂盒利用化学发光免疫夹心法检测Rubella IgG浓度；采用Rubella纯抗原包被磁性微球，鼠抗人单克隆IgG抗体标记ABEI。样本（用含羊抗人IgA、羊抗人IgM的样本稀释液1∶11预稀释）、校准品与缓冲液（含羊抗人IgA、羊抗人IgM）、Rubella纯抗原包被的磁性微球混匀，外加磁场沉淀，去掉上清液，用洗液清洗沉淀复合物3次，再加入ABEI标记的鼠抗人IgG单克隆抗体，形成待测抗体与包被在磁性微球上的Rubella纯抗原和ABEI标记的鼠抗人IgG单克隆抗体的免疫复合物，外加磁场沉淀，去掉上清液，用洗液清洗沉淀复合物3次，直接进入样本测量室，仪器自动泵入化学发光激发物1和2，自动监测3s内发出的相对发光单位（RLU）。Rubella IgG浓度与RLU呈一定的比例关系，测定仪自动拟合计算Rubella IgG浓度。

(2) 样本类型：采集5.0ml静脉血至采血管中，室温静置。离心、分离血清部分，2～8℃储存。

血清样本在2～8℃稳定12h。超过12h，则先分装，-20℃可保存 30 天，避免反复冰冻和解冻 2 次以上。

(3) 参考范围：＜ 2AU/ml，阴性；≥ 2AU/ml，阳性。

经过对中国大陆 720 例正常人、300 例风疹病毒感染病例进行该方法检测，通过对检测结果的统计学分析，确定该诊断试剂的判断阈值为 2AU/ml；对中国大陆以外的人群，用户需重新检测一定数量正常人及风疹病毒感染病例，根据检测结果的统计学分析，修正该判断阈值。

(4) 储运条件

1) 工作洗液：用纯化水，将清洗缓冲液按 1 ∶ 14 稀释混匀，放置室温待用，保存至有效期。

2) 试剂：本试剂盒除洗液外，其他成分置于 2 ～ 8℃保存至有效期。发光标记物均应避免阳光直射；湿度对试剂稳定性无影响。

3) 试剂运输要求：置于 2 ～ 8℃环境条件下运输，运输过程避免碰撞。储存在 2 ～ 8℃无腐蚀性气体的环境中，未开封有效期为 12 个月。开封后有效期不少于 28 天。

(5) 性能指标

1) 准确率：回收率应在 90% ～ 110% 范围内。

2) 批内精密度：批内 CV ＜ 10%。

3) 批间精密度：批间 CV ＜ 15%。

4) 分析灵敏度：本试剂的分析灵敏度 ＜ 0.25AU/ml。

5) 特异性：与弓形体 IgG 抗体、弓形体 IgM 抗体、巨细胞病毒 IgG 抗体、巨细胞病毒 IgM 抗体、Ⅰ和Ⅱ型单纯疱疹病毒 IgG 抗体、Ⅰ和Ⅱ型单纯疱疹病毒 IgM 抗体、风疹病毒 IgM 抗体、甲肝病毒 IgG 抗体、甲肝病毒 IgM 抗体、乙肝病毒表面抗体、乙肝病毒 e 抗体、乙肝病毒核心抗体、丙型肝炎病毒 IgG/IgM 抗体、HIV 病毒抗体、梅毒螺旋体 IgG/IgM 抗体、EB 病毒早期抗原 IgG 抗体、EB 病毒核抗原 IgG 抗体、EB 病毒衣壳抗原 IgG 抗体、EB 病毒衣壳抗原 IgM 抗体没有交叉反应。

经 ELISA 测定确诊的 RF 及 ANA 为阳性的样本，该试剂测定结果为阴性。

6) 干扰物质：血红蛋白浓度≤ 10mg/ml 的溶血、三酰甘油浓度≤ 20mg/ml 的脂血、胆红素浓度≤ 0.4mg/ml 的黄疸对检测结果没有干扰。

（张 焱 高 省）

二、风疹病毒抗体亲和力测定

（一）概述

请参考“风疹病毒抗体测定”章节内容。

（二）临床意义

请参考“风疹病毒抗体测定”章节内容。

（三）测定方法

测定方法包括酶联免疫吸附试验、化学发光法、免疫荧光试验、快速检测（胶体金或胶体硒快速试验、免疫层析试验）等。

（四）国家行业标准

该项目暂无相关医药行业标准。

（五）试剂介绍

下面对风疹病毒 IgG 抗体亲和力检测试剂盒（酶联免疫法）（国械注准 20153400769）所用试剂进行介绍。

(1) 原理：本试剂盒采用酶联免疫间接法原理进行检测。用巨细胞病毒抗原包被微孔板，辣根过氧化物酶标记的抗人 IgG 作为酶结合物。向微孔板中加入待测样本（每个样本均做双孔），温育反应后特异性 RV IgG 抗体被结合在微孔板上，充分洗涤去掉未结合物，向其中一孔加入解离缓冲液，另外一孔加入对照缓冲液，温育反应后低亲和力 RV IgG 抗体在解离缓冲液作用下与抗原分离。充分洗涤后加入酶结合物，温育反应后形成固相抗原 - 特异性 RV 抗体 - 酶标抗体复合物，该复合物催化底物显色，终止后读取吸光值。待测样本的亲和力 = 解离缓冲液孔 OD 值 / 对照缓冲液孔 OD 值 ×100%，结果以百分比表示。

(2) 样本类型：采用正确医用技术收集血清或血浆样本。血浆样本推荐使用 EDTA、枸橼酸钠或肝素的抗凝血浆。

样本中的沉淀物和悬浮物可能会影响试验结果，应离心除去。

样本收集后在室温放置不可超过 8h，如果不在 8h 内检测需将样本放置在 2 ～ 8℃的冰箱中，若需 48h 以上保存或运输，则应冻存于 -20℃以下，避免反复冻融。使用前恢复到室温，轻轻摇动混匀。

(3) 参考范围：样本亲和力≤50%，判为低亲和力；50%＜样本亲和力≤55%，判为灰区；样本亲和力＞55%，判为高亲和力。

(4) 注意事项（干扰因素）：操作前仔细阅读使用说明书，严格按照试剂盒说明书进行试验操作。

避免在恶劣的环境（如含有“84”消毒液、次氯酸钠、酸碱或乙醛等高浓度腐蚀性气体及灰尘的环境）条件下进行试验，实验室消毒应在试验结束后进行。

包被条打开后，应将剩余包被条放入子母袋中密封，再装入包装袋中密封保存，以免受潮。

微量移液器吸嘴不可混用，以免交叉污染。

孔内样品需震荡混合均匀，不能有气泡存在。

洗涤要彻底，洗液应注满每孔，但不可用水过猛，避免串流。每次洗涤均应甩干孔内液体，最后应将孔内液体拍干。洗板推荐使用洗板机。

处理试剂和样品时需戴一次性手套，操作后应彻底洗手。所有样本及使用后的试剂盒应视为潜在的传染性物质，废弃处理时，按照当地政府和有关国家规定进行。

试剂需在有效期内使用。剩余试剂要及时密封，放置2～8℃条件下保存。

本产品仅用于体外诊断。

(5) 储运条件：试剂盒保存于2～8℃，防止冷冻，避免强光照射，有效期为12个月。试剂盒开启使用后，2～8℃密封保存可使用2个月。

(6) 性能指标

1) 灵敏度：三个商品化血清转化盘RP-001、RP-014、RP-011，共计48份样本，48份血清转化盘的样本感染时间均＜80天，其中33份样本为IgG抗体阳性，均为低亲和力，灵敏度为100%。

2) 特异性：检测978份RV IgG阳性同时IgM阴性（既往感染）的样本，10份样本检测结果为低亲和力，特异性为98.98%(968/978)。

3) 分析特异性：巨细胞病毒IgG抗体、单纯疱疹病毒IgG抗体、弓形体IgG抗体、EBV IgG抗体、VZV IgG抗体、细小病毒B19 IgG抗体、流感病毒IgG抗体、抗核抗体、类风湿因子和系统性红斑狼疮患者样本对RV IgG抗体亲和力检测结果无显著影响。

4) 重复性：变异系数(CV)≤15.0%。

5) 干扰物质：20mg/dl胆红素、500mg/dl血红蛋白、3000mg/dl三酰甘油对检测结果无显著影响。

6) 抗凝剂影响：使用EDTA、枸橼酸钠或肝素钠的抗凝血浆对检测结果无显著影响。

7) 测定方法对比：与商品化试剂盒对比检测1080份临床样本，高亲和力符合率为98.57%，低亲和力符合率为96.93%，总体符合率为98.06%。

（王新明　高　省）

三、风疹病毒IgM抗体测定

（一）概述

请参考“风疹病毒抗体测定”章节内容。

（二）临床意义

请参考“风疹病毒抗体测定”章节内容。

（三）测定方法

测定方法包括酶联免疫吸附试验、化学发光法、免疫荧光试验、快速检测（胶体金或胶体硒快速试验、免疫层析试验）等。

（四）国家行业标准

请参考“风疹病毒抗体测定”章节内容。

（五）试剂介绍

1. 风疹病毒IgM测定试剂盒（化学发光微粒子免疫检测法）［国食药监械（进）字2012第3401674号］

(1) 原理：ARCHITECT风疹病毒IgM项目采用两步法免疫检测，运用Chemiflex技术，即与灵活的检测方案相结合，定性测定人血清和血浆中的风疹病毒IgM抗体。将样本和预处理液混合。将一部分预处理样本、项目稀释液和风疹全病毒(HPV77病毒株)包被的顺磁微粒子混合。样本中的风疹病毒IgM抗体与风疹全病毒包被的微粒子结合。冲洗后进入第二步，加入吖啶酯标记的鼠抗人IgM抗体结合物，形成反应混合物。再次冲洗后，将预激发液和激发液加入到反应混合物中。

测量产生的化学发光反应，以相对发光单位

(RLU) 表示。样本中的风疹病毒 IgM 抗体含量与 ARCHITECT i 光学系统检测到的 RLU 值之间成正比。通过对比反应中的化学发光信号和之前校准得出的 cut-off 信号，确定样本中是否存在风疹病毒 IgM 抗体。如果样本中化学发光信号≥ cut-off 信号，则应考虑样本中的风疹病毒 IgM 抗体呈反应性。

(2) 样本类型：人血清（包括采集于血清分离管中的血清）。

采集于以下抗凝管中的人血浆：血浆分离管（肝素锂），EDTA-K_2，枸橼酸钠，肝素锂，肝素钠。

液体抗凝剂可能具有稀释作用，会导致患者样本的检测结果偏低。

(3) 参考范围

1) 样本结果＜ 1.20 指数（＜ 0.75S/CO）时，可以认为风疹病毒 IgM 抗体检测呈非反应性，此结果表明个体当前没有感染风疹病毒。

2) 样本结果≥ 1.20 指数（≥ 0.75S/CO）并且＜ 1.60 指数（＜ 1.00S/CO）时，可以认为在灰区。

3) 样本结果≥ 1.60 指数（≥ 1.00S/CO）时，可以认为风疹病毒 IgM 抗体检测呈反应性。风疹病毒 IgM 抗体检测呈反应性可能表示当前感染、病毒再激活或近期接种疫苗。

注意：建议通过对风疹病毒 IgG 抗体检测来确认结果≥ 1.20 指数（≥ 0.75S/CO）并且＜ 1.60 指数（＜ 1.00S/CO）的样本。如果可能的话，在一段时间内（如 2 周）重新取样并检测 IgM 和 IgG 的水平。

(4) 注意事项：风疹病毒 IgM 抗体结果与临床症状不符时，需要通过附加试验来验证检测结果。

检测结果用于诊断时，应当与其他数据，如症状、其他检测结果、临床表现等结合使用。

进行 IgM 抗体检测时，类风湿因子 (RF) IgM 抗体与风疹病毒特异性 IgG 抗体同时存在会导致假反应性结果。ARCHITECT 风疹病毒 IgM 抗体项目中的样本预处理程序在最大程度上减小了 RF 的干扰，但是，极少情况下由高浓度 RF 和风疹病毒特异性 IgG 引起的干扰不能避免。

人血清中的嗜异性抗体可与试剂中的免疫球蛋白发生反应，干扰体外免疫测定。经常与动物或动物血清产品接触的患者，其样本可能容易受到此干扰，并使检测结果出现异常值。可能需要其他信息用于诊断。

接受过小鼠单克隆抗体制剂诊断或治疗的患者，其样本中可能含有人抗小鼠抗体 (HAMA)。使用含有小鼠单克隆抗体的试剂盒检测含有 HAMA 的样本时，可能会出现异常值。

(5) 储运条件：ARCHITECT 风疹病毒 IgM 抗体测定试剂盒必须在 2 ～ 8℃竖直向上储存，取出后可立即使用。按照指导储存和操作时，试剂在有效期内保持稳定。ARCHITECT 风疹病毒 IgM 抗体测定试剂盒在 ARCHITECT i 系统上最长可以储存 30 天。

试剂可以在 ARCHITECT i 系统上储存，也可以脱离系统储存。如果试剂脱离系统储存，需将其竖直向上储存于 2 ～ 8℃（盖有软盖和替换盖）。试剂从系统上取出后，建议将其放回原始托架和包装盒中储存，以确保其竖直向上放置。试剂从系统上取出后，必须进行扫描以更新系统上的在机稳定时间。

建议此项目每 30 天进行一次校准。

(6) 性能指标

1) 精密度：ARCHITECT 风疹病毒 IgM 抗体项目检测阳性质控品时的精密度为总 CV ≤ 10%。

按照临床和实验室标准研究所的指导进行 ARCHITECT 风疹病毒 IgM 抗体项目的研究。使用 3 个批号的试剂在内部实验室及 2 个批号的试剂在外部实验室对质控品进行检测。每天在 2 个不同时间段、在 2 台仪器上分别检测 5 次，共检测 5 天。

2) 特异性：ARCHITECT 风疹病毒 IgM 抗体项目确认的总特异性为 99.55%。

3) 干扰性：含有高浓度胆红素 (20mg/dl)、三酰甘油 (3000mg/dl)、蛋白质 (12g/dl)、红细胞 (0.4% *V/V*) 或血红蛋白 (500mg/dl) 的阴性或阳性样本与试验对照进行比较，未见干扰。

通过检测 138 份含有以下物质或患有以下疾病的患者样本对 ARCHITECT 风疹病毒 IgM 抗体项目的干扰性进行进一步评估：抗核抗体、系统性红斑狼疮、类风湿因子、单纯疱疹病毒、EB 病毒、麻疹、细小病毒 B19、水痘 - 带状疱疹病毒、高多克隆 IgG、高多克隆 IgM、人抗小鼠抗体、高滴度风疹病毒 IgG 抗体及流行性感冒病毒疫苗接种者。检测这些样本时，ARCHITECT 风疹病毒 IgM

抗体项目和商用测定试剂盒表现出 98.55% 的一致性（136/138）（95% 置信区间下限为 94.86%）。

2. 风疹病毒 IgM 抗体检测试剂盒（磁微粒化学发光法）（国械注准 20153400799）

（1）原理：本产品采用捕获法原理进行检测。用抗人 IgM 抗体包被磁微粒，辣根过氧化物酶标记 RV 抗原制备酶结合物，通过免疫反应形成二抗-抗体-酶标抗原的复合物，该复合物催化发光底物发出光子，发光强度与 RV IgM 抗体的含量成正比。

（2）样本类型：应用正确医用技术收集血清或血浆样本。血浆样本推荐使用 EDTA、枸橼酸钠或肝素的抗凝血浆。

样本中的沉淀物和悬浮物可能会影响试验结果，应离心除去。

样本收集后在室温放置不可超过 8h；如果不在 8h 内检测需将样本放置在 2 ～ 8℃的冰箱中；若需 48h 以上保存或运输，则应冻存于 -20℃以下，避免反复冻融。使用前恢复到室温，轻轻摇动混匀。

（3）参考范围：采用 ROC 曲线法确定参考值，样本浓度值＜ 5AU/ml 判为阴性；5AU/ml ≤浓度值＜ 8AU/ml 判为可疑；浓度值≥ 8AU/ml 判为阳性。建议各实验室根据自身实际条件及接触人群建立正常参考值。

（4）注意事项（干扰因素）：操作前仔细阅读使用说明书，严格按照试剂盒说明书进行试验操作。

避免在恶劣的环境（如含有 84 消毒液、次氯酸钠、酸碱或乙醛等高浓度腐蚀性气体及灰尘的环境）条件下进行试验。

加样前应保证磁微粒混悬液充分混匀，无肉眼可见沉淀。

微量移液器吸嘴不可混用，以免交叉污染。

样本中若存在沉淀物、悬浮物等可见杂质会影响试验结果。此类样本不得使用。

加入底物前，反应容器内的磁微粒必须震荡散开。

处理试剂和样本时需戴一次性手套，操作后应彻底洗手。所有样本及使用后的试剂盒应视为潜在的传染性物质，废弃处理时，按照当地政府和有关国家规定进行。

试剂需在有效期内使用。剩余试剂要及时密封，放置 2 ～ 8℃条件下保存。

加入发光底物后要避光反应，强光可能影响结果测定。

使用仪器自动操作，测试样本需考虑样本容器死体积，具体参考相应的仪器系统操作说明。

本产品仅用于体外诊断。

（5）储运条件：试剂盒保存于 2 ～ 8℃，防止冷冻，避免强光照射，有效期 12 个月。

试剂机载稳定性：试剂包（磁微粒混悬液、酶结合物、样品稀释液）竖直向上存放，在 2 ～ 10℃环境下冷藏保存 2h 后，才可上机使用。首次使用后，机载或在 2 ～ 10℃ 环境下稳定期为 28 天。

（6）性能指标

1）最低检测限：≤ 1.0AU/ml。

2）线性范围：5 ～ 500AU/ml。

3）准确性：回收率在 85% ～ 115% 范围内。

4）重复性：CV ≤ 15.0%。

5）干扰物质：1000mg/dl 血红蛋白、20mg/dl 胆红素、3000mg/dl 三酰甘油对检测结果无显著影响。

6）分析特异性：与 TOX IgM 抗体、CMV IgM 抗体、HSV-1 IgM 抗体、HSV-2 IgM 抗体、VZV IgM 抗体、EBV IgM 抗体、细小病毒 B19 IgM 抗体无交叉反应。

7）测定方法对比：与 SFDA 批准上市的试剂盒对比检测 1080 份临床样本，阳性符合率为 97.24%，阴性符合率为 100%，总体符合率为 99.54%。

3. 风疹病毒 IgM 抗体检测试剂盒（酶联免疫法）（国械注准 20153400799）

（1）原理：本产品采用酶联免疫捕获法原理进行检测。利用抗人 IgM 单克隆抗体制备包被板，辣根过氧化物酶标记 RV 抗原制备酶结合物。通过免疫反应形成固相二抗-抗体-抗原-酶复合物，该复合物催化底物显色，显色强度与 RV-IgM 抗体含量成正比。

（2）样本类型：采用正确医用技术收集血清 / 血浆样本，血浆样本推荐使用 EDTA、枸橼酸钠或肝素的抗凝血浆。

样本中的沉淀物和悬浮物可能会影响试验结果，应离心除去，并确定样本未变质方可使用。

溶血或脂血的样本不能用于测定。

样本收集后在室温放置不可超过 8h，如果不在 8h 内检测需将样本放置在 2 ～ 8℃的冰箱中，若需 48h 以上保存或运输，则应冻存于 -20℃

以下，避免反复冻融。使用前恢复到室温，轻轻摇动混匀。

试验中血清 / 血浆样品勿加叠氮钠作为防腐剂。

(3) 参考范围：待测样品 OD 值≥ cut-off 值时，判为阳性，否则为阴性。

(4) 注意事项（干扰因素）：操作前仔细阅读使用说明书，严格按照试剂盒说明进行试验操作。

避免在恶劣的环境（如含有“84”消毒液、次氯酸钠、酸碱或乙醛等高浓度腐蚀性气体及灰尘的环境）条件下进行试验。

包被条打开后，应将剩余包被条放入子母袋中密封，再装入包装袋中密封保存，以免受潮。

微量移液器吸嘴不可混用，以免交叉污染。

孔内样品需震荡混合均匀，不能有气泡存在。

洗涤要彻底，洗液应注满每孔，但不可用水过猛，避免串流。每次洗涤均应甩干孔内液体，最后应将孔内液体拍干。洗板推荐使用洗板机。

处理试剂和样品时需戴一次性手套，操作后应彻底洗手。

本试剂盒中阴性对照和阳性对照含有人血清成分，所用人源成分对 HIV 抗体、HCV 抗体、梅毒抗体和 HBsAg 检测均为阴性。实验结束，所有样本和使用后的试剂盒及与人源性成分接触过的物品仍应视为传染性物质；废弃处理时，应按照当地政府和国家的相关规定执行。

试剂需在有效期内使用。剩余试剂要及时密封放置 2 ～ 8℃条件下储存。

本产品仅用于体外诊断使用。

(5) 储运条件：试剂盒在 2 ～ 8℃储存，防止冷冻，避免强光照射，有效期 12 个月。

(6) 性能指标

1) 灵敏度：检测 60 份经 CE 批准上市的 ELISA 参照试剂盒检测结果为阳性的样本，结果均为阳性，阳性符合率为 100%(60/60)。

2) 特异性：检测 366 份经 CE 批准上市的 ELISA 参照试剂盒检测结果为阴性的样本，结果 363 份为阴性，阴性符合率为 99.2%(363/366)。

3) 重复性：CV ≤ 15%(n=10)。

4) 干扰物质：10g/L 血红蛋白、0.2g/L 胆红素、20g/L 三酰甘油对检测结果无干扰。

5) 分析特异性：与 HSV-1IgM、HSV-2IgM、CMV-IgM、VZV-IgM、RV-IgG、RF、ANA 无交叉反应。

6) 抗凝剂的影响：使用 EDTA、枸橼酸钠或肝素抗凝的血浆对检测结果无显著影响。

3. 风疹病毒 IgM 抗体检测试剂盒（化学发光法）[国食药监械（进）字 2013 第 3405208 号]

(1) 原理：本试剂盒采用抗体捕获化学发光免疫分析法 (CLIA) 定性检测风疹病毒 IgM 抗体。

磁微粒（固相）包被抗人 IgM 鼠单克隆 IgG，异鲁米诺酯结合抗风疹 IgM 鼠单克隆抗体形成异鲁米诺 - 抗体复合物（抗风疹抗体 - 异鲁米诺酯结合物）。第一次孵育期间，含有风疹 IgM 的校准品，患者样本或质控与固相载体上的抗体结合。第二次孵育期间，风疹病毒抗原与结合在固相载体上的 IgM 反应。第三次孵育期间，抗体 - 异鲁米诺酯复合物与第二次孵育中形成的复合物发生免疫反应。第一和第三次孵育后，当时没有结合的物质被清洗掉。随后加入启动试剂，引发化学发光反应，产生光信号。异鲁米诺酯 - 抗体复合物的数量和相对发光单位 (RLU) 成正比。通过计算，就能得到校准品，样本或质控中风疹 IgM 抗体的浓度。

(2) 样本类型：血清或血浆均可使用。抗凝剂枸橼酸盐、EDTA、肝素经检测可在该检验中使用。收集的血液应通过静脉穿刺的方法获得，可通过凝结分离血清，但要尽快将血清从凝块中分离出来。含有颗粒物质、浑浊、脂血或红细胞碎片的样本在使用前需要过滤或离心以获得澄清样本。高度溶血、高度脂血、含有颗粒物质或明显被微生物污染的样本不能用于检测。检测前查看并去除泡沫。如果在采集后 7 天内进行检测，则样本可以在 2 ～ 8℃下储存；否则，样本需分装冷冻保存 (-20℃或更低温度)。如果样本冷冻保存，检测前需要解冻并充分混匀。5 份具有不同反应活性的标本在 2 ～ 8℃下冷藏 7 天并经过 6 次冻融处理。检测结果无明显差异。标本最小需要量为 170μl(20ul 样本 +150μl 死体积)。

(3) 参考范围

1) 样本中风疹病毒 IgM 浓度＜ 20AU/ml，结果为阴性。

2) 样本中风疹病毒 IgM 浓度在 20 ～ 25AU/ml，结果为可疑。

3) 样本中风疹病毒 IgM 浓度≥ 25AU/ml，结果为阳性。

(4) 注意事项（干扰因素）：仅用于体外诊断。

所有用于生产本试剂盒组分的原料，均已通过检测为 HBsAg、HCV 及 HIV-1/2 抗体阴性。然而，任何检测方法也不能绝对保证其中不含病原体，因此，所有来源于人体的原料均应视为具有潜在感染性的物质，处理时应当小心谨慎。

(5) 储运条件：2～8℃储存，有效期为 12 个月。

试剂盒竖直向上放置，以便于磁微粒的重新悬浮。当试剂盒除与密封盒竖直放置的储藏条件下，能够在 2～8℃条件下稳定至有效期。

试剂盒不能冷冻。过效期的试剂盒不能再使用。

打开密封膜后，试剂盒可在 2～8℃条件下或仪器试剂区中稳定 8 周。

(6) 性能指标

1) 分析灵敏度：定义为最小检出剂量（阴性样本平均值 + 两个标准偏差）。

2) 检出灵敏度为≤ 5AUml。

3) 分析特异性：定义为样本中含有潜在干扰因素（如抗凝剂、溶血、样本处理不当或存在交叉污染的抗体等），试剂盒的特异性分析检测能力。

4) 干扰物质：对潜在的干扰物质和各类影响因素的研究表明，本试剂盒不受抗凝剂（枸橼酸钠、EDTA、肝素）、溶血（最高 1000mg/dl 的血红蛋白）、酯类（最高 3000mg/dl 的三酰甘油）、胆红素血（最高 20mg/dl 胆红素）和样本反复冻融的影响。

5) 交叉污染：风疹病毒 IgM 抗体检测试剂盒（化学发光法）的交叉污染研究旨在评估其他可能引起感染性疾病的微生物（hCMV、细小病毒 B19、弓形体、EBV、HBV、HAV、HSV、hHV6、梅毒螺旋体、VZV、麻疹病毒、腮腺炎病毒、博氏疏螺旋体、流感病毒）和非典型免疫系统活动（抗核自身抗体、类风湿因子）引起的其他情形引起的潜在干扰。此研究中的样本已预先通过另一种商业风疹病毒 IgM 抗体项目筛查。风疹病毒 IgM 抗体阴性样本用于潜在的交叉污染研究。样本中的交叉反应物使用已获得 CE 认证的项目检测。

6) 重复性：在同一次运行内，对样本重复检测 20 次，不同浓度重复性均值为 7.5%。

7) 重现性：用同一批号的试剂盒，在不同工作日内用 2 台不同的仪器在 2 处试验地点对样本重复检测 20 次（每天最多运行两次），室内（地点 1）重现性均值为 6%，独立实验室（地点 2）重现性均值为 11.97%。

8) 诊断特异性和灵敏度：通过检测采自不同受选人群 1662 份样本中，其中 76 份标本根据参照方法无法判断结果，故不包括在分析数据中。在检测预期为阴性的标本中，该检验筛选出 1389 份呈阴性结果的标本，12 份可疑标本和 11 份呈阳性结果的标本，诊断特异性为 1389/1412，即 98.37%(95% 的可信区间为 97.57% ～ 98.96%)。在检测预期为阳性的标本中，该检验筛选出 2 份呈阴性结果的标本，15 份可疑标本和 157 份呈阳性结果的标本，诊断灵敏度为 172/174，即 98.85%（置信度 95.91% ～ 99.86%）。

4. 风疹病毒 IgM（Rubella IgM）抗体测定试剂盒（化学发光法）［国食药监械（准）字 2013 第 3400228 号］

(1) 原理：本试剂盒利用化学发光免疫夹心法检测 Rubella IgM 浓度。

采用 Rubella 纯抗原包被磁性微球，鼠抗人单克隆 IgM 抗体标记 ABEI。样本（用含羊抗人 IgA、羊抗人 IgG 的样本稀释液 1 ∶ 11 预稀释）、校准品与缓冲液（含羊抗人 IgA、羊抗人 IgG）、Rubella 纯抗原包被的磁性微球混匀，外加磁场沉淀，去掉上清液，用洗液清洗沉淀复合物 3 次，再加入 ABEI 标记的鼠抗人 IgM 单克隆抗体，形成待测抗体与包被在磁性微球上的 Rubella 纯抗原和 ABEI 标记的鼠抗人 IgM 单克隆抗体的免疫复合物，外加磁场沉淀，去掉上清液，用洗液清洗沉淀复合物 3 次，直接进入样本测量室，仪器自动泵入化学发光激发物 1 和 2，自动监测 3s 内发出的相对发光单位（RLU）。Rubella IgM 浓度与 RLU 呈一定的比例关系，测定仪自动拟合计算 Rubella IgM 浓度。

(2) 样本类型：采集 5.0 ml 静脉血至采血管中，室温静置。离心、分离血清部分，2～8℃储存。

血清样本在 2～8℃稳定 12h。超过 12h，则先分装，-20℃可保存 30 天，避免反复冰冻和解冻 2 次以上。

(3) 参考范围：＜ 2AU/ml，阴性；≥ 2AU/ml，阳性。

经过对中国大陆 887 例正常人、133 例风疹病毒感染病例进行该方法检测，通过对检测结果的统计学分析，确定该诊断试剂的判断阈值为 2AU/ml；对中国大陆以外的人群，用户需重新检测一定数量正常人及风疹病毒感染病例，根据检测结果的统计学分析，修正该判断阈值。

(4) 储运条件

1) 工作洗液：用纯化水，将清洗缓冲液按1 ∶ 14稀释混匀，放置室温待用，保存至有效期。

2) 试剂：本试剂盒除洗液外，其他成分置于2 ～ 8℃保存至有效期。发光标记物均应避免阳光直射；湿度对试剂稳定性无影响。

3) 试剂运输要求：置于2 ～ 8℃环境条件下运输，运输过程避免碰撞。储存在2 ～ 8℃无腐蚀性气体的环境中，未开封有效期为12个月。开封后有效期不少于28天。

(5) 性能指标

1) 准确率：回收率应为90% ～ 110%。

2) 批内精密度：批内CV ＜ 10%。

3) 批间精密度：批间CV ＜ 15%。

4) 分析灵敏度：本试剂的分析灵敏度＜ 0.25AU/ml。

5) 特异性：与弓形体IgG抗体、弓形体IgM抗体、巨细胞病毒IgG抗体、巨细胞病毒IgM抗体、Ⅰ和Ⅱ型单纯疱疹病毒IgG抗体、Ⅰ和Ⅱ型单纯疱疹病毒IgM抗体、风疹病毒IgG抗体、甲肝病毒IgG抗体、甲肝病毒IgM抗体、乙肝病毒表面抗体、乙肝病毒e抗体、乙肝病毒核心抗体、丙型肝炎病毒IgG/IgM抗体、HIV病毒抗体、梅毒螺旋体IgG/IgM抗体、EB病毒早期抗原IgG抗体、EB病毒核抗原IgG抗体、EB病毒衣壳抗原IgG抗体、EB病毒衣壳抗原IgM抗体没有交叉反应。

经ELISA测定确诊的RF及ANA为阳性的样本，该试剂测定结果为阴性。

干扰：血红蛋白浓度≤ 10mg/ml的溶血，三酰甘油浓度≤ 20mg/ml的脂血、胆红素浓度≤ 0.4mg/ml的黄疸对检测结果没有干扰。

（娄金丽　高　省）

四、巨细胞病毒抗体测定

（一）概述

巨细胞病毒（CMV）属疱疹病毒科β病毒亚科，是直径为200nm的线状双链DNA病毒，人是其唯一的自然宿主。巨细胞病毒的主要感染途径是与被感染患者有过接触，包括接触被感染患者的唾液、生殖器分泌物、尿液和乳汁，同时也可通过胎盘传播或发生医源性传染（输血、移植手术）。

CMV遍布世界各地，人对其有广泛的易感性，血清学调查表明40% ～ 100%成人有CMV抗体，其流行无季节性倾向。亚洲和非洲90%的人口受感染，其中大多数人在青少年时期即有抗体，说明感染年龄较早。

多数人一生中都感染过CMV，但主要为无症状的亚临床感染。成人CMV感染和免疫功能有密切关系，病毒往往潜伏在淋巴细胞中以潜伏感染的形式持续终生，只有当宿主免疫状态失去平衡，如器官和骨髓移植、癌症、妊娠及应用免疫抑制剂等时，潜伏的病毒才复活。巨细胞病毒是婴儿宫内、产道和母乳感染，以及因免疫抑制剂、器官和骨髓移植、艾滋病等所致免疫低下患者罹患严重感染的重要病原。

孕妇的原发或新的复发感染均可引起新生儿宫内或围产期感染，但原发感染对胎儿的危害比复发感染严重。当孕妇患有巨细胞活动感染时，病毒可通过胎盘进入胎儿体内引起先天性感染，先天性感染的胎儿多数可出现智力低下、视力受损、听力丧失等症状，特别是引起婴儿的巨细胞包涵体病（CI，其特点是网状内皮系统和中枢神经系统受侵），患儿可多个系统、多个器官受损。

（二）临床意义

巨细胞病毒是新生儿先天性致畸的重要病原微生物之一，最易引起胎儿、新生儿、婴儿的急性、慢性感染和迟发性后遗症，孕妇的原发或新的复发感染均可引起新生儿宫内或围产期感染。巨细胞病毒也是因免疫抑制剂、器官和骨髓移植、艾滋病等所致免疫低下患者罹患严重感染的重要病原。由于巨细胞病毒感染在多数情况下并不表现临床症状，或临床症状并非特异性的，因此对CMV感染状态的诊断主要依靠对CMV特异性抗体IgG、IgM的血清学检测。人体感染巨细胞病毒后，IgM抗体和IgG抗体在1周左右先后出现，IgM抗体水平一般在4 ～ 8周达到高峰，然后迅速下降，4～6个月基本消失，所以IgM抗体的出现一般是近期感染的标志，但也有一些人IgM抗体可持续存在1年以上，另外复发感染者也会出现IgM抗体。IgG抗体可在人体内存在数年，是CMV既往感染的标志，可以区分是否感染过CMV。

CMV-IgG抗体阴性、CMV-IgM抗体阴性，提示未感染，但刚感染时产生的抗体数量较少，有可能未检出，属于易感人群，妊娠早期应该定期检测，动态观测抗体的变化。

CMV-IgG抗体阴性，CMV-IgM抗体阳性，提示可能为原发感染，2周后复查或送参比实验室。如果IgG转为阳性，提示为原发感染，未妊娠者推迟怀孕。妊娠者确定胎儿是否感染（推算孕周或产前诊断）。如果不变，为非急性感染，假阳性。

CMV-IgG抗体阳性，CMV-IgM抗体阴性，提示既往感染，妊娠期尤其是妊娠早期要注意复发感染和再感染，如果连续双份血清IgG^+出现4倍增高，复发感染的可能性较大。

CMV-IgG抗体阳性，CMV-IgM抗体阳性，提示可能为近期感染，建议结合CMV-IgG抗体亲和力检测结果综合判定。

（三）测定方法

目前该项目常见的免疫学测定方法包括化学发光法、酶联免疫法、胶体金法等。

（四）国家行业标准

该项目有相关医药行业标准分别为YY/T1236—2014巨细胞病毒IgG/IgM抗体检测试剂（盒）。适用于定性检测人体血清/血浆中巨细胞病毒IgG/IgM抗体检测试剂（盒）（酶联免疫法）、巨细胞病毒IgG/IgM抗体检测试剂（盒）（化学发光法）、巨细胞病毒IgG/IgM抗体检测试剂（盒）（免疫荧光法）、巨细胞病毒IgG/IgM抗体检测试剂（盒）（免疫印迹法）。本标准规定了巨细胞病毒IgG/IgM抗体检测试剂（盒）的技术要求、试验方法、标识、标签和说明书、包装、运输和储存等内容。

（五）试剂介绍

1. 巨细胞病毒IgG测定试剂盒（化学发光微粒子免疫检测法）［国食药监械（进）字2012第3401673号］

(1) 原理：ARCHITECT巨细胞病毒IgG项目采用两步法免疫检测，运用灵活的检测模式，即Chemiflex技术，定性和半定量检测人血清和血浆中的巨细胞病毒IgG抗体。第一步，将样本、项目稀释液和CMV病毒裂解物（AD169株）包被的顺磁微粒子混合。样本中的CMV IgG抗体结合至CMV病毒裂解物（AD169株）包被的微粒子。冲洗后，加入吖啶酯标记的鼠抗人IgG结合物，形成反应混合物。再次冲洗后，将预激发液和激发液加入到反应混合物中。

测量产生的化学发光反应，以相对发光单位（RLU）表示。样本中的巨细胞病毒IgG抗体和ARCHITECT i光学系统检测到的RLU值之间成正比。通过对比反应中的化学发光信号和之前校准得出的cut-off信号确定样本中是否存在CMV IgG抗体。如果样本中化学发光信号≥cut-off信号，则应考虑检测样本时，CMV IgG抗体呈反应性。

(2) 样本类型：人血清（包括采集与血清分离管中的血清）采集于以下抗凝管中的人血浆：血浆分离管（肝素锂）、EDTA-K_2、枸橼酸钠、肝素锂、肝素钠、ACD、CPDA-1、CPD、草酸钾/氟化钠。

液体抗凝剂可能具有稀释作用，会导致患者样本的检测结果偏低。

(3) 参考范围

1) 浓度＜6.0AU/ml的样本被认定为对CMV IgG抗体呈非反应性。对这种检测结果的个体应假定为尚未感染巨细胞病毒的易感个体。

2) 浓度≥6.0AU/ml的样本被认定为对CMV IgG抗体呈反应性，表明既往感染或急性感染。这类个体具有巨细胞病毒潜在感染性，但在当前不一定具有感染性。

注意：建议通过CMV IgM项目对浓度在6.0～15.0AU/ml的检测结果进行确认。如果条件允许，在合理的时间段内（如2周）也可以使用第二份样本进行ARCHITECT CMV IgG检测。

(4) 注意事项：ARCHITECT 巨细胞病毒 IgG 项目的检测结果与临床症状不符时，需要通过附加试验来验证检测结果。

检测结果用于诊断时，应当与其他数据结合使用，如其他测试结果（CMV IgM、CMV IgG 亲和力）、临床表现等。

人血清中的嗜异性抗体可与试剂中的免疫球蛋白发生反应，干扰体外免疫测定。经常与动物或动物血清产品接触的患者，其样本可能容易受到此干扰，并使检测结果出现异常值。可能需要其他信息用于诊断。

接受过小鼠单克隆抗体制剂诊断或治疗的患者，其样本中可能含有人抗小鼠抗体（HAMA）。使用含有小鼠单克隆抗体的试剂盒（如 ARCHITECT 巨细胞病毒 IgG 测定试剂盒）检测含有 HAMA 的样本时，可能会出现异常值。

(5) 储运条件：ARCHITECT 巨细胞病毒 IgG 测定试剂盒必须在 2 ～ 8℃竖直向上储存，取出后可立即使用。

按照指导储存和操作时，试剂在有效期内保持稳定。

ARCHITECT 巨细胞病毒 IgG 测定试剂盒在 ARCHITECT i 系统上最长可以储存 30 天。

试剂可以在 ARCHITECT i 系统上储存，也可以脱离系统储存。如果试剂脱离系统储存，需将其竖直向上储存于 2 ～ 8℃（盖有软盖和替换盖）。试剂从系统上取出后，建议将其放回原始托架和包装盒中储存，以确保其竖直向上放置。如果微粒子试剂瓶在脱离系统冷藏储存时没有竖直向上放置（盖有软盖），那么必须丢弃该试剂盒。试剂从系统上取出后，必须进行扫描以更新系统上的在机稳定时间。

建议每 30 天进行一次项目校准。

(6) 性能指标

1) 精密度：ARCHITECT 巨细胞病毒 IgG 项目检测浓度范围在 6 ～ 60AU/ml 和 200 ～ 250AU/ml 的代表性样本时，精密度（总 CV）≤ 10%。

2) 相对灵敏度和特异性：使用另外 2 个商用项目对 12 份不一致样本（ARCHITECT CMVIgG 测得 10 个反应性、2 个非反应性）进行进一步评估。得到总相对灵敏度 100%，相对特异性为 99.15%。

3) 干扰性：经检测，添加了高浓度的胆红素（20mg/dl）、三酰甘油（3000mg/dl）、蛋白质（4.5 ～ 12g/dl）、红细胞（0.4%，*V/V*）或血红蛋白（500mg/dl）的反应性或非反应性样本与试验对照比较，未观察到干扰。

2. 巨细胞病毒 IgG 抗体检测试剂盒（磁微粒化学发光法）（国械注准 20153400810）

(1) 原理：本产品采用间接法原理进行检测。用 CMV 抗原包被磁微粒，辣根过氧化物酶标记抗人 IgG 抗体制备酶结合物，通过免疫反应形成抗原 - 抗体 - 酶标二抗复合物，该复合物催化发光底物发出光子，发光强度与 CMV IgG 抗体的含量成正比。

(2) 样本类型：应用正确医用技术收集血清或血浆样本。血浆样本推荐使用 EDTA、枸橼酸钠或肝素的抗凝血浆。

样本中的沉淀物和悬浮物可能会影响试验结果，应离心除去。

样本收集后在室温放置不可超过 8h；如果不在 8h 内检测需将样本放置在 2 ～ 8℃的冰箱中；若需 48h 以上保存或运输，则应冻存于 -20℃以下，避免反复冻融。使用前恢复到室温，轻轻摇动混匀。

(3) 参考范围：采用 ROC 曲线法确定参考值，样本浓度值＜ 10AU/ml 判为阴性；10AU/ml ≤浓度值＜ 14AU/ml 判为可疑；浓度值≥ 14AU/ml 判为阳性。建议各实验室根据自身实际条件及接触人群建立正常参考值。

(4) 注意事项：操作前仔细阅读使用说明书，严格按照试剂盒说明书进行试验操作。

避免在恶劣的环境（如含有 84 消毒液、次氯酸钠、酸碱或乙醛等高浓度腐蚀性气体及灰尘的环境）条件下进行试验。

加样前应保证磁微粒混悬液充分混匀，无肉眼可见沉淀。

微量移液器吸嘴不可混用，以免交叉污染。

样本中若存在沉淀物、悬浮物等可见杂质会影响试验结果。此类样本不得使用。

加入底物前，反应容器内的磁微粒必须震荡散开。

处理试剂和样本时需戴一次性手套，操作后应彻底洗手。所有样本及使用后的试剂盒应视为潜在的传染性物质，废弃处理时，按照当地政府和有关国家规定进行。

试剂需在有效期内使用。剩余试剂要及时密封，放置 2 ～ 8℃条件下保存。

加入发光底物后要避光反应，强光可能影响结果测定。

使用仪器自动操作，测试样本需考虑样本容器死体积，具体参考相应的仪器系统操作说明。

本产品仅用于体外诊断。

（5）储运条件：试剂盒保存于 2 ～ 8℃，防止冷冻，避免强光照射，有效期 12 个月。

试剂机载稳定性：试剂包（磁微粒混悬液、酶结合物、样品稀释液）竖直向上存放，在 2 ～ 10℃环境下冷藏保存 2h 后，才可上机使用。首次使用后，机载或在 2 ～ 10℃ 环境下稳定期为 28 天。

（6）性能指标

1）最低检测限：≤ 1.0AU/ml。

2）线性范围：10 ～ 1000AU/ml。

3）准确性：回收率为 85% ～ 115%。

4）重复性：CV ≤ 15.0%。

5）干扰物质：1000mg/dl 血红蛋白、20mg/dl 胆红素、3000mg/dl 三酰甘油对检测结果无显著影响。

6）分析特异性：与 HSV-1 IgG 抗体、HSV-2 IgG 抗体、RV-IgG 抗体、EBV IgG 抗体、VZV IgG 抗体、细小病毒 B19 IgG 抗体无交叉反应。

7）测定方法对比：与 SFDA 批准上市的试剂盒对比检测 1080 份临床样本，阳性符合率为 99.01%，阴性符合率为 91.04%，总体符合率为 97.87%。

3. 巨细胞病毒 IgG 抗体检测试剂盒（酶联免疫法）（国械注准 20153400774）

（1）原理：本产品采用酶联免疫间接法原理进行检测。利用 CMV 抗原制备包被板，辣根过氧化物酶标记抗人 IgG 制备酶结合物。通过免疫反应形成固相抗原 - 抗体 - 酶标记抗体复合物，该复合物催化底物显色，显色强度与 CMV-IgG 抗体含量成正比。

（2）样本类型：采用正确医用技术收集血清 / 血浆样本，血浆样本推荐使用 EDTA、枸橼酸钠或肝素的抗凝血浆。

样本中的沉淀物和悬浮物可能会影响试验结果，应离心除去，并确定样本未变质方可使用。

溶血或脂血的样本不能用于测定。

样本收集后在室温放置不可超过 8h，如果不在 8h 内检测需将样本放置在 2 ～ 8℃的冰箱中，若需 48h 以上保存或运输，则应冻存于 -20℃以下，避免反复冻融。使用前恢复到室温，轻轻摇动混匀。

试验中血清 / 血浆样品勿加叠氮钠作为防腐剂。

（3）参考范围：待测样品 OD 值≥ cut-off 值时，判为阳性；否则为阴性。

（4）注意事项：操作前仔细阅读使用说明书，严格按照试剂盒说明进行试验操作。

避免在恶劣的环境（如含有 84 消毒液、次氯酸钠、酸碱或乙醛等高浓度腐蚀性气体及灰尘的环境）条件下进行试验。

包被条打开后，应将剩余包被条放入字母袋中密封，再装入包装袋中密封保存，以免受潮。

微量移液器吸嘴不可混用，以免交叉污染。

孔内样品需震荡混合均匀，不能有气泡存在。

洗涤要彻底，洗液应注满每孔，但不可用水过猛，避免串流。每次洗涤均应甩干孔内液体，最后应将孔内液体拍干。洗板推荐使用洗板机。

处理试剂和样品时需戴一次性手套，操作后应彻底洗手。

本试剂盒中阴性对照和阳性对照含有人血清成分，所用人源成分对 HIV 抗体、HCV 抗体、梅毒抗体和 HBsAg 检测均为阴性。实验结束，所有样本和使用后的试剂盒及与人源性成分接触过的物品仍应视为传染性物质，废弃处理时，应按照当地政府和国家的相关规定执行。

试剂需在有效期内使用。剩余试剂要及时密封放置 2 ～ 8℃条件下储存。

本产品仅用于体外诊断使用。

（5）储运条件：试剂盒在 2 ～ 8℃储存，防止冷冻，避免强光照射，有效期 12 个月。

（6）性能指标

1）灵敏度：收集 695 份经 CE 批准上市的 ELISA 参照试剂盒检测结果为阳性的样本，用本试剂盒进行检测，其中 690 份结果为阳性，5 份为阴性，灵敏度为 99.28%（690/695）。

2）特异性：收集 25 份经 CE 批准上市的 ELISA 参照试剂盒检测结果为阴性的样本，用本试剂盒进行检测，结果均为阴性，特异性为 100%（25/25）。

3）重复性：CV ≤ 15%（n=10）。

4）干扰物质：10g/L 血红蛋白、0.2g/L 胆红素、

20g/L 三酰甘油对检测结果无干扰。

5) 分析特异性：与 RV-IgG、HSV-IgG、EBV-IgG、RF、ANA 无交叉反应。

6) 抗凝剂的影响：使用 EDTA、枸橼酸钠或肝素抗凝的血浆对检测结果无显著影响。

4. 巨细胞病毒 IgG 抗体检测试剂盒（化学发光法）[国食药监械（进）字 2013 第 3402468 号]

(1) 原理：本试剂盒采用间接化学发光免疫检测法（CLIA）定量检测人巨细胞病毒特异性 IgG 的方法。

磁微粒（固相）包被 hCMV 抗原，小鼠单克隆抗体结合到异鲁米诺衍生物上（形成异鲁米诺-抗体结合物）。在第一次孵育期间，校准品，样本或质控品中存在的 hCMV IgG 抗体结合到固相载体上。随后在第二次孵育期间，异鲁米诺-抗体结合物与已结合在固相载体上的 hCMV IgG 抗体发生反应。在每次孵育后，未结合的物质经一次冲洗被洗掉。随后加入启动试剂，引发化学发光反应，产生光信号。光信号和异鲁米诺-抗体结合物的数量由光电倍增管测定，用相对发光单位（RLU）表示，表示存在于校准品，样本或质控品中 hCMV IgG 抗体浓度。

(2) 样本类型：人血清和血浆样本均可用于检测。抗凝剂枸橼酸盐、EDTA 钠盐和肝素锂经检测可用于该试剂。血液应通过静脉穿刺采集，待样本凝固后，尽快将血清从凝块中分离出来。含有颗粒物质、浑浊、脂血或红细胞碎片的样本在使用前需要过滤或离心。严重溶血或脂血样本以及含有颗粒物质或明显被微生物污染的样本不能用于检测。检测前检查并去除气泡。如果在采集后 7 天内进行检测，则样本可以在 2 ～ 8℃下储存；否则，样本应当分装并冷冻保存（-20℃或更低温度）。如果样本冷冻保存，检测前需冻融并充分混匀。5 份阴性样本和 5 份具有不同反应性的阳性样本在 2 ～ 8℃下储存 7 天，可以经受 6 次冻融循环。检测结果无明显差异。单次检测最少样本量为 170μl（20μl 样本 +150μl 死体积）。

(3) 参考范围：hCMV IgG 浓度＜ 12.0U/ml 的样本应当视为阴性；12.0U/ml ≤ hCMV IgG 浓度＜ 14.0U/ml 的样本应当视为可疑；hCMV IgG 浓度≥ 14.0U/ml 的样本应当视为阳性。

(4) 注意事项：仅用于体外诊断。

所有用于生产本试剂盒组分的血清和血浆，均已通过检测 HBsAg、抗 HCV 抗体、抗 HIV-1 抗体和抗 HIV-2 抗体均为阴性。然而，尚没有检测方法能够绝对保证其中不含病原体，因此，所有来源于人体的样本均应视为具有潜在感染性，处理时应当小心。

(5) 储运条件：密封时在 2 ～ 8℃储存，可稳定至失效期，有效期为 12 个月；启封后在仪器上储存或在 2 ～ 8℃储存，至少稳定 8 周。8 周后，如果质控品检测值在期望值范围内，则仍可继续使用该试剂盒。

使用 LIAISON 化学发光仪家族提供的存储架来储存试剂盒，使其竖直向上放置，以便于磁微粒的重新悬浮。不得冻存。避免直接光照。

(6) 性能指标

1) 分析特异性：定义为样本中含有潜在干扰因素（如抗凝剂、溶血、样本处理的影响），或交叉反应抗体时，试剂盒准确检出特定分析物的能力。

2) 干扰性：针对潜在干扰物或干扰条件的研究表明，本试剂性能不受抗凝剂（枸橼酸钠、EDTA、肝素锂和肝素钠）、溶血（高达 1000mg/dl 的血红蛋白）、脂血（高达 3000mg/dl 的三酰甘油）、胆红素血症（高达 20mg/dl 胆红素）或样本冻融的影响。

3) 交叉反应：验证表明没有观察到 LIAISON 巨细胞病毒 IgG 抗体测定试剂盒与可能引起感染疾病的微生物（EBV、风疹病毒、细小病毒 B19、刚地弓形体、单纯疱疹病毒、乙肝病毒、甲肝病毒、梅毒螺旋体、水痘-带状疱疹病毒、麻疹病毒和腮腺炎病毒、包柔螺旋体）有交叉的确切证据；但是由于某些样本获取受限，因而不能排除交叉反应的可能性。

4) 重复性：在同一次运行内，对样本重复检测 20 次，不同浓度重复性均值为 4.0%。

5) 重现性：用同一批号的试剂盒，在不同工作日内用 2 台不同的仪器在 2 处试验地点对样本重复检测 20 次（每天最多运行 2 次），室内（地点 1）重现性均值为 5.3%，独立实验室（地点 2）重现性均值为 9.2%。

6) 高剂量饱和效应：饱和效应分析通过检测 4 份高滴度人巨细胞病毒 IgG 抗体阳性样本进行评

估。预期为高滴度血清的所有样本得到的浓度值都在分析范围之上，表示没有发生样本分类错误。

7) 诊断特异性和灵敏度：通过检测采自不同受选人群的 1044 份样本中，在预期为阴性的受试人群中观察到一例阳性结果，383 份阴性结果诊断特异性为 99.74%(95% 置信区间为 98.56% ～ 99.99%）。

5. 巨细胞病毒 IgG 抗体测定试剂盒（化学发光法）[国食药监械（准）字 2013 第 3400227 号]

(1) 原理：本试剂盒利用化学发光免疫夹心法检测 CMV IgG 浓度。

采用 CMV 纯抗原包被磁性微球，鼠抗人单克隆 IgG 抗体标记 ABEI。样本（用含羊抗人 IgA、羊抗人 IgM 的样本稀释液 1 ∶ 11 预稀释）、校准品与缓冲液（含羊抗人 IgA、羊抗人 IgM)、CMV 纯抗原包被的磁性微球混匀，外加磁场沉淀，去掉上清液，用洗液清洗沉淀复合物 3 次，再加入 ABEI 标记的鼠抗人 IgG 单克隆抗体，形成待测抗体与包被在磁性微球上的 CMV 纯抗原和 ABEI 标记的鼠抗人 IgG 单克隆抗体的免疫复合物，外加磁场沉淀，去掉上清液，用洗液清洗沉淀复合物 3 次，直接进入样本测量室，仪器自动泵入化学发光激发物 1 和 2，自动监测 3s 内发出的相对发光单位 (RLU)。CMV IgG 浓度与 RLU 呈一定的比例关系，测定仪自动拟合计算 CMV IgG 浓度。

(2) 样本类型：采集 5.0 ml 静脉血至采血管中，室温静置。离心、分离血清部分，2 ～ 8℃储存。

血清样本在 2 ～ 8℃稳定 12h。超过 12h，则先分装，-20℃可保存 30 天，避免反复冰冻和解冻 2 次以上。

(3) 参考范围：＜ 2AU/ml，阴性；≥ 2AU/ml，阳性。

经过对中国大陆 720 例正常人、300 例巨细胞病毒感染病例进行该方法检测，通过对检测结果的统计学分析，确定该诊断试剂的判断阈值为 2AU/ml；对中国大陆以外的人群，用户需重新检测一定数量正常人及巨细胞病毒感染病例，根据检测结果的统计学分析，修正该判断阈值。

(4) 储运条件

1) 工作洗液：用纯化水，将清洗缓冲液按 1 ∶ 14 稀释混匀，放置室温待用，保存至有效期。

试剂：本试剂盒除洗液外，其他成分置于 2 ～ 8℃保存至有效期。发光标记物均应避免阳光直射；湿度对试剂稳定性无影响。

2) 试剂运输要求：置于 2 ～ 8℃环境条件下运输，运输过程避免碰撞。储存在 2 ～ 8℃无腐蚀性气体的环境中，未开封有效期为 12 个月。开封后有效期不少于 28 天。

(5) 性能指标

1) 准确率：回收率为 90% ～ 110%。

2) 批内精密度：批内 CV ＜ 10%。

3) 批间精密度：批间 CV ＜ 15%。

4) 分析灵敏度：本试剂的分析灵敏度为＜ 0.25AU/ml。

5) 特异性：与弓形体 IgG 抗体、弓形体 IgM 抗体、巨细胞病毒 IgM 抗体、Ⅰ和Ⅱ型单纯疱疹病毒 IgG 抗体、Ⅰ和Ⅱ型单纯疱疹病毒 IgM 抗体、风疹病毒 IgG 抗体、风疹病毒 IgM 抗体、甲肝病毒 IgG 抗体、甲肝病毒 IgM 抗体、乙肝病毒表面抗体、乙肝病毒 e 抗体、乙肝病毒核心抗体、丙型肝炎病毒 IgG/IgM 抗体、HIV 病毒抗体、梅毒螺旋体 IgG/IgM 抗体、EB 病毒早期抗原 IgG 抗体、EB 病毒核抗原 IgG 抗体、EB 病毒衣壳抗原 IgG 抗体、EB 病毒衣壳抗原 IgM 抗体没有交叉反应。

经 ELISA 测定确诊的 RF 及 ANA 为阳性的样本，该试剂测定结果为阴性。

干扰：血红蛋白浓度≤ 10mg/ml 的溶血，三酰甘油浓度≤ 20mg/ml 的脂血、胆红素浓度≤ 0.4mg/ml 的黄疸对检测结果没有干扰。

（谷桂桂　高　省）

五、巨细胞病毒 IgM 抗体测定

（一）概述

请参考“巨细胞病毒抗体测定”章节内容。

（二）临床意义

请参考“巨细胞病毒抗体测定”章节内容。

（三）测定方法

测定方法包括酶联免疫吸附试验、化学发光法、免疫荧光试验、快速检测（胶体金或胶体硒快速试验、免疫层析试验）等。

（四）国家行业标准

请参考“巨细胞病毒抗体测定”章节内容。

（五）试剂介绍

1. 巨细胞病毒 IgM 测定试剂盒（化学发光微粒子免疫检测法）[国食药监械（进）字 2012 第 3402805 号]

(1) 原理：ARCHITECT 巨细胞病毒 IgM 项目采用两步法免疫检测，运用灵活的检测模式，即 Chemiflex 技术，定性检测人血清和血浆中的巨细胞病毒 IgM 抗体。第一步，将样本、项目稀释液和包被的顺磁微粒子混合。样本中的 CMV IgM 抗体与 CMV 病毒裂解产物（AD169 毒株）和 CMV 重组抗原包被的微粒子相结合。冲洗后，加入吖啶酯标记的人 IgM 抗体结合物，形成反应混合物。再次冲洗后，将预激发液和激发液加入到反应混合物中。测量产生的化学发光反应，以相对发光单位（RLU）表示。样本中的巨细胞病毒 IgM 抗体和 ARCHITECT i 光学系统检测到的 RLU 值成正比。通过对比反应中的化学发光信号和之前校准得出的 cut-off 信号确定样本中是否存在 CMV IgM 抗体。如果样本中化学发光信号≥ cut-off 信号，则应考虑检测样本时，CMV IgM 抗体呈反应性。

(2) 样本类型：人血清（包括采集与血清分离管中的血清）。

采集于以下抗凝管中的人血浆：血浆分离管（肝素锂），EDTA-K_2，枸橼酸钠，肝素锂，肝素钠。

液体抗凝剂可能具有稀释作用，会导致患者样本的检测结果偏低。

(3) 参考范围

1) 浓度＜ 0.85 指数的样本说明在进行 CMV IgM 抗体检测时呈非反应性，提示没发生急性感染。

2) 浓度≥ 1.00 指数的样本说明在进行 CMV IgM 抗体检测时呈反应性，提示有急性感染。这类个体具有传播巨细胞病毒的潜在风险。

注意：建议在检测 CMV IgG 亲和力中，对检测结果≥ 0.85 指数的样本进行确认。如果结果仍然存在不确定性，可以在合理的时间段内（比如 2 周）取第二份样本进行检测。

(4) 注意事项：ARCHITECT 巨细胞病毒 IgM 项目的检测结果与临床症状不符时，需要通过附加试验来验证检测结果。

检测结果用于诊断时，应当与其他数据结合使用，如其他测试结果（CMV IgG、CMV IgG 亲和力）和临床表现等。

类风湿因子（RF）IgM 结合 CMV 特异性 IgG 可能导致 IgM 检测结果出现假反应性。ARCHITECT CMV IgM 项目稀释液可以减小 RF 的干扰，但是，在极少数情况下，由高浓度 RF 和 CMV 特异 IgG 引起的干扰无法排除。

人血清中的嗜异性抗体可与试剂中的免疫球蛋白发生反应，干扰体外免疫测定。经常与动物或动物血清产品接触的患者，其样本可能容易受到此干扰，并使检测结果出现异常值。可能需要其他信息用于诊断。

接受过小鼠单克隆抗体制剂诊断或治疗的患者，其样本中可能含有人抗小鼠抗体（HAMA）。使用含有小鼠单克隆抗体的试剂盒（如 ARCHITECT 巨细胞病毒 IgM 测定试剂盒）检测含有 HAMA 的样本时，可能会出现异常值。

(5) 储运条件：ARCHITECT 巨细胞病毒 IgM 测定试剂盒必须在 2 ～ 8℃竖直向上储存，取出后可立即使用。按照指导储存和操作时，试剂在效期内保持稳定。

ARCHITECT 巨细胞病毒 IgM 测定试剂盒在 ARCHITECT i 系统上最长可以储存 30 天。

试剂可以在 ARCHITECT i 系统上储存，也可以脱离系统储存。如果试剂脱离系统储存，需将其竖直向上储存于 2 ～ 8℃（盖有软盖和替换盖）。试剂从系统上取出后，建议将其放回原始托架和包装盒中储存，以确保其竖直向上放置。如果微粒子试剂瓶在脱离系统冷藏储存时没有竖直向上放置（盖有软盖），那么必须丢弃该试剂盒。试剂从系统上取出后，必须进行扫描以更新系统上的在机稳定时间。

建议每 30 天进行一次项目校准。

(6) 性能指标

1) 精密度：使用阳性质控品时，ARCHITECT 巨细胞病毒 IgM 项目的精密度为总 CV ≤ 10%。

ARCHITECT 巨细胞病毒 IgM 项目以美国临床和实验室标准研究所（CLSI）的方案为基础进行试验。在一个内部实验室使用 3 个批号的试剂和在一个外部实验室使用 2 个批号的试剂对校准品 1 和质控品进行检测。每份样本在 2 台仪器上进行检测，每天在 2 个不同时间段分别检测 5 次，共检测 5 天。

2）血清转换灵敏度：ARCHITECT 巨细胞病毒 IgM 项目与一种商用诊断试剂盒的血清转换灵敏度相当。试验测试了 3 个商用血清转换测试盘，灵敏度为 100%。

3）特异性：ARCHITECT 巨细胞病毒 IgM 项目的特异性为 99.53%。

2. 巨细胞病毒 IgM 抗体检测试剂盒（磁微粒化学发光法）（国械注准 20153400497）

（1）原理：本产品采用捕获法原理进行检测。用抗人 IgM 抗体包被磁微粒，辣根过氧化物酶标记 CMV 抗原制备酶结合物，通过免疫反应形成二抗 - 抗体 - 酶标抗原的复合物，该复合物催化发光底物发出光子，发光强度与 CMV IgM 抗体的含量成正比。

（2）样本类型：应用正确医用技术收集血清或血浆样本。血浆样本推荐使用 EDTA、枸橼酸钠或肝素的抗凝血浆。

样本中的沉淀物和悬浮物可能会影响试验结果，应离心除去。

样本收集后在室温放置不可超过 8h；如果不在 8h 内检测需将样本放置在 2 ～ 8℃的冰箱中；若需 48h 以上保存或运输，则应冻存于 -20℃以下，避免反复冻融。使用前恢复到室温，轻轻摇动混匀。

（3）参考范围：采用 ROC 曲线法确定参考值，样本浓度值＜ 8AU/ml 判为阴性；8AU/ml ≤浓度值＜ 12AU/ml 判为可疑；浓度值≥ 12AU/ml 判为阳性。建议各实验室根据自身实际条件及接触人群建立正常参考值。

（4）注意事项：操作前仔细阅读使用说明书，严格按照试剂盒说明书进行试验操作。

避免在恶劣的环境（如含有 84 消毒液、次氯酸钠、酸碱或乙醛等高浓度腐蚀性气体及灰尘的环境）条件下进行试验。

加样前应保证磁微粒混悬液充分混匀，无肉眼可见沉淀。

微量移液器吸嘴不可混用，以免交叉污染。

样本中若存在沉淀物、悬浮物等可见杂质会影响试验结果。此类样本不得使用。

加入底物前，反应容器内的磁微粒必须震荡散开。

处理试剂和样本时需戴一次性手套，操作后应彻底洗手。所有样本及使用后的试剂盒应视为潜在的传染性物质；废弃处理时，按照当地政府和有关国家规定进行。

试剂需在有效期内使用。剩余试剂要及时密封，放置 2 ～ 8℃条件下保存。

加入发光底物后要避光反应，强光可能影响结果测定。

使用仪器自动操作，测试样本需考虑样本容器死体积，具体参考相应的仪器系统操作说明。

本产品仅用于体外诊断。

（5）储运条件：试剂盒保存于 2 ～ 8℃，防止冷冻，避免强光照射，有效期 12 个月。

试剂机载稳定性：试剂包（磁微粒混悬液、酶结合物、样品稀释液）竖直向上存放，在 2 ～ 10℃环境下冷藏保存 2h 后，才可上机使用。首次使用后，机载或在 2 ～ 10℃ 环境下稳定期为 28 天。

（6）性能指标

1）最低检测限：≤ 1.0AU/ml。

2）线性范围：5 ～ 1000AU/ml。

3）准确性：回收率为 85% ～ 115%。

4）重复性：CV ≤ 15.0%。

5）干扰物质：1000mg/dl 血红蛋白、20mg/dl 胆红素、3000mg/dl 三酰甘油对检测结果无显著影响。

6）分析特异性：与 TOX IgM 抗体、RV IgM 抗体、HSV-1 IgM 抗体、HSV-2 IgM 抗体、VZV IgM 抗体、EBV IgM 抗体、细小病毒 B19 IgM 抗体无交叉反应。

7）测定方法对比：与 SFDA 批准上市的试剂盒对比检测 1080 份临床样本，阳性符合率为 96.59%，阴性符合率为 100%，总体符合率为 99.44%。

3. 巨细胞病毒 IgM 抗体检测试剂盒（酶联免疫法）（国械注准 20153400792）

（1）原理：本产品采用酶联免疫捕获法原理进行检测。利用抗人 IgM 单克隆抗体制备包被板，辣根过氧化物酶标记 CMV 抗原制备酶结合物。通过免疫反应形成固相二抗 - 抗体 - 抗原 - 酶复合物，该复合物催化底物显色，显色强度与 CMV-IgM 抗体含量成正比。

(2) 样本类型：采用正确医用技术收集血清/血浆样本，血浆样本推荐使用 EDTA、枸橼酸钠或肝素的抗凝血浆。

样本中的沉淀物和悬浮物可能会影响试验结果，应离心除去，并确定样本未变质方可使用。

溶血或脂血的样本不能用于测定。

样本收集后在室温放置不可超过 8h，如果不在 8h 内检测需将样本放置在 2 ～ 8℃的冰箱中，若需 48h 以上保存或运输，则应冻存于 -20℃以下，避免反复冻融。使用前恢复到室温，轻轻摇动混匀。

试验中血清/血浆样品勿加叠氮钠作为防腐剂。

(3) 参考范围：待测样品 OD 值≥ cut-off 值时，判为阳性；否则为阴性。

(4) 注意事项：操作前仔细阅读使用说明书，严格按照试剂盒说明进行试验操作。

避免在恶劣的环境（如含有 84 消毒液、次氯酸钠、酸碱或乙醛等高浓度腐蚀性气体及灰尘的环境）条件下进行试验。

包被条打开后，应将剩余包被条放入子母袋中密封，再装入包装袋中密封保存，以免受潮。

微量移液器吸嘴不可混用，以免交叉污染。

孔内样品需震荡混合均匀，不能有气泡存在。

洗涤要彻底，洗液应注满每孔，但不可用水过猛，避免串流。每次洗涤均应甩干孔内液体，最后应将孔内液体拍干。洗板推荐使用洗板机。

处理试剂和样品时需戴一次性手套，操作后应彻底洗手。

本试剂盒中阴性对照和阳性对照含有人血清成分，所用人源成分对 HIV 抗体、HCV 抗体、梅毒抗体和 HBsAg 检测均为阴性。实验结束，所有样本和使用后的试剂盒及与人源性成分接触过的物品仍应视为传染性物质；废弃处理时，应按照当地政府和国家的相关规定执行。

试剂需在有效期内使用。剩余试剂要及时密封放置 2 ～ 8℃条件下储存。

本产品仅用于体外诊断使用。

(5) 储运条件：试剂盒在 2 ～ 8℃储存，防止冷冻，避免强光照射，有效期 12 个月。

(6) 性能指标

1) 灵敏度：检测 70 份经 CE 批准上市的 ELISA 参照试剂盒检测结果为阳性的样本，结果均为阳性，阳性符合率为 100%(70/70)。

2) 特异性：检测 470 份经 CE 批准上市的 ELISA 参照试剂盒检测结果为阴性的样本，结果 466 份为阴性，阴性符合率为 99.1%(466/470)。

3) 重复性：CV ≤ 15%(n=10)。

4) 干扰物质：10g/L 血红蛋白、0.2g/L 胆红素、20g/L 三酰甘油对检测结果无干扰。

5) 分析特异性：与 RV-IgM、HSV-IgM、VZV- IgM、CMV-IgG、RF、ANA 无交叉反应。

6) 抗凝剂的影响：使用 EDTA、枸橼酸钠或肝素抗凝的血浆对检测结果无显著影响。

4. 巨细胞病毒 IgM 抗体检测试剂盒（化学发光法）[国食药监械（进）字 2013 第 3405612 号]

(1) 原理：本试剂盒采用间接化学发光免疫检测法定量检测人巨细胞病毒特异性 IgM 的方法。磁微粒（固相）包被 hCMV 抗原，小鼠单克隆抗体结合到异鲁米诺衍生物上（形成异鲁米诺-抗体结合物）。在第一次孵育期间，校准品、样本或质控品中存在的 hCMV 抗体结合到固相载体上。随后在第二次孵育期间，异鲁米诺-抗体结合物与已结合在固相载体上的 hCMV IgM 抗体发生反应。在每次孵育后，未结合的物质经一次冲洗被洗掉。随后加入启动试剂，引发化学发光反应，产生光信号。光信号和异鲁米诺-抗体结合物的数量由光电倍增管测定，用相对发光单位表示，表示存在于校准品，样本或质控品中 hCMV IgM 抗体浓度。缓冲液 A 中含有山羊抗人 IgG 的 IgG 抗体，它作为吸收试剂控制来自人巨细胞病毒的特异性 IgG 或类风湿因子的干扰。

(2) 样本类型：人血清和血浆样本均可用于检测。抗凝剂枸橼酸钠、EDTA、肝素锂经检测可用于该试剂。血液应通过静脉穿刺采集，待样本凝固后，尽快将血清从凝块中分离出来。含有颗粒物质、浑浊、脂血或红细胞碎片的样本在使用前需要过滤或离心以获得澄清样本。严重溶血或脂血样本及含有颗粒物质或明显被微生物污染的样本不能用于检测。检测前查看并去除泡沫。如果在采集后 7 天内进行检测，则样本可以在 2 ～ 8℃下储存；否则，样本应当分装并冷冻保存（-20℃或更低温度）。如果样本冷冻保存，则在检测前需要解冻并充分混匀。5 份阴性样本和 5 份具有不同反应性的阳性样本在 2 ～ 8℃下储存 7 天，可以经受 6 次冻融循环。检测结果无明显差异。单次检测最少样本量为 170μl（20μl 样本 +150μl 死体积）。

(3) 参考范围：hCMV IgM 浓度＜ 18.0U/ml 的样本应当视为阴性；≤ 18.0U/ml hCMV IgG 浓度＜ 22.0U/ml 的样本应当视为可疑；hCMV IgG 浓度≥ 22.0U/ml 的样本应当视为阳性。

(4) 注意事项：仅用于诊断。

所有用于生产本试剂盒组分的血清和血浆，均已通过检测 HBsAg、抗 HCV、抗 HIV-1 和抗 HIV-2，发现均无反应性。然而，尚没有检测方法能够绝对保证其中不含病原体，因此，所有来源于人体的样本均应视为具有潜在感染性的物质，处理时应当小心谨慎。

(5) 储运条件：密封时在 2 ～ 8℃储存，可稳定至有效期。有效期为 12 个月。启封后在仪器上储存或 2 ～ 8℃储存：至少稳定 8 周。8 周后，如果质控品检测值在期望值范围内，则仍可继续使用该试剂盒。

使用 LIAISON 化学发光仪家族提供的储存架来储存试剂盒，使其竖直向上放置，以便于磁微粒的重新悬浮。不得冻存。避免直接光照。

(6) 性能指标

1) 分析特异性：定义为样本中含有潜在干扰因素（如抗凝剂、溶血、样本处理的影响），或交叉反应抗体时，试剂盒准确检出特定分析物的能力。

2) 干扰：针对潜在干扰物或干扰条件的研究表明，本试剂性能不受抗凝剂（枸橼酸钠、EDTA、肝素钠和肝素锂）、溶血（高达 1000mg/dl 的血红蛋白）、脂血（高达 3000mg/dl 的三酰甘油）、胆红素血症（高达 20mg/dl 胆红素）或冻融次数的影响。

3) 交叉反应：验证表明没有观察到 LIAISON 巨细胞病毒 IgG 抗体测定试剂盒与可能引起感染疾病的微生物（EBV、风疹病毒、细小病毒 B19、刚地弓形体，单纯疱疹病毒、乙肝病毒、甲肝病毒、梅毒螺旋体，水痘 - 带状疱疹病毒、麻疹病毒和腮腺炎病毒、包柔氏螺旋体）有交叉反应的确切证据；但是因为特异性反应样本频率高于总体水平，有时得到的结果可能和交叉反应的结论一致。长期存在的 IgM 对 LIAISON 巨细胞病毒 IgM 试剂盒应当不会产生干扰。

4) 重复性：在同一次运行内，对样本重复检测 20 次，不同浓度重复性均值为 4.1%。

5) 重现性：用同一批号的试剂盒，在不同工作日内用 2 台不同的仪器在 2 处试验地点对样本重复检测 20 次（每天最多运行 2 次），室内（地点 1）重现性均值为 6%，独立实验室（地点 2）重现性均值为 4.5%。

6) 高剂量 Hook 效应：Hook 效应分析通过检测 4 份高滴度人巨细胞病毒 IgM 阳性样本进行评估。预期为高滴度血清得到的浓度值都在分析范围之上，表示没有发生样本分类错误。

7) 诊断特异性和灵敏度：通过检测采自不同受选人群 1180 份样本中，急性巨细胞病毒感染的受试者中没有检测结果＜ 18U/ml，没有检测结果在 18U/ml 和 22U/ml 之间，46 份样本检测结果都＞ 22U/ml。当不采用可疑区时诊断灵敏度为 100%（95% 置信区间为 92.29% ～ 100.00%）；巨细胞病毒 IgM 长期存在的被研究受试者中，没有检测结果＜ 18U/ml，13 份样本检测结果在 18U/ml 和 22U/ml 之间，64 份样本检测结果都＞ 22U/ml，当不采用可以区是诊断灵敏度为 83.12%（95% 可信区间为 72.86% ～ 90.70%）。

5. 巨细胞病毒 IgM（CMV IgM）抗体测定试剂盒（化学发光法）[国食药监械（准）字 2013 第 3400220 号]

(1) 原理：本试剂盒利用化学发光免疫夹心法检测 CMV IgM 浓度；采用 CMV 纯抗原包被磁性微球，鼠抗人单克隆 IgM 抗体标记 ABEI。样本（用含羊抗人 IgA、羊抗人 IgG 的样本稀释液 1 ∶ 11 预稀释）、校准品与缓冲液（含羊抗人 IgA、羊抗人 IgG）、CMV 纯抗原包被的磁性微球混匀，外加磁场沉淀，去掉上清液，用洗液清洗沉淀复合物 3 次，再加入 ABEI 标记的鼠抗人 IgM 单克隆抗体，形成抗体与包被在磁性微球上的 CMV 纯抗原和 ABEI 标记的鼠抗人 IgM 单克隆抗体的免疫复合物，外加磁场沉淀，去掉上清液，用洗液清洗沉淀复合物 3 次，直接进入样本测量室，仪器自动泵入化学发光激发物 1 和 2，自动监测 3s 内发出的相对发光单位（RLU）。CMV IgM 浓度与 RLU 呈一定的比例关系，测定仪自动拟合计算 CMV IgM 浓度。

(2) 样本类型：采集 5.0ml 静脉血至采血管中，室温静置。离心、分离血清部分，2 ～ 8℃储存。

血清样本在 2 ～ 8℃稳定 12h。超过 12h，则先分装，-20℃可保存 30 天，避免反复冰冻和解冻两次以上。

(3) 参考范围：< 2AU/ml，阴性；≥ 2AU/ml，阳性。

经过对中国大陆770例正常人、250例巨细胞病毒感染病例进行该方法检测，通过对检测结果的统计学分析，确定该诊断试剂的判断阈值为2AU/ml；对中国大陆以外的人群，用户需重新检测一定数量正常人及巨细胞病毒感染病例，根据检测结果的统计学分析，修正该判断阈值。

(4) 储运条件

1) 工作洗液：用纯化水，将清洗缓冲液按1∶14稀释混匀，放置室温待用，保存至有效期。

2) 试剂：本试剂盒除洗液外，其他成分置于2～8℃保存至有效期。发光标记物均应避免阳光直射；湿度对试剂稳定性无影响。

3) 试剂运输要求：置于2～8℃环境条件下运输，运输过程避免碰撞。储存在2℃～8℃无腐蚀性气体的环境中，未开封有效期为12个月。开封后有效期不少于28天。

(5) 性能指标

1) 准确率：回收率应为90%～110%。

2) 批内精密度：批内CV < 10%。

3) 批间精密度：批间CV < 15%。

4) 分析灵敏度：本试剂的分析灵敏度< 0.25AU/ml。

5) 特异性：与弓形体IgG抗体、弓形体IgM抗体、巨细胞病毒IgG抗体、Ⅰ和Ⅱ型单纯疱疹病毒IgG抗体、Ⅰ和Ⅱ型单纯疱疹病毒IgM抗体、风疹病毒IgG抗体、风疹病毒IgM抗体、甲肝病毒IgG抗体、甲肝病毒IgM抗体、乙肝病毒表面抗体、乙肝病毒e抗体、乙肝病毒核心抗体、丙型肝炎病毒IgG/IgM抗体、HIV病毒抗体、梅毒螺旋体IgG/IgM抗体、EB病毒早期抗原IgG抗体、EB病毒核抗原IgG抗体、EB病毒衣壳抗原IgG抗体、EB病毒衣壳抗原IgM抗体没有交叉反应。

经ELISA测定确诊的RF及ANA为阳性的样本，该试剂测定结果为阴性。

6) 干扰物质：血红蛋白浓度≤ 10mg/ml的溶血、三酰甘油浓度≤ 20mg/ml的脂血、胆红素浓度≤ 0.4mg/ml的黄疸对检测结果没有干扰。

（吴晓军　高　省）

六、巨细胞病毒抗体亲和力测定

（一）概述

请参考“巨细胞病毒抗体测定”章节内容。

（二）临床意义

请参考“巨细胞病毒抗体测定”章节内容。

（三）测定方法

测定方法包括酶联免疫吸附试验、化学发光法、免疫荧光试验、快速检测（胶体金或胶体硒快速试验、免疫层析试验）等。

（四）国家行业标准

请参考“巨细胞病毒抗体测定”章节内容。

（五）试剂介绍

1. 巨细胞病毒IgG亲和力测定试剂盒（化学发光微粒子免疫检测法）[国食药监械（进）字2013第3402050号]

(1) 原理：ARCHITECT巨细胞病毒IgG亲和力项目包括两项单独的检测，两者都采用两步免疫检测法，使用Chemiflex技术，即将灵活的检测模式与CMIA技术相结合进行检测。采用阻断剂（预处理液2）来处理第一份样本。使用缓冲液代替阻断剂（预处理液1）来处理第二份样本。将每份预处理的样本与巨细胞病毒裂解产物（AD169菌株）包被的顺磁性微粒子混合。冲洗后，加入吖啶酯标记的小鼠抗人IgG结合物。再次冲洗后，将预激发液和激发液加入到反应混合物中。测量产生的化学发光反应，以相对发光单位（RLU）表示。通过两项检测的RLU值计算样本中巨细胞病毒抗体IgG的亲和力。

为了确定样本的亲和力，需要各自样本的ARCHITECT反应性巨细胞病毒IgG结果使ARCHITECT仪器选择ARCHITECT巨细胞病毒IgG亲和力项目的正确稀释程序。通过订购至少包括ARCHITECT巨细胞病毒IgG和ARCHITECT巨细胞病毒IgG亲和力的自动项目检测盘来确保这一操作。

(2) 样本类型：人血清（包括采集于血清分离

管中的分清）。

采集于以下抗凝管中的人血浆：血浆分离管（肝素锂），EDTA-K_2，枸橼酸钠，肝素锂，肝素钠。

液体抗凝剂可能具有稀释作用，会导致患者样本的检测结果偏低。

为了确定样本的亲和力，ARCHITECT仪器需要各自样本的ARCHITECT巨细胞病毒IgG反应性结果为ARCHITECT巨细胞病毒IgG亲和力项目选择正确的稀释程序。申请至少包括ARCHITECT巨细胞病毒IgG和ARCHITECT巨细胞病毒IgG亲和力的自动项目检测盘来确保这一操作。

强烈建议采用ARCHITECT巨细胞病毒IgG亲和力项目仅检测巨细胞病毒IgM反应性样本。

(3) 测定方法：包括酶联免疫吸附试验、化学发光法、免疫荧光试验、快速检测（胶体金或胶体硒快速试验、免疫层析试验）等。

(4) 注意事项：巨细胞病毒IgG亲和力检测结果与临床表现不符时，需要通过附加试验来验证检测结果。

检测结果用于诊断时，应当与其他数据，如其他检测结果（巨细胞病毒IgG和IgM）和临床表现等结合使用。

人血清中的嗜异性抗体可与试剂中的免疫球蛋白发生反应，干扰体外免疫测定。经常与动物或动物血清产品接触的患者，其样本可能容易受到此干扰，并使检测结果出现异常值。可能需要其他信息用于诊断。

接受过小鼠单克隆抗体制剂诊断或治疗的患者，其样本中可能含有人抗小鼠抗体（HAMA）。使用含有小鼠单克隆抗体的试剂盒检测含有HAMA的样本时，可能会出现异常值。

(5) 储运条件：ARCHITECT巨细胞病毒IgG亲和力测定试剂盒必须在2～8℃竖直向上储存，取出后可立即使用。

按照指导储存和操作时，试剂在有效期内保持稳定。

ARCHITECT巨细胞病毒IgG亲和力测定试剂盒在ARCHITECT i系统上最长可以储存30天。

试剂可以在ARCHITECT i系统上储存，也可以脱离系统储存。如果试剂脱离系统储存，需将其竖直向上储存于2～8℃（盖有软盖和替换盖）。试剂从系统上取出后，建议将其放回原始托架和包装盒中储存，以确保其竖直向上放置。

(6) 性能指标

1) 精密度：ARCHITECT巨细胞病毒IgG亲和力项目检测灰区亲和力范围（50.0%～59.9% Avi）的样本时，总精密度为总CV≤14%。

精密度试验在一个内部实验室的1台仪器和一个外部（德国）实验室的1台仪器上进行。精密度试验中使用的检测盘包括3个批次的质控品和1份人血浆样本。使用3个试剂批号和1个校准品批号在每个实验室对项目检测盘检测4次。每种组合（试剂、检测盘和仪器）在数天内检测4轮。

2) 灵敏度：ARCHITECT巨细胞病毒IgG亲和力测定试剂盒（95%置信区间下限为85.8%）的灵敏度是97.3%。

3) 特异性：ARCHITECT巨细胞病毒IgG亲和力测定试剂盒的特异性是99.4%。

检测巨细胞病毒IgG反应性样本和巨细胞病毒IgM非反应性样本（表示未发生原发性感染）时，ARCHITECT巨细胞病毒IgG亲和力项目的特异性可与商用诊断试剂盒具有可比性。总共评估了492例样本，它们主要来自孕妇、确诊患者/住院患者和随机筛选的自愿献血者。

4) 干扰性：试验对照与低亲和力或高亲和力样本中添加了高浓度的胆红素（20mg/dl）、三酰甘油（3000mg/dl）、蛋白质（12g/dl）、红细胞（0.4%，*V/V*）或血红蛋白（500mg/dl）后没有观察到干扰。进一步分析患有疾病但未感染巨细胞病毒患者的样本是否具有潜在干扰性。因为所有样本是反应性巨细胞病毒IgG抗体和非反应性巨细胞病毒IgM抗体，表示未发生原发性感染，可以估计高亲和力结果。

2. 巨细胞病毒IgG抗体亲和力检测试剂盒（酶联免疫法）（国械注准20153400783）

(1) 原理：本试剂盒采用酶联免疫间接法原理进行检测。用巨细胞病毒抗原包被微孔板，辣根过氧化物酶标记的抗人IgG作为酶结合物。向微孔板中加入待测样本（每个样本均做双孔），温育反应后特异性CMV IgG抗体被结合在微孔板上，充分洗涤去掉未结合物，向其中一孔加入解离缓冲液，另外一孔加入对照缓冲液，温育反应后低亲和力 CMV IgG 抗体在解离缓冲液作用下与抗原分离。充分洗涤后加入酶结合物，温育反应后形成固相抗原 – 特异性 CMV 抗体 – 酶标抗体复合物，该复合物催化底物显色，终止后读取吸光值。待测样本的亲和力 = 解离缓冲液孔 OD 值 / 对照缓冲液孔 OD 值 ×100%，结果以百分比表示。

(2) 样本类型：采用正确医用技术收集血清或血浆样本。血浆样本推荐使用 EDTA、枸橼酸钠或肝素的抗凝血浆。

样本中的沉淀物和悬浮物可能会影响试验结果，应离心除去。

样本收集后在室温放置不可超过 8h，如果不在 8h 内检测需将样本放置在 2 ～ 8℃的冰箱中，若需 48h 以上保存或运输，则应冻存于 -20℃以下，避免反复冻融。使用前恢复到室温，轻轻摇动混匀。

(3) 参考范围：样本亲和力≤ 45%，判为低亲和力；45% ＜样本亲和力≤ 50%，判为灰区；样本亲和力＞ 50%，判为高亲和力。

(4) 注意事项：操作前仔细阅读使用说明书，严格按照试剂盒说明书进行试验操作。

避免在恶劣的环境（如含有 84 消毒液、次氯酸钠、酸碱或乙醛等高浓度腐蚀性气体及灰尘的环境）条件下进行试验，实验室消毒应在试验结束后进行。

包被条打开后，应将剩余包被条放入子母袋中密封，再装入包装袋中密封保存，以免受潮。微量移液器吸嘴不可混用，以免交叉污染。

孔内样品需震荡混合均匀，不能有气泡存在。

洗涤要彻底，洗液应注满每孔，但不可用水过猛，避免串流。每次洗涤均应甩干孔内液体，最后应将孔内液体拍干。洗板推荐使用洗板机。

处理试剂和样品时需戴一次性手套，操作后应彻底洗手。所有样本及使用后的试剂盒应视为潜在的传染性物质；废弃处理时，按照当地政府和有关国家规定进行。

试剂需在有效期内使用。剩余试剂要及时密封，放置 2 ～ 8℃条件下保存。

本产品仅用于体外诊断。

(5) 储运条件：试剂盒保存于 2 ～ 8℃，防止冷冻，避免强光照射，有效期为 12 个月。试剂盒开启使用后，2 ～ 8℃密封保存可使用 2 个月。

(6) 性能指标

1) 灵敏度：本试剂盒检测商品化血清转化盘 RP-003（至感染后 99 天）、RP-019（至感染后 68 天）和 PTC-901（至感染后 67 天），IgG 抗体检测均为低亲和力，与 Abbott ATCHIT CMV IgG Avidity 的符合率为 100%。RP-019 感染 104 天后本试剂盒检测为高亲和力，Abbott ATCHIT 仍检测为低亲和力。

2) 特异性：检测 744 份 CMV IgG 阳性同时 IgM 阴性（既往感染）的样本，除去 17 份检测为灰区样本，19 份检测结果为低亲和力，特异性为 97.4%(708/727)。

3) 分析特异性：单纯疱疹病毒 IgG 抗体、风疹病毒 IgG 抗体、弓形体 IgG 抗体、EBV IgG 抗体、VZV IgG 抗体、细小病毒 B19 IgG 抗体、流感病毒 IgG 抗体、抗核抗体、类风湿因子和系统性红斑狼疮患者样本对 CMV IgG 抗体亲和力检测结果无显著影响。

4) 重复性：CV ≤ 15.0%。

5) 干扰物质：20mg/dl 胆红素、500mg/dl 血红蛋白、3000mg/dl 三酰甘油对检测结果无显著影响。

6) 抗凝剂影响：使用 EDTA、枸橼酸钠或肝素钠的抗凝血浆对检测结果无显著影响。

7) 测定方法对比：与商品化试剂盒对比检测 1080 份临床样本，高亲和力符合率为 98.34%，低亲和力符合率为 98.17%，总体符合率为 98.06%。

（王新明　高　省）

七、单纯疱疹病毒 1 型 IgG 抗体测定

（一）概述

单纯疱疹病毒 (herpes simplex virus，HSV) 属于疱疹病毒科 α 亚科，人是其唯一的自然宿主。单纯疱疹病毒的感染在世界范围内广泛存在，婴儿、儿童和成人均可感染，40 岁左右时，约有 90% 的人感染单纯疱疹病毒。

单纯疱疹病毒 (HSV) 有两个血清型，即单纯疱疹病毒 1 型 (HSV-1) 和单纯疱疹病毒 2 型 (HSV-2)，两型病毒核苷酸序列有 50% 同源性。HSV-1 主要是通过呼吸道、皮肤和黏膜密切接触传

播，10 岁以前的儿童最易受到感染，有症状的感染主要是引起疱疹性口腔炎、疱疹性角膜炎、疱疹性脑炎等。HSV-2 主要通过性传播，可引起生殖器疱疹，85% 以上的生殖器疱疹是由 HSV-2 引起，HSV-1 一般不引起生殖器的复发性感染，99% 以上的复发性生殖器疱疹由 HSV-2 引起。孕妇在怀孕的前 3 ～ 6 个月原发感染，会造成胎儿先天性感染，或者流产、死胎，但是这种概率非常低。在怀孕的后三个月原发感染造成新生儿感染的概率很高，为 30% ～ 50%。因为此时孕妇体内的 IgG 抗体量仍旧不足，新生儿来自母体的保护性抗体更少。

（二）临床意义

单纯疱疹病毒 HSV 是人类最常见的病原体，人是其唯一的自然宿主。妊娠期妇女因 HSV 原发感染或潜伏的病毒被激活，病毒可经过胎盘感染胎儿，诱发流产、早产、死胎或先天性畸形。孕妇生殖器有疱疹病损者，分娩时病毒可传给婴儿而发生新生儿疱疹感染，感染危险性在 40% ～ 60%。

HSV-1 主要是通过呼吸道、皮肤和黏膜密切接触传播，感染腰以上部位的皮肤黏膜和器官，如引起疱疹性口腔炎、疱疹性角膜炎、疱疹性脑炎等。单纯疱疹病毒所引起的感染在世界各国有增加的趋势，在某些西方国家已跃居性病常见病因的第二位。

单纯疱疹病毒 1 型和 2 型间有 50% 的同源性，临床诊断上两者非常容易交叉，且病毒感染后以隐性感染为常见，仅有 10% ～ 20% 的初次感染者出现症状，出现的症状与其他原因引起的性病不易区分。加之 HSV 有潜伏感染和复发感染的致病特征，并且有强大的逃避机体免疫监视的功能，使疱疹病毒在人体终身存在，HSV 感染已成为一个严重的医学问题。因此对 HSV-2 感染状态的诊断主要依靠对 HSV-2 特异性抗体 IgG、IgM 的血清学检测。

HSV-1 IgG 抗体阴性、HSV-1 IgM 抗体阴性，提示未感染，但刚感染时产生的抗体数量较少，有可能未检出，属于易感人群，妊娠早期应该定期检测，动态观测抗体的变化。

HSV-1 IgG 抗体阴性、HSV-1 IgM 抗体阳性，提示可能为原发感染，2 周后复查或送参比实验室。如果 IgG 转为阳性，提示为原发感染，未妊娠者推迟怀孕。妊娠者确定胎儿是否感染（推算孕周或产前诊断）。如果不变，为非急性感染，假阳性。

HSV-1 IgG 抗体阳性、HSV-1 IgM 抗体阴性，提示既往感染，妊娠期尤其是妊娠早期要注意复发感染和再感染，如果连续双份血清 IgG^+ 出现 4 倍增高，复发感染的可能性较大。

HSV-1 IgG 抗体阳性、HSV-1 IgM 抗体阳性，提示可能为近期感染，建议结合 HSV-1 IgG 抗体亲和力检测结果综合判定。

（三）测定方法

目前该项目常见的免疫学测定方法包括化学发光法、酶联免疫法、胶体金法等。

（四）国家行业标准

该项目暂无相关医药行业标准。

（五）试剂介绍

1. 单纯疱疹病毒 1 型 IgG 抗体检测试剂盒（磁微粒化学发光法）（国械注准 20153400789）

(1) 原理：本产品采用间接法原理进行检测。用 HSV-1 抗原包被磁微粒，辣根过氧化物酶标记抗人 IgG 抗体制备酶结合物，通过免疫反应形成抗原 - 抗体 - 酶标二抗复合物，该复合物催化发光底物发出光子，发光强度与 HSV-1 IgG 抗体的含量成正比。

(2) 样本类型：应用正确医用技术收集血清或血浆样本。血浆样本推荐使用 EDTA、枸橼酸钠或肝素的抗凝血浆。

样本中的沉淀物和悬浮物可能会影响试验结果，应离心除去。

样本收集后在室温放置不可超过 8h；如果不在 8h 内检测需将样本放置在 2 ～ 8℃的冰箱中；若需 48h 以上保存或运输，则应冻存于 -20℃以下，避免反复冻融。使用前恢复到室温，轻轻摇动混匀。

(3) 参考范围：采用 ROC 曲线法确定参考值，样本浓度值＜ 14AU/ml 判为阴性；14AU/ml ≤浓度值＜ 19AU/ml 判为可疑；浓度值≥ 19AU/ml 判为阳性。建议各实验室根据自身实际条件及接触人群建立正常参考值。

(4) 注意事项：操作前仔细阅读使用说明书，严格按照试剂盒说明书进行试验操作。

避免在恶劣的环境（如含有 84 消毒液、次氯酸钠、酸碱或乙醛等高浓度腐蚀性气体及灰尘的环境）条件下进行试验。

加样前应保证磁微粒混悬液充分混匀，无肉眼可见沉淀。

微量移液器吸嘴不可混用，以免交叉污染。

样本中若存在沉淀物、悬浮物等可见杂质会影响试验结果。此类样本不得使用。

加入底物前，反应容器内的磁微粒必须震荡散开。

处理试剂和样本时需戴一次性手套，操作后应彻底洗手。所有样本及使用后的试剂盒应视为潜在的传染性物质；废弃处理时，按照当地政府和有关国家规定进行。

试剂需在有效期内使用。剩余试剂要及时密封，放置 2 ～ 8℃条件下保存。

加入发光底物后要避光反应，强光可能影响结果测定。

使用仪器自动操作，测试样本需考虑样本容器死体积，具体参考相应的仪器系统操作说明。

本产品仅用于体外诊断。

(5) 储运条件：试剂盒保存于 2 ～ 8℃，防止冷冻，避免强光照射，有效期 12 个月。

试剂机载稳定性：试剂包（磁微粒混悬液、酶结合物、样品稀释液）竖直向上存放，在 2 ～ 10℃环境下冷藏保存 2h 后，才可上机使用。首次使用后，机载或在 2 ～ 10℃ 环境下稳定期为 28 天。

(6) 性能指标

1) 最低检测限：≤ 1.0AU/ml。

2) 线性范围：10 ～ 1000AU/ml。

3) 准确性：回收率为 85% ～ 115%。

4) 重复性：CV ≤ 15.0%。

5) 干扰物质：1000mg/ dl 血红蛋白、20mg/dl 胆红素、3000mg/dl 三酰甘油对检测结果无显著影响。

6) 分析特异性：与 HSV-2 IgG 抗体、CMV IgG 抗体、RV IgG 抗体、EBV IgG 抗体、VZV IgG 抗体、细小病毒 B19 IgG 抗体无交叉反应。

7) 测定方法对比：与 SFDA 批准上市的试剂盒对比检测 1080 份临床样本，阳性符合率为 100%，阴性符合率为 96.97%，总体符合率为 99.54%。

2. 单纯疱疹病毒 1 型 IgG 抗体检测试剂盒（酶联免疫法）（国械注准 20153400773）

(1) 原理：本产品采用酶联免疫间接法原理进行检测。利用 HSV-1 抗原制备包被板，辣根过氧化物酶标记抗人 IgG 制备酶结合物。通过免疫反应形成固相抗原 - 抗体 - 酶标记抗体复合物，该复合物催化底物显色，显色强度与 HSV-1IgG 抗体的含量成正比。

(2) 样本类型：采用正确医用技术收集血清 / 血浆样本，血浆样本推荐使用 EDTA、枸橼酸钠或肝素的抗凝血浆。

样本中的沉淀物和悬浮物可能会影响试验结果，应离心除去，并确定样本未变质方可使用。

溶血或脂血的样本不能用于测定。

样本收集后在室温放置不可超过 8h，如果不在 8h 内检测需将样本放置在 2 ～ 8℃的冰箱中，若需 48h 以上保存或运输，则应冻存于 -20℃以下，避免反复冻融。使用前恢复到室温，轻轻摇动混匀。

试验中血清 / 血浆样品勿加叠氮钠作为防腐剂。

(3) 参考范围：待测样品 OD 值≥ cut-off 值时，判为阳性；否则为阴性。

(4) 注意事项：操作前仔细阅读使用说明书，严格按照试剂盒说明进行试验操作。

避免在恶劣的环境（如含有 84 消毒液、次氯酸钠、酸碱或乙醛等高浓度腐蚀性气体及灰尘的环境）条件下进行试验。

包被条打开后，应将剩余包被条放入子母袋中密封，再装入包装袋中密封保存，以免受潮。

微量移液器吸嘴不可混用，以免交叉污染。

孔内样品需震荡混合均匀，不能有气泡存在。

洗涤要彻底，洗液应注满每孔，但不可用水过猛，避免串流。每次洗涤均应甩干孔内液体，最后应将孔内液体拍干。洗板推荐使用洗板机。

处理试剂和样品时需戴一次性手套，操作后应彻底洗手。

本试剂盒中阴性对照和阳性对照含有人血清成分，所用人源成分对 HIV 抗体、HCV 抗体、梅毒抗体和 HBsAg 检测均为阴性。实验结束，所有样本和使用后的试剂盒及与人源性成分接触过的物品仍应视为传染性物质；废弃处理时，应按照当地政府和国家的相关规定执行。

试剂需在有效期内使用。剩余试剂要及时密封放置 2 ～ 8℃条件下储存。

本产品仅用于体外诊断使用。

(5) 储运条件：试剂盒在 2 ～ 8℃储存，防止冷冻，避免强光照射，有效期 12 个月。

(6) 性能指标

1) 灵敏度：检测 608 份经 CE 批准上市的 ELISA 参照试剂盒检测结果为阳性的样本，603 份结果为阳性，5 份为阴性，灵敏度为 99.18%(603/608)。

2) 特异性：检测 95 份经 CE 批准上市的 ELISA 参照试剂盒检测结果为阴性的样本，1 份检测结果为阳性，其余均为阴性，特异性为 98.9%(94/95)。

3) 重复性：CV ≤ 15%(n=10)。

4) 干扰物质：10g/L 血红蛋白、0.2g/L 胆红素、20g/L 三酰甘油对检测结果无干扰。

5) 分析特异性：与 RV-IgG、HSV-2 IgG、EBV- IgG、CMV-IgG、RF、ANA 无交叉反应。

6) 抗凝剂的影响：使用 EDTA、枸橼酸钠或肝素抗凝的血浆对检测结果无显著影响。

3. 单纯疱疹病毒 1+2IgG 抗体检测试剂盒（化学发光法）[国食药监械（进）字 2013 第 3402745 号]

(1) 原理：本测试采用间接化学发光免疫检测法定性检测人单纯疱疹病毒 (HSV) 特异性 IgG。将 HSV 重组蛋白包被在磁微粒（固相载体）上，异鲁米诺衍生物结合小鼠单克隆抗体形成异鲁米诺 - 抗体复合物。在第一次温育期间，定标品，样本或质控品中存在的 HSV IgG 抗体与故固相载体结合。在第二次温育期间，异鲁米诺 - 抗体复合物与已结合在固相载体上的 HSV IgG 发生反应。在每次温育后，未结合的物质均被清洗掉。随后，加入启动试剂，引发化学发光反应，产生光信号。光信号由光电倍增管测定成 RLU 值，与异鲁米诺 - 抗体的数量成正比，从而显示存在于校准品，样本或质控品中 HSV IgG 抗体浓度。

(2) 样本类型：人血清或血浆都可使用。抗凝血剂如枸橼酸盐、EDTA 和肝素经检测都可在该测试中使用。血液的采集应通过无菌静脉穿刺的方法获得，使其凝结后，尽快将血清从凝结物中分离出来。含有颗粒物质、浑浊、脂血或破碎红细胞残片的标本使用前需要经过过滤或离心的方法进行清洁处理。高度溶血、高度脂血、含有颗粒物质或明显被微生物污染的标本不能用于检测。在上机之前应检查并清除样本中的泡沫。如果检验在标本采集后 7 天内进行，标本可以在 2 ～ 8℃条件下保存；否则，标本需要分装，并且冷冻保存（-20℃或更低）。如果标本冷冻保存，使用前需解冻并混匀。9 份不同反应活性的标本在 2 ～ 8℃条件下冷藏 7 天并经过 5 次冻融处理，实验结果证明没有引起显著性差异。标本最小需要量为 190μl(40μl 标本 +150μl 死体积）。

(3) 参考范围：样本中 HSV IgG 水平的指数值＜ 0.9 时，结果定义为阴性；样本中 HSV IgG 水平的指数值介于 0.9 ～ 1.1，则结果定义为可疑；样本中 HSV IgG 水平的指数值≥ 1.1 时，结果定义为阳性。

(4) 注意事项：仅用于体外诊断。

所有用于生产本试剂盒组分的血清和血浆，均已通过检测为 HBsAg、抗 -HCV 抗体、抗 -HIV-1/2 抗体阴性。然而，任何检测方法也不能绝对保证其中不含病原体，因此，所有来源于人体的原料均应视为具有潜在感染性的物质，处理时应当特别小心。

(5) 储运条件: 2～8℃保存,有效期为21个月。

试剂盒必须竖直放置保存以利于磁微粒的重新悬浮。当试剂盒处于密封盒竖直放置的储藏条件下，能够在 2 ～ 8℃条件下稳定至效期。试剂盒不能冷冻。过有效期的试剂盒不能再使用。打开密封膜后，试剂盒可在 2 ～ 8℃条件下或仪器试剂区中稳定储藏 8 周。

(6) 性能指标

1) 分析特异性：分析特异性可定义为在标本基质中存在着潜在干扰因素（如抗凝剂、溶血、样本处理的影响）或交叉反应抗体时，试剂盒准确检出特定分析物的能力。

2) 干扰性：针对潜在干扰物或干扰条件的研究表明，本试剂性能不受抗凝剂（如枸橼酸钠、EDTA、肝素）、溶血（高达 1000mg/dl 的血红蛋白）、脂血（高达 3000mg/dl 的三酰甘油）、胆红素血症（高达 20mg/dl 胆红素）和样本反复冻融的影响。

3) 交叉污染：潜在的交叉反应性抗体通常不会对检测造成影响。已研究的抗体包括不同传染性病原体的免疫球蛋白（如抗人巨细胞病毒、EB 病毒、带状疱疹病毒、风疹病毒、弓形体）和类风湿因子（抗 -Fc 免疫球蛋白抗体）。

4）重复性：不同浓度重复性均值为 2.8%。

5）重现性：不同浓度重复性均值为 5.0%。

6）诊断特异性和灵敏度：诊断特异性和灵敏度是通过测试 268 份样本进行评估的，这些样本来自于不同人群。

在预期为阴性结果的样本测试中，2 份为阳性结果样本，1 份为可疑结果样本，92 份为阴性结果样本诊断的特异性为 96.84%（95% 的可信区间为 91.05% ～ 99.34%）。

在预期为阳性结果的样本测试中，1 份为阴性结果样本，172 份为阳性结果样本诊断的灵敏度为 99.42%（95% 的可信区间为 96.82% ～ 99.99%）。

4. 单纯疱疹病毒 IgG（HSV-1/2 IgG）抗体测定试剂盒（化学发光法）［国食药监械（准）字 2013 第 3400218 号］

（1）原理：本试剂盒利用化学发光免疫夹心法检测 HSV-1/2 IgG 浓度。

采用 HSV-1/2 纯抗原包被磁性微球，鼠抗人单克隆 IgG 抗体标记 ABEI。样本（用含羊抗人 IgA、羊抗人 IgM 的样本稀释液 1 ∶ 11 预稀释）、校准品与缓冲液（含羊抗人 IgA、羊抗人 IgM）、HSV-1/2 纯抗原包被的磁性微球混匀，外加磁场沉淀，去掉上清液，用洗液清洗沉淀复合物 3 次，再加入 ABEI 标记的鼠抗人 IgG 单克隆抗体，形成待测抗体与包被在磁性微球上的 HSV-1/2 纯抗原和 ABEI 标记的鼠抗人 IgG 单克隆抗体的免疫复合物，外加磁场沉淀，去掉上清液，用洗液清洗沉淀复合物 3 次，直接进入样本测量室，仪器自动泵入化学发光激发物 1 和 2，自动监测 3s 内发出的相对发光单位。HSV-1/2 IgG 浓度与 RLU 成一定的比例关系，测定仪自动拟合计算 HSV-1/2 IgG 浓度。

（2）样本类型：血清。采集 5.0ml 静脉血至采血管中，室温静置。离心、分离血清部分，2 ～ 8℃储存。血清样本在 2 ～ 8℃稳定 12h。超过 12h，则先分装，-20℃可保存 30 天，避免反复冰冻和解冻 2 次以上。

（3）参考范围：＜ 2AU/ml，阴性；≥ 2AU/ml，阳性。

经过对中国大陆 720 例正常人、300 例单纯疱疹病毒感染病例进行该方法检测，通过对检测结果的统计学分析，确定该诊断试剂的判断阈值为 2AU/ml；对中国大陆以外的人群，用户需重新检测一定数量正常人及单纯疱疹病毒感染病例，根据检测结果的统计学分析，修正该判断阈值。

（4）储运条件

1）工作洗液：用纯化水，将清洗缓冲液按 1 ∶ 14 稀释混匀，放置室温待用，保存至有效期。

2）试剂：本试剂盒除洗液外，其他成分置于 2 ～ 8℃保存至有效期。发光标记物均应避免阳光直射；湿度对试剂稳定性无影响。

3）试剂运输要求：置于 2 ～ 8℃环境条件下运输，运输过程避免碰撞。

储存在 2 ～ 8℃无腐蚀性气体的环境中，未开封有效期为 12 个月。开封后有效期不少于 28 天。

（5）性能指标

1）准确率：回收率为 90% ～ 110%。

2）批内精密度：批内 CV ＜ 10%。

3）批间精密度：批间 CV ＜ 15%。

4）分析灵敏度：本试剂的分析灵敏度为＜ 0.25AU/ml。

5）特异性：与弓形体 IgG 抗体、弓形体 IgM 抗体、巨细胞病毒 IgG 抗体、巨细胞病毒 IgM 抗体、1 和 2 型单纯疱疹病毒 IgM 抗体、风疹病毒 IgG 抗体、风疹病毒 IgM 抗体、甲肝病毒 IgG 抗体、甲肝病毒 IgM 抗体、乙肝病毒表面抗体、乙肝病毒 e 抗体、乙肝病毒核心抗体、丙型肝炎病毒 IgG/IgM 抗体、HIV 病毒抗体、梅毒螺旋体 IgG/IgM 抗体、EB 病毒早期抗原 IgG 抗体、EB 病毒核抗原 IgG 抗体、EB 病毒衣壳抗原 IgG 抗体、EB 病毒衣壳抗原 IgM 抗体没有交叉反应。

经 ELISA 测定确诊的 RF 及 ANA 为阳性的样本，该试剂测定结果为阴性。

6）干扰物质：血红蛋白浓度≤ 10mg/ml 的溶血，三酰甘油浓度≤ 20mg/ml 的脂血、胆红素浓度≤ 0.4mg/ml 的黄疸对检测结果没有干扰。

5. 抗单纯疱疹病毒 1 型 IgG 抗体检测试剂盒（酶联免疫吸附法）［国食药监械（进）字 2013 第 3404503 号］

（1）原理：产品用于体外半定量或定量检测人血清或血浆中的抗单纯疱疹病毒 1 型特异性糖蛋白 C1 抗体 IgG。

试剂盒中每个微孔板条有 8 个可拆分的包被

有纯化的糖蛋白C1的微孔。第一次温育时，稀释后的样本在微孔中反应。如果样本阳性，特异性IgG（包括IgA和IgM）与抗原结合。为了检测结合的抗体，加入能发生颜色反应的酶标抗人IgG抗体（酶结合物）进行第二次温育。然后加入酶底物，发生颜色反应。

微孔板包被的抗原为从HSV-1经亲和层析分离纯化的只在HSV-1中出现的糖蛋白C1，SDS聚丙烯酰胺凝胶电泳验证了抗原的纯度。

因尚无抗HSV-1抗体的国际参考血清，校准采用相对单位（RU/ml）。

(2) 样本类型：人血清或EDTA、肝素或枸橼酸盐抗凝的血浆。

(3) 参考范围：用本检测系统检测300份健康献血员血清中抗HSV-1抗体IgG水平。以20RU/ml作为cut-off值，74.7%献血员血清中抗HSV-1抗体IgG阳性，与已知成人中HSV-1感染率相符。

(4) 注意事项：不同病原体（腺病毒、肺炎衣原体、CMV、EBV-CA、幽门螺杆菌、流病毒感A、流感病毒B、麻疹病毒、流行性腮腺炎病毒、肺炎支原体、副流感病毒混合、呼吸道合胞病毒、风疹病毒、水痘－带状疱疹病毒）所引起的传染性疾病患者的血清用本检测系统进行检测，未发现有交叉反应。

(5) 储运条件：2～8储运保存，不要冰冻。未开封前，除非特别说明，试剂盒中各成分自生产日起可稳定1年。

(6) 性能指标

1) 线性范围：通过检测4份系列稀释的患者血清来研究该试剂的线性范围。计算线性回归，$r^2>0.95$。本检测系统的线性范围为2～200RU/ml。

2) 检出限：定义为阴性样本检测结果的均值加上3倍标准差，也就是所能检出抗体的最小滴度。本检测系统的最低检出限为0.8RU/ml。

3) 重复性：通过检测3份不同抗体浓度的血清计算批内和批间的CV以确定该试剂的重复性。批内检测的CV基于20次检测的结果，而批间检测的CV则基于不同6次、每次4组检测的结果，见表16-31。

表16-31　HSV-1 IgG抗体检测试剂重复性结果

批内重复性，n=20			批间重复性，n=4×6		
血清	均值（RU/ml）	CV(%)	血清	均值（RU/ml）	CV(%)
1	147	5.0	1	131	6.5
2	155	5.0	2	145	8.3
3	194	5.3	3	187	5.3

4) 特异性和灵敏度：用本检测系统检测55份临床确诊的患者样本（INSTAND实验室间检测样本，德国），结果显示：欧蒙抗HSV-1(gC1)抗体ELISA(IgG)的特异性和灵敏度均为100%（表16-32）。

表16-32　HSV-1 IgG抗体检测试剂的灵敏度与特异性

n=55		INSTAND	
		阳性	阴性
ELISA	阳性	42	0
	阴性	0	13

（邱　超　高　省）

八、单纯疱疹病毒1型IgM抗体测定

（一）概述

请参考“单纯疱疹病毒1型IgG抗体测定”章节内容。

（二）临床意义

请参考“单纯疱疹病毒1型IgG抗体测定”章节内容。

（三）测定方法

测定方法包括酶联免疫吸附试验、化学发光法、免疫荧光试验、快速检测（胶体金或胶体硒快速试验、免疫层析试验）等。

（四）国家行业标准

请参考“单纯疱疹病毒1型IgG抗体测定”

章节内容。

（五）试剂介绍

1. 单纯疱疹病毒1型IgM抗体检测试剂盒（磁微粒化学发光法）（国械注准20153400788）

(1) 原理：本产品采用捕获法原理进行检测。用抗人IgM抗体包被磁微粒，辣根过氧化物酶标记HSV-1抗原制备酶结合物，通过免疫反应形成二抗－抗体－酶标抗原的复合物，该复合物催化发光底物发出光子，发光强度与HSV-1 IgM抗体的含量成正比。

(2) 样本类型：应用正确医用技术收集血清或血浆样本。血浆样本推荐使用EDTA、枸橼酸钠或肝素的抗凝血浆。

样本中的沉淀物和悬浮物可能会影响试验结果，应离心除去。

样本收集后在室温放置不可超过8h；如果不在8h内检测需将样本放置在2～8℃的冰箱中；若需48h以上保存或运输，则应冻存于-20℃以下，避免反复冻融。使用前恢复到室温，轻轻摇动混匀。

(3) 参考范围：采用ROC曲线法确定参考值，样本浓度值＜6AU/ml判为阴性；6AU/ml≤浓度值＜10AU/ml判为可疑；浓度值≥10AU/ml判为阳性。建议各实验室根据自身实际条件及接触人群建立正常参考值。

(4) 注意事项：操作前仔细阅读使用说明书，严格按照试剂盒说明书进行试验操作。

避免在恶劣的环境（如含有“84”消毒液、次氯酸钠、酸碱或乙醛等高浓度腐蚀性气体及灰尘的环境）条件下进行试验。

加样前应保证磁微粒混悬液充分混匀，无肉眼可见沉淀。

微量移液器吸嘴不可混用，以免交叉污染。

样本中若存在沉淀物、悬浮物等可见杂质会影响试验结果。此类样本不得使用。

加入底物前，反应容器内的磁微粒必须震荡散开。

处理试剂和样本时需戴一次性手套，操作后应彻底洗手。所有样本及使用后的试剂盒应视为潜在的传染性物质；废弃处理时，按照当地政府和有关国家规定进行。

试剂需在有效期内使用。剩余试剂要及时密封，放置2～8℃条件下保存。

加入发光底物后要避光反应，强光可能影响结果测定。

使用仪器自动操作，测试样本需考虑样本容器死体积，具体参考相应的仪器系统操作说明。

本产品仅用于体外诊断。

(5) 储运条件：试剂盒保存于2～8℃，防止冷冻，避免强光照射，有效期12个月。

试剂机载稳定性：试剂包（磁微粒混悬液、酶结合物、样品稀释液）竖直向上存放，在2～10℃环境下冷藏保存2h后，才可上机使用。首次使用后，机载或在2～10℃环境下稳定期为28天。

(6) 性能指标

1) 最低检测限：≤1.0AU/ml。

2) 线性范围：6～240AU/ml。

3) 准确性：回收率为85%～115%。

4) 重复性：CV≤15.0%。

5) 干扰物质：1000mg/ dl血红蛋白、20mg/dl胆红素、3000mg/dl三酰甘油对检测结果无显著影响。

6) 分析特异性：与TOX IgM抗体、RV IgM抗体、CMV IgM抗体、HSV-2 IgM抗体、VZV IgM抗体、EBV IgM抗体、细小病毒B19 IgM抗体无交叉反应。

7) 测定方法对比：与SFDA批准上市的试剂盒对比检测1080份临床样本，阳性符合率为98.01%，阴性符合率为100%，总体符合率为99.72%。

2. 单纯疱疹病毒1型IgM抗体检测试剂盒（酶联免疫法）（国械注准20153400790）

(1) 原理：本产品采用酶联免疫捕获法原理进行检测。利用抗人IgM单克隆抗体制备包被板，辣根过氧化物酶标记HSV-1抗原制备酶结合物。通过免疫反应形成固相二抗－抗体－抗原－酶复合物，该复合物催化底物显色，显色强度与HSV-1IgM抗体的含量成正比。

(2) 样本类型：采用正确医用技术收集血清/血浆样本，血浆样本推荐使用EDTA、枸橼酸钠或肝素的抗凝血浆。

样本中的沉淀物和悬浮物可能会影响试验结果，应离心除去，并确定样本未变质方可使用。

溶血或脂血的样本不能用于测定。

样本收集后在室温放置不可超过 8h，如果不在 8h 内检测需将样本放置在 2 ～ 8℃的冰箱中，若需 48h 以上保存或运输，则应冻存于 -20℃以下，避免反复冻融。使用前恢复到室温，轻轻摇动混匀。

试验中血清 / 血浆样品勿加叠氮钠作为防腐剂。

(3) 参考范围：待测样品 OD 值≥ cut-off 值时，判为阳性；否则为阴性。

(4) 注意事项：操作前仔细阅读使用说明书，严格按照试剂盒说明进行试验操作。

避免在恶劣的环境（如含有“84”消毒液、次氯酸钠、酸碱或乙醛等高浓度腐蚀性气体及灰尘的环境）条件下进行试验。

包被条打开后，应将剩余包被条放入字母袋中密封，再装入包装袋中密封保存，以免受潮。

微量移液器吸嘴不可混用，以免交叉污染。

孔内样品需震荡混合均匀，不能有气泡存在。

洗涤要彻底，洗液应注满每孔，但不可用水过猛，避免串流。每次洗涤均应甩干孔内液体，最后应将孔内液体拍干。洗板推荐使用洗板机。

处理试剂和样品时需戴一次性手套，操作后应彻底洗手。

本试剂盒中阴性对照和阳性对照含有人血清成分，所用人源成分对 HIV 抗体、HCV 抗体、梅毒抗体和 HBsAg 检测均为阴性。实验结束，所有样本和使用后的试剂盒及与人源性成分接触过的物品仍应视为传染性物质；废弃处理时，应按照当地政府和国家的相关规定执行。

试剂需在有效期内使用。剩余试剂要及时密封放置 2 ～ 8℃条件下储存。

本产品仅用于体外诊断使用。

(5) 储运条件：试剂盒在 2 ～ 8℃储存，防止冷冻，避免强光照射，有效期 12 个月。

(6) 性能指标

1) 灵敏度：检测 66 份经 CE 批准上市的 ELISA 参照试剂盒检测结果为阳性的样本，结果均为阳性，阳性符合率为 100%(66/66)。

2) 特异性：检测 570 份经 CE 批准上市的 ELISA 参照试剂盒检测结果为阴性的样本，结果 567 份为阴性，阴性符合率为 99.5%(567/570)。

3) 重复性：CV ≤ 15%(n=10)。

4) 干扰物质：10g/L 血红蛋白、0.2g/L 胆红素、20g/L 三酰甘油对检测结果无干扰。

5) 分析特异性：与 HSV-2IgM、RV-IgM、VZV-IgM、CMV-IgM、HSV-1IgG、RF、ANA 无交叉反应。

3. 单纯疱疹病毒 1+2 IgM 抗体检测试剂盒（化学发光法）[国食药监械（进）字 2013 第 3403529 号]

(1) 原理：采用间接化学发光免疫分析法定性检测 HSV IgM 抗体。磁微粒（固相载体）上包被有加入重组蛋白的 HSV 病毒溶解物，异鲁米衍生物结合鼠单克隆抗体形成异鲁米诺 - 抗体复合物。第一次孵育期间，加入含有 HSV 抗体的校准品、患者样本或质控品，与固相载体上的抗原结合。第二次孵育期间，抗体复合物与已经结合在载体上的 HSV IgM 反应。每次孵育后，未结合的物质被清洗掉。随后，加入启动试剂，引发化学法光发光反应，产生光信号。异鲁米诺酯 - 抗体复合物的数量和相对发光单位成正比。通过计算，就能得到校准品，样本或质控品中 HSV IgM 的浓度。缓冲液 A 中含有羊抗人 IgG 的 IgG，作为抗干扰剂，抑制人体内特异性 HSV IgG 或类风湿因子对结果造成的干扰。

(2) 样本类型：血清或血浆都可使用。抗凝血剂如枸橼酸盐、EDTA 和肝素经检测都可在该测试中使用。收集的血液应通过静脉穿刺的方法获得，允许出现凝块，但要尽快将血清从凝块中分离出来。含有颗粒物质、浑浊、脂血或破碎红细胞残片的标本使用前需要经过过滤或离心的方法进行澄清处理。高度溶血、高度脂血、含有异物或明显被微生物污染的标本不能用于检测。检验前检查并排除泡沫。如果检验在标本收集日 7 天内进行，标本可以在 2 ～ 8℃条件下保存；否则，标本需要分包装冷冻保存（-20℃或更低）。如果标本冷冻保存，使用前需要解冻并混匀。9 份不同反应活性的标本在 2 ～ 8℃条件下冷藏 7 天或是经过 5 次冻融处理，实验结果证明没有造成明显差异。标本最小需要量为 120μl(20μl+100μl 死体积）。

(3) 参考范围：样本中 HSV IgM 水平＜ 0.9，结果为阴性；样本中 HSV IgM 水平在 0.9 ～ 1.1，结果显示为灰区值；样本总 HSV IgM 水平≥ 1.1，结果为阳性，表明感染了病毒。

(4) 注意事项：仅用于体外诊断。

所有用于生产本试剂盒组分的血清和血浆，均已通过检测为 HBsAg、抗 HCV、抗 HIV-1/2 抗体阴性，任何检测方法也不能绝对保证其中不含病原体，因此，所有来源于人体的原料均应视为具有潜在感染性的物质，处理时应当特别小心。

（5）储运条件：2 ～ 8℃保存，有效期为 15 个月。

试剂盒必须竖直放置以利于磁微粒的重新悬浮。当试剂盒处于密封和竖直放置的储藏条件下，能够在 2 ～ 8℃条件下稳定至有效期。不能冷冻。过有效期的试剂盒不能再使用。

打开密封膜后，试剂盒可在 2 ～ 8℃条件下或仪器试剂区中稳定储藏 8 周。

（6）性能指标

1）分析特异性：是指在标本中存在着潜在的干扰因子时（如抗凝剂、溶血、样本处理不当或存在交叉污染的抗体等），试剂盒的准确检测待测物的能力。

2）干扰因素：对潜在的干扰物质和各类影响因素的研究表明，本试剂盒不受抗凝剂（如枸橼酸钠、EDTA、肝素）、溶血（最高 1000mg/dl 血红蛋白）、酯类（最高 3000mg/dl），胆红素血（最高 20mg/dl 胆红素）和样本反复冻融的影响。

3）交叉污染：本品的交叉反应性研究旨在评估其他可能引起感染性疾病的抗体（hCMV、细小病毒 B19、弓形体、HBV、HAV、HSV、梅毒螺旋体、VZV、麻疹病毒、腮腺炎病毒、博氏疏螺旋体、流感病毒）和非典型免疫系统活动（抗核自身抗体、类风湿因子）引起的其他情形引起的潜在干扰。此研究中的样本已预先通过另一种商业 HSV IgM 抗体项目筛查。

4）重复性：重复性为 8.6%。

5）重现性：不同浓度重复性均值为 13.0%。

6）诊断特异性和灵敏度：通过检测 233 份来源于不同患者的样本（包括：从未感染 HSV-1 和 HSV-2 的人群；感染与 HSV 有相似症候的其他传染病的患者；HSV IgM 抗体测试结果阳性的患者）来评估诊断特异性和灵敏度。

在预期为阴性结果的样本测试中，有 7 份样本为可疑值，191 份样本为阴性结果，临床特异性：96.46%（95% 的可信区间为 92.85% ～ 98.57%）。

在预期为阳性结果的样本测试中，6 份阳性样本完全检出，临床灵敏度：100%（95% 的可信区间为 54.07% ～ 100%）。

4. 单纯疱疹病毒 IgG（HSV-1/2 IgM）抗体测定试剂盒（化学发光法）［国食药监械（准）字 2013 第 3400223 号］

（1）原理：本试剂盒利用化学发光免疫夹心法检测 HSV-1/2 IgM 浓度；采用 HSV-1/2 纯抗原包被磁性微球，鼠抗人单克隆 IgM 抗体标记 ABEI。样本（用含羊抗人 IgA、羊抗人 IgG 的样本稀释液 1:11 预稀释）、校准品与缓冲液（含羊抗人 IgA、羊抗人 IgG）、HSV-1/2 纯抗原包被的磁性微球混匀，外加磁场沉淀，去掉上清液，用洗液清洗沉淀复合物 3 次，再加入 ABEI 标记的鼠抗人单克隆 IgM 单克隆抗体，形成待测抗体与包被在磁性微球上的 HSV-1/2 纯抗原和 ABEI 标记的鼠抗人 IgM 单克隆抗体的免疫复合物，外加磁场沉淀，去掉上清液，用洗液清洗沉淀复合物 3 次，直接进入样本测量室，仪器自动泵入化学发光激发物 1 和 2，自动监测 3s 内发出的相对发光单位（RLU）。HSV-1/2 IgM 浓度与 RLU 呈一定的比例关系，测定仪自动拟合计算 HSV-1/2 IgM 浓度。

（2）标本类型：血清。采集 5.0 ml 静脉血至采血管中，室温静置。离心、分离血清部分，2 ～ 8℃储存。血清样本在 2 ～ 8℃稳定 12h。超过 12h，则先分装，-20℃可保存 30 天，避免反复冰冻和解冻 2 次以上。

（3）参考范围：＜ 2AU/ml，阴性；≥ 2AU/ml，阳性。经过对中国大陆 770 例正常人、250 例单纯疱疹病毒感染病例进行该方法检测，通过对检测结果的统计学分析，确定该诊断试剂的判断阈值为 2AU/ml；对中国大陆以外的人群，用户需重新检测一定数量正常人及单纯疱疹病毒感染病例，根据检测结果的统计学分析，修正该判断阈值。

（4）储运条件

1）工作洗液：用纯化水，将清洗缓冲液按 1 ∶ 14 稀释混匀，放置室温待用，保存至有效期。

2）试剂：本试剂盒除洗液外，其他成分置于 2 ～ 8℃保存至有效期。发光标记物均应避免阳光直射；湿度对试剂稳定性无影响。

3）试剂运输要求：置于 2 ～ 8℃环境条件下运输，运输过程避免碰撞。

储存在 2 ～ 8℃无腐蚀性气体的环境中，未开封有效期为 12 个月。开封后有效期不少于 28 天。

（5）性能指标

1）准确率：回收率为 90% ～ 110%。

2）批内精密度：批内 CV ＜ 10%。

3）批间精密度：批间 CV ＜ 15%。

4）分析灵敏度：本试剂的分析灵敏度＜ 0.25AU/ml。

5）特异性：与弓形体 IgG 抗体、弓形体 IgM 抗体、巨细胞病毒 IgG 抗体、巨细胞病毒 IgM 抗体、1 和 2 型单纯疱疹病毒 IgG 抗体、风疹病毒 IgG 抗体、风疹病毒 IgM 抗体、甲肝病毒 IgG 抗体、甲肝病毒 IgM 抗体、乙肝病毒表面抗体、乙肝病毒 e 抗体、乙肝病毒核心抗体、丙型肝炎病毒 IgG/IgM 抗体、HIV 病毒抗体、梅毒螺旋体 IgG/IgM 抗体、EB 病毒早期抗原 IgG 抗体、EB 病毒核抗原 IgG 抗体、EB 病毒衣壳抗原 IgG 抗体、EB 病毒衣壳抗原 IgM 抗体没有交叉反应。

经 ELISA 测定确诊的 RF 及 ANA 为阳性的样本，该试剂测定结果为阴性。

6）干扰物质：血红蛋白浓度≤ 10mg/ml 的溶血、三酰甘油浓度≤ 20mg/ml 的脂血、胆红素浓度≤ 0.4mg/ml 的黄疸对检测结果没有干扰。

5. 抗单纯疱疹病毒 1+2 型抗体 IgM 检测试剂盒（酶联免疫吸附法）（国械注进 20153400595）

（1）原理：该产品用于体外定性检测人血清或血浆中的抗 HSV-1/2 抗体免疫球蛋白 M（IgM）。

试剂盒中每个微孔板条有 8 个可拆分的包被有 HSV-1 和 HSV-2 抗原的微孔。第一次温育时，稀释后的样本在微孔中反应。如果样本阳性，特异性 IgM（包括 IgA 和 IgG）与抗原结合。为了检测结合的抗体，加入能发生颜色反应的酶标抗人 IgM 抗体（酶结合物）进行第二次温育。然后加入酶底物，发生颜色反应。

微孔板包被的抗原为 HSV-1 和 HSV-2 混合抗原。抗原来源于灭活的感染 HSV-ATCC VR-539 株和 HSV-2ATCC VR-734 株的细胞裂解物。

因尚无抗 HSV-1 和 HSV-2 抗体的国际参考血清，采用比值表示抗体的相对浓度。

（2）样本类型：人血清或 EDTA、肝素或枸橼酸盐抗凝的血浆。

（3）参考范围：用本检测系统检测了 500 份健康献血员血清中抗 HSV-1/2 抗体 IgM 水平。以比值 1.0 作为临界值，全部献血员血清中抗 HSV-1/2 抗体 IgM 阴性。

（4）注意事项

1）交叉反应：用本检测系统检测不同病原体（疏螺旋体、巨细胞病毒、EB 病毒－壳抗原 ‘麻疹病毒、流行性腮腺炎病毒、细小病毒 B19、风疹病毒、TBE 病毒、弓形体、水痘－带状疱疹病毒、甲型肝炎病毒、乙型肝炎病毒）急性感染患者的血清。EB 病毒衣壳抗体有 1 例（共 9 例）和水痘－带状疱疹病毒有 1 例（共 5 例）有交叉反应，其他抗血清无交叉反应检出。

2）干扰物质：血红蛋白浓度为 10mg/ml 的溶血、三酰甘油浓度为 20mg/ml 的脂血、胆红素浓度为 0.4mg/ml 的黄疸样本对检测结果没有干扰。总 IgG 浓度为 15mg/ml 的样本、总 IgM 浓度为 3mg/ml 的样本对检测结果没有干扰。

3）Hook 效应：检测 11 份高浓度的样本（稀释 1500 倍以后检测结果仍为阳性），样本系列稀释后进行检测，显示结果呈线性，试验证明高浓度的样本不会发生钩状效应。

（5）储运条件：2 ～ 8℃保存，避免冷冻。未开封前，除非特别说明，试剂盒中各成分自生产日起可稳定 1 年。

（6）性能指标

1）检出限：定义为阴性样本检测结果的均值加上 3 倍标准差，也就是所能检出抗体的最小滴度。本检测系统的最低检出限为比值 0.05。

2）重复性：通过检测 3 份不同抗体浓度的血清计算批内和批间的变异系数（CV）以确定该试剂的重复性。批内检测的 CV 基于 20 次检测的结果，而批间检测的 CV 则基于不同 6 天、每天 4 次检测的结果（表 16-33）。

表 16-33　HSV 1+2 型抗体 IgM 检测试剂重复性结果

批内重复性，*n*=20			批间重复性，*n*=4×6		
血清	均值（比值）	CV（%）	血清	均值（比值）	CV（%）
1	0.9	10.4	1	1.0	9.1
2	1.0	6.1	2	1.2	8.2
3	1.8	9.7	3	1.9	9.1

3）灵敏度和特异性：分别用本检测系统和参考方法（ELISA）检测 284 份患者血清（来源：美国和加拿大），结果显示，本检测系统的特异性为 93.1%，灵敏度为 95.7%（表 16-34）。

表 16-34　HSV 1+2 型抗体 IgM 检测试剂灵敏度与特异性结果（美国和加拿大）

n=284		参考 ELISA		
		阳性	灰区	阴性
EUROIMMUN Anti-HSV-1/2 Pool ELISA (IgM)	阳性	67	12	10
	灰区	4	20	20
	阴性	3	13	135

此外，用本检测系统检测 55 份临床确诊患者血清（德国 INSTAND 实验室间检测样本），检测结果显示，本检测系统的特异性和灵敏度均为 100%（检测结果处于灰区的样本未用于计算特异性和灵敏度）（表 16-35）。

表 16-35　HSV 1+2 型抗体 IgM 检测试剂灵敏度与特异性结果（德国）

n=55		INSTAND		
		阳性	灰区	阴性
EUROIMMUN Anti-HSV-1/2 Pool ELISA (IgM)	阳性	1	0	0
	灰区	0	0	0
	阴性	0	0	54

（张柳燕　王新明　杨奇贤）

九、单纯疱疹病毒 1 型 IgG 抗体亲和力测定

（一）概述

请参考“单纯疱疹病毒 1 型 IgG 抗体测定”章节内容。

（二）临床意义

请参考“单纯疱疹病毒 1 型 IgG 抗体测定”章节内容。

（三）测定方法

测定方法包括酶联免疫吸附试验、化学发光法、免疫荧光试验、快速检测（胶体金或胶体硒快速试验、免疫层析试验）等。

（四）国家行业标准

请参考“单纯疱疹病毒 1 型 IgG 抗体测定”章节内容。

（五）试剂介绍

1. 单纯疱疹病毒 1 型 IgG 抗体亲和力检测试剂盒（酶联免疫法）（国械注准 20153400782）

(1) 原理：本试剂盒采用酶联免疫间接法原理进行检测。用单纯疱疹病毒 1 型抗原包被微孔板，辣根过氧化物酶标记的抗人 IgG 作为酶结合物。向微孔板中加入待测样本（每个样本均做双孔），温育反应后特异性 HSV-1 IgG 抗体被结合在微孔板上，充分洗涤去掉未结合物，向其中一孔加入解离缓冲液，另外一孔加入对照缓冲液，温育反应后低亲和力 HSV-1 IgG 抗体在解离缓冲液作用下与抗原分离。充分洗涤后加入酶结合物，温育反应后形成固相抗原 - 特异性 HSV-1 抗体 - 酶标抗体复合物，该复合物催化底物显色，终止后读取吸光值。待测样本的亲和力 = 解离缓冲液孔 OD 值 / 对照缓冲液孔 OD 值 ×100%，结果以百分比表示。

(2) 样本类型：采用正确医用技术收集血清或血浆样本。血浆样本推荐使用 EDTA、枸橼酸钠或肝素的抗凝血浆。

样本中的沉淀物和悬浮物可能会影响试验结果，应离心除去。

样本收集后在室温放置不可超过 8h，如果不在 8h 内检测需将样本放置在 2 ～ 8℃的冰箱中，若需 48h 以上保存或运输，则应冻存于 -20℃以下，避免反复冻融。使用前恢复到室温，轻轻摇动混匀。

(3) 参考范围：样本亲和力≤ 40%，判为低亲和力；40% ＜样本亲和力≤ 45%，判为灰区；样本亲和力＞ 45%，判为高亲和力。

(4) 注意事项：操作前仔细阅读使用说明书，严格按照试剂盒说明书进行试验操作。

避免在恶劣的环境（如含有 84 消毒液、次氯酸钠、酸碱或乙醛等高浓度腐蚀性气体及灰尘的环境）条件下进行试验，实验室消毒应在试验结束后进行。

包被条打开后，应将剩余包被条放入子母袋中密封，再装入包装袋中密封保存，以免受潮。微量移液器吸嘴不可混用，以免交叉污染。

孔内样品需震荡混合均匀，不能有气泡存在。

洗涤要彻底，洗液应注满每孔，但不可用水过猛，避免串流。每次洗涤均应甩干孔内液体，

最后应将孔内液体拍干。洗板推荐使用洗板机。

处理试剂和样品时需戴一次性手套，操作后应彻底洗手。所有样本及使用后的试剂盒应视为潜在的传染性物质，废弃处理时，按照当地政府和有关国家规定进行。

试剂需在有效期内使用。剩余试剂要及时密封，放置2～8℃条件下保存。

本产品仅用于体外诊断。

(5) 储运条件：试剂盒保存于2～8℃，防止冷冻，避免强光照射，有效期为12个月。试剂盒开启使用后，2～8℃密封保存可使用2个月。

(6) 性能指标

1) 特异性：检测587份HSV-1 IgG阳性同时IgM阴性（既往感染），5份样本检测为低亲和力，除去6份检测为灰区样本，特异性为99.1%(576/581)。

2) 分析特异性：巨细胞病毒IgG抗体、单纯疱疹病毒2型IgG抗体、风疹病毒IgG抗体、弓形体IgG抗体、EBV IgG抗体、VZV IgG抗体、细小病毒B19 IgG抗体、流感病毒IgG抗体、抗核抗体、类风湿因子和系统性红斑狼疮患者样本对HSV-1 IgG抗体亲和力检测结果无显著影响。

3) 重复性：CV≤15.0%。

4) 干扰物质：20mg/dl胆红素、500mg/dl血红蛋白、3000mg/dl三酰甘油对检测结果无显著影响。

5) 抗凝剂影响：使用EDTA、枸橼酸钠或肝素钠的抗凝血浆对检测结果无显著影响。

测定方法对比：与商品化试剂盒对比检测1080份临床样本，高亲和力符合率为98.13%，低亲和力符合率为97.44%，总体符合率为98.06%。

2. 抗单纯疱疹病毒1型IgG抗体检测试剂盒（酶联免疫吸附法）[国食药监械（进）字2013第3404503号]

(1) 原理：产品用于体外半定量或定量检测人血清或血浆中的抗单纯疱疹病毒1型特异性糖蛋白C1抗体IgG。

试剂盒中每个微孔板条有8个可拆分的包被有纯化的糖蛋白C1的微孔。第一次温育时，稀释后的样本在微孔中反应。如果样本阳性，特异性IgG（包括IgA和IgM）与抗原结合。为了检测结合的抗体，加入能发生颜色反应的酶标抗人IgG抗体（酶结合物）进行第二次温育。然后加入酶底物，发生颜色反应。

微孔板包被的抗原为从HSV-1经亲和层析分离纯化的只在HSV-1中出现的糖蛋白C1，SDS聚丙烯酰胺凝胶电泳验证了抗原的纯度。

因尚无抗HSV-1抗体的国际参考血清，校准采用相对单位（RU/ml）。

(2) 样本要求：人血清或EDTA、肝素或枸橼酸盐抗凝的血浆。

(3) 参考范围：用本检测系统检测300名健康献血员血清中抗HSV-1抗体IgG水平。以20RU/ml作为临界值（cut-off值），74.7%献血员血清中抗HSV-1抗体IgG阳性，和已知成人中HSV-1感染率相符。

(4) 注意事项：不同病原体（腺病毒、肺炎衣原体、CMV、EBV-CA、幽门螺杆菌、流病毒感A、流感病毒B、麻疹病毒、流行性腮腺炎病毒、肺炎支原体、副流感病毒混合、呼吸道合胞病毒、风疹病毒、水痘－带状疱疹病毒）所引起的传染性疾病患者的血清用本检测系统进行检测，未发现有交叉反应。

(5) 储运条件：2～8℃保存，不要冰冻。未开封前，除非特别说明，试剂盒中各成分自生产日起可稳定1年。

(6) 性能指标

1) 线性范围：通过检测4份系列稀释的患者血清来研究该试剂的线性范围。计算线性回归，$r^2>0.95$。本检测系统的线性范围为2～200RU/ml。

2) 检出限：定义为阴性样本检测结果的均值加上3倍标准差，也就是所能检出抗体的最小滴度。本检测系统的最低检出限为0.8RU/ml。

3) 重复性：通过检测3份不同抗体浓度的血清计算批内和批间的变异系数（CV）以确定该试剂的重复性。批内检测的CV基于20次检测的结果，而批间检测的CV则基于不同6次、每次4组检测的结果（表16-36）。

表16-36 HSV-1型IgG抗体检测试剂盒重复性

批内重复性，n=20			批间重复性，n=4×6		
血清	均值（RU/ml）	CV(%)	血清	均值（RU/ml）	CV(%)
1	147	5.0	1	131	6.5
2	155	5.0	2	145	8.3
3	194	5.3	3	187	5.3

4）特异性和灵敏度：用本检测系统检测 55 份临床确诊的患者样本（INSTAND实验室间检测样本，德国），结果显示，欧蒙抗 HSV-1（gC1）抗体 ELISA（IgG）的特异性和灵敏度均为 100%（表 16-37）。

表 16-37　HSV-1 型 IgG 抗体检测试剂盒灵敏度与特异性

n=55		INSTAND	
		阳性	阴性
ELISA	阳性	42	0
	阴性	0	13

3. 抗单纯疱疹病毒 1+2 型抗体 IgG 检测试剂盒（酶联免疫吸附法）（国械注进 20153400778）

（1）原理：该产品用于体外半定量或定量检测人血清或血浆中的抗单纯疱疹病毒 1+2 型免疫球蛋白 G（IgG）抗体。

试剂盒中每个微孔板条有 8 个可拆分的包被有 HSV-1 和 HSV-2 混合抗原的微孔。第一次温育时，稀释后的样本在微孔中反应。如果样本阳性，特异性 IgG（包括 IgA 和 IgM）与抗原结合。为了检测结合的抗体，加入能发生颜色反应的酶标抗人 IgG 抗体（酶结合物）进行第二次温育。然后加入酶底物，发生颜色反应。

微孔板包被的抗原为 HSV-1 和 HSV-2 混合抗原。抗原来源于灭活的感染 HSV-1 F 株（ATCC VR-733）和 HSV-2G 株（ATCC VR-734）的细胞裂解物。

因尚无抗 HSV-1 和 HSV-2 抗体的国际参考血清，采用相对单位（RU）/ml 表示抗体的相对浓度。

（2）样本要求：人血清或 EDTA、肝素或枸橼酸盐抗凝的血浆。

（3）参考范围：用本检测系统检测 500 份健康献血员血清中抗 HSV-1/2 抗体 IgG 水平。以 20 RU/ml 作为临界值，72.4% 献血员血清中抗 HSV-1/2 抗体 IgG 阳性，和已知成人感染百分比相符。

（4）注意事项

1）交叉反应：选用高质量的抗原保证了 ELISA 试剂盒的高特异性。不同病原体所引起的传染性疾病患者的血清用本检测系统进行检测。

用病原体（EB 病毒－壳抗原，流感病毒 A、流感病毒 B、肺炎支原体、副流感病毒、细小病毒 B19、风疹病毒、弓形体、水痘带状－疱疹病毒、甲型肝炎病毒、乙型肝炎病毒）血清检测。其中，甲型肝炎病毒，乙型肝炎病毒阳性率 100%，不能完全排除交叉反应。此外，肝炎患者常伴有单疱阳性。其他血清未见有交叉反应出现。

2）干扰物质：血红蛋白浓度为 10mg/ml 的溶血、三酰甘油浓度为 20mg/ml 的脂血、胆红素浓度为 0.4mg/ml 的黄疸样本对检测结果没有干扰；总 IgG 浓度为 15mg/ml 的样本、总 IgM 浓度为 3mg/ml 的样本对检测结果没有干扰。

3）Hook 效应：检测 11 份高浓度的样本（稀释 1500 倍以后检测结果仍为阳性），样本系列稀释后进行检测，显示结果呈线性，试验证明高浓度的样本不会发生 Hook 效应。

（5）储运条件：2 ～ 8℃保存，不要冰冻。未开封前，除非特别说明，试剂盒中各成分自生产日起可稳定 1 年。

（6）性能指标

1）重复性：通过检测 3 份不同抗体浓度的血清计算批内和批间的 CV 以确定该试剂的重复性。批内检测的 CV 基于 20 次检测的结果，而批间检测的 CV 则基于不同 6 天、每天 4 次检测的结果（表 16-38）。

表 16-38　HSV 1+2 型抗体 IgG 检测试剂盒重复性

批内变异，n=20			批间变异，n=4×6		
血清	均值（RU/ml）	CV（%）	血清	均值（RU/ml）	CV（%）
1	49	12.0	1	47	12.0
2	75	10.9	2	67	6.7
3	105	3.7	3	109	4.9

2）特异性和灵敏度：用本检测系统检测 152 份临床确诊的患者样本（来自 INSTAND、德国及 Labquality、芬兰实验室间检测样本），结果显示：欧蒙检测系统的特异性和灵敏度均为 100%。灰区样本不计入统计（表 16-39）。

表 16-39　HSV 1+2 型抗体 IgG 检测试剂盒灵敏度与特异性

n=152		INSTAND/Labquality		
		阳性	灰区	阴性
欧蒙抗 HSV-1/2 混合抗体 ELISA（IgG）	阳性	124	0	0
	灰区	1	0	0
	阴性	0	0	27

（张柳燕　王新明　杨奇贤）

十、单纯疱疹病毒 2 型 IgG 抗体测定

（一）概述

单纯疱疹病毒（Herpes simplex virus，HSV）属于疱疹病毒科 α 亚科，人是其唯一的自然宿主。单纯疱疹病毒的感染在世界范围内广泛存在，婴儿、儿童和成人均可感染，40 岁左右时，约有 90% 的人感染单纯疱疹病毒。

单纯疱疹病毒（HSV）有两个血清型，即单纯疱疹病毒 1 型（HSV-1）和单纯疱疹病毒 2 型（HSV-2），两型病毒核苷酸序列有 50% 同源性。HSV-1 主要是通过呼吸道、皮肤和黏膜密切接触传播，10 岁以前的儿童最易受到感染，有症状的感染主要是引起疱疹性口腔炎、疱疹性角膜炎、疱疹性脑炎等。HSV-2 主要通过性传播，可引起生殖器疱疹，85% 以上的生殖器疱疹是由 HSV-2 引起，HSV-1 一般不引起生殖器的复发性感染，99% 以上的复发性生殖器疱疹由 HSV-2 引起。孕妇在怀孕的前 3 ～ 6 个月原发感染，会造成胎儿先天性感染，或者流产、死胎，但是这种概率非常低。在怀孕的后 3 个月原发感染造成新生儿感染的概率很高，约 30% ～ 50%。因为，此时孕妇体内的 IgG 抗体量仍旧不足，新生儿来自母体的保护性抗体更少。

（二）临床意义

单纯疱疹病毒 HSV 是人类最常见的病原体，人是其唯一的自然宿主。妊娠期妇女因 HSV 原发感染或潜伏的病毒被激活，病毒可经过胎盘感染胎儿，诱发流产、早产、死胎或先天性畸形。孕妇生殖器有疱疹病损者，分娩时病毒可传给婴儿而发生新生儿疱疹感染，感染危险性在 40% ～ 60%。

HSV-2 侵及躯体腰以下部位，主要部位是生殖器，它是引起性病的主要病原体之一。同时单纯疱疹病毒 1 型和 2 型间有 50% 的同源性，临床诊断上两者非常容易交叉，且病毒感染后以隐性感染为常见，仅有 10% ～ 20% 的初次感染者出现症状，出现的症状与其他原因引起的性病不易区分。加之 HSV 有潜伏感染和复发感染的致病特征，并且有强大的逃避机体免疫监视的功能，使疱疹病毒在人体终生存在，HSV 感染已成为一个严重的医学问题。因此对 HSV-2 感染状态的诊断主要依靠对 HSV-2 特异性抗体 IgG、IgM 的血清学检测。

人体感染单纯疱疹病毒 2 型后，IgM 抗体和 IgG 抗体在 1 周左右先后出现，IgM 抗体水平一般在 4 ～ 8 周达到高峰，然后迅速下降，4 ～ 6 个月基本消失，所以 IgM 抗体的出现一般是近期感染的标志，但也有一些人 IgM 抗体可持续存在 1 年以上，另外复发感染者也会出现 IgM 抗体。IgG 抗体可在人体内存在数年，是单纯疱疹病毒 2 型既往感染的标志，可以区分是否感染过 HSV-2。

HSV-2 IgG 抗体阴性、HSV-2 IgM 抗体阴性，提示未感染，但刚感染时产生的抗体数量较少，有可能未检出，属于易感人群，妊娠早期应该定期检测，动态观测抗体的变化。

HSV-2 IgG 抗体阴性、HSV-2 IgM 抗体阳性，提示可能为原发感染，2 周后复查或送参比实验室。如果 IgG 转为阳性，提示为原发感染，未妊娠者推迟怀孕。妊娠者确定胎儿是否感染（推算孕周或产前诊断）。如果不变，为非急性感染，假阳性。

HSV-2 IgG 抗体阳性、HSV-2 IgM 抗体阴性，提示既往感染，妊娠期尤其是妊娠早期要注意复发感染和再感染，如果连续双份血清 IgG^{+} 出现 4 倍增高，复发感染的可能性较大。

HSV-2 IgG 抗体阳性、HSV-2 IgM 抗体阳性，提示可能为近期感染，建议结合 HSV-1 IgG 抗体亲和力检测结果综合判定。

（三）测定方法

目前该项目常见的免疫学测定方法包括化学发光法、酶联免疫法、胶体金法等。

（四）国家行业标准

该项目暂无相关医药行业标准。

（五）试剂介绍

1. 单纯疱疹病毒 2 型 IgG 抗体检测试剂盒（磁微粒化学发光法）（国械注准 20153400793）

（1）原理：本产品采用间接法原理进行检测。用 HSV-2 抗原包被磁微粒，辣根过氧化物酶标记抗人 IgG 抗体制备酶结合物，通过免疫反应形成抗原 - 抗体 - 酶标二抗复合物，该复合物催化发光底物发出光子，发光强度与 HSV-2 IgG 抗体的

含量成正比。

(2) 样本类型：应用正确医用技术收集血清或血浆样本。血浆样本推荐使用 EDTA、枸橼酸钠或肝素的抗凝血浆。

样本中的沉淀物和悬浮物可能会影响试验结果，应离心除去。

样本收集后在室温放置不可超过 8h；如果不在 8h 内检测需将样本放置在 2 ～ 8℃的冰箱中；若需 48h 以上保存或运输，则应冻存于 -20℃以下，避免反复冻融。使用前恢复到室温，轻轻摇动混匀。

(3) 参考范围：采用 ROC 曲线法确定参考值，样本浓度值＜ 9AU/ml 判为阴性；9AU/ml ≤浓度值＜ 13AU/ml 判为可疑；浓度值≥ 13AU/ml 判为阳性。建议各实验室根据自身实际条件及接触人群建立正常参考值。

(4) 注意事项：操作前仔细阅读使用说明书，严格按照试剂盒说明书进行试验操作。

避免在恶劣的环境（如含有 84 消毒液、次氯酸钠、酸碱或乙醛等高浓度腐蚀性气体及灰尘的环境）条件下进行试验。

加样前应保证磁微粒混悬液充分混匀，无肉眼可见沉淀。

微量移液器吸嘴不可混用，以免交叉污染。

样本中若存在沉淀物、悬浮物等可见杂质会影响试验结果。此类样本不得使用。

加入底物前，反应容器内的磁微粒必须震荡散开。

处理试剂和样本时需戴一次性手套，操作后应彻底洗手。所有样本及使用后的试剂盒应视为潜在的传染性物质，废弃处理时，按照当地政府和有关国家规定进行。

试剂需在有效期内使用。剩余试剂要及时密封，放置 2 ～ 8℃条件下保存。

加入发光底物后要避光反应，强光可能影响结果测定。

使用仪器自动操作，测试样本需考虑样本容器死体积，具体参考相应的仪器系统操作说明。

本产品仅用于体外诊断。

(5) 储运条件：试剂盒保存于 2 ～ 8℃，防止冷冻，避免强光照射，有效期 12 个月。

试剂机载稳定性：试剂包（磁微粒混悬液、酶结合物、样品稀释液）竖直向上存放，在 2 ～ 10℃环境下冷藏保存 2h 后，才可上机使用。首次使用后，机载或在 2 ～ 10℃ 环境下稳定期为 28 天。

(6) 性能指标

1) 最低检测限：≤ 1.0AU/ml。

2) 线性范围：8 ～ 1000AU/ml。

3) 准确性：回收率为 85% ～ 115%。

4) 重复性：CV ≤ 15.0%。

5) 干扰物质：1000mg/dl 血红蛋白、20mg/dl 胆红素、3000mg/dl 三酰甘油对检测结果无显著影响。

6) 分析特异性：与 HSV-1 IgG 抗体、CMV IgG 抗体、RV IgG 抗体、EBV IgG 抗体、VZV IgG 抗体、细小病毒 B19 IgG 抗体无交叉反应。

7) 测定方法对比：与 SFDA 批准上市的试剂盒对比检测 1080 份临床样本，阳性符合率 98.06%，阴性符合率 99.09%，总体符合率 98.80%。

2. 单纯疱疹病毒 2 型 IgG 抗体检测试剂盒（酶联免疫法）（国械注准 20153400777）

(1) 原理：本产品采用酶联免疫间接法原理进行检测。利用 HSV-2 抗原制备包被板，辣根过氧化物酶标记抗人 IgG 制备酶结合物。通过免疫反应形成固相抗原 - 抗体 - 酶标记抗体复合物，该复合物催化底物显色，显色强度与 HSV-2IgG 抗体的含量成正比。

(2) 样本类型：采用正确医用技术收集血清 / 血浆样本，血浆样本推荐使用 EDTA、枸橼酸钠或肝素的抗凝血浆。

样本中的沉淀物和悬浮物可能会影响试验结果，应离心除去，并确定样本未变质方可使用。

溶血或脂血的样本不能用于测定。

样本收集后在室温放置不可超过 8h，如果不在 8h 内检测需将样本放置在 2 ～ 8℃的冰箱中，若需 48h 以上保存或运输，则应冻存于 -20℃以下，避免反复冻融。使用前恢复到室温，轻轻摇动混匀。

试验中血清 / 血浆样品勿加叠氮钠作为防腐剂。

(3) 参考范围：待测样品 OD 值≥ cut-off 值时，判为阳性，否则为阴性。

(4) 注意事项：操作前仔细阅读使用说明书，严格按照试剂盒说明进行试验操作。

避免在恶劣的环境（如含有“84”消毒液、次氯酸钠、酸碱或乙醛等高浓度腐蚀性气体及灰尘的环境）条件下进行试验。

包被条打开后，应将剩余包被条放入字母袋

中密封，再装入包装袋中密封保存，以免受潮。微量移液器吸嘴不可混用，以免交叉污染。

孔内样品需震荡混合均匀，不能有气泡存在。

洗涤要彻底，洗液应注满每孔，但不可用水过猛，避免串流。每次洗涤均应甩干孔内液体，最后应将孔内液体拍干。洗板推荐使用洗板机。

处理试剂和样品时需戴一次性手套，操作后应彻底洗手。

本试剂盒中阴性对照和阳性对照含有人血清成分，所用人源成分对 HIV 抗体、HCV 抗体、梅毒抗体和 HBsAg 检测均为阴性。实验结束，所有样本和使用后的试剂盒及与人源性成分接触过的物品仍应视为传染性物质；废弃处理时，应按照当地政府和国家的相关规定执行。

试剂需在有效期内使用。剩余试剂要及时密封放置 2 ～ 8℃条件下储存。

本产品仅用于体外诊断使用。

(5) 储运条件：试剂盒在 2 ～ 8℃储存，防止冷冻，避免强光照射，有效期 12 个月。

(6) 性能指标

1) 灵敏度：检测 145 份经 CE 批准上市的 ELISA 参照试剂盒检测结果为阳性的样本，结果均为阳性，灵敏度为 100%(145/145)。

2) 特异性：检测 575 份经 CE 批准上市的 ELISA 参照试剂盒检测结果为阴性的样本，38 份检测结果为阳性，93.39%(537/575)。

3) 重复性：CV ≤ 15%(n=10)。

4) 干扰物质：10g/L 血红蛋白、0.2g/L 胆红素、20g/L 三酰甘油对检测结果无干扰。

5) 分析特异性：与 RV-IgG、HSV-1 IgG、EBV- IgG、CMV-IgG、RF、ANA 无交叉反应。

6) 抗凝剂的影响：使用 EDTA、枸橼酸钠或肝素抗凝的血浆对检测结果无显著影响。

3. 单纯疱疹病毒 IgG(HSV-2 IgG) 抗体测定试剂盒（化学发光法）[国食药监械（准）字 2013 第 3400226 号]

(1) 原理：本试剂盒利用化学发光免疫夹心法检测 HSV-2 IgG 浓度；采用 HSV-2 纯抗原包被磁性微球，鼠抗人单克隆 IgG 抗体标记 ABEI。样本(用含羊抗人 IgA、羊抗人 IgM 的样本稀释液 1 ∶ 11 预稀释)、校准品与缓冲液（含羊抗人 IgA、羊抗人 IgM)、HSV-2 纯抗原包被的磁性微球混匀，外加磁场沉淀，去掉上清液，用洗液清洗沉淀复合物 3 次，再加入 ABEI 标记的鼠抗人 IgG 单克隆抗体，形成待测抗体与包被在磁性微球上的 HSV-2 纯抗原和 ABEI 标记的鼠抗人 IgG 单克隆抗体的免疫复合物，外加磁场沉淀，去掉上清液，用洗液清洗沉淀复合物 3 次，直接进入样本测量室，仪器自动泵入化学发光激发物 1 和 2，自动监测 3s 内发出的相对发光单位。HSV-2 IgG 浓度与 RLU 呈一定的比例关系，测定仪自动拟合计算 HSV-2 IgG 浓度。

(2) 样本类型：血清。采集 5.0ml 静脉血至采血管中，室温静置。离心、分离血清部分，2 ～ 8℃储存。血清样本在 2 ～ 8℃稳定 12h。超过 12h，则先分装，-20℃可保存 30 天，避免反复冰冻和解冻两次以上。

(3) 参考范围：＜ 2AU/ml，阴性；≥ 2AU/ml，阳性。

经过对中国大陆 770 例正常人、250 例单纯疱疹病毒感染病例进行该方法检测，通过对检测结果的统计学分析，确定该诊断试剂的判断阈值为 2AU/ml；对中国大陆以外的人群，用户需重新检测一定数量正常人及单纯疱疹病毒感染病例，根据检测结果的统计学分析，修正该判断阈值。

(4) 储运条件

1) 工作洗液：用纯化水，将清洗缓冲液按 1 ∶ 14 稀释混匀，放置室温待用，保存至有效期。

试剂：本试剂盒除洗液外，其他成分置于 2 ～ 8℃保存至有效期。发光标记物均应避免阳光直射；湿度对试剂稳定性无影响。

2) 试剂运输要求：置于 2 ～ 8℃环境条件下运输，运输过程避免碰撞。储存在 2 ～ 8℃无腐蚀性气体的环境中，未开封有效期为 12 个月。开封后有效期不少于 28 天。

(5) 性能指标

1) 准确率：回收率应为 90% ～ 110%。

2) 批内精密度：批内 CV ＜ 10%。

3) 批间精密度：批间 CV ＜ 15%。

4) 分析灵敏度：本试剂的分析灵敏度为＜ 0.25AU/ml。

5) 特异性：与弓形体 IgG 抗体、弓形体 IgM 抗体、巨细胞病毒 IgG 抗体、巨细胞病毒 IgM 抗体、1 和 2 型单纯疱疹病毒 IgM 抗体、风疹病毒

IgG 抗体、风疹病毒 IgM 抗体、甲肝病毒 IgG 抗体、甲肝病毒 IgM 抗体、乙肝病毒表面抗体、乙肝病毒 e 抗体、乙肝病毒核心抗体、丙型肝炎病毒 IgG/IgM 抗体、HIV 病毒抗体、梅毒螺旋体 IgG/IgM 抗体、EB 病毒早期抗原 IgG 抗体、EB 病毒核抗原 IgG 抗体、EB 病毒衣壳抗原 IgG 抗体、EB 病毒衣壳抗原 IgM 抗体没有交叉反应。

经 ELISA 测定确诊的 RF 及 ANA 为阳性的样本，该试剂测定结果为阴性。

6）干扰物质：血红蛋白浓度≤ 10mg/ml 的溶血、三酰甘油浓度≤ 20mg/ml 的脂血、胆红素浓度≤ 0.4mg/ml 的黄疸对检测结果没有干扰。

4. 抗单纯疱疹病毒 2 型 IgG 抗体检测试剂盒（酶联免疫吸附法）［国食药监械（进）字 2013 第 3404811 号］

（1）原理：该产品用于定量或半定量检测人血清或血浆中的抗 HSV-2 特异性糖蛋白 G2 抗体 IgG。试剂盒中每个微孔板条有 8 个可拆分的包被有 HSV-2 特异性糖蛋白 G2 的微孔。第一次温育时，稀释后的样本在微孔中反应。如果样本阳性，特异性 IgG（包括 IgA 和 IgM）与抗原结合。为了检测结合的抗体，加入酶标抗人 IgG 抗体（酶结合物）进行第二次温育。然后加入酶底物，发生颜色反应。

从 HSV-2 中经亲和力层析纯化的特异性膜蛋白糖蛋白 G2（分子质量 108kDa）。

因尚无 HSV-2 抗体的国际参考血清，采用相对单位（RU）校准。

（2）样本类型：人血清或 EDTA、肝素或枸橼酸盐抗凝的血浆。

（3）参考范围：用本检测系统检测 300 名健康献血员血清中抗 HSV-2 抗体 IgG 的水平。以 20 RU/ml 为临界值，6.0% 的献血员血清中抗 HSV-2 抗体 IgG 阳性，和已知的成人中 HSV-2 感染率相符。

（4）注意事项

1）交叉反应：同常见的病原体（腺病毒、肺炎衣原体、CMV、EBV-CA、幽门螺杆菌、HSV-1、流感病毒 A、流感病毒 B、麻疹病毒、流行性腮腺炎病毒、肺炎支原体、副流感病毒混合、呼吸道合胞病毒、风疹病毒、弓形体、水痘－带状疱疹病毒）未见有交叉反应。尤其是排除了常见的抗 HSV-2 抗体与抗 HSV-1 抗体之间的交叉反应。

2）干扰物质：血红蛋白浓度为 10mg/ml 的溶血、三酰甘油浓度为 20mg/ml 的脂血、胆红素浓度为 0.4mg/ml 的黄疸对检测结果没有干扰。

（5）储运条件：2 ～ 8℃保存，避免冷冻。未开封前，除非特别说明，试剂盒中各成分自生产日起可稳定 1 年。

（6）性能指标

1）线性范围：通过检测 4 份系列稀释的患者血清来研究该试剂的线性范围。计算线性回归，$r^2 >$ 0.95。本检测系统的线性范围为 3 ～ 200RU/ml。

2）检出限：定义为阴性样本检测结果的均值加上 3 倍标准差，也就是所能检出抗体的最小滴度。本检测系统的最低检出限约为 1.4RU/ml。

3）重复性：通过检测 3 份不同抗体浓度的血清计算批内和批间的变异系数（CV）以确定该试剂的重复性。批内检测的 CV 基于 20 次检测的结果，而批间检测的 CV 则基于不同 6 次、每次 4 组检测的结果（表 16-40）。

表 16-40　HSV-2 型 IgG 抗体检测试剂盒重复性

批内重复性，n=20			批间重复性，n=4×6		
血清	均值（RU/ml）	CV（%）	血清	均值（RU/ml）	CV（%）
1	23	5.1	1	25	7.3
2	47	4.8	2	49	4.2
3	76	3.9	3	77	3.2

4）特异性和灵敏度：用本检测系统检测 93 份临床确诊的患者样本（Labquality 实验室间检测样本，芬兰），以欧蒙抗 HSV-2 抗体 IgG 检测试剂盒（酶联免疫吸附法）为参考方法。结果显示，本检测系统的特异性为及灵敏度均为 100%。4 份灰区样本未计入统计中（表 16-41）。

表 16-41　HSV-2 型 IgG 抗体检测试剂盒灵敏度与特异性

n=92		Labquality		
		阳性	灰区	阴性
欧蒙抗 HSV-2（gG2）抗体 ELISA（IgG）	阳性	47	0	0
	灰区	0	1	0
	阴性	0	3	42

（张柳燕　张经梅　刘功成）

十一、单纯疱疹病毒 2 型 IgM 抗体测定

（一）概述

请参考“单纯疱疹病毒 2 型 IgG 抗体测定”章节内容。

（二）临床意义

请参考“单纯疱疹病毒 2 型 IgG 抗体测定”章节内容。

（三）测定方法

测定方法包括酶联免疫吸附试验、化学发光法、免疫荧光试验、快速检测（胶体金或胶体硒快速试验、免疫层析试验）等。

（四）国家行业标准

请参考“单纯疱疹病毒 2 型 IgG 抗体测定”章节内容。

（五）试剂介绍

1. 单纯疱疹病毒 2 型 IgM 抗体检测试剂盒（磁微粒化学发光法）（国械注准 20153400798）

(1) 原理：本产品采用捕获法原理进行检测。用抗人 IgM 抗体包被磁微粒，辣根过氧化物酶标记 HSV-2 抗原制备酶结合物，通过免疫反应形成二抗－抗体－酶标抗原的复合物，该复合物催化发光底物发出光子，发光强度与 HSV-2 IgM 抗体的含量成正比。

(2) 样本类型：应用正确医用技术收集血清或血浆样本。血浆样本推荐使用 EDTA、枸橼酸钠或肝素的抗凝血浆。

样本中的沉淀物和悬浮物可能会影响试验结果，应离心除去。

样本收集后在室温放置不可超过 8h；如果不在 8h 内检测需将样本放置在 2 ～ 8℃的冰箱中；若需 48h 以上保存或运输，则应冻存于 -20℃以下，避免反复冻融。使用前恢复到室温，轻轻摇动混匀。

(3) 参考范围：采用 ROC 曲线法确定参考值，样本浓度值＜ 6AU/ml 判为阴性；6AU/ml ≤浓度值＜ 10AU/ml 判为可疑；浓度值≥ 10AU/ml 判为阳性。建议各实验室根据自身实际条件及接触人群建立正常参考值。

(4) 注意事项：操作前仔细阅读使用说明书，严格按照试剂盒说明书进行试验操作。

避免在恶劣的环境（如含有 84 消毒液、次氯酸钠、酸碱或乙醛等高浓度腐蚀性气体及灰尘的环境）条件下进行试验。

加样前应保证磁微粒混悬液充分混匀，无肉眼可见沉淀。

微量移液器吸嘴不可混用，以免交叉污染。

样本中若存在沉淀物、悬浮物等可见杂质会影响试验结果。此类样本不得使用。

加入底物前，反应容器内的磁微粒必须震荡散开。

处理试剂和样本时需戴一次性手套，操作后应彻底洗手。所有样本及使用后的试剂盒应视为潜在的传染性物质，废弃处理时，按照当地政府和有关国家规定进行。

试剂需在有效期内使用。剩余试剂要及时密封，放置在 2 ～ 8℃条件下保存。

加入发光底物后要避光反应，强光可能影响结果测定。

使用仪器自动操作，测试样本需考虑样本容器死体积，具体参考相应的仪器系统操作说明。

本产品仅用于体外诊断。

(5) 储运条件：试剂盒保存于 2 ～ 8℃，防止冷冻，避免强光照射，有效期 12 个月。

试剂机载稳定性：试剂包（磁微粒混悬液、酶结合物、样品稀释液）竖直向上存放，在 2 ～ 10℃环境下冷藏保存 2h 后，才可上机使用。首次使用后，机载或在 2 ～ 10℃ 环境下稳定期为 28 天。

(6) 性能指标

1) 最低检测限：≤ 1.0AU/ml。

2) 线性范围：6 ～ 240AU/ml。

3) 准确性：回收率为 85% ～ 115%。

4) 重复性：CV ≤ 15.0%。

5) 干扰物质：1000mg/ dl 血红蛋白、20mg/dl 胆红素、3000mg/dl 三酰甘油对检测结果无显著影响。

6) 分析特异性：与 TOX IgM 抗体、RV IgM 抗体、CMV IgM 抗体、HSV-1 IgM 抗体、VZV IgM 抗体、EBV IgM 抗体、细小病毒 B19 IgM 抗体无交叉反应。

7）测定方法对比：与 SFDA 批准上市的试剂盒对比检测 1080 份临床样本，阳性符合率为 98.13%，阴性符合率为 100%，总体符合率为 99.72%。

2. 单纯疱疹病毒 2 型 IgM 抗体检测试剂盒（酶联免疫法）[国食药监械（准）字 2013 第 3401953 号]

（1）原理：本产品采用酶联免疫捕获法原理进行检测。利用抗人 IgM 单克隆抗体制备包被板，辣根过氧化物酶标记 HSV-2 抗原制备酶结合物。通过免疫反应形成固相二抗－抗体－抗原－酶复合物，该复合物催化底物显色，显色强度与 HSV-2IgM 抗体的含量成正比。

（2）样本类型：采用正确医用技术收集血清/血浆样本，血浆样本推荐使用 EDTA、枸橼酸钠或肝素的抗凝血浆。

样本中的沉淀物和悬浮物可能会影响试验结果，应离心除去，并确定样本未变质方可使用。

溶血或脂血的样本不能用于测定。

样本收集后在室温放置不可超过 8h，如果不在 8h 内检测需将样本放置在 2 ～ 8℃的冰箱中，若需 48h 以上保存或运输，则应冻存于 -20℃以下，避免反复冻融。使用前恢复到室温，轻轻摇动混匀。

试验中血清/血浆样品勿加叠氮钠作为防腐剂。

（3）参考范围：待测样品 OD 值≥ cut-off 值时，判为阳性；否则为阴性。

（4）注意事项：操作前仔细阅读使用说明书，严格按照试剂盒说明进行试验操作。

避免在恶劣的环境（如含有 84 消毒液、次氯酸钠、酸碱或乙醛等高浓度腐蚀性气体及灰尘的环境）条件下进行试验。

包被条打开后，应将剩余包被条放入字母袋中密封，再装入包装袋中密封保存，以免受潮。微量移液器吸嘴不可混用，以免交叉污染。

孔内样品需震荡混合均匀，不能有气泡存在。

洗涤要彻底，洗液应注满每孔，但不可用水过猛，避免串流。每次洗涤均应甩干孔内液体，最后应将孔内液体拍干。洗板推荐使用洗板机。

处理试剂和样品时需戴一次性手套，操作后应彻底洗手。

本试剂盒中阴性对照和阳性对照含有人血清成分，所用人源成分对 HIV 抗体、HCV 抗体、梅毒抗体和 HBsAg 检测均为阴性。实验结束，所有样本和使用后的试剂盒及与人源性成分接触过的物品仍应视为传染性物质，废弃处理时，应按照当地政府和国家的相关规定执行。

试剂需在有效期内使用。剩余试剂要及时密封放置在 2 ～ 8℃条件下储存。

本产品仅用于体外诊断使用。

（5）储运条件：试剂盒在 2 ～ 8℃储存，防止冷冻，避免强光照射，有效期 12 个月。

（6）性能指标

1）灵敏度：检测 40 份经 CE 批准上市的 ELISA 参照试剂盒检测结果为阳性的样本，结果均为阳性，阳性符合率为 100%(40/40)。

2）特异性：检测 620 份经 CE 批准上市的 ELISA 参照试剂盒检测结果为阴性的样本，结果 618 份为阴性，阴性符合率为 99.7%(618/620)。

3）重复性：CV ≤ 15%(n=10)。

4）干扰物质：10g/L 血红蛋白、0.2g/L 胆红素、20g/L 三酰甘油对检测结果无干扰。

5）分析特异性：与 RV-IgM、HSV-1IgM、VZV- IgM、CMV-IgM、HSV-2IgG、RF、ANA 无交叉反应。

6）抗凝剂的影响：使用 EDTA、枸橼酸钠或肝素抗凝的血浆对检测结果无显著影响。

3. 抗单纯疱疹病毒 2 型抗体 IgM 检测试剂盒（酶联免疫吸附法）[国食药监械（进）字 2014 第 3401084 号]

（1）原理：该产品用于体外定性检测人血清、血浆中 2 型单纯疱疹病毒（HSV-2）特异性糖蛋白 G2 抗体（IgM）。

试剂盒中每个微孔板条有 8 个可拆分的包被有纯化糖蛋白 G2 的微孔。第一次温育时，稀释后的样本在微孔中反应。如果样本阳性，特异性 IgM（包括 IgA 和 IgG）与抗原结合。为了检测结合的抗体，加入能发生颜色反应的酶标抗人 IgM 抗体（酶结合物）进行第二次温育。然后加入酶底物，发生颜色反应。

从 HSV-2 中经亲和力层析纯化的特异性膜蛋白糖蛋白 G2（分子质量 108kDa）。

因尚无抗 HSV-2 抗体的国际参考血清，采用比值表示抗体的相对浓度。

（2）样本类型：人血清或 EDTA、肝素或枸橼酸盐抗凝的血浆。

(3) 参考范围：用本检测系统检测了300名健康献血员血清中抗HSV-2抗体IgM水平。以比值1.0为临界值，所有献血员血清中抗HSV-2抗体IgM均为阴性。

(4) 注意事项

1) 交叉反应：选用高质量的抗原保证了该ELISA试剂盒的高特异性，特别是与HSV-2抗体常见交叉而引起假阳性的HSV-1抗体未见检出。不同病原体所引起的传染性疾病（巨细胞病毒、麻疹病毒、流行性腮腺炎病毒、弓形体、水痘-带状疱疹病毒、风疹病毒、疏螺旋体、EBV-CA）患者的血清用本检测系统进行检测，除了EBV-CA中有1例（共8例）外，其他病原体均未发现交叉反应。

2) 干扰物质：血红蛋白浓度为10mg/ml的溶血、三酰甘油浓度为20mg/ml的脂血、胆红素浓度为0.4mg/ml的黄疸对检测结果没有干扰。

(5) 储运条件：2～8℃保存，避免冷冻。未开封前，除非特别说明，试剂盒中各成分自生产日起可稳定12个月。

(6) 性能指标

1) 检出限：定义为阴性样本检测结果的均值加上3倍标准差，也就是所能检出抗体的最小滴度。本检测系统的最低检出限为比值0.05。

2) 重复性：通过检测3份不同抗体浓度的血清计算批内和批间的变异系数（CV）以确定该试剂的重复性。批内检测的CV基于20次检测的结果，而批间检测的CV则基于不同6天，每天4次检测的结果（表16-42）。

表16-42　HSV-2型抗体IgM检测试剂盒重复性

批内重复性，*n*=20			批间重复性，*n*=4×6		
血清	均值（比值）	CV(%)	血清	均值（比值）	CV(%)
1	1.9	5.9	1	1.8	7.4
2	2.2	6.6	2	2.2	8.4
3	2.4	3.9	3	2.4	4.6

3) 特异性：用本检测系统检测了44份临床确诊的患者样本（INSTAND实验室间检测样本，德国）。结果表明，本检测系统的特异性为100%（表16-43）。

表16-43　HSV-2型抗体IgM检测试剂盒灵敏度与特异性（德国）

n=44		INSTAND		
		阳性	灰区	阴性
EUROIMMUN ELISA (IgM)	阳性	0	0	0
	灰区	0	0	2
	阴性	0	0	42

检测88份样本中的抗HSV-2(gG2)抗体，结果显示，以另一商品化ELISA产品为参比，本检测系统的特异性为100%，灵敏度为94.7%（表16-44）。

表16-44　HSV-2型抗体IgM检测试剂盒灵敏度与特异性（比对）

n=88		其他商品化ELISA (IgM)		
		阳性	灰区	阴性
EUROIMMUN ELISA (IgM)	阳性	8	1	4
	灰区	1	1	2
	阴性	0	0	71

（卢　洁　张柳燕　吴　钦）

十二、单纯疱疹病毒2型IgG抗体亲和力测定

（一）概述

请参考“单纯疱疹病毒2型IgG抗体测定”章节内容。

（二）临床意义

请参考“单纯疱疹病毒2型IgG抗体测定”章节内容。

（三）测定方法

测定方法包括酶联免疫吸附试验、化学发光法、免疫荧光试验、快速检测（胶体金或胶体硒快速试验、免疫层析试验）等。

（四）国家行业标准

请参考“单纯疱疹病毒2型IgG抗体测定”章节内容。

（五）试剂介绍

下文以单纯疱疹病毒 2 型 IgG 抗体亲和力检测试剂盒（酶联免疫法）（国械注准 20153400428）为例进行介绍。

(1) 原理：本试剂盒采用酶联免疫间接法原理进行检测。用单纯疱疹病毒 2 型抗原包被微孔板，辣根过氧化物酶标记的抗人 IgG 作为酶结合物。向微孔板中加入待测样本（每个样本均做双孔），温育反应后特异性 HSV-2 IgG 抗体被结合在微孔板上，充分洗涤去掉未结合物，向其中一孔加入解离缓冲液，另外一孔加入对照缓冲液，温育反应后低亲和力 HSV-2 IgG 抗体在解离缓冲液作用下与抗原分离。充分洗涤后加入酶结合物，温育反应后形成固相抗原－特异性 HSV-1 抗体－酶标抗体复合物，该复合物催化底物显色，终止后读取吸光值。待测样本的亲和力 = 解离缓冲液孔 OD 值 / 对照缓冲液孔 OD 值 ×100%，结果以百分比表示。

(2) 样本类型：采用正确医用技术收集血清或血浆样本。血浆样本推荐使用 EDTA、枸橼酸钠或肝素的抗凝血浆。

样本中的沉淀物和悬浮物可能会影响试验结果，应离心除去。

样本收集后在室温放置不可超过 8h，如果不在 8h 内检测需将样本放置在 2 ～ 8℃的冰箱中，若需 48h 以上保存或运输，则应冻存于 -20℃以下，避免反复冻融。使用前恢复到室温，轻轻摇动混匀。

(3) 参考范围：样本亲和力≤ 40%，判为低亲和力；40% ＜样本亲和力≤ 45%，判为灰区；样本亲和力＞ 45%，判为高亲和力。

(4) 注意事项：操作前仔细阅读使用说明书，严格按照试剂盒说明书进行试验操作。

避免在恶劣的环境（如含有“84”消毒液、次氯酸钠、酸碱或乙醛等高浓度腐蚀性气体及灰尘的环境）条件下进行试验，实验室消毒应在试验结束后进行。

包被条打开后，应将剩余包被条放入子母袋中密封，再装入包装袋中密封保存，以免受潮。微量移液器吸嘴不可混用，以免交叉污染。

孔内样品需震荡混合均匀，不能有气泡存在。

洗涤要彻底，洗液应注满每孔，但不可用水过猛，避免串流。每次洗涤均应甩干孔内液体，最后应将孔内液体拍干。洗板推荐使用洗板机。

处理试剂和样品时需戴一次性手套，操作后应彻底洗手。所有样本及使用后的试剂盒应视为潜在的传染性物质，废弃处理时，按照当地政府和有关国家规定进行。

试剂需在有效期内使用。剩余试剂要及时密封，放置 2 ～ 8℃条件下保存。

本产品仅用于体外诊断。

(5) 储运条件：试剂盒保存于 2 ～ 8℃，防止冷冻，避免强光照射，有效期为 12 个月。试剂盒开启使用后，2 ～ 8℃密封保存可使用 2 个月。

(6) 性能指标

1) 特异性：检测 388 份 HSV-2 IgG 阳性同时 IgM 阴性（既往感染）的样本，7 份样本检测为低亲和力，除去 5 份检测为灰区样本，特异性为 98.2%(376/383)。

2) 分析特异性：巨细胞病毒 IgG 抗体、单纯疱疹 1 型病毒 IgG 抗体、风疹病毒 IgG 抗体、EBV IgG 抗体、VZV IgG 抗体、细小病毒 B19 IgG 抗体、流感病毒 IgG 抗体、抗核抗体、类风湿因子和系统性红斑狼疮患者样本对 HSV-2 IgG 抗体亲和力检测结果无显著影响。

3) 重复性：CV ≤ 15.0%。

4) 干扰物质：20mg/dl 胆红素、500mg/dl 血红蛋白、3000mg/dl 三酰甘油对检测结果无显著影响。

5) 抗凝剂影响：使用 EDTA、枸橼酸钠或肝素钠的抗凝血浆对检测结果无显著影响。

6) 测定方法对比：与商品化试剂盒对比检测 1080 份临床样本，高亲和力符合率为 98.52%，低亲和力符合率为 97.76%，总体符合率为 98.43%。

（王新明　刘功成）

十三、弓形体抗体测定

（一）概述

弓形体 (toxoplasma gondii，TOX) 是寄生于人和哺乳动物组织细胞内的机会性致病原虫，因其滋养体如弓形而名，属于孢子虫纲。它引起的弓形体病 (toxoplasmpsis) 是一种人畜共患病，广泛流行于世界各地。弓形体经口进入体内（如食用被污染的水或食物）后，会穿透肠道进入网状内皮系统，通过血液传播，感染宿主体内许多不同的器官和组织。现已明确人感染弓形体，可侵犯多种脏器，其临床表现因侵犯脏器不同而异，几乎涉及内、外、妇、儿、神经精神、传染病、肿瘤、眼、耳鼻喉等各个学科，并且与输血、器官移植、免疫缺陷等有密切关系，也是造成艾滋患者死亡的一个重要并发病。

弓形体在猫、犬等动物体内普遍存在，猫和猫科动物是其终宿主。世界各国人群弓形体感染率不等，中国为 0.5% ～ 12%。弓形体感染后，大约 50% 的人没有临床症状，而另外 50% 的感染者经过 1 ～ 3 周的潜伏期后，只有一些非特异性症状如低烧、疲乏、头痛、肌肉和关节痛；少数患者会出现高烧和颈部淋巴结肿大。据报道，儿童和未成年人感染后有 1% 的患者还会出现并发症如心肌炎、脑膜炎或肺炎等。

孕妇感染弓形体可能会对胎儿造成严重后果。有关研究表明，弓形体通过胎盘传播在怀孕的各个阶段都有可能发生，但产前传播和感染率的高低与怀孕的不同阶段有密切关系，一般在怀孕的前 3 个月胎儿的感染率较低（约 17%），最常见的是流产，很少对胎儿造成严重伤害；第 4 ～ 6 个月感染会对胎儿造成中级或严重的伤害，妊娠后期感染时弓形体易于通过胎盘，感染率较高（约 64%），但此时胎儿抵抗力较高，损害较轻。感染婴儿有的出生时症状并不明显，以后才逐渐出现，先天性患者以中枢神经系统和眼症状为多见。

（二）临床意义

先天性弓形体病可导致孕妇流产、早产、反复流产、畸胎和死胎，感染孕妇比未感染孕妇出现畸形儿的概率高 4.48 倍，相对危险度为 2.46。

人体感染弓形体后 IgM 抗体和 IgG 抗体在 1 周左右先后出现，IgM 抗体水平一般在 4 ～ 8 周达到高峰，然后迅速下降，4 ～ 6 个月基本消失，所以 IgM 抗体的出现一般是近期感染的标志，但也有一些人 IgM 抗体可持续存在 1 年以上，另外复发感染者也会出现 IgM 抗体。IgG 抗体可在人体内存在数年，是 TOX 既往感染的标志，可以区分是否感染过 TOX。

TOX-IgG 抗体阴性、TOX-IgM 抗体阴性，提示未感染，但刚感染时产生的抗体数量较少，有可能未检出，属于易感人群，妊娠早期应该定期检测，动态观测抗体的变化。

TOX-IgG 抗体阴性、TOX-IgM 抗体阳性，提示可能为原发感染，2 周后复查或送参比实验室。如果 IgG 转为阳性，提示为原发感染，未妊娠者推迟怀孕。妊娠者确定胎儿是否感染（推算孕周或产前诊断）。如果不变，为非急性感染，假阳性。

TOX-IgG 抗体阳性、TOX-IgM 抗体阴性，提示既往感染。

TOX-IgG 抗体阳性、TOX-IgM 抗体阳性，提示可能为近期感染，建议结合 CMV-IgG 抗体亲和力检测结果综合判定。

（三）测定方法

目前该项目常见的免疫学测定方法包括化学发光法、酶联免疫法、胶体金法等。

（四）国家行业标准

该项目有关医药行业标准为 YY/T1237—2014 弓形体 IgG 抗体检测试剂（盒）（酶联免疫法）。暂无化学发光测定方法的国家标准和行业标准。

（五）试剂介绍

1. 弓形体 IgG 测定试剂盒（化学发光微粒子免疫检测法）[国食药监械（进）字 2012 第 3404767 号]

(1) 原理：ARCHITECT 弓形体 IgG 项目采用两步法免疫检测，运用 Chemiflex 技术，即 CMIA 技术与灵活的检测模式的结合，定量测定人血清和血浆中的弓形体 IgG 抗体。第一步，预稀释样本、项目稀释液和重组弓形体抗原（包含重组抗原 P30（SAG1）和 P35（GRA8））包被的顺磁微粒子相结合。样本中的弓形体特异性抗体与重组弓形体抗原包被的微粒子相结合。冲洗后进入第二步，加入吖啶酯标记的鼠抗人 IgG 抗体结合物，形成反应混合物。再次冲洗后，将预激发液和激发液加入到反应混合物中。测量产生的化学发光反应，以相对发光单位（RLU）表示。样本中的弓形体 IgG 抗体和 ARCHITECT i 光学系统检测到的 RLU

值之间成正比。

(2) 样本类型：人血清（包括采集与血清分离管中的血清）。

采集于以下抗凝管中的人血浆：血浆分离管（肝素锂），EDTA-K_2，枸橼酸钠，肝素锂，肝素钠。

液体抗凝剂可能具有稀释作用，会导致患者样本的检测结果偏低。

(3) 参考范围：浓度＜1.6IU/ml 的样本被视为弓形体 IgG 抗体非反应性。由此可以推断被测个体尚未感染弓形体，但容易受到急性感染。检测结果为阴性并不能排除感染弓形体的可能性。患者结果为阴性并出现早期的可疑症状时，应当在 3 周内进行复检。

浓度≥3.0IU/ml 的样本被视为弓形体 IgG 抗体反应性，提示受检个体有既往感染或急性感染。

浓度范围在 1.6～3.0IU/ml 的样本被视为灰区，样本中可能含有低水平的弓形体 IgG 抗体。建议使用弓形体 IgM 项目检测这些样本，并且/或者在合理时间（如 2 周）内采集第二份样本并使用 ARCHITECT 弓形体 IgG 项目复检。

(4) 注意事项：ARCHITECT 弓形体 IgG 项目的检测结果与临床症状不符时，需要通过附加试验来验证检测结果。

检测结果用于诊断时，应当与其他数据结合使用，如其他检测结果（弓形体 IgM 亲和力检测和弓形体 IgG 亲和力）及临床印象等。人血清中的嗜异性抗体可与试剂中的免疫球蛋白发生反应，干扰体外免疫测定。经常与动物或动物血清产品接触的患者，其样本可能容易受到此干扰，并使检测结果出现异常值。可能需要其他信息用于诊断。

接受过小鼠单克隆抗体制剂诊断或治疗的患者，其样本中可能含有人抗小鼠抗体（HAMA）。使用含有小鼠单克隆抗体的试剂盒检测此类样本时，检测值可能会假性升高或降低。ARCHITECT 弓形体 IgG 试剂含有一种组分可减小 HAMA 反应性样本对检测的影响。

不同检测方法的结果差异：对于同一份样本，采用不同检测方法和检测标准测得的弓形体 IgG 浓度会存在差异，因此不可代替使用。注意，ARCHITECT 弓形体 IgG 校准品参照世界卫生组织（WHO）第一代弓形体 IgG 标准品（01/600）制备。

对一些弓形体 IgG 抗体样本进行稀释后，稀释结果不能出现线性关系，因此不能使用不同的稀释倍数对来自同一个体的连续样本进行稀释。

(5) 储运条件：ARCHITECT 弓形体 IgG 测定试剂盒必须在 2～8℃竖直向上储存，取出后可立即使用。

按照指导储存和操作时，试剂在有效期内保持稳定。ARCHITECT 弓形体 IgG 测定试剂盒在 ARCHITECT i 系统上最长可以储存 30 天。

试剂可以在 ARCHITECT i 系统上储存，也可以脱离系统储存。如果试剂脱离系统储存，需将其竖直向上储存于 2～8℃（盖有软盖和替换盖）。试剂从系统上取出后，建议将其放回原始托架和包装盒中储存，以确保其竖直向上放置。

(6) 性能指标

1) 精密度：对于范围在 3.0～120.0IU/ml 的样本，ARCHITECT 弓形体 IgG 项目的精密度为总 CV＜10%。精密度试验使用由 3 个批次质控品和 1 个人血浆样本组成的检测盘，在一个内部实验室和一个外部实验室（法国）在一台仪器上进行。每个实验室使用 3 个批次的试剂和 2 个批次的校准品，对检测盘中的所有样本检测 4 次。每组仪器、检测盘和试剂都运行 4 次。

2) 相对灵敏度：评估 2464 份样本，1099 份为阳性。经 ARCHITECT 弓形体 IgG 项目检测，1096 份样本呈反应性，3 份呈非反应性。相对灵敏度为 99.7%(1096/1099)，95% 置信区间为 99.2%～99.9%。

3) 相对特异性：评估 2464 份样本，1365 份为阴性。经 ARCHITECT 弓形体 IgG 项目检测，1359 份样本呈非反应性，6 份呈非反应性。相对特异度为 99.6%(1359/1365)，95% 置信区间为 99.0%～99.8%。

4) 相对一致性：评估 2464 份样本中，12 份样本经 ARCHITECT 弓形体 IgG 项目和 AxSYM 弓形体 IgG 项目检测后，结果不一致，相对一致性为 99.5%(2452/2464)，95% 置信区间为 99.2%～99.7%。

5) 干扰性：经检测，含有胆红素（20mg/dl）、三酰甘油（3000mg/dl）、蛋白质（12g/dl）、红细胞（0.4%，*V*/*V*）或血红蛋白（500mg/dl）的非反性或反应性样本与试验对照比较，未见干扰。

6) 功能灵敏度：ARCHITECT 弓形体 IgG 项目的功能灵敏度＜1.6IU/ml(20%CV 对应的 95%

置信区间的浓度值）。本试验中，使用一个批次的校准品和一个批次的质控品，3 个批次的 ARCHITECT 弓形体 IgG 抗体试剂盒，对弓形体 IgG 浓度范围为 0.5 ～ 3.3IU/ml 的 7 份人血清检测盘、ARCHITECT 弓形体 IgG 阴性质控品和阳性质控品 1 进行了检测，试验共进行了 5 天。功能灵敏度范围为 0.03 ～ 0.25IU/ml，功能灵敏度范围为 0.03 ～ 0.25IU/ml。

2. 弓形体 IgG 抗体检测试剂盒（磁微粒化学发光法）（国械注准 20153400796）

（1）原理：本产品采用间接法原理进行检测。用 TOX 抗原包被磁微粒，辣根过氧化物酶标记抗人 IgG 抗体制备酶结合物，通过免疫反应形成抗原 - 抗体 - 酶标二抗复合物，该复合物催化发光底物发出光子，发光强度与 TOX IgG 抗体的含量成正比。

（2）样本类型：应用正确医用技术收集血清或血浆样本。血浆样本推荐使用 EDTA、枸橼酸钠或肝素的抗凝血浆。

样本中的沉淀物和悬浮物可能会影响试验结果，应离心除去。

样本收集后在室温放置不可超过 8h；如果不在 8h 内检测需将样本放置在 2 ～ 8℃的冰箱中；若需 48h 以上保存或运输，则应冻存于 -20℃以下，避免反复冻融。使用前恢复到室温，轻轻摇动混匀。

（3）参考范围：采用 ROC 曲线法确定参考值，样本浓度值＜ 0.8IU/ml 判为阴性；0.8IU/ml ≤浓度值＜ 1.2IU/ml 判为可疑；浓度值≥ 1.2IU/ml 判为阳性。建议各实验室根据自身实际条件及接触人群建立正常参考值。

（4）注意事项：操作前仔细阅读使用说明书，严格按照试剂盒说明书进行试验操作。

避免在恶劣的环境（如含有 84 消毒液、次氯酸钠、酸碱或乙醛等高浓度腐蚀性气体及灰尘的环境）条件下进行试验。

加样前应保证磁微粒混悬液充分混匀，无肉眼可见沉淀。

微量移液器吸嘴不可混用，以免交叉污染。

样本中若存在沉淀物、悬浮物等可见杂质会影响试验结果。此类样本不得使用。

加入底物前，反应容器内的磁微粒必须震荡散开。

处理试剂和样本时需戴一次性手套，操作后应彻底洗手。所有样本及使用后的试剂盒应视为潜在的传染性物质，废弃处理时，按照当地政府和有关国家规定进行。

试剂需在有效期内使用。剩余试剂要及时密封，放置 2 ～ 8℃条件下保存。

加入发光底物后要避光反应，强光可能影响结果测定。

使用仪器自动操作，测试样本需考虑样本容器死体积，具体参考相应的仪器系统操作说明。

本产品仅用于体外诊断。

（5）储运条件：试剂盒保存于 2 ～ 8℃，防止冷冻，避免强光照射，有效期 12 个月。

试剂机载稳定性：试剂包（磁微粒混悬液、酶结合物、样品稀释液）竖直向上存放，在 2 ～ 10℃环境下冷藏保存 2h 后，才可上机使用。首次使用后，机载或在 2 ～ 10℃ 环境下稳定期为 28 天。

（6）性能指标

1）最低检测限：≤ 0.1IU/ml。

2）线性范围：0.8 ～ 120IU/ml。

3）准确性：与 WHO 参考物质的偏差在 ±15% 范围内。

4）重复性：CV ≤ 15.0%。

5）干扰物质：1000mg/ dl 血红蛋白、20mg/dl 胆红素、3000mg/dl 三酰甘油对检测结果无显著影响。

6）分析特异性：与 HSV-1 IgG 抗体、CMV IgG 抗体、HSV-2 IgG 抗体、RV-IgG 抗体、EBV IgG 抗体、VZV IgG 抗体、细小病毒 B19 IgG 抗体无交叉反应。

7）测定方法对比：与 SFDA 批准上市的试剂盒对比检测 1080 份临床样本，阳性符合率为 97.59%，阴性符合率为 98.85%，总体符合率为 97.69%。

3. 弓形体 IgG 抗体检测试剂盒（酶联免疫法）（国械注准 20153400779）

（1）原理：本产品采用酶联免疫间接法原理进行检测。利用 TOX 抗原制备包被板，辣根过氧化物酶标记抗人 IgG 制备酶结合物。通过免疫反应形成固相抗原 - 抗体 - 酶标记抗体复合物，该复合物催化底物显色，显色强度与 TOX-IgG 抗体含量成正比。

(2) 样本类型：采用正确医用技术收集血清 / 血浆样本，血浆样本推荐使用 EDTA、枸橼酸钠或肝素的抗凝血浆。

样本中的沉淀物和悬浮物可能会影响试验结果，应离心除去，并确定样本未变质方可使用。溶血或脂血的样本不能用于测定。

样本收集后在室温放置不可超过 8h，如果不在 8h 内检测需将样本放置在 2 ～ 8℃的冰箱中，若需 48h 以上保存或运输，则应冻存于 -20℃以下，避免反复冻融。使用前恢复到室温，轻轻摇动混匀。

试验中血清 / 血浆样品勿加叠氮钠作为防腐剂。

(3) 参考范围：待测样品 OD 值≥ cut-off 值时，判为阳性；否则为阴性。

(4) 注意事项：操作前仔细阅读使用说明书，严格按照试剂盒说明进行试验操作。

避免在恶劣的环境（如含有 84 消毒液、次氯酸钠、酸碱或乙醛等高浓度腐蚀性气体及灰尘的环境）条件下进行试验。

包被条打开后，应将剩余包被条放入子母袋中密封，再装入包装袋中密封保存，以免受潮。

微量移液器吸嘴不可混用，以免交叉污染。

孔内样品需震荡混合均匀，不能有气泡存在。

洗涤要彻底，洗液应注满每孔，但不可用水过猛，避免串流。每次洗涤均应甩干孔内液体，最后应将孔内液体拍干。洗板推荐使用洗板机。

处理试剂和样品时需戴一次性手套，操作后应彻底洗手。

本试剂盒中阴性对照和阳性对照含有人血清成分，所用人源成分对 HIV 抗体、HCV 抗体、梅毒抗体和 HBsAg 检测均为阴性。实验结束，所有样本和使用后的试剂盒及与人源性成分接触过的物品仍应视为传染性物质；废弃处理时，应按照当地政府和国家的相关规定执行。

试剂需在有效期内使用。剩余试剂要及时密封放置在 2 ～ 8℃条件下储存。

本产品仅用于体外诊断使用。

(5) 储运条件：试剂盒在 2 ～ 8℃储存，防止冷冻，避免强光照射，有效期 12 个月。

(6) 性能指标

1) 灵敏度：检测 191 份经 CE 批准上市的 ELISA 参照试剂盒检测结果为阳性的样本，结果均为阳性，灵敏度为 100%(191/191)。

2) 特异性：检测 571 份经 CE 批准上市的 ELISA 参照试剂盒检测结果为阴性的样本，15 份检测结果为阳性，特异性为 97.37%(556/571)。

3) 重复性：CV ≤ 15%(n=10)。

4) 干扰物质：10g/L 血红蛋白、0.2g/L 胆红素、20g/L 三酰甘油对检测结果无干扰。

5) 分析特异性：与 RV-IgG、HSV-IgG、EBV-IgG、CMV IgG、RF、ANA 无交叉反应。

6) 抗凝剂的影响：使用 EDTA、枸橼酸钠或肝素抗凝的血浆对检测结果无显著影响。

4. 弓形体 IgG 抗体检测试剂盒（化学发光法）［国食药监械（进）字 2013 第 3403621 号］

(1) 原理：本试剂盒采用间接化学发光免疫检测法（CLIA）定性检测特异性刚地弓形体 IgG 抗体。将刚地弓形体包被于磁微粒（固相载体）上，小鼠单克隆抗体结合到异鲁米诺衍生物上（形成异鲁米诺 - 抗体结合物）。在第一次孵育期间，校准品，样本或质控品中存在的弓形体抗体与固相载体结合。随后在第二次孵育期间，异鲁米诺 - 抗体结合物与已结合在固相载体上的弓形体 IgG 发生反应。在每次孵育后，未结合的物质均被清洗掉。随后加入启动试剂，引发化学发光反应，产生光信号。光信号和异鲁米诺 - 抗体结合物的数量由光电倍增管测定，用相对发光单位（RLU）表示存在于校准品、样本或质控品中弓形体 IgG 抗体的浓度。

(2) 样本类型：人血清和血浆样本均可用于检测。抗凝剂枸橼酸盐、EDTA 钠盐和肝素锂经检测可用于该试剂。血液应通过静脉穿刺采集，待样本凝固后，尽快将血清从凝块中分离出来。含有颗粒物质、浑浊、脂血或红细胞碎片的样本在使用前需要过滤或离心。严重溶血或脂血样本及含有颗粒物质或明显被微生物污染的样本不能用于检测。检测前检查并去除气泡。如果在采集后 7 天内进行检测，则样本可以在 2 ～ 8℃下储存；否则，样本应当分装并冷冻保存（-20℃或更低温度）。如果样本冷冻保存，检测前需冻融并充分混匀。13 份不同反应活性的标本在 2 ～ 8℃下储存 7 天，并经受 4 次冻融循环。检测结果无明显差异。单次检测最少样本量为 170μl(20μl 标本 +150μl 死体积）。

(3) 参考范围：弓形体 IgG 浓度＜ 7.2IU/ml 的

样本应当视为阴性；7.2IU/ml ≤弓形体 IgG 浓度＜ 8.8IU/ml 的样本应当视为可疑；弓形体 IgG 浓度≥ 8.8IU/ml 的样本应当视为阳性。

(4) 注意事项：仅用于体外诊断。

所有用于生产本试剂盒组分的血清和血浆，均已通过检测 HBsAg、抗 HCV 抗体、抗 HIV-1 抗体和抗 HIV-2 抗体均为阴性。然而，尚没有检测方法能够绝对保证其中不含病原体，因此，所有来源于人体的样本均应视为具有潜在感染性，处理时应当小心。

(5) 储运条件：密封时在 2 ～ 8℃储存，可稳定至失效期。有效期为 12 个月。启封后在仪器上储存或在 2 ～ 8℃储存：至少稳定 8 周。8 周后，如果质控品检测值在期望值范围内，则仍可继续使用该试剂盒。

使用 LIAISON 化学发光仪家族提供的存储架来储存试剂盒，使其竖直向上放置。不得冻存。储存时应竖直向上放置，以便于磁微粒的重新悬浮。避免直接光照。

(6) 性能指标

1) 分析特异性：定义为样本中含有潜在干扰因素（如抗凝剂、溶血、样本处理的影响），或交叉反应抗体时试剂盒准确检出特定分析物的能力。

2) 干扰性：针对潜在干扰物或干扰条件的研究表明，本试剂性能不受抗凝剂（枸橼酸钠、EDTA、肝素锂和肝素钠）、溶血（高达 500mg/dl 的血红蛋白）、脂血（高达 3000mg/dl 的三酰甘油）、胆红素血症（高达 20mg/dl 胆红素）或样本冻融的影响。

3) 交叉反应：验证表明没有观察到 LIAISON 弓形体 IgG 抗体测定试剂盒与可能引起感染疾病的微生物（EBV、风疹病毒、细小病毒 B19、刚地弓形体、单纯疱疹病毒、乙肝病毒、甲肝病毒、梅毒螺旋体，水痘－带状疱疹病毒、麻疹病毒和腮腺炎病毒、包柔氏螺旋体）有交叉的确切证据，但是由于某些样本获取受限，因而不能排除交叉反应的可能性。

4) 重复性：在同一次运行内，对样本重复检测 20 次，不同浓度重复性均值为 3.6%。

5) 重现性：用同一批号的试剂盒，在不同工作日内用 2 台不同的仪器在 2 处试验地点对样本重复检测 20 次（每天最多运行 2 次），室内（地点 1）重现性均值为 9.1%，独立实验室（地点 2）重现性均值为 10.3%。

6) 高剂量饱和效应：饱和效应分析通过检测 6 份高滴度弓形体 IgG 抗体阳性样本进行评估。预期为高滴度血清的所有样本得到的浓度值都在分析范围之上，表示没有发生样本分类错误。

7) 诊断特异性和灵敏度：通过检测采自不同受选人群的 1000 份样本中，在预期为阴性的结果的样本测试中，4 份阳性结果样本，702 份为阴性结果样本，诊断特异性为 99.43%(95% 置信区间为 98.56% ～ 99.84%)。在预期为阳性结果的样本测试中，无阴性结果样本，236 份为阳性结果样本，诊断的灵敏度为 100%(95% 置信区间为 98.45% ～ 100%)。

5. 弓形体 IgG（TOXO IgG）抗体测定试剂盒（化学发光法）[国食药监械（准）字 2013 第 3400229 号]

(1) 原理：本试剂盒利用化学发光免疫夹心法检测 TOXO IgG 浓度。采用 TOXO 纯抗原包被磁性微球，鼠抗人单克隆 IgG 抗体标记 ABEI。样本（用含羊抗人 IgA、羊抗人 IgM 的样本稀释液 1 ∶ 11 预稀释）、校准品与缓冲液（含羊抗人 IgA、羊抗人 IgM）、TOXO 纯抗原包被的磁性微球混匀，外加磁场沉淀。去掉上清液，用洗液清洗沉淀复合物 3 次，再加入 ABEI 标记的鼠抗人 IgG 单克隆抗体，形成待测抗体与包被在磁性微球上的 TOXO 纯抗原和 ABEI 标记的鼠抗人 IgG 单克隆抗体的免疫复合物，外加磁场沉淀，去掉上清液，用洗液清洗沉淀复合物 3 次，直接进入样本测量室，仪器自动泵入化学发光激发物 1 和 2，自动监测 3s 内发出的相对发光单位（RLU）。TOXO IgG 浓度与 RLU 呈一定的比例关系，测定仪自动拟合计算 TOXO IgG 浓度。

(2) 样本类型：血清。采集 5.0 ml 静脉血至采血管中，室温静置。离心、分离血清部分，2 ～ 8℃储存。血清样本在 2 ～ 8℃稳定 12h。超过 12h，则先分装，-20℃可保存 30 天，避免反复冰冻和解冻 2 次以上。

(3) 参考范围：＜ 2AU/ml，阴性；≥ 2AU/ml，阳性。

经过对中国大陆 720 例正常人、300 例弓形体感染病例进行该方法检测，通过对检测结果的统计学分析，确定该诊断试剂的判断阈值为 2AU/

ml；对中国大陆以外的人群，用户需重新检测一定数量正常人及巨细胞病毒感染病例，根据检测结果的统计学分析，修正该判断阈值。

(4) 储运条件

1) 工作洗液：用纯化水，将清洗缓冲液按1 ∶ 14稀释混匀，放置室温待用，保存至有效期。

2) 试剂：本试剂盒除洗液外，其他成分置于2～8℃保存至有效期。发光标记物均应避免阳光直射；湿度对试剂稳定性无影响。

3) 试剂运输要求：置于2～8℃环境条件下运输，运输过程避免碰撞。储存在2～8℃无腐蚀性气体的环境中，未开封有效期为12个月。开封后有效期不少于28天。

(5) 性能指标

1) 准确率：回收率应为90%～110%。

2) 批内精密度：批内CV＜10%。

3) 批间精密度：批间CV＜15%。

4) 分析灵敏度：本试剂的分析灵敏度为＜0.25AU/ml。

5) 特异性：与弓形体IgM抗体、巨细胞病毒IgG抗体、巨细胞病毒IgM抗体、Ⅰ和Ⅱ型单纯疱疹病毒IgG抗体、Ⅰ和Ⅱ型单纯疱疹病毒IgM抗体、风疹病毒IgG抗体、风疹病毒IgM抗体、甲肝病毒IgG抗体、甲肝病毒IgM抗体、乙肝病毒表面抗体、乙肝病毒e抗体、乙肝病毒核心抗体、丙型肝炎病毒IgG/IgM抗体、HIV病毒抗体、梅毒螺旋体IgG/IgM抗体、EB病毒早期抗原IgG抗体、EB病毒核抗原IgG抗体、EB病毒衣壳抗原IgG抗体、EB病毒衣壳抗原IgM抗体没有交叉反应。

经ELISA测定确诊的RF及ANA为阳性的样本，该试剂测定结果为阴性。

6) 干扰物质：血红蛋白浓度≤10mg/ml的溶血、三酰甘油浓度≤20mg/ml的脂血、胆红素浓度≤0.4mg/ml的黄疸对检测结果没有干扰。

（谷桂桂　吴晓军）

十四、弓形体IgM抗体测定

（一）概述

请参考“弓形体抗体测定”章节内容。

（二）临床意义

请参考“弓形体抗体测定”章节内容。

（三）测定方法

测定方法包括酶联免疫吸附试验、化学发光法、免疫荧光试验、快速检测（胶体金或胶体硒快速试验、免疫层析试验）等。

（四）国家行业标准

请参考“弓形体抗体测定”章节内容。

（五）试剂介绍

1. 弓形体IgM测定试剂盒（化学发光微粒子免疫检测法）[国食药监械（进）字2012第3404771号]

(1) 原理：ARCHITECT弓形体IgM项目采用两步法免疫检测，运用Chemiflex技术，即CMIA技术与灵活的检测模式的结合，定性测定人血清和血浆中的弓形体IgM抗体。第一步，将预稀释样本和抗人IgM（小鼠，单克隆）抗体包被的顺磁微粒子混合。其他类型的IgM抗体和样本中的弓形体特异性IgM抗体与包被了抗人IgM（小鼠，单克隆）抗体的微粒子结合，形成抗体-抗体复合物。冲洗后，添加结合物[含有吖啶酯标记的抗-弓形体p30抗原小鼠单克隆F(ab′)$_2$片段和包含p30抗原的天然弓形体裂解液]，形成反应混合物后进入第二步。第一步中被抗人IgM（小鼠，单克隆）抗体包被的微粒子捕获的弓形体特异性IgM抗体结合到结合物上，形成抗体-抗体-结合物复合物。再次冲洗后，将预激发液和激发液加入到反应混合物中。

测量产生的化学发光反应，以相对发光单位(RLU)表示。样本中的弓形体IgM抗体和ARCHITECT i光学系统检测到的RLU值之间成正比。通过对比反应中的化学发光信号和当前校准曲线得出的cut-off信号，确定样本中是否存在弓形体IgM抗体。如果样本中化学发光信号≥cut-off信号，则应考虑样本呈弓形体IgM反应性。

(2) 样本类型：人血清（包括采集于血清分离管中的血清）。

采集于以下抗凝管中的人血浆：血浆分离管（肝素锂），EDTA-K$_2$，肝素钠，肝素锂。

液体抗凝剂可能具有稀释作用，会导致患者样本的检测结果偏低。

(3) 参考范围：指数值 < 0.50(< 0.83S/CO) 的样本为弓形体 IgM 抗体非反应性；指数值 ≥ 0.60(≥ 1.00S/CO) 的样本为弓形体 IgM 抗体反应性；0.50 ≤指数值< 0.60(0.838 ≤指数值 < 1.00S/CO) 的样本为灰区。建议在合适的时间内（比如两周内）重新取样，再次进行 ARCHITECT 弓形体 IgM 检测。

(4) 注意事项：ARCHITECT 弓形体 IgM 项目的检测结果与临床症状不符时，需要通过附加试验来验证检测结果。

检测结果用于诊断时，应当与其他数据结合使用，如其他检测结果（弓形体 IgG 和弓形体 IgG 亲和力）及临床印象等。

人血清中的嗜异性抗体可与试剂中的免疫球蛋白发生反应，干扰体外免疫测定。经常与动物或动物血清产品接触的患者，其样本可能容易受到此干扰，并使检测结果出现异常值。可能需要其他信息用于诊断。

接受过小鼠单克隆抗体制剂诊断或治疗的患者，其样本中可能含有人抗小鼠抗体 (HAMA)。使用含有小鼠单克隆抗体的试剂盒（如 ARCHITECT 弓形体 IgM 测定试剂盒）检测含有 HAMA 的样本时，可能会出现异常值。

多发性骨髓瘤等含有高水平 IgM 的患者样本在使用 μ 链 - 捕获类型的项目检测时可能会出现偏低的结果。

枸橼酸钠采集管采集的人血浆样本不能用于本项目，因为 ARCHITECTH 弓形体 IgM 的检测结果可能受到抗凝剂的影响。

(5) 储运条件：ARCHITECT 弓形体 IgM 测定试剂盒必须在 2 ～ 8℃竖直向上储存，取出后可立即使用。按照指导储存和操作时，试剂在有效期内保持稳定。ARCHITECT 弓形体 IgM 测定试剂盒在 ARCHITECT i 系统上最长可以储存 30 天。

试剂可以在 ARCHITECT i 系统上储存，也可以脱离系统储存。如果试剂脱离系统储存，需将其竖直向上储存于 2 ～ 8℃（盖有软盖和替换盖）。试剂从系统上取出后，建议将其放回原始托架和包装盒中储存，以确保其竖直向上放置。

(6) 性能指标

1) 精密度：ARCHITECT 弓形体 IgM 项目检测指数值在 0.60 ～ 2.40 的阳性样本时，总精密度为 CV ≤ 10%。精密度试验在 1 个内部实验室的 1 台仪器和 1 个外部实验室的 1 台仪器上进行。精密度试验中使用的检测盘包括 3 个批次的质控品和 1 份人血浆样本。

试验在外部实验室和内部实验室的各 1 台仪器上进行。使用 3 个批次的试剂，在外部实验室中使用 1 个批次的校准品、在内部实验室中使用 3 批校准品分别对检测盘样本检测 4 次。每种组合（检测盘样本和试剂）在数天内检测 4 轮。

2) 相对灵敏度：ARCHITECT 弓形体 IgM 项目的相对灵敏度为 100%。

3) 相对特异性：ARCHITECT 弓形体 IgM 项目的相对特异性 99.89%。特异性试验在 1 个内部实验室和 1 个外部实验室进行。相对特异性评估中，2772 份样本中的 36 份样本为一致反应性，另外 3 份样本在不一致性分析试验后被确认为阳性，因此被排除在特异性计算之外。

4) 干扰性：试验对照与非反应性或反应性样本中添加了高浓度的胆红素 (20mg/dl)、三酰甘油 (3000mg/dl)、蛋白质 (12g/dl)、红细胞 (0.4%，*V/V*) 或血红蛋白 (500mg/dl) 后没有观察到干扰。

2. 弓形体 IgM 抗体检测试剂盒（磁微粒化学发光法）（国械注准 20153400797）

(1) 原理：本产品采用捕获法原理进行检测。用抗人 IgM 抗体包被磁微粒，辣根过氧化物酶标记 TOX 抗原制备酶结合物，通过免疫反应形成二抗 - 抗体 - 酶标抗原的复合物，该复合物催化发光底物发出光子，发光强度与 TOX IgM 抗体的含量成正比。

(2) 样本类型：应用正确医用技术收集血清或血浆样本。血浆样本推荐使用 EDTA、枸橼酸钠或肝素的抗凝血浆。

样本中的沉淀物和悬浮物可能会影响试验结果，应离心除去。

样本收集后在室温放置不可超过 8h；如果不在 8h 内检测需将样本放置在 2 ～ 8℃的冰箱中；若需 48h 以上保存或运输，则应冻存于 -20℃以下，避免反复冻融。使用前恢复到室温，轻轻摇动混匀。

(3) 参考范围：采用ROC曲线法确定参考值，样本浓度值＜ 6AU/ml 判为阴性；6AU/mlU 浓度值＜ 10AU/ml 判为可疑；浓度值≥ 10AU/ml 判为阳性。建议各实验室根据自身实际条件及接触人群建立正常参考值。

(4) 注意事项：操作前仔细阅读使用说明书，严格按照试剂盒说明书进行试验操作。

避免在恶劣的环境（如含有“84”消毒液、次氯酸钠、酸碱或乙醛等高浓度腐蚀性气体及灰尘的环境）条件下进行试验。

加样前应保证磁微粒混悬液充分混匀，无肉眼可见沉淀。

微量移液器吸嘴不可混用，以免交叉污染。

样本中若存在沉淀物、悬浮物等可见杂质会影响试验结果。此类样本不得使用。

加入底物前，反应容器内的磁微粒必须震荡散开。

处理试剂和样本时需戴一次性手套，操作后应彻底洗手。所有样本及使用后的试剂盒应视为潜在的传染性物质，废弃处理时，按照当地政府和有关国家规定进行。

试剂需在有效期内使用。剩余试剂要及时密封，放置 2 ～ 8℃条件下保存。

加入发光底物后要避光反应，强光可能影响结果测定。

使用仪器自动操作，测试样本需考虑样本容器死体积，具体参考相应的仪器系统操作说明。

本产品仅用于体外诊断。

(5) 储运条件：试剂盒保存于 2 ～ 8℃，防止冷冻，避免强光照射，有效期 12 个月。

试剂机载稳定性：试剂包（磁微粒混悬液、酶结合物、样品稀释液）竖直向上存放，在 2 ～ 10℃环境下冷藏保存 2h 后，才可上机使用。首次使用后，机载或在 2 ～ 10℃环境下稳定期为 28 天。

(6) 性能指标

1) 最低检测限：≤ 1.0AU/ml。

2) 线性范围：6 ～ 240AU/ml。

3) 准确性：回收率为 85% ～ 115%。

4) 重复性：CV ≤ 15.0%。

5) 干扰物质：1000mg/dl 血红蛋白、20mg/dl 胆红素、3000mg/dl 三酰甘油对检测结果无显著影响。

6) 分析特异性：与 CMV IgM 抗体、RV IgM 抗体、HSV-1 IgM 抗体、HSV-2 IgM 抗体、VZV IgM 抗体、EBV IgM 抗体、细小病毒 B19 IgM 抗体无交叉反应。

7) 测定方法对比：与 SFDA 批准上市的试剂盒对比检测 1080 份临床样本，阳性符合率为 98.69%，阴性符合率为 100%，总体符合率为 99.81%。

3. 弓形体 IgM 抗体检测试剂盒（酶联免疫法）（国械注准 20153400427）

(1) 原理：本产品采用酶联免疫捕获法原理进行检测。利用抗人 IgM 单克隆抗体制备包被板，辣根过氧化物酶标记 TOX 抗原制备酶结合物。通过免疫反应形成固相二抗 - 抗体 - 抗原 - 酶复合物，该复合物催化底物显色，显色强度与 TOX-IgM 抗体含量成正比。

(2) 样本类型：采用正确医用技术收集血清 / 血浆样本，血浆样本推荐使用 EDTA、枸橼酸钠或肝素的抗凝血浆。

样本中的沉淀物和悬浮物可能会影响试验结果，应离心除去，并确定样本未变质方可使用。溶血或脂血的样本不能用于测定。

样本收集后在室温放置不可超过 8h，如果不在 8h 内检测需将样本放置在 2 ～ 8℃的冰箱中，若需 48h 以上保存或运输，则应冻存于 -20℃以下，避免反复冻融。使用前恢复到室温，轻轻摇动混匀。

试验中血清 / 血浆样品勿加叠氮钠作为防腐剂。

(3) 参考范围：待测样品 OD 值≥ cut-off 值时，判为阳性；否则为阴性。

(4) 注意事项（干扰因素）：操作前仔细阅读使用说明书，严格按照试剂盒说明进行试验操作。

避免在恶劣的环境（如含有“84”消毒液、次氯酸钠、酸碱或乙醛等高浓度腐蚀性气体及灰尘的环境）条件下进行试验。

包被条打开后，应将剩余包被条放入子母袋中密封，再装入包装袋中密封保存，以免受潮。微量移液器吸嘴不可混用，以免交叉污染。

孔内样品需震荡混合均匀，不能有气泡存在。

洗涤要彻底，洗液应注满每孔，但不可用水过猛，避免串流。每次洗涤均应甩干孔内液体，最后应将孔内液体拍干。洗板推荐使用洗板机。

处理试剂和样品时需戴一次性手套，操作后应彻底洗手。

本试剂盒中阴性对照和阳性对照含有人血清成分，所用人源成分对 HIV 抗体、HCV 抗体、梅毒抗体和 HBsAg 检测均为阴性。实验结束，所有样本和使用后的试剂盒及与人源性成分接触过的物品仍应视为传染性物质；废弃处理时，应按照当地政府和国家的相关规定执行。

试剂需在有效期内使用。剩余试剂要及时密封放置 2 ～ 8℃条件下储存。

本产品仅用于体外诊断使用。

(5) 储运条件：试剂盒在 2 ～ 8℃储存，防止冷冻，避免强光照射，有效期 12 个月。

(6) 性能指标

1) 灵敏度：检测 53 份经 CE 批准上市的 ELISA 参照试剂盒检测结果为阳性的样本，结果均为阳性，阳性符合率为 100%(53/53)。

2) 特异性：检测 484 份经 CE 批准上市的 ELISA 参照试剂盒检测结果为阴性的样本，结果 481 份为阴性，阴性符合率为 99.4%(481/484)。

3) 重复性：CV ≤ 15%(n=10)。

4) 干扰物质：10g/L 血红蛋白、0.2g/L 胆红素、20g/L 三酰甘油对检测结果无干扰。

5) 分析特异性：与 RV-IgM、HSV-1IgM、HSV-2IgM、VZV- IgM、CMV-IgM、TOX-IgG、RF、ANA 无交叉反应。

6) 抗凝剂的影响：使用 EDTA、枸橼酸钠或肝素抗凝的血浆对检测结果无显著影响。

4. 弓形体 IgM 抗体检测试剂盒（化学发光法）［国食药监械（进）字 2012 第 3402806 号］

(1) 原理：本试剂盒采用捕获法化学发光免疫检测法定性检测样本中弓形体的特异性IgM的方法。

磁微粒（固相）包被有抗人 IgM 的鼠 IgG 单克隆抗体，而小鼠单克隆抗体结合到异鲁米诺衍生物上（形成异鲁米诺 - 抗体偶联物）。在第一次孵育期间，校准品，样本或质控品中存在的 IgM 抗体结合到固相载体上。随后在第二次孵育期间，抗体偶联物与之前加入的弓形体抗原反应，形成的免疫复合物与固相上结合的 IgM 反应。在每次孵育后，未结合的物质经一次冲洗被洗掉。

随后加入启动试剂，引发化学发光反应，产生光信号。光信号和异鲁米诺 - 抗体结合物的数量由光电倍增管测定，用相对发光单位表示，其反映的便是校准品、样本或质控品中 IgM 抗体浓度。

(2) 样本类型：人血清和血浆样本均可用于检测。抗凝剂枸橼酸钠、EDTA、肝素锂经检测可用于该试剂。血液应通过静脉穿刺采集，待样本凝固后，尽快将血清从凝块中分离出来。含有颗粒物质、浑浊、脂血或红细胞碎片的样本在使用前需要过滤或离心以获得澄清样本。严重溶血或脂血样本及含有颗粒物质或明显被微生物污染的样本不能用于检测。检测前查看并去除泡沫。如果在采集后 7 天内进行检测，则样本可以在 2 ～ 8℃下储存；否则，样本应当分装并冷冻保存（-20℃或更低温度）。如果样本冷冻保存，则在检测前需要解冻并充分混匀。16 份不同反应活性的标本在 2 ～ 8℃下储存 7 天，可以经受 4 次冻融循环。检测结果无明显差异。单次检测最少样本量为 170μl(20μl 样本 +150μl 死体积）。

(3) 参考范围：弓形体 IgM 浓度＜ 6.0AU/ml 的样本应当视为阴性；6.0AU/ml ≤弓形体 IgM 浓度＜ 8.0AU/ml 的样本应当视为可疑；弓形体 IgM 浓度≥ 8.0AU/ml 的样本应当视为阳性。

(4) 注意事项：仅用于体外诊断。

所有用于生产本试剂盒组分的血清和血浆，均已通过检测 HBsAg、抗 HCV、抗 HIV-1 和抗 HIV-2，发现均无反应性。然而，尚没有检测方法能够绝对保证其中不含病原体，因此，所有来源于人体的样本均应视为具有潜在感染性的物质，处理时应当小心谨慎。

(5) 储运条件：密封时在 2 ～ 8℃储存可稳定至有效期。有效期为 12 个月。启封后在仪器上储存或 2 ～ 8℃储存：至少稳定 8 周。8 周后，如果质控品检测值在期望值范围内，则仍可继续使用该试剂盒。

使用 LIAISON 化学发光仪家族提供的储存架来储存试剂盒，使其竖直向上放置。

不得冻存。储存时应竖直向上放置，以便于磁微粒的重新悬浮。避免直接光照。

(6) 性能指标

1) 分析特异性：定义为样本中含有潜在干扰因素（如抗凝剂、溶血、样本处理的影响），或交叉反应抗体时，试剂盒准确检出特定分析物的能力。

2) 干扰物质：针对潜在干扰物或干扰条件的

研究表明，本试剂性能不受抗凝剂（枸橼酸钠，EDTA，肝素钠和肝素锂）、溶血（高达 1000mg/dl 的血红蛋白）、脂血（高达 3000mg/dl 的三酰甘油）、胆红素血症（高达 20mg/dl 胆红素）和冻融次数的影响。

3）交叉反应：验证表明没有观察到 LIAISON 弓形体 IgM 抗体测定试剂盒与可能引起感染疾病的微生物（EBV、hCMV、风疹病毒、细小病毒 B19），其他可能引起传染性疾病的抗体（梅毒螺旋体、博氏疏螺旋体、HSV、VZV、麻疹病毒、腮腺病毒、HIV、HCV），以及其他非典型的免疫系统的活动状况（抗核自身抗体，类风湿因子，HAMA 或人抗鼠抗体）有交叉反应的确切证据；但是因为特异性反应样本频率高于总体水平，有时得到的结果可能和交叉反应的结论一致。长期存在的 IgM 对 LIAISON 弓形体 IgM 试剂盒应当不会产生干扰。

4）重复性：在同一次运行内，对样本重复检测 20 次，不同浓度重复性均值为 9.6%。

5）重现性：用同一批号的试剂盒，在不同工作日内用 2 台不同的仪器在 2 处试验地点对样本重复检测 20 次（每天最多运行 2 次），室内（地点 1）重现性均值为 10.4%，独立实验室（地点 2）重现性均值为 10.5%。

6）高剂量标本的饱和反应：饱和效应分析通过检测 2 份高滴度弓形体 IgM 阳性样本进行评估。预期为高滴度血清得到的浓度值都在分析范围之上，表示没有发生样本分类错误。

7）诊断特异性和灵敏度：通过检测源于不同人群的 789 份标本评估试剂盒的特异性和灵敏度。这些标本通过了几种其他试剂盒的检测并参考了可利用的临床和血清学数据分析，将检测结果一致的标本作为知道预期结果的标本。其中 51 份标本没有一致的实验结果，所以不被用于数据分析。在检测预期为阴性的标本中，该检测筛选出 586 份呈阴性结果的标本，4 份可疑标本和 5 份呈阳性结果的标本，诊断的特异性为 98.49%（95% 可信区间为 97.15% ～ 99.31%）。在检测预期为阳性的标本中，该检测筛选出 134 份呈阳性结果的标本，没有检测出可疑样本和阴性标本，诊断的灵敏度为 100%（95% 置信区间为 97.45% ～ 100%）。

5. 弓形体 IgM（TOXO IgM）抗体测定试剂盒（化学发光法）［国食药监械（准）字 2013 第 3400225 号］

（1）原理：本试剂盒利用化学发光免疫夹心法检测 TOXO IgM 浓度。采用 TOXO 纯抗原包被磁性微球，鼠抗人单克隆 IgM 抗体标记 ABEI；样本（用含羊抗人 IgA、羊抗人 IgG 的样本稀释液 1 ： 11 预稀释）、校准品与缓冲液（含羊抗人 IgA、羊抗人 IgG）、TOXO 纯抗原包被的磁性微球混匀，外加磁场沉淀，去掉上清液，用洗液清洗沉淀复合物 3 次，再加入 ABEI 标记的鼠抗人 IgM 单克隆抗体，形成待测抗体与包被在磁性微球上的 TOXO 纯抗原和 ABEI 标记的鼠抗人 IgM 单克隆抗体的免疫复合物，外加磁场沉淀，去掉上清液，用洗液清洗沉淀复合物 3 次，直接进入样本测量室，仪器自动泵入化学发光激发物 1 和 2，自动监测 3s 内发出的相对发光单位（RLU）。TOXO IgM 浓度与 RLU 呈一定的比例关系，测定仪自动拟合计算 TOXO IgM 浓度。

（2）样本类型：血清。采集 5.0 ml 静脉血至采血管中，室温静置。离心、分离血清部分，2 ～ 8℃储存。血清样本在 2 ～ 8℃稳定 12h。超过 12h，则先分装，-20℃可保存 30 天，避免反复冰冻和解冻 2 次以上。

（3）参考范围：＜ 2AU/ml，阴性；≥ 2AU/ml，阳性。

经过对中国大陆 770 例正常人、250 例弓形体感染病例进行该方法检测，通过对检测结果的统计学分析，确定该诊断试剂的判断阈值为 2AU/ml；对中国大陆以外的人群，用户需重新检测一定数量正常人及巨细胞病毒感染病例，根据检测结果的统计学分析，修正该判断阈值。

（4）储运条件

1）工作洗液：用纯化水，将清洗缓冲液按 1 ： 14 稀释混匀，放置室温待用，保存至有效期。

2）试剂：本试剂盒除洗液外，其他成分置于 2 ～ 8℃保存至有效期。发光标记物均应避免阳光直射；湿度对试剂稳定性无影响。

3）试剂运输要求：置于 2 ～ 8℃环境条件下运输，运输过程避免碰撞。储存在 2 ～ 8℃无腐蚀性气体的环境中，未开封有效期为 12 个月。开封后有效期不少于 28 天。

(5) 性能指标

1) 准确率：回收率应为 90% ～ 110%。

2) 批内精密度：批内 CV < 10%。

3) 批间精密度：批间 CV < 15%。

4) 分析灵敏度：本试剂的分析灵敏度 < 0.25AU/ml。

5) 特异性：与弓形体 IgG 抗体、巨细胞病毒 IgG 抗体、巨细胞病毒 IgM 抗体、Ⅰ和Ⅱ型单纯疱疹病毒 IgG 抗体、Ⅰ和Ⅱ型单纯疱疹病毒 IgM 抗体、风疹病毒 IgG 抗体、风疹病毒 IgM 抗体、甲肝病毒 IgG 抗体、甲肝病毒 IgM 抗体、乙肝病毒表面抗体、乙肝病毒 e 抗体、乙肝病毒核心抗体、丙型肝炎病毒 IgG/IgM 抗体、HIV 病毒抗体、梅毒螺旋体 IgG/IgM 抗体、EB 病毒早期抗原 IgG 抗体、EB 病毒核抗原 IgG 抗体、EB 病毒衣壳抗原 IgG 抗体、EB 病毒衣壳抗原 IgM 抗体没有交叉反应。

经 ELISA 测定确诊的 RF 及 ANA 为阳性的样本，该试剂测定结果为阴性。

6) 干扰物质：血红蛋白浓度≤ 10mg/ml 的溶血、三酰甘油浓度≤ 20mg/ml 的脂血、胆红素浓度≤ 0.4mg/ml 的黄疸对检测结果没有干扰。

（谷桂桂　吴晓军）

十五、弓形体 IgG 抗体亲和力测定

（一）概述

请参考“弓形体抗体测定”章节内容。

（二）临床意义

请参考“弓形体抗体测定”章节内容。

（三）测定方法

测定方法包括酶联免疫吸附试验、化学发光法、免疫荧光试验、快速检测（胶体金或胶体硒快速试验、免疫层析试验）等。

（四）国家行业标准

请参考“弓形体抗体测定”章节内容。

（五）试剂介绍

1. 弓形体 IgG 亲和力测定试剂盒（化学发光微粒子免疫检测法）[国食药监械（进）字 2013 第 3404213 号]

(1) 原理：ARCHITECT 弓形体 IgG 亲和力项目包括两项单独的检测，两者都采用两步免疫检测法，使用 Chemiflex 技术，即将灵活的检测模式与 CMIA 技术相结合进行检测。通过两项检测的相对发光单位来计算样本中弓形体抗体 IgG 的亲和力。采用阻断剂（预处理液 2）来处理第一份样本。使用缓冲液代替阻断剂（预处理液 1）来处理第二份样本。每份预处理样本与弓形体抗原包被的微粒子（含重组抗原 P30(SAG1) 和 P35(GRA8)。冲洗后，加入吖啶酯标记的小鼠抗人 IgG 结合物。再次冲洗后，将预激发液和激发液加入到反应混合物中。测量产生的化学发光反应，以相对发光单位 (RLU) 表示。使用阻断剂预处理的样本中得到的 RLU 值和从非阻断样本中得到的 RLU 值来计算亲和力百分数。

为了确定样本的亲和力，ARCHITECT 弓形体 IgG 亲和力项目需要特殊样本的 ARCHITECT 弓形体 IgG 灰区结果或反应性结果以选择正确的稀释程序。申请包括 ARCHITECT 弓形体 IgG 和 ARCHITECT 弓形体 IgG 亲和力的自动项目检测盘来确保这一操作。

(2) 样本类型：人血清（包括采集于血清分离管中的血清）。

采集于以下抗凝管中的人血浆：血浆分离管（肝素锂），EDTA-K_2，肝素锂，肝素钠，枸橼酸钠（仅适用于未进行 ARCHITECT 弓形体 IgM 检测的情况）。

液体抗凝剂可能具有稀释作用，会导致患者样本的检测结果偏低。

(3) 参考范围：< 50.0% Avi，低亲和力；50.0% ～ 59.9%Avi，灰区；≥ 60%Avi，高亲和力。无法从灰区结果获得临床意义。建议在适当时间段内（如 2 周内）提取第 2 份样本，进行检测。

(4) 注意事项：弓形体 IgG 亲和力检测结果与临床表现不符时，需要通过附加试验来验证检测结果。

检测结果用于诊断时，应当与其他数据，如其他检测结果（弓形体 IgG 和 IgM）和临床表现等结合使用。

人血清中的嗜异性抗体可与试剂中的免疫球蛋白发生反应，干扰体外免疫测定。经常与动物或动物血清产品接触的患者，其样本可能容易受到此干扰，并使检测结果出现异常值。可能需要其他信息用于诊断。

接受过小鼠单克隆抗体制剂诊断或治疗的患者，其样本中可能含有人抗小鼠抗体（HAMA）。使用含有小鼠单克隆抗体的试剂盒检测含有 HAMA 的样本时，可能会出现异常值。

（5）储运条件：ARCHITECT 弓形体 IgG 亲和力测定试剂盒必须在 2 ～ 8℃竖直向上储存，取出后可立即使用。按照指导储存和操作时，试剂在有效期内保持稳定。ARCHITECT 弓形体 IgG 亲和力测定试剂盒在 ARCHITECT i 系统上最长可以储存 30 天。

试剂可以在 ARCHITECT i 系统上储存，也可以脱离系统储存。如果试剂脱离系统储存，需将其竖直向上储存于 2 ～ 8℃（盖有软盖和替换盖）。试剂从系统上取出后，建议将其放回原始托架和包装盒中储存，以确保其竖直向上放置。

（6）性能指标

1）精密度：ARCHITECT 弓形体 IgG 亲和力项目检测≥ 50% 亲和力的样本时，批间精密度为 CV ≤ 10%，总精密度为 CV ≤ 14%。

精密度试验在个内部实验室的台仪器和 1 个外部（法国）实验室的 1 台仪器上进行。精密度试验中使用的检测盘包括 3 个批次的质控品和 1 个人血浆样本。

使用 3 个试剂批号和 1 个校准品批号在每个实验室对项目检测盘检测 4 次。每种组合（试剂、检测盘和仪器）在数天内检测 4 轮。

2）灵敏度：在检测近 4 个月内患者的血清转化样本时（预计在该时间段内选取的样本不会生成高亲和力值），ARCHITECT 弓形体 IgG 亲和力项目的灵敏度＞ 98.0%。

3）相对一致性：根据 175 例弓形体 IgG 阳性和弓形体 IgM 阴性孕妇样本，评估相对一致性。相对一致性计算中不包括在 ARCHITECT 或其他商用弓形体 IgG 亲和力项目中显示灰区 / 边界值的 5 例样本。根据 170 例样本的检测结果，发现 2 例样本在 ARCHITECT 弓形体 IgG 亲和力和商用弓形体 IgG 亲和力项目中的结果不一致，这导致相对一致性为 98.8%（168/170），95% 置信区间为 95.8% ～ 99.9%。

4）干扰性：试验对照与低亲和力或高亲和力样本中添加了高浓度的胆红素（20mg/dl）、三酰甘油（3000mg/dl）、蛋白质（12g/dl）、红细胞（0.4%，*V*/*V*）或血红蛋白（500mg/dl）后没有观察到干扰。

2. 弓形体 IgG 抗体亲和力检测试剂盒（酶联免疫法）（国械注准 20133401289）

（1）原理：本试剂盒采用酶联免疫间接法原理进行检测。用弓形体抗原包被微孔板，辣根过氧化物酶标记的抗人 IgG 作为酶结合物。向微孔板中加入待测样本（每个样本均做双孔），温育反应后特异性TOX IgG抗体被结合在微孔板上，充分洗涤去掉未结合物，向其中一孔加入解离缓冲液，另外一孔加入对照缓冲液，温育反应后低亲和力 TOX IgG 抗体在解离缓冲液作用下与抗原分离，充分洗涤后加入酶结合物，温育反应后形成固相抗原 - 特异性 TOX 抗体 - 酶标记抗体复合物，该复合物催化底物显色，终止后读取吸光值。待测样本的亲和力 = 解离缓冲液孔 OD 值 / 对照缓冲液孔 OD 值 ×100%，结果以百分比表示。

（2）样本类型：采用正确医用技术收集血清或血浆样本。血浆样本推荐使用 EDTA、枸橼酸钠或肝素的抗凝血浆。样本中的沉淀物和悬浮物可能会影响试验结果，应离心除去。

样本收集后在室温放置不可超过 8h，如果不在 8h 内检测需将样本放置在 2 ～ 8℃的冰箱中，若需 48h 以上保存或运输，则应冻存于 -20℃以下，避免反复冻融。使用前恢复到室温，轻轻摇动混匀。

（3）参考范围：样本亲和力≤ 40%，判为低亲和力；40% ＜样本亲和力≤ 50%，判为灰区；样本亲和力＞ 50%，判为高亲和力。

（4）注意事项：操作前仔细阅读使用说明书，严格按照试剂盒说明书进行试验操作。

避免在恶劣的环境（如含有“84”消毒液、

次氯酸钠、酸碱或乙醛等高浓度腐蚀性气体及灰尘的环境）条件下进行试验，实验室消毒应在试验结束后进行。

包被条打开后，应将剩余包被条放入子母袋中密封，再装入包装袋中密封保存，以免受潮。

微量移液器吸嘴不可混用，以免交叉污染。

孔内样品需震荡混合均匀，不能有气泡存在。

洗涤要彻底，洗液应注满每孔，但不可用水过猛，避免串流。每次洗涤均应甩干孔内液体，最后应将孔内液体拍干。洗板推荐使用洗板机。

处理试剂和样品时需戴一次性手套，操作后应彻底洗手。所有样本及使用后的试剂盒应视为潜在的传染性物质；废弃处理时，按照当地政府和有关国家规定进行。

试剂需在有效期内使用。剩余试剂要及时密封，放置 2 ～ 8℃条件下保存。

本产品仅用于体外诊断。

(5) 储运条件：试剂盒保存于 2 ～ 8℃，防止冷冻，避免强光照射，有效期为 12 个月。试剂盒开启使用后，2 ～ 8℃密封保存可使用 2 个月。

(6) 性能指标

1) 特异性：检测 228 份 TOX IgG 阳性同时 IgM 阴性（既往感染）的样本，5 份样本检测为低亲和力，除去 9 份检测为灰区的样本，特异性为 97.7%(214/219)。

2) 分析特异性：巨细胞病毒 IgG 抗体、单纯疱疹病毒 IgG 抗体、风疹病毒 IgG 抗体、EBV IgG 抗体、VZV IgG 抗体，细小病毒 B19 IgG 抗体、流感病毒 IgG 抗体、抗核抗体、类风湿因子和系统性红斑狼疮患者样本对 TOX IgG 抗体亲和力检测结果无显著影响。

3) 重复性：CV ≤ 15.0%。

4) 干扰物质：20mg/dl 胆红素、500mg/dl 血红蛋白、3000mg/dl 三酰甘油对检测结果无显著影响。

5) 抗凝剂影响：使用 EDTA、枸橼酸钠或肝素钠的抗凝血浆对检测结果无显著影响。

6) 测定方法对比：与商品化试剂盒对比检测 1080 份临床样本，高亲和力符合率为 98.62%，低亲和力符合率为 97.69%，总体符合率为 98.33%。

（谷桂桂　吴晓军）

第五节　EB 病毒血清学检测

一、EB 病毒壳膜抗原抗体测定

（一）概述

EB 病毒（Epstein-Barr virus，EBV）也被称为人类疱疹病毒 -4(HHV-4)，属于疱疹科病毒 γ 亚科，是人体最常见的病毒之一。

疱疹病毒科包含了超过 100 种不同的病毒，但目前为止只发现以下几种病毒可以感染人类：单纯疱疹病毒 1(herpes simplex virus 1，HSV-1，也被称为人类疱疹病毒 1，HHV-1)；单纯疱疹病毒 2(herpes simplex virus 2，HSV-2，也被称为人类疱疹病毒 2，HHV-2)；水痘 - 带状疱疹病毒（varicella zoster virus，VZV，也被称为人类疱疹病毒 3，HHV-3)；巨细胞病毒（cytomegalovirus，CMV，也被称为人类疱疹病毒 5，HHV-5)，人类疱疹病毒 6(human herpesvirus 6，HHV-6)；人类疱疹病毒 7(human herpesvirus 7，HHV-7)；卡波西肉瘤相关疱疹病毒（Kaposi sarcoma-associated herpes virus，KSHV，也被称为人类疱疹病毒 8，HHV-8)；EB 病毒（Epstein-Barrvirus，EBV）。

在 1964 年，Epstein 和 Barr 首先从 Burkitt 淋巴瘤细胞中成功培养出 2 株淋巴瘤细胞系，在电镜下观察到这些细胞含有形态上与疱疹病毒相同的颗粒，通过血清学及生物学研究证明是一种独特的疱疹病毒，于是被命名为 EB 病毒。EB 病毒也是第一个被证明可以导致癌症的病毒。

EB 病毒的形态同其他疱疹病毒相似，呈圆形，直径 180nm，基本结构为核样物、衣壳和囊膜三部分。核样物为直径 45nm 的致密物，主要是双链线性 DNA，其长度随不同毒株而异，平均长度 172kb。衣壳为二十面体，由 162 个壳微粒组成。最外的囊膜由感染细胞的核膜组成，其上有病毒编码的糖蛋白，可以识别淋巴细胞上的 EB 病毒受体，以及与细胞融合等功能。此外，在囊膜与衣壳之间还有一层蛋白被膜。

EB 病毒感染分为潜伏期和裂解期。潜伏期病毒不复制，主要表达 6 种 EB 病毒核抗原（EBNA-1、EBNA-2、EBNA-3A、EBNA-3B、EBNA3C 和

EBNA-LP)，3 种 EB 病毒潜伏膜蛋白（LMP-1、LMP-2A，和 LMP-2B）；裂解期病毒基因完全表达，细胞主要合成早期膜抗原、早期细胞内抗原（early intracellular antigen，EA）衣壳抗原和晚期相关抗原。根据感染不同时刻表达的情况不同，蛋白质被分成即刻早期、早期和晚期蛋白，其中许多蛋白质与其他疱疹病毒的蛋白质有同源性。即刻早期蛋白可以调控病毒其他基因的表达。晚期蛋白是病毒颗粒的结构成分，包括病毒衣壳抗原和病毒糖蛋白。

EB 病毒可以感染多种细胞，如 B 淋巴细胞、T 淋巴细胞和上皮细胞。鼻咽部上皮细胞中的 EB 病毒可以被重新激活、复制和感染，并快速扩散到身体的其他部位。病毒衣壳上的糖蛋白 gp350/220 同 B 细胞表面的 CD21 相互作用导致感染。

EB 病毒感染可引起多种疾病，如传染性单核细胞增多症、伯基淋巴瘤和鼻咽癌（nasopharyngeal carcinoma，NPC）等。近来发现，多发性硬化症（MS）也与 EB 病毒感染有关。在怀孕期间，经胎盘传输的 EB 病毒感染会损伤胎儿心脏、眼睛和肝脏。儿童感染 EB 病毒还会造成显微镜性血尿至急性肾衰竭等不同程度的肾脏疾患。

EB 病毒原发性感染通常发生在儿童期，并且没有症状。血清流行病学研究显示超过 90% 的成年人感染过 EB 病毒。病毒主要通过唾液传染。

EB 病毒衣壳抗原（EBV-CA）是 EB 感染后最早出现的抗原，在病毒侵染 B 淋巴细胞的过程中起重要作用。病毒通过衣壳上的糖蛋白 gp350/220 同 B 细胞表面的 CD21 相互作用而进入 B 淋巴细胞。其他细胞并不表达 CD21，所以 EB 病毒是倾向感染 B 淋巴细胞的。

原发性 EB 病毒感染过程中产生的第一个抗体是针对病毒衣壳抗原的 IgG 和 IgM；在急性感染的晚期，抗 EA 抗体出现；在恢复期晚期，抗 NA 抗体产生（图 16-1）。EBNA 抗原 1 ～ 6 的合成要早于其他 EB 病毒抗原（EBV-CA 和 EBV-EA），但是只有在 B 细胞被破坏后才能提呈 EBNA，因此 EB 病毒感染后，抗 EBNA 抗体一般在感染晚期才会检测到。抗 CA-IgG 抗体和抗 NA-IgG 抗体可持续终身。EB 病毒感染最初应答时产生低亲和力的抗体。随着感染的继续，逐渐产生与抗原更为匹配的抗体，抗体的亲和力也随之升高（图 16-2）。

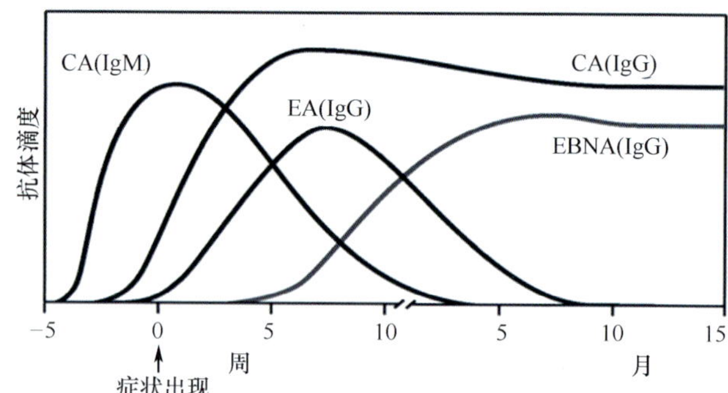

图 16-1　EB 病毒感染后不同抗体出现的时间

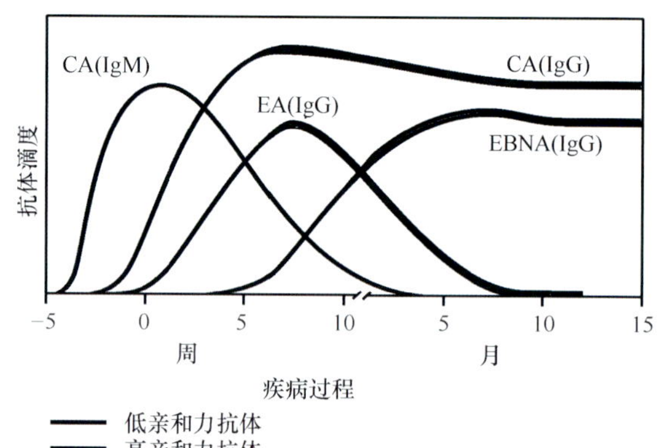

图 16-2　在 EB 病毒感染的过程中抗体亲和力的变化

线条的粗细代表抗体亲和力的高低

（二）临床意义

人体被 EB 病毒感染后的免疫反应是形成抗 EB 病毒壳抗原（EBV-CA）抗体、EB 病毒核抗原（EBNA）抗体和 EB 病毒早期抗原（EA）抗体。

1. 抗 EBV-CA-IgG 抗体、抗 EBV-CA- 高 / 低亲和力 IgG 抗体和抗 EBV-CA-IgM 抗体在传染性单核细胞增多症（IM）中的意义　EB 病毒原发性感染可以引起传染性单核细胞增多症（infectious mononucleosis，IM），主要发生于儿童和青少年，在我国，IM 的好发年龄是学龄前期。根据血清学调查，我国 3 ～ 5 岁儿童中 EBV-CA-IgG 抗体阳性率达 90% 以上。

血清中 CA-IgM 抗体和 IgG 抗体检测结果阳性是原发性 EB 病毒感染诊断的证据。抗 EBV-CA-IgM 抗体是新近 EB 病毒感染的标志，急性感染 EB 病毒后，超过 90% 患者血清中可检测到 EBV-CA-IgM 抗体和 IgG 抗体滴度升高。

但在极少数情况下，EBV-CA-IgM 抗体的产生和检测会受到一些干扰因素的影响而呈现假阳阳或假阴性。例如，在极少数个体中抗 VCA-IgM

抗体出现后在患者体内可持续多年甚至终生；12%～17%大于16岁的青少年原发EBV感染后不能检测到CA-IgM抗体；4岁以下幼儿CA-IgM抗体水平偏低、持续时间短，易见假阴性；IgM抗体可能会延迟产生；B细胞克隆刺激产生非特异性IgM抗体等。因此，还需采用CA-IgG抗体亲和力的测定作为新近感染的补充确认方法。90%以上的原发性急性EB病毒感染患者在临床症状出现10天以内可检测到抗EBV-CA-IgG低亲和力抗体；在病程30天后仍有50%的患者可检测到抗EBV-CA-IgG低亲和力抗体。如果血清中检测到低亲和力的CA-IgG抗体，则可确定为急性感染；如果血清中检测到高亲和力的CA-IgG抗体，则可以确定感染已持续一段时间，是感染晚期或既往感染的标志（图16-2）。

目前针对中国患者，国内学者提出的血清学诊断标准为满足下列两条中任一项并结合临床症状即可诊断为传染性单核细胞增多症：①抗EBV-CA-IgM和抗EBV-CA-IgG抗体阳性，且抗EBV-NA-IgG阴性；②抗EBV-CA-IgM阴性，但抗EBV-CA-IgG抗体阳性，且为低亲和力抗体。多种抗体（EBV-CA-IgG/IgM、EBV-CA-IgG亲和力、EA-IgG和EBNA-IgG）联合检测可准确提示EB病毒感染的病程（表16-45）。

表16-45　多种EBV抗体联合检测的结果解释

EBV-CA IgG	EBV-CA IgM	EBV-EA IgG	EBNA IgG	IgG-亲和力	提示感染病程
−	−	−	−	−	未感染EBV
+	+	−	−	低	早期
+	+	+	−	低	早期
+	−	+	+	高	晚期
+	−	−	+	高	既往感染

2. 抗EBV-CA-IgG抗体和抗EA-IgG抗体在慢性活动性EB病毒感染（chronic active Epstein-Barr virus infection，CAEBV）中的意义　潜伏感染状态下的EB病毒可再次激活，有可能会导致慢性活动性EB病毒感染，感染患者的血清EB病毒抗体滴度异常增高，包括抗EBV-CA-IgG(1 ∶ 640)或抗EA-IgG(1 ∶ 160)。因此这两种抗体滴度的异常增高可作为CAEBV的证据。

3. 抗EBV-CA-IgA抗体和抗EBV-EA-IgA抗体在鼻咽癌（nasopharyngeal carcinoma，NPC）中的意义　鼻咽癌是一类在我国华南地区（含广西）多见的头颈部恶性肿瘤，全球80%的鼻咽癌患者生活在中国南方和东南亚地区。目前已证明鼻咽癌同EB病毒感染、遗传和环境因素相关。

EB病毒感染同鼻咽癌有高相关性。虽然只有少数EB病毒抗体阳性的患者发展成NPC，但超过90%的NPC患者EB病毒抗体阳性。血清中高滴度的CA-IgA和EA-IgA抗体可作为NPC检测的指标之一。其中CA-IgA抗体是鼻咽癌筛查的高敏感性抗体，检测灵敏度和特异性分别为94.78%和81.38%；而EA-IgA抗体为高特异性抗体，两种抗体联合检测可减少漏诊。

（三）测定方法

测定方法包括酶联免疫吸附试验、化学发光法、免疫荧光试验、快速检测（胶体金或胶体硒快速试验、免疫层析试验）等。

（四）国家行业标准

该项目暂无相关医药行业标准。

（五）试剂介绍

1. EB病毒壳抗原IgG抗体测定试剂盒（化学发光微粒子免疫检测法）(B3P65C/R01)

(1) 原理：EB病毒壳抗原IgG抗体项目采用两步法免疫检测，运用Chemiflex技术，即CMIA技术与灵活的检测模式的结合，定性测定人血清和血浆中的EB病毒壳抗原IgG抗体。第一步，将样本、项目稀释液和VCA抗原包被的顺磁微粒子混合。样本中存在的EB病毒壳抗原IgG抗体可与VCA抗原包被的微粒子结合。冲洗后进入第二步，加入吖啶酯标记的鼠抗人IgG抗体结合物，形成反应混合物。再次冲洗后，将预激发液和激发液加入到反应混合物中。测量产生的化学发光反应，以相对发光单位（RLU）表示。样本中的 EB 病毒壳抗原 IgG 抗体的量和 ARCHITECT i 光学系统检测到的 RLU 值之间成正比。

通过对比反应中的化学发光信号和当前校准曲线得出的 cut-off 信号确定样本中是否存在 EB 病毒壳抗原 IgG 抗体。如果样本中化学发光信号 ≥ cut-off 信号，则应考虑样本呈 EB 病毒壳抗原 IgG 抗体反应性。

（2）样本类型：人血清（包括采集与血清分离管中的血清）。

采集于以下抗凝管中的人血浆：血浆分离管（肝素锂），EDTA-K_2，枸橼酸钠，肝素锂，肝素钠。

液体抗凝剂可能具有稀释作用，会导致患者样本的检测结果偏低。

（3）参考范围：ARCHITECT i 系统计算出 EB 病毒壳抗原 IgG 抗体校准品运行 3 次的平均化学发光信号，并保存结果。

ARCHITECT i 系统根据各样本和质控品的 RLU 值和 cut-off RLU 值的比值（S/CO），计算出 ARCHITECT EB 病毒壳抗原 IgG 抗体检测结果。ARCHITECT EB 病毒壳抗原 IgG 抗体项目结果单位是 S/CO。

S/CO= 样本 RLU 值 /cut-off RLU 值；S/CO ＜ 0.75 结果为非反应性；S/CO 0.75 ～ 1.00 结果为灰区；S/CO ≥ 1.00 结果为反应性。

ARCHITECT EB 病毒壳抗原 IgG 抗体项目检测结果为灰区的样本可能含有低水平的 VCA IgG 抗体。建议用 ARCHITECT EB 病毒壳抗原 IgM 抗体项目和 ARCHITECT EB 病毒核抗原 IgG 抗体项目检测这些样本，且 / 或 1 ～ 2 周后获取并检测一次新的血液样本。

（4）注意事项：ARCHITECT EB 病毒壳抗原 IgG 抗体项目的检测结果与临床症状不符时，需要通过附加试验来验证该结果。

ARCHITECT EB 病毒壳抗原 IgG 抗体项目检测结果需与 ARCHITECT EB 病毒壳抗原 IgM 抗体项目和 ARCHITECT EB 病毒核抗原 IgG 抗体结果联合使用，以确定感染分期。

检测结果用于诊断时，应当与其他数据，如症状、其他检测结果、临床表现等结合使用。人血清中的嗜异性抗体可与试剂中的免疫球蛋白发生反应，干扰体外免疫测定。经常与动物或动物血清产品接触的患者，其样本可能容易受到此干扰，并使检测结果出现异常值。使用小鼠单克隆抗体制剂进行诊断或治疗的患者，其样本中可能含有人抗小鼠抗体（HAMA）。使用含有小鼠单克隆抗体的试剂盒，如 ARCHITECT EB 病毒壳抗原 IgG 抗体测定试剂盒，检测含有 HAMA 的样本时，可能会出现异常检测值。

（5）储运条件：ARCHITECT EB 病毒壳抗原 IgG 抗体测定试剂盒必须在 2 ～ 8℃竖直向上储存，取出后可立即使用。按照指导储存和操作时，试剂在有效期内保持稳定。

ARCHITECT EB 病毒壳抗原 IgG 抗体测定试剂盒在 ARCHITECT i 系统上最长可以储存 30 天。试剂可以在 ARCHITECT i 系统上储存，也可以脱离系统储存。如果试剂脱离系统储存，需将其竖直向上储存于 2 ～ 8℃（盖有软盖和替换盖）。试剂从系统上取出后，建议将其放回原始托架和包装盒中储存，以确保其竖直向上放置。

（6）性能指标

1）精密度：ARCHITECT EB 病毒壳抗原 IgG 抗体项目对于强非反应性样本（0.60 ～ 0.99S/CO）的室内总精密度 ≤ 1s（0.10S/CO），对于弱反应性样本（1.00 ～ 4.00S/CO）的室内总精密度 CV ≤ 10%。

2）相对特异性和相对灵敏度：通过 1495 份样本（250 份假定为急性感染的样本、250 份假定为血清反应阴性的样本、995 份随机诊断样本）进行评估。随机诊断样本主要从来检测 EBV IgM 的人群中选取。ARCHITECT EB 病毒壳抗原 IgG 抗体项目与对比项目的不同结果由免疫荧光检测（IFT）对 EBV-VCA-IgG 亲和力作确认检测。1495 份样本中，共有 1132 份样本为 VCA IgG 阳性，357 份样本为 VCA IgG 阴性。还有 6 份样本结果无效，因此没有计入相对灵敏度和相对特异性的计算。

灰区样本不计入相对灵敏度和相对特异性计算。经检测，三个批号的 ARCHITECT EB 病毒壳抗原 IgG 抗体项目总灰区率范围为 1.20% ～ 1.81%。

3）相对特异性：三个批号的 ARCHITECT EB 病毒壳抗原 IgG 抗体项目的所有样本类型的不一致结果经确定检测后的相对特异性范围为

97.47% ～ 97.75%。

4）相对灵敏度：三个批号的 ARCHITECT EB 病毒壳抗原 IgG 抗体项目的相对灵敏度为 96.06% ～ 97.65%。

5）干扰性：添加高水平的非结合胆红素 / 结合胆红素（20mg/dl）、三酰甘油（3000mg/dl）、蛋白质（12g/dl）或血红蛋白（500mg/dl）至样本中进行检测，未见试验对照与非反应性或反应性样本间存在干扰。

6）潜在交叉反应疾病状态：研究使用一个对比项目比较其他疾病状态对 ARCHITECT EB 病毒壳抗原 IgG 抗体项目的影响。未观察到 ARCHITECT EB 病毒壳抗原 IgG 抗体项目有灰区结果。

2. EB 病毒衣壳抗原 IgG（EBV VCA IgG）抗体测定试剂盒（化学发光法）［国食药监械（准）字 2013 第 3400230 号］

（1）原理：本试剂盒利用化学发光免疫夹心法检测 EBV VCA IgG 浓度。采用 EBV VCA 纯抗原包被磁性微球，鼠抗人单克隆 IgG 标记 ABEI。样本（用含羊抗人 IgA、羊抗人 IgM 的样本稀释液 1 ∶ 11 预稀释）、校准品与缓冲液（含羊抗人 IgA、羊抗人 IgM）、EBV VCA 纯抗原包被的磁性微球混匀，外加磁场沉淀，去掉上清液，用洗液清洗沉淀复合物 3 次，再加入 ABEI 标记的鼠抗人 IgG 单克隆抗体，形成待测抗体与包被在磁性微球上的 EBV VCA 纯抗原和 ABEI 标记的鼠抗人 IgG 单克隆抗体的免疫复合物，外加磁场沉淀，去掉上清液，用洗液清洗沉淀复合物 3 次，直接进入样本测量室，仪器自动泵入化学发光激发物 1 和 2，自动监测 3s 内发出的相对发光单位（RLU）。EBV VCA IgG 浓度与 RLU 呈一定的比例关系，测定仪自动拟合计算 EBV VCA IgG 浓度。

（2）样本类型：血清。采集 5.0 ml 静脉血至采血管中，室温静置。离心、分离血清部分，2 ～ 8℃储存。血清样本在 2 ～ 8℃稳定 12h。超过 12h，则先分装，-20℃可保存 30 天，避免反复冰冻和解冻两次以上。

（3）参考范围：＜ 4AU/ml，阴性；≥ 4AU/ml，阳性。

经过对中国大陆 720 例正常人、300 例 EB 病毒感染病例进行该方法检测，通过对检测结果的统计学分析，确定该诊断试剂的判断阈值为 4AU/ml；对中国大陆以外的人群，用户需重新检测一定数量正常人及 EB 病毒感染病例，根据检测结果的统计学分析，修正该判断阈值。

（4）注意事项：HAMA 效应，即含有人抗鼠抗体（HAMA）的患者血清可能导致假的升高或降低值。虽然加入了中和 HAMA 的介质，非常高的 HAMA 血清浓度仍然可能影响结果。

试剂组分 ABEI 为人工合成的有机化合物，在人血清中不存在，因此不存在对试验结果的干扰物质。

（5）储运条件

1）工作洗液：用纯化水，将清洗缓冲液按 1 ∶ 14 稀释混匀，放置室温待用，保存至有效期。

2）试剂：本试剂盒除洗液外，其他成分置于 2 ～ 8℃保存至有效期。发光标记物、荧光素标记物均应避免阳光直射；湿度对试剂稳定性无影响。

3）试剂运输要求：置于 2 ～ 8℃环境条件下运输，运输过程避免碰撞。

4）有效期：储存在 2 ～ 8℃无腐蚀性气体的环境中，未开封有效期为 12 个月。开封后有效期不少于 28 天。

（6）性能指标

1）准确率：回收率为 90% ～ 110%。

2）批内精密度：批内 CV ＜ 10%。

3）批间精密度：批间 CV ＜ 15%。

4）分析灵敏度：本试剂的分析灵敏度＜ 0.25AU/ml

5）特异性：与弓形体 IgG 抗体、弓形体 IgM 抗体、巨细胞病毒 IgG 抗体、巨细胞病毒 IgM 抗体、1 和 2 型单纯疱疹病毒 IgG 抗体、Ⅰ和Ⅱ型单纯疱疹病毒 IgM 抗体、风疹病毒 IgG 抗体、风疹病毒 IgM 抗体、甲肝病毒 IgG 抗体、甲肝病毒 IgM 抗体、乙肝病毒表面抗体、乙肝病毒 e 抗体、乙肝病毒核心抗体、丙型肝炎病毒 IgG/IgM 抗体、HIV 病毒抗体、梅毒螺旋体 IgG/IgM 抗体、EB 病毒早期抗原 IgA 抗体、EB 病毒早期抗原 IgG 抗体、EB 病毒核抗原 IgG 抗体、EB 病毒衣壳抗原 IgA 抗体、EB 病毒衣壳抗原 IgM 抗体没有交叉反应。

经 ELISA 测定确诊的 RF 及 ANA 为阳性的样本，该试剂测定结果为阴性。

6）干扰物质：血红蛋白浓度≤ 10mg/ml 的溶血、三酰甘油浓度≤ 20mg/ml 的脂血、胆红素浓度≤0.4mg/ml的黄疸对检测结果没有干扰。

3. 抗EB病毒衣壳抗原IgM、衣壳抗原IgG抗体及抗体亲和力、早期抗原IgG、核抗原抗体检测试剂盒（间接免疫荧光法）（国械注进20143405425）

（1）原理：该产品用于体外定性检测人血清或血浆中抗EB病毒核抗原、早期抗原IgG、衣壳抗原IgM和衣壳抗原IgG抗体，以及衣壳抗原IgG抗体亲和力。第一步温育时，包被有各种EB病毒抗原的生物薄片与稀释后的患者样本温育。如果样本阳性，特异性IgA、IgG和IgM抗体与病毒抗原结合。第二步温育时，反应区A、C和D与PBS温育，反应区B与尿素（检测抗体亲和力）/PBS（不检测抗体亲和力）温育，反应区E(EB-NA)与人补体溶液温育（补体放大）。为检测结合的抗体，加入荧光素标记的抗人球蛋白（反应区A和B：抗人IgG；反应区C：抗人IgM；反应区D：抗人IgG；反应区E：抗人C3c）进行第三步温育，然后在荧光显微镜下判断结果。

用以下基质来检测抗EB病毒抗原抗体：

1)EBV-CA：表达细胞（P3HR1）。

2)EBV-EA：表达细胞（EU 33）。

3)EBNA：表达细胞（Raji）。

（2）样本类型：人血清或EDTA、肝素或枸橼酸盐抗凝的血浆。

（3）参考范围：滴度＜1∶10[EBV-CA(IgG、亲和力测定、IgM)、EBV-EA(IgG)、EBNA]。从健康献血员（来源：德国）血清中检测相应抗体阳性率（滴度为1∶10或更高）（表16-46）。

表16-46 健康献血员血清中检测相应抗体阳性率（德国）

相应抗体	阳性率（%）
EBV-CA(IgG)	96（n=199）
亲和力（EBV-CA）	99（高亲和力抗体，n=154位抗EBV-CA IgG抗体阳性的献血员）
EBV-EA(IgG)	39（n=200）
EBNA	89（n=253）
EBV-CA(IgM)	0.5（n=200）

（4）注意事项

1）交叉反应：采用不同血清组（来源：欧洲）检测以下参数来评价该系统的交叉反应。

A. EBV-CA：IgG型（儿童样本）抗VZV(*n*=40)、HHV-6(*n*=16)、HSV-1(*n*=19)、HSV-2(*n*=19)和CMV(*n*=25)抗体，结果表明所检测的阳性率均未超过抗EBV-CA抗体在一般人群中的阳性率，因而未检测到有交叉反应；IgM型抗VZV(*n*=19)、HHV-6(*n*=11)、HSV-1(*n*=6)、HSV-2(*n*=9)和CMV(*n*=13)抗体。一般认为其他病毒抗体滴度较高的患者中抗EBV-CA抗体的阳性率会稍高一些，因而尽管检测的抗EBV-CA抗体的阳性率较高，未发现EBV-CA与其他抗体之间的交叉反应。

B. EBV-EA：IgG型（献血员样本）抗VZV(*n*=120)、HHV-6(*n*=120)和HSV-1(*n*=120)抗体，结果表明所检测的阳性率均未超过抗EBV-EA抗体在一般人群中的阳性率，因而未检测到有交叉反应。

C. EBNA：检测了一组儿童样本（来源：德国）中的IgG型抗VZV(*n*=31)、HHV-6(*n*=10)、HSV-1(*n*=19)和HHV-2(*n*=19)抗体，对这些检测的指标阳性的人群中，均未发现抗EBNA抗体阳性率增加，因而抗EBNA抗体与这些抗体之间没有交叉反应。

2）干扰因素

A. EBV-CA和EBNA：检测结果不受溶血、脂血和黄疸的干扰。

B. EBV-EA：溶血和黄疸样本对检测结果没有干扰，强的脂血样本可使背景更亮，从而干扰特异性荧光反应，弱阳性样本可能出现假阴性结果或结果无法判断。

（5）储运条件：生物载片与试剂2～8℃保存，作为补体来源的人血清冻干粉必须于-70～-20℃保存。如保存妥当，试剂盒的有效期为自生产之日起的18个月。

（6）性能指标

1）检测范围：该检测系统的起始稀释度为1∶10，也可以10作为稀释因子进一步稀释，如1∶100、1∶1000等，没有检测上限。

2）批内差异：用特征性血清对检测系统进行检测，要求阳性血清检测的结果显示特异性荧光强度基本一致，阴性血清检测的结果为阴性。在定量检测时，特异性荧光强度的差异不得超过±1个强度等级。

3）批间差异：在特定时间内，用特征性血清对不同批号的产品进行检测，要求阳性血清检测的结果显示特异性荧光强度基本一致，阴性血清检测的结果为阴性。在定量检测时，特异性荧光强度的差异不得超过 ±1 个强度等级。

4）批批差异：用特征性血清对不同批号的产品进行检测，要求阳性血清检测的结果显示特异性荧光强度基本一致，阴性血清检测的结果为阴性。在定量检测时，特异性荧光强度的差异不得超过 ±1 个强度等级。检测试剂的特异性和灵敏度见表 16-47。

表 16-47　检测试剂的特异性和灵敏度

基质	参考（参考样本数，样本来源）	特异性（%）	灵敏度（%）
EBV-CA（IgG）	国家参考中心（n=61，欧洲）	100	100
EBV-CA（IgM）	国家参考中心（n=84，欧洲）	100	100
EBV-EA（IgG）	国家参考中心（n=48，欧洲）	100	100
EBNA	国家参考中心（n=85，欧洲）	95	100

4. 抗 EB 病毒衣壳抗原 IgG 抗体检测试剂盒（酶联免疫吸附法）［国食药监械（进）字 2013 第 3403537 号］

（1）原理：用于体外定量或半定量检测人血清或血浆中的抗 EBV-CA 抗体 IgG。试剂盒中每个微孔板条有 8 个可拆分的包被有 EBV-CA 的微孔。第一次温育时，稀释后的样本在微孔中反应。如果样本阳性，特异性 IgG（包括 IgA 和 IgM）与抗原结合。为了检测结合的抗体，加入酶标抗人 IgG 抗体（酶结合物）进行第二次温育。然后加入酶底物，发生颜色反应。

微孔板包被的是纯化的 EBV-CA 抗原，来源于已经灭活的 EBV 病毒 P3HR1 株感染的人 B 细胞的裂解物。

因尚无抗 EBV-CA 抗体的国际参考血清，校准采用相对单位（RU）。

（2）样本类型：人血清或 EDTA、肝素或枸橼酸盐抗凝的血浆。

（3）参考范围：用本检测系统检测 500 名健康献血员血清中抗 EBV-CA 抗体 IgG 水平。以 20 RU/ml 为临界值，93.4% 献血员血清中抗 EBV-CA 抗体 IgG 阳性，和已知的成人中 EB 病毒感染率相符。

（4）注意事项

1）交叉反应：抗原的质量和来源（EB 病毒感染的 P3HR1 细胞）确保了本检测系统的高特异性。未发现和疱疹病毒有交叉反应（表 16-48）。

表 16-48　试剂盒交叉反应的结果

病原体抗体	n	抗 -EBV-CA 抗体 ELISA（IgG）（%）
腺病毒	10	0
肺炎衣原体	5	0
巨细胞病毒	3	0
流感病毒 A	4	0
流感病毒 B	9	0
麻疹病毒	9	0
流行性腮腺炎病毒	9	0
肺炎支原体	3	0
副流感病毒混合	10	0
呼吸道合胞病毒	8	0
风疹病毒	10	0
水痘－带状疱疹病毒	5	0

2）干扰物质：血红蛋白浓度为 10mg/ml 的溶血、三酰甘油浓度为 20mg/ml 的脂血、胆红素浓度为 0.4mg/ml 的黄疸对检测结果没有干扰。

（5）储运条件：2 ～ 8℃保存，不要冰冻。未开封前，除非特别说明，试剂盒中各成分自生产日起可稳定 1 年。

（6）性能指标

1）线性范围：通过检测 4 份系列稀释的患者血清来研究该试剂的线性范围。计算线性回归，$r^2 >$ 0.95。本检测系统的线性范围为 2 ～ 200RU/ml。

2）检出限：定义为阴性样本检测结果的均值加上 3 倍标准差，也就是所能检出抗体的最小滴度。本检测系统的最低检出限约为 0.9RU/ml。

3）重复性：通过检测 3 份不同抗体浓度的血清计算批内和批间的变异系数（CV）以确定该试剂的重复性。批内检测的 CV 基于 20 次检测的结果，而批间检测的 CV 则基于不同 6 次、每次 4 组检测的结果（表 16-49）。

4）特异性和灵敏度：用本检测系统检测 111 份临床确诊的患者样本（实验室间检测样品，INSTAND，Germany/Labquality，Finland），结果显示，本检测系统的特异性为 100%，灵敏度为 100%（表

16-50）。

表 16-49　试剂盒重复性结果

批内重复性，*n*=20			批间重复性，*n*=4×6		
血清	均值（RU/ml）	CV（%）	血清	均值（RU/ml）	CV（%）
1	47	7.4	1	47	8.2
2	90	5.8	2	90	3.2
3	93	4.2	3	93	5.4

表 16-50　试剂盒特异性和灵敏度的结果

n=111		INSTAND/Labquality		
		阳性	灰区	阴性
欧蒙抗 EBV-CA ELISA（IgG）	阳性	92	0	0
	灰区	3	1	0
	阴性	0	0	15

5. 抗 EB 病毒衣壳抗原 IgG 抗体亲和力检测试剂盒（酶联免疫吸附法）［国食药监械（进）字 2014 第 3404841 号］

（1）原理：该产品用于体外检测人血清或血浆中的抗 EB 病毒衣壳抗原（EBV-CA）IgG 抗体亲和力。

（2）样本类型：人血清或 EDTA、肝素或枸橼酸盐抗凝的血浆。

（3）参考范围：欧蒙推荐的低亲和力抗体的 RAI 上限（临界值）为 40%；RAI ＜ 40% 则提示为低亲和力抗体；介于 40% ～ 60% 为可疑；≥ 60%，则提示为高亲和力抗体。

（4）储运条件：2 ～ 8℃保存，避免冷冻。未开封前，除非特别说明，试剂盒中各成分自生产日起可稳定 12 个月。

二、EB 病毒壳膜抗原抗体 IgA 测定

（一）概述

请参考“EB 病毒壳膜抗原抗体测定”章节内容。

（二）临床意义

请参考“EB 病毒壳膜抗原抗体测定”章节内容。

（三）测定方法

测定方法包括酶联免疫吸附试验、化学发光法、免疫荧光试验、快速检测（胶体金或胶体硒快速试验、免疫层析试验）等。

（四）国家行业标准

请参考“EB 病毒壳膜抗原抗体测定”章节内容。

（五）试剂介绍

1. EB 病毒衣壳抗原 IgA（EBV VCA IgA）抗体测定试剂盒（化学发光法）［国食药监械（准）字 2013 第 3400219 号］

（1）原理：本试剂盒利用化学发光免疫夹心法检测 EBV VCA IgA 抗体浓度。采用 EBV VCA 纯抗原包被磁性微球，鼠抗人 IgA 单克隆抗体标记 ABEI。样本（用含羊抗人 IgM、羊抗人 IgG 的样本稀释液 1 ∶ 11 预稀释）、校准品与缓冲液（含羊抗人 IgM、羊抗人 IgG）、包被 EBV VCA 抗原包被的磁性微球混匀，外加磁场沉淀，去掉上清液，用洗液清洗沉淀复合物 3 次，再加入 ABEI 标记的鼠抗人 IgA 单克隆抗体，形成抗体与包被在磁性微球上的 EBV VCA 纯抗原和 ABEI 标记的鼠抗人 IgA 单克隆抗体的免疫复合物，外加磁场沉淀，去掉上清液，用洗液清洗沉淀复合物 3 次，直接进入样本测量室，仪器自动泵入化学发光激发物 1 和 2，自动监测 3s 内发出的相对发光单位（RLU）。EBV VCA IgA 浓度与 RLU 呈一定的比例关系，测定仪自动拟合计算 EBV VCA IgA 浓度。

（2）样本类型：血清。采集 5.0 ml 静脉血至采血管中，室温静置。离心、分离血清部分，2 ～ 8℃储存。血清样本在 2 ～ 8℃稳定 12h。超过 12h，则先分装，-20℃可保存 30 天，避免反复冰冻和解冻两次以上。

（3）参考范围：＜ 4AU/ml，阴性；≥ 4AU/ml，阳性。

经过对中国大陆 720 例正常人、300 例 EB 病毒感染病例进行该方法检测，通过对检测结果的统计学分析，确定该诊断试剂的判断阈值为 4AU/ml；对中国大陆以外的人群，用户需重新检测一定数量正常人及 EB 病毒感染病例，根据检测结果的统计学分析，修正该判断阈值。

（4）注意事项：HAMA 效应，即含有人抗鼠抗体（HAMA）的患者血清可能导致假的升高或降低值。虽然加入了中和 HAMA 的介质，非常高的

HAMA 血清浓度仍然可能影响结果。

(5) 储运条件

1) 工作洗液：用纯化水，将清洗缓冲液按 1 ∶ 14 稀释混匀，放置室温待用，保存至有效期。

2) 试剂：本试剂盒除洗液外，其他成分置于 2 ～ 8℃保存至有效期。发光标记物、荧光素标记物均应避免阳光直射；湿度对试剂稳定性无影响。

3) 试剂运输要求：置于 2 ～ 8℃环境条件下运输，运输过程避免碰撞。

4) 有效期：储存在 2 ～ 8℃无腐蚀性气体的环境中，未开封有效期为 12 个月。开封后有效期不少于 28 天。

(6) 性能指标

1) 准确率：回收率为 90% ～ 110%。

2) 批内精密度：批内 CV ＜ 10%。

3) 批间精密度：批间 CV ＜ 15%。

4) 分析灵敏度：本试剂的分析灵敏度 ＜ 0.25AU/ml。

5) 特异性：与弓形体 IgG 抗体、弓形体 IgM 抗体、巨细胞病毒 IgG 抗体、巨细胞病毒 IgM 抗体、1 和 2 型单纯疱疹病毒 IgG 抗体、Ⅰ和Ⅱ型单纯疱疹病毒 IgM 抗体、风疹病毒 IgG 抗体、风疹病毒 IgM 抗体、甲肝病毒 IgG 抗体、甲肝病毒 IgM 抗体、乙肝病毒表面抗体、乙肝病毒 e 抗体、乙肝病毒核心抗体、丙型肝炎病毒 IgG/IgM 抗体、HIV 病毒抗体、梅毒螺旋体 IgG/IgM 抗体、EB 病毒早期抗原 IgA 抗体、EB 病毒早期抗原 IgG 抗体、EB 病毒核抗原 IgG 抗体、EB 病毒衣壳抗原 IgG 抗体、EB 病毒衣壳抗原 IgM 抗体没有交叉反应。

经 ELISA 测定确诊的 RF 及 ANA 为阳性的样本，该试剂测定结果为阴性。

6) 干扰物质：血红蛋白浓度≤ 10mg/ml 的溶血、三酰甘油浓度≤ 20mg/ml 的脂血、胆红素浓度≤ 0.4mg/ml 的黄疸对检测结果没有干扰。

2. 抗 EB 病毒衣壳抗原抗体 IgA 检测试剂盒（酶联免疫吸附法）[国食药监械（进）字 2013 第 3402251 号]

(1) 原理：该产品用于体外定性检测人血清或血浆中的抗 EBV-CA 抗体 IgA。试剂盒中每个微孔板条含有 8 个可拆分的包被有 EBV-CA 的微孔。第一次温育时，稀释后的样本在微孔中反应，如果样本阳性，特异性 IgA（也包括 IgG 和 IgM）与抗原结合；为了检测结合的抗体，加入酶标抗人 IgA 抗体（酶结合物）进行第二次温育，然后加入酶底物，发生颜色反应。

微孔板包被的是纯化的 EBV-CA 抗原，来源于已经灭活的 EB 病毒 P3HR1 株感染的人 B 细胞的裂解物。

因尚无抗 EBV-CA 抗体的国际参考血清，采用比值表示抗体的相对浓度。

(2) 样本类型：人血清或 EDTA、肝素或枸橼酸盐抗凝的血浆。

(3) 参考范围：用本检测系统检测 300 份健康献血员血清中抗 EBV-CA 抗体 IgA 的水平。以比值 1.0 作为临界值时，7.3% 健康献血员血清中抗 EBV-CA IgA 抗体为阳性。

(4) 注意事项

1) 交叉反应：所用抗原的质量保证了该 ELISA 的高特异性，本检测系统检测了抗下列微生物抗体未发现交叉反应（表 16-51）。

表 16-51　试剂盒重复性结果

病原体抗体	n	抗 EB 病毒衣壳抗原 IgA (%)
腺病毒	10	0
百日咳 PT	10	0
百日咳 FHA	10	0
布鲁士流产菌	10	0
肺炎衣原体	10	0
沙眼衣原体	10	0
幽门螺杆菌	10	0
单纯疱疹病毒混合型	10	0
流感病毒 A	10	0
流感病毒 B	10	0
嗜肺军团菌	10	0
肺炎支原体	10	0
副流感病毒混合型	10	0
呼吸道合胞病毒	10	0
弓形体	10	0
水痘－带状疱疹病毒	10	0
小肠结膜炎耶尔森杆菌	10	0

2) 干扰物质：血红蛋白浓度≤ 10mg/ml 的溶血、三酰甘油浓度≤ 20mg/ml 的脂血、胆红素浓度≤ 0.4mg/ml 的黄疸对检测结果没有干扰。

(5) 储运条件：2 ～ 8℃保存，避免冷冻。未开封前，除非特别说明，试剂盒中各成分自生产日起可稳定 1 年。

(6) 性能指标

1) 最低检出限：定义为阴性样本抗体滴度标准偏差的 3 倍，也就是所能检出的抗体的最小滴度。本检测系统的最低检出限为比值 0.13。

2) 重复性：通过检测 3 份不同抗体浓度的血清计算批内和批间的变异系数 (CV) 以确定该试剂的重复性。批内检测的 CV 基于 20 次检测的结果，而批间检测的 CV 则基于不同 6 天、每天 4 次检测的结果（表 16-52）。

表 16-52　试剂盒重复性结果

批内重复性，*n*=20			批间重复性，*n*=4×6		
血清	均值（比值）	CV (%)	血清	均值（比值）	CV (%)
1	3.6	4.9	1	4.0	11.7
2	0.9	3.9	2	1.0	7.0
3	1.1	4.4	3	1.3	6.7

3) 特异性和灵敏度：分别用本检测系统和参考方法（欧蒙抗 EBV-CA 抗体 IgA-IFT) 检测 29 份患者样本（来源：中国），结果显示，本检测系统的特异性为 100%，灵敏感为 100%（表 16-53）。

表 16-53　试剂盒特异性和灵敏度结果

n=29		EUROIMMUN IIFT	
		阳性	阴性
ELISA	阳性	24	0
	阴性	0	5

（王新明　卢　洁　何　维　高　省）

三、EB 病毒壳膜抗原抗体 IgM 测定

（一）概述

请参考“EB 病毒壳膜抗原抗体测定”章节内容。

（二）临床意义

请参考“EB 病毒壳膜抗原抗体测定”章节内容。

（三）测定方法

测定方法包括酶联免疫吸附试验、化学发光法、免疫荧光试验、快速检测（胶体金或胶体硒快速试验、免疫层析试验）等。

（四）国家行业标准

请参考“EB 病毒壳膜抗原抗体测定”章节内容。

（五）试剂介绍

1. EB 病毒壳抗原 IgM 抗体测定试剂盒（化学发光微粒子免疫检测法）(B3P66C/R01)

(1) 原理：EB 病毒壳抗原 IgM 抗体项目采用两步法免疫检测，运用 Chemiflex 技术，即 CMIA 技术与灵活的检测模式的结合，定性测定人血清和血浆中的 EB 病毒壳抗原 IgM 抗体。第一步，将稀释后的样本、项目稀释液和 VCA 抗原包被的顺磁微粒子混合。样本中存在的 EB 病毒壳抗原 IgM 抗体可与 VCA 抗原包被的微粒子结合。冲洗后进入第二步，加入吖啶酯标记的鼠抗人 IgM 抗体结合物，形成反应混合物。再次冲洗后，将预激发液和激发液加入到反应混合物中。测量产生的化学发光反应，以相对发光单位 (RLU) 表示。样本中的 EB 病毒壳抗原 IgM 抗体的量和 ARCHITECT i 光学系统检测到的 RLU 值之间成正比。

通过对比反应中的化学发光信号和当前校准曲线得出的 cut-off 信号确定样本中是否存在 EB 病毒壳抗原 IgM 抗体。如果样本中化学发光信号 ≥ cut-off 信号，则应考虑样本呈 EB 病毒壳抗原 IgM 抗体反应性。

(2) 样本类型：人血清（包括采集与血清分离管中的血清）。

采集于以下抗凝管中的人血浆：血浆分离管（肝素锂），EDTA-K_2，枸橼酸钠，肝素锂，肝素钠。

(3) 参考范围：S/CO < 0.50 结果为非反应性；S/CO 为 0.50 ～ 1.00 结果为灰区；S/CO ≥ 1.00 结果为反应性。

ARCHITECT EB 病毒壳抗原 IgM 抗体项目检测结果为灰区的样本可能含有低水平的 VCA IgM 抗体。建议用 ARCHITECT EB 病毒壳抗原 IgG 抗体项目和 ARCHITECT EB 病毒核抗原 IgG 抗体项目检测这些样本，且 / 或 1 ～ 2 周后获取并检测一次新的血液样本。

(4) 注意事项：ARCHITECT EB 病毒壳抗原 IgM 抗体项目的检测结果与临床症状不符时，需

要通过附加试验来验证该结果。

ARCHITECT EB 病毒壳抗原 IgM 抗体项目检测结果需与 ARCHITECT EB 病毒壳抗原 IgG 抗体项目和 ARCHITECT EB 病毒核抗原 IgG 抗体结果联合使用，以确定感染分期。

检测结果用于诊断时，应当与其他数据，如症状、其他检测结果、临床表现等结合使用。可能观察到与其他潜在干扰性疾病状态，如 CMV 和 HHV-6 之间的交叉反应性。使用小鼠单克隆抗体制剂进行诊断或治疗的患者，其样本中可能含有人抗小鼠抗体（HAMA）。使用含有小鼠单克隆抗体的试剂盒，如 ARCHITECT EB 病毒壳抗原 IgM 抗体测定试剂盒，检测含有 HAMA 的样本时，可能会出现异常检测值。

（5）储运条件：ARCHITECT EB 病毒壳抗原 IgM 抗体测定试剂盒必须在 2 ~ 8℃竖直向上储存，取出后可立即使用。按照指导储存和操作时，试剂在有效期内保持稳定。

ARCHITECT EB 病毒壳抗原 IgM 抗体测定试剂盒在 ARCHITECT i 系统上最长可以储存 30 天。

试剂可以在 ARCHITECT i 系统上储存，也可以脱离系统储存。如果试剂脱离系统储存，需将其竖直向上储存于 2 ~ 8℃（盖有软盖和替换盖）。试剂从系统上取出后，建议将其放回原始托架和包装盒中储存，以确保其竖直向上放置。

（6）性能指标

1）精密度：ARCHITECTEB 病毒壳抗原 IgM 抗体项目对于强非反应性样本（0.60 ~ 0.99S/CO）的室内总精密度 ≤ 1s（0.10S/CO），对于弱反应性样本（1.00 ~ 4.00S/CO）的室内总精密度 CV ≤ 10%。

根据临床和实验室标准协会（CLSI，前身是 NCCLS）的方案 EP5-A2 对 ARCHITECT EB 病毒壳抗原 IgM 抗体项目进行了为期 20 天的精密度研究。试验在内部实验室的两台 ARCHITECT i2000SR 仪器上使用三个批号的 ARCHITECT EB 病毒壳抗原 IgM 抗体项目试剂和一台 i1000SR 仪器上使用一个批号的 ARCHITECT EB 病毒壳抗原 IgM 抗体项目试剂进行。每个批号的试剂都经一个批号的质控品检测。使用两个批号的校准品校准 i2000SR 仪器，使用一个批号的校准品校准 i1000SR 仪器。

每天在两个不同时段对一个装有阴性质控品和阳性质控品的检测盘及两个装有人血浆的检测盘（强非反应性和弱反应性）各检测 3 次，共检测 20 天。

2）相对特异性和相对灵敏度：相对灵敏度和相对特异性通过 1495 份样本（250 份假定为急性感染的样本、250 份假定为血清反应阴性的样本、995 份随机诊断样本）进行评估。随机诊断样本主要从来检测 EBV IgM 的人群中选取。ARCHITECT EB 病毒壳抗原 IgM 抗体项目与对比项目的不同结果用两种商用免疫印迹使用免疫荧光检测（IFT）对 EBVVCAIgM 和 EBV-VCA-IgG 亲和力作确认检测。1495 份样本中，共有 1153 份急性感染样本为 VCA IgM 阴性，294 份急性感染样本为 VCA IgM 阳性。有 25 份非急性感染样本为 VCA IgM 阳性，不计入灵敏度计算。另外有 23 份样本确认结果无效，因此不计入相对灵敏度和相对特异性的计算。

3）相对特异性：三个批号 ARCHITECT EB 病毒壳抗原 IgM 抗体项目的所有样本类型的不一致结果经确定检测后的相对特异性范围为 99.62% ~ 99.90%。对比项目检测相同人数得出的特异性为 98.86% ~ 99.05%。

4）相对灵敏度：在 294 份 VCA IgM 阳性的急性感染样本中，有 7 份样本经 ARCHITECT EBV VCA IgM 项目和 / 或对比项目检测结果为灰区。剩余 287 份样本对于三个批号的 ARCHITECT EBV VCA IgM 项目和一个批号的对比项目的确认相对灵敏度为 100%，95% 置信区间为 98.72% ~ 100.00%。

5）干扰性：添加高水平的非结合胆红素 / 结合胆红素（20mg/dl）、三酰甘油（3000mg/dl）、蛋白质（12g/dl）或血红蛋白（500mg/dl）至样本中进行检测，未见试验对照与非反应性或反应性样本间存在干扰。

2. EB 病毒衣壳抗原 IgM（EBV VCA IgM）抗体测定试剂盒（化学发光法）[国食药监械（准）字 2013 第 3400231 号]

（1）原理：本试剂盒利用化学发光免疫夹心法检测 EBV VCA IgM 浓度。采用 EBV VCA 纯抗原包被磁性微球，鼠抗人 IgM 单克隆抗体标记 ABEI。样本（用含羊抗人 IgA、羊抗人 IgG 的样本稀释液 1 ∶ 11 预稀释）、校准品与缓冲液（含羊抗人 IgA、羊抗人 IgG）、EBV VCA 抗原包被的磁性微球混匀，外加磁场沉淀，去掉上清液，用洗液清洗沉淀复合物 3 次，再加入 ABEI 标记的鼠抗人 IgM 单克隆抗体，形成抗体与包被在磁性微球上的 EBV VCA 纯抗原和 ABEI 标记的鼠抗人 IgM 单克隆抗体的免疫复合物，外加磁场沉淀，去掉上清液，用洗液清洗沉淀复合物 3 次，直接进入样本测量室，仪器自动泵入化学发光激发物 1 和 2，自动监测 3s 内发出的相对发光单位（RLU）。EBV VCA IgM 浓度与 RLU 呈一定的比例关系，测定仪自动拟合计算 EBV VCA IgM 浓度。

（2）样本类型：血清。采集 5.0ml 静脉血至采血管中，室温静置。离心、分离血清部分，2 ～ 8℃储存。血清样本在 2 ～ 8℃稳定 12h。超过 12h，则先分装，-20℃可保存 30 天，避免反复冰冻和解冻 2 次以上。

（3）参考范围：＜ 3AU/ml，阴性；≥ 3AU/ml，阳性。

经过对中国大陆 770 例正常人、250 例 EB 病毒感染病例进行该方法检测，通过对检测结果的统计学分析，确定该诊断试剂的判断阈值为 3AU/ml；对中国大陆以外的人群，用户需重新检测一定数量正常人及 EB 病毒感染病例，根据检测结果的统计学分析，修正该判断阈值。

（4）注意事项：HAMA 效应，即含有人抗鼠抗体（HAMA）的患者血清可能导致假的升高或降低值。虽然加入了中和 HAMA 的介质，非常高的 HAMA 血清浓度仍然可能影响结果。

（5）储运条件

1）工作洗液：用纯化水，将清洗缓冲液按 1 ∶ 14 稀释混匀，放置于室温中待用，保存至有效期。

2）试剂：本试剂盒除洗液外，其他成分置于 2 ～ 8℃保存至有效期。发光标记物、荧光素标记物均应避免阳光直射；湿度对试剂稳定性无影响。

3）试剂运输要求：置于 2 ～ 8℃环境条件下运输，运输过程避免碰撞。

4）有效期：储存在 2 ～ 8℃无腐蚀性气体的环境中，未开封有效期为 12 个月。开封后有效期不少于 28 天。

（6）性能指标

1）准确率：回收率为 90% ～ 110%。

2）批内精密度：批内 CV ＜ 10%。

3）批间精密度：批间 CV ＜ 15%。

4）分析灵敏度：本试剂的分析灵敏度＜ 0.25AU/ml。

5）特异性：与弓形体 IgG 抗体、弓形体 IgM 抗体、巨细胞病毒 IgG 抗体、巨细胞病毒 IgM 抗体、1 和 2 型单纯疱疹病毒 IgG 抗体、1 和 2 型单纯疱疹病毒 IgM 抗体、风疹病毒 IgG 抗体、风疹病毒 IgM 抗体、甲肝病毒 IgG 抗体、甲肝病毒 IgM 抗体、乙肝病毒表面抗体、乙肝病毒 e 抗体、乙肝病毒核心抗体、丙型肝炎病毒 IgG/IgM 抗体、HIV 病毒抗体、梅毒螺旋体 IgG/IgM 抗体、EB 病毒早期抗原 IgA 抗体、EB 病毒早期抗原 IgG 抗体、EB 病毒核抗原 IgG 抗体、EB 病毒衣壳抗原 IgA 抗体、EB 病毒衣壳抗原 IgG 抗体没有交叉反应。

经 ELISA 测定确诊的 RF 及 ANA 为阳性的样本，该试剂测定结果为阴性。

6）干扰物质：血红蛋白浓度≤ 10mg/ml 的溶血、三酰甘油浓度≤ 20mg/ml 的脂血、胆红素浓度≤ 0.4mg/ml 的黄疸对检测结果没有干扰。

3. 抗 EB 病毒衣壳抗原抗体 IgM 检测试剂盒（酶联免疫吸附法）［国食药监械（进）字 2013 第 3402896 号］

（1）原理：用于体外定性检测人血清或血浆中抗 EB 病毒衣壳抗原（EBV-CA）IgM 抗体。试剂盒中每个微孔板条含有 8 个可拆分的包被有 EB 病毒壳抗原的微孔。第一次温育时，稀释后的样本在微孔中反应，如果样本阳性，特异性 IgM（也包括 IgA）与抗原结合；为了检测结合的抗体，加入酶标抗人 IgM 抗体（酶结合物）进行第二次温育，然后加入酶底物以发生颜色反应。

微孔板包被的抗原为亲和层析纯化的 EBV-CA gp125。

因尚无抗 EBV-CA 抗体的国际参考血清，采用比值表示抗体的相对浓度。

（2）样本类型：人血清或 EDTA、肝素或枸橼酸盐抗凝的血浆。

（3）参考范围：用本检测系统检测了 300 名健康献血员血清中抗 EBV-CA 抗体 IgM 的水平。采用比值 1.0 作为 cut-off 时，0.33% 健康献血员血清中的抗 EBV-CA 抗体 IgM 阳性。

(4) 注意事项

1) 交叉反应：选用高质量的抗原（天然 gp125，EBV 感染的 P3HR1 细胞）保证了 ELISA 试剂盒的高特异性。试剂盒对 EB 病毒特异，与单纯疱疹病毒没有反应（表 16-54）。

表 16-54　试剂盒交叉反应结果

病原体抗体	n	抗 EBV-CA 抗体 ELISA (IgG) (%)
布氏疏螺旋体	10	0
巨细胞病毒	19	0
单纯疱疹病毒混合型	5	0
麻疹病毒	13	0
腮腺炎病毒	12	0
风疹病毒	10	0
弓形体	14	0
水痘－带状疱疹病毒	15	13.30

2) 干扰物质：血红蛋白浓度≤ 10mg/ml 的溶血、三酰甘油浓度≤ 20mg/ml 的脂血、胆红素浓度≤ 0.4mg/ml 的黄疸对检测结果没有干扰。

(5) 储运条件：2 ～ 8℃保存，不要冰冻。未开封前，除非特别说明，试剂盒中各成分自生产日起可稳定 1 年。

(6) 性能指标

1) 最低检出限：定义为阴性样本检测结果的均值加上 3 倍标准差，也就是所能检出抗体的最小滴度。本检测系统的最低检出限为比值 0.08。

2) 重复性：通过检测 3 份不同抗体浓度的血清计算批内和批间 CV 以确定该试剂的重复性。批内检测的 CV 基于 20 次检测的结果，而批间检测的 CV 则基于不同 6 天、每天 4 次检测的结果（表 16-55）。

表 16-55　试剂盒重复性结果

批内重复性，n=20			批间重复性，n=4×6		
血清	均值（比值）	CV (%)	血清	均值（比值）	CV (%)
1	8.3	5.7	1	8.2	6.9
2	4.4	5.8	2	4.5	5.5
3	2.6	3.3	3	2.5	6.4

3) 特异性和灵敏度：用本检测系统检测 218 份临床确诊的患者样本（德国 INSTAND 与芬兰 Labquality、英国 NEQAS 的室间样本），结果显示，本检测系统的特异性为 99.5%，灵敏度为 100%（表 16-56）。

表 16-56　试剂盒特异性和灵敏度结果

n=218		INSTAND/Labquality/NEQAS (IgG)		
		阳性	灰区	阴性
欧蒙抗麻疹病毒 ELISA (IgG)	阳性	71	0	1
	灰区	0	0	1
	阴性	0	0	145

（王新明　卢　洁　何　维　高　省）

四、EB 病毒核抗原抗体 IgG 测定

（一）概述

在 EB 病毒感染的潜伏感染阶段，EB 病毒会表达几个基因，包括 6 种 EB 病毒核抗原 (EBNA-1、EBNA-2、EBNA-3A、EBNA-3B、EBNA 3C 和 EBNA-LP)，3 种 EB 病毒潜伏膜蛋白 (LMP-1，-2A，and-2B)，2 种短的非编码 RNA (EBER-1 和 EBER-2)，以及 BamHI-A 右侧的转录产物。上述这些基因在不同类型癌症的不同发病过程中表达均不同。

EB 病毒感染后 EBNA-1 的合成早于其他 EB 病毒抗原（除 p22），但只有在 B 细胞破坏后 EBNA 抗原才完全暴露并被免疫系统所识别，因此 EB 病毒感染后，抗 EBV-CA gp125、EBV-CA gp19 和 EA-D 抗体要比抗 EBNA-1 抗体检出早。EBNA-1 抗体通常只在感染后期出现。

（二）临床意义

1. 抗 -EBNA-IgG 抗体在传染性单核细胞增多症 (infectious mononucleosis，IM) 中的意义　核抗原 EBNA 的 IgG 抗体于 IM 发病后 3 ～ 4 周出现，并持续终生，是既往感染的标志。在个别情况下，会发生继发性 EBNA-1 抗体丢失，此时 EBV-CA p22-IgG 抗体检测、EBV-CA -IgG 抗体亲和力检测可作为后续确认的补充。

EB 病毒感染和 MS 的相关性依赖于 EBNA-IgG 和 EBV-CA-IgG 的检测，几乎 100% 的 MS 患者血清 EB 病毒抗体阳性。

2. EBNA 在鼻咽癌（nasopharyngeal carcinoma，NPC）中的意义 NPC 患者体内 IgA 滴度升高可提示几年后会发展成未分化的 NPC。在患者周围单核细胞中检测到 EBNA-1 DNA 是个高风险因素，非常有可能患者体内肿瘤已经转移且生存率较差。

（三）测定方法

测定方法包括酶联免疫吸附试验、化学发光法、免疫荧光试验、快速检测（胶体金或胶体硒快速试验、免疫层析试验）等。

（四）国家行业标准

请参考“EB病毒壳膜抗原抗体测定”章节内容。

（五）试剂介绍

1. EB 病毒核抗原 IgG 抗体测定试剂盒（化学发光微粒子免疫检测法）(B3P67C/R01)

(1) 原理：EB 病毒核抗原 IgG 抗体项目采用两步法免疫检测，运用 Chemiflex 技术，即 CMIA 技术与灵活的检测模式的结合，定性测定人血清和血浆中的 EB 病毒核抗原（EBNA-1）IgG 抗体。第一步，将样本、项目稀释液和 EBNA-1 抗原包被的顺磁微粒子混合。样本中存在的 EB 病毒核抗原 IgG 抗体可与 EBNA-1 抗原包被的微粒子结合。冲洗后进入第二步，加入吖啶酯标记的鼠抗人 IgG 抗体结合物，形成反应混合物。再次冲洗后，将预激发液和激发液加入到反应混合物中。测量产生的化学发光反应，以相对发光单位（RLU）表示。样本中的 EB 病毒核抗原 IgG 抗体的量和 ARCHITECT i 光学系统检测到的 RLU 值之间成正比。

通过对比反应中的化学发光信号和当前校准曲线得出的 cut-off 信号确定样本中是否存在 EB 病毒核抗原 IgG 抗体。如果样本中化学发光信号 ≥ cut-off 信号，则应考虑样本呈 EB 病毒核抗原 IgG 抗体反应性。

(2) 样本类型：人血清（包括采集与血清分离管中的血清）。

采集于以下抗凝管中的人血浆：血浆分离管（肝素锂），EDTA-K_2，枸橼酸钠，肝素锂，肝素钠。

(3) 参考范围：ARCHITECT i 系统计算出 EB 病毒核抗原 IgG 抗体校准品运行 3 次的平均化学发光信号，并保存结果。

ARCHTIECT i 系统根据各样本和质控品的 RLU 值与 cut-off RLU 值的比值（S/CO），计算出 ARCHITECT EB 病毒核抗原 IgG 抗体检测结果。ARCHITECT EB 病毒核抗原 IgG 抗体项目结果单位是 S/CO。

S/CO= 样本 RLU 值 /cut-off RLU 值

S/CO < 0.50 结果为非反应性；S/CO 为 0.50 ～ 1.00 结果为灰区；S/CO ≥ 1.00 结果为反应性。

ARCHITECT EB 病毒核抗原 IgG 抗体项目检测结果为灰区的样本可能含有低水平的 EBNA-1 IgG 抗体。建议用 ARCHITECT EB 病毒壳抗原 IgM 抗体项目和 ARCHITECT EB 病毒壳抗原 IgG 抗体项目检测这些样本，且 / 或 1 ～ 2 周后获取并检测一次新的血液样本。

(4) 注意事项：ARCHITECT EB 病毒核抗原 IgG 抗体项目的检测结果与临床症状不符时，需要通过附加试验来验证该结果。

ARCHITECT EB 病毒核抗原 IgG 抗体项目检测结果需与 ARCHITECT EB 病毒壳抗原 IgM 抗体项目和 ARCHITECT EB 病毒壳抗原 IgG 抗体结果联合使用，以确定感染分期。

检测结果用于诊断时，应当与其他数据，如症状、其他检测结果、临床表现等结合使用。人血清中的嗜异性抗体可与试剂中的免疫球蛋白发生反应，干扰体外免疫测定。经常与动物或动物血清产品接触的患者，其样本可能容易受到此干扰，并使检测结果出现异常值。使用小鼠单克隆抗体制剂进行诊断或治疗的患者，其样本中可能含有人抗小鼠抗体（HAMA）。使用含有小鼠单克隆抗体的试剂盒，如 ARCHITECT EB 病毒核抗原 IgG 抗体测定试剂盒，检测含有 HAMA 的样本时，可能会出现异常检测值。

(5) 储运条件：ARCHITECT EB 病毒核抗原 IgG 抗体测定试剂盒必须在 2 ～ 8℃竖直向上储存，取出后可立即使用。按照指导储存和操作时，试剂在有效期内保持稳定。

ARCHITECT EB 病毒核抗原 IgG 抗体测定试剂盒在 ARCHITECT i 系统上最长可以储存 30 天。试剂可以在 ARCHITECT i 系统上储存，也可以脱离系统储存。如果试剂脱离系统储存，需将其竖直向上储存于 2 ～ 8℃（盖有软盖和替换盖）。试剂从系统上取出后，建议将其放回原始托架和包装盒中储存，以确保其竖直向上放置。

(6) 性能指标

1) 精密度：ARCHITECT EB 病毒核抗原 IgG 抗体项目对于强非反应性样本（0.60 ～ 0.99S/CO）的室内总精密度≤ 1*s*(1.00 ～ 4.00S/CO)，对于弱反应性样本的室内总精密度≤ CV10%。

根据临床和实验室标准协会（CLSI，前身是 NCCLS）的方案 EP5-A2 对 ARCHITECT EB 病毒核抗原 IgG 抗体项目进行了为期 20 天的精密度研究。试验在内部实验室的两台 ARCHITECTi2000SR 仪器上使用三个批号的 ARCHITECT EB 病毒核抗原 IgG 抗体项目试剂和一台 i1000SR 仪器上使用一个批号的 ARCHITECT EB 病毒核抗原 IgG 抗体项目试剂进行。每个批号的试剂都经一个批号的质控品检测。使用两个批号的校准品校准 i2000SR 仪器，使用一个批号的校准品校准 i1000SR 仪器。

每天在两个不同时段对一个装有阴性质控品和阳性质控品的检测盘以及两个装有人血浆的检测盘（强非反应性和弱反应性）各检测三次，共检测 20 天。

2) 相对特异性和相对灵敏度：相对灵敏度和相对特异性通过 1495 份样本（250 份假定为急性感染的样本、250 份假定为血清反应阴性的样本、995 份随机诊断样本）进行评估。随机诊断样本主要从接受检测 EBV IgM 的人群中选取。ARCHITECT EB 病毒核抗原 IgG 抗体项目与对比项目的不同结果通过两个商用 IgG 免疫印迹项目和一个商用 EBNA IgG 项目作确认检测。1495 份样本中，共有 673 份样本为 EBNA-1 IgG 阴性，806 份样本为 EBNA-1 IgG 阳性。12 份样本在既往感染中被认为不一致反应性，而其他 4 份样本结果无效。因此，这 16 份样本没有计入相对灵敏度和相对特异性的计算。ARCHITECT 或对比项目的灰区样本不计入相对灵敏度和相对特异性计算。测试三个批号的 ARCHITECT EB 病毒核抗原 IgG 抗体项目总灰区率范围为 0.67% ～ 0.74%，对比项目的灰区率为 4.88%。

3) 相对特异性：三个批号的 ARCHITECT EB 病毒核抗原 IgG 抗体项目的所有样本分类的不一致结果经确定检测后的相对特异性为 99.84%，95% 置信区间为 99.14% ～ 100.00%。而对比项目检测相同受检人群得出相对特异性为 99.22% ～ 99.38%。

4) 相对灵敏度：在 806 例 EBNA-1 阳性的样本中，ARCHITECT 和 / 或对比项目检测发现 40 例为灰区样本，因此相对灵敏度是基于 766 例样本进行计算。

通过评估 3 个批号的 ARCHITECT EB 病毒核抗原 IgG 抗体试剂，得出相对灵敏度为 100.00%(766/766)，95% 置信区间为 99.52% ～ 100.00%。EBNA-1 IgG 对比项目的相对灵敏度为 99.22%，95% 置信区间为 98.30% ～ 99.71%。

5) 干扰性：添加高水平的非结合胆红素 / 结合胆红素（20mg/dl）、三酰甘油（3000mg/dl）、蛋白质（12g/dl）或血红蛋白（500mg/dl）至样本中进行检测，未见试验对照与非反应性或反应性样本间存在干扰。

2. EB 病毒核抗原 IgG 抗体测定试剂盒（化学发光法）［国食药监械（准）字 2013 第 3400221 号］

(1) 原理：本试剂盒利用化学发光免疫夹心法检测 EBV NA IgG 浓度。采用 EBV NA 纯抗原包被磁性微球，鼠抗人 IgG 单克隆抗体标记 ABEI。样本（用含羊抗人 IgA、羊抗人 IgM 的样本稀释液 1 ∶ 11 预稀释）、校准品与缓冲液（含羊抗人 IgA、羊抗人 IgM）、被 EBV NA 抗原包被的磁性微球溶液混匀，外加磁场沉淀，去掉上清液，用洗液清洗沉淀复合物 3 次，再加入 ABEI 标记的鼠抗人 IgG 单克隆抗体，形成抗体与包被在磁性微球上的 EBV NA 纯抗原和 ABEI 标记的鼠抗人 IgG 单克隆抗体的免疫复合物，外加磁场沉淀，去掉上清液，用洗液清洗沉淀复合物 3 次，直接进入样本测量室，仪器自动泵入化学发光激发物 1 和 2，自动监测 3s 内发出的相对发光单位（RLU）。EBV NA IgG 浓度与 RLU 呈一定的比例关系，测定仪自动拟合计算 EBV NA IgG 浓度。

(2) 标本类型：血清。采集 5.0 ml 静脉血至采血管中，室温静置。离心、分离血清部分，2 ～ 8℃储存。

血清样本在 2 ～ 8℃稳定 12h。超过 12h，则先分装，-20℃可保存 30 天，避免反复冰冻和解冻两次以上。

(3) 参考范围：< 4AU/ml，阴性；≥ 4AU/ml，阳性。

经过对中国大陆 720 例正常人、300 例 EB 病毒感染病例进行该方法检测，通过对检测结果的统计学分析，确定该诊断试剂的判断阈值为 4AU/ml；对中国大陆以外的人群，用户需重新检测一定数量正常人及 EB 病毒感染病例，根据检测结果的统计学分析，修正该判断阈值。

(4) 注意事项：HAMA 效应，即含有人抗鼠抗体 (HAMA) 的患者血清可能导致假的升高或降低值。虽然加入了中和 HAMA 的介质，非常高的 HAMA 血清浓度仍然可能影响结果。

(5) 储运条件

1) 工作洗液：用纯化水，将清洗缓冲液按 1 ∶ 14 稀释混匀，放置室温待用，保存至有效期。

2) 试剂：本试剂盒除洗液外，其他成分置于 2 ～ 8℃保存至有效期。发光标记物、荧光素标记物均应避免阳光直射；湿度对试剂稳定性无影响。

3) 试剂运输要求：置于 2 ～ 8℃环境条件下运输，运输过程避免碰撞。储存在 2 ～ 8℃无腐蚀性气体的环境中，未开封有效期为 12 个月。开封后有效期不少于 28 天。

(6) 性能指标

1) 准确率：回收率应为 90% ～ 110%。

2) 批内精密度：批内 CV < 10%。

3) 批间精密度：批间 CV < 15%。

4) 分析灵敏度：本试剂的分析灵敏度 < 0.25AU/ml。

5) 特异性：与弓形体 IgG 抗体、弓形体 IgM 抗体、巨细胞病毒 IgG 抗体、巨细胞病毒 IgM 抗体、1 和 2 型单纯疱疹病毒 IgG 抗体、1 和 2 型单纯疱疹病毒 IgM 抗体、风疹病毒 IgG 抗体、风疹病毒 IgM 抗体、甲肝病毒 IgG 抗体、甲肝病毒 IgM 抗体、乙肝病毒表面抗体、乙肝病毒 e 抗体、乙肝病毒核心抗体、丙型肝炎病毒 IgG/IgM 抗体、HIV 病毒抗体、梅毒螺旋体 IgG/IgM 抗体、EB 病毒早期抗原 IgA 抗体、EB 病毒早期抗原 IgG 抗体、EB 病毒衣壳抗原 IgA 抗体、EB 病毒衣壳抗原 IgG 抗体、EB 病毒衣壳抗原 IgM 抗体没有交叉反应。

经 ELISA 测定确诊的 RF 及 ANA 为阳性的样本，该试剂测定结果为阴性。

6) 干扰物质：血红蛋白浓度≤ 10mg/ml 的溶血、三酰甘油浓度≤ 20mg/ml 的脂血、胆红素浓度≤ 0.4mg/ml 的黄疸对检测结果没有干扰。

3. 抗 EB 病毒衣壳抗原 IgM、衣壳抗原 IgG 抗体及抗体亲和力、早期抗原 IgG、核抗原抗体检测试剂盒（间接免疫荧光法）（国械注进 20143405425）

详见“抗 EB 病毒衣壳抗原抗体”。

4. 抗 EB 病毒核抗原 IgG 抗体检测试剂盒（酶联免疫吸附法）（国械注进 20143405451）

(1) 原理：该产品用于体外定量或半定量检测人血清或血浆中的抗 EB 病毒核抗原 (EBNA-1) IgG 抗体。试剂盒中每个微孔板条有 8 个可拆分的包被有 EBNA-1 的微孔。第一次温育时，稀释后的样本在微孔中反应。如果样本阳性，特异性 IgG（包括 IgA 和 IgM）与抗原结合。为了检测结合的抗体，加入酶标抗人 IgG 抗体（酶结合物）进行第二次温育。然后加入酶底物，发生颜色反应。

微孔板包被的抗原是在昆虫细胞中表达的重组 EBNA-1。

因尚无抗 EBNA-1 抗体的国际参考血清，校准采用相对单位 (RU)。

(2) 样本类型：人血清或 EDTA、肝素或枸橼酸盐抗凝的血浆。

(3) 参考范围：用本检测系统检测 500 名健康献血员血清中抗 EBNA-1 抗体 IgG 水平。以 20RU/ml 作为临界值，93% 献血员血清中抗 EBNA-1 抗体 IgG 阳性，和已知的成人中 EB 病毒感染率相符。

(4) 注意事项

1) 交叉反应：所用抗原的质量保证了该 ELISA 的高特异性，该检测系统未发现交叉反应（表 16-57）。

2) 干扰物质：血红蛋白浓度为 10mg/ml 的溶血、三酰甘油浓度为 20mg/ml 的脂血、胆红素浓度为 0.4mg/ml 的黄疸对检测结果没有干扰。

(5) 储运条件：2 ～ 8℃保存，避免冷冻。未开封前，除非特别说明，试剂盒中各成分可稳定 1 年。

表 16-57　试剂盒交叉反应结果

病原体抗体	n	抗 EBNA-1 抗体 ELISA (IgG) (%)
腺病毒	12	0
肺炎衣原体	5	0
巨细胞病毒	4	0
EB 病毒衣壳抗原	6	0
流感病毒 A	7	0
流感病毒 B	12	0
麻疹病毒	12	0
流行性腮腺炎病毒	11	0
肺炎支原体	6	0
副流感病毒混合	12	0
风疹病毒	12	0
呼吸道合胞病毒	8	0
水痘－带状疱疹病毒	8	0

(6) 性能指标

1) 线性范围：通过检测 6 份血清的 4 个稀释系列来研究该试剂的线性范围，并计算其线性回归，所有样本中的 R^2 > 0.95。本检测系统的线性范围为 7 ～ 176RU/ml。

2) 检出限：定义为阴性样本检测结果的均值加上 3 倍标准差，也就是所能检出抗体的最小滴度。本检测系统的最低检出限约为 0.9RU/ml。

3) 重复性：通过检测 3 份不同抗体浓度的血清计算批内和批间的变异系数 (CV) 以确定该试剂的重复性。批内检测的 CV 基于 20 次检测的结果，而批间检测的 CV 则基于不同 6 天、每天 4 次检测的结果（表 16-58）。

表 16-58　试剂盒重复性结果

批内重复性，n=20			批间重复性，n=4×6		
血清	均值 (RU/ml)	CV (%)	血清	均值 (RU/ml)	CV (%)
1	27	5.9	1	28	10.1
2	73	2.8	2	76	5.1
3	140	5.5	3	135	10.9

4) 特异性和灵敏度：用本检测系统检测 165 份临床确诊的患者样本（来源：实验室间检测样品，INSTAND，Germany），结果显示，本检测系统的特异性和灵敏度均为 100%（表 16-59）。

表 16-59　试剂盒特异性和灵敏度结果

n=165		INSTAND/Labquality	
		阳性	阴性
ELISA	阳性	87	0
	阴性	0	78

（王新明　卢　洁　何　维　高　省）

五、EB 病毒早期抗原抗体测定

（一）概述

EB 病毒早期抗原 (EBV-EA) 是 EB 病毒进入增殖性周期初期形成的一种抗原。EA 有两种不同的类型，即可溶性 (EA-D) 和固定型 (EA-R)。血液中这两个抗原的高滴度抗体表明 EB 病毒在不断的复制，是确诊慢性活动性 EB 病毒感染 (CAEBV) 的重要指标。

抗 EBV-EA 的 IgG 抗体在 70% ～ 80% 的传染性单核细胞增多症急性期患者中可暂时性出现。高滴度抗 EBV-EA IgG 抗体也提示慢性感染或感染后复发。原发感染中也可检测到抗 EBV-EA -IgA 型抗体，但是在复发感染中极少能检测到。同时该抗体与伯基淋巴瘤和鼻咽癌也有关。

（二）临床意义

EA-IgG 抗体是 EB 病毒感染早期或 EB 病毒活跃增殖的标志。单独 EBV-EA-D 抗体阳性可提示早期感染或临床 EB 病毒潜伏感染。高滴度 EA-D-IgG 抗体提示为慢性感染或感染后复发。在 70% ～ 80% 的传染性单核细胞增多症急性期患者中可暂时性出现抗 EBV-EA IgG 抗体。EA-IgG 联合其他几种抗体如 EBV-CA-IgG/IgM、EBV-CA-IgG 亲和力和 EBNA-IgG 检测可准确提示 EB 病毒感染的病程。

（三）测定方法

测定方法包括酶联免疫吸附试验、化学发光法、免疫荧光试验、快速检测（胶体金或胶体硒快速试验、免疫层析试验）等。

（四）国家行业标准

请参考“EB 病毒壳膜抗原抗体（抗 VCA）测

定”章节内容。

（五）试剂介绍

1. EB 病毒早期抗原 IgG（EBV EA IgG）抗体测定试剂盒（化学发光法）［国食药监械（准）字 2013 第 3400224 号］

（1）原理：本试剂盒利用化学发光免疫夹心法检测 EBV EA IgG 浓度；采用 EBV EA 纯抗原包被磁性微球，鼠抗人 IgG 单克隆抗体标记 ABEI。样本（用含羊抗人 IgA、羊抗人 IgM 的样本稀释液 1 ∶ 11 预稀释）、校准品与缓冲液（含羊抗人 IgA、羊抗人 IgM）、包被 EBV EA 抗原的磁性微球溶液混匀，外加磁场沉淀，去掉上清液，用洗液清洗沉淀复合物 3 次，再加入 ABEI 标记的鼠抗人 IgG 单克隆抗体，形成抗体与包被在磁性微球上的 EBV EA 抗原和 ABEI 标记的鼠抗人 IgG 单克隆抗体的免疫复合物，外加磁场沉淀，去掉上清液，用洗液清洗沉淀复合物 3 次，直接进入样本测量室，仪器自动泵入化学发光激发物 1 和 2，自动监测 3s 内发出的相对发光单位（RLU）。EBV EA IgG 浓度与 RLU 呈一定的比例关系，测定仪自动拟合计算 EBV EA IgG 浓度。

（2）标本类型：血清。采集 5.0ml 静脉血至采血管中，室温静置。离心、分离血清部分，2 ～ 8℃储存。血清样本在 2 ～ 8℃稳定 12h。超过 12h，则先分装，-20℃可保存 30 天，避免反复冰冻和解冻 2 次以上。

（3）参考范围：＜ 4AU/ml，阴性；≥ 4AU/ml，阳性。

经过对中国大陆 720 例正常人、300 例 EB 病毒感染病例进行该方法检测，通过对检测结果的统计学分析，确定该诊断试剂的判断阈值为 4AU/ml；对中国大陆以外的人群，用户需重新检测一定数量正常人及 EB 病毒感染病例，根据检测结果的统计学分析，修正该判断阈值。

（4）注意事项：HAMA 效应，即含有人抗鼠抗体（HAMA）的患者血清可能导致假的升高或降低值。虽然加入了中和 HAMA 的介质，非常高的 HAMA 血清浓度仍然可能影响结果。

（5）储运条件

1）工作洗液：用纯化水，将清洗缓冲液按 1 ∶ 14 稀释混匀，放置室温待用，保存至有效期。

2）试剂：本试剂盒除洗液外，其他成分置于 2 ～ 8℃保存至有效期。发光标记物、荧光素标记物均应避免阳光直射；湿度对试剂稳定性无影响。

3）试剂运输要求：置于 2 ～ 8℃环境条件下运输，运输过程避免碰撞。

4）有效期：储存在 2 ～ 8℃无腐蚀性气体的环境中，未开封有效期为 12 个月。开封后有效期不少于 28 天。

（6）性能指标

1）准确率：回收率为 90% ～ 110%。

2）批内精密度：批内 CV ＜ 10%。

3）批间精密度：批间 CV ＜ 15%。

4）分析灵敏度：本试剂的分析灵敏度＜ 0.25AU/ml。

5）特异性：与弓形体 IgG 抗体、弓形体 IgM 抗体、巨细胞病毒 IgG 抗体、巨细胞病毒 IgM 抗体、1 和 2 型单纯疱疹病毒 IgG 抗体、1 和 2 型单纯疱疹病毒 IgM 抗体、风疹病毒 IgG 抗体、风疹病毒 IgM 抗体、甲肝病毒 IgG 抗体、甲肝病毒 IgM 抗体、乙肝病毒表面抗体、乙肝病毒 e 抗体、乙肝病毒核心抗体、丙型肝炎病毒 IgG/IgM 抗体、HIV 病毒抗体、梅毒螺旋体 IgG/IgM 抗体、EB 病毒早期抗原 IgA 抗体、EB 病毒核抗原 IgG 抗体、EB 病毒衣壳抗原 IgA 抗体、EB 病毒衣壳抗原 IgG 抗体、EB 病毒衣壳抗原 IgM 抗体没有交叉反应。

经 ELISA 测定确诊的 RF 及 ANA 为阳性的样本，该试剂测定结果为阴性。

6）干扰物质：血红蛋白浓度≤ 10mg/ml 的溶血、三酰甘油浓度≤ 20mg/ml 的脂血、胆红素浓度≤ 0.4mg/ml 的黄疸对检测结果没有干扰。

2. 抗 EB 病毒衣壳抗原 IgM、衣壳抗原 IgG 抗体及抗体亲和力、早期抗原 IgG、核抗原抗体检测试剂盒（间接免疫荧光法）（国械注进 20143405425）

详见“抗 EB 病毒衣壳抗原抗体”。

3. 抗 EB 病毒早期抗原 IgM 抗体检测试剂盒（酶联免疫吸附法）［国食药监械（进）字 2014 第 3401682 号］

（1）原理：该产品用于体外半定量检测人血清或血浆中的抗 EB 病毒早期抗原抗体免疫球蛋白 M（IgM）。试剂盒中每个微孔板条有 8 个可拆分的包被有 EB 病毒早期抗原扩散型（EBV-EA-D）抗原的微孔。第一次温育时，稀释后的样本在微孔中反应。如果样本阳性，特异性 IgM（包括 IgA 和 IgG）与抗原结合。为了检测结合的抗体，加入酶标抗人 IgM 抗体（酶结合物）进行第二次温育。然后加入酶底物，发生颜色反应。

微孔板包被的抗原是在 *E.coli* 中表达的重组 EBV-EA-D（扩散型），分子质量为 45kDa。

因尚无 EBV-EA-D IgM 类抗体的国际参考血清，用比值表示抗体的相对浓度。

（2）样本类型：人血清或 EDTA、肝素或枸橼酸盐抗凝的血浆。

（3）参考范围：用本检测系统检测 286 名健康献血员血清中抗 -EBV-EA-D 抗体 IgM 水平。以比值 1.0 作为临界值，2.05% 的健康献血员中血清中抗 -EBV-EA-D 抗体 IgM 阴性。

（4）注意事项

1）交叉反应：对如下病原体未见有交叉反应（表 16-60）。

表 16-60　试剂盒交叉反应结果

病原体抗体	*n*	抗 -EBV-EA-D ELISA（IgM，%）
巨细胞病毒	8	0
麻疹病毒	8	0
流行性腮腺炎病毒	6	0
弓形体	6	0
水痘 - 带状疱疹病毒	8	0

2）干扰物质：血红蛋白浓度为 10mg/ml 的溶血、三酰甘油浓度为 20mg/ml 的脂血、胆红素浓度为 0.4mg/ml 的黄疸对检测结果没有干扰。

（5）储运条件：2 ～ 8℃保存，不要冰冻。未开封前，除非特别说明，试剂盒中各成分可稳定 1 年。

（6）性能指标

1）检出限：定义为阴性样本检测结果的均值加上 3 倍标准差，也就是所能检出抗体的最小滴度。本检测系统的最低检出限约为比值 0.02。

2）重复性：通过检测 3 份不同抗体浓度的血清计算批内和批间 CV 以确定该试剂的重复性。批内检测的 CV 基于 20 次检测的结果，而批间检测的 CV 则基于不同 6 天、每天 4 次检测的结果（表 16-61）。

表 16-61　试剂盒重复性结果

批内重复性，*n*=20			批间重复性，*n*=4×6		
血清	均值（比值）	CV（%）	血清	均值（比值）	CV（%）
1	1.0	10.5	1	0.9	7.9
2	1.5	9.1	2	0.5	9.9
3	1.6	8.1	3	1.7	9.1

3）特异性和灵敏度：用本检测系统检测 20 份临床确诊的患者样本（来源：实验室间检测样品，INSTAND，Germany），以免疫印迹法为参考方法，结果显示，本检测系统的特异性和灵敏度均为 100%（表 16-62）。

表 16-62　试剂盒特异性和灵敏度结果

n=20		免疫印迹法（IgM）	
		阳性	阴性
ELISA（IgM）	阳性	1	0
	阴性	0	19

4. 抗 EB 病毒早期抗原 IgG 抗体检测试剂盒（酶联免疫吸附法）［国食药监械（进）字 2014 第 3403087 号］

（1）原理：该产品用于体外定量或半定量检测人血清或血浆中的抗 EB 病毒早期抗原 - 扩散型免疫球蛋白 G 抗体。试剂盒中每个微孔板条有 8 个可拆分的包被有 EBV-EA-D 的微孔。第一次温育时，稀释后的样本在微孔中反应。如果样本阳性，特异性 IgG（包括 IgA 和 IgM）与抗原结合。为了检测结合的抗体，加入酶标抗人 IgG 抗体（酶结合物）进行第二次温育。然后加入酶底物，发生颜色反应。

微孔板包被的抗原是是在 *E.coli* 中表达的重组 EBV-EA-D（扩散型），分子质量为 45 kDa。

因尚无抗 -EBV-EA-D 抗体的国际参考血清，校准采用相对单位（RU）。

（2）样本类型：人血清或 EDTA、肝素或枸橼酸盐抗凝的血浆。

（3）参考范围：用本检测系统检测 297 名健康献血员血清中抗 -EBV-EA-D 抗体 IgG 水平。以 20 RU/ml 作为临界值，5% 献血员血清中抗 -EBV-EA-D 抗体 IgG 阳性。

（4）注意事项

1）交叉反应：用本检测系统检测不同病原体

感染患者的血清，未发现交叉反应（表 16-63）。

表 16-63　试剂盒交叉反应结果

病原体抗体	n	抗 EBV-EA 抗体 IgG 阳性
单纯疱疹病毒 1 型	28	0
EB 病毒衣壳抗原	45	0
巨细胞病毒	18	0
水痘 - 带状疱疹病毒	31	0
腺病毒	23	0
呼吸道合胞病毒	35	0
副流感病毒混合性	48	0
流感病毒 A 型	33	0
流感病毒 B 型	30	0
肺炎支原体	23	0
腮腺炎	31	0
麻疹病毒	43	0
风疹病毒	48	0
弓形体	11	0
肺炎衣原体	12	0
幽门螺杆菌	24	0

2）干扰物质：血红蛋白浓度为 10mg/ml 的溶血、三酰甘油浓度为 20mg/ml 的脂血、胆红素浓度为 0.4mg/ml 的黄疸对检测结果没有干扰。

(5) 储运条件：2 ～ 8℃保存，避免冷冻。未开封前，除非特别说明，试剂盒中各成分自生产日起可稳定 1 年。

(6) 性能指标

1）线性范围：通过检测系列稀释的高抗体浓度血清来研究该试剂的线性范围。本检测系统的线性范围为 2 ～ 200 RU/ml。

2）检出限：定义为阴性样本检测结果的均值加上 3 倍标准差，也就是所能检出抗体的最小滴度。本检测系统的最低检出限约为 1RU/ml。

3）重复性：通过检测 3 份不同抗体浓度的血清计算批内和批间的变异系数（CV）以确定该试剂的重复性。批内检测的 CV 基于 20 次检测的结果，而批间检测的 CV 则基于不同 6 天、每天 4 次检测的结果（表 16-64）。

4）特异性和灵敏度：用本检测系统检测 20 份临床确诊的患者样本（来源：实验室间检测样品，INSTAND，Germany），以免疫印迹法为参考方法，结果显示，本检测系统的特异性为 100%，灵敏度为 67%（表 16-65）。

表 16-64　试剂盒重复性结果

批内重复性，n=20			批间重复性，n=4×6		
血清	均值（RU/ml）	CV（%）	血清	均值（RU/ml）	CV（%）
1	32	4.0	1	33	4.5
2	102	4.1	2	107	7.0
3	142	3.1	3	146	5.2

表 16-65　试剂盒特异性和灵敏度结果

n=20		免疫印迹法（IgG）	
		阳性	阴性
ELISA（IgG）	阳性	4	0
	阴性	2	14

（王新明　卢　洁　何　维　高　省）

六、EB 病毒早期抗原抗体 IgA 测定

（一）概述

请参考“EB 病毒壳膜抗原抗体（抗 VCA）测定”章节内容。

（二）临床意义

抗 EA-IgA 抗体在鼻咽癌（NPC）中的意义。NPC Ⅱ期潜伏期的患者血清中可检测到高滴度的抗 EBV-EA-IgA 抗体和抗 EBV-CA-IgA 抗体，可作为 NPC 检测的指标之一。其中 CA-IgA 抗体是鼻咽癌筛查的高敏感性抗体，EA-IgA 抗体为高特异性抗体（灵敏度和特异度为 67.83% 和 99.15%）。两种抗体联合检测一方面可减少漏诊，同时增加诊断特异性。

（三）测定方法

测定方法包括酶联免疫吸附试验、化学发光法、免疫荧光试验、快速检测（胶体金或胶体硒快速试验、免疫层析试验）等。

（四）国家行业标准

请参考“EB 病毒壳膜抗原抗体（抗 VCA）测定”章节内容。

（五）试剂介绍

1. EB 病毒早期抗原 IgA 抗体测定试剂盒（化学发光法）［国食药监械（准）字 2013 第 3400233 号］

(1) 原理：本试剂盒利用化学发光免疫夹心法检测 EBV EA IgA 抗体浓度。采用 EBV EA 纯抗原包被磁性微球，鼠抗人 IgA 单克隆抗体标记 ABEI。样本（用含羊抗人 IgG、羊抗人 IgM 的样本稀释液 1 ： 11 预稀释）、校准品与缓冲液（含羊抗人 IgG、羊抗人 IgM）、包被 EBV EA 抗原的磁性微球混匀，外加磁场沉淀，去掉上清液，用洗液清洗沉淀复合物 3 次，再加入 ABEI 标记的鼠抗人 IgA 单克隆抗体，形成抗体与包被在磁性微球上的 EBV EA 纯抗原和 ABEI 标记的鼠抗人 IgA 单克隆抗体的免疫复合物，外加磁场沉淀，去掉上清液，用洗液清洗沉淀复合物 3 次，直接进入样本测量室，仪器自动泵入化学发光激发物 1 和 2，自动监测 3s 内发出的相对发光单位（RLU）。EBV EA IgA 浓度与 RLU 呈一定的比例关系，测定仪自动拟合计算 EBV EA IgA 浓度。

(2) 样本类型：血清。采集 5.0 ml 静脉血至采血管中，室温静置。离心、分离血清部分，2 ～ 8℃储存。血清样本在 2 ～ 8℃稳定 12h。超过 12h，则先分装，-20℃可保存 30 天，避免反复冰冻和解冻 2 次以上。

(3) 参考范围：＜ 3AU/ml，阴性；≥ 3AU/ml，阳性。

经过对中国大陆 720 例正常人、300 例 EB 病毒感染病例进行该方法检测，通过对检测结果的统计学分析，确定该诊断试剂的判断阈值为 3AU/ml；对中国大陆以外的人群，用户需重新检测一定数量正常人及 EB 病毒感染病例，根据检测结果的统计学分析，修正该判断阈值。

(4) 注意事项：含有人抗鼠抗体（HAMA）的患者血清可能导致假的升高或降低值。虽然加入了中和 HAMA 的介质，非常高的 HAMA 血清浓度仍然可能影响结果。

(5) 储运条件

1) 工作洗液：用纯化水，将清洗缓冲液按 1 ： 14 稀释混匀，放置室温待用，保存至有效期。

2) 试剂：本试剂盒除洗液外，其他成分置于 2 ～ 8℃保存至有效期。发光标记物、荧光素标记物均应避免阳光直射；湿度对试剂稳定性无影响。

3) 试剂运输要求：置于 2 ～ 8℃环境条件下运输，运输过程避免碰撞。

4) 有效期：储存在 2 ～ 8℃无腐蚀性气体的环境中，未开封有效期为 12 个月。开封后有效期不少于 28 天。

(6) 性能指标

1) 准确率：回收率为 90% ～ 110%。

2) 批内精密度：批内 CV ＜ 10%。

3) 批间精密度：批间 CV ＜ 15%。

4) 分析灵敏度：本试剂的分析灵敏度＜ 0.25AU/ml。

5) 特异性：与弓形体 IgG 抗体、弓形体 IgM 抗体、巨细胞病毒 IgG 抗体、巨细胞病毒 IgM 抗体、1 和 2 型单纯疱疹病毒 IgG 抗体、1 和 2 型单纯疱疹病毒 IgM 抗体、风疹病毒 IgG 抗体、风疹病毒 IgM 抗体、甲肝病毒 IgG 抗体、甲肝病毒 IgM 抗体、乙肝病毒表面抗体、乙肝病毒 e 抗体、乙肝病毒核心抗体、丙型肝炎病毒 IgG/IgM 抗体、HIV 病毒抗体、梅毒螺旋体 IgG/IgM 抗体、EB 病毒早期抗原 IgG 抗体、EB 病毒核抗原 IgG 抗体、EB 病毒衣壳抗原 IgA 抗体、EB 病毒衣壳抗原 IgG 抗体、EB 病毒衣壳抗原 IgM 抗体没有交叉反应。

经 ELISA 测定确诊的 RF 及 ANA 为阳性的样本，该试剂测定结果为阴性。

6) 干扰物质：血红蛋白浓度≤ 10mg/ml 的溶血、三酰甘油浓度≤ 20mg/ml 的脂血、胆红素浓度≤ 0.4mg/ml 的黄疸对检测结果没有干扰。

2. 抗 EB 病毒早期抗原 IgA 抗体检测试剂盒（酶联免疫吸附法）［国食药监械（进）字 2014 第 3400552 号］

(1) 原理：该产品用于体外半定量检测人血清或血浆中的抗 EB 病毒早期抗原抗体免疫球蛋白 A（IgA）。试剂盒中每个微孔板条有 8 个可拆分的包被有 EB 病毒早期抗原扩散型（EBV-EA-D）抗原的微孔。第一次温育时，稀释后的样本在微孔中反应。如果样本阳性，特异性 IgA（包括 IgG 和 IgM）与抗原结合。为了检测结合的抗体，加入酶标抗人 IgA 抗体（酶结合物）进行第二次温育。然后加入酶底物，发生颜色反应。

微孔板包被的抗原是在 *E.coli* 中表达的重组 EBV-EA-D（扩散型），分子质量为 45kDa。

因尚无 EBV-EA-D IgA 类抗体的国际参考血

清，用比值表示抗体的相对浓度。

(2) 样本类型：人血清或 EDTA、肝素或枸橼酸盐抗凝的血浆。

(3) 参考范围：用本检测系统检测 500 名健康献血员血清中抗 EBV-EA-D 抗体 IgA 水平。以比值 1.0 为临界值，4.8% 献血员血清中抗 EBV-EA-D 抗体 IgA 阳性。

(4) 注意事项

1) 交叉反应：未见有交叉反应。

2) 干扰物质：血红蛋白浓度为 10mg/ml 的溶血、三酰甘油浓度为 20mg/ml 的脂血、胆红素浓度为 0.4mg/ml 的黄疸对检测结果没有干扰。

(5) 储运条件：待测患者样本于 2 ～ 8℃可储存 14 天，稀释后的样本需在同一个工作日检测。2 ～ 8℃保存，避免冷冻。未开封前，除非特别说明，试剂盒中各成分自生产日起可稳定 1 年。

(6) 性能指标

1) 检出限：定义为阴性样本检测结果的均值加上 3 倍标准差，也就是所能检出抗体的最小滴度。本检测系统的最低检出限约为比值 0.11。

2) 重复性：通过检测 3 份不同抗体浓度的血清计算批内和批间的变异系数（CV）以确定该试剂的重复性。批内检测的 CV 基于 20 次检测的结果，而批间检测的 CV 则基于不同 6 天、每天 4 次检测的结果（表 16-66）。

表 16-66　试剂盒重复性结果

批内重复性，*n*=20			批间重复性，*n*=4×6		
血清	均值（比值）	CV(%)	血清	均值（比值）	CV(%)
1	1.9	3.8	1	1.9	5.1
2	2.5	8	2	2.4	6
3	5.7	7.5	3	5.5	5.2

（王新明　卢　洁　何　维　高　省）

第六节　呼吸道病原体血清学检测

一、呼吸道病原体血清学联合检测

（一）概述

呼吸道病原体感染可引起上、下呼吸道疾病，包括普通感冒、急性鼻窦炎、中耳炎、扁桃体咽炎、喉炎、会厌炎、气管炎、支气管炎、细支气管炎、肺炎（组织、间质）等。

急性呼吸道感染是儿童最为常见的疾病之一，在广大发展中国家，肺炎是 5 岁以下儿童死亡的首要病因，儿童下呼吸道感染占儿科住院患儿的 24.5% ～ 65.2%，每年全球上百万儿童死于肺炎，发展中国家尤高。因此，对儿童肺炎病原体的正确诊断是预防和控制儿童呼吸道感染的关键所在。由于难以获取高质量的下呼吸道标本，肺炎病原体的诊断一直是医学界的难题。

社区获得性肺炎（CAP）是威胁人类健康的主要疾病之一，CAP 住院患者病死率可高达 14%，在护理院和 ICU 中 CAP 患者的病死率可高达 40%，已成为世界第 6 位致死性疾病，是感染性疾病死亡的首位原因。老年人中，罹患重症 CAP 的人数更多，多项研究显示我国老年人罹患肺炎后病死率也呈逐年增高趋势，65 岁以上为 5% ～ 13%，80 岁以上者更高达 15.4%。

（二）临床意义

呼吸道感染的致病原包括细菌、病毒及多种非典型致病原，构成情况比较复杂，常因地区、人群、季节的不同而变化。随着致病原构成谱的不断变化及致病菌耐药性的改变，下呼吸道感染的诊疗难度日益增大，其治疗策略也须适时进行相应调整。20 世纪 90 年代以来，美国、加拿大、澳大利亚、意大利等国及欧洲呼吸病学会相继制订了各自社区获得性肺炎（CAP）和医院获得性肺炎（HAP）诊治指南，1998 年中华医学会呼吸病学分会制订了我国首个 CAP 和 HAP 诊治指南。致病原的构成情况和耐药特性是制订感染性疾病治疗指南的主要依据。因此，通过实验室检测确定感染病原，对于临床诊断和治疗呼吸道感染疾病有非常重要的意义。

（三）测定方法

目前呼吸道病原体感染常见的免疫学检测方法包括血清中 IgM 抗体检测和呼吸道分泌物中抗原检测。IgM 抗体检测方法有间接免疫荧光法、酶联免疫法、胶体金层析法。抗原检测方法有直接免疫荧光法和双抗体夹心法。

（四）国家行业标准

目前呼吸道病原体检测产品相关医药行业标准有 YY/T1225—2014 肺炎支原体抗体检测试剂盒。该标准适用于胶体金法、酶联免疫法定性测定人血清、血浆和全血中的肺炎支原体 IgG、IgM 抗体的检测试剂盒。具体指标要求如下。

(1) 外观：符合制造商要求。

(2) 液体移行速度（只限胶体金层析法）：符合制造商要求。

(3) 膜条宽度（只限胶体金层析法）：符合制造商要求。

(4) 特异性：肺炎支原体阴性参考品结果应均为阴性。

(5) 准确性：肺炎支原体强、中、弱阳性参考品结果应均为阳性。

(6) 最低检出限：不高于 1 ∶ 64（补体结合实验法）。

(7) 重复性：10 个重复测试，CV(OD 值) ≤ 10%，层析法显色均一。

(8) 稳定性：有效期末稳定性和热稳定性 (37℃ 3 ～ 10 天）符合要求。

（五）试剂介绍

1. 九项呼吸道感染病原体 IgM 抗体检测试剂盒（间接免疫荧光法）[国食药监械（进）字 2010 第 3400365 号]

(1) 原理：采用间接免疫荧光法 (IFA)，同时检测人血清中呼吸道感染主要病原体的IgM抗体，待测样本中的抗体与吸附在载玻片上抗原发生的反应，未与抗原结合的抗体在洗涤步骤中除去，抗原－抗体复合物再与荧光素标记的抗人 IgM 反应，用荧光显微镜观察结果。可检出的病原体包括：嗜肺军团菌血清 1 型，肺炎支原体，Q 热立克次体，肺炎衣原体，腺病毒，呼吸道合胞病毒，甲型流感病毒，乙型流感病毒和副流感病毒 1、2 和 3 型。

(2) 样本类型：用正确医学方法采集静脉血液，分离血清，8h 内检测应 2 ～ 8℃冷藏，7 天内应冷冻 (-20℃）保存。避免反复冻融，不要使用高血脂或污染的血清。样本中有不溶性微粒应离心使之澄清。

(3) 参考范围：荧光显微镜 400 倍放大观察结果，病毒孔 1% ～ 15% 的细胞核、胞浆或胞膜，或者细菌、衣原体孔出现苹果绿色荧光判为阳性。

(4) 注意事项：对患有自身免疫性疾病患者的血清，支原体、腺病毒、流感病毒、呼吸道合胞病毒和副流感病毒会在细胞上发生非特异性反应，这些血清不能用本方法评价。质控孔用于检测这种现象。在嗜肺军团菌和 Q 热立克次体中，有时血清会含有与卵抗原反应的抗体，出现非特异荧光。当出现这种情况时，该血清就不能用 IFA 进行分析了。显微镜光学系统、光源条件和类型会影响荧光质量。

(5) 储运条件：2 ～ 8℃保存，运输过程中应避免玻片破裂受损。

(6) 性能指标（表 16-67)。

表 16-67　试剂盒相对特异性和灵敏度结果

检测项目	样本数量	评价方法	灵敏度 (%)	特异性 (%)
嗜肺军团菌 1 型	82	与商品化 IFA 产品比对	94.4	98.4
肺炎支原体	62	与商品化 ELISA 产品比对	96.8	100.0
Q 热立克次体	74	与商品化 IFA 产品比对	100.0	97.6
肺炎衣原体	61	与商品化 IFA 产品比对	100.0	98.0
腺病毒	74	与商品化 ELISA 产品比对	85.7	97.0
呼吸道合胞病毒	97	与商品化 ELISA 产品比对	93.8	100.0
甲型流感病毒	46	与商品化 ELISA 产品比对	94.1	96.4
乙型流感病毒	40	与商品化 ELISA 产品比对	100.0	96.4
副流感病毒 1，2，3	36	与商品化 ELISA 产品比对	100.0	96.3

2. 呼吸道病原体谱抗体 IgM 检测试剂盒（间接免疫荧光法）［国食药监械（进）字 2012 第 340698 号］

(1) 原理：采用间接免疫荧光法（IFA）定性检测人血清或血浆中的抗常见呼吸道病原体的 IgM 抗体，包括呼吸道合胞病毒、腺病毒、流感病毒 A 型、流感病毒 B 型、副流感病毒、肺炎支原体、肺炎衣原体及嗜肺军团菌。

(2) 样本类型：人血清或 EDTA、肝素或枸橼酸盐抗凝的血浆。待测样本可在 2 ～ 8℃储存 14 天，已稀释的样本必须当天检测。IgM 检测前，样本需用吸附剂处理。

(3) 参考范围：通过检测健康献血者样本确定 IgM 抗体的阳性发生率（$n \geqslant 100$）。在推荐稀释度下，出现特异性荧光判为阳性。

(4) 注意事项：检测流感病毒时，若患者感染毒株与包被毒株差异较大，可能出现漏检。接种流感疫苗可产生 IgM 抗体，结果解释应考虑疫苗接种史。

(5) 储运条件：2 ～ 8℃保存，运输过程中应避免玻片破裂受损。

(6) 性能指标（表 16-68）。

表 16-68　不同人群中阳性检出率结果

基质	样本数，样本来源	阳性率（%）	
		健康献血者	临床患者
腺病毒	*n*=150，健康献血者，德国	1	—
肺炎衣原体	*n*=99，健康献血者，德国 *n*=8，欧洲（ELISA）	3	75
流感病毒 A 型	*n*=150，健康献血者，德国 *n*=197，呼吸道疾病患者	6	13.2
流感病毒 B 型	*n*=150，健康献血者，德国 *n*=196，呼吸道疾病患者	3	12.8
嗜肺军团菌	*n*=200，健康献血者，德国 *n*=40，肺炎疾病患者	0（AGM）	85（AGM）
肺炎支原体	*n*=148，健康献血者，德国 *n*=202，呼吸道疾病患者	1	3.5
副流感病毒	*n*=18，德国（IIFT）	0	—
呼吸道合胞病毒	*n*=150，健康献血者，德国 *n*=198，呼吸道疾病患者	2	3

3. 七项呼吸道病毒检测试剂盒（免疫荧光法）［国食药监械（进）字 2010 第 3401647 号］

(1) 原理：采用直接免疫荧光法检测鼻咽分泌物中的呼吸道病毒，荧光素（FITC）标记的特异性单克隆抗体与鼻咽分泌物中提取的病毒抗原结合，形成稳定的抗原－抗体复合物，在荧光显微镜下观察，呈现特异性绿色荧光。可检测 7 种呼吸道病毒：甲型（A 型）流感病毒，乙型（B 型）流感病毒，呼吸道合胞病毒，腺病毒，副流感病毒 1、2 和 3 型。

(2) 样本类型：用鼻咽拭子从患者的鼻咽部取样或者使用鼻腔灌洗液，将鼻咽拭子放入储存管中（含有生理盐水）。离心收集细胞，将沉淀的细胞用丙酮固定在载玻片上。

(3) 参考范围：200 倍显微镜下每视野找到 ≥ 2 个绿色荧光细胞即为阳性，否则为阴性。阴性细胞被 Evans Blue 染成红色。

(4) 注意事项：样本采集、保存及运输不当可能会导致假阴性结果，样本的质量或对样本的处理对病毒检测有比较大的影响。本试剂盒中所使用的单克隆抗体来源于以病毒感染细胞为免疫原建立的杂交瘤，它们可能无法检测出所有病毒的变异型或新出现的病毒株。如样本被含有大量蛋白 A 的金黄色葡萄球菌菌种污染，可能会导致明亮的荧光染色背景。在直接样本中检测出的一些病毒抗原可能来源于死病毒，因此不能进行细胞培养分离。

(5) 储运条件：2 ～ 8℃保存，运输过程中应避免玻片破裂受损。

(6) 性能指标

1) 检验灵敏度：荧光标记的单克隆抗体平均能检测出病毒的最低浓度约为 1.0 PFU。

2) 检验特异性：用筛查和鉴定试剂对多种细胞和微生物进行交叉反应测试，对 64 种病毒、18 种细胞、19 种细菌均没有交叉反应。

（王新明　邱　超　高　省）

二、抗麻疹病毒抗体测定

（一）概述

麻疹病毒（MV）是副黏病毒科麻疹病毒属中最常见的病毒，目前人类是该病毒的唯一动物宿主。急性麻疹病毒感染的症状表现多种多样，可能是典型的温和的自限性感染，也可能致死，主要引起儿童急性发热且易传染。如今在一些国家麻疹还在流行。2014 年，全球共有 114 900 例麻疹病例死亡。

麻疹可以通过计划免疫来控制。麻疹特异性 IgM 和皮肤出疹同时出现，在大多数个体中在出疹 3 天之后可检测到 IgM。在第 7 ～ 10 天，IgM 抗体浓度达到峰值，并在几周之内消失。麻疹病毒的感染也能导致血清中特异性 IgG 抗体滴度显著升高，并持续。麻疹感染还会出现嗜异性抗体的增多。麻疹一次感染后，可获得终身免疫。

合适的计划免疫可以很好地预防麻疹疫情，2000 ～ 2014 年，全球因接种麻疹疫苗使麻疹死亡病例下降了 79%。对免疫抑制的人群通常采用特异性免疫球蛋白进行被动免疫，还包括肿瘤患者、移植接受者及接触该病毒后血清学检查仍为阴性的孕妇。

主动免疫注射疫苗之后抗体出现情况与感染后略有不同。免疫之后，麻疹特异性的 IgM 抗体会短暂出现在血液中，黏膜分泌物中会短暂出现 IgA 抗体；IgG 抗体会在血液中持续存在数年且免疫后的抗体水平比康复期患者血清低 8 ～ 10 倍。

可通过 RIA、ELISA、间接免疫荧光等方法来鉴别或定量检测血清中的抗麻疹病毒抗体。

（二）临床意义

抗麻疹病毒 IgG 和 IgM 抗体阳性是确认疑似麻疹感染的可靠指标。脑脊液（CSF）中抗麻疹病毒抗体阳性可诊断为麻疹脊髓炎或脑炎。同时，检测血清中的麻疹 IgM 抗体是检测急性麻疹感染非常有效的手段。

鉴于强制接种疫苗已经完全普及，抗腮腺炎病毒 IgG 抗体检测主要用于评估接种疫苗后的免疫状态，以判断是否需要再次加强接种。

耳骨囊持续的麻疹感染是耳硬化的病因。抗麻疹病毒的 IgG 抗体检测对耳硬化耳聋有很高的特异性和灵敏度。

（三）测定方法

体内抗麻疹病毒特异性抗体可以通过酶联免疫吸附法、胶体金法、酶联免疫捕获法来检测。

（四）国家行业标准

该项目暂无相关医药行业标准。

（五）试剂介绍

1. 抗麻疹病毒抗体 IgM 检测试剂盒（酶联免疫吸附法）[国食药监械（进）字 2014 第 3400251 号]

(1) 原理：该产品用于人血清或血浆中半定量检测人抗麻疹病毒 IgM 类抗体。试剂盒中每个微孔板条有 8 个可拆分的包被有麻疹病毒抗原的微孔。第一次温育时，稀释后的样本在微孔中反应。如果样本阳性，特异性 IgM（包括 IgA 和 IgG）与抗原结合。为了检测结合的抗体，加入酶标抗人 IgM 抗体（酶结合物）进行第二次温育。然后加入酶底物，发生颜色反应。

来源于已经灭活的麻疹病毒 Edmonston 株感染的 Vero 细胞。

因尚无抗麻疹病毒 IgM 类抗体的国际参考血清，用比值表示抗体的相对浓度。

(2) 样本类型：人血清或 EDTA、肝素或枸橼酸盐抗凝的血浆。

(3) 参考范围：用本检测系统检测 300 名健康献血员血清中抗麻疹病毒抗体 IgM 水平。以比值 1.0 为临界值，0.3% 的献血员血清中抗麻疹病毒抗体 IgM 阳性。

（4）注意事项

1）交叉反应：该试剂盒所使用的抗原质量确保了 ELISA 的高特异性与灵敏度。我们使用该 ELISA 试剂研究不同病原体（布氏螺旋体、巨细胞病毒、EB 病毒衣壳抗原、流行性腮腺炎病毒、细小病毒 B19、风疹病毒、弓形体、水痘－带状疱疹病毒）致感染的患者血清，均未发现有交叉反应。

2）干扰物质：血红蛋白浓度为 10mg/ml 的溶血、三酰甘油浓度为 20mg/ml 的脂血、胆红素浓度为 0.4mg/ml 的黄疸对检测结果没有干扰。

（5）储运条件：2 ～ 8℃保存，不要冰冻。未开封前，除非特别说明，试剂盒自生产日起可稳定 1 年。

（6）性能指标

1）检出限：定义为阴性样本检测结果的均值加上 3 倍标准差，也就是所能检出抗体的最小滴度。本检测系统的最低检出限约为比值 0.04。

2）重复性；通过检测 3 份不同抗体浓度的血清计算批内和批间的变异系数（CV）以确定该试剂的重复性。批内检测的 CV 基于 20 次检测的结果，而批间检测的 CV 则基于不同 6 次、每次 4 组检测的结果（表 16-69）。

表 16-69　试剂盒重复性结果

批内重复性，n=20			批间重复性，n=4×6		
血清	均值（比值）	CV(%)	血清	均值（比值）	CV(%)
1	2.6	7.9	1	2.4	8.0
2	4.6	2.5	2	4.1	4.4
3	7.0	2.3	3	6.6	4.4

3）特异性和灵敏度：用本检测系统检测 32 份临床确诊的患者样本（德国 INSTAND 实验室间检测样本），结果显示，本检测系统的特异性为 94.4%，灵敏度为 100%（表 16-70）。

表 16-70　试剂盒特异性和灵敏度结果

n=32		INSTAND	
		阳性	阴性
ELISA	阳性	14	1
	阴性	0	17

2. 抗麻疹病毒抗体 IgG 检测试剂盒（酶联免疫吸附法）[国食药监械（进）字 2013 第 3401268 号]

（1）原理：该产品用于体外定量或半定量检测人血清或血浆中的抗麻疹病毒抗体 IgG。试剂盒中每个微孔板条有 8 个可拆分的包被有麻疹病毒抗原的微孔。第一次温育时，稀释后的样本在微孔中反应。如果样本阳性，特异性 IgG（包括 IgA 和 IgM）与抗原结合。为了检测结合的抗体，加入酶标抗人 IgG 抗体（酶结合物）进行第二次温育。然后加入酶底物，发生颜色反应。

定标：采用第 3 版国际标准品 NIBSC 97/648（抗麻疹病毒和抗 Polio 病毒血清，National Institute for Biological Standard and Control，Hertfordshire，England；WHO 生物检定专家委员会批准作为国际参考品）校准。

（2）样本类型：人血清或 EDTA、肝素或枸橼酸盐抗凝的血浆。

（3）参考范围：用本检测系统检测 500 名健康献血员血清中抗麻疹病毒抗体 IgG 水平。以 250IU/L 为临界值，94% 的献血员血清中抗麻疹病毒抗体 IgG 阳性，和已知的成人中麻疹病毒感染率相符。

（4）注意事项

1）交叉反应：与有针对以下病原体有特异性抗体的阳性血清反应未发现有交叉反应：HSV-1（n=3），EBV-CA（n=11），CMV（n=6），VZ-V（n=5），腺病毒（n=8），RSV（n=9），副流感病毒 1 ～ 4 型（n=11），流感病毒 A 型（n=5），流感病毒 B 型（n=11），肺炎支原体（n=4），腮腺炎病毒（n=4），风疹病毒（n=6），弓形体（n=3）。

2）干扰物质：血红蛋白浓度为 10mg/ml 的溶血、三酰甘油浓度为 20mg/ml 的脂血、胆红素浓度为 0.4mg/ml 的黄疸对检测结果没有干扰。

（5）储运条件：2 ～ 8℃保存，避免冷冻。未开封前，除非特别说明，试剂盒自生产日起可稳定 1 年。

（6）性能指标

1）线性范围：通过检测高抗体浓度样本的稀释系列来研究该试剂的线性。本检测系统的线性范围为 52 ～ 4865 IU/L。

2）检出限：定义为阴性样本检测结果的均值加上 3 倍标准差，也就是所能检出抗体的最小滴度。本检测系统的最低检出限约为 8 IU/L（表 16-71）。

表 16-71 试剂盒重复性结果

批内重复性，n=20			批间重复性，n=4×6		
血清	均值（IU/L）	CV(%)	血清	均值（IU/L）	CV(%)
1	830	8.0	1	796	11.6
2	3410	6.6	2	3635	5.0
3	3725	5.6	3	3946	6.8

3）特异性和灵敏度：用本检测系统检测112份临床确诊的患者样本（德国INSTAND与芬兰Labquality、英国NEQAS的室间样本），结果显示，本检测系统的特异性和灵敏度均为100%（表16-72）。

表 16-72 试剂盒特异性和灵敏度结果

n=112		INSTAND/Labquality/NEQAS(IgG)		
		阳性	可疑	阴性
欧蒙抗麻疹病毒ELISA(IgG)	阳性	89	1	0
	可疑	0	0	0
	阴性	0	0	22

（卢 洁 何 维）

三、抗嗜肺军团菌抗体测定

（一）概述

军团病是一种由军团菌引起的呼吸道感染，1976年美国费城召开退伍军人大会时暴发流行而得名。军团菌病分为三种亚型：①肺炎型军团菌病（LD），以肺炎为主要临床表现的军团菌感染，又称军团菌肺炎；②肺外综合征，即感染从肺部播散至肺外其他系统；③庞蒂亚克热，主要表现为急性发热，病程呈自限性。军团菌病的主要致病菌为嗜肺军团菌血清1型。也曾出现过不同军团菌株混合感染的情况。偶尔有与其他军团菌属、类杆菌属、鹦鹉热衣原体、肺炎支原体和假单胞菌属发生交叉反应，男性多于女性，老年人、吸烟酗酒者及免疫功能低下者易患此病。

军团菌属中嗜肺军团菌最易致病。现已提出了超过30种军团杆菌，至少19种是人类肺炎的病原，其中最常见病原体为嗜肺军团菌（占病例的85%～90%）。嗜肺军团菌感染可引起多发性、坏死性肺炎。

军团菌主要通过吸入被军团菌污染的水微粒传播。冷热水系统、冷却塔、空调设备中的加湿器、公用浴场、医院和公共社区的气水浴和人工呼吸器材等都可成为传染源。

吸入军团菌后，军团菌通过其在变形虫生存的相似机制，以肺泡巨噬细胞或多形核白细胞中的兼性胞内杆菌在体内进行复制。军团菌还能抑制吞噬细胞内的吞噬溶酶体的生成以避免被吞噬。军团菌还可抑制巨噬细胞产生免疫反应细胞因子。目前已知有约50个种属和70多种血清型的军团菌。

实验室检测对嗜肺军团菌感染的确诊、对疾病的严重性分析非常重要。目前病原体的检测方法包括从唾液，支气管分泌物，胸膜渗出物及活检材料培养其病原体，检测呼吸道分泌物中的特异性嗜肺军团菌抗原，采用直接荧光抗体（DFA）对呼吸分泌物及肺组织中的嗜肺军团菌染色，检测尿中的特异性嗜肺军团菌抗原及聚合酶链反应（PCR）。

对感染后所产生的抗体的检测方法包括间接免疫荧光法，酶链免疫吸附法及microglutamination等，一般患者血清转化会在发病两周之内发生。

（二）临床意义

嗜肺军团菌抗体IgM用于对呼吸道疾病的早期诊断和鉴别诊断，明确引起呼吸道感染的病原体。

在疾病发病1～9周，通过检测患者中嗜肺军团菌IgG抗体2周内滴度的4倍升高，可确认现症感染。嗜肺军团菌特异性IgG抗体检测也常用于嗜肺军团菌疾病的流行病学回顾性调查。

（三）测定方法

抗嗜肺军团菌抗体的检测方法包括酶联免疫吸附法、胶体金法、间接免疫荧光法、microglutamination。

（四）国家行业标准

该项目暂无相关医药行业标准。

（五）试剂介绍

1. 抗嗜肺军团菌抗体IgG检测试剂盒（酶联免疫吸附法）[国食药监械（进）字2013第3405301号]

（1）原理：该产品用于体外半定量或定量检测人血清或血浆中的抗嗜肺军团菌抗体IgG。试剂盒中每个微孔板条有 8 个可拆分的包被有嗜肺军团菌抗原的微孔。第一次温育时，稀释后的样本在微孔中反应。如果样本阳性，特异性 IgG（包括 IgA 和 IgM）与抗原结合。为了检测结合的抗体，加入酶标抗人 IgG 抗体（酶结合物）进行第二次温育。然后加入酶底物，发生颜色反应。

微孔板包被的抗原为嗜肺军团菌血清型 1 ～ 7（血清型 1=Philiadelphia-1，血清型 2=Togus-1，血清型 3=Blommington-2，血清型 4=Los-1，血清型 5=Dallas 1E，血清型 6=Chicago 2，血清型 7=Chicago 8）的脂多糖（LPS）。

因尚无抗嗜肺军团菌抗体的国际参考血清，采用相对单位定标。

(2) 样本类型：人血清或 EDTA、肝素或枸橼酸盐抗凝的血浆。

(3) 参考范围：用本检测系统检测了 500 名健康献血员血清中抗嗜肺军团菌抗体 IgG 水平。以 20 RU/ml 作为 cut-off 值，10.6% 献血员血清中抗嗜肺军团菌抗体 IgG 阳性，和已知成人中的感染率相符。

(4) 注意事项

1) 交叉反应：使用高质量的抗原保证了 ELISA 的高特异性。使用该检测系统检测以下病原体（腺病毒、肺炎衣原体、巨细胞病毒、EB 病毒衣壳抗原、幽门螺杆菌、单纯疱疹病毒 1 型、流感病毒 A、流感病毒 B、麻疹病毒、流行性腮腺炎病毒、肺炎支原体、副流感病毒混合、呼吸道合胞病毒、风疹病毒、弓形体、水痘 – 带状疱疹病毒）急性感染患者，血清的抗嗜肺军团菌抗体 (IgG) 结果，并无交叉反应的发生。

2) 干扰物质：血红蛋白浓度为 10mg/ml 的溶血、三酰甘油浓度为 20mg/ml 的脂血，胆红素浓度为 0.4mg/ml 的黄疸对检测结果没有干扰。

(5) 储运条件：2 ～ 8℃保存，避免冷冻。未开封前，除非特别说明，试剂盒中各成分自生产日起可稳定 1 年。

(6) 性能指标

1) 线性范围：通过检测不同患者血清的 4 个稀释系列来研究该试剂的线性范围。计算所有样本的线性回归并计算 $r^2 > 0.95$，本检测系统的线性范围为 2 ～ 194RU/ml。

2) 检出限：定义为阴性样本检测结果的均值加上 3 倍标准差，也就是所能检出抗体的最小滴度。本检测系统的最低检出限约为 0.4 RU/ml。

3) 重复性：通过检测 3 份不同抗体浓度的血清计算批内和批间的变异系数 (CV) 以确定该试剂的重复性。批内检测的 CV 基于 20 次检测的结果，而批间检测的 CV 则基于不同 6 次，每次 4 组检测的结果（表 16-73）。

表 16-73 试剂盒重复性结果

批内重复性，n=20			批间重复性，n=4×6		
血清	均值 (RU/ml)	CV (%)	血清	均值 (RU/ml)	CV (%)
1	2	1.1	1	2	3.2
2	41	3.3	2	40	3.7
3	56	2.3	3	56	3.1

4) 灵敏度和特异性：用本检测系统检测 57 份高危人群的血清样本（来源：新加坡），采用欧蒙抗嗜肺军团菌抗体 IgG 间接免疫荧光法检测试剂盒为参考方法。结果显示，本 ELISA 检测系统特异性为 76%，灵敏度为 100%（表 16-74）。

表 16-74 试剂盒特异性和灵敏度结果

n=57		IFT		
		阳性	可疑	阴性
ELISA	阳性	6	2	10
	可疑	0	0	8
	阴性	0	0	31

2. 抗嗜肺军团菌抗体 IgM 检测试剂盒（酶联免疫吸附法）[国食药监械（进）字 2013 第 3403538 号]

(1) 原理：该产品用于体外半定量检测人血清或血浆中的抗嗜肺军团菌抗体 IgM。试剂盒中每个微孔板条有 8 个可拆分的包被有嗜肺军团菌抗原的微孔。第一次温育时，稀释后的样本在微孔中反应。如果样本阳性，特异性 IgM（包括 IgA 和 IgG）与抗原结合。为了检测结合的抗体，加入能发生颜色反应的酶标抗人 IgM 抗体（酶结合物）进行第二次温育。然后加入酶底物，发生颜色反应。

微孔板包被的抗原为嗜肺军团菌血清型 1 ～ 7（血清型 1=Philiadelphia-1，血清型 2=Togus-1，血清型 3=Blommington-2，血清型 4=Los-1，血清型 5=Dallas1E，血清型 6=Chicago 2，血清型 7=Chicago 8）的脂多糖（LPS）。

因尚无抗嗜肺军团菌抗体的国际参考血清，采用比值表示抗体的相对浓度。

(2) 样本类型：人血清或 EDTA、肝素或枸橼酸盐抗凝的血浆。

(3) 参考范围：用本检测系统检测了 500 名健康献血员血清中抗嗜肺军团菌抗体 IgM 水平。以比值 1.0 作为 cut-off 值，0.4% 献血员血清中抗嗜肺军团菌抗体 IgM 阳性，和已知成人中的感染率相符。

(4) 注意事项

1) 交叉反应：使用高质量的抗原保证了 ELISA 的高特异性。下表为使用该检测系统检测以下病原体（布氏螺旋体、巨细胞病毒、EB 病毒衣壳抗原、单纯疱疹病毒 1 型、流行性腮腺炎病毒、麻疹病毒、风疹病毒、弓形体、水痘 - 带状疱疹病毒）急性感染患者血清的抗嗜肺军团菌抗体 (IgM) 结果。除巨细胞病毒血清有 1 例（共 12 例血清）交叉反应外，其他均无交叉反应。

2) 干扰物质：血红蛋白浓度为 10mg/ml 的溶血、三酰甘油浓度为 20mg/ml 的脂血、胆红素浓度为 0.4mg/ml 的黄疸对检测结果没有干扰。

(5) 储运条件：2 ～ 8℃保存，不要冰冻。未开封前，除非特别说明，试剂盒中各成分自生产之日起可稳定 1 年。

(6) 性能指标

1) 检出限：定义为阴性样本检测结果的均值加上 3 倍标准差，也就是所能检出抗体的最小滴度。本检测系统的最低检出限为比值 0.01。

2) 重复性：通过检测 3 份不同抗体浓度的血清计算批内和批间的变异系数 (CV) 以确定该试剂的重复性。批内检测的 CV 基于 20 次检测的结果，而批间检测的 CV 则基于不同 6 次、每次 4 组检测的结果（表 16-75）。

表 16-75　试剂盒重复性结果

批内重复性，n=20			批间重复性，n=4×6		
血清	均值（比值）	CV(%)	血清	均值（比值）	CV(%)
1	1.8	3.6	1	2.3	8.1
2	3.0	5.3	2	3.2	10.8
3	9.0	2.7	3	10.7	5.3

3) 灵敏度和特异性：用本检测系统检测 57 份高危人群的血清样本（来源：新加坡），采用欧蒙抗嗜肺军团菌抗体 IgM 间接免疫荧光法检测试剂盒为参考方法。结果显示，本 ELISA 检测系统特异性为 100%，灵敏度为 100%（表 16-76）。

表 16-76　试剂盒特异性和灵敏度结果

n=57		IFT		
		阳性	可疑	阴性
ELISA	阳性	3	1	0
	可疑	2	1	1
	阴性	0	6	43

（卢　洁　何　维）

四、抗白喉类毒素抗体测定

（一）概述

白喉类毒素来源于白喉的病原体——白喉杆菌。白喉杆菌是棒状杆菌属一种需氧的革兰氏阳性菌，是一种不产孢子的放线菌。白喉类毒素感染后能引起的危重并发症和晚期效应。

白喉类毒素分子质量为 60kDa，由两条多肽链组成，两条多肽链由二硫键连接。白喉类毒素具有毒性并且可以刺激人体产生特定的抗体。白喉类毒素由经蛋白酶水解后可产生两个片段，即片段 A 和片段 B。片段 B 可以结合细胞表面的 HB-EGF 样受体，结合后作为信号刺激宿主细胞，使宿主细胞可以通过受体介导的胞吞作用摄入白喉类毒素。片段 A 有酶活性，可以靠抑制延长因子来阻断蛋白质的合成，因此影响细胞膜的稳定性，从而损伤，甚至破坏被感染的细胞。

白喉病原体遍布全世界，在温带气候区的秋冬季频发，人类是白喉杆菌的唯一宿主。白喉类毒素疫苗可以有效地预防白喉流行，目前白喉已经得到了有效的控制，但是还没有完全摆脱它的威胁。因为白喉在许多发展中国家及一些东欧国家仍然存在，所以仍然存在白喉杆菌输入的危险，尤其是美国、法国和德国。

全世界 30% 的国家有超过 80% 的百白破疫苗接种率。在我国，自实施白喉类毒素接种以来，尤其是 1978 年我国开始实施计划免疫以后，白喉发病率和死亡率大幅度下降，年发病率由 20 世纪

50～60年代报告的10/10万～20/10万降低到目前的0.01/10万。但目前病死率相对较高，在10%以上。

白喉的初步诊断通常是通过临床症状。急性感染的确认，可通过采集咽部或扁桃体黏膜下、婴儿脐带处（由于显微诊断的不足需要进行细菌培养）涂片培养。因为该实验需几天才有结果，所以疑似病例必须马上进行治疗。聚合酶链反应(PCR)具有很高的灵敏度和特异性。确定产生白喉类毒素的杆菌类型需要分析类毒素的基因编码，以及通过PCR的方法检测16 srRNA的表达序列。

ELISA是体外定量检测人血清或者血浆中抗白喉类毒素IgG抗体的标准方法，尤其是对疑似病例，采用ELISA检测抗白喉类毒素抗体是很有帮助的。血液凝集实验在早期也被经常用于检测血液中的白喉抗体。

（二）临床意义

测定体内抗白喉类毒素抗体有助于评估患者的免疫状况。目前主要使用抗白喉类毒素ELISA来评估接种疫苗的状态、抗白喉类毒素的免疫状态，以及监测某些基础疾病的免疫反应（如肿瘤、艾滋病、血液病）或者治疗方法（如免疫抑制、细胞稳定药、放射治疗）的有效性。确定免疫状态时，可通过抗体滴度判断保护水平：水平0平，无保护，需要基础免疫，4周后血清学检测；水平1平，保护不足，需要加强免疫，4周后血清学检测；水平2平，5年后需要进行加强免疫；水平3平，7年后需要进行加强免疫；水平4平，10年后需要进行加强免疫。

（三）测定方法

酶联免疫吸附法。ELISA是体外定量检测人血清或者血浆中抗白喉类毒素IgG抗体的标准方法。

（四）国家行业标准

该项目暂无相关医药行业标准。

（五）试剂介绍

下文以抗白喉类毒素抗体IgG检测试剂盒（酶联免疫吸附法）[国食药监械（进）字2013第3401265号]为例进行介绍。

(1) 原理：用于体外定量检测人血清或血浆中的抗白喉类毒素抗体IgG。试剂盒中每个微孔板条有8个可拆分的包被有白喉类毒素抗原的微孔。第一次温育时，稀释后的样本在微孔中反应。如果样本阳性，特异性IgG（包括IgA和IgM）与抗原结合。为了检测结合的抗体，加入酶标抗人IgG抗体（酶结合物）进行第二次温育。然后加入酶底物，发生颜色反应。

来源于已经灭活的白喉类毒素抗原。

采用国际单位(IU)表示抗白喉类毒素抗体的单位，并使用国际标准品NIBSC 00/496(National Institute for Biological Standard and Control，Hertfordshire，England)校准。

(2) 样本类型：人血清或EDTA、肝素或枸橼酸盐抗凝的血浆。

(3) 参考范围：用本检测系统检测500名健康献血员血清中抗白喉类毒素IgG抗体水平。以0.1IU/ml为临界值，66.8%的献血员血清中抗白喉类毒素IgG抗体阳性。

(4) 注意事项

1) 交叉反应：所用抗原的质量确保了ELISA具有很高的特异性。不同病原体（腺病毒、肺炎衣原体、巨细胞病毒、EBVCA、幽门螺杆菌、HSV-1、流感病毒A型、流感病毒B型、麻疹病毒、流行性腮腺炎病毒、肺炎支原体、副流感病毒、呼吸道合胞病毒、水痘－带状疱疹病毒、小肠结肠炎、耶尔森氏菌）所引起的传染性疾病患者的血清用本检测系统进行检测。

2) 干扰：血红蛋白浓度为10mg/ml的溶血、三酰甘油浓度为20mg/ml的脂血、胆红素浓度为0.4mg/ml的黄疸对检测结果没有干扰。

(5) 储运条件：2～8℃保存，避免冷冻。未开封前，除非特别说明，试剂盒自生产日起可稳定1年。

(6) 性能指标

1) 线性范围：通过检测高抗体浓度样本的稀释系列来研究该试剂的线性。本检测系统的线性范围为0.06～1.17IU/ml。

2) 检出限：定义为阴性样本检测结果的均值加上3倍标准差，也就是所能检出抗体的最小滴度。本检测系统的最低检出限约为0.0004IU/ml。

3) 重复性：通过检测3份不同抗体浓度的血清计算批内和批间的CV以确定该试剂的重复性。

批内检测的CV基于20次检测的结果，而批间检测的CV则基于不同6天、每天4次检测的结果（表16-77）。

表 16-77　试剂盒重复性结果

批内重复性，n=20			批间重复性，n=4×6		
血清	均值（IU/ml）	CV(%)	血清	均值（IU/ml）	CV(%)
1	0.7	6.1	1	0.7	8.6
2	0.7	4.7	2	0.7	6.5
3	0.9	4.8	3	1.0	5.6

4）特异性和灵敏度

研究Ⅰ：采用本系统检测（同时参考其他的ELISA试剂）38份临床确诊的患者样本，结果显示，欧蒙检测系统对比其他商业ELISA的特异性为100%，灵敏度为93.9%（表16-78）。

表 16-78　试剂盒特异性和灵敏度结果（研究Ⅰ）

n=38		其他商业 ELISA	
		阳性	阴性
欧蒙 ELISA	阳性	31	0
	阴性	2	5

研究Ⅱ：采用本检测系统检测9份临床确诊的患者样本（INSTAND，Labquality德国），结果显示，本检测系统特异性为100%，灵敏度为100%（表16-79）。

表 16-79　试剂盒特异性和灵敏度结果（研究Ⅱ）

n=9		INSTAND	
		阳性	阴性
欧蒙 ELISA	阳性	7	0
	阴性	0	2

（卢　洁　何　维）

第七节　结核分枝杆菌血清学检测

（一）概述

结核分枝杆菌（*M.tuberculosis*），俗称结核杆菌，由德国细菌学家柯赫（Robert Koch，1843～1910）于1882年发现，并最早证明了其为结核病的病原菌。该菌生长缓慢，可侵犯全身各器官，但以肺部感染为最多见。

结核分枝杆菌是细长略带弯曲的杆菌，无芽孢和鞭毛，细胞壁中脂质含量较高，细胞壁外有一层荚膜。其致病性主要与荚膜、脂质和蛋白质有关。大量的分枝菌酸包围在细胞壁的肽聚糖层的外面，影响染料的侵入。因此，常用齐尼（Ziehl-Neelsen）抗酸染色法进行菌检，主要是以5%石炭酸复红加温染色后，用3%盐酸乙醇脱色，再加用美蓝复染，此时分枝杆菌呈红色，而其他细菌和背景中的物质为蓝色。

结核分枝杆菌是典型的兼性胞内寄生菌，不产生细胞外毒素和内毒素。结核病最主要的免疫反应是细胞免疫（包括保护性免疫和免疫病理损伤），但同时也存在体液免疫，与细胞免疫相互协同、相互影响。机体产生的抗体本身不存在抗结核分枝杆菌的作用，但可以参加抗结核保护性免疫的调控。目前结合分枝杆菌的检测方法主要有微生物学检测、血清学抗体检测和分子生物学检测等。

目前，仅根据临床症状、流行病学特点和特征性病变，不难对结核病做出初步诊断，但这些方法不能对在发病早期和隐性感染期等做出准确判断。为了建立适合本病诊断和流行病学调查的快速、敏感、特异、准确的方法，国内外许多学者进行了大量研究，并取得了显著的成绩。目前血清学抗体技术是诊断结核病较为快速简便的一种方法，主要用于检测结核分枝杆菌IgG抗体，主要应用LAM（脂阿拉伯甘露聚糖）抗原、38kDa和16kDa蛋白质抗原进行检测。

（二）临床意义

结核分枝杆菌的致病作用可能是细菌在组织细胞内顽强增殖引起炎症反应，以及诱导机体产生迟发型变态反应性损伤有关。结核分枝杆菌主要通过呼吸道、消化道或皮肤损伤等途径侵入机体，引发多种脏器的结核病，其中以通过飞沫微滴或含菌尘埃经呼吸道引起的肺结核最为常见。结核分枝杆菌还可进入血液循环引起肺内、外播散，如脑、肾结核，痰菌被进入消化道也可引起肠结核、结核性腹膜炎等。

21 世纪以来，全球每年约出现 800 万结核新病例，其中至少有 300 万人死于该病。而中国每年死于结核病的人约 25 万之多，是各类传染病死亡人数总和的两倍多。据 WHO 估计，2000 ～ 2020 年，将约有近 10 亿人新感染结核病。目前 WHO 已将结核病与艾滋病、疟疾一起列为人类最主要的杀手。而结核病的早期诊断和有效治疗已经成为控制结核病疫情的关键，因此，准确、快捷、简便的实验室检测方法，对潜伏性感染者进行早期诊断、预防性治疗和指导临床医生诊断结核分枝杆菌感染具有重要的临床意义。

（三）测定方法

目前该项目常见的免疫学测定方法包括化学发光法、酶联免疫吸附试验（ELISA）、免疫胶体金法、蛋白芯片检测技术、免疫斑点与印迹法等。

其中，化学发光法可用于辅助定性检测人血清或血浆中的结核分枝杆菌抗体。酶联免疫吸附试验（ELISA）作为传统结核杆菌试验的补充试验，对于鉴别阴性和假阴性反应具有重要作用。免疫胶体金法特别适合于广大基层单位、医院、野外作业人员，以及大批量时间紧的检测和大面积普查等。蛋白质芯片检测技术可作为一种诊断补充手段，但不适宜进行早期诊断。免疫斑点与印迹法因受结核菌或其他分枝杆菌感染及卡介苗接种等影响，可能出现交叉反应。因此，只适合基层医院的诊断。

（四）国家行业标准

该项目暂无相关医药行业标准。

（五）试剂介绍

1. 结核分枝杆菌抗体测定试剂盒（化学发光法）[国食药监械（准）字 2011 第 3400114 号]

(1) 原理：采用间接法化学发光免疫分析原理进行检测。通过免疫反应形成抗原 - 抗体 - 抗体 - 酶复合物，该复合物催化化学发光底物液发出光子，发光强度与抗 -TB 的含量成正比。

(2) 样本类型：样本类型为血清或血浆。样本无需特殊制备处理，采用正确医用技术采集全血样本，静置 0.5h，3000r/min 离心 10min 以上充分分离血清，使血清不含或极少含红细胞、白细胞，否则可能会导致假阳性结果。不能使用加热灭活处理后的样本，样本中含有叠氮钠会影响实验结果，不能用叠氮钠做样本防腐剂。

血清样本在未充分凝集前离心将导致纤维蛋白的存在。为避免纤维蛋白对结果的影响，必须确保离心处理前样本已经充分凝集。对于正在接受抗凝剂治疗的患者样本，需要延长凝集时间。

源于不同生产商的血样采集试管，由于原材料和添加剂不同，包括凝胶或物理涂层、促凝剂和 / 或抗凝剂，可能导致得到不同的结果。具体使用方法请参照血样采集试管制造商的使用说明。

样本如在 48h 内测定，应密闭保存于 2 ～ 8℃；若需长时间存放，应将血清吸出并保存在 -20℃以下。冻融后的样本，应先离心除去絮状凝物再进行检测，反复冻融的样本可能会影响检测结果。实验前，应将样本恢复至室温（20 ～ 27℃），并轻轻翻转混匀，禁止使用水浴加温融化。

(3) 参考范围：计算阴性对照发光值（RLU）的平均值 N$\bar{x}$ 和阳性对照发光值（RLU）的平均值 P$\bar{x}$。若阳性对照单孔发光值不在 0.5 倍 N$\bar{x}$ 至 1.5 倍 N$\bar{x}$ 之间，计算临界值时应剔除。

临界值（cut-off）= P$\bar{x}$/30 + N$\bar{x}$。

待测样本的 RLU 值＜临界值为无反应性；待测样本的 RLU 值 ≥ 临界值为有反应性。

对处于 0.8 ～ 1.2 倍临界值之间的灰区样本，应双孔复测慎重判定。

(4) 注意事项：高血脂或者溶血样本、受到微生物污染样本及反复冻融或者热灭活后的样本均会影响检测的准确性从而导致错误的结果。

用本试剂检测 4 种常见的抗凝剂（浓度为 21.8mmol/L 枸橼酸钠、5mmol/L EDTA-Na_2、15IU/ml 肝素、10mmol/L 草酸钠）抗凝样本，检测结果无差异。

本品对 HAV 抗体、HBsAg、HCV 抗体、HEV 抗体、RF、EBV 抗体、CMV 抗体、HSV 抗体、Rubella 抗体、TOX 抗体阳性标本无交叉反应。

次氯酸钠消毒液等强氧化剂能引起发光底物液发生反应，导致结果误判，故发光操作实验室应禁止使用此类消毒剂。

(5) 储运条件：试剂盒储存于 2 ～ 8℃，有效期 12 个月。开封后试剂在有效期内 2 ～ 8℃可稳定 60 天。

(6) 性能指标

1) 阳性参考品符合率：检测 20 份阳性参考品，阳性参考品符合率≥ 18/20。

2) 阴性参考品符合率：检测 20 份阴性参考品，阴性参考品符合率≥ 18/20。

3) 精密性：CV ≤ 15%

2. 结核分枝杆菌抗体检测试剂盒（胶体金法）［国食药监械（准）字 2012 第 3400084 号］

(1) 原理：本品采用高度特异性的抗原抗体反应及免疫层析分析技术，通过双抗原夹心法检测原理来定性检测样本中是否含有结核分枝杆菌抗体。在硝酸纤维素膜上的检测线处包被结核分枝杆菌抗原，在对照线处包被兔抗结核分枝杆菌抗体，配以金标结核分枝杆菌抗原。测试时，样本与预包被的胶体金颗粒结合的结核分枝杆菌抗原反应。然后，混合物随之在毛细效应下向上层析。如是阳性，金标结核分枝杆菌抗原在层析过程中先与标本中的结核分枝杆菌抗体结合，随后结合物会被固定在膜上结核分枝杆菌抗原结合，在测试区内会出现一条红色条带。如是阴性，则测试区内将没有红色条带。无论样本中是否存在待测物，一条紫红色条带都会出现在对照区内。对照区内所呈现的紫红色条带是判定是否有足够样本、层析过程是否正常的标准，同时也作为试剂的内控标准。

(2) 样本类型：采集静脉的血清、血浆样本必须在无菌条件下，并避免使用溶血、高血脂、高胆红素样本。如果血清和血浆样品收集后 7 天，内检测，可置于 2 ～ 8℃保存；大于 7 天，须置 -20℃以下冷冻保存。检测前样品必须恢复至室温。冷冻保存的样品需完全融化、复温、混合均匀后使用。切忌反复冻融。临床常用抗凝剂 EDTA、肝素、枸橼酸钠对血浆样本不影响检测结果。

(3) 参考范围：正常人为阴性结果。

(4) 注意事项：本试剂仅用于检测样本中的结核分枝杆菌抗体，并提供一种初步的分析结果。

实验环境应保持一定湿度，避风，避免在过高温度下进行实验。从原包装试剂袋中取出试剂，在 1h 内应尽快地使用，特别是在室温高于 30℃，并且在高度潮湿的环境中，打开包装后应立即使用。

试剂可在室温下保存，谨防受潮。低温下保存的试剂应平衡至室温方可使用。

对于那些含有感染源和怀疑含有感染源的物质应有合适的生物安全保证程序。

检测线颜色的深浅与样品中待测物的滴度没有必然联系。

(5) 储运条件：2 ～ 30℃密封干燥处保存；有效期 24 个月

(6) 性能指标：用企业参考品检定。

1) 最低检出量：对系列稀释阳性参考品的阳性检出应≥ 1 ∶ 8。

2) 阴性参考品符合率：对 20 份阴性参考品检测结果不得出现假阳性。

3) 阳性参考品符合率：对 10 份阳性参考品检测结果不得出现假阴性。

4) 精密性：用精密性参考品平行检测 10 次，检测结果均为阳性，且色泽均一。

5) 稳定性：试剂置 37℃至少 6 天，以上检测项目应达标准。

6) 对于下列物质在所给出的浓度限值内，对检测结果不会造成干扰：胆红素 (342.0μmol/L)，血红蛋白 (5.0g/L)，胆固醇 (20.7mmol/L)，三酰甘油 (28.2mmol/L)。

7) 分析特异性：本试剂与 HIV、HAV-IgM、HCV、HEV-IgM、TP 感染者样本，与其他呼吸道病原体，如肺炎支原体、肺炎衣原体、甲型流感病毒、乙型流感病毒、呼吸道腺病毒、呼吸道合胞病毒、EV 病毒、肺炎链球菌、肺癌、其他分枝杆菌如胞内分枝杆菌、康萨斯分枝杆菌及抗核抗体、类风湿因子 (RF) 等样本均无交叉反应。

（王建梅　娄金丽）

第八节　抗链球菌溶血素 O 检测

（一）概述

A 组链球菌感染后 1 周，抗链球菌溶血素 (ASO) 即开始升高，4 ～ 6 周可达高峰，并能持续数月，当感染减退时，ASO 值下降并在 6 个月内回到正常值，如果 ASO 滴度不下降，提示可能存在复发性感染或慢性感染。多次测定表明，抗体效价逐渐升高对诊断有重要意义，抗体效价逐渐下降说明病情缓解。

（二）临床意义

风湿热、急性肾小球肾炎、结节性红斑、猩红热、急性扁桃体炎等ASO明显升高。少数肝炎、结缔组织病、结核病及多发性骨髓瘤患者亦可使ASO增高。

由于人们常与A族链球菌接触，正常人也存在低效价的抗体，当效价＞200IU/ml时，才被认为有诊断价值。15%～20%的健康人血清中的ASO含量高于200IU/ml。大多数新生儿的ASO含量高于其母亲，但在其出生后数周内ASO含量会急剧下降。学龄前儿童的ASO值通常＜100IU/ml，然后随年龄的增加ASO值增加，并在学龄期达到顶峰，成年后ASO值下降。

除了急性阶段外，类风湿关节炎患者的血清中通常检测不到ASO值的升高。在肾病综合征和抗体缺乏综合征患者的血清中仅有极低含量的ASO。

（三）测定方法

测定方法包括酶联免疫吸附试验、化学发光法、免疫荧光试验、快速检测（胶体金或胶体硒快速试验、免疫层析试验）等。

（四）国家行业标准

该项目暂无相关医药行业标准。

（五）试剂介绍

下文以抗链球菌溶血素O测定试剂盒（胶乳免疫比浊法）[国食药监械（进）字2014第2400236号]为例进行介绍。

(1) 原理：抗链球菌溶血素O(ASO)试剂是聚苯乙烯乳胶颗粒的悬液，大小相同的颗粒包被链球菌溶血素-O。含有抗链球菌溶血素O的样本与试剂混合，发生凝集反应，可用比浊法测定。基于WHO国际标准品，抗链球菌溶血素O测定结果的单位为IU/ml。

(2) 样本类型：人血清（包括采集与血清分离管中的血清）。

(3) 参考范围：正常值因年龄、季节和地理位置不同而有所差异，但是学龄前儿童抗链球菌溶血素O滴定的正常值上限＜100IU/ml，学龄儿童或年轻人通常为166～250IU/ml。在任何情况下，可将平均值定为＜200IU/ml。

(4) 注意事项

1) 用于体外诊断。

2) 不能使用过期产品。

3) 不能混用不同批号的试剂盒。

4) 不能将新鲜的和已经使用的试剂混合。

5) 本产品需要处理人源性样本。建议将所有人源性材料视为潜在感染源并按照OSHA血源性致病菌标准处理。对于含有或可能含有潜在感染源的物质，应按照生物安全等级2级其他相应的生物安全规范执行。

(5) 储运条件：未开封且在2～8℃储存时，试剂1和试剂2在瓶签所示有效期内保持性能稳定。不能冷冻。开封且已经装机的试剂能够在35天内保持性能稳定。

为达到最佳稳定性，请将试剂从仪器上取下，装在原来的试剂瓶中，密封储存于2～8℃环境中。有效期19个月。

(6) 性能指标

1) 干扰物：660nm处样本吸光度为2.1的脂血，浓度为1300mg/dl的三酰甘油，浓度为20.8mg/dl的胆红素，480mg/dl的血红蛋白，对检测结果无显著干扰。

2) 精密度：总CV＜2.5%。

3) 线性：50～850IU/ml无自动复检功能。

使用自动稀释程序时，系统会对样本进行1∶5的稀释，并自动将样本稀释后的检测结果乘以相应稀释系数来校正浓度。如果自动复检后，样本浓度＞4250.0IU/ml，则应该用盐水对样本进行1∶20稀释后，再重新检测，结果应乘以稀释系数。

4) 检测限：为15IU/ml。

（王雪峰　高　省）

第九节　梅毒螺旋体相关血清学检测

一、梅毒螺旋体抗体测定

（一）概述

梅毒是由苍白梅毒螺旋体（*Treponema pallidum*，

TP）引起的一种性传播疾病，对个人、家庭和社会均产生严重危害。临床上诊断梅毒需要综合考虑病史、临床表现和实验室检测结果等几个方面。

目前，梅毒的实验室检查方法主要包括梅毒螺旋体暗视野检查和血清学检测。人体感染梅毒螺旋体4～10周，血清中可产生抗类脂抗原的非特异性抗体和抗梅毒螺旋体抗原的特异性抗体，针对检测分别为梅毒非特异性试验和特异性试验，是梅毒诊断最主要的实验室检查方法。我国卫生部颁布的《性病诊断标准和治疗方案》中，将前者列为常规试验方法，后者作为确认试验方法。

特异性抗体检测方法的原理是用梅毒螺旋体或其成分作抗原检测血清中的梅毒螺旋体抗体，该类实验主要包括FTA-ABS、TPPA、TP-ELISA、免疫印迹技术（Western immunoblot technique，WIT）等。FTA-ABS以螺旋体Reiter株抗原吸收待检血清；TPHA用生物细胞（火鸡或羊红细胞）作为载体，吸附从兔睾丸中提取的梅毒螺旋体粉碎抗原；TPPA是用梅毒螺旋体致敏明胶颗粒，产生可见的凝集反应为抗体阳性，凝集的强度与抗体浓度呈正相关，是常用的梅毒确认实验。TP-ELISA是将基因重组表达的梅毒螺旋体抗原（常用TpN15、TpN17、TpN47）包被在微孔板上，用双抗原夹心法测定梅毒螺旋体特异性抗体（包含IgM/IgG抗体）；免疫印迹技术结合了免疫学和分子生物学技术。有报道，印迹膜上针对相对分子质量为45×10^3和15×10^3的两区带为梅毒螺旋体特异性抗原带，上述两区带任何一条出现阳性即可判断为梅毒感染。从非特异性抗体实验到特异性抗体实验是梅毒血清学诊断实验方法一次质的飞跃。近年来，美国雅培等多家公司开发出磁微粒化学发光免疫实验方法（CMIA）。化学发光免疫分析技术以化学发光底物取代传统的显色底物，既保持了发光免疫分析的高灵敏度（高于ELISA方法一倍），又延长了发光信号时间。

患者感染梅毒后，即使经过足够治疗，大部分情况下梅毒特异性抗体仍能长期存在，甚至终身不消失。因此，特异性抗体阳性仅能提示患者感染梅毒或感染过梅毒，但现已治愈。

（二）临床意义

本类试验因采用特异性螺旋体作抗原，敏感性和特异性均较高。但本实验一旦阳性，无论治疗与否或疾病是否活动，均无影响，通常终生可保持阳性不变，只有少数一期梅毒经治疗后2～3年可转阴。本类试验的滴度变化与梅毒是否活动无关，故不能作为评价疗效或判定复发与再感染的指标，仅作为梅毒的确认试验。这类试验包括：

(1) 非特异性抗体试验阴性的一期梅毒、晚期梅毒患者；

(2) 非特异性抗体试验阳性或弱阳性者；

(3) 配偶或性伴一方已确诊为梅毒，而另一方非特异性抗体试验阴性时均有必要进行本类试验。

本类试验包含以下临床使用特点：

(1) 虽能检出一期梅毒，但不是100%皆能检出阳性；

(2) 本类试验特异性虽强，但也有生物学假阳性出现；

(3) 梅毒合并HIV感染时，本类试验的应用受到限制；

(4) 不能用于诊断先天梅毒；

(5) 对一期梅毒的敏感性FTA-ABS及TPPA优于TPHA试验。

（三）测定方法

目前该项目常用的免疫学测定方法包括：免疫印迹法、明胶凝集法、胶体金法、酶联免疫法、直接化学发光法、酶促化学发光法、电化学发光法、光激化学发光法等。

（四）国家行业标准

该项目暂无相关医药行业标准。

（五）试剂介绍

1. 梅毒螺旋体抗体检测试剂盒（光激化学发光法）［国食药监械（准）字2013第3401293号］

(1) 原理：采用双抗体夹心法原理进行检测。通过免疫反应形成抗体-抗原-抗体-酶复合物，在激光的激发下，发生微粒之间的离子氧的转移，进而产生高能级的红光，通过单光子计数器和数学拟合将光子数换算为靶分子含量。

（2）标本类型：本方法推荐的样本类型为血清；如在 48h 内使用，可于 2 ～ 8℃中保存，长期存放应保存在 -20℃以下，并避免反复冻融，标本解冻后必须充分混匀，并离心去除颗粒物质；

（3）参考范围：软件自动计算 S/CO 值，当 S/CO ＜ 1.00 时待测样品被判定为阴性，当 S/CO ≥ 1.00 时待测样品被判定为阳性。

（4）注意事项：在以下干扰物质（血红蛋白 ≤ 500mg/dl、三酰甘油 ≤ 3000mg/dl、胆红素 ≤ 20mg/dl）浓度条件下，检测高、低 2 个水平的梅毒螺旋体抗体样本，对检测结果基本无影响。

（5）储运条件：2 ～ 8℃避光保存，有效期 12 个月；2 ～ 8℃避光保存，开瓶后有效期 14 天。

（6）性能指标：对 497 份 TPPA 判定为阳性的血清样本的检测中，497 例样本均被检出阳性，临床灵敏度达到 100.0%，在对 553 份 TPPA 判定为阴性的血清样本的检测中，548 例样本均被检测为阴性，临床特异性达到 99.1%。

2. 梅毒螺旋体抗体测定试剂盒（化学发光微粒子免疫检测法）［国食药监械（进）字 2012 第 3404026 号］

（1）原理：ARCHITECT 梅毒螺旋体抗体检测采用两步免疫检测法，定性检测人血浆或血浆中的 TP 抗体。检测使用的方法为 Chemiflex，即化学发光微粒子免疫检测技术（CMIA）与灵活的检测方案的结合。第一步，将样本、重组 TP 抗原（TpN15、TpN17 和 TpN47）包被的微粒子与项目稀释液混合。样本中存在的 TP 抗体将结合到 TP 包被的微粒子上。冲洗后，进入第二步，加入吖啶酯标记的鼠抗人 IgG 和 IgM 结合物。再一次冲洗后，向反应混合物中加入预激发液和激发液。然后测量产生的化学发光反应信号，以相对发光单位（RLU）表示。样本中存在的 TP 抗体含量与 ARCHITECT 光学系统上检测到的 RLU 成正比。

将反应中产生的化学发光信号与先前 ARCHITECT 梅毒 TP 校准确定的 cut-off 信号进行比较，确定样本中是否存在 TP 抗体。如果样本中的化学发光信号≥ cut-off 信号，则该样本可视为 TP 抗体反应性。

（2）样本类型：人血清。用 EDTA-Na_2、枸橼酸钠、肝素钠、CPD、肝素钠等采集的人血浆。

（3）参考范围：S/CO 的值＜ 1.00 的样本被 ARCHITECT 梅毒螺旋体抗体项目认定为非反应性；S/CO 的值≥ 1.00 的样本被 ARCHITECT 梅毒螺旋体抗体项目认定为反应性

（4）注意事项：不能使用热灭活、严重溶血（＞ 500mg/dl）、受微生物严重污染的样本进行检测。为保证检测结果，血清和血浆样本本应不含纤维蛋白、红细胞和其他颗粒物质。接受抗凝剂或溶栓剂治疗的患者，其血清样本中可能含有因凝固不完全而产生的纤维蛋白。

（5）储运条件：2 ～ 8℃进行存储。

（6）性能指标

1）精密度：ARCHITECT 梅毒螺旋体抗体项目检测阳性质控品的精密度≤ 15%。

2）特异性：ARCHITECT 梅毒螺旋体抗体项目的特异性≥ 99.0%

3）灵敏度：ARCHITECT 梅毒螺旋体抗体项目的灵敏度≥ 99.0%

3. 梅毒螺旋体抗体测定试剂盒（化学发光法）［国食药监械（准）字 2014 第 3401650 号］

（1）原理：采用双抗原夹心法化学发光免疫分析原理进行检测。通过免疫反应形成抗原 - 抗体 - 抗原 - 酶复合物，该复合物催化化学发光底物液发出光子，发光强度与抗 -TP 的含量成正比。

（2）样本类型：血清或血浆。

样本无需特殊制备处理，采用正确医用技术采集全血样本，静置 0.5h，3000r/min 离心 10min 以上充分分离血清，使血清不含或极少含红细胞、白细胞，否则可能会导致假阳性结果。不能使用加热灭活处理后的样本，样本中含有叠氮钠会影响实验结果，不能用叠氮钠做样本防腐剂。

血清样本在未充分凝集前离心将导致纤维蛋白的存在。为避免纤维蛋白对结果的影响必须确保离心处理前样本已经充分凝集。对于正在接受抗凝剂治疗的患者样本，需要延长凝集时间。源于不同生产商的血样采集试管，由于原材料和添加剂不同，包括凝胶或物理涂层、促凝剂和 / 或抗凝剂，可能导致得到不同的结果。具体使用方法请参照血样采集试管制造商的使用说明。

样本如在 48h 内测定，应密闭保存于 2 ～ 8℃；若需长时间存放，应将血清吸出并保存在 -20℃以下。冻融后的样本，应先离心除去絮状凝物再进行检测，反复冻融的样本可能会影响检测结果。实验前，应将样本恢复至室温（20～27℃），并轻轻翻转混匀，禁止使用水浴加温融化。

(3) 参考范围：临界值（cut-off，CO）=$\overline{PC}$/30+$\overline{NC}$；S/CO=样本RLU/临界值RLU。

待测样本S/CO值＜1.00时，为梅毒螺旋体抗体检测无反应性；待测样本S/CO值≥1.00时，为梅毒螺旋体抗体检测有反应性。

临床样本初次检测有反应性的均需要进行双孔复测，若双孔复测均无反应性则可判定样本为无反应性；双孔复测只要有一孔有反应性则视为有重复反应性，有重复反应性的样本应采用其他更特异的试剂，如免疫印迹或荧光梅毒螺旋体抗体吸附试验（FTA-ABS）进一步确认。

(4) 注意事项：高血脂或者溶血样本、受到微生物污染样本及反复冻融或者热灭活后的样本均会影响检测的准确性从而导致错误的结果。

用本试剂检测405例非梅毒的其他疾病或状态人群（老年人、孕妇、类风湿因子、自身免疫性疾病或其他病毒感染），特异性为100%，未出现非特异性反应。

用本试剂检测4种常见的抗凝剂（浓度为21.8mmol/L枸橼酸钠、5mmol/L EDTA-Na_2、15IU/ml肝素、10mmol/L草酸钠）抗凝样本，检测结果无差异。

用本试剂检测HAV抗体、HEV抗体、HIV-1型抗体、HCV抗体、HBsAg、CMV抗体、EBV抗体、HSV抗体、Rubella抗体、RF等阳性样本共92例，未出现交叉反应。

次氯酸钠消毒液等强氧化剂能引起发光底物液发生反应，导致结果误判，故发光操作实验室应禁止使用此类消毒剂。

(5) 储运条件：试剂盒储存于2～8℃，有效期12个月。开封后试剂在有效期内2～8℃可稳定30天。

(6) 性能指标

1) 重复性：依据美国国家临床实验室标准化委员会（NCCLS）颁布的EP5-A2文件的方法进行检测。实验使用了两份不同浓度阳性样本，用3个批次试剂在三个实验室每天检测2次（分开时段），这些样本每次均复孔检测，检测20天，得到的结果数据如表16-80所示。

表16-80　试剂盒不精密度实验结果

样本编号	总均值(S/CO)	批内精密CV(%)	批间精密性CV(%)	总精密性CV(%)
L	7.364	3.21	6.06	7.32
H	24.233	3.94	6.12	8.85

2) 国家参考品检测结果

①阴性参考品符合率：用国家阴性参考品进行测定，结果为20/20。

②阳性参考品符合率：用国家阳性参考品进行测定，结果为10/10。

③最低检出限：用国家参考品进行测定，结果≥2/4，L4阴性。

3) 灵敏度：用本试剂检测366例梅毒患者血清（经过欧蒙WB试剂确认并结合临床病史及症状确认），灵敏度为100%(366/366)；其中平行收集了30例血浆样本并进行了检测，两者检测结果的符合率为100%。

4) 特异性：用本试剂检测健康人血清1116例，特异性为100%(1116/1116)；其中平行收集了120例血浆样本并进行了检测，两者检测结果的符合率为100%。

4. 梅毒螺旋体抗体诊断试剂盒（酶联免疫法）（国药准字S20010057）

(1) 原理：本试剂盒用于检测人血清或血浆样本中的梅毒螺旋体抗体，用于血源筛查及临床梅毒螺旋体感染的辅助诊断。

(2) 样本类型：仅限于检测人血清或血浆样本。血清和血浆样本在2～8℃保存。如果样本长期存放，需置-20℃保存，并避免样本的反复冻融。

(3) 参考范围：S为待测样本的OD值；COV为cut-off值参考值；当S≥COV，说明该待测样本梅毒螺旋体抗体结果为阳性；当S＜COV，说明该待测样本梅毒螺旋体抗体结果为阴性。

(4) 注意事项：此方法仅适用于个体的血清或血浆样本检测，不适用于混合血清或血浆样本及其他体液样本。检测高度溶血的样本，血液没有完全凝固的血清样本、有微生物污染的样本可能会有错误结果。

(5) 储运条件：试剂盒应置2～8℃中避光保存，有效期为12个月。

(6) 性能指标：按中国药品生物制品检测所要求，阴性、阳性参考品、最低检出限、精密度结果均符合标准。

5. 梅毒螺旋体抗体检测试剂盒（胶体金法）（国械注准 20133400059）

(1) 原理：本品采用胶体金免疫层析技术通过双抗体夹心法原理进行检测，在玻璃纤维膜上预包被胶体金标记抗原，在硝酸纤维膜上检测区和对照区分别包被梅毒螺旋体抗原和兔抗 TP 抗体，检测时，样本中梅毒抗体可与胶体金标记抗原结合形成抗原抗体复合物，由于层析作用复合物沿纸条向前移动，经过检测线时与预包被的抗原结合形成“Au-TP Ag-TP Ab-TP Ag”夹心物而凝聚显色。游离的胶体金标记梅毒抗原则在对照线处与预包被的兔抗 TP 抗体结合而富集显色，阴性标本则仅在对照线处显色。

(2) 样本类型：血清、血浆样本（肝素、枸橼酸钠、EDTA 抗凝）。样本收集后 7 天内检测，样本需放在 2 ～ 8℃保存，如果大于 7 天则需冷冻保存。静脉的血清、血浆标本必须在无菌条件下，并避免样本溶血。

(3) 参考范围：正常人为阴性结果。

(4) 注意事项：实验环境应保持一定湿度，避风，避免在过高温度下进行实验。

从原包装试剂袋中取出试剂，在 1h 内应尽快使用，特别是在室温高于 30℃，高湿度的环境中，打开包装后应立即使用。

低温保存的试剂应平衡至室温方可。

对于那些含有感染源和怀疑含有感染源的物质应有合适的生物安全保证程序。

检测线的深浅的程度与样本中待测物的滴度没有必然联系。

标本放置时间过长，长菌或者反复冻融的标本请不要使用，以免造成非特异性反应。

任何一种测试都不能绝对保证样品中没有低浓度的抗体的存在，所以阴性结果任何时候不能排除含有梅毒螺旋体暴露和感染的可能。本品检测阳性样本，需用其他方法作进一步的确认。

(5) 储运条件：4 ～ 30℃干燥保存，有效期 18 个月。

(6) 性能指标：本品阳性参考品符合率、阴性参考品符合率、精密性、最低检出限符合国家标准。本试剂与甲型肝炎病毒、乙型肝炎病毒、丙型肝炎病毒、人类免疫缺陷病毒、类风湿因子阳性血清均不产生交叉反应。胆红素（342.0μmol/L）、胆固醇（20.7mmol/L）、血红蛋白（5.0g/L）、三酰甘油（28.2mmol/L）不影响检测结果。

（谷桂桂　高　省）

二、血浆反应素试验

（一）概述

当人体感染 TP 后，一方面宿主对感染损伤的局部组织及 TP 表面释放的心磷脂类物质发生免疫应答，产生非特异性抗心磷脂类抗体（亦称反应素）。早期梅毒患者经充分治疗后，反应素可以消失，早期未经治疗者到晚期，部分患者中反应素也可以减少或消失。

目前国内外最常用的试验方法有以下三种。

(1) 性病研究实验室试验（venereal disease research laboratorytes，VDRL），用心磷脂、卵磷脂及胆固醇为抗原，可作定量及定性试验，试剂及对照血清已标准化，费用低。此法操作简单，需用显微镜读取结果，缺点是一期梅毒敏感性不高。

(2) 不加热血清反应素玻片试验（unheated serum reagin，USR），是 VDRL 抗原的改良，敏感性及特异性与 VDRL 相似。

(3) 快速血浆反应素试验（rapid plasma reagin test，RPR），也是 VDRL 抗原的改良，敏感性及特异性与 VDRL 相似，优点是肉眼即可读出结果，也是目前国内普遍使用的方法之一。

快速血浆反应素试验（RPR）是一种非螺旋体抗原血清试验，用于检测患者经梅毒感染后，产生的非特异性抗心磷脂类抗体。其原理是将标准的类脂质抗原结合在标准的活性炭粒上，这种含抗原炭粒与患者血清混合在一起后，形成肉眼可见的凝染颗粒。颗粒大小与反应素的量成正比，通过稀释血清的再试验可以判定反应素的浓度。本试验是在纸上进行的，10min 即可用肉眼读出结果。此项检查的优点是操作简便，判断结果容易，诊断快速，适用于基层推广及大规模人群的筛查试验。动态观察可用于梅毒疗效评价及疗后随访。

（二）临床意义

本试验可作定量试验。一般在硬下疳出现1～2周后可出现阳性，二期梅毒的阳性率可达100%，但不适用于检测潜伏期、早期及晚期梅毒。其定量试验所得的反应素滴度变化常与梅毒的活动性平行，故被作为疗效观察指标应用，适用于以下几种情况：①大量人群中血清筛查与普查；②疗效观察指标（足量正规治疗后血清可转阴、复发、再感染滴度上升或转阳）；③先天梅毒与反应素血症（由生母的反应素通过胎盘到胎儿血中所致），如胎儿未染，生后3～4个月即可自动转阴；如果滴度上升即可诊断先天梅毒。

使用特点：①疑为梅毒时，应先做本试验以排除梅毒的可能性；②凡确诊为梅毒者治疗前必须作定量试验；③本试验定性阳性或弱阳性结果，均应再作定量，以防前带现象；④定量试验两次结果滴度变化，相差2个稀释度时，才可判定滴度上升；⑤前后两次定量结果对比，必须是同一种试验方法，两种不同的试验方法不宜比较；⑥注意排除生物学假阳性、技术性假阳性及生理性假阳性。

（三）测定方法

目前该项目常见的免疫学测定方法主要是免疫凝集法。

（四）国家行业标准

该项目暂无相关医药行业标准。

（五）试剂介绍

下文以毒快速血浆反应素诊断试剂（国药准字S10950038）为例进行介绍。

(1) 原理：毒患者血清中存在能与VDRL抗原发生凝集反应的反应素，本试剂利用这一原理，将VDRL抗原吸附于活性炭颗粒表面，当待测血清中存在反应素时，即与其发生凝集反应，出现肉眼可见的黑色凝块。

(2) 样本类型：血清样本。

(3) 参考范围

1) 阴性反应（-）：可见均匀的抗原颗粒而无凝集物；

2) 弱阳性反应（+～++）：可见较小的黑色凝集物；

3) 阳性反应（+++～++++）：可见中等或较大的黑色凝块，溶液清亮。

(4) 注意事项

1) 试验条件：23～29℃的环境运行。

2) RPR试剂在使用前应充分混匀。

3) 血清中加入试剂后充分振荡使其混匀。

4) 定性试验呈弱阳性或阳性者必须做定量试验才能了解患者血清中的抗体滴度，具体方法如下：将待检查血清用生理盐水作倍比稀释（原血清：1∶2，1∶4，1∶8，1∶16，1∶32），然后对每个稀释度的血清按定性试验方法再进行测定并判断结果。

5) 定性试验呈弱阳性或阳性反应者，需结核临床进行综合判断，同时再做特异性密螺旋体试验加以确诊。因为本试验是梅毒特异性反应素试验，麻风等患者可出现生物学假阳性反应。

6) 试剂盒中的专用滴管、针头只能用来吸取RPR试剂，不能用来吸取血清或做他用。

7) 本试剂盒应视为有传染性物质，再按传染病实验室检查规程处理。

(5) 储运条件：试剂盒应置于2～8℃中避光保存，有效期一年。

（蒋金鹏）

三、甲苯胺红不加热血清试验

（一）概述

当人体感染TP后，一方面宿主对感染损伤的局部组织及TP表面释放的心磷脂类物质发生免疫应答，产生非特异性抗心磷脂类抗体（亦称反应素）。早期梅毒患者经充分治疗后，反应素可以消失；早期未经治疗者到晚期，部分患者中反应素也可以减少或消失。

目前国内外最常用的试验方法有：性病研究实验室试验（venereal disease research laboratorytes，VDRL）、不加热血清反应素玻片试验（unheated serum reagin，USR）、快速血浆反应素试验（rapid plasma reagin test，RPR）、甲苯胺红不加热血清试验（toluidine red unteated serum test，TRUST）等。

其中以 RPR、TRUST 最为常用。

TRUST 是采用 VDRL 抗原重悬于甲苯胺红溶液，在白色卡片上出现絮状沉淀为阳性，红色颗粒集中于中央或均匀分散为阴性。

（二）临床意义

本试验可作定量试验。一般在硬下疳出现 1～2 周后可出现阳性，二期梅毒的阳性率可达 100%，但不适用于检测潜伏期、早期及晚期梅毒。其定量试验所得的反应素滴度变化常与梅毒的活动性平行，故被作为疗效观察指标应用，适用于以下几种情况：①大量人群中血清筛查与普查；②疗效观察指标（足量正规治疗后血清可转阴、复发、再感染滴度上升或转阳）；③先天梅毒与反应素血症（由生母的反应素通过胎盘到胎儿血中所致），如胎儿未染，生后 3～4 个月即可自动转阴；如果滴度上升，即可诊断先天梅毒。

使用特点：①疑为梅毒时，应先做本试验以排除梅毒的可能性；②凡确诊为梅毒者治疗前必须作定量试验；③本试验定性阳性或弱阳性结果，均应再作定量，以防前带现象；④定量试验两次结果滴度变化，相差两个稀释度时，才可判定滴度上升；⑤前后两次定量结果对比，必须是同一种试验方法，两种不同的试验方法不宜比较；⑥注意排除生物学假阳性、技术性假阳性及生理性假阳性。

（三）测定方法

目前该项目常见的免疫学测定方法主要是免疫凝集法。

（四）国家行业标准

该项目暂无相关医药行业标准。

（五）试剂介绍

1. 梅毒甲苯胺红不加热血清试验诊断试剂（国药准字 S10940058）

（1）原理：本试剂采用 VDRL 抗原重悬于含有特制的甲苯胺红溶液中制成，在白色卡片上进行试验，以检测血清或血浆中反应素用，可作为梅毒患者的诊断和疗效之参考。

（2）样本类型：血清或血浆。

（3）参考范围：阳性反应，可见红色凝聚物；阴性反应，可见均匀的抗原颗粒而无凝聚物；正常人检测为阴性。

（4）注意事项：本试验系非特异性反应，需结合临床进行综合分析，必要时需进行梅毒螺旋体抗体特异性试验。

（5）储运条件：本试剂应保存于 2～8℃，有效期 12 个月。

2. 梅毒甲苯胺红不加热血清试验诊断试剂盒（国药准字 S20053088）

（1）原理：梅毒患者血清中存在能与 VDRL 抗原发生凝集反应的反应素。本试剂采用纯化的磷脂、卵磷脂、胆固醇配制的 VDRL 抗原重悬于含有特制的甲苯胺红溶液中制成。当待测样本中存在反应素时，即与其发生凝集反应，出现肉眼可见的粉红色凝块；反之则无凝块出现。本试剂可用于献血员的筛选及梅毒患者的辅助诊断。

（2）样本类型：血清或血浆（可用枸橼酸钠、肝素等作抗凝剂）。

（3）参考范围：正常人检测为阴性。

（4）注意事项：本试验系非特异性反应，需结合临床进行综合分析，必要时需进行梅毒螺旋体抗体特异性试验。

（5）储运条件：本试剂应避光保存于 2～8℃，有效期 10 个月。

3. 梅毒甲苯胺红不加热血清试验诊断试剂（国药准字 S10980058）

（1）原理：本试剂采用 VDRL 抗原重悬于含有特制的甲苯胺红溶液中制成。当待测血清中存在反应素时，能与 VDRL 抗原发生凝集反应，出现肉眼可见的粉红色凝块。

（2）样本类型：使用人血清或血浆，含有 EDTA、枸橼酸钠或肝素等抗凝剂的样本。样本中无微生物，可在 2～8℃储存 1 周，超过此期限建议 -15℃以下冻存，避免反复冻融。使用前请将样品室温平衡 30min 以上，冷冻样本试验前需混匀。

（3）参考范围

1）阳性反应：可见中等或较大块的粉红色凝块。

2）弱阳性反应：可见较小的，明显的粉红色凝块。

3) 阴性反应：可见粉红色沉淀物，无凝集物。

(4) 注意事项：由于本试剂检测血清或血浆中的反应素而非梅毒螺旋体特异性抗体，因此检测结果仅能作为梅毒临床的辅助诊断，不排除某些自身免疫性疾病的可能。

(5) 储运条件：本试剂应保存于 2 ～ 8℃，有效期 12 个月。

(6) 性能指标：用国家参考品检定时，符合国家标准。用企业参考品进行检定时符合以下标准：阳性参考品 (P1 ～ P10) 符合率为 10/10；阴性参考品 (N1 ～ N15) 符合率为 15/15。

4. 梅毒甲苯胺红不加热血清试验诊断试剂盒（凝集法）（国药准字 S10940065）

(1) 原理：本品系用类脂抗原重悬于含有特制的甲苯胺红溶液中制成。该试剂能与梅毒患者血清或血浆中的反应素形成凝集反应。

(2) 样本类型：血清或者血浆。

(3) 参考范围：正常人为阴性结果。

(4) 注意事项：试验应在 23 ～ 29℃条件下进行。TRUST 试剂久置后易沉淀，使用前应先摇匀。

每次实验时应同时带入阳性对照血清进行验证。结果异常时应重复实验。

TRUST 试剂在滴加前用滴管反复吹打数次。

本试验系非特异性反应素试验，可能出现生物学假阳性，必要时应结合临床病史或以梅毒螺旋体特异性抗体试验验证后再做出诊断。

实验时应防止乙型肝炎感染。纸卡一次性使用。不同品名、不同批号的试剂不可混用，以免产生错误结果。

(5) 储存条件：2 ～ 8℃避光保存，有效期 1 年。

(6) 性能指标

1) 外观：试剂应为红色均匀悬液，不应有摇不散的凝块或杂质。

2) 阳性参考品符合率：用国家参考品或经国家参考品标化的参考品进行检定，应符合要求。

3) 阴性参考品符合率：用国家参考品或经国家参考品标化的参考品进行检定，应符合要求。

4) 效价测定：1 ∶ 8 ～ 1 ∶ 32。

（王建梅　卢　洁　吴　钦）

四、不加热血清反应素试验

（一）概述

不加热血清反应素实验是梅毒实验室常用检查方法之一。其采用改良 VDRL 抗原，即将 VDRL 抗原用稀释液稀释后离心沉淀，于沉淀中加入 EDTA、氯化胆碱和防腐剂，敏感性及特异性与 VDRL 相似。EDTA 可使抗原在半年内不变性，氯化胆碱可起化学“灭活”作用（灭活补体），使用血清可不必加热灭活。抗原不必每天配制，在 4 ～ 8℃冰箱中可保存半年。用心磷脂作抗原，测定血清中抗心磷脂抗体，亦称反应素。本试验敏感性高而特异性较低，且易发生生物学假阳性。早期梅毒患者经充分治疗后，反应素可以消失，早期未经治疗者到晚期，部分患者中反应素也可以减少或消失。目前一般作为筛选和定量试验，观察疗效、复发及再感染。

（二）临床意义

本试验可作定量试验。一般在硬下疳出现 1 ～ 2 周后可出现阳性，二期梅毒的阳性率可达 100%，但不适用于检测潜伏期、早期及晚期梅毒。其定量试验所得的反应素滴度变化常与梅毒的活动性平行，故被作为疗效观察指标应用，适用于以下几种情况：①大量人群中血清筛查与普查；②疗效观察指标（足量正规治疗后血清可转阴、复发、再感染滴度上升或转阳）；③先天梅毒与反应素血症（由生母的反应素通过胎盘到胎儿血中所致），如胎儿未染，生后 3 ～ 4 个月即可自动转阴；如果滴度上升，即可诊断先天梅毒。

使用特点：①疑为梅毒时，应先做本试验以排除梅毒的可能性；②凡确诊为梅毒者治疗前必须作定量试验；③本试验定性阳性或弱阳性结果，均应再作定量，以防前带现象；④定量试验两次结果滴度变化，相差两个稀释度时，才可判定滴度上升；⑤前后两次定量结果对比，必须是同一种试验方法，两种不同的试验方法不宜比较；⑥注意排除生物学假阳性、技术性假阳性及生理性假阳性。

（三）测定方法

目前该项目常见的免疫学测定方法主要是免疫凝集法。

（四）国家行业标准

该项目暂无相关医药行业标准。

（五）试剂介绍

该项目暂无相关试剂。

（蒋金鹏）

五、密螺旋体颗粒凝集试验

（一）概述

梅毒是由梅毒螺旋体（*Treponema pallidum*，TP）感染引起的一种慢性全身性以性传播途径为主的乙类传染病。近年来，其发病率在我国呈明显上升趋势，已成为一个十分严重的社会和医学问题。梅毒的血清学检查在梅毒的诊断中发挥着重要作用，已被卫生部列为输血前、术前等常规必查项目。目前对梅毒血清学试验的选择一般采用 TP-ELISA 法等对其进行初筛，出现阳性者再用梅毒螺旋体明胶颗粒凝集试验（*Treponema pallidum* particle assay，TPPA）、梅毒螺旋体血凝试验（*Treponema pallidum* hemagglutination assay，TPHA）、荧光密螺旋体抗体吸收实验（fluorescent treponemal antibody absorption test，FTA-ABS）等方法做确认试验。

TPPA 法基本原理是采用超声裂解纯化的梅毒螺旋体 Nichols 株为抗原，包被在人工载体明胶粒子上，该试验省略了吸收剂，减少了生物因素的影响，提高了敏感性和特异性，主要用于筛检阳性标本的确诊，是近年来临床常用的梅毒螺旋体确认实验，也是被美国疾病预防控制中心（CDC）定为确诊的方法之一。

（二）临床意义

可用于梅毒特异性抗体阳性标本的确诊。

（三）测定方法

目前该项目常用的免疫学测定方法主要为明胶凝集法等。

（四）国家行业标准

该项目暂无相关医药行业标准。

（五）试剂介绍

下文以梅毒螺旋体抗体诊断试剂（凝集法）[国食药监械（进）字2009第3402834号] 为例进行介绍。

(1) 原理：将梅毒（Nichols 株）的精制菌体成分包被在人工载体明胶粒子上。这种致敏粒子和样品中的梅毒螺旋体抗体进行反应发生凝集。产生粒子凝集反应（particle agglutination test，PA 法），由此可以检测出血清和血浆中的梅毒螺旋体抗体，并且可用来测定抗体效价。

(2) 样本类型：样品中如果存在红细胞等其他有形成分，会给反应带来不便，所以应在离心除去之后再进行检查。

血清样品即使纯化也不会影响检查结果。

(3) 参考范围：在判定用观测板上静止微量反应板，观察粒子的反应图像。将反应图像与介质对照的图像进行比较，并参照表 16-81 进行判断。

表 16-81　反应图像判读标

反应图像	判定
粒子成纽扣状聚集，呈现出外周边缘均匀且平滑的圆形	(-)
粒子形成小环状，呈现出外周边缘均匀且平滑的圆形	(±)
粒子环明显变大，其外周边缘不均匀且杂乱地凝集在周围	(+)
产生均一的凝集，凝集粒子在底部整体上呈膜状延展	(++)

(4) 注意事项：用本试剂判定结果为保留时，请使用其他的检查方法（FTA-ABS 法等）。

梅毒螺旋体感染初期，有可能不产生抗体，或虽然产生抗体但数量很少的情况。如果已被怀疑为感染时，即使本试剂的判定结果为阴性，也要经过一段时间再进行检查并与其他的检查（使用梅毒脂质抗原进行检查、FTA-ABS 试验等），结果和临床症状结合起来加以综合判断。

(5) 储运条件：2 ～ 10℃下保存。有效期为 12 个月。

(6) 性能指标

1) 特异性试验：自存标准样品按规定进行试验时，阳性标准样品的抗体效价相对于标准值在

±1 管以内，阴性标准样品 1 ∶ 80 下不会显示凝集图像。

2) 灵敏度试验：试剂盒中带有的阳性对照血清按规定进行试验时，抗体效价相对于标准值（稀释倍数 1 ∶ 320）在 ±1 管以内。

3) 重复性试验：对同一样品（1 ∶ 160）重复进行 5 次测定，各抗体效价最大频数在 ±1 管以内。

4) 相关性：取样品 391 例，研究其和对照品（间接红细胞凝集反应）的一致率，结果如下所示。样品例数 n=391 例，±1 管以内一致率 100%。

（蒋金鹏）

六、梅毒螺旋体免疫印迹试验

（一）概述

梅毒螺旋体免疫印迹（TP Western blotting，TP-WB）试验是 20 世纪 80 年代研发的一项结合免疫学和分子生物学的新技术，是将 TP 纯化抗原或基因重组抗原转移到电泳制备的硝酸纤维膜条上，与待测血清反应后再用酶标记抗人 IgG（或抗人 IgM）检测，如待测血清中存在抗 TP 相对分子质量 15 000（或 15 500）、17 000、42 000（或 44 500）和 47 000 特异抗原的抗体时，在加酶底物 / 色原物质反应后，在印迹膜上相应的特异性多肽抗原位置出现呈色条带。该试验几乎不出现假阳性或可疑反应，其特异性强、敏感度高，并可用于检测 IgM 型抗体诊断先天梅毒。虽然 WB 试剂盒价格比其他几种梅毒特异性抗体检测试剂要高许多，但 WB 法仍然是目前理想的梅毒确认实验方法。最近有研究者发现，47 000 抗原的抗体区带在 WB 检测中最先出现，可作为梅毒的早期诊断指标；在治疗后 15 500 和 17 000 蛋白抗体变化明显，可作为疗效观察的指标。

（二）临床意义

可用于梅毒特异性抗体阳性标本的确诊。

（三）测定方法

目前该项目常用的免疫学测定方法主要为免疫印迹法等。

（四）国家行业标准

该项目暂无相关医药行业标准。

（五）试剂介绍

下文以抗梅毒螺旋体抗体 Ig G 检测试剂盒（免疫印迹法）为例进行介绍。

(1) 原理：免疫印迹法试剂盒中含电泳分离的梅毒螺旋体抗原的检测膜条。在第一步温育时，先对检测印迹膜条进行封闭然后与已稀释的血清反应。如果样本阳性，特异的 IgG（也包括 IgA 和 IgM）与相应抗原结合。为检测已结合的抗体，加入酶标抗人 IgG（酶结合物）进行第二步温育，然后加入酶底物，以产生可观察的颜色反应。

(2) 样本类型：人血清或 EDTA、肝素或枸橼酸盐抗凝的血浆。待测患者样本于 2 ～ 8℃可储存 14 天，稀释后的样本需在一个工作日内检测。

患者样本用稀释后的通用缓冲液 1 ∶ 51 稀释。例如，可取 30μl 血清用 1.5ml 通用缓冲液稀释并混匀，加样枪不适合于混匀。

(3) 参考范围：根据抗原带着色的深浅，可将结果分为阴性、可疑和阳性。为了正确的评估结果，必须考虑条带位置，染色强度，有时阴性血清在某些条带位置产生弱的信号（表 16-82）。

表 16-82　试剂盒结果判读标准

结果	抗原带着色的特点
阴性	无特异抗原带显示
可疑	一条特异抗原带着色：p15kDa、p17kDa、p45kDa 或 p47kDa、
阳性	不止一条特异抗原带显色：p15kDa、p17kDa、p45kDa 或 p47kDa、

(4) 注意事项：溶血、脂血、黄疸对检测结果没有影响

用于和对照模板反应的对照血清的 HBsAg、抗 HCV、HIV-1 和 HIV-2 抗体使用酶免疫法和间接免疫荧光法检测均为阴性。但是，试剂盒中所有组分都应被视作潜在传染病源小心处理，避免接触皮肤。

(5) 储运条件：2 ～ 8℃保存，不要冷冻。未开封前，除非有特别说明，试剂盒中所有成分自生产日起可稳定 18 个月。已稀释的缓冲液和酶结合物必须在一个工作日内用完。

(6) 性能指标：本免疫印迹法试剂具有很好的批内和批间重复性。经检测该抗梅毒螺旋体抗体 (IgM) 检测试剂盒（免疫印迹法）的特异性为98%，灵敏度为100%，阳性预测值为94%。在健康献血者血清中，抗梅毒螺旋体抗体 IgG 和 IgM 经检测均为阴性。

（张柳燕　卢　洁）

第十节　其他病原体血清学检测

一、人轮状病毒抗原测定

（一）概述

轮状病毒是急性胃肠炎的重要病原，直径60～80nm，核心为双股RNA，由11个节段组成，外有双层衣壳，内层壳粒呈放射状排列，与薄而光滑的外层衣壳形成轮状，故名为轮状病毒。轮状病毒能引起哺乳类和禽类动物的感染。引起人类感染的RV称人RV，是非细菌性腹泻的主要病原体之一。感染人的RV主要有A组和B组人RV，分别导致婴幼儿和成人急性腹泻，严重腹泻时可伴不同程度的失水。个别A组人RV感染能引起肠道外其他系统表现。

RV感染后主要侵犯空肠的微绒毛上皮细胞，使其凋亡。病变细胞脱落，微绒毛变短、变钝，取而代之的是原位于隐窝底部的、具有分泌功能的细胞。由于上述病变导致小肠功能丧失，水与电解质分泌增加，吸收减少，引起腹泻。另外，小肠微绒毛上皮细胞功能障碍时，双糖酶分泌减少，乳糖不能被消化吸收，在肠道内积聚引起渗透性腹泻。

（二）临床意义

临床诊断RV感染主要根据流行病学资料，临床表现核试验时间差同期有腹泻患者，起病急，大便黄色水样，尤其对秋冬季的婴幼儿腹泻应考虑本病的可能性，确诊有赖于免疫电镜发现RV和病毒抗原或病毒核酸阳性。目前粪便标本中的轮状病毒抗原检测也是常用的一种方法。

（三）测定方法

酶联免疫吸附试验、胶体金试验。

（四）国家行业标准

目前无相应的轮状病毒抗原检测的国家标准或行业标准。

（五）试剂介绍

下文以轮状病毒抗原检测试剂盒（胶体金法）（国械注准20133401897）为例进行介绍。

(1) 原理：本品采用胶体金免疫层析技术通过双抗体夹心法原理进行检测。在玻璃纤维膜上预包被轮状病毒单克隆抗体胶体金结合物 (AU-MAB1)，在硝酸纤维膜上分别包被轮状病毒单克隆抗体 (MAB2) 和羊抗鼠IgG。如样本中含有轮状病毒，样本中RV和AU-MAB1结合，由于层析作用，结合物沿纸条向前移动，随后结合物会被固定在膜上的MAB2捕获形成AU-MAB1-RV-MAB2复合物，在检测线区出现一条红色条带，游离金标抗体则在对照线处于羊抗鼠IgG结合而富集显色；若样本中不含轮状病毒，则仅在对照线处显色。

(2) 样本类型：胃肠炎患者粪便标本。处理好的标本及时检测，不能立即检测的处理后标本可在2～8℃下储存48h，在-20℃以下冷冻可保存1年，反复冻融次数不超过4次。冷冻保存的样本测试前需要完全融化、恢复到室温、混合均匀后使用。

(3) 参考范围：正常人为阴性结果。

(4) 注意事项：本试剂仅用于检测样本中A群轮状病毒抗原，并提供一种初步的分析结果。

实验环境应保持一定湿度，避风，避免在过高温度下进行实验。

从原包装试剂袋中取出试剂，在1h内应尽快使用，特别是在室温高于30℃、高湿度的环境中，打开包装后应立即使用。

低温保存的试剂应平衡至室温方可使用。

对于那些含有感染源和怀疑含有感染源的物质应有合适的生物安全保证程序。

检测线的深浅与样本中待测物的滴度没有必然联系。

标本放置时间过长，长菌或者反复冻融的标本请不要使用，以免造成非特异性反应。

(5) 储运条件：2～30℃密封干燥处保存，有效期24个月。

(6) 性能指标：用企业质控品检定。

1) 最低检出量：检出1∶128为阳性。

2) 阴性质控品：10/10(-/-)。

3) 阳性质控品：10/10(+/+)。

4) 精密性：以精密性质控品平行测定10次，显色均一，结果均为阳性。1000mg/dl血红素、60mg/dl胆红素、2000mg/dl人血清白蛋白、500mg/dl三酰甘油对本试剂不产生干扰。

5) 对以下菌种或病毒无交叉反应：白色念珠菌、铜绿假单胞菌、肺炎克雷伯菌、金黄色葡萄球菌、死肠球菌、粪肠球、不动杆菌属、奇异变形杆菌、醋酸钙不动杆菌、大肠埃希菌、沙眼衣原体、幽门螺杆菌、C族链球菌、流行感冒嗜血杆菌、B族链球菌、奈瑟脑膜炎球菌、奈瑟淋球菌、卡他布兰汉菌、普通变形杆菌、阴道加德纳菌、猪霍乱沙门菌、志贺菌、腺病毒。

（张经梅　高　省）

二、幽门螺杆菌粪便抗原检查

（一）概述

幽门螺杆菌(*Helicobacter pylori*，*Hp*)是一种螺旋形、微厌氧、对生长条件要求十分苛刻的革兰氏阴性杆菌，1983年首次从慢性活动性胃炎患者的胃黏膜活检组织中分离成功，是目前所知能够在人胃中生存的唯一微生物种类。幽门螺杆菌病包括由幽门螺杆菌感染引起的胃炎、消化道溃疡、淋巴增生性胃淋巴瘤等。幽门螺杆菌病的不良预后是胃癌。

幽门螺杆菌经口到达胃黏膜后定居感染，经数周或数月引发慢性、浅表性胃炎，数年或数十年后发展成为十二指肠溃疡、胃溃疡、淋巴增生性胃淋巴瘤、慢性萎缩性胃炎等，而后者是导致胃癌最危险的因素。专家们认为，幽门螺杆菌感染使患胃癌的危险增加了2.7～12倍，如果没有幽门螺杆菌感染，有35%～89%的胃癌不会发生。

幽门螺杆菌病是后天传染的，这一点已是各国学者的共识。其传播方式还不十分明确，但最可能的途径是口-口、粪-口传播，已有以下实验可以证明：利用PCR从患者唾液、牙斑和粪便中检出幽门螺杆菌的DNA；从牙斑和粪便中分离出幽门螺杆菌；从同一家族多名成员的排泄物中分离出相同的幽门螺杆菌菌株。

随着幽门螺杆菌的发现，与其相关的胃十二指肠疾病的研究已取得了很大进展，现已确认Hp是慢性胃炎和消化性溃疡的主要致病因子，并且是胃腺癌与淋巴瘤的诱发因素之一，国际癌症研究中心已将其列为Ⅰ类致癌因子。因此，临床上对于有上消化道症状的患者常规行此检查是非常必要的。目前临床上用于诊断感染的方法很多，分为侵入性和非侵入性两大类，包括尿素酶试验、组织学检查和培养、血清学试验、尿素呼气试验、PCR等方法。侵入性检查如尿素酶试验，组织学检查、培养等必须在行胃镜检查的同时采集活检标本，且其结果受所采集标本的部位、数量等因素影响，该项检查对于不能耐受胃镜检查的患者及Hp根除后的随访患者难以接受。

（二）临床意义

幽门螺杆菌感染检测有许多方法，如活组织镜检、幽门螺杆菌的分离培养、快速尿素酶试验、尿素呼气试验、尿氨排出试验、血清学试验及聚合酶链反应等。不同医院采用的方法不同，但大多数医院采用的方法都是特异、快速的，有些是无创伤的。专家们告诫患者，如感觉胃部不适，应到大医院去作幽门螺杆菌感染检查，以便及早用药，及早从消化道清除幽门螺杆菌，以防止发展成严重的胃部疾病。

*Hp*粪便抗原检测方法，采用抗*Hp*的多克隆抗体检测粪便中的*Hp*抗原，其检测结果具有很高的特异性和敏感性，而且重复性比较好。该检测留取样本方便，操作简便、省时、无创，适合常规检查，尤其是幼儿、孕妇、年老体弱者，以及*Hp*根除后的随访。

（三）测定方法

酶联免疫吸附试验、胶体金试验等。

（四）国家行业标准

目前无幽门螺杆菌抗原检测的相关国家和行业标准，仅有“SN/T 3724—2013进出口食品中幽门螺杆菌的检验方法”的国家标准。

（五）试剂介绍

下文以幽门螺杆菌抗原检测试剂盒（胶体金法）（国械注准第 20133400401 号）为例进行介绍。

(1) 原理：本品采用胶体金免疫层析技术双抗体夹心法检测原理，定性检测人粪便样品中出现的幽门螺杆菌抗原，在硝酸纤维素膜上的检测线处包被幽门螺杆菌单克隆抗体，在对照线处包被羊抗鼠 IgG，配以金标幽门螺杆菌单克隆抗体。测试时，样本与预包被的胶体金颗粒结合的幽门螺杆菌单克隆抗体反应。然后，混合物随之在毛细效应下向上层析。如是阳性，金标幽门螺杆菌单克隆抗体在层析过程中先与标本中的幽门螺杆菌抗原结合，随后结合物会被固定在膜上的幽门螺杆菌单克隆抗体结合，在测试区内会出现一条红色条带。如是阴性，则测试区内将没有红色条带。无论样本中是否存在待测物，一条紫红色条都会出现在质控区内。

(2) 样本类型：粪便。

(3) 参考范围：正常人为阴性结果。

(4) 注意事项：本试剂仅用于体外诊断。

本试剂仅用于检测人粪便样本中的幽门螺杆菌抗原，并提供一种初步的分析结果。

试剂可在室温下保存，谨防受潮，低温下保存的试剂应平衡至室温方可使用。

建议打开包装后，试剂应在温度 2 ～ 30℃、湿度在 80% 以内，应在 1h 内尽快使用，特别是在室温高于 30℃，并且在高度潮湿的环境中，打开包装后应立使用。

对于那些含有感染源和怀疑含有感染源的物质应有合适的生物安全保证程序。

检测线颜色的深浅与样品中待测物的滴度没有必然联系。

本产品为一次性使用产品。

(5) 储存条件：2 ～ 30℃密封干燥保存，有效期 24 个月。

(6) 性能指标：用企业质控品检定。

1) 最低检出量：为 1 ∶ 32。

2) 阴性质控品符合率：对 10 份阴性质控品检测结果不得出现阳性。

3) 阳性质控品符合率：对 10 份阳性质控品检测结果不得出现阴性。

4) 精密性：以精密性质控品平行测定 10 次，显色均一，结果均为阳性。

5) 1000mg/dl 血红蛋白、60mg/dl 胆红素、2000mg/dl 人血清白蛋白、500mg/dl 三酰甘油对本试剂不产生干扰。

（张经梅　高　省）

三、抗流行性腮腺炎病毒抗体测定

（一）概述

腮腺炎病毒，属副黏液病毒科，是流行性腮腺炎的病原体，人体感染后可引起急性、发热性的全身性感染，主要发生在儿童，具有传染性；以腮腺的炎性肿胀为特征，还经常涉及胰腺、睾丸、卵巢和中枢神经系统。

腮腺炎病毒传染性很高，只有人类才能患上或者传播腮腺炎病毒，在人群密集的地区传播速度非常快。病毒的传播方式包括呼吸道飞沫或者直接同患者接触。病毒潜伏期一般在 2 ～ 4 周，平均为 16 ～ 18 天。患者在症状出现前几天到症状出现后 4 天都可以传播病毒。一般情况下，一次感染之后就可以获得终身免疫力。疫苗可以非常有效地预防腮腺炎的发生，腮腺炎经常同麻风和风疹一同做成三联疫苗。

对于未免疫个体，抗腮腺炎病毒 IgM 抗体在症状出现后几天之内就可以检测到，症状出现一周左右是 IgM 的高峰期，症状出现几周至几个月都能检测到 IgM 抗体。低亲和力的 IgG 抗体在症状出现的时候也可以检测到，但通常来说滴度都很低。IgG 抗体在症状出现 3 周后滴度迅速增加，在第 3 周达到高峰，并以相同的浓度持续 2 ～ 3 个月，之后浓度下降，但将持续终生。腮腺炎特异的唾液性的 IgA 抗体在发病后 5 周之内都可检出，之后逐渐下降，在 10 周左右检测不到。母亲体内的特异性 IgG 抗体可以通过胎盘传递给婴儿，1 岁以内的新生儿感染腮腺炎比 4 岁之后的概率要小得多。

与血细胞凝集抑制试验（HI）、补体结合（CF）相比，酶联免疫吸附法和间接免疫荧光法检测 IgM 抗体更快速、更灵敏。

（二）临床意义

通过检测血液中特异性 IgM 抗体可确认是否患有腮腺炎。鉴于强制接种疫苗已经完全普及，抗腮腺炎病毒 IgG 抗体检测主要用于评估接种疫苗后的免疫状态，以判断是否需要再次加强接种。疫苗接种后血清的抗体水平比恢复期血清要低 8 ～ 10 倍。

IgG 亲和力检测也可以用来区分首次和二次疫苗接种失败，同时也可以用来监测疾病流行时免疫力减弱。

（三）测定方法

流行性腮腺炎病毒主要的检测方法是 ELISA。同时，间接免疫荧光也可以检测腮腺炎病毒的抗体。

（四）国家行业标准

该项目暂无相关医药行业标准。

（五）试剂介绍

下文以抗流行性腮腺炎病毒抗体 IgG 检测试剂盒（酶联免疫吸附法）［国食药监械（进）字 2013 第 3401267 号］为例进行介绍。

(1) 原理：该产品用于体外定量或半定量检测人血清或血浆中抗流行性腮腺炎病毒抗体 IgG。试剂盒中每个微孔板条有 8 个可拆分的包被有流行性腮腺炎病毒抗原的微孔。第一次温育时，稀释后的样本在微孔中反应。如果样本阳性，特异性 IgG（包括 IgA 和 IgM）与抗原结合。为了检测结合的抗体，加入酶标抗人 IgG 抗体（酶结合物）进行第二次温育。然后加入酶底物，发生颜色反应。

抗原来源于灭活的感染流行性腮腺炎病毒 Enders 株的 Vero 细胞。

因尚无 IgG 类抗流行性腮腺炎病毒抗体的国际参考血清，所以采用相对单位（RU）来表示抗体浓度的报告结果。

(2) 样本类型：人血清或 EDTA、肝素或枸橼酸盐抗凝的血浆。

(3) 参考范围：用本检测系统检测 500 名健康献血员血清中抗流行性腮腺炎病毒抗体 IgG 水平。以 20RU/ml 为临界值，77.2% 的献血员血清中抗流行性腮腺炎病毒抗体 IgG 阳性，和已知的成人中流行性腮腺炎病毒感染率相符。

(4) 注意事项

1) 交叉反应：与有针对以下病原体有特异性抗体的阳性血清反应未发现有交叉反应。病原体包括：腺病毒、巨细胞病毒、EB 病毒衣壳抗原、幽门螺杆菌、单纯疱疹 1 型、流感病毒 A 型、流感病毒 B 型、麻疹病毒、肺炎支原体、副流感病毒混合、风疹病毒、呼吸道合胞病毒、弓形体、水痘 - 带状疱疹病毒。

2) 干扰物质：血红蛋白浓度为 10mg/ml 的溶血、三酰甘油浓度为 20mg/ml 的脂血、胆红素浓度为 0.4mg/ml 的黄疸对检测结果没有干扰。

(5) 储运条件：2 ～ 8℃保存，避免冷冻。未开封前，除非特别说明，试剂盒自生产日起可稳定 1 年。

(6) 性能指标

1) 线性范围：通过检测高抗体浓度样本的稀释系列来研究该试剂的线性。本检测系统的线性范围为 4 ～ 129RU/ml。

2) 检出限：定义为阴性样本检测结果的均值加上 3 倍标准差，也就是所能检出抗体的最小滴度。本检测系统的最低检出限约为 0.3RU/ml。

3) 重复性；通过检测 3 份不同抗体浓度的血清计算批内和批间的变异系数（CV）以确定该试剂的重复性。批内检测的 CV 基于 20 次检测的结果，而批间检测的 CV 则基于不同 6 天、每天 4 次检测的结果（表 16-83）。

表 16-83　试剂盒重复性结果

批内重复性，n=20			批间重复性，n=4×6		
血清	均值（RU/ml）	CV（%）	血清	均值（RU/ml）	CV（%）
1	14	4.6	1	15	11.6
2	102	7.7	2	110	8.1
3	119	6.5	3	131	6.8

4) 特异性和灵敏度：用本检测系统检测 32 份临床确诊的患者样本（德国 INSTAND 实验室间检测样本），结果显示，本检测系统的特异性和灵敏度均为 100%（表 16-84）。

表 16-84 试剂盒特异性和灵敏度结果

n=32		INSTAND	
		阳性	阴性
ELISA	阳性	25	0
	阴性	0	7

（卢 洁 何 维）

四、抗细小病毒 B19 抗体

（一）概述

细小病毒 B19 是已知最小的病毒，其基因组长 5000 ～ 5500 个碱基对，属于细小病毒科的单链 DNA 病毒，直径 21 ～ 23nm。

最早 Yvonne Cossart 等于 1975 年在标记 B19 号 HBsAg 对照的血清中首次鉴定出一种微病毒颗粒，发现其为一种与 HBsAg 不同的抗原，后经电镜检查，含有这种抗原的人血清中有一种球形颗粒和典型的病毒酶空壳。细小病毒 B19 有两种结构蛋白类型（主要结构蛋白和次要结构蛋白），构成了一个二十面体的衣壳。在 2005 年发现人博卡病毒之前，细小病毒 B19 是红细胞病毒属中唯一已知的严格的人类致病病毒。病毒的复制主要在造血细胞中完成。这种病毒序列变异性很低，至今已鉴定出 3 个基因型（基因型 1 ～ 3）。

细小病毒 B19 通过飞沫、皮肤接触、血液、血液制品进行传播或由胎盘垂直传播。潜伏期为 4 ～ 17 天。在感染后 3 ～ 16 天期间，可在感染者的血清中检测到病毒。当患者出疹时，已无传染性。世界范围内均有 B19 感染引起的第五疾病、传染性红斑、巨大红斑、Sticker 病发生，主要发病季节为春季；可发生局部流行，特别是在儿童日间护理中心、学校、家庭和医院。

B19 的血清学检测主要针对其结构蛋白 VP1（83kDa）和 VP2（58kDa）的抗体。VP1 和 VP2 共同组成衣壳包裹在 DNA 表面。96% 的衣壳由 VP2 组成，VP1 仅占 4%。B19 IgM 抗体在临床症状出现后 3 天出现，发病后 30 ～ 60 天抗体的阳性率和滴度开始下降。而抗 B19 IgG 抗体出现在感染后第 3 周的后期，且被认为是持续终生的。抗 B19 IgG 抗体的阳性率随年龄增大而增高。

B19 病毒不能在传统的细胞系中培养，抗原不易获得，常用的抗原为重组抗原。重组的 VP1 和 VP2 蛋白在原核和真核系统中均可表达。

血清学主要的检测方法有放射免疫法（RIA）、免疫荧光法、免疫印迹法和酶联免疫法（ELISA）。免疫荧光法检测 IgM 抗体的时候血清必须处理，除去类风湿因子以避免假阳性。

（二）临床意义

1985 年 Yvonne Cossart 等研究了细小病毒 B19 的致病作用。目前已确认细小病毒 B19、可引起风湿病、过敏性紫癜、病毒相关的关节炎等疾病。

因为病毒感染期的患者多数无症状，因此 DNA 检测和抗原检测经常不适用。传染性诊断主要在于 B19 特异性抗体（抗 B19 IgM 和 IgG 抗体）的检测。检测抗 B19 IgM 抗体可提示 B19 新近感染。IgG 抗体的出现表明既往感染并且有一定的免疫保护作用，但是在重复感染中也有低浓度的 IgG 抗体出现。

在临床上，第五疾病经常难以与风疹区分，特别是在成人中，第五疾病经常出现不典型的疹。因此，临床医生也通过检测抗 B19IgM/IgG 抗体来区分。

另外，献血时，高危人群应该在其抗 B19 IgG 抗体阳性时才能献血，因为抗 B19 IgG 抗体阳性的血液不含 B19 病毒。

（三）测定方法

对于细小病毒 B19，检测方法有酶联免疫吸附法和胶体金法。

（四）国家行业标准

该项目暂无相关医药行业标准。

（五）试剂介绍

1. 抗细小病毒 B19 抗体 IgM 检测试剂盒（酶联免疫吸附法）［国食药监械（进）字 2013 第 3404883 号］

（1）原理：用于体外半定量检测人血清或血浆中的抗细小病毒 B19 IgM 抗体。试剂盒中每个微孔板条含有 8 个可拆分的包被有细小病毒 B19 抗原的微孔。在第一次温育时，稀释后的样本在微孔中反应，如果样本阳性，特异性 IgM（也包括 IgA 和 IgG）与抗原结合；为了检测结合的抗体，加入酶标抗人 IgM 抗体（酶结合物）进行第二次温育，然后加入酶底物，发生颜色反应。

来源于在真核细胞中重组表达的病毒结构蛋白。

因尚无抗细小病毒B19抗体的国际参考血清，用比值表示抗体的相对浓度。

(2) 样本类型：人血清或 EDTA、肝素或枸橼酸盐抗凝的血浆。

(3) 参考范围：用本检测系统检测了 500 名健康献血员血清中抗细小病毒 B19 抗体 IgM 的水平。用比值 1.0 作为 cut-off 值时，1.0% 的献血员血清中抗细小病毒 B19 IgM 抗体为阳性，这与已知的该病毒在成人中的感染率相符。

(4) 注意事项

1) 交叉反应：使用的抗原的质量保证 ELISA 的高特异性。用该 ELISA 试剂研究不同病原体致感染患者的血清，布氏疏螺旋体、巨细胞病毒、EB 病毒衣壳抗原、单纯疱疹病毒 -1/2、麻疹病毒、流行性腮腺炎病毒、风疹病毒、弓形体、水痘 - 带状疱疹病毒未发现有交叉反应。

2) 干扰物质：血红蛋白浓度为 10mg/ml 的溶血、三酰甘油浓度为 20mg/ml 的脂血、胆红素浓度为 0.4mg/ml 的黄疸对检测结果没有干扰。

检测特异性 IgM 抗体前，必须首先去除患者样本中的 IgG 类抗体，以防止 IgM 型类风湿因子与特异性 IgG 反应导致 IgM 假阳性，也可避免因特异性 IgG 与 IgM 竞争抗原结合位点而导致 IgM 假阴性。可采用超速离心、层析或免疫吸附等方法。

(5) 储运条件：2 ～ 8℃保存，避免冷冻。未开封前，除非特别说明，试剂盒自生产日起可稳定 1 年。

(6) 性能指标

1) 检出限：定义为阴性样本检测结果的均值加上 3 倍标准差，也就是所能检出抗体的最小滴度。本检测系统的最低检出限约为比值 0.1。

2) 交叉反应：使用的抗原的质量保证 ELISA 的高特异性。用该 ELISA 试剂研究不同病原体致感染的患者的血清，未发现有交叉反应。

3) 重复性：通过检测 3 份不同抗体浓度的血清计算批内和批间的 CV 以确定该试剂的重复性。批内检测的 CV 基于 20 次检测的结果，而批间检测的 CV 则基于不同 6 天、每天 4 次检测的结果（表 16-85）。

表 16-85　试剂盒重复性结果

批内重复性，n=20			批间重复性，n=4×6		
血清	均值（比值）	CV(%)	血清	均值（比值）	CV(%)
1	1.9	5.2	1	2.3	7.7
2	1.7	5.4	2	1.9	5.9
3	1.6	6.0	3	1.4	5.6

4) 特异性和灵敏度：用本检测系统检测 68 份临床血清学确诊患者的血清（以其他的商业 ELISA 试剂作为参考方法），结果显示本检测系统的特异性为 97.9%，灵敏度为 100%（表 16-86）。

表 16-86　试剂盒特异性和灵敏度结果

n=68		其他商业 ELISA 试剂	
		阳性	阴性
ELISA	阳性	20	1
	阴性	0	47

2. 抗细小病毒 B19 抗体 IgG 检测试剂盒（酶联免疫吸附法）[国食药监械（进）字2013第3404882号]

(1) 原理：用于体外定量或半定量检测人血清或血浆中的抗细小病毒 B19 抗体 IgG。试剂盒中每个微孔板条有 8 个可拆分的包被有细小病毒 B19 抗原的微孔。第一次温育时，稀释后的样本在微孔中反应。如果样本阳性，特异性 IgG（包括 IgA 和 IgM）与抗原结合。为了检测结合的抗体，加入酶标抗人 IgG 抗体（酶结合物）进行第二次温育。然后加入酶底物，发生颜色反应。

来源于在真核细胞中重组表达的病毒结构蛋白。

抗细小病毒 B19(IgG) 的标准血清是用 WHO 国际标准、抗细小病毒 B19 标准血浆、人类标准品 (NIBSC 编码 01/602) 进行校准定值。

(2) 样本类型：人血清或 EDTA、肝素或枸橼酸盐抗凝的血浆。

(3) 参考范围：用本检测系统检测 500 名健康献血员血清中抗细小病毒 B19 IgG 水平。以 5IU/ml 为临界值，72.4% 的健康献血员血清中抗细小病毒 B19 抗体 IgG 阳性。

(4) 注意事项

1) 交叉反应：使用的抗原的质量保证 ELISA 的高特异性。用该 ELISA 试剂研究不同病原体（腺病毒、百日咳杆菌、肺炎衣原体、巨细胞病毒、

EBV-CA、幽门螺杆菌、单纯疱疹病毒 1 型、流感病毒 A 型、流感病毒 B 型、麻疹病毒、流行性腮腺炎病毒、肺炎支原体、副流感病毒混合型、细小病毒 B19、呼吸道合胞病毒、风疹病毒、弓形体、水痘 - 带状疱疹病毒、小肠结肠炎耶尔森氏菌）致感染的患者的血清，未发现交叉反应。

2）干扰物质：血红蛋白浓度为 10mg/ml 的溶血、三酰甘油浓度为 20mg/ml 的脂血、胆红素浓度为 0.4mg/ml 的黄疸对检测结果没有干扰。

（5）储运条件：2 ~ 8℃储运保存，避免冷冻。未开封前，除非特别说明，试剂盒自生产日起可稳定 1 年。

（6）性能指标

1）线性范围：通过检测高抗体浓度样本的稀释系列来研究该试剂的线性，本检测系统的线性范围为 1 ~ 100IU/ml。

2）检出限：定义为阴性样本检测结果的均值加上 3 倍标准差，也就是所能检出抗体的最小滴度。本检测系统的最低检出限约为 0.1IU/ml。

3）重复性：通过检测 3 份不同抗体浓度的血清计算批内和批间的变异系数（CV）以确定该试剂的重复性。批内检测的 CV 基于 20 次检测的结果，而批间检测的 CV 则基于不同 6 天、每天 4 次检测的结果（表 16-87）。

表 16-87 试剂盒重复性结果

批内重复性，*n*=20			批间重复性，*n*=4×6		
血清	均值（IU/ml）	CV（%）	血清	均值（IU/ml）	CV（%）
1	21	7.7	1	23	6.0
2	18	2.5	2	18	1.6
3	10	2.7	3	10	2.1

4）特异性和灵敏度：用本检测系统检测 68 份临床血清学确诊患者的血清（以其他商品化的 ELISA 试剂作为参考方法），结果显示本检测系统的特异性为 100%，灵敏度为 100%（表 16-88）。

表 16-88 试剂盒特异性和灵敏度结果

n=68		其他商业 ELISA 试剂		
		阳性	可疑	阴性
ELISA	阳性	48	0	0
	阴性	0	1	19

（卢 洁 何 维 高 省）

参考文献

蒋姣伏，向延根 . 2005. 免疫层析法在肺结核诊断中的应用价值 . 湖南师范大学学报（医学版），2（2）：40-42.

王志斌，曾年华，刘志辉，等 . 2002. 快速检测结核抗体的免疫层析法的建立及应用 [J]. 解放军预防医学杂志，20（2）：105-107.

Adjei AA，Armath N，Duah OA，et al. 2003. Evaluation of a rapid serological chromatographyic immunoassy for the diagosis of pulmonary tuberculosis in Accra，Ghana. Jpn J Infect Dis，56：161-164.

Amadori M，Lyashchenko KP，Gennaro ML，et al. 2002. Use of recombinant proteins in antibody tests for bovine tuberculosis. Veterinary Microbiology，85（4）：379-389.

Barré-Sinoussi F，Chermann JC，Rey F，et al.1983. Isolation of a Tlymphotropic retrovirus from a patient at risk for acquired immune deficiency syndrome（AIDS）. Science，220：868-871.

Best JM，Castillo-Solorzano C，Spika JS，et al. 2005. Reducing the globalburden of congenital rubella syndrome：report of the World HealthOrganization Steering Committee on research related to measles andrubella vaccines and vaccination. J Infectious Dis，192：1890-1897.

Boscato LM，Stuart MC. 1988. Heterophilic antibodies；a problem for all immunoassays. Clin Chem，34（1）：27-33.

Bowden R，Sayers M，Flournoy N. 1986.Cytomegalovirus immune globulin and seronegative blood products to prevent primary cytomegalovirus infection after bone marrow transplantation. N Engl J Med，314（16）：1006-1010.

Box GEP，Hunter WG，Hunter JS. 1978. Statistics for Experimenters：An Introduction to Design，Data Analysis，and Model Building. New York：John Wiley & Sons，Inc，510-539，571-583.

Brody JA，Sever JL，McAlister R，et al. 1965. Rubella epidemic on St. PaulIsland in the Pribilofs. JAMA，191（8）：83-87.

Cannon MJ，Davis KF. 2005. Washing our hands of the congenital cytomegalovirus disease epidemic BMC Public Health. Jun，5：70.

CDC. 1999. Prevention of hepatitis A through active or passive immunization：Recommendations of the advisory committee on immunization practices（ACIP）. MMWR，48（RR12）：1-37.

Clavel F. 1987.HIV-2，the West African AIDS virus. AIDS.1：135-140.

Clavel F，Guétard D，Brun-Vézinet F，et al.1986. Isolation of a new human retrovirus from West African patients with AIDS. Science，233：34-36.

Clinical and Laboratory Standards Institute. 2005. Protection of Laboratory Workers from Occupationally Acquired Infections：Approved Guideline—Third Edition. CLSI Document M29-A3. Wayne，PA：Clinical and Laboratory Standards Institute.

Clinical and Laboratory Standards Institute. 2005. Protection of Laboratory Workers from Occupationally Acquired Infections：Approved Guideline—Third Edition. CLSI Document M29-A3. Wayne，PA：Clinical and Laboratory Standards Institute.

Cooper LZ，Alford Jr. CA. Rubella. 2006. In：Remington JS，Klein JO eds. Infectious Diseases of the Fetus and Newborn Infant. Philadelphia，Pa：Elsevier Saunders：893-926.

David GS，Present W，Martinis J，et al. 1981. Monoclonal antibodies in the detection of hepatitis infection. Med Lab Sci，38：341-348.

Drouet J，Courouce AM，Kalil J，et al. 1982. Monoclonal Antibodies to HBsAg Produced by Murine Hybridomas. In: Szmuness W, Alter HJ, Maynard JE, eds. Viral Hepatitis. Philadelphia: Franklin Institute Press, 706-707.

Engvall E, Jonsson K, Perlmann P. 1971. Enzyme-linked immunosorbent assay II. Quantitative assay of protein antigen, immunoglobulin G, by means of enzyme-labelled antigen and antibody-coated tubes. Biochem Biophys Acta, 251: 427-434.

Engvall E, Perlmann P. 1971. Enzyme-Linked Immunosorbent Assay(ELISA). In: Peeters H, editor. Protides of the Biological Fluids. Proceedings of the Nineteenth Colloquium, Bruges. Oxford: Pergamon Press, 553-556.

Engvall E, Perlmann P. 1971. Enzyme-Linked Immunosorbent Assay(ELISA) Quantitative Assay of Immunoglobulin G. Immunochem, 8: 871-874.

Gallo RC, Salahuddin SZ, Popovic M, et al. 1984. Frequent detection and isolation of cytopathic retroviruses(HTLV-III) from patients with AIDS and at risk for AIDS. Science, 224: 500-503.

Goodall AH, Miescher G, Meek FM, et al. 1981. Monoclonal antibodies in a solid-Phase radiometric assay for HBsAg. Med Lab Sci, 38: 349-354.

Hecker M, Qui D, Marquardt K. 2004.Continuous cytomegalovirus seroconversion in a large group of healthy blood donors. Vox Sang, Jan; 86(1): 41-44.

Israelski DM, Remington JS. 1993.Toxoplasmosis in the non-AIDS immunocompromised host. Curr Clin Top Infect Dis, 3(13): 322-356.

Jackson JB, Kwok SY, Sninsky JJ, et al.1990. Human immunodeficiency virus type 1 detected in all seropositive symptomatic and asymptomatic individuals. J Clin Microbiol, 28: 16-19.

Jones J. 2001. Congenital toxoplasmosis: a review. CME Review Article. 56(5): 296-305.

Kennedy R C, Ionescu-Matiu I, Alder-Storthz K, et al.1983. Characterization of anti-hepatitis B surface antigen monoclonal antibodies. Intervirology, 19: 176-180.

Leitner T. 1996.Genetic subtypes of HIV-1. In: Myers G, Korber BT, Foley BT et al, ed. Human Retroviruses and AIDS Los Alamos, NM: Los Alamos National Laboratory, 1996: III-28-III-40.(Available on-line at http: //hiv-web.lanl.gov)

Montoya JG. 2002. Laboratory diagnosis of toxoplasma gondii infection and toxoplasmosis. Journal of Infectious Diseases, 185(Suppl 1): 73-82.

Oon C, Lim G, Ye Z, et al. 1995. Molecular epidemiology of hepatitis B virus vaccine variants in Singapore. Vaccine, 13(8): 699-702.

Pass R, Griffiths C, August A. 1983. Antibody Response to cytomegalovirus after renal transplantation: comparison of patients with primary and recurrent infections. J Infect Dis, 147: 40-46.

Perrillo RP, Aach RD. 1981.The clinical course and chronic sequelae of hepatitis B virus infection. Seminars in Liver Disease, 1: 15-25.

Popovic M, Sarngadharan MG, Read E, et al. 1984.Detection, isolation, and continuous production of cytopathic retroviruses(HTLV-III) from patients with AIDS and pre-AIDS. Science, 224: 497-500.

Primus FJ, Kelley EA, Hansen HJ. 1988. "Sandwich" -type immunoassay of carcinoembryonic antigen in patients Receiving Murine Monoclonal Antibody Therapy. Clin Chem, 34: 261-264.

Sarngadharan MG, Popovic M, Bruch L, et al.1984. Antibodies reactive with human T-lymphotropic retroviruses(HTLV-III) in the serum of patients with AIDS. Science, 224: 506-508.

SAS Institute Inc. The MIXED Procedure. 1992. In: SAS Technical Report P-229, SAS/STAT Software: Changes and Enhancements, Release 6.07. Cary, NC: SAS Institute Inc, 289-366.

Schochetman G, George JR.1994. AIDS Testing: A Comprehensive Guide to Technical, Medical, Social, Legal, and Management Issues. 2nd ed. New York: NY Springer-Verlag.

Schroff RW, Foon KA, Beatty SM. 1985. Human anti-murine immunoglobulin responses in patients receiving monoclonal antibody therapy. Cancer Res, 45: 879-485.

Shih JW-K, Cote PJ, Dapolito GM, et al.1980. Production of monoclonal antibodies against hepatitis B surface antigen(HBsAg) by somatic cell hybrids. J Virol Methods, 1: 257-273.

Shulman I A.1994. Parasitic infections and their impact on blood donor selection and testing. Arch Pathol Lab Med, 118: 366-370.

US Department of Health and Human Services. 2009. Biosafety in Microbiological and Biomedical Laboratories. 5th ed. Washington DC: US Government Printing Office.

Van Weemen BK, Schuurs AHWM. 1971.Immunoassay Using Antigen-Enzyme Conjugates. FEBS Letters, 15: 232-236.

Wands JR, Zurawski VR. 1981.High affinity monoclonal antibodies to hepatitis B surface antigen(HBsAg) produced by somatic cell hybrids. Gastroenterology, 80: 225-232.

Wei R, Knight GJ, Zimmerman DH, et al.1977. Solid-phase enzyme immunoassay for hepatitis B surface antigen. Clin Chem, 23: 813-815.

Willis MS, Southern P, Latimer MJ. 2002. Toxoplasma infection. Making the best use of laboratory tests. Infect Med, 19: 522-532.

Wisdom GB. 1976. Enzyme-Immunoassay. Clin Chem, 22: 1243-1255.

Wolters G, Kuijpers L, Kacaki J, et al. 1976.Solid-phase enzyme-immunoassay for detection of hepatitis B surface antigen. J Clin Pathol, 29: 873-879.

Wong SY, Remington. 1994.Toxoplasmosis in Pregnancy. Clinical Infectious Diseases, 18: 853-862.

World Health Organization. 2004. Laboratory Biosafety Manual. 3rd ed. Geneva: World Health Organization.

第十七章　肿瘤标志物相关检测试剂

近年来，肿瘤性疾病的发病率呈明显上升趋势，已成为危害我国人民群众身体健康的首要因素。肿瘤标志物检测、影像学检查及组织病理检查是诊断恶性肿瘤的三大重要方法。肿瘤标志物（tumor marker，TM）是指在恶性肿瘤发生和增殖过程中，由肿瘤细胞的基因表达而合成分泌的，或由机体对肿瘤反应而异常产生和（或）升高的反映肿瘤存在与生长的一类物质，它包括蛋白质、激素、酶（同工酶）、多胺及癌基因产物等。肿瘤患者血液或体液中肿瘤标志物的检测，对肿瘤的辅助诊断、鉴别诊断、疗效观察、病情监测以及预后的评价具有一定的价值。

第一节　胚胎抗原类肿瘤标志物

一、甲胎蛋白

（一）概述

甲胎蛋白（alpha fetal protein，AFP）是1965年Bergstrand和Czar在人胎儿血清中发现的一种胚胎专一性甲种球蛋白。AFP是单一多聚体肽键蛋白，由590个氨基酸组成，分子质量约70kDa，含糖4%。AFP主要由胎肝和卵黄囊合成，其次是胃肠道黏膜，肾脏也可少量合成。胎儿6周开始合成，12～15周达高峰，出生后1～2年降至成人水平。成人在发生肿瘤和妊娠时会出现AFP浓度的升高。

AFP是原发性肝癌最灵敏、最特异的肿瘤标志物，70%～95%的原发性肝癌患者呈现AFP水平升高。

通过观察血清AFP的动态变化可了解患者病情进展状态。治疗后患者血清中浓度的下降通常预示着成功的治疗，而浓度上升则提示肿瘤组织的残留或复发。

AFP水平升高也可见于多种非恶性疾病，如运动失调性毛细血管扩张症、遗传性高酪氨酸血症、新生儿高胆红素血症、急性和慢性病毒性肝炎、肝硬化、先天性胆道闭锁症，毛细血管扩张障碍等均可不同程度的增高。

妊娠时会出现AFP浓度的升高。孕妇血清异常升高提示胎儿脊柱裂、无脑儿或者多胎。AFP降低提示未出生的婴儿有唐氏综合征的危险性。

（二）临床意义

1. 原发性肝癌的诊断　检测血清AFP含量是诊断原发性肝癌的重要手段之一。中国肝癌研究协会报道正常人血清AFP＜20ng/ml，而原发性肝癌患者血清AFP多数在500ng/ml左右。目前国内多采用1977年全国肝癌防治协作会议拟定的单项AFP诊断肝癌的标准：定量≥500ng/ml，持续1个月以上，并能排除妊娠、活动性肝病、生殖腺胚胎性肿瘤等。

若AFP＜20μg/L者，原发性肝癌基本不可能；在100～300μg/L者必须进行随访，密切观察AFP的动态变化，注意可能的小肝癌AFP在350～500μg/L，或含量明显增高者，必须参考其他检查，应高度警惕原发性肝癌的可能；如AFP为500～1000μg/L，且含量在短期内不断升高，原发性肝癌可能性很大，但必须建议做活检；AFP大于1000μg/L者，甚至在近期内AFP含量迅速升高，则原发性肝癌诊断基本可确定。AFP阳性患者进行AFP动态或定期检查，有助于了解病情的发展。在手术切除化疗、微波、乙醇注射等治疗有效时，肿瘤缩小，AFP下降；如果肿瘤缩小而AFP上升，说明肿瘤发生转移或播散。高水平AFP能够表示预后不良或治疗反应差。对于肿瘤切除患者，术后AFP降至20μg/L以下者，预后明显优于未降至正常者。

2. 急慢性肝炎和肝硬化的鉴别诊断　急慢性肝炎、肝硬化患者血清中可检出AFP一般仅为50～200ng/ml，少数患者可暂时升高到400ng/ml以上。但急性肝炎患者随着病情好转，常在短时间内下降至正常水平，此即AFP“一过性升高”。慢性肝病和肝硬化可呈下降或持续低水平，肝癌则呈逐渐上升趋势。由于肝硬化患者有转化为肝癌的可能，故在AFP原来正常的肝硬化患者中，出现AFP持续升高应考虑癌变的可能。

3. 先天性胎儿畸形辅助诊断　胎儿AFP可有少量通过胎盘屏障进入母体，因此孕妇血清AFP可升高，一般在500ng/ml以下，产后20天内降至正常人水平。在无脑儿脊柱裂畸形妊娠时，孕妇血清AFP异常升高，高者可达800ng/ml以上。

近年来，羊水中AFP检测的意义又引起了人们的注意，如胎儿为无脑儿、开放性脊柱裂时，羊水中甲胎蛋白含量可显著增加。因此，羊水中甲胎蛋白的测定已成为开放性神经管畸形的特异诊断方法。

4. 恶性畸胎瘤的辅助诊断　一些胚胎性肿瘤如睾丸和卵巢的恶性畸胎瘤细胞也可合成AFP，所以恶性畸胎瘤患者血清中可出现较高含量的AFP，临床上应注意根据患者的症状、体征等进行鉴别。

（三）测定方法

目前该项目常见的免疫学测定方法包括化学发光法、免疫荧光法、酶联免疫法、胶体金法等。

（四）国家行业标准

该项目有相关医药行业标准分别为《甲胎蛋白定量标记免疫分析试剂盒》（YY/T1216—2013）和《甲胎蛋白AFP定量测定试剂（盒）（化学发光免疫分析法）》（YY/T1162—2009）。

其中《甲胎蛋白AFP定量测定试剂（盒）（化学发光免疫分析法）》（YY/T1162—2009）适用于以化学发光免疫分析为原理的定量检测人血液基质或其他体液成分中的甲胎蛋白（AFP）定量检测试剂盒。

（五）试剂介绍

1. 甲胎蛋白检测试剂盒（化学发光法）（国械注准20153400776）

（1）原理：采用双抗体夹心法原理进行检测。通过免疫反应形成抗体－抗原－抗体－酶复合物，该复合物催化发光底物发出光子，发光强度与AFP的含量成正比。

（2）样本类型：采用正确医用技术收集血清样本；样本中的沉淀物和悬浮物可能会影响试验结果，应离心除去，并确定样本未变质方可使用；样本收集后在室温放置不可超过8h；如果不在8h内检测需将样本放置在2～8℃的冰箱中；若需48h以上保存或运输，则应冻存于-20℃以下，避免反复冻融。使用前恢复到室温，轻轻摇动混匀。

（3）参考范围：0～10ng/ml。

（4）注意事项：81mg/dl血红蛋白、50mg/dl胆红素、3000mg/dl三酰甘油对检测结果无干扰；检测RF、ANA、ANCA自身抗体阳性样本各20份，对检测结果无显著影响；常见抗肿瘤药物对检测结果无显著影响。

（5）储运条件：试剂盒在2～8℃储存，防止冷冻，避免强光照射，有效期12个月。

（6）性能指标

1）最低检测限：1.8ng/ml。

2）检测范围：1.8～1000ng/ml。

3）分析特异性：与500ng/ml的人血清白蛋白、1000mIU/ml HCG无交叉反应。

4）重复性：CV≤15%。

5）干扰物质：参见注意事项。

6）Hook效应：测定AFP浓度为500 000ng/ml的样本，结果不低于1000ng/ml。

2. 甲胎蛋白测定试剂盒（化学发光法）［粤食药监械（准）字2011第2400701号（变更批件）］

（1）原理：采用针对AFP的一株单克隆抗体标记ABEI，另外一株单克隆抗体标记FITC。标本、标准液、质控液与ABEI标单抗、FITC标单抗混匀置37℃孵育15min形成“夹心三明治”，加入包被有羊抗FITC抗体的免疫磁性微球37℃孵育5min，然后外加磁场沉淀，去掉上清液，用洗液清洗沉淀复合物2次，直接进入样品测量室，仪器自动泵入发光底物1和2，自动监测3s内发出的相对光强度（RLU）。AFP浓度与RLU呈一定的比例关系，仪器自动拟合计算AFP浓度。

（2）样本类型：血清：采集5.0ml静脉血至采血管中，室温静置。离心、分离血清部分，2～8℃储存。血清标本在2～8℃稳定12h；超过12h，则先分装，-20℃可保存 30 天，避免反复冰冻和解冻 2 次以上。如标本中有沉淀出现，必须先离心处理再进行分析。

(3) 参考范围：正常值的范围应包括正常群体的 95%，该群体应围绕均数呈正态分布，该均数 ±2 个标准差 (s) 即包括了 95% 的正常人，但有 5% 的正常人在此范围之外；参考全自动化学发光同类产品的正常人参考值范围。取正常成人数 n=85，确定 95% 分布的正常参考值为＜ 25IU/ml。

(4) 注意事项（干扰因素）：81mg/dl 血红蛋白、50mg/dl 胆红素、3000mg/dl 三酰甘油对检测结果无干扰；检测 RF、ANA、ANCA 自身抗体阳性样本各 20 份，对检测结果无显著影响；常见抗肿瘤药物对检测结果无显著影响。

(5) 储运条件：2 ～ 8℃储存条件下，未开封，12 个月；开封后，不低于 28 天。

(6) 性能指标

1) 灵敏度：＜ 1.25IU/ml。

2) 检测范围：1.25 ～ 500.0IU/ml（通过最低检出限和定标曲线的最高值确定）。

3) 分析特异性：当 CEA、CA125 和 CA153 浓度均为 200IU/ml 时，检测 AFP 浓度结果均小于 0.5IU/ml。检测结果不受黄疸（胆红素＜ 1112μmol/L 或＜ 65mg/dl）、溶血（血红蛋白＜ 1.4mmol/L 或＜ 2.2g/dl）、脂血（脂肪乳剂＜ 1500mg/dl）影响。检测结果不受类风湿因子影响（RF ＜ 1500IU/ml）。

4) 重复性：批内、批间变异不高于 15%。

5) Hook 效应：浓度值在 100 000IU/ml 以内没有发现高剂量 Hook 效应。

3. 甲胎蛋白定量检测试剂盒（电化学发光法）[国食药监械（进）字 2010 第 3400448 号]

(1) 原理：样本与生物素化的单克隆抗体和钌标记的酶标抗体形成双抗体夹心法，加入链霉亲和素包被的磁微粒，形成生物素链霉亲和素放大系统，通过电化学发光检测相关强度，AFP 的含量与发光强度成正比。

(2) 样本类型：样本的收集和准备，仅以下列出的样本类型通过检测要求：血清样本须用标准试管或有分离胶的真空管收集；肝素锂、肝素钠、K_3-EDTA 和枸橼酸抗凝的血浆都适用。使用枸橼酸抗凝血浆检测结果需 +10% 纠正。样本 2 ～ 8℃可保存 7 天；-20℃可保存 3 个月。

(3) 参考范围：Elecsys AFP 参考范围建立的数据来源于 1997 年 9 月 “Elecsys 2010 analyzer”。德国和法国多中心研究于 1998 年进行的数据评估，648 例健康个体的血清 AFP 检测结果 95% ＜ 5.8IU/ml 或 7.0IU/ml。

(4) 注意事项（干扰因素）：检测结果不受黄疸（胆红素＜ 1112μmol/L 或 65mg/dl）、溶血（血红蛋白＜ 1.4mmol/L 或 2.2g/dl）、脂血（脂肪乳剂＜ 1500mg/dl）和生物素＜ 60ng/ml 或＜ 246nmol/L 的影响；检测结果不受类风湿因子影响（RF ＜ 1500IU/ml）；AFP 不受 Hook 效应影响（AFP 浓度＜ 1 000 000IU/ml 或 1 210 000ng/ml）。

(5) 储运条件：存放于 2 ～ 8℃，保存 21 个月。

(6) 性能指标

1) 最低检测限：0.50IU/ml（0.61ng/ml）。

2) 检测范围：0.500 ～ 1000IU/ml 或 0.605 ～ 1210ng/ml。

3) 重复性：CV ≤ 10%。

4. 甲胎蛋白检测试剂盒（化学发光微粒子免疫分析法）[国食药监械（进）字 2009 第 3402354 号]

(1) 原理：运用化学发光微粒子免疫检测法与灵活的检测模式相结合，定量检测人血清中的 AFP 的含量。

(2) 标本类型：血清、肝素钠血浆、枸橼酸钠血浆、EDTA 血浆。

(3) 参考范围：0 ～ 10.9ng/ml。

(4) 注意事项（干扰因素）：血红蛋白（1000mg/dl）、三酰甘油（3000mg/dl）对检测结果无影响。

(5) 储运条件：存放于 2 ～ 8℃，保存 15 个月。

(6) 性能指标

1) 最低检测限：0.4ng/ml。

2) 重复性：CV ≤ 10%；

二、癌胚抗原

（一）概述

癌胚抗原（carcinoembryonic antigen，CEA）是 1965 年 Gold 等首先自人结肠癌组织发现的一种糖蛋白，分子质量约为 200kDa。

CEA 是胚胎性致癌抗原，主要存在于胎儿消化道上皮组织、胰脏和肝脏，主要用于胃肠道恶性肿瘤的检测，因其非特异性，不能作为癌肿筛选的指标，但与其他肿瘤标志物联合检测，可大大提高肿瘤检出的灵敏度和准确性。

在健康人群，血清 CEA 参考值上限为 5ng/ml，1% 的正常人超过了这一水平。CEA 在正常成人的血液中很难测出，主要存在于内胚层上皮细胞分化而来的癌肿细胞表面（尤其是腺癌），也是一种膜抗原和可溶性抗原，越过细胞膜进入体液中，故可在多种体液中检测出。

（二）临床意义

1. 用于手术治疗、化疗、放疗等疗效监测 一般手术切除后 6 周，CEA 水平恢复正常，否则提示有残存肿瘤，若 CEA 浓度持续不断升高，或其数值超过正常值 5 ～ 6 倍者，均提示预后不良。肿瘤复发或转移常伴随着 CEA 水平的显著升高。连续随访定量检测血清 CEA 含量，对肿瘤病情辅助判断更具有意义。

2. 辅助恶性肿瘤的诊断 正常人血清中 CEA 含量甚微，阳性主要见于转移性结肠癌（100%）、肺癌（52% ～ 77%）、胰腺癌（61% ～ 68%）、胃肠道癌瘤（40% ～ 60%）、肝癌（40% ～ 60%）、胆管癌（80%）、甲状腺癌（50% ～ 70%）、宫颈癌（42% ～ 50%）和乳腺癌（30% ～ 50%）等。虽然在某些良性疾病血清 CEA 含量也呈阳性，但结合临床和其他项目检测，仍可辅助对恶性肿瘤的诊断。

3. 辅助对病情和预后的判断 血清 CEA 含量检测的阳性率与肿瘤的类型，疾病的进程特别是肿瘤的转移密切相关。肺癌患者有肝转移时，血清 CEA 阳性占 85%，一般没有转移病灶的早期肿瘤患者，其血清 CEA 含量升高的幅度较低，有远处转移的含量多超过 5μg/L 或更高。一般病情好转时，血清 CEA 含量下降，病情发展时则又升高。若 CEA 含量持续不断升高，则提示预后不良，表明有病变残存或进展。例如，肺癌、乳腺癌、膀胱癌和卵巢癌患者血清 CEA 量会明显升高，大多显示为肿瘤浸润，其中约 70% 为转移性癌。

4. CEA 特异性不强 不能作为癌肿筛选的指标。血清中 CEA 浓度改变与肿瘤分期密切相关，升高主要见于中晚期肿瘤。连续随访定量检测血清 CEA 含量，对肿瘤病情判断更具有意义。

5. 良性疾病 如结肠炎、胰腺炎、肾功不全、肝硬化、肝炎、闭锁性黄疸、肺气肿及支气管哮喘和心血管疾病、糖尿病等。大量吸烟者也常见 CEA 轻度升高。因此，该指标不建议用于一般人群的肿瘤筛查、早期诊断等临床用途。吸烟对 CEA 有一定影响，会导致 CEA 轻度升高，但一般不超过 10ng/ml。

（三）测定方法

目前该项目常见的免疫学测定方法包括磁微粒化学发光法、化学发光法、酶联免疫法等。

（四）国家行业标准

该项目相关医药行业标准为《癌胚抗原（CEA）定量测定试剂（盒）（化学发光免疫分析法）》（YYT 1160—2009）。

（五）试剂介绍

1. 癌胚抗原检测试剂盒（磁微粒化学发光法，国械注准 20153400059）

（1）原理：采用双抗体夹心法原理进行检测。通过免疫反应形成抗体 - 抗原 - 抗体 - 酶复合物，该复合物催化发光底物发出光子，发光强度与 CEA 的含量成正比。

（2）样本类型：血清。

（3）参考范围：0 ～ 5ng/ml。

（4）储运条件：试剂盒在 2 ～ 8℃储存，防止冷冻，避免强光照射，有效期 12 个月。

（5）性能指标

1）最低检测限：0.5ng/ml。

2）检测范围：0.5 ～ 1000ng/ml。

3）重复性：CV ≤ 10%。

4）干扰物质：1000mg/dl 血红蛋白、50mg/dl 胆红素、3000mg/dl 三酰甘油对检测结果无干扰。

2. 癌胚抗原（CEA）定量测定试剂盒（化学发光免疫分析法）［国食药监械（准）字 2012 第 3401398 号］

（1）原理：采用针对 CEA 的一株单克隆抗体标记 ABEI，另一株单克隆抗体标记 FITC。标本、标准液、质控液与 ABEI 标记的单克隆抗体、FITC 标记的单克隆抗体混匀，置 37℃孵育 15min，形成“夹心三明治”，加入包被羊抗 FITC 抗体的免疫磁性微球，37℃孵育 5min，外加磁场沉淀，去掉上清液，用洗液清洗沉淀复合物 2 次，直接进入样品测量室，仪器自动泵入发光底物 1 和 2，自动监测 3s 内发出的相对光强度（RLU）。CEA 浓度与 RLU 呈一定的比例关系，仪器自动拟合计算 CEA 浓度。

（2）样本类型：血清。

（3）参考范围：0 ～ 76.4mIU/ml。

（4）储运条件：试剂盒在 2 ～ 8℃储存，防止冷冻，避免强光照射，有效期 12 个月。

（5）性能指标

1）最低检测限：5mIU/ml。

2）检测范围：5 ～ 2500mIU/ml。

3）重复性：批内 CV ＜ 10%；批间 CV ＜ 15%。

4）干扰物质：1400mg/dl 血红蛋白、66mg/dl 胆红素、1500mg/dl 三酰甘油对检测结果无干扰。标本中的嗜异性抗体或类风湿因子会干扰检测结果。

3. 癌胚抗原定量测定试剂盒（电化学发光法）［国食药监械（进）字 2014 第 3404885 号］

（1）原理：采用双抗体夹心法原理进行检测。样本与生物素化的单克隆抗体和钌标记的酶标抗体形成双抗体夹心法，加入链霉亲和素包被的磁微粒，形成生物素链霉亲和素放大系统，通过电化学发光检测相关强度，CA242 的含量与发光强度成正比。

（2）样本类型：采用正确医用技术收集全血样本，取血清或血浆（肝素锂、肝素钠、肝素铵、K_2-EDTA）。样本收集后在室温放置不可超过 8h；如果不在 8h 内检测需将样本放置在 2 ～ 8℃的冰箱中；若需 48h 以上保存，则应冻存于 -20℃以下（1 个月内使用），避免反复冻融（反复冻融不能超过 3 次）。使用前恢复到室温，轻轻摇动混匀。样本中的若出现浑浊或沉淀物可能会影响实验结果，应离心除去，并确定未变质方可使用。严重溶血或脂血的样本不能用于测定。

（3）参考范围：0 ～ 3.7ng/ml。

（4）储运条件：试剂盒在 2 ～ 8℃储存，防止冷冻，避免强光照射，有效期 12 个月。

（5）性能指标

1）最低检测限：0.2ng/ml。

2）检测范围：0.2 ～ 1000ng/ml。

3）重复性：批内 CV ＜ 10%；批间 CV ＜ 15%。

4）干扰物质：黄疸（胆红素＜ 1129μmol/L 或＜ 66mg/dl），溶血（Hb ＜ 1.4mmol/L 或＜ 2.2g/dl），脂血（脂肪乳剂＜ 1500mg/dl）和生物素（＜ 491 nmol/L 或＜ 120ng/ml）。

4. 癌胚抗原测定试剂盒（化学发光微粒子免疫检测法）［国食药监械（进）字 2012 第 3400993 号］

（1）原理：采用双抗体夹心法原理进行检测。运用化学发光微粒子免疫检测法与灵活的检测模式相结合，定量检测人血清中的 CA242 的含量。

（2）样本类型：血清和血浆。

（3）参考范围：0 ～ 5ng/ml。

（4）储运条件：试剂盒在 2 ～ 8℃储存，防止冷冻，避免强光照射，有效期 12 个月。

（5）性能指标

1）最低检测限：0.5ng/ml。

2）检测范围：0.5 ～ 500ng/ml。

3）重复性：总 CV ＜ 5%。

4）干扰物质：胆红素 22mg/dl，血红蛋白 550mg/dl，三酰甘油 3300mg/ml，总蛋白 1.8 ～ 13.2g/dl。

三、甲胎蛋白异质体

（一）概述

肝细胞癌（HCC）是我国常见的恶性肿瘤之一，不仅死亡率高，而且其发病率有增加的趋势，早期诊断和早期治疗对改善患者的生存率具有重要意义。

甲胎蛋白异质体（alpha fetal protein variant，AFP-L3）是指氨基酸序列相同而糖链结构不同的 AFP。AFP 分子的肽链 232 位置是天冬酰胺，有 N 端连接的糖链，研究发现在不同的生理及病理情况下，糖链呈现不同的结构，利用植物凝集素可以检测这些糖链的变化，呈现出不同的亚型。采用植物凝集素为基础亲和免疫电泳法分析 AFP 异质体，通过不同的植物凝集素将其区分，如用小扁豆凝集素（len culinaris agglutinin，LCA）可将 AFP 分成 AFP-L1、L2、L3 三种亚型。其中，AFP-L1 是非 LCA 结合，在肝硬化、乙肝病毒感染时升高；AFP-L2 具有中度 LCA 结合力，主要由卵黄囊瘤细胞分泌；AFP-L3 具有 LCA 的高结合力，由癌变的肝细胞产生，其检测对原发性肝细胞癌的鉴别诊断具有价值。还可以用刀豆凝集素将 AFP 分为 AFP-P1、P2、P3、P4、P5 五种亚型。研究表明，肝细胞癌患者便显出血清 AFP 异质体 L3、P4 升高，肝外肿瘤患者血清 AFP 异质体表现出 C1、L2、P4、P5 等亚型升高，而一般肝病患者血清 AFP 异质体是 C2、L1、P2 等亚型升高。

大量临床研究表明，AFP-L3 分数主要由恶性细胞产生，表达 AFP-L3 的肝癌细胞在早期血管浸润和肝内转移时有升高趋势。研究表明，AFP-L3 在探测原发性肝癌方面早于影像学检查。AFP-L3 上升的患者预后差。在最近多点临床试验中，AFP-L3 水平大于 10% 的人群在未来的 21 个月内发展成原发性肝癌的风险增加 7 倍，而且它能比影像学检查早 3 ～ 21 个月预示肝癌。

（二）临床意义

1. AFP-L3 可用于鉴别 AFP 阳性的良、恶性肝病　AFP 在原发性肝细胞癌、肝外肿瘤和病毒性肝炎、肝硬化等良性肝病时均升高，容易导致临床误诊，AFP-L3 异质体的检测有助于其鉴别诊断。

2. 原发性肝细胞癌的早期诊断　近年来研究显示，对 AFP 糖链异质体 AFP-L3 测定不仅在良、恶性肝病的鉴别诊断及 HCC 的早期诊断方面比测定 AFP 更具特异性，而且 AFP-L3 与 HCC 转移复发有关，可作为一个独立的预后指标。AFP-L3 水平大于 10% 的人群在未来的 21 个月内发展成原发性肝癌的风险增加 7 倍，而且它能比影像学检查早 3 ～ 21 个月预示肝癌。诊断的敏感性和特异性分别为 36% ～ 66% 和 77% ～ 95%。恶性肝细胞产生 AFP-L3 提示快速生长、早期浸润及肝内转移。AFP 及 AFP-L3 水平降低至正常水平提示治疗有效，反之提示疾病进展或者复发。

（三）测定方法

目前该项目常见的采用免疫荧光液相结合分析（immunofluorescent liquid-phase binding assay），可提取出 AFP-L3 后，再使用 AFP 试剂盒测定并计算 AFP-L3 占 AFP 的百分比。采用双抗体夹心法原理进行检测。通过免疫反应形成磁珠－抗体－抗原－抗体－酶复合物，该复合物催化发光底物发出光子，发光强度与待测物的含量成正比。

（四）国家行业标准

暂无。

（五）试剂介绍

下面对甲胎蛋白异质体（AFP-L3）亲和吸附离心管［国食药监械（准）字 2014 第 3401646 号］所用试剂进行介绍。

1. 样本类型　血清或血浆样本。

2. 参考范围

（1）阳性结果：甲胎蛋白异质体（AFP-L3）占总甲胎蛋白（AFP）比例≥ 10%。

（2）阴性结果：甲胎蛋白异质体（AFP-L3）占总甲胎蛋白（AFP）比例＜ 10%。

3. 注意事项

（1）离心管储存于 2 ～ 8℃，储存温度不可低于 0℃，如果发现管内介质已经冰冻，则不能使用。

（2）急性肝炎、爆发性肝炎、重症肝炎、自身免疫性肝炎可能导致 AFP-L3 升高（临床上可与肝癌相鉴别）。

4. 储运条件　产品在 2 ～ 8℃条件下稳定保存 6 个月。

5. 性能指标

（1）外观

1）离心管内管预装有小扁豆凝集素（LCA）-琼脂糖微球，应无杂质。

2）清洗液应为无色透明溶液，无浑浊，无未溶解物。

3）洗脱液应为无色透明溶液，无浑浊，无未溶解物。

（2）最低检出量：采用本产品处理经过标化的企业参考品中的 4 份最低检出量参考品，然后采用国家批准的甲胎蛋白定量检测试剂盒检测处理前后的样本，最后根据本产品说明书判定结果，S1、S2、S3 应均为甲胎蛋白异质体（AFP-L3）阳性结果，S4 可为甲胎蛋白异质体（AFP-L3）阴性结果或阳性结果。

(3) 准确性：采用本产品处理经过标化的企业参考品中的5份阳性参考品，然后采用国家批准的甲胎蛋白定量检测试剂盒检测处理前后的样本，最后根据本产品说明书判定结果。5份阳性参考品应均为甲胎蛋白异质体（AFP-L3）阳性结果。

(4) 特异性：采用本产品处理经过标化的企业参考品中的5份阴性参考品，然后采用国家批准的甲胎蛋白定量检测试剂盒检测处理前后的样本，最后本产品说明书判定结果，5份阴性参考品应均为甲胎蛋白异质体（AFP-L3）阴性结果。

(5) 批内变异系数≤15.0%，批间变异系数≤15.0%。

（罗艳容　马　雷　渠文涛）

第二节　糖蛋白类肿瘤标志物

一、糖类抗原 15-3

（一）概述

1984年Hilkens等从人乳房球膜上糖蛋白MAM-6制成的小鼠单克隆抗体（115D8），Kufu等自肝转移乳腺癌细胞膜制成单克隆抗体DF3，糖类抗原15-3（carbohydrate antigen 15-3，CA15-3）是由单克隆抗体115D8和DF3识别的黏蛋白性糖蛋白1（Mucin 1 MUC-1）抗原上的表位，是一种乳腺癌相关抗原，属糖蛋白，分子质量超过400kDa。

CA15-3存在于乳腺、肺、卵巢、胰腺等恶性的或正常的上皮细胞膜上，血清CA15-3的检测对乳腺癌的治疗效果和病情检测有价值。同时，与其他肿瘤标志物联合检测可提高胰腺癌、肺癌、卵巢癌、结肠癌及肝癌的敏感性和特异性。

（二）临床意义

在健康人群，血清CA15-3参考值上限为35U/ml，5.5%的正常人、23%的原发性乳腺癌患者和69%的有转移的乳腺癌患者超过了这一水平。在另一些恶性肿瘤中也能见到CA15-3升高，这包括了80%的胰腺癌、71%的肺癌、68%的乳腺癌、64%的卵巢癌、63%的直肠癌、28%的肝癌；CA15-3升高还可见于一些良性疾病，如肝病和良性乳腺病（16%）。

由于原发性乳腺癌CA15-3升高不显著，因而CA15-3常用于转移的乳腺癌患者的疗效监测和预后判断；大量的研究表明Mucin作为一种肿瘤相关蛋白，在乳腺癌中高度异常表达，是乳腺癌的重要生物学指标，CA15-3、CA27-29、MCA、BCM等都是Mucin，其抗原决定簇仅有微小差别。在乳腺癌等多种肿瘤中，Mucin发生以下变化：①表达增高，且表达与肿瘤的恶性程度呈正相关；②细胞表面的极性分布丧失，整个细胞表面及胞浆都能表达Mucin 1；③结构发生改变，出现了新的肽链及糖链表位。这种质和量的变化使Mucin 1成为一个观察肿瘤复发和转移的标志，1997年美国FDA批准Mucin 1（CA15-3）作为Ⅱ / Ⅲ期乳腺癌复发的检测指标。

当CA15-3比原来升高25%预示病情进展或恶化，无变化意味着病情稳定。由于CA15-3对转移性乳腺癌诊断的敏感性和特异性均优于CEA，因而成为诊断转移性乳腺癌的首选指标。SACO建议认为Mucin 1抗体（CA15-3、CA549、MCA等）可用于分期，乳腺癌Ⅰ、Ⅱ、Ⅲ、Ⅳ期患者该抗体阳性率分别为5%～30%、15%～50%、60%～70%、65%～90%。

（三）测定方法

目前该项目常见的免疫学测定方法包括电化学发光法、磁微粒化学发光法、化学发光法、直接化学发光法、酶联免疫法、免疫荧光法、时间分辨免疫荧光法、增强化学发光免疫分析法等。

（四）国家行业标准

该项目有相关医药行业标准分别为《癌抗原CA15-3定量测定试剂（盒）（化学发光免疫分析法）》（YY/T1176—2010），适用于以化学发光免疫分析法为原理定量测定癌抗原CA15-3试剂盒。

（五）试剂介绍

1. 糖类抗原15-3检测试剂盒（磁微粒化学发光法）（国械注准20153400058）

(1) 原理：采用双抗体夹心法原理进行检测。通过免疫反应形成抗体－抗原－抗体－酶复合物，该复合物催化发光底物发出光子，发光强度与CA15-3的含量成正比。

(2) 样本类型：采用正确医用技术收集全血样本，采取血样后要求37℃温育30min，离心(4000r/min，10min)，提取血清用于检测。样本收集后在室温放置不可超过8h；如果不在8h内检测，需将样本放置在2～8℃的冰箱中；若需48h以上保存，则应冻存于-20℃以下（1个月内使用），避免反复冻融（反复冻融不能超过3次）。使用前恢复到室温，轻轻摇动混匀。样本中的若出现浑浊或沉淀物可能会影响实验结果，应离心除去，并确定未变质方可使用。严重溶血或脂血的样本不能用于测定。

(3) 参考范围：0～35U/ml。

(4) 注意事项（干扰因素）：500mg/dl血红蛋白、20mg/dl胆红素、3g/dl三酰甘油对检测结果无干扰。标本中的嗜异性抗体或类风湿因子会干扰检测结果。

(5) 储运条件：试剂盒在2～8℃储存，防止冷冻，避免强光照射，有效期12个月。

(6) 性能指标

1) 最低检测限：1.0U/ml。

2) 检测范围：1.0～300U/ml。

3) 分析特异性：与500ng/ml CEA、500ng/ml的AFP、500U/ml CA19-9和1000U/ml CA12-5无交叉反应。

4) 重复性：分析内CV ≤ 15%。

2. 糖类抗原15-3定量检测试剂盒（化学发光免疫分析法）[国食药监械（准）字2012第3401390号（变更批件）]

(1) 原理：采用双抗体夹心法原理进行检测。采用针对CA15-3的一株单克隆抗体标记ABEI，另一株单克隆抗体标记FITC。标本、标准液、质控液与ABEI标记的单克隆抗体，FITC标记的单克隆抗体，形成“夹心三明治”，加入包被羊抗FITC抗体的磁性微球，外加磁场沉淀，去掉上清液，用洗液清洗沉淀复合物2次，直接进入样品测量室，仪器自动泵入发光底物1和2，自动监测3s内发出的相对光强度(RLU)。CA15-3浓度与RLU呈一定的比例关系，仪器自动拟合计算CA15-3浓度。

(2) 样本类型：采用5.0ml静脉血至采血管中，室温静置。离心、分离血清部分，2～8℃储存。血清标本在2～8℃稳定12h。超过12h，则先分装，-20℃可保存30天，避免反复冰冻和解冻2次以上。如标本中有沉淀出现，必须先作离心处理再进行分析。

(3) 参考范围：0～30IU/ml。

(4) 注意事项（干扰因素）：500mg/dl血红蛋白、20mg/dl胆红素、3g/dl三酰甘油对检测结果无干扰。标本中的嗜异性抗体或类风湿因子会干扰检测结果。

(5) 储运条件：试剂盒在2～8℃储存，防止冷冻，避免强光照射，有效期12个月。

(6) 性能指标

1) 最低检测限：1.6IU/ml。

2) 检测范围：1.6～500IU/ml。

3) 分析特异性：与250IU/ml CA12-5、250IU/ml CA19-9和250IU/ml CA72-4无交叉反应。

4) 重复性：分析内CV ≤ 15%。

3. 糖类抗原15-3定量测定试剂盒（电化学发光法）[国食药监械（进）字2014第3404892号]

(1) 原理：样本与生物素化的单克隆抗体和钌标记的酶标抗体形成双抗体夹心法，加入链霉亲和素包被的磁微粒，形成生物素链霉亲和素放大系统，通过电化学发光检测相关强度，CA15-3的含量与发光强度成正比。

(2) 样本类型：采用正确医用技术收集全血样本，取血清或血浆（肝素锂、肝素钠、肝素铵、EDTA-K）。样本收集后在室温放置不可超过8h；如果不在8h内检测，需将样本放置在2～8℃的冰箱中；若需48h以上保存，则应冻存于-20℃以下（1个月内使用），避免反复冻融（反复冻融不能超过3次）。使用前恢复到室温，轻轻摇动混匀。样本中的若出现浑浊或沉淀物可能会影响实验结果，应离心除去，并确定未变质方可使用。严重溶血或脂血的样本不能用于测定。

(3) 参考范围：0～35U/ml。

(4) 注意事项（干扰因素）：3000mg/dl血红蛋白、65mg/dl胆红素、1500mg/dl三酰甘油对检测结果无干扰。标本中的嗜异性抗体或类风湿因子会干扰检测结果。

(5) 储运条件：试剂盒在 2 ～ 8℃储存，防止冷冻，避免强光照射，有效期 12 个月。

(6) 性能指标

1) 最低检测限：1.0U/ml。

2) 检测范围：1.0 ～ 300U/ml。

3) 重复性：分析内 CV ≤ 10%。

4. 糖类抗原 15-3 测定试剂盒（化学发光微粒子免疫检测法）[国食药监械（进）字 2012 第 3400264 号]

(1) 原理：运用化学发光微粒子免疫检测法与灵活的检测模式相结合，定量检测人血清中的 CA15-3 含量。

(2) 样本类型：采用正确医用技术收集全血样本，取血清或血浆。样本收集后在室温放置不可超过 8h；如果不在 8h 内检测，需将样本放置在 2 ～ 8℃的冰箱中；若需 48h 以上保存，则应冻存于 -20℃以下（1 个月内使用），避免反复冻融（反复冻融不能超过 3 次）。使用前恢复到室温，轻轻摇动混匀。样本中的若出现浑浊或沉淀物可能会影响实验结果，应离心除去，并确定未变质方可使用。严重溶血或脂血的样本不能用于测定。

(3) 参考范围：0 ～ 31.3U/ml。

(4) 注意事项（干扰因素）：500mg/dl 血红蛋白、20mg/dl 胆红素、3000mg/dl 三酰甘油对检测结果无干扰。标本中的嗜异性抗体或类风湿因子会干扰检测结果。

(5) 储运条件：试剂盒在 2 ～ 8℃储存，防止冷冻，避免强光照射，有效期 12 个月。

(6) 性能指标

1) 最低检测限：0.5U/ml。

2) 检测范围：0.5 ～ 800U/ml。

3) 重复性：分析内 CV ≤ 10%。

二、糖类抗原 72-4

（一）概述

糖类抗原 72-4（carbohydrate antigen 72-4，CA72-4）是由两种单克隆抗体（CC49 和 B72.3）所识别的一种血清中黏蛋白样肿瘤相关糖蛋白（TAG72），第一种单克隆抗体 CC49 是抗高纯度的 TAG72，第二种单克隆抗体 B72.3 是抗人转移乳腺癌细胞膜的。其分子质量为 220 ～ 400kDa，表面结构有多种不同的表位。

（二）临床意义

CA72-4 在胃癌、卵巢癌时升高，是监测胃癌患者病程和疗效的首选肿瘤标志物，灵敏度优于 CA19-9 和 CEA，若三者联合检测效果更好。手术后患者 CA72-4 和 CA19-9 联合检测的临床灵敏度增加，明显高于 CA72-4 和 CEA 联合检测。其他肿瘤如结肠癌、胰腺癌和非小细胞肺癌，CA72-4 含量也可见增高。

作为 CA12-5 之后的次选标志物，对于卵巢癌有较高的临床灵敏度。CA12-5 和 CA72-4 联合可明显提高临床灵敏度。在大肠癌，CA72-4 和 CEA 联合检测可明显提高初步诊断的临床灵敏度。相对于 CEA 和 CA19-9，CA72-4 在良性疾病中有较高的临床特异性。

美国临床生化学会推荐，CA72-4 用于联检胃癌、结直肠癌、卵巢癌，灵敏度大大提高，而且特异性几乎不变。

（三）测定方法

目前该项目常见的免疫学测定方法包括电化学发光法、磁微粒化学发光法、化学发光法、酶联免疫法、时间分辨免疫荧光法等。

（四）国家行业标准

该项目有相关医药行业标准为《癌抗原 CA72-4 定量测定试剂（盒）（化学发光免疫分析法）》（YY/T 1177—2010）。

（五）试剂介绍

1. 糖类抗原 72-4 检测试剂盒（磁微粒化学发光法）（国械准注 20153401239）

(1) 原理：采用双抗体夹心法原理进行检测。通过免疫反应形成抗体 - 抗原 - 抗体 - 酶复合物，给电极加以一定的电压，使复合体化学发光，发光强度与 CA72-4 的含量成正比。

(2) 样本类型：采用正确医用技术收集全血样本。样本收集后在室温放置不可超过 8h；如果不在 8h 内检测，需将样本放置在 2 ～ 8℃的冰箱中；若需 48h 以上保存，则应冻存于 -20℃以下（1 个月内使用），避免反复冻融（反复冻融不能超过 3

次）。使用前恢复到室温，轻轻摇动混匀。样本中的若出现浑浊或沉淀物可能会影响实验结果，应离心除去，并确定未变质方可使用。严重溶血或脂血的样本不能用于测定。

(3) HAMA：含有人抗鼠抗体（HAMA）的患者血清可能导致假的升高或降低值。虽然加入了中和 HAMA 的介质，非常高的 HAMA 血清浓度仍然可能影响结果。

(4) 参考范围：＜ 10U/ml。

(5) 注意事项（干扰因素）：2200mg/dl 血红蛋白、66mg/dl 胆红素、1500mg/dl 三酰甘油对检测结果无干扰。标本中的嗜异性抗体或类风湿因子会干扰检测结果。

(6) 储运条件：试剂盒在 2 ～ 8℃储存，防止冷冻，避免强光照射，有效期 12 个月。

(7) 性能指标

1) 最低检测限：＜ 1.0U/ml。

2) 检测范围：1.0 ～ 300U/ml。

3) 重复性：分析内变异不高于 15.0%。

2. 糖类抗原 72-4 测定试剂盒（电化学发光法）［国食药监械（进）字 2014 第 3404895 号］

(1) 原理：样本与生物素化的单克隆抗体和钌标记的酶标抗体形成双抗体夹心法，加入链霉亲和素包被的磁微粒，形成生物素链霉亲和素放大系统，通过电化学发光检测相关强度，CA72-4 的含量与发光强度成正比。

(2) 样本类型：采用正确医用技术收集全血样本，取血清或血浆（肝素锂、肝素钠、肝素铵、EDTA-K）。样本收集后在室温放置不可超过 8h；如果不在 8h 内检测，需将样本放置在 2 ～ 8℃的冰箱中；若需 48h 以上保存，则应冻存于 -20℃以下（1 个月内使用），避免反复冻融（反复冻融不能超过 3 次）。使用前恢复到室温，轻轻摇动混匀。样本中的若出现浑浊或沉淀物可能会影响实验结果，应离心除去，并确定未变质方可使用。严重溶血或脂血的样本不能用于测定。

(3) HAMA：含有人抗鼠抗体（HAMA）的患者血清可能导致假的升高或降低值。虽然加入了中和 HAMA 的介质，非常高的 HAMA 血清浓度仍然可能影响结果。

(4) 参考范围：6.9U/ml。

(5) 注意事项（干扰因素）：2200mg/dl 血红蛋白、66mg/dl 胆红素、1500mg/dl 三酰甘油对检测结果无干扰。样本中的嗜异性抗体或类风湿因子会干扰检测结果。

(6) 储运条件：试剂盒在 2 ～ 8℃储存，防止冷冻，避免强光照射，有效期 12 个月。

(7) 性能指标

1) 最低检测限：0.20U/ml。

2) 检测范围：0.20 ～ 300U/ml。

3) 重复性：分析内 CV ≤ 10%。

3. 糖类抗原 72-4 定量测定试剂盒（化学发光免疫分析法）［国食药监械（准）字 2012 第 3401396 号（变更批件）］

(1) 原理：利用免疫发光夹心法的原理检测 CA72-4。采用针对 CA72-4 的一株单克隆抗体标记 ABEI，另一株单克隆抗体标记 FITC。标本、标准液、质控液与 ABEI 标记的单克隆抗体，FITC 标记的单克隆抗体，混匀置 37℃孵育 30min，形成“夹心三明治”，加入包被羊抗 FITC 抗体的磁性微球，37℃孵育 5min，外加磁场沉淀，清洗上清液，用洗液清洗沉淀复合物 2 次，直接进入样品测量室，仪器自动泵入发光底物 1 和 2，自动监测 3s 内发出的相对光强度（RLU）。CA72-4 浓度与 RLU 呈一定的比例关系，仪器自动拟合计算 CA72-4 浓度。

(2) 样本类型：采集 5.0ml 静脉血至采血管中，室温静置。离心、分离血清部分，2 ～ 8℃储存。血清标本在 2 ～ 8℃稳定 12h。超过 12h，则先分装，-20℃可保存 30 天，避免反复冰冻和解冻 2 次以上。如标本中有沉淀出现，必须先做离心处理再进行分析。

(3) HAMA：含有人抗鼠抗体（HAMA）的患者血清可能导致假的升高或降低值。虽然加入了中和 HAMA 的介质，非常高的 HAMA 血清浓度仍然可能影响结果。

(4) 参考范围：取正常成人数 n=97，确定 95% 分布的正常参考值为血清＜ 6IU/ml。

(5) 注意事项（干扰因素）：用测定标本对各种潜在定义反应物有否明显的应答来评价 CA72-4 检测系统的特异性。检测结果不受类风湿因子影响（RF ＜ 1500IU/ml）。

(6) 储运条件：试剂盒在 2 ～ 8℃储存，防止冷冻，避免强光照射，有效期 12 个月。

(7) 性能指标

1) 最低检测限：2IU/ml。

2) 检测范围：2.0 ～ 500.0IU/ml。

3) 重复性：当 CA12-5、CA15-3 和 CA19-9 浓度分别为 800IU/ml 时，检测 CA72-4 浓度值结果均＜ 2IU/ml。

4) 干扰物质：检测结果不受黄疸（胆红素＜ 1129μmol/L 或＜ 66mg/dl）、溶血（血红蛋白＜ 1.4mmol/L 或＜ 2.2g/dl）、脂血（脂肪乳剂＜ 1500mg/dl）的影响。

三、糖类抗原 12-5

（一）概述

1981 年 Bast 等用卵巢囊腺癌细胞系做抗原制成的单克隆抗体 OC125 时发现糖类抗原 12-5（carbohydrate antigen 125，CA12-5），是一种含 24% 的碳水化合物的大分子多聚糖蛋白，分子质量大于 200kDa，OC125 的抗原决定簇和胚胎发育期卵巢腔上皮的大分子糖蛋白相关，主要存在于上皮性卵巢癌组织和患者的血清中，能检测出常见的非黏性卵巢上皮细胞癌，但不易测出内膜细胞癌和透明细胞癌。

其主要成分为糖蛋白，主要含半乳糖、*N*- 乙酰氨基葡萄糖和 *N*- 乙酰氨基半乳糖链。蛋白部分富含丝氨酸，外形呈环形结构，其核心为 2[Calbetal- → 3（GLC-NACbetal- → 6）GalNAC]。血清和体液中的 CA12-5 分别与分子质量约为 500kDa 和 300kDa 的糖蛋白结合，而具有 CA12-5 免疫活性的最小亚基为 50kDa。CA12-5 存于胚胎发育中的体腔上皮细胞中，于出生后消失，但在卵巢癌细胞中又重新出现。免疫组化发现 CA12-5 存在于胎儿消化道上皮细胞、羊膜、成人胸膜、腹腔间皮细胞、输卵管内皮、子宫及宫颈内膜中，但成人及胎儿的卵巢上皮细胞并未发现 CA12-5 的存在。分子质量在 200 ～ 1000kDa，半衰期仅 4.8 天，在血中很快代谢，所测的即时结果反映肿瘤近期的变化状态。

其在正常人组织中 CA12-5 含量极低，在间皮细胞组织（胸腹膜、心包膜）、苗勒管上皮（输卵管、子宫内膜及子宫颈内膜）有微量存在，无特殊意义；还存在于一些婴儿组织（羊膜、胎皮、体腔上皮衍生物）；在非黏蛋白上皮卵巢瘤占很高的比例。

（二）临床意义

(1) 卵巢癌患者血清 CA12-5 水平明显升高，检出率可达 70% ～ 90%。手术和化疗有效者 CA12-5 水平很快下降，若有复发时，CA12-5 升高可先于临床症状出现之前，因此是观察疗效、判断有无复发的良好指标。

(2) 其他非卵巢恶性肿瘤也有一定的阳性率，如乳腺癌 40%、胰腺癌 50%、胃癌 47%、肺癌 41.4%、大肠癌 34.2%、其他妇科肿瘤 43%。

(3) 非恶性肿瘤，如子宫内膜异位症、盆腔炎、卵巢囊肿、胰腺炎、肝炎、肝硬化等疾病也有不同程度升高，诊断时应注意鉴别。

(4) 在许多良性和恶性胸腹水中发现 CA12-5 升高。羊水中也能检出较高浓度的 CA12-5。早期妊娠的前 3 个月，孕妇可有 CA12-5 升高。

（三）测定方法

目前临床检测常用的是化学发光法（CLIA）、电化学发光法（ECLIA）、酶联免疫吸附法（ELISA）或免疫放射分析法（IRMA）。

（四）国家行业标准

该项目有相关医药行业标准为《肿瘤相关抗原 CA12-5 定量测定试剂（盒）（化学发光免疫分析法）》（YY/T 1161—2009）。

（五）试剂介绍

1. 糖类抗原 12-5 检测试剂盒（磁微粒化学发光法）（国械准注 20113401024）

(1) 原理：采用双抗体夹心法原理进行检测。通过免疫反应形成抗体 - 抗原 - 抗体 - 酶复合物，该复合物催化发光底物发出光子，发光强度与 CA12-5 的含量成正比。

(2) 样本类型：采用正确医用技术收集血清样本。样本收集后在室温放置不可超过 8h；如果不在 8h 内检测，需将样本放置在 2 ～ 8℃的冰箱中；若需 48h 以上保存，则应冻存于 -20℃以下（1 个月内使用），避免反复冻融（反复冻融不能超过3次）。使用前恢复到室温，轻轻摇动混匀。样本中的若出现浑浊或沉淀物可能会影响实验结果，应离心除去，并确定未变质方可使用。严重溶血或脂血的样本不能用于测定。

(3)HAMA：含有人抗鼠抗体（HAMA）的患者血清可能导致假的升高或降低值。虽然加入了中和HAMA的介质，非常高的HAMA血清浓度仍然可能影响结果。

(4) 参考范围：＜35U/ml。

(5) 注意事项（干扰因素）：500mg/dl血红蛋白、20mg/dl胆红素、3000mg/dl三酰甘油对检测结果无干扰。标本中的嗜异性抗体或类风湿因子会干扰检测结果。

(6) 储运条件：试剂盒在2～8℃储存，防止冷冻，避免强光照射，有效期12个月。

(7) 性能指标

1) 最低检测限：＜2.0U/ml。

2) 检测范围：2.0～1000U/ml。

3) 重复性：分析内CV≤15.0%。

2. 糖类抗原12-5定量测定试剂盒（电化学发光法）（国械注进20153401561）

(1) 原理：采用双抗体夹心法原理进行检测。样本与生物素化的单克隆抗体和钌标记的酶标抗体形成双抗体夹心法，加入链霉亲和素包被的磁微粒，形成生物素链霉亲和素放大系统，通过电化学发光检测相关强度，CA12-5的含量与发光强度成正比。

(2) 样本类型：采用正确医用技术收集全血样本，取血清或血浆（肝素锂、肝素钠、肝素铵、EDTA-K）。

(3)HAMA：含有人抗鼠抗体（HAMA）的患者血清可能导致假的升高或降低值。虽然加入了中和HAMA的介质，非常高的HAMA血清浓度仍然可能影响结果。

(4) 参考范围：35U/ml。

(5) 注意事项（干扰因素）：1400mg/dl血红蛋白、65mg/dl胆红素、1500mg/dl三酰甘油对检测结果无干扰。标本中的嗜异性抗体或类风湿因子会干扰检测结果。

(6) 储运条件：试剂盒在2～8℃储存，防止冷冻，避免强光照射，有效期12个月。

(7) 性能指标

1) 最低检测限：0.60U/ml。

2) 检测范围：0.60～5000U/ml。

3) 重复性：分析内CV≤10%。

4) 干扰物质：3200mg/dl血红蛋白、66mg/dl胆红素、2000mg/dl三酰甘油对检测结果无干扰。

3. 糖类抗原12-5测定试剂盒（化学发光法）［国食药监械（准）字2012第3401394号］

(1) 原理：利用免疫发光夹心法的原理检测CA12-5；采用针对CA12-5的一株单克隆抗体标记ABEI，另一株单克隆抗体标记FITC。标本、标准液、质控液与ABEI标记的单克隆抗体，FITC标记的单克隆抗体，混匀置37℃孵育30min，形成“夹心三明治”，加入包被羊抗FITC抗体的磁性微球，37℃孵育5min，外加磁场沉淀，去掉上清液，用洗液清洗沉淀复合物2次，直接进入样品测量室，仪器自动泵入发光底物1和2，自动监测3s内发出的相对光强度（RLU）。CA12-5浓度与RLU呈一定的比例关系，仪器自动拟合计算CA12-5浓度。

(2) 标本类型：采用正确医用技术收集血清样本。样本收集后在室温放置不可超过8h；如果不在8h内检测，需将样本放置在2～8℃的冰箱中；若需48h以上保存，则应冻存于-20℃以下（1个月内使用），避免反复冻融（反复冻融不能超过3次）。使用前恢复到室温，轻轻摇动混匀。样本中的若出现浑浊或沉淀物可能会影响实验结果，应离心除去，并确定未变质方可使用。严重溶血或脂血的样本不能用于测定。

(3)HAMA：含有人抗鼠抗体（HAMA）的患者血清可能导致假的升高或降低值。虽然加入了中和HAMA的介质，非常高的HAMA血清浓度仍然可能影响结果。

(4) 参考范围：正常值的范围应包括正常群体的95%，该群体应围绕均数呈正态分布，该均数±2个标准差（s）即包括了95%的正常人，但有5%的正常人在此范围之外；参考全自动化学发光同类产品的正常人参考值范围。取正常成人数n=109，确定95%分布的正常参考值为＜30IU/ml。由于地理、人种、性别及年龄等差异，建议各实验室建立自己的参考值（范围）。

(5) 注意事项（干扰因素）：测定结果不受黄疸（胆红素＜1129μmol/L或＜66mg/dl）、溶血（血红蛋白＜ 2.0mmol/L 或＜ 3.2g/dl）、脂血（脂肪乳剂＜ 2000mg/dl）的影响。检测结果不受类风湿因子的影响（RF ＜ 1200IU/ml）

（6）储运条件

1）工作洗液：用纯化水在 100ml 量筒中将浓缩洗液稀释至 80ml，混匀，放置室温待用，保存至失效期。

2）标准品：按标签标识体积，用纯化水将冻干标准品复溶，用分装管分装 -20℃以下冻存，避免反复冻融。

3）质控品：同标准品处理。

4）试剂：该试剂盒除洗液外，其他成分置于 2 ～ 8℃保存至失效期。

发光标记物和荧光素标记物均应避免阳光直射；湿度对试剂稳定性无影响。试剂运输要求：置于 2 ～ 8℃环境条件下运输，运输过程避免碰撞。

（7）性能指标

1）最低检测限：＜ 2IU/ml。

2）检测范围：2.0 ～ 600.0IU/ml。

3）重复性：分析内 CV ≤ 15.0%。

四、糖类抗原 19-9

（一）概述

1979 年 Koprowski 将人的结肠癌细胞株 SW1116 细胞表面分离出来的单唾液酸神经节糖苷脂做抗原，制成相应的单克隆抗体 1116NS19-9，用此单克隆抗体识别的肿瘤相关抗原即称为糖类抗原 19-9（carbohydrate antigen 19-9，CA19-9）。其抗原表位在糖蛋白或糖脂上，结构为 Le^a 血型抗原物质和唾液酸 Lex^a 的结合物。CA19-9 是 Lewis 血型抗原标志，人群中有 5% ～ 10% Lewis 阴性者应不含有去氧半乳糖转移酶，故不能产生 CA19-9 而导致假阴性，因此，理论上 CA19-9 对肿瘤诊断的最大敏感性为 90% ～ 95%。CA19-9 主要分布于胎儿的结肠、小肠、胰、胃和肝等细胞中。成人胃肠道和肺组织也可检出，但含量极低。在含黏蛋白的体液中，如唾液、精液、胃液、羊水、尿液、卵巢囊肿液，以及胰腺、胆囊和十二指肠的分泌物中，CA19-9 的含量极高，因此，临床上一般采用血清或血浆作为检测标本。

（二）临床意义

（1）胰腺癌、胆囊癌、胆管癌时，血清 CA19-9 水平明显升高，阳性率高，是它们的首选肿瘤标志物。

（2）其他肿瘤，如胃癌、肝癌、直肠癌、乳腺癌等，CA19-9 也升高，但是阳性率较低。

（3）急性胰腺炎、胆囊炎、胆汁淤积性胆管炎、肝硬化、肝炎等，CA19-9 也有不同程度的升高，注意与恶性肿瘤的鉴别。

（三）测定方法

目前该项目常见的免疫学测定方法包括电化学发光法、磁微粒化学发光法、化学发光法、酶联免疫法、时间分辨免疫荧光法等。

（四）国家行业标准

该项目有相关医药行业标准为《糖类抗原 CA19-9 定量测定试剂（盒）化学发光免疫分析法》（YY/T 1178—2010）。

（五）试剂介绍

1. 糖类抗原 19-9 检测试剂盒（磁微粒化学发光法）（国械准注 20153400052）

（1）原理：采用双抗体夹心法原理进行检测。通过免疫反应形成抗体 - 抗原 - 抗体 - 酶复合物，该复合物催化发光底物发出光子，发光强度与 CA19-9 的含量成正比。

（2）样本类型：采用正确医用技术收集全血样本。样本收集后在室温放置不可超过 8h；如果不在 8h 内检测，需将样本放置在 2 ～ 8℃的冰箱中；若需 48h 以上保存，则应冻存于 -20℃以下（1 个月内使用），避免反复冻融（反复冻融不能超过 3 次）。使用前恢复到室温，轻轻摇动混匀。样本中的若出现浑浊或沉淀物可能会影响实验结果，应离心除去，并确定未变质方可使用。严重溶血或脂血的样本不能用于测定。

（3）HAMA：含有人抗鼠抗体（HAMA）的患者血清可能导致假的升高或降低值。虽然加入了中和 HAMA 的介质，非常高的 HAMA 血清浓度仍然可能影响结果。

(4) 参考范围：＜ 35U/ml。

(5) 注意事项（干扰因素）：500mg/dl 血红蛋白、66mg/dl 胆红素、1500mg/dl 三酰甘油对检测结果无干扰。标本中的嗜异性抗体或类风湿因子会干扰检测结果。

(6) 储运条件：试剂盒在 2 ～ 8℃储存，防止冷冻，避免强光照射，有效期 12 个月。

(7) 性能指标

1) 最低检测限：＜ 2.0U/ml。

2) 检测范围：2.0 ～ 1000U/ml。

3) 重复性：分析内 CV ≤ 10.0%。

2. 糖类抗原 19-9 测定试剂盒（电化学发光法）［国食药监械（进）字 2011 第 3403342 号］

(1) 原理：采用双抗体夹心法原理进行检测。样本与生物素化的单克隆抗体和钌标记的酶标抗体形成双抗体夹心法，加入链霉亲和素包被的磁微粒，形成生物素链霉亲和素放大系统，通过电化学发光检测相关强度，CA19-9 的含量与发光强度成正比。

(2) 样本类型：采用正确医用技术收集全血样本，取血清或血浆（肝素锂、肝素钠、肝素铵、EDTA-K）。样本收集后在室温放置不可超过 8h；如果不在 8h 内检测，需将样本放置在 2 ～ 8℃的冰箱中；若需 48h 以上保存，则应冻存于 -20℃以下（1 个月内使用），避免反复冻融（反复冻融不能超过 3 次）。使用前恢复到室温，轻轻摇动混匀。样本中的若出现浑浊或沉淀物可能会影响实验结果，应离心除去，并确定未变质方可使用。严重溶血或脂血的样本不能用于测定。

(3)HAMA：含有人抗鼠抗体（HAMA）的患者血清可能导致假的升高或降低值。虽然加入了中和 HAMA 的介质，非常高的 HAMA 血清浓度仍然可能影响结果。

(4) 参考范围：27U/ml。

(5) 注意事项（干扰因素）：2200mg/dl 血红蛋白、65mg/dl 胆红素、1500mg/dl 三酰甘油对检测结果无干扰。标本中的嗜异性抗体或类风湿因子会干扰检测结果。

(6) 储运条件：试剂盒在 2 ～ 8℃储存，防止冷冻，避免强光照射，有效期 12 个月。

(7) 性能指标

1) 最低检测限：0.60U/ml。

2) 检测范围：0.60 ～ 1000U/ml。

3) 重复性：分析内 CV ≤ 10%。

3. 糖类抗原 19-9 定量测定试剂盒（化学发光免疫分析法）［国食药监械（准）字 2012 第 3401392 号］

(1) 原理：利用免疫发光夹心法的原理检测 CA19-9；采用针对 CA19-9 的一株单克隆抗体标记 ABEI，另一株单克隆抗体标记 FITC。标本、标准液、质控液与 ABEI 标记的单克隆抗体、FITC 标记的单克隆抗体混匀置 37℃孵育 15min，形成“夹心三明治”，加入包被羊抗 FITC 抗体的磁性微球，37℃孵育 5min，外加磁场沉淀，去掉上清液，用洗液清洗沉淀复合物 2 次，直接进入样品测量室，仪器自动泵入发光底物 1 和 2，自动监测 3s 内发出的相对光强度（RLU）。CA19-9 浓度与 RLU 呈一定的比例关系，仪器自动拟合计算 CA19-9 浓度。

(2) 样本类型：采集 5.0ml 静脉血至采血管中，室温静置。离心、分离血清部分，2 ～ 8℃储存。血清标本在 2 ～ 8℃稳定 12h。超过 12h，则先分装，-20℃可保存 30 天，避免反复冰冻和解冻 2 次以上。如样本中有沉淀出现，必须先做离心处理再进行分析。

(3)HAMA：含有人抗鼠抗体（HAMA）的患者血清可能导致假的升高或降低值。虽然加入了中和 HAMA 的介质，非常高的 HAMA 血清浓度仍然可能影响结果。

(4) 参考范围：正常值的范围应包括正常群体的 95%，该群体应围绕均数呈正态分布，该均数 ±2 个标准差 (s) 即包括了 95% 的正常人，但有 5% 的正常人在此范围之外；参考全自动化学发光同类产品的正常人参考值范围。取正常成人数 n=89，确定 95% 分布的正常参考值为＜ 37IU/ml。

(5) 注意事项（干扰因素）：检测结果不受黄疸（胆红素＜ 1112μmol/L 或＜ 65mg/dl）、溶血（血红蛋白＜ 1.4mmol/L 或＜ 2.2g/dl）、脂血（脂肪乳剂＜ 1500mg/dl）的影响。检测结果不受类风湿因子影响（RF ＜ 1500IU/ml）。

(6) 储运条件：2 ～ 8℃储存条件下，未开封，12 个月；开封后，不低于 28 天。

(7) 性能指标

1) 最低检测限：2.5IU/ml。

2) 检测范围：2.5 ～ 500.0IU/ml。

3）分析特异性：用测定标本对各种潜在定义反应物有否明显的应答来评价 CA19-9 检测系统的特异性。当 CA12-5、CA15-3 和 CA72-4 浓度分别为 400IU/ml 时，检测 CA19-9 浓度值结果均＜ 1IU/ml。

4）重复性：分析内 CV ≤ 15%。

五、糖类抗原 50

（一）概述

糖类抗原 50（carbohydrate antigen 50，CA50）是 1983 年 Lindholm 等从抗人结直肠癌 colo-205 细胞株的一系列单克隆抗体中筛选出的一株对结直肠癌有强烈反应，但不与骨髓瘤细胞及血淋巴细胞反应的单克隆抗体，所能识别的抗原称 CA50。CA50 存在于细胞膜内，其抗原决定簇为唾液酸 Le^a 血型物质与唾液酸 -*N*- 四氧神经酰胺。CA50 来自抗直肠腺癌细胞系（colo-205）抗体，CA50 抗体可识别含两个糖类的抗原决定簇，这一抗原在血清中存在形式是糖蛋白，是去岩藻糖基的 CA19-9，唾液酸化的Ⅰ型乳糖系四糖，在组织中的存在形式是神经节苷脂。CA50 主要识别上皮细胞癌中唾液酸基，这一抗原也可为 CA19-9 所识别，与 CA19-5、CA19-9 仅有很小的差别。

在正常人群，CA50 血清浓度（RIA 法）＜ 20kU/L。一般认为，CA50 是胰腺和结直肠癌的标志物，因 CA50 广泛存在胰腺、胆囊、肝、胃、结直肠、膀胱、子宫，当细胞恶变时，由于糖基转化酶的失活或胚胎期才能活跃的某些转化酶被激活，造成细胞表面糖类结构性质改变而形成 CA50，因此它又是一种普遍的肿瘤标志物相关抗原，而不是特指某个器官的肿瘤标志物，所以在多种恶性肿瘤中可有不同的阳性率。

1983 年，建立了放射免疫分析法，1987 年应用 CA50 单抗，在国内建立了 IRMA 技术用于肿瘤的早期诊断。

（二）临床意义

（1）CA50 升高最多见于消化道癌症，其阳性率如下：食管癌 41% ～ 71%，胃癌 41% ～ 71%，胆管癌 58% ～ 70%，肝癌 14% ～ 78%。CA50 诊断胰腺癌阳性率最高达 80% ～ 97%，诊断直肠癌阳性率依病情轻重而不同，Duke 分级 A 级 19% ～ 43%、B 级 30% ～ 59%、C 级和 D 级均为 53% ～ 73%。

（2）在胰腺炎、结肠炎和肺炎发病时，CA50 也会升高，但随炎症消除而下降。

（三）测定方法

目前该项目常见的免疫学测定方法包括电化学发光法、磁微粒化学发光法、化学发光法、酶联免疫法、时间分辨免疫荧光法等。

（四）国家行业标准

暂无行业标准。参考中华人民共和国医药行业标准《肿瘤标志物定量测定试剂（盒）化学发光免疫分析法》（YY/T 1175—2010）。

（五）试剂介绍

1. 糖类抗原 50 检测试剂盒（磁微粒化学发光法）（国械准注 20153400050）

（1）原理：采用双抗体夹心法原理进行检测。通过免疫反应形成抗体 - 抗原 - 抗体 - 酶复合物，该复合物催化发光底物发出光子，发光强度与 CA50 的含量成正比。

（2）样本类型：采用正确医用技术收集全血样本。样本收集后在室温放置不可超过 8h；如果不在 8h 内检测，需将样本放置在 2 ～ 8℃的冰箱中；若需 48h 以上保存，则应冻存于 -20℃以下（1 个月内使用），避免反复冻融（反复冻融不能超过 3 次）。使用前恢复到室温，轻轻摇动混匀。样本中的若出现浑浊或沉淀物可能会影响实验结果，应离心除去，并确定未变质方可使用。严重溶血或脂血的样本不能用于测定。

（3）HAMA：含有人抗鼠抗体（HAMA）的患者血清可能导致假的升高或降低值。虽然加入了中和 HAMA 的介质，非常高的 HAMA 血清浓度仍然可能影响结果。

（4）参考范围：＜ 25U/ml。

（5）注意事项（干扰因素）：500mg/dl 血红蛋白、20mg/dl 胆红素、3000mg/dl 三酰甘油对检测结果无干扰。标本中的嗜异性抗体或类风湿因子会干扰检测结果。

(6) 储运条件：试剂盒在 2 ～ 8℃储存，防止冷冻，避免强光照射，有效期 12 个月。

(7) 性能指标

1) 最低检测限：< 1.0U/ml。

2) 检测范围：1.0 ～ 180U/ml。

3) 重复性：分析内 CV ≤ 10.0%。

2. 糖类抗原 50 测定试剂盒（化学发光法）[国食药监械（准）字 2012 第 3401400 号]

(1) 原理：利用免疫发光夹心法的原理检测 CA50 抗原；采用针对 CA50 的一株单克隆抗体标记 ABEI，另一株单克隆抗体标记 FITC。标本、标准液、质控液与 ABEI 标记的单克隆抗体、FITC 标记的单克隆抗体混匀置 37℃孵育 15min，形成“夹心三明治”，加入包被羊抗 FITC 抗体的磁性微球，37℃孵育 5min，外加磁场沉淀，去掉上清液，用洗液清洗沉淀复合物 2 次，直接进入样品测量室，仪器自动泵入发光底物 1 和 2，自动监测 3s 内发出的相对光强度 (RLU)。CA50 浓度与 RLU 呈一定的比例关系，仪器自动拟合计算 CA50 浓度。

(2) 标本类型：采集 5.0ml 静脉血至采血管中，室温静置。离心、分离血清部分，2 ～ 8℃储存。血清标本在 2 ～ 8℃稳定 12h。超过 12h，则先分装，-20℃可保存 30 天，避免反复冰冻和解冻 2 次以上。如标本中有沉淀出现，必须先作离心处理再进行分析。

(3) HAMA：含有人抗鼠抗体 (HAMA) 的患者血清可能导致假的升高或降低值。虽然加入了中和 HAMA 的介质，非常高的 HAMA 血清浓度仍然可能影响结果。

(4) 参考范围：正常值的范围应包括正常群体的 95%，该群体应围绕均数呈正态分布，该均数 ±2 个标准差 (s) 即包括了 95% 的正常人，但有 5% 的正常人在此范围之外；参考全自动化学发光同类产品的正常人参考值范围。取正常成人数 n=80，确定 95% 分布的正常参考值为< 25IU/ml。

(5) 注意事项（干扰因素）：检测结果不受黄疸（胆红素< 1129μmol/L 或< 66mg/dl）、溶血（血红蛋白< 1.4mmol/L 或< 2.2g/dl）、脂血（脂肪乳剂< 1500mg/dl）的影响。检测结果不受类风湿因子的影响 (RF < 1500IU/ml)。

(6) 储运条件：2 ～ 8℃储存条件下，未开封，12 个月；开封后，不低于 28 天。

(7) 性能指标

1) 最低检测限：< 2.5IU/ml。

2) 检测范围：10 ～ 500IU/ml。

3) 重复性：分析内 CV ≤ 15.0%。

六、糖类抗原 24-2

（一）概述

糖类抗原 24-2 (carbohydrate antigen 242，CA24-2) 是一种唾液酸化的鞘糖脂类抗原，1985 年由 Lindholm 等发现，它是人结直肠癌细胞株 colo-205 经杂交瘤技术免疫小鼠获得的单克隆抗体 C24-2 所能识别的一种抗原，其抗原决定簇是一种新的唾液酸化的糖，是一种新的肿瘤相关抗原。

CA24-2 在健康人和良性疾病血清中含量很低，当发生恶性肿瘤时，肿瘤组织和血清中 CA24-2 含量升高。

（二）临床意义

(1) CA24-2 可作为一种消化道肿瘤的辅助诊断、治疗监测及预后判断的有效肿瘤标志物。糖类抗原 CA24-2 是一种与胃肠道恶性肿瘤相关的肿瘤相关抗原，在胰腺癌、胃癌、结直肠癌等胃肠道恶性肿瘤的患者中，血清 CA24-2 抗原都有不同程度上的升高，并随着治疗和病情的不同转归，其血清浓度会有相应变化，因而能较好地反映患者的病变状态。而当发生这些胃肠道肿瘤时，有助于消化道肿瘤发病及复发的早期发现，以及治疗过程中的病情变化的监测，是对消化道肿瘤有效的检测方法。胃癌的阳性率为 25% ～ 60%。对于结、直肠癌患者，CA24-2 较 CA19-9、CA50 有更高的灵敏度，在 90% 特异性时，CA24-2 的灵敏度为 40%，而 CA19-9、CA50 只有 23%。

(2) 在良性肝、胰和胆道疾病时，CA 19-9 常常会升高，但 CA24-2 表达较少；与 CA19-9 相比，CA24-2 不易受胆汁淤积或胰管钙化、主胰管狭窄、阻塞、胆管细胞破坏等因素影响。

(3) 在健康人群，血清 CA24-2 参考值上限为 25U/ml，约有 7% 的正常人超过了这一水平。

（三）测定方法

目前该项目常见的免疫学测定方法包括磁微粒化学发光法、化学发光法、酶联免疫法、时间分辨免疫荧光法等。

（四）国家行业标准

暂无。

（五）试剂介绍

1. 肿瘤相关抗原 24-2 定量测定试剂盒（酶联免疫法）[国食药监械（进）字 2012 第 3400478 号]

(1) 原理：采用双抗体夹心法原理进行检测。通过免疫反应形成抗体 – 抗原 – 抗体 – 酶复合物，该复合物催化发光底物发出光子，发光强度与 CA24-2 的含量成正比。

(2) 样本类型：血清。

(3) 参考范围：0 ～ 20U/ml。

(4) 储运条件：试剂盒在 2 ～ 8℃储存，防止冷冻，避免强光照射，有效期 12 个月。

(5) 性能指标

1）最低检测限：1.0U/ml。

2）检测范围：1.0 ～ 150U/ml。

3）重复性：分析内 CV ≤ 15%。

4）干扰物质：500mg/dl 血红蛋白、60mg/dl 胆红素、800mg/dl 三酰甘油对检测结果无干扰。

2. 糖类抗原 24-2 定量测定试剂盒（化学发光免疫分析法）[国食药监械（准）字 2012 第 3401393 号]

(1) 原理：采用针对 CA24-2 的一株单克隆抗体标记 ABEI，另一株单克隆抗体标记 FITC。样本、标准液、质控液与 ABEI 标记的单克隆抗体、FITC 标记的单克隆抗体混匀，置 37℃孵育 15min，形成“夹心三明治”，加入包被羊抗 FITC 抗体的免疫磁性微球，37℃孵育 5min，外加磁场沉淀，去掉上清液，用洗液清洗沉淀复合物 2 次，直接进入样品测量室，仪器自动泵入发光底物 1 和 2，自动监测 3s 内发出的相对光强度（RLU）。CA24-2 浓度与 RLU 呈一定的比例关系，仪器自动拟合计算 CA24-2 浓度。

(2) 样本类型：血清。

(3) 参考范围：0 ～ 10IU/ml。

(4) 储运条件：试剂盒在 2 ～ 8℃储存，防止冷冻，避免强光照射，有效期 12 个月。

(5) 性能指标

1）最低检测限：0.5IU/ml。

2）检测范围：0.5 ～ 200IU/ml。

3）重复性：批内 CV ＜ 10%；批间 CV ＜ 15%。

4）干扰物质：当检测丝裂霉素浓度 C=1000ng/ml 时，检测 CA24-2 浓度＜ 2IU/ml；当检测多柔比星浓度 C=1000ng/ml 时，检测 CA24-2 浓度＜ 2IU/ml；当检测氟尿嘧啶浓度 C=1000ng/ml 时，检测 CA24-2 浓度＜ 2IU/ml。

1400mg/dl 血红蛋白、66mg/dl 胆红素、1500mg/dl 三酰甘油对检测结果无干扰。标本中的嗜异性抗体或类风湿因子会干扰检测结果。

3. 肿瘤相关抗原 24-2 测定试剂盒（化学发光法）[国食药监械（准）字 2013 第 3401144 号]

(1) 原理：采用双抗体夹心法原理进行检测。通过免疫反应形成抗体 – 抗原 – 抗体 – 酶复合物，该复合物催化发光底物发出光子，发光强度与 CA24-2 的含量成正比。

(2) 样本类型：血清。

(3) 参考范围：0 ～ 25U/ml。

(4) 储运条件：试剂盒在 2 ～ 8℃储存，防止冷冻，避免强光照射，有效期 12 个月。

(5) 性能指标

1）最低检测限：1.0U/ml。

2）重复性：分析内 CV ＜ 15%；分析间 CV ＜ 20%。

3）干扰物质：500mg/dl 血红蛋白、60mg/dl 胆红素、800mg/dl 三酰甘油对检测结果无干扰。

七、高尔基体蛋白 73

（一）概述

高尔基体糖蛋白 -73（Golgi protein 73，GP73）又称高尔基体膜蛋白（Golgi phosphoprotein 2，GOLPH2）和 GOLM1，因其在 SDS-PAGE 中显示相对分子质量为 7.3×10^4，所以称为 GP73。高尔基体是一个非常重要的细胞器，功能复杂，除了参与蛋白质加工外，最近研究表明，高尔基体还能参与细胞分化和细胞间信号转导，并在凋亡中扮演重要角色，其功能障碍也许和肿瘤的发生、发展有着某种联系。2000 年，美国学者 Kladney 等在研究成人巨大细胞性肝炎（giant cell hepatitis，GCH）病原学时，第一次发现了定位在高尔基体上的蛋白 GP73。

（二）临床意义

GP73 是高尔基体滑膜囊上的一种整合膜蛋白，疾病状态时 GP73 可从高尔基体滑膜囊上循环出来并到达胞内体及细胞表面。GP73 在内涵体运输过程中由细胞中的包括弗林蛋白酶在内的前蛋白转化酶在其第 55 位氨基酸处酶切后释放到胞外的进入血液中，成为 GP73。除此之外，还发现 GP73 以全长的形式出现在前列腺癌患者的尿液中，说明 GP73 还存在不依赖弗林蛋白酶酶切的分泌机制。

2004 年，Iftikhar 等研究同样发现 GP73 在急性肝炎（包括病毒性和自身免疫性）和进行性肝硬化患者（慢性丙型肝炎和酒精性肝病）中表达明显增高。

现有的研究表明 GP73 在肝癌、胆管癌、前列腺癌、精原细胞瘤、肺腺癌等多种肿瘤组织中呈高表达状态，但翻译后修饰的改变使其仅在部分肿瘤患者血清呈高表达状态，如肝癌、胆管癌、肺腺癌，因此有望成为肝癌、胆管癌早期诊断的血清标志物。

（三）测定方法

目前该项目常见的免疫学测定方法包括酶联免疫法、上转发光法等。

（四）国家行业标准

暂无。

（五）试剂介绍

下文以高尔基体蛋白 73 测定试剂盒（酶联免疫法）（国械注准 20143401816）为例进行介绍。

（1）原理：采用双抗体夹心法原理进行检测。通过免疫反应形成抗体－抗原－抗体－酶复合物，该复合物在显色液和终止液的作用下，显色强度与 GP73 的含量成正比。

（2）样本类型：血清或者血浆，严重溶血或脂血的样本不能用于测定。

（3）HAMA：含有人抗鼠抗体（HAMA）的患者血清可能导致假的升高或降低值。虽然加入了中和 HAMA 的介质，非常高的 HAMA 血清浓度仍然可能影响结果。

（4）参考范围：暂无。

（5）注意事项（干扰因素）：500mg/dl 血红蛋白、20mg/dl 胆红素、3000mg/dl 三酰甘油对检测结果无干扰。标本中的嗜异性抗体或类风湿因子会干扰检测结果。

（6）储运条件：试剂盒在 2 ～ 8℃储存，防止冷冻，避免强光照射，有效期 12 个月。

（7）性能指标

1）最低检测限：＜ 0.1ng/ml。

2）检测范围：0.1 ～ 200ng/ml。

3）重复性：分析内 CV ≤ 15.0%。

八、人类表皮生长因子受体 2

（一）概述

人类表皮生长因子受体 2（human epidermal-growth-factor receptor，HER-2）是乳腺癌的特殊标志，与乳腺癌的转移性密切相关，可以有效判断乳腺癌的预后情况。人类该基因定位于染色体 17q12，其编码产物为 185kDa 的跨膜精蛋白 p185，由 1255 个氨基酸组成，720 ～ 987 位属于酪氨酸激酶区。HER-2/neu 蛋白是具有酪氨酸蛋白激酶活性跨膜糖蛋白，是 EGFR 家族成员之一。HER-2/neu 蛋白由胞外的配体结合区、单链跨膜区及胞内的蛋白酪氨酸激酶区三部分组成，由于目前尚未发现能与 HER-2/neu 蛋白直接结合的配体．其主要通过与家族中其他成员包括 EGFR（HER-l/erbBI）、HER-3/erbB3、HER-4/erbB4 形成异二聚体而与各自的配体结合。HER-2/neu 蛋白常为异二聚体首选伴侣，且活性常强于其他异二聚体。当与配体结合后，主要通过引起受体二聚化及胞浆内酪氨酸激酶区的自身磷酸化，激活酪氨酸激酶的活性。

当 *HER*-2 基因接受刺激生长讯号后，会不断分裂及增生，增加扩散的速度，提高日后复发的风险。HER-2 检测为阳性的患者，肿瘤细胞侵袭性强，复发和转移相对较快，需要进行针对抗HER-2的治疗，才能有效控制。HER-2的检测不仅可以有效判断乳腺癌的预后，而且对医生制定准确的治疗方案也有帮助。*C-erbB*-2和*HER*-2人类基因因其与反转录病毒V-erbB-2相似而被发现。之后，Coussens L及Schechte AL等对Neu、HER-2、C-erbB-2进行测序及染色体定位分析，证明它们是同一基因。现已证实，HER-2的过度表达可潜在激活EGFR的信号通路，同时可促进EGFR介导的转化和肿瘤的发生。

HER-2/neu蛋白介导的信号转导途径主要有Ras/Raf/分裂素活化蛋白激酶（MAPK）途径、磷脂酰肌醇-3-羟基激酶（PI3K）/Akt途径、信号转导及转录激活（STAT）途径和PLC通路等。HER-2/neu蛋白在胃癌中的表达情况及影响因素HER-2/neu蛋白通常只在胎儿时期表达，成年以后只在极少数组织内低水平表达，然而在多种人类肿瘤中却过度表达，如乳腺癌、卵巢癌、肺腺癌、原发性肾细胞癌、子宫内膜癌等，并提示预后不良。在胃癌细胞，HER-2/neu蛋白主要定位在细胞膜上，少量表达在细胞质中。在胃癌中，常见*HER-2/neu*基因扩增和RNA及蛋白质的过度表达，但在所有非胃癌组织中均检测不到，表明HER-2/neu蛋白在胃癌的发生、发展和侵袭性转移中发挥着重要作用。

（二）临床意义

（1）*HER-2*基因能有效预测乳腺癌患者预后及预测乳腺癌对多种治疗方法的敏感性。如果术前在不增加局部复发风险的同时，经过组织病理诊断可提供肿瘤对化疗反应的体内证据，并可增加保乳机会。术前新辅助化疗，不仅可降低晚期乳腺癌术后局部复发率，还可使原有病灶缩小。术前经组织病理明确*HER-2*基因超表达的乳腺癌患者，新辅助化疗加用*HER-2*基因靶向治疗药物有利于降低肿瘤分期，争取保乳机会，筛选敏感的化疗药物和抑制外周微小病灶。新辅助化疗加用*HER-2*基因靶向治疗药物的病理完全缓解率为8%～10%，保乳手术率分别为15%和16%。*HER-2*与化疗缓解明显相关，*HER-2*基因过表达患者的缓解率低，且*HER-2*基因过表达组无病生存率明显低于HER-2阴性组从病理完全缓解率可提前预测化疗联合抗HER-2靶向治疗的长期疗效优于单纯化疗术后放疗也是乳腺癌治疗中常用方法之一。

（2）HER-2在多种肿瘤中存在高表达，并提示与肿瘤预后不良有关。在胃癌、食管癌、非小细胞型肺癌中高表达率显著升高，但不具有特异性，还需结合其他指标确定。

（3）HER-2在正常组织中表达阴性或仅有少量表达。

（三）测定方法

目前该项目常见的免疫学测定方法包括免疫组化、荧光原位杂交、显色原位杂交法等。

（四）国家行业标准

暂无。

（五）试剂介绍

下面对HER-2/neu蛋白测定试剂盒（化学发光法）（国械注进20153400554）所用试剂进行介绍。

（1）原理：采用双抗体夹心法测定，标记试剂内含鼠单克隆抗体TA-1，被吖啶酯标记；荧光结合试剂内含鼠单克隆抗体NB-3，被荧光素标记。这两种单克隆抗体对HER-2/neu的ECD上的抗原决定簇具有特异性。固相内含纯化的荧光素鼠单克隆捕捉抗体，与顺磁粒子共价结合。

（2）样本类型：推荐使用血清。禁止使用室温下保存超过8h的样品，若测试不能在8h之内完成，将样品加盖拧紧并于2～8℃冷藏。若样品未在24h之内完成测试，在-20℃或以下冷冻保存。冷冻样品使用前应解冻，完全混合并离心以保证结果的一致性。避免反复冻融。

（3）参考范围：对200名健康女性的血清样品进行检测，该人群的正常者上限（ULN）定义为所测结果的第95个百分点为15.2ng/ml。

（4）注意事项（干扰因素）：禁止将HER-2/neu浓度作为恶性疾病是否出现的绝对证据。正在接受眼底荧光血管造影的患者，治疗后36～48h会在体内保留大量荧光素，肾功能不全的患者可能会停留更长时间。这类患者使用该测试检测可能会产生错误的数值降低，不应对其进行评估。另外，解释怀孕期间的HER-2/neu浓度时应该谨慎。

(5) 储运条件：2 ～ 8℃直立储存试剂，避光保存。

(6) 性能指标：分析灵敏度 0.5ng/ml，初始检测上限 350ng/ml，高剂量钩状效应至 20 000ng/ml 未出现钩状效应。抗体特异性极佳，使用化疗药物或靶向治疗如顺铂、环磷酰胺、己烯雌酚、5-氟尿嘧啶、赫赛汀、醋酸甲地孕酮、甲氨蝶呤、丝裂霉素 C、紫杉醇、三苯氧胺、长春碱、长春新碱等交叉反应极低，可以忽略不计。样本中加入结合胆红素 (25mg/dl)、未结合胆红素 (25mg/dl)、三酰甘油 (0.9g/dl)、血红蛋白 (1.0g/dl)、胆固醇 (500mg/dl) 时，干扰物质的控制浓度平均回收率＜ 2%。精密度在 14.8ng/ml 水平时，批内 CV 为 4.5%，总 CV 为 5.5%。

（刘功成　赵晓转　于鹏鹤）

第三节　蛋白质类肿瘤标志物

一、钙结合蛋白 S100

（一）概述

恶性黑色素瘤占所有恶性肿瘤的 1% ～ 3%，近年呈增加趋势。在诸多影响预后的因素中，临床病理分期是决定疗效的主要因素。因此，如何通过血清肿瘤标志物早期、方便、快捷、精确地诊断、监测恶性黑色素瘤是一个热门课题。

1965 年 Moore 从牛脑中提取出一种神经系统特异性亚细胞蛋白片段，该片段能够完全溶解于中性饱和硫酸铵溶液中，故称之为 S100 蛋白 (calcium-binding protein S100)。S100 蛋白为酸性钙结合蛋白，是由 α、β 亚单位组成的二聚体，广泛表达于神经外胚叶、中胚层、外胚层来源的正常组织细胞，如神经胶质细胞、施万细胞、朗格汉斯细胞、黑色素细胞、骨骼肌、心肌、肾脏及巨噬细胞、单核细胞、树突状细胞、脂肪细胞、骨细胞、软骨细胞、唾液腺及汗腺细胞、乳腺上皮或肌上皮细胞，或起源于这些细胞的肿瘤。绝大多数在细胞内出现，在细胞大量增殖时可释放入血。S100 蛋白能够特异地亲和，通过激活多种酶以及调节蛋白之间的相互作用，在细胞周期生长及分化的多个阶段如细胞运动、外分泌、内分泌、蛋白质合成、膜通透性、细胞分裂和凋亡中发挥功能。而且，S100 蛋白能够促进神经轴突生长、神经胶质细胞增生、神经元分化及血钙的动态稳定。S100 蛋白与 P53 肿瘤抑制蛋白在核酸水平上的特殊相互作用已经得到证实。这种相互作用抑制了蛋白激酶 C 磷酸化 P53，从而影响了对细胞生长的调控，其 β 亚单位还与黑色素瘤的侵袭性密切相关。S100 家族中的 S100A4 蛋白还能改变细胞的黏附性，使癌细胞易于定居于肺组织并引起克隆增生，其水平高低亦与乳腺癌细胞扩散至区域淋巴结密切相关。

（二）临床意义

(1) 血清或脑脊液 S100 蛋白水平已经被用作中枢神经系统损伤早期发现和诊断的标志物，包括血管来源损伤的一个灵敏标志物，在体外循环、脑部血液灌注、阿尔茨海默病、痴呆相关性唐氏综合征、早老性痴呆及神经系统药物评价等方面起着重要作用。

(2) 血清 S100 蛋白可以反映患者对治疗的反应。血清 S100 蛋白主要用作晚期恶性黑色素瘤的预后指标，可以比常规方法提早发现病情进展。其血清浓度增高，预示着侵袭性的肿瘤行为、不良的治疗反应及病情恶化。

(3) 急性脑血管病。较早的研究均发现 CSF S100 蛋白明显增高对急性脑梗死的诊断和预后有重要意义，但短暂性脑缺血 (TIA) 和小面积梗死，CSF S100 含量无明显改变。CSF 标本需腰穿获取，有一定危险性，且动态检测十分不便，使其临床应用受到限制。随着方法学的日臻完善，最近不少学者认为血清 S100 蛋白测定可作为急性脑血管病的非侵入性诊断方法，对病情和预后判断有临床实用价值。

(4) 心源性缺氧性脑损伤。心搏骤停患者的 S100 蛋白浓度高于健康供血者（均低于 0.2μg/L）数倍，且与患者的缺氧时间相一致，第二天的 S100 浓度与入院时的昏迷程度相符合，而心肌梗死组患者的 S100 蛋白均小于或等于 0.2μg/L；心搏骤停后死亡者的 S100 浓度明显高于幸存者，第一天大于 0.2μg/L 的患者 71% 死亡，＜ 0.2μg/L 的患者 85% 存活；第二天＞ 0.2μg/L 的患者 100% 死亡，小于 0.2μg/L 的患者 89% 存活；故血清 S100 蛋白测定可用于心脏骤停患者脑损伤程度及预后的判断。

(5) 其他。多发性硬化急性加重期发生后 7 天内血浆 S100 蛋白浓度显著增加，而急性加重后 8 ～ 28 天内无明显增加，故血浆 S100 蛋白可作为多发性硬化疾病活动的生化标志。CSF 中 S100 蛋白高浓度也见于恶性胶质瘤、颈部压迫症、多发性硬化症、脑积水、脑炎、脑膜炎等。

（三）测定试剂

目前该项目常见的免疫学测定方法包括酶联免疫分析法、电化学发光法等。

（四）国家行标标准

暂无。

（五）试剂介绍

1. Sangtec-100 蛋白质（S100）测定试剂盒［国食药监械（准）字 2008 第 2400240 号］

(1) 原理：利用化学发光免疫夹心法检测 Sangtec-100 浓度；采用针对 Sangtec-100 的一株单克隆抗体标记 ABEI，另一株单克隆抗体标记 FITC。

(2) 样本类型：血清，采集 5.0ml 静脉血至玻璃试管中，室温静置。离心、分离血清部分，2 ～ 8℃储存。

(3) 参考范围：0.021 ～ 0.5ng/ml。

(4) 注意事项（干扰因素）：嗜异性抗体、类风湿因子、溶血、脂血、黄疸。

(5) 储运条件：置于 2 ～ 8℃环境条件下运输，运输过程避免碰撞。

(6) 性能指标

1) 准确率：90% ～ 110%。

2) 批内精密度：≤ 10%。

3) 批间精密度：≤ 15%。

4) 分析灵敏度：＜ 0.13ng/ml。

5) 特异性：当 AFP=200ng/ml 时，S100 检测结果＜ 20ng/ml；当 CEA=500ng/ml 时，S100 检测结果＜ 50ng/ml。

6) 线性：其线性相关性系数 r 绝对值＞ 0.9800。

2. S100 检测试剂盒（电化学发光法）［国食药监械（进）字 2013 第 2401472 号］

(1) 原理：样本与生物素化的单克隆抗体和钌标记的酶标抗体形成双抗体夹心法，加入链霉亲和素包被的磁微粒，形成生物素链霉亲和素放大系统，通过电化学发光检测相关强度，S100 的含量与发光强度成正比。

(2) 样本类型：采用正确医用技术收集全血样本，取血清或血浆（肝素锂、肝素钠、肝素铵、EDTA-K）。样本收集后在室温放置不可超过 8h；如果不在 8h 内检测，需将样本放置在 2 ～ 8℃的冰箱中；若需 48h 以上保存，则应冻存于 -20℃以下（1 个月内使用），避免反复冻融（反复冻融不能超过 3 次）。使用前恢复到室温，轻轻摇动混匀。样本中的若出现浑浊或沉淀物可能会影响实验结果，应离心除去，并确定未变质方可使用。严重溶血或脂血的样本不能用于测定。

(3) 注意事项（干扰因素）：黄疸（胆红素＜ 428μmol/L 或＜ 25mg/dl）、溶血（血红蛋白＜ 0.621mmol/L 或＜ 1.0g/dl）、脂血（脂肪乳剂 500mg/dl）及生物素（＜ 205nmol/L 或＜ 50ng/ml）不干扰测定。判断标准：回收率在初始值 ±10% 之内。对于接受高剂量生物素治疗的患者（＞ 5mg/d），必须在末次生物素治疗 8h 后采集样本。类风湿因子浓度最高达到 1000IU/ml 时未发现干扰。S100 浓度最高达到 10μg/ml 时无高剂量钩状效应。体外对 18 种常用药物进行试验未发现会影响检测结果。未发现有药物影响检测结果。少数病例中极高浓度的分析物特异性抗体、链霉亲和素或钌抗体会影响检测结果。通过适宜性的实验设计可将影响因素降到最低。

(4) 储运条件：置于 2 ～ 8℃环境条件下运输，运输过程避免碰撞。

(5) 性能指标

1) 测量范围：0.005 ～ 39μg/L。

2) 最低检测限：＜ 0.005μg/L。

3) 分析特异性：与 S100A1（αα）二聚体的交叉反应率＜ 1%。

4) 功能灵敏度：＜ 0.02μg/L 功能灵敏度是批间

变异系数为20%时可重复测量的最低分析物浓度。

二、$β_2$-微球蛋白

（一）概述

$β_2$-微球蛋白（$β_2$-microglobulin，$β_2$-MG）是由Berggard和Bearn于1968年从肾脏患者尿中分离出的一种蛋白质，由于它的分子质量为11 800Da，电泳时显于$β_2$区带。正常情况下$β_2$-MG在血液、尿液中含量都很少，血液中$β_2$-MG经肾小球过滤后99.9%被近端小管重吸收。多种血液系统及实体性肿瘤患者$β_2$微球蛋白含量也可异常增高，在淋巴系统如慢性淋巴细胞白血病、淋巴细胞肉瘤、多发性骨髓瘤等中尤为明显；在肺癌、乳腺癌、胃肠道癌及子宫颈癌等恶性肿瘤患者体内也可见增高。另外，类风湿关节炎，系统性红斑狼疮、肝炎等患者$β_2$-MG水平也可升高。

$β_2$-MG的检测对于肾、肝等恶性肿瘤疾病的早期发现、临床分期、疗效监测和预后判断转移方面都有重要的意义。

（二）临床意义

1. $β_2$-MG与肾功能损害 $β_2$-MG广泛存在于血浆、尿、脑脊液及初乳中。正常人血中$β_2$-MG浓度很低，平均1.5mg/L。正常情况下它可自由通过肾小球，然后在近端小管内几乎全部被重吸收，尿中含量甚微。故血$β_2$-MG测定为肾小球滤过功能减退的一个极好标志，与年龄、性别、肌肉组织的多少等均无关。当血$β_2$-MG水平上升，可反映肾小球滤过功能下降或体内合成增加；尿中$β_2$-MG升高，可反映肾小管功能受损和肾小球滤过率增加。所以，血、尿$β_2$-MG不仅可作为慢性肾脏病早期诊断的指标，还可作为肾脏损害程度的指标。

2. $β_2$-MG与淋巴瘤 43%的Ann Arbor Ⅳ期患者，41%的Ⅲ期患者，27%的Ⅱ期患者与15%的Ⅰ期患者$β_2$-MG升高，此外，$β_2$-MG与许多指标如年龄、B症状、侵犯部位、腹股沟或髂窝淋巴结受累、组织细胞分型、贫血、淋巴细胞减少以及乳酸脱氢酶（LDH）等密切相关。$β_2$-MG对于早期霍奇金病是否有预后意义还有争论，只有血清$β_2$-MG水平升高才是影响生存率的预后不良指标。

3. $β_2$-MG与非霍奇金淋巴瘤（NHL） 血清$β_2$-MG水平在NHL中的预后意义已得到证实。血清$β_2$-MG水平升高与晚期NHL（Ann Arbor Ⅲ或Ⅳ级）肝脏浸润密切相关。血清$β_2$-MG水平正常的患者有70%能够获得缓解，而升高组只有37%的缓解率。通过对患者治疗类型、年龄、性别、B症状、分期、血清白蛋白、血钠、AKP、AST、LDH及$β_2$-MG指标的比较，认为$β_2$-MG是治疗反应、持续缓解期以及OS期最有意义的预后指标。

4. $β_2$-MG与多发性骨髓瘤（MM） 血清$β_2$-MG水平在MM中的预后意义很早就得到证实，只有浆细胞标记指数（$>1\%$）与血清$β_2$-MG水平（>2.7mg/L）是独立的预后指标。

5. $β_2$-MG与肝病 正常人$β_2$-MG的合成速度非常稳定，约为每公斤体重0.13（0.11～0.18）mg/h，血清$β_2$-MG浓度也相当恒定，一般不超过2mg。当$β_2$-MG合成增加或肾脏排泄减少时，可引起血清$β_2$-MG升高；各种恶性肿瘤、慢性炎症及其他影响细胞免疫的疾病，均可因$β_2$-MG合成增加而导致血清$β_2$-MG水平升高。肝病时血清$β_2$-MG水平高于正常参考值，其升高程度由低到高依次为急性肝炎、慢性肝炎、肝硬化、肝细胞癌。

6. $β_2$-MG在其他方面的临床应用 $β_2$-MG在糖尿病及结核病等方面也可作为诊断指标。并且在小儿肾脏疾病、腹泻病和消化系统疾病上也有应用，联合应用$β_2$-MG的临床诊断及其他相关诊断指标可以提高相关疾病的检出率和特异性。

（三）测定方法

目前该项目常见的免疫学测定方法包括化学发光法、免疫比浊法、化学发光微粒子免疫检测法等。

（四）国家行业标准

暂无。

（五）试剂介绍

1. $β_2$-微球蛋白检测试剂盒（磁微粒化学发光法）（国械注准20153400054）

（1）原理：采用双抗体夹心法原理进行检测。

通过免疫反应形成抗体－抗原－抗体－酶复合物，该复合物催化发光底物发出光子，发光强度与AFP的含量成正比。

(2) 标本类型：血清、尿液样本。

(3) 参考范围：血清＜1900μg/L、尿液＜125μg/L。

(4) 注意事项（干扰因素）：450mg/dl血红蛋白、20mg/dl胆红素、1000mg/dl三酰甘油对检测结果无干扰。

(5) 储运条件：试剂盒在2～8℃储存，防止冷冻，避免强光照射，有效期12个月。

(6) 性能指标

1) 最低检测限：10μg/L。

2) 检测范围：10～4000μg/L。

3) 重复性：变异≤15%。

4) Hook效应：测定β_2-MG浓度为85 000μg/L的样本，结果≥4000μg/L。

2. β_2微球蛋白测定试剂盒（化学发光法）[国食药监械（进）字2012第2402670号]

(1) 原理：双抗体夹心法

(2) 标本类型：血清、尿液样本。

(3) 参考范围：血清＜2164μg/L、尿液＜300μg/L。

(4) 注意事项（干扰因素）：384mg/dl血红蛋白、20mg/L胆红素、3000mg/dl三酰甘油对检测结果无干扰。

(5) 储运条件：2～8℃保存，12个月。

(6) 性能指标

1) 分析灵敏度：4μg/L。

2) 检测范围：4～10 000μg/L。

3) 重复性：CV≤15%。

4) 高剂量钩状效应：直至10 000ng/ml未见钩状效应。

3. β_2-微球蛋白测定试剂盒（散射比浊法）[国食药监械（进）字2012第2402834号]

(1) 原理：包被着β_2-微球蛋白的特异性抗体的聚苯乙烯颗粒在与含有β_2-微球蛋白的样本混合时会发生聚集。这些聚集体会使穿过标本的光束发生散射。散射光的强度与标本中相关蛋白的浓度成正比。与已知的标准浓度对比就可得出结果。

(2) 样本类型：人血清及EDTA和肝素抗凝的血浆以及新鲜尿液标本。

(3) 参考范围：在一项研究中，用N乳胶β_2-微球蛋白试剂对中欧183位志愿者的血样进行测试，测试结果在1.09～2.53mg/L(2.5%和97.5%)。在对中欧196名没有肾小管疾病和B细胞减少症的志愿者进行测试的基础上，建立了尿中β_2-微球蛋白浓度的参照范围。所有样本的β_2-微球蛋白浓度均不在N乳胶β_2-微球蛋白试剂的测试范围内，所以尿中β_2-微球蛋白的参考范围上限是0.2mg/L。

(4) 注意事项（干扰因素）：血清样本中三酰甘油浓度达20g/L、胆红素浓度达到0.6g/L、游离血色素达到10g/L时未检测到干扰。标本中的浑浊和颗粒可能干扰测量结果。因此，含有颗粒的标本必须在检测前进行离心沉淀。切勿使用通过离心处理(15 000g，10min)不能澄清的脂血或浑浊样本。β_2-微球蛋白在pH＜6.0的尿样中不稳定，所以这些样本应尽快用1mol/L的氢氧化钠溶液将pH调节至7～9。

(5) 储运条件：在2～8℃保存。

4. β_2-微球蛋白(β_2-MG)检测试剂盒（磁微粒化学发光法）[鲁食药监械（准）字2013第2400392号]

(1) 原理：本试剂盒采用双抗体夹心法定量测定人血清/血浆中β_2-MG含量。在磁性微粒子上共价结合β_2-MG抗体，加入待测样本及异鲁米诺标记的β_2-MG抗体，形成抗体－抗原－异鲁米诺标记抗体复合物，充分洗涤后，加入激发液发光，相对发光强度(RLU)与血清/血浆中β_2-MG含量呈正相关，根据标准曲线即可计算出样本中β2-MG的含量。

(2) 样本类型：本试剂盒仅限于检测人体血清或血浆。血清、血浆样本按临床实验室常规方法采集。48h以内检测的样本可保存于2～8℃，更长时间内使用的样本应于-20℃冻存，根据临床使用实际情况，冷藏/冷冻样本检测前需要恢复室温，反复冻融次数不宜超过5次。

(3) 参考范围：通过对407例正常人血清或血浆样本中β_2-MG含量的检测，采用百分位数法对检测结果进行分析，确定试剂盒的正常参考值范围为0～2.10μg/ml。由于地理、人种、性别及年龄等差异，各实验室应建立自己的参考值（参考范围）。

(4) 注意事项（干扰因素）：该产品仅供体外诊断使用。揭开每一个组分上的铝箔之前，确定每个组分的封口上没有外来的成分或液体，试剂使用前应水平轻轻摇匀，避免各组分产生气泡，然后将试剂盒牢固的插入试剂区、检查试剂盒是否插好、条形码阅读是否正确，试剂盒的名字是否正确、稳定 30min 后方可使用。从冷藏环境中取出的血清或血浆样本使用之前应轻轻摇匀，平衡 30min 后方可使用。所用物品和样本均按传染物处理，不要直接接触，尽量避免试剂飞溅或形成气溶胶，所有试剂溢出物都要用 5% 的次氯酸溶液冲洗，以免产生污染。在研究范围内，血红蛋白≤ 4mg/ml、三酰甘油≤ 30mg/ml、胆红素≤ 0.20mg/ml 时对检测无影响，常规抗凝剂（EDTA、肝素、枸橼酸钠）对检测结果也无影响。但为了确保检测的准确度，应该尽量避免使用高度溶血、高血脂、含有特殊物质（如胆红素）及有微生物污染的样本。超出试剂盒检测范围的样本，适当倍数稀释后再进行检测。

(5) 储运条件：试剂盒于 2 ～ 8 ℃避光保存，有效期 12 个月；首次打开包装后的试剂盒于 2 ～ 8℃保存，需在 30 天以内使用完毕。

(6) 性能指标：检测试剂盒准确度内控品，回收率应在 85% ～ 115% 范围内；试剂盒的重复性≤ 10%，批间差≤ 15%；试剂盒最低检测限≤ 0.10μg/ml；在检测范围 (0 ～ 400μg/ml) 内，线性相关系数 $r \geq 0.9900$。

三、人附睾蛋白 4

（一）概述

人附睾蛋白 4（human epididymis protein 4，HE4）又名乳清酸性蛋白 -4- 二硫化核心结构域蛋白 2（WAP four-disulphide core domain protein 2，WFDC2），具有疑似胰蛋白酶抑制剂的特性，分子质量约为 13kDa。有报道认为 HE4 在多个正常组织（包括呼吸道和生殖系统组织及卵巢癌组织）的上皮内均有表达。HE4 不仅在细胞水平上有所表达，分泌型 HE4 已经在卵巢癌患者的血清中检测到有高水平的表达。在一项关于卵巢癌患者与健康个体和良性疾病患者的病例研究中，Hellstrŏm 等发现 HE4 检测卵巢癌在特异性水平为 96% 时具有 67% 的敏感性。在后续的研究中，对卵巢癌相关的大量生物标志物进行评价，人附睾蛋白 4 作为单一标志物，具有最高的灵敏度。该研究还发现，HE4 也可进一步与 CA12-5 联用辅助评估绝经前和绝经后盆腔肿块女性患有上皮性卵巢癌的风险。HE4 和 CA12-5 联合应用比单独使用任何一种标志物，对恶性肿瘤都具有更为准确的预测性，其灵敏性和特异性分别为 76% 和 95%。

血清 HE4 的检测值增高的百分比已经被用于辅助监测侵入性上皮性卵巢癌患者的病情复发与病情进展。患者连续样本的 HE4 检测结果应与其他监测卵巢癌的临床手段相结合。

尽管 HE4 在诊断和监测上皮性卵巢癌方面的作用日渐被认同，但其并非特异性的肿瘤标志物，也不具有器官特异性。Bingle 等研究证明，HE4 蛋白不仅在正常女性生殖道腺上皮细胞内表达，在呼吸道上皮细胞、肾远曲小管上皮细胞及部分消化道上皮细胞均能阳性表达，在男性生殖道附睾及输精管上皮细胞强阳性表达。因此，为达到筛查要求（敏感性为 75%、特异性为 99.7%，阳性预测值为 10% 以上），必须结合其他标志物及超声等检查手段综合分析。

（二）临床意义

1. 卵巢癌和子宫内膜癌的诊断检测及疗效评估　用于评估绝经前和绝经后的盆腔肿瘤女性患有上皮细胞型卵巢癌风险的恶性卵巢癌计算公式（ROMA）的风险预测指数（PI）的计算。

对绝经前女性和绝经后女性的预测指数的计算分别用下面所述的方程式（1）和方程式（2）计算预测指数（PI）。为了计算 PI，从 HE4 测定试剂盒和 CA12-5 测定试剂盒中获得的测定值根据此女性的绝经状态而分别输入至下面各适用的算术方程式中。

绝经前女性：

$$\text{预测指数 (PI)} = -12.0 + 2.38 \times \text{LN}[\text{HE4}] + 0.0626 \times \text{LN}[\text{CA 12-5}] \quad (1)$$

绝经后女性：

$$\text{预测指数 (PI)} = -8.09 + 1.04 \times \text{LN}[\text{HE4}] + 0.732 \times \text{LN}[\text{CA 12-5}] \quad (2)$$

ROMA 值的计算：为了计算 ROMA 值（即预测概率），则将计算出的预测指数（PI）值输入至下列方程式（3）中：

$$\text{ROMA 值 (\%)} = \text{Exp(PI)}/[1+\text{Exp(PI)}] \times 100 \quad (3)$$

其中，LN 为自然对数，Exp（PI）=e^{PI}。

2. 其他部位肿瘤的辅助诊断 在肿瘤组织中，卵巢浆液性癌 HE4 表达水平最高，在肺腺癌、乳腺癌、移行细胞癌、胰腺癌中也有较高水平 HE4 的表达，而在结肠癌、肝癌、胃癌、前列腺癌中则多为低水平表达 HE4。

（三）测定方法

目前该项目常见的免疫学测定方法包括电化学发光法、磁微粒化学发光法、化学发光法、酶联免疫法等。

（四）国家行业标准

暂无。

（五）试剂介绍

1. 人附睾蛋白 4 检测试剂盒（电化学发光法）［国食药监械（进）字 2012 第 3400236 号（变更批件）］

（1）原理：采用双抗体夹心法原理进行检测。样本与生物素化的单克隆抗体和钌标记的酶标抗体形成双抗体夹心法，加入链霉亲和素包被的磁微粒，形成生物素链霉亲和素放大系统，通过电化学发光检测相关强度，HE4 的含量与发光强度成正比。

（2）样本类型：采用正确医用技术收集全血样本，取血清或血浆（肝素锂、肝素钠、肝素铵、EDTA-K）。样本收集后在室温放置不可超过 8h；如果不在 8h 内检测，需将样本放置在 2 ~ 8℃的冰箱中；若需 48h 以上保存，则应冻存于 -20℃以下（1 个月内使用），避免反复冻融（反复冻融不能超过 3 次）。使用前恢复到室温，轻轻摇动混匀。样本中的若出现浑浊或沉淀物可能会影响实验结果，应离心除去，并确定未变质方可使用。严重溶血或脂血的样本不能用于测定。

（3）HAMA：含有人抗鼠抗体（HAMA）的患者血清可能导致假的升高或降低值。虽然加入了中和 HAMA 的介质，非常高的 HAMA 血清浓度仍然可能影响结果。

（4）参考范围：140pmol/L。

（5）注意事项（干扰因素）：1000mg/dl 血红蛋白、66mg/dl 胆红素、2000mg/dl 三酰甘油对检测结果无干扰。标本中的嗜异性抗体或类风湿因子会干扰检测结果。

（6）储运条件：试剂盒在 2 ~ 8℃储存，防止冷冻，避免强光照射，有效期 12 个月。

（7）性能指标

1）最低检测限：15pmol/L。

2）检测范围：15.0 ~ 1500pmol/L。

3）重复性：分析内 CV ≤ 10%。

2. 人附睾蛋白 4 测定试剂盒（化学发光法）（国械注准 20143402139）

（1）原理：本试剂盒采用夹心法测定血清中 HE4 水平，以抗 FITC 单抗作为包被抗体，加入 HE4 校准品或待测血清后，再加入一株抗 HE4 抗体以及 FITC 标记的另一株单克隆抗体组成标记物进行反应，充分洗涤后加入发光底物测定其发光强度（RLU），根据标准曲线即可算出样品中 HE4 的含量，样品的 RLU 值随 HE4 浓度的增加而上升。

（2）样本类型：该试剂盒用于对血清样本的测定。

（3）参考范围：各实验室应建立自己的正常值，下列正常值仅供参考：≤ 90pmol/L

（4）注意事项（干扰因素）：该试剂盒用于对血清样本的测定。患者标本无需特殊处理，采用常规医用技术收集全血标本，离心分离后吸取血清用于检测。待测血清如在 24h 之内使用，可于 2 ~ 8℃保存，若需长期存放应保存在 -20℃以下，并避免反复冻融。请不要使用严重溶血、脂血或黄疸标本。

（5）储运条件

1）本品在 2 ~ 8℃下储存，有效期为 12 个月。

2）运输稳定性：在模拟运输条件下（温度 10 ~ 15℃，湿度 45% ~ 70%）3 天产品质量稳定，无不良指标；7 天检测发光信号有稍微下降，但并不影响产品各项指标，可以正常使用；10 天检测发光信号明显下降，各项指标也有所浮动，不建议产品运输超过 10 天。

3）开瓶稳定性：在 2 ~ 8℃储存条件下 1 个月产品质量稳定，无不良指标。2 个月检测发光信号有稍微下降，但并不影响产品各项指标，可以正常使用。3 个月检测发光信号明显下降，各项指标也有所浮动，建议产品在 2 个月内使用完毕。

(6) 性能指标

1) 物理性能：试剂盒各组分应齐全、完整，液体无渗漏；中文包装标签应清晰，无磨损。

2) 企业校准品溯源性：采用企业工作标准品为企业系列校准品赋值。

3) 准确性：回收率应在 90% ～ 110%。

4) 剂量反应曲线的线性：在 22.5 ～ 360pmol/L 范围内，线性相关系数＞ 0.99。

5) 重复性：CV ≤ 10.0%。

6) 批间差：CV ≤ 15.0%。

7) 最低检测限：试剂盒的最低检测限应不高于 10pmol/L。

8) 通过在血清中加入不同浓度的交叉反应物来考察抗 HE4 抗体的交叉反应，对浓度为 50U/ml 的 CA12-5 进行测定，其测定结果小于 5 pmol/L；对浓度为 8ng/ml 的 SCC 进行测定，其测定结果小于 5pmol/L。

9) 实验发现 10mg/L 的总胆固醇、35mg/dl 的总胆红素、15mg/dl 黄疸的人血清标本检测出的 HE4 含量，不影响检测效果。

四、细胞角蛋白 19 片段

（一）概述

细胞角蛋白 19 片段（cytokeratin 19 fragment）是角蛋白多肽家族的成员之一，是细胞角蛋白 19 的水溶性片段，因其可特异性的与两株单克隆抗体 BM 19.21 和 KS 19.1 结合，故称为 Cyfra21-1，分子质量约为 40kDa。

完整的角蛋白溶解性较差，但在恶性肿瘤上皮细胞中，细胞角蛋白 19 经常被降解为多个水溶性片段，并释放进入血液循环中，故 Cyfra21-1 在临床上被用于食管癌、肺癌等上皮细胞起源的肿瘤的检测。

血清 Cyfra21-1 的检测对肺癌、尤其是非小细胞肺癌的治疗效果和病情监测具有一定的诊断价值。同时，与其他肿瘤标志物（如 CEA、NSE、SCC、ProGRP 等）联合检测可提高敏感性和特异性。

（二）临床意义

(1) 用于肺癌、尤其是非小细胞肺癌的治疗效果和预后复发的监测。Cyfra 21-1 对各种类型肺癌的诊断、病情检测、疗效评价具有一定的临床应用价值。Cyfra 21-1 对肺癌总的灵敏度为 65.7%，其中，对非小细胞肺癌（NSCLC）和小细胞肺癌（SCLC）的灵敏度分别是 80% 和 40%，对肺腺癌和肺鳞癌的灵敏度分别是 78.9% 和 83.3%。Cyfra 21-1 的血清浓度水平高低与肿瘤临床分期正相关，对Ⅰ和Ⅱ期 NSCLC 的灵敏度为 75%，对Ⅲ、Ⅳ期 NSCLC 的灵敏度可达到 78% 和 100%。

(2) 在良性肺部疾病中（如肺炎、支气管哮喘、慢性支气管炎、肺气肿、肺结核），血清 Cyfra 21-1 的浓度一般不高。

（三）测定方法

目前该项目常见的免疫学测定方法包括磁微粒化学发光法、化学发光法、酶联免疫法、时间分辨免疫荧光法、流式荧光发光法等。

（四）国家行业标准

该项目目前暂无相关医药行业标准。

（五）试剂介绍

1. 细胞角蛋白 19 片段定量检测试剂盒（磁微粒化学发光法）[国食药监械（准）字 2012 第 3401336 号]

(1) 原理：采用双抗体夹心法原理进行检测。通过免疫反应形成抗体-抗原-抗体-酶复合物，该复合物催化发光底物发出光子，发光强度与 Cyfra 21-1 的含量成正比。

(2) 样本类型：血清。

(3) 参考范围：0 ～ 3.3ng/ml。

(4) 储运条件：试剂盒在 2 ～ 8℃储存，防止冷冻，避免强光照射，有效期 12 个月。

(5) 性能指标

1) 最低检测限：0.2ng/ml。

2) 检测范围：0.2 ～ 500ng/ml。

3) 重复性：CV ≤ 15%。

4）干扰物质：20mg/L 胆红素、400mg/dl 血红蛋白、50mmol/L 三酰甘油对反应无干扰。

2. 细胞角蛋白 19 片段（Cyfra 21-1）定量测定试剂盒（化学发光免疫分析法）［国食药监械（准）字 2012 第 3401407 号］

（1）原理：采用针对 Cyfra 21-1 的一株单克隆抗体标记 ABEI，另一株单克隆抗体标记 FITC。标本、标准液、质控液与 ABEI 标记的单克隆抗体、FITC 标记的单克隆抗体，混匀，置 37℃孵育 30min，形成“夹心三明治”，加入包被羊抗 FITC 抗体的磁性微球，37℃孵育 5min，外加磁场沉淀，去掉上清液，用洗液清洗沉淀复合物 2 次，直接进入样品测量室，仪器自动泵入发光底物 1 和 2，自动监测 3s 内发出的相对光强度（RLU）。Cyfra 21-1 浓度与 RLU 呈一定的比例关系，仪器自动拟合计算 Cyfra 21-1 浓度。

（2）样本类型：血清。

（3）参考范围：0 ～ 7ng/ml。

（4）储运条件：试剂盒在 2 ～ 8℃储存，防止冷冻，避免强光照射，有效期 12 个月。

（5）性能指标

1）最低检测限：1ng/ml。

2）检测范围：1 ～ 1000ng/ml。

3）重复性：批内 CV ＜ 10%；批间 CV ＜ 15%。

4）特异性：丝裂霉素 C/ 多柔比星和氟尿嘧啶浓度为 1000ng/ml 时，Cyfra 21-1 浓度＜ 4ng/ml。

1400mg/dl 血红蛋白、66mg/dl 胆红素、1500mg/dl 三酰甘油对检测结果无干扰。标本中的嗜异性抗体或类风湿因子会干扰检测结果。

3. 非小细胞肺癌相关抗原 21-1 定量测定试剂盒（电化学发光法）［国食药监械（进）字 2014 第 3404878 号］

（1）原理：采用双抗体夹心法原理进行检测。样本与生物素化的单克隆抗体和钌标记的酶标抗体形成双抗体夹心法，加入链霉亲和素包被的磁微粒，形成生物素链霉亲和素放大系统，通过电化学发光检测相关强度，Cyfra 21-1 的含量与发光强度成正比。

（2）标本类型：采用正确医用技术收集全血样本，取血清或血浆（肝素锂、肝素钠、肝素铵、EDTA-K）。样本收集后在室温放置不可超过 8h；如果不在 8h 内检测，需将样本放置在 2 ～ 8℃的冰箱中；若需 48h 以上保存，则应冻存于 -20℃以下（1 个月内使用），避免反复冻融（反复冻融不能超过 3 次）。使用前恢复到室温，轻轻摇动混匀。样本中的若出现浑浊或沉淀物可能会影响实验结果，应离心除去，并确定未变质方可使用。严重溶血或脂血的样本不能用于测定。

（3）参考范围：0 ～ 3.3ng/ml。

（4）储运条件：试剂盒在 2 ～ 8℃储存，防止冷冻，避免强光照射，有效期 12 个月。

（5）性能指标

1）最低检测限：0.1ng/ml。

2）检测范围：0.1 ～ 500ng/ml。

3）重复性：总 CV ＜ 5%。

4）干扰物质：胆红素（50mg/dl）、血红蛋白（500mg/dl）、三酰甘油（5000mg/dl）对结果无干扰。

4. 细胞角蛋白 19 片段测定试剂盒（化学发光微粒子免疫检测法）［国食药监械（进）字 2012 第 3400237 号］

（1）原理：运用化学发光微粒子免疫检测法与灵活的检测模式相结合，定量检测人血清中的 Cyfra 21-1 的含量。

（2）样本类型：血清，血浆。

（3）参考范围：0 ～ 2.08ng/ml。

（4）储运条件：试剂盒在 2 ～ 8℃储存，防止冷冻，避免强光照射，有效期 12 个月。

（5）性能指标

1）最低检测限：0.17ng/ml。

2）检测范围：0.17 ～ 100ng/ml。

3）重复性：总 CV ＜ 10%；

4）干扰物质：胆红素（20mg/dl）、血红蛋白（500mg/dl）、三酰甘油（3000mg/dl）对检测结果无干扰。

五、铁　蛋　白

（一）概述

铁蛋白（ferritin）是一种大的球形蛋白，包含有 24 个非共价键结合的亚单位，分子质量约为 450 000Da。亚单位形成了一个外壳包围在中心之外，而中心包含有不同量的羟基磷酸铁，一分子的铁蛋白能结合 4000 ～ 5000 个铁原子，使铁蛋白成为人体内最重要的储铁形式。通常水平下，其铁含量大约为全身铁含量的25%。

血清铁蛋白的检测有助于缺铁性贫血的辅助诊断。监测孕妇、献血者及肾病透析患者的铁含量具有非常重要的临床意义。过高的铁蛋白含量可能提示铁负荷过大，而对肝部造成损害，也可能提示原发性血色沉着病。成人和儿童的慢性炎症都会由于铁的储存而导致铁蛋白浓度的上升。在急慢性肝病、慢性肾衰疾病中也可见铁蛋白浓度的升高。

在健康人群，血清铁蛋白参考值上限：男性为30～500ng/ml，女性为2～223ng/ml；5.5%的正常人、23%的原发性乳腺癌患者和69%的有转移的乳腺癌患者超过了这一水平。铁蛋白的检测适用于了解体内铁代谢的状况，铁蛋白＜10ng/ml被认为贫血。

（二）临床意义

(1) 血清铁蛋白可反映体内贮铁总量，是检查铁营养状态、缺铁及铁负荷过度的有效指标。研究发现，在缺铁性贫血患者体内的铁蛋白水平是正常个体的1/10，而铁过量负载的个体（血色素沉着症、含铁血黄素沉着症）中的血清铁蛋白水平比正常个体高很多。其他的研究也显示血清中铁蛋白浓度为检测早期缺铁即可提供灵敏的方法。血清铁蛋白浓度也可作为铁剂治疗的检测工具，但结果需要注意，因为在这种情况下铁蛋白浓度不总是反映铁储存的实际状态。成人和儿童的慢性炎症都会由于铁的储存而导致铁蛋白浓度的上升。在急慢性肝病、慢性肾衰和一些类型的肿瘤疾病中也可见铁蛋白浓度的升高。

(2) 血清铁蛋白作为肿瘤标志物之一，已被广泛用于许多肿瘤患者的诊治中，大多数恶性肿瘤，特别是有淋巴结、肝脏等转移时，血清铁蛋白水平显著增高，一般＞500ng/ml，而其水平却与肿瘤患者呈负相关。AFP诊断肝癌的临床价值早已得到肯定，但一般认为病理分化接近正常或分化程度极低者，AFP常较低或检测不出，因此，铁蛋白的测定可能是诊断肝癌，尤其是诊断及早期诊断AFP阴性的肝癌的又一比较灵敏的指标，应加以重视和利用。

（三）测定方法

目前该项目常见的免疫学测定方法包括磁微粒化学发光法、化学发光法、酶联免疫法、时间分辨免疫荧光法、流式荧光发光法等。

（四）国家行业标准

暂无。

（五）试剂介绍

1. 铁蛋白定量检测试剂盒（磁微粒化学发光法）[国食药监械（准）字2011第3401026号]

(1) 原理：采用双抗体夹心法原理进行检测。通过免疫反应形成抗体-抗原-抗体-酶复合物，该复合物催化发光底物发出光子，发光强度与ferritin的含量成正比。

(2) 样本类型：血清。

(3) 参考范围：男性，32.0～501.0ng/ml；女性，5.0～223.5ng/ml。

(4) 储运条件：试剂盒在2～8℃储存，防止冷冻，避免强光照射，有效期12个月。

(5) 性能指标

1) 最低检测限：1.5ng/ml。

2) 检测范围：1.5～1000ng/ml。

3) 重复性：CV＜15%。

4) 干扰物质：500mg/dl血红蛋白、65mg/dl胆红素、900mg/dl三酰甘油对检测结果无干扰。

2. 铁蛋白测定试剂盒（化学发光法）[粤食药监械（准）字2011第2400710号]

(1) 原理：采用针对铁蛋白的一株单克隆抗体标记ABEI，另一株单克隆抗体标记FITC。标本、校准品与FITC标记的单克隆抗体及包被羊抗FITC抗体的磁性微球混匀，然后外加磁场沉淀，去掉上清液，用洗液清洗沉淀复合物3次，再加入ABEI标记的单克隆抗体混匀，形成抗原与ABEI标记的抗铁蛋白单克隆抗体和FITC标记的抗铁蛋白单克隆抗体的免疫复合物，然后外加磁场沉淀，去掉上清液，用洗液清洗沉淀复合物3次，直接进入标本测量室，仪器自动泵入化学发光激发物1和2，自动监测3s内发出的相对光强度（RLU）。铁蛋白浓度与 RLU 呈一定的比例关系，测定仪自动拟合计算铁蛋白浓度。

（2）标本类型：血清。

（3）参考范围：男性，25 ～ 350ng/ml；女性，13 ～ 232ng/ml。

（4）储运条件：试剂盒在 2 ～ 8℃储存，防止冷冻，避免强光照射，有效期 12 个月。

（5）性能指标

1）最低检测限：1.3ng/ml。

2）检测范围：5 ～ 500ng/ml。

3）重复性：批内 CV ＜ 10%；批间 CV ＜ 15%。

4）特异性：人肝铁蛋白为 850ng/ml 时，检测结果铁蛋白＞ 700ng/ml；人肝铁蛋白为 450ng/ml 时，检测结果铁蛋白＞ 225ng/ml；人肝铁蛋白为 500ng/ml 时，检测结果铁蛋白＜ 5ng/ml。

3. 铁蛋白诊断试剂盒（电化学发光法）［国食药监械（进）字 2008 第 2400655 号］

（1）原理：采用双抗体夹心法原理进行检测。样本与生物素化的单克隆抗体和钌标记的酶标抗体形成双抗体夹心法，加入链霉亲和素包被的磁微粒，形成生物素链霉亲和素放大系统，通过电化学发光检测相关强度，铁蛋白的含量与发光强度成正比。

（2）样本类型：采用正确医用技术收集全血样本，取血清或血浆（肝素锂、肝素钠、肝素铵、EDTA-K）。样本收集后在室温放置不可超过 8h；如果不在 8h 内检测，需将样本放置在 2 ～ 8℃的冰箱中；若需 48h 以上保存，则应冻存于 -20℃以下（1 个月内使用），避免反复冻融（反复冻融不能超过 3 次）。使用前恢复到室温，轻轻摇动混匀。样本中的若出现浑浊或沉淀物可能会影响实验结果，应离心除去，并确定未变质方可使用。严重溶血或脂血的样本不能用于测定。

（3）参考范围：男性，20 ～ 60 岁，30 ～ 400ng/ml；女性，17 ～ 60 岁，13 ～ 150ng/ml。

（4）储运条件：试剂盒在 2 ～ 8℃储存，防止冷冻，避免强光照射，有效期 12 个月。

（5）性能指标

1）最低检测限：0.5ng/ml。

2）检测范围：0.5 ～ 2000ng/ml。

3）重复性：总 CV ＜ 12%。

4）干扰物质：胆红素（＜ 1112μmol/L 或＜ 65mg/dl）、血红蛋白（Hb ＜ 0.31mmol/L 或＜ 0.5g/dl）、三酰甘油＜ 3300mg/dl、生物素（＜ 205nmol/L 或＜ 50ng/ml）对检测结构无干扰。

4. 铁蛋白测定试剂盒（化学发光微粒子免疫分析法）［国食药监械（进）字 2008 第 2401156 号］

（1）原理：采用双抗体夹心法原理进行检测。运用化学发光微粒子免疫检测法与灵活的检测模式相结合，定量检测人血清中的铁蛋白的含量。

（2）标本类型：血清，血浆。

（3）参考范围：男性，21.81 ～ 274.66ng/ml；女性，4.63 ～ 204.00ng/ml。

（4）储运条件：试剂盒在 2 ～ 8℃储存，防止冷冻，避免强光照射，有效期 12 个月。

（5）性能指标

1）最低检测限：1ng/ml。

2）检测范围：1 ～ 2000ng/ml。

3）重复性：总 CV ＜ 12%。

4）干扰物质：胆红素（20mg/dl）、血红蛋白（200mg/dl）、三酰甘油（3000mg/dl）对检测结果无干扰。

（史小芹　张　天　张豪飞）

第四节　酶类肿瘤标志物

一、总前列腺特异性抗原

（一）概述

1971 年，Harangue 等首先发现前列腺特异性抗原（prostate specific antigen，PSA）是由前列腺上皮细胞合成并分泌至精液中，是一种由前列腺上皮细胞分泌的丝氨酸蛋白酶，为分子质量 34kDa 的单链糖蛋白，含 240 个氨基酸和 4 个糖基侧链，其中氨基酸占 93%，等电点为 6.8 ～ 7.2。PSA 的基因定位于染色体 19q13，由 6000 个碱基、4 个内含子和 5 个外显子组成。正常人 PSA 主要存在于精浆，能溶解精液中的蛋白质，对精液起液化作用，血液中含量极微，精液浓度（0.5 ～ 5.5g/L）约为血清（＜ 0.4μg/L）的 100 万倍。

PSA 在血液中存在着两种形式，即游离型 PSA（free PSA，f-PSA）和结合型 PSA（complex

PSA，c-PSA）。f-PSA 半衰期为 0.75 ～ 1.2h，复合 PSA 半衰期较长，为 2 ～ 3 天。当前列腺成功治疗后，高浓度的 PSA 回到正常值需 2 ～ 3 周。

随着年龄的增长，前列腺体积因腺体增生而增大，分泌的 PSA 也相应增加。当前列腺体积增大、肿瘤或机械浸润等因素破坏了前列腺导管系统周围环境的屏障作用时，PSA 释放入血增多，导致外周血 PSA 水平升高。当肿瘤发生时，每克前列腺癌内容物进入血液循环可使血中 PSA 升高 3μg/L。前列腺增生、前列腺炎症也能引起 PSA 轻度升高，每克增生的前列腺可使血中 PSA 升高 0.3μg/L。因此血中 PSA 是针对前列腺癌的重要标志物之一。

（二）临床意义

1. 早期发现前列腺癌　PSA 是目前可用于前列腺癌筛查的早期标志物，但是 PSA 在低浓度时和良性前列腺增生（BPH）有重叠。前列腺增生、前列腺炎、肾脏和泌尿生殖系统的疾病，也可见血清 t-PSA 的水平升高（一般在 4 ～ 10μg/L），f-PSA 也会轻度升高，必须结合直肠指检、超声检查等进行鉴别。①以年龄调整参考值范围上限：40 ～ 49 岁为 2.5μg/L，50 ～ 59 岁为 3.9μg/L，60 ～ 69 岁为 4.5μg/L，70 ～ 79 岁为 6.5μg/L；② PSA 增长速率：高速增长着（每年 0.75μg/L）为癌症；③ PSA 密度：PSA 浓度 / 超声测量前列腺体积，如 PSA 为 4 ～ 10μg/L，直肠指诊结果阴性，但 PSA 密度阳性［阳性判断值为＞ 0.15ng/(ml×cm)］，则可能是癌症；④ f-PSA 和 t-PSA 比值：具有重要的诊断价值，特别是当 t-PSA 在 4 ～ 10μg/L 时，血清中 f-PSA/t-PSA 比值为 0.15 可作为前列腺肥大和前列腺癌的鉴别要点，比值＜ 0.15 时前列腺癌的可能性大，阳性率为 50% ～ 80%。

2. 临床分期和预后判断　单纯的 PSA 不是很好的前列腺癌的分期指标，但它和前列腺癌的恶性程度及转移有关，PSA 阳性患者大都处于 A ～ D2 期，PSA 浓度越高，恶性度越高；如果 PSA ＞ 50μg/L，绝大部分患者伴有癌症浸润和转移，PSA ＜ 20μg/L 者很少有骨转移，＜ 10μg/L 基本没有转移。

3. 监测前列腺癌的复发　临床发现，前列腺癌手术后即使没有症状，PSA ＞ 0.5μg/L 者，其复发比例远高于 PSA ＜ 0.5μg/L 者。前列腺癌术后第 1 年，每 3 个月测 1 次 PSA，第 2 年每 4 个月测 1 次，以后每 6 个月测 1 次，直至第 5 年。

4. 其他恶性肿瘤　如肾癌、膀胱癌、肾上腺癌、乳腺癌等，也有不同程度的阳性率。

（三）测定方法

目前该项目常见的免疫学测定方法包括电化学发光法、磁微粒化学发光法、化学发光法、酶联免疫法、时间分辨免疫荧光法等。

（四）国家行业标准

该项目有相关医药行业标准分别为《总前列腺特异性抗原（t-PSA）定量测定试剂（盒）（化学发光免疫分析法）》（YY/T1163—2009），适用于以化学发光免疫分析为原理定量检测人血液基质或其他体液成分中的总前列腺特异性抗原（t-PSA）定量测定试剂盒。

（五）试剂介绍

1. 前列腺特异性抗原检测试剂盒（磁微粒化学发光法）（国械准注 20153400051）

（1）原理：采用双抗体夹心法原理进行检测。通过免疫反应形成抗体 - 抗原 - 抗体 - 酶复合物，该复合物催化发光底物发出光子，发光强度与 f-PSA 的含量成正比。

（2）样本类型：采用正确医用技术收集全血样本，采取血样后要求 37℃温育 30min，离心（转速：4000r/min；时间：10min），提取血清用于检测。样本收集后在室温放置不可超过 8h；如果不在 8h 内检测，需将样本放置在 2 ～ 8℃的冰箱中；若需 48h 以上保存，则应冻存于 -20℃以下（1 个月内使用），避免反复冻融（反复冻融不能超过 3 次）。使用前恢复到室温，轻轻摇动混匀。样本中的若出现浑浊或沉淀物可能会影响实验结果，应离心除去，并确定未变质方可使用。严重溶血或脂血的样本不能用于测定。

（3）参考范围：0 ～ 4ng/ml。

（4）注意事项（干扰因素）：2200mg/dl 血红蛋白、65mg/dl 胆红素、1500mg/dl 三酰甘油对检测结果无干扰。标本中的嗜异性抗体或类风湿因子会干扰检测结果。

（5）储运条件：试剂盒在 2 ～ 8℃储存，防止冷冻，避免强光照射，有效期 12 个月。

(6) 性能指标

1) 最低检测限：0.1ng/ml。

2) 检测范围：0.1 ～ 100ng/ml。

3) 分析特异性：与 500ng/ml 的 AFP、500ng/ml 的 CEA 和 400ng/ml 的 FERR 无交叉反应。

4) 重复性：分析内变异不高于 15%。

2. 前列腺特异性抗原定量测定试剂盒（化学发光免疫分析法）[国食药监械（准）字 2012 第 3401397 号（变更批件）]

(1) 原理：采用双抗体夹心法原理进行检测。采用针对 PSA 的一株单克隆抗体标记 ABEI，另一株单克隆抗体标记 FITC。标本、标准液、质控液与 ABEI 标记的单克隆抗体、FITC 标记的单克隆抗体形成“夹心三明治”，加入包被羊抗 FITC 抗体的磁性微球，外加磁场沉淀，去掉上清液，用洗液清洗沉淀复合物，直接进入样品测量室，仪器自动泵入发光底物 1 和 2，自动监测 3s 内发出的相对光强度 (RLU)。PSA 浓度与 RLU 呈一定的比例关系，仪器自动拟合计算 PSA 浓度。

(2) 样本类型：采用 5.0ml 静脉血至采血管中，室温静置。离心、分离血清部分，2 ～ 8℃储存。血清标本在 2 ～ 8℃稳定 12h。超过 12h，则先分装，-20℃可保存 30 天，避免反复冰冻和解冻 2 次以上。如标本中有沉淀出现，必须先做离心处理再进行分析。

(3) 参考范围：0 ～ 0.25ng/ml。

(4) 注意事项（干扰因素）：2.2g/dl 血红蛋白、65mg/dl 胆红素、1.5g/dl 三酰甘油对检测结果无干扰。标本中的嗜异性抗体或类风湿因子会干扰检测结果。

(5) 储运条件：试剂盒在 2 ～ 8℃储存，防止冷冻，避免强光照射，有效期 12 个月。

(6) 性能指标

1) 最低检测限：0.25ng/ml。

2) 检测范围：0.25 ～ 100ng/ml。

3) 分析特异性：与 100IU/ml 的 CA19-9、100ng/ml 的 CEA 和 100ng/ml 的 f-PSA 无交叉反应。

4) 重复性：分析内变异不高于 15%。

3. 总前列腺特异性抗原测定试剂盒（电化学发光法）（国械注进 20143405210）

(1) 原理：样本与生物素化的单克隆抗体和钌标记的酶标抗体形成双抗体夹心法，加入链霉亲和素包被的磁微粒，形成生物素链霉亲和素放大系统，通过电化学发光检测相关强度，PSA 的含量与发光强度成正比。

(2) 样本类型：采用正确医用技术收集全血样本，取血清或血浆（肝素锂、肝素钠、肝素铵、EDTA-K）。样本收集后在室温放置不可超过 8h；如果不在 8h 内检测，需将样本放置在 2 ～ 8℃的冰箱中；若需 48h 以上保存，则应冻存于 -20℃以下（1 个月内使用），避免反复冻融（反复冻融不能超过 3 次）。使用前恢复到室温，轻轻摇动混匀。样本中的若出现浑浊或沉淀物可能会影响实验结果，应离心除去，并确定未变质方可使用。严重溶血或脂血的样本不能用于测定。

(3) 参考范围：0 ～ 4ng/ml。

(4) 注意事项（干扰因素）：1400mg/dl 血红蛋白、65mg/dl 胆红素、1500mg/dl 三酰甘油对检测结果无干扰。标本中的嗜异性抗体或类风湿因子会干扰检测结果。

(5) 储运条件：试剂盒在 2 ～ 8℃储存，防止冷冻，避免强光照射，有效期 12 个月。

(6) 性能指标

1) 最低检测限：0.006ng/ml。

2) 检测范围：0.006 ～ 100ng/ml。

3) 重复性：分析内 CV ≤ 10%。

4. 前列腺特异性抗原测定试剂盒（化学发光微粒子免疫检测法）[国食药监械（进）字 2012 第 3401013 号]

(1) 原理：运用化学发光微粒子免疫检测法与灵活的检测模式相结合，定量检测人血清中的 PSA 的含量。

(2) 样本类型：采用正确医用技术收集全血样本，取血清或血浆。样本收集后在室温放置不可超过 8h；如果不在 8h 内检测，需将样本放置在 2 ～ 8℃的冰箱中；若需 48h 以上保存，则应冻存于 -20℃以下（1 个月内使用），避免反复冻融（反复冻融不能超过 3 次）。使用前恢复到室温，轻轻摇动混匀。样本中的若出现浑浊或沉淀物可能会影响实验结果，应离心除去，并确定未变质方可使用。严重溶血或脂血的样本不能用于测定。

(3) 参考范围：0 ～ 4ng/ml。

(4) 注意事项（干扰因素）：500mg/dl 血红蛋白、20mg/dl 胆红素、3000mg/dl 三酰甘油对检测结果无干扰。标本中的嗜异性抗体或类风湿因子会干扰检测结果。

(5) 储运条件：试剂盒在 2 ～ 8℃储存，防止冷冻，避免强光照射，有效期 12 个月。

(6) 性能指标

1) 最低检测限：0.008ng/ml。

2) 检测范围：0.008 ～ 100ng/ml。

3) 重复性：分析内 CV ≤ 10%。

二、游离前列腺特异性抗原

（一）概述

PSA 在血清中以三种不同分子形式存在，即以自由分子形式的游离型 PSA（free prostate specific antigen，f-PSA）、与 α1- 抗糜蛋白酶结合的复合物 PSA（PSA-ACT）、与 α2- 巨球蛋白结合的复合物 PSA（PSA-AMG）。游离型 PSA 在血液中的半衰期为 110min，而结合型的半衰期为 2 ～ 3 天。由于 PSA-AMG 不具有免疫活性，因此不能被现有的化学试剂检测到，检测的 t-PSA 是 f-PSA、PSA-ACT 的总和。血清 t-PSA 中有 80% 是结合型 PSA，20% 是 f-PSA。由于前列腺癌细胞中存在 ACT 转录及表达的蛋白质，而良性前列腺癌增生患者 ACT 转录及表达蛋白仅为前者的 1%，这是两者血清中 f-PSA 不同的原因，故前列腺良性疾病中 f-PSA 而不是 c-PSA 水平升高，因此对于 t-PSA 测定结果在灰区范围 4 ～ 10ng/ml 的患者，检测 f-PSA 的百分含量以减少一些患者不必要的活检。f-PSA 的百分含量尤其用于诊断前列腺癌，而不管其初次活检结果是否阴性，仍需根据多次的活检结果进行确诊。

（二）临床意义

(1) 前列腺增生、前列腺炎、肾脏和泌尿生殖系统的疾病，也可见血清 f-PSA 轻度升高，必须结合直肠指检、超声检查等进行鉴别。

(2) 前列腺疾病的鉴别诊断。在前列腺疾病患者中，前列腺癌患者血清 f-PSA 较前列腺良性病患者明显降低，适合临床鉴别诊断。f-PSA 和 t-PSA 比值：当 t-PSA 在 4 ～ 10ng/ml 时，血清中 f-PSA/t-PSA 值为 0.15，可作为前列腺增生和前列腺癌的鉴别点；比值＜ 0.15 时，前列腺癌的可能性大。目前临床大都应用血清中 f-PSA/t-PSA 值来鉴别良性前列腺增生和恶性前列腺癌。

(3) 乳腺疾病的鉴别诊断。乳腺癌患者血清 f-PSA 水平明显高于乳腺良性疾病患者。

(4) 其他恶性肿瘤如肾癌、膀胱癌、肾上腺癌、乳腺癌等，也有不同程度的阳性率。

（三）测定方法

目前该项目常见的免疫学测定方法包括电化学发光法、磁微粒化学发光法、化学发光法、酶联免疫法、时间分辨免疫荧光法等。

（四）国家行业标准

该项目有相关医药行业标准为《游离前列腺特异性抗原定量标记免疫分析试剂盒》（YY/T1249—2014），适用于以双抗体夹心法为原理定量测定游离前列腺特异性抗原（f-PSA）的试剂盒。

（五）试剂介绍

1. 游离前列腺特异性抗原检测试剂盒（磁微粒化学发光法）（国械准注 20153400053）

(1) 原理：采用双抗体夹心法原理进行检测。通过免疫反应形成抗体 - 抗原 - 抗体 - 酶复合物，该复合物催化发光底物发出光子，发光强度与 f-PSA 的含量成正比。

(2) 样本类型：采用正确医用技术收集全血样本，采取血样后要求 37℃温育 30min，离心（4000r/min，10min），提取血清用于检测。样本收集后在室温放置不可超过 8h；如果不在 8h 内检测，需将样本放置在 2 ～ 8℃的冰箱中；若需 48h 以上保存，则应冻存于 -20℃以下（1 个月内使用），避免反复冻融（反复冻融不能超过 3 次）。使用前恢复到室温，轻轻摇动混匀。样本中的若出现浑浊或沉淀物可能会影响实验结果，应离心除去，并确定未变质方可使用。严重溶血或脂血的样本不能用于测定。

(3) 参考范围：0 ～ 0.94ng/ml。

(4) 注意事项（干扰因素）：1000mg/dl 血红蛋白、65mg/dl 胆红素、1500mg/dl 三酰甘油对检测结果无干扰。标本中的嗜异性抗体或类风湿因子会干扰检测结果。

(5) 储运条件：试剂盒在 2 ~ 8℃储存，防止冷冻，避免强光照射，有效期 12 个月。

(6) 性能指标

1) 最低检测限：0.05ng/ml。

2) 检测范围：0.05 ~ 50ng/ml。

3) 重复性：分析内 CV ≤ 15%。

2. 游离前列腺特异性抗原（f-PSA）检测试剂盒（化学发光免疫分析法）[国食药监械（准）字 2012 第 3401401 号（变更批件）]

(1) 原理：采用双抗体夹心法原理进行检测。采用针对 f-PSA 的一株单克隆抗体标记 ABEI，另一株单克隆抗体标记 FITC。标本、标准液、质控液与 ABEI 标记的单克隆抗体、FITC 标记的单克隆抗体形成“夹心三明治”，加入包被羊抗 FITC 抗体的磁性微球，外加磁场沉淀，去掉上清液，用洗液清洗沉淀复合物2次，直接进入样品测量室，仪器自动泵入发光底物 1 和 2，自动监测 3s 内发出的相对光强度（RLU）。f-PSA 浓度与 RLU 呈一定的比例关系，仪器自动拟合计算 f-PSA 浓度。

(2) 样本类型：采用 5.0ml 静脉血至采血管中，室温静置。离心、分离血清部分，2 ~ 8℃储存。血清样本在 2 ~ 8℃稳定 12h。超过 12h，则先分装，-20℃可保存 30 天，避免反复冰冻和解冻 2 次以上。如样本中有沉淀出现，必须先作离心处理再进行分析。

(3) 参考范围：0 ~ 1.5ng/ml。

(4) 注意事项（干扰因素）：1g/dl 血红蛋白、20mg/dl 胆红素、3g/dl 三酰甘油对检测结果无干扰。标本中的嗜异性抗体或类风湿因子会干扰检测结果。

(5) 储运条件：试剂盒在 2 ~ 8℃储存，防止冷冻，避免强光照射，有效期 12 个月。

(6) 性能指标

1) 最低检测限：0.05ng/ml。

2) 检测范围：0.5 ~ 60ng/ml。

3) 分析特异性：与 100ng/ml 的 PSA 和 100IU/ml 的 CA19-9 交叉反应结果＜ 0.05ng/ml。

4) 重复性：分析内 CV ≤ 15%。

3. 游离前列腺特异性抗原测定试剂盒（电化学发光法）[国食药监械（进）字 2014 第 3404911 号]

(1) 原理：样本与生物素化的单克隆抗体和钌标记的酶标抗体形成双抗体夹心法，加入链霉亲和素包被的磁微粒，形成生物素链霉亲和素放大系统，通过电化学发光检测相关强度，f-PSA 的含量与发光强度成正比。

(2) 样本类型：采用正确医用技术收集全血样本，取血清或血浆（肝素锂、肝素钠、肝素铵、EDTA-K）。样本收集后在室温放置不可超过 8h；如果不在 8h 内检测，需将样本放置在 2 ~ 8℃的冰箱中；若需 48h 以上保存，则应冻存于 -20℃以下（1 个月内使用），避免反复冻融（反复冻融不能超过 3 次）。使用前恢复到室温，轻轻摇动混匀。样本中若出现浑浊或沉淀物，可能会影响实验结果，应离心除去，并确定未变质方可使用。严重溶血或脂血的样本不能用于测定。

(3) 注意事项（干扰因素）：1000mg/dl 血红蛋白、65mg/dl 胆红素、1500mg/dl 三酰甘油对检测结果无干扰。标本中的嗜异性抗体或类风湿因子会干扰检测结果。

(4) 储运条件：试剂盒在 2 ~ 8℃储存，防止冷冻，避免强光照射，有效期 12 个月。

(5) 性能指标

1) 最低检测限：0.01ng/ml。

2) 检测范围：0.01 ~ 50ng/ml。

3) 重复性：分析内 CV ≤ 10%。

4. 游离前列腺特异性抗原测定试剂盒（化学发光微粒子免疫检测法）[国食药监械（进）字 2014 第 3404857 号]

(1) 原理：运用化学发光微粒子免疫检测法与灵活的检测模式相结合，定量检测人血清中的 f-PSA 的含量。

(2) 样本类型：采用正确医用技术收集全血样本，取血清或血浆。样本收集后在室温放置不可超过 8h；如果不在 8h 内检测，需将样本放置在 2 ~ 8℃的冰箱中；若需 48h 以上保存，则应冻存于 -20℃以下（1 个月内使用），避免反复冻融（反复冻融不能超过 3 次）。使用前恢复到室温，轻轻摇动混匀。样本中的若出现浑浊或沉淀物可能会影响实验结果，应离心除去，并确定未变质方可使用。严重溶血或脂血的样本不能用于测定。

(3) 注意事项（干扰因素）：500mg/dl 血红蛋白、20mg/dl 胆红素、3000mg/dl 三酰甘油对检测结果无干扰。标本中的嗜异性抗体或类风湿因子会干扰检测结果。

(4) 储运条件：试剂盒在 2 ～ 8℃储存，防止冷冻，避免强光照射，有效期 12 个月。

(5) 性能指标

1) 最低检测限：0.008ng/ml。

2) 检测范围：0 ～ 30ng/ml。

3) 重复性：分析内 CV ≤ 10%。

三、结合型前列腺特异性抗原

（一）概述

前列腺特异性抗原（PSA）是目前临床上广泛使用的诊断前列腺癌最重要的肿瘤标志物，具有高度脏器特异性，而无肿瘤特异性；主要由腺管和腺上皮细胞合成，存在于前列腺上皮细胞胞质中。PSA 能够同某些特定的丝氨酸蛋白水解酶抑制物形成稳定的共价结合复合物，从而产生 PSA 的多种分子形式。在人体血清内，除了少部分以游离形式存在的 PSA（f-PSA）外，大部分以复合物形式存在，分别与 α_1- 抗胰凝乳蛋白酶抑制物（ACT）、α_2- 巨球蛋白、蛋白 -C 抑制物、α_1- 抗胰蛋白酶等共价结合，称为 PSA 复合物，亦称结合型 PSA（prostate specific antigen，c-PSA）。目前临床上仅能检测其中的主要复合物，即 PSA-ACT。由于 f-PSA 在血清中浓度较低而又不稳定，且年龄、前列腺体积、样品收集和储藏条件等因素对 f-PSA 的检测值有很大的影响。c-PSA 主要是 PSA 与 α_1- 抗糜蛋白酶形成的复合物（PSA-ACT），其占循环 PSA 的 86%，直接检测 c-PSA 是 PSA 检测的新进展。c-PSA 较 f-PSA 更稳定，受外界因素的影响较小，且其含量高，检测血清 c-PSA 可为临床诊断前列腺癌提供更为可靠的指标，进一步提高对前列腺癌（PCa）诊断的敏感性和特异性，减少不必要的活检率。

（二）临床意义

结合型前列腺特异性抗原 c-PSA 是前列腺癌的特异性肿瘤标志物。其 cut-off 值是 4μg/L，前列腺癌患者该指标明显升高，但是因到目前为止尚未发现 100% 特异性和 100% 灵敏度的肿瘤标志物，肿瘤与肿瘤标志物之间也不是一一对应关系，而只是有相关性，因此，不能仅仅从该指标阳性就判断为前列腺癌，需紧密结合临床表现及其他检查手段综合判断，某些肝癌、肺癌患者该指标也是阳性，另外，还有假阳性存在，如前列腺增生、肛门指检后短期内也会指标升高。

(1) 前列腺癌早期辅助诊断：c-PSA 的特异性明显高于 t-PSA，c-PSA 在鉴别良恶性前列腺疾病中优于 t-PSA，c-PSA、c-PSAD、c-PSA-TZ 提高了早期前列腺癌检测的特异性。对于 t-PSA 处于中等水平的男性来说，c-PSA 及 c/t-PSA 可提供与 t-PSA 及 f/t-PSA 至少相等甚至更好的检测早期前列腺癌作用，t-PSA 和 c-PSA/t-PSA 比值在不同界值对 PCa 进行临床筛选结果的分析表明，联合使用 t-PSA 和 c-PSA/t-PSA 比值可以更有效地区分 BPH 和 PCa。PCa 临床筛选显示以 t-PSA ≤ 10.0μg/L 和 c-PSA/t-PSA ≥ 0.78 为界值来筛选 PCa 为最佳。

(2) 其他恶性肿瘤如肾癌、膀胱癌、肾上腺癌、乳腺癌等，也有不同程度的阳性率。

（三）测定方法

目前该项目常见的免疫学测定方法包括电化学发光法、磁微粒化学发光法、化学发光法、酶联免疫法、时间分辨免疫荧光法等。

（四）国家行业标准

暂无。

（五）试剂介绍

下面对复合前列腺特异性抗原测定试剂盒（直接化学发光法）[国食药监械（进）字 2013 第 3401914 号] 所用试剂进行介绍。

(1) 原理：直接化学发光法，双位点夹心免疫测定法。使用两种抗体。第一种抗体在标记试剂内，是用吖啶酯标记的多克隆山羊抗 PSA 抗体。第二种抗体在固相试剂内，是单克隆鼠抗 PSA 抗体，该抗体与固相试剂中的顺磁性颗粒共价耦合。

(2) 样本类型：人血清。

(3) 注意事项（干扰因素）：接受抗雄激素和 LHRH（黄体生成素释放激素）激动剂和拮抗剂治疗的前列腺患者，可能显示 c-PSA 水平明显下降。胆红素高至 40mg/L，结果显示变化≤ 5%。血红蛋白浓度高至 500mg/dl，结果显示变化≤ 5%。三酰甘油浓度高至 1000mg/dl，结果显示变化≤ 5%。

(4) 储运条件：2 ～ 8℃保存。

(5) 性能指标：测定浓度为 0.03 ～ 100ng/ml；至 8000ng/ml 未出现 Hook 效应。

四、前列腺酸性磷酸酶

（一）概述

酸性磷酸酶是生物体内普遍存在的一种磷酸酶，定位于溶酶体内，是溶酶体的标志物，血清中 ACP 约有 2/3 来自于前列腺，存在于前列腺中的 ACP 又称为前列腺酸性磷酸酶（prostate acid phosphatase，PAP），是前列腺分泌的一种分子质量 103kDa、由两个相同亚单位组成糖蛋白的酶类，半衰期为 1.1 ～ 2.6h，在酸性条件下，具有水解磷酸酶的能力。1936 年 Gutmann 等在前列腺癌患者及骨转移患者中发现血清 ACP 活性升高，而前列腺组织中 ACP 活性较其他组织高 1000 倍，PAP 是 ACP 的同工酶，具有被酒石酸抑制的特性。由于 PAP 为前列腺特异性产生，故通过检测血清 PAP 活性可观察到前列腺的状态。

（二）临床意义

(1) 前列腺癌时可见 PAP 浓度升高，特别是第Ⅲ、Ⅳ期前列腺癌时，PAP 诊断前列腺癌的特异性比 t-PSA 高，但灵敏度低于 t-PSA。因此两者同时测定，可提高前列腺癌的阳性检出率。

(2) 前列腺增生、前列腺炎和泌尿生殖系统的疾病，也可见血清 PAP 水平轻度升高。

(3) 消化道肿瘤、血管内大 B 细胞淋巴瘤中 PAP 也有所表达。

(4) 前列腺按摩后血清 PAP 可一过性增高，在判定结果时要予以考虑；运动后 PAP 升高，但升高程度低于 PSA。

（三）测定方法

目前该项目常见的免疫学测定方法包括化学发光免疫分析法、化学发光法、荧光磁微粒酶免法等。

（四）国家行业标准

暂无。

（五）试剂介绍

1. 前列腺酸性磷酸酶定量测定试剂盒（化学发光免疫分析法）［国食药监械（准）字 2013 第 3400232 号（变更批件）］

(1) 原理：采用双抗体夹心法原理进行检测。采用针对 PAP 的一株单克隆抗体标记 ABEI，另一株单克隆抗体标记 FITC。标本、标准液、质控液与 ABEI 标记的单克隆抗体，FITC 标记的单克隆抗体形成“夹心三明治”，加入包被羊抗 FITC 抗体的磁性微球，外加磁场沉淀，去掉上清液，用洗液清洗沉淀复合物，直接进入样品测量室，仪器自动泵入发光底物 1 和 2，自动监测 3s 内发出的相对光强度（RLU）。PAP 浓度与 RLU 呈一定的比例关系，仪器自动拟合计算 PAP 浓度。

(2) 样本类型：采用 5.0ml 静脉血至采血管中，室温静置。离心、分离血清部分，2 ～ 8℃储存。血清标本在 2 ～ 8℃稳定 12h。超过 12h，则先分装，-20℃可保存 30 天，避免反复冰冻和解冻 2 次以上。如标本中有沉淀出现，必须先作离心处理再进行分析。

(3) 参考范围：0 ～ 2ng/ml。

(4) 注意事项（干扰因素）：10mg/ml 血红蛋白、0.4mg/ml 胆红素、20mg/ml 三酰甘油对检测结果无干扰。标本中的嗜异性抗体或类风湿因子会干扰检测结果。

(5) 储运条件：试剂盒在 2 ～ 8℃储存，防止冷冻，避免强光照射，有效期 12 个月。

(6) 性能指标

1) 最低检测限：0.5ng/ml。

2) 检测范围：0.5 ～ 100ng/ml。

3) 分析特异性：与 51.567ng/ml 的 PSA、60ng/ml 的 f-PSA、1000ng/ml 的 CEA 和 1000IU/ml 的 AFP 交叉反应结果小于 1.880ng/ml。

4) 重复性：分析内 CV ≤ 15%。

2. 前列腺酸性磷酸酶测定试剂盒（化学发光法）［国食药监械（进）字 2014 第 3403211 号］

(1) 原理：化学发光法。

(2) 标本类型：血清。

(3) 参考区间：健康成年男性＜ 3.5ng/ml。

(4) 注意事项（干扰因素）：由于对前列腺的操作可引起前列腺酸性磷酸酶水平持续升高 24 ～ 48h，因此应在直肠检查、活检、前列腺切除术或前列腺按摩前采集样本。胆红素高至 200mg/L 对结果没有影响，血红蛋白浓度高至 512mg/dl 对结果没有影响。三酰甘油浓度高至 3000mg/dl 对结果没有影响。

(5) 储运条件：2 ～ 8℃保存。

(6) 性能指标：测定浓度为 0.02 ～ 100ng/ml；至 15 000ng/ml 未出现 Hook 效应，精密度表现如下（表 17-1）。

表 17-1 精密度表现

	平均值 (ng/ml)	运行中		总计	
		标准差 (ng/ml)	变异系数 (%)	标准差 (ng/ml)	变异系数 (%)
1	1.2	0.05	4.2	0.12	10
2	6.5	0.22	3.4	0.67	10
3	26	0.84	3.2	2.4	9.2
4	43	1.11	2.6	4.5	11
5	66	2.2	3.3	7.7	12

五、神经元特异性烯醇化酶

（一）概述

神经元特异性烯醇化酶 (neuronspecific enolase，NSE) 是烯醇化酶的一种同工酶，以多种二聚体的形式存在，特异地定位于神经元及神经内分泌细胞内，在肺癌组织中的含量是正常肺组织中的 3 ～ 30 倍。分子质量约为 78kDa，是一种酸性蛋白酶，它参与糖酵解，主要作用是催化 2- 磷酸甘油变成烯醇式磷酸丙酮酸。当肿瘤糖酵解作用加强、细胞增殖周期加快时，细胞内 NSE 分泌增多，进入血液也增多。据研究，小细胞肺癌是一种能分泌 NSE 的神经内分泌性肿瘤，检测血清中 NSE 的水平，对小细胞肺癌的诊断、鉴别、病情监测和疗效评估均有重要价值。

（二）临床意义

NSE 有以下临床意义。

(1) 可用于小细胞肺癌的鉴别诊断和监测小细胞肺癌复发。NSE 是小细胞肺癌细胞株所分泌的一种多肽。小细胞肺癌是一种恶性程度高的神经内分泌系统肿瘤，占肺癌的 25% ～ 30%，SCLC 患者血清 NSE 检出的阳性率可达 65% ～ 100%，NSE 被认为是监测小细胞支气管癌的首选标志物。60% ～ 81% 的小细胞支气管癌患者，NSE 升高。血清 NSE 水平与转移部位或者是否为神经系统转移没关系，与小细胞肺癌的临床进程相平行。NSE 是监测小细胞支气管癌疗效与病程的有效标志物，并能提供有价值的预后信息：诊断敏感性为 93%，阳性预测值为 92%。

(2) 可用于神经母细胞瘤的诊断及监测病情、评价疗效和预报复发。神经母细胞瘤是常见的儿童肿瘤，作为神经母细胞瘤的标志物，NSE 对该病的早期诊断有较高的临床应用价值。转移性神经母细胞瘤患者血清 NSE 明显升高，约 62% 患病的儿童血清 NSE 水平高于 30ng/ml。

(3) 神经内分泌细胞肿瘤如嗜铬细胞瘤、胰岛细胞瘤、甲状腺髓样癌、黑色素瘤及视网膜细胞瘤等患者血清中 NSE 含量增加。

(4) 脑外伤或脑肿瘤患者脑脊液中 NSE 含量也增加，有诊断价值。

（三）测定方法

目前该项目常见的免疫学测定方法包括磁微粒化学发光法、化学发光法、酶联免疫法等。

（四）国家行业标准

该项目的相关医药行业标准为《神经元特异性烯醇化酶 (NSE) 定量标记免疫分析试剂（盒）》(YYT 1262—2015)。

（五）试剂介绍

1. 神经元特异性烯醇化酶定量检测试剂盒（磁微粒化学发光法）［国食药监械（准）字 2012 第 3401335 号（变更批件）］

(1) 原理：采用双抗体夹心法原理进行检测。通过免疫反应形成抗体 - 抗原 - 抗体 - 酶复合物，该复合物催化发光底物发出光子，发光强度与 NSE 的含量成正比。

(2) 样本类型：采用正确医用技术收集全血样本，采取血样后要求 37℃温育 30min，离心（4000r/min，10 min），提取血清用于检测。样本收集后在室温放置不可超过 8h；如果不在 8h 内检测需将样本放置在 2 ~ 8℃的冰箱中；若需 48h 以上保存，则应冻存于 -20℃以下（1 个月内使用），避免反复冻融（反复冻融不能超过 3 次）。使用前恢复到室温，轻轻摇动混匀。样本中的若出现浑浊或沉淀物可能会影响实验结果，应离心除去，并确定未变质方可使用。严重溶血或脂血的样本不能用于测定。

(3) 参考范围：0 ~ 20ng/ml。

(4) 注意事项（干扰因素）：100mg/dl 胆红素、1.5g/dl 三酰甘油对检测结果无干扰。标本中的嗜异性抗体或类风湿因子会干扰检测结果。

(5) 储运条件：试剂盒在 2 ~ 8℃储存，防止冷冻，避免强光照射，有效期 12 个月。

(6) 性能指标

1) 最低检测限：0.5ng/ml。

2) 检测范围：0.5 ~ 300ng/ml。

3) 重复性：分析内 CV ≤ 15%。

2. 神经元特异性烯醇化酶（NSE）定量测定试剂盒（化学发光免疫分析法）[国食药监械（准）字 2012 第 3401395 号（变更批件）]

(1) 原理：采用双抗体夹心法原理进行检测。采用针对 NSE 的一株单克隆抗体标记 ABEI，另一株单克隆抗体标记 FITC。标本、标准液、质控液与 ABEI 标记的单克隆抗体、FITC 标记的单克隆抗体形成“夹心三明治”，加入包被羊抗 FITC 抗体的磁性微球，外加磁场沉淀，去掉上清液，用洗液清洗沉淀复合物 2 次，直接进入样品测量室，仪器自动泵入发光底物 1 和 2，自动监测 3s 内发出的相对光强度（RLU）。NSE 浓度与 RLU 呈一定的比例关系，仪器自动拟合计算 NSE 浓度。

(2) 样本类型：采用 5.0ml 静脉血至采血管中，室温静置。离心、分离血清部分，2 ~ 8℃储存。血清标本在 2 ~ 8℃稳定 12h。超过 12h，则先分装，-20℃可保存 30 天，避免反复冰冻和解冻 2 次以上。如标本中有沉淀出现，必须先作离心处理再进行分析。

(3) 参考范围：0 ~ 30ng/ml。

(4) 注意事项（干扰因素）：72mg/dl 胆红素、2g/dl 三酰甘油对检测结果无干扰。样本中的嗜异性抗体或类风湿因子会干扰检测结果。

(5) 储运条件：试剂盒在 2 ~ 8℃储存，防止冷冻，避免强光照射，有效期 12 个月。

(6) 性能指标

1) 最低检测限：2.5ng/ml。

2) 检测范围：2.5 ~ 500ng/ml。

3) 重复性：分析内 CV ≤ 15%。

3. 神经元特异性烯醇化酶测定试剂盒（电化学发光法）[国食药监械（进）字 2014 第 3404881 号]

(1) 原理：样本与生物素化的单克隆抗体和钌标记的酶标抗体形成双抗体夹心法，加入链霉亲和素包被的磁微粒，形成生物素链霉亲和素放大系统，通过电化学发光检测相关强度，NSE 的含量与发光强度成正比。

(2) 样本类型：采用正确医用技术收集全血样本，取血清或血浆（肝素锂、肝素钠、肝素铵、EDTA-K）。样本收集后在室温放置不可超过 8h；如果不在 8h 内检测需将样本放置在 2 ~ 8℃的冰箱中；若需 48h 以上保存，则应冻存于 -20℃以下（1 个月内使用），避免反复冻融（反复冻融不能超过 3 次）。使用前恢复到室温，轻轻摇动混匀。样本中的若出现浑浊或沉淀物可能会影响实验结果，应离心除去，并确定未变质方可使用。严重溶血或脂血的样本不能用于测定。

(3) 参考范围：0 ~ 16.3ng/ml。

(4) 注意事项（干扰因素）：72mg/dl 胆红素、2g/dl 三酰甘油对检测结果无干扰。标本中的嗜异性抗体或类风湿因子会干扰检测结果。

(5) 储运条件：试剂盒在 2 ~ 8℃储存，防止冷冻，避免强光照射，有效期 12 个月。

(6) 性能指标

1) 最低检测限：0.05ng/ml。

2) 检测范围：0.05 ~ 370ng/ml。

3) 重复性：分析内 CV ≤ 10%。

六、胃蛋白酶原Ⅰ、胃蛋白酶原Ⅱ

（一）概述

胃蛋白酶原（PG）是胃蛋白酶的前体，由胃黏膜组织分泌进入血液中。PG 包括胃蛋白酶原Ⅰ（pcpsinogcn I，PGI）和胃蛋白酶原Ⅱ（pcpsinogcn

Ⅱ，PG Ⅱ），PG Ⅰ是由胃底腺的主细胞、颈黏液细胞分泌，PG Ⅱ是由胃底腺、幽门腺、十二指肠腺等分泌。约1%的PG可透过胃黏膜毛细血管进入血液，故可通过检测血清PG判断胃黏膜状态。

血清胃蛋白酶原的水平可反映胃蛋白酶的分泌及胃黏膜状态和功能情况，当胃黏膜发生病变时，血清中PG Ⅰ、PG Ⅱ的含量也随之发生改变。血清PG Ⅰ降低对中、重度萎缩性胃炎最为敏感特异，联合测定血清PG Ⅰ和PG Ⅱ比值是判定正常胃底黏膜或慢性萎缩性胃炎、乃至胃癌的合适、可靠的无创性检测。血清PG Ⅰ和PG Ⅱ的测定还可用于胃疾病治疗的监控指标，如浅表性胃炎、糜烂性胃炎血清中PG Ⅰ、PG Ⅱ都会增加，治愈后恢复正常；萎缩性胃炎、肠化生、异型增生到发展成胃癌血清中PG Ⅰ降低，PG Ⅰ /PG Ⅱ比值变小；胃溃疡、十二指肠溃疡血清中PG Ⅰ、PG Ⅱ含量都有不同程度升高，治愈后恢复正常。

（二）临床意义

(1) 反映胃黏膜的功能。血清PG Ⅰ、PG Ⅱ含量的升高可作为十二指肠溃疡和胃溃疡的危险因素。十二指肠溃疡的发生与胃酸分泌增多有关，患者的壁细胞数显著高于正常。主细胞与壁细胞同位于胃底腺，两者的分泌机制亦相同。后者通过受体接受乙酰胆碱、胃泌素和组胺的刺激而分泌盐酸；前者除有上述受体外，还具有肾上腺素能和胆囊收缩素受体，接受刺激后分泌胃蛋白酶原。胃蛋白酶原的分泌量与胃酸排出量相平行，组织胃蛋白酶原的定量研究亦发现，十二指肠溃疡患者胃十二指肠黏膜的PG含量显著高于正常。胃溃疡的PG水平也比正常人高，特别是溃疡的活动期比愈合期要高。

(2) 诊断慢性萎缩性胃炎。胃癌患者中有80%以上伴有慢性萎缩性胃炎，而慢性萎缩性胃炎可导致胃黏膜主细胞丢失，从而影响分泌功能，引起PG Ⅰ水平下降。胃癌患者血清PG Ⅱ含量变化不大，这可能与分泌胃黏膜细胞分布较广有关，这样就造成PG Ⅰ/PG Ⅱ水平比值下降。胃癌患者血清PG Ⅰ及PG Ⅰ/PG Ⅱ还与病程及分化程度有关。早期低分化癌和早期高分化癌、进展期胃癌均有明显差异。早期高分化癌组织可能是广泛地存在肠化性腺细胞所致，进展期胃癌则可能共存更多的腺细胞萎缩性炎症，而导致PG Ⅰ分泌减少。而早期低分化癌组织则被认为可能不存在广泛的萎缩和肠化生。

(3) 血清PG Ⅰ及PG Ⅰ/PG Ⅱ含量的变化是判断胃癌病程和分化程度的一个亚临床指标。

(4) 血清PG Ⅰ、PG Ⅱ检测还可以作为胃癌全胃切除手术患者复发的标志。胃癌全胃切除后，血清PG Ⅰ、PG Ⅱ水平很低，一旦胃癌复发时，PG Ⅰ或PG Ⅱ升高，可能是部分有分泌功能的癌细胞转移增殖的结果，幼稚细胞的增殖使分泌PG Ⅰ的增高，PG Ⅱ的升高可能是由于高分化管状或乳头状腺细胞分泌所致。由此提示转移的癌细胞与原发的胃癌细胞有同源异质性。

(5) 胃蛋白酶原是胃癌癌前病变萎缩性胃炎的标志物，联合检测PG Ⅰ、PG Ⅱ主要用于萎缩性胃炎胃黏膜萎缩程度的筛查以及胃黏膜萎缩严重程度的监测。

（三）测定方法

目前该项目常见的免疫学测定方法包括化学发光法、免疫比浊法、化学发光微粒子免疫检测法、流式荧光发光法等。

（四）国家行业标准

暂无。

（五）试剂介绍

1. 胃蛋白酶原Ⅰ测定试剂盒（化学发光微粒子免疫检测法）［国食药监械（进）字2013第3402244号］和胃蛋白酶原Ⅱ测定试剂盒（化学发光微粒子免疫检测法）［国食药监械（进）字2013第3402247号］

(1) 原理：运用化学发光微粒子免疫检测法与灵活的检测模式相结合，定量检测人血清中的PG Ⅰ和PG Ⅱ抗原。

(2) 样本类型：血清、枸橼酸钠血浆、EDTA血浆。

(3) 注意事项（干扰因素）：胆红素22mg/dl、血红蛋白550mg/dl、三酰甘油3300mg/dl对检测结果无影响。

(4) 储运条件：存放于2～8℃，保存15个月。

(5) 性能指标

1) 最低检测限：PG Ⅰ ＜ 1.0ng/ml；PG Ⅱ

< 0.5ng/ml。

2）重复性：CV ≤ 10%。

3）准确性：回收率在 85% ～ 115%。

2. 胃蛋白酶原Ⅰ测定试剂盒（化学发光法）［粤械注准 20152400102（变更批件）］和胃蛋白酶原Ⅱ测定试剂盒（化学发光法）［粤械注准 20152400101（变更批件）］

(1) 原理：采用针对 PG Ⅰ（PG Ⅱ）的一株单克隆抗体标记 ABEI，另一株单克隆抗体标记 FITC。标本、校准品与 ABEI 标记的单克隆抗体、FITC 标记的单克隆抗体及包被羊抗 FITC 抗体的磁性微球混匀，形成抗原与 ABEI 标记的抗 PG Ⅰ（PG Ⅱ）单克隆抗体和 FITC 标记的抗 PG Ⅰ（PG Ⅱ）单克隆抗体的免疫复合物，外加磁场沉淀，去电上清液，用洗液清洗沉淀复合物，直接进入样本测量室，仪器自动泵入化学发光激发物 1 和 2，自动检测 3s 发出的相对光强度（RLU）。PG Ⅰ（PG Ⅱ）浓度和 RLU 呈一定的比例关系，测定仪自动拟合计算 PG Ⅰ（PG Ⅱ）浓度。

(2) 样本类型：血清。采集 5.0ml 静脉血至采血管中，室温静置。离心、分离血清部分，2 ～ 8℃储存。血清标本在 2 ～ 8℃稳定 12h。超过 12h，则先分装，-20℃可保存 30 天，避免反复冷冻和解冻两次以上。

(3) 参考范围：70 ～ 240ng/ml。

(4) 储运条件：2 ～ 8℃保存至有效期。

(5) 性能指标

1）最低检测限：PG Ⅰ < 1.0ng/ml；PG Ⅱ < 1.0ng/ml。

2）重复性：CV ≤ 10%。

3）准确性：回收率在 90% ～ 110%。

（付光宇　王新明　孙　萌）

第五节　激素类肿瘤标志物

一、β-人绒毛膜促性腺激素

（一）概述

人绒毛膜促性腺激素（human chorionic gonadotropin，HCG）是一种糖蛋白激素，分子质量为 36kDa，由 α 和 β 两个亚基以非共价键形式组成，α 亚单位的结构与垂体分泌的糖蛋白激素 FSH、LH 和 TSH 基本相同，而 β 亚单位是特异的，但它决定着 HCG 的生物学活性。

HCG 在受精卵植入子宫后 24 ～ 48h 就可以出现在血、尿及体液中，可以被检测出来。不同个体、不同时期的 HCG 含量有极大变化。在正常妊娠过程中，受精卵着床一周后一般血清 hCG 浓度就可达到 50mIU/ml，6 周内每隔 1.5 ～ 3 天即可翻倍。在妊娠的前 3 个月内 HCG 浓度持续升高，然后慢慢下降，直到妊娠结束，生产后，HCG 浓度回复到 < 5mIU/ml，通常在几天后就可达到不可测的低值。

在妊娠和滋养叶细胞疾病的妇女血清中，发现至少有 7 种具有免疫活性的 HCG 分子形式，它们包括完整 HCG、脱 β- 羧基末端的 HCG、β-HCG 核心片段、缺刻 HCG（nicked HCG）、HCG 糖变异体、游离 β-HCG 和游离 α-HCG。

（二）临床意义

(1) 诊断和监测妊娠：检测人血清中 β-人绒毛膜促性腺激素（β-HCG）的含量变化可以用于诊断早孕及监测妊娠。

(2) 辅助诊断异位妊娠：异位妊娠是由于胚胎有不同程度的营养不良，滋养细胞形成较少，血中 HCG 值较正常妊娠偏低，其水平的高低与胚胎着床部位营养状况有关。正常宫内妊娠时血 β-HCG 倍增时间为 1.7 ～ 2.4 天，而宫外孕则需 3 ～ 8 天，动态监测 β-HCG 为及早发现异位妊娠进行保守治疗提供了很好的诊断依据。

(3) 观察先兆流产及不全流产：临床上发现孕妇有先兆流产的症状时，通过动态检测，观察 β-HCG 的变化，对 β-HCG 浓度下降不明显而仍接近正常者，可积极保胎，经治疗 β-HCG 浓度逐渐上升，并与妊娠月份相符，多能继续妊娠；而对 β-HCG 逐渐下降且下降至一定程度者，宜人工流产以终止妊娠。流产 4 周后 β-HCG 应转为正常，而不全流产者 β-HCG 仍会高于正常。

(4) 诊断和监测滋养层肿瘤：常用来指示的 HCG 相关分子是游离 β-HCG。在正常妊娠的血清中，游离 β-HCG 所占比例非常低（< 1%），但在绝大多数滋养层疾病中发现高浓度的游离 β-HCG，

且游离 β-HCG 与总 HCG 的比值在葡萄胎时最低，绒癌时最高，可能是游离 β-HCG 的增多与未成熟的滋养层细胞有关。因此通过游离 β-HCG 的检测也可判断滋养层细胞的分化程度。游离 β-HCG 除在血清中升高外，在尿中浓度也显著升高。除此之外，尿中另一个 HCG 分子 β 核心片段的值也升高明显，可作为诊断和监测滋养层疾病的一项有意义的指标。另外，与唐氏综合征相似，高糖基化 HCG 也可为早期诊断和监测滋养层疾病的标志物。

(5) 监测非滋养层恶性瘤：如睾丸癌、胚胎细胞瘤、乳腺癌、宫颈癌、阴道癌等的血清或尿液标本中能检测到升高的 HCG 值，且 HCG 同样不均一存在，各种相关成分如规则 HCG、游离 α-HCG、游离 β-HCG、缺口高糖基化 HCG、尿 G 核心片段等在不同恶性肿瘤、肿瘤不同恶性程度会有不同程度的异位表达。因此，HCG 也是诊断和监测非滋养层恶性瘤的肿瘤标志物之一。

（三）测定方法

目前该项目常见的免疫学测定方法包括化学发光法、酶联免疫发、胶体金法、电化学发光法等。

（四）国家行业标准

该项目有相关医药行业标准分别为《人绒毛膜促性腺激素定量标记免疫分析试剂盒》(YY/T1214—2013)。

（五）试剂介绍

1. β- 人绒毛膜促性腺激素定量检测试剂盒（磁微粒化学发光法）[豫食药监械（准）字 2014 第 2400476 号]

(1) 原理：采用双抗体夹心法原理进行检测。通过免疫反应形成抗体 - 抗原 - 抗体 - 酶复合物，该复合物催化发光底物发出光子，发光强度与 AFP 的含量成正比。

(2) 标本类型：血清。

(3) 参考范围：0 ～ 5mIU/ml。

(4) 注意事项（干扰因素）：24mg/dl 胆红素、1000mg/dl 血红蛋白和 3000mg/dl 三酰甘油对检测结果无干扰。

(5) 储运条件：试剂盒在 2 ～ 8℃储存，防止冷冻，避免强光照射，有效期 12 个月。

(6) 性能指标

1) 最低检测限：≤ 2.0mIU/ml。

2) 线性：在 5 ～ 2000mIU/ml 范围内，线性相关系数 $r \geq 0.9900$。

3) 分析特异性：与主要类似物的交叉反应：测量浓度为 520μIU/ml 的 HTSH，HCG ≤ 2.0mIU/ml；测量浓度为 290IU/L 的 HFSH，HCG ≤ 2.0mIU/ml；测量浓度为 500IU/L 的 HLH，hCG ≤ 2.0mIU/ml。

4) 重复性：CV ≤ 15.0%。

2. 绒毛膜促性腺激素及 β- 亚单位检测试剂盒（电化学发光法）[国食药监械（进）字 2014 第 3404891 号]

(1) 原理：样本与生物素化的单克隆抗体和钌标记的酶标抗体形成双抗体夹心法，加入链霉亲和素包被的磁微粒，形成生物素链霉亲和素放大系统，通过电化学发光检测相关强度，β-HCG 的含量与发光强度成正比。

(2) 样本类型：血清，肝素钠、锂、铵，Na_2-EDTA、K_3-EDTA，枸橼酸钠，氟化钠，草酸钾血浆均可。

(3) 参考范围：0 ～ 5.3mIU/ml。

(4) 注意事项（干扰因素）：24mg/dl 胆红素、1000mg/dl 血红蛋白和 1400mg/dl 三酰甘油对检测结果无干扰。

(5) 储运条件：储存 2 ～ 8℃，有效期为 18 个月。

(6) 性能指标

1) 最低检测限：≤ 0.6mIU/ml。

2) 线性：在 0.1 ～ 10 000mIU/ml 范围内，线性相关系数 $r \geq 0.9900$。

3) 重复性：CV ≤ 10.0%。

3. 总 β- 亚单位人绒毛膜促性腺激素测定试剂盒（化学发光法）[国食药监械（进）字 2009 第 2400427 号]

(1) 原理：采用双抗体夹心法原理进行检测。通过免疫反应形成抗体 - 抗原 - 抗体 - 酶复合物，该复合物催化发光底物发出光子，发光强度与 AFP 的含量成正比。

(2) 标本类型：血清。

(3) 参考范围：0 ～ 5.0mIU/ml。

(4) 储运条件：储存 2 ～ 8℃，有效期为 12 个月。

(5) 性能指标

1) 最低检测限：≤ 0.5 mIU/ml。

2) 线性：在 0.5 ～ 1000mIU/ml 范围内，线性相关系数 $r \geqslant 0.9900$。

3) 重复性：CV ≤ 10.0%。

4. 总 β- 人绒毛膜促性腺激素测定试剂盒（微粒子酶联免疫检测法）[国食药监械（进）字 2009 第 2400557 号]

(1) 原理：运用化学发光微粒子免疫检测法与灵活的检测模式相结合，定量检测人血清中的总 β-HCG 的含量。

(2) 样本类型：血清和血浆。

(3) 参考范围：0 ～ 5.0mIU/ml

(4) 储运条件：存放于 2 ～ 8℃，保存 15 个月。

(5) 性能指标

1) 最低检测限：≤ 2mIU/ml。

2) 准确性：90% ～ 110%。

3) 重复性：CV ≤ 10.0%。

二、胃泌素释放肽前体

（一）概述

胃泌素释放肽（GRP）是由 McDonald 等在 1978 年从猪的胃组织细胞中分离出的一种具有促胃泌素分泌作用的胃肠道激素，由 27 个氨基酸组成，是有效的促分泌素或调节肽，广泛分布于哺乳动物的胃肠道神经系统和肺呼吸道。GRP 是正常人脑、胃的神经纤维以及胎儿肺的神经内分泌组织存在的激素。胎儿和新生儿支气管上皮内分泌细胞 GRP 含量丰富。而在成人，GRP 仅存在于神经组织和小部分肺的神经内分泌细胞中，且水平较低。肺癌的癌细胞本身亦可产生并分泌 GRP，以自分泌的方式调节自身的生长，并且也可以通过局部弥散的方式与周围的肿瘤细胞膜上相应的受体结合，刺激肿瘤的生长。许多小细胞肺癌（small cell lung cancer，SCLC）细胞株和肿瘤组织分泌的 GRP 储存在细胞质中的高尔基体内，在适当条件下释放到组织中，与细胞膜上的 GRP 受体结合，使肿瘤细胞增殖和肿瘤无限生长。低水平 GRP 即可刺激 SCLC 细胞 DNA 合成，因而 GRP 被认为是 SCLC 的自主生长因子。但由于 GRP 很容易被肽链端解酶快速降解，活性部分在血中不稳定，从血浆中直接提取可靠的 GRP 较困难，因而难以在临床上应用。

胃泌素释放肽前体（ProGRP）是 GRP 的前体结构，普遍存在于非胃窦组织神经纤维脑和肺的神经内分泌细胞中，ProGRP 根据其部分氨基酸的变异，可分为三种生物大分子，它们具有共同的 C 端序列 31 ～ 98，能够在血浆中稳定表达 ProGRP，是 GRP 基因编码的产物。大量研究证实 ProGRP 31 ～ 98 水平能够代表 GRP 水平和 GRP 基因表达，是一种新的肿瘤标志物。

（二）临床意义

(1) 小细胞肺癌：ProGRP 31 ～ 98 和 NSE 分别以 40pg/ml 和 8.0g/L 为阈值，二者检测 SCLC 的敏感性分别为 73% 和 60%，特异性分别为 98% 和 92%。相比较，NSE 诊断早期 SCLC 的 敏感性仅 36.84%，而 ProGRP 诊断早期 SCLC 的敏感性为 63.16%，由此可见 ProGRP 对 SCLC 诊断的特异性、敏感性，尤其是 SCLC 的早期诊断比 NSE 更好。

(2) 非小细胞肺癌：1999 年世界卫生组织把大细胞神经内分泌癌（large cell neuroendocrine carcinoma，LCNEC）归类于大细胞癌的一个变种，LCNEC 即使在早期发现预后也很差，在一些 NSCLC 尤其是 LCNEC 患者中，观察到有血浆 ProGRP 浓度的升高。

(3) 胃肠肿瘤：胃泌素是一种重要的胃肠激素，对食物的消化有重要的调节作用，可以促进胃肠道上皮细胞的再生。在小细胞肺癌结直肠癌的患者中血浆 ProGRP 异常增高，而健康人血浆中含量很低。有研究表明，将患者的肿瘤组织切除后其血中 ProGRP 的含量明显下降，这也提示了 ProGRP 的肿瘤组织来源。

(4) 小细胞食管癌：SCEC 患者血浆高水平的 ProGRP 在化疗和手术后逐渐降至正常水平，复发后血浆 ProGRP 的水平再次升高，对复发的 SCEC 进行化疗后，血浆 ProGRP 的水平又开始下降。因此，血浆 ProGRP 水平的监测对 SCEC 诊断和疗效评价有重要的意义。

(5) 卵巢癌：卵巢癌组织分化越差，GRP 蛋白表达越高，GRPR 蛋白表达与卵巢癌的分化程度、临床分期、有无腹水形成有关。因此检测血浆 ProGRP 的水平对卵巢癌的诊断有重要意义。

（三）测定方法

目前该项目常见的免疫学测定方法包括电化学发光法、化学发光微粒子免疫检测法、酶联免疫法等。

（四）国家行业标准

暂无。

（五）试剂介绍

1. 胃泌素释放肽前体检测试剂盒（电化学发光法）[国食药监械（进）字 2013 第 3405551 号]

(1) 原理：样本与生物素化的单克隆抗体和钌标记的酶标抗体形成双抗体夹心法，加入链霉亲和素包被的磁微粒，形成生物素链霉亲和素放大系统，通过电化学发光检测相关强度，ProGRP 的含量与发光强度成正比。

(2) 样本类型：采用正确医用技术收集全血样本，取血清或血浆（肝素锂、肝素钠、肝素铵、EDTA-K）。样本收集后在室温放置不可超过 8h；如果不在 8h 内检测，需将样本放置在 2 ～ 8℃的冰箱中；若需 48h 以上保存，则应冻存于 -20℃以下（1 个月内使用），避免反复冻融（反复冻融不能超过 3 次）。使用前恢复到室温，轻轻摇动混匀。样本中的若出现浑浊或沉淀物可能会影响实验结果，应离心除去，并确定未变质方可使用。严重溶血或脂血的样本不能用于测定。

(3) 参考范围：0 ～ 85.7pg/ml。

(4) 注意事项（干扰因素）：1000mg/dl 血红蛋白、66mg/dl 胆红素、2000mg/dl 三酰甘油对检测结果无干扰。标本中的嗜异性抗体或类风湿因子会干扰检测结果。

(5) 储运条件：试剂盒在 2 ～ 8℃储存，防止冷冻，避免强光照射，有效期 12 个月。

(6) 性能指标

1) 最低检测限：2.0pg/ml。

2) 检测范围：3.0 ～ 5000pg/ml。

3) 重复性：分析内 CV ≤ 10%。

2. 胃泌素释放肽前体测定试剂盒（化学发光微粒子免疫检测法）[国食药监械（进）字 2014 第 3400253 号]

(1) 原理：运用化学发光微粒子免疫检测法与灵活的检测模式相结合，定量检测人血清中的 ProGRP 的含量。

(2) 标本类型：采用正确医用技术收集全血样本，取血清或血浆。样本收集后在室温放置不可超过 8h；如果不在 8h 内检测需将样本放置在 2 ～ 8℃的冰箱中；若需 48h 以上保存，则应冻存于 -20℃以下（1 个月内使用），避免反复冻融（反复冻融不能超过 3 次）。使用前恢复到室温，轻轻摇动混匀。样本中的若出现浑浊或沉淀物可能会影响实验结果，应离心除去，并确定未变质方可使用。严重溶血或脂血的样本不能用于测定。

(3) 参考范围：0 ～ 65pg/ml。

(4) 注意事项（干扰因素）：500mg/dl 血红蛋白、20mg/dl 胆红素、3000mg/dl 三酰甘油对检测结果无干扰。标本中的嗜异性抗体或类风湿因子会干扰检测结果。

(5) 储运条件：试剂盒在 2 ～ 8℃储存，防止冷冻，避免强光照射，有效期 12 个月。

(6) 性能指标

1) 检测限：0.5pg/ml。

2) 检测范围：3 ～ 5000pg/ml。

3) 分析特异性：检测 100pg/ml GRP，交叉率小于 10%。

4) 重复性：分析内 CV ≤ 10%。

3. 胃泌素释放肽前体 (ProGRP) 检测试剂盒（酶联免疫法）[国食药监械（进）字 2014 第 3401700 号]

(1) 原理：采用双抗体夹心法原理进行检测。通过免疫反应形成抗体 - 抗原 - 抗体 - 酶复合物，该复合物催化发光底物发出光子，发光强度与 PSA 的含量成正比。

(2) 标本类型：采用正确医用技术收集全血样本，取血清或血浆。样本收集后在室温放置不可超过 8h；如果不在 8h 内检测，需将样本放置在 2 ～ 8℃的冰箱中；若需 48h 以上保存，则应冻存于 -20℃以下（1 个月内使用），避免反复冻融（反复冻融不能超过 3 次）。使用前恢复到室温，轻轻摇动混匀。样本中的若出现浑浊或沉淀物可能会影响实验结果，应离心除去，并确定未变质方可使用。严重溶血或脂血的样本不能用于测定。

(3) 参考范围：0 ～ 60pg/ml(99%)。

(4) 注意事项（干扰因素）：450mg/dl 血红蛋白、20mg/dl 胆红素、3000mg/dl 三酰甘油对检测结果无干扰。标本中的嗜异性抗体或类风湿因子会干扰检测结果。

(5) 储运条件：试剂盒在 2 ～ 8℃储存，防止冷冻，避免强光照射，有效期 12 个月。

(6) 性能指标

1) 检测限：10pg/ml。

2) 检测范围：0 ～ 2000pg/ml。

3) 重复性：CV ≤ 10%。

4. 胃泌素释放肽前体检测试剂盒（酶联免疫法）[国食药监械（准）字 2012 第 3401203 号]

(1) 样本类型：人血清或血浆样本。

(2) 参考范围：用本试剂盒测定了 300 份健康人血清样本和 200 份非小细胞癌 (nonsmallcell lung cancer，NSCLC) 血清样本的 ProGRP 浓度，平均值 ($\bar{x}$) 为 20.9pg/ml，标准差 (s) 为 8.4pg/ml。一般以正常人 99% 置信区间上限值 ($\bar{x}+3s$) 作为适宜的临界值 (cut-off 值)，则该试剂盒测定的 cut-off 值为 46pg/ml，正常值是 0 ～ 46pg/ml。

(3) 注意事项（干扰因素）

1) 本品仅适用于体外诊断诊断。

2) 试剂盒从冷藏环境中取出，应平衡至室温（18 ～ 26℃）后使用。未用完的微孔板条用自封袋密封保存。

3) 储存和温育时应避光进行。

4) 在准备 OPD 底物工作液时，应使用洁净的非金属的器具；金属器具不得接触终止液。

5) 不得直接用手接触 OPD 片和终止液。若不慎接触，则应立即用大量自来水冲洗。

6) 操作应迅速，加样品时间过长、洗涤后放置太久均可能影响检测结果的准确性。

7) 每次测定均应作标准曲线。

8) 待测样品 2 孔的吸光度值超过其平均值的 ±20%，应重复试验。

9) 操作应按说明书严格及进行。严格控制反应温度和时间，并尽量使用移液器加样，结果判定以酶标仪读书为准。

10) 不同批号试剂请勿混用，不要使用过期试剂。

11) 该品含有部分动物源性物质，操作必须符合国家有关传染性疾病检测的实验室管理及安全的规定，并按有关实验室规程处理所使用组分及样品。

(4) 储运条件

1) 试剂盒置 2 ～ 8℃保存，有效期为 12 个月。

2) 开封后，各组件应保存在 2 ～ 8℃，于 4 周内使用。

3) 复溶后的 ProGRP 校准品应保存在 2 ～ 8℃，于 1 周内使用。

4) 复溶后的 HRP 标记抗体应保存在 2 ～ 8℃，于 2 周内使用。

(5) 性能指标

1) 测定范围：0 ～ 1000pg/ml。

2) 分析灵敏度：最低检测限≤ 5pg/ml。

3) 剂量反应曲线的线性：用双对数模型拟合，在 12.3 ～ 1000pg/ml 的浓度范围内，剂量反应曲线相关系数≥ 0.9900。

4) 精密性：分析内 CV ≤ 15%。

5) 特异性：与 1μg/ml 的胃泌素释放肽、蛙皮素和神经元特异性烯醇化酶的交叉反应，测定结果均应小于 5.0pg/ml。

6) 胆红素 (20mg/dl)、血红蛋白 (500mg/dl) 和血脂 (3000mg/dl) 对 ProGRP 的检测无干扰。

（陈　科　杨　敏）

第六节　其他肿瘤标志物

一、肿瘤坏死因子 -α

（一）概述

肿瘤坏死因子 (tumor necrosis factor) 主要由活化的单核 / 巨噬细胞产生，能杀伤和抑制肿瘤细胞，促进中性粒细胞吞噬，抗感染，引起发热，诱导肝细胞急性期蛋白合成，促进髓样白血病细胞向巨噬细胞分化，促进细胞增殖和分化，是重要的炎症因子，并参与某些自身免疫病的病理损伤。肿瘤坏死因子与干扰素协同作用可杀死肿瘤细胞。根据其来源和结构不同分为两种类型，即 TNF-α 和 TNF-β。前者主要由巨噬细胞产生，LPS 是诱导其产生的较强刺激剂，T 细胞和 NK 细胞在某些刺激因子（如 PMA）作用下也可分泌 TNF-α；后者主要由活化 T 细胞产生，T 细胞在抗原、丝裂原等刺激下可产生高水平的 TNF-β。TNF-β 原称淋巴毒素 (lymphotoxin，LT)。TNF-α 主要由单核 – 巨噬细胞分泌；TNF-β主要由活化的T淋巴细胞分泌，两者有相似致热性。

（二）临床意义

（1）肿瘤辅助诊断：TNF是迄今发现的抗肿瘤活性最强的细胞因子，它对体外多种肿瘤细胞株有明显的细胞毒性，而对正常细胞无杀伤作用。在多种肿瘤中，内源性TNF均显著升高，有助于诊断诸如胃癌、肠癌、肾癌、黑色素瘤、头颈部肿瘤等恶性肿瘤；同时TNF对恶性肿瘤细胞有明显的杀伤作用，尤其对非小细胞肺癌的治疗有效率达到50%。

（2）感染性休克：目前认为革兰氏阴性杆菌或脑膜炎球菌引起的弥散性血管内凝血、中毒性休克是由于细菌内毒素刺激机体产生过量TNF-α，引起发热，心脏、肾上腺严重损害，呼吸循环衰竭，甚至引起死亡，其TNF水平与病死率正相关。其发病机制可能是TNF刺激内皮细胞，导致炎症、组织损伤和凝血。TNF也是急性肝坏死的重要因素。病毒性暴发型肝衰竭外周血细胞诱生TNF，IL-1活性升高，且与病情程度相关。目前有关TNF介导内毒素性休克的机制还不很清楚。有认为TNF能促进前凝血酶原活性物质生成，抑制内皮细胞凝血酶调节毒素休克。TNF抗体（抗血清或单克隆抗体）在小鼠、家兔和狒狒体内均有效地阻止致死性内毒素休克的发生。应用抗TNf McAb治疗脓毒症和化脓性休克已进入Ⅲ期临床试验，抗TNF嵌合抗体治疗细菌性感染也已开始Ⅰ期临床试验。

（3）2型糖尿病辅助诊断：胰岛素抵抗患者机体中常有TNF-α超表达。肥胖型胰岛素抵抗机体脂肪细胞的TNF-α mRNA显著升高，且与胰岛素抵抗的程度存在显著正相关，而正常机体的脂肪细胞几乎不表达TNF-α。此外，在感染、创伤、肿瘤等情况下常会发生胰岛素抵抗，血清中TNF-α的含量也是升高的。

（4）类风湿关节炎：TNF-α在RA发病机制中起重要作用。在骨关节炎中，一种未知的抗原与T细胞相互作用，促使TNF-α释放。TNF-α是RA形成的关键酶，约50%骨关节炎患者的滑液中可检测到高水平的TNF（主要以TNF-α形式存在）。

（5）其他疾病：TNF-α是机体炎症及免疫反应的重要调节因子。适量合成能调节机体的免疫系统，抵抗病原菌的侵袭，对机体有保护作用；过度合成可危害机体造成组织损伤。TNF-α在感染性休克、多器官功能障碍的发病中起关键作用，其水平与病死率呈正相关。烧伤后TNF-α等细胞因子释放增加，TNF与烧伤后感染的严重程度有关，并对脓毒症的早期诊断及预后的判断有一定帮助。TNF在肝细胞代谢和肝细胞损伤方面起着重要作用，给鼠注入中等剂量的TNF后，会出现肝细胞功能不全。慢性根尖周炎根管渗出物或试验性根尖炎模型中均可检测到TNF或高TNF mRNA表达细胞，TNF在根尖周病损中的作用主要还是免疫效应，除此之外还有刺激骨吸收、抑制骨形成等，所有功能皆可被sTNFR阻断。在缺氧缺血性脑损伤中，TNF参与的免疫异常及炎症反应是主要发病机制。

（三）测定方法

目前该项目常见的免疫学测定方法包括电化学发光法、磁微粒化学发光法、化学发光法、酶联免疫法、时间分辨免疫荧光法等。

（四）国家行业标准

暂无。

（五）试剂介绍

下面对TNF-α检测试剂盒［国食药监械（进）字2012第2402346号］所用试剂进行介绍。

（1）原理：采用双抗体夹 心法原理检测。两个抗体分别为单克隆鼠抗和多克隆兔抗。

（2）标本类型：人血清或肝素化血浆。样本于2～8℃保存6h，或-20℃保存6个月。

（3）参考区间：采集58名健康实验室志愿者的样本，应用IMMULITE TNF-α试剂盒进行检测。样本绝对范围从测不出到8.1pg/ml。

（4）注意事项（干扰因素）：样本中胆红素的浓度直至200mg/L、血红蛋白的浓度直至382mg/dl、脂血的浓度直至3000mg/dl，在检测允许的精密度范围内对结果没有影响。

（5）储运条件：在2～8℃条件下保存。

（6）性能指标：检测范围最高可达 1000pg/ml；分析灵敏度为 1.7pg/ml；高点钩状效应至 100 000pg/ml 未见。抗体特异性极佳，与其他白细胞介素及肿瘤坏死因子、干扰素等都未见交叉反应。精密度：在 34pg/ml 水平时，批内 CV 为 3.5%，总 CV 约为 5.8%。

二、循环肿瘤细胞

（一）概述

1869 年，澳大利亚籍医生 Ashworth 首次提出循环肿瘤细胞（circulating tumor cell，CTC）的概念。1976 年 Nowell 将 CTC 的定义为来源于原发肿瘤或转移肿瘤，获得脱离基底膜的能力并入侵通过组织基质进入血管的肿瘤细胞。目前 CTC 是指存在于外周血中的各类肿瘤细胞的统称。大部分癌症相关死亡由转移引起，转移过程中肿瘤细胞脱离原发灶，通过血流到达新的组织，并在一定条件下发展为转移灶。循环肿瘤细胞（CTC）早在 140 多年前就被发现，但由于其含量非常少以及分离检测方法的局限，直到近年才日益受到广泛关注。大部分 CTC 在伴随外周循环的过程中发生凋亡，或直接被血细胞吞噬，只有少数能逃逸并锚着发展成为转移灶。

大量研究表明，CTC 以不同形态存在于外周血中，既有游离的单个 CTC，也有聚集成团的细胞团（circulating tumor microemboli，CTM）。肿瘤细胞在进入外周血循环的过程中会发生上皮－间质转变（epithelial mesenchymal transition，EMT），故 CTC 存在不同类型，包括上皮细胞表型、间质细胞表型和上皮细胞与间质细胞混合表型。CTM 和间质细胞表型 CTC 具有更强的转移潜能。

CTC 以单个细胞或细胞团（又称循环肿瘤微栓子，CTM）的形式存在于循环系统中。恶性肿瘤细胞为了获得运动性和侵袭性，会丢失某些上皮细胞的表型（包括形态、表面抗原、基因表达等）并获得某些间充质细胞的表型，这就是上皮－间质转变（EMT）。多数恶性肿瘤细胞在脱离原发灶的过程中发生 EMT。最近研究发现，CTM 与间质细胞表型密切相关，并且高比例的间质细胞表型 CTC 与化疗耐药有关。另外的研究显示，CTM 可抵御失巢凋亡（anoikis）、耐受细胞毒药物、比单个肿瘤细胞具有更强的转移潜能。因此，CTM 和间质细胞表型 CTC（EMT CTC）与单个普通 CTC 相比，与预后的相关性可能更强。

（二）临床意义

1. CTC 与预后评估 对转移肿瘤患者进行预后评估是目前 CTC 临床应用最广泛的领域。恶性肿瘤患者治疗前后的 CTC 类型和数目的变化具有重要的预后提示价值。大量实验证明 CTC 的出现与晚期癌症患者的预后密切相关。CTC 检测作为一种简单的血液检测，可随时获取用于评估患者的预后。

2. CTC 与复发风险评估 肿瘤的复发转移与 CTC 密切相关，监测 CTC 可早于常规影像学检查手段预估肿瘤复发风险。大量研究已经证实，CTC 检测将有助于复发转移监控、判断患者预后、指导术后辅助治疗等。与肿瘤组织样本相比，血液样本更易获取、创伤性小、可反复采集，是临床上常规检测较为理想的标本来源，大大提高了这一方法的应用价值。

3. CTC 与疗效监测 抗肿瘤治疗的疗效监测是 CTC 的另一项重要临床应用领域。CTC 检测可作为影像学及临床评分体系的补充，对患者的治疗应答作出评价。例如，在药物治疗后 1～2 周，通过 CTC 的检测，临床医师就可以观察循环细胞类型和数量的改变即可预测治疗效果，效果不好的患者可及时调整治疗方案，避免浪费宝贵的治疗时间。

4. CTC 与个体化治疗 CTC 检测不仅可提供预后预测、复发风险评估和疗效监测，同时 CTC 的分子分析还可以反映患者肿瘤的基因信息，指导个体化用药。

目前，靶向治疗已成为恶性肿瘤治疗的主要手段。靶向治疗药物作用于特定的靶标基因发挥药效，其药物疗效与肿瘤患者的基因信息密切相关。因此，患者接受靶向药物治疗之前，必须接受系列的基因检测，根据患者的基因特点，采用不同的治疗方案，实施个体化治疗。

CTC 是游离于患者血液中的肿瘤细胞，携带了肿瘤的全部基因，可以作为基因检测的样本。CTC 分析通过对获取的 CTC 进行基因分析，能实时反映肿瘤的基因状况，清楚地指导患者下一步的药物选择，提高治疗效果。

（三）测定方法

目前该项目常见的免疫学测定方法包括流式荧光技术、膜过滤、磁微粒化学发光法、PCR、免疫细胞化学法、芯片等。

（四）国家行业标准

暂无。

（五）试剂介绍

下面对循环上皮细胞检测试剂盒（免疫磁颗粒细胞捕获＋荧光染色法）[国食药监械（进）字2012第3402617号]所用试剂进行介绍。

(1) 原理：循环肿瘤细胞检测试剂盒包括磁流体捕获试剂和荧光免疫试剂。磁流体试剂是一种具有磁芯的颗粒。其表面包被识别EpCAM抗原的抗体，EpCAM是CTC特异性抗原，因此，该磁微粒可以捕获CTC。经过免疫捕获和富集后，荧光试剂用来鉴定CTC和CTC计数。

(2) 样本类型：只能用CellSave保护管收集血液。CTC非常脆弱，需要特别保护才能进行正确分析。

(3) 参考范围：0.021 ～ 0.5ng/ml。

(4) 注意事项（干扰因素）：用未处理的样本作为对照，将SK-BR-3细胞掺入到血液样品中，并同潜在的干扰物质进行作用。对以下癌症药物的毒性水平(5次治疗指数)，包括非处方药和其他外源物质进行了测试：环磷酰胺、丝裂霉素C、普罗克瑞、生物素、5-氟尿嘧啶、甲氨蝶呤、他莫昔芬枸橼酸盐、紫杉醇、阿那曲唑、对乙酰氨基酚、乙酰水杨酸、咖啡因、右美沙芬、阿可达、人抗小鼠抗体(HAMA)1型、HAMA2型、赫赛汀和布洛芬。检测到SK-BR-3细胞数无显著差异，这表明这些物质不与CELLSEARCH® 试剂盒产生干扰。

(5) 储运条件：所以试剂在未开启使用之前，请储存在2 ～ 8℃。

(6) 性能指标

1) 回收率：90% ～ 110%。

2) 线性/报告范围：检测线性范围为0 ～ 1238个肿瘤细胞。

3) 重复性：＜ 10%。

（王春霞　陶占领）

参考文献

白玉，曹治宸，杨学农，等. 2001. 铁代谢异常在乙型肝炎肝损伤的意义. 临床肝胆病杂志，17(1)：25-27.

陈鲜明，陈淼瑕. 1995. 卵巢肿瘤患者血清CA-125及CA72-4的测定. 中华妇产科杂志，30(5)：300.

陈智周. 1988. 肿瘤相关抗原CA-50免放分析. 中国医学科学学报，10(4)：262-265.

李偶连，刘翠，童艳丽，等. 2008. 癌胚抗原CEA检测技术的研究进展. 现代医学仪器与应用，20(2)：48-51.

王敏，张忠福，尚涛，等. 1996. 肿瘤标记物联合检测对卵巢恶性肿瘤的诊断价值. 中国实用妇科与产科杂志，12(6)：347.

Addison GM.1972. An immunoradiometric assay for ferritin in the serum of normal subjects and patients with iron deficiency and iron overload. Journal of Clinical Pathology，25：326-329.

Alfrey CP. 1967. Characteristics of ferritin isolated from human marrow，spleen，liver and reticulocytes. Journal of Laboratory and Clinical Medicine，70：419-428.

Ali E，EL-Nabi A，Ezz N，et al. 2009.Evaluation of Cyfra21-1 as a diagnostic tool in lung cancer. J Appl Sci Res，5(9)：1195-1201.

Arium ST，Ponni P，Rajpal D，et al. 2005. Recent developments in diagnosis of pancreatic cancer. 英国医学杂志（中文版），4：93-98.

Barlési F，Gimenez C，Torre JP，et al. 2004. Prognostic value of combination of Cyfra21-1，CEA and NSE in patients with advanced non-small cell lung cancer. Respir Med，98(4)：357-362.

Bartoloni C，Baroni R，Tricerri A，et al. 1990. Longitudinal Study of CA199 And CEA in Gastrointestinal Cancer Patients at Different Stages. Tumor Maker Oncol，5(4)：351-362.

Bast RC，Feeney M，Lazarus H，et al. 1981. Reactivity of a Maclonal Antibody with Human Ovarian Carcinoma. Clin Invest，68：1325-1337.

Bcnfrer MG，Korse CM，Varstracton RA，et al. 1997. Kenamana clinical evaluation of the Byk Uamat CA125 assay.Clin Chern，43(3)：491-497.

Berggard I，Beam AG. 1968. Isolation and properties of a low molecular weight β_2-MG occurring in human biological fluids. Biol Chem，243：4095-4103.

Bingle L，Singleton V，Bingle CD. 2002. The putative ovarian tumour marker gene HE4(WFDC2)，is expressed in normal tissues and undergoes complex alternative splicing to yield multiple protein isoforms. Oncogene，21(17)：2768-2773.

Borst SE. 2004. The role of TNF-alpha in insulin resistance.Endocrine，23(2-3)：177-182.

Brawer MK，Cheli CD，Neaman IE，et al. 2000. Complexed prostate Specific antigen provides significant enhancement of specificity Compared with total prostate specific antigen for detecting prostate cancer. JUrol，163(5)：1476-1480.

Craig SP，Day IN，Thompson RJ，et al. 1990. Localisation of neurone-specific enolase(ENO2) to 12p13. Cytogenet Cell Genet，54：71-73.

Daoud E, Bodor G. 1991. CA125 Concentrations in maligmant and nonmalignant disat. Clin Cham, 37(11): 1968-1974.

Dnistrian A, Schwartz M, Greenberg E, et al. 1991. CA 15-3 and carcinoembryogenic antigen in the clinical evaluation of breast cancer. Clinica Chimica Acta, 200: 81-94.

Ebert W, Hoppe M, Muley TH, et al. 1997. Monitoring of Therapy in inoperable lung cancer patients by measurement of CYFRA21-1, TPA-TP, CEA and NSE.Anticancer Res, 4: (17): 2875-2878.

Frasci G, Conforti S, Zullo F, et al. 1996. A risk modal for ovarian carcinema patients using CA125.Cancer, 1122-1130.

Fritsche HA, Lilja H, Chan D W, et al. 2002. Tumor Markers, Physiology, Pathobiology, Technology and Clinical Applications. Washington: AACC Press: 517-521.

Gao F, Harris DN, Sapsed-Byrne S, et al. 1997. Neurone-specific enolase and Sangtec 100 assays during cardiac surgery: Part I—the effects of heparin, protamine and propofol. Perfusion, 12(3): 163-165.

Gómez-Touriño I, Simón-Vázquez R, Alonso-Lorenzo J, et al. 2015. Characterization of the autoimmune response against the nerve tissue S100 in patients with type 1 diabetes. Clin Exp Immunol, 180(2): 207-217.

Grankvisk K, Linngberg B, Rasmuson T. 1997. Evaluation of five glycoprotein tumor marks(CEA, CA50, CA19-9, CA125, CA15-3) for the prognosis of renal cell carcinoma. Int J Cancer, 74: 233-236.

Hardardettir H, Parmley TH, Quirk JG, et al. 1990. Distributy of CA125 in emleryonic tissusas and adult derivativer of the fetal peridarm.An Obstet Gynec, 163(6): 1925-1931.

Hashelzner U, Baumgartner L, Sticler P, et al. 1996. Clinical significance of the tumour markers CA125 and CA72-4 carcinema.Int J Cancer, 69: 329-334

Hellstrm I, Raycraft J, Hayden-Ledbetter M, et al. 2003. The HE4 (WFDC2) protein is a biomarker for ovarian carcinoma.Cancer Res, 63(13): 3695-3700.

Jacobs A. 1985. Ferritin: an interim review. In Current Topics in Hematology, 5: 25-62.

Jiang JT, Wu CP, Deng HE, et al. 2004. Serum levels of T SGF, CA242and CA19-9 in pancreatic cancer. World J Gastroenterol, 10(11): 1675-1677.

Kalia M. 2015. Biomarkers for personalized oncology: recent advances and future challenges. Metabolism, 64: 16-21.

Kamoto T, Satomura S, Yoshiki T, et al. 2002. Lectin-reactive alpha-fetoprotein(AFP-L3%) curability and prediction of clinical course after treatment of non-seminomatous germ cell tumors. Jpn J Clin Oncol, 32(11): 472-476.

Kirchhoff C. 1998. Molecular characterization of epididymal proteins.Rev Reprod, 3(2): 86-95.

Kirchhoff C, Habben I, Ivell R, et al. 1991. A major human epididymis-specific cDNA encodes a protein with sequence homology to extracellular proteinase inhibitors. Biol Reprod, 45(2): 350-357.

Li D, Mallory T, Satomura S.2001.AFP-L3: a new generation of tumor marker for hepatocellular carcinoma. Clin Chim Acta, 313(1-2): 15-19.

Maggino T, Gadducci A. 2000. Serum markers as prognostic factors in epithelial ovarian cancer: an overview.Eur J Gynaecol Oncol, 21(1): 6466-6468.

Marrero JA, Romano PR, Nikolaeva O, et al. 2005. GP73, a resident Golgi glycoprotein, is a n ovel serum marker f or hepat ocellular carcinoma .J Hepatol, 43(6): 1007-1012.

Martens P. 1996. Serum neuron specific enolase as a prognostic marker for irreversible brain damage in comatose cardiac arrestSurvivors. Acad Emerg Med, 3(2): 126-131.

McAleese SM, Dunbar B, Fothergill JE, et al. 1988. Complete amino acid sequence of the neurone-specific gamma isozyme of enolase(NSE) from human brain and comparison with the non-neuronal alpha form(NNE). Eur J Biochem, 178: 413-417.

Mitchell I D, Croal BL, Dickie A, et al. 2001. A prospective study to evaluate the role of complexed prostate specific antigen and free/total Prostate specific antigen ratio for the diagnosis of prostate cancer.JUrol, 165(5): 1549-1553.

Molina R, Auge JM, Alicante J, et al. 2004. Pro-gastrinreleasing peptide in patients with benign and malignant diseases.Tumor Biol, 25: 56-61.

Moore RG, Brown AK, Miller MC, et al. 2008. Utility of a novel serum tumor biomarker HE4 in patients with endometrioid adenocarcinoma of the uterus.Gynecol Oncol, 110(2): 196-201.

Moore RG, McMeekin DS, Brown AK, et al. 2009. A novel multiple marker bioassay utilizing HE4 and CA125 for the prediction of ovarian cancer in patients with a pelvic mass.Gynecol Oncol, 112(1): 40-46.

Mukoubayashi C, Yanaoka K, Helalo. 2007. Serumpepsinogen and gastric cancer screening.Intern Med, 46: 261-266.

Ni XG, Bai XF, Mao YL, et al. 2005. The clinical value of serum CEA, CA19-9 and CA242 in the diagnosis and prognosis ofpancreaticcancer. Eur Surg Oncol, 31(2): 164-169.

Oberti F, Valsesia E, Pilette C, et al. 1997. Non-invasive diagnosis of hepatic fibrosis or cirrhosis. Gastroenterology, 113: 1609-1616.

Okihara K, Cheli CD, Partin AW, et al. 2002. Comparative analysis of Complexed prostate specific antigen, free prostate specific antigen and Their ratio in detecting prostate cancer. J Urol, 167(5): 2017-2023.

Park Y, Lee JH, Hong D, et al. 2011. Diagnostic performances of HE4 and CA125 for the detection of ovarian cancer from patients with various gynecologic and non-gynecologic diseases.Clin Biochem, 44(10-11): 884-888.

Partin AW, Pound CR, Clemens JQ, et al. 1993. Serum PSA after anatomical radical prostectomy.The Hopkins experience after 10 years. Urol Clin North AM, 20: 713-725.

Peshavaria M, Day IN. 1991. Molecular structure of the human musclespecific enolase gene(ENO3). Biochem J, 275(2): 427-433.

Pimanov SI, Makarenko EV, Voropaeva AV, et al. 2008. Helicobacter pylori eradication improves gastric histology and decreases serum gastrin, pepsinogen and pepsinogen Ⅱ levels in patients with duodenal ulcer.J Gastroenterol Hepatol, 23: 1666-1671.

Pomytkina TE. 2009. The serum content of gastrin-17 and pepsinogen-1 in patients with duodenal ulcerative disease in occupational contact with nitrogenous compounds.Klin Lab Diagn, 11: 16-19.

Ramsey WH, Wu GY. 1995. Hepatocellular carcinoma: update on diagnosis and treatment. Dig-Dis 13: 81-91.

Riener MO, Stenner F, Liewen H, et al. 2009. Golgi phosphoprotein 2(GOLPH2) expression in liver tumors and its value as a serum marker in hepatocellular carcinomas. Hepatology，49(5)：1602-1609.

Safi F，Kohler I，Rottinger E，et al. 1991. The value of the tumor marker CA 15-3 in diagnosing and monitoring breast cancer.Cancer，68：574-582.

Shaffer DR，Leversha MA，Danila DC，et al. 2007. Circulating tumor cell analysis in patients with progressive castration-resistant prostate cancer.Clinical Cancer Research，13(7)：2023-2029.

Sterling RK，Jeffers L，Gordon F，et al. 2007. Clinical utility of AFP-L3%measurement in North American patients with HCV-related cirrhosis. Am J Gastroenterol，102(10)：2196-2205.

Thomas P，Toth CA，Saini KS，et al. 1990. The structure，metabolism and function of the carcinoembryonic antigen gene family. Biochim Biophys Acta，1032：177-189.

Tibbe AGJ，Miller CM，Terstappen L. 2007. Statistical considerations for enumeration of circulating tumor cells.Cytometry Part A，71：154-162.

Toyoda H，Kumada T，Tada T. 2011. Highly sensitive Lens culinaris agglutinin-reactive alpha-fetoprotein：a new tool for the management of hepatocellular carcinoma.Oncology，81(1)：61-65.

Vakiani E. 2015. HER2 testing in gastric and gastroesophageal adenocarcinomas. Adv Anat Pathol，22(3)：194-201.

VanackerH，Bally O，Kassem L，et al. 2015. Advanced luminal breast cancer(hormone receptor-positive，HER2 negative)：New therapeutic options in 2015.Bull Cancer，102：47-52.

Vogelzang NJ，Lange PH，Goldman A，et al. 1982. Acute changes of alpha-Fetoprotein and human chorionic gonadotropin during induction chemotherapy of germ cell tumors. Cancer Res，42：4855.

Wobbes T，Thomas CM，Segers MF，et al. 1992. Evaluation of seven tumor markers(CA 50，CA 19-9，CA 19-9 TruQuant，CA 72-4，CA 195，carcinoembryonic antigen，and tissue polypeptide antigen) in the pretreatment sera of patients with gastric carcinoma. Cancer，69(8)：2036-2041.

Yabushina H，Masuda T，Ogawa A，et al. 1988. Combination assy of CA125，TPA，IAP，CEA and ferritin in serum forovarian cancer. Gynecol Oncol，29：66.

Yamashiki N，Seki T，Wakabayashi M，et al. 1999. Usefulness of Lens culinaris agglutinin A-reactive fraction of alpha-fetoprotein(AFP-L3) as a marker of distant metastasis from hepatocellularcarcinoma. Oncol Rep，6(6)：1229-1232.

Yildirim AO，Eroglu M，Kaldirim U，et al. 2015. Serum neuron-specific enolase and S-100 levels as prognostic follow-up markers for oxygen administered carbon monoxide intoxication cases.Indian J Biochem Biophys，52(1)：29-33.

Zhao H，Shi X，Liu J，et al. 2014. Serum Cyfra21-1 as a biomarker in patients with nonsmall cell lung cancer. J Cancer Res Ther，10：215-217.

Zheng SX，Vrindts Y，Lopez M，et al. 1997. Increase in cytokine production(IL-1 beta，IL-6，TNF-alpha but not IFN-gamma，GM-CSF or LIF) by stimulated whole blood cells in postmenopausal osteoporosis. Maturitas，26(1)：63-71.

第十八章　超敏反应相关抗体检测试剂

超敏反应（又称变态反应）是已致敏机体接触相同抗原时，所引起的组织损伤和/或生理功能紊乱。超敏反应按发生机制及临床特点，可分为Ⅰ、Ⅱ、Ⅲ和Ⅳ四型。Ⅰ型称过敏反应型，Ⅱ型称细胞毒型，Ⅲ型称免疫复合物型，Ⅳ型称迟发型。Ⅰ、Ⅱ、Ⅲ型为抗体介导，可经血清被动转移。介导Ⅰ型超敏反应的抗体主要是针对过敏原的IgE；介导Ⅱ型反应的主要是针对细胞或组织抗原的IgG、IgM类抗体；介导Ⅲ型反应的主要是针对长期留存体内的抗原物质的IgG、IgM类抗体，抗原可以是内源也可以是病原体、药物等外源性成分。

由于针对内源和外源成分的抗体检测已在本书的其他章节中介绍，本章将着重介绍Ⅰ型超敏反应相关抗体和导致食物不良反应的其他抗体的检测及相关检测试剂。

第一节　Ⅰ型超敏反应相关自身抗体

一、总IgE检测

（一）概述

Ⅰ型超敏反应即速发型超敏反应（immediate hypersensitivity reaction），主要由特异性IgE抗体介导产生，可在第二次接触相同抗原后数分钟内发生反应，可发生于局部或全身，习惯上又称过敏反应（anaphylaxis）或变态反应（allergy）。正常情况下，IgE是血清中含量最低的免疫球蛋白。而当机体发生过敏反应时，体内IgE含量显著增高，增高的IgE可与肥大细胞和嗜碱粒细胞表面的IgE Fc受体结合，启动一系列病理反应，从而引发一系列超敏反应症状，如皮疹、鼻炎、腹痛、腹泻等，严重者也可发生过敏性休克。因此，总IgE水平的检测对于Ⅰ型超敏反应性疾病（也称变态反应性疾病或过敏性疾病）的诊断具有辅助作用。

能引起过敏反应的抗原物质称为变应原（allergen），又称为过敏原，可以是完全抗原，如微生物、寄生虫、花粉等；也可以是半抗原，如青霉素、磺胺等药物及某些化学制剂。依据过敏原和人体的接触方式不同，可将过敏原分为吸入性、食物性、接触性和输注性过敏原。后两者主要发生在特定工作环境和医疗过程中，更为常见的是通过呼吸道和消化道进入人体的过敏原，即吸入性（如花粉、尘螨、毛皮等）和食物性（如鸡蛋、海鲜、豆类、牛奶等）过敏原。

过敏反应的发生可分为三个阶段：致敏阶段、激发阶段和效应阶段。过敏原进入人体后，刺激机体产生特异性IgE抗体。IgE抗体吸附于肥大细胞和嗜碱粒细胞上的FcεRI受体，使机体处于致敏状态，该状态通常可持续数月甚至更长。细胞膜表面结合有特异性IgE的肥大细胞和嗜碱粒细胞称为致敏靶细胞。特异性过敏原再次进入机体时，可与致敏靶细胞膜表面的IgE受体结合，发生FcεRI交联，使肥大细胞或嗜碱粒细胞脱颗粒，释放生物活性物质。这些生物活性物质可作用于相应的效应器官，引发器官病理变化，导致局部或全身过敏反应。具体机制详见图18-1。根据影响的范围和程度，过敏性疾病又可分为全身变态反应性疾病，如过敏性休克，以及局部变态反应性疾病，如皮肤过敏反应可表现为荨麻疹、血管性水肿等；呼吸道过敏反应可表现为过敏性哮喘、过敏性鼻炎等；消化道过敏反应可表现为呕吐、腹痛、腹泻等。

IgE是介导过敏反应的重要抗体，对其含量和特异性IgE的检测有利于过敏性疾病的诊断及特异性过敏原的确定。血清总IgE含量是血清中针对各种抗原IgE抗体的总和。正常情况下血清总IgE含量极微，为0.1～0.9mg/L，仅占血清总Ig的0.002%。临床上一般选用敏感性较高的酶联免疫吸附法、化学发光法、散射比浊法等检测血清总 IgE 水平。

使用商业化试剂盒检测时也常采用国际参考品定标，采用国际单位（IU）表示 IgE 水平，如英国国家生物学标准和管制所的 NIBSC 75/502 血清中 IgE 浓度为 5000IU/ml。研究报道非过敏人群中 IgE 浓度正常范围上限为 100IU/ml，但因年龄等因素可能有所不同。IgE 在妊娠第 11 周开始形成，其浓度随着年龄的增加而持续升高，在 6 ～ 14 周岁时达到最高值，随后开始随着年龄的增加而下降。IgE 浓度因个体、是否患过敏性疾病而变化很大，且受多种因素（年龄、性别、遗传背景、种族、吸烟）的影响。表 18-1 显示了文献报道的总 IgE 正常值范围，仅作为参考。每个国家、每个实验室应建立自己的不同年龄组的 IgE 正常范围。

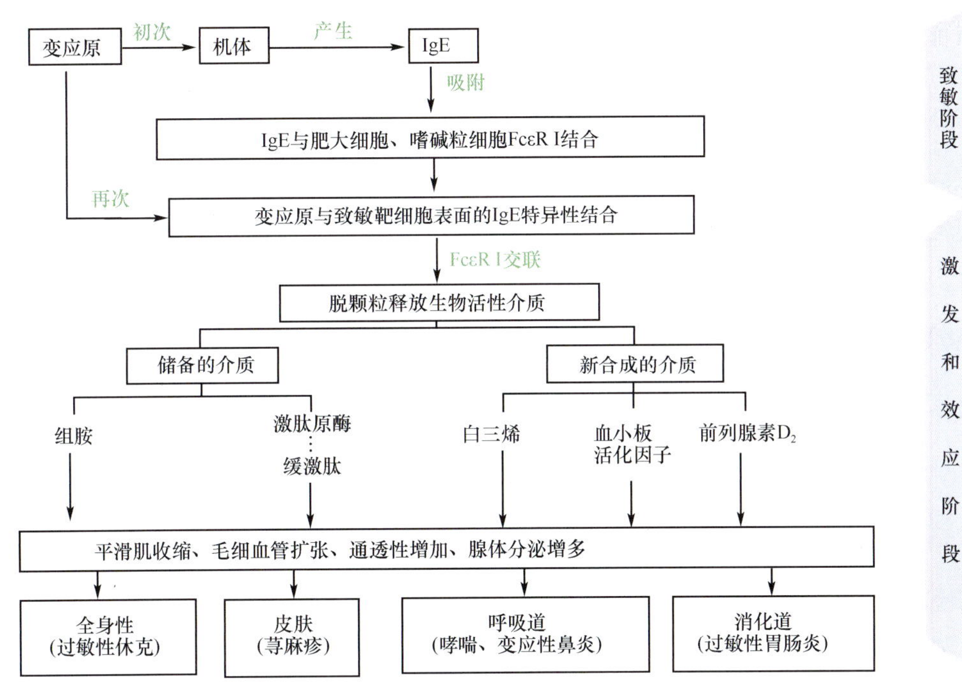

图 18-1　Ⅰ型超敏反应发生机制

表 18-1　不同年龄段总 IgE 正常值上限

年龄	正常值上限（IU/ml）
新生儿	1.2
1 ～ 6 个月	7.2
7 ～ 12 个月	12.7
1 ～ 5 岁	60
6 ～ 9 岁	155
10 ～ 15 岁	199
16 岁以上	100

（二）临床意义

总 IgE 检测主要用于过敏性疾病的辅助诊断。通常，过敏性疾病患者的 IgE 水平显著升高。但血清总 IgE 含量可能受多种因素的影响，如年龄、种族、地域、环境、遗传及检测方法等，其生物参考值范围波动较大，故在分析血清 IgE 结果时须参考当地人群 IgE 参考值。另外，过敏反应并不总伴有总 IgE 水平的升高，且低水平的 IgE 也不能排除患有特应性过敏反应。通过长期脱敏治疗和远离过敏原，总 IgE 滴度通常会下降。

通过测定总 IgE 水平可以将临床表现相似的过敏性和非过敏性疾病区别开来，如过敏性哮喘与内源性哮喘，过敏性鼻炎与血管舒缩性鼻炎、婴儿特应性皮炎和脂溢性皮炎。有报道在特应性皮炎患者中可见极高浓度的 IgE（数千 IU/ml）。其他与高 IgE 水平相关的常见过敏性疾病包括急性复发性或慢性荨麻疹、血管神经性水肿、胃肠道不耐受和不明原因的疹病等。此外，检测总 IgE 也可用于鉴别诊断肺部嗜酸粒细胞浸润、变态反应性曲霉病、外源性变态反应性肺泡炎和 Churg-Strau β 综合征。

高水平的 IgE 也可见于非变态反应性疾病，

比较常见的是有多种形式的蠕虫病，如弓蛔虫病、血吸虫病、钩虫病、利什曼原虫病、毛线虫病。然而，在绦虫病和蛲虫病中未见 IgE 水平升高。对于大多数病例，经有效治疗后，IgE 水平可降至正常值范围内。

其他可检出高浓度 IgE 的疾病包括湿疹性或非湿疹性皮炎、IgE 骨髓瘤、急性系统性红斑狼疮（SLE）、移植物抗宿主反应、T 细胞缺陷（Wiskott-Aldrich 综合征）、耳鼻喉肿瘤、肝病等。

此外，在某些疾病中还可检测到 IgE 缺陷，如 X- 染色体相关低丙种球蛋白血症、严重的联合免疫缺陷（SCID）、毛细管扩张性运动失调、肺纤维化疾病等。

（三）测定方法

总 IgE 的常用测定方法包括酶联免疫吸附法、化学发光法、散射比浊法等。

（四）国家行业标准

暂无。

（五）试剂介绍

1. 总 IgE 检测试剂盒（酶联免疫法）［国食药监械（进）字 2013 第 3402216 号］

(1) 原理：该试剂盒基于酶联免疫吸附法（ELISA），用于体外定量检测人血清或血浆中总 IgE。

抗原：微孔板包被抗人 IgE 多克隆抗体。

(2) 标本类型：人血清或 EDTA、肝素、枸橼酸盐抗凝的血浆。

(3) 参考范围：非过敏人群中 IgE 浓度正常范围上限为 100IU/ml。用本检测系统检测 250 份献血者血清，结果几乎呈正态分布，与文献报道一致。

(4) 注意事项

1) 交叉反应：检测系统（夹心法）的设计和所用抗体的高特异性确保了整个反应体系的高特异性。

2) 干扰：血红蛋白浓度为 10mg/ml 的溶血、三酰甘油浓度为 20mg/ml 的脂血、胆红素浓度为 0.4mg/ml 的黄疸对检测结果没有干扰。

(5) 储运条件：2 ～ 8℃保存，避免冷冻。未开封前，试剂盒中各成分在有效期前均稳定有效。

(6) 性能指标

1) 线性范围：通过检测系列稀释的高抗体浓度血清来研究该试剂的线性范围。本检测系统的线性范围为 34 ～ 431IU/ml。

2) 检出限：最低检出限的定义为所能检出的 IgE 抗体的最小滴度。本检测系统的最低检出限为 1IU/ml。

3) 重复性：通过检测 3 份不同抗体浓度的血清计算批内和批间的变异系数（CV）以确定该试剂的重复性。批内检测的 CV 基于 20 次检测的结果，为 6.3% ～ 10.4%；而批间检测的 CV 则基于不同 6 天、每天 4 次检测的结果，为 5.5% ～ 7.9%。

4) 特异性和灵敏度：检测特异性和灵敏度为 100%。

2. 免疫球蛋白 E 测定试剂盒（散射比浊法）［国食药监械（进）字 2012 第 3402796 号］

(1) 原理：颗粒增强的免疫散射比浊法，采用高纯度人 IgE 单克隆鼠抗。

(2) 标本类型：适用的标本为血清，以及 EDTA 和肝素抗凝的血浆。

(3) 参考区间：以 448 位儿童和 200 位成人进行的研究得出的结果如表 18-2 所示。

表 18-2　不同年龄段总 IgE 的参考值

年龄	参考值（IU/ml）
新生儿	＜ 1.5
婴儿（小于 1 周岁）	＜ 15
儿童（1 ～ 5 周岁）	＜ 60
儿童（6 ～ 9 周岁）	＜ 90
儿童（10 ～ 15 周岁）	＜ 200
成人	＜ 100

(4) 注意事项：类风湿因子的干扰（≤ 2400IU/ml）可以通过附加试剂 L 来抑制。然而，有时高水平的类风湿因子会干扰检测。此类样本需用其他方法进行分析。标本中的浑浊和颗粒可能干扰测量结果。因此，含有颗粒的标本必须在检测前进行离心沉淀。切勿使用通过离心处理（15 000*g* 10min）不能澄清的脂血标本。

(5) 储运条件：2 ～ 8℃保存。

(6) 性能指标

1) 测定浓度范围：18 ～ 1150IU/ml。

2）典型分析灵敏度：4.5IU/ml。

3） IgE 浓度至 40 000IU/ml 未出现钩状效应。

4）未发现所用抗血清具有交叉反应。

5）精确度：按照美国全国临床实验标准委员会的指导原则 EP5-A 评估了 3 个水平的对照样本和 2 个水平的人血清样本。精密度数据（n=40）如下（表 18-3）：

A. 试验间变异系数：1.7% ～ 3.0%。

B. 试验间变异系数：1.5% ～ 4.1%。

C. 总变异系数：2.3% ～ 4.9%。

表 18-3　精确度验证结果

	平均值（IU/ml）	试验间 CV（%）	试验间 CV（%）	总计 CV（%）
N/T 蛋白质控品 SL/L	79.36	2.2	1.5	2.4
N/T 蛋白质控品 SL/M	193.25	1.7	1.8	2.3
N/T 蛋白质控品 SL/H	520.0	1.7	2.0	2.5
混合血清 1	31.05	3.0	4.1	4.9
混合血清 2	630.65	1.7	1.9	2.5

3. 总免疫球蛋白 E 测定试剂盒（化学发光法）［国食药监械（进）字 2013 第 3401916 号］

（1）原理：颗粒增强的免疫散射比浊法，采用高纯度人 IgE 单克隆鼠抗。

（2）标本类型：血清。

（3）参考区间（表 18-4）

表 18-4　不同年龄段的总 IgE 参考区间

年龄（岁）	中值（IU/ml）	95% 置信区间（IU/ml）
0 ～ 1	6.6	29
1 ～ 2	10.1	49
2 ～ 3	12.9	45
3 ～ 9	14.4	52
成人	20.4	87

（4）注意事项：人血清中的嗜异性抗体会与试剂盒组分中的免疫球蛋白反应，所以会对体外免疫测定产生干扰。

（5）储运条件：2 ～ 8℃保存。

（6）性能指标

1）校准范围：最高可达 2000IU/ml（参照 WHO 2nd IRP 75/502 进行标准化）。

2）分析灵敏度：1.0 IU/ml。

3）特异性：该检测对于人免疫球蛋白 E 具有高度特异性，而与其他类型的人免疫球蛋白无交叉反应。

4）高剂量钩状效应：直至 13 000IU/ml 未见。

5）精密度：在 20 天内对样本进行双管对照检测，每天检测 2 批，共检测了 40 批 80 次。批内变异系数为 3.3% ～ 4.5%，总体变异系数为 5.1% ～ 6.7%。

二、特异性 IgE 检测

（一）概述

特异性 IgE 指与某种变应原特异结合的 IgE，是介导特异性过敏反应的重要抗体。特异性 IgE 的增高对过敏性疾病的诊断和特异性过敏原的确定具有重要价值。IgE 的产生及过敏反应发生机制详见本书第十八章第一节“总 IgE 检测”部分及图 18-1。

如前所述，四种主要过敏原类型中，吸入性和食物性过敏原更为常见，分别占临床常规检测量的 76% 和 22%，其他过敏原仅占 2%。基于我国人群的大样本调查显示，常见的吸入性过敏原包括户尘螨、粉尘螨、蒿属花粉、葎草花粉、链格孢、白蜡花粉、柏树花粉、豚草花粉、桦树花粉、蟑螂、梧桐花粉、苍耳花粉、屋尘、多主枝孢、犬皮屑、猫皮屑、鹅毛草花粉、烟曲霉共 18 种，儿童中以尘螨、蟑螂、猫犬毛屑、草木花粉、霉菌更为常见，是引起儿童哮喘的主要吸入性过敏原。重要的食物过敏原包括鸡蛋、牛奶、花生、黄豆、虾、蟹，以及某些坚果、谷物和水果类食物。

1979 年日本 Ishihara 发现菠萝中存在一种特殊结构的蛋白酶。后来证实这种菠萝蛋白酶（Brl）含有一个 N- 连接型糖链，该糖链是带两种结构特征的寡糖，如核心 α1，3- 岩藻糖和木糖结构。1993 年证实这种 N- 糖链广泛存在于植物中，并且能与 IgE 反应。此类存在于糖蛋白中的糖类基团即称为 CCD，即“引起交叉反应的糖类抗原决定簇”，它能够诱导机体产生多重交叉反应的 IgE。CCD 存在于多种植物中，包括花粉、蔬菜、水果和坚果，可诱导吸服者体内产生抗 CCD IgE，而后者大部分均不能引起过敏反应，从而干扰了血清学的过敏原检测结果。

常用的过敏原鉴定试验中，主要有过敏原皮肤试验（简称“皮试”），如皮内试验、点刺试验和人嗜碱粒细胞脱颗粒试验（HBDT），以及特异性血清 IgE 的检测。与皮试相比，特异性 IgE 检测的操作更加安全、便捷。一方面，特异性 IgE 检测可避免强烈的皮肤反应和其他皮肤病造成的误判，在儿童中也更加适用；另一方面，使用抗组胺类或激素类治疗的患者无需停药也可以检测 IgE。此外。对于食物过敏患者，效应器官不在皮肤上，皮试往往不适用，而特异性 IgE 检测则没有这种限制。随着检测技术的发展，血清特异性 IgE 检测已能实现全自动化，且仅使用少量血清一次实验即可完成数十种过敏原的检测，也大大提高了检测效率。

目前，特异性 IgE 检测常采用纯化的特异性变应原替代抗 IgE 抗体进行检测。常用的方法是免疫印迹法和放射免疫技术。

（二）临床意义

避免再次接触同种过敏原是防治过敏反应的重要手段，通过检测特异性 IgE 确定引起疾病的过敏原，为防止患者再次发病提供依据。不同类过敏原引起的过敏性疾病亦有所不同。吸入性过敏原多引起鼻炎、结膜炎、哮喘等。接触过敏原的次数越多，过敏反应越严重。如果发生系统性过敏反应，还可能出现危及生命的全身性过敏反应。吸入性过敏反应可由季节性过敏原引起，如树、草的花粉等，也可由常年性过敏原引起，如尘螨、霉菌孢子、宠物的皮屑等。食物性过敏反应的主要症状为唇、舌、喉部灼痛或瘙痒、恶心、腹部痉挛、腹泻和红斑，甚至可出现哮喘、气短、心跳加速、恐慌和精神错乱。有时坚果、贝类、鱼和花生还能引起全身型过敏性反应或者致死性过敏反应。

由于过敏原之间具有相似的组分结构，如化学组成相似或植物学上的相关性，在过敏原之间可出现交叉反应（表 18-5）。患者体内的特异性 IgE 抗体也可与同源性蛋白过敏原上的相同表位结合。某些植物类食物引起的过敏反应也可由体内产生的交叉反应 IgE 抗体所导致。这种交叉反应是由于这些食物中含有的某些蛋白其结构和一些气传植物过敏原中的相类似。如对于白桦树花粉过敏的患者可能对苹果、胡萝卜、芹菜、榛果、马铃薯或者猕猴桃过敏。

表 18-5　过敏原和相关过敏原的交叉反应举例

过敏原	相关的过敏原
草	西红柿、马铃薯、胡萝卜、芹菜、大蒜、洋葱、小麦、大米、豌豆、花生、苹果、桃子、橙子、西瓜、猕猴桃
桦树	榛子、胡桃、苹果、梨、胡萝卜、芹菜、马铃薯、橙子、猕猴桃
艾蒿	芹菜、胡萝卜、调料、扁豆、芥末、榛子
矮豚草	西瓜、瓜、黄瓜、香蕉
车前草	瓜
乳胶	鳄梨、马铃薯、香蕉、西红柿、栗子、猕猴桃
牛肉	猪肉、马肉、兔肉
羊肉	猪肉、马肉、兔肉

在体外检测试验中，我们应该关注 CCD 和其潜在的基于血清分析的 IgE 反应性。出现以下情况时应该考虑 CCD 的影响：如果没有相应临床症状而 IgE 阳性时、多项过敏原阳性时，尤其在主要依赖体外检测诊断过敏性疾病时。例如在日本，食物过敏原检测 IgE 抗体比皮肤点刺试验或口服食物激发试验的使用更为普遍，这种情况下，医生在临床评价 IgE 结果时必须考虑到抗 CCD IgE 抗体的影响。很多过敏性疾病患者的特异性 IgE 抗体是直接抗植物 / 昆虫蛋白连接聚糖，该抗 CCD IgE 抗体会导致过敏原的体外检测结果出现假阳性。引入抗 CCD 类的特异性 IgE 抗体的检测可能会提供有用的信息，尤其当 IgE 阳性结果与临床表现不符时，会为我们解释检测结果提供帮助。

（三）测定方法

目前检测血清特异性 IgE 的方法包括欧蒙印迹法、酶联免疫吸附法、化学发光法等。

（四）国家行业标准

暂无。

（五）试剂介绍

1. 吸入性及食物性过敏原特异性 IgE 抗体检测试剂盒（欧蒙印迹法）[国食药监械（进）字 2014 第 3404851 号]

(1) 原理：该产品基于欧蒙印迹法（免疫印迹

法的一种），用于体外半定量检测人血清或血浆中柳树/杨树/榆树、普通豚草、艾蒿、屋尘螨/粉尘螨、屋尘、猫毛、犬上皮、蟑螂、点青霉/分枝孢霉/烟曲霉/交链孢霉、葎草、鸡蛋白、牛奶、花生、黄豆、牛肉、羊肉、鳕鱼/龙虾/扇贝、虾、蟹共19种过敏原特异性抗体免疫球蛋白E。其中，鲑鱼/鲈鱼/鲤鱼的检测结果，仅供研究，不用于临床诊断。

该试剂盒的检测膜条上平行包被了21种不同的吸入性和食物性过敏原，如表18-8和图18-2所示。

在判断结果时必须考虑到条带的位置和颜色强度。通过比较判读模板和已温育的检测膜条可确定抗相应过敏原IgE抗体。条带的颜色强度可分为4类，如表18-6所示。当采用“EUROLineScan”软件判断结果时，条带颜色的深浅用EAST类别0～6表示，如表18-7所示。EAST为Enzyme-Allergen-Sorbent Test（酶过敏原吸附试验）的缩写，其采用的浓度等级等同于过敏原诊断公认的RAST（放射过敏原吸附试验）系统。

表18-6　根据条带特性判读结果的方式

类别	结果	条带特性
0	阴性； 无临床意义	未出现条带
+	低浓度抗过敏原IgE抗体； 部分临床意义	弱条带
++	中等浓度抗过敏原IgE抗体； 通常具有临床意义	清晰的条带
+++	高浓度抗过敏原IgE抗体； 许多病例出现临床症状	染色很深的条带

表18-7　EAST类别对应的浓度

类别	浓度（kU/L）	结果
0	＜0.35	未检出特异性抗体
1	0.35～0.7	极低抗体滴度，通常没有临床症状，但比较敏感
2	0.7～3.5	低抗体滴度，如果在该类别的上限，则通常有临床症状
3	3.5～17.5	特异性抗体滴度明显。通常出现临床症状
4	17.5～50	高滴度的特异性抗体。总是出现临床症状
5	50～100	特异性抗体滴度很高
6	＞100	特异性抗体滴度很高

表18-8　吸入性及食物性过敏原特异性IgE抗体检测试剂盒中膜条上包被的过敏原

位置	缩写	过敏原
1	ts20	树组合2（柳树/杨树/榆树）
2	w1	普通豚草
3	w6	艾蒿
4	ds1	尘螨组合1（屋尘螨/粉尘螨）
5	h1	屋尘
6	e1	猫毛
7	e2	犬上皮
8	i6	蟑螂
9	ms1	霉菌组合1（点青霉/分枝孢霉/烟曲霉/交链孢霉）
10	u80	葎草
11	f1	鸡蛋白
12	f2	牛奶
13	f13	花生
14	f14	黄豆
15	f27	牛肉
16	f88	羊肉
17	fs33	海鱼组合1（鳕鱼/龙虾/扇贝）
18	fs34	淡水鱼组合1（鲑鱼/鲈鱼/鲤鱼）
19	f24	虾
20	f23	蟹
21	CCD	CCD
a	Ind	指示带

（2）标本类型：人血清或者EDTA、肝素或枸橼酸抗凝血浆。

（3）参考范围：根据浓度进行的分类见表18-6。

（4）注意事项

1）交叉反应：见表18-5。

2）干扰：溶血（血红蛋白含量≤5mg/ml）、脂血（三酰甘油含量≤20mg/ml）和黄疸（胆红素含量≤0.4mg/ml）样本对检测没有干扰。

（5）储运条件：2～8℃保存，避免冷冻。未开封前，除非特别说明，试剂盒中各成分自生产之日起可稳定18个月。

（6）性能指标

1）检测范围：欧蒙印迹法是一种半定量检测方法。EAST系统中规定的检测范围为类别0～6。

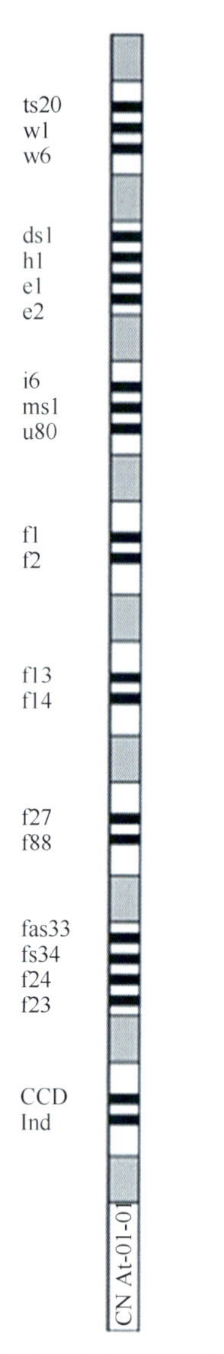

图 18-2 吸入性及食物性过敏原特异性 IgE 抗体检测试剂盒中的膜条示意图

2）批内及批间重复性：批间重复性通过数天时间内对同一样本进行多次检测来确定。批内重复性通过在同一天内对同一样本进行多次检测来确定。每次检测结果显示，条带的颜色强度均在限定的范围内。因此，该试剂具有很好的批间批内重复性。

3）灵敏度和特异性：该试剂盒对以下过敏原的 IgE 抗体检测灵敏度如下：梯牧草（g6）为 90%、桦树（t3）为 90%、屋尘螨（d1）为 83%、粉尘螨（d2）为 84%、猫（e1）为 98%、马（e3）为 82%。该试剂盒对以下过敏原的 IgE 抗体检测特异性如下：梯牧草（g6）为 100%、桦树（t3）为 92%、屋尘螨（d1）为 100%、粉尘螨（d2）为 86%、猫（e1）为 91%、马（e3）为 100%。

2. 吸入性过敏原特异性 IgE 抗体检测试剂盒（欧蒙印迹法）［国食药监械（进）字 2012 第 3402925 号］

（1）原理：该产品基于欧蒙印迹法（免疫印迹法的一种），用于体外半定量检测人血清或血浆中柳树/杨树/榆树、普通豚草、艾蒿、屋尘螨/粉尘螨、屋尘、猫毛、犬上皮、蟑螂、点青霉/分支孢霉/烟曲霉/交链孢霉、葎草过敏原特异性 IgE 抗体。

该试剂盒的检测膜条上平行包被了 11 种不同的过敏原，如表 18-9 和图 18-3 所示。

表 18-9 吸入性过敏原特异性 IgE 抗体检测试剂盒中膜条上包被的过敏原

位置	缩写	过敏原
1	ds1	尘螨组合 1（屋尘螨/粉尘螨）
2	h1	屋尘
3	i6	蟑螂
4	e1	猫毛
5	e2	犬上皮
6	ms1	霉菌组合 1（点青霉/分枝孢霉/烟曲霉/交链孢霉）
7	ts20	树组合 2（柳树/杨树/榆树）
8	u80	葎草
9	w1	普通豚草
10	w6	艾蒿
11	CCD	CCD 标记物
a	Ind	指示带（质控带）

（2）标本类型：人血清或者 EDTA、肝素或枸橼酸抗凝血浆。

（3）参考范围：根据浓度进行的分类见表 18-6 和表 18-7。

（4）注意事项

1）交叉反应：见表 18-5。

2）干扰：溶血（血红蛋白含量≤ 5mg/ml）、脂血（三酰甘油含量≤ 20 mg/ml）和黄疸（胆红素含量≤ 0.4mg/ml）样本对检测没有干扰。

（5）储运条件：2 ～ 8℃保存，避免冷冻。未开封前，试剂盒可稳定 18 个月。

（6）性能指标

1）检测范围：欧蒙印迹法是一种半定量检测

方法。EAST 系统中规定的检测范围为类别 0 ～ 6。

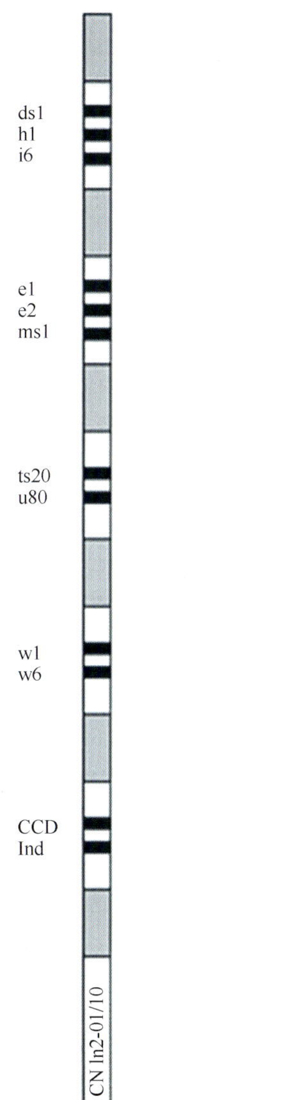

图 18-3　吸入性过敏原特异性 IgE 抗体检测试剂盒的膜条示意图

2）批内及批间重复性：批间重复性通过数天时间内对同一样本进行多次检测来确定。批内重复性通过在同一天内对同一样本进行多次检测来确定。每次检测结果显示，条带的颜色强度均在限定的范围内。因此，该试剂具有很好的批间批内重复性。

3. 食物过敏原特异性 IgE 抗体检测试剂盒（欧蒙印迹法）［国食药监械（进）字 2012 第 3402926 号］

（1）原理：该产品基于欧蒙印迹法（免疫印迹法的一种），用于体外半定量检测人血清或血浆中鸡蛋白、牛奶、花生、黄豆、鳕鱼 / 龙虾 / 扇贝、鲑鱼 / 鲈鱼 / 鲤鱼、虾、蟹过敏原特异性 IgE 抗体。

该试剂盒的检测膜条上平行包被了 9 种不同的过敏原，见表 18-10 和图 18-4 所示。

表 18-10　食物过敏原特异性 IgE 抗体检测试剂盒中膜条上包被的过敏原

位置	缩写	过敏原
1	f1	鸡蛋白
2	f2	牛奶
3	f13	花生
4	f14	黄豆
5	f23	蟹
6	f24	虾
7	fs33	海鱼组合 1（鳕鱼 / 龙虾 / 扇贝）
8	fs34	淡水鱼组合 1（鲑鱼 / 鲈鱼 / 鲤鱼）
9	CCD	CCD 标记物
a	Ind	指示带（质控带）

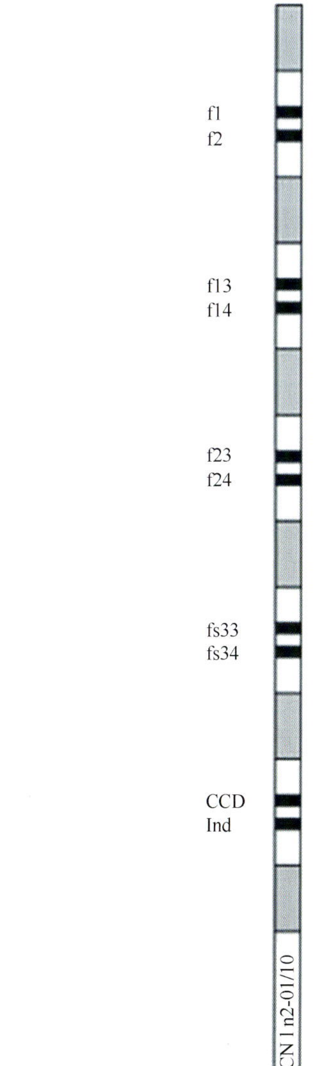

图 18-4　食物过敏原特异性 IgE 抗体检测试剂盒的膜条示意图

(2) 标本类型：人血清或者 EDTA、肝素或枸橼酸抗凝血浆。

(3) 参考范围：根据浓度进行的分类见表 18-6 和表 18-7。

(4) 注意事项

1) 交叉反应：见表 18-5。

2) 干扰：溶血（血红蛋白含量≤ 5mg/ml）、脂血（三酰甘油含量≤ 20mg/ml）和黄疸（胆红素含量≤ 0.4 mg/ml）样本对检测没有干扰。

(5) 储运条件：2 ～ 8℃保存，避免冷冻。未开封前，试剂盒可稳定 18 个月。

(6) 性能指标

1) 检测范围：欧蒙印迹法是一种半定量检测方法。EAST 系统中规定的检测范围为类别 0 ～ 6。

2) 批内及批间重复性：批间重复性通过数天时间内对同一样本进行多次检测来确定。批内重复性通过在同一天内对同一样本进行多次检测来确定。每次检测结果显示，条带的颜色强度均在限定的范围内。因此，该试剂具有很好的批间和批内重复性。

4. 过敏原特异性抗体 IgE 检测试剂盒（酶联免疫法）[国械注（准）20153400363]

(1) 原理：本试剂盒采用酶联免疫吸附分析 (ELISA) 法体外检测人血清中过敏原特异性抗体 IgE 浓度。

包被的过敏原含抗人 IgE 抗体、总 IgE、户尘螨、犬毛皮屑、蟑螂、牛奶、鸡蛋白、虾、蟹、霉菌组合（点青霉、交链孢霉、烟曲霉、分枝孢霉）、树花粉组合（栎树、榆树、梧桐、柳树、杨树）。

(2) 标本类型：血清。

(3) 参考范围：成人总 IgE 参考值一般小于 100IU/ml。根据浓度进行的分类见表 18-7。

(4) 注意事项

1) 免疫分析方法重复性稍差，要求操作人员经过适当培训、技术熟练；使用的精密移液器等需定期校正。

2) 若洗板不干净，容易产生假阳性。所有阳性结果在诊断时必须结合患者的病史等其他临床信息综合考虑。

3) 不能混用不同批次试剂盒中的组分。

4) 样本的高血脂、溶血、浑浊和受细菌污染等会干扰测定。

(5) 储运条件：在 2 ～ 8℃保存，有效期为 6 个月。试剂盒应在避光、干燥条件下储存。

(6) 性能指标

1) 线性：用 Logistic 四参数或其他数学模型拟合的线性相关系数不小于 0.980。

2) 灵敏度：≤ 0.30IU/ml。

3) 精确度：批内变异系数≤ 15%。

4) 准确性：回收率应在 90.0% ～ 110.0%。

5) 特异性：与人 IgA、IgG、IgM 等的交叉反应的检出值应＜ 0.35IU/ml。

5. 过敏原特异性 IgE 抗体检测试剂盒（化学发光免疫分析法）[国械注（准）20153401123]

(1) 原理：本试剂盒采用化学发光免疫分析法检测人血清中的 sIgE 和总 IgE。

包被的过敏原有蒿属花粉、户尘螨 / 粉尘螨、猫毛皮屑、犬毛皮屑、蟑螂、豚草花粉、葎草花粉、霉菌混合（点青霉 / 烟曲霉 / 交链格孢 / 枝状枝孢）、树花粉混合（杨树花粉 / 柳树花粉 / 榆树花粉）、鸡蛋、牛奶、花生、大豆、海虾、海鱼 / 海蟹和总 IgE。

(2) 标本类型：人血清。

(3) 参考范围

1) sIgE 检测：定级标准是：0 级，＜ 0.35IU/ml（阴性）；Ⅰ级，0.35 ～ 0.7IU/ml（弱阳性）；Ⅱ级，0.7 ～ 3.5IU/ml（阳性）；Ⅲ级，3.5 ～ 17.5IU/ml（较强阳性）；Ⅳ级，17.5 ～ 50IU/ml（强阳性）；Ⅴ级，50 ～ 100IU/ml（特强阳性）；Ⅵ级，＞ 100IU/ml（极强阳性）。

2) 总 IgE 检测：非过敏人群中 IgE 正常参考值＜ 100IU/ml。对 214 份血清（用本试剂盒检测所有过敏原项目阴性）用本试剂盒进行总 IgE 检测，结果 203 份血清总 IgE ＜ 100IU/ml，11 份血清＞ 100IU/ml。204 份血清不排除有其他疾病的可能性或过敏是由于本试剂盒不包含的过敏原导致。在国内开展过敏原多中心临床研究中，共收集 1201 例血清样本。结果表明，所有检测项目阳性一致率为 98%，阴性一致率为 99.6%，总一致率为 96%。本试剂盒检测总 IgE 结果和参比试剂盒检测结果相关系数 r^2 为 0.892。所以本试剂盒总 IgE 以 100IU/ml 作为 cut-off 值，总 IgE 诊断结果和一致率较好，能满足临床诊断需求。

(4) 注意事项

1) 本试剂盒仅用于体外诊断。

2）操作前应仔细阅读说明书，严格按照说明书所规定的方法、步骤进行试验操作。

3）样本和试剂不要长时间放置于室温，使用后剩余的组分应迅速放回 2 ～ 8℃保存。为避免污染，不要将取出的试剂倒回原瓶中。

4）本试剂盒的发光底物非常灵敏，其受温度、开盖时间、是否污染等因素影响，RLU 会有波动，所以检测数据仅限同一次测试内比较。

5）由于方法学或抗体特异性等原因，使用不同生产商的试剂对同一份样本进行 sIgE 检测可能会得到不同的检测结果，因此，在过敏原特异性抗体 IgE 检测过程中，用不同试剂检测所得结果不应直接相互比较，以免造成错误的医学解释；建议实验室在发给临床医生的检测报告中注明所用试剂特征。系列监测中如果改变试剂类型，则应进行额外的连续性检测并与原有试剂结果进行平行比较以重新确定基线值。

6）有关人源组分的警告，如试剂盒内的质控品、校准品或其他人源组分，虽已经通过了 HBs 抗原、HIV 抗原抗体、HCV 抗体、TP 抗体等项目的检测，但截至目前，没有任何一项检测可以确保绝对安全，故仍应将这些组分作为潜在传染源对待。

7）该产品需由实验室专业人员使用，操作时应注意常规防护，避免试剂直接接触皮肤和眼睛，切勿吞咽。

8）产品使用过程中所用的人血清或血浆等检测样本以及试验废弃物，不能排除潜在感染风险，因此均应按传染性样品对待，并根据国家食品药品监督管理局颁布的相关实验室规范和要求进行操作。

（5）储运条件：2 ～ 8℃。

（6）性能指标

1）检测 sIgE 的性能

A. 准确度：用企业参考品作为样本进行检测，单品种变应原包被检测项目（包括户尘螨 / 粉尘螨）其测量结果的测量偏差的绝对值≤ 25%；混合变应原包被检测项目其测量结果应为内参品对应的浓度分级级别。

B. 本试剂盒的线性范围为 0.35 ～ 100IU/ml，线性相关 $r \geq 0.9500$。

C. 最低检测限：≤ 0.35IU/ml。使用同批号试剂对零浓度校准品（或 5% 新生牛血清的 PBS）进行至少 20 次重复检测，平均值加 2s（≥ 95% 置信区间）即试剂的最低检测限。

D. 重复性：用阴性样本和两个浓度分别为 3.5IU/ml 和 17.5IU/ml 的样本各重复检测 5 次，计算 5 次测量结果的平均值 $\bar{x}$ 和标准差 s，根据公式 $CV=s/\bar{x}\times100\%$ 得出变异系数 CV，其 CV ＜ 15%。

E. 批间差：用 3 个批号试剂盒检测同一样本，则 3 个批号试剂盒之间的批间 CV ＜ 15.0%。

F. 特异性：本试剂盒特异性大于 95%；血红蛋白 1000mg/dl；乳糜微粒 6000mg/dl；游离胆红素 40mg/dl；结合胆红素 40mg/dl；类风湿因子 800IU/ml；抗核抗体 540U/ml；抗线粒体抗体 1000ng/ml，在 7 种干扰物质的上述浓度之下样本对本试剂盒 sIgE 检测结果不产生影响。含有 200IU/ml IgG、IgA、IgM、IgD 的样本对 sIgE 的检测并没有形成干扰。

G. 交叉反应：每个检测项目分别用 3 ～ 5 份含有其他过敏原的特异性 IgE 的血清测试，结果应均为阴性。

H. 总 IgE 的干扰性研究：对一份混合了 2500IU/ml 总 IgE 阴性样本和阳性样本，分别用 3 批本试剂盒进行检测，对检测结果均未产生干扰。

I. Hook 效应：本试剂盒试验操作步骤为两步法，当 sIgE 样本浓度大于 100IU/ml 时，仍能检测到 RLU，但现在 WHO sIgE 相关过敏性疾病临床分级：血清中 sIgE 浓度＞ 100IU/ml，均视为 6 级，不再分级。所以本试剂盒检测结果 RLU ＞ 100IU/ml 对应的 RLU，均视为Ⅵ级。

J. 临床试验：在国内开展过敏原多中心临床研究中，共收集 1202 例血清样本（疑是多种过敏原过敏者）。结果表明，所有检测项目阳性符合率均大于 91%，阴性符合率均大于 95%，总一致率均大于 95%。本试剂盒中检测项目蒿属花粉、户尘螨 / 粉尘螨、猫毛皮屑、犬毛皮屑、蟑螂、豚草花粉、葎草花粉、霉菌混合、树花粉混合、鸡蛋、牛奶、花生、大豆、海虾和海鱼 / 海蟹各项特异性 sIgE 诊断结果和一致率较好，能满足临床诊断需求。

2）检测总 IgE 的性能

A. 准确度：用两份不同浓度企业参考品作为

样本进行检测，其测量结果的测量偏差的绝对值≤ 25%；

B. 本试剂盒的线性范围为 10 ～ 500IU/ml，线性相关 $r \geq 0.9500$。

C. 最低检测限：≤ 5.0IU/ml。使用同批号试剂对零浓度校准品（或 5% 新生牛血清的 PBS）进行至少 20 次重复检测，平均值加 2s（≥ 95% 置信区间）即试剂的最低检测限。

D. 重复性：用浓度分别为 10IU/ml、50IU/ml 和 250IU/ml 的样本各重复检测 5 次，计算 5 次测量结果的平均值 $\bar{x}$ 和标准差 s，根据公式 CV= $s/\bar{x}$×100% 得出变异系数 CV，其 CV ≤ 15%。

E. 批间差：用 3 个批号试剂盒检测同一样本，则 3 个批号试剂盒之间的批间 CV ≤ 15.0%。

F. 特异性：本试剂盒特异性为 99.6%；血红蛋白 1000mg/dl；乳糜微粒 6000mg/dl；游离胆红素 40mg/dl；结合胆红素 40mg/dl；类风湿因子 800IU/ml；抗核抗体 540U/ml；抗线粒体抗体 1000ng/ml，在 7 种干扰物质的上述浓度之下样本对本试剂盒检测总 IgE 结果不产生影响。含有 200IU/ml IgG、IgA、IgM、IgD 的样本对总 IgE 的检测并没有干扰。

G. Hook 效应：本试剂盒试验操作步骤为两步法，当总 IgE 样本浓度大于 500IU/ml 时，仍能检测到 RLU，但超过了本试剂盒的线性范围，结果并不准确，需要稀释样本后再重新检测。

H. 临床试验：在国内开展过敏原多中心临床研究中，共收集 1201 例血清样本。结果表明，所有检测项目阳性一致率为 98%，阴性一致率为 99.6%，总一致率为 96%。本试剂盒检测总 IgE 结果和参比试剂盒检测结果相关系数 r^2 为 0.892。与参比试剂相比，总 IgE 诊断结果和一致率较好，能满足临床诊断需求。

第二节　食物不良反应相关 IgG 抗体

（一）概述

除 IgE 介导的食物过敏反应外，还存在非 IgE 介导的食物不良反应。目前认为，这类非 IgE 食物不良反应是由 IgG 等其他免疫球蛋白、免疫复合物或免疫细胞介导的。国内的一些报道将 IgG 介导的食物不良反应称为“食物不耐受”。此类反应的特点是延迟发作，一般进食 2 ～ 24h 后出现反应，临床症状多样，包括腹泻、荨麻疹等。引起该反应的食物种类多样，目前主要检测的相应食物过敏原为牛肉、鸡肉、猪肉、羊肉、小麦、大麦、燕麦、玉米、大豆、花生、西红柿、蘑菇、菠菜、牛奶、鸡蛋、虾、蟹、鳕鱼、蛤、扇贝、土豆、甘薯、榛子、腰果、桃、菠萝、芒果、橘子、茶、烟草、咖啡、蜂蜜等。

虽然 IgG 抗体在超敏反应中的作用机制至今尚未明确，食物特异性 IgG 抗体是否可作为食物超敏反应的又一种标志物还需进一步证据，但国内多项临床研究已显示食物特异性 IgG 抗体的阳性率在食物不良反应的患者中显著增高，而调整饮食则可缓解症状，提示食物特异性 IgG 抗体测定有助于及早发现 IgG 介导的食物不良反应患者，为及时采取预防措施提供依据。

（二）临床意义

在食物不良反应的患者中，食物特异性 IgG 的检测结果，可提示患者敏感的食物，将后者从患者食谱中剔除以减轻症状。

（三）测定方法

目前食物特异性 IgG 的测定方法为酶联免疫吸附法和印迹法。

（四）国家行业标准

暂无。

（五）试剂介绍

1. 食物特异性抗体 IgG 检测试剂盒（酶联免疫法）[浙食药监械（准）字 2013 第 2400040 号]

（1）原理：该产品基于酶联免疫法，用于体外定量检测人血清中特异性 IgG 浓度。

包被的过敏原有牛肉、鸡肉、猪肉、小麦、大麦、玉米、大豆、花生、西红柿、蘑菇、牛奶、鸡蛋、虾、蟹、鳕鱼、土豆、榛子、腰果、桃和菠萝。

(2) 标本类型：人血清。

(3) 参考范围：参考值根据临床试验的 ROC 曲线确定 cut-off 值为 50U/ml，检测结果≥ 50U/ml 为阳性，＜ 50U/ml 为阴性。

(4) 注意事项

1) 免疫分析方法重复性稍差，要求操作人员经过适当培训、技术熟练；使用的精密移液器等需定期校正。

2) 若洗板不干净，容易产生假阳性。所有阳性结果在诊断时必须结合患者的病史等其他临床信息综合考虑。

3) 不能混用不同批次试剂盒中的组分。

4) 样本的高血脂、溶血、浑浊和受细菌污染等会干扰测定。

(5) 储运条件：2 ～ 8℃保存，避免冷冻。未开封前，试剂盒可稳定 18 个月。

(6) 性能指标

1) 线性：用 Logistic 四参数或其他数学模型拟合的线性相关系数≥ 0.980。

2) 灵敏度：≤ 10.0U/ml。

3) 精确度：批内不精密度（CV）≤ 15%。

4) 准确性：回收率应在 90.0% ～ 110.0%。

5) 特异性：与人 IgA、IgE、IgM 等的交叉反应的检出值应小于 10.0U/ml。

（张柳燕　卢　洁　李　惠）

参考文献

丛玉隆 . 2009. 实用检验医学（上册）. 北京：人民卫生出版社 .

Klink M，Cline MG，Halonen M，et al. 1990. Problems in definig normal limits for serum IgE. J Allergy Clin Immunol，85：440-444.

Thomas L. 1992. Labor und Diagnose. Marburg：Medizinische Verlagsgesellschaft.

第十九章　心脑血管相关检测试剂

随着社会经济的飞速发展，国民生活方式已发生了巨大变化，伴随着人口老龄化，各种心血管危险因素影响下的我国城乡居民心血管病的发病率和死亡率呈逐年上升趋势，心血管疾病日益成为威胁国民健康的常见病，这些疾病主要包括心肌梗死、心力衰竭、血栓、冠脉综合征、脑卒中、动脉粥样硬化等，它们大多属于急性病，常伴随并发症。根据早发现、早诊断、早治疗的原则，使用体外诊断试剂检测心脑血管疾病将有助于对疾病的诊断和治疗。经过长期临床研究发现，一些重要的临床生物指标在心脑血管疾病的诊疗中得到认可并被广泛应用，如深静脉栓塞与肺静脉栓塞排除诊断指标 D- 二聚体，急性心肌梗死的良好指标心肌肌钙蛋白（cTnI、cTnT）、心肌肌红蛋白（MYO）、心肌肌酸激酶同工酶（CK-MB）和心型脂肪酸结合蛋白（H-FABP），急性心肌缺血指标缺血修饰白蛋白（IMA），心衰诊断与疗效检测指标 B 型钠尿肽（BNP）、N 末端 -B 型钠尿肽前体（NT-proBNP），急性冠脉综合征及不良心血管事件预测因子髓过氧化物酶（MPO），动脉粥样斑块监测指标脂蛋白磷脂酶 A2（Lp-PLA2），心血管病早期独立因子超敏 C 反应蛋白（hs-CRP）和心血管病变指标同型半胱氨酸（HCY）等，这些临床指标的使用在心血管相关疾病的诊疗中发挥了积极的重要作用。

一、D- 二聚体

（一）概述

D- 二聚体是纤维蛋白（原）的降解产物，于 20 世纪 70 年代发现并于 90 年代被用于诊断。在凝血－纤溶系统中，D- 二聚体是纤维蛋白单体经活化因子 X_{III} 交联后，再经纤溶酶水解所产生的一种特异性降解产物，是一个特异性的纤溶过程的终末产物。纤维蛋白降解产物 D- 二聚体的水平升高时，表明体内存在着频繁的纤维蛋白降解过程。

D- 二聚体作为反映体内存在高凝状态及继发性纤溶亢进的敏感和特异性分子标志物，适用于静脉血栓栓塞、肺栓塞及深静脉栓塞等血栓性疾病患者的排除辅助诊断。

另外在心脑血管疾病（如心肌梗死、心绞痛、冠心病、脑梗死等），弥散性血管内凝血，恶性肿瘤，手术或创伤后，妊娠高血压综合征，先兆子痫，严重感染，肝肾疾病等许多病症的发生、发展过程中及溶栓治疗疗效的监测和评价中，D- 二聚体均有其临床意义。同时结合临床病症表现和其他检查，动态监测 D- 二聚体的水平变化，可为预防血栓形成及病情转归评估等提供参考。

（二）临床意义

1. 排除可疑静脉血栓栓塞（VTE）、深静脉栓塞（DVT）和肺栓塞（PE）　D- 二聚体对 VTE 和 PE 高度敏感，可采用 D- 二聚体作为可疑 VTE 和 PE 患者的首选筛查指标。DVT 形成时几乎所有的 DVT 患者的 D- 二聚体呈阳性，血浆 D- 二聚体阴性可以基本排除 DVT 可能。对于高风险患者，如 D- 二聚体水平＞ 0.5ng/ml 时，则提示有发展为深静脉栓塞（DVT）和肺栓塞（PE）等的可能性，需进一步检查。

2. 诊断弥散性血管内凝血（DIC）　DIC 时，由于广泛的微血栓形成，以及继发性纤溶亢进，导致 D- 二聚体水平显著增高，其敏感性和特异性显著高于血小板计数、纤维蛋白原定量、纤维蛋白（原）降解产物（FDP）等筛选检测试验。

3. 在心血管疾病方面的应用

（1）D- 二聚体的升高与动脉粥样硬化的发生和严重程度有关，也可作为急性心肌梗死后复发的预测指标。

(2) D-二聚体检测在急性心肌梗死后预测是否复发也有重要价值。

(3) 对急性冠脉综合征（ACS）的早期辅助诊断与危险分层有一定意义。

4. 用于恶性肿瘤的辅助诊断　恶性肿瘤患者大多伴有凝血和纤溶的异常，血浆 D-二聚体往往升高，且与浸润密切相关。据统计恶性肿瘤患者中血栓发生率 10% ～ 30%，癌症患者术后血栓（特别是下肢静脉血栓及肺栓塞）发生率可高达 50%，其中 90% 患者 D-二聚体水平升高。对恶性肿瘤患者进行血浆 D-二聚体检测，对患者是否伴有 DIC 和血栓的诊断，具有十分重要的参考价值。

5. 脑梗死的诊断及预后判断　D-二聚体的水平和脑梗的程度线性相关，可以作为脑梗患者预后的良好指标。

6. 外科手术患者的预后监测，溶栓治疗的监测　组织损伤后对凝血系统的激活可使 D-二聚体水平显著增高，另外，除组织损伤可以导致出现血栓形成趋势外，如果患者自身存在遗传性抗凝缺陷，或者存在风险因素的情况下，易发生静脉血栓，导致 D-二聚体水平显著增高。

7. 妊娠高血压及先兆子痫的辅助诊断与预后　正常妊娠后期的生理性高凝状态下，D-二聚体水平增高，孕妇血浆 D-二聚体水平明显高于非孕妇女，但低于妊娠高血压综合征征孕妇，测定血浆 D-二聚体含量对妊娠高血压综合征患者高凝状态的诊断、疗效检测和预后判定有重要意义。

8. 肝脏疾病辅助诊断　肝病患者的严重程度与血浆中 D-二聚体含量升高呈正相关。肝脏受损造成纤溶亢进，在纤溶酶激活下纤维蛋白和纤维蛋白原降解，其降解产物 D-二聚体等明显升高，因此 D-二聚体的浓度可以作为一个判断肝脏受损程度的标志。

（三）测定方法

目前该项目常见的免疫学测定方法包括：上转发光法、胶体金法、免疫荧光法、化学发光法等。

（四）国家行业标准

YY/T 1240—2014《D-二聚体定量检测试剂（盒）》。

（五）试剂介绍

1. D-二聚体定量测定试剂盒（荧光素增强化学发光法）［苏食药监械（准）字 2014 第 2400650 号］

(1) 原理：本试剂盒采用双抗体夹心法检测 D-二聚体浓度。磁珠储存液中包被有异硫氰酸荧光素抗体的磁性微粒、保护剂等成分，与待检样本及吖啶酯标记的 D-二聚体抗体、异硫氰酸酯标记的 D-二聚体抗体一起孵育。形成抗原抗体夹心复合物。通过仪器自动进行磁性分离、加入激发物质，使复合物化学发光，并通过光电倍增器测量发光强度。

(2) 标本类型

1) 血浆用肝素或 EDTA 抗凝。采集的血浆样本应立即使用，若不能立即使用，建议 2 ～ 8℃保存，在 12h 内完成检测。

2) 待测的样本不能出现沉淀，如有沉淀出现，必须先做离心处理，加热灭活样本、溶血样本都应弃用。

3) 检测前样本必须恢复至室温。

4) 血浆样本应避免冷冻。

(3) 参考范围：通过对 120 例健康人（无心脏病史）血浆中 D-二聚体含量进行 95% 分布范围统计分析确定如下参考范围：50 ～ 10 000ng/ml，由于地区不同、个体差异以及采用的检测方法不同，其所测的 D-二聚体水平也会有所不同。因此建议每个实验室都应针对自己的特定人群建立各自的参考值范围。

(4) 注意事项（干扰因素）：当下列干扰物质在最大允许浓度条件下，胆红素 18mg/dl、血红蛋白 500mg/dl、三酰甘油 1250mg/dl、类风湿因子 450IU/ml，对本品无明显干扰。

(5) 储运条件：2 ～ 8℃避光保存稳定 12 个月，开瓶后 2 ～ 8℃避光保存可稳定 1 个月。

(6) 性能指标

1) 准确度：用参考物质作为样本进行检测，其测定结果的相对偏差≤ 10%。

2) 最低检测限：≤ 50ng/ml。

3) 线性：500 ～ 10 000ng/ml，在此线性范围内，

线性相关系数 $r \geq 0.9900$。

4）重复性：变异系数（CV）≤ 10%。

5）批间差：CV ≤ 15%。

2. D- 二聚体定量检测卡（胶体金免疫层析法）［京食药监械（准）字 2013 第 2401228 号］

（1）原理：本检测卡采用高度特异性的抗体抗原反应及免疫层析分析技术，检测卡含有预先包被在聚酯膜上的金标记的人 D- 二聚体单克隆抗体以及固定于膜上测试区的人 D- 二聚体单克隆抗体和质控区的相应抗体。

测试时，将标本滴入检测卡加样孔内，标本中的 D- 二聚体与预先包被在聚酯膜上的金标记的 D- 二聚体单克隆抗体结合，结合物在毛细效应下向上层析，随后会被固定在膜上测试区的 D- 二聚体单克隆抗体结合捕获，标本中的 D- 二聚体的含量与被捕获的结合物含量呈正相关。通过免疫定量分析仪扫描检测区，获得相应的光学信号，然后通过内置的标准曲线把信号转换为 D- 二聚体的浓度。

（2）标本类型：本检测卡适用于检测全血 / 血浆。应在无菌情况下采集静脉血，本检测卡仅适用于枸橼酸钠抗凝。建议优先使用血浆进行检测，在患者病情紧急或特殊情况下可使用全血进行快速检测。标本采集完后，请立即使用。不应将标本在室温条件下长时间放置。如使用血浆标本进行检测，应尽快分离出血浆，避免溶血。已经溶血的标本不能使用。全血 / 血浆标本在 2 ～ 8℃条件下可以保存 3 天，检测前样本必须恢复至室温，混合均匀后方可使用。

（3）参考范围：由 240 例健康人测定统计分析显示，得出 95% 健康者血中 D- 二聚体的浓度小于 500ng/ml（注：建议每个实验室建立自己的参考范围）。其中，对 120 名对象的血浆、120 例全血进行研究，样本来源为吉林省人民医院临床单位。使用国际通用的 SPSS 软件（16.0 版本）对统计结果进行分析。D- 二聚体检测结果低于 500ng/ml，血栓性疾病风险低；高于 500ng/ml，需要结合临床表现判断有无血栓性疾病。

（4）注意事项（干扰因素）

通过每种干扰因素三次重复检测，确认影响水平是否显著，具体考察因素及浓度如下，总胆红素 17μmol/L，结合胆红素 6.8μmol/L，非结合胆红素 10.2μmol/L，血红蛋白 150g/L，乳糜 1960FTU，类风湿因子 5kU/L，纤维蛋白原 1000ng/ml。结果显示，影响不显著。

（5）储运条件：原包装应储存于 4 ～ 30℃，干燥避光处保存，有效期 18 个月。切忌冷冻或在已过有效期后使用（有效期见包装袋）。

（6）性能指标

1）线性范围：250 ～ 4000ng/ml。

2）灵敏度：阈值为 500ng/ml。

3）特异性：本试剂卡能够特异地检测全血 / 血浆中的 D- 二聚体蛋白，不与非特异性的内源或外源物质结合产生干扰。

4）准确度：三个批号的检测卡回收率均高于 85%，在检测一定浓度的 D- 二聚体测定样品液实测值与标识值的偏差范围均不高于 15%。

3. D- 二聚体定量检测试剂盒（免疫层析法）［粤食药监械（准）字 2012 第 2400732 号］

（1）原理：本试剂采用免疫荧光双抗体夹心法检测全血、血浆中 D- 二聚体浓度。将待测样本加入缓冲液中混匀，缓冲液中的荧光标记抗 D- 二聚体单抗和样本中的 D- 二聚体抗原结合，形成复合物。将混合后样本滴加至测试卡的加样孔中，在层析作用下反应复合物沿着硝酸纤维素膜向前移动，被硝酸纤维素膜上检测区预先包被的 D- 二聚体单抗捕获。样本中的 D- 二聚体越多，检测线上的复合物积聚越多，荧光抗体的信号强度反映了被捕获的 D- 二聚体数量，通过免疫荧光检测仪可检测出样本中 D- 二聚体的浓度。检测仪默认的 D- 二聚体检测结果用 mg/L 做单位。

（2）标本类型

本产品需要收集人全血、血浆样本进行检测。全血收集：采用抗凝管采血，或在采血管里先加入抗凝剂（抗凝剂种类可为肝素钠、EDTA-K_2 或枸橼酸钠），将采集血样加入并摇匀备用。如使用商品化真空抗凝管则按抗凝管使用说明进行操作；如使用自制抗凝管，则需配制 2.5% 枸橼酸钠溶液作为抗凝剂，抗凝剂与全血混合比例为 1 ∶ 9。样本采集后应尽可能立即使用，若采血后不能在 2 h 内检测的，应放在 4℃保存，不得超过 2 天。取血后应尽快以 3000 r/min 的离心速度离心 10min 后分离血浆，以免溶血。分离后的血浆应尽快进行测试，血浆样本于 4℃可保存 7 天。

(3) 参考范围：正常参考值为< 0.5mg/L（注：建议每个实验室建立自己的参考范围）。

(4) 注意事项（干扰因素）

1) 本品为一次性使用体外诊断试剂，请勿重复使用，过期产品请勿使用。

2) 在收集、处置、储存、混匀样本和检测过程中应采取适当的保护措施。

3) 产品在使用前请不要开封，不要使用有明显损坏的试剂盒、包装有破损的测试卡。

4) 不同批号的试剂不能混用，ID 芯片与测试卡不得混批号使用。

5) 测试卡及其组件仅适用于免疫荧光检测仪。

6) 切勿把表面被血液或其他液体沾湿的测试卡插入检测仪，否则会污染或损坏仪器。用过的测试卡请妥善处理，不要随意丢弃。

7) 应避免实验环境温度过高，低温保存的测试卡需要恢复至室温后再打开，以免吸潮。

8) 测试卡和免疫荧光检测仪在使用时应避开颤动和电磁环境；在正常使用中仪器本身产生颤动属正常现象；检测进行时请勿拔出 ID 芯片。

9) 如样本未完全爬过检测卡，结果会显示未加样；若样本完全爬过检测卡，则会显示读取结果。

10) 建议使用新鲜血液，若血液中有明显溶血或血凝块则会干扰测试和导致错误结果，切勿使用。缓冲液应于 2 ~ 8℃储存及运输。铝箔袋内有干燥剂，不得内服。与所有诊断试剂一样，最终的确诊应由医生综合各检测指标及临床症状后作出。

(5) 储运条件：测试卡 4 ~ 30℃保存，有效期为 24 个月。测试卡铝箔袋开封后，应在 1h 内尽快使用。缓冲液 2 ~ 8℃保存，有效期为 24 个月。

(6) 性能指标

1) 线性范围：取同一批号的试剂分别对浓度为 0.2mg/L、0.5mg/L、1.0mg/L、2.0mg/L、5.0mg/L、10mg/L 的 D- 二聚体参考品进行检测，其相关系数 $r \geqslant 0.98$。

2) 精密度

A. 批内精密度：随机抽取同一批号的试剂 10 人份，分别对浓度为 1.0mg/L 的 D- 二聚体参考品进行检测，CV ≤ 15%。

B. 批间精密度：随机抽取连续三个批号的试剂，每个批号取 3 个测试卡分别对浓度为 1.0mg/L 的 D- 二聚体参考品进行检测，三个批号之间 CV ≤ 15%。

3) 准确度：用同一批号的试剂分别对浓度 0.5mg/L、1.0mg/L、5.0mg/L 的 D- 二聚体参考品进行检测，计算样本检测结果的均值和相对偏差，其中相对偏差在 ±15% 内。

4) 最低检出限：取同一批号的试剂 10 人份，对配制参考品的基质进行检测，计算样本检测结果的均值 $\bar{x}$ 和标准偏差 s，其中 $(\bar{x}+2s) \leqslant 0.1$mg/L。

5) 分析特异性：选择浓度为 1.0mg/L 的 D- 二聚体参考品分别加入胆固醇、胆红素、三酰甘油，使干扰物最终浓度胆固醇 15mg/ml、胆红素 0.2mg/ml、三酰甘油 30mg/ml，各干扰样本重复检测 3 次，计算样本检测结果的均值和相对偏差，其中相对偏差应在 ±15% 内。

4. D- 二聚体检测试剂盒（干式免疫荧光定量法）[苏食药监械（准）字 2013 第 2400088 号]

(1) 原理

1) 试剂盒原理：本试剂盒含有三株高特异性、高敏感性 D- 二聚体单克隆抗体，其中 D- 二聚体单克隆抗体Ⅰ为荧光标记抗体，预先包被在荧光垫上，D- 二聚体单克隆抗体Ⅱ和Ⅲ为捕获抗体，固定于膜上检测区，并在质控区包有兔抗鼠 IgG 抗体，应用抗原抗体反应及荧光免疫层析技术，定量检测人血中 D- 二聚体的含量。

2) 配套仪器工作原理：仪器的测量系统自动对反应后的检测卡上标记物和待测物结合区进行扫描，获得光学信号。然后对光学信号进行测量和分析处理，定量得出被测物质的浓度。

(2) 标本类型

1) 用于人血浆或全血样本，其他体液和样本可能得不到准确的结果。

2) 应在无菌情况下采集静脉血，建议优先选用人血浆进行检测。

3) 血浆和全血样本建议使用枸橼酸钠（1 份枸橼酸钠 ∶ 9 份静脉血）抗凝，使用其他抗凝剂可能得不到正确的结果。

4) 临床血浆样本采集后，在室温条件下，须在 4h 之内完成检测；血浆于 2 ~ 8℃保存，可保存 5 天；-20℃以下温度保存，样本可保存 6 个月。全血样本建议在 3 天内检测，样本于 2 ~ 8℃保存，不得冻存。

5) 检测前样本必须恢复至室温。冷冻保存的样本需完全融化、复温、混合均匀后方可使用，切忌反复冻融。

(3) 参考范围

1) 500 例健康人血浆样本测定结果统计分析显示，D- 二聚体正常参考上限取第 90 百分位点为 0.25mg/L，第 95 百分位点为 0.5mg/L。

2) 全血样本参考值与血浆样本参考值一致。

3) 参考值可能因不同实验室技术而不同。在妊娠期、口服抗凝剂治疗期间、年龄增长、剧烈运动、紧张和各种临床疾病等情况下，D- 二聚体会出现生理性升高。考虑各种影响因素，建议每个实验室建立自己的参考范围，和针对所服务的群体的临床决定水平。

(4) 注意事项（干扰因素）

1) 样本中的血红蛋白、三酰甘油和胆红素均会干扰检测结果，其最大允许浓度分别为 5g/L、25g/L、0.1g/L。

2) 检测卡拆封后，应尽快进行检测，避免放置于空气中的时间过长，导致受潮。

3) 检测卡可在室温下密封保存，谨防受潮，低温下保存的检测卡应平衡至室温方可使用。

(5) 储运条件：检测卡于 4 ～ 30℃，密封状态下存放，有效期为 18 个月。Getein1100 荧光免疫定量分析仪配套的检测卡开封后，有效期为 1h；Getein1200/1600 荧光免疫定量分析仪配套的检测卡开封后，有效期为 24h。

(6) 性能指标

1) 最低检出限：≤ 0.1mg/L。

2) 检测范围：0.1 ～ 10mg/L。

3) 线性范围：0.1 ～ 10mg/L，线性相关系数 $r \geq 0.990$。

4) 精密度：重复性，CV ≤ 10%；批间差，CV ≤ 15%。

5) 准确度（方法学对比）：用比对试验进行验证相关系数 $r \geq 0.975$，平均相对偏差≤ 20%。

5. D- 二聚体定量测定试剂盒（上转发光法）［京药监械（准）字 2013 第 2400286 号］

(1) 原理

D- 二聚体定量测定试剂盒（上转发光法）应用双抗体夹心免疫层析法。试纸条上的 NC 膜上反应区（T 线）用 D- 二聚体抗体包被，质控区（C 线）用羊抗鼠包被。测试时，将标本和稀释液滴入试纸条加样处上，液体在毛细管效应下向上层析。标本中的 D- 二聚体在层析过程中先与上转换发光材料（up-converting phosphor，UCP）标记的抗 D- 二聚体抗体结合，然后继续往上层析，随后结合物会被包被在 T 线上的 D- 二聚体抗体结合，在 T 线位置会形成固相 D- 二聚体抗体－抗原－标记 D- 二聚体抗体 -UCP 颗粒复合物。在 C 线则形成固相羊抗鼠－标记 D- 二聚体抗体 -UCP 颗粒复合物。UCP 颗粒在激发光下发出可见光信号，T 线信号和 C 线信号的比值（T/C）与样本中的 D- 二聚体浓度成正比。通过与配套上转发光免疫分析仪内置的标准曲线对比。样品中 D- 二聚体浓度可直接从仪器屏幕上读出。

(2) 标本类型：血浆。

(3) 参考范围：＜ 500ng/ml 提示正常水平。

(4) 注意事项（干扰因素）

1) 本试剂盒线性范围为 50 ～ 2000ng/ml。超出试剂盒测定范围的测定结果是通过校准品曲线外延得到的计算结果，不作为准确定量数据。

2) 测量应在加样 15min 后尽快完成，超过 30min 后测量结果无效。

3) 密切接触啮齿类动物或在诊断治疗中接受过鼠单克隆抗体制剂的患者样本中会含有嗜异性抗体，这些样本用含鼠单克隆抗体的分析试剂盒检验时，所得结果会出现异常。

(5) 储运条件：试剂盒于 4 ～ 30℃保存，有效期 18 个月。

(6) 性能指标

1) 线性范围：50 ～ 2000ng/ml。

2) 相关系数：≥ 0.9900。

3) 空白检测限：≤ 25ng/ml。

4) 准确性：回收率在 85% ～ 115%。

5) 特异性：和其他物质的交叉反应数据如下。

当交叉原 HAS 2×10^8ng/ml，胆红素 2000ng/ml 时，测定浓度为≤ 25ng/ml。

6) 批内 CV ≤ 15.0%，批间 CV ≤ 15.0%。

二、心肌肌钙蛋白 I

（一）概述

肌钙蛋白（cardiac troponins，cTns）是与心肌和骨骼肌收缩有关的调节蛋白，它调节肌肉的收缩和舒张。肌钙蛋白是横纹肌的结构蛋白，存在于肌原纤维的细丝中，和原肌球蛋白一起通过调节钙离子对横纹肌肌动蛋白 ATP 酶的活性来调节肌动蛋白和肌球蛋白的相互作用。肌钙蛋白分子呈球形，由三种亚单位组成：肌钙蛋白 I、肌钙蛋白 T 和肌钙蛋白 C。

心肌肌钙蛋白 I(cardiac troponin I，cTnI) 为心肌纤维上专有的收缩蛋白，在心肌组织中表达，在胎儿、健康人或疾病状态的成人骨骼肌中不表达，因而对心肌具有高度特异性。1987 年 Cummins 等首先报道通过测定血中 cTnI 浓度可诊断急性心肌梗死（AMI）。cTnI 在体内具有 2 种存在形式：一种为游离的 cTnI，一种以 cTnI-T/cTnI-C/cTnI-C-T 二联或三联复合物形式存在，血循环中主要以 cTnI-C 二联形式存在。当心肌细胞膜的完整性受破坏，cTnI 先从胞质内释放，血清水平很快升高，而结合的 cTnI 由于相对分子质量大，所以从心肌细胞结构蛋白中缓慢持续的释放。由于肌钙蛋白具有组织特异性强、诊断窗口期长、测定方法快速、在血中出现早等优点，使其在 AMI 诊断中的作用越来越受到人们的重视。

（二）临床意义

1. 诊断早期 AMI 与心肌损伤　急性心肌梗死患者典型症状表现不明显，因此及早发现和诊断对其治疗和护理尤为重要。正常情况下 3% 的 cTnI 分布于心肌细胞胞质中，其他 97% 与心肌结构蛋白结合，但当心肌细胞遭到破坏时，游离型 cTnI 可迅速从细胞中释放入血，随后结合型 cTnI 和 cTnT 逐渐分解，缓慢释放入循环血中，所以临床表现为正常外周血中 cTnI 浓度很低（0 ～ 0.3μg/L），AMI 发作后，其浓度迅速升高。Wildi 等通过对急诊室 943 名潜在的 AMI 患者体内 cTnI 含量进行连续性监测分析，发现在 AMI 发作前期患者体内 cTnI 水平显著升高。Palamalai 等通过对急性冠心病患者 AMI 发作前 3h 和 6h 体内 cTnI 水平变化的研究认为 cTnI 可以作为检测心肌损伤的敏感生物标记物。Hall 等通过对 1066 位初期冠心病患者发作急性心肌梗死做了事后试验分析，表明 cTnI 加入到综合诊断检测中能够明显地提高对 AMI 的预测能力。Cullen 等分别利用高灵敏度的检测分析试剂盒（hs-cTnT/hs-cTnI）监测急诊室中 1507 名冠心病患者 cTnI 和 cTnT 变化，结果表明患者 2h 前可以通过监测 cTnI 和 cTnT 变化来预测 AMI 的发生，并且 hs-cTnI 表现出更高的优势，对于大部分患者如果利用 hs-cTnT 诊断，则需要更多的额外辅助检测项目来确定诊断结果。

2. 检测再灌注和估计梗死区面积　胸痛缓解、ST 段正常化以及再灌注心律失常是冠脉再通的指标，但是大部分患者在这三项表征上表现不明显；通过检测外周血中 cTnI 变化曲线，对于再灌注的效果以及心肌细胞损伤范围可作粗略的诊断性评价。cTnI 水平后期峰值与梗死面积成正相关，可反映心肌细胞坏死数量；同时，cTnI 累积释放总量与心功能受损程度成正比。Zheng 等在 148 名心肌梗死患者恢复过程中监测相关指标数据的变化，结果表明在动脉畅通 6h 和 24h 后，患者体内 cTnI 含量与对照组显著不同，说明在心肌梗死治疗中外周血 cTnI 的含量会明显减少。Chen 等在用姜黄素（curcumin）恢复心肌和肾脏能力过程中发现心肌和肾脏的损伤会明显升高血液中 CK-MB、cTnI 等含量，治疗恢复过程中其含量逐步降低。

3. 评价围术期心功能受损程度　心脏手术中操作对心肌产生损伤，易发生急性心肌梗死，而此类情况的诊断在临床上较为困难，酶学检测手段受到影响，而 cTnI 含量在术后心梗患者中持续升高时间较长，通过检测 cTnI 对诊断术后心肌梗死比较有临床意义。在围术期心肌梗死患者其 cTnI 的持续释放造成血中 cTnI 浓度升高，而非心肌梗死患者，cTnI 量的释放取决于心脏停搏时间，所以 cTnI 可用于判断围术期心肌梗死的发生以及手术过程中对心脏的保护程度。

4. 诊断患者危险度　急性心肌缺血综合征包括早期胸痛或心绞痛到急性心肌梗死等一系列连续发展的疾病，cTnI 是检测心肌损伤乃至微小损伤的敏感而特异的指标。患者救护入院后通过对 cTnI 进行测定，可对心脏损伤程度及继发心脏病的危险度进行分级。Milzman 等通过对不同（年龄、性别、种族）心肌梗死患者体内 cTnI 水平的研究，认为种族差别是影响患者体内 cTnI 水平的唯一因素，因此针对不同种族患者，其诊断的判断标准也应修正。

（三）测定方法

目前该项目常见的免疫学测定方法包括酶联荧光免疫定量测定法、胶乳增强免疫比浊法、光激化学发光免疫分析法和胶体金法等。

（四）国家行业标准

相关行业标准有《心肌肌钙蛋白 I 定量测定试剂（盒）（化学发光免疫分析法）》（YY/T 1233—2014）；《心肌肌钙蛋白 -I 诊断试剂（盒）（胶体金法）》（YY/T 1221—2013）。

（五）试剂介绍

1. 超敏心肌肌钙蛋白 I 定量测定试剂盒（荧光素增强免疫化学发光法）［苏食药监械（准）字 2014 第 2400620 号］

(1) 原理：采用双抗体夹心法原理进行检测。磁珠储存液中含包被有异硫氰酸荧光素（FITC）抗体的磁性微粒，保护剂等成分，与待检样本以及吖啶酯标记的特异性 cTnI 抗体、FITC 标记的 cTnI 抗体一起孵育，形成抗原抗体夹心复合物。通过仪器自动进行磁性分离、加入激发物质，使复合物化学发光，并通过光电倍增器测量发光强度。

(2) 标本类型

1) 血清用普通血清管、快速血清管或惰性分离胶促凝管收集。血浆用肝素或 EDTA 抗凝。

2) 血浆样本采集后应立即使用，若不能立即使用建议 2 ～ 8℃保存，在 12h 内完成检测，血清样本在 -20℃保存可稳定 1 个月。

3) 待测的样本中不能出现沉淀，如有沉淀出现，必须先做离心处理，加热灭活样本、溶血样本都应弃用。

4) 检测前样本必须恢复至室温。冷冻保存的样本需完全融化、复温、混合均匀后方可使用。

5) 血清样本切忌反复冻融，血浆样本应避免冷冻。

(3) 参考范围：通过对 120 例正常人血清、血浆中 cTnI 含量进行 95% 分布范围统计分析确定正常参考值为≤ 0.1ng/ml。由于地区不同、个体差异以及采用的检测方法不同，其所测的 cTnI 水平也会有所不同。因此，建议每个实验室都应针对自己的特色人群建立参考值范围。

(4) 注意事项（干扰因素）

1) 本试剂盒仅供体外诊断用。

2) 试剂只能在 NORMAN 分析系统上使用。

3) 磁珠储存液在未使用时，一旦发现磁性颗粒凝集，应弃用。

4) 必须遵照所指示的测试步骤进行操作，不当操作会导致错误的结果。

5) 每吸取一次样本、质控品、相应的试剂都需更换一个新的微量吸头，以避免交叉感染，影响样本中 cTnI 浓度的准确测定，所有样本均直接吸取至试管底部。

6) 用于定标的 SD 卡勿与不同批号的试剂盒交换使用。

7) 试剂中含有液体生物防腐剂（Proclin 300），浓度 ≤ 0.1%，切勿吞咽试剂或与皮肤、眼睛及黏膜接触，一旦接触，应即用水冲洗污染部位。

8) 患者的所有样品均应当作潜在的感染源处理。

9) 不同批号的试剂盒各组分不能混用。

10) 本试剂盒含有动物源性成分，具有潜在感染性。

11) 若试剂已超过有效期，则不能再使用。

(5) 储运条件：2 ～ 8℃避光保存稳定 12 个月，开瓶后 2 ～ 8℃避光保存可稳定 1 个月。

(6) 性能指标

1) 准确度：用参考物质作为样本进行检测，其测定结果的相对偏差≤ 10%。

2) 最低检测限：≤ 0.02ng/ml。

3) 线性：0.02 ～ 50ng/ml，在此线性范围内，线性相关系数 r ≥ 0.9900。

4) 重复性：CV ≤ 10%。

5) 批间差：CV ≤ 15%。

2. 心肌肌钙蛋白 I 定量检测试剂（免疫荧光层析法）［粤食药监械（准）字 2014 第 2400511 号］

(1) 原理：本试剂采用免疫荧光双抗体夹心法定量检测人全血、血清或血浆中的 cTnI 的浓度。将待测样本加入缓冲液中混匀，样本中的 cTnI 抗原和缓冲液中的荧光标记 cTnI 单克隆抗体结合形成反应复合物。将混合样本滴加至测试卡的加样孔中，在层析作用下，反应复合物沿着硝酸纤维素膜向前扩散，被固定在硝酸纤维素膜检测线上包被的 cTnI 单克隆抗体所捕获。样本中的 cTnI

越多，检测线上积聚的复合物越多，荧光抗体信号强度反应了被捕获的 cTnI 数量。经免疫荧光检测仪或免疫荧光干式定量检测仪可检测出样本中 cTnI 的浓度。检测仪默认的 cTnI 检测结果以 ng/ml 为单位。

(2) 标本类型：全血、血浆、血清样本均可用于测试。全血收集：采用 EDTA 抗凝管采血，或在采血管里先加入 EDTA 抗凝剂（EDTA 浓度为 1.5～2.0mg/ml，不建议使用 EDTA 以外的抗凝剂），将采集血样加入并摇匀备用。样本采集后应尽可能立即使用，若采血后不能在 2 h 内检测的，应放在 2～8℃保存，不得超过 2 天。血清、血浆收集：取血后应尽快分离血清、血浆，以免溶血。分离后的血清、血浆应尽快进行测试，如不能及时使用，应放在 2～8℃可保存 7 天。

(3) 参考范围：参考值为＜ 0.3ng/ml。

注：本试剂参考值建立仅针对局部地区人群样本，建议各实验室根据各自地区人群、年龄、性别、饮食等情况，建立实际的参考范围。检验结果的解释详见说明书。

(4) 注意事项（干扰因素）

1) 本品为一次性使用体外诊断试剂，请勿重复使用，过期产品请勿使用。

2) 在收集、处置、储存、混匀样本和检测过程中应采取适当的保护措施。

3) 产品在使用前请不要开封，不要使用有明显损坏的试剂、包装有破损的测试卡。

4) 不同批号的试剂不能混用，ID 芯片与测试卡不得混批号使用。

5) 因肉眼无法判断免疫荧光层析法测试卡是否使用过，请使用者注意标记测试卡是否使用过。

6) 测试卡及其组件仅适用于免疫荧光检测仪和免疫荧光干式定量检测仪。

7) 切勿把表面被其他液体沾湿的测试卡插入检测仪，否则会污染或损坏仪器。用过的测试卡请妥善处理，不要随意丢弃。

8) 应避免实验环境温度过高，低温保存的测试卡需要恢复至室温后再打开，以免吸潮。

9) 测试卡和免疫荧光检测仪或免疫荧光干式定量检测仪在使用时应避开颤动和电磁环境；在正常使用中仪器本身产生颤动属正常现象；检测进行时请勿拔出 ID 芯片。

10) 建议使用新鲜样本，若样本中有明显溶血或血凝块则会干扰测试和导致错误结果，切勿使用。

11) 铝箔袋内有干燥剂，不得内服。

12) 与所有诊断试剂一样，最终的确诊应由医生综合各检测指标及临床症状后作出。

13) 使用本试剂过程中如有问题或建议，请与厂家联系。

(5) 储运条件：测试卡 4～30℃保存，有效期 12 个月。测试卡铝箔袋开封后，应在 1h 内尽快使用。缓冲液 2～8℃保存，有效期 12 个月。

(6) 性能指标

1) 线性范围：取同一批号的试剂分别对五个浓度的心肌肌钙蛋白 I 参考品进行检测，其检测范围为 0～40ng/ml，每份参考品重复检测 3 次，计算相关系数 r，$r \geqslant 0.99$。

2) 精密度

A. 批内精密度：随机抽取同一批号的试剂 10 份，分别对同一浓度的心肌肌钙蛋白 I 参考品进行检测，其 CV ≤ 15%。

B. 批间精密度：随机抽取连续三个批号的试剂，每个批号取 3 份分别对同一浓度的心肌肌钙蛋白 I 参考品进行检测，CV ≤ 15%。

3) 准确度：用同一批号试剂分别测定三个水平浓度的心肌肌钙蛋白 I 参考品，计算样本测定结果均值和相对偏差，其中相对偏差在 ±15% 内。

4) 最低检出限：取同一批号的试剂 10 份，对配制参考品基质进行检测，计算样本测定结果均值 $\bar{x}$ 和标准差 s，其中 $\bar{x}+2s \leqslant 0.1$ng/ml。

5) 分析特异性：选择同一浓度的心肌肌钙蛋白 I 参考品分别加入胆固醇、三酰甘油、胆红素，使干扰物最终浓度胆固醇 60mg/ml、三酰甘油 40mg/ml、胆红素 2mg/ml，各干扰样本重复检测 3 次，计算样本检测结果的均值和相对偏差，其中相对偏差在 ±15% 内。

3. 心肌肌钙蛋白 I 检测试剂盒（胶体金法）（豫械注准 20142400072）

(1) 原理：本产品采用双抗体夹心法，以固相免疫层析形式进行测定。待检样本在加样端由毛细作用力扩散，经过结合物垫时样本中的 cTnI 抗原与金标记物结合为金标抗体 - 抗原的复合物；复合物随样本扩散到硝酸纤维素膜上，被包被有

cTnI 抗体的区域（检测线）拦截，形成胶体金标记抗体－抗原－包被抗体的免疫复合物，即产生清楚的信号——一条红线，金标记物随样本移动至质控线时形成显色，用于表示检测完成。

(2) 标本类型

1) 应用正确医用技术收集血清、血浆或全血样本。推荐使用 EDTA、肝素、枸橼酸钠抗凝管采集血浆样本。

2) 样本中的沉淀物和悬浮物可能会影响试验结果，应离心除去。

3) 严重溶血、脂血或浑浊样本不能使用。

4) 样本采集后在室温放置不得超过 8h；如果超过 8h 需将样本保存于 2 ～ 8℃冰箱。24h 内完成检测。若需长时间保存或运输，则应冻存于 -20℃以下，避免反复冻融。使用前应恢复到室温，轻轻摇动混匀。

(3) 参考范围：检测 195 例正常人群样本，采用百分位数法确定 95.0% 正常参考区间为＜ 0.5ng/ml。建议各实验室根据自己实际条件及接触人群建立正常参考区间。本试剂盒仅作为诊断的辅助手段之一，供临床医生参考。

(4) 注意事项（干扰因素）

1) 操作前仔细阅读使用说明书，严格按照试剂盒说明书进行试验操作。

2) 避免在恶劣的环境（如含有 84 消毒液、次氯酸钠、酸碱或乙醛等高浓度腐蚀性气体及灰尘的环境）条件下进行试验。

3) 检测时应使用新鲜的样本，样本中若存在沉淀物、悬浮物等可见杂质会影响试验结果。此类样本不得使用。

4) 目测结果时，请勿在光线昏暗下判读，判读结果在 20min 后无效。

5) 微量移液器吸嘴或吸管不可重复使用，以免交叉污染。

6) 试剂盒含有潜在污染物组分，处理试剂和样本时需戴一次性手套，操作后应彻底洗手。所有样本及使用后的试剂盒应视为潜在的传染性物质，废弃处理时，按照当地政府和有关国家规定进行。

7) 试剂请在外包装标示的有效期内使用。剩余试剂要及时放置 2 ～ 30℃条件下储存。

8) 本产品仅用于体外诊断，为一次性使用产品，使用后不可回收再次利用。

(5) 储运条件：试剂盒外包装箱采用瓦楞纸箱，试剂盒单包装采用硬纸盒，运输过程中应轻拿轻放，避免重压，保证包装完整，避免日晒、避免雨淋。试剂盒应储存在 2 ～ 30℃。

(6) 性能指标

1) 最低检测限：≤ 0.5ng/ml。

2) 准确性：用企业阳性质控品进行检测，结果均为阳性。

3) 特异性：检测 2500 μg/L 骨骼肌肌钙蛋白 I (sTnI)、2500 μg/L 心肌肌钙蛋白 T (cTnT) 和 2500 μg/L 骨骼肌肌钙蛋白 T(sTnT)、2500 μg/L 肌钙蛋白 C(cTnC) 的特异性质控品，检测结果均≤ 0.5ng/ml；检测企业阴性质控品，结果均为阴性。

4) 重复性：重复检测重复性质控品 10 次，检测结果一致，显色均一，且均为阳性。

5) 干扰物质：40mg/dl 胆红素、3000mg/dl 三酰甘油、500mg/dl 的血红蛋白对检测结果无显著影响。

6) 抗凝剂的影响：使用 EDTA、肝素或枸橼酸钠抗凝的血浆对检测结果无影响。

4. 心肌钙蛋白 I 检测试剂盒（胶体金法）（沪械注准 20142400033）

(1) 原理：采用胶体金免疫层析技术以双抗体夹心法原理定性检测人血清 / 血浆中的 cTnI。在试剂卡中的纤维膜上质控线（C 线）包被有羊抗鼠 IgG，检测线（T 线）包被有抗 cTnI 单克隆抗体 -2，另一端包被有抗 cTnI 单克隆抗体 -1- 胶体金复合物。检测时，被检血清 / 血浆样品首先与抗 cTnI 单克隆抗 -1- 胶体金混合，并沿纤维膜向上层析依次通过 T 线、C 线。如果血清 / 血浆中有 cTnI 存在，cTnI 首先和抗 cTnI 单克隆抗体 -1- 胶体金结合，形成“cTnI- 抗 cTnI 单克隆抗体 -1- 胶体金复合物”，在层析至 T 线时，会被预先包被在 T 线的另一抗 cTnI 单克隆抗体 -2 捕获，而在 T 线处形成一条红色线条，为阳性结果。如果血清 / 血浆中没有 cTnI，则不会在 T 线处形成线条，为阴性结果。无论血清 / 血浆样品中有无 cTnI，C 线处总应有红色线条出现，C 线的出现表明试剂盒有效和操作正确。

(2) 标本类型

1) 本心肌钙蛋白 I 检测试剂盒仅使用人血清 /

血浆进行检测。

2) 以临床实验室标准方法分离全血取得血清或血浆，处理过程中尽量避免溶血。被污染或溶血的样品均不得使用。

3) 样品应尽快检测，若不能立即检测，血清/血浆样品可于 2 ～ 8℃下保存 3 天。如需更长的时间，应储存于 -20℃下。

4) 检测前样品必须恢复至室温。冷冻保存的样品需完全融化、复温、混合均匀后使用。切忌反复冻融。

(3) 参考范围

1) 阳性：在结果观察窗口内出现两条色带。即检测线和质控线位置各出现一条红色线条。表示样品中有超过检出灵敏度的心肌钙蛋白 I 存在，提示患者发生了心肌梗死。

2) 阴性：只在结果观察窗口的质控线位置出现一条红色线条，检测线未出现任何线条，表示样品中无心肌钙蛋白 I 存在或心肌钙蛋白 I 浓度低于检出灵敏度。

3) 无效：质控线不出现。任何情况下，质控线均应形成，表示加样和操作正确。质控线未出现表明测试结果是不确定的，应重试。

(4) 注意事项（干扰因素）

1) 将试剂盒、血清/血浆样品和质控参考品等恢复至室温（25℃左右），在未做好准备前请不要撕开试剂盒包装，冷藏保存的试剂盒提前放至室温后再撕开包装，以避免试剂吸潮。

2) 从铝箔包装袋中取出试剂盒，在试剂盒上标记患者或样品编号，将试剂盒放置在水平台面上。

3) 用加样吸管吸取血清/血浆样品，然后滴 3 滴（约 120μl）血清/血浆样品到试剂盒的加样孔中。每检测一份不同的样品注意要使用不同的吸管。

4) 在滴加样品后 15min 内判读结果，为确保结果的准确性，请勿在 15min 后判读结果。

(5) 储运条件：试剂盒于 4 ～ 30℃，铝箔袋密封状态下存放，有效期为 18 个月；铝箔袋拆封后，有效期为 1h。

(6) 性能指标：检测阈值为 1ng/ml。

5. 肌钙蛋白 I 检测试剂盒（电化学发光法）[国食药监械（进）字 2013 第 2404866 号]

(1) 原理：采用双抗体夹心法原理进行检测。

(2) 标本类型

1) 血清样本须用标准试管或有分离胶的真空管收集。

2) EDTA-K_2、EDTA-K_3、肝素 -Li 和肝素 -Na 血浆。

3) 血浆（EDTA，肝素）和血清样本不应当互换使用。

4) 判断标准：斜率 0.8 ～ 1.2，相关系数 ≥ 0.95。

5) 20 ～ 25℃可保存 2h；-20℃可保存 12 个月。只可冷冻一次。

6) 选用测试时市售样本收集试管检测所列出的测试样本，即并非检测了所有厂商的试管产品。各生产商提供的样本采集系统可能含有不同的材料，某些情况下这些材料有可能影响到检测结果。如果采用原始试管（样本采集系统）处理样本，请参照试管生产商提供的说明。

7) 如果样本中有沉淀，进行测定前离心。不可使用叠氮化物作为稳定剂的样本和质控品。

8) 检测前，请确保标本、定标液及质控液平衡至室温（20 ～ 25℃）。

9) 考虑到可能的蒸发效应，上机的样本、定标液和质控品应在 2h 内分析/测定。

(3) 参考范围：测量范围为 0.16 ～ 25ng/ml（通过空白限和主曲线的最高值确定）。低于检出限的值报告＜ 0.1ng/ml。高于此测量范围的数值均报告为＞ 25ng/ml（或者针对于 10 倍稀释的样本，＞ 250ng/ml）。

(4) 注意事项（干扰因素）

1) 检测结果不受黄疸（胆红素＜ 428μmol/L 或＜ 25mg/dl），溶血（血红蛋白＜ 0.247mmol/L 或＜ 0.400g/dl），脂血（脂肪乳剂＜ 1500mg/dl）和生物素＜ 123nmol/L 或＜ 30ng/ml 的影响。

2) 当样本血红蛋白浓度高时，会导致结果假性降低。对于接受高剂量生物素治疗的患者（＞ 5mg/d），必须在末次生物素治疗 8h 后采集样本。

3) 检测结果不受类风湿因子影响（RF 不超过 1500IU/ml）。

4) 肌钙蛋白 T 浓度最高达到 1000μg/L（ng/ml）时无高剂量 Hook 效应。

5) 针对 52 种常用药物进行了体外检测。未发现有药物影响检测结果。少数病例中极高浓度的分析物特异性抗体、链霉亲和素或钌抗体会影响检测结果。通过适宜性的实验设计可将影响因素降到最低。

6) 作为诊断指标，必须结合患者病史、临床检查和其他临床资料来综合评估检测结果。

7) 仅用于体外诊断。

8) 在使用本试剂盒时必须遵循所有试验室试剂操作的注意事项。

9) 所有废弃物必须按照当地法规进行处置。

10) 专业人员可索取安全数据报告。

11) 避免试剂和样本（样本、定标液和质控品）产生泡沫。

(5) 储运条件：未开封 2 ～ 8℃保存至保质期；开封后 2 ～ 8℃保存 4 周；置于仪器中保存 14 天。

(6) 性能指标

1) 测量值下限：空白限 =0.1μg/L，检出限 =0.16μg/L，定量检出限 =0.3μg/L。

2) 试剂盒参考范围建立的数据来源于 839 例健康自愿者，上限（第 99 百分位点）为 0.16μg/L，95% 的可信区间为 0.12 ～ 0.60μg/L。

3) 检测中，在 CV ≤ 10%(LoQ) 时，最低浓度为 0.30μg/L。

6. 心肌肌钙蛋白 I 测试卡片（干式电化学免疫法）[国食药监械（进）字 2012 第 2400642 号]

(1) 原理：采用双抗体夹心法原理进行检测。i-STAT 肌钙蛋白 (cTnI) 测试卡片式利用两点酶联免疫吸附 (ELISA) 法进行检测。将 cTnI 的特异性抗体固定于生物芯片的电化学感受器上，另外在感受器的另一位置上固定了与 cTnI 分子的另一部位发生反应的抗体 / 碱性磷酸酶结构。当全血或血浆接触到感受器时酶溶解，经过 7min 的孵化时间，cTnI 被碱性磷酸化酶标记并且捕获在感受器上。将多余的酶从感受器上冲洗掉。抗原 / 抗体结构上的碱性磷酸化酶与底物中的酶作用物发生反应，产生电化学变化。通过安培计测量电的变化，从而得到 cTnI 的测量值。

(2) 标本类型：全血或血浆。

1) 使用肝素锂、肝素钠注射器或真空管抽取全血或血浆。

2) 使用非肝素化的普通注射器或真空管，需要在 1min 内从患者体内将血液采集到注射器或采集管，测试卡片含有足够的试剂将样本肝素化。

3) 使用含有 EDTA、草酸盐和枸橼酸盐的全血和血浆，会引起碱性磷酸酶失去活性，使检测失败。

4) 毛细管及皮肤穿刺采血不适用于肌钙蛋白的检测。

5) STAT cTnI 需血量 17μl，注入过多不会影响结果，但会造成血液外溢污染。

6) 如果试管收集血液量不足 1/2，不可以使用。

7) 样本注入卡片前，充分混匀，注入后马上关闭小盖，插入仪器进行检测。

注：但当每个样本肝素量为 90μl 时，所测 cTnI 的水平下降 20%。

(3) 参考范围：收集 162 个健康志愿者全血和血浆为样本，使用 3 个不同批号的 i-STAT cTnI 卡片进行试验得出，0 ～ 97.5% 的结果范围在 0.00 ～ 0.003ng/ml。0 ～ 99% 的结果范围在 0.00 ～ 0.008ng/ml。每个医疗单位需要建立自己的 i-STAT cTnI 参考范围。

(4) 注意事项（干扰因素）

1) 患者的血样暴露于动物或接受免疫球蛋白制剂如 HAMA 或其他抗体治疗，会影响免疫测定，造成结果的错误。虽然机器最大限度不受这些干扰因素影响，但报告结果缺乏连续性时，需仔细评估，不可依靠一个孤立的测量值进行医疗诊断。

2) 肌钙蛋白在急性心肌梗死出现后的 4 ～ 6h 可能没有改变，因此一个阴性结果对排除 AMI 不充分，需要使用系列结果进行评估。

3) 部分凝血标本可引起 cTnI 增加，超出参考范围或出现错误代码。为防止出现类似情况，可将血液收集到肝素化试管中，样本来回混匀 10 次，以保证不凝。

4) 溶血标本可以引起磷酸酶活性下降，导致检测 cTnI 的能力下降，增加检测背景和质控代码。

5) HCT 在 0 ～ 65%PVC 的情况下，结果不受影响。若 HCT 越过此范围，会造成结果不精确和质控代码。

6) 测试时分析仪必须保证屏幕朝上平稳放置，测试时移动分析仪会使读数缺失或质控代码增加。

(5) 储运条件：运输过程中保持在 2 ～ 8℃环境；保质期内保存于 2 ～ 8℃冰箱；室温保存 2 周。整盒取出用前室温平衡 1h，单片取出室温平衡 5min。

(6) 性能指标：cTnI 分析灵敏性为 0.02ng/

ml，最低的 cTnI 水平为 0。分析敏感性限定为标本浓度为（0±2s）ng/ml。cTnI 限定测试方法以 CV 显示，从全血测定来评估确定 cTnI 检测 20% 和 10% 功能敏感性。CV 为 20% 和 10% 时，cTnI 各自为 0.07ng/ml 和 0.1ng/ml。

7. 心肌肌钙蛋白 I 检测试剂（胶体金法）（闽械注准 20143400089）

（1）原理：本品采用胶体金免疫层析技术，在硝酸纤维素膜上的检测区包被抗 -cTnI 克隆抗体（Ab2），在对照区包被羊抗鼠 IgG。检测时，样本中的 cTnI 可与预先冻干在加样区前端的金标记抗 -cTnI 单克隆抗体（Au-Ab1）结合，由于层析作用沿膜带移动。如为阳性样本，则可在检测区和对照区形成可见的色线；如为阴性样本，则检测区不显色，对照区显色。

（2）标本类型

1）仅用于人全血、血清或血浆，全血 / 血浆样本对临床常用抗凝剂（EDTA、肝素钠、枸橼酸钠）无要求。

2）全血样本应避免溶血。

3）如果血清或血浆样品收集后 7 天内检测，样品须放在 2 ～ 8℃保存，如果大于 7 天则需冷冻保存，储存期不超过半年；全血标本建议在 3 天内检测，样品放在 2 ～ 8℃保存，不得冻存。

4）检测前样品必须恢复至室温。冷冻保存的样品需完全融化、复温、混合均匀后使用。切忌反复冻融。

5）常规的抗凝剂（如 EDTA、肝素、枸橼酸钠等）不影响检测的灵敏度。

6）避免加热灭活标本，那会引起溶血和蛋白质变性。

7）可以加入 0.1% 的叠氮钠作为防腐剂，不会影响试验结果。

（3）参考范围：本试剂最低检出量可达 0.5ng/ml。

（4）注意事项（干扰因素）

1）本试剂仅用于体外诊断试验。

2）实验环境应保持一定湿度，避风。避免在过高温度（≥ 45℃）下进行实验。

3）试剂可在室温下保存，谨防受潮。低温下保存的试剂应平衡至室温方可使用。

4）使用前应检查铝箔袋的密封性，密封失效的试剂不得使用。不得使用超过有效期的试剂。

5）试剂从包装中取出后，应尽快进行实验，避免放置于空气中过长时间，导致受潮。

6）检测线颜色的深浅程度与样品中待测物的滴度没有必然联系。

7）所有标本可能存在潜在的危险性，应视为传染性废物处理。

（5）储运条件：4 ～ 30℃干燥处保存，有效期为 24 个月。

（6）性能指标

1）灵敏度：本试剂在 cTnI ≥ 0.5ng/ml 时可检出阳性结果，正常人为阴性结果。

2）交叉反应：样本中含有下列物质时，在对应浓度下不会对检测造成干扰（表 19-1）。

表 19-1　cTnI 交叉反应

干扰物质	对应浓度
胆红素	171.00μmol/L
胆固醇	20.69mmol/L
血红蛋白	2.50g/L
三酰甘油	14.11mmol/L
sTnI	1000μg/L
cTnT	1000μg/L
cTnC	11 000μg/L

三、心肌肌钙蛋白 T

（一）概述

肌钙蛋白（cardiac troponins，cTns）存在于肌原纤维的细丝中，是横纹肌的结构蛋白，是心肌和骨骼肌收缩有关的调节蛋白，主要调节肌肉的收缩和舒张。心肌肌钙蛋白由肌钙蛋白 I（cTnI）、肌钙蛋白 T（cTnT）和肌钙蛋白 C（cTnC）3 种亚基组成，其中 TnT 分子质量为 37 000Da，包括三种亚型：快骨骼肌亚型、慢骨骼肌亚型和心肌亚型，在骨骼肌或心肌中的表达分别受不同基因的调控。

心肌细胞胞质内游离的 cTnT 约有 5%，约有 95% 的 cTnT 结合于肌钙蛋白－原肌球蛋白复合物中。当心肌细胞受到可逆性损伤时，细胞完整性被破坏，胞质中的游离 cTnT 首先快速释放到血液中，其水平短暂而急速升高；如果心肌损伤为非可逆性的，细胞中结合部分的 cTnT 连续从肌丝上解离下来，血清中 cTnT 含量持续性升高，过程中临床观测cTnT变化可形成两个高峰，一般在2～4h内其水平开始上升，在22h左右形成第一个高峰（为正常水平的40～120倍），随后呈现缓慢下降，第2～5天出现第二个高峰（为正常水平的30～40倍），一般持续半个月后cTnT水平恢复正常。

由于人体血清中心肌肌钙蛋白浓度很低，在心肌细胞受损时能够快速且长时间地释放到血液中，而且cTnT和cTnI与骨骼肌中的异质体分别由不同基因编码，具有不同的氨基酸顺序，有独特的抗原性，因此cTnT和cTnI的特异性要明显优于CK-MB同工酶，都是目前认为临床敏感性和特异性最好的心肌损伤标志物，可用于对心肌损伤程度及危险程度的诊断预测。在心肌出现损伤初期，cTnT释放到血液中的速度要高于cTnI，所以cTnT含量上升时间早且相对值高，心肌微量的损伤也会造成其浓度升高；而cTnI则表现出较低的初始灵敏性，同时因为心脏区域的cTnI不会与骨骼肌中TnI起交叉反应，表现出较高的特异性。

（二）临床意义

1. 心肌损伤与急性心肌梗死（AMI）的早期诊断 早期发现和正确诊断AMI对于治疗和护理十分重要。目前，AMI的诊断主要依据临床症状、心电图及CK和CK-MB活性的变化，但CK及CK-MB受骨骼肌损伤影响，对AMI的诊断存在一定的假阳性。cTnT对AMI的诊断有敏感性高、特异性强、持续时间及诊断窗口期长等特点，所以是心肌损伤的首选标志物，同时也是早期诊断AMI的敏感、快速、可靠的指标物。cTnT在AMI后血液中浓度很快升高，在对AMI诊断方面，cTnT和cTnI无显著性差异，都能鉴别出CK-MB所不能检测出的心肌损伤，但cTnT检测数值较高，对AMI后30天死亡率的预报方面，cTnT表现出优越性。

2. 溶栓疗效的判断 静脉注入溶栓药物是近年来常用的AMI治疗方法，治疗过程中胸痛缓解、心电图ST段恢复正常和再灌注心律失常则提示治疗中心肌再灌注的发生，虽然CK-MB曲线变化有助于判断溶栓效果，但cTnT和cTnI在血清中浓度变化表现出更高的灵敏性。在发生心肌再灌注的患者中，部分血液中cTnT浓度变化曲线呈现双峰状，有的患者则没有出现第二峰，而没有发生再灌注的患者血液中cTnT浓度呈不稳定的缓慢上升。

3. 急性冠状动脉综合征（ACS）的短期危险分级评估 ACS包括早期的不稳定型心绞痛到晚期的AMI，心肌细胞损伤坏死程度是决定短期发生AMI的重要指标。cTnT在心肌中的浓度远高于CK、CK-MB，在检测微小的梗死和心肌损伤方面有更强的诊断能力，表现出更高的预测价值。

4. 心肌炎的诊断 cTnT因其在血清中相对较高的检测值和较长的上升时间而具有较高的灵敏性，可作为急性心肌炎的诊断标志物。在病毒性心肌炎的诊断中，肌钙蛋白与心内膜心肌活检表现出同样重要的诊断价值，cTnT水平有高降至正常则提示预后较好，动态监测患者体内cTnT的水平可作为心肌炎判断预后的指标。

（三）测定方法

目前该项目常见的免疫学测定方法包括酶联免疫吸附分析法（ELISA）、电化学发光法、胶体金免疫层析法、免疫增强比浊法、增强化学发光免疫分析法等。

（四）国家行业标准

暂无。

（五）试剂介绍

1. 肌钙蛋白T测定试剂盒（ELISA法）［湘食药监械（准）字2009第2400031号］

（1）原理：心肌肌钙蛋白由三种亚基组成，参与调节心肌收缩活动。其中肌钙蛋白T为原肌球蛋白结合亚基，6%～8%在细胞质中以游离形式存在。一般在心肌损伤后5～8h外周血中即出现增高，在12～14h增高至最高值，增高可持续10～14天。

本实验采用双抗体夹心ELISA法，它是用一种抗CTT抗体作为固相化抗体，用另一种抗CTT抗体作为酶标抗体，与受检标本中存在的CTT发生免疫化学反应，生成抗体抗原酶标抗体复合物，加底物及显色液后即出现颜色，经终止液终止反应，由酶标仪检测出CTT浓度。

(2) 标本类型：血液标本应无菌采集 2 ml，要求没有溶血、脂血，所采集标本 1 周内检测时，可在 4℃保存；超过 1 周则应低温冷冻（-20℃）。标本融化解冻时，需轻轻混匀；如果标本需多次检测时，应小分量分装，避免反复冻融。如需运输，应在 4 ～ -20℃的条件下运输。

(3) 参考范围：以 0.30ng/ml 为阈值，＞ 0.30ng/ml 为阳性、0.30ng/ml 为可疑、＜ 0.30ng/ml 为阴性。

(4) 注意事项（干扰因素）

1) 将待检标本或标准品加入微孔后，应立即加入酶标抗体（在滴加前请轻轻摇匀酶标抗体液）。

2) 加完样后无需混匀，立即放置于 37℃水箱（或培养箱）孵育，应尽量避免微孔中产生气泡。

3) 每次洗板时，应尽量甩干，使微孔中无残留液体。

4) 含有抗 CTT 抗体板和六种试剂组分，不同生产批次的各组分不能互换，不能混用。

5) 仅用于体外诊断。

(5) 储运条件：储存于 2 ～ 8℃、避光、干燥处。不可冷冻。储存、使用的有效期为 6 个月。生产日期、批次与有效期见包装盒。未开封的试剂和开封的试剂的储存条件和有效期一致。

(6) 性能指标：重复性检测批内 CV ≤ 4.0%，批间 CV ≤ 9.0%；敏感性、特异性、准确性分别为 96.0%、96.0%、97.0%；线性范围为 0 ～ 18ng/ml。

2. 肌钙蛋白 T 检测试剂盒（增强化学发光免疫分析法）[京食药监械（准）字 2014 第 2400337 号]

(1) 原理：本试剂采用竞争法。将肌钙蛋白 T(cTnT) 特异性抗体结合到固相载体发光板上，标准品或待检测样品中的 cTnT 抗原和辣根过氧化物酶 (HRP) 偶联的 cTnT(HRP-cTnT) 同时竞争发光板上的抗体，形成抗原 - 抗体复合物。HRP 偶联的 cTnT 的结合量随标准品或待检测样品中的 cTnT 的量的增加而减少。加入底物发光液后，底物发光液与 HRP 作用而产生光信号，光信号的强度随 HRP 的变化而变化。因此，测定光信号强度的大小可反映样品中 cTnT 的含量。

(2) 标本类型

1) 本试剂使用样品为血清样本，对于全血、血浆样本以及取自其他部位的标本，检测结果尚未明确。

2) 若新鲜标本不能立即检测，可 2 ～ 8℃放置 1 周，长期放置需 -20℃冻存，避免反复冻融。

3) 不能检测含悬浮纤维蛋白或聚集物，重度溶血的标本。

4) 应避免使用长菌或被污染的标本，使用前应平衡 30min 以上，以保证结果的准确性。

(3) 参考范围：正常人血清参考值＜ 1ng/ml。

确定方法：收集一定数量的临床标本包括正常人和高于正常人含量两个个区段的标本，用本试剂进行检测，对数据进行统计分析，确定正常人血清参考值范围，能正确区分正常人和高于正常人含量的标本。

(4) 注意事项（干扰因素）：嗜异性抗体，类风湿因子 (RF) 可以与系统中的捕捉抗体及酶标记二抗的 FC 段直接结合，从而导致假阳性。本试剂盒采用的是竞争法，包被的是鼠源的单克隆抗体，而酶偶联的是抗原。同时，在试剂盒的工艺里加入了消除嗜异性抗体和类风湿因子的生物活性物质。因此，嗜异性抗体和类风湿因子对本试剂盒的检测无影响。而高浓度的溶血、脂血、黄疸对检测结果会有影响，实验证明，血红蛋白 7.5g/L、胆红素 200mg/L、胆固醇 10g/L、三酰甘油 10mmol/L 对检测结果不会造成干扰。

(5) 储运条件

1) 储存条件：2 ～ 8℃。有效期：6 个月。

2) 运输要求：低温冷藏车，或在泡沫盒里加入冰块，保证运输过程中试剂盒的保存温度为 2 ～ 8℃。

(6) 性能指标

1) 准确性：回收率应在 90% ～ 110%。

2) 剂量反应曲线线性相关系数：在 0.25 ～ 64μg/L 范围内，用双对数或其他的模型拟合，剂量反应曲线相关系数 r 的绝对值≥ 0.9900。

3) 精密度：批内和批间 CV ≤ 15%。

4) 最低检出量：≤ 0.25μg/L。

5) 特异性：与浓度为 1600ng/ml 的肌红蛋白反应，测定结果应＜ 0.25ng/ml，与浓度为 5μg/ml 的 cTnI 反应，测定结果应＜ 0.000 25μg/ml，与浓度为 320ng/ml 的肌酸激酶同工酶反应，测定结果应＜ 0.25ng/ml。

3. 肌钙蛋白 T hs（高敏）STAT（急诊）试剂盒（国械注进 20152400205）

（1）原理：采用夹心法原理进行检测。第 1 次孵育：50μl 标本、抗 cTnT 的生物素化特异性单克隆抗体和钌（Ru）标记的 cTnT 特异性单克隆抗体一起孵育，形成抗原抗体夹心复合物。第 2 次孵育：加入链霉亲和素包被的磁珠微粒后，该复合体通过生物素与链霉亲和素的相互作用与固相结合。在 9min 孵育期间，标本（50μl）中的抗原，生物素抗心肌钙蛋白 T 特异性单克隆抗体，钌复合体标记的抗心肌钙蛋白 T 特异性单克隆抗体与链霉亲和素的磁珠微粒反应形成"三明治"样复合体，并与固相结合。将反应液吸入测量池中，通过电磁作用将磁珠吸附在电极表面。未与磁珠结合的物质通过 ProCell/ProCell M 除去。给电极加以一定的电压，使复合体化学发光，并通过光电倍增器测量发光强度。

（2）标本类型

1）血清样本须用标准试管或有分离胶的真空管收集。

2）EDTA-K_2、EDTA-K_3、肝素 -Li 和肝素 -Na 血浆。

3）血浆（EDTA、肝素）和血清样本不应当互换使用。

4）判断标准：斜率 0.8 ～ 1.2，相关系数 ≥ 0.95。

5）2 ～ 8℃可保存 24h；-20℃可保存 12 个月。只可冷冻一次。

6）选用测试时市售样本收集试管检测所列出的测试样本，即并非检测了所有厂商的试管产品。各生产商提供的样本采集系统可能含有不同的材料，某些情况下这些材料有可能影响到检测结果。如果采用原始试管（样本采集系统）处理样本，请参照试管生产商提供的说明。

7）如果样本中有沉淀，进行测定前离心。不可使用叠氮化物作为稳定剂的样本和质控品。

8）检测前，请确保标本、定标液及质控液平衡至室温（20 ～ 25℃）。

9）考虑到可能的蒸发效应，上机的样本、定标液和质控品应在 2h 内分析 / 测定。

（3）参考范围：试剂盒参考范围建立的数据来源于 533 例健康自愿者，上限（第 99 百分位点）为 14ng/L，95% 置信区间为 12.4 ～ 24.9ng/L。

（4）注意事项（干扰因素）

1）检测结果不受黄疸（胆红素＜ 428μmol/L 或＜ 25mg/dl），溶血（血红蛋白＜ 0.062mmol/L 或＜ 0.1g/dl，样本中有明显溶血时可能会干扰），脂血（脂肪乳剂＜ 1500mg/dl）和生物素（＜ 82nmol/L 或＜ 20ng/ml）的影响。

2）当样本血红蛋白浓度＞ 0.1g/dl 时，会导致结果假性降低。对于接受高剂量生物素治疗的患者（＞ 5mg/d），必须在末次生物素治疗 8h 后采集样本。

3）检测结果不受类风湿因子影响（RF 不超过 1500IU/ml）。

4）肌钙蛋白 T 浓度最高达到 100 000ng/ml 时无高剂量 Hook 效应。

5）针对 52 种常用药物进行了体外检测。未发现有药物影响检测结果。少数病例中极高浓度的分析物特异性抗体、链霉亲和素或钌抗体会影响检测结果。通过适宜性的实验设计可将影响因素降到最低。

6）作为诊断指标，必须结合患者病史，临床检查和其他临床资料来综合评估检测结果。

7）仅用于体外诊断。

8）在使用本试剂盒时必须遵循所有试验室试剂操作的注意事项。

9）所有废弃物必须按照当地法规进行处置。

10）专业人员可索取安全数据报告。

11）避免试剂和样本（样本、定标液和质控品）产生泡沫。

（5）储运条件：未开封试剂 2 ～ 8℃储存，有效期内均可使用；开封试剂 2 ～ 8℃储存 12 周；置于分析仪上 4 周。

（6）性能指标

1）测量值下限：空白限为 3ng/L，检出限为 5ng/L，定量检出限为 13ng/L。

2）测量范围为 3 ～ 10 000ng/L（通过空白限和主曲线的最高值确定）。低于检出限的值报告＜ 3ng/L。高于此测量范围的数值均报告为＞ 10 000ng/L。

3) 检测中，在 CV ≤ 10%(LoQ) 时，最低浓度为 13ng/L。

四、肌红蛋白

(一) 概述

肌红蛋白 (myoglobin，MYO，Mb) 是一种氧血红素结合蛋白，由 1 条肽链和 1 个血红素辅基组成，包含 153 个氨基酸残基，是一种含铁卟啉的红色蛋白，与血红蛋白同源，其分子质量小，仅 17.8kDa，其功能为运输或储存氧，参与葡萄糖氧化，与氧的结合能力介于血红蛋白和细胞色素氧化酶之间，可帮助肌细胞将氧转运到线粒体。肌红蛋白存在于心肌、骨骼肌和平滑肌中，心肌中含量特别丰富。它位于细胞质，约占肌肉蛋白总量的 2%。

由于其体积较小，浓度较高，肌红蛋白被认为是在急性心梗中最早出现升高的指标之一，正常血清肌红蛋白水平的上限是 76ng/ml。其存在于骨骼肌中，进行剧烈运动的人或进行性肌肉萎缩症基因携带者，血清肌红蛋白含量升高。血清肌红蛋白由肾脏迅速清除，因此，肾衰竭将导致血清肌红蛋白水平提高。

肌红蛋白含量的升高导致心肌梗死、肾病、急性脑血管疾病、肺栓塞、小儿手－足－口病等疾病的发生。

(二) 临床意义

1. 急性心肌梗死的诊断 急性心肌梗死 (AMI) 是急性心肌发生缺血性坏死，大多是在冠状动脉病变的基础上出现冠脉供血急剧减少或中断，使相应的心肌严重而持久地急性缺血所致。肌红蛋白由于其分子质量较小，容易透过细胞间隙至血液，因此在心肌损伤时出现较早。研究提示肌红蛋白的升高先于肌酸激酶同工酶和肌钙蛋白，在心肌损伤的早期就很快被释放进入血液循环，在症状出现的 2 ～ 3h 后，血 MYO 可超出正常上限，9 ～ 12h 达到峰值，24 ～ 36h 后恢复正常人类心脏的肌红蛋白含量低于骨骼肌。在急性心肌梗死中，相关的组织损伤导致肌红蛋白释放到血液中，正常血清肌红蛋白含量的上限是 76ng/ml。在心肌梗死中，肌红蛋白的含量提高 10 倍以上。肌红蛋白虽然特异性较低，但敏感性很高，对于早期排除心肌梗死非常有用。血清中肌红蛋白能迅速地被肾脏清除，一般 12h 内基本恢复至正常水平，所以持续监测肌红蛋白可以用于观察再梗死的发生，同时在临床上肌红蛋白的检测也是用于急性心肌梗死溶栓治疗中评价是否再灌注的敏感而准确的指标。

肌红蛋白缺点是特异性较差，骨骼肌疾病和肾功能障碍时 MYO 也会升高，因此用 MYO 作为 AMI 早期诊断指标时需排除其他疾病。

2. 慢性心衰疾病的诊断 慢性心衰疾病是目前临床上较为常见的心脏功能疾病，临床表现较为复杂，发病率和致死率近年来逐步升高。当患者出现慢性心衰疾病的时候，其血液中的肌红蛋白的浓度水平均发生了明显的升高，这种变化有助于疾病辅助诊断。

3. 肺栓塞 在现有的研究中，我们发现肌红蛋白与肺栓塞的危险分层及预后具有密切的相关性。肺栓塞患者伴有血清肌红蛋白的升高，死亡患者中全部出现肌红蛋白的异常升高，肌红蛋白可以早期预测肺栓塞的严重程度，并且可以作为评估致死性肺栓塞的强有力的预警指标。

4. 手－足－口病 手－足－口病是由肠道病毒 (CoxA16、EV71 多见) 感染所致的一种儿童常见传染病，以婴幼儿及学龄前儿童发病为主，尤其是 3 岁以下幼儿发病率最高。大多数症状轻微，但少数病例可引起心肌损害，对合并心肌损伤和神经系统损伤者常伴有较高的死亡率。小儿手－足－口病的病因是肠道柯萨奇病毒感染引起。柯萨奇病毒既可侵犯心脏，引起心脏病变，也可引起手－足－口病变化。有文献报道，该病可引起心肌损害，有并发暴发性心肌炎导致死亡的报道，故应引起临床重视。

5. 急性脑血管疾病 急性脑血管疾病是临床上十分常见的一类急性疾病，主要包括蛛网膜下腔出血、脑出血、脑梗死、短暂性脑缺血及脑血栓等多种类型，具有发病急、病情变化快、进展迅速等特点，可对患者的健康及生活质量造成严重的影响，甚至会威胁患者的生命安全。肌红蛋白是临床诊断急性脑血管疾病的一个重要指标。急性脑血管疾病患者的血清中肌红蛋白水平高于健康者，说明血清肌红蛋白水平的变化可作为急性脑血管疾病诊断和预后判断的有效指标。

（三）测定方法

常用测定方法包括电化学发光法、胶体金法、荧光免疫层析法。

（四）国家行业标准

暂无。

（五）试剂介绍

1. 肌红蛋白定量测定试剂盒（荧光素增强免疫化学发光法）[苏食药监械（准）字 2014 第 2400652 号]

(1) 原理：本试剂盒采用双抗体夹心法检测 MYO 浓度。磁珠储存液中含包被有异硫氰酸荧光素（FITC）抗体的磁性颗粒和保护剂等成分，与待检样本及吖啶酯标记的特异性 MYO 抗体、FITC 标记的 MYO 抗体一起孵育，形成抗原－抗体夹心复合物。

(2) 标本类型

1) 血清用普通血清管、快速血清管或惰性分离胶促凝管收集，血浆用肝素或 EDTA 抗凝。血浆样本采集后应立即使用，若不能立即使用建议 2～8℃保存，在 12h 内完成检测，血清样本在 -20℃保存可稳定 1 个月。

2) 待测得样本中不能出现沉淀，如有沉淀出现，必须先做离心处理，加热灭活样本、溶血样本都应弃用。

3) 检测前样本必须恢复至室温。冷冻保存的样本需完全融化、复温、混合均匀后方可使用。切忌反复冻融。

(3) 参考范围：通过对 120 例健康人血清、血浆中 MYO 含量进行 95% 分布范围统计分析确定正常参考值为≤ 70ng/ml。

由于地区不同、个体差异及采用的检测方法不同，其所测的 MYO 水平也会有所不同。因此建议每个实验室都应针对自己的特色人群建立参考值范围。

(4) 注意事项（干扰因素）

1) 本试剂盒仅供体外诊断用。

2) 试剂只能在 NORMAN 分析系统上使用。

3) 磁珠储存液在未使用时，一旦发现磁性颗粒凝集，应弃用。

4) 必须遵照所指示的测试步骤进行操作，不当操作会导致错误的结果。

5) 每吸取一次样本、质控品、相应的试剂都需要更换一个新的微量吸头，以避免检查感染，影响样本中 MYO 浓度的准确测定，所有样本均直接吸取至试管底部。

6) 用于定标的 SD 卡勿与不同批号的试剂盒交换使用。

7) 实际中含有防腐剂 Proclin 300，浓度≤ 0.1%，切勿吞咽试剂或与皮肤、眼睛及黏膜接触，一旦接触，应即用水冲洗污染部位。

8) 患者的所有样品均应当作潜在的感染源处理。

9) 不同批号的试剂盒各组分不能混用。

10) 本试剂盒含有动物源性成分，具有潜在感染性。

11) 若试剂已超过有效期，则不能再使用。

(5) 储运条件：2～8℃避光保存稳定 12 个月，开瓶后 2～8℃避光保存可稳定 1 个月。

(6) 性能指标

1) 准确度：用参考物质作为样本进行检测，其测定结果的相对偏差≤ 10%。

2) 最低检测限：≤ 5ng/ml。

3) 线性：5～1000ng/ml，在此线性范围内，线性相关系数 $r \geqslant 0.9900$。

4) 重复性：CV ≤ 10%。

5) 批间差：CV ≤ 15%。

五、缺血修饰白蛋白

（一）概述

在生理条件下，人血白蛋白（HSA）氨基末端残基（尤其是 Asp-Ala-His-Lys）可能与某些过渡型金属离子（如铜、钴、镍等）结合，从而为体内代谢提供一个缓冲环境。当 HSA 流经缺血组织时，其释放出的产物使血液循环中的部分 HSA 的氨基末端的结合位点发生修饰性改变，从而造成改变后的 HSA 与外源性钴结合能力降低，这种经过修饰后的白蛋白称为缺血修饰白蛋白（ischemia modified albumin，IMA）。

在正常生理条件下，HSA的氨基末端残基能够与过渡金属离子紧密结合在一起，当组织局部发生缺血时，由于供氧减少引发无氧呼吸，ATP产量减少，生成乳酸代谢产物积累，局部环境的pH下降，导致大量有利的Cu^{2+}和Fe^{2+}被释放进入血液，最终能够形成化学性质活泼的OH自由基，对HSA末端结构造成乙酰化或缺失影响，造成与过渡金属离子结合能力下降，形成了IMA。

急性冠状动脉综合征（ACS）是冠心病患者病危住院和死亡的主要原因，早期的及时正确诊断并进行干预治疗能够改善患者的状况，为临床治疗提供依据。心肌生化标志物CK-MB、cTnI、Mb等检测由于其灵敏性和特异性均较高，所以成为临床上的主要诊断手段，但标志物一般在心肌坏死后浓度升高，出现时间较晚，无法反映前期心肌缺血时的变化，所以易耽误早期诊断。早期能够正确诊断并及时干预治疗对冠心病患者的康复至关重要，通过对IMA的检测能够在ACS早期的可逆阶段确诊，可以有效地防止患者病情的恶化；同时，在早期诊断ACS方面，IMA表现出明显的灵敏性和特异性，明显优于CK-MB、cTnI。

（二）临床意义

1. 早期诊断ACS ACS患者往往伴有胸痛，但胸痛发作之初并不能确定是停留于不稳定型心绞痛或进展至心肌梗死，因此在胸痛发作早期明确诊断至关重要。很多研究结果表明IMA的变化能够有效地预测急诊室中ACS患者病情向心肌梗死恶化，而这种恶化在突发前1h是很难诊断的。IMA对高危和低危ACS患者症状出现后3～24h内肌钙蛋白阴性或阳性结果表现出很高的灵敏度和预测性。IMA与心肌坏死指标（CK-MB、cTnI等）不同，在心肌缺血发作5～10min后血中浓度迅速升高，血液中即可检测到IMA的升高，1～3h即可达到峰值。在早期ACS（特别是3h内）的排除诊断中有其独特的优势，若能与cTn、心电图等结合应用，则对于冠心病诊断的准确性和及时性都会有极大的提高。

2. 早期诊断急性心肌缺血 非ST段抬高型心肌梗死、ST段抬高型心肌梗死及UA均可造成急性心肌缺血，引起胸痛等症状，IMA作为急性心肌缺血的早期诊断指标，受急性骨骼肌损害的影响极小，能灵敏地反映心肌损伤，且与心肌损伤的程度成比例，可作为判断心肌缺血严重程度的指标。Erefden Açıkgöz等研究表明IMA水平在心肌损伤后显著高于对照组，而且IMA与心肌缺血程度显著相关。在心脏手术中保护不当，围术期和再灌注术后损伤引发的心肌缺血症状能够在早期利用IMA进行诊断。IMA可作为临床早期心脏受损识别和非心脏外科手术后的临床危险分级和管理的有用工具。

3. IMA诊断2型糖尿病并发症 糖尿病以慢性高血糖为特征，同时高水平的血糖被认为是引起糖尿病其他并发症的主要因素。高血糖可通过多种途径引发体内氧化水平升高，其中一重要途径是过度产生超氧根阴离子，造成广泛的自由基升高和抗氧化能力受损，继而能使HSA发生化学修饰，导致IMA升高。IMA和氧化蛋白产物的测定可用于诊断2型糖尿病患者的肾功能损害程度，并对患者发生急性心肌梗死提供远期预测。Piwowar等研究表明，糖尿病患者比健康人表现出较高的IMA水平，同时报道IMA和调节血糖水平之间有显著的相关性。

4. IMA与其他疾病 因为血清白蛋白普遍存在于全身血液循环中，在各组织器官缺血情况下均可出现IMA升高，如在骨骼肌缺血、胃肠道缺血、终末肾脏疾病、肝硬化、某些严重传染病以及某些进行性肿瘤患者血中升高。研究报告表明健康个体在高负荷运动中使骨骼肌出现缺血现象，进而使体内IMA浓度呈现先升高后降低的趋势。

IMA能够预测在低发病率冠心病患者群中心肌缺血的发生概率，IMA是目前诊断无坏死心肌缺血的最可靠的生物标志物。但IMA用于早期诊断仍有局限性，在非心源性缺血的情况下，IMA亦可出现升高，临床应用存在争议，需要更多的研究证实。但随着免疫测定等方法的开发应用，IMA生成机制的进一步阐明，试验及临床研究的日益深入，IMA可能会方便地用来检测任何缺血事件，辅助诊断或排除某种疾病。

（三）测定方法

目前该项目常见的测定方法包括白蛋白–钴结合试验法、游离钴比色法、红光比色法、ACB

实验比色法、酶联免疫吸附分析法（ELISA）等。

（四）国家行业标准

暂无。

（五）试剂介绍

1. 缺血修饰白蛋白测定试剂盒（游离钴比色法）[苏食药监械（准）字 2012 第 2400497 号]

(1) 原理：正常人血清中的白蛋白以活性形式存在，加入氯化钴溶液后，Co^{2+} 即可与白蛋白 N 末端结合，溶液中存在的游离 Co^{2+} 浓度较低；而缺血个体的血清中含有较多由白蛋白转化而来的 IMA，加入同样浓度的氯化钴溶液，由于 IMA 与 Co^{2+} 结合的能力弱，溶液中存在较高浓度的游离 Co^{2+}。有机显色物 DTT 与剩余的游离 Co^{2+} 生成红褐色产物，在 510nm 的波长下比色，其吸光度与 Co^{2+} 浓度成正比，与标准品进行比较，可计算出样本中白蛋白钴结合力（ACB）的值。血清中 IMA 水平用 ACB 值表示，ACB 值越低，则说明血清中 IMA 值越高。

(2) 标本类型

1) 新鲜无溶血血清，不含 EDTA、肝素、枸橼酸钠等螯合剂，样本采集后应尽快分离血清，并在 2.5h 内完成测定。

2) 样本在 -20℃可保存 1 个月，在 -70℃可保存半年。切勿反复冻融。

(3) 参考范围：通过对 100 例正常人血清中含量进行统计分析确定的参考范围为 ACB ＞ 64.7U/ml。以上参考值范围代表本法的期望值，仅供参考。各实验室应当通过实验建立预期的正常参考值范围。

(4) 注意事项（干扰因素）

1) 本试剂盒仅供体外诊断用。

2) 避免试剂接触皮肤、眼睛及黏膜，一旦接触，应立即用水冲洗污染部位。

3) 试剂与标本量可按仪器要求按比例增减。

4) 患者的所有样品均应当作潜在的感染源处理。

5) 不同批号的试剂 R1 与 R2 不能混用。

(5) 储运条件：2 ～ 8℃避光保存，不得与有毒、有害、有腐蚀性的物质混存。原包装试剂在 2 ～ 8℃下存放有效期为 12 个月；开瓶后试剂在 2 ～ 8℃下存放可稳定 4 周。

(6) 性能指标

1) 空白吸光度：用蒸馏水加入试剂作为样品测试时，在 510nm 处，光径 1cm 时，试剂空白吸光度 $A \geqslant 0.6$。

2) 试剂的线性范围为 0 ～ 180U/ml，在此线性范围内，线性相关系数 $r \geqslant 0.9900$；0 ～ 15U/ml 范围内，线性绝对偏差≤ 2U/ml；15.1 ～ 180U/ml 范围内，线性相对偏差≤ 10%。

3) 准确度：相对偏差≤ 10%。

4) 精密度：重复性为 CV ≤ 6%；批间差为 $r \leqslant 8\%$。

5) 分析灵敏度：在 510nm 处，光径 1 cm 时，当样本中 IMA 的含量为 90U/ml 时，5min 内的吸光度 ΔA 为 0.140 ～ 0.190。

六、心型脂肪酸结合蛋白

（一）概述

心型脂肪酸结合蛋白（heart-type fatty acid binding protein，H-FABP）是心肌细胞胞质中含量最丰富的蛋白质之一，分子质量小，为 12 ～ 15kDa，为心肌细胞内的脂肪酸载体。约占心肌全部可溶性蛋白质的 5%。有较高的组织特异性。H-FABP 在正常人的血浆和尿液中含量极少，以各种游离形式存在于心肌细胞的胞质内，参与心肌细胞内长链脂肪酸的转运具有调节脂肪酸代谢的作用，防止由于脂肪酸的净化作用造成局部缺血的加重，导致内脏细胞细胞质里细胞器膜的损伤。

其特殊的生理特性使得其可能成为早期诊断急性心肌梗死（AMI）的有利条件，故监测血浆 H-FABP 水平可了解心肌损伤的状况，因此成为近年来受到广泛关注的心肌损伤的早期生化指标。当心肌细胞受损时，可快速释放至血液中，导致血浆 H-FABP 水平升高，当心肌细胞缺血、缺氧的敏感性增加后，动员脂肪酸的利用供能，导致心肌细胞内 H-FABP 迅速升高，可快速释放入血，最终导致血液中心型脂肪酸结合蛋白水平升高。

H-FABP 是低分子质量胞质型蛋白质，其代谢主要受肾脏功能影响。在分析 H-FABP 对创伤后心肌损伤的诊断价值时，不仅要考虑它的来源和释放到血浆中的速度，还要考虑它自血浆中的清除问题，肾脏对 H-FABP 血浆清除率有着至关重要的影响。因此在评价 H-FABP 时，应该同时考虑它的来源和肾脏的功能状态，方能准确地应用 H-FABP 的临床价值。根据其血浆动力学特点以确定最佳的诊断时间窗。

H-FABP 水平的升高可用于检测心肌梗死、不稳定型心绞痛、充血性心力衰竭、急性肺栓塞、慢性血栓栓塞性肺动脉高压、阻塞性睡眠呼吸暂停综合征等多种疾病。

（二）临床意义

1. 急性冠脉综合征　H-FABP 与近期发作 ACS 的患者冠脉病变严重程度呈正相关。ACS 尤其是 AMI 患者自胸痛发作到再灌注治疗的时间对患者预后有较大的影响，因此要求发病早期迅速确诊。ACS 患者 H-FABP 表达水平较 SAP 患者和正常人显著升高，其中 AMI 患者又较不稳定型心绞痛（UAP）升高，这表明 H-FABP 表达水平与动脉粥样硬化斑块的稳定性有关。血清 H-FABP 升高是冠脉病变急性加重的直接结果，在 ACS 患者发病＜ 3h 和＞ 3h H-FABP 的检出率分别为 94.6% 和 95.3%，因此临床可根据血清 H-FABP 水平预测和判断患者心功能状态，判断冠脉病变的危险度并采取积极的治疗措施。

2. 急性心肌梗死　心肌损伤在钝性胸部损伤中发生率可高达 25%，H-FABP 在 AMI 发生时具有出现早和消失快的特点其血浆浓度在 AMI 发病 1.3 ～ 3h 开始升高，8h 左右达到高峰，12 ～ 24h 恢复正常，因此 H-FABP 临床可作为早期 AMI 检测指标。以 16.8ng/ml 作为 H-FABP 诊断 AMI 的临界值，其诊断敏感性为 84.4%，特异性为 91.8%，以 6.42ng/ml 作为判断心肌损伤的临界值，在 AMI 早期（3h），H-FABP 具有较高的敏感性、诊断正确率及阴性预测值，可以用于 AMI 的早期诊断。H-FABP 从受损心肌释放入血的特点与肌红蛋白非常类似，由于其在心脏组织中的含量较高，在血浆中的含量较低，所以比肌红蛋白（MYO）的敏感性更强。文献报道 H-FABP 对早期 AMI 诊断敏感性显著高于肌钙蛋白 I（cTnI）与 CK-MB。

3. 不稳定型心绞痛　H-FABP 对心绞痛发生 3h 内的早期诊断具有显著价值。有研究发现，在急性心肌缺血早期（0 ～ 3h）即可检测到高水平的血浆 H-FABP，不稳定型心绞痛属于 AMI 的早期症状；因此 H-FABP 可在一定程度上反映患者疾病预后情况。

4. 充血性心力衰竭　充血性心力衰竭（CHF）患者初步的研究显 H-FABP 血浆浓度的升高与心室功能的恶化和不良预后有关联性。严重心力衰竭时，H-FABP 的血浆浓度会更高。

（三）测定方法

常用的测定方法包括胶体金法、免疫层析法、免疫比浊法、乳胶凝集法。

（四）国家行业标准

暂无。

（五）试剂介绍

1. 心型脂肪酸结合蛋白定量测定试剂盒（荧光素增强免疫化学发光法）[苏食药监械（准）字 2014 第 2400651 号]

（1）原理：本试剂盒采用双抗体夹心法检测 H-FABP 浓度。磁珠储存液中含包被有异硫氰酸荧光素（FITC）抗体的磁性颗粒和保护剂等成分，与待检样本及吖啶酯标记的特异性 H-FABP 抗体、FITC 标记的 H-FABP 抗体一起孵育，形成抗原抗体夹心复合物。

（2）标本类型

1）血清用普通血清管、快速血清管或惰性分离胶促凝管收集，血浆用肝素或 EDTA 抗凝。样本采集后应立即使用，若不能立即使用建议 2 ～ 8℃保存，在 12h 内完成检测血清样本在 -20℃保存可稳定 1 个月。

2）待测得样本中不能出现沉淀，如有沉淀出现，必须先做离心处理，加热灭活样本、溶血样本都应弃用。

3）检测前样本必须恢复至室温。冷冻保存的样本需完全融化、复温、混合均匀后方可使用。

4）血清样本切忌反复冻融，血浆样本应避免冷冻。

（3）参考范围

1）通过对 120 例健康人血清、血浆中 H-FABP 含量进行 95% 分布范围统计分析确定正常参考值为≤ 6.8ng/ml。

2）由于地区不同、个体差异及采用的检测方法不同，其所测的 H-FABP 水平也会有所不同。因此建议每个实验室都应针对自己的特色人群建立参考值范围。

（4）注意事项（干扰因素）

1）本试剂盒仅供体外诊断用。

2）试剂只能在 NORMAN 分析系统上使用。

3）磁珠储存液在未使用时，一旦发现磁性颗粒凝集，应弃用。

4）必须遵照所指示的测试步骤进行操作，不当操作会导致错误的结果。

5）每吸取一次样本、质控品、相应的试剂都需要更换一个新的微量吸头，以避免检查感染，影响样本中 H-FABP 浓度的准确测定，所有样本均直接吸取至试管底部。

6）用于定标的 SD 卡勿与不同批号的试剂盒交换使用。。

7）实际中含有防腐剂 Proclin 300，浓度≤ 0.1%，切勿吞咽试剂或与皮肤、眼睛及黏膜接触，一旦接触，应即用水冲洗污染部位。

8）患者的所有样品均应当作潜在的感染源处理。

9）不同批号的试剂盒各组分不能混用。

10）本试剂盒含有动物源性成分，具有潜在感染性。

11）若试剂已超过有效期，则不能再使用。

（5）储运条件：2 ～ 8℃避光保存稳定 12 个月，开瓶后 2 ～ 8℃避光保存可稳定 1 个月。

（6）性能指标

1）准确度：用参考物质作为样本进行检测，其测定结果的相对偏差≤ 10%。

2）最低检测限：≤ 0.5ng/ml。

3）线性：0.5 ～ 160ng/ml，在此线性范围内，线性相关系数 $r \geq 0.9900$。

4）重复性：CV ≤ 10%。

5）批间差：CV ≤ 15%。

2. 心脏型脂肪酸结合蛋白检测试剂盒（免疫层析法）［粤食药监械（准）字 2011 第 2400023 号］

（1）原理：本试剂利用免疫层析技术，采用双抗体夹心法检测人全血、血清或血浆中的 H-FABP。检测时，当样本中 H-FABP 浓度等于或高于最低检出限时，将与标记的抗体反应形成复合物，在层析作用下反应复合物沿着硝酸纤维素膜向前移动，被硝酸纤维素膜上检测区（T）预先包被的抗 H-FABP 单克隆抗体捕获，在检测区上最终形成一条红色反应线，此时结果为阳性；相反，当样本中 H-FABP 浓度低于最低检出限时，则检测区无红色反应线出现，此时结果为阴性。

（2）标本类型：全血、血清或血浆样本均可用于测试。全血收集：采用抗凝管采血，或在采血管里先加入抗凝剂（建议使用肝素、枸橼酸盐抗凝剂、不建议使用 EDTA-K_2 抗凝剂），将采集血样加入并摇匀备用。若不能及时检测请置于 4℃保存，7 天以上样本不适用于本试剂。血清 / 血浆收集：取血后应尽快分离血清、血浆，以免溶血。分离后的血清、血浆应尽快进行测试，若不能及时检测请置于 4℃保存，超过 3 天样本应置于 -20℃冷冻保存，测试前请注意恢复到室温。

（3）参考范围：详见说明书检验结果的解释。

（4）注意事项（干扰因素）

1）本品为一次性使用体外诊断试剂，请勿重复使用，过期产品请勿使用。

2）质控区无红色反应线，表明发生错误，应重新检测。

3）产品开封后应及时检测，不要使用包装有破损的检测卡。

4）应避免实验环境温度过高，低温保存的检测卡需要恢复至室温后再打开，以免吸潮。

5）建议使用新鲜样本，使用前请注意样本外观，若样本中有明显溶血或血凝块会对结果造成一定的影响，请勿使用。

6）使用过的检测卡、吸管等废弃物请按生物医疗废弃物进行处理。

7）与所有诊断试剂一样，最终的确诊应由医生综合各检测指标及临床症状后作出。

8）铝箔袋内有干燥剂，不得内服。

9）使用本试剂过程中如遇到问题应向专业人员咨询。

（5）储运条件：应在 4 ～ 30℃保存，其有效期 24 个月。铝箔袋开封后，检测卡应在 1h 内尽快使用。

（6）性能指标

1）灵敏度：7ng/ml。

2）阴性符合率：检测 5 份阴性参考品（正常

人血清），15min 内检测结果为阴性。

3）分析特异性：对血红蛋白≤ 5mg/ml、三酰甘油≤ 30mg/ml 和胆固醇≤ 5mg/ml 的测定结果应无影响。

3. 心型脂肪酸结合蛋白检测试剂盒（胶体金法）[苏食药监械（准）字 2015 第 2400406 号]

（1）原理

1）试剂盒原理：以两株高特异性、高敏感性 H-FABP 单克隆抗体，其中单克隆抗体Ⅰ为捕获抗体，固定于 NC 膜上检测区，单克隆抗体Ⅱ为胶体金标记抗体，固定于 NC 膜下缘与样品垫交界处，NC 膜质控区包被有兔抗鼠 IgG 抗体。当样本加入试剂条后，待测物通过层析作用移动，首先与胶体金标记的抗体发生特异性结合，形成胶体金标记抗原–抗体复合物，该复合物继续移动至检测区，再与包被于检测区的抗体结合，最终形成胶体金标记的双抗体夹心复合物。通过配套仪器对该复合物进行测量和分析，可定量检测人血中 H-FABP 的含量。

2）配套仪器工作原理：待测物与检测板上的捕获抗体和胶体金标记抗体的结合产生颜色的变化，显色的强度变化与待测物浓度有相关性，测量系统运用光电扫描标记物和待测物结合区，获得光电信号，然后对光电信号的强弱进行测量处理，定量地分析出待测物的浓度。

（2）标本类型

1）用于人血清、血浆或全血样本，其他体液和样本可能得不到准确的结果。

2）应在无菌情况下采集静脉血，建议优先选用人血清或血浆进行检测。如选用全血作为检测样本，需和全血缓冲液一起使用。

3）血浆和全血样本可使用肝素、EDTA 或枸橼酸钠抗凝剂。

4）临床血液样本采集后，在室温条件下，须在 4h 之内完成检测；血清血浆于 2 ～ 8℃下保存，可保存 7 天；-20℃以下保存，可保存 6 个月。全血样本不得冻存，2 ～ 8℃保存，可保存 3 天。避免加热灭活样本，溶血样本应弃用。

5）检测前样本必须恢复至室温。冷冻保存的样本需完全融化、复温、混合均匀后方可使用，切忌反复冻融。

（3）参考范围：由 391 例健康人血清样本测定结果统计分析显示，正常参考值上限取第 95 百分位点为 3.49ng/ml，取第 99 百分位点为 6.36ng/ml。血浆、全血样本的参考值与血清样本参考值相同。

每个实验室应通过实验确定参考范围的适用性，必要时建立本实验室的参考范围。

（4）注意事项（干扰因素）

1）样本中的血红蛋白、三酰甘油和胆红素均会干扰检测结果，其最大允许浓度分别为血红蛋白 5g/L、三酰甘油 25g/L、胆红素 0.1g/L。

2）浓度高达 2400ng/ml 的 H-FABP 对检测不产生 Hook 效应。

3）吸管不可以混用，以免交叉污染。

4）检测卡从铝箔袋中取出后，应尽快进行检测，避免放置于空气中的时间过长，导致受潮。

5）检测卡可在室温下密封保存，谨防受潮，低温下保存的检测卡应平衡至室温方可使用。

（5）储运条件

试剂盒于 4 ～ 30℃，铝箔袋密封状态下存放，有效期为 18 个月；铝箔袋拆封后，有效期为 1h。

（6）性能指标

1）最低检出限：≤ 1.0ng/ml。

2）检测范围：1.0 ～ 120.0ng/ml。

3）线性范围：1.0 ～ 120.0ng/ml，线性相关系数 $r \geq 0.990$。

4）精密度：重复性为 CV ≤ 10%；批间差为 CV ≤ 15%；

5）准确度（方法学对比）：用比对试验进行验证，相关系数 $r \geq 0.975$，相对偏差≤ 20%。

七、B 型钠尿肽

（一）概述

人类 B 型钠尿肽（brain natriuretic peptide，BNP）基因位于 1 号染色体短臂末端，BNP 是一种含 32 个氨基酸的多肽，主要由心房和心室细胞合成分泌的一种多肽类心脏激素，1988 年由日本学者 Sudoh 等首先从猪大脑中分离得到的。

BNP 是心功能紊乱时心脏产生的重要神经体液激素，具有利尿利钠、舒张血管、抑制醛固酮的分泌和肾素活性等作用，心室腔的大小是 BNP 释放的关键，心力衰竭时，心室壁张力增加或容量负荷过重时血浆 BNP 升高。同时 BNP 还可能抑制肾素 – 血管紧张素 – 醛固酮系统性，间接控制血压从而降低心脏负荷。

BNP 水平与心力衰竭严重程度有关，患者心力衰竭程度越高，BNP 水平越高。BNP 水平受多种因素影响，包括收缩及舒张功能、右室功能、心脏瓣膜疾病、肾功能。BNP 水平变化与多种心血管病理因素相关，包括心肌缺血、高血压、心肌炎等。

（二）临床意义

1. 心力衰竭的诊断 欧洲心脏病学会的心力衰竭指南已将血浆 BNP 作为诊断心力衰竭的客观指标之一。Mukoyawa 等最先报道充血性心力衰竭患者血浆 BNP 水平升高，而且升高程度与心力衰竭严重程度（NYHA 分级）相关，患者心力衰竭程度越高，BNP 水平越高。心力衰竭患者胸腔积液中 BNP 水平显著高于其他病因所致胸腔积液中 BNP 水平。BNP 在血浆中的水平高低有助于评估心力衰竭危险度分层和预后。BNP 对心源性胸腔积液诊断心力衰竭具有显著意义。随心力衰竭患者病情改善，血浆 BNP 浓度降低。但要引起注意的是，并不是所有心力衰竭的诱因或早期症状都会引起 BNP 的升高。如 Kerr 等发现即使是伴随显著左心室收缩末期容量增加的中重度或重度二尖瓣反流患者，其血浆 BNP 水平仍可能在正常范围内，这提示 BNP 水平正常并不能除外某些心力衰竭的危险因素，应结合临床资料进行鉴别。BNP 水平低于 200pg/ml 的心衰患者通常是低危的，并且在症状缓解后有可能离开急诊室，BNP 的水平越高，心衰的程度则越重，短期及长期死亡率则越高，如 BNP 水平高于 600pg/ml 则应考虑住院治疗。

2. 急性心肌梗死的诊断 急性心肌梗死后，心肌组织微环境缺血、缺氧，氧化应激激活，内皮细胞功能受损，心肌细胞能量代谢失调，细胞内外钾和钙等离子平衡紊乱，心室容量负荷增加、压力升高，从而导致心肌细胞 BNP 合成增加，释放至外周血以增加液体排出，减少心室容量负荷。研究表明，血中 BNP 水平对心肌缺血性损伤的严重程度及其范围有提示作用。

3. 心脏疾病的预后 BNP 是第一个可以反映机体代偿病理生理改变和恢复循环稳定能力的指标，是预后的重要标志物。在接受治疗之后的患者，若其 BNP 水平持续升高，心性事件发生率和心性死亡率升高，预后较差，经治疗后 BNP 降低的患者，预后可能会改善。血浆 BNP 水平可作为冠心病严重程度评估的诊断参考依据之一，而冠状动脉中血管病变越多，BNP 水平越高，且远期发生不良心血管事件的概率也相应增加。

4. 心肌病的诊断 研究发现，肥厚型心肌病（HCM）患者 BNP 水平升高显著，梗阻性较非梗阻性显著增高。扩张型心肌病（DCM）患者 BNP 水平与心肌扩张度成正比，心功能可以通过 BNP 准确而敏感地反映，对早期 DCM 诊断有帮助。限制型心肌病患者，BNP 水平较血流动力学指标相似的缩窄性心包炎患者显著增高。

5. 心脏瓣膜疾病的判断 研究发现 BNP 可能成为判断心脏瓣膜病变程度的一个重要指标。主动脉瓣狭窄患者 BNP 可预测出大概出现症状的时间。主动脉瓣反流心脏容量超负荷，BNP 的水平与反流量成正比，还可反映慢性主动脉瓣反流左室重塑程度。Oosterhof 等研究显示二尖瓣狭窄右室容量超负荷，BNP 水平相应升高，且程度较压力超负荷更大。BNP 可以反映肺动脉压的变化和二尖瓣狭窄的严重程度，轻中度二尖瓣反流者临床可无症状和血流动力学的变化，重度时 BNP 增多。

6. 高血压的诊断 在原发性高血压研究中，BNP 水平变化与左心室心肌肥厚密切相关，BNP 分泌具有敏感性，其分泌水平与收缩期高血压左心室肥厚及舒张功能障碍密切相关，左心室肥厚是高血压患者心血管并发症的独立危险因素，BNP 作为判断高血压是否伴有左心室肥厚，甚至左心室舒张功能不全的预后指标是可行的。同时，由于收缩压作为高血压病组成部分中最重要的心血管危险因素，BNP 检测作为判断指标更具有临床现实意义。

（三）测定方法

常用测定方法包括双抗夹心免疫酶法、微粒子酶联免疫检测法、荧光磁微粒酶免法、胶体金法。

（四）国家行业标准

暂无。

（五）试剂介绍

下文以 B 型心钠素测定试剂盒（直接化学发光法）[国食药监械（进）字 2013 第 2403562 号] 为例进行介绍。

(1) 原理：直接化学发光法、双抗夹心免疫测定法。采用一定量的双单克隆抗体。第一抗体存在于标记试剂中，是吖啶酯标记的单克隆鼠抗人 BNP F(ab′)$_2$ 片段抗体，针对 BNP 的环状结构。第二抗体存在于固相试剂中，是生物素结合的单克隆鼠抗人抗体，针对 BNP 的 C 端部分，通过链亲素与磁性颗粒结合。

(2) 标本类型：人血浆。

(3) 参考区间：根据 1521 名无心衰个体（785 名女性和 736 名男性）检测得到的参考范围，总体参考值为 70.8pg/ml（第 95 位百分数）。

(4) 注意事项（干扰因素）：人类血清中的嗜异性抗体会与试剂免疫球蛋白发生反应，从而干扰体外诊断免疫测定。胆红素高至 25mg/dl，结果显示变化≤ 5%。血红蛋白浓度高至 100mg/dl，结果显示变化≤ 10%。三酰甘油浓度高至 800mg/dl，结果显示变化≤ 5%。

(5) 储运条件：2 ～ 8℃保存。

(6) 性能指标：测定浓度为 2.0 ～ 5000pg/ml；至 100 000pg/ml 未出现 Hook 效应。

八、N 端 -B 型钠尿肽前体

（一）概述

N 端 -B 型钠尿肽前体（N-terminal pronatriuretic peptide，NT-proBNP）属于钠尿肽家族，由心室分泌，心肌细胞首先合成含 108 个氨基酸的 proBNP，proBNP 进入血液循环后，迅速裂解为有生物活性的 BNP 和无生物活性的 NT-proBNP，NT-proBNP 含有 76 个氨基酸，是 BNP 的前体物质，二者同时产生并等量分泌，与 BNP 相比，NT-ProBNP 具有更稳定的生物学特性。NT-proBNP 的合成受基因表达水平调节，其 mRNA 转换较快，因此瞬间即可合成，并且其产生的速度及量受左心室壁张力强度及牵拉大小的影响，所以根据其量的变化敏感地反映出心室功能的变化程度。

NT-proBNP 是目前临床诊断心功能不全时最敏感和最为特异性的指标，与心功能状态及左心室重构有明显的相关性，是心衰的量化指标。我国在 2007 年颁布的《慢性 HF 诊断治疗应用指南》中将 NT-ProBNP 作为诊断 HF 的重要依据。同时，NT-proBNP 在肾脏病领域作为评价肾衰竭患者的心功能的指标，也被越来越多的引用。由于血浆中 NT-ProBNP 在体外稳定性更好，且半衰期更长，从而使其对于心功能不全的程度具有很高的敏感性，因此，由其浓度反映心脏的结构功能相比于其他钠尿肽家族的激素类标志物更好。NT-ProBNP 在反映患者的心功能方面与心电图评估结果一致。

影响 NT-proBNP 水平的因素有很多，健康人群的血浆 NT-proBNP 含量＜ 125pg/ml，但浓度随着年龄的增长而升高，女性略高于男性，肥胖者低于偏瘦者随着肾功能的减退，血中 NT-proBNP 水平逐渐升高。NT-proBNP 主要通过肾代谢，与肌酐清除率成负相关。NT-proBNP 也受体力活动的影响，运动员在休息时 NT-proBNP 浓度正常，但运动后会有短暂升高。

NT-proBNP 水平改变与许多疾病有关，如心力衰竭、肺部疾病、肥胖、肾衰竭等。

（二）临床意义

1. 心力衰竭　NT-ProBNP 在心力衰竭早期血流动力学出现异常、超声心动图及 X 线胸片出现异常前反映出心力衰竭的变化情况。患者随着心功能分级严重程度的上升，其 NT-ProBNP 浓度也出现了明显升高，NT-ProBNP 对于心力衰竭的严重程度具有较高的敏感性，因此其也可以作为心力衰竭分级诊断的一个重要依据。杨春莉等应用 NT-proBNP 来诊断心衰患者和筛查健康成人，发现心血管病患者多数血清 NT-proBNP 升高，NT-proBNP 浓度＜ 100pg/ml 时的人群基本以正常人为主，而＞ 458pg/ml 的心血管病患者大多可考虑为心力衰竭，但 200 ～ 400pg/ml 这个范围对心衰的诊断价值有待探讨。应用 NT-proBNP 水平评价门诊就诊的有症状提示心衰患者的价值，排除心力衰竭 NT-proBNP 的最佳范围为 100 ～ 160pg/ml，NT-proBNP ＞ 2000pg/ml 者可诊断，而 NT-proB-

NP 介于 400pg/ml 和 2000pg/ml 之间者诊断不确定，需做进一步的鉴别诊断。应当结合患者的临床表现、心电图、胸片和超声心动图检查进行多指标的鉴别诊断。有研究表明，升高的血清 NT-proBNP 浓度与整个心衰人群的存活率以及再次住院率明确相关，无论是否患有明确的心血管疾病，均可过测量血清 NT-proBNP 浓度对其死亡率进行预测。PRIDE 研究证实急性心力衰竭引起的呼吸困难者的 NT-proBNP 水平远高于非急性心力衰竭引起的呼吸困难者，NT-proBNP 水平与心力衰竭严重程度相平行，NT-proBNP 是急性心力衰竭最强的预测指标。

2. 冠心病 急性冠脉综合征（ACS）是指因急性心肌缺血所致的一组临床综合征，大量的研究表明 NT-proBNP 与急性冠脉综合征有着密切的联系。急性冠脉综合征患者血浆 NT-proBNP 水平升高的程度和持续时间，与心肌梗死区域大小和左心室功能不全的程度成正比。NT-proBNP 浓度和急性冠脉综合征危险度成正比，NT-proBNP 越高，死亡危险越大。研究表明 ACS 患者粥样斑块破裂，形成血栓，影响冠状血流或引起血管痉挛，导致心肌缺血，进而导致心脏收缩和舒张障碍，促进心肌细胞合成和分泌。慢性稳定性冠心病患者心肌缺血发作后 NT-proBNP 水平可以升高。一些研究发现，稳定性冠心病患者的 NT-proBNP 水平与远期的全因死亡相关，且独立于左室收缩功能不全和其他传统危险因素之外。

3. 高血压 高血压时，长期周围血管阻力升高，使左心室肥厚扩大。高血压患者的左室舒张功能障碍可在左室收缩功能及心脏结构未见异常时出现，而当左室舒张功能减退时，可因心室壁压力及牵张刺激导致 proBNP 分泌增加，从而可在血液中检测到较高水平的 NT-proBNP。

（三）测定方法

目前该项目常见的免疫学测定方法包括胶体金法、荧光素增强免疫化学发光法、酶联免疫荧光法、酶联免疫法和免疫层析法。

（四）国家行业标准

暂无。

（五）试剂介绍

1. N 末端 -B 型钠尿肽前体定量测定试剂盒（荧光素增强免疫化学发光法）[苏食药监械（准）字 2014 第 2400651 号]

(1) 原理：本试剂盒采用双抗体夹心法检测 NT-proBNP 浓度。磁珠储存液中含包被有异硫氰酸荧光素（FITC）抗体的磁性颗粒、保护剂等成分，与待检样本及吖啶酯标记的特异性 NT-proBNP 抗体、FITC 标记的 NT-proBNP 抗体一起孵育，形成抗原抗体夹心复合物。

(2) 标本类型

1) 血清用普通血清管快速血清管或惰性分离胶促凝管收集，血浆用肝素或 EDTA 抗凝。由于 NT-proBNP 半衰期短，故临床样本采集后应立即使用，若不能立即使用建议 2 ～ 8℃保存，在 12h 内完成检测。

2) 待测的样本中不能出现沉淀，如有沉淀出现，必须先做离心处理，加热灭活样本、溶血样本都应弃用。

3) 检测前样本必须恢复至室温。冷冻保存的样本需完全融化、复温、混合均匀后方可使用。切忌反复冻融。

(3) 参考范围：大量研究表明，NT-proBNP 临界值为 125pg/ml。本实验室通过对 240 例健康人血清、血浆中 NT-proBNP 含量进行 95% 分布范围统计分析确定的参考范围为＜ 75 岁，110pg/ml；≥ 75 岁，589pg/ml。

由于地区不同、个体差异及采用的检测方法不同，其所测的 NT-proBNP 水平也会有所不同。因此建议每个实验室都应针对自己的特色人群建立参考值范围。

(4) 注意事项（干扰因素）

1) 本试剂盒仅供体外诊断用。

2) 试剂只能在 NORMAN 分析系统上使用。

3) 磁珠储存液在未使用时，一旦发现磁性颗粒凝集，应弃用。

4) 必须遵照所指示的测试步骤进行操作，不当操作会导致错误的结果。

5) 每吸取一次样本、质控品、相应的试剂都需要更换一个新的微量吸头，以避免检查感染，影响样本中 NT-proBNP 浓度的准确测定，所有样本均直接吸取至试管底部。

6）用于定标的 SD 卡勿与不同批号的试剂盒交换使用。

7）实际中含有防腐剂 Proclin 300，浓度≤ 0.1%，切勿吞咽试剂或与皮肤、眼睛及黏膜接触，一旦接触，应即用水冲洗污染部位。

8）患者的所有样品均应当作潜在的感染源处理。

9）不同批号的试剂盒各组分不能混用。

10）本试剂盒含有动物源性成分，具有潜在感染性。

11）若试剂已超过有效期，则不能再使用。

（5）储运条件：2 ～ 8℃避光保存稳定 12 个月，开瓶后 2 ～ 8℃避光保存可稳定 1 个月。

（6）性能指标

1）准确度：用参考物质作为样本进行检测，其测定结果的相对偏差≤ 10%。

2）最低检测限：≤ 20pg/ml。

3）线性：20 ～ 35 000pg/ml，在此线性范围内，线性相关系数 r ≥ 0.9900。

4）重复性：CV ≤ 10%。

5）批间差：CV ≤ 15%。

2. N 端 -B 型钠尿肽前体检测试剂盒（磁微粒化学发光法）（豫械注准 20142400076）

（1）原理：采用双抗体夹心法原理进行检测。

（2）标本类型

1）应用正确医用技术采集血清或血浆样本。血清样本可使用普通管或促凝管采集，血浆样本可使用 EDTA 抗凝管采集。

2）样本中的沉淀物和悬浮物可能会影响试验结果，应离心除去。

3）严重溶血、脂血或浑浊的样本不能用于测定。

4）样本收集后在室温放置不可超过 8h；如果不在 8h 内检测需将样本放置在 2 ～ 8℃的冰箱中；若需 48h 以上保存或运输，则应离心提取血清或血浆冻存于 -20℃以下，避免反复冻融。使用前恢复到室温，轻轻摇动混匀。

（3）参考范围：检测 214 例正常人和 149 例心衰患者，采用 ROC 法确定试剂盒的参考区间为＜ 114.5pg/ml。

建议各实验室根据自己实际条件及接触人群建立参考区间。本试剂盒仅作为诊断的辅助手段之一，供临床医生参考。

（4）注意事项（干扰因素）

1）操作前仔细阅读使用说明书，严格按照试剂盒说明书进行试验操作。

2）避免在恶劣的环境（如含有“84”消毒液、次氯酸钠、酸碱或乙醛等高浓度腐蚀性气体及灰尘的环境）条件下进行试验。

3）加样前应保证磁微粒混悬液充分混匀，无肉眼可见沉淀。

4）微量移液器吸嘴不可混用，以免交叉污染。

5）样本中若存在沉淀物、悬浮物等可见杂质会影响试验结果。此类样本不得使用。

6）加入底物液前，反应容器内的磁微粒必须震荡散开。

7）试剂盒含有潜在污染物组分，处理试剂和样本时需戴一次性手套，操作后应彻底洗手。所有样本及使用后的试剂盒应视为潜在的传染性物质，废弃处理时，按照当地政府和有关国家规定进行。

8）试剂请在外包装标示的有效期内使用。剩余试剂要及时密封，放置于 2 ～ 8℃条件下保存。

9）加入发光底物液后要避光反应，强光可能影响结果测定。

10）使用仪器自动操作，测试样本需考虑样本容器死体积，具体参考相应的仪器系统操作说明。

11）本产品仅用于体外诊断，为一次性使用产品，使用后不可回收再次利用。

（5）储运条件

1）试剂盒在 2 ～ 8℃储存，防止冷冻，避免强光照射，有效期 12 个月。

2）试剂机载稳定性

3）试剂包（磁微粒混悬液、酶结合物）竖直向上存放，在 2 ～ 10℃环境下冷藏保存 2h 后，才可上机使用。首次使用后，机载或在 2 ～ 10℃ 环境下稳定期为 28 天。

4）校准品开启使用后，2 ～ 8℃保存可使用 14 天。若需使用更长时间，应根据需要进行分装，于 -20℃以下冻存，应避免反复冻融。

（6）性能指标

1）线性：在 100 ～ 32 000pg/ml 范围内，线性相关系数 r ≥ 0.9900。

2）空白限：≤ 5.0pg/ml。

3）分析特异性：测定 3μg/ml ANP、3.5μg/ml BNP、2μg/ml CNP，结果均应≤ 100pg/ml。

4）重复性：CV ≤ 15.0%。

5）干扰物质：40mg/dl 胆红素、3000mg/dl 三酰甘油、125mg/dl 血红蛋白对检测结果无显著影响。

6）抗凝剂的影响：使用 EDTA 抗凝血浆对检测结果无显著影响。

3. N 末端脑钠素原检测试剂盒（酶联免疫荧光法）［国食药监械（进）字 2013 第 2404981 号］

（1）原理：包括一步免疫双抗体夹心法和其后的荧光检测（ELFA）。固相（solid phase receptable，SPR®）既可作为固相载体，也可作为移液器。分析试剂预配于试剂条中，可直接使用。所有分析步骤均由仪器自动完成。样品转移至含有碱性磷酸酶标记的抗 NT-proBNP 抗体（结合物）的微孔中。样品和结合物混合物在 SPR 内、外反复循环，使得抗原能够与 SPR 内壁上的免疫球蛋白及结合物结合，形成双抗体夹心结构。未结合的复合物通过洗涤步骤清除。

两步检测法相继进行。在每个步骤中，底物（4-甲基－香豆素－磷酸盐）均在 SPR 内、外反复循环。结合酶催化底物水解成荧光产物（4- 甲基 - 伞形酮），VIDAS 的光扫描仪在 450nm 处自动测定后者的荧光强度。荧光强度与样品的抗原浓度成正比。在分析结束时，仪器根据两步检测法相对应的两条标准曲线自动计算结果。以标准品的荧光信号到达设定的域值时所经历的循环数建立标准曲线。根据样品的循环数，从标准曲线上计算出该样品的起始拷贝数。然后打印结果。

（2）标本类型和样本准备

1）人血清或血浆（肝素锂）。

2）患者随诊时，需要使用相同类型的采血管采集标本以进行检测。由于 EDTA 可以使检测值偏低，所以不要使用 EDTA 管采集血浆。含有悬浮纤维蛋白颗粒或红细胞基质的样品在检测前要先离心。

3）无添加剂的采血管：静置待样品凝结，然后按照制造商的建议进行离心，以去除纤维蛋白。

4）其他采血管：按照制造商的建议进行使用。

5）冰冻保存的样品：解冻后进行离心。

6）从血凝块中分离出的标本应保存在带塞试管中，最多可以在 2 ～ 8℃下保存 3 天；如果需要保存更多时间，则可以将血清和血浆保存于 -25℃ ±6℃。研究表明，冷藏样品超过 6 个月对结果无影响。但是不要反复进行冰冻 / 解冻操作。

（3）参考范围

参考值来自 411 名无心力衰竭的个体。该人群包括健康人（既往无病史、症状、心脏或循环系统疾病），以及糖尿病、高血压、肺部疾病和肾功能不全患者。

所有临床试验结果均以 125pg/ml（＜ 75 岁）和 450pg/ml（≥ 75 岁）作为阳性判定值。

（4）注意事项（干扰因素）：以下因素均不会对试验产生显著影响。

1）白蛋白 100g/L；

2）IgG 17g/L；

3）IgM 6g/L；

4）类风湿因子 1500IU/ml；

5）溶血（血红蛋白浓度 300μmol/L 或 485mg/dl）（单体检测）；

6）脂血症（三酰甘油浓度 30g/L）；

7）胆红素血症（胆红素 510μmol/L 或 30mg/dl）。但是，建议不要使用明显溶血、脂血或黄疸的标本，如果可能，请重新采集标本。

（5）储运条件

1）于 2 ～ 8℃下保存；有效期 12 个月。

2）不要冰冻保存试剂，但是加液后的标准和对照品可以冰冻保存。

3）所有未使用的试剂于 2 ～ 8℃下保存。

4）打开试剂盒后，检查 SPR 包装袋是否安全密封、无损坏。否则请不要使用 SPRs。

5）使用后在包装袋内放置干燥剂，重新密封包装袋，以保证 SPRs 稳定性，于 2 ～ 8℃下保存。

（6）性能指标

1）测量范围（线性）：20 ～ 25 000pg/ml。

2）分析检测限：即仪器能够检测到的 NT-proBNP 最低浓度数值，为 20pg/ml，概率为 95%。

3）功能敏感度：即在批间 CV 为 20% 时，仪器能够检测到的 NT-proBNP 最低浓度数值，为 50pg/ml。

4）Hook 效应：NT-proBNP 浓度达到 500 000pg/ml 时未观察到 Hook 效应。

5）精确度：使用 2 个试剂盒，在仪器的 3 个位置上，对 5 个样品反复检测 40 次（每天 2 次）

（n=240）。

4. N 末端 B 型钠尿肽前体检测试剂盒（胶体金法）（京械注准 20152400525）

（1）原理：本试剂盒应用双抗体夹心免疫层析法。试纸条上的 NC 膜上反应区（T 线）用 NT-proBNP 抗体包被，质控区（C 线）用羊抗鼠抗体包被。测试时，将标本和稀释液加入试纸条加样处上，液体在毛细管效应下向上层析。标本中的待检物在层析过程中先与胶体金标记的 NT-proBNP 单抗结合，然后继续往上层析，随后结合物会被包被在 T 线上的 NT-proBNP 抗体结合，在 T 线位置会形成固相 NT-proBNP 抗体 -NT-proBNP-NT-proBNP 单抗－胶体金颗粒复合物。在 C 线则形成固相羊抗鼠抗体 -NT-proBNP 单抗－胶体金颗粒复合物。色卡设定有 4000pg/ml、900pg/ml、450pg/ml、200pg/ml 四个 T 线颜色参考点，通过与色卡颜色比较可以确定样本中 NT-proBNP 浓度范围。

（2）标本类型：血清、血浆及全血。

（3）参考范围

1）阳性结果：≤ 75 岁，≥ 450pg/ml；＞ 75 岁，≥ 900pg/ml。

2）阴性结果：≤ 75 岁，＜ 450pg/ml；＞ 75 岁，＜ 900pg/ml。

（4）注意事项（干扰因素）

1）本试剂盒为半定量测定试剂盒，能区分出样本中 NT-proBNP 的浓度范围，但不能给出具体的 NT-proBNP 浓度。

2）NT-proBNP 用于心衰诊断时若其水平“正常”并不能完全排除心脏疾病。

3）NT-proBNP 水平升高是一个强的死亡和主要心脏事件预测因素，提示患者处于高危状态，需作进一步心脏检查，查明病因。

4）本结果仅供临床参考，具体情况应根据临床的情况来判断。

5）测量应在加样 15min 后尽快完成，超过 30min 后测量结果无效。

（5）储运条件：试剂盒于 4 ～ 30℃保存，有效期 18 个月。

（6）性能指标

1）外观

A. 液体组分应澄清透明、无沉淀或絮状物，铝箔袋应无破损漏气现象。

B. 试纸条宽度应为（6.0±0.1）mm。

C. 液体移行速度≥ 10mm/min。

2）准确性：分别测定浓度为 4000pg/ml、900pg/ml、450pg/ml、200pg/ml 的质控品进行重复测试 20 次，检测结果与相应质控品标示值相差同向不超过一个量级，不得出现反向相差。阳性质控品不得出现阴性结果，阴性质控品不得出现阳性结果，各浓度检测结果一致性≥ 90%。

3）Hook 效应：使用浓度为 10 000pg/ml 的质控品重复测定 3 次，结果应不出现阴性。

4）最低检测限：≤ 200pg/ml。

5）精密度

A. 取同一批检测卡测定 450pg/ml 的样本 10 次，反应结果一致，全部为阳性。

B. 取三批检测卡测定 450pg/ml 的样本 10 次，反应结果一致，显色度均一，全部为阳性。

6）特异性：与人血清白蛋白（HSA）、胆红素无显著交叉反应。

5. N 末端 B 型钠尿肽前体测定试剂盒（上转发光法）（京械注准 20152400519）

（1）原理：本试剂盒应用双抗体夹心免疫层析法。测试时，将标本和稀释液滴入检测卡加样处上，液体在毛细管效应下向上层析。标本中的抗原在层析过程中先与 UCP 标记的抗 NT-proBNP 抗体结合，然后继续往上层析，随后结合物会被包被在 T 线上的 NT-proBNP 抗体结合，在 T 线位置会形成固相 NT-proBNP 抗体－抗原－标记 NT-proBNP 抗体 -UCP颗粒复合物。在 C 线则形成固相羊抗鼠－标记 NT-proBNP 抗体 -UCP 颗粒复合物。UCP 颗粒在激发光下发出可见光信号，T 线信号和 C 线信号的比值（T/C）与样本中的 NT-proBNP 抗原浓度成正比，将检测卡插入配套的上转发光免疫分析仪中进行测量，可直接从仪器屏幕上读出样本中的 NT-proBNP 的浓度。

（2）标本类型：血清、血浆及全血。

（3）参考范围

1）阳性结果：≤ 75 岁，≥ 450pg/ml；＞ 75 岁，≥ 900pg/ml。

2）阴性结果：≤ 75 岁，＜ 450pg/ml；＞ 75 岁，＜ 900pg/ml。

(4) 注意事项（干扰因素）

1) 本试剂盒测定范围为 5 ～ 35 000pg/ml。超出试剂盒测定范围的测定结果是通过校准品曲线外延得到的计算结果，不作为准确定量数据。

2) 测量应在加样 15min 后尽快完成，超过 20min 后测量结果无效。

3) 密切接触啮齿类动物或在诊断治疗中接受过鼠单克隆抗体制剂的患者样本中会含有嗜异性抗体，这些样本用含鼠单克隆抗体的分析试剂盒检验时，所得结果会出现异常。

(5) 储运条件：试剂盒于 4 ～ 30℃保存，有效期 18 个月。

(6) 性能指标

1) 外观：液体组分应澄清透明、无沉淀或絮状物，铝箔袋应无破损漏气现象。

2) 准确性：检测 N 末端 B 型钠尿肽前体 (NT-proBNP) 纯品，其回收率应在 85% ～ 115%。

3) 线性范围：5 ～ 35000pg/ml 范围，相关系数 r 应不低于 0.9900。

4) 精密度

A. 批内 CV：检测 (1000±100) pg/ml 的样本，批内 CV ≤ 15.0%。

B. 批间 CV：检测 (1000±100) pg/ml 的样本，批间 CV ≤ 15.0%。

5) 空白检测限：≤ 5pg/ml。

6) 特异性：与人血清白蛋白 (HSA)、胆红素无显著交叉反应。

九、髓过氧化物酶

（一）概述

髓过氧化物酶 (myeloperoxidase，MPO) 又称过氧化物酶，是含血红素辅基的血红素蛋白酶，是血红素过氧化物酶超家族成员之一。存在于髓系细胞（主要是中性粒细胞和单核细胞与某些组织的巨噬细胞）的嗜苯胺蓝颗粒中，是髓细胞的特异性标志。MPO 的合成是粒细胞进入循环之前在骨髓内合成并储存于嗜天青颗粒内，外界刺激可导致中性粒细胞聚集，释放 MPO。MPO 的分子质量为 150kDa，是由 2 个亚单位聚合而成的二聚体，每个亚单位又由一条重链 (α 链，分子质量约 60kDa) 和一条轻链 (β 链，分子质量约 15kDa) 所构成。

MPO 是中性粒细胞的功能标志和激活标志，其水平及活性变化代表着嗜中性多形核白细胞的功能和活性状态。MPO 通过产生自由基和多种反应性物质，促进斑块形成和不稳定性增加，加速冠状动脉疾病的进展。

MPO 促进 ACS 病变形成，并影响粥样斑块的稳定性，通过增大氧化应激而引起急性冠状动脉综合征。MPO 涉及动脉粥样硬化斑块发展的所有阶段，从内皮细胞损伤、斑块形成，进展到斑块破裂，引发多种并发症。MPO 作为急性冠脉综合征的预测因子和预后判断指标，能够预测健康人未来发生心血管疾病的风险，是系统炎症和氧化应激的标志物，它参与了冠心病发病的潜在病理生理机制，对于冠心病的诊断与预后评估方面具有很高的价值。可以用于冠心病的临床辅助诊断。

此外，MPO 还能利用过氧化氢和氯离子产生次氯酸盐，并形成具有氧化能力的自由基，在吞噬细胞内杀灭微生物。

（二）临床意义

1. 急性冠脉综合征等不良心血管事件的早期预测与预后评估 血浆 MPO 水平和心血管不良事件发生（如心梗、心梗复发、死亡）等呈正相关，MPO 在血浆中的浓度对心血管不良事件的发生有显著影响，MPO 初始浓度越高，其后 3 天至半年的时间内发生心血管不良事件的可能性就越高。对于心血管不良患者而言，72h 后检测 MPO 就有显著的特异性，并且在接下来的 30 天至 6 个月内保持稳定。而 MPO 缺陷的个体罹患心血管疾病的危险性明显下降。MPO 水平的升高不仅与患冠状动脉疾病易感性相关，还可以预测早期患心肌梗死的危险性，研究人员对心梗患者血浆 MPO 浓度进行分级，并对其存活率长期跟踪，发现 MPO 浓度对预测心梗预后长期存活率效果明显。

2. 心衰分级的辅助依据 在排除了其他影响因素后，MPO 的水平对心力衰竭分级 (NYHA) 仍具统计学意义 ($P < 0.05$)，且老年慢性心衰患者的血清 MPO 水平与 NYHA 分级呈正相关 (r=0.4，$P < 0.01$)，此研究结果与国外报道具有一致性。

3. 急性胸痛的鉴别诊断 在发生胸痛后，患者血中的 MPO 含量升高，与心肌肌钙蛋白有微弱相关性，并且独立于 CK-MB 和 CRP 这两个指标。在发生不良心血管事件的预测中，尤其是在 cTn 水平较低的胸痛患者中，MPO 能用于识别心血管不良事件危险性较高的患者。《新英格兰医学杂志》在 2003 年报道了一项研究，通过检测 604 名胸痛患者的 MPO 浓度水平，能预测 30 天至 6 个月内发生心血管事件的概率。如果单独检测 cTnT，只有 54% 的患者被预测，而采用检测 MPO 预测出的概率提高到 84.5%。因此，预测及识别出早期急性心肌梗死患者并及时治疗是提高其存活率的关键。检测 MPO 意味着在更早的阶段发现并及时干预冠心病的发展成为可能。

4. 细菌感染的辅助诊断　新生儿细菌感染时，MPO 在白细胞脱颗粒过程中释放，与卤族元素及呼吸爆发时产生的过氧化氢共同组成很强的杀菌系统参与杀菌。研究表明，败血症时血清中 MPO 水平明显升高，可增强机体的杀菌能力，新生儿细菌感染组 MPO 明显升高，高于治疗后的恢复期。这提示，MPO 在早期清除病原菌过程中起重要作用。

（三）测定方法

目前该项目常见的免疫学测定方法包括酶法、酶联免疫法、免疫比浊法、胶体金法、免疫荧光层析法、化学发光法等。

（四）国家行业标准

暂无。

（五）试剂介绍

1. 髓过氧化物酶定量测定试剂盒（磁微粒化学发光法）［鲁食药监械（准）字 2013 第 2400390 号］

（1）原理：试剂盒采用双抗体夹心法定量测定人血清或血浆中髓过氧化物酶水平，在磁微粒上共价结合 MPO 抗体，加入待测样本和异鲁米诺标记的 MPO 抗体，形成磁微粒标记抗体 - 抗原 - 异鲁米诺标记抗体复合物，充分洗涤后，加入激发液，测定其相对发光强度（RLU），样本中髓过氧化物酶的含量与相对发光强度呈正相关，通过剂量反应拟合曲线，定量测定样品中髓过氧化物酶的含量。

（2）标本类型

1）本试剂盒仅限于检测人体血清或血浆样本。

2）血清或血浆样本按临床实验室常规方法采集。48h 以内检测的样本可保存于 2 ～ 8℃，更长时间内使用的样本应于 -20℃冻存，根据临床使用实际情况，冷藏 / 冷冻样本检测前需要恢复室温，反复冻融次数不宜超过 5 次。

3）常规抗凝剂（EDTA、肝素、枸橼酸钠）对检测结果没有影响，血清血浆样本均适用；在研究范围内，三酰甘油≤ 48mg/ml、胆红素≤ 0.8mg/ml 时对 MPO 检测无影响；血红蛋白≥ 20mg/ml 时对 MPO 阴性样本检测有明显影响，因此高度溶血的样本不建议用本试剂检测。

（3）参考范围：通过对 410 例正常人血清或血浆样本的 MPO 含量的检测，采用百分位数法对检测结果进行分析，确定试剂盒的正常参考值范围为 6.78 ～ 24.97ng/ml。

由于地理、人种、性别及年龄等差异，各实验室应建立自己的参考范围。

（4）注意事项

1）本产品仅供体外诊断使用。

2）揭开每一个组分上的铝箔之前，确定每个组分的封口上没有外来的成分或液体，试剂使用前应水平轻轻摇匀，避免各组分产生气泡，然后将试剂盒牢固的插入试剂区，检查试剂盒是否插好，条形码阅读是否正确，试剂盒的名字是否正确，稳定 30min 后方可使用。

3）从冷藏环境中取出的血清或血浆样本使用之前应轻轻摇匀，平衡 30min 后方可使用。

4）所用物品和样本均按传染物处理，不要直接接触，尽量避免试剂飞溅或形成气溶胶，所有试剂溢出物都要用 5% 的次氯酸溶液冲洗，以免产生污染。

（5）储运条件

1）试剂盒于 2 ～ 8℃避光保存，有效期 12 个月。

2）首次打开包装后的试剂盒于 2 ～ 8℃保存，需在 30 天以内使用完毕。

（6）性能指标：试剂盒的批内及批间 CV ≤ 10%；试剂盒最低检出限≤ 0.10ng/ml；干扰物质的检测结果≤ 0.10ng/ml；在检测范围 0.10 ～ 1000ng/ml 内，线

性相关系数 $r \geq 0.9900$。

2. 髓过氧化物酶定量检测试剂盒（酶联免疫吸附法）（YZB/ 京 0369—2013）

（1）原理：96 孔微孔板包被抗 MPO 抗体，与被分析物和标准品中的 MPO 抗原结合，辣根过氧化物酶标记的抗 MPO 抗体与抗原的其他位点结合，形成“三明治”的抗原抗体复合物，催化底物 TMB 转化成蓝色的物质，终止后呈黄色，颜色的深浅与样品中 MPO 抗原的浓度相关。在波长 450nm 处有吸收峰，通过酶标仪检测其吸光度（OD 值）。根据 OD 值计算出被分析物的浓度值。

（2）样本类型

1）利用无菌静脉穿刺方法采集血液样本 3 ～ 5ml 于肝素锂抗凝管中。样品收集后倒转几次使之完全混合，以保证其结果准确。

2）采集后的肝素锂样本室温存放不超过 2h，使用离心机分离血浆。

3）分离的血浆应于 2 ～ 8℃冷藏，不超过 7 天。

4）如果存放需要超过 7 天，应放入 -20℃保存，保存期限为 90 天，血浆样品最多 2 次反复冻融。

（3）参考范围：该试剂盒的参考值范围通过对 214 例体检健康人群的样本进行检测、统计，确定本试剂盒 95% 的正常人参考值为不大于 94.01ng/ml。

建议每个实验室应考虑参考值（参考范围）的适用性，自行确定本实验室的参考值。

（4）注意事项

1）仅用于体外诊断。一次性使用产品，供专业人员使用。

2）按照检测程序加样，不可颠倒顺序，否则会导致试验失败。

3）避免直接接触终止液（1mol/L H_2SO_4），以免皮肤腐蚀和烧伤。

4）操作人员应标注清楚样本号，以免混淆。

5）样本制备或保存应严格按照样本要求执行，如操作不当，会导致分析结果有误。

6）自备实验材料：酶标仪、纯化水、移液器、移液槽及吸头、吸水纸、一次性手套等。

7）所有试剂、样本应视为有潜在的生物危害，实验结束应采用高压、消毒液浸泡等处理。

8）不同批号的试剂不可混用；超出有效期的试剂不可使用。

（5）储运条件

1）储存条件 2 ～ 8℃，防止冷冻。有效期 12 个月。

2）开瓶后 2 ～ 8℃保存，8h 内使用。

（6）性能指标

1）外观：试剂盒各组分齐全、完整，液体组分无渗漏，标识清晰易识别。

2）质控品定值：分别取高、低两个浓度，检测其浓度值，每个测试值均应在所示的质控范围内。

3）准确度

A. 型式检验：测纯品回收率为 85% ～ 115%。

B. 出厂检验：测企业工作标准品，测量偏差 ≤ 10%。

4）检测限：≤ 25ng/ml。

5）测量系统的线性：试剂盒的线性范围为 50 ～ 800ng/ml，相关系数 $r \geq 0.9900$。

6）重复性：CV ≤ 13%。

7）批间差：CV ≤ 15%。

8）特异性：白蛋白 50g/L、高密度脂蛋白浓度 1.6g/L 做交叉反应，MPO 表观浓度偏差≤ 25ng/ml。

十、脂蛋白磷脂酶 A2

（一）概述

脂蛋白磷脂酶 A2（lipoprotein associated phospholipase A2，Lp-PLA2）属于磷脂酶 A2 超家族，是由 441 个氨基酸残基组成的一种丝氨酸酯酶，分子质量为 45kDa，具有降解血小板活化因子的活性。血液中 Lp-PLA2 主要由成熟的巨噬细胞和淋巴细胞合成和分泌，以与脂蛋白颗粒结合的形式存在，并在动脉粥样硬化部位大量存在，可被炎症介质调节，参与粥样斑块形成的过程。目前，Lp-PLA2 逐渐成为国际上公认的新型炎性反应标志物。

美国心脏病学会基金会在 2010 年发布的无症状成人心血管风险评估指南中提到，建议考虑对中等风险的无症状成人进行 Lp-PLA2 的检查；2011 年，美国 AHA/ASA 发布的卒中预防指南指出在未发生心血管疾病的患者中检测 Lp-PLA2 指标可以鉴别出高风险卒中患者；根据 2012 年 AACE 发布的高脂血症管理与动脉粥样硬化预防指南的意见，Lp-PLA2 具有较高的特异性用于对患者进行风险分层；同年，欧洲心血管疾病预防临床实践指南也推荐检测 Lp-PLA2 用于对急性栓塞事件复发的风险评估。

Lp-PLA2 能够反映动脉粥样硬化炎症水平，血液中 Lp-PLA2 含量与粥样硬化不稳定斑块的易损性成正比，是独立的动脉粥样硬化等心脑血管疾病筛查和辅助诊断指标。检测人体循环内 Lp-PLA2 的浓度，还可以作为冠心病、缺血性脑卒中等心脑血管疾病的独立危险因素和预测指标，在临床检测方面的意义十分重要。《柳叶刀》上发表的研究结果表明 Lp-PLA2 是心脑血管疾病风险的独立预测因子。

（二）临床意义

1. 诊断冠心病的显著预测因子　Lp-PLA2 作为新型炎症标志物，独立于传统危险因子及炎症标志物，可用于预测冠心病患者未来发生心血管事件的风险。研究显示冠心病患者血浆 Lp-PLA2 活性明显高于对照组，Lp-PLA2 的高表达可引起粥样斑块易损和破裂，加速斑块不稳定性。因此 Lp-PLA2 的活性能反映冠状动脉粥样硬化病变的严重程度。

2. 诊断动脉粥样硬化的特异性炎症指标　动脉粥样硬化（atheroscledrposis，As）是一种炎性疾病，炎症反应参与了 As 发生的各个环节，在动脉粥样斑块形成的起始、发展以及稳定性丧失和斑块破裂脱落中均起着重要的作用。Lp-PLA2 具有促炎症和促动脉粥样硬化的作用，Lp-PLA2 在血液中的浓度就够反映动脉粥样斑块的炎症程度。高水平 Lp-PLA2 预示粥样斑块更加容易破裂。

3. 诊断缺血性脑卒中的独立指标　血浆 Lp-PLA2 浓度或活性升高是缺血性脑卒中的独立危险因子。

4. 辅助诊断急性脑梗死　急性脑梗死患者血清 Lp-PLA2 显著升高，血清 Lp-PLA2 水平升高可能是脑梗死重要的危险因素。

（三）测定方法

目前该项目常见的免疫学测定方法包括酶联免疫法、免疫比浊法、免疫荧光层析法、上转发光法、化学发光法等。

（四）国家行业标准

暂无。

（五）试剂介绍

1. 脂蛋白磷脂酶 A2 定量测定试剂盒（荧光素增强免疫化学发光法）（苏械注准 20142400670）

（1）原理：本试剂盒采用双抗体夹心法检测 Lp-PLA2 浓度。磁珠储存液中含包被有异硫氰酸荧光素（FITC）抗体的磁性微粒和保护剂等成分，与待检样本及吖啶酯标记的特异性 Lp-PLA2 抗体、FITC 标记的 Lp-PLA2 抗体一起孵育，形成抗原抗体夹心复合物。通过仪器自动进行磁性分离、加入激发物质，使复合物化学发光，并通过光电倍增器测量发光强度。

（2）标本类型

1）血清用普通血清管、快速血清管或惰性分离胶促凝管收集。血浆用肝素或 EDTA 抗凝。样本采集后应立即使用，若不能立即使用建议 2～8℃保存，在 12h 内完成检测，血清样本在 -20℃保存可稳定 1 个月。

2）待测的样本中不能出现沉淀，如有沉淀出现，必须先做离心处理，加热灭活样本、溶血样本都应弃用。

3）检测前样本必须恢复至室温。冷冻保存的样本需完全融化、复温、混合均匀后方可使用。

4）血清样本切忌反复冻融，血浆样本应避免冷冻。

（3）参考范围：通过对 120 例正常人血清、血浆中 Lp-PLA2 含量进行 95% 分布范围统计分析，确定正常参考值为＜ 200ng/ml。

由于地区不同、个体差异及采用的检测方法不同，其所测的 Lp-PLA2 水平也会有所不同。因此建议每个实验室都应针对自己的特色人群建立参考值范围。

（4）注意事项：当维生素 C 3.0mmol/L、血红蛋白 7.6mmol/L、三酰甘油 18.29mmol/L、胆红素 541μmol/L 时，这些干扰物质对本产品不产生明显影响。

（5）储运条件：2～8℃避光保存稳定 12 个月，开瓶后 2～8℃避光保存可稳定 1 个月。

(6) 性能指标

1) 准确度：应符合如下要求之一。

A. 用参考物质作为样本进行检测，其测定结果的相对偏差≤ 10%。

B. 将已知浓度的 Lp-PLA2 加入到血液基质或其他体液成分中，其回收率应在 85% ～ 115%。

2) 最低检测限：≤ 1ng/ml。

3) 线性：5 ～ 1000ng/ml，在此线性范围内，线性相关系数 r ≥ 0.9900。

4) 重复性：CV ≤ 10%。

5) 批间差：CV ≤ 15%。

2. 脂蛋白相关磷脂酶 A2 定量测定试剂盒（磁微粒化学发光法）［鲁食药监械（准）字 2013 第 2400391 号］

(1) 原理：试剂盒采用双抗体夹心法定量测定人血清或血浆中 Lp-PLA2 水平，在磁微粒上共价结合 Lp-PLA2 抗体，加入待测样本和异鲁米诺标记的 Lp-PLA2 抗体，形成磁微粒标记抗体 - 抗原 - 异鲁米诺标记抗体复合物，充分洗涤后，加入激发液，测定其相对发光强度（RLU），样本中 Lp-PLA2 的含量与相对发光强度呈正相关，通过剂量反应拟合曲线，定量测定样品中 Lp-PLA2 的含量。

(2) 标本类型

1) 本试剂盒仅限于检测人体血清或血浆样本。

2) 血清或血浆样本按临床实验室常规方法采集。48h 以内检测的样本可保存于 2 ～ 8℃，更长时间内使用的样本应于 -20℃冻存，根据临床使用实际情况，冷藏 / 冷冻样本检测前需要恢复至室温，反复冻融次数不宜超过 5 次。

3) 在研究范围内，血红蛋白≤ 20mg/ml、三酰甘油≤ 48mg/ml、胆红素≤ 0.8mg/ml 时对检测结果无影响，常规抗凝剂（EDTA、肝素、枸橼酸钠）对检测结果也无影响；但为了确保检测的准确性，应尽量避免使用高度溶血、高血脂、含有特殊物质如胆红素以及有微生物污染的样本。

(3) 参考范围：通过对 410 例正常人血清或血浆样本中 Lp-PLA2 含量的检测，采用百分位数法对检测结果进行分析，确定试剂盒的正常参考范围为 41.24 ～ 199.82ng/ml。

由于地理、人种、性别及年龄等差异，各实验室应建立自己的参考范围。

(4) 注意事项

1) 本产品仅供体外诊断使用。

2) 揭开每一个组分上的铝箔之前，确定每个组分的封口上没有外来的成分或液体，试剂使用前应水平轻轻摇匀，避免各组分产生气泡，然后将试剂盒牢固的插入试剂区，检查试剂盒是否插好，条形码阅读是否正确，试剂盒的名字是否正确，稳定 30min 后方可使用。

3) 从冷藏环境中取出的血清或血浆样本使用之前应轻轻摇匀，平衡 30min 后方可使用。

4) 所用物品和样本均按传染物处理，不要直接接触，尽量避免试剂飞溅或形成气溶胶，所有试剂溢出物都要用 5% 的次氯酸溶液冲洗，以免产生污染。

(5) 储运条件

1) 试剂盒于 2 ～ 8℃避光保存，有效期 12 个月。

2) 首次打开包装后的试剂盒于 2 ～ 8℃保存，需在 30 天以内使用完毕。

(6) 性能指标

试剂盒的批内及批间 CV ≤ 10%；试剂盒最低检出限≤ 0.10ng/ml；干扰物质的检测结果≤ 0.10ng/ml；在检测范围 0.10 ～ 1000ng/ml，线性相关系数 r ≥ 0.9900。

3. 脂蛋白磷脂酶 A2 测定试剂盒（酶联免疫吸附法）（京食药监械生产许 20040085 号）

(1) 原理：本试剂盒采用双抗体夹心法测定样本中 Lp-PLA2 的浓度：微孔板包被抗 Lp-PLA2 抗体，与被分析物和标准品 / 质控品中的 Lp-PLA2 抗原结合，辣根过氧化物酶（HRP）标记的抗 Lp-PLA2 抗体与抗原的其他位点结合，形成“三明治”的抗体 - 抗原 - 抗体复合物。HRP 催化底物四甲基联苯胺（TMB）转化成蓝色的物质，终止后呈黄色，在波长 450nm 处有吸收峰，颜色的深浅与样品中 Lp-PLA2 抗原的浓度相关。通过酶标仪检测标准品和样本吸光度（A 值），根据 A 值和标准曲线计算出被分析物的浓度值。

(2) 标本类型：利用无菌静脉穿刺方法采集血液样本 3 ～ 5ml 于 EDTA 抗凝管中，并于 4h 内离心并分离血浆。

分离的血浆样本应即时进行检测。如果不能即时检测，24h 内可置于 2 ～ 8℃冷藏保存；超过

24h 应置于 -20℃冷冻保存，并避免反复冻融。

（3）参考范围：正常人为≤ 220ng/ml。

建议每个实验室应考虑参考范围的适用性，自行确定本实验室的值。

（4）注意事项：暂无。

（5）储运条件：储存条件 2 ～ 8℃，防止冷冻，有效期 12 个月。试剂盒打开包装后请尽快一次性用完，各试剂组分不可重复使用。

（6）性能指标

1）外观：试剂盒各组分齐全、完整，液体组分无渗漏，标识清晰易识别。

2）质控品测值：分别取高、低两个浓度质控品，检测其浓度值，每个测试值均应在所示的质控范围内。

3）准确度：回收率为 85% ～ 115%。

4）检测限：≤ 20ng/ml。

5）测量系统的线性：试剂盒的线性范围为 20 ～ 500ng/ml，相关系数 r ≥ 0.9900。

6）重复性：至少 2 个浓度水平的样本各重复检测 10 次，其变异系数不大于 15%。

7）批间差：用 3 个批号试剂盒检测同一份样本，CV ≤ 15%。

8）特异性：人白蛋白 50g/L、人髓过氧化物酶 800ng/ml 做交叉反应，Lp-PLA2 检测浓度应不大于 20ng/ml。

9）稳定性：试剂盒在 2 ～ 8℃储存有效期为 12 个月，取到效期后产品进行检测，检测结果应符合 1）～ 6）、8）项要求。

4. 人血浆脂蛋白磷脂酶 A2 定量测定试剂盒（酶联免疫吸附法）[京食药监械（准）字 2014 第 2400956 号]

（1）原理：本试剂盒是基于微孔板双抗体夹心原理的固相酶联免疫分析系统开发的，本试剂盒采用双抗体夹心 ELISA 方法定量检测血浆样品中 Lp-PLA2 含量，酶标板上预包被抗 Lp-PLA2 单抗，可与样品中 Lp-PLA2 反应结合，配合加入 HRP 标记的另一株 Lp-PLA2 单抗，然后用 TMB 底物作用显色。通过酶标仪检测吸光度，按照 Lp-PLA2 标准品制定浓度曲线，计算样品中 Lp-PLA2 的含量。根据已知 Lp-PLA2 浓度的系列校准品的相对吸光度可得到标准曲线，通过双对数数学模型回归处理得到回归直线，这样未知样品的 Lp-PLA2 浓度可以通过其吸光度从回归直线上反算获得。

（2）标本类型：血浆。

（3）参考范围：＜ 175ng/ml。

（4）注意事项

1）本试剂盒线性范围为 5 ～ 800ng/ml。超出试剂盒测定范围，结果不可信。

2）密切接触啮齿类动物或接受过单克隆抗体免疫疗法等情况的患者样本中会含有人抗动物抗体以及可以与人抗动物抗体相提并论的一类抗体物质，该类物质称为嗜异性抗体，当使用含有抗体的测定试剂盒检测该类样本时，所得结果可能会出现异常。

（5）储运条件：试剂盒于 2 ～ 8℃保存，有效期 18 个月。

（6）性能指标

1）外观：液体组分应澄清透明、无沉淀或絮状物，铝箔袋应无破损漏气字迹模糊现象；液体试剂的净含量应不少于标示值。

2）准确度：测定人血浆脂蛋白磷脂酶 A2 纯品，回收率在 85% ～ 115%。

3）线性范围：在 5 ～ 800ng/ml 范围，相关系数 r ≥ 0.9900。

4）精密度：批内 CV ≤ 12.0%；批间 CV ≤ 15%。

5）空白检测线：试剂盒空白检测线≤ 5ng/ml。

6）特异性：与 C 反应蛋白无显著交叉反应。

7）稳定性：2 ～ 8℃保存，有效期为 18 个月，取到效期产品在 2 个月内进行检测，测定结果应符合上述 1）～ 6）项要求。

5. 人血浆脂蛋白磷脂酶 A2 定量测定试剂盒（上转发光法）[京药监械（准）字 2013 第 2400286 号]

（1）原理：本试剂盒应用双抗体夹心免疫层析法。检测卡上的 NC 膜上反应区（T 线）用 Lp-PLA2 抗体包被，质控区（C 线）用羊抗鼠包被。测试时，将样本和稀释液滴入检测卡加样孔，液体在毛细管效应下向上层析。样本中的 Lp-PLA2 在层析过程中先与上转换发光材料（up-converting phosphor，UCP）标记的抗 Lp-PLA2 抗体结合，然后继续往上层析，随后结合物会被包被在 T 线上的 Lp-PLA2 抗体结合，在 T 线位置会形成固相 Lp-PLA2 抗体 - 抗原 - 标记 Lp-PLA2 抗体 -UCP

颗粒复合物，在C线则形成固相羊抗鼠－标记Lp-PLA2抗体-UCP颗粒复合物。UCP颗粒在激发光下发出可见光信号，T线信号和C线信号的比值（T/C）与样本中的Lp-PLA2浓度成正比，将检测卡插入上转发光免疫分析仪中进行测量，可以从仪器上读出待测样本中Lp-PLA2的含量。

（2）标本类型：血浆。

（3）参考范围：由于地区不同，所测正常值存在一定的差异，因此本说明书所提供的正常值仅供参考，各实验室应根据患者群体建立自己的正常值范围。

使用本产品检测195例健康者样本，得到正常参考值范围＜175ng/ml（第95位百分数）。

（4）注意事项

1）本试剂盒测定范围为5～800ng/ml。超过试剂盒测定范围，结果不可信。

2）测量应在加样15min后尽快完成，超过30min后测量结果无效。

3）密切接触啮齿类动物或接受过单克隆抗体免疫疗法等情况的患者样本中会含有人抗动物抗体以及可以与人抗动物抗体相提并论的一类抗体物质，该类物质称为嗜异性抗体，当使用含有抗体的测定试剂盒检测该类样本时，所得结果可能会出现异常。

（5）储运条件：试剂盒于4～30℃保存，有效期18个月。

（6）性能指标

1）外观：液体组分应澄清透明、无沉淀或絮状物，铝箔袋应无破损漏气现象；液体试剂的净含量应不少于标示值。

2）准确性：测定人血浆Lp-PLA2纯品，其回收率应在85%～115%。

3）线性范围：用Log-Log或其他数学模型拟合，在5～800ng/ml范围内，相关系数$r \geq 0.9900$。

4）精密度：批内CV≤12.0%，批间CV≤15.0%。

5）空白检测限：试剂盒空白检测限应≤5ng/ml。

6）特异性：与C反应蛋白无显著交叉反应。

7）稳定性：4～30℃保存18个月，取到效期产品在2个月内进行检测，测定结果应符合上述1）～6）项要求。

十一、肌酸激酶同工酶

（一）概述

肌酸激酶（creatine kinase，CK）主要存在于脊椎动物的心脏、骨骼肌及脑等组织的细胞质和线粒体中。CK活性在人体中存在较广泛，在血中半衰期为6～8h。CK与ATP的再生有关，其催化肌酸和ATP或磷酸肌酸和ADP之间磷酸转移的可逆反应，主要作用是在生理水平上维持细胞内ATP浓度。

CK是一个二聚体，存在有3种同工酶形式：2个B单体（CK-BB），2个M单体（CK-MM），MB的单体混合体（CK-MB），3种同工酶分子质量相同且催化相同的化学反应，但其分子结构和来源不同，其中CK-MB来源于心肌。因心肌中CK-MB占CK总量的15%～25%，所以在心肌损伤，特别是急性心肌梗死（AMI）时，测定CK-MB对AMI的诊断有极大的临床意义。

血清CK-MB测定的最重要意义在于诊断急性心肌梗死，临床上使用CK-MB来诊断AMI已行多年并建立了良好的使用判读模式，但由于引起CK-MB上升还存在其他因素，所以仅凭CK-MB一项数值的升高不能判断AMI的发生，应参考其他项目的检测及药理学检查才能诊断。在以往的诊断模式中，临床上用酶法进行相关检测，因没有较好的检测时效性以及器官特异性而对临床心血管疾病的诊断效果欠佳，随着检验技术的提高以及对AMI发病机理的认识加深，产生一些新技术指标（如CK-MB质量法和cTnT）可以使AMI诊断提前2h左右，所以心肌酶学已经不作为AMI诊断的首选指标，而CK-MB质量法表现出更高的优越性。

（二）临床意义

1. 急性心肌梗死的诊断 CK-MB最早在心肌中发现，其含量在AMI发作后4～6h后迅速升高，并能够保持24～48h。与cTn相似，CK-MB已经被认为对于检测心肌损伤程度表现出灵敏性和特异性。如果梗死后3～4天，CK-MB仍持续不降，表明心肌梗死仍在继续进行，如果已下降的CK-MB再次升高则提示原梗死部位病变扩展或有新的梗死病灶；如果胸痛患者在48h内尚未出现CK-MB升高，或小于总活性的2%，即可排除急性心肌梗死的诊断。CK-MB虽然表现出很高的灵敏度，但是在一些特殊情况下的特异性遭到质疑，如急性或慢性肌肉损伤、外科手术损伤等，同时由于CK存在于骨骼肌、肠、隔膜、子宫、前列腺等其他组织中，所以其他组织的损伤也会使CK-MB含量升高，在未来发展趋势中，cTn可能代替CK-MB作为诊断AMI的金标准。

2. 不稳定型心绞痛（UAP）的预后判断　UAP是介于稳定型心绞痛（stable angina pectoris，SAP）与AMI之间的一种状态，易发展为AMI或猝死，大多数患者经过及时有效的治疗可以逆转为SAP，少数患者可在短期内发展为AMI或猝死，早期识别UAP高危患者可以为预后治疗提供有价值的信息。临床诊断可根据血清CK-MB定量检测结果来判断UAP患者的预后情况，方便选择最佳的治疗方案，以期达到最佳的治疗效果。

3. 缺血性心肌损伤的危险分层　CK-MB在心肌细胞受损后能够快速释放到血液中，这对于了解缺血性心肌损伤（特别是AMI）的疾病病情进程很有指导意义。可根据CK-MB质量升高的程度对该疾病进行危险分层，以方便建立合理的治疗方案，减轻患者痛苦和经济负担。

4. 监测溶栓效果，确定再灌注　进行溶栓治疗前，由于心肌梗死的原因，大量释放的CK-MB等被堵塞在冠脉内，只有少量进入血液。在溶栓再通时，大量的血液流入坏死或损伤的心肌，带出大量积累在冠脉中的高浓度的CK-MB，表现为血液中浓度迅速增加。因此，可通过CK-MB定量检测结果来判断溶栓治疗、心肌再灌注及观察治疗效果等。

（三）测定方法

目前该项目常见的免疫学测定方法包括免疫抑制法、荧光免疫法、DGKC优化比色法、化学发光法、胶体金法等。

（四）国家行业标准

相关行业标准为《肌酸激酶同工酶（CK-MB）诊断试剂（盒）（胶体金法）》（YY/T 1220—2013）。

（五）试剂介绍

1. 肌酸激酶同工酶定量测定试剂盒（荧光素增强免疫化学发光法）[苏食药监械（准）字2014第2400618号]

（1）原理：本试剂盒采用双抗体夹心法检测CK-MB浓度。磁珠储存液中含包被有异硫氰酸荧光素（FITC）抗体的磁性微粒和保护剂等成分，与待检样本及吖啶酯标记的特异性CK-MB抗体、FITC标记的CK-MB抗体一起孵育，形成抗原-抗体夹心复合物。通过仪器自动进行磁性分离、加入激发物质，使复合物化学发光，并通过光电倍增器测量发光强度。

（2）标本类型

1）血清用普通血清管、快速血清管或惰性分离胶促凝管收集。血浆用肝素或EDTA抗凝。样本采集后应立即使用，若不能立即使用建议2～8℃保存，在12h内完成检测，血清样本在-20℃保存可稳定1个月。

2）待测的样本中不能出现沉淀，如有沉淀出现，必须先做离心处理，加热灭活样本、溶血样本都应弃用。

3）检测前样本必须恢复至室温。冷冻保存的样本需完全融化、复温、混合均匀后方可使用。

4）血清样本切忌反复冻融，血浆样本应避免冷冻。

（3）参考范围：通过对120例健康人血清、血浆中CK-MB含量进行95%分布范围统计分析确定正常参考值为≤0.78ng/ml。由于地区不同、个体差异以及采用的检测方法不同，其所测的CK-MB水平也会有所不同。因此建议每个实验室都应针对自己的特色人群建立参考值范围。

（4）注意事项

1）本试剂盒仅供体外诊断用。

2）试剂只能在NORMAN分析系统上使用。

3）磁珠储存液在未使用时，一旦发现磁性颗粒凝集，应弃用。

4）必须遵照所指示的测试步骤进行操作，不当操作会导致错误的结果。

5）每吸取一次样本、质控品、相应的试剂都需更换一个新的微量吸头，以避免交叉感染，影响样本中 CK-MB 浓度的准确测定，所有样本均直接吸取至试管底部。

6）用于定标的 SD 卡勿与不同批号的试剂盒交换使用。

7）试剂中含有液体生物防腐剂 Proclin 300，浓度≤ 0.1%，切勿吞咽试剂或与皮肤、眼睛及黏膜接触，一旦接触，应即用水冲洗污染部位。

8）患者的所有样品均应当作潜在的感染源处理。

9）不同批号的试剂盒各组分不能混用。

10）本试剂盒含有动物源性成分，具有潜在感染性。

11）若试剂已超过有效期，则不能再使用。

（5）储运条件：2 ～ 8℃避光保存稳定 12 个月，开瓶后 2 ～ 8℃避光保存可稳定 1 个月。

（6）性能指标

1）准确度：用参考物质作为样本进行检测，其测定结果的相对偏差≤ 10%。

2）最低检测限：0.4ng/ml。

3）线性：0.4 ～ 300ng/ml，在此线性范围内，线性相关系数 $r \geqslant 0.9900$。

4）重复性：CV ≤ 10%。

5）批间差：CV ≤ 15%。

2. 肌酸激酶同工酶定量检测试剂盒（磁微粒化学发光法）[豫食药监械（准）字 2013 第 2400126 号]

（1）原理：本产品采用双抗体夹心法原理进行检测。

（2）标本类型

1）应用正确医用技术采集血清或肝素血浆样本。血清样本可使用普通管或促凝管采集，血浆样本可使用肝素抗凝管采集。

2）样本中的沉淀物和悬浮物可能会影响试验结果，应离心除去。

3）严重溶血、脂血或浑浊的样本不能用于测定。

4）样本收集后在室温放置不可超过 8h；如果不在 8h 内检测需将样本放置在 2 ～ 8℃的冰箱中；若需 48h 以上保存或运输，则应离心提取血清或血浆冻存于 -20℃以下，避免反复冻融。使用前恢复到室温，轻轻摇动混匀。

（3）参考范围：检测 357 例正常人，年龄 17 ～ 86 岁，包括 186 例男性和 171 例女性，采用百分位数法确定 97.5% 正常参考值范围为＜ 4.36ng/ml。建议各实验室根据自己实际条件及接触人群建立正常参考值。本试剂盒仅作为诊断的辅助手段之一，供临床医生参考。

（4）注意事项

1）操作前仔细阅读使用说明书，严格按照试剂盒说明书进行试验操作。

2）避免在恶劣的环境（如含有“84”消毒液、次氯酸钠、酸碱或乙醛等高浓度腐蚀性气体及灰尘的环境）条件下进行试验。

3）加样前应保证磁微粒混悬液充分混匀，无肉眼可见沉淀。

4）微量移液器吸嘴不可混用，以免交叉污染。

5）样本中若存在沉淀物、悬浮物等可见杂质会影响试验结果。此类样本不得使用。

6）加入底物前，反应容器内的磁微粒必须震荡散开。

7）处理试剂和样本时需戴一次性手套，操作后应彻底洗手。所有样本及使用后的试剂盒应视为潜在的传染性物质，废弃处理时，按照当地政府和有关国家规定进行。

8）试剂需在有效期内使用。剩余试剂要及时密封，放置于 2 ～ 8℃条件下保存。

9）加入发光底物后要避光反应，强光可能影响结果测定。

10）使用仪器自动操作，测试样本需考虑样本容器死体积，具体参考相应的仪器系统操作说明。

11）本产品仅用于体外诊断。

（5）储运条件

1）试剂盒在 2 ～ 8℃储存，防止冷冻，避免强光照射，有效期 12 个月。

2）试剂机载稳定性

A. 试剂包（磁微粒混悬液、酶结合物）竖直向上存放，在 2 ～ 10℃环境下冷藏保存 2h 后，才可上机使用。首次使用后，机载或在 2 ～ 10℃ 环境下稳定期为 28 天。

B. 校准品开瓶后保存于 2 ～ 8℃，稳定期为 2 个月。若需使用更长时间，应根据需要进行分装，于 -20℃冻存，但应避免反复冻融。

（6）性能指标

1）最低检测限：≤ 1.5ng/ml。

2）线性：在 3 ～ 300ng/ml 范围相关系数 $r \geqslant 0.9900$。

3）特异性：测定1000ng/ml CK-MM、1000ng/ml CK-BB，结果均应≤4.0ng/ml。

4）重复性：CV≤15.0%。

5）干扰物质：40mg/dl胆红素、3000mg/dl三酰甘油对检测结果无显著影响；血红蛋白会对检测结果产生影响。

6）抗凝剂的影响：使用肝素抗凝的血浆对检测结果无显著影响。

7）Hook效应：检测1000ng/ml的肌酸激酶同工酶CK-MB，结果≥300ng/ml。

3. 肌酸激酶同工酶测定试剂盒（化学发光法）［粤食药监械（准）字2014第2400472号］

（1）原理：采用双抗体夹心法原理进行检测。采用一种CK-MB单克隆抗体标记ABEI，另一种单克隆抗体标记FITC，样品、校准品、质控品与ABEI标记物、FITC标记物和磁性微珠充分混合后再37℃孵育形成一个"三明治"结构，在磁场中沉淀后倒掉上清后循环洗涤3次，随后加入激发物启动闪光化学发光反应。光信号由倍增器扩增3秒内的检测值与样品中CK-MB的浓度成正比。

（2）标本类型：血清样本。用血液收集管收集5.0 ml静脉血，室温下离心分离血清部分，血清样品在2～8℃稳定长达12h，超过12h应包装置于-20℃稳定保存30天。避免反复冻融，血清样品只能冻融2次，样品储存前应混合均匀。

（3）参考范围：在临床诊断人群中的检测表明95%结果为＜5ng/ml，检测结果可能由于人群和测试方法的不同在不同实验室之间有差异，如有必要每个实验室应建立自己的参考范围。

（4）注意事项：仅用于体外诊断。必须认真遵守说明书指示。不同批次间的差异造成检测结果的不可靠性。本试剂盒校准品为牛血清制备产品，没有方法可以确定是否有艾滋病毒、乙型肝炎病毒或其他病原体的存在，相应试剂与任何血清或血浆标本应被视为潜在的生物危险品，用于测定的生物试剂和材料必须考虑传播病原体的潜在能力，应按照国家的现行法规和对实验室的管理规定予以处置，并按照国家规定进行处理。一次性材料必须焚烧；液体废物必须用5%终浓度次氯酸钠消毒至少0.5h，任何材料的重利用都应蒸压处理，至少在121℃下处理1h，但必须检查去污性能和其他生物指标。不要使用过期的试剂盒。不同试剂盒中试剂不能混用。使用前要重悬运输过程中沉淀的微珠。微珠混合及试剂盒组成，参照说明书的试剂组成部分。使用试剂盒和样品操作时，为避免污染应戴上干净的手套。存放时间过长会使残留的液体可能干燥在试剂盒表面，请注意表面硅膜残存的试剂。

（5）储运条件：保质期内保存在2～8℃，开封后稳定4周；为确保最佳性能，如果在12h内未用完应保存于冰箱中。

（6）性能指标

1）准确度：用参考物质作为样本进行检测，其测定结果的相对偏差≤10%。

2）最低检测限：0.625ng/ml。

3）线性：1.68～111.39ng/ml。

4. 肌酸激酶同工酶定量测定试剂盒（磁微粒化学发光法）［京药监械（准）字2013第2400662号］

（1）原理：本品为双抗体夹心化学发光免疫分析法与磁微粒分离技术相结合的一种检测方法。检测原理是：将待测样本、试剂1(R1）和试剂2(R2)37℃温育，R1和R2中的荧光素（FITC）和碱性磷酸酶（ALP）标记的一对抗CK-MB单克隆抗体与样本中CK-MB抗原分子结合，形成免疫复合物。然后加入包被有抗FITC抗体的磁微粒37℃温育，免疫复合物被吸附到磁微粒表面。洗涤去除未结合的抗体和杂质后加入发光底物，ALP催化底物发光，测定相对发光强度（RLU）。在一定范围内RLU与CK-MB抗原浓度成正比，通过内插法就可以从标准曲线上读取待测样本的CK-MB含量。

（2）标本类型

1）血清：通过离心3000r/min×5min分离得到新鲜血清，注意在进行离心操作前需要让血清样本完全凝结。血清样本于室温条件下放置不应超过8h，2～8℃保存不应超过48h，否则应-20℃保存，避免反复冻融，保存期限不超过1个月。

2）血浆：肝素锂/肝素钠血浆是所推荐使用的样本，保存同血清。

（3）参考范围：对200例血清的测值结果用MedCalc（Version 10.4.8.0）进行了正态性验证，及百分位数计算。D' Agostino-Pearson正态性检验，$P<0.0001$，该数据属于非正态分布。对于属于非正态分布的数据，我们应用百分位数（PERCENTILE），返回数组的K百分比数值点计算正常值范

围，本试剂盒 *K* 值定为 95%。*K* 值为 95% 的血清中 CK-MB 含量＜ 5ng/ml。因此，正常人血清或血浆中 CK-MB 含量＜ 5ng/ml。

（4）注意事项

1）当 CK-MB 浓度超过 4000ng/ml 时，有可能出现 Hook 效应。

2）当血红蛋白＜ 5mg/ml、总胆红素＜ 0.5μmol/ml、脂肪乳＜ 10mg/ml、肝素钠＜ 100IU/ml 时，测定不受干扰。

3）碱性磷酸酶活性高的样本（Paget 病、胆汁阻塞等）检测结果可能不准确。

4）肝素锂 / 肝素钠血浆是所推荐使用的样本。

5）样本如果出现微生物污染不能用于检测。

6）试剂和样本如果有泡沫，在使用前应设法去除。

7）本试剂仅用于体外诊断。

8）请严格按照说明书指示合理储存和使用试剂。

9）不同批号试剂盒组分不能交叉使用。

10）由于方法学或抗体特异性等原因，使用不同生产商的试剂对同一份样本进行检测，检测结果可能有差异。因此，不同试剂检测结果不应直接相互比较，以免造成错误的医学解释，建议实验室在检测报告中注明所用试剂特征。

11）试剂盒中的某些试剂含有人或动物源组分，虽通过 HBs-Ag、HIV1/2-Ab、HCV-Ab 等项目的检测均为阴性，但是没有任何一项检测可以确保绝对安全，还是应该把此类试剂看成是一种潜在的生物危险品，处理时要像对待任何一种血清或血浆样本一样谨慎，应根据 2004 年发布的中华人民共和国国家标准“实验室－生物安全通用要求”所规定的处理方法实施。

（5）储运条件

1）试剂 2 ～ 8℃储存，避免阳光直射。

2）未开封试剂盒及各组分 2 ～ 8℃保存，有效期 12 个月。

3）开封（开瓶）或使用后剩余组分在正常使用和合理保存条件下最低稳定期限为：CK-MB 试剂 1 号、CK-MB 试剂 2 号、CK-MB 磁分离试剂 8 周。

4）CK-MB 校准品、CK-MB 质控品复融后，室温可保存 4h，28℃可保存 24h。如 24h 内未使用完，分装后 -20℃冻存，避免反复冻融，保存期限不超过 1 个月。

5）任何一种试剂出现沉淀、浑浊，磁分离试剂或试剂 2 出现冻结，磁分离试剂出现不能通过震荡分散的团块聚集时不可继续使用。

（6）性能指标

1）外观：试剂盒各组分应齐全、完整、液体无渗漏；磁分离试剂摇匀后为均匀悬浊液，无明显凝集；液体组分应澄清，无沉淀或絮状物；包装标签应清晰，易识别。

2）装量：不得低于标识体积。

3）最低检测限：≤ 0.1ng/ml。

4）线性范围：在 0.1 ～ 600ng/ml 的测量范围，试剂盒的相关系数 *r* ≥ 0.9900。

5）重复性：用（10±2）ng/ml 和（300±60）ng/ml 的样本各重复检测 10 次，其 CV ≤ 10%。

6）准确度：用参考物质，配制浓度约为 100ng/ml（允许偏差为 ±10%）作为样本检测，其测量结果的相对偏差在 ±10% 范围内。

7）批间差：CV ≤ 15%。

8）瓶间重复性（均一性）：校准品瓶间重复性 CV ＜ 5%，质控品瓶间重复性 CV ＜ 5%。

9）含水量：校准品的水分含量：＜ 5%，质控品的水分含量：＜ 5%。

5. 肌酸激酶同工酶定量检测试剂（免疫荧光层析法）［粤食药监械（准）字 2014 第 2400458 号］

（1）原理：本试剂采用免疫荧光双抗体夹心法定量检测人全血、血清或血浆中的 CK-MB 的浓度。将待测样本加入缓冲液中混匀，样本中的 CK-MB 抗原和缓冲液中的荧光标记 CK-MB 单克隆抗体结合形成反应复合物。将混合样本滴加至测试卡的加样孔中，在层析作用下，反应复合物沿着硝酸纤维素膜向前扩散，被固定在硝酸纤维素膜检测线上包被的 CK-MB 单克隆抗体所捕获。样本中的 CK-MB 越多，检测线上积聚的复合物越多，荧光抗体信号强度反映了被捕获的 CK-MB 数量。

（2）标本类型：全血、血浆、血清样本均可用于测试。

1）全血收集：采用 EDTA 抗凝管采血，或在采血管里先加入 EDTA 抗凝剂（EDTA 浓度为 1.5～2.0mg/ml，不建议使用 EDTA 以外的抗凝剂），将采集血样加入并摇匀备用。样本采集后应尽可能立即使用，若采血后不能在 2h 内检测的，应放在 2 ～ 8℃保存，不得超过 2 天。

2）血清、血浆收集：取血后应尽快分离血清、血浆，以免溶血。分离后的血清、血浆应尽快进行测试，如不能及时使用，应放在 2 ～ 8℃可保存 7 天。

（3）参考范围：＜ 5ng/ml。

注：本试剂参考值建立仅针对局部地区人群样本，建议各实验室根据各自地区人群、年龄、性别、饮食等情况，建立实际的参考范围。

（4）注意事项

1）本品为一次性使用体外诊断试剂，请勿重复使用，过期产品请勿使用。

2）在收集、处置、储存、混匀样本和检测过程中应采取适当的保护措施。

3）产品在使用前请不要开封，不要使用有明显损坏的试剂、包装有破损的测试卡。

4）不同批号的试剂不能混用，ID 芯片与测试卡不得混批号使用。

5）因肉眼无法判断免疫荧光层析法测试卡是否使用过，请使用者注意标记测试卡是否使用过。

6）切勿把表面被其他液体沾湿的测试卡插入检测仪，否则会污染或损坏仪器。用过的测试卡请妥善处理，不要随意丢弃。

7）应避免实验环境温度过高，低温保存的测试卡需要恢复至室温后再打开，以免吸潮。

8）测试卡和免疫荧光检测仪或免疫荧光干式定量检测仪在使用时应避开颤动和电磁环境；在正常使用中仪器本身产生颤动属正常现象；检测进行时请勿拔出 ID 芯片。

9）建议使用新鲜样本，若样本中有明显溶血或血凝块则会干扰测试和导致错误结果，切勿使用。

10）铝箔袋内有干燥剂，不得内服。

11）与所有诊断试剂一样，最终的确诊应由医生综合各检测指标及临床症状后作出。

12）使用本试剂过程中如有问题或建议，请与厂家联系。

（5）储运条件：测试卡于 4 ～ 30℃保存，有效期 12 个月。测试卡铝箔袋开封后，应在 1h 内尽快使用。缓冲液于 2 ～ 8℃保存，有效期 12 个月。

（6）性能指标

1）线性范围：取同一批号的试剂分别对 5 个浓度的 CK-MB 参考品进行检测，其检测范围为 0 ～ 50.0ng/ml，每份参考品重复检测 3 次，计算相关系数 r，其中 $r \geqslant 0.99$。

2）精密度

A. 批内精密度：随机抽取同一批号的试剂 10 份，分别对同一浓度的 CK-MB 参考品进行检测，CV ≤ 15%。

B. 批间精密度：随机抽取连续三个批号的试剂，每个批号取 3 份分别对同一浓度的 CK-MB 参考品进行检测，CV ≤ 15%。

3）准确度：用同一批号试剂分别测定三个水平浓度的 CK-MB 参考品，计算样本测定结果均值和相对偏差，其中相对偏差在 ±15% 内。

4）最低检出限：取同一批号的试剂 10 份，对配制参考品基质进行检测，计算样本测定结果均值和标准差 s，其中（+2s）≤ 0.3ng/ml。

5）分析特异性：选择同一浓度的 CK-MB 参考品分别加入胆固醇、三酰甘油、胆红素，使干扰物最终浓度为胆固醇 60mg/ml、三酰甘油 40mg/ml、胆红素 2mg/ml，各干扰样本重复检测 3 次，计算样本检测结果的均值和相对偏差，其中相对偏差在 ±15% 内。

6. 肌酸激酶同工酶检测试剂盒（电化学发光法）（国械注进 20142405156）

（1）原理：电化学发光免疫测定试剂，双抗体夹心法。

（2）标本类型：血清、血浆。血清样本须用标准试管或有分离胶的真空管收集。肝素锂、肝素钠、EDTA-K_3 和枸橼酸钠抗凝的血浆都适用。使用枸橼酸钠抗凝的血浆时，结果必须按 10% 校正。

（3）参考范围：0.100 ～ 500ng/ml。

（4）注意事项：CK-MB 稳定性与温度的相关性极强。样本在 32℃下储存 1h 后，CK-MB 减少量超过 10%。选择合适的试管进行不同类型样本的采集，不是所有的试管均可用于检测。不同厂商的样本采集系统可能含有不同的物质，某些情况下会影响检测结果。如果使用原始管进行检测（样本前处理系统）时，应遵循生产商所提供的指导。有沉淀的样本和冰冻样本检测前必须先作离心处理。避免使用热灭活的样本。避免使用添加叠氮化合物的样本和质控品。检测前，样本、定标液及质控品须室温平衡（20 ～ 25℃）。由于蒸发因素的影响，样本、定标液及质控品在分析仪上的检测必须 2h 内完成。

本测定法不受黄疸（胆红素＜ 581μmol/L 或＜ 34mg/dl）、溶血（血红蛋白＜ 0.932mmol/L 或＜ 1.5g/dl）、脂血（脂肪乳剂＜ 1500mg/dl）和生物素（＜ 409nmol/L 或＜ 100ng/ml）的影响。标准为回收率在初始值的 10% 之内。对于接受高剂量生物素治疗的患者（如＞ 5mg/d），必须在末次生物素治疗 8h 后采集样本。浓度为 1500IU/ml 的类风湿因子对检测无影响。透析患者的样本也没有影响检测结果。CK-MB 浓度为 5000ng/ml 没有观察到高剂量 Hook 效应。体外对 50 种常用药物进行试验，未发现会影响检测结果。对于所有含小鼠单克隆抗体的试验，在测试那些接受单克隆抗体治疗或接受单克隆抗体用于诊断目的的患者样本时可能得出错误结果。少数病例中极高浓度链霉亲和素抗体会影响检测结果。试剂的添加物可将影响因素降到最低。极个别病例中可能有极高浓度钌抗体，会影响检测结果。作为诊断指标，必须结合患者病史、临床检查和其他临床资料来综合评估检测结果。

(5) 储运条件：18 ～ 23℃保存 4h，2 ～ 8℃保存 8h，-20℃保存 3 个月。样本只能冰冻一次。

(6) 性能指标：分析灵敏度＜ 0.100ng/ml；交叉反应性，CK-MB 无，CK-BB 为 0.10%。

7. 肌酸激酶同工酶测定试剂盒（化学发光法）［国食药监械（进）字 2012 第 2402053 号］

(1) 原理：Access CK-MB 检测采用双位点酶免法（双抗体夹心法）检测。样品、标记了碱性磷酸酶的大鼠抗人 CK-MB 抗体（酶结合物）及包被了大鼠抗 CK-BB 抗体的磁性颗粒被一起加入反应管中，样品中的 CK-MB 和固相在磁性颗粒表面的 CK-BB 抗体的 B 亚单位（与 CK-BB 和 CK-MB 为同分异构体）抗原结合点进行反应，同时酶结合物特异性的与血清或血浆中的 CK-MB 相结合（不与 CK-BB 和 CK-MB 同分异构体反应）。孵育后，反应管被传送到磁性分离区域进行多次冲洗，去除未和固相结合的其他成分。最后在反应管中加入化学发光底物（Lumi-Phos* 530），已与固相结合的碱性磷酸酶会使该底物发出光子并被光电比色计所检测。最后，对照仪器中储存的多点定标曲线中所描述的光量子与标准品 CK-MB 的对应关系而计算出样品中的 CK-MB 浓度，反应产生的光子与样品中 CK-MB 的含量成正比。

(2) 标本类型：血清、血浆。采集所有血液标本时须遵守常规注意事项。离心前使标本完全自然形成凝块。全程保证样品管的密闭状态。离心获得血清后的 2h 内，至少将 500μl 血清或血浆转移到一个密闭的储存试管中备用。储存样品时应保持样品管完全密闭，在室温（15 ～ 30℃）条件下不超过 8h。如果 8h 内不能完成检测即应将标本放入 2 ～ 8℃冰箱冷藏。如果 48h 内不能完成检测即应将标本放入 -20℃冰箱冻藏。样本只能复融一次。不要将样本放在水浴中进行融化。融化后的样本在进行样本分析前，要轻柔地倒转混匀并进行离心。避免使用溶血、黄疸或脂血标本。

(3) 参考范围：肝素锂血浆和血清（0.6 ～ 6.3ng/ml），EDTA 血浆（0.5 ～ 5.0ng/ml）。

(4) 注意事项

1) Access 的 CK-MB 检测结果应该结合患者的其他临床指标进行解释，包括临床历史、别的检测的数据及其他合适的信息。

2) 样品可在可报告范围内即 0.1 ～ 300ng/ml 被准确地定量。如果样本浓度低于项目的最低检测限，系统会将结果报告为＜ 0.1ng/ml。如果患者血清中的浓度超过 Access 的 CK-MB 定标液最高水平（S5），报结果为＞ 300ng/ml（μg/L）。或者用 Access 样本稀释液按 1 ∶ 1 的稀释倍数对这些标本进行稀释。请参考 Access 操作手册或帮助系统中有关输入某个测试请求的样本稀释因子的说明。系统会根据稀释因子调整报告检测结果。

3) 人抗大鼠抗体（HAMA）可能会出现在已接受大鼠源性单抗免疫药物治疗或常规接触动物的患者体内。另外，能和大鼠或其他免疫球蛋白结合的嗜异性抗体可能会出现在患者样品中。这个分析方法已通过特殊的方法来尽量减少这些抗体对该分析方法的影响。此外，其他嗜异性抗体，如人抗羊抗体也可能存在于患者样本中。

4) 检测结果的解释应该结合患者的其他临床指征进行，包括临床历史、别的检测的数据以及其他合适的信息。AccessCK-MB 检测在浓度为 20 000ng/ml 时未发现 Hook 效应。

5) 样品中至多含有 10mg/dl 的胆红素、3000mg/dl 的三酰甘油、500mg/dl 的血红素，或 6000mg/dl 的人血清白蛋白不影响 CK-MB 检测的结果。在存在上述每一种干扰物的情况下得到的所有 CK-MB 检测结果将在质控的 ±10% 范围内。

6）当将 CK-BB（120ng/ml）和 CK-MM（35 000ng/ml）添加到带有 CK-MB 的合成 BSA 基质中时，没有发现明显的交叉反应。

（5）储运条件（表 19-2）。

表 19-2　CK-MB 的储运条件

前提	储存	稳定性
未开瓶	2～8℃	可一直保存到标签注明失效期
使用前的平衡（未开瓶）	15～30℃（室温条件）	至少 18 h，最长 14 天
使用中（已开瓶）	内部底物支持位置	最长 5 天
使用中（已开瓶）	外部液体架的底物位置	最长 14 天

（6）性能指标：测量范围 0.1～300ng/ml。灵敏度＜0.1ng/ml，线性范围 0.6～6.3ng/ml（肝素血浆或血清）或者 0.5～5.0ng/ml（EDTA），精确度 CV＜8%。

十二、同型半胱氨酸

（一）概述

同型半胱氨酸（homocysteine，HCY）是蛋氨酸代谢产生的一种含硫的氨基酸，80% 的 HCY 在血中通过二硫键与蛋白结合，只有很少一部分游离同型半胱氨酸参加循环。同型半胱氨酸的研究始于 20 世纪 30 年代人们对膀胱结石的研究，随后的发现证实同型半胱氨酸可以引起全身粥样动脉硬化，并且很可能发成为血栓。

HCY 水平与心血管疾病密切相关，是心血管疾病发病的一个重要危险因子，血液中增高的 HCY 因为刺激血管壁引起动脉血管的损伤，导致炎症和管壁的斑块形成，最终引起心脏血流受阻。科学研究证实 HCY 浓度升高损伤冠状动脉及其他血管，引起动脉粥样硬化及其他心血管疾病。而维生素 B_6、维生素 B_{12} 及叶酸通过参与 HCY 代谢，起调节与减少 HCY 的作用，由此降低心血管疾病的危险性。

高同型半胱氨酸尿症患者，由于严重遗传缺陷影响 HCY 代谢，造成高 HCY 血症。轻微的遗传缺陷或维生素 B 营养缺乏会伴随中度或轻度的 HCY 升高，也会增加心脏病的危险。同时同型半胱氨酸在糖尿病、肾病死亡率危险度监测、卒中、老年痴呆症及妊娠相关疾病的体外诊断上有重要意义。

（二）临床意义

1. 动脉粥样硬化的独立预测因子　研究已经证实，高同型半胱氨酸血症是心脑血管疾病发病的独立危险因子，其致病机制一般与内皮功能损伤、脂质代谢异常、氧化应激、血管平滑肌异常增生及体内凝血纤溶平衡失调相关，近年来内皮祖细胞的促血管生成作用在改善缺血性心肌病远期预后的研究成为新的热点，有实验证明高同型半胱氨酸能抑制内皮祖细胞的分化与迁移，明确高同型半胱氨酸血症与动脉粥样硬的关系，有助于我们对心脑血管疾病的控制及预防。

2. 心血管病的防治　大量对 HCY 的研究表明 HCY 是心血管疾病的独立危险因素，危险度随着浓度的升高而增加。HCY 的增高刺激血管壁引起动脉血管损伤，从而导致炎症和管壁斑块形成。美国 70% 以上的内科医生将 HCY 视为心血管及血脂的常规检测。通过人群调查发现，人群 HCY 浓度偏高的地区，心血管疾病所致的死亡率也相应增加。在对血浆 HCY 浓度不同的人研究后发现 HCY ≥ 15μmol/L 较之于 HCY ≤ 10μmol/L 人群危险系数增加到 1.4。每增加 5μmol/L HCY，缺血性心肌病危险性增加 33%，且与血中胆固醇增加 0.5mmol/L 危险性相当。在欧洲 HCY 协同作用计划中，观察到总胆固醇及 HCY 和胆固醇水平均为最高值组的患者与均为低值组相比，患心血管疾病的危险性增加 4 倍。

3. 肺血栓栓塞症防治　研究表明高同型半胱氨酸血症患者伴随发生肺血栓栓塞的相关度极高，在预测和防治肺血栓栓塞有良好的指示作用。

4. 老年性神经系统疾病的重要影响因素　同型半胱氨酸的升高除了直接损害神经元，还可以通过损害脑血管来造成老年痴呆患者的神经元变性。HCY 水平升高的帕金森病患者的抑郁程度和认知障碍均重于 HCY 水平未升高的帕金森病患者。这提示高同型半胱氨酸不仅与帕金森病的发病机制有关，还可能与病情的发展及严重程度相关。

5. 预测骨折风险 HCY 可抑制胶原蛋白纤维与组织的连接，能够刺激成骨细胞的凋亡和破骨细胞的扩散，妨碍骨合成，增加骨吸收，从而减少骨密度，增加骨质疏松及发生骨折的风险。

6. 诊断与监测肝损伤 肝硬化患者血浆 HCY 水平高于健康对照组，而且随着病程的发展，血浆 HCY 与肝纤维化标志物逐渐升高。因此血浆 HCY 水平可作为监测肝硬化发生、发展的一个重要指标。

（三）测定方法

目前该项目常见的免疫学测定方法包括循环酶法、酶比色法、胶体金法、化学发光法。

（四）国家行业标准

暂无。

（五）试剂介绍

1. 同型半胱氨酸测定试剂盒（化学发光微粒子免疫法）［国食药监械（进）字 2013 第 2402998 号］

(1) 原理：ARCHITECT 同型半胱氨酸项目采用一步法免疫检测，运用 Chemiflex 技术，即 CMIA 技术与灵活的检测模式的结合，定量测定人血清或血浆中的总 L- 同型半胱氨酸。结合或二聚化的同型半胱氨酸（氧化型）在二硫苏糖醇 (DTT) 的作用下还原为游离同型半胱氨酸。在有足量的腺苷存在的情况下，游离同型半胱氨酸被重组的 *S*-腺苷－同型半胱氨酸水解酶 (rSAHHase) 转化为 *S*-腺苷－同型半胱氨酸 (SAH)。SAH 与吖啶酯标记的 *S*- 腺苷半胱氨酸竞争与微粒子结合的单克隆抗体。经过冲洗和磁选分离后，将预激发液和激发液加入到反应混合物中。测量化学发光反应的结果，以相对发光单位 (RLU) 表示。样本中的同型半胱氨酸含量与 ARCHITECT i 光学系统检测到的 RLU 值成反比。

(2) 标本类型

1) ARCHITECT i 系统不具备验证样本类型的功能。操作人员必须确保在 ARCHITECT 同型半胱氨酸项目中使用了正确类型的样本。

2) 为保证检测结果，血清和血浆样本应不含纤维蛋白、红细胞或其他颗粒物质。

3) 从接受抗凝剂或溶栓剂治疗的患者身上获得的血清样本中可能含有纤维蛋白，这是由于凝固不完全造成的。

4) 必须小心处理患者样本，避免发生交叉污染。建议使用一次性移液管或吸头。为保证检测结果，检查所有样本有无气泡。检测前用涂药棒去除泡沫。同一个涂药棒只能用于一个样本，以避免交叉污染。

5) 由于红细胞的合成作用会使同型半胱氨酸的浓度升高，为了在最大程度上减小这种影响，应在检测前将采集的所有样本（血清和血浆）储存于冰上。

6) 按照生产商的指导说明使用血清和血浆采集管。重力分离法不能满足样本制备的要求。样本解冻后，应通过低速涡旋或来回颠倒 10 次使其彻底混匀。目视检察样本。如果发现分层，则继续混合直至样本达到均质。

7) 为了保证检测结果的一致性，检测前必须将以下样本转移到离心管进行离心，采集的所有样本必须立即储存于冰上。如果不能在 6h 内进行检测，将血清或血浆从凝块、红细胞或分离胶中分离出来。检测前，样本在 2 ～ 8℃最长可以储存 14 天。如果不能在 14 天内进行检测，将样本冻存（≤ -20℃）。

8) 血清或血浆样本冻存 1 年后，未见性能指标变化。避免反复冻融样本。运输前，建议将样本从凝块、红细胞或分离胶中分离出来。

9) 样本运输时，必须遵循有关临床样本与感染物质的运输要求。

(3) 参考范围：RCHITECT 同型半胱氨酸项目对采自于 300 名表观健康个体的 EDTA 血浆样本进行评估。中间 95% 范围内的检测值 15.93μmol/L 即为参考值。建议每个实验根据相应人群的地理位置、患者、饮食或环境因素建立自己的参考范围。

(4) 注意事项：ARCHITECT 同型半胱氨酸项目的特异性通过与以下化合物的交叉反应性来评估，这些化合物的化学结构或联合使用时会对 ARCHITECT 同型半胱氨酸项目有潜在干扰。根据 CLSI 的方案 EP7-A231 进行 ARCHITECT 同型半胱氨酸项目的特异性研究。将含有以下化合物的溶液加入到同型半胱氨酸浓度在 4.83 ～ 43.70μmol/L 的人 EDTA 血浆样本中，以便进行特异性研究。当 *S*- 腺苷 -L-甲硫氨酸 0.5mmol/L、L- 半胱氨酸 100mmol/L、

L- 胱硫醚 0.5mmol/L、腺苷 5.0mmol/L、谷胱甘肽 100mmol/L、DL- 高半胱氨酸硫内酯 0.25mmol/L 时对本品不产生明显干扰。

(5) 储运条件：2 ～ 8℃可保存 14 天。

(6) 性能指标

1) 精密度：CV ≤ 10%。

2) 检测限：≤ 1.0μmol/L。

十三、超敏 C 反应蛋白

（一）概述

超敏 C 反应蛋白 (hypersensitive C-reactive protein，hs-CRP) 是一种用超敏感检测方法使得最低检测限达 0.2mg/L 的 C 反应蛋白，早在 1930 年 Tillett 就发现它是一种能与 C 多糖反应的急性时相反应蛋白。该蛋白位于 1 号染色体上，由 224 个氨基酸残基组成，属于五聚体蛋白超家族，其单体的分子质量约为 25kDa。它是机体受到炎症性刺激时肝细胞合成的急性反应蛋白，可以激活补体和促进粒细胞及巨噬细胞的吞噬作用，半衰期约为 20h，是典型的炎症因子。

hs-CRP 是用于诊断和预测心血管疾病的独立非特异性标志物。hs-CRP 能辅助诊断急性心肌梗死，能监控动脉粥样硬化发生、演变和发展的过程，对急性冠状动脉综合征 (ACS) 和冠状动脉病变 (CAD) 患者的生存有预测价值。流行病学调查显示，CRP 水平升高者发生急性脑卒中的可能性是正常健康人的 2 倍，发生心肌梗死的可能性是正常者的 3 倍。另外，2003 年发布的欧洲高血压防治指南 (ESH/ESC) 正式推荐采用检测 CRP 水平来检测高血压患者的病情。而美国疾控中心 (CDC) 与心脏病协会 (AHA) 则建议根据 hs-CRP 的水平对心血管病的危险进行分类：＜ 1mg/L 为相对低危险，1.0 ～ 3.0mg/L 为中度危险，＞ 3.0mg/L 为高度危险。

此外，hs-CRP 对细菌及病毒性感染、炎性疾病（肾移植等）、恶性肿瘤、结缔组织疾病及外伤等多种疾病的诊断、辅助诊断、疗效观察及预后判断均有较好的临床应用价值。在上述多种病理条件下，患者体内的 CRP 浓度会迅速发生变化，疾病前期 CRP 水平在数小时内迅速升高，在病症消退后 CRP 水平又会迅速降低至正常水平。研究表明，CRP 上升速度、幅度及持续时间与病情及组织损伤的严重程度密切相关。

（二）临床意义

1. 心血管事件的早期诊断与预后预测的独立性指标　hs-CRP 检测对于急性冠脉综合征患者再发心血管事件具有预测价值，可单独作为预测因子。可依据 hs-CRP 对冠心病进行危险分级，当反应蛋白的浓度＜ 1.0mg/L 时，心血管危险性评估为低危险性；当浓度为 1.0 ～ 3.0mg/L 时，心血管危险性评估为中度危险性，建议给予抗炎治疗，间隔 2 周后再次检测一次，取平均值作为观察的基础；当浓度＞ 3.0mg/L 时，心血管危险性评估为高危险性，建议给予抗炎与抗栓同时治疗。在预测冠心病预后上，hs-CRP 比肌钙蛋白 T 更有价值。

当 hs-CRP 浓度＞ 2.11mg/L 时，初发心肌梗死危险度增加 2.9 倍，发生卒中危险度增加 1.9 倍，发生严重外周动脉血管性疾病危险度增加 4.1 倍，通过监测 hs-CRP 的浓度变化情况可提高初发心肌梗死危险性预测的准确度，提前 4 ～ 8 年预知可能发生心肌梗死的危险程度。

血清 hs-CRP 水平与动脉粥样硬化及急性脑梗死 (ACI) 的发生、严重程度及预后密切相关。对于高血压、高脂血症，CRP 升高可增加高血压患者心脏病、脑卒中的发病率。

2. 感染性疾病的鉴别诊断　临床上可以通过检测 hs-CRP 的含量，可以对常规炎症危险进行分层，并可用于鉴别细菌感染与病毒感染。当 hs-CRP 浓度为 10 ～ 20mg/L 时，判断为病毒或轻微细菌感染；当浓度为 20 ～ 50mg/L 时，为一般细菌感染；当浓度＞ 50mg/L 时，为严重细菌感染。

3. 判断疾病活动性和药物疗效监控　hs-CRP 水平升高的程度反映了炎症组织的大小或活动性，在急性炎症和感染时，hs-CRP 水平与疾病活动性有良好的相关性。

肾移植等术后 6h 左右，hs-CRP 浓度水平开始升高，若无并发症，则会在术后 3 天内下降至正常。若术后出现细菌感染，则 hs-CRP 浓度会长时间不下降。

当抗生素治疗有效时 hs-CRP 浓度水平会快速下降，一天内可降低约 50%。如降至参考范围内，通常即可以停药。

hs-CRP 浓度水平与恶性肿瘤预后及转移有高度相关性，并可用于监测急性胰腺炎的发生。

（三）测定方法

目前该项目常见的免疫学测定方法包括酶联免疫法、免疫比浊法、胶体金法、免疫荧光层析法、化学发光等。

（四）国家行业标准

暂无。

（五）试剂介绍

1. 超敏 C 反应蛋白定量检测试剂盒（磁微粒化学发光法）（豫食药监械生产许 20090010 号）

(1) 原理：双抗体夹心法。

(2) 标本类型

1) 应用正确医用技术采集血清或血浆样本。血浆样本可以使用 EDTA、枸橼酸钠或肝素抗凝管采集。

2) 样本中的沉淀物和悬浮物可能会影响试验结果，应离心除去。

3) 严重溶血、脂血或浑浊的样本不能用于测定。

4) 样本收集后在室温放置不可超过 8h；如果不在 8h 内检测需将样本放置在 2 ～ 8℃的冰箱中；若需 48h 以上保存或运输，则应冻存于 -20℃以下，避免反复冻融。使用前恢复到室温，轻轻摇动混匀。

(3) 参考范围：检测 500 例正常人群样本，采用百分位数法确定 95% 正常参考值为：小于 5.0mg/L。建议各实验室根据自己实际条件及接触人群建立正常参考值。本试剂盒仅作为诊断的辅助手段之一，供临床医生参考。

(4) 注意事项

1) 操作前仔细阅读使用说明书，严格按照试剂盒说明书进行试验操作。

2) 避免在恶劣的环境（如含有“84”消毒液、次氯酸钠、酸碱或乙醛等高浓度腐蚀性气体及灰尘的环境）条件下进行试验。

3) 加样前应保证磁微粒混悬液充分混匀，无肉眼可见沉淀。

4) 微量移液器吸嘴不可混用，以免交叉污染。

5) 样本中若存在沉淀物、悬浮物等可见杂质会影响试验结果。此类样本不得使用。

6) 加入底物前，反应容器内的磁微粒必须震荡散开。

7) 处理试剂和样本时需戴一次性手套，操作后应彻底洗手。所有样本及使用后的试剂盒应视为潜在的传染性物质，废弃处理时，按照当地政府和有关国家规定进行。

8) 试剂需在有效期内使用。剩余试剂要及时密封，放置于 2 ～ 8℃条件下储存。

9) 加入发光底物后要避光反应，强光可能影响结果测定。

10) 使用仪器自动操作，测试样本需考虑样本容器死体积，具体参考相应的仪器系统操作说明。

11) 干扰物质：0.4g/L 胆红素、30g/L 三酰甘油和 5g/L 的血红蛋白对检测结果无显著影响。

(5) 储运条件：试剂盒在 2 ～ 8℃储存，防止冷冻，避免强光照射，有效期 12 个月。

(6) 性能指标

1) 最低检测限：不高于 0.01mg/L。

2) 线性：在 0.5 ～ 60mg/L 范围内线性相关系数 $r \geqslant 0.9900$。

3) 特异性：测定 1000ng/ml 人肌红蛋白、100ng/ml 人肌钙蛋白、300ng/ml 人肌酸激酶同工酶、100ng/ml 人降钙素原，结果均不高于 0.1mg/L。

4) 重复性：CV ≤ 15.0%。

2. 超敏 C 反应蛋白定量测定试剂盒（磁微粒化学发光法）［京药监械（准）字 2013 第 2400663 号］

(1) 原理：本品为双抗体夹心法，化学发光免疫分析法与磁微粒分离技术相结合的一种检测方法。检测原理：将待测样本、试剂 1(R1) 和包被有抗 FITC 抗体的磁分离试剂混合温育一段时间后加入试剂 2(R2) 混合温育。R1 和 R2 中的荧光素和碱性磷酸酶（ALP）标记的抗 CRP 单克隆抗体与样本中 CRP 抗原分子结合，形成免疫复合物。同时包被着抗 FITC 抗体的磁微粒与试剂 1(R1) 中的荧光素反应，免疫复合物被吸附到磁微粒表面。洗涤去除未结合的抗体和杂质后加入发光底物，ALP 催化底物发光，测定相对发光强度（RLU）。在一定范围内 RLU 与 CRP 抗原浓度成正比，通过内插法就可以从标准曲线上读取待测样本的 CRP

含量。

(2) 标本类型

1) 血清：通过离心（3000r/min×5 min）分离的新鲜血清。血清样本于室温条件下放置不应超过 8h，2 ～ 8℃保存不应超过 48h，否则应 -20℃保存，避免反复冻融，保存期限不超过 1 个月。

2) 样本使用前需用生理盐水按照 1 ∶ 50 比例稀释后，再用于检测。建议稀释方法：10μl 样本加 490μl 生理盐水。

3) 试剂盒内提供的校准品和质控品已经过 50 倍稀释，测试时直接使用。

(3) 参考范围：对 250 例血清的测值结果用 MedCalc（Version 10.4.8.0）进行了正态性验证，及百分位数计算。D' Agostino-Pearson 正态性检验，$P < 0.0001$，该数据属于非正态分布。对于属于非正态分布的数据，我们应用百分位数，返回数组的 K 百分比数值点计算正常值范围，本试剂盒 *K* 值定为 95%。*K* 值为 95% 的血清中 CRP 含量为 9.963mg/L。因此，正常血清中 CRP 含量＜ 10mg/L。

(4) 注意事项

1) 当 CRP 浓度超过 1500μg/ml 时，有可能出现 Hook 效应。

2) 当血红蛋白＜ 5mg/ml、总胆红素＜ 0.5μmol/ml、脂肪乳＜ 10mg/ml、肝素钠＜ 100IU/ml 时，测定不受干扰。

3) 碱性磷酸酶活性高的样本（Paget 病、胆汁阻塞等）检测结果可能不准确。

4) 检测样本为血清，不得使用血浆样本。

5) 样本如果出现微生物污染不能用于检测。

6) 试剂和样本如果有泡沫，在使用前应设法去除。

7) 本试剂仅用于体外诊断。

8) 请严格按照说明书指示合理储存和使用试剂。

9) 不同批号试剂盒组分不能交叉使用。

由于方法学或抗体特异性等原因，使用不同生产商的试剂对同一份样本进行检测，检测结果可能有差异。因此，不同试剂检测结果不应直接相互比较，以免造成错误的医学解释，建议实验室在检测报告中注明所用试剂特征。

试剂盒中的某些试剂含有人或动物源组分，虽已经通过了 HBs-Ag、HIV1/2-Ab、HCV-Ab 等项目的检测均为阴性，但是没有任何一项检测可以确保绝对安全，还是应该把此类试剂看成是一种潜在的生物危险品，处理时要像对待任何一种血清或血浆样本一样谨慎，应根据 2004 年发布的中华人民共和国国家标准“实验室 - 生物安全通用要求”所规定的处理方法实施。

(5) 储运条件

1) 试剂于 2 ～ 8℃储存，避免阳光直射，包括校准品、质控品及试剂盒内任何组分均不可冷冻保存。

2) 未开封试剂盒及各组分于 2 ～ 8℃保存，有效期 12 个月。

3) 开封（开瓶）或使用后剩余组分在正常使用和合理保存条件下最低稳定期限为：CRP 试剂 1 号、CRP 试剂 2 号、CRP 磁分离试剂、CRP 校准品、CRP 质控品 8 周。

4) 任何一种试剂出现沉淀、浑浊，磁分离试剂或试剂 2 号出现冻结，磁分离试剂出现不能通过震荡分散的团块聚集时不可继续使用。

(6) 性能指标

1) 外观

A. 试剂盒各组分应齐全、完整、液体无渗漏。

B. 磁分离试剂摇匀后为均匀悬浊液，无明显凝集。

C. 液体组分应澄清，无沉淀或絮状物。

D. 包装标签应清晰、易识别。

2) 装量：不得低于标识体积。

3) 最低检测限：≤ 0.1μg/ml。

4) 线性范围：在 0.1 ～ 100μg/ml 的测量范围，试剂盒的相关系数 $r \geq 0.9900$。

5) 重复性：用（3±0.6）μg/ml 和（10±2）μg/ml 的样本各重复检测 10 次，其 CV ≤ 10%。

6) 准确度：用参考物质，配制浓度约为 10μg/ml（允许偏差为 ±20%）作为样本检测，其测量结果的相对偏差在 ±10% 范围内。

7) 批间差：CV ≤ 15%。

3. 超敏 C 反应蛋白检测试剂盒（胶体金法）［苏食药监械（准）字 2013 第 2401155 号］

(1) 原理

1) 试剂盒原理：以两株高特异性、高敏感性 CRP 单克隆抗体，其中单克隆抗体 Ⅰ 固定于膜上检测区 T，单克隆抗体 Ⅱ 为胶体金标记抗体，包被于 NC 膜下缘与样品垫交界处，质控区 C 包被有免抗鼠 IgG 抗体。在检测区应用双抗体夹心法、在质控区应用抗原抗体反应，结合胶体金免疫层析技术检测人血中超敏 C 反应蛋白和常规 C 反应蛋白的含量。

2）配套仪器工作原理：待测物与检测板上的捕获抗体和胶体金标记抗体的结合产生颜色的变化，显色的强度变化与待测物浓度有相关性，测量系统运用光电扫描标记物和待测物结合区，获得光电信号，然后对光电信号的强弱进行测量处理，定量地分析出待测物的浓度。

（2）标本类型

1）用于人血清、血浆或全血样本，其他体液和样本可能得不到准确的结果。

2）应在无菌情况下采集静脉血，建议优先选用人血清或血浆进行检测。

3）血浆和全血样本建议使用枸橼酸钠、EDTA 或肝素抗凝。

4）临床血液样本采集后，在室温条件下，须在 4h 之内完成检测；血清血浆于 2 ～ 8℃下保存，可保存 7 天；-20℃以下保存，可保存半年。全血样本不得冻存，2 ～ 8℃保存，可保存 3 天。避免加热灭活样本，溶血样本应弃用。

5）检测前样本必须恢复至室温。冷冻保存的样本需完全融化、复温、混合均匀后方可使用，切忌反复冻融。

（3）参考范围：500 例健康人测定统计分析显示，超敏 CRP 正常参考值上限取第 95 位百分数为 3mg/L，＜ 3mg/L 为正常；常规 CRP 正常参考值上限取第 95 位百分数为 10mg/L，＜ 10mg/L 为正常。

（4）注意事项

1）样本中的血红蛋白、三酰甘油和胆红素会干扰检测结果，其最大允许浓度分别为 5g/L、10g/L 和 0.2g/L。

2）吸管不可以混用，以免交叉污染。

3）检测卡拆封后，应尽快进行检测，避免放置于空气中的时间过长，导致受潮。

4）禁止使用与 SD 卡批号不相匹配的检测卡。

5）检测卡可在室温下密封保存，谨防受潮，低温下保存的检测卡应平衡至室温方可使用。

（5）储运条件

检测卡于 4 ～ 30℃，铝箔袋密封状态下存放，有效期为 18 个月。铝箔袋拆封后，有效期为 1h。

（6）性能指标

1）最低检出限：≤ 0.5mg/L。

2）检测范围：0.5 ～ 200.00mg/L。

3）线性范围：0.5 ～ 200.00mg/L，线性相关系数 $r \geq 0.990$。

4）精密度：批内差为 CV ≤ 10%；批间差为 CV ≤ 15%。

5）准确度：质控品的检测均值与靶值的相对偏差≤ 20%。

（高　永　王占奎　赵圣青　高　伟　杜小敏）

参考文献

陈华云，胡晓波 . 2011. D- 二聚体定量检测在排除静脉血栓性疾病中的作用——推荐性指南（CLSI H59-P）解读 . 诊断学理论与实践，（2）：168-171.

冯晶，黄觅，倪欢，等 . 2015. 同型半胱氨酸水平对四肢骨折愈合的影响 . 中国中医骨伤科杂志，（7）：38-41.

胡坚，陈发秀，邱元芝，等 . 2014. 髓过氧化物酶在老年慢性心力衰竭患者中的临床意义 . 中国老年学杂志：13-15.

李挺，伍华，黄杰雄，等 . 2009. 生化标志物的检测对判定急性心肌梗死溶栓后冠脉再通的临床价值 . 热带医学杂志：67-69.

秦桂娥，靳岩，李艳莲 . 2008. CK-MB 质量与活性在急性心肌梗死诊断中的价值 . 大连医科大学学报，30：385-386.

王家宏，黄永麟 .2005. 脑钠肽在心力衰竭诊治中的应用进展 . 中国实用内科杂志，25（7）：657-658.

王树源，吴振梅，邓斌，等 . 2006. 急性心肌梗死溶栓后检测肌红蛋白、肌钙蛋白 I、肌酸激酶同工酶对冠脉再通的诊断价值 . 中国现代医药杂志，（8）：48-50.

韦丙奇，杨跃进，张健，等 . 2009. 血浆 N 末端 B 型利钠肽原对预测心力衰竭患者住院病死率的价值 . 中华心血管病杂志，37（6）：481-485.

谢松生，黄国清，王春燕，等 . 2010. 肌钙蛋白 I 与心肌酶对急性心肌梗死早期诊断及溶栓再通指标的对比研究 . 中国医药导刊，（5）：765-766.

徐若梅，杜逸亭，沈伟，等 . 2009. 联合测定免疫球蛋白 M 和髓过氧化物酶对新生儿细菌感染的早期诊断意义 . 中华妇幼临床医学杂志，（6）：587-589.

祖权，关立克 . 2015. 高同型半胱氨酸血症与动脉粥样硬化的关系及其临床意义 . 吉林医学，（1）：110-112.

Abbassi-Ghanavati M，Greer LG，Cunningham FG. 2009. Pregnancy and laboratory studies：a reference table for clinicians. Obstetrics and gynecology，114（6）：1326-1331.

Acikgoz S，Edebali N，Barut F，et al. 2014. Ischemia modified albumin increase indicating cardiac damage after experimental subarachnoid hemorrhage. BMC Neuroscience，15（1）：33.

Adam SS，Key NS，Greenberg CS. 2009. D-dimer antigen：current concepts and future prospects. Blood，113（13）：2878-2887.

Apple FS，Murakami MM. 2005. The diagnostic utility ofcardiac biomarkers in detecting myocardial infarction. Clinical cornerstone, 7: S25-S30.

Apple FS, Murakami M, Panteghini M, et al. 2001. International survey on the use of cardiac markers. Clinical chemistry, 47(3): 587-588.

Baldus S, Heeschen C, Meinertz T, et al. 2003. Myeloperoxidase serum levels predict risk in patients with acute coronary syndromes. Circulation, 108(12): 1440-1445.

Ballantyne CM, Hoogeveen RC, Bang H, et al. 2005. Lipoprotein-associated phospholipase A2, high-sensitivity C-reactive protein, and risk for incident ischemic stroke in middle-aged men and women in the Atherosclerosis Risk in Communities(ARIC) study. Archives of internal medicine, 165(21): 2479-2484.

Banu S, Tanveer S, & Manjunath CN. 2015. Comparative study of high sensitivity troponin T and heart-type fatty acid-binding protein in STEMI patients. Saudi journal of biological sciences, 22(1), 56-61.

Bar-Or D, Lau E, Rao N, et al. 1999. Reduction in the cobalt binding capacity of human albumin with myocardial ischemia. Annals of Emergency Medicine, 34(4): S56.

Bassand JP, Hamm CW, Ardissino D, et al. 2007. Guidelines for the diagnosis and treatment of non-ST-segment elevation acute coronary syndromes. European heart journal, 28(13): 1598-1660.

Benda NM, Eijsvogels TM, Van Dijk AP, et al. 2015. Changes in BNP and cardiac troponin I after high-intensity interval and endurance exercise in heart failure patients and healthy controls. International journal of cardiology, 184: 426-427.

Blom HJ, Smulders Y. 2011. Overview of homocysteine and folate metabolism. With special references to cardiovascular disease and neural tube defects. Journal of inherited metabolic disease, 34(1): 75-81.

Brustolin S, Giugliani R, Felix TM. 2010. Genetics of homocysteine metabolism and associated disorders. Brazilian journal of medical and biological research, 43(1): 1-7.

Cappellini F, Da Molin S, Signorini S, et al. 2013. Heart-type fatty acid-binding protein may exclude acute myocardial infarction on admission to emergency department for chest pain. Acute Card Care, 15(4): 83-87.

Carmona P, Mateo E, Montoro A., et al. 2015. Evaluation of postoperative myocardial injury by heart-type fatty acid-binding protein in off-pump coronary artery bypass grafting surgery. Revista Española de Anestesiología y Reanimación(English Edition), 62(1), : 3-9.

Casas JP, Bautista LE, Smeeth L, et al. 2005. Homocysteine and stroke: evidence on a causal link from mendelian randomisation. The Lancet, 365(9455): 224-232.

Chen TH, Yang YC, Wang JC, et al. 2013. Curcumin treatment protects against renal ischemia and reperfusion injury-induced cardiac dysfunction and myocardial injury. Transplant Proc, 45(10): 3546-3549.

Cifkova R, Erdine S, Fagard R, et al. 2003. Practice guidelines for primary care physicians: 2003 ESH/ESC hypertension guidelines. Journal of hypertension, 21(10): 1779-1786.

Cullen L, Aldous S, Than M, et al. 2014. Comparison of high sensitivity troponin T and I assays in the diagnosis of non-ST elevation acute myocardial infarction in emergency patients with chest pain. Clin Biochem, 47(6): 321-326.

Damman P, Wallentin L, Fox KA, et al. 2012. Long-term cardiovascular mortality after procedure-related or spontaneous myocardial infarction in patients with non-ST-segment elevation acute coronary syndrome: a collaborative analysis of individual patient data from the FRISC II, ICTUS, and RITA-3 Trials(FIR). Circulation, 125(4): 568-576.

Davies MJ. 2011. Myeloperoxidase-derived oxidation: mechanisms of biological damage and its prevention. Journal of clinical biochemistry and nutrition, 48(1): 8-19.

Dekker MS, Mosterd A, Van't Hof AW, et al. 2010. Novel biochemical markers in suspected acute coronary syndrome: systematic review and critical appraisal. Heart, 96(13): 1001-1010.

Den Heijer M, Willems HP, Blom HJ, et al. 2007. Homocysteine lowering by B vitamins and the secondary prevention of deep vein thrombosis and pulmonary embolism: a randomized, placebo-controlled, double-blind trial. Blood, 109(1): 139-144.

Dominguez-Rodriguez A, Abreu-Gonzalez P. 2010. Current role of ischemia-modified albumin in routine clinical practice. Biomarkers, 15(8): 655-662.

Don-Wauchope AC, McKelvie RS. 2015. Evidence based application of BNP/NT-proBNP testing in heart failure. Clinical biochemistry, 48(4): 236-246.

Egom EE. 2015. BNP and Heart Failure: Preclinical and Clinical Trial Data. J Cardiovasc Transl, 8(3): 149-157.

Egom EE, Feridooni T, Hotchkiss A, et al. 2015. Mechanisms of renal hyporesponsiveness to BNP in heart failure. Canadian journal of physiology and pharmacology, 93(6): 399-403.

Eisenberg MA, Green-Hopkins I, Alexander ME, et al. 2012. Cardiac troponin T as a screening test for myocarditis in children. Pediatric emergency care, 28(11): 1173-1178.

Eom JE, Lee E, Jeon KH, et al. 2014. Development of an albumin copper binding(ACuB) assay to detect ischemia modified albumin. Anal Sci, 30(10): 985-990.

Ertekin B, Kocak S, Dundar ZD, et al. 2013. Diagnostic value of ischemia-modified albumin in acute coronary syndrome and acute ischemic stroke. Pakistan journal of medical sciences, 29(4): 1003.

Falkensammer J, Stojakovic T, Huber K, et al. 2007. Serum levels of ischemia-modified albumin in healthy volunteers after exercise-induced calf-muscle ischemia. Clinical Chemical Laboratory Medicine, 45(4): 535-540.

Galinier M, Berry M, Delmas C, et al.2013. Interest of nt-probnp in chronic heart failure follow-up, Ann Biol Clin(Paris), 71: 39-45.

Goldstein LB, Bushnell CD, Adams RJ, et al. 2011. Guidelines for the primary prevention of stroke: a guideline for healthcare professionals from the American Heart Association/American Stroke Association. Stroke. A Journal of Cerebral Circulation, 42(2): 517-584.

Guillon C, Bigouagou UM, Folio C, et al. 2014. A staggered decameric assembly of human C-reactive protein stabilized by zinc ions revealed by X-ray crystallography. Protein and peptide letters, 22(3): 248-255.

Gu YL, Voors AA, Zijlstra F, et al. 2011. Comparison of the temporal release pattern of copeptin with conventional biomarkers in acute myocardial infarction. Clinical Research in Cardiology, 100(12): 1069-1076.

Hall TS, Hallen J, Krucoff MW, et al. 2015. Cardiac troponin I for prediction of clinical outcomes and cardiac function through 3-month follow-up after primary percutaneous coronary intervention for ST-segment elevation myocardial infarction. Am Heart J，169(2)：257-265.

Heslop CL，Frohlich JJ，Hill JS. 2010. Myeloperoxidase and C-reactive protein have combined utility for long-term prediction of cardiovascular mortality after coronary angiography. Journal of the American College of Cardiology，55(11)：1102-1109.

Januzzi Jr JL，Ricky Grisson Md M，Mohammed AA，et al. 2011. Evaluation of first-draw whole blood，point-of-care cardiac markers in the context of the universal definition of myocardial infarction：a comparison of a multimarker panel to troponin alone and to testing in the central laboratory. Archives of pathology & laboratory medicine，135(4)：459.

Jellinger P，Smith D，Mehta A，et al. 2012. American Association of Clinical Endocrinologists' Guidelines for management of dyslipidemia and prevention of atherosclerosis. Endocrine Practice，18(Supplement 1)：1-78.

Joseph J，Loscalzo J. 2013. Methoxistasis：integrating the roles of homocysteine and folic acid in cardiovascular pathobiology. Nutrients，5(8)：3235-3256.

Kaczynska A，Pelsers MM，Bochowicz A. et al. 2006. Plasma heart-type fatty acid binding protein is superior to troponin and myoglobin for rapid risk stratification in acute pulmonary embolism. Clinica Chimica Acta，371(1)：117-123.

Kehl DW，Iqbal N，Fard A，et al. 2012. Biomarkers in acute myocardial injury. Translational Research，159(4)：252-264.

Kerr AJ，Raffel OC，Whalley GA，et al. 2008. Elevated b-type natriuretic peptide despite normal left ventricular function on rest and exercise stress echocardiography in mitral regurgitation，Eur Heart J，29(3)：363-370.

Klebanoff SJ. 2005. Myeloperoxidase：friend and foe. Journal of Leukocyte Biology，77(5)：598-625.

Kolodgie FD，Burke AP，Skorija KS，et al. 2006. Lipoprotein-associated phospholipase A2 protein expression in the natural progression of human coronary atherosclerosis. Arteriosclerosis，thrombosis，and vascular biology，26(11)：2523-2529.

Konstantinides SV，Torbicki A，Agnelli G，et al. 2014. 2014 ESC guidelines on the diagnosis and management of acute pulmonary embolism . European heart journal，35(43)：3033-3069.

Kontos MC，Garg R，Anderson FP，et al. 2007. Ability of myoglobin to predict mortality in patients admitted for exclusion of myocardial infarction. The American journal of emergency medicine，25(8)：873-879.

Lankeit M，Friesen D，Aschoff J，et al. 2010. Highly sensitive troponin T assay in normotensive patients with acute pulmonary embolism. European heart journal，31(15)：1836-1844.

Lee HY，Choi JS，Guruprasath P，et al. 2015. An electrochemical biosensor based on a myoglobin-specific binding peptide for early diagnosis of acute myocardial infarction. Analytical Sciences，31(7)：699-704.

Liou K，Ho S，Ooi SY. 2015. Heart-type fatty acid binding protein in early diagnosis of myocardial infarction in the era of high-sensitivity troponin：a systematic review and meta-analysis. Ann Clin Biochem，52(3)：370-381.

Loria V，Leo M，Biasillo G，et al. 2008. Biomarkers in acute coronary syndrome. Biomarker Insights，3：453.

Létienne R，Bel L，Bessac AM. et al. 2006. Cardioprotection of cariporide evaluated by plasma myoglobin and troponin I in myocardial infarction in pigs. Fundamental & Clinical Pharmacology，20(2)：105-113.

Maron BA，Loscalzo J. 2009. The treatment of hyperhomocysteinemia. Annual review of medicine，60：39-54.

Marti-Carvajal AJ，Sola I，Lathyris D. 2015. Homocysteine-lowering interventions for preventing cardiovascular events. The Cochrane Database of Systematic Reviews，(4)：CD006612.

Martín SFJ，Covarrubias M，Terán C，et al. 2012，Prognostic role of NT-proBNP in emergency department in the elderly with acute heart failure. Revista Espanola de Geriatria y Gerontologia，48(4)：155-160.

McCully KS. 2005. Hyperhomocysteinemia and arteriosclerosis：historical perspectives. Clinical Chemistry and Laboratory Medicine：CCLM / FESCC，43(10)：980-986.

Michowitz Y，Kisil S，Guzner-Gur H，et al. 2008. Usefulness of serum myeloperoxidase in prediction of mortality in patients with severe heart failure. Isr Med Assoc J，10(12)：884-888.

Milzman D，Barnett M，Hughes-Strange G. 2013. Comparison of peak troponin (CTNI) levels based on various patient characteristics. Critical Care Medicine，41(12)：A63.

Moe KT，Wong P. 2010. Current trends in diagnostic biomarkers of acute coronary syndrome. Ann Acad Med Singapore，39(3)：210-215.

Mohler Iii ER，Ballantyne CM，Davidson MH，et al. 2008. The effect of darapladib on plasma lipoprotein-associated phospholipase A2 activity and cardiovascular biomarkers in patients with stable coronary heart disease or coronary heart disease risk equivalent：the results of a multicenter，randomized，double-blind，placebo-controlled study. Journal of the American College of Cardiology，51(17)：1632-1641.

Mukoyama M，Nakao K，Saito Y，et al.1990. Human brain natriuretic peptide，a novel cardiac hormone. Lancet，335(8692)：801-802.

Myers GL，Rifai N，Tracy RP，et al. 2004. CDC/AHA workshop on markers of inflammation and cardiovascular disease：application to clinical and public health practice：report from the laboratory science discussion group. Circulation，110(25)：e545-e549.

Nelen WL，Blom HJ，Steegers EA，et al. 2000. Homocysteine and folate levels as risk factors for recurrent early pregnancy loss. Obstetrics and Gynecology，95(4)：519-524.

Oremus M，McKelvie R，Don-Wauchope A，et al. 2014. A systematic review of BNP and NT-proBNP in the management of heart failure：overview and methods. Heart Failure Reviews，19(4)：413-419.

O' Suilleabhain PE，Sung V，Hernandez C，et al. 2004. Elevated plasma homocysteine level in patients with Parkinson disease：motor，affective，and cognitive associations. Archives of neurology，61(6)：865-868.

Otaki Y，Watanabe T，Takahashi H，et al.2014. Association of heart-type fatty acid-binding protein with cardiovascular risk factors and all-cause mortality in the general population：the Takahata study. PLoS One，9(5)：e94834.

Palamalai V，Murakami MM，Apple FS. 2013. Diagnostic performance of four point of care cardiac troponin I assays to rule in and rule out acute myocardial infarction. Clin Biochem, 46(16-17): 1631-1635.

Persson M, Berglund G, Nelson JJ, et al. 2008. Lp-PLA2 activity and mass are associated with increased incidence of ischemic stroke: A population-based cohort study from Malmö, Sweden. Atherosclerosis, 200(1): 191-198.

Piwowar A, Knapik-Kordecka M, Warwas M. 2008. Ischemia-modified albumin level in type 2 diabetes mellitus-preliminary report. Disease Markers, 24(6): 311-317.

Pruszczyk P, Bochowicz A, Kostrubiec M, et al. 2003. Myoglobin stratifies short-term risk in acute major pulmonary embolism. Clinica Chimica Acta, 338(1): 53-56.

Rubini GM, Hoeller R, Reichlin T, et al. 2013. Rapid rule out of acute myocardial infarction using undetectable levels of high-sensitivity cardiac troponin. International Journal of Cardiology, 168(4): 3896-3901.

Santaguida PL, Don-Wauchope AC, Oremus M, et al. 2014. BNP and NT-proBNP as prognostic markers in persons with acute decompensated heart failure: a systematic review. Heart Failure Reviews, 19(4), 453-470.

Santotoribio JD, León-Justel A, Guerrero JM. 2009. Determination of serum myoglobin and troponin T for early diagnosis of acute myocardial infarction. Revista Clinica Española, 209(3): 152.

Sargento L, Satendra M, Longo S, et al. 2013. Early NT - proBNP decrease with ivabradine in ambulatory patients with systolic heart Failure. Clinical Cardiology, 36(11): 677-682.

Sato Y, Mizoguchi K, et al. 1985. Serum myoglobin in acute cerebrovascular diseases. The Kurume Medical Journal, 32(3): 203-207.

Scrutinio D, Ammirati E, Guida P, et al. 2013. Clinical utility of N-terminal pro-B-type natriuretic peptide for risk stratification of patients with acute decompensated heart failure. Derivation and validation of the ADHF/NT-proBNP risk score. International Journal of Cardiology, 168(3): 2120-2126.

Setsuta K, Seino Y, Mizuno K, et al.2014. Heart-type fatty acid-binding protein is a novel prognostic marker in patients with essential hypertension. Int J Cardiol, 176(3): 1323-1325.

Shirakabe A, Hata N, Kobayashi N, et al. 2015. Serum heart-type fatty acid-binding protein level can be used to detect acute kidney injury on admission and predict an adverse outcome in patients with acute heart failure. Circulation Journal, 79: 119-128.

Singh V, Martinezclark P, Pascual M, et al. 2010. Cardiac biomarkers-the old and the new: a review. Coronary Artery Disease, 21(4): 244-256.

Tang WH, Iqbal N, WuY, et al. 2013. Usefulness of cardiac biomarker score for risk stratification in stable patients undergoing elective cardiac evaluation across glycemic status. The American Journal of Cardiology, 111(4): 465-470.

Thompson A, Gao P, Orfei L, et al. 2010. Lipoprotein-associated phospholipase A(2) and risk of coronary disease, stroke, and mortality: collaborative analysis of 32 prospective studies. Lancet, 375(9725): 1536-1544.

Tillett WS, Francis T. 1930. Serological reactions in pneumonia with a non-protein somatic fraction of pneumococcus. The Journal of Experimental Medicine, 52(4): 561-571.

Tjoelker LW, Wilder C, Eberhardt C, et al. 1995. Anti-inflammatory properties of a platelet-activating factor acetylhydrolase. Nature, 374(6522): 549-553.

White AR, Huang X, Jobling MF, et al. 2001. Homocysteine potentiates copper and amyloid beta peptide - mediated toxicity in primary neuronal cultures: possible risk factors in the Alzheimer' s type neurodegenerative pathways. Journal of Neurochemistry, 76(5): 1509-1520.

Wildi K, Reichlin T, Twerenbold R, et al. 2013. Serial changes in high-sensitivity cardiac troponin I in the early diagnosis of acute myocardial infarction. Int J Cardiol, 168(4): 4103-4110.

Wudkowska A, Goch J, Goch A. 2010. Ischemia-modified albumin in differential diagnosis of acute coronary syndrome without ST elevation and unstable angina pectoris. Kardiologia Polska, 68(4): 431-437.

Zalewski A, Macphee C. 2005. Role of Lipoprotein-associated phospholipase A2 in atherosclerosis: biology, epidemiology, and possible therapeutic target. Arteriosclerosis, Thrombosis, and Vascular Biology, 25(5): 923-931.

Zeren G, Erer HB, Kırış T, et al. 2013. Relation of heart-type fatty acid-binding protein with the degree and extent of atherosclerosis in patients with non-ST elevation acute coronary syndrome. Turk Kardiyoloji Dernegi arsivi: Turk Kardiyoloji Derneginin Yayin Organidir, 41(7): 610-616.

Zhang X, Wang W, Wang Q, et al. 2012. Analytical performances and heart failure research of the BNP and NT-proBNP assays on the Cobas E601 and ADVIA Centaur. Clinical Laboratory, 59(7-8): 715-725.

Zheng C, Liu S, Geng P, et al. 2015. Efficacy of edaravone on coronary artery bypass patients with myocardial damage after ischemia and reperfusion: a meta analysis. Int J Clin Exp Med, 8(2): 2205-2211.

第二十章　核酸提取与PCR仪试剂及耗材

核酸是遗传信息的载体，是最重要的生物信息分子，是分子生物学研究的主要对象，自从1953年Watson和Crick发现DNA的双螺旋结构以来，分子生物学在短短五十多年间以超乎想象的速度飞速发展，渗透到医学每一个领域。

将分子生物学技术应用到临床检验诊断学，使疾病诊断深入到基因水平，称为基因诊断。基因诊断技术主要包括核酸分子杂交技术、聚合酶链式反应（PCR）技术、基因多态性分析技术、单链构象多态性（SSCP）分析技术、荧光原位杂交染色体分析（FISH）技术、波谱核型分析（SKY）技术、DNA测序技术、基因芯片技术及蛋白质组技术等，一些先进的分离和检测技术大大促进了上述技术的完善和发展，如毛细管电泳技术（CE）、液质联用技术（LC/MS/MS）、变性高效液相色谱技术（DHPLC）、非荧光遗传标记分析技术等。基因诊断在感染性疾病、遗传性疾病、肿瘤性疾病等的诊断中发挥着越来越重要的作用。本章就临床检验诊断中涉及的主要分子生物学技术作简要介绍。

第一节　核酸纯化试剂及耗材

一、核酸提取方法概述

（一）传统的核酸提取方法

传统的核酸提取方法主要采用蛋白酶K和苯酚处理细胞裂解液。用去垢剂如SDS溶解细胞膜并使蛋白质变性，再用蛋白酶K消化细胞或组织，核酸通过有机溶剂苯酚抽提进行纯化，最后用乙醇洗涤沉淀DNA。也有用高浓度甲酰胺替代苯酚从细胞裂解物的蛋白酶K消化物中分离抽提DNA。甲酰胺是一种离子化溶剂，能分离蛋白质-DNA复合物并使蛋白变性和释放，因其不影响蛋白酶K的活性，特别适于分离高分子质量的DNA。或者不用有机溶剂抽提，直接用异丙醇/乙醇沉淀分离用蛋白酶K消化过的细胞裂解物中的DNA。上述方法中用于细胞裂解的缓冲液一般由Tris-Cl、EDTA、SDS和RNase等组分组成，蛋白酶K一般使用无DNase和RNase的基因组级蛋白酶K。这种经典的核酸提取方法所获得的DNA能够很好地满足大部分后续实验对核酸模板的需求。但是，由于其过程涉及使用有机溶剂，而后者有可能对实验者的健康造成损害，因而已逐渐被其他核酸提取方法所取代。

（二）基于二氧化硅吸附提取核酸的方法

为避免核酸提取过程中使用有机溶剂的抽提，利用二氧化硅吸附核酸的特性，发展了二氧化硅吸附法提取核酸的方法。细胞或含有病毒的血清样本经含有异硫氰酸胍、Troton X-100的Tris-HCl-EDTA提取缓冲液处理后，加入二氧化硅悬浮液，室温下孵育，再经含有异硫氰酸胍的Tris-HCl缓冲液和70%乙醇及丙酮分别洗涤，最后用TE洗脱，获取核酸。该方法不仅避免了有机溶剂的抽提，而且，由于异硫氰酸胍具有抑制RNase的作用，可以同时提取DNA和RNA，这对于同时从血清标本中提取DNA病毒和RNA病毒而言，提供了可能和方便。因此，该方法运用不久，就有许多商品化的核酸提取试剂盒问世，有的甚至开发成自动核酸分离提取系统。将二氧化硅制作成滤膜，更方便了核酸的分离提取（图20-1）。

（三）基于氧化铝吸附提取核酸的方法

因为任何硅的污染都有可能抑制PCR反应，作为硅的一种替代物，有学者研究多孔的氧化铝膜（aluminum oxide membranes，AOM）作为一种核酸提取的基质，以前的报告描述了200nm孔径大小AOM在样本过滤和核酸捕获中的应用，以及作为一种从全血中提取和扩增人基因组靶序列的基质。这些文章叙述了一种定制的配有一个 AOM 滤器的用于生物样本中提取、扩增和检测核酸的 0.2ml 聚丙烯 PCR 管的开发。一项用 AOM 提取人脑脊液（CSF）的实验表明，AOM 提取的核酸模板不抑制 PCR 反应。实验提出了 AOM 管在检测 CSF 中 HSV-1 的特点，选择 HSV 作为感染病原体是基于可得到临床样本，一个定量的 DNA 靶对照和能被用于比较 AOM 方法和所报告的临床结果建立起的参照实验。

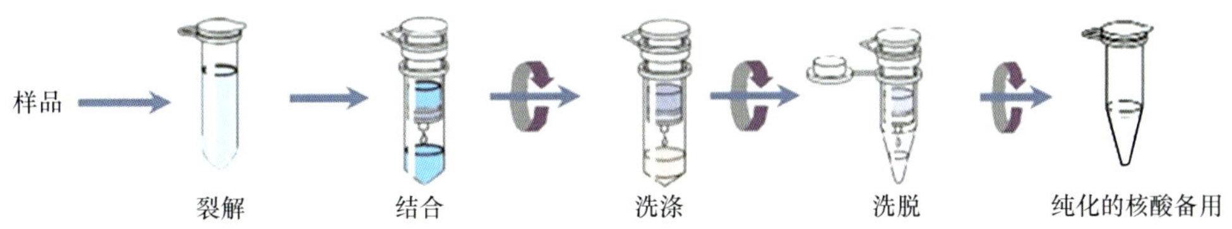

图 20-1　DNA 硅胶膜法提取过程

（四）磁珠吸附提取核酸的方法

1. 生物磁珠简介　所谓的生物磁珠是指具有细小粒径的超顺磁性微球。一般情况下，磁珠具有超强的顺磁性，在磁场中能迅速团聚，离开磁场后又能均匀地分散。磁珠的沉降速率与磁珠粒径大小、磁相应性等因素有关。用于生化研究方面的磁珠具有丰富的表面活性基团；通过对磁珠进行特定的包被（如羟基、羧基、氨基等活性基团）以便与生化物质偶联，并在外磁场的作用下实现与被待测样品的分离。与传统的分离方法相比，使用磁珠对生化样品特定组分的分离，能够实现高通量和特异性的分离和富集，有效地提高了分离和富集的效率，同时大大提升了分析检测的灵敏度。

2. 磁珠法核酸提取纯化原理　运用纳米技术对超顺磁性纳米颗粒的表面进行改良和表面修饰，制备成具有超顺磁性的氧化硅纳米磁珠。该磁珠通过高活性的表面活性基团与核酸分子特异性识别和高效结合。利用氧化硅纳米微球的超顺磁性，在变性剂（盐酸胍、异硫氰酸胍等）和外磁场的作用下，能从血液、组织、食品、病原微生物等样本中分离核酸，可应用于临床疾病诊断、法医学鉴定、输血安全、环境微生物检测、食品安全检测、分子生物学研究等多种领域。

3. 磁珠法核酸提取过程　核酸与磁珠的结合主要依靠静电作用、疏水作用和氢键作用。细胞或组织在裂解液作用下，其中的 DNA/RNA 被释放出来。此时经过表面修饰的超顺磁性氧化硅纳米磁珠即与核酸进行特异性结合，形成核酸 - 磁珠复合物。然后在外磁场的作用下，复合物分离出来。经过洗涤液去除非特异性吸附的杂质，最后使用特异洗脱液解离吸附于磁珠表面的核酸，即得到提取的目标核酸物质（图 20-2）。

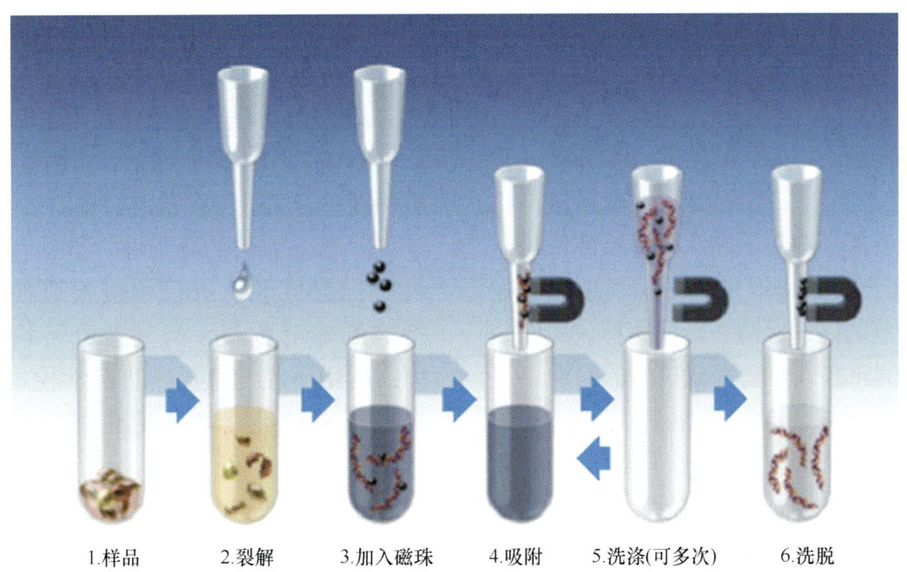

图 20-2　DNA 磁珠法提取过程

4. 磁珠法核酸提取的优越性 当前随着基因检测、个性化用药、产前诊断等技术的普及，在生物行业各领域均追求高通量、自动化的快速模式，传统 DNA 提取方法的局限性越来越明显，而磁珠法 DNA 提取的优势性则越来越明显；磁珠法 DNA 提取能够实现自动化、高通量操作，操作简单、耗时短，不使用传统方法中的苯、酚类、氯仿等有毒试剂，安全无毒完全符合现代环保理念；与核酸的特异性结合使得提取的核酸纯度高、浓度大（表 20-1）。

表 20-1 传统核酸提取法与磁珠核酸提取法的比较

传统核酸提取法	磁珠核酸提取法
手工提取	实现全自动化模式
技术难度小	高通量、高质量、高产量
技术烦琐	避免了烦琐的人工提取程序
不适合大量样本的提取	减少酚类、氯仿、苯类等有机物质对操作人员的危害
不适合临床分子诊断	极大满足了当今市场对核酸提取效率的要求

5. 磁珠法核酸提取的应用范围 磁珠法核酸提取试剂盒是基于纳米技术、分子生物学技术、生物医学技术和法医学技术的综合高科技产品。可广泛应用于分子生物学中的基因组学研究、分子进化学研究、医学中遗传病的研究、突变基因的检测、肿瘤的筛查、产前诊断、HPV 等的检测，法医学生物样本血斑、精斑、头发、烟蒂等现场证物的检测，司法上的亲子鉴定、血缘关系的鉴定等提供证据的许多领域。

二、检测试剂介绍

（一）全血基因组 DNA 提取试剂盒

1. 预期用途 用于核酸的提取、富集、纯化等步骤。其处理后的产物用于临床体外检测使用。

2. 检测原理 核酸提取过程中，利用磁珠吸附原理，通过特制的磁棒吸附、转移和释放磁珠，实现磁珠 / 核酸的转移，自动完成核酸的提取。

3. 试剂盒组成（表 20-2）

4. 储存条件及有效期 其中配件盒为 2 ～ 8℃保存；其余成分室温保存。有效期一年。

表 20-2 试剂盒组成

试剂盒	序号	组件名称	组件数量
主试剂盒	1	核酸提取试剂 1	4 板
	2	核酸提取试剂 2	1 支
配件盒	3	核酸提取试剂 3	1 支
	4	核酸提取试剂 4	3 支

5. 适用仪器 NP968 磁珠核酸提取仪及同类型仪器。

6. 样本要求 适用样本类型为全血等。

7. 样本保存 可立即进行提取，也可于 2 ～ 8℃保存待测，保存期不超过 24h，长期保存需置于 −20℃。

8. 使用方法

（1）试剂配制（核酸提取试剂 2 配制）：每支核酸提取试剂 2 中加入 1.05ml 核酸提取试剂 3，颠倒混匀 10 次，使其完全溶解即可使用。未使用完的核酸提取试剂 2 溶液于 −20℃保存，反复冻融不得超过 5 次，且室温放置不宜超过 6h。

（2）核酸提取试剂 1 准备：从试剂盒中取出真空包装的核酸提取试剂 1，颠倒混匀数次使磁珠重悬，去掉真空包装，轻甩孔板，使试剂及磁珠都集中到孔板底部（也可使用孔板离心机，500r/min 1min 进行离心），使用前小心撕去铝箔封口膜，避免孔板振动，防止液体溅出。

（3）自动化仪器提取步骤

1）在核酸提取试剂 1 的 96 孔板的第 1、7 列中分别加入 200μl 样品、15μl 核酸提取试剂 2、60μl 核酸提取试剂 4。

2）按以下程序进行自动化提取（表 20-3）。

3）自动化程序结束后，将第 6、12 列的洗脱产物转移至无核酸酶离心管中。

9. 检测方法的局限性 本试剂盒仅供临床、科研、卫生系统进行核酸提取使用，作为分子检测的辅助步骤，与其他分子检测方法配套使用。适用于临床样品、法医学检材及科研样本，提取结果的纯度和质量受到检测仪器及人员的影响。

表 20-3　提取程序

步骤	槽位	名称	等待时间（min）	混合时间（min）	磁吸时间（s）	混合速度	体积（μl）	温度状态	温度（℃）
1	2	移磁珠	0	1	90	快	600	关闭	0
2	1	裂解	0	20	90	中	750	裂解加温	65
3	3	洗涤 1	0	3	90	中	600	关闭	0
4	4	洗涤 2	0	2	90	中	600	洗脱加温	65
5	5	洗涤 3	0	0	30	中	600	洗脱加温	65
6	6	洗脱	0	5	300	中	100	洗脱加温	65
7	2	弃磁珠	0	1	0	中	600	关闭	0

10. 产品性能指标　本试剂盒可用于全血样本的核酸提取，对低拷贝复杂样本的提取能力尤佳。

本试剂盒批内及批间差均小于 5%。

利用仪器提取时，可同时操作 1 ～ 32 个样本，结果稳定且重复性好。

11. 注意事项　本试剂盒提取靶标为全血基因组 DNA，所有使用的器皿、加样器等均为专用，离心管、枪头等一次性耗材需进行高压灭菌。操作人员应戴无粉手套、口罩等。样本处理需在超净台或生物安全柜中进行。配制好的核酸提取试剂 2 应避免反复冻融。配合 NP968 磁珠核酸提取仪使用前，需对核酸提取仪进行紫外消毒。实验完毕后，用 75% 乙醇擦拭提取仪内部并进行紫外消毒。洗脱步骤可能会存在磁珠残留，吸取样品进行后续操作时应尽量避免吸入磁珠。不同批号的试剂若无特殊说明，请勿混合使用，并保证在有效期内使用该试剂盒。妥善处置所有样本及试剂材料，彻底清洗并消毒所有操作台面。

（二）病原体核酸提取试剂盒

1. 预期用途　用于核酸的提取、富集、纯化等步骤。其处理后的产物用于临床体外检测使用。

2. 检测原理　核酸提取过程中，利用磁珠吸附原理，通过特制的磁棒吸附、转移和释放磁珠，实现磁珠 / 核酸的转移，自动完成核酸的提取。

3. 试剂盒组成（表 20-4）

表 20-4　试剂盒组成

序号	组件名称	组件数量
1	核酸提取试剂 1	4 板
2	核酸提取试剂 2	1 支
3	核酸提取试剂 3	1 支

4. 储存条件及有效期　室温保存，有效期 1 年。

5. 适用仪器　NP968 核酸提取仪及同类型仪器。

6. 样本要求　适用样本类型：血清、尿液、拭子洗液等。

7. 样本保存　可立即进行提取，也可于 4℃保存待测，保存期不超过 24h，长期保存需置于 −20℃。

8. 使用方法

（1）试剂配制（核酸提取试剂 2 配制）：每支核酸提取试剂 2 中加入 1.4ml 核酸提取试剂 3，颠倒混匀 10 次，使其完全溶解，即可使用。溶解后置于 −20℃保存。反复冻融不得超过 5 次，且室温放置不超过 6h。

（2）核酸提取试剂 1 准备：从试剂盒中取出真空包装的核酸提取试剂 1，颠倒混匀数次使磁珠重悬，去掉真空包装，轻甩孔板，使试剂及磁珠均集中到孔板底部（也可使用孔板离心机，500r/min 1min 进行离心），使用前小心撕去铝箔封口膜，避免孔板振动，防止液体溅出。

（3）自动化仪器提取步骤

1）在核酸提取试剂 1 的 96 孔板的第 1、7 列中分别加入 20μl 核酸提取试剂 2、200μl 样品。

2）按以下程序进行自动化提取（表 20-5）。

3）自动化程序结束后，将第 6、12 列的洗脱液转移至干净的无核酸酶离心管中。

9. 检测方法的局限性　本试剂盒适用于临床样本、法医学检材及科研样本，但提取结果的纯度和质量也受到检测仪器及人员的影响。且本试剂盒采用特殊配方洗脱液，会对吸光度值造成影响，检测提取效果不建议使用紫外可见分光光度计直接测量。

表 20-5 提取程序

步骤	槽位	名称	等待时间（min）	混合时间（min）	磁吸时间（s）	混合速度	体积（μl）	温度状态	温度（℃）
1	2	移磁珠	0	1	60	中	600	关闭	—
2	1	裂解	0	15	90	中	750	裂解加热	90
3	3	洗涤 1	0	2	90	中	700	洗脱加热	85
4	4	洗涤 2	0	0	30	中	700	洗脱加热	85
5	6	洗脱	0	5	90	中	100	洗脱加热	85
6	2	弃磁珠	0	1	0	中	600	关闭	—

10. 产品性能指标 本试剂盒可高效用于棉拭子、血清等样本的核酸提取，对低拷贝复杂样本的提取能力尤佳。

本试剂盒批内及批间差均小于 5%。

利用仪器提取时，可同时操作 1 ～ 32 个样本，结果稳定且重复性好。

11. 注意事项 本试剂盒提取靶标为病毒 RNA/DNA，操作过程要特别注意防止 RNase 对 RNA 的降解，所有使用的器皿、加样器等均应为专用，离心管、枪头等一次性耗材需进行高压灭菌。操作人员应戴无粉手套、口罩等。使用前请详细阅读使用说明，严格按照使用说明书操作，临床样本等需在超净台或生物安全柜中进行。试剂盒内配制好的核酸提取试剂 2 应避免反复冻融。配合 NP968 核酸提取仪使用前，需对核酸提取仪进行紫外消毒。实验完毕后，用 75% 乙醇擦拭提取仪内部并进行紫外消毒 15min。洗脱一步可能会存在磁珠残留，吸取样本进行后续操作时应尽量避免吸入磁珠。不同批号的试剂若无特殊说明，请勿混合使用，并保证在有效期内使用该试剂盒。妥善处置所有样本及试剂材料，彻底清洗并消毒所有操作台面。

第二节 感染性疾病诊断试剂及耗材

一、乙型肝炎病毒核酸定量测定

（一）概述

乙型肝炎病毒（HBV）属于嗜肝 DNA 病毒科嗜肝病毒属，为乙型肝炎的致病病原体，感染乙肝的患者血清中有三种不同形态的颗粒，分别为大球形颗粒（直径 42nm）、小球形颗粒（直径 22nm）和管型颗粒（直径 22nm），其中大球形颗粒又称 Dane 颗粒，是有感染性的完整的 HBV 颗粒，呈球形，具有双层衣壳。外衣壳由来自宿主的脂质双层和包膜蛋白组成，有大约 400 个 HBV 表面抗原（HBsAg）即蛋白镶嵌于脂质双层中。用离子去垢剂如 NP-40 处理病毒颗粒，去除病毒外衣壳后，暴露出内层核心。核心的表面为病毒的内衣壳，内衣壳蛋白为 HBV 核心抗原（HBcAg）。HBcAg 经酶或去垢剂作用后可暴露出 e 抗原（HBeAg）。核心颗粒中间包裹着双链 DNA 分子、DNA 聚合酶（P 蛋白）等。而小球形颗粒和由小球形颗粒串联而成的管形颗粒均由病毒的包膜蛋白构成，不含病毒基因组，因而不具有感染性，被称为亚病毒颗粒。

HBV 病毒是目前已知的感染人类最小的双链 DNA 病毒，HBV 为环状部分双股 DNA 病毒，其基因结构紧密而复杂，它是由约 3200 个碱基组成，两条链的长度不对称，较长的一条链可以与病毒 mRNA 互补为负链，较短的一条链为正链，正链不完全封闭。HBV 基因组负链有四个开放阅读框（open reading frame，ORF）：S 基因区、C 基因区、P 基因区和 X 基因区，分别编码外膜蛋白、DNA 聚合酶、核壳蛋白和 X 蛋白。HBV 复制的显著特征是经过 mRNA 为中间体进行反转录，而在这一过程中由于缺乏校对酶的作用容易发生核苷酸配对错误，以致基因突变频繁发生。

乙型肝炎是世界性疾病，至少有 20 亿人曾经感染过 HBV，其中有 3.5 亿慢性 HBV 感染。在中国 HBV 携带者超过 7%，是世界乙肝大国，虽然近些年随着乙型肝炎疫苗的普及，新发 HBV 感染者逐年下降，但是人口基数仍然庞大。HBV 感染后临床表现呈多样性，表现为慢性肝炎、急性肝炎、重症肝炎或无症状携带者，其中慢性肝炎可演变为肝硬化或肝癌。HBV 感染被认为是继吸烟后排在第二位的致癌因素。

目前用于 HBV 诊断的实验室检验方法主要有病毒抗原、抗体的血清型检测和以荧光定量 PCR 为主的病毒核酸定量测定实验。免疫学指标虽然是感染的标志，但是其检测敏感度有一定的局限性，如果受试者因创伤或输血而被感染，2 周内可以被检测出，小剂量感染者 3 ～ 6 个月后才能被检测到，乙肝的潜伏期最长 180 天，平均 30 天。而潜伏期内只有 HBV DNA 可以检测到真实情况。因此，临床上对 HBV 血清标志物和病毒基因组核酸水平定量检测，对判断肝炎病毒感染机体后疾病的进程有密切的相关性。HBV 核酸的定量检测可以辅助疾病的诊断，预测疾病发生、发展及预后，从而监控疾病的发展过程。

（二）临床应用

HBV DNA 定量检测应用于临床后，不仅是一种检测技术，更是一种诊断手段。要在临床上正确应用 HBV DNA 定量检测，临床医师首先需对检测结果的临床价值有正确的认识，并据此进行相应的临床决策，如是否需进行抗病毒治疗或进行 HBV 宫内感染阻断、是应答不佳还是已发生耐药、进展至肝硬化或肝细胞癌的风险等。

临床上对 HBV DNA 定量检测是慢性乙型肝炎患者诊断、治疗和预后的重要指标，我国 2010 年版的《慢性乙型肝炎防治指南》均推荐将 HBV DNA 定量检测用于临床抗病毒治疗监测中。HBV DNA 定量检测作为抗病毒治疗过程中的必要检测项目，它提示是否开始抗病毒治疗、治疗过程中疗效的判断以及是否需要调整治疗方案。在《慢性乙型肝炎防治指南》中明确指出：HBeAg 阳性者，HBV DNA ≥ 10^5 拷贝 /ml（相当于 20 000IU/ml）；HBeAg 阴性者，HBV DNA ≥ 10^4 拷贝 /ml（相当于 2000IU/ml）；均应开展抗病毒治疗，同时指出，HBV DNA 阳性但低于 10^5 拷贝 /ml，应检测 3 个月，HBV DNA 仍未转阴，且 ALT 异常，则应抗病毒治疗。

目前 HBV 抗病毒药物治疗的病毒学应答主要为以下几种（表 20-6）。

表 20-6 HBV 抗病毒药物治疗的病毒学应答

病毒学应答	定义
完全应答（持续病毒学应答 SVR）	HBV DNA ＜ 300 拷贝 /ml（60IU/ml）
非理想应答	治疗 12 周时 HBV DNA 水平自基线下降＞ 1log10 拷贝 /ml，但＜ 2 ～ 3log10 拷贝 /ml
部分应答	治疗 24 周时 HBV DNA 水平在 300 ～ 10^4 拷贝 /ml（60 ～ 2000IU/ml）
不充分应答	治疗 24 周时 HBV DNA 水平＞ 10^4 拷贝 /ml（2000IU/ml）
无应答	治疗 24 周时 HBV DNA 水平下降幅度＜ 2log10 拷贝 /ml

（三）HBV DNA 定量检测方法

早期的核酸检测方法一般采用核酸杂交的方法检测待测的靶序列核酸，采用信号扩增而非核酸扩增来达到检测目的，DNA 信号扩增技术就是其中比较经典的方法学，但由于其检测的靶序列为未进行任何扩增的核酸序列，因此总体来讲，该方法学的灵敏度是偏低的。随着科技的迅速发展，尤其是以荧光 PCR 技术为代表的多种核酸扩增技术的出现，彻底解决了灵敏度低的问题，核酸扩增技术可以很轻松地将低拷贝的靶序列进行对数级的复制，使得可以检测到的靶序列显著增加，再加上各种发光技术的应用于核酸检测技术，从而使得核酸检测方法的灵敏度更显著。

PCR- 酶联免疫吸附技术（PCR-ELISA）：在实时荧光 PCR 方法还未广泛使用之前，HBV DNA 定量检测主要通过该方法来实现，其具有灵敏度高、特异性强、稳定性高的优点。以 Cobas Amplicor 为代表的产品是 HBV DNA 定量检测的金标准，也曾是美国 FDA 唯一批准的 PCR 检测系统，该方法主要原理是将 HBV 扩增后的靶序列修饰带上一个抗原，再通过荧光标记的特异性单抗定量检测 HBV DNA 的 PCR 产物，实现将标本处理、PCR 扩增、ELISA 检测三个过程一体化。但是该方法也有一定的局限性，整个操作包括了 PCR 扩增和 ELISA 步骤，十分烦琐、耗时耗力，同时也极易出现气溶胶污染，影响 PCR 的结果判断。

实时荧光定量 PCR 技术：最早由美国 Applied Biosystems 公司于 1996 年推出，通过荧光探针实时监测 PCR 扩增过程，由于该技术不仅实现了

PCR 从定性到定量的飞跃，而且与常规 PCR 相比，它具有特异性更强、有效解决 PCR 污染问题、自动化程度高等特点，目前已得到广泛应用。所谓实时荧光定量 PCR 技术，是指在 PCR 反应体系中加入荧光基团，利用荧光信号积累实时监测整个 PCR 进程，最后通过标准曲线对未知模板进行定量分析的方法。在荧光定量 PCR 技术中，有一个很重要的概念——C_t 值。C 代表 cycle，t 代表 threshold，C_t 值的含义是：每个反应管内的荧光信号到达设定的阈值时所经历的循环数。每个样本的 C_t 值与该模板的起始拷贝数的对数存在线性关系，起始拷贝数越多，C_t 值越小。利用已知起始拷贝数的标准品可作出标准曲线，其中横坐标代表起始拷贝数的对数，纵坐标代 C_t 值。因此，只要获得未知样品的 C_t 值，即可从标准曲线上计算出该样品的起始拷贝数，以此达到定量的目的，该技术是 PCR 定量检测方法发生质的飞跃。

（四）检测试剂介绍

1. 乙型肝炎病毒核酸定量检测试剂盒（荧光 PCR 法）

(1) 包装规格：32 人份 / 盒。

(2) 预期用途：本试剂盒用于定量检测血清中的乙型肝炎病毒核酸。

HBV 是指引起人类急、慢性肝炎的 DNA 病毒，也称丹氏颗粒，传统以检测血清感染标志物来判定 HBV 感染，无法对患者 HBV 感染复制程度作出判断。HBV 核酸 DNA 定量检测技术使我们对患者体内 HBV 复制及传染性有更直接的了解，HBV-DNA 阳性是表示 HBV 复制的最可靠指标，也是反映乙肝的感染状态和治疗效果的重要指标。临床上通过直接检测病毒的数量水平真实地反映病毒的情况，对 HBV 进行准确诊断、有效治疗、精确预后及新药研制等具有重要意义。

本试剂盒仅限于监测 HBV 复制水平，主要适用人群为接受抗病毒治疗的乙型肝炎患者，不得用于血源筛查。同时，本试剂盒检测结果不得作为患者病情评价的唯一标准，必须结合患者临床表现和其他检测方法对病情进行综合分析。

(3) 检验原理：本试剂盒选用 HBV 保守基因片段设计特异引物及特异 Taqman 探针，该探针能与引物扩增区域中间的一段 DNA 模板发生特异性结合。在 PCR 延伸反应过程中，*Taq* 酶的外切酶活性将 5′ 端荧光基团从探针上切割下来，使之游离于反应体系中，从而脱离了 3′ 端荧光猝灭基团的屏蔽，即能接受光刺激而发出可供仪器检测的荧光，实现在全封闭反应体系中对乙型肝炎病毒核酸的自动化检测。试剂盒中使用内质控体系，能够有效地防止假阴性结果的发生。

本试剂盒设计一段人工合成的竞争性的序列为内标模板，该模板两端为乙肝上下游引物序列，中间为非乙肝序列，与乙肝序列无交叉，内标模板扩增与乙肝扩增共用引物，内标探针选用 VIC 通道荧光标记，从而实现在全封闭反应体系中对检测过程的监控，可有效监控假阴性的发生。

(4) 主要组成成分：见表 20-7。

表 20-7　主要组成成分

组成	主要成分
HBV 反应混合液	Tris-HCl (pH 8.9)、KCl、$MgCl_2$、BSA、引物、荧光探针、dTTP、dATP、dGTP、dCTP
HBV 临界阳性对照	灭活人源阳性血清 浓度为：100IU/ml
HBV 强阳性对照	灭活人源阳性血清 浓度范围：$>1.0\times10^5$IU/ml
阴性对照	灭活的人阴性血清
HBV 内标	质粒
Taq 酶	DNA 聚合酶及其抗体
定量标准品 1#	人阴性血清稀释的含 HBV 片段假病毒 浓度范围：$1.0\times10^3\sim5.0\times10^3$IU/ml
定量标准品 2#	人阴性血清稀释的含 HBV 片段假病毒 浓度范围：$1.0\times10^4\sim5.0\times10^4$IU/ml
定量标准品 3#	人阴性血清稀释的含 HBV 片段假病毒 浓度范围：$1.0\times10^5\sim5.0\times10^5$IU/ml
定量标准品 4#	人阴性血清稀释的含 HBV 片段假病毒 浓度范围：$1.0\times10^6\sim5.0\times10^6$IU/ml

(5) 储存条件及有效期：试剂 -20 ～ -30℃可保存 12 个月，未使用完的试剂继续冷冻保存不影响其稳定性，但试剂反复冻融不得超过 3 次；试剂开瓶后，在室温条件下放置时间不超过 8h；本产品应以冰盒或者冷藏车进行运输，模拟运输实验表明，运输条件不会影响产品的稳定性和有效期，但运输时间不应超过 7 天。

(6) 适用仪器：扩增检测仪器为具有 FAM 和 HEX/VIC 荧光通道的 ABI7500 荧光 PCR 扩增仪和 TL988-IV 四通道荧光定量 PCR 扩增仪。

（7）样本要求

1）标本：血清。

2）采集：用一次性的针筒抽取患者静脉血 1ml，置于灭菌的一次性试管中室温自然凝固（不可用肝素抗凝），或 2000 ～ 4000r/min 离心 20min，吸取分离出的血清 0.2ml 左右送检。血清标本 -20 ～ -30℃保存，不宜反复冻融。

（8）检验方法

1）样本处理（样本处理区）：每次检验以 200μl 样本加 2μl HBV 内标使用 NP968 型全自动核酸提取仪及其配套试剂盒——核酸提取试剂盒（磁珠法）进行提取，提取过程请严格按照其说明书进行。因为血清组分的复杂性，不能使用直接煮沸法提取 DNA。

2）试剂配制（试剂准备区）：从检测试剂盒中取出 HBV 反应混合液，在室温下融化并振荡混匀后，2000r/min 离心 10s。计算所需反应试剂人份数 *n*[*n*= 样本数 + 对照数（3）+ 定量标准品数（4）]，每人份反应体系配制如表 20-8。

表 20-8　试剂配制

	HBV 反应混合液	*Taq* 酶	总体积
体积（μl）	19.4	0.6	20

按 *n* 人份计算上述各试剂的用量，加入一适当容积的离心管中，混匀，按 20μl 量分装到 PCR 薄壁管中，然后转移到样本处理区。

3）加样（样本处理区）：按一定顺序向反应液中分别加入 20μl 的阴性对照、临界阳性对照、强阳性对照、定量标准品和样品的洗脱液，盖紧反应管，转移至 PCR 扩增区。

4）PCR 扩增及荧光检测（PCR 扩增区）：将各反应管按一定顺序放入荧光定量 PCR 仪上，按以下程序进行 PCR 扩增（表 20-9）。

表 20-9　扩增程序

步骤	循环数	温度（℃）	时间
1	1	95	3min
2	45	94	15s
		60	30s

检测荧光选择：检测样本（FAM），内标（HEX/VIC）。

5）质量控制：阈值设定原则以阈值线刚好超过正常阴性对照品的最高点。阈值范围一般为 0.001 ～ 0.1，强阳性对照 C_t 值应小于 25，临界阳性对照 C_t 值应在 30 ～ 35，阴性对照 C_t 值无数据且内标 C_t 值＜ 45。标准曲线线性相关系数 $r \geqslant 0.98$，在阈值以上的荧光曲线应当是具有明显的 S 形曲线，否则该次实验视为无效，应检查仪器、试剂、扩增条件等方面的误差。

（9）参考值：根据试剂性能评估研究结果，本试剂盒的检测下限是 10IU/ml。

（10）检验结果的解释

1）阴性样本 C_t 值无数据且内标 C_t 值＜ 45。

2）检测样本 HBV DNA ≥ 10IU/ml 均判定为阳性，其中：①检测样本测定值在 30IU/ml ≤ HBV DNA ≤ 1.0×10^8IU/ml 范围内，可直接报告定量结果。②检测样本 HBV DNA ＞ 1.0×10^8IU/ml 时，应做适当稀释，使其落入有效范围内。③检测样本测定值 10IU/ml ≤ HBV DNA ＜ 30IU/ml，病毒载量过低，仅作定性判定，需谨慎跟踪。④检测样本测定值＜ 10IU/ml，且内标 C_t 值＜ 45，低于本试剂盒检测下限，建议重复检测该样本，重复测试如果测定值＞ 10IU/ml，可报告阳性结果；如果重复测定值仍＜ 10IU/ml，结果仅供参考；若检测过程中内标测定无数值，应当排查原因，重复对该样本检测。

（11）检验方法的局限性：本检验方法不能作为临床确诊的依据。对患者的临床诊治应结合其症状 / 体征、病史、其他实验室检查及治疗反应等情况综合考虑。不合理的样本采集、转运、储存及处理过程均有可能导致错误的检测结果。本试剂盒的适用于使用 ABI7500、TL988-IV 两种荧光定量检测系统对血清中 HBV DNA 的定量检测，其他仪器尚无可靠实验数据，请谨慎使用。

（12）产品性能指标

1）本试剂盒对国家标准品的定量结果，符合国家标准品所给定的参考值。

2）检测限：本试剂盒的产品检测下限为 10IU/

ml，最低定量限为 30IU/ml。

3）精密度：两例高、低阳性的样本连续重复 10 次检测，且其浓度对数值的 CV ≤ 5%。

4）线性：根据性能评估实验，确定本试剂盒线性范围在 30IU/ml ≤ HBV DNA ≤ 1.0×10^8IU/ml，其线性相关系数 $r \geq 0.98$。

5）亚型检测能力：本试剂盒对 HBV 病毒 A、B、C、D 亚型的国际标准品均能准确检出。

6）分析特异性：本试剂盒与丙型肝炎病毒（HCV）、戊型肝炎病毒（HEV）、人类疱疹病毒 4 型（EB）、人巨细胞病毒（HCMV）、甲型肝炎病毒（HAV）、单纯疱疹病毒 1 型（HSV-1）、单纯疱疹病毒 2 型（HSV-2）、结核分枝杆菌（TB）、白色念珠菌、金黄色葡萄球菌无交叉反应。

（13）干扰物：500mg/ml 的游离血红蛋白、18mmol/L 三酰甘油、18mmol/L 胆红素、170mmol/L IgG 和 0.8mg/ml EDTA 抗凝剂以及 300U/ml 的 IFN-α、4.5μg/ml 的拉米夫定、75ng/ml 的阿德福韦酯、15μg/ml 的替比夫定样本对定量结果无明显影响。

二、丙型肝炎病毒核酸定量测定

（一）概述

1974 年 Golafield 首先报告输血后非甲非乙型肝炎，直到 1989 年由美国科学家迈克尔•侯顿（Michael Houghton）找到了病毒的基因序列，克隆出了丙肝病毒，并命名本病及其病毒为丙型肝炎（hepatitis C）和丙型肝炎病毒（HCV）。由于 HCV 基因组在结构和表型特征上与人黄病毒和瘟病毒相类似，将其归为黄病毒科 HCV。HCV 病毒体呈球形，直径小于 80nm（在肝细胞中为 36 ～ 40nm，在血液中为 36 ～ 62nm），为单股正链 RNA 病毒，在核衣壳外包绕含脂质的囊膜，囊膜上有刺突。HCV 体外培养尚未找到敏感有效的细胞培养系统，但黑猩猩对 HCV 很敏感。

HCV-RNA 有 9500 ～ 10 000bp，5′、3′非编码区（NCR）分别有 319 ～ 341bp 和 27 ～ 55bp，含有几个顺向和反向重复序列，可能与基因复制有关。在 5′非编码区下游紧接一开放的阅读框（ORF），其中基因组排列顺序为 5′-C-E1-E2/NS1-NS2-NS3-NS4-NS5-3′，能编码一长 3014 个氨基酸的多聚蛋白前体，可经宿主细胞和病毒自身蛋白酶作用后，裂解成各自独立病毒蛋白，即 3 种结构蛋白，为分子质量 19kDa 的核衣壳蛋白（或称核心蛋白 C）和 33kDa（E1），72 kDa（E2/NS1）的糖蛋白，以及 4 种分子质量为 23kDa、52kDa、60kDa、116kDa 的非结构蛋白，分别与 NS2、NS3、NS4、NS5 相对应。由于 GP72 正好与瘟病毒表面蛋白或黄病毒第一个非结构蛋白（NS1）相对应，故将 GP72 的基因标记称谓 E2/NS1。E1 和 E2/NS1 糖蛋白能产生抗 HCV 的中和作用。NS2 和 NS4 的功能还不清楚，发现与细胞膜紧密结合在一起。NS3 蛋白具有螺旋酶活性，参与解旋 HCV-RNA 分子，以协助 RNA 复制，NS5 有依赖于 RNA 的聚合酶活性，参与 HCV 基因组复制。

HCV 基因组序列容易发生突变，1993 年 Simmonds 等比较了不同 HCV 毒株编码非结构蛋白 5（NS5）区域核苷酸序列，通过系统进化分析，按照发现的先后顺序，将 HCV 分为 1 ～ 6 型，每型下面有若干亚型，以 a、b、c 表示。该分型法不仅协调了以前的分型命名方法，而且可以命名新的型和亚型，得到广泛的认同。根据现有 HCV 分离株的数据，HCV 基因分型的原则：各分离株 HCV 基因组的核苷酸序列的变异＞ 30% 时确定为基因型；核苷酸变异为 15% ～ 30% 为不同的基因亚型；核苷酸变异＜ 15% 为同一亚型；核苷酸变异＞ 10% 时称为分离株；HCV 感染者体内同时存在的、多种不同序列组成的、有很高同源性（同源性＞ 95%）的 HCV 变异株群体，称为准种。到目前为止，HCV 被分为 6 个型和 80 多个亚型。其中 HCV1a 和 HCV1b 型占 HCV 感染的 60%。1 型、2 型呈全球流行态势，3 型主要流行于亚洲、北美及欧洲地区，4 型主要流行于中非、中东和欧洲地区，5 型主要发现于非洲和欧洲部分国家，6 型则主要在东南亚和北美地区流行。在我国，主要的基因型为 1b，其次为 2a，还有其他较少见型别，如西南地区的 3 型和东北地区的 6 型等。

丙型肝炎的传染源主要为急性临床型和无症状的亚临床患者、慢性患者和病毒携带者。一般患者发病前 12 天，其血液即有感染性，并可带毒 12 年以上。HCV 主要血源传播，国外 30% ～ 90% 输血后肝炎为丙型肝炎，我国输血后肝炎中丙型肝炎占 1/3。此外还可通过其他方式如母婴垂直传播，家庭日常接触和性传播等。输入含 HCV 或 HCV-RNA 的血浆或血液制品，一般经 6 ～ 7 周潜伏期后急性发病，临床表现为全身无力，胃纳差，肝区不适，1/3 患者有黄疸，ALT 升高，抗 HCV 抗体阳性。临床丙型肝炎患者 50% 可发展为慢性肝炎，甚至部分患者会导致肝硬化及肝细胞癌。其余约半数患者为自限性，可自动康复。

丙型肝炎发病机制仍未十分清楚，当 HCV 在肝细胞内复制引起肝细胞结构和功能改变或干扰肝细胞蛋白合成时，可造成肝细胞变性坏死，表明 HCV 直接损害肝脏，对导致发病起一定作用。但多数学者认为细胞免疫病理反应可能起重要作用，发现丙型肝炎与乙型肝炎一样，其组织浸润细胞以 $CD3^+$ 为主，细胞毒 T 细胞（TC）特异攻击 HCV 感染的靶细胞，可引起肝细胞损伤。

检查丙型肝炎的方法主要是通过验血，而检测的类型有很多种。医生往往只会根据情况选择一种或者多种。常见的有：

1. 丙型肝炎病毒抗体检测　这是最基础的免疫学检测，也是比较廉价的一种。但是该方法无法说明感染是新发的（处于急性期）还是长期的（慢性的），抑或已经治愈。抗体检测有时候会有“假阴性”（本来受到感染，但没检测出来）和“假阳性”（本来没有受到感染，但抗体却是阳性）的存在，因而应该根据病情和结合其他检测综合判定。

2. 丙型肝炎病毒核酸检查　这是利用分子生物学方法来检查血液中是否有病毒的存在。这种方法的优点在于结果比较客观。且能够在感染后 1 ～ 2 周内，便可以在血液中检测到病毒的存在，可以应用于早期筛查和安全用血的检测。同时它不仅可以知道是否有丙型肝炎病毒，还可以测定病毒的含量，从而为病情和治疗效果提供依据。

（二）临床应用

HCV 感染人群在我国有不断增多的趋势，2010 年全国丙型肝炎（丙肝）发病数约为 15 万，比 2009 年增加近 15.5%，2011 年又比 2010 年增长 20% 以上，发病增长数居各型肝炎首位。HCV 是慢性肝病的主要病原之一，WHO 公布全球每年约有 35 万人因丙肝相关疾病而死亡。早期发现 HCV 感染，判断患者感染状况，是有效治疗和防控丙肝的重要手段。各种 HCV 感染检测方法的灵敏度和特异度等都存在着不同程度的差异，因此，通过制定合理的实验室检测策略，不同检测方法互补，最大限度避免单一方法引起的假阴性和假阳性，才能实现新发 HCV 感染患者的早期发现和控制以及 HCV 感染人群的有效监测。目前，国内外肝病专家及各个指南（共识）一致推荐的 HCV 感染实验室诊断为血清 HCV 特异性抗体（抗 -HCV）检测和 HCV RNA 检测。HCV 载量的高低与疾病的严重程度和预后无关，但可作为抗病毒疗效评估的观察指标。HCV RNA 检测有助于确诊出现抗 -HCV 假阳性的血液透析、免疫功能缺陷和自身免疫性疾病患者是否合并感染 HCV。2011 年欧洲肝病学会新版《丙型肝炎防治指南》也将 EIA 检测抗 -HCV 和实时荧光定量 PCR 法检测 HCV RNA（检测下限＜ 50IU/ml）作为诊断 HCV 感染的主要依据。美国肝病学会 2009 年指南中认为，基于实时荧光定量 PCR 技术检测方法灵敏度达到 10 ～ 50IU/ml，可以不再需要定性检测。

基于各国专业学会和专家共识，HCV 感染的实验室检测、报告策略多数按以下流程进行（表 20-10）。

表 20-10　不同补充确认实验方案的抗 -HCV 结果报告建议

抗 -HCV 初筛检测结果	补充确认实验结果	解释	说明
初筛实验阴性	不必检测	抗 -HCV 阴性	未感染 HCV，除非怀疑现症感染或存在其他感染的证据
初筛实验阳性高 S/CO 比值	不检测	抗 -HCV 阳性	可能提示既往或现症 HCV 感染，未进行血清学补充确认实验检测。高 S/Co 比值的标本一般（＞ 95%）确认实验为阳性，但 100 个标本中也可能有＜ 5 个是假阳性。如果临床提出要求，可进行更特异的检测
初筛实验阳性	RIBA 阳性	抗 -HCV 阳性	可能提示既往或现症 HCV 感染
初筛实验阳性	RIBA 阴性	抗 -HCV 阴性	未感染 HCV，除非怀疑有现症感染或存在其他感染的证据
初筛实验阳性	RIBA 不确定	抗 -HCV 不确定	HCV 抗体和感染状态不能确定，需要收集另一份标本（＞ 1 个月）进行抗 -HCV 或 HCV RNA 的重复检测

续表

抗 -HCV 初筛检测结果	补充确认实验结果	解释	说明
初筛实验阳性	NAT 阳性	抗 -HCV 阳性	提示活动性 HCV 感染
初筛实验阳性	NAT 阴性 RIBA 阳性	抗 -HCV 阳性 HCV RNA 阴性	抗 -HCV 的存在提示既往或现症 HCV 感染，单次 HCV RNA 阴性不能排除活动性感染
初筛实验阳性	NAT 阴性 RIBA 阴性	抗 -HCV 阴性 HCV RNA 阴性	未感染 HCV
初筛实验阳性	NAT 阴性 RIBA 不确定	抗 -HCV 不确定 HCV RNA 阴性	抗 -HCV 初筛实验结果可能是假阳性，提示无 HCV 感染

抗 - HCV 检测具有简便、快捷、易于开展的特点，是目前公认的 HCV 感染筛查首选检测方法，但具有窗口期长及出现假阳性、假阴性结果等缺点，其检测结果以 S/Co 值根据 95% 真阳性预测值设限，该真阳性预测值的设限可减少进一步确认的人群。大于该限值的检测结果报告阳性，低于该限值的检测标本须进一步进行补充和确认试验。RIBA 和 HCV RNA 检测均可用于补充和确认试验，在条件允许的情况下，应首选 HCV RNA 定量检测，避免 RIBA 检测阳性后因治疗原因须进一步检测病毒载量。

HCV RNA 定量检测是否需要抗病毒治疗、判断治疗长期有效的标志———持续病毒学应答（sustained virological response，SVR）、通过基线 RNA 水平预测治疗预后，以及实现"个体化治疗"所依靠的基线特征和治疗应答情况，均依赖于准确、灵敏、特异的核酸定量检测（表 20-11）。作为 HCV 定量检测的最主要实验室应用检测方法，实时荧光定量 PCR 检测已经成为临床治疗的最主要依据。

表 20-11　HCV 抗病毒药物治疗的病毒学应答

病毒学应答	定义
快速病毒学应答（RVR）	治疗 4 周 HCV RNA 阴性
早期病毒学应答（EVR）	治疗 12 周，与基线 HCV RNA 水平相比，HCV RNA 水平下降＞ 2log10IU/ml；或 HCV RNA 阴性
治疗后应答（ETR）	治疗 24 周或 48 周，HCV RNA 阴性
持续病毒学应答（SVR）	治疗终止后 24 周，HCV RNA 阴性
病毒突破	患者仍在治疗阶段时，血清中 HCV RNA 重新转为阳性
复发	在治疗终止后，血清中 HCV RNA 重新转为阳性
无应答	在治疗 24 周后，仍无法清除血清中的 HCV RNA
完全无应答	在治疗 24 周后，血清中 HCV RNA 下降＜ 2log10IU/ml
部分无应答	在治疗 24 周后，血清中 HCV RNA 下降＞ 2log10IU/ml，但 HCV RNA 仍为阳性

在 HCV 实验室检测和结果分析中应特别把握以下几点：①抗 - HCV 产生是病毒感染的间接证据，该检测不是免疫力或抵抗力的标志，也不能区分是现症感染还是病毒已被清除，不能作为抗病毒治疗的适应证，抗 - HCV 阳性者须进行 HCV RNA 检测，区别当前感染和已经治愈的感染；相比 RNA 和抗原检测，抗 - HCV 的窗口期较长，虽然第三代试剂的窗口期已缩短为 60 天，但仍不能完全满足早期筛查的要求。②实时荧光定量 PCR 是目前我国实验室定量检测 HCV RNA 最常用的方法。在其检测灵敏度达到 10 ～ 50IU/ml 时，可替代定性检测。同一实验室为了便于监测从治疗前到治疗中定量检测结果，始终使用相同试剂非常重要。HCV 载量唯一的意义是与治疗有关，血液中 HCV 载量与患者症状、肝组织损伤、疾病所处阶段或进展无相关性。③由于 RIBA 检测费用和方法自身的特点，2002 年 WHO 推荐 ELISA 阳性的样本可经 HCV RNA 检测确认。RIBA 仅用于无核酸检测设备或 HCV RNA 阴性样本的确诊。英国制定用于临床和人群监测的策略中未将 RIBA 作为补充检测，只建议可以将 RIBA 作为参考方法。对 HCV 实验室检测结果的解释见表 20-12。

表 20-12　丙肝实验室检测结果解释

抗 - HCV	HCV RNA（PCR 法）	结果解释
阴性	阴性	未感染
阳性	阳性	HCV 感染（急性或慢性）
阴性	阳性	免疫抑制患者中的慢性感染；早期感染，窗口期
阳性	阴性	治愈的感染；治疗感染，HCV RNA 低于可检测水平

（三）HCV RNA 定量检测方法

RNA 定量检测技术有分支 DNA（bDNA）和实时荧光定量 PCR 等，bDNA 是以人工合成的、可结合多个酶标记物的分支 DNA 作为信号放大系统，将病毒核酸的信号放大以便进行检测，其优势在于不涉及核酸扩增反应，因此污染的可能性较小，对实验室的要求较 PCR 低，且不需要核酸提取，直接用血清即可检测，但其最大的不足是灵敏度低，不适合低水平 HCV RNA 的定量。近几年来随着荧光定量 PCR 技术的日趋成熟，HCV RNA 定量检测的灵敏度逐渐提高，最低检出限可达到 15IU/ml，线性范围也不断拓宽，且无需对 PCR 产物进行后处理，减少了 PCR 污染的可能性。

（四）检测试剂介绍

下文以丙型肝炎病毒（HCV）核酸定量检测试剂盒（荧光 PCR 法）为例进行介绍。

1. 包装规格　32 人份 / 盒。

2. 预期用途　本试剂盒用于定量检测血清或血浆中的丙型肝炎病毒核酸，为临床丙型肝炎核酸阳性患者提供病情监测、药物疗效评价的重要参考依据，不推荐作为丙型肝炎感染的判断依据。

丙型肝炎病毒（hepatitis C virus，HCV）是指引起人类急、慢性肝炎的单股线性正链 RNA 病毒。HCV 核酸 RNA 定量检测技术使我们对患者体内 HCV 复制及传染性有更直接的了解，HCV-RNA 阳性是表示 HCV 复制的最可靠指标，也是反映 HCV 的感染状态和治疗效果的重要指标，临床上通过直接检测病毒的数量水平真实地反映病毒的情况，对 HCV 进行准确诊断、有效治疗、精确预后及新药研制等各方面具有重要意义。本试剂盒仅限于监测 HCV 复制水平，不得用于血源筛查。

3. 检验原理　本试剂盒选用 HCV 保守基因片段设计的特异性引物及 Taqman 探针，配以 RT-PCR 反应液、RT-PCR 酶、4 种核苷酸单体（dNTPs）等成分，结合荧光探针的扩增检测技术来检测扩增产物。由于 Taqman 探针能与引物扩增区域中间的 HCV 片段模板发生特异性结合，在 PCR 延伸反应过程中，*Taq* 酶的外切酶活性将 5′ 端荧光基团从探针上切割下来，使之游离于反应体系中，从而脱离了 3′ 端荧光淬灭基团的屏蔽，即能接受光刺激而发出可供仪器检测的荧光，从而实现在全封闭反应体系中对样本中 HCV RNA 的定量测定。试剂盒中使用内质控体系，能够有效地防止假阴性结果的发生。

4. 主要组成成分（表 20-13）

表 20-13　主要组成成分

组成	主要成分	规格
HCV 反应混合液	Tris-HCl（pH8.9）、KCl、$MgCl_2$、BSA、BSA-ACEdTTP、dATP、dGTP、dCTP	680μl×1
HCV 内标	质粒	70μl×1
HCV 酶混合液	DNA 聚合酶、反转录酶、RNAsin	21μl×1
HCV 探针混合液	引物，荧光探针	14μl×1
HCV 强阳性对照	含 HCV 片段假病毒	800μl×1
HCV 临界阳性对照	含 HCV 片段假病毒	800μl×1
阴性对照	灭活的人阴性血清	800μl×1
定量标准品 1#	含 HCV 片段假病毒	800μl×1
定量标准品 2#		800μl×1
定量标准品 3#		800μl×1
定量标准品 4#		800μl×1

注：定量标准品具体标值参见试剂盒内指示，不同批号试剂盒中各组分不可以互换。

5. 储存条件及有效期　试剂 -20 ～ -30℃可保存 12 个月，未使用完的试剂继续冷冻保存不影响其稳定性，但试剂反复冻融不得超过 3 次；试剂开瓶后，在室温条件下放置时间不超过 8h；本产品应以冰盒或者冷藏车进行运输，模拟运输实验表明，运输条件不会影响产品的稳定性和有效期，但运输时间不应超过 7 天。

6. 适用仪器　扩增检测仪器为具有 FAM 和 HEX/VIC 荧光通道的 ABI7500 荧光定量 PCR 扩增仪和 TL988-IV 四通道荧光定量 PCR 扩增仪。

7. 样本要求

（1）标本：血清。

（2）采集：用一次性的针筒抽取患者静脉血 1ml，置于灭菌的一次性试管中室温自然凝固（不可用肝素抗凝），或 2000 ～ 4000r/min 离心 20min，吸取分离出的血清 0.2ml 左右送检。血清标本 -20 ～ -30℃保存，不宜反复冻融。

8. 检验方法

（1）样本处理（样本处理区）：推荐每次检验以 200μl 样本加 2μl HCV 内标使用 NP968 型全自动核酸提取仪［陕西食药监械（准）字 2010 第 1400095 号］及其配套试剂盒——核酸提取试剂盒（磁珠法）［陕西食药监械（准）字 2011 第 1400125

号］进行提取，提取过程请严格按照说明书进行。

(2) 试剂配制（试剂准备区）：从试剂盒中取出 HCV 反应混合液，在室温下融化并振荡混匀后，2000r/min 离心 10s。计算所需反应试剂人份数 n[n= 样本数 + 对照数 (3) + 定量标准品数 (4)]，每人份反应体系配制如下：见表 20-14。

表 20-14　试剂配制

	HCV 反应混合液	HCV 探针混合液	HCV 酶混合液	总体积
体积 (μl)	19	0.4	0.6	20

按 n 人份计算上述各试剂的用量，加入一适当容积的离心管中，混匀。按 20μl 量分装到 PCR 薄壁管中，然后转移到样本处理区。

(3) 加样（样本处理区）：按一定顺序向反应液中分别加入 20μl 的定量标准品和阴性对照、阳性对照、样品处理上清液，盖紧反应管，转移至 PCR 检测区。

(4) PCR 扩增及荧光检测 (PCR 检测区)：将各反应管按一定顺序放入荧光定量 PCR 仪上，按以下程序进行 PCR 扩增（表 20-15）。

表 20-15　扩增程序

步骤	循环数	温度 (℃)	时间
1	1	42	30min
2	1	95	10min
3	5	95	10s
		55	30s
		72	1min
4	40	95	5s
		60	30s

检测荧光选择：检测样本 (FAM)，内标 (HEX/VIC)。

(5) 质量控制：阈值设定原则以阈值线刚好超过正常阴性对照品的最高点。阈值范围一般为 0.001 ～ 0.1，强阳性对照 C_t 值< 25，临界阳性对照 C_t 值应在 27 ～ 32，阴性对照 C_t 值无数据且内标 C_t 值< 40。标准曲线线性相关系数 $r \geqslant 0.98$，在阈值以上的荧光曲线应当是具有明显的 S 形曲线，否则该次实验视为无效，应检查仪器、试剂、扩增条件等方面的误差。

9. 参考值　根据试剂性能评估研究结果，本试剂盒的检测下限是 30IU/ml。

10. 检验结果的解释

(1) 阴性样本 C_t 值无数据且内标 C_t 值< 40。

(2) 检测样本 HCV RNA > 30IU/ml 均判定为阳性，其中：

1) 检测样本测定值 50IU/ml ≤ HCV RNA ≤ 1.0×10^8IU/ml，可直接报告定量结果。

2) 检测样本 HCV RNA > 1.0×10^8IU/ml 时，应做适当稀释，使其落入有效范围内。

3) 检测样本测定值 30IU/ml ≤ HCV RNA ≤ 50IU/ml，病毒载量过低，检测值供参考或仅作定性判定，需谨慎跟踪随访。

(3) 检测样本测定值< 30IU/ml，且内标 C_t 值< 40，低于本试剂盒检测下限，建议重复检测该样本，重复测试如果测定值> 30IU/ml，可报告阳性结果；如果重复测定值仍< 30IU/ml，结果仅供参考；若检测过程中内标测定无数值，应当排查原因，重复对该样本检测。

11. 检验方法的局限性　本检验方法不能作为临床确诊的依据。对患者的临床诊治应结合其症状 / 体征、病史、其他实验室检查及治疗反应等情况综合考虑。

不合理的样本采集、转运、储存及处理过程均有可能导致错误的检测结果。

本试剂盒适用于使用 ABI7500 和 TL988- Ⅳ两种荧光定量检测系统对血清中 HCV RNA 的定量检测，其他仪器尚无可靠实验数据，请谨慎使用。

12. 产品性能指标

(1) 本试剂盒对国家标准品的定量结果，符合国家标准品所给定的参考值。

(2) 检测限：本试剂盒的产品检测下限为 30IU/ml，最低定量限为 50IU/ml。

(3) 精密度：临界阳性样本连续重复 25 次检测均被检出，且其浓度对数值的 CV ≤ 5%。

(4) 线性：根据性能评估实验，确定本试剂盒线性范围为 50IU/ml ≤ HCV RNA ≤ 1.0×10^8IU/ml，其线性相关系数 $r \geqslant 0.98$。

(5) 亚型检测能力：本试剂盒对 HCV 病毒 1、1a、1b、2、3 亚型的 WHO 标准品均能准确检出。

(6) 分析特异性：本试剂盒与 HBV、HEV、EB、HCMV、HAV、HSV-1、HSV-2、TP 无交叉反应。

13. 干扰物　500mg/ml 的游离血红蛋白、18mmo/L 三酰甘油和 170mmol/L 胆红素样本定量结果无明显影响；

在本试剂盒所规定检测范围内，本试剂盒与对比试剂定量结果经 SPSS 差异显著性分析，结果表明二者无显著差异。

三、结核分枝杆菌核酸检测

（一）概述

德国科学家 Robert Koch 在 1882 年发现了一种特殊的微生物——结核分枝杆菌（MTB），即结核病的致病细菌。他还证明了这种微生物是可以在培养基里培养出来的。这一发现使得结核的实验研究成为现实。自发现 MTB 以来，全球约有 2 亿人死于结核（TB），且疫情发展日趋严重。WHO 已将 TB 作为重点控制的传染病之一，并于 1995 年起将每年的 3 月 24 日定为“世界防治结核病日”，以提醒公众加深对 TB 的认识。据 WHO 预计，目前全球约20亿人已感染MTB。全球现有TB患者2000万。TB 的死亡将达历史最高水平，全球每天有 8000 人死于 TB，每年约 300 万人死于 TB。特别是在发展中国家，TB 的形势尤其严峻，全球 98% 的 TB 死亡和 95% 的新发 TB 都是在发展中国家。

我国属于全球 22 个 TB 高负担国家之一，TB 的患者数在世界各国中居于第 2 位。我国 TB 的流行具有“五多一高”的特点：MTB 感染人数多、现患肺 TB 患者多、TB 死亡人数多、耐药 TB 人多、农村 TB 人多。传染性肺 TB 患者疫情居高不下。

结核分枝杆菌（*M. tuberculosis*），俗称结核杆菌，是引起结核病的病原菌。可侵犯全身各器官，但以肺结核为最多见。结核杆菌细长略弯曲，端极钝圆，大小为（1 ～ 4）×0.4μm，呈单个或分枝状排列，有荚膜、无鞭毛、无芽孢。在陈旧的病灶和培养物中，形态常不典型，可呈颗粒状、串球状、短棒状、长丝形等。结核杆菌一般常用 Ziehl-Neelsen 抗酸性染色法染色，结核杆菌染成红色，其他非抗酸性细菌及胞质等呈蓝色。结核杆菌的抗酸性取决于胞壁内所含分枝菌酸残基和胞壁固有层的完整性。结核杆菌对某些理化因子的抵抗力较强。在干痰中存活 6 ～ 8 个月，若黏附于尘埃上，保持传染性 8 ～ 10 天。在 3%HCl 或 NaOH 溶液中能耐受 30min，因而常以酸碱中和处理严重污染的检材，杀死杂菌和消化黏稠物质，提高检出率。抗染料，在培养基中，加入孔雀绿可抑制杂菌生长。但对湿热、紫外线、酒精的抵抗力弱。在液体中加热 62 ～ 63℃ 15min，直射日光下 2 ～ 3h，75% 乙醇溶液内数分钟即死亡。结核杆菌对链霉素、利福平、异烟肼等抗结核药物较易产生耐药性。

结核分枝杆菌 H37Rv、CDC1551 菌株全基因组测序的完成成为结核分枝杆菌研究的又一里程碑，标志着结核分枝杆菌的研究进入了一个崭新的后基因组研究阶段。H37Rv 全基因组序列约 4 411 529bp，4000 个基因，G+C 含量较高（平均 65.6%），其基因序列高度保守。3924 个可读框（ORF）中参与脂类代谢、细胞壁合成的有 187 个，细胞壁代谢 360 个，脂类合成 66 个，能量代谢 287 个，氨基酸合成 95 个，毒力 38 个，DNA 合成 69 个，约 10% 编码两大类不相关的富含甘氨酸的酸性蛋白。结核分枝杆菌不同菌株之间存在多个差异基因，牛结核分枝杆菌缺失 11 个区段；而卡介苗共缺失了 16 个区段。

（二）临床应用

结核病一直是困扰整个人类的严重问题，近几年其死亡率和发病率居高不下，尤其伴随着耐药性结核分枝杆菌的出现，使结核病的防治变得十分艰巨。这也促进了结核病实验室诊断的快速发展，大量基础研究及成品试剂盒不断应用于临床应用研究。传统的细菌学检测被认为是结核病诊断的金标准，然而由于其灵敏度低、培养周期长，不利于结核病的及时诊断；抗体免疫反应的延迟性在一定程度上也限制了免疫学检测；分子诊断技术作为一项简单、快捷、高效廉价的检测技术受到越来越多的青睐，开启了全球结核病诊断和治疗方面的一个新里程碑，为面临罹患结核病和耐药疾病高危险的数百万人带来了新福音。尤其是以 RNA 为靶标的恒温扩增检测技术更有可能在结核病诊断、菌种鉴定、耐药检测及机理研究等结核病流行病学方面获得巨大成功。

（三）结核分枝杆菌分子生物学检测方法

1. 荧光定量 PCR 聚合酶链式反应（PCR）自20世纪80年代问世以来在整个生物学领域得到广泛应用，尤其20世纪90年代Hance利用PCR技术检测结核分枝杆菌，更是给结核病的临床诊断带来了革命性突破。高灵敏度和特异性，快的检测速度，使其在结核病诊断方面显现出巨大潜力，尤其对于含菌量少、菌发生L型变异而被漏诊样本的诊断具有更高价值。交叉污染、假阳性及致癌物溴乙锭的使用等问题使常规PCR不断被质疑。在此基础上，通过技术改进实时荧光定量PCR在一定程度上弥补了常规PCR检测的不足。通过利用特异性引物和荧光探针，实时监测整个PCR进程并用标准曲线对结果进行定量分析，荧光定量PCR使整个检测过程变得更加简单快速、安全可靠。然而无论常规的PCR还是实时荧光定量PCR都以DNA为模板，DNA的稳定性使PCR检测结果不能辨别无活性菌及非结核分枝杆菌。

2. 等温扩增技术 PCR技术是指通过控制温度的变化来实现DNA扩增的三个步骤：模板变性（如95℃）-引物杂交（如58℃）-DNA合成（如72℃）。这种温度变化的循环重复（如重复35次）过程通常由精密而复杂的仪器（PCR仪）来控制。核酸恒温扩增技术（nucleic acid isothermal amplification，NAIA）则是扩增反应的全过程，均在同一温度下进行，不须像PCR反应那样需要经历几十个温度变化的循环过程。这一特点使得它们对扩增所需仪器的要求大大简化，反应时间大大缩短，因而具有巨大的应用价值，成为分子诊断行业发展中的热点。目前的NAIA技术主要有滚环扩增技术（RCA）、转录酶扩增技术（TMA）、依赖核酸序列扩增技术（NASBA）、链置换扩增技术（SDA）、环介导的等温扩增技术（LAMP）、解链酶扩增技术（HDA）。上述各种核酸扩增技术均由国外公司所拥有。

3. 实时荧光核酸恒温扩增检测技术 DNA的体外扩增模板既可以来自于活菌也可来自死菌，不能作为结核分枝杆菌活菌的诊断。RNA由于其为单链结构，容易降解，在死菌中不易被检测到同时也不宜造成污染。由美国Gen-Probe公司开发的TMA技术是反转录酶介导的体外特异性扩增rRNA直接进行检测的一项新检测技术。rRNA即核糖体RNA，是细菌核糖体的主要成分，在每个原核生物中存在10^3～10^4个拷贝。国内SAT技术在TMA技术进行进一步改良。其基本原理如下：SAT技术以rRNA为靶标，在M-MLV反转录酶作用下产生一条cDNA链，M-MLV反转录酶的RNase H酶活性将杂合的RNA/DNA中RNA降解，再经M-MLV反转录酶作用产生一个cDNA拷贝，随后T7 RNA多聚酶以反转录的DNA为模板扩增产生100～1000个RNA拷贝，每一个RNA拷贝从反转录开始再一次进入扩增循环，同时扩增产生的RNA拷贝与优化的探针特异结合产生荧光信号，由荧光检测仪捕获荧光信号进行分析。SAT技术在恒温42℃经40～60min即可获得理想的实验结果。由于扩增产物为RNA，减少了PCR过程中对实验仪器和环境造成的污染，避免了交叉污染及假阳性。此外为了减少样本的抑制反应，SAT对于样本的制备采用磁珠吸附法，特异性捕获靶标确保了高特异性的提取，通过水相洗涤最大程度地去除各种杂质，进而避免了假阴性结果的出现。SAT扩增效率极高，30 min即可获得10^9倍的扩增，再通过实时检测，2.5h即可完成诊断，提高了检测的灵敏度。同时特异性提取、特异性引物以及特异性探针保证了检测结果的高特异性和准确性。该技术敏感性好、特异性高、操作简便，在实验室污染控制方面与各项DNA分子诊断技术相比，有其独特的优势；其与目前使用的传统痰涂片抗酸染色检测方法、传统的改良罗氏培养法及液体培养法比较，能显著提高结核分枝杆菌的阳性检出率，对早期发现传染性肺结核患者、控制结核病传染源都有重要意义。作为一项成熟的检测技术，SAT目前已成功应用于结核分枝杆菌、肠道病毒以及性病等临床检测。结核病一直是困扰整个人类的严重问题，近几年其死亡率和发病率一直居高不下，尤其伴随着耐药性结核分枝杆菌的出现，结核病的防治变得十分艰巨。这也促进了结核病实验室诊断的快速发展，大量基础研究及成品试剂盒不断应用于临床应用研究。

（四）检测试剂介绍

1. 结核分枝杆菌核酸检测试剂（荧光PCR法）

(1) 包装规格：32个测试/盒。

（2）预期用途：本试剂盒用于定性检测患者痰液样本中结核分枝杆菌核酸。

结核分枝杆菌可通过呼吸道、消化道或皮肤损伤侵入易感机体，引起多种组织器官的结核病，其中以通过呼吸道引起肺结核为最多。结核分枝杆菌的实验室检查有：①细菌学检测；②免疫学检测；③核酸扩增试验，包括 Q-PCR、TMA 等。本试剂盒适用于结核分枝杆菌的辅助诊断，其结果仅供临床参考，不能单独作为确诊或排除病例的依据。

（3）检验原理：本试剂盒选用结核分枝杆菌保守基因片段设计特异引物及特异 Taqman 探针，该探针能与引物扩增区域中间的一段 DNA 模板发生特异性结合。在 PCR 延伸反应过程中，*Taq* 酶的外切酶活性将 5′ 端荧光基团从探针上切割下来，使之游离于反应体系中，从而脱离了 3′ 端荧光淬灭基团的屏蔽，即能接受光刺激而发出可供仪器检测的荧光，实现在全封闭反应体系中对结核分枝杆菌核酸的自动化检测。试剂盒中使用内质控体系，能够有效地防止假阴性结果的发生。

本试剂盒设计一段人工合成的非竞争性的序列为内标模板，与结核分枝杆菌的目标基因无干扰，再将这段序列输入 NCBI 网站进行 BLAST 比对分析，证实这段序列在 NCBI 的核酸库中是无法找到的，不会互相干扰，根据该内标模板设计引物探针，HEX 波长检测内标模板，从而实现在全封闭反应体系中对检测过程的监控，可有效监控假阴性的发生。

（4）主要组成成分：见表 20-16。

表 20-16　组成成分

组成	主要成分	规格
核酸提取液	Tris、EDTA、NaCl、NaOH、NP-40、Triton-100、Chelex-100、内标模板	1.8ml×1
TB 反应混合液	Tris-HCl（pH8.9）、KCl、$MgCl_2$、dTTP、dATP、dGTP、dCTP、引物、荧光探针	1.2ml×1
Taq 酶	*Taq* DNA 酶及抗体	28μl×1
TB 阳性对照	主要成分为 TB 基因组 DNA（重组克隆）	100μl×1
阴性对照	主要成分为 NaCl	100μl×1

注：本试剂盒采用煮沸法提取核酸，不同批号试剂盒中各组分不可以互换。

（5）储存条件及有效期：试剂 −20℃ ±5℃可保存 12 个月，未使用完的试剂继续冷冻保存不影响其稳定性，但试剂反复冻融不得超过 3 次；试剂开瓶后，在室温条件下放置时间不超过 8h；本产品应以冰盒或者冷藏车进行运输，模拟运输实验表明，运输条件不会影响产品的稳定性和有效期，但运输时间不应超过 7 天。

（6）适用仪器：扩增检测仪器为具有 FAM 和 HEX/VIC 荧光通道的 ABI7500 荧光 PCR 扩增仪和 TL988- Ⅳ四通道荧光定量 PCR 扩增仪。

（7）样本要求

1）标本：痰液。

2）采集：将患者用力咳出肺深部的痰采集于无菌样本保存管，密闭送检。

3）存放：2 ～ 8℃保存，不超过 24h；−20℃下保存，不超过 3 个月；−70℃下长期保存，但应避免反复冻融。

4）运输：采用冰壶加冰或泡沫箱加冰密封进行运输。

（8）检验方法

1）样本处理

A. 在待测痰液中加入 4 倍体积的 4%NaOH，混匀，室温下放置 30 min 至 1h 使其充分液化。

B. 取液化后的样本 0.5ml 于 1.5ml 离心管中加入 0.5ml 4%NaOH 后放置 10min，13 000r/min 离心 10min。

C. 弃上清，沉淀中加入 1ml 灭菌生理盐水，振荡混匀，13 000r/min 离心 10min，再重复洗涤一次。

D. 弃上清，沉淀中加入 50μl 核酸提取液（内含固体沉淀颗粒物，为使颗粒均匀分布，每次取样时请用吸头反复吸打），振荡混匀 15s，100℃水浴或干浴 10min 然后 12 000r/min 离心 10min。取上清供 PCR 扩增用，或 −20℃储存备用。

E. 阴性对照品、阳性对照品直接取出 50μl，加入 50μl 核酸提取液，混匀后 100℃水浴或干浴 10min。12 000r/min 离心 10min，备用。

2）试剂配制（试剂准备区）：从检测试剂盒中取出 TB 反应混合液，在室温下融化并振荡混匀后，2000r/min 离心 10s。计算所需反应试剂测试数 *n*［*n*= 测试数 + 对照数（2）］，每测试反应体系配制见表 20-17。

表 20-17 试剂配制

	TB 反应混合液	*Taq* 酶	总体积
体积（μl）	35.2	0.8	36

按 *n* 测试计算上述各试剂的用量，加入一适当容积的离心管中混匀。按 36μl 量分装到 PCR 薄壁管中，然后转移到样本处理区。

3）加样：单个反应总体积为 40μl，因此往上述分装有 36μl 反应液的 PCR，薄壁管中按顺序分别加入 4μl TB 阳性对照、4μl 阴性对照、4μl 样品处理上清液，盖紧反应管，转移至 PCR 检测区。

4）PCR 扩增及荧光检测：将各反应管按一定顺序放入荧光定量 PCR 仪上，按以下程序进行 PCR 扩增（表 20-18）。

表 20-18 扩增程序

步骤	循环数	温度（℃）	时间（min：s）
1	1	95	03：00
2	40	94	00：15
		60	00：30（收集荧光）

检测荧光选择：检测样本（FAM），内标（HEX/VIC）。

（9）阳性判断值：FAM 通道检测 C_t 值小于或等于 38.0 时，则判断该样本为结核分枝杆菌阳性。

（10）检验结果的解释：阈值设定原则以阈值线刚好超过正常阴性对照品的最高点。阳性对照 FAM 通道的 C_t 值应＜ 38，阴性对照的 FAM 通道的 C_t 无数值且内标 HEX/VIC 通道的 C_t 值＜ 40；否则该次实验视为无效，应检查仪器、试剂、扩增条件等方面的误差。

1）检测样本 FAM 通道的 C_t 值≤ 38.0 者判为阳性。

2）检测样本 FAM 通道 38.0 ＜ C_t ≤ 40 的样本建议重做，重做结果 C_t 值＜ 40 者为阳性，否则为阴性。

3）如果检测样本测定 FAM 通道的 C_t 值无数据，需要查看内标 HEX/VIC 通道的 C_t 值，如果内标 C_t 值＜ 40 的标本为阴性标本，内标 C_t 值无数据则怀疑有假阴性的情况，应当重复试验。

（11）检验方法的局限性

1）本检验方法不能作为临床确诊的依据。对患者的临床诊治应结合其症状 / 体征、病史、其他实验室检查及治疗反应等情况综合考虑。

2）实验区域污染、气溶胶污染有可能造成假阳性结果。

3）不合理的样本采集、转运、储存及处理过程均有可能导致错误的检测结果。

4）样本中的被检物浓度低于检测限时，有可能造成假阴性的结果。

5）本试剂盒的适用于使用 ABI7500、TL988-Ⅳ两种荧光定量检测系统对结核分枝杆菌核酸的检测。其他仪器尚无可靠实验数据，不建议使用。

（12）产品性能指标

1）外观：试剂盒包装完好，盛装各试剂的冻存管及离心管无破损，标签完好。

2）分析特异性：15 份阴性参考品，检验结果均应为阴性，符合率（-/-）为 15/15。

3）阳性符合率：15 份阳性参考品，检验结果均应为阳性，符合率（+/+）为 15/15。

4）检测限：以浓度为 10^1 个菌 /ml 的参考品样本 L 检测，重复 20 次，至少 17 次检测结果为阳性，检测结果符合率应≥ 17/20。

5）精密度：选用 2 例高、低浓度样本作为精密度样本，分别重复检测 10 次，其中高浓度样本（10^2 个菌 /ml）检测结果 C_t 值的变异系数（CV）≤ 10%；低浓度样本（10^1 个菌 /ml）的阳性检出率应高于 95%。

2. 结核分枝杆菌核酸检测试剂盒（等温扩增技术）

（1）包装规格：20 人份 / 盒。

（2）预期用途：本试剂盒通过快速定性检测人痰液样本中的结核分枝杆菌（TB）核酸，从而辅助诊断是否感染结核分枝杆菌。

（3）检验原理：本试剂盒采用交叉引物扩增技术（CPA），利用两对结核分枝杆菌特异性引物、一对特异性探针，以及 Bst DNA 聚合酶，实现恒温下一次性完成结核分枝杆菌 DNA 的扩增和杂交过程，然后在密闭的一次性核酸检测装置中利用免疫层析乳胶标记试纸条检测技术，对扩增产物进行定性检测。其中玻璃化 Bst DNA 聚合酶保存技术实现了试剂盒的常温运输，密闭的一次性核酸检测装置有效地避免了扩增产物气溶胶扩散造成的污染和假阳性。

(4) 主要组成成分：本试剂盒主要由 DNA 提取液、恒温扩增玻璃化试剂管（含 Bst DNA 聚合酶）、复溶缓冲液（含特异性引物和探针）、一次性核酸检测装置（含核酸检测试纸条）和阳性对照等组成，其包装内容见表 20-19 和表 20-20。

表 20-19　试剂盒 A 组成成分

编号	试剂盒组成	体积	数量
1	DNA 提取液	1ml	1 管
2	恒温扩增玻璃化试剂管	—	20 管
3	阳性对照	40μl	1 管
4	复溶缓冲液	360μl	1 管
5	液状石蜡	500μl	1 管

表 20-20　试剂盒 B 组成

编号	试剂盒组成	数量
1	一次性核酸检测装置	20 份
2	备用液泡	2 颗
3	色卡	1 份
4	说明书	1 份

(5) 储存条件及有效期

1) 运输条件：10 天内常温运输。

2) 储存条件：试剂盒 A 在 -20℃保存；试剂盒 B 在 2 ～ 30℃干燥保存。

3) 有效期：12 个月。

(6) 适用仪器：本试剂盒的 DNA 反应扩增过程可适用任何恒温装置，如水浴锅、金属浴、各种型号的 PCR 仪等。

(7) 样本要求：本试剂盒适用于检测痰液样本。其要求如下：

采集：取清晨第一口痰液于样本保存管或痰盒中。

储存：如 DNA 提取在 1 ～ 2 日内进行，可存放于 4℃；否则须储存于 -20℃或 -80℃，储存期限不得超过 6 个月。

建议样本采集后立即进行 DNA 提取并检测。

(8) 检验方法：检验前需仔细阅读说明书，并将试剂盒于样本均恢复至室温。

1) 样本处理及 DNA 提取

A. 样本处理

液化：在＜ 5ml 痰液中加入 2 ～ 3 倍体积的 4% NaOH 溶液，充分混匀，常温下放置 20 ～ 30min，使其充分液化。

洗涤：取 1ml 液化后痰液至 1.5ml 离心管，＞ 10 000r/min 离心 10min，尽可能完全倾倒上清，倾倒后剩余的少量液体需要用移液器吸净；沉淀用 1ml 生理盐水悬浮，同上离心条件洗涤 2 次，同上，尽可能去掉上清，留沉淀物。

B. DNA 提取：向沉淀物的离心管中加入 40μl DNA 提取液，振荡混匀或移液器吹打混匀，沸水浴 10min，然后冷却至室温；＞ 10 000r/min 离心＞ 5min，上清液作为模板备用，应避免将 DNA 提取液中的颗粒物质吸出。

2) 恒温扩增

A. 依据所需检测样本数量取出玻璃化试剂管，建议每次检测均设置阳性对照和阴性对照。

B. 每管加入 15μl 复溶缓冲液，再滴加 20μl 液状石蜡，室温静置 2 ～ 3min 使玻璃化试剂充分溶解。请勿混匀。

C. 在一管反应液中加 4μl 双蒸水，混匀，作为阴性对照。

D. 在其余的反应液中加入处理后的样本或阳性对照 4μl，用移液器吹打混匀后盖紧。

E. 将反应液管以＞ 4000r/min 瞬时离心 3 ～ 5s。

F. 将反应液管置恒温仪上，63℃，温浴 60min。

3) 检测

A. 将上述扩增后的反应管（不可开盖，以避免污染）放入固定盒（核酸检测装置内芯）中，同时检查液泡有无漏液。

B. 按下手柄至检测装置于关闭状态，将检测装置放置在操作台上，同时开始计时。

C. 15 ～ 30min 内通过阅读窗判读结果，30min 后判读无效。

D. 记录检测结果，丢弃检测装置在安全处。

(9) 阳性判断值：本试剂盒检测结果为阳性的样本中，其结核分枝杆菌单细胞菌不小于 10 个菌 /ml。

(10) 检验结果的解释（图 20-3）

1) 阳性：试纸条出现两条红色条带，一条位于质控区，一条位于检测区且其强度≥ L4（与附带的色卡比较）。表明样本中含有结核分枝杆菌，且其水平达到或超过本试剂盒的最低检出限。

2) 阴性：试纸条质控区出现一条红色条带，检测区没有条带或者其强度＜ L4（与附带的色卡比较）。表明样本中不含有结核分枝杆菌，且其水平低于本试剂盒的最低检出限。

3）无效：试纸条质控区未出现红色条带，表明试剂盒已损坏、失效或者操作有误。

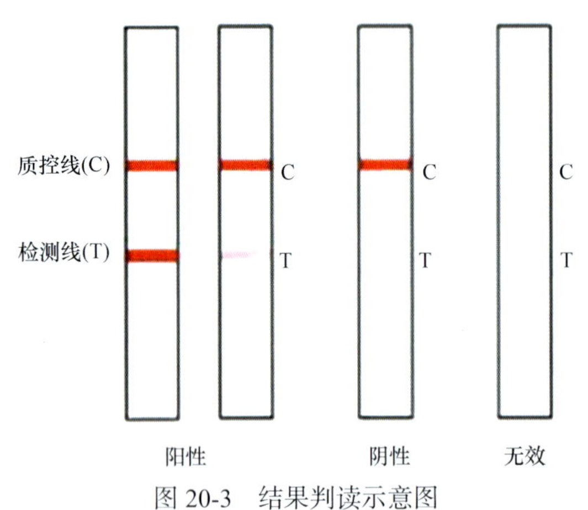

图 20-3　结果判读示意图

(11) 检验方法的局限性：本试剂盒为定性检测，样本中结核分枝杆菌数量达到试剂盒最低检出量即出现阳性结果，但无法提示样本中结核分枝杆菌的具体水平，不可根据检测线的颜色深浅估计样本中结核分枝杆菌的水平。

不可仅根据本试剂盒的结果确诊是否感染结核分枝杆菌，如需确诊应综合临床症状和 CT 胸片、细菌培养分离鉴定等其他检测结果，需有医生判断。

(12) 产品性能指标

1）最低检出量：本试剂盒可检出结核分枝杆菌 10 个菌 /ml 国家参考品（S3）。

2）特异性：本试剂盒特异性检测人型和牛型结核分枝杆菌核酸，对其他分枝杆菌不发生交叉反应。

3）重复性：本试剂盒检测重复性国家参考品，结果应均为阳性。

四、人乳头瘤病毒核酸检测试剂

（一）概述

人类乳头瘤病毒（human papillomavirus，HPV）是一种嗜上皮性病毒，有高度的特异性，长期以来，已知 HPV 可引起人类良性的肿瘤和疣，如生长在生殖器官附近皮肤和黏膜上的人类寻常疣、尖锐湿疣及生长在黏膜上的乳头状瘤。像乙肝病毒一样，HPV 也是一种 DNA 病毒。原是多瘤空泡病毒科的一员，1999 年国际病毒分类委员会（ICTV）取消多瘤空泡病毒科，代之以乳头瘤病毒科，因此 HPV 便归属此门下。

HPV 是一种具有种属特异性的嗜上皮病毒，属双链闭环的小 DNA 病毒，包含约 8000 个碱基对，其中包括 8 个早期开放读码框架（E1 ～ E8）、2 个晚期读码框架和 1 个非编码长控区。在早期开放读码框架中，E6 和 E7 基因对细胞生长刺激最为重要，E6、E7 编码的 E6、E7 蛋白引起宫颈上皮细胞永生化。而晚期读码框 L1 和 L2 基因分别编码 HPV 的主要和次要衣壳蛋白，组装成 HPV 的衣壳。根据 HPV 基因序列结构的不同，人们将 HPV 分为近 130 种基因型，其中近百种的基因序列已被摸清。人类是 HPV 的唯一宿主，通常潜伏在皮肤和黏膜内，因此具有高度的宿主特异亲和力。

HPV 感染有高危型和低危型。所谓的高危型就是说这种人比较容易导致宫颈癌。如果感染的是低危型的 HPV，将来可能导致宫颈癌前病变，或者尖锐湿疣这一类病变的可能性比较大，导致癌的可能性相对小一些。根据致病力强弱，HPV 被分为高危型和低危型两种，“是否能致癌”是危险度大小的主要标志。国际癌症研究协会（IARC）资料表明，13 种低危型 HPV 主要引起生殖道、肛门周围皮肤等湿疣类病和低度子宫颈上皮内瘤变；15 种高危型 HPV，尤其是 16 和 18 型，主要导致高度子宫颈上皮内瘤变和宫颈癌的发生。感染 HPV 后并不立即发病，潜伏期长短不定，一般 1 ～ 8 个月，常为 3 ～ 4 个月。

（二）临床应用

高危型 HPV 感染的检测对于预防和早期发现宫颈癌有非常重要的意义。HPV DNA 检测在宫颈癌筛查中的临床价值主要有以下几方面：① HPV 检测灵敏特异、操作方便，易于在临床推广使用，适用于高危人群的大面积普查，浓缩高风险人群。传统的宫颈巴氏涂片检查存在一定比例的假阴性结果，以致造成对宫颈癌及癌前病变的漏诊。HPV DNA 检测法可降低由于巴氏涂片假阴性所造成的漏诊率，避免医疗纠纷。而且 HPV DNA 检测具有操作简单、方便、不会引起不适、无须使用阴道窥器等特点，易于在临床推广使用。②可单独使用或与细胞学方法联合使用进行子宫颈癌的初筛，有效减少细胞学检查的假阴性结果。与细胞学方法联合使用，其检测率几乎可达 100%，且可延长筛查间隔，因为从 HPV 感染发展为 CIN 或宫颈癌需经历 5～15 年。2003 年卫生部制定的《宫颈癌筛查及早诊早治指南》建议连续 2 次 HPV 检测和细胞学正常可延至 5～8 年后复查。③可以根据 HPV 感染亚型预测受检者患宫颈癌的风险，决定其筛查间隔时间。HPV 感染亚型与宫颈病变的级别存在一定关系，各亚型对宫颈上皮致病力不同。HPV16 或 HPV18 阳性患者其 ASCUS 或 LSIL 转变为 CIN3 的概率远高于其他 HPV 亚型阳性或未检测出 HPV 者。细胞学阴性而高危型 HPV 阳性者，发病风险较高，对这类人群要定期随访；而 HPV DNA 均阴性者，发病风险较低，可适当延长其筛查间隔。④对未明确诊断意义的不典型鳞状上皮细胞或腺上皮细胞，应用 HPV 检测可进行有效的再分类。HPV DNA 检测可应用于检测临床上可疑涂片，将 CIN 从细胞学结果为未明确诊断意义的非典型鳞状细胞 / 腺细胞中有效检出，减少做不必要阴道镜检查的患者数量。⑤对宫颈高度病变手术治疗后的患者，HPV 检测可作为其疗效判断和随访监测的手段，预测其病变恶化或术后复发的风险。研究表明子宫颈锥切术后应用 HPV DNA 检测可预测残余 CIN，并有很高的灵敏度和阴性预测值。手术后 6、12 个月检测 HPV 阴性，提示病灶切除干净，可最大限度减轻患者的焦虑情绪。若术后 HPV 检测阳性，提示有残余病灶及有复发可能。

（三）HPV 核酸检测方法

感染的 HPV 型别、含量、持续时间决定病变的发展与预后，是进行 HPV 检测的主要内容。目前主要是通过应用分子生物学方法进行 HPV DNA 的检测。现有的 HPV 实验室主要检测手段：

1. 聚合酶链反应 PCR　扩增位于两段已知序列之间的 DNA 片断的方法。该法有较高的敏感度，可进行 HPV 分型，缺点是对实验室环境要求较高，容易发生样本间的交叉污染，从而导致假阳性率高。

2. 核酸杂交检测　有较好的特异性和敏感度，还可以进行 HPV DNA 的分型，各种核酸杂交检测方法有一定的优缺点。

(1) 核酸印迹原位杂交：适用于 HPV 分型和 HPV DNA 分子质量鉴定，虽然灵敏度高，但因操作复杂，需要新鲜组织标本，不便在临床上大规模使用。

(2) 斑点印迹：其敏感度和特异性均低于核酸印迹原位杂交法，虽然经济实用，但实验过程存在有放射性污染，是环保所不能轻视的问题。

(3) 原位杂交：是一种核酸杂交技术，可用来测定基因或特定核苷酸序列在核酸分子的所在部位，检测重组体 DNA。通过非放射性探针对石蜡组织进行检测，能作定位检测，假阳性率低，但灵敏度不高，大大降低了临床使用价值。

(4) 杂交捕获法：杂交捕获试验是利用化学发光对抗体捕获的信号加以放大。首先使 DNA 双链释放并分解成为可以杂交的核苷酸单链，DNA 单链与 RNA 组合探针结合为 RNA-DNA 杂合体，特异性抗体将 RNA-DNA 杂合体捕获，偶联有碱性磷酸酶的第二抗体与 RNA-DNA 杂合体结合，碱性磷酸酶使酶底物发光，根据光的强弱可确定碱性磷酸酶的含量，从而确定 RNA-DNA 杂合体的含量。能检测 13 种高危型 HPV，包括 HPV16、18、31、33、35、39、45、51、52、56、58、59、68。

各种检测方法的比较见表 20-21。

表 20-21　各种检测方法的比较

方法学	灵敏度	特异性	技术特点
细胞学	低	低	操作容易，成本较低，准确度较差
核酸杂交技术	中	中	通量大、可区分亚型、操作复杂、成本较高、非封闭的 PCR 扩展容易造成污染
核酸印迹原位杂交	高	高	标准、麻烦，不宜大规模使用
原位杂交	高	中	蜡块组织包埋内检测 HPV
杂交捕获	高	中	无放射性，易使用，高、低危型间有交叉反应，且不能分型
普通多聚酶链反应	很高	中	取材容易，但目前已应用试剂的只能检测少数单一型别，如 6、11、18 等，且由于技术上的问题存在假阳性

（四）检测试剂介绍

1. 包装规格　960 人份 / 盒；240 人份 / 盒。

2. 预期用途　cobas® 4800 HPV Test 用于体外定

性检测患者宫颈细胞样本中的人乳头瘤病毒。这项检测通过 PCR 和核酸杂交技术扩增靶点 DNA，可在一个单独的测试中检测 14 种高危型 HPV 并特异性的鉴别 HPV16 和 HPV 18 亚型，同时在临床相关感染水平上检测其他的高危亚型（31，33，35，39，45，51，52，56，58，59，66 和 68）。预期用途为：

(1) cobas® 4800 HPV Test 用于 21 岁及以上女性宫颈细胞学为 ASC-US（意义未确定的非典型的鳞状上皮细胞）结果的筛查，以决定是否需要进行阴道镜检查。

(2) cobas® 4800 HPV Test 用于 21 岁及以上女性宫颈细胞学为 ASC-US 结果，检测是否存在 HPV16 和 18 两个基因型。以此联合医生对细胞学病史的评估、其他危险因子及专业的指导方针可被用于指导患者的治疗。该测试结果不用于代替阴道镜检查。

(3) 对于 30 岁及以上的女性，cobas® 4800 HPV Test 可被用于联合宫颈细胞学筛查，检测是否有高危 HPV 亚型。以此联合医生对细胞学病史的评估、其他危险因子及专业的指导方针可用于指导患者的管理。

(4) 对于 30 岁及以上的女性，cobas® 4800 HPV Test 可被用于检测是否存在 HPV 16 和 18 两个基因型。以此联合医生对细胞学病史的评估、其他危险因子及专业的指导方针可用于指导患者的治疗。

人乳头瘤病毒（HPV）是一种小分子的、无被膜包被的双链 DNA 病毒，其基因组大约包括 8000 个核苷酸。全球范围内超过 99% 的宫颈癌患者检测出有 HPV 感染，持续的感染 HPV 是宫颈癌和它的前身宫颈上皮内瘤变的主要原因。HPV 大约有 18 种亚型的病毒，有 40 多种不同的 HPV 能够感染人体的肛门和生殖器部位。然而，这些亚型中只有 16/18 的亚型被认为是形成宫颈癌及癌前病变的高危因素。分析一项国际肿瘤研究机构（IARC）的多中心病例对照研究数据，并仅限于采用了有效的 HPV 检测技术的研究表明，HPV 感染后鳞状上皮细胞宫颈癌的混合优势比（OR）为 158.2。在这项研究中，来自于世界不同区域的研究的宫颈癌混合优势比在 109 ～ 276。

尽管持续性地感染高危 HPV 是宫颈癌及其前期损伤的必要原因，但只有很小一部分感染会进展为病变状态。HPV 的性传播感染是最常见的途径，约有 75% 的女性曾接触过 HPV。然而超过 90% 的感染女性会出现一种有效的免疫应答，在 6 ～ 24 个月可以清除感染的 HPV，而不会造成任何长期的健康问题。感染任何 HPV 亚型都可能形成宫颈上皮内瘤变，然而一旦 HPV 感染被消除后通常病变也会消失。

在一些具备宫颈癌筛查计划的发达国家，巴氏涂片自 20 世纪 50 年代中期已经作为筛查癌前病变到宫颈癌的一种主要的工具。尽管在这些国家中，巴氏涂片显著降低了宫颈癌的死亡率，但巴氏涂片需要受过高等训练的细胞病理学家进行解释，而且由于其假阴性率很高，它也是一项相对不准确的检测方法。在巴氏涂片中观察到的细胞形态学异常主要是由于感染了 HPV 引起的，然而，不同形式的炎症或者取样的差异可导致假阳性结果。异常细胞学的分流包括重复检测、阴道镜检查及活组织检查。组织学的高度病变必须通过手术切除，以防止发展成侵蚀性宫颈癌。

乳头瘤病毒属在体外非常难培养，而且，并不是所有感染 HPV 的患者都具有可证明的抗体应答。因此，通过 PCR 检测 DNA 是一种敏感且非侵入性检测活性宫颈 HPV 感染的方法。HPV 核苷酸检测不仅增加了早期发现宫颈高度病变和宫颈癌筛查的敏感性，而且提升了费用效益，降低了使用阴道镜检查和治疗的必要性。

3. 检测原理 cobas® 4800 HPV Test 基于两个主要的步骤：①自动化的样本制备，同时提取 HPV 和细胞的 DNA；②通过 HPV 和 β- 球蛋白特异性的引物以及分开荧光标记的 HPV 和 β- 球蛋白特异性寡聚核苷酸探针实时 PCR 扩增和检测 DNA 靶标。cobas® 4800 HPV Test 通过 β- 球蛋白的共同提取、扩增和检测监测整个测试过程。

cobas® 4800 HPV TestMaster Mix 试剂包括 14 种高危 HPV 亚型和 β- 球蛋白 DNA 的引物对和特异性探针。扩增的 DNA（扩增子）监测是用四种不同的荧光染料标记的寡核苷酸探针循环变温加热实现的。

来自于 12 种高危 HPV 亚型的扩增信号（31、33、35、39、45、51、52、56、58、59、66 和 68）用同一种荧光染料监测，然而 HPV16、HPV18 和

β- 球蛋白信号分别用他们各自指定的荧光染料进行监测。

(1) 样本制备：cobas® 4800 HPV Test 的样本制备是使用 cobas® 4800 仪器自动制备的。cobas® PCR Cell Collection Media（细胞收集液）、PreservCyt 溶液或 SurePath 保存液采集的宫颈部的样本在使其变性的高温下消化，在离液剂中分解。释放的 HPV 核酸以及作为内质控的 β- 球蛋白的 DNA 通过磁性玻璃颗粒吸收纯化和清洗后，最终从这些颗粒中分离出来，这使得它们适合用于 PCR 扩增和检测。

(2) PCR 扩增

1) 靶区优选：cobas® 4800 HPV Test 使用引物来测定 HPV 基因组的多态的 L1 区域内的大约 200 个核苷酸的序列。目前在 Master Mix 中 HPV 引物库是为了扩增来自于 14 种高危类型的（16、18、31、33、35、39、45、51、52、56、58、59、66 和 68）HPV DNA。荧光寡核苷酸探针与这些引物测定的序列的多态性区域相结合。

靶向人 β- 球蛋白基因（330bp 扩增子）的额外的引物组合探针作为内质控。

2) 靶点扩增：EagleZ05® DNA 聚合酶，是对 Thermus species Z05 DNA 聚合酶化学修饰后的产物，用来扩增 HPV 靶点和 β- 球蛋白基因。首先，加热 PCR 反应的混合物来活化 EagleZ05® DNA 聚合酶，使病毒 DNA 和基因组的 DNA 变性，暴露出引物的靶序列。随着混合物冷却后，引物的上游和下游复性成为靶点的 DNA 序列。EagleZ05® DNA 聚合酶在二价的金属离子和多余的 dNTPs 的存在情况下，可使引物延伸，合成第二段 DNA 链。这完成了 PCR 的第一个循环，完成了对 HPV 基因组和 β- 球蛋白基因的靶点区域的双链 DNA 复制。DNA 聚合酶沿着靶向的模板扩展退火后的引物形成一条大约为 200 个碱基配对的双链 HPV 靶点 DNA 分子或者一条 330bp 的 β- 球蛋白 DNA 分子，称为扩增子。这个过程重复好多个循环，每一个循环都能有效地加倍扩增子 DNA 的数量。扩增子出现在 HPV 基因组和 / 或 β- 球蛋白基因区域，只在合适的引物配对之间。整个的基因组并没有被扩增。

3) 自动化的实时监测：cobas® 4800 HPV Test 使用实时 PCR 技术。这个反应中的每个寡核苷酸探针都用荧光染料标记作为一种指示剂，在一个完整的探针中作为猝灭剂能够猝灭染料中的荧光遗留。随着扩增的进行，作为与特定的单链 DNA 序列结合的补充探针，能够被 EagleZ05® DNA 聚合酶 5′ 端到 3′ 端的核酸酶解开。一旦指示剂染料通过核酸酶的活性从猝灭剂中分离出来，当受到合适光谱的光照刺激时，它释放一种特征性波长的荧光。每种染料的特征性波长允许 HPV16 扩增子、HPV18 扩增子、其他的 HR 扩增子（31、33、35、39、45、51、52、56、58、59、66 和 68）及 β- 球蛋白质控组能够独立性的监测，因为这些序列特异性的探针标记了不同的染料。

4) 选择性的扩增：在 cobas® 4800 HPV Test 中选择性的扩增临床样品中靶向的核酸是通过使用 AmpErase（尿嘧啶 -*N*- 转葡糖基酶）和脱氧三磷酸尿苷（dUTP）实现的。AmpErase 酶识别和催化包含脱氧尿苷的破损 DNA 链，但不识别和催化含有脱氧胸腺嘧啶核苷的 DNA。脱氧尿嘧啶核苷不存在于天然的 DNA 中，但是经常存在于扩增子中，这是因为在 Master Mix 试剂中脱氧三磷酸尿苷代替脱氧三磷酸胸腺嘧啶苷作为 dNTPs 之一，因此，只有扩增子含有脱氧尿嘧啶核苷。脱氧尿嘧啶核苷使得损坏的扩增子在扩增靶向的 DNA 之前易受 AmpErase 酶的破坏。AmpErase 酶包含在 Master Mix 试剂之中，能够在 C1 位置上解开脱氧核糖链的脱氧尿嘧啶核苷残基位置上通过催化含有脱氧尿嘧啶核苷的 DNA 分解。在首次循环变温加热中加热时，扩增的 DNA 链在脱氧尿嘧啶核苷位置上断开，由此导致 DNA 不能复制。AmpErase 酶在 55℃以上时失活，例如在整个加热循环的步骤中，因此不能破坏靶向的扩增。在 cobas® 4800 HPV Test 中的 AmpErase 酶已经被证明在每次 PCR 中可以失活含有脱氧尿嘧啶核苷的 HPV 的至少 10^3 次的复制。

4. 主要组成成分（表 20-22）

表 20-22　组成成分

组成	主要成分
液基细胞制备试剂盒	＜2% 蛋白酶 K、三羟甲基氨基甲烷、＜0.05% 乙二胺四乙酸（EDTA）、丙三醇、氯化钙、醋酸钙、Tris-HCl 缓冲液、0.2% 十二烷基硫酸钠、0.09% 叠氮化钠
样本制备试剂盒	MGP 磁性玻璃颗粒、93% 异丙醇、Tris-HCl 缓冲液、0.09% 叠氮化钠

续表

组成	主要成分
人乳头状瘤病毒检测试剂盒（PCR 荧光法）	两性离子缓冲剂，< 0.01%dATP、dCTP、dGTP、dUTP，< 0.01%HPV 引物的上游和下游，< 0.01%β- 球蛋白引物的上游和下游，< 0.01% 荧光标记的 HPV 探针，< 0.01% 荧光标记的 β- 球蛋白探针，< 0.01%EagleZ05® DNA 多聚酶（微生物的），< 0.01%AmpErase 酶（尿嘧啶 -*N*- 转葡糖基酶，微生物的）
人乳头状瘤病毒质控试剂盒	< 0.001% 非传染性的质粒 DNA（微生物的）包含 HPV16、18、39 序列，< 0.001% 非传染性的质粒 DNA（微生物的）包含 HPV 人β- 球蛋白序列，Tris-HCl 缓冲液、乙二胺四乙酸（EDTA），< 0.002%Poly rA RNA（合成的）
清洗液	枸橼酸钠二水化物

5. 储存条件及有效期 除清洗液在 15 ～ 25℃环境中储存外，其他试剂盒储存于 2 ～ 8℃环境中，有效期至 24 个月。

6. 适用仪器 全自动核酸提纯及荧光 PCR 分析系统（cobas 4800 System）。

7. 样本要求

1）标本收集：cobas® PCR Cell Collection Media（细胞收集液）、PreservCyt 溶液和 SurePath 保存液收集到的宫颈样本已经被证明能够用于 cobas® 4800 HPV 测试。按照生产商的指导方针来收集宫颈样本。

2）样本运输：cobas® PCR Cell Collection Media（细胞收集液）、PreservCyt 溶液和 SurePath 保存液收集到的宫颈样本在 2 ～ 30℃的环境中运输。SurePath 保存液收集到的宫颈样本必须在收集后的 24h 之内冷冻。HPV 样本的运输必须顺从当地管理政策对病原学反应物的运输条例。

3）样本储存：cobas® PCR Cell Collection Media（细胞收集液）和 PreservCyt 溶液收集的宫颈样本必须保存在 2 ～ 30℃的环境中，从收集之日开始保存 6 个月的时间。SurePath 保存液收集到的宫颈样本必须保存在 2 ～ 8℃的环境中，从收集之日开始保存 4 周的时间。

8. 检测方法

（1）运行数量：cobas® 4800 系统是为了支持 cobas® 4800HPV 测试设计的，运行的数量从 1 ～ 22 号样本，加上空白对照组（每次运行可进行 24 次监测）以及从 1 ～ 94 号样本再加上空白对照组（每次运行可进行 96 次监测）。每一个 cobas® 4800 系统样本制备试剂盒，cobas® 4800 系统液体细胞学制备试剂盒，cobas® 4800 系统洗脱缓冲液试剂盒和 cobas® 4800HPV 扩增 / 监测试剂盒含有的试剂能够进行 10 次运行，每次进行 24 次测试（每个试剂盒进行 240 次测试）或 96 次测试（每个试剂盒进行 960 次测试）。cobas® 4800HPV 对照组试剂盒含有的试剂能够进行 10 次运行，每次进行 24 次测试或 96 次测试（每个试剂盒有 10 组）。cobas® 4800 系统最小的运行数量为 1 个样本加上空白对照组。cobas® 4800 系统阳性对照［HPV（-）C］的一次复制和 cobas® 4800 系统的阴性对照［HPV（+）C］的一次复制都需要在每次测试运行时操作（见“质量控制”部分）。

（2）工作流程

1）适用于完整流程：cobas® 4800 HPV 测试可用于运行 1 ～ 22 号的样本加上一个 cobas® 4800 系统阴性对照以及一个 cobas® 4800 HPV 阳性对照（24 孔测试板）和 1 ～ 94 号的样本加上一个 cobas® 4800 系统阴性对照以及一个 cobas® 4800 HPV 阳性对照（96 孔测试板）。

按照 cobas® 4800 系统的操作者手册的操作部分的指导进行系统的启动和维护过程。

按照 cobas® 4800 系统的操作者手册的说明创建一个一次完整的运行工作顺序文件。如果一个 LIS 在使用中不需要创建一个工作顺序文件。

选择每个样本的介质类型。

在工作顺序文件中为了排序 PreservCyt 溶液或 cobas® PCR Cell Collection Media（细胞收集液）的样本选择“PreservCyt”。

在工作顺序文件中为了排序 SurePath 保存液的样本选择“SurePath”。

为了报告高危 HPV 测试的结果选择“HPV 高危组”的实验亚型。

为了报告高危 HPV、HPV16 亚型和 HPV18 亚型的测试结果选择“HPV 高危组加上基因分型”的实验亚型。

在软件的指导下开始新的运行。选择“HPV 工作流量”这个实验类型。

在软件的指导下下载样本和工作顺序文件。

在软件的指导下加载所有的耗材。

在软件的指导下加载所有的试剂。

用“扫描 - 扫描 - 倾倒 - 安置”的方法把样本制剂的试剂（WB、MGP、EB、SDS 和 LYS）加载到有条码的试剂容器中。

扫描试剂瓶的条码。

扫描试剂容器的条码。

把试剂倒入容器中。

把装满的试剂容器安置到试剂载体指定的位置。

现有的试剂容器有两种规格：200ml 和 50ml。在软件极妙的指导下选择合适大小的试剂容器。试剂容器的编码必须与合适的载体相对应。

点击“开始运行”按钮开始样本的制备。

在成功完成样本制备后，点击“卸载”来卸载板的载体。

按照 cobas® 4800 系统的操作者手册的指导来密封微孔（滴定）板，这块板转移到 cobas z 480 分析器上，开始扩增和监测运行。

当扩增和监测的运行完成以后，卸载 cobas z 480 分析器的微孔滴定板。

按照 cobas® 4800 系统的操作者手册的指导来观察和接受结果。

2）适用于 PCR 的工作流程：适用于 PCR 的工作流程只作为在环境超出使用者的控制之外时、完整工作流程不能完成的情况下作为一种恢复的选择（例如在扩增和监测的运行过程中出现电源故障）。

按照 cobas® 4800 系统的操作者手册的说明创建一个只适用于 PCR 的工作流量的工作顺序文件。

参照样本编码的结果输出或结果输出文件，cobas® 4800 提取板中介质的类型，测试的类型及位置，需要进行一次重复扩增 / 监测。

按照 cobas® 4800 系统的操作者手册的说明，对于阳性和阴性对照组，编码至少 4 位数来辨认重复使用对照组的条码，仅仅是为了工作流量的扩增和检测。

准备 cobas® 4800 HPV 工作主要的混合物：

为了保证一次运行进行 24 个测试，在一个管形瓶的 HPV MMX 中加入 240μl 的 HPV Mg/Mn（240 次测试是 0.5ml 的管形瓶）。

为了保证一次运行进行 96 个测试，在两个管形瓶的任意一个 HPV MMX 中加入 450μl 的 HPV Mg/Mn（960 次测试是 1.0ml 的管形瓶）。

把运行中的提取物板反复地安置到单链的磁性板上。

手动从提取物板转移 25μl 的洗脱物到微量滴定板对应的孔中。确保所有的位置都是正确的（例如，提取物板 A1 孔的洗脱液转移到微量滴定板的 A1 孔中），确保没有 MGP 携带到微量滴定板上。

按照 cobas® 4800 系统的操作者手册的指导密封微孔（滴定）板。

用浮桶式转头的离心机离心微量滴定板，1500g 5s。

把板转移到 cobas z 480 分析器上，开始扩增和检测运行。

当扩增和监测的运行完成以后，卸载 cobas z 480 分析器的微孔滴定板。

按照 cobas® 4800 系统的操作者手册的指导观察和接受结果。

(3) 质量控制：在每次运行当中，都包括一组 cobas® 4800 HPV 测试的阳性和阴性对照。对任意一次运行而言，必须从 cobas® 4800 软件中得到阳性和阴性对照的有效结果，以此来显示那次运行的可报告的 cobas® 4800 HPV 测试结果。

1）阳性对照：HPV(+) 对照结果必须是“有效的”。如果 HPV(+) 对照结果持续的无效，寻求技术帮助。

2）阴性对照：HPV(-) 对照结果必须是“有效的”。如果 HPV(-) 对照结果持续的无效，应寻求技术帮助。

9. 参考值　暂无。

10. 检验结果的解释

注意：所有的测试方法和有效的运行都是按照 cobas® 4800 软件完成的。

注意：一次有效的运行包括有效和无效的样本结果。

对于一次有效的运行，样本的结果见表 20-23 和表 20-24 中解释。

表 20-23　cobas® 4800 HPV 实验对检测有无 HPV DNA 存在的结果解释

cobas® 4800 HPV 实验	结果报告和解释
亚实验"高危 HPV 组"	
高危 HPV 阳性	阳性的高危 HPV 下列任意一个样本的 DNA，或者结合之后的 DNA 都是阳性的，高危的 HPV 亚型如下所示：16、18、31、33、35、39、45、51、52、56、58、59、66 和 68
高危 HPV 阴性	阴性的高危 HPV 16、18、31、33、35、39、45、51、52、56、58、59、66 和 68 亚型的 HPV 不能被检测到，或者在预定的阈值之下
无效的	无效的高危 HPV 结果是无效的。需要再次测试原始的标本为了得到有效的结果
失败的	没有结果的样本参照 cobas® 4800 系统的操作者手册的指导，观察运行的标志和建议的行为。为了得到有效的结果需要再次测试原始的标本
"高危 HPV 组和基因分型"的亚实验	
其他的高危 HPV 阳性，HPV16 阳性，HPV18 阳性	其他高危 HPV 阳性*、HPV16 阳性*、HPV18 阳性*、HPV16 和 18 两个亚型的 DNA 样本是阳性的，下列任意一个样本的 DNA，或者结合之后的 DNA 都是阳性的，高危的 HPV 亚型如下所示：31、33、35、39、45、51、52、56、58、59、66、68
其他的高危 HPV 阳性，HPV16 阳性，HPV18 阴性	其他高危 HPV 阳性*、HPV16 阳性*、HPV18 阴性*、HPV16 亚型的 DNA 样本是阳性的，下列任意一个样本的 DNA，或者结合之后的 DNA 都是阳性的，高危的 HPV 亚型如下所示：31、33、35、39、45、51、52、56、58、59、66、68。HPV18 亚型的 DNA 不能被检测到，或者在预定的阈值之下
其他的高危 HPV 阳性，HPV16 阴性，HPV18 阳性	其他高危 HPV 阳性*、HPV16 阴性*、HPV18 阳性*、HPV18 亚型的 DNA 样本是阳性的，下列任意一个样本的 DNA 或者结合之后的 DNA 都是阳性的，高危的 HPV 亚型如下所示：31、33、35、39、45、51、52、56、58、59、66 和 68。HPV16 亚型的 DNA 不能被检测到，或者在预定的阈值之下
其他的高危 HPV 阳性，HPV16 阴性，HPV18 阴性	其他高危 HPV 阳性*、HPV16 阴性*、HPV18 阴性*，下列任意一个样本的 DNA，或者结合之后的 DNA 都是阳性的，高危的 HPV 亚型如下所示：31、33、35、39、45、51、52、56、58、59、66 和 68。HPV16 和 18 两个亚型的 DNA 不能被检测到，或者在预定的阈值之下
其他的高危 HPV 阴性，HPV16 阳性，HPV18 阳性	其他高危 HPV 阴性*、HPV16 阳性*、HPV18 阳性*，18、31、33、35、39、45、51、52、56、58、59、66 和 68 亚型的 HPV 不能被检测到，或者在预定的阈值之下。HPV16 亚型的 DNA 样本是阳性的
其他的高危 HPV 阴性，HPV16 阴性，HPV18 阳性	其他高危 HPV 阴性*、HPV16 阴性*、HPV18 阳性*，16、31、33、35、39、45、51、52、56、58、59、66 和 68 亚型的 HPV 不能被检测到，或者在预定的阈值之下。HPV18 亚型的 DNA 样本是阳性的
其他的高危 HPV 阴性，HPV16 阳性，HPV18 阴性	其他高危 HPV 阴性*、HPV16 阳性*、HPV18 阳性*，31、33、35、39、45、51、52、56、58、59、66 和 68 亚型的 HPV 不能被检测到，或者在预定的阈值之下。HPV16 和 18 亚型的 DNA 样本是阳性的
其他的高危 HPV 阴性，HPV16 阴性，HPV18 阴性	其他高危 HPV 阴性*、HPV16 阴性*、HPV18 阳性*，阴性的高危 HPV 16、18、31、33、35、39、45、51、52、56、58、59、66 和 68 亚型的 HPV 不能被检测到，或者在预定的阈值之下
无效的	无效的高危 HPV 结果是无效的。为了得到有效的结果需要再次测试原始的标本
失败的	没有结果的样本参照 cobas® 4800 系统的操作者手册的指导，观察运行的标志和建议的行为。为了得到有效的结果需要再次测试原始的标本

* 阴性的结果不排除 HPV 感染的存在，因为这些结果依赖于足够的样本采集，不存在抑制剂及有足够的 DNA 供检测。

表 20-24　细胞学异常患者 cobas® 4800 HPV 测试的结果解释

结果	解释
其他高危的 HPV 阴性。HPV16 阴性，HPV18 阴性	有潜在的非常低的可能性≥ CIN2
其他高危的 HPV 阳性。HPV16 阴性，HPV18 阴性	有潜在的升高的可能性≥ CIN2，能够被阴道镜检测发现
HPV16 阳性和 / 或 HPV18 阳性	有潜在的最高的可能性≥ CIN2，能够被阴道镜检测发现

注：其他高危的 HPV DNA 包括 31、33、35、39、45、51、52、56、58、59、66 和 68 等亚型。

11. 检测方法的局限性　高危 HPV 的监测依赖于样本中存在的复制的数量，可能受样本采集方法、患者因素、感染的阶段和干扰物存在的影响。

cobas® 4800 HPV 测试中存在的 β- 球蛋白的扩增和监测是为了把 HPV 阴性的样本与由于样本的细胞数不够而不表现 HPV 信号的部分区别开来。所有的 HPV 的阴性样本必须与一个有效的 β- 球蛋白信号，以此可判定为有效的阴性物。

可信赖的结果依赖于足够的样本收集、运输、储存和处理等因素。按照药品说明书中的过程进行，药品说明书是有关 cobas® PCR 细胞收集介质和 cobas® 4800 系统操作者手册。

cobas® 4800 主要的混合物中加入 AmpErase 酶是为了确保选择性的扩增靶点的 DNA，然而，好的实验室操作技术和与药品说明书中指定的过程紧密的联合对于避免试剂的污染是必需的。

必须只限制那些对 PCR 技术和 cobas® 4800 系统的使用受过训练的工作人员使用此产品。

只有 cobas x 480 仪器和 cobas z 480 分析器对于使用本产品是有效的。没有其他的样本制备仪器或 PCR 系统能使用本产品。

由于技术之间存在固有的区别，建议在从一项技术转移到另一项技术之前，使用者在实验室内进行方法相关性的调查以此使得技术之间的差异缓和。

没有评估其他潜在的变量如阴道分泌物、月经棉塞的使用、冲洗等因素以及样本收集的变量方面的影响。

尽管人乳头瘤病毒的基因组的 DNA 的高度保守区很少有突变，可能会被 cobas® 4800HPV 测试的引物和 / 或探针掩盖，从而导致发现不了病毒。

PCR 抑制剂的存在可能会导致假阴性或无效结果。

当显示为粉色或清亮的褐色时候，宫颈的样本经常显示出全血可视的监测到的水平。这些样本在 cobas® 4800 系统上进行正常的处理。如果全血的浓度超过 PreservCyt 溶液和 cobas® PCR Cell Collection Media（细胞收集液）的宫颈的样本浓度的 2%（深红色或者褐色）时，这可能是得到了一个假阴性的结果。

在 SurePath 保存液中使用阴道湿润剂雷波仑经常伴随假阴性的结果。

12. 产品性能指标

（1）与 CE Mark Comparator HPV 测试的性能比较：实验对象为一群通过常规的宫颈癌筛查发现细胞学结果为意义不能明确的非典型鳞状细胞的 20 岁以上的妇女，评估 cobas® 4800 HPV 检测和 CE Mark Comparator HPV 检测对≥ CIN2 病变的临床敏感性和特异性。所有样本都是 PreservCyt 保存液中保存的宫颈脱落细胞样本。一共 1578 名受试对象，初始细胞学结果为 ASC-US，有阴道镜检查、有效的 HPV 检测结果和宫颈活检结果。以阴道镜下活检样本的中心病理结果作为疾病诊断标准。表 20-25 为 ASC-US 人群的测试结果，显示 cobas 4800 HPV Test 与对比检测方法的性能相媲美。为在 ASC-US 人群中检测的≥ CIN2 和≥ CIN3 病变。

表 20-25　cobas® 4800 HPV Test 和 CE Mark Comparator HPV 测试的性能比较

参数	cobas® 4800 HPV 测试		CE Mark HPV　测试	
	估计量	95%CI	估计量	95%CI
≥ CIN2				
敏感度（%）	90.0（72/80）	（81.5 ～ 94.8）	87.2（68.78）1	（78.0 ～ 92.9）
特异度（%）	70.5（1056/1498）	（68.1 ～ 72.7）	71.1（1056/1485）2	（68.8 ～ 73.4）
PPV（%）	14.0（72/514）	（12.8 ～ 15.3）	13.7（68/497）	（12.4 ～ 15.1）
NPV（%）	99.2（1056/1064）	（98.6 ～ 99.6）	99.1（1056/1066）	（98.3 ～ 99.5）
感染率（%）	5.1（80/1578）	（4.1 ～ 6.3）	5.0（78/1563）	（4.0 ～ 6.2）
≥ CIN3				
敏感度（%）	93.5（43/46）	（82.5 ～ 97.8）	91.3（42/46）	（79.7 ～ 96.6）
特异度（%）	69.3（1053/1017）	（66.9 ～ 71.5）	70.0（1062/1517）	（67.7 ～ 72.3）
PPV（%）	8.4（43/514）	（7.6 ～ 9.2）	8.5（42/497）	（7.6 ～ 9.4）
NPV（%）	99.7（1061/1064）	（99.2 ～ 99.9）	99.6（1062/1066）	（99.0 ～ 99.9）
感染率（%）	2.9（43/1578）	（2.2 ～ 3.9）	3.0（46/1563）	（2.2 ～ 3.9）

1）因重复测试导致的样本量不足，两例 ≥ CIN2 病例未能被 CE Mark Comparator HPV Test 所检测。

2）因重复测试导致的样本量不足，13 例 < CIN2 的病例未能被 CE Mark Comparator HPV Test 所检测。

对于 30 岁以上细胞学结果正常的妇女，cobas® 4800 HPV 检测结果阳性者，其发生 ≥ CIN2 宫颈病变的风险是 cobas® 4800 HPV 检测结果阴性者的 7.29 倍。表 20-26 显示了相对的危险评估和 95% 的置信区间。

表 20-26　30 岁以上细胞学正常的妇女发生宫颈疾病的相对风险（以病理学诊断 ≥ CIN2 为标准）

HPV 结果	引导程序评估	
	相对危险评估	95%CI*
阳性：阴性	7.29	（3.99 ～ 22.11）
16+/18+：阴性	13.71	（7.31 ～ 41.92）
16+/18+：12 种其他 HPV 亚型 +	2.51	（1.73 ～ 3.61）

*95% 是 2.5% 和 97.5% 基于 1000 个引导样本的引导 CI。

注：在任意的 1000 个引导样本中，0.5 被加入到患病对象估计数量的一个空单元中。

在 30 岁以上的妇女中，cobas® 4800 HPV 检测可被用于评估是否感染 HPV16 和 18 两个亚型。cobas® 4800 HPV 检测中 HPV16 和 / 或 HPV18 阳性者，发生 ≥ CIN2 宫颈病变的风险是 cobas® 4800 HPV 检测结果阴性者的 13.71 倍，是其他 12 种高危型别组阳性者的 2.51 倍。所有的例子中，95% 置信区间的最低值都大于 1，这说明在统计学上，HPV 检测阳性结果的患者具有更高的宫颈病变风险。

（2）NILM（≥ 30 岁）人群 - 性能评估：对于 NILM（≥ 30 岁）的人群，表 20-27 显示了 95%CI 时，cobas® 4800 HPV Test 检测的灵敏度和特异度，表 20-28 显示了验证偏差校正后的结果。

检出组织学结果 ≥ CIN2 病变的未校正灵敏度和特异度分别为 83.2%（109/131），95%CI（75.9% ～ 88.6%）和 60.4%（2492/4127），95%CI（58.9% ～ 61.9%）。检出组织学结果 ≥ CIN3 病变的未校正灵敏度和特异度分别为 90.0%（72/80），95%CI（81.5% ～ 94.8%）和 60.0%（2506/4178），95%CI（58.5% ～ 61.5%）。

验证偏差校正后对 ≥ CIN2 和 ≥ CIN3 病变的灵敏度分别为 34.5%（95%CI 22.1% ～ 61.4%）和 51.2%（95%CI 29.3% ～ 94.4%）。验证偏差校正后对 ≥ CIN2 和 ≥ CIN3 病变的特异度分别为 93.6%（95%CI 93.3% ～ 93.9%）和 93.5%（95%CI 93.2% ～ 93.8%）。

表 20-27　≥ 30 岁 NILM 人群的 cobas® 4800 HPV Test 的性能（未校正估计）

CPR 诊断	性能	估计	95%CI
≥ CIN2	灵敏度（%）	83.2（109/131）	（75.9 ～ 88.6）
	特异度（%）	60.4（2492/4127）	（58.9 ～ 61.9）
	PPV（%）	6.3（109/1744）	（5.8 ～ 6.8）
	NPV（%）	99.1（2492/2514）	（98.7 ～ 99.4）
	感染率（%）	3.1（131/4258）	（2.6 ～ 3.6）
≥ CIN3	灵敏度（%）	90.0（72/80）	（81.5 ～ 94.8）
	特异度（%）	60.0（2506/4178）	（58.5 ～ 61.5）
	PPV（%）	4.1（72/1744）	（3.8 ～ 4.5）
	NPV（%）	99.7（2506/2514）	（99.4 ～ 99.8）
	感染率（%）	1.9（80/4258）	（1.5 ～ 2.3）

（3）分析特异性：用 cobas® 4800 HPV 测试一组细菌、真菌和病毒，包括那些经常在女性生殖泌尿道中出现的，以及被分类为低危险或不确定的危险的多种人乳头瘤病毒类型来评估分析的特异性。表中等记的有机物都以高浓度（≥ 1×10^3 单位 / 反应）加入 HPV 阴性的 PreservCyt 溶液的样本中，把 HPV31、HPV16 和 HPV18 质粒的 DNA 加入 HPV 阴性的 PreservCyt 溶液的样本中通过测量 3 次临床相关测量范围（医疗判断点）。这些结果说明这些有机生物中没有一个干扰了 HPV31、HPV16 和 HPV18 质粒的 DNA 的检测或者在 HPV 阴性的样本中形成假阳性的结果。

表 20-28　特异性测试选择的有机物种类

消色杆菌干燥病	1- 型单纯疱疹病毒	葡萄球菌
不动细菌属	2- 型单纯疱疹病毒	葡萄球菌
鲁沃夫不动杆菌	人类免疫缺隔病毒（HIV-1）	葡萄球菌
不动杆菌属基因型群 3	从血、骨、关节及咽喉感染和正常黏膜培养中分离的一个菌种	化脓性链球菌
放线菌属	肺炎克雷伯杆菌	血链球菌
腺病毒	嗜酸乳酸杆菌	肉瘤病毒 40
绿色气球菌	乳酸杆菌	梅毒螺旋体

续表

粪产碱杆菌	德氏乳杆菌	阴道毛滴虫
苏芸金芽孢杆菌	詹氏乳杆菌	尿素分解尿素原体
脆弱类杆菌	乳酸杆菌	小韦荣球菌
解尿素拟杆菌	乳酸乳球菌	副溶血性弧菌，副溶血性弧菌
长双歧杆菌	嗜肺性军团病杆菌	Weissella paramesenteroides
	藤黄色微球菌	小肠结肠炎耶尔森菌
双歧杆菌属	柯氏动弯杆菌	人乳头瘤病毒 6
空肠弯曲杆菌	奥斯陆莫拉杆菌	人乳头瘤病毒 11
白色念珠菌	摩根菌	人乳头瘤病毒 26
沙眼衣原体	鸟型分枝杆菌	人乳头瘤病毒 40
紫色杆菌	耻垢分枝杆菌	人乳头瘤病毒 42
枸橼酸细菌属	生殖器支原体	人乳头瘤病毒 54
产气荚膜梭状芽孢杆菌	人型支原体	人乳头瘤病毒 55B
棒状杆菌	淋病奈瑟菌	人乳头瘤病毒 61
细胞巨化病毒	脑膜炎奈瑟菌血清群 A	人乳头瘤病毒 62
啮蚀艾肯菌	出血败血性巴斯德菌	人乳头瘤病毒 64
阴沟肠杆菌	乳酸片球菌	人乳头瘤病毒 67
粪肠球菌	消化链球菌属	人乳头瘤病毒 69
屎肠球菌	短小棒状杆菌	人乳头瘤病毒 70
EB 病毒	奇异变形杆菌	人乳头瘤病毒 71
丹毒丝菌属	普通变形杆菌	人乳头瘤病毒 72
大肠埃希杆菌	斯氏普罗威登斯菌	人乳头瘤病毒 73
美洲爱文菌	绿脓假单胞菌	人乳头瘤病毒 81
梭形杆菌属	瘤胃球菌属	人乳头瘤病毒 82
兼性双球菌属	明尼苏达沙门菌	人乳头瘤病毒 83
阴道加德菌	黏质沙雷菌	人乳头瘤病毒 84
杜克雷嗜血杆菌	金黄色酿脓葡萄球菌	人乳头瘤病毒 89
乙型肝炎病毒	表皮葡萄球菌	

第三节　肿瘤个体化诊断试剂及耗材

一、表皮生长因子受体基因突变检测

（一）概述

表皮生长因子受体（epidermal growth factor receptor，EGFR）是原癌基因 *C-erbB-1*（*HER-1*）的表达产物，定位于细胞膜上，是一种对肿瘤细胞的繁殖、生长、修复和存活等起着重要作用的膜蛋白。现研究发现 EGFR 主要通过 RAS-Raf-MAPK 和 PIK3CA-PKC-IKK 等途径将信号传递至细胞核，EGFR 信号传递的异常是导致多种肿瘤发生的原因。

EGFR 的突变主要发生在胞内酪氨酸激酶（TK）区域的前 4 个外显子上（18 ～ 21），目前发现的 TK 区域突变有 30 多种。缺失突变主要发生在外显子 19 上，最常见的是 del E746-A750，替代突变最常见的是发生在外显子 21 上的 L858R，复制或插入突变发生在外显子 20 上。发生在外显子 20 的替代突变 T790M 为耐药突变，研究还发现 L858Q、D761Y、T854A 等耐药突变。

EGFR-TKI 的有效性也因突变类型而不同，外显子 19 缺失突变的有效率为 81%，L858R 的有效率为 71%，G719X 的 56%。吉非替尼初期有效的全部患者，在后期均产生耐药性。其中 50% 患者是在 19 外显子缺失或 L858R 点突变等敏感突变的基础上，又发生了第 790 位密码子苏氨酸向蛋氨酸的突变（T790M）。研究发现有 1% ～ 3% 的患者在 TKI 治疗前即存在 T790M，即原发耐药，这种情况下 TKI 治疗难以有效。

（二）临床意义

预测药物疗效：EGFR 是 HER/Erb-B 家族信号通路的首要蛋白，吉非替尼、厄洛替尼等小分子 TKI 进入细胞内，直接作用于 EGFR 胞内的激酶区，干扰 ATP 合成，抑制酪氨酸激酶的活性，阻断激酶的自身磷酸化及底物的磷酸化，彻底阻断异常的酪氨酸激酶信号传导，从而阻止配体介导的受体及下游信号通路的激活，阻滞细胞在 G_1 期，促进凋亡，抑制新生血管形成、侵袭和转移，达到治疗的作用。小分子 TKI 的疗效与 *EGFR* 基因突变密切相关，是 TKI 疗效预测因子。

预后评价：根据是否使用 EGFR-TKI 对肺癌切除后患者进行预后分析，*EGFR* 敏感性突变并服用 TKI 的患者至少在单因素分析中有预后良好的趋势。但是，*EGFR* 基因突变与女性、非吸烟者等这些传统的预后良好因子有交叉，只分析基因突变进行预后评价几乎是不可能的。

（三）检测方法

1. 扩增阻滞突变系统（ARMS）-PCR 法 该方法用于对已知突变基因进行检测。该方法通过设计两个 5′ 端引物，一个与正常 DNA 互补，一个与突变 DNA 互补，对于纯合性突变，分别加入这两种引物及 3′ 端引物进行两个平行 PCR，只有与突变 DNA 完全互补的引物才可延伸并得到 PCR 扩增产物。如果错配位于引物的 3′ 端则导致 PCR 不能延伸。这种方法的检测灵敏度高，可检测肿瘤中突变比例为 1% 的突变基因，缺点是如果检测的突变位点类型较多，需要的 ARMS 引物越多，容易出现非特异性结合。

2. 高分辨率熔解曲线法 这种方法是一种基于 PCR 新型技术，用于检测基因变异包括未知的基因变异、单核苷酸多态性以及基因甲基化。HRM 是基于在加热过程中双链变性为单链的原则。DNA 双链体的熔解温度差异反映了基因的变异。双链 DNA 片段在其特定的温度熔解，熔解的温度由片段的 CG 含量、序列组成、长度及一个和多个杂合碱基决定。用 DNA 嵌合的染料可以看到任何双链片段的熔解峰图，在有荧光嵌合染料的情况下 PCR 扩增片段，扩增后的产物通过一个快速的可控的加热处理开始熔解。荧光水平在升温的过程中实时监测，染料随着双链 DNA 的熔解，荧光信号逐渐减少。这种方法的优点是灵敏度高，特异性好，缺点是通过熔解曲线图不能判断某一特异性的变异体。

3. Sanger 测序法 Sanger 测序法即双脱氧链终止法（chain termination method），利用一种 DNA 聚合酶来延伸结合在待定序列模板上的引物。直到掺入一种链终止核苷酸为止。每一次序列测定由一套 4 个单独的反应构成，每个反应含有所有 4 种脱氧核苷酸三磷酸（dNTP），并混入限量的一种不同的双脱氧三磷酸核苷（ddNTP）。由于 ddNTP 缺乏延伸所需要的 3-OH 基团，使延长的寡聚核苷酸选择性地在 G、A、T 或 C 处终止。终止点由反应中相应的双脱氧而定。每一种 dNTP 和 ddNTP 的相对浓度可以调整，使反应得到一组长几百至几千碱基的链终止产物。它们具有共同的起始点，但终止在不同的核苷酸上，可通过高分辨率变性凝胶电泳分离大小不同的片段，凝胶处理后可用 X 线胶片放射自显影或非同位素标记进行检测。这种方法可以检测未知的突变，缺点是灵敏度低。

4. PNA-clam 法 这种方法是通过 PNA 与野生型基因的强力结合来抑制野生型基因的扩增，以达到突变基因优先扩增的目的。这种方法的灵敏度高，特异性好，缺点是价格比较高。

（四）检测试剂介绍

下文以人 *EGFR* 基因突变检测试剂盒（Taqman-ARMS 法）为例进行介绍。

1. 包装规格 12 个测试 / 盒。

2. 预期用途 本试剂盒用于检测恶性非小细胞肺癌（NSCLC）患者癌组织中表皮生长因子受体（EGFR）基因的热点突变情况，可定性检测非小细胞肺癌（NSCLC）组织细胞中 *EGFR* 基因外显子 18（G719A、G719S、G719C）、外显子 19（E746-A750del-1、E746-A750del-2、G746-S752 ＞ V、L747-E749del、L747-P753 ＞ S、L747-T751del、L747-A750 ＞ P、L747-S752del、L747-T751del、L747-T751 ＞ P）、外显子 20（T790M、S768I、H773-V774insH、D770-N771insG、V769-D770ins ASV）、外显子 21（L858R、L861Q）的突变。

EGFR 基因突变情况与靶向 EGFR 的酪氨酸激酶抑制剂，如吉非替尼和厄洛替尼等药物的治疗疗效相关。临床研究证实通常如 *EGFR* 19 外显子缺失和 21 外显子突变的患者对这些药物（酪氨酸激酶抑制剂）治疗有效，无突变者预后不良；而 T790M 位点突变则会对这些药物产生耐药。

3. 检测原理 本试剂盒基于实时荧光定量 PCR 平台，利用 ARMS（amplification refractory mutation system）扩增技术对特定突变进行富集扩增和利用 Taqman-MGB 探针在 3′ 端具有小沟结合分子（minor groove binder，MGB），5′ 端含有荧光报告基团，3′ 端含有荧光淬灭基团等特性进行特异性检测。根据 *Taq* DNA 聚合酶无 3′ 端到 5′ 端外切酶活性，不能修正引物 3′ 端碱基错配的特性，设计 ARMS 特异性引物使其 3′ 末端匹配突变碱基及加入倒数第三位的错配碱基，阻滞野生型模板扩增，特异偏向扩增突变模板，放大突变模板含量，结合识别突变位点的 Taqman-MGB 探针，通过荧光信号释放，鉴别特定突变位点存在。

4. 主要组成成分　本试剂盒采用八联管设计，主要组成包含 12 条八联管、3 个透明离心管。每条八联管从上至下分别对应检测 E19-del、E20-ins、G719X、T790M、L858R、L861Q、S768I 和对照（对应突变类型见附表），3 个透明离心管分别为 DNA 聚合酶、纯化水和阳性质控品；八联管中每反应孔内均含有 10μl 反应液，主要成分包含 0.2 ～ 1μmol/L 引物、0.1 ～ 0.2μmol/L 探针、0.35mmol/L dNTP、3.75mmol/L 氯化镁和纯化水等；其中突变位点孔内反应液为相应的突变检测试剂和内标试剂，突变由 FAM 信号指示，内标由 HEX 信号指示，对照孔内反应液为外控试剂，由 FAM 信号指示（表 20-29）。

表 20-29　试剂盒组分

编号	组分名称			试剂盒规格	说明	
		位点	体积（μl）		信号说明	八联管方向
1	八联管	E19-del	10	12 条	荧光信号：FAM，HEX	
		E20-ins	10		荧光信号：FAM，HEX	
		G719X	10		荧光信号：FAM，HEX	
		T790M	10		荧光信号：FAM，HEX	
		L858R	10		荧光信号：FAM，HEX	
		L861Q	10		荧光信号：FAM，HEX	
		S768I	10		荧光信号：FAM，HEX	
		对照	10		荧光信号：FAM	
2	DNA 聚合酶			1 管（24μl）	浓度：5U/μl	
3	纯化水			1 管（1000μl）	用途：①作为反应体系的缓冲液；②作为 NTC 的模板；③作为样本稀释液	
4	阳性质控品			1 管（70μl）	E19 阳性质粒、E20 阳性质粒、G719X 阳性质粒、T790M 阳性质粒、L858 阳性质粒、L861Q 阳性质粒、S768I 阳性质粒及 Tris-HCl、EDTA 和纯化水等基质	

5. 储存条件及有效期　-20℃ ±3℃避光储存，避免反复冻融；有效期为 6 个月。

开封使用时可在 4℃ ±1℃环境暂放，不得超出 48h，否则请及时放置 -20℃避光储存。

6. 适用仪器　LightCycler@ 480、ABI PRISM 7900HT Fast。

7. 样本要求

(1) 类型：石蜡包埋病理组织或切片、新鲜标本、冰冻病理切片、穿刺样本。

(2) 商业化的试剂盒来提取人类基因组 DNA，所提 DNA 需用紫外分光光度计（微量核酸定量仪）测定浓度，其 A_{260}/A_{280} 在 1.8 ～ 2.2。提取完的 DNA 建议立即进行检测，否则请于 -20℃以下保存，保存时间不要超过 6 个月。

(3) 在体病变组织中取样时应确定含有肿瘤病变组织。

(4) 包埋病理组织或切片样品应确定含有肿瘤病变细胞，所取部分尽量在蜡块中部。

(5) 石蜡包埋病理组织或切片样品一般选择保存尚未超过 2 年的样品；所用新鲜病变组织、穿刺组织、冰冻病理组织或切片样品一般选择保存尚未超过 2 年的样品。

8. 检测方法　在每次 PCR 反应中，样本需与阳性质控品、无模板对照共同进行分析。

(1) 微量核酸定量仪检测待测样品的基因组 DNA 浓度，并使用纯化水对样品 DNA 进行稀释，浓度均稀释至 5ng/μl，包括石蜡包埋病理组织或切片提取的样品 DNA 和新鲜病变组织、冷冻病理组织或切片、穿刺组织提取的样品 DNA。

(2) 检测样品数量及实验设计，取对应检测需要的八联管，与 DNA 聚合酶、纯化水、阳性质控品及稀释后的样品 DNA 一起放置于冰上或 4℃冰箱中。

(3) 将八联管、阳性质控品及样品混匀后微离心，置于冰上；DNA 聚合酶和纯化水微离心后置于冰上。

(4) 反应体系进行配制，每个样品、阳性质控及 NTC 各配制一个混合液 MIX（表 20-30）。

表 20-30　配液组分

加入组分	体积（μl）	8.2 倍后体积（μl）
DNA 聚合酶	0.2	1.64
纯化水	7.8	63.96
样品 DNA/ 阳性质控品 / 纯化水	2	16.4
总体积	10	82

(5) 轻取八联管，固定至加样板上，不得剧烈晃动，并轻轻揭开八联管管盖。

(6) 将混合液 MIX 分别加入对应的八联管中，每孔加入 10 μl，一个混合液 MIX 对应一条八联管，然后小心盖上八联管管盖。加样完成的八联管轻轻混匀后微离心。

(7) 将八联管放入 PCR 仪中，按照加样布局排列。

(8) 打开仪器窗口，按照表 20-31 反应程序，设置仪器运行程序，设置完成后运行 PCR，将此程序保存为模板；运行同时设置加样排版，保存试验名称等以便数据的完整记录。

表 20-31　PC 扩增程序设置

预变性	扩增		冷却
95℃	(1) 95℃ 20s	45 次循环	40℃
5min	(2) 63℃ 40s（末端检测 FAM/HEX）		10s

9. 检验结果的解释　实验结束以后，按以下步骤进行分析、判定：

(1) 运行无模板对照（NTC）时，若信号无曲线升起，说明实验无污染，可继续分析实验情况。若 C_t 值≥ 40.0 时，有微弱的扩增，对实验的影响极微，可以继续分析实验情况。

(2) 运行阳性质控品分析，所有阳性质控位点的 C_t 值≤ 30.0，说明实验体系正常，可继续分析实验结果；其 C_t 值也可能会由于不同仪器的不同阈值设置而发生波动。

(3) 运行对照的 C_t 值计算，在 FAM 通道，若 C_t 值≤ 35.0，说明样本正常，可以继续分析；若 C_t 值＞ 35.0，则说明样本 DNA 降解严重，不适合实验。

(4) 运行 HEX 通道内标分析，样品的内标信号均应有曲线升起，说明实验正常；若无信号升起或部分无信号升起，说明加入的 DNA 含有 PCR 抑制剂或 DNA 加入量不够，需要重提 DNA 后再检测或增加 DNA 用量后再检测，但如果管内 FAM 有信号，可能是由于突变序列的扩增抑制了内标序列的扩增，结果仍然可信。

(5) 有效扩增曲线的定义及要求：典型扩增曲线具有 3 种典型时期，早期背景扩增期、中期指数扩增期（升高）和晚期的平台期，曲线整体形状呈 S 形。有效扩增曲线至少需要早期背景扩增期和中期指数扩增，曲线呈正常 S 形扩增趋势，方可计算曲线 C_t 值；其余曲线视为无效曲线，不予计算。

(6) 在 FAM 通道中运行突变位点 C_t 的计算，根据每个位点的 C_t 值及有无扩增曲线，判定对应位点突变情况，具体结果判定见表 20-32。

表 20-32　结果判定

	E19-del	E20-ins	G719X	T790M	L858R	L861Q	S768I
阳性	曲线呈 S 形且 C_t ≤ 38.0	曲线呈 S 形且 C_t ≤ 38.0	曲线呈 S 形且 C_t ≤ 38.0	曲线呈 S 形且 C_t ≤ 38.0	曲线呈 S 形且 C_t ≤ 38.0	曲线呈 S 形且 C_t ≤ 38.0	曲线呈 S 形且 C_t ≤ 38.0
阴性	无扩增曲线或 C_t ≥ 40.0	无扩增曲线或 C_t ≥ 40.0	无扩增曲线或 C_t ≥ 40.0	无扩增曲线或 C_t ≥ 40.0	无扩增曲线或 C_t ≥ 40.0	无扩增曲线或 C_t ≥ 40.0	无扩增曲线或 C_t ≥ 40.0
可疑阳性	$38 < C_t < 40$	$38 < C_t < 40$	$38 < C_t < 40$	$38 < C_t < 40$	$38 < C_t < 40$	$38 < C_t < 40$	$38 < C_t < 40$

10. 检测方法的局限性　本试剂盒检测结果仅供临床参考，不得作为临床诊治的唯一依据。本试剂盒检测的位点已覆盖＞ 95%*EGFR* 基因热点突变比例，非热点突变位点有漏检的可能性。

11. 产品性能指标

(1) 试剂盒内试剂融化后目测，其结果应为八联管中为淡红色的清澈液体，无沉淀、悬浮物和絮状物；透明离心管中为清澈透明的液体，无沉淀、悬浮物和絮状物。

(2) 检测分别含有 20 种突变类型的 20 份阳性参考品，阳性参考品符合率应为 100%。

(3) 检测 10 份野生型阴性参考品，阴性参考品符合率应为 100%，检测除了对应突变点以外的其他突变点阳性参考品，应不得检出。

(4) 在 10ng 野生型基因组 DNA 背景下，对突变 DNA 含量为 5% 的检测限参考品能准确检出。

(5) 对同一份重复性参考品进行重复检测，结果应一致，均为阳性。

(6) 临床研究以测序对照，研究表明本试剂盒检测结果与测序结果的总符合率为 98.79%。

二、*KRAS* 基因突变检测

（一）概述

哺乳动物基因组中普遍存在三种 RAS 癌基因家族成员：H-RAS、K-RAS 和 N-RAS，这三种基因编码的蛋白质大约有 90% 的氨基酸同源序列，分子质量均为 21kDa，故称 RASp21 蛋白，其在功能上与 G 蛋白相似，可与二磷酸尿苷 (GDP) 结合为非活性状态，与三磷酸尿苷 (GTP) 结合为活性状态，RASp21 蛋白自身具有弱 GTPase 活性，位于细胞膜内侧参与跨膜信号传递作用。*KRAS* 基因是 RAS 基因家族中三种癌基因的一种，位于 12 号染色体上，含有 4 个编码外显子和 1 个 5′ 端非编码外显子，共同编码含 189 个氨基酸的 RAS 蛋白。KRAS 是表皮生长因子受体功能信号的下游分子，属膜结合型 GTP/GDP 结合蛋白，通过 GTP 和 GDP 的相互转化作用有节制的调节 *KRAS* 基因对信号系统的开启和关闭，传递细胞生长分化信号。

KRAS 基因突变发生在肿瘤恶变的早中期，并且原发灶和转移灶的 *KRAS* 基因状态基本保持一致。当 *KRAS* 基因催化活性区突变时，该基因永久活化，不能产生正常的 RAS 蛋白，导致 RAS 蛋白不能依赖 EGFR 受体激活而持续活化，造成 RAS 信号通路的异常活化，影响细胞的生长、增殖和分化，促进细胞的恶性转化，导致细胞增殖时空而癌变。*KRAS* 基因最常见的突变方式为点突变，90% 的 *KRAS* 基因突变位于 2 号外显子的第 12 和 13 密码子位点，另有 1% ～ 4% 为第 61 和 146 密码子突变。其中结直肠中第 12 密码子（约 82%）是最常见的突变位点。一般中国人群样本检测数据 G12A 高于 G12S/C，西方人群相反。

（二）临床意义

西妥昔单抗和帕尼单抗均通过直接抑制 EGFR 从而发挥抗肿瘤的作用，在结直肠癌和头颈癌的靶向治疗中都有肯定的效果。西妥昔单抗治疗的有效性受其下游基因 *KRAS* 状态的影响，突变型的 *KRAS* 无需接受上游 *EGFR* 信号即能够自动活化该通路并启动下游信号的转导。因此只有 *KRAS* 基因野生型的患者才能从抗 EGFR 的治疗中获益，而突变型的患者则不能。

（三）检测方法

目前比较成熟的检测方法有扩增阻滞突变系统 -PCR 法、高分辨率熔解曲线法、Sanger 测序法和 PNA-dam 法，参见前文。

（四）检测试剂介绍

下文以人类 *KRAS* 基因 7 种突变检测试剂盒（PCR- 熔解曲线法）为例进行介绍。

1. 包装规格　12 个测试 / 盒。

2. 预期用途　本试剂盒用于检测大肠癌患者癌组织中 *KRAS* 基因的热点突变情况，可定性检测 *KRAS* 基因外显子 2 中第 12 密码子 [G12S(34G ＞ A)、G12R(34G ＞ C)、G12C(34G ＞ T)、G12D(35G ＞ A)、G12A(35G ＞ C)、G12V(35G ＞ T)] 和 13 密码子 [G13D(38G ＞ A)] 的 7 个热点突变位点。

大肠癌患者中 *k-ras* 基因突变率为 35% ～ 40%，主要发生在 12、13 位密码子。*KRAS* 基因无突变患者可从西妥昔单抗和帕尼单抗等靶向 EGFR 信号通路的单抗类药物获益，《美国国立癌症综合网络 (NCCN) 结直肠癌临床实践指南》指出：一是所有转移性结直肠癌患者都应检测 *K-ras* 基因状态；二是只有 *K-ras* 野生型患者才建议接受 EGFR 抑制剂如西妥昔单抗和帕尼单抗治疗。

3. 检测原理 本试剂盒基于实时荧光定量PCR平台，利用ARMS扩增技术对特定突变进行富集扩增和利用Taqman-MGB探针在3′端具有小沟结合分子（minor groove binder，MGB），5′端含有荧光报告基团，3′端含有荧光淬灭基团等特性进行特异性检测。根据*Taq* DNA聚合酶无3′端到5′端外切酶活性，不能修正引物3′端碱基错配的特性，设计ARMS特异性引物使其3′末端匹配突变碱基及加入倒数第三位的错配碱基，阻滞野生型模板扩增，特异偏向扩增突变模板，放大突变模板含量，结合识别突变位点的Taqman-MGB探针，通过荧光信号释放，鉴别特定突变位点存在。

4. 主要组成成分 本试剂盒采用八联管设计，主要组成包含12条八联管、3个透明离心管。每条八联管从上至下分别对应检测G12S、G12R、G12C、G12D、G12A、G12V、G13D和对照（对应突变类型见附表），3个透明离心管分别为DNA聚合酶、纯化水和阳性质控品；八联管中每反应孔内均含有10μl反应液，主要成分包含0.2～1μmol/L引物、0.1～0.2μmol/L探针、0.35mmol/L dNTP、3.75mmol/L氯化镁和纯化水等；其中突变位点孔内反应液为相应的突变检测试剂和内标试剂，突变由FAM信号指示，内标由HEX信号指示，对照孔内反应液为外控试剂，由FAM信号指示（表20-33）。

表20-33 试剂盒组分

编号	组分名称			试剂盒规格	说明	
		位点	体积（μl）		信号说明	八联管方向
1	八联管	G12S	10	12条	荧光信号：FAM，HEX	
		G12R	10		荧光信号：FAM，HEX	
		G12C	10		荧光信号：FAM，HEX	
		G12D	10		荧光信号：FAM，HEX	
		G12A	10		荧光信号：FAM，HEX	
		G12V	10		荧光信号：FAM，HEX	
		G13D	10		荧光信号：FAM，HEX	
		对照	10		荧光信号：FAM	
2	DNA聚合酶			1管（24μl）	浓度：5U/μl	
3	纯化水			1管（1000μl）	用途：①作为反应体系的缓冲液；②作为NTC的模板；③作为样本稀释液	
4	阳性质控品			1管（70μl）	G12S阳性质粒、G12R阳性质粒、G12C阳性质粒、G12D阳性质粒、G12A阳性质粒、G12V阳性质粒、G13D阳性质粒及Tris-HCl、EDTA和纯化水等基质	

5. 储存条件及有效期 -20℃±3℃避光储存，避免反复冻融；有效期为6个月。

开封使用时可在4℃±1℃环境暂放，不得超出48 h，否则请及时放置在-20℃避光储存。

6. 适用仪器 LightCycler@ 480、ABI PRISM 7900HT Fast。

7. 样本要求

（1）检测样本类型：石蜡包埋病理组织或切片、新鲜标本、冰冻病理切片、穿刺样本。

（2）商业化的试剂盒来提取人类基因组DNA，所提DNA需用紫外分光光度计（微量核酸定量仪）测定浓度，其A_{260}/A_{280}在1.8～2.2内。提取完的DNA建议立即进行检测，否则请于-20℃以下保存，保存时间不要超过6个月。

（3）鲜病变组织中取样应确定含有肿瘤病变组织。

（4）包埋病理组织或切片样品应确定含有肿瘤病变细胞，所取部分尽量在蜡块中部。

（5）所用石蜡包埋病理组织或切片样品一般选择保存尚未超过2年的样品；所用新鲜病变组织、穿刺组织、冰冻病理组织或切片样品一般选择保存尚未超过2年的样品。

8. 检测方法　在每次 PCR 反应中，样本需与阳性质控品、无模板对照共同进行分析。

(1) 微量核酸定量仪检测待测样品的基因组 DNA 浓度，并使用纯化水对样品 DNA 进行稀释，浓度均稀释至 5ng/μl，包括石蜡包埋病理组织或切片提取的样品 DNA 和新鲜病变组织、冷冻病理组织或切片、穿刺组织提取的样品 DNA。

(2) 检测样品数量及实验设计，取对应检测需要的八联管，与 DNA 聚合酶、纯化水、阳性质控品及稀释后的样品 DNA 一起放置于冰上或 4℃冰箱中。

(3) 将八联管、阳性质控品及样品混匀后微离心，置于冰上；DNA 聚合酶和纯化水微离心后置于冰上。

(4) 按表 20-34 的反应体系进行配制，每个样品、阳性质控及 NTC 各配制一个混合液 MIX。

表 20-34　配液组分

加入组分	体积 (μl)	8.2 倍后体积 (μl)
DNA 聚合酶	0.2	1.64
纯化水	7.8	63.96
样品 DNA/ 阳性质控品 / 纯化水	2	16.4
总体积	10	82

(5) 轻取八联管，固定至加样板上，不得剧烈晃动，并轻轻揭开八联管管盖。

(6) 将混合液 MIX 分别加入对应的八联管中，每孔加入 10 μl，一个混合液 MIX 对应一条八联管，然后小心盖上八联管管盖。加样完成的八联管轻轻混匀后微离心。

(7) 将八联管放入 PCR 仪中，按照加样布局排列。

(8) 打开仪器窗口，反应程序见表 20-30，设置仪器运行程序，设置完成后运行 PCR，将此程序保存为模板；运行同时设置加样排版，保存试验名称等以便数据的完整记录。

9. 检测结果的解释　实验结束以后，按以下步骤进行分析、判定：

(1) 运行无模板对照 (NTC) 时，若信号无曲线升起，说明实验无污染，可继续分析实验情况。若 C_t 值≥ 40.0 时，有微弱的扩增，对实验的影响极微，可以继续分析实验情况。

(2) 运行阳性质控品分析，所有阳性质控位点的 C_t 值≤ 30.0，说明实验体系正常，可继续分析实验结果；其 C_t 值也可能会由于不同仪器的不同阈值设置而发生波动。

(3) 运行对照的 C_t 值计算，在 FAM 通道，若 C_t 值≤ 35.0，说明样本正常，可以继续分析；若 C_t 值＞ 35.0，则说明样本 DNA 降解严重，不适合实验需要。

(4) 运行 HEX 通道内标分析，样品的内标信号均应有曲线升起，说明实验正常；若无信号升起或部分无信号升起，说明加入的 DNA 含有 PCR 抑制剂或 DNA 加入量不够，需要重提 DNA 后再检测或增加 DNA 用量后再检测，但如果管内 FAM 有信号，可能是由于突变序列的扩增抑制了内标序列的扩增，结果仍然可信。

(5) 有效扩增曲线的定义及要求：典型扩增曲线具有 3 种典型时期，早期背景扩增期、中期指数扩增期（升高）和晚期的平台期，曲线整体形状呈 S 形。有效扩增曲线至少需要早期背景扩增期和中期指数扩增，曲线呈正常 S 形扩增趋势，方可计算曲线 C_t 值；其余曲线视为无效曲线，不予计算。

(6) 在 FAM 通道中运行突变位点 C_t 的计算，根据每个位点的 C_t 值及有无扩增曲线，判定对应位点突变情况，具体结果判定见表 20-35。

表 20-35　结果判定

	G12S	G12R	G12C	G12D	G12A	G12V	G13D
阳性	曲线呈 S 形且 C_t ≤ 38.0	曲线呈 S 形且 C_t ≤ 38.0	曲线呈 S 形且 C_t ≤ 38.0	曲线呈 S 形且 C_t ≤ 38.0	曲线呈 S 形且 C_t ≤ 38.0	曲线呈 S 形且 C_t ≤ 38.0	曲线呈 S 形且 C_t ≤ 38.0
阴性	无扩增曲线或 C_t ≥ 40.0	无扩增曲线或 C_t ≥ 40.0	无扩增曲线或 C_t ≥ 40.0	无扩增曲线或 C_t ≥ 40.0	无扩增曲线或 C_t ≥ 40.0	无扩增曲线或 C_t ≥ 40.0	无扩增曲线或 C_t ≥ 40.0
可疑阳性	38 ＜ C_t ＜ 40	38 ＜ C_t ＜ 40	38 ＜ C_t ＜ 40	38 ＜ C_t ＜ 40	38 ＜ C_t ＜ 40	38 ＜ C_t ＜ 40	38 ＜ C_t ＜ 40

10. 检测方法的局限性 本试剂盒检测结果仅供临床参考，不得作为临床诊治的唯一依据。本试剂盒检测的位点已覆盖＞95%*KRAS*基因热点突变比率，非热点突变位点有漏检的可能性。

11. 产品性能指标

(1) 试剂盒内试剂融化后目测，其结果应为八联管中为淡红色的清澈液体，无沉淀、悬浮物和絮状物；透明离心管中为清澈透明的液体，无沉淀、悬浮物和絮状物。

(2) 检测分别含有20种突变类型的20份阳性参考品，阳性参考品符合率应为100%。

(3) 检测10份野生型阴性参考品，阴性参考品符合率应为100%，检测除了对应突变点以外的其他突变点阳性参考品，应不得检出。

(4) 在10ng野生型基因组DNA背景下，对突变DNA含量为5%的检测限参考品能准确检出。

(5) 对同一份重复性参考品进行重复检测，结果应一致，均为阳性。

(6) 临床研究以测序对照，研究表明本试剂盒检测结果与测序结果的总符合率为98.79%。

三、*BRAF*基因突变检测

（一）概述

*BRAF*是一种癌基因，全名为鼠类肉瘤滤过性毒菌致癌同源体B1，是RAF家族的成员之一，该家族还包括*ARAF*和*CRAF*基因，其位于7q34，大约190kb，编码783个氨基酸的蛋白，为一种丝/苏氨酸特异性激酶，是RAS-RAF-MEK-ERK-MAPK信号通路重要的转导因子，参与调控细胞内多种生物学事件，如细胞生长、分化和凋亡等。

*BRAF*基因突变导致部分*KRAS*野生型患者对抗EGFR抗体或EGFR酪氨酸激酶抑制剂类靶向药物耐药。*BRAF*基因的检测不仅可以深入了解癌基因的情况，更重要的是筛选出针对抗EGFR靶向药物有效的肿瘤患者，帮助医生选择对肿瘤患者最有效的治疗方法，从而真正实现肿瘤患者的个体化治疗，还能大幅减少相关治疗费用和副作用。*BRAF*野生型患者建议接受EGFR抑制剂如爱必妥和维克替比的治疗；如果*BRAF*基因发生了突变，则不建议患者使用此类药物进行分子靶向治疗。

（二）临床意义

(1) BRAF是位于KRAS下游及联信号通路上的一个重要蛋白，当*BRAF*基因发生突变后，其编码生成的蛋白产物无需接受上游信号蛋白的活化便始终处于激活状态，启动下游细胞信号转导途径，引起细胞增殖，从而使EGFR抑制剂西妥昔单抗和帕尼单抗等疗效减弱或无效。

(2) *BRAF*基因可作为或者预后评价的独立指标，*BRAF V600E*突变患者呈现预后更差的趋势。

(3) *BRAF V600E*基因突变的黑色素瘤患者对维罗非尼治疗有效。

（三）检测方法

目前比较成熟的检测方法有扩增阻滞突变系统-PCR法、高分辨率熔解曲线法、Sanger测序法和PNA-clam法，参见前文。

（四）检测试剂介绍

下文以人类*BRAF*基因突变检测试剂盒(Taqman-ARMS法）为例进行介绍。

1. 包装规格 32个测试/盒。

2. 预期用途 本试剂盒用于检测结直肠癌和黑色素瘤等患者癌组织中*BRAF*基因的热点突变情况，可定性检测癌组织细胞中*BRAF*基因V600E(T1799A) 位点的突变。

*BRAF*基因突变情况与表皮生长因子受体抑制剂，如西妥昔单抗和帕尼单抗等药物的治疗疗效相关。*BRAF*基因编码MAPK通路中的丝氨酸苏氨酸蛋白激酶，该酶可将信号由Ras转导至MEK1/2，从而参与细胞功能的调控。临床研究证实，*BRAF*基因无突变患者可从西妥昔单抗和帕尼单抗等靶向EGFR信号通路的单抗类药物中获益。而在黑色素瘤治疗方面，*BRAF*基因突变情况对BRAF位点靶向药物威罗菲尼片也有重大影响，研究显示，*BRAF*基因突变的黑色素瘤患者接受威罗菲尼治疗疗效显著。

3. 检验原理 本试剂盒基于实时荧光定量PCR平台，利用ARMS扩增技术对特定突变进行富集扩增和利用Taqman-MGB探针在3′端具有小沟结合分子（minor groove binder，MGB），5′ 端含有荧光报告基团，3′ 端含有荧光淬灭基团等特性进行特异性检测。根据 *Taq* DNA 聚合酶无 3′ 端到 5′ 端外切酶活性，不能修正引物 3′ 端碱基错配的特性，设计 ARMS 特异性引物使其 3′ 末端匹配突变碱基及加入倒数第三位的错配碱基，阻滞野生型模板扩增，特异偏向扩增突变模板，放大突变模板含量，结合识别突变位点的 Taqman-MGB 探针，通过荧光信号释放，鉴别特定突变位点存在。

4. 主要组成成分　本试剂盒采用八联管设计，主要组成包含 12 条八联管、3 个透明离心管。每条八联管从上至下分别对应检测 V600E、对照、V600E、对照、V600E、对照，每条均含 3 个测试的试剂，最后两个为空白孔，3 个透明离心管分别为 DNA 聚合酶、纯化水和阳性质控品；八联管中每反应孔内均含有 10μl 反应液，主要成分包含 0.2～1μmol/L 引物、0.1～0.2μmol/L 探针、0.35mmol/L dNTP、3.75mmol/L 氯化镁和纯化水等；其中 V600E 孔内装有相应的 V600E 突变检测试剂和内标试剂，突变由 FAM 信号指示，内标由 HEX 信号指示，对照孔内为外控试剂，由 FAM 信号指示（表 20-36）。

表 20-36　试剂盒组分

编号	组分名称		试剂盒规格	说明	
	位点	体积（μl）		信号说明	八联管方向
1	八联管　V660E	10	12 条	荧光信号：FAM，HEX	
	对照	10		荧光信号：FAM	
	V660E	10		荧光信号：FAM，HEX	
	对照	10		荧光信号：FAM	
	V660E	10		荧光信号：FAM，HEX	
	对照	10		荧光信号：FAM	
	空白孔	无		无	
	空白孔	无		无	
2	DNA 聚合酶		1 管（18μl）	浓度：5U/μl	
3	纯化水		1 管（1000μl）	用途：①作为反应体系的缓冲液；②作为 NTC 的模板；③作为样本稀释液	
4	阳性质控品		1 管（70μl）	V600E 阳性质粒及 Tris-HCl、EDTA 和纯化水等基质	

5. 储存条件及有效期　-20℃避光储存，避免反复冻融；有效期为 6 个月。

开封使用时可在 4℃环境暂放，不得超出 48h，否则请及时放置 -20℃避光储存。

6. 适用仪器　LightCycler480。

7. 样本要求

(1) 检测样品类型：石蜡包埋病理组织或切片、新鲜标本、冰冻病理切片、穿刺样本。

(2) 推荐使用商业化的试剂盒来提取人类基因组 DNA，所提 DNA 需用紫外分光光度计（微量核酸定量仪）测定浓度，其 A_{260}/A_{280} 在 1.8～2.2。提取完的 DNA 建议立即进行检测，否则请于 -20℃以下保存，保存时间不要超过 6 个月。

(3) 从新鲜病变组织中取样应确定含有肿瘤病变组织。

(4) 石蜡包埋病理组织或切片样品应确定含有肿瘤病变细胞，所取部分尽量在蜡块中部。

(5) 所用石蜡包埋病理组织或切片样品一般选择保存尚未超过 2 年的样品；所用新鲜病变组织、穿刺组织、冰冻病理组织或切片样品一般选择保存尚未超过 2 年的样品。

8. 检测方法　在每次 PCR 反应中，样本需与阳性质控品、无模板对照共同进行分析。

(1) 使用微量核酸定量仪检测待测样品的基因组 DNA 浓度，并使用纯化水对样品 DNA 进行稀释，浓度均稀释至 5ng/μl，包括石蜡包埋病理组织或切片提取的样品 DNA 和新鲜病变组织、冷冻病理组织或切片、穿刺组织提取的样品 DNA。

(2) 根据检测样品数量及实验设计，取对应检测需要的八联管，与 DNA 聚合酶、纯化水、阳性质控品及稀释后的样品 DNA 一起放置于冰上或 4℃冰箱中。

(3) 将八联管、阳性质控品及样品混匀后微离心，置于冰上；DNA 聚合酶、纯化水微离心后置于冰上。

(4) 按照表 20-37 的反应体系进行配制，其中 DNA 聚合酶和纯化水配制一个混合液 MIX，样本、阳性质控品及纯化水分别单独加入，加入量为 2μl。

表 20-37　配液组分

加入组分	体积 (μl)	总体积
DNA 聚合酶	0.2	1.24μl(6.2 倍)
纯化水	7.8	48.36μl6.2 倍)
样品 DNA/ 阳性质控品 / 纯化水	2	分别加入

(5) 轻取八联管，固定至加样板上，不得剧烈晃动，并轻轻揭开八联管管盖。

(6) 将 DNA 聚合酶和纯化水的混合液 MIX 分别加入八联管中，每孔加入 8μl，然后将样品 DNA、阳性质控品及纯化水单独加入到对应的孔中，每孔加入 2μl，每一条八联管均可同时加入样本、阳性质控品和纯化水，加样完成后小心盖上八联管管盖。

(7) 加样完成的八联管轻轻混匀后微离心。

(8) 将八联管放入 PCR 仪中，按照加样布局排列。

(9) 打开仪器窗口，反应程序见表 20-30，设置仪器运行程序，设置完成后运行 PCR，将此程序保存为模板；运行同时设置加样排版，保存实验名称等以便数据的完整记录。

9. 检测结果的解释　实验结束以后，按以下步骤进行分析、判定：

(1) 运行无模板对照 (NTC) 时，若信号无曲线升起，说明实验无污染，可继续分析实验情况。若 C_t 值≥ 40.0 时，有微弱的扩增，对实验的影响极微，可以继续分析实验情况。

(2) 运行阳性质控品分析，所有阳性质控位点的 C_t 值≤ 30.0，说明实验体系正常，可以继续分析实验结果；其 C_t 值也可能会由于不同仪器的不同阈值设置而发生波动。

(3) 运行对照的 C_t 值计算，在 FAM 通道，若 C_t 值≤ 35.0，说明样本正常，可以继续分析；若 C_t 值＞ 35.0，则说明样本 DNA 降解严重，不适合实验需要。

(4) 运行 HEX 通道内标分析，样品的内标信号均应有曲线升起，说明实验正常；若无信号升起或部分无信号升起，说明加入的 DNA 含有 PCR 抑制剂或 DNA 加入量不够，需要重新提取 DNA 后再检测或增加 DNA 用量后再检测，但如果管内 FAM 有信号，可能是由于突变序列的扩增抑制了内标序列的扩增，结果仍然可信。

(5) 有效扩增曲线的定义及要求：典型扩增曲线具有 3 种典型时期，即早期背景扩增期、中期指数扩增期（升高）和晚期的平台期，曲线整体形状呈 S 形。有效扩增曲线至少需要早期背景扩增期和中期指数扩增，曲线呈正常 S 形扩增趋势，方可计算曲线 C_t 值；其余曲线视为无效曲线，不予计算。

(6) 在 FAM 通道中运行突变位点 C_t 的计算，根据每个位点的 C_t 值及有无扩增曲线，判定对应位点突变情况，具体结果判定见表 20-38。

表 20-38　结果判定

结果分类	V600E
阳性	曲线呈 S 形且 $C_t \leq 38.0$
阴性	无扩增曲线或 $C_t \geq 40.0$
可疑阳性	$38 < C_t < 40$

10. 检测方法的局限性　本试剂盒检测结果仅供临床参考，不得作为临床诊治的唯一依据。

11. 产品性能指标

(1) 试剂盒内试剂融化后目测，其结果应为八联管中为淡红色的清澈液体，无沉淀、悬浮物和絮状物；透明离心管中为清澈透明的液体，无沉淀、悬浮物和絮状物。

(2) 检测含有 1 种 V600E 突变类型的 1 份阳性参考品，阳性参考品符合率应为 100%。

(3) 检测 10 份野生型阴性参考品，阴性参考品符合率应为 100%，检测除了对应突变点以外的其他突变点阳性参考品，应不得检出。

(4) 在 10ng 野生型基因组 DNA 背景下，对突变 DNA 含量为 5% 的检测限参考品能准确检出。

(5) 对同一份重复性参考品进行重复检测，结果应一致，均为阳性。

第四节　遗传性疾病诊断试剂及耗材

下文以α-地中海贫血检测试剂盒为例进行介绍。

（一）概述

α-地中海贫血（α-thalassemia）是一种由于α-珠蛋白基因缺失或非缺失突变导致α-珠蛋白链表达失衡而产生的遗传性溶血性疾病，主要分布在热带和亚热带地区。当4个α基因中的一个或多个丧失功能都会引发α-地中海贫血，是我国南方最常见、危害最大的遗传病之一。α-地中海贫血在临床上可分为4种类型：Hb Bar胎儿水肿综合征、HbH病、轻型（标准型）α-地中海贫血和静止型地中海贫血。研究发现在中国地区普遍发生的α-地中海贫血分别由--SEA、--α3.7、-α4.2位点缺失引起。

α-地中海贫血的分子机制：在第16号染色体上有两个串联的α-珠蛋白基因（α1、α2），这两个基因（包括内含子和外显子）在核苷酸序列上有很大的同源性，即使其周围的序列也有90%以上的序列是一致的，这是一个不等位交换的理想模式。因此细胞在减数分裂时，α-珠蛋白基因簇有可能错排，导致不等位交换的发生，从而使一条第16号染色体只剩下一个α-珠蛋白基因，而在另一条染色体上出现了串联的3个珠蛋白基因，由此分化出的红细胞合成α-珠蛋白的能力下降。如果仅有的一个α-珠蛋白基因在发生突变，就出现了该染色体上α-珠蛋白基因的完全缺失。出现上述情况后，α-珠蛋白的转录水平都下降，甚至缺乏，导致α-珠蛋白肽链的合成量下降，发生α-地中海贫血。除了上述因大片段基因缺乏发病外，还有mRNA加尾信号突变和终止密码子突变等，目前发现已有3种常见缺失型、多种其他罕见缺失型及其他未知缺失型。

（二）临床应用

地中海贫血是遗传性疾病，开展人群普查和遗传咨询，做好婚前检查以避免地中海贫血基因携带者之间联姻，对于预防本病有重要意义。采用基因分析法开展产前诊断，避免胎儿水肿征的发生和重型β-地中海贫血患者出生，是目前预防本病行之有效的方法。开发α-地中海贫血检测可快速、准确地检测人临床全血样本中α-珠蛋白基因上--SEA、--α3.7、-α4.2基因位点的缺失，可广泛用于α-地中海贫血的临床诊断。

（三）诊断方法

1. α-地中海贫血的分子诊断

（1）缺失型α-地中海贫血的检测方法

1）Gap-PCR：跨越断裂点的PCR，衍生的多重PCR法，一次PCR扩增能够检测多种α-地中海贫血常见缺失类型（检测常见3种缺失型α-地中海贫血--SEA、--α3.7、-α4.2），是目前缺失型地中海贫血最常用的检测方法，此种方法已经广泛用于临床，但是此种方法检测时间长且要与EB等化学染料接触，处理不当会影响身体健康。

2）实时荧光定量PCR法：以β-actin为参比基因（ROX），ξ（FAM）、α1（CY5）、α2（HEX）为目的基因，采用2-ΔΔC_t值相对定量方式，同时分析ξ、α1、α2基因相对拷贝数，而实现缺失型α-地中海贫血基因快速检测，用基因拷贝数直接定量快速诊断缺失型α-地中海贫血，一次PCR扩增可对异常基团进行准确定量，既可用于已知缺失检测，也可用于未知缺失检测，是目前基因拷贝数异常常采用的检测方法，此方法自动化和标准化、高通量、低成本，准确可靠、简单适用。

（2）非缺失型α-地中海贫血的检测方法

1）突变型地中海贫血采用直接测序法：应用PCR扩增产物在DNA自动测序仪上进行序列分析。该法快速、简便，可以检测序列上的所有突变，是基因突变最直接、最准确的检测方法。

2）PCR-RDB法：是目前临床上应用较多的检测方法，检测常见3种突变（HbConstantSpring，HbQuongSze，HbWestmead）。

（四）检测试剂介绍

下文以α-地中海贫血基因检测试剂盒（gap-PCR法）为例进行介绍。

1. 预期用途 本试剂盒基于跨越断裂点PCR（gap-PCR）原则，以多重PCR检测样本DNA是否带有α-地中海贫血缺失型基因，具有检测范围广、操作简便、准确可靠的特点，可同时检测3种（--SEA、--α3.7、-α4.2）缺失型α-地中海贫血。

2. 临床意义 α-地中海贫血是一种由于α-珠蛋白基因突变导致肽链表达失衡而产生的单基因遗传血液病，多由α-珠蛋白基因的缺失突变所致，是我国南方各省最常见、危害最大的遗传病之一。

3. 实验原理 本试剂盒适用gap-PCR技术，设计出缺失序列的两侧翼序列互补的引物。由于缺失两端连接，使本来在正常DNA序列中相距很远的这一对引物之间的距离，因断端连接而靠近，以致能扩增出特定长度的片段。以基因组DNA为模板，应用单管四重PCR/琼脂糖凝胶电泳技术，检测-α3.7、-α4.2及--SEA 3种缺失型（点突变无法检测）。

4. 主要组成成分

（1）PCR反应管：23μl×20支。

（2）PCR反应用酶：24μl×1管。

（3）阳性对照品1：5μl×1管（αα/--SEA）。

（4）阳性对照品2：5μl×1管（-α3.7/--SEA）。

（5）阴性对照品：5μl×1管（αα/αα）。

（6）DNA分子质量标准：10μl×1管。

（7）电泳加样缓冲液：60μl×1管。

5. 适用仪器 ①离心机；②PCR仪；③水平电泳仪。

6. 样本要求 每人取5ml全血于ACD（枸橼酸钠）或EDTA常规抗凝管中，混匀后，存于4℃，于72h内提取基因组DNA。

7. 试验方法

（1）基因组DNA提取：使用PUREGENETM DNA提纯试剂盒，按说明书进行。提取基因组DNA的A_{260}/A_{280}必须在1.50～2.00。

（2）PCR扩增：从-20℃冰箱取出本试剂盒之PCR反应管，依次加入PCR反应用酶1μl，待测DNA样品溶液（约0.1μg/μl）1μl，小心滴加在管内腊面中央，盖严管盖。将管直接插入PCR仪中，按下列条件循环：37℃ 10min→96℃ 5min→（98℃ 45s→65℃ 90s→72℃ 3min）×10个循环→（98℃ 30s→65℃ 45s→72℃ 3min）×25个循环→72℃ 10min→4℃保存或立即电泳。

（3）PCR产物的电泳分离

1）配制1%琼脂糖凝胶板。称1g电泳纯琼脂糖，倒入一只500ml洁净三角瓶中，加入100ml 1×TAE，微波炉中加热融化，加入5μl EB，摇匀，冷至50～60℃时灌胶。在25℃左右室温下凝固，不少于40min。

2）拔下凝胶中梳子，去除两端的封条，将制好的胶板放进电泳槽中的1×TAE中。

3）点样：取每管PCR产物10μl，分别加2μl电泳加样缓冲液，混匀，依次加于1%的琼脂糖凝胶加样孔中。取DNA分子质量标准液2μl，直接点样。

4）接通电源，调至稳压6～8V/cm胶，电泳约30min，停止电泳。

5）置于UVP或UV灯下观察照相，根据扩增产物长度得出诊断结果。

（4）电泳条带与基因型的对应关系见表20-39。

表20-39 电泳条带与基因型关系

基因型	条带大小（kb）	基因型	条带大小（kb）
-α3.7	2.0	-α4.2	1.4
αα	1.7	--SEA	1.2

8. 参考范围

（1）实验成立条件

1）本产品要求每次检测都应设置一个阳性质控，以监测扩增条件，结果应为电泳只出现1.2kb条带。若无带，则说明实验失败，提示PCR扩增失败，应重新做检测。

2）本产品要求每次检测都应设置一个阴性质控，以对污染进行监测，阴性质控的结果应为电泳没有条带。若阴性质控出现有2.0kb、1.7kb、1.4kb或1.2kb任一条或多条带，则提示本次实验有污染，应消除污染后重新检测。

（2）结果判读（表20-40）。

表 20-40　结果判断

	2.0kb	1.7kb	1.4kb	1.2kb	诊断
1	-	+	-	-	正常（αα/αα）
2	+	+		-	-α3.7 携带者（-α3.7/αα）
3		+	+	-	-α4.2 携带者（-α4.2/αα）
4	+	-		-	-α3.7 纯合子（-α3.7/αα）
5		-	+	-	-α4.2 纯合子（-α4.2/αα）
6	+	-	+	-	-α3.7/-α4.2 双重杂合子
7	-	-	-	+	--SEA/--SEA 巴氏水肿胎儿
8	+	-	-	+	--SEA/-α3.7（缺失型 HbH 病）
9	-		+	+	--SEA/-α4.2（缺失型 HbH 病）
10	-	+		+	--SEA/αα（--SEA 携带者）

（3）结果示例图（图 20-4）。

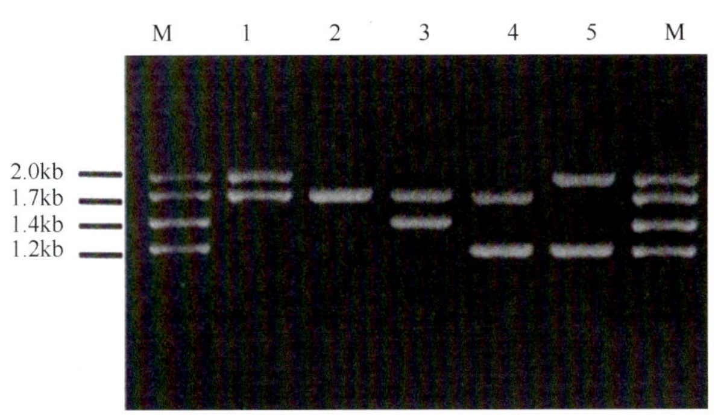

图 20-4　结果示例

注：M. DNA Markers；1. -α3.7 携带者（-α3.7/αα）；2. 正常（αα/αα）；3. -α4.2 携带者（-α4.2/αα）；4. --SEA/αα（--SEA 携带者）；5. --SEA/-α3.7（缺失型 HbH 病）

9. 检测结果的解释

（1）PCR 扩增没有产物

1）确认 DNA 提取及 PCR 过程无操作失误。

2）提取的样品 DNA 浓度过低，PCR 时应增加 DNA 用量。

（2）临床提示血红蛋白 H 病，但 PCR 结果显示为标准型，即一条 --SEA 扩增产物和一条 αα 扩增产物。

1）αα 基因无缺失突变，但可能含有点突变。建议进一步做 α- 地贫点突变分析。

2）邻近 αα 基因的 *LUC7L* 基因发生突变，也可以导致 α- 珠蛋白基因的非正常表达，从而引起贫血症状。

10. 检测方法的局限性　该试剂盒能检测中国人常见的 3 种 α- 珠蛋白基因缺失类型，检测覆盖率 95% 以上，但仍有罕见的缺失或点突变类型在本试剂盒检测范围之外，这类样本需要用其他方法进一步验证。

11. 产品性能指标

（1）准确性：检测 100 例 α- 地中海贫血缺失型临床样本，结果与 Southern blot 比较显示为相同的基因型，准确率 100%。

（2）特异性：检测 50 例临床 α- 地中海贫血阴性样本结果全部为阴性；检测非 α- 地中海贫血阴性样本结果全部为阴性；检测非 α- 地中海贫血的全血样本包括乙肝病毒、β- 珠蛋白基因（检测结果为 41-42M/N）、弓形体巨细胞病毒、葡萄糖 -6- 磷酸脱氢酶缺乏症（G-6-PD）、缺铁性贫血 DNA 样本，结果均为阴性。

（3）灵敏度：能稳定检测出基因组 DNA 的最低浓度为 2ng/μl。

（4）精密度：检测 10ng/μl 的全血 DNA，批内和批间的一致性为 100%。

（5）稳定性：产品有效期为 6 个月，在有效期内产品性能稳定。

第五节　心血管疾病诊断试剂及耗材

一、*CYP2C19* 基因多态性检测试剂

（一）概述

冠状动脉粥样硬化性心脏病，简称冠心病（coronary herat disease，CHD），是由冠状动脉粥样硬化造成血管腔狭窄或阻塞，冠脉循环障碍，造成心肌缺血、缺氧甚至坏死的一种心脏疾病。随着生活水平的提高，冠心病发病率逐年增高，冠心病已成为现今严重影响人类健康的常见疾病之一。

抗血小板治疗是治疗冠心病、减少经皮冠状动脉介入术（PCI）后支架内血栓形成的重要治疗手段，氯吡格雷是噻氯匹啶类衍生物，它是一种前体药，本身并不具备抗血小板活性，在其进入体内后需要经过生物转化而发挥抗血小板作用。氯吡格雷联合阿司匹林双重抗血小板治疗是目前 PCI 标准的治疗方案，可大大降低 PCI 术后亚急性血栓形成的发生率。于是冠心病患者介入治疗前

后联合应用氯吡格雷和阿司匹林能明显降低冠心病 PCI 术后患者心血管事件的发生率。

氯吡格雷在肝脏的代谢转化主要经过两个 cytochrome P-450（CYP）依赖的步骤，第一步产生 2-OXO- 氯吡格雷，由细胞色素 CYP2C19、CYPlA2 和 CYP2B6 以不同比例催化。第二步产生活性代谢物，由细胞色素 CYP3A4/5、CYP286、CYP2C19 及 CYP2C9 催化。

细胞色素 P450 在单加氧酶家族中属于高度多态性的酶系，基因多态性与酶的活性紧密相关，而其中 CYP2C19（主要是 *2）在基因介导的氯吡格雷反应中占主导作用。影响氯吡格雷药物反应的 *CYP2C19* 基因很多，诸如 CYP2C19*2，*3，*4，*5，*6，*7，*8，*17 等，而亚洲人群中 *4-*8 等基因型突变非常少见，最常见的当属失功能基因（loss-of-function）CYP2C19*2（rs4244285）。细胞色素 CYP2C19 包含有 490 个氨基酸残基，*CYP2C19* 基因 *2（681G ＞ A，rs4244285）变异，导致翻译过程中产生一个异常的剪接位点从而产生一个截短的无功能的蛋白质。*CYP2C19**3（636G ＞ A，rs4986893）变异，导致在此位置产生一个异常的终止密码子，最终导致合成无功能蛋白质。常把 *CYP2C19* 的常见几种突变综合分类：携带者若为 *1/*1 为正常代谢型；携带者若为 *1/*2 或 *1/*3 则为中间代谢型；携带者若为 *2/*2 或 *2/*3 或 *3/*3 则为弱代谢型；而携带有 *1/*17 或 *17/*17 可归为强代谢型，但此种携带者较少；既携带有弱代谢基因如 *2 或 *3 又携带有强代谢基因 *17 为不明代谢型。目前的多中心、随机试验的研究显示，至少携带一种功能丧失型 *CYP2C19* 等位基因的患者发生 MACE 的概率较野生型冠心病患者高。

（二）临床应用

氯吡格雷（clpidogrel），即波立维，化学式为 $C_{16}H_{16}ClNO_2S$，该药物为口服抗血小板药物，可用于防治心肌梗死、缺血性脑血栓、闭塞性脉管炎、动脉粥样硬化及血栓栓塞引起的并发症，罹患卒中、心肌梗死或确诊为外周动脉疾病的患者，用药后可减少动脉粥样硬化的发生；经皮冠状动脉介入治疗后的患者，应用氯吡格雷可以降低血栓形成的风险。该药品经体内 P450 酶生物转化后可与血小板表面 ADP 受体 P2Y12 发生不可逆的结合，从而抑制 ADP 诱导的血小板的聚集，达到抗凝血的功效。

临床上并非所有患者都能在应用氯吡格雷中获得预期效果，并表现为心血管不良事件的发生，这个现象称为“氯吡格雷抵抗”。另外，服用氯吡格雷也存在出血的风险，严重出血事件的发生率为 1.4%，氯吡格雷抵抗主要原因是 *CYP2C19* 基因突变致使氯吡格雷的活性代谢产物减少。2009 年 1 月，哈佛大学 Jessica 等在《新英格兰医学杂志》上发表了最新临床研究结果，证实 *CYP2C19* 基因突变所导致的弱代谢个体，其栓塞重新形成的风险增加，心脑血管事件的发生风险增加，病死率升高。目前，公认的与氯吡格雷代谢减弱相关的 *CYP2C19* 基因多态性主要包括 *CYP2C19**2 和 *CYP2C19**3，与氯吡格雷代谢增强相关的 *CYP2C19* 基因多态性则为 *CYP2C19**17。基于以上原因，氯吡格雷遭遇了美国食品药品监督管理局（FDA）的黑框警告，警告内容为“建议服用氯吡格雷的患者做 *CYP2C19* 基因检测”。

通过检测人 *CYP2C19* 基因多态性可为相关代谢药物的安全给药剂量估算提供参考。指导临床医生正确选择及调整氯吡格雷用药剂量，可大幅度降低氯吡格雷用药的风险。

（三）诊断方法

目前 *CYP2C19* 基因多态性的检测主要有以下几种方法：

1. 聚合酶链式反应 - 限制性片段长度多态性（PCR-RFLP） 先进行 PCR 扩增，得到含有目的 SNP 位点的 PCR 产物，然后对 PCR 产物进行酶切，电泳检测酶切条带，根据酶切条带进行判读。优点为成本低，结果比较直观；缺点为有的多态性位点所在位置没有合适的限制性酶切位点，需要人工引入突变，另外容易造成产物污染，导致假阳性结果，同时操作烦琐，试验周期长。

2. 基因芯片（基因微阵列芯片技术） 采用固相载体芯片，配合 *CYP2C19* 的 SNP 位点的特异性寡核苷酸探针，制备成 DNA 微阵列芯片，这种探针可以与 *CYP2C19* 第 5 外显子 681 位和第 4 外显子 636 位不同基因型杂交。通过比较两个探针杂交的信号强度判断样品基因型。可以高灵敏度、高特异性的一次性同时检测 *CYP2C19* 第 5 外显子 681 位和第 4 外显子 636 位的 2 个 SNP 位点基因型。缺点为 PCR 产物需要进行后续分析，操作烦琐；另外结果不好判读，容易出现假阳性。

3. 焦磷酸测序　先进行 PCR 扩增，得到含有目的 SNP 位点的 PCR 产物，然后纯化 PCR 产物，再对其进行测序，根据测序峰图判读基因型。优点为结果准确，测序法是基因多态性位点检测的金标准。但是其成本较高，操作烦琐，试验周期长，限制了其在临床使用。

4. qPCR 法　分为 ARMS-PCR 法、HRM 法和 Taqman 探针法。

qPCR 的优点是操作简单，试验周期短，PCR 产物无需进行后续分析即可判断结果，因全过程在封闭的管内进行，减少产物交叉污染。同时该方法操作简单，检测周期短。目前该方法已成为临床常用的检测方法。

（1）ARMS-PCR 法：又叫等位基因特异 PCR 法，由于 TaqDNA 聚合酶缺少 3′ → 5′ 外切酶活性，在一定条件下 PCR 引物 3′ 末端的错配导致产物的急剧减少，对不同基因位点分别设计野生型和突变型 ARMS 引物和 Taq-MGB 探针，结合荧光定量 PCR 反应，对从外周血细胞中提取的基因组 DNA 进行检测，2 个引物主要是 3′ 末端碱基不同，由于 3′ 末端不配对的引物产物量减少或不扩增，突变引物和野生引物的 C_t 值会有显著差异，通过设定区分野生型和突变型的阈值，当突变引物和野生引物 C_t 值差值（ΔC_t）大于阈值时即为突变型。

（2）高分辨率熔解曲线（HRM）分析技术：检测原理是运用 PCR 方法特异性扩增患者基因组 DNA 中 *CYP2C19* 目的基因片段，继之用高分辨率熔解曲线（HRM）法分析扩增片段的差异。SNP 位点碱基不同会使双链 DNA 的 TM 值发生变化从而双链 DNA 在升温过程中先后解开，形成不同的熔解曲线形状，荧光染料从局部解链的 DNA 分子上释放，从荧光强度与时间曲线上就可以判断是否存在 SNP，而且不同 SNP 位点、杂合子与纯合子等都会影响熔解曲线的峰形，能够有效区分不同 SNP 位点与不同基因型。该方法与其他遗传分型技术相比，操作简单，具有灵敏度高、特异性好、成本低、快速、高通量检测等优点，结果准确，且实现了真正的闭管操作。

（3）MGB-Taqman 探针法：Taqman 探针是一种经典的定量 PCR 技术，现阶段得到广泛应用，在 PCR 反应体系中加入一对引物的和一个特异性荧光探针，探针只与两条引物之间特异性模板结合，利用荧光信号积累实时监测整个 PCR 过程。探针的 5′ 端连接报告荧光，3′ 端连接猝灭荧光，随后进行实时定量 PCR。如果探针能够与 DNA 杂交，则在 PCR 用引物延伸时，TaqDNA 聚合酶 5′ 到 3′ 端的外切酶活性会将探针序列上 5′ 端的报告荧光切下，淬灭荧光不再能对报告荧光进行抑制，使得报告荧光发光。针对 SNP 位点分别设计两个不同荧光标记突变探针、野生探针，根据突变探针、野生探针荧光信号强度进行 SNP 位点基因型判读。缺点：Taqman 探针需要采用 MGB-Taqman 探针，当 SNP 位点的上游和下游含有大量 GC 或 AT 碱基时，MGB-Taqman 探针的设计和合成非常困难，且价格高昂。

（四）典型厂家试剂介绍

下文以人类 *CYP2C19* 基因多态性检测试剂盒（PCR- 荧光探针法）为例进行介绍。

1. 预期用途　CYP2C19 是 CYP450 家族中最重要的药物代谢酶之一，许多内源性底物，以及临床上大约 2% 的药物都由其催化代谢。研究发现 CYP2C19 可影响到氯吡格雷、奥美拉唑、地西泮、苯妥英钠等许多重要临床应用药物的代谢。而其基因多态性是引起个体间和种族间对同一药物表现出不同代谢能力的重要原因之一。

CYP2C19 基因野生型为 *CYP2C19**1/* 型，中国人群中较常见的等位基因型是 *CYP2C19**2 型、*CYP2C19**3 型和 *CYP2C19**17 型，其中 *CYP2C19**2 型和 *CYP2C19**2 型可引起 *CYP2C19* 基因编码的酶活性减弱。代谢底物的能力减弱，造成活性代谢产物不能生成。导致氯吡格雷抵抗。此基因型携带者称为弱代谢者，中国人群中的弱代谢者 99% 为 *2 和 *3 型等位基因。*CYP2C19**17 型可引起 *CYP2C19* 基因编码的酶活性增强，代谢底物的能力增强，此基因型携带者称为强代谢者。2010 年美国 FDA 要求氯吡格雷药物标签上注明 *CYP2C19* 与疗效的关系，并建议使用前检测 *CYP2C19* 基因的多态性。

本试剂盒对人类 *CYP2C19* 基因 *CYP2C19**2、

*CYP2C19**3 和 *CYP2C19**17 三个位点的多态性进行定性检测，可辅助医生对氯吡格雷等药物使用剂量及毒性反应进行预测，但不能以本试剂盒检测结果作为临床诊断唯一数据（表 20-41）。

表 20-41 本试剂盒检测 *CYP2C19* 基因多态性类型

基因	基因多态性	碱基	检测通道
CYP2C19	*CYP2C19**2G	CCG	FAM
	*CYP2C19**2A	CCA	VIC
	*CYP2C19**3G	TGG	FAM
	*CYP2C19**3A	TGA	VIC
	*CYP2C19**17C	C	FAM
	*CYP2C19**17T	T	VIC

2. 检测原理 本试剂盒针对人类 *CYP2C19* 基因三个位点的不同多态性，设计 3 套特异性引物和探针组合，一个反应体系中通过两种不同通道检测一个位点的基因多态性。在反应体系中含有不同基因型模板的情况下，PCR 反应得以进行并释放不同的荧光信号，利用仪器对 PCR 过程中相应通道的信号强度进行实时监测和输出，实现检测结果的定性分析，组成见表 20-42。

3. 检测方法

（1）试剂准备

1）从冰箱中取出试剂盒，平衡至室温，各组分充分融解，快速离心 10s。

2）核算当次实验所需要的反应数（*n*），按照 23μl/ 孔分装量将每种反应液分别分装到 *n* 个反应管内，PCR 反应管转移至样本准备区，剩余试剂放回 −20℃ ±5℃冰箱冷冻避光保存。

n= 样本数 + 空白对照（1T）+ 弱阳性对照（1T）

表 20-42 试剂盒组成

管号	标签名称	主要组成成分	装量规格（20 人份 / 盒）
1	CYP2C19*2 反应液	PCR 缓冲液，dNTPs、特异性引物和探针、内标引物、探针、*Taq* 酶，UNG 酶	1 管（480μl）
2	CYP2C19*3 反应液	PCR 缓冲液，dNTPs、特异性引物和探针、内标引物、探针、*Taq* 酶，UNG 酶	1 管（480μl）
3	CYP2C19*17 反应液	PCR 缓冲液，dNTPs、特异性引物和探针、内标引物、探针、*Taq* 酶，UNG 酶	1 管（480μl）
4	弱阳性对照	CYP2C19*2G 和 CYP2C19*2A、CYP2C19*3G 和 CYP2C19*3A，CYP2C19*17C 和 CYP2C19*17T 的质粒混合液	1 管（200μl）
5	空白对照	Tris-HCl 缓冲液（10mmol/L）	1 管（200μl）

（2）样本准备

1）样本 DNA 提取：参考所购买的商用基因组 DNA 提取试剂盒说明书进行操作。

2）加样

A. 将待测样本的基因组 DNA、弱阳性对照、空白对照，分别加入已装有 3 中 PCR 反应液的反应管中，即每个待测样本分别用此 3 种 PCR 反应液进行检测。加入量为 2μl/ 孔，待测样本的基因组 DNA 推荐浓度为 5 ～ 15ng/μl。

B. 盖好 PCR 反应管盖，记录样本加样情况。将 PCR 反应管转移到核酸扩增区进行上机检测。若 PCR 反应管内加入模板后遇临时情况不能立即上机，建议将加好模板的 PCR 反应管放于 2 ～ 8℃条件暂时保存，并在 24h 内尽快上机检测。

（3）PCR 扩增

1）开机，并进行仪器性能自检。

2）取样本准备区准备好的 PCR 反应管，放置在仪器样品槽相应位置。并记录放置顺序。

3）按表 20-43 设置仪器扩增相关参数，并开始进行 PCR 扩增。反应结束后，根据扩增曲线，划定合适基线（一般起始设定为 3，终止设定为 15）和荧光阈值（一般将阈值划定在扩增曲线对数形式下指数增长期的中间），得到不同通道 C_t 值并按照表 20-44 进行结果判定。

表 20-43 仪器扩增相关参数

体系		总体积为 25μl
信号采集	CYP2C19*2 反应液	CYP2C19*2G-FAM 通道采集荧光信号
		CYP2C19*2A-VIC 通道采集荧光信号
	CYP2C19*3 反应液	CYP2C19*3G-FAM 通道采集荧光信号
		CYP2C19*3A-VIC 通道采集荧光信号
	CYP2C19*17 反应液	CYP2C19*17C-FAM 通道采集荧光信号
		CYP2C19*17T-VIC 通道采集荧光信号
	内标系统	内标基因 -ROX 通道采集荧光信号

续表

PCR 反应条件	阶段	条件	循环数
	UNG 处理	37℃ 10min	1
	预变性	95℃ 5min	1
	PCR	95℃ 15s	40
		62℃ 60s（设置在此阶段结束时采集荧光信号）	

4. 检测结果的解释

(1) 试剂盒有效性判定

1) 弱阳性对照：FAM、VIC、ROX 通道无扩增曲线，或者扩增曲线为直线或轻微斜线，无明显指数增长期，无 C_t 值或 C_t 值≥ 38。

2) 样本有效性的判定（内标基因）：所有样本检测中 ROC 通道 C_t 值≤ 38，扩增曲线有明显指数增长期。

(2) 检测结果的判定：按照表 20-44 对样本检测结果进行判定，确定样本基因多态性。

表 20-44 结果判定

反应液	基因型	FAM 通道	VIC 通道
CYP2C19*2 反应液	*CYP2C19**2 位点 G/G 纯合野生	C_t 值≤ 36	C_t 值> 36 或无 C_t 值
	*CYP2C19**2 位点 G/A 杂合突变	C_t 值≤ 36	C_t 值≤ 36
	*CYP2C19**2 位点 A/A 纯合突变	C_t 值> 36 或无 C_t 值	C_t 值≤ 36
CYP2C19*3 反应液	*CYP2C19**3 位点 G/G 纯合野生	C_t 值≤ 36	C_t 值> 36 或无 C_t 值
	*CYP2C19**3 位点 G/A 杂合突变	C_t 值≤ 36	C_t 值≤ 36
	*CYP2C19**3 位点 A/A 纯合突变	C_t 值> 36 或无 C_t 值	C_t 值≤ 36
CYP2C19*17 反应液	*CYP2C19**17 位点 C/C 纯合野生	C_t 值≤ 36	C_t 值> 36 或无 C_t 值
	*CYP2C19**17 位点 C/T 杂合突变	C_t 值≤ 36	C_t 值≤ 36
	*CYP2C19**17 位点 T/T 纯合突变	C_t 值> 36 或无 C_t 值	C_t 值≤ 36

5. 产品性能指标

(1) 试剂盒包装完整，无内容物溢出；标签外观完整，无脱落，标签标识内容清晰；试剂盒内组成正确，无重复、缺失组分的情况。

(2) 使用试剂盒 3 种反应液检测 *CYP2C19* 基因突变型参考品，应检测出对应突变。

(3) 使用试剂盒 3 种反应液检测 *CYP2C19* 基因野生型参考品，应不得检出突变。

(4) 试剂盒检测限可达到：1ng 样本中能准确检测出对应基因型。

(5) 使用试剂盒重复检测对应基因型参考品 10 次，应检出对应基因型，且检测结果 C_t 值变异系数 CV ≤ 5%。

（倪晓龙 李振忠 钟 敏 梁佳明 沈佐君）

参考文献

陈碧艳，邓建平，覃茜 . 2013. 双重 Taqman 荧光定量 PCR 在 β- 地中海贫血产前诊断中的应用 . 广西医学，35(8)：984-988.

丛玉隆 . 2009. 实用检验医学 . 北京：人民卫生出版社，291.

蒋素贞，鲁风民，庄辉 . 2012. 慢性乙型肝炎病毒 DNA 定量检测的临床意义. 中华检验医学杂志，35(2)：117-121.

李金明 . 2009. 实时荧光 PCR 技术 . 北京：人民军医出版社 .

李艳 . 2013. 个体化医疗中的临床分子诊断 . 北京：人民卫生出版社 .

毛远丽，王晗，李伯安 .2012.HCV 实验室检测方法与临床应用. 传染病信息，25(2)：75-80.

田永强，朱中元 .2008. 以 PCR 为基础的 HPV 检测及其在宫颈癌筛查和治疗中的价值 . 中国热带医学，8(3)：419-421.

肖奇志，周玉球，谢建红，等 . 2012. 基于实时荧光 PCR 的探针熔解曲线分析技术和反向点杂交技术应用于 β- 地中海贫血基因诊断与产前诊断的对比研究 . 中华检验医学杂志，35(5)：413-417.

辛荼香，刘珍琼，熊国亮 .2007. 荧光定量 PCR 技术检测结核分枝杆菌 DNA 的应用价值 . 国际检验医学杂志，28(3)：196-201.

徐湘民，张新华，陈荔丽 . 2011. 地中海贫血预防控制操作指南 . 北京：人民军医出版社，16-20.

余永雄，黄丽，陈唯 . 2013. 梧州地区 β 地中海贫血基因突变类型分析 . 现代预防医学，40(4)：740-741.

中华医学会肝病学分会，中华医学会传染病与寄生虫病学分会 .2004. 丙型肝炎防治指南 . 传染病信息，17(1)：Ⅲ - Ⅷ .

中华医学会肝病学分会、感染病学分会 . 2010. 慢性乙型肝炎防治指南 .

周霞瑾，张俊贞，齐惠珍，等 .2012. 心血管药物代谢酶及其遗传药理学研究进展 . 中国药房，23(026)：2476-2479.

Baseman JG，Kout sky LA. 2005.T he epidem iology of human papillomavirus infect ions. J Clin Virol，32(S1)：16-24.

Bokemeyer C，Bondarenko I，Hartmann JT，et al. 2008. K-RAS status and efficacy of first-line treatment of patients with metastatic colorectal cancer(mCRC) with FOLFOX with or withoutcetuximab：the OPUS experience. Clin Oncol，26(5)：4000.

Brandt J，Close S，Iturria S，et al. 2007.Common polymorphisms of CYP2C19 and CYP2C9 affect the pharmacokinetic and pharmacodynamic response to clopidogrel but not prasugrel. J Thromb Haemost，5(12)：2429-2436.

Capdevila J, Falck J, Imig J. 2007.Roles of the cytochrome P450 arachidonic acid monooxygenases in the control of systemic blood pressure and experimental hypertension.Kidney int, 72(6): 683-689.

Davies H, Bignell GR, Cox C, et al. 2002. Mutations of the BRAF gene in human cancer. Nature, 417(6892): 949-954.

Eberhard DA, Johnson BE, Amler LV, et al. 2005.Mutations in the epidermal growth factor receptor and in KRAS are predictive and prognostic indicators in patients with non-small-cell lung cancer treated with chemotherapy alone and in combination with erlotinib. J Clin Oncol, 23(25): 5900-5909.

European Association for the Study of the Liver. 2011.EASL Clinical Practice Guidelines: management of hepatitis C virus infection.J Hepatol, 55(2): 245-264.

Fang JY, Richardson BC.2005.The MAPK signalling pathways and colorectalcancer.Lancet Oncol, 6(5): 322-327.

Garnett MJ, Marais R. 2004.Guilty as charged: B-RAF is a human oncogene. Cancer Cell, 2(4): 313-319.

Huang QY, Liu ZZ, Liao YQ, et al. 2011.Multiplex fluorescencemelting curve analysis for mutation detection with dual-labeled, self-quenched probes. PLoS One, 6(4): e19206.

Lievre A, Bachet JB, Le Corre D, et al. 2006.KRAS mutation status is predictive of response to cetuximab therapy in colore cancer. Cancer Res, 66(8): 3992-3995.

Mark Sanford, Lesley J Scott. 2009.Gefitinib: a review of its use in the treatment of locally advanced/metastatic non-small cell lung cancer. Drugs, 69(16): 2303-2326.

NCCN Clinical Practice Guidelines in Oncology for NSCLC.V2.2009.metastatic colorectal cancer. N Engl J Med, 360(14): 1408-1417.

Oikonomou E, Makrodouli E, Evagelidou M, et al. 2009.BRAF(V600E) efficient transformationand induction of microsatellite instability versus KRAS(G12V) induction of senescencemarkers in human colon cancer cells. Neoplasia, 11(11): 1116-1131.

Pao W, Miller V, Zakowski M et al. 2004. EGF receptor gene mutations are common in lung cancers from 'neversmokers' and are associated with sensitivity of tumors to gefitinib and erlotinib. Proc Natl Acad Sci USA, 101(36): 13306-13311.

Pare G, Mehta SR, D phil SY, et al. 2010. Effects of CYP2C19 Genotype on outcomes of clopidogrel treatment. N Engl J Med, 363(18): 1704-1714.

Rahimi Z, Muniz A, Parsian A. 2010.Detection of responsible mutations for beta thalassemia in the Kermanshah Province of Iran using PCR-based techniques. Mol Biol Rep, 37(1): 149-154.

Sim SC, Ristnger C, Dahl ML, et al. 2006.A common novel CYP2C19 gene variant causes ultrarapid drug metabolism relevant for the drug response to proton pump inhibitors and antidepressants. Clin Pharmacol Ther, 79(1): 103-113.

Tim Bauer, Bouman HJ, Van Werkum JW et al. 2011.Impact of CYP2C19 variant genotypes on clinical efficacy ofantiplatelet treatment with clopidogrel: systematic review and meta-analysis. BMJ, 343: d4588.

Wan PT, Garnett MJ, Roe SM, et al.2004. Mechanism of activation of the RAF-ERK signaling pathway by oncogenic mutations of B-RAF. Cell, 116(6): 855-867.

Williams R. 2006.Global challenges in liver disease. Hepatology, 44(3): 521-526.

Xu XM, Zhou YQ, Luo GX, et al. 2004.The prevalence and spectrumof alpha and beta thalassaemia in Guangdong Province: implicationsfor the future health burden and popµlation screening. J Clin Pathol, 57(5): 517-522.

第二十一章　分子杂交仪和芯片设备试剂及耗材

在分子生物学领域，分子杂交（molecular hybridization）指的是利用核酸变性和复性的性质，使具有一定同源序列的两条单链核酸（包括DNA-DNA，DNA-RNA，RNA-RNA），在一定条件下按照碱基互补配对原则发生特异性的结合，形成相对稳定的异质双链的过程，常用于检测、分离特定的核酸序列，评价单、双链核酸分子的同源性或其他特性。分子杂交技术是分子生物学领域最为常用的基本技术之一。需要注意的是，目前在分子生物学领域“分子杂交”这个术语的应用范围已有所扩大，例如在描述抗原、抗体结合时，有时也借用“杂交”这个词汇，如蛋白印迹杂交、蛋白芯片杂交等。本章我们仍遵循“分子杂交”的传统定义，仅指核酸分子之间的杂交。

在分子诊断诸多技术中，最先发展起来的就是分子杂交技术，并且能够紧跟科技发展潮流，不断改良和创新。最早的分子杂交检测技术是Southern印迹杂交（Southern blotting），是1975年由Edwin Southern发明的。Alwine于1977年在Southern印迹杂交的基础上稍加修改，发展出用于检测RNA分子的Northern印迹杂交（Northern blotting）技术。原位核酸分子杂交技术简称原位杂交（in situ hybridization, ISH）是1969年Gall和Pardue首先创立的。1980年，Bauman首次将荧光原位杂交用于核酸检测，即荧光原位杂交（fluorescence in situ hybridization，FISH）技术。1982年Shroyer开启了最早的亮视野下原位杂交技术（chromosome in situ hybridization,CISH），随后，在此基础上又诞生了银增强原位杂交（SISH）技术，并被用于*HER2*基因扩增检测。到20世纪人类基因组计划基本完成时，人们就已经得到了大量的基因序列信息，迫切需要低成本、高通量、易操作的核酸分析技术，基因芯片（gene chip）技术由此应运而生。基因芯片技术能同时分析几十万、上百万种核酸分子，该技术的本质是核酸杂交技术的集成化、微型化，该技术主要结合了生物学、化学、物理学、工程学、数学和计算机科学的内容。随着分子杂交技术的日趋成熟，以及高效能的相关分析仪器设备的开发，分子杂交检测已经越来越方便，并已经在临床诊断中得到广泛应用。

第一节　感染性疾病诊断试剂及耗材

一、概　述

分子诊断试剂在临床中最广泛的应用是在感染性疾病的检测方面，可用于鉴定病原体、定量病原体、进行病原体耐药性检测等。感染性疾病由于其自身特点，病程短、发展变化快、具有传染性，对公共卫生的危害极大，临床上对诊断速度要求很高。分子诊断技术直接针对病原体核酸进行检测，在早诊和快诊方面有突出的优势。不同于单指标的分子诊断技术，基于杂交原理的分子诊断技术，包括基因芯片，可同时检测多种指标，区分引起相似临床症状的病原体、检测耐药性相关的基因型等，从而快速判断病原体的特性，指导临床用药。

二、临床应用和检测试剂介绍

（一）分枝杆菌菌种鉴定试剂盒（DNA微阵列芯片法）

1. 包装规格　24测试/套。

2. 预期用途　本产品用于定性检测来源于临床疑似结核病和非结核性分枝杆菌（non tuberculous mycobacteria，NTM）病患者经过分离培养的分枝杆菌分离株样本中的核酸，检测指标包括临床常见分枝杆菌的17个种或群，包括：结核分枝杆菌复合群、胞内分枝杆菌、鸟分枝杆菌、戈登分枝杆菌、堪萨斯分枝杆菌、偶然分枝杆菌、瘰疬分枝杆菌、浅黄分枝杆菌、土分枝杆菌、龟分枝杆菌和脓肿分枝杆菌、草分枝杆菌、不产色分枝杆菌、海分枝杆菌和溃疡分枝杆菌、金色分枝杆菌、苏尔加分枝杆菌和玛尔摩分枝杆菌、蟾蜍分枝杆菌、耻垢分枝杆菌。

本产品可用于结核病和非结核性分枝杆菌病的辅助诊断，也可用于流行病学调查等领域。

3. 检测原理 本试剂盒对临床常见的分枝杆菌设计特异性的聚合酶链反应（polymerase chain reaction,PCR）扩增引物及种属特异性寡核苷酸探针。以临床样品中分离的致病菌DNA为模板，运用独特的不对称PCR技术进行扩增反应。由于引物末端标记有荧光分子，因此在扩增过程中待检测的DNA分子被扩增为带有荧光分子的DNA片段。将标记有荧光分子的PCR扩增产物与芯片上的探针在一定的条件下进行杂交反应，根据碱基互补配对原则，序列匹配的PCR扩增产物与探针形成稳定的二级结构。根据探针在芯片上的特定位置排布，就可以推断出相应被测细菌的相关信息，鉴定出被测细菌的种类。

采用基因芯片微量点样技术，将检测上述基因的特异探针与各种对照探针固定在基片上，检测探针和对照探针各重复5个点，形成12行×10列的微阵列，探针排布见图21-1。每张芯片上有4个同样的微阵列，每一个微阵列可以检测一份样品。

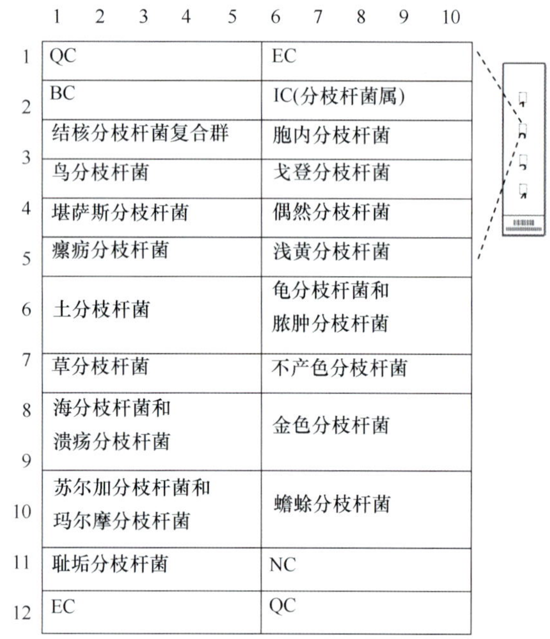

图21-1 微阵列芯片的探针排布示意图

注：QC. 表面化学质控探针；EC. 杂交阳性外对照探针；BC. 空白对照；NC. 阴性对照探针；IC. 内对照探针

4. 主要组成成分 见表21-1。

表21-1 试剂盒组成

试剂盒组成	组分名称	主要成分	规格	数量
A部分	芯片及盖片	芯片及盖片	4测试/片	6套
	20×SSC	SSC	200ml/瓶	1瓶
	10% SDS	SDS	30ml/瓶	1瓶
	核酸提取液	TE	1.1ml/管	2管
	核酸提取管	玻璃珠	1测试/管	24管
B部分	PCR扩增试剂	引物、*Taq*酶、dNTP、dUTP、UNG	500μl/管	1管
	阳性对照品	含检测靶基因片段的质粒DNA	20μl/管	1管
	阴性对照品	序列无关的质粒DNA	20μl/管	1管
	杂交缓冲液	Denhardt、SDS、SSC	250μl/管	1管

注：(1) 不同批号试剂盒中各组分不可以互换使用。
(2) 推荐的培养分枝杆菌分离株的培养基为改良罗氏固体培养基或Middlebrook 7H9液体培养基。

5. 储存条件及有效期 试剂盒A部分在2～8℃避光保存，其中芯片需在平衡至室温10～30℃后再打开包装，打开包装后于室温避光保存，并于1个月之内使用；试剂盒B部分在-20℃避光保存。试剂盒两部分有效期均为6个月。

6. 适用仪器 LuxScan 10K-B微阵列芯片扫描仪。

7. 样本要求 本试剂盒适用的标本类型为来源于临床疑似结核病和非结核性分枝杆菌病患者经过分离培养的分枝杆菌分离株。

用于培养的样本为取自患者的痰、脓液或分泌物、肺泡灌洗液、穿刺液（包括脑脊液、胸腹水、心包积液、关节液、胆汁等）、尿液。

痰样本采集及处理：以清晨第一口痰为宜。先用清水漱口，嘱患者用力咳出深部的痰液于无菌样本保存容器，密封，即可送检。标本加入 1 ～ 2 倍 4%NaOH 溶液，振荡混匀，15 ～ 20min 后加入 pH6.8 磷酸缓冲液混匀，离心后去上清，沉淀再加入 0.5 ～ 1ml 磷酸缓冲液混匀，接种。

脓液或分泌物样本采集及处理：先用无菌生理盐水冲洗表面，然后以无菌拭子采取脓液或分泌物，密封，即可送检。标本加入 1 ～ 3 倍体积 4% H_2SO_4 溶液，混匀，静置 20 ～ 25min（期间振荡数次），然后接种。

肺泡灌洗液样本采集：经保护性支气管肺泡（PBAL）灌洗管注入 10 ～ 20ml 生理盐水，并经该管负压吸引将标本收集到无菌瓶内送检。参照痰样本处理方法进行处理。

穿刺液样本采集：通过无菌程序采集样本，脑脊液标本量应大于等于 2ml；胆汁及其他穿刺液应大于等于 1ml。参照痰样本处理方法进行处理。脑脊液也可离心后取沉淀直接接种。

尿液样本采集：以清晨第一次全量尿液或中后段夜尿为宜。用无菌容器收集标本；也可采取导尿法收集。采集的尿液标本静置 4 ～ 5h，取沉淀部分约 10ml 离心后，取沉淀与等量 4% H_2SO_4 溶液混匀，处理 15min 后接种。

储存：待测分离株样本在 2 ～ 8℃储存不超过 2 个月。

存在于固体培养基上的待测分离株样本不可冷冻储存，因为冷冻会对后续操作造成影响；存在于液体培养基中的待测分离株样本在 -70℃储存不超过 5 年。

运输：应在国家法规许可的条件下，使用符合生物安全要求的密闭容器进行运输。

8. 检测方法

(1) 实验前准备

1) 芯片洗涤液

芯片洗涤液Ⅰ：SSC 终浓度为 2×，SDS 终浓度为 0.2%。依次将 20×SSC、蒸馏水（或纯化水）、10% SDS 按照 10 ∶ 88 ∶ 2 的比例混合，即为芯片洗涤液Ⅰ。以配制总量 600ml 为例∶量取 60ml 的 20×SSC 及 528ml 的蒸馏水（或纯化水）置于 1 L 的烧杯中，混匀。再加入 12ml 的 10% SDS，混匀。

芯片洗涤液Ⅱ：SSC 终浓度为 0.2×。将 20×SSC、蒸馏水（或纯化水）按照 1 ∶ 99 的比例混合，即为芯片洗涤液Ⅱ。以配制总量 600ml 为例：量取 6ml 的 20×SSC 及 594ml 的蒸馏水（或纯化水）置于 1 L 的烧杯中，混匀。

2) 冰水混合物。

3) 蒸馏水（或纯化水）。

(2) 仪器和材料要求：LuxScan 10K-B 微阵列芯片扫描仪；Extractor 36 核酸快速提取仪；HybSet 基因微阵列芯片杂交盒；PCR 扩增仪；微量移液器（规格：0.1 ～ 10μl，2 ～ 20μl，20 ～ 200μl）；移液器吸头（要求洁净无菌，规格：0.1 ～ 10μl，2 ～ 20μl，20 ～ 200μl）；恒温水浴锅；微量离心机（规格：可离心 1.5ml 离心管）；离心管（要求洁净无菌，规格：200μl，1.5ml）；八连排管（可选，要求洁净无菌，规格：200μl）；各种规格的离心管架；恒温摇床；洗涤芯片的容器（2 个）；玻片架；离心机和离心干燥芯片的容器。

(3) 核酸提取

1) 准备工作：向核酸提取管中加入 80μl 核酸提取液。

2) 分离株样本的采集：固体培养基上样本的采集，即从合适的固体培养基上用无菌的接种环挑取一个肉眼可见的菌落（若菌生长布满整个培养基，则挑取相应大小的菌苔）于含核酸提取液的核酸提取管中，即可进行后续的核酸提取。尽量避免挑取固体培养基。液体培养基内样本的采集，即吸取等于或大于 1 个麦氏浊度的菌悬液 10 ～ 20μl 于含核酸提取液的核酸提取管中，即可进行后续的核酸提取。

3) 核酸提取：加入上述采集的分离株样本后，使用 Extractor 36 核酸快速提取仪振荡 5min，95℃水浴 5min，5000 r/min 离心 1min，得到的核酸放置 -20℃暂存（不超过 2 个月）。

(4) PCR 扩增

1) 配制 PCR 反应体系（表 21-2）。

在 PCR 配液区内，根据被测样品数目准备 200μl 离心管或八连排管，并预先标记样品编号。从试剂盒中取出 PCR 扩增试剂使其充分融化（自然解冻），轻摇混匀后瞬时离心至管底。

根据样品数目，按照表 21-2 将 PCR 扩增试剂按 18μl/ 管分装于 200μl 离心管或八连排管中，盖好管盖，然后将其转移至 PCR 扩增区。

在 PCR 扩增区内加入 2μl 模板 DNA。模板 DNA 包括被测样品 DNA（核酸提取管中的上清液）、阳性对照品或阴性对照品。

每份 PCR 反应体系总体积为 20μl。

表 21-2　PCR 反应体系

反应物	体积（μl）
PCR 扩增试剂	18
模板 DNA	2
共计	20

2）扩增：离心管或八连排管置于 PCR 扩增仪中，按表 21-3 中的热循环程序进行 PCR 扩增反应。

表 21-3　PCR 反应热循环程序

温度（℃）	37	94	94	60	72	94	72	72	4
时间（s）	600	600	30	30	40	30	60	420	—
循环数	1	1	35			10		1	1

（5）芯片杂交：PCR 扩增反应结束前，将恒温水浴锅的温度设定为 50℃并预热。

1）芯片的准备（图 21-2～图 21-3）：在基因微阵列芯片杂交盒的底部加入 200ml 蒸馏水（或纯化水，图 21-2），将托架放入盒体内的两个定位柱之间，将芯片正面向上，小心放在托架上，盖片四个凸台向下盖在芯片上（图 21-3）。注意盖片的放置方向，其末端应与芯片末端的标签对齐。

2）杂交反应混合物的配制、变性及冰浴（表 21-4）：根据样品数目准备 200μl 离心管或八连排管并编号。从试剂盒中取出杂交缓冲液，50℃加热使其完全融化。

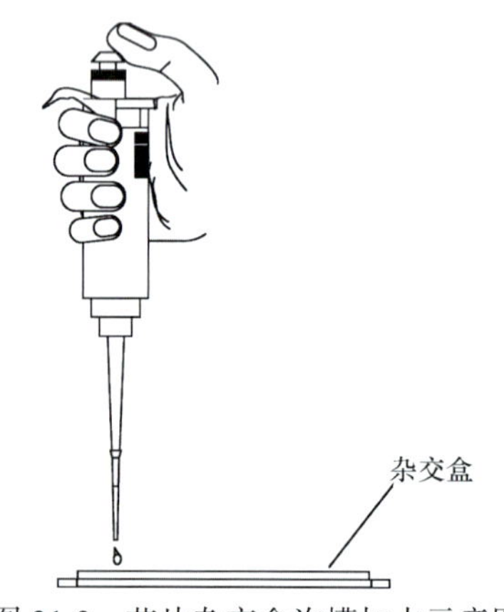

图 21-2　芯片杂交盒沟槽加水示意图

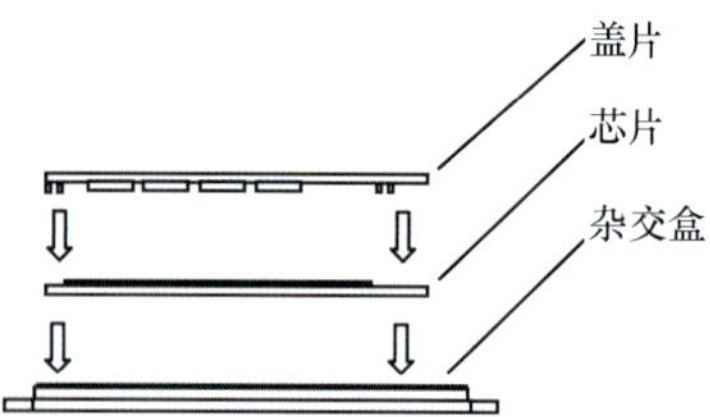

图 21-3　放置芯片及盖片示意图

表 21-4　杂交反应混合物

反应物	体积（μl）
杂交缓冲液	9
PCR 产物	6
共计	15

充分混匀后，在微量离心机中瞬时离心，按 9μl/ 管分装。

每管加入 6μl 相应的 PCR 产物。

将杂交反应混合物加热至 95℃（置于 PCR 仪或水浴锅中）变性 5min。

杂交反应混合物变性完毕取出后，立即浸入冰水混合物中冰浴 3min。

3）杂交反应：将杂交反应混合物从冰浴中取出，用微量移液器吹吸 2 次混匀，待白色絮状沉淀（如有）消失后，经盖片的加样孔加入 13.5μl 杂交反应混合物（图 21-4），迅速盖上杂交盒并密封（图 21-5）。每个微阵列限加一份样品，记录芯片编号、微阵列位置及对应的样品编号。

立即将密封好的杂交盒水平放入 50℃预热的恒温水浴锅中。待杂交盒全部放入后计时 120min。

4）芯片洗涤液的准备：根据芯片数量配制芯片洗涤液 Ⅰ 和芯片洗涤液 Ⅱ，体积以洗涤时能够完全浸没芯片为准。混合均匀并平衡至室温（10～30℃）。

5）芯片的洗涤与干燥：杂交反应结束后，将杂交盒水平取出拆开，将芯片取出，进行芯片洗涤。将取出的芯片立即放在盛有平衡至室温（10～30℃）的芯片洗涤液 Ⅰ 的容器（如烧杯）中的玻片架上，在恒温摇床上使用 80～100 r/min 的转速，室温洗涤 3min。然后用平衡至室温的芯片洗涤液 Ⅱ 在恒温摇床上使用 80～100 r/min 的转速，室温洗涤 3min。然后于离心机中 800 r/min 离心 5min，甩干后扫描。

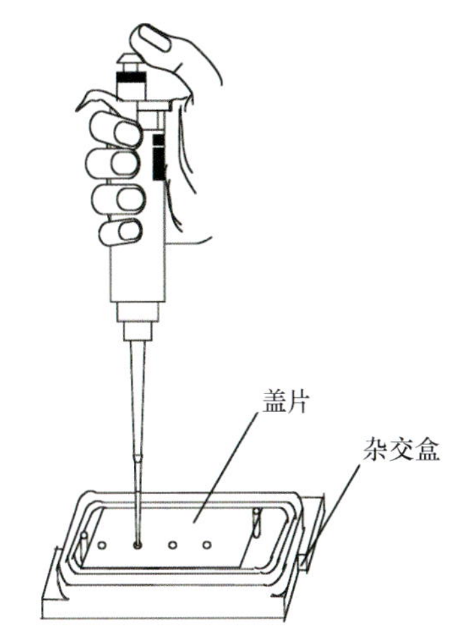

图 21-4　加入杂交反应混合物示意图

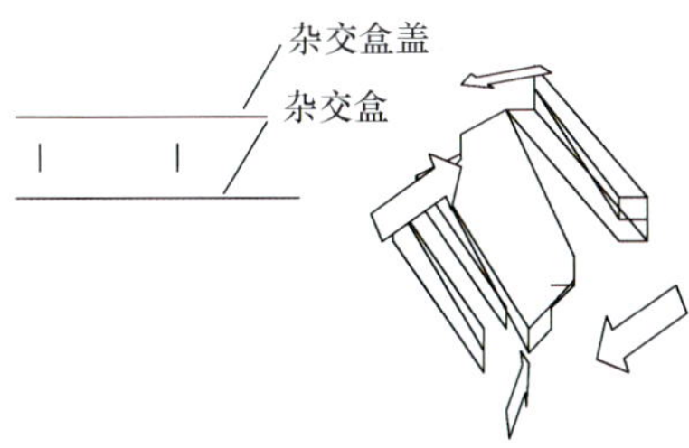

图 21-5　杂交盒密封示意图

(6) 芯片扫描和结果判读：使用 LuxScan 10K-B 微阵列芯片扫描仪和相应软件进行信号的读取及结果判读。操作简介如下（详见扫描仪及软件用户手册）：① 打开扫描仪和相应软件，点击“激光控制”按钮，预热 10min。② 输入“样品编号”等样品相关信息。③ 扫描仪预热完毕后，点击“出仓”按钮，将芯片平稳放置在托架小片上，水平轻缓地推入扫描仪仓口，点击“入仓”按钮。④ 输入芯片编号，点击选择检测区域（即微阵列 1～4），点击“选择样品”为各微阵列选择相应样品。点击“开始检测”按钮进行芯片扫描。结果将在屏幕上显示并自动保存。⑤ 一张芯片扫描完毕后重复 3、4 进行下一张芯片的扫描直至全部扫描完。⑥ 可通过“数据查询”页面进行数据查询及打印。⑦ 完成全部操作后，关闭激光，退出软件，关闭扫描仪。

9. 参考值　对于 IC（分枝杆菌属）探针和结核分枝杆菌探针通过受试者操作特征曲线（ROC）法确定其参考值。对于其他 16 种非结核分枝杆菌检测探针均通过百分位数法确定其参考值。当探针信号值大于或等于该探针的参考值，则该探针判读为阳性，当探针信号值小于该探针的参考值，则该探针判读为阴性。试剂盒中各探针的参考值已经整合到相应判读软件中，由软件自动对样品检测结果进行判别。

10. 检测结果的解释

(1) 实验质量控制：本试剂盒阳性对照品的检测结果应为“结核分枝杆菌复合群”（图 21-6）；阴性对照品的检测结果应为“无分枝杆菌”（图 21-7）。如果其中任何一个对照品结果错误，则同一次实验全部样品结果定为无效，需要进行复检。

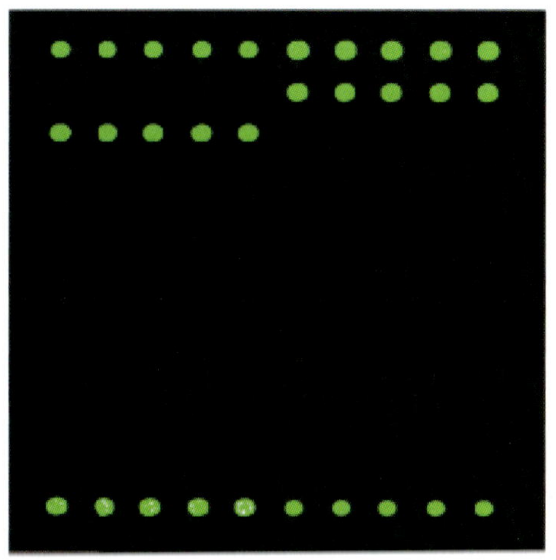

图 21-6　阳性对照品示例：结核分枝杆菌复合群

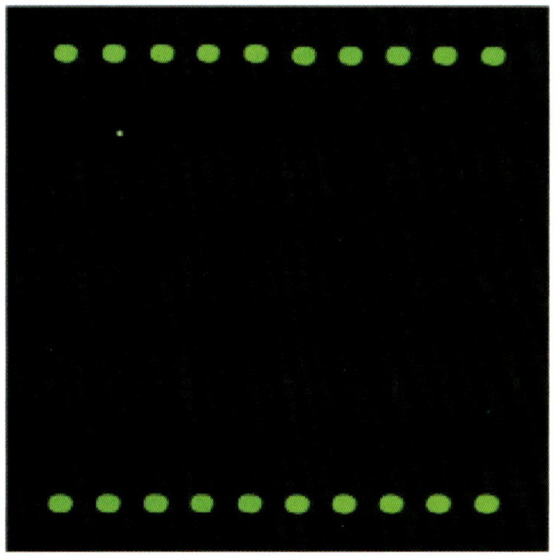

图 21-7　阴性对照品示例：无分枝杆菌

(2) 结果判读方法说明：将探针信号值与参考

值进行比较，如果探针信号值大于或等于该探针的参考值，则判读为阳性，否则判读为阴性。

然后对所有检测探针按信号值大小进行排序，获取信号值最大的探针：①若信号值最大的探针为阴性，则报告“无分枝杆菌”（图 21-7）；②若只有 1 条探针为阳性结果，则表示待测样品为该探针所对应的分枝杆菌种或群（图 21-8）；③若有 1 条以上探针为阳性结果，则通过探针组合情况来确定待测样品所对应的分枝杆菌种或群（图 21-9）。

(3) 异常结果处理：如果只有 IC 探针阳性，报告为“无法判读”，则需对样品进行复检。

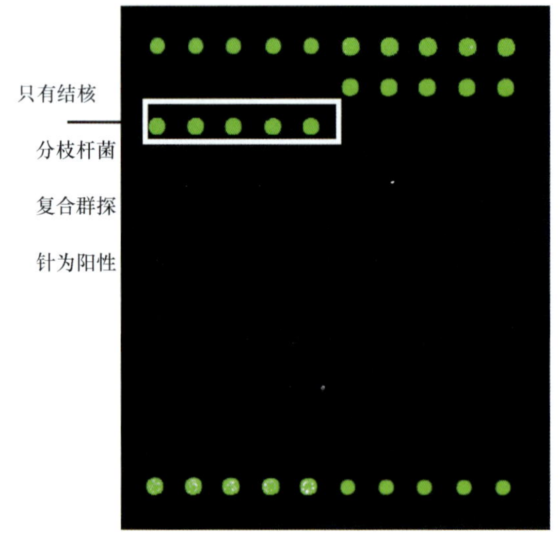

图 21-8　1 条探针阳性示例：结核分枝杆菌

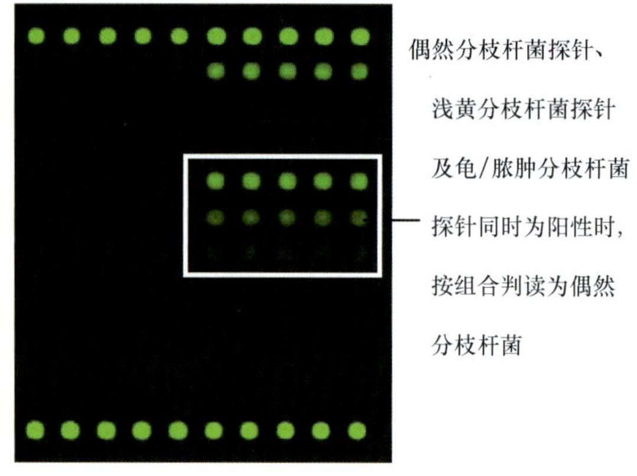

图 21-9　探针组合示例：偶然分枝杆菌

如果复检仍为只有 IC 探针阳性，报告为“无法判读”，则表示该样品不在本试剂盒检测范围内（图 21-10）。其他异常情况及解决方法参见表 21-5。

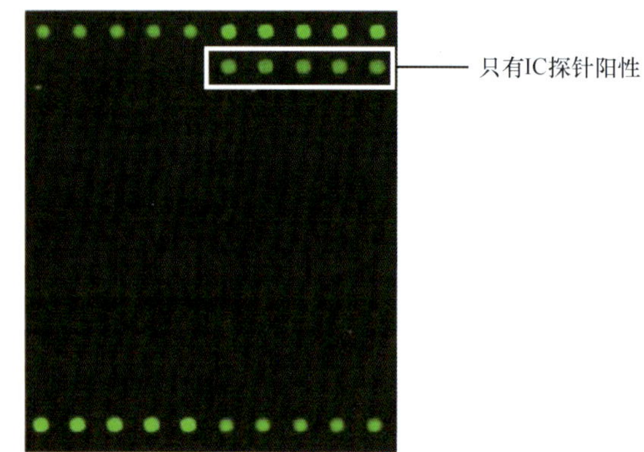

图 21-10　只有 IC 探针阳性示例：爱知分枝杆菌（不在检测范围）

表 21-5　其他异常情况及解决方法

异常情况	可能原因	解决方案
没有检测到任何点的信号，包括表面化学质控探针 QC	不正确插入芯片 芯片受到物理损伤 扫描仪或软件故障	检查芯片及其插入方向 扫描一张未使用过的芯片，检查扫描仪及软件是否出现故障
只检测到 QC 的信号，没有检测到杂交阳性外对照探针 EC 的信号	杂交操作失误 芯片洗涤液配制不正确	核对芯片编号及实验记录 检查杂交温度 核对芯片洗涤液配制记录
空白对照 BC 和 / 或阴性对照探针 NC 出现阳性信号	芯片沾上灰尘等杂质 操作过程中液体蒸发造成芯片背景变脏 PCR 产物交叉污染	保证操作环境的洁净 杂交操作过程中动作尽量迅速 PCR 实验实行严格分区
QC 和 EC 出现阳性信号，但没有检测到其他探针的阳性信号	可能是样品中不含有细菌 PCR 扩增失败 可能杂交反应混合物中未加入 PCR 产物	检查实验操作记录及 PCR 扩增程序 检查 PCR 产物剩余的体积
若只有 IC 出现阳性信号	可能样品浓度低 可能是检测范围之外的其他菌种	重新复检（可提高样品浓度） 对样品进行测序

11. 检测方法的局限性　本试剂盒仅用于分枝杆菌的检测。

本产品未包含全部的分枝杆菌菌种。因此，当本试剂盒检测结果为“无分枝杆菌”时，并不能排除被检测者带有其他种类的分枝杆菌。

12. 产品性能指标　本试剂盒可对17个常见分枝杆菌种、群进行特异检测。

检测灵敏度为1×10^3个菌/PCR反应。

采用31种其他常见呼吸道细菌及与分枝杆菌亲缘关系较近的细菌标准株样本对本试剂盒进行了特异性评价（表21-6）。结果显示，各样本的试剂盒检测结果均与理论判读结果一致，表明本试剂盒具有较高的特异性，能够有效地区分出试剂盒检测范围之外的样本。

本产品进行的临床试验共验证样本1724例，研究结果表明，除上海市肺科医院有2份极罕见的NTM标本不在芯片检测范围之内，其他样本的临床验证结果与测序结果对比，临床特异度（阴性符合率）、临床灵敏度（阳性符合率）总符合率均为100%。

表21-6　用于特异性评价的细菌菌种

实验菌株编号	中文名称	英文名称	菌浓度（mg/ml）
38203	假白喉棒状杆菌	*Corynebacterium pseudodiphtheriticum*	5
1.1919	干燥棒状杆菌	*Corynebacterium xerosis*	5
29110	微黄奈瑟菌	*Neisseria subflava*	5
49005	奇异变形杆菌	*Proteus mirabilis*	5
1.1527	普通变形杆菌	*Proteus vulgaris*	5
1.1732	弗氏枸橼酸杆菌	*Citrobacter freundii*	5
1.181	阴沟肠杆菌	*Enterobacter cloacae*	5
1.2021	产气肠杆菌	*Enterobacter aerogenes*	5
1.1857	黏质沙雷菌	*Serratia marcescens*	5
1.2463	大肠埃希菌	*Escherichia coli*	5
1.1526	肺炎克雷伯杆菌	*Klebsiella pneumonia*	5
1.1788	嗜麦芽窄食单胞菌	*Stenotrophomonas maltophilia*	5
1.2464	铜绿假单胞菌	*Pseudomonas aeruginosa*	5
1.2004	乙酸钙不动杆菌	*Acinetobacter calcoaceticus*	5
1.2429	表皮葡萄球菌	*Staphylococcus epidermidis*	5
1.2386	金黄色葡萄球菌	*Staphylococcus aureus*	5
1.2498	唾液链球菌	*Streptococcus salivarius*	5
1.2499	变异链球菌	*Streptococcus mutans*	5
1.924	粪产碱杆菌	*Alcaligenes faecalis*	5
4.1147	紫红红球菌	*Rhodococcus rhodochrous*	5
4.1165	星形诺卡菌	*Nocardia asteroids*	5
4.1168	豚鼠耳炎诺卡菌	*Nocardia otitidiscaviarum*	5
4.1065	意大利游动放线菌	*Actinoplanes italicus*	5
1.1848	藤黄微球菌	*Micrococcus luteus*	5
1.2024	粪肠球菌	*Enterococcus faecalis*	5
1.2025	屎肠球菌	*Enterobacter faecium*	5
32232	缓症链球菌	*Streptococcus mitis*	5
32067	化脓链球菌	*Streptococcus pyogenes*	5
4.1128	巴西诺卡菌	*Nocardia brasiliensis*	5
2.2086	白色念珠菌	*Candida albicans*	5
29802	淋病奈瑟菌	*Neisseria gonorrhoeae*	5

（二）结核分枝杆菌耐药基因检测试剂盒（DNA 微阵列芯片法）

1. 包装规格 12 个测试 / 套

2. 预期用途 本产品用于定性检测来源于临床疑似结核病患者经过分离培养的结核分枝杆菌分离株样本中的核酸，检测指标包括利福平及异烟肼的 3 个耐药相关基因 *rpoB* 基因、*katG* 基因及 *inhA* 基因启动子的野生型及不同突变型。其中对于利福平耐药相关基因 *rpoB* 基因检测 6 个位点，包括 531 位 TCG → TTG、531 位 TCG → TGG、526 位 CAC → GAC、526 位 CAC → TAC、526 位 CAC → CTC、526 位 CAC → CGC、511 位 CTG → CCG、513 位 CAA → CCA、513 位 CAA → AAA、516 位 GAC → GTC、516 位 GAC → TAC、516 位 GAC → GGC 及 533 位 CTG → CCG 等 13 种突变型，对于异烟肼耐药相关基因 *katG* 基因及 *inhA* 基因启动子各检测 1 个位点，分别为 *katG* 基因 315 位 AGC → ACC 和 AGC → AAC 两个突变型，*inhA* 基因启动子 -15 位 C → T 突变型。

利福平是结核治疗中最为重要的药物之一。其抗菌作用是通过与 RNA 聚合酶 β 亚基结合，干扰、抑制细菌的 RNA 转录过程，从而达到杀菌效果。异烟肼也是一种主要的抗结核药物，其抗菌作用是抑制分枝菌酸的合成，使细菌丧失耐酸性、疏水性和增殖能力而死亡。异烟肼本身无抗菌活性，它在进入菌体后，在分枝杆菌过氧化物酶的作用下氧化脱氢生成亲电子的活性形式，这种形式能与分枝菌酸生化合成途径中的烯酰基还原酶—NADH 复合体结合，从而抑制分枝菌酸的合成，造成细胞壁破损而杀菌。

本产品可用于结核分枝杆菌耐药基因定性检测，以辅助结核病临床诊断，也可用于流行病学调查等领域。

3. 检测原理 本试剂盒根据临床常见的结核分枝杆菌耐药基因 *rpoB*、*katG* 及 *inhA* 的特异性保守核酸序列，设计特异性的 PCR 扩增引物及相应的寡核苷酸探针。

以临床样品中分离的结核分枝杆菌 DNA 为模板，运用独特的不对称 PCR 技术进行扩增反应，耐药基因目标片段将被扩增出来。由于引物末端标记有荧光分子，在扩增过程中全部待检测的 DNA 分子都被扩增为带有荧光分子的 DNA 片段。

将标记有荧光分子的 PCR 扩增产物与芯片上的探针在一定的条件下进行杂交反应，根据碱基互补配对原则，序列匹配的 PCR 扩增产物与探针形成稳定的二级结构。根据探针在芯片上的特定排布位置，就可以推断出相应被测 DNA 的相关信息，检测出样品的耐药基因信息。

采用基因芯片微量点样技术，将检测上述基因的特异探针与各种对照探针固定在经过醛基修饰的玻璃基片上，检测探针和对照探针各重复 5 个点，探针排布见图 21-11 和图 21-12。每张芯片上有 4 个微阵列，用于检测 2 份样品的耐药基因的基因型信息（图 21-13）。每 2 个微阵列检测 1 份样品，其中 1 个微阵列检测利福平相关的 *rpoB* 基因，另一个微阵列检测异烟肼相关的 *katG* 基因和 *inhA* 基因启动子。

	1	2	3	4	5	6	7	8	9	10
1	QC					EC				
2	BC					*rpoB* IC				
3	分枝杆菌属					结核分枝杆菌				
4	511 WT（CTG）					511（CTG→CTG）				
5	513 WT（CAA）					513（CAA→CAA）				
6	516 WT（GAC）					513（CAA→GAC）				
7	533 WT（CTG）					533（CTG→CTG）				
8	531 WT（TCG）					531（TCG→TCG）				
9	526 WT（CAC）					531（TCG→CAC）				
10	526（CAC→CAC）					526（CAC→CAC）				
11	526（CAC→CAC）					526（CAC→CAC）				
12	516（GAC→CAC）					516（GAC→CAC）				
13	516（GAC→CAC）					NC				
14	EC					QC				

图 21-11 利福平相关 *rpoB* 基因的探针排布示意图

注：QC. 表面化学质控探针；EC. 杂交阳性外对照探针；BC. 空白对照；NC. 阴性对照探针；I C. 内对照探针；WT. 野生型

	1　2　3　4　5	6　7　8　9　10
1	QC	EC
2	BC	BC
3	分枝杆菌属	结核分枝杆菌
4	*katG* IC	*inhA* IC
5	*katG* 315 WT（AGC）	*inhA* -15 WT（C）
6	*katG* 315（AGC → ACC）	*inhA* -15（C → T）
7	*katG* 315（AGC → AAC）	NC
8	EC	QC

图 21-12　异烟肼相关 *katG* 基因和 *inhA* 基因启动子的探针排布示意图

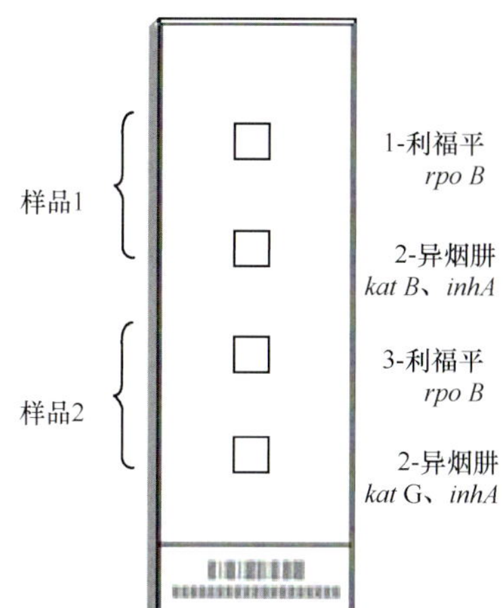

图 21-13　微阵列在芯片上的排布

4. 主要组成成分（表 21-7）

表 21-7　试剂盒组成

试剂盒组成	组分名称	主要成分	规格	数量
A 部分	芯片及盖片	芯片及盖片	2 测试 / 片	6 套
	20× SSC	SSC	200ml/ 瓶	1 瓶
	10% SDS	SDS	30ml/ 瓶	1 瓶
	核酸提取液	TE	1.1ml/ 管	1 管
	核酸提取管	玻璃珠	1 测试 / 管	12 管
B 部分	PCR 扩增试剂 1	引物、Taq 酶、dNTP、dUTP、UNG	250μl/ 管	1 管
	PCR 扩增试剂 2	引物、Taq 酶、dNTP、dUTP、UNG	250μl/ 管	1 管
	PCR 扩增试剂 3	引物、Taq 酶、dNTP、dUTP、UNG	250μl/ 管	1 管
	阳性对照品	含检测靶基因片段的质粒 DNA 混合物	20μl/ 管	1 管
	阴性对照品	序列无关的质粒 DNA	20μl/ 管	1 管
	杂交缓冲液	Denhardt、SDS、SSC	250μl/ 管	1 管

注：(1) 不同批号试剂盒中各组分不可以互换使用。

(2) 推荐的培养结核分枝杆菌分离株的培养基为改良罗氏固体培养基或 Middlebrook 7H9 液体培养基。

5. 储存条件及有效期　试剂盒 A 部分在 2 ～ 8℃避光保存，其中芯片需在平衡至室温 10 ～ 30℃后再打开包装，打开包装后于室温避光保存，并于 1 个月之内使用；试剂盒 B 部分在 -20℃避光保存。试剂盒两部分有效期均为 6 个月。

6. 适用仪器　LuxScan 10K-B 微阵列芯片扫描仪。

7. 样本要求　本试剂盒适用的标本类型为来源于临床疑似结核病患者经过分离培养的结核分枝杆菌分离株。

用于培养的样本为取自患者的痰、脓液或分泌物、肺泡灌洗液、穿刺液（包括脑脊液、胸腹水、心包液、关节液、胆汁等）、尿液。

痰样本采集及处理：以清晨第一口痰为宜。先用清水漱口，嘱患者用力咳出深部的痰液于无菌样本保存容器，密封，即可送检。标本加入 1 ～ 2 倍 4%NaOH 溶液，振荡混匀，15 ～ 20min 后加入 pH6.8 磷酸缓冲液混匀，离心后去上清，沉淀再加入 0.5 ～ 1ml 磷酸缓冲液混匀，接种。

脓液或分泌物样本采集及处理：先用无菌生理盐水冲洗表面，然后以无菌拭子采取脓液或分泌物，密封，即可送检。标本加入 1 ～ 3 倍体积 4% H_2SO_4 溶液，混匀，静置 20 ～ 25min（期间振荡数次），然后接种。

肺泡灌洗液样本采集：经保护性支气管肺泡灌洗（PBAL）管注入 10 ～ 20ml 生理盐水，并经该管负压吸引将标本收集到无菌瓶内送检。参照痰样本处理方法。

穿刺液样本采集：通过无菌程序采集样本，脑脊液标本量应大于等于 2ml；胆汁及其他穿刺液应大于等于 1ml。参照痰样本处理方法。脑脊液也可离心后取沉淀直接接种。

尿液样本采集：以清晨第一次全量尿液或中后段夜尿为宜。用无菌容器收集标本；也可采取导尿法收集。采集的尿液标本静置 4 ～ 5h，取沉淀部分约 10ml 离心后，取沉淀与等量 4% H_2SO_4 溶液混匀，处理 15min 后接种。

储存：待测分离株样本在 2 ～ 8℃储存不超过 2 个月。

存在于固体培养基上的待测分离株样本不可冷冻储存，因为冷冻会对后续操作造成影响；存在于液体培养基中的待测分离株样本在 -70℃储存不超过 5 年。

运输：应在国家法规许可的条件下，使用符合生物安全要求的密闭容器进行运输。

8. 检验方法

（1）实验前准备

1）芯片洗涤液

芯片洗涤液Ⅰ：SSC 终浓度为 2×，SDS 终浓度为 0.2%。依次将 20×SSC、蒸馏水（或纯化水）、10% SDS 按照 10 ∶ 88 ∶ 2 的比例混合，即为芯片洗涤液Ⅰ。以配制总量 600ml 为例，量取 60ml 的 20×SSC 及 528ml 的蒸馏水（或纯化水）置于 1 L 的烧杯中，混匀。再加入 12ml 的 10% SDS，混匀。

芯片洗涤液Ⅱ：SSC 终浓度为 0.2×。将 20×SSC、蒸馏水（或纯化水）按照 1 ∶ 99 的比例混合，即为芯片洗涤液Ⅱ。以配制总量 600ml 为例，量取 6ml 的 20×SSC 及 594ml 的蒸馏水（或纯化水）置于 1 L 的烧杯中，混匀。

2）冰水混合物。

3）蒸馏水（或纯化水）。

（2）仪器和材料要求：LuxScan 10K-B 微阵列芯片扫描仪；Extractor 36 核酸快速提取仪；HybSet 基因微阵列芯片杂交盒；PCR 扩增仪；微量移液器（规格：0.1 ～ 10μl，2 ～ 20μl，20 ～ 200μl）；移液器吸头（要求洁净无菌，规格：0.1 ～ 10μl，2 ～ 20μl，20 ～ 200μl）恒温水浴锅；微量离心机（规格：可离心 1.5ml 离心管）；离心管（要求洁净无菌，规格：200μl，1.5ml）；八连排管（可选，要求洁净无菌，规格：200μl）；各种规格的离心管架；恒温摇床；洗涤芯片的容器（2 个）；玻片架；离心机和离心干燥芯片的容器。

（3）核酸提取

1）准备工作：核酸提取管中加入 80μl 核酸提取液。

2）分离株样本的采集：固体培养基上样本的采集，即从合适的固体培养基上用无菌的接种环挑取一个肉眼可见的菌落（若菌生长布满整个培养基，则挑取相应大小的菌苔）于含核酸提取液的核酸提取管中，即可进行后续的核酸提取。尽量避免挑取固体培养基。

液体培养基内样本的采集，即吸取等于或大于 1 个麦氏浊度的菌悬液 10 ～ 20μl 于含核酸提取液的核酸提取管中，即可进行后续的核酸提取。

3）核酸提取：加入上述采集的分离株样本后，使用 Extractor 36 核酸快速提取仪振荡 5min，95℃水浴 5min，5000r/min 离心 1min，得到的核酸放置 -20℃暂存（不超过 2 个月）。

（4）PCR 扩增

1）配制 PCR 反应体系：见表 21-8。在 PCR 配液区内，根据被测样品数目的 3 倍准备 200μl 离心管或八连排管，并预先标记样品编号。从试剂盒中取出 PCR 扩增试剂 1、2、3，使其充分融化（自然解冻），轻摇混匀后瞬时离心至管底。

每个样品进行 3 管 PCR 扩增反应。根据样品数目，将 PCR 扩增试剂 1、2、3 分别按 18μl/ 管分装于 200μl 离心管或八连排管中，盖好管盖，然后将其转移至 PCR 扩增区。

在 PCR 扩增区内加入模板 DNA。模板 DNA 包括被测样品 DNA（核酸提取管中的上清液）、阳性对照品或阴性对照品。对于 1 个样品，向 3 管中分别加入同一模板 DNA 各 2μl。

每管 PCR 反应体系总体积为 20μl。

表 21-8　PCR 反应体系

反应体系 1		反应体系 2		反应体系 3	
反应物	体积（μl）	反应物	体积（μl）	反应物	体积（μl）
PCR 扩增试剂 1	18	PCR 扩增试剂 2	18	PCR 扩增试剂 3	18
模板 DNA	2	模板 DNA	2	模板 DNA	2
共计	20	共计	20	共计	20

2）扩增：将离心管或八连排管置于 PCR 扩增仪中，按表 21-9 中的热循环程序进行 PCR 扩增反应。

表 21-9　PCR 反应热循环程序

温度（℃）	37	94	94	60	72	94	72	72	4
时间（s）	600	600	30	30	40	30	60	420	—
循环数	1	1	35			10		1	1

（5）芯片杂交：PCR 扩增反应结束前，将恒温水浴锅的温度设定为 50 ℃并预热。

1）芯片的准备：在基因微阵列芯片杂交盒的底部加入 200μl 蒸馏水（或纯化水），将托架放入盒体内的两个定位柱之间，将芯片正面向上，小心放在托架上，盖片四个凸台向下盖在芯片上。注意盖片的放置方向，其末端应与芯片末端的标签对齐。

2）杂交反应混合物的配制、变性及冰浴：见表 21-10。根据被测样品数目的 2 倍准备 200μl 离心管或八连排管并编号。从试剂盒中取出杂交缓冲液，50℃加热使其完全融化。充分混匀后，在微量离心机中瞬时离心，按 9μl/ 管分装，每个被测样品需分装 2 管。

表 21-10　杂交反应混合物

杂交反应混合物 R		杂交反应混合物 H	
反应物	体积（μl）	反应物	体积（μl）
杂交缓冲液	9	杂交缓冲液	9
PCR 产物 1	3	PCR 产物 1	3
PCR 产物 2	3	PCR 产物 3	3
共计	15	共计	15

注：杂交反应混合物 R 与利福平微阵列（微阵列 1 或 3）进行杂交，杂交反应混合物 H 与异烟肼微阵列（微阵列 2 或 4）进行杂交。

PCR 产物 1 为对照产物，与两种微阵列都进行杂交。PCR 产物 2 为 *rpoB* 基因的扩增产物，与利福平微阵列相对应；PCR 产物 3 为 *katG* 基因及 *inhA* 基因启动子的扩增产物，与异烟肼微阵列相对应。

根据表 21-10，相应向每管中分别加入同一样品的 PCR 产物 1 和 PCR 产物 2 各 3μl，或者 PCR 产物 1 和 PCR 产物 3 各 3μl。

将杂交反应混合物加热至 95℃（置于 PCR 仪或水浴锅中）变性 5min。

杂交反应混合物变性完毕取出后，立即浸入冰水混合物中冰浴 3min。

3）杂交反应：将杂交反应混合物从冰浴中取出，用微量移液器吹吸 2 次混匀，待白色絮状沉淀（如有）消失后，经盖片的加样孔加入 13.5μl 杂交反应混合物，迅速盖上杂交盒并密封。每个微阵列限加一份相应的杂交反应混合物，微阵列 1 或 3 加入杂交反应混合物 R，微阵列 2 或 4 加入杂交反应混合物 H（表 21-9），记录芯片编号、微阵列位置及对应的样品编号。

立即将密封好的杂交盒水平放入 50℃预热的恒温水浴锅中。待杂交盒全部放入后计时 120min。

4）芯片洗涤液的准备：根据芯片数量配制芯片洗涤液Ⅰ和芯片洗涤液Ⅱ，体积以洗涤时能够完全浸没芯片为准。混合均匀并平衡至室温（10 ～ 30℃）。

5）芯片的洗涤与干燥：杂交反应结束后，将杂交盒水平取出拆开，并将芯片取出，进行芯片洗涤。将取出的芯片立即放在盛有平衡至室温（10 ～ 30℃）的芯片洗涤液Ⅰ的容器（如烧杯）中的玻片架上，在恒温摇床上使用 80 ～ 100r/min 的转速，室温洗涤 3min。然后用平衡至室温的芯片洗涤液Ⅱ在恒温摇床上使用 80 ～ 100r/min 的转速，室温洗涤 3min。然后于离心机中 800r/min 离心 5min，甩干后扫描。

（6）芯片扫描和结果判读：使用 LuxScan 10K-B 微阵列芯片扫描仪和相应软件进行信号的

读取及结果判读。操作简介如下（详见扫描仪及软件用户手册）：

1）打开扫描仪和相应软件，点击“激光控制”按钮，预热 10min。

2）输入“样品编号”等样品相关信息。

3）扫描仪预热完毕后，点击“出仓”按钮，将芯片平稳放置在托架小片上，水平轻缓地推入扫描仪仓口，点击“入仓”按钮。

4）输入芯片编号，点击选择检测区域（即微阵列 1 ～ 4），点击“选择样品”为各微阵列选择相应样品。点击“开始检测”按钮进行芯片扫描。结果将在屏幕上显示并自动保存。

5）一张芯片扫描完毕后重复步骤 3）、4）进行下一张芯片的扫描直至全部扫描完。

6）可通过“数据查询”页面进行数据查询及打印。

7）完成全部操作后，关闭激光，退出软件，关闭扫描仪。

9. 参考值 对于各耐药基因检测位点的野生型、突变型及内对照探针，均通过百分位数法确定其参考值。对于分枝杆菌属探针和结核分枝杆菌探针，通过 ROC 方法确定其参考值。

当探针信号值大于或等于该探针的参考值时，该探针判读为阳性；当探针信号值小于该探针的参考值时，该探针判读为阴性。试剂盒中各探针的参考值已经整合到相应判读软件中，由软件自动对样品检测结果进行判别。

10. 检测结果的解释

（1）实验质量控制：本试剂盒阳性对照品的检测结果应为“*rpoB* 野生型”、“*katG* 野生型”及“*inhA* 野生型”（图 21-14）；阴性对照品的检测结果应为“无结核分枝杆菌”（图 21-15）。如果其中任何一个对照品结果错误，则同一次实验全部样品结果定为无效，需要进行复检。

（2）结果判读方法说明：对一个位点所包含的所有探针按信号值大小进行排序，获取信号值最大的探针。①若该信号值最大的探针为阳性并且为野生型探针，则该位点的基因型结果判读为野生型；②若该信号值最大的探针为阳性并且为某种突变型探针，则该位点的基因型结果判读为该突变型。

样品结果报告：①若待测样品某一基因所有检测的位点均为野生型，则报告该样品该基因为野生型（仅限于本产品检测位点）（图 21-16）；②若待测样品某一个或某几个位点为突变型，则报告相应的基因全部为突变型（图 21-17）。

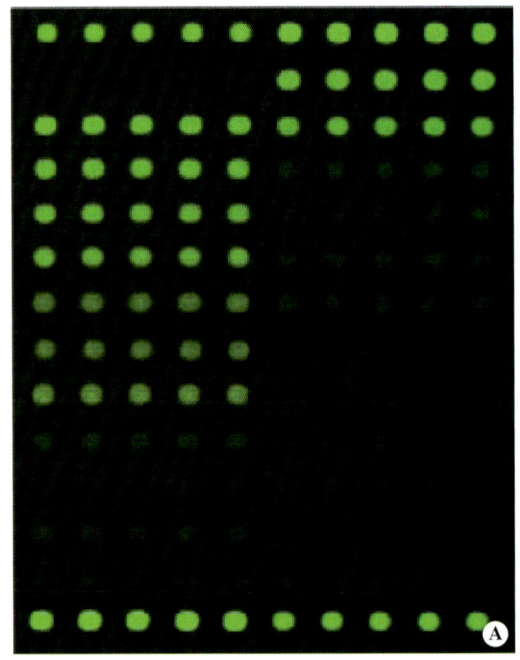

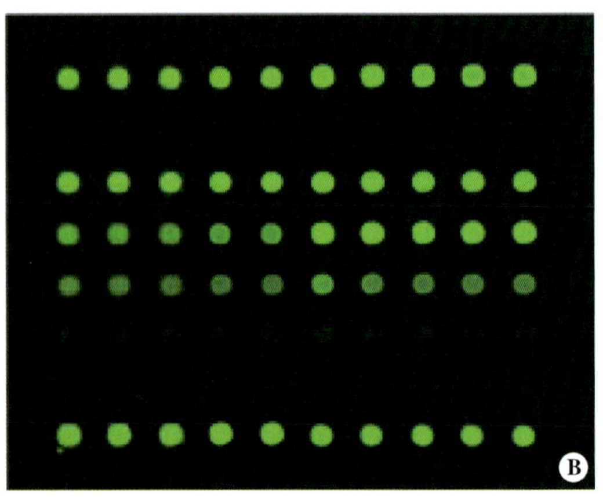

图 21-14 试剂盒阳性对照品

A. 利福平微阵列；B. 异烟肼微阵列

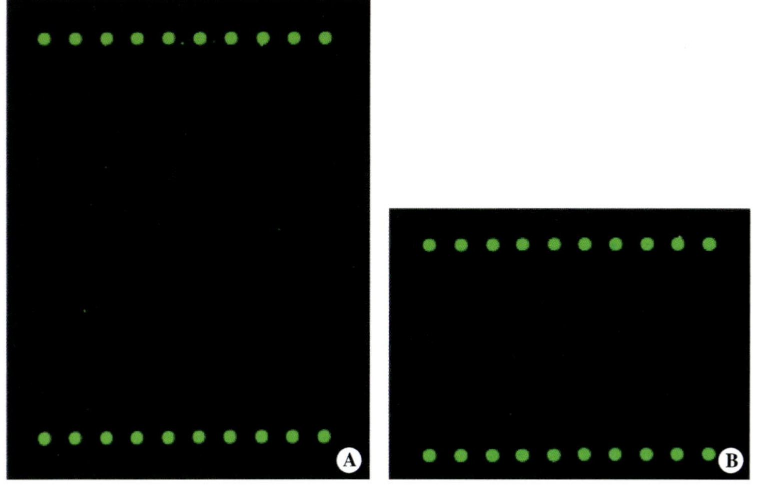

图 21-15　试剂盒阴性对照品

A. 利福平微阵列；B. 异烟肼微阵列

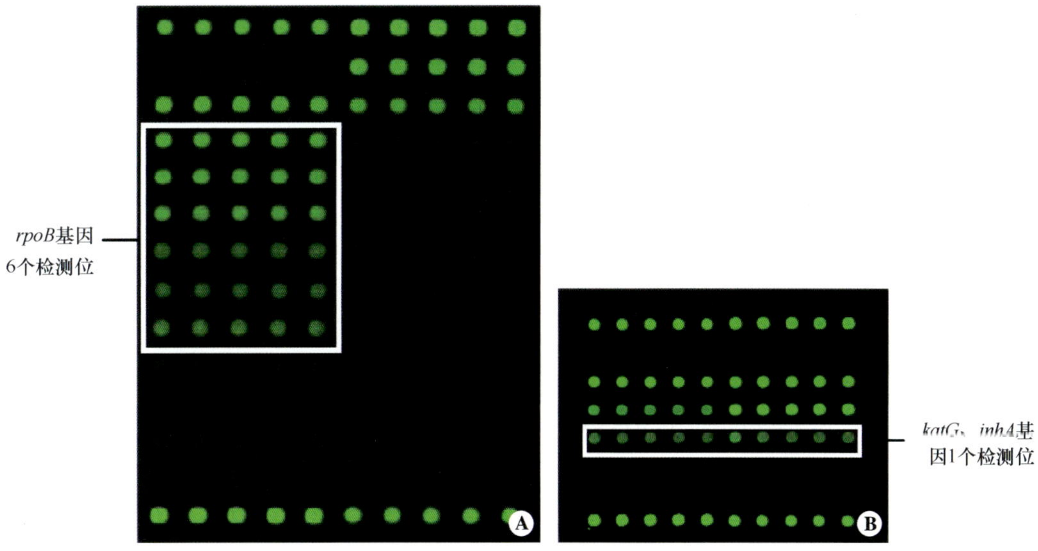

图 21-16　野生型基因检测结果

A. *rpoB* 基因为野生型（利福平微阵列）；B. *katG* 和 *inhA* 基因均为野生型（异烟肼微阵列）

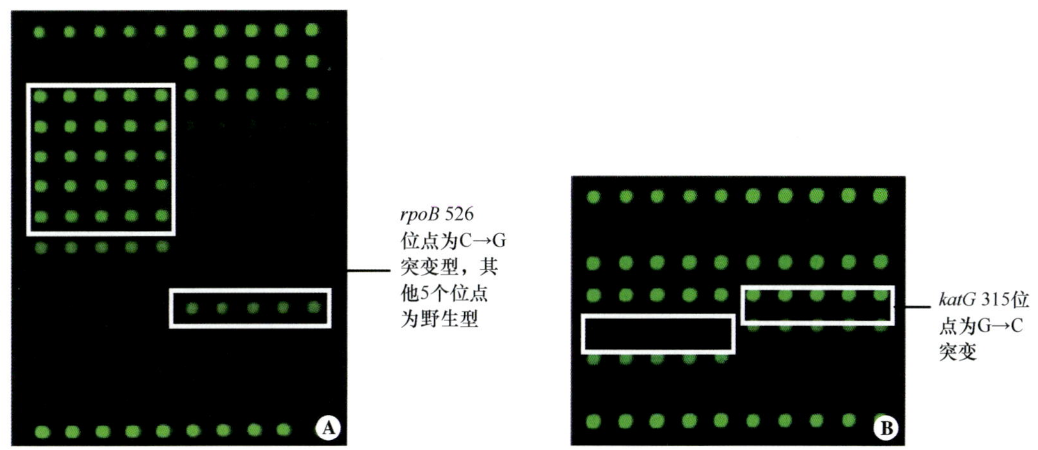

图 21-17　突变型基因检测结果

A. *rpoB* 基因 526(C→ G) 为突变型（利福平微阵列）；B. *katG*315(G→C) 为突变型，*inhA* 为 野生型（异烟肼微阵列）

(3) 异常结果处理：若某位点信号值最大的探针为阴性，则该位点基因型结果“未知”；若待测样品存在基因型结果“未知”的位点，则报告“无法判读”。

如果报告为“无法判读”，则需对样品进行复检。

如果复检仍为“无法判读”，则表示该样品不在本试剂盒检测范围内（图 21-18）。

其他异常情况及解决方法参见表 21-11。

11. 检测方法的局限性 本试剂盒仅用于结核分枝杆菌利福平和异烟肼耐药性的定性检测。

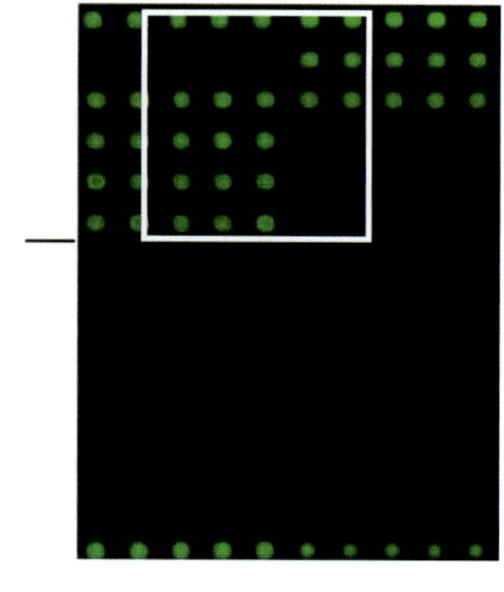

图 21-18 无法判读示例：*rpoB* 基因 526A → C 突变（不在检测范围）

表 21-11 异常检测结果及解决方法

异常情况	可能原因	解决方案
没有检测到任何点的信号，包括表面化学质控探针 QC	不正确插入芯片 芯片受到物理损伤 扫描仪或软件故障	检查芯片及其插入方向 扫描一张未使用过的芯片，检查扫描仪及软件是否出现故障
只检测到 QC 的信号，没有检测到杂交阳性外对照探针 EC 的信号	杂交操作失误 芯片洗涤液配制不正确	核对芯片编号及实验记录 检查杂交温度 核对芯片洗涤液配制记录
空白对照 BC 和 / 或阴性对照探针 NC 出现阳性信号	芯片沾上灰尘等杂质 操作过程中液体蒸发造成芯片背景变脏 PCR 产物交叉污染	保证操作环境的洁净 杂交操作过程中动作尽量迅速 PCR 实验实行严格分区
QC 和 EC 出现阳性信号，但没有检测到其他探针的阳性信号	可能是样品中不含有细菌 PCR 扩增失败 可能杂交反应混合物中未加入 PCR 产物	检查实验操作记录及 PCR 扩增程序 检查 PCR 产物剩余的体积
某些位点没有阳性信号	可能样品浓度低 可能是检测范围之外的其他位点	重新复检（可提高样品浓度） 对样品进行测序

本试剂盒报告的野生型和突变型仅限于本试剂盒检测的位点和型别。

本产品未包含全部的结核分枝杆菌耐药基因突变位点。因此，当本试剂盒检测结果为“野生型”时，并不能排除被检测者带有结核分枝杆菌的其他基因突变位点。

12. 产品性能指标 本试剂盒可对 *rpoB* 基因的 6 个位点的野生型和 13 个突变型、*katG* 基因的 1 个位点的野生型和 2 个突变型和 *inhA* 基因的启动子区的野生型和突变型进行特异检测。

检测灵敏度为 1×10^3 个菌 / PCR 反应。

采用 8 株非结核分枝杆菌及 31 种其他常见呼吸道细菌及与分枝杆菌亲缘关系较近的细菌标准株样本，对本试剂盒进行特异性评价。结果显示，各样本的试剂盒检测结果均与理论判读结果一致，表明本试剂盒具有较高的特异性，能够有效地区分出试剂盒检测范围之外的样本。

本产品进行的临床试验共验证 1186 例样本，研究结果表明，芯片检测结果与测序结果总符合率大于 99.9%，与临床药敏结果相比较，利福平及异烟肼耐药的芯片法检测临床灵敏度（阳性符合率）分别为 92.0% 及 77.4%，临床特异度（阴性符合率）分别为 97.2% 及 96.9%。

（三）人乳头瘤病毒分型检测试剂盒（微阵列芯片法）

1. 包装规格 21 人份 / 盒

2. 预期用途 同步检测 HPV 感染及 24 种基因型的分型诊断，适用于 HPV 感染的诊断，尤可用于宫颈癌的早期筛查和辅助诊断。

3. 检测原理　本试剂盒系采用 PCR 技术扩增 HPV 的特定基因片段，再与芯片上特异性核酸探针杂交以区分特定的基因型别的一种集基因芯片、生物信号原位放大等多项高新技术于一体的产品，使基因芯片杂交信号放大到肉眼判读的水平，只需要本试剂盒就可准确检测出常见的 24 种型别。也可配用同一公司的专用基因芯片诊断分析系统，即可实现计算机的自动判读。

4. 主要组成成分　见表 21-12。

表 12-12　HPV 分型检测试剂盒组成

组成（试剂盒Ⅰ）	规格	数量	组成（试剂盒Ⅱ）	规格	数量
HPV 分型检测芯片	3 人份 / 片	7	直用型 PCR 反应液	20μl/ 管	21
直用型显色液	2ml	1	直用型杂交液	2ml	1
100× 洗涤液 A	10ml	1	直用型 BW 反应液	2ml	1
200× 洗涤液 B	10ml	1	HPV 阳性对照品	100μl	1
			HPV 阴性对照品	100μl	1
			样本处理液	1.1ml	1

5. 储存条件及有效期　试剂盒Ⅰ组成成分在 2 ～ 8℃下可保存 12 个月；试剂盒Ⅱ组成成分在 -15℃以下可保存 12 个月，未使用完的试剂继续冷冻储存不影响其稳定性，但试剂反复冻融不得超过 3 次。

6. 适用仪器　PCR 扩增仪，HPV 分型基因芯片阅读仪（可选用）。

7. 临床样本的采集方法及注意事项　检查前告知患者，如月经正常妇女，在月经来潮后 10 ～ 18 天为最佳检查时间；检查前 48h 内不要作阴道冲洗，不要用避孕药膏等阴道内用药物；检查前 48h 最好不要行性生活；检查前不进行乙酸或碘液涂抹。标本收集：将专用宫颈刷置于宫颈口（最好在取样前先用棉签擦去宫颈分泌物），轻轻搓动宫颈刷使其顺时针旋转 5 圈；慢慢取出宫颈刷，将其放入标有患者编号的取样管中，取样管上标示的名称须与患者一一对应；取样后，切记拧紧取样管管盖。

标本保存：样本一经采集，则应尽可能快的送至检测实验室；如若不能马上送检样本，请于 4℃保存，并在 2 周之内进行检测。

标本运输：冰壶、冰袋或干冰保持低温。

8. 检测方法

(1) 样品处理：取临床标本，加入 1ml 生理盐水溶解，振荡混匀后全部转移至 1.5ml 离心管中；12000r/min 离心 10min，弃上清，留沉淀；加 50μl 的样本处理液，100℃煮沸 10min；12000r/min 离心 10min 备用。

试剂盒中对照品可直接取用，进行目的片段的 PCR 扩增和基因芯片检测。

(2) 目的片段的 PCR 扩增：取出直用型 PCR 反应液，在室温（25℃）下融化并 2000r/min 离心 10s 备用；按顺序放置，取上述制备的样本组织液 5μl，按顺序加入上述 PCR 扩增管中；将上述 PCR 扩增管 2000r/min 离心 10s，避免管壁挂珠；按照以下条件进行扩增：94℃变性 10min；94℃，30s，45℃，60s，72℃，30s 进行 40 个循环；72℃延伸 10min 后 4℃密封保存备用。

(3) 基因芯片检测：分别将 100× 洗涤液 A、200× 洗涤液 B 用双蒸水稀释得到 1× 洗涤液 A、B（均可以在室温下存放）；将 PCR 扩增产物 99℃加热 10min，迅速置于冰浴中 5min；取 10μl 上述冰浴中 PCR 扩增产物至 100μl 直用型杂交液中，混匀；揭开芯片保护膜，将上述液体加入基因芯片孔中，覆盖芯片表面；加样后的芯片 45℃ ±1.5℃水浴 25min，然后在室温下放置 5min，使其冷却至室温；用预热至 50℃ ±1.5℃的 1× 洗涤液 A 浸泡芯片 1min，旋转 3 圈；最后，用空气将芯片表面液滴吹净（注意：一定要迅速将表面液滴吹净）；取直用型 BW 反应液适量（100 ～ 120μl）覆盖于芯片表面，并在常温下反应 10min；用预稀释的 1× 洗涤液 B（15 ～ 35℃），洗涤芯片 3 次；用洁净空气吹干芯片表面；将直用型显色液 2 ～ 3 滴滴加在干燥的芯片表面，并使其覆盖全片，避光常温下反应 5min；用预稀释的 1× 洗涤液 B 迅速冲洗芯片 3 次，洁净空气吹干芯片表面，应用芯片自动分析报告系统进行判读或数码照相后自行判读。

9. 参考值（参考范围） 本产品为定性产品，芯片上 HPV 各型别对应位置肉眼判断出现蓝色信号或使用分析报告系统检测 HPV 各型别信号位置灰度值与背景灰度值差大于 4，代表存在该感染，有该型别 HPV，信号斑点颜色有深浅，均代表阳性，不能根据深浅进行定量。

10. 检验结果的解释 HPV 基因芯片探针矩阵（图 21-19）。

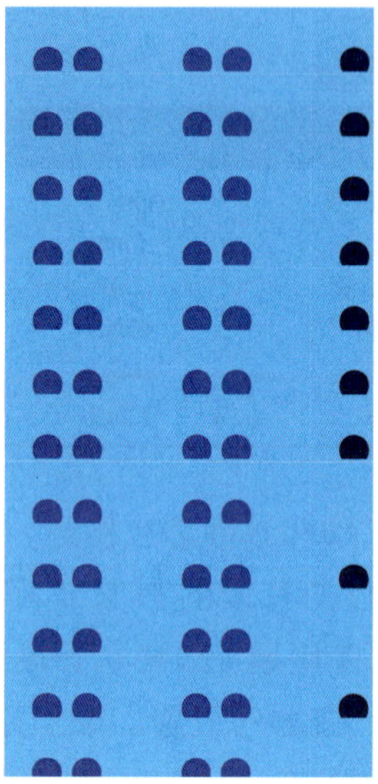

HPV44	*HPV26*	质控控针
HPV42	*HPV43*	阳性控针
HPV6	*HPV31*	质控控针
HPV11	*HPV33*	阳性控针
HPV16	*HPV18*	质控控针
HPV35	*HPV39*	阳性控针
HPV52	*HPV56*	质控控针
HPV66	*HPV51*	阳性控针
HPV45	*HPV58*	质控控针
HPV53	*HPV59*	阳性控针
HPV73	*HPV68*	质控控针
HPV82	*HPV84*	阳性控针

图 21-19 *HPV* 基因芯片探针矩阵

11. 检测方法的局限性 不能直接作为临床确诊依据，仅供临床医生参考使用。

12. 产品性能指标 病毒 DNA 最低检测限度为 104 个拷贝 /ml，在该最低检测限度上（包括该检测限度）灵敏度符合率达到 95% 以上，特异性符合率达到 95% 以上，能准确分辨阴阳性和 HPV 型别，测定准确性达到 95% 以上，精密度达到 95% 以上。

第二节　肿瘤个体化诊断试剂及耗材

一、概　　述

基因组测序研究发现，相同病理类型或相同肿瘤类型的不同个体之间，肿瘤相关基因变化情况差异很大，造成不同个体对相同治疗反应很不一样，即肿瘤异质性。肿瘤异质性对肿瘤研究和肿瘤治疗带来了巨大的挑战。近年来，不少大型的临床研究数据（IPASS、INFORM 等）表明某些基因（生物标志物，biomarker）的突变和表达变化可以帮助医生诊断病情和预测疗效。如果能在治疗前对患者的生物标志物情况进行诊断，就可以根据诊断结果给予患者最佳的治疗方案，减少无意义治疗时间，提高生存质量、延长生存周期。这种治疗方式即肿瘤的个体化治疗。肿瘤的个体化治疗具有毒副作用小、疗效好、安全性大等优点。因此，在治疗之前对患者进行个体化分子诊断显得尤为重要。

二、临床应用和检测试剂介绍

（一）MammaPrint 乳腺癌预后多基因检测系统

该系统 2002 年由荷兰癌症研究院开发，是首个经过 FDA 批准用于临床的乳腺癌预后预测检测系统。MammaPrint 运用 cDNA 微阵列技术，检测了 78 例临床Ⅰ、Ⅱ期的乳腺癌患者（无淋巴结转移、年龄＜ 55 岁、肿瘤直径＜ 5cm）的新鲜冰冻组织的 RNA。所有患者随访 5 年以上，运用统计聚类方法，从 25 000 个候选基因中，筛选出与预后相关的 70 个基因，形成了 MammaPrint 系统，根据基因表达情况和临床症状，将患者分为预后良好和预后不良两组。经过 7 ～ 8 年的随访，44 例预后良好组的患者均无复发转移，预后不良组 5 年内均发生了复发转移。将预后良好组的数据作为参照，计算患者基因表达谱与预后良好组的 Pearson 相关系数，＞ 0.4 为低危组，≤ 0.4 为高危组，误判率低于 10%。

MammaPrint 检测系统建立后，很多研究表明其在乳腺癌预后回顾性研究和前瞻性研究中都具有很好的性能。在淋巴结阴性患者预后预测中，MammaPrint 对于远处转移时间、无病生存和总生存率的预测优于临床病例指标；对淋巴结阳性患者进行预后预测，AdjuvantOnline 系统预测为预后不良的患者中，MammaPrint 评价其中 34% 预后良好，其 10 年生存率为 94%。说明无论淋巴结有无转移，MammaPrint 系统均能够较好的评价预后。MammaPrint 对于新辅助化疗及辅助化疗疗效预测也有重要作用，经 MammaPrint 系统评价的高危组具有较高的化疗敏感性和病例完全缓解率。大规模的前瞻性实验中，对于 MammaPrint 检测系统的评价也是正向的。

MammaPrint 是基于基因水平的多基因检测系统，多个临床验证已证实了其对患者预后预测明显优于临床病例指标，可较为准确地区分高危及低危患者，并根据分组给予相应的个体化治疗，最大限度避免过度治疗及治疗不足。但是 MammaPrint 需要从新鲜冰冻组织中提取 RNA，故其对标本的质量、运输和保存等具有极高的要求，福尔马林固定石蜡包埋（FFPE）样本无法进行 MammaPrint 检测，这点限制了其大规模应用。并且 MammaPrint 检测费用较高，也限制了其在大多数国家开展临床研究与应用。

（二）双色银染原位杂交（DISH）检测

1. 试剂名称 HER2/17 号染色体 DNA 双探针。

2. 包装规格 50 人份 / 盒。

3. 预期用途 该产品主要用于 HER2 原位杂交染色后，再用光学显微镜定量检测 *HER2* 基因的扩增。检测标本是用甲醛溶液固定的石蜡包埋组织，包括人乳腺癌、胃癌组织，或者含胃食管连接处的胃癌组织。HER2/17 号染色体 DNA 双探针检测结果可用于辅助评估考虑接受乳腺癌、胃癌相关药物治疗患者的 *HER2* 基因状态。

4. 检测原理（图 21-20） HER2/17 号染色体 DNA 双探针已优化以配套使用 ultraView SISH DNP Detection Kit，ultraView Red ISH DIG Detection Kit 和 Benchmark 系列全自动染色仪的配套试剂。在双色银染原位杂交染色过程中，DNP 和 DIG 标记探针是特异性结合细胞核内各自的目标 DNA 序列。DNP 标记的 HER2 探针的检测首先用到 ultraView SISH DNP Detection Kit，其中包括以下试剂瓶：家兔抗 DNP 单克隆抗体，包含结合辣根过氧化物酶（HRP）的羊抗兔二抗多聚体溶液，银 ISH DNP 显色 A（银色 A），银 ISH DNP 显色 B（银色 B）和银 ISH DNP 显色 C（银色 C）。SISH 反应首先是家兔抗 -DNP 抗体孵育，之后与羊抗兔 HRP 二抗结合。简要介绍，这种反应是靠色原 A（乙酸银）、色原 B（对苯二酚）和色原 C（水）相继促进的。在这里，对苯二酚将银离子（Ag^+）还原成金属银离子，这个反应是靠底物 HRP 过氧化氢（色原 C）促进的，金属银离子沉淀在细胞核内。*HER2* 基因的一个单独拷贝看起来是一个黑色的标志。DIG 标记的 17 号染色体探针使用

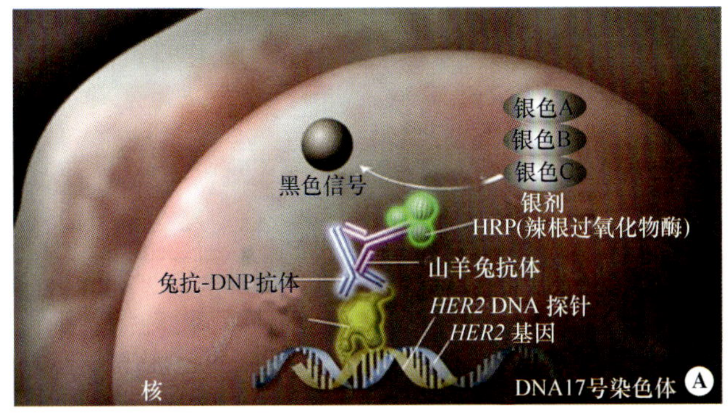

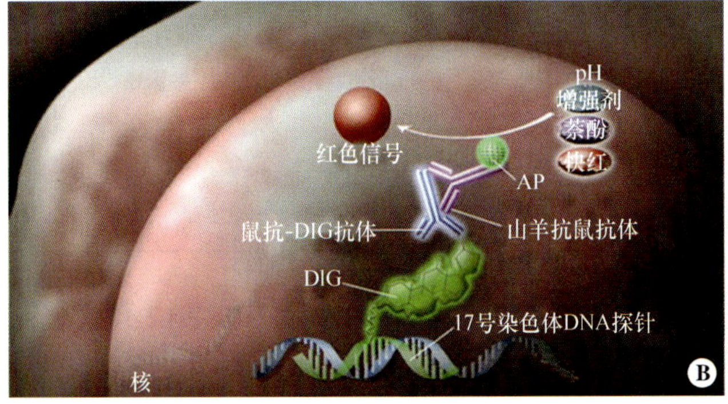

图 21-20 DISH 检测原理示意图

A. 以 *HER2* 基因标记为例：①标记有 DNP（二硝基苯基）的 HER2 探针与位于 17 号染色体上的 *HER2* 基因结合；②兔抗 -DNP 抗体（一抗）与 HER2 探针上的 DNP 半抗原结合；③标记有 HRP 的山羊抗兔 HRP 抗体（二抗）与兔抗 -DNP 抗体结合；④ HRP 催化形成核中的银沉积反应；B. 以 17 号染色体检测为例：①标记有地高辛（DIG）的 17 号染色体探针与 17 号染色体的着丝粒结合；②鼠抗 -DIG 抗体（一抗）与 17 号染色体探针上的 DIG 半抗原结合；③标记有碱性磷酶（AP）的山羊抗鼠 DIG 抗体（二抗）与鼠抗 -DIG 抗体结合；④ pH 增强剂激活 AP，催化萘酚去磷酸化，加入快红结合去磷酸化萘酚，形成红色的沉淀。

ultraView Red ISH DIG Detection Kit 检测。这种试剂盒包括以下分液器：一种鼠抗 -DIG 单克隆抗体，Red ISH 多聚体溶液包括羊抗鼠 IgG 抗体特异性结合碱性磷酸酶（AP）、pH 增强剂、萘酚及核固红。随着 SISH 反应的进行，切片首先与鼠抗 -DIG 抗体孵育，这种抗体可以结合在 17 号染色体探针上的 DIG 半抗原。抗半抗原抗体再被二抗多聚体溶液检测。pH 增强剂孵育切片为保证碱性磷酸酶最佳活性提供了合适盐成分 / 浓度和 pH 缓冲值。接下来，采用磷酸萘酚作为碱性磷酸酶的底物。下一步固红加入载玻片，与去磷酸化萘酚结合形成红色沉淀，在光学显微镜下可以容易的看见。

5. 主要组成成分 HER2/17 号染色体双探针分液器包含足够测试 50 次的试剂。1 瓶 10ml 的 HER2/17 号染色体 DNA 双探针试剂瓶约 12μg/ml，用 DNP 标记的 HER2 探针和 1μg/ml 用地高辛标记的 17 号染色体探针，两种探针与人类胎盘封闭 DNA 在以甲酰胺为基础的杂交缓冲液中一起配制。同时使用两种探针来检测 *HER2* 基因的状态。

6. 储存条件及有效期 储存于 2 ～ 8℃，禁止冰冻，有效期至 18 个月。为确保妥善的交付试剂和保证试剂的稳定，在每次运行后都要将分液器帽复位并立即把分液器竖直放入电冰箱。

7. 适用仪器 Ventana BenchMark 全自动染色仪，包括 BenchMark XT、BenchMark ULTRA。

8. 样本要求 常规处理、甲醛溶液固定及石蜡包埋组织都适用此试剂。每张切片应切到适当的厚度（约 4μm），并在 Superfrost Plus 载玻片上。推荐的组织固定液也是 10% 中性甲醛溶液。固定时间 6 ～ 48h。

9. 检验方法 见表 21-13。

表 21-13 推荐的 HER2/17 号染色体 DNA 双探针染色方案

可选择的程序步骤	在 BenchMark ULTRA 上推荐的染色方案	在 BenchMark 和 BenchMark XT 上的推荐的染色方案
烤片温度		选择 63℃
烤片时间		20min
脱蜡	选择	选择 72℃
延长脱蜡	不选	不选
细胞预处理	选择细胞预处理液 CC2：温和 CC2 8min，标准 CC2 12min，延长 CC2 8min。	选择细胞预处理液 CC2（86℃）：温和 CC2 8min，标准 CC2 12min，延长 CC2 8min
原位杂交 - 蛋白酶 3	16min（组织切片），8min（异种移植）	16min（组织切片），8min（异种移植切片）
变性	20min	20min
杂交	6h	6h
严格冲洗	72℃（人类组织），76℃（异种组织）	72℃（人类组织），76℃（异种组织）
SISH 二抗多聚体	16min	32min
银染显色液	4min	4min
红染原位杂交二抗多聚体	24min	24min
红染显色液	8min	8min
衬染	苏木精Ⅱ 8min	苏木精Ⅱ 8min
复染	返蓝试剂 4min	返蓝试剂 4min

质量控制程序：标本对照，HER2/17 号染色体序列出现在人体的每个细胞。因此，在肿瘤内部或周围区域的正常细胞中（非肿瘤性），HER2/17 号染色体均可见并被作为阳性对照（每个细胞 1 ～ 2 个信号）。然而，由于生物异质性和组织切片的不同切面，并不是所有细胞都能呈现单独基因拷贝。特异的核染色可能会出现在不同的细胞，包括：间质成纤维细胞、内皮细胞、淋巴细胞和非肿瘤性乳腺上皮细胞。如果阳性对照细胞不能为 HER2 SISH 和 17 号染色体证明阳性染色，那么玻片就被认为是不足以进行计数，应重复做。由于每个正常细胞中包含 2 个拷贝的 *HER2* 基因，所以没有真正意义上的阴性标本对照。必要时，可在每次染

色时对实验室特异阳性对照标本进行染色。这种对照可以帮助判断检测过程中从样品制备到染色所有步骤是否成功。

10. 参考值 *HER2* 基因状态：HER2/17 号染色体 DNA 双探针计分算法为计数 20 个细胞核［每个包含红色（17 号染色体）和黑色（HER2）信号］。在玻片上认为是可以列举的染色信号时 HER2 状态的最终结果以 20 个细胞核 HER2 信号总数除以 17 号染色体信号总数计算。扩增状态的定义是如果 HER2 与 17 号染色体的比例大于 2.0 就是扩增，如果 HER2 与 17 号染色体的比例小于 2.0 就是没有扩增状态。如果 HER2 与 17 号染色体的比例在 1.8 和 2.2 之间（含），应另外再计数 20 个细胞核。在总共 40 个细胞核的基础上计算新的比例，扩增状态的定义同上文所述。

11. 检测结果的解释 根据对乳腺或胃的标本阅片、原位杂交程序及单一或扩增 HER2 信号识别（可能需要 40× 或 60× 物镜阅片）的经验，有资质的阅片人必须在进行结果解释前评估对照的细胞核染色信号。只有浸润性癌中的 *HER2* 基因状态应该计数。乳腺原位癌（导管和小叶）不应计数。如果必要的话，阅片人应该参考相应的 HE 染色切片以确定双色原位杂交染色切片上正确的读片区域。

12. 检测方法的局限性

（1）原位杂交是一种多步骤的方法，适当试剂的选择、标本制备、前处理、原位杂交的制备和结果的解释均需要专门的培训。

（2）组织染色结果取决于组织染色前的处理和加工。不正确的固定、冷冻、解冻、清洗、脱水、加热、切片或被其他组织或液体污染均可能产生人工假象。固定和包埋的方法不同或组织内在的差异也可能会产生不一致的结果。

（3）衬染过度或不足都会对结果判读产生不利的影响。

（4）对任何阳性染色或阴性染色结果的临床判读都应基于对临床组织学、形态学和其他组织病理学结果的分析。合乎资质的病理学家应熟悉产生染色结果的试剂盒方法。染色必须在经认证并被许可的实验室进行，并且有负责审核染色切片并确保合格的病理学家进行监管。

（5）Ventana 提供的试剂都是最佳稀释比例，进一步稀释可能会导致相应的染色损失。任何测试程序改变都可能导致偏离预期的结果。

（6）由于标本前处理的不同，为优化染色可能需要相应增加或减少蛋白酶孵育时间、修复时间或者检测试剂的孵育时间。

（7）在先前未检测的组织中，试剂可能出现意想不到的反应。这种反应可能在检测过的组织中也不能完全消除，因为组织存在生物变异性。出现这种情况时，请记录出现的非预期结果。

（8）推荐使用 10% 中性甲醛溶液固定的切片染色。不推荐使用 Bouin 和 AFA 固定的标本。

（9）为防止红色信号的溶解，染色切片不可以放在乙醇或者丙酮浴中脱水。建议使用空气干燥或者烘箱烘干。切片在封片之前必须完全干燥。

（10）某些固封剂可能会使 SISH 信号退色。

13. 产品性能指标

（1）HER2/17 号染色体 DNA 双探针的灵敏度分析是使用 HER2 双重原位杂交三合一异种移植片评估的。之前用 Abbott/Vysis PathVysion HER2 DNA 探针试剂盒通过荧光原位杂交检测 HER2 双重原位杂交三合一异种移植片 *HER2* 基因拷贝数，以确定两种检测试剂结果是否都是相同的 HER2/Chr17 比例。对比结果显示 HER2/17 号染色体 DNA 双探针检测的一次染色成功通过率＞93%，且与 FISH 的吻合率＞95%。

（2）HER2/17 号染色体 DNA 双探针的特异性分析（杂交效率）是利用 HER2/17 号染色体 DNA 双探针试剂在 BenchMark XT 仪器上检测正常人中期染色体涂片来确定。通过对 100 例中期染色体涂片进行分析，100% 都表现出特异的 HER2 和 17 号染色体探针共定位。

（3）HER2/17 号染色体 DNA 双探针检测的可重复性是通过在 6 台机器上（BenchMark GX、XT 和 ULTRA 各两台）5 个非连续工作日检测 5 个不同的人乳腺癌病例（代表了 *HER2* 基因状态的动态范围）以及 HER2 双重原位杂交三合一异种移植片来确定。HER2/17 号染色体拷贝数的平均值是通过每台机器（3 个工作平台）各运行 5 次获取的。在这项研究中（共 370 例）超过 98% 的切片染色合格并可计数，在每个工作日、仪器和平台上 HER2 和 17 号染色体拷贝数可重复，并且 CV ＜ 10%。

(4) HER2/17 号染色体 DNA 双探针的批次与批次之间的重复性测定是通过 3 个批次 ultraView SISH DNP Detection Kit 及 ultraView Red ISH DIG Detection kit 检测 3 个乳腺癌病例和 HER2 双、重原位杂交三合一异种移植片来确定的。结果显示所有认同的标准都在试验中满足。探针批次、试剂盒批次和所有的运行情况 CV 都＜ 11%，显示极好的检测精准度。

(5) 在乳腺癌标本上检测的可比性是由一项比较研究确定的，在经过单个 SISH 检测的 HER2 和 17 号染色体的不同切片、SISH 及 Red ISH 检测的单张切片上分别用 INMORM HER2 DNA 探针和 HER2/17 号染色体 DNA 双探针两种检测。对 213 例乳腺癌病例的研究表明，总体一致性比率＞ 90%。

第三节　遗传性疾病诊断试剂及耗材

一、概　述

遗传病主要有五大类：单基因遗传病、多基因遗传病、染色体病、线粒体遗传病和体细胞遗传病。以往在临床上，人们因为无法鉴定基因的分子缺陷，对遗传病的诊断主要是通过对病史、症状和体征进行分析，并通过家系分析及实验室检查等手段来完成的。这些方法都是对疾病的结果进行分析，再由结果追溯原因。随着分子生物学技术的发展，人们可以直接从遗传病病因（即导致疾病的基因）入手来进行遗传病的诊断。人类基因组计划完成后，越来越多的遗传病发病机制被阐明，但如何能够快速准确地检测基因的突变则成为一个需要解决的问题，而基因芯片技术作为高通量基因检测技术，为后基因组时代的基因功能研究提供了技术装备。利用基因芯片技术，通过分析和检测患者某一特定基因，即可诊断遗传病患者，也可诊断有遗传病风险的胎儿，甚至是着床前的胚胎，并且具有高度灵敏性、特异性及结果快速省时等优点。

二、临床应用和检测试剂介绍

（一）9 项遗传性耳聋基因检测试剂盒（微阵列芯片法）

1. 包装规格　24 人份 / 盒。

2. 预期用途　本试剂盒用于检测人全血基因组 DNA 中与遗传性耳聋相关的 9 个突变位点，检测结果可以辅助临床诊断，也可用于流行病学调查、产前筛查及新生儿筛查等领域。

本试剂盒检测的与遗传性耳聋相关的 9 个位点的信息详见表 21-14。

表 21-14　试剂盒检测指标

突变所在基因	突变所在位点	突变位点描述
GJB2	35	35 del G
	176	176 del 16
	235	235 del C
	299	299 del AT
GJB3	538	538 C > T
SLC26A4	2168	2168 A > G
	IVS 7-2	IVS 7-2 A > G
线粒体 12S rRNA	1494	1494 C > T
	1555	1555 A > G

3. 检验原理　本试剂盒根据现已发现并经解放军总医院全国聋病流行病学调查确证的遗传性耳聋基因突变热点信息，采用多重等位基因特异性 PCR 结合通用芯片（tag array）的技术对中国人群中常见的遗传性耳聋基因突变热点进行检测。

本试剂盒以人基因组 DNA 为模板，采用带有 Tag 标签序列的基因位点特异性引物对相关基因位点所在基因片段进行扩增和荧光标记，然后与能够识别相应标签序列的通用基因芯片进行杂交，最后通过对芯片进行扫描和数据分析就可以得到所检测的 9 个基因位点的检测结果。由于针对所检测的 9 个位点的野生型和突变型分别设计了引物和探针，因此本试剂盒可以同时检测出这 9 个位点的野生型和突变型结果。

4. 主要组成成分　见表 21-15。

表 21-15　试剂盒组成成分

组成	种类	名称	主要成分	数量	规格
A 部分	杂交耗材	芯片及盖片	芯片及盖片	6 套	4 人份 / 片
	洗液组分	20×SSC	SSC	2 瓶	40ml/ 瓶
		10%SDS	SDS	2 瓶	20ml/ 瓶
B 部分	PCR 试剂	PCR 扩增引物混合物 A1	扩增引物	1 管	330μl/ 管
		PCR 扩增试剂混合物 A2	*Taq* 酶、dNTP、dUTP、UNG	1 管	120μl/ 管
		PCR 扩增引物混合物 B1	扩增引物	1 管	330μl/ 管
		PCR 扩增试剂混合物 B2	*Taq* 酶、dNTP、dUTP、UNG	1 管	120μl/ 管
	对照品	对照品	正常人基因组 DNA	1 管	36μl/ 管
	杂交试剂	杂交缓冲液	Denhardt，SDS、SSC	1 管	280μl/ 管

注：用于洗液配制的纯化水需用户自备，试剂盒中不包含该组分。

主要组分——芯片介绍：采用微量点样技术，将各位点检测探针与各种质控探针固定在经过化学修饰的基片上，检测探针各重复 5 个点，质控探针各重复 5、10 或 15 个点，形成 11 行 × 15 列的微阵列，每张芯片上有 4 个同样的微阵列，每一个微阵列可以检测一份样品。微阵列中的探针排布如图 21-21，排布说明见表 21-16。

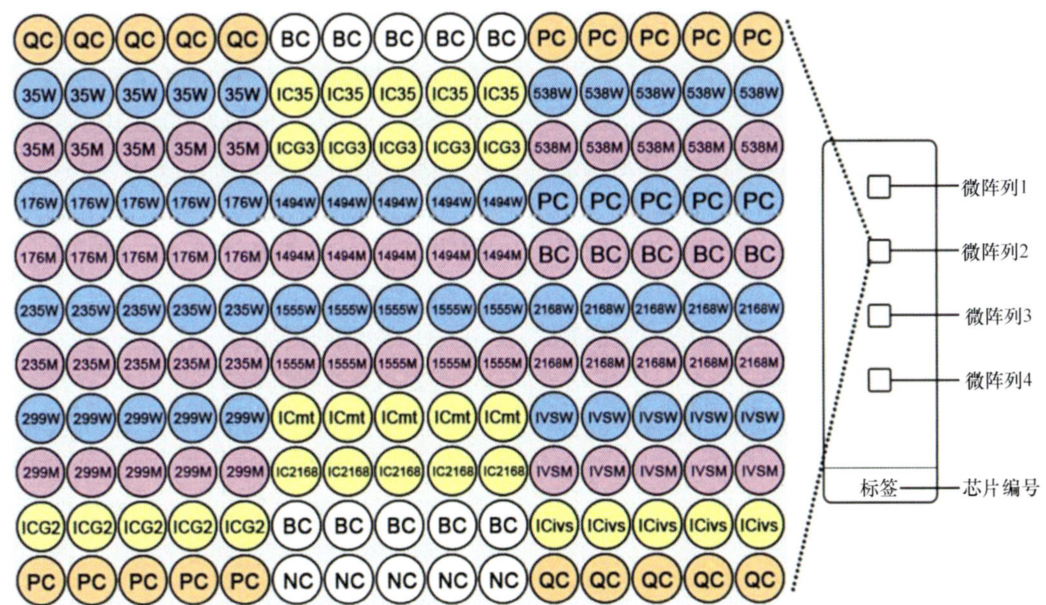

图 21-21　微阵列芯片探针排布

表 21-16　微阵列探针排布说明

探针种类	探针名称	探针含义	探针名称	探针含义
质控探针	QC	表面化学质控探针	BC	空白对照探针
	PC	杂交阳性对照探针	NC	阴性对照探针
	IC	各基因扩增内部质控探针		

续表

探针种类	探针名称	探针含义	探针名称	探针含义
基因位点检测探针	35W	野生型探针	35M	突变型探针
	176W	野生型探针	176M	突变型探针
	235W	野生型探针	235M	突变型探针
	299W	野生型探针	299M	突变型探针
	538W	野生型探针	538M	突变型探针
	2168W	野生型探针	2168M	突变型探针
	IVS7-2 W	野生型探针	IVS7-2M	突变型探针
	1494W	野生型探针	1494M	突变型探针
	1555W	野生型探针	1555M	突变型探针

5. 储存条件及有效期 试剂盒A部分于2～8℃避光保存；试剂盒B部分于-20℃避光保存。

拆封后的芯片室温避光保存，建议1个月之内用完。未拆封试剂盒在上述储存条件下有效期为6个月。

6. 适用仪器 晶芯® LuxScan™ 10K-B微阵列芯片扫描仪。

7. 样本要求

(1) 采集：当上游标本是人全血时，其适用抗凝剂为EDTA或枸橼酸钠等，不得用肝素抗凝；被检者服药情况、饮食及健康状态不影响标本采集和结果检测。

(2) 基因组DNA提取：建议采用全血核酸提取试剂盒进行基因组DNA的提取。

本试剂盒检测标本为人基因组DNA。被检基因组DNA需满足浓度100～200 ng/μl，纯度A_{260}/A_{280}=1.7～2.0。

(3) 保存

1) 血液的保存：采集的血液在2～8℃保存不应超过1周；-20℃保存不应超过1个月；建议尽量采用新鲜血进行DNA提取。

2) 基因组DNA的保存：待测标本在2～8℃保存不应超过1周；-20℃保存不应超过2年；-80℃可长期保存。避免反复冻融。

(4) 运输：血液的运输可采用冰壶加冰或泡沫箱加冰密封进行运输；基因组DNA可置于冰盒中进行运输。

8. 检测方法

(1) 实验前准备

1) 芯片洗涤液：根据需要及实际情况，按如下比例配制洗涤液Ⅰ和Ⅱ。

洗涤液Ⅰ：SSC终浓度为0.3×，SDS终浓度为0.1%。以配制总量2000ml为例，量取1950ml纯化水倒入2500ml试剂瓶中，加入30ml 20×SSC，混匀。再加入20ml 10 %SDS，混匀。

洗涤液Ⅱ：SSC终浓度为0.06×。以配制总量2000ml为例，量取1994ml纯化水倒入2500ml试剂瓶中，加入6ml 20×SSC，混匀。

2) 纯化水。

3) 冰水混合物。

(2) PCR扩增

1) 配制PCR反应体系：在PCR配液区内，按照被检样品数目的2倍（两套管分别用来检测同一个样品的不同位点）准备200μl离心管，并在管上标记样品编号，两套管须一一对应。从试剂盒中取出PCR扩增引物混合物及PCR扩增试剂混合物（A1、A2号管，蓝色盖；B1、B2号管，黄色盖）使其充分融化（自然解冻），涡旋振荡，使其完全混匀，瞬时离心至管底。

根据样品数目，按表21-17中的比例取出PCR扩增引物混合物（A1和B1号管）和PCR扩增试剂混合物（A2和B2号管），分别充分混合后，按每份17μl进行分装。

在PCR扩增区内向每管混合物中加入3μl的样

品基因组 DNA（或对照品、纯化水），作为 PCR 扩增的模板。每份 PCR 反应体系总体积为 20μl。

表 21-17　PCR 反应体系

管号 A	反应物	体积（μl）
A		
A1	PCR 扩增引物混合物 A1	12.5
A2	PCR 扩增试剂混合物 A2	4.5
	基因组 DNA（100 ～ 200 ng/μl）	3.0
共计		20.0
B		
B1	PCR 扩增引物混合物 B1	12.5
B2	PCR 扩增试剂混合物 B2	4.5
	基因组 DNA（100 ～ 200 ng/μl）	3.0
共计		20.0

2）扩增：将 PCR 管置于 PCR 扩增仪中，按表 21-18 中的热循环程序进行 PCR 扩增反应。

（3）杂交：PCR 扩增反应结束前，将杂交用仪器预热至 50℃。

1）芯片的准备：在杂交盒的沟槽中加入 200μl 纯化水，将芯片正面向上放入盒中，盖片四个凸台向下盖在芯片上，注意盖片的放置方向，其末端应与芯片末端的标签对齐。

2）杂交反应混合物的配制、变性及冰浴：根据样品数目准备 200μl 离心管并编号。从试剂盒中取出杂交缓冲液（白色盖），50℃加热使其完全融化。充分混匀后，在微量离心机中瞬时离心，按每份 10μl 分装。

表 21-18　PCR 反应热循环程序

温度（℃）	37	95	96	94	RAMP	55	RAMP	70	60	4
时间（s）	600	900	60	30	0.4℃ /s	30	0.2℃ /s	45	600	—
循环数	1	1	1	32					1	1

注：本 PCR 程序应用了 PCR 仪的 RAMP 功能设定升降温速率，总反应时间约为 200min。

将 PCR 产物加热至 95℃（置于 PCR 仪中变性即可）变性 5min。PCR 产物变性完毕后，立即取出，浸入冰水混合物中冰浴 3min。从同一个样品模板的两个不同扩增体系管（A、B）中各取 2.5μl PCR 产物加入到对应样品编号的 10μl 杂交缓冲液管中（表 21-19），充分混匀并瞬时离心。

表 21-19　杂交反应混合物

杂交反应混合物组分	体积（μl）
杂交缓冲液	10
PCR 产物（合并）	2.5+2.5
共计	15

3）加样并开始杂交反应：用移液器将杂交反应混合物经盖片上的加样孔垂直加入到芯片上。迅速盖上杂交盒盖，并密封。每个微阵列限加 1 份样品，记录芯片编号、微阵列位置及对应的样品编号。

将密封好的杂交盒立即水平放入预热到 50℃的杂交仪器中。待杂交盒全部放入后计时 60min。

4）芯片洗涤液的准备：根据芯片数量，准备适量芯片洗涤液Ⅰ和Ⅱ，体积以洗涤时能够完全浸没芯片为准。将洗涤液Ⅰ和洗涤液Ⅱ放入恒温水浴摇床中，80 r/min 匀速振摇，平衡至 42℃（如果使用空气浴摇床，需事先将洗液预热平衡至 42℃）。

5）芯片的洗涤与干燥：杂交反应结束后，将杂交盒水平取出拆开，并将芯片取出，立即放在盛有平衡至42℃洗涤液Ⅰ的容器中（如有玻片架，可将玻片架置于盛有洗涤液的容器中，然后将芯片竖直插在玻片架上；如没有玻片架，可将芯片正面向上平放在容器底部），于预热至 42℃的摇床上 80 r/min 洗涤 2min。

迅速将芯片从洗涤液Ⅰ中取出放入另一杯预热好的洗涤液Ⅱ中，42℃摇床 80 r/min 洗涤 2min。将芯片放入微阵列芯片离心管，再放入离心机中 1000 r/min 离心 2min，甩干后扫描。

（4）芯片扫描：使用晶芯® LuxScan ™ 10K-B 微阵列芯片扫描仪和相应的遗传性耳聋基因检测芯片判别系统进行信号读取及判断。具体操作见扫描仪及软件用户手册。

(5) 结果判读：检测结果由遗传性耳聋基因检测芯片判别系统进行自动判读。

9. 参考值 本试剂盒中各位点检测探针的 cut-off 值采用 ROC 法计算得到。当探针的检测信号值大于或等于该探针的 cut-off 值时，判断该探针为阳性；当探针的检测信号值小于该探针的 cut-off 值时，判断该探针为阴性。试剂盒中各探针 cut-off 值已经整合到遗传性耳聋基因检测试剂盒（微阵列芯片法）判别软件中，由软件自动对样品检测结果进行判别。

10. 检测结果的解释 本试剂盒中对照品检测结果，各位点均为野生型（图 21-22)。

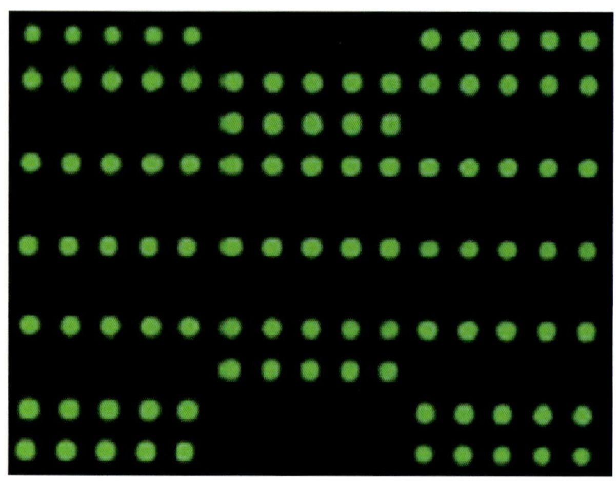

图 21-22 对照品：各位点野生型

(1) 空白对照 BC 检测结果：应只有 QC 和 PC 出现阳性信号，软件提示无检测样品（图 21-23）。

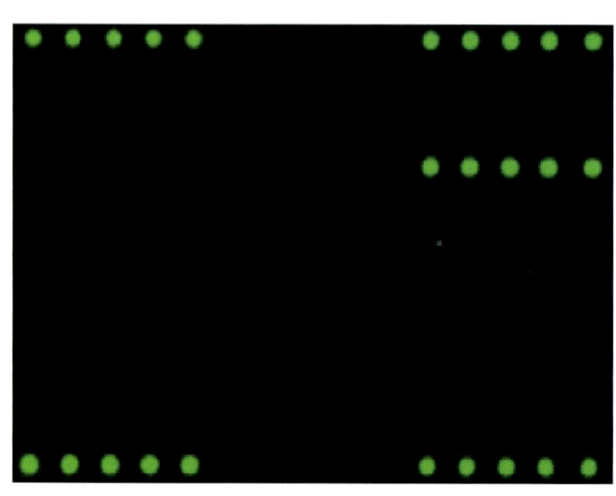

图 21-23 空白对照：各位点阴性

(2) 样品检测结果：试剂盒针对被检样品中各位点的基因型分别进行判读，对每份样品的检测结果中包含 9 个位点的基因型；每一个位点的检测结果可能有以下 3 种情况出现（以下图示中以 235 *del*C 位点检测结果为例）：

1) 位点检测探针 W 为阳性，检测探针 M 为阴性，软件判读该位点为野生型，表示该份样品染色体上的两条等位基因上的该位点均未发生突变，检测结果如图 21-24 所示。

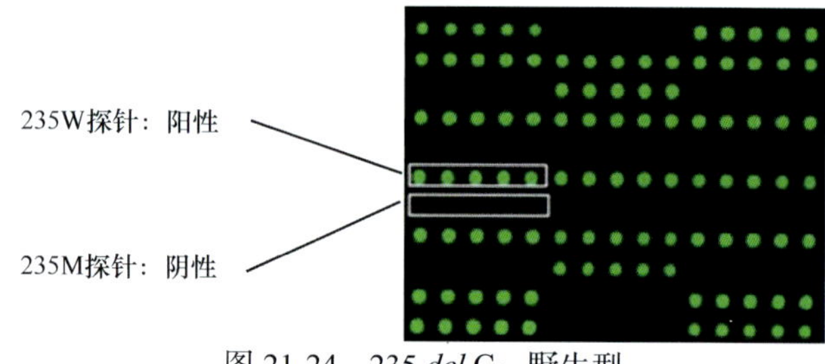

图 21-24 235 *del* C：野生型

2) 位点检测探针 W 为阴性，检测探针 M 为阳性，软件判读该位点为纯合突变型，表示该份样品染色体上的两条等位基因上的该位点均发生了突变，检测结果如图 21-25 所示。

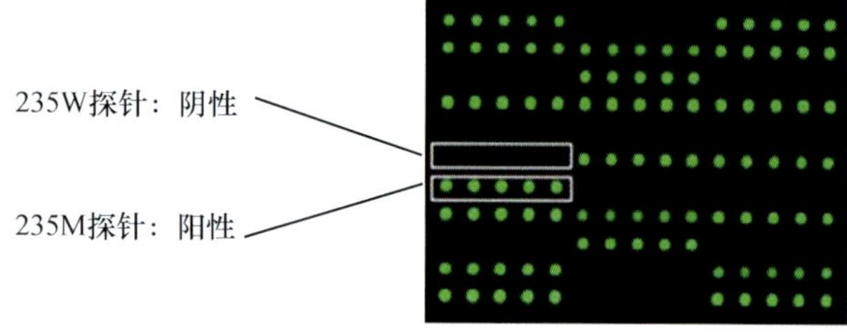

图 21-25 235 *del* C：纯合突变型

3) 位点检测探针 W 和 M 均为阳性，软件判读该位点为杂合突变型，表示该份样品染色体上的两条等位基因中一条等位基因上的该位点发生了突变，另一条等位基因上的该位点未发生突变，检测结果如图 21-26 所示。

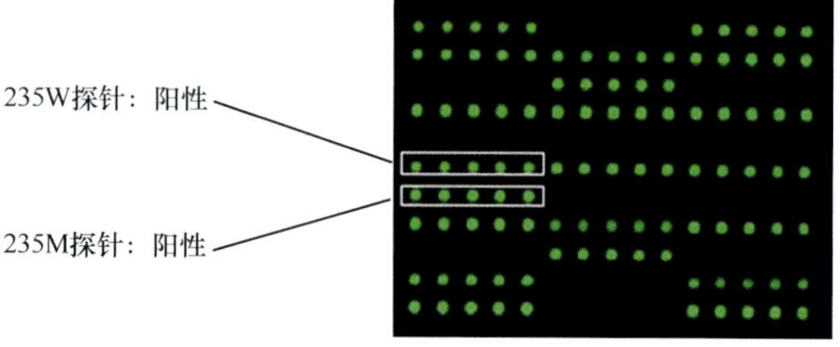

图 21-26 235 *del* C：杂合突变型

对于线粒体 12S rRNA 基因突变位点（试剂盒检测 12S rRNA 基因上 1494 位点和 1555 位点），位点检测探针 W 和 M 同时为阳性，软件判读该位点为异质突变型，表示线粒体中部分 12S rRNA 基因上的该位点发生了突变。

当检验结果异常时，参见表 21-20。

表 21-20　异常情况可能原因及解决方案

异常情况	可能原因	解决方案
没有检测到任何点的信号，包括 QC 探针	不正确插入芯片 芯片受到物理损伤 扫描仪或软件故障	检查芯片及其插入方向 扫描一张未使用过的芯片 检查扫描仪及软件是否出现故障
只检测到 QC 探针的信号，没有检测到 PC 探针的信号	杂交操作失误芯片洗涤液配制不正确	核对芯片编号及实验记录 核对杂交温度 核对芯片洗涤液配制记录
PCR 的 BC 对照出现检测探针阳性信号	PCR 产物交叉污染	PCR 实验实行严格分区 重新检测
某些位点无信号	PCR 扩增失败，样品浓度低 样品存在罕见未知突变	核查实验操作记录 核对 PCR 扩增程序 提高样品浓度，重新检测 对样品进行测序

11. 检测方法的局限性　本试剂盒检测对象为遗传性耳聋相关基因突变热点，共计 9 个，并未涵盖与遗传性耳聋相关的全部突变位点。因此，当本试剂盒检测结果为野生型时，并不能排除被检测者带有与遗传性耳聋相关的其他基因突变位点。当被检样品在试剂盒检测位点附近出现罕见未知突变时，可能导致该位点无检测信号。

12. 产品性能指标　试剂盒的检测灵敏度为 100ng/μl。

试剂盒对所覆盖的 9 个位点各种基因型的样品检测结果均正确，试剂盒对与人无关的基因组 DNA 无交叉反应。

试剂盒针对临床 1088 份样品检测结果与测序法所得结果一致率为 100%。

13. 预期用途

(1) 临床适应证背景：β- 地中海贫血（简称 β- 地贫）是一种由于 β- 珠蛋白基因突变导致肽链表达失衡而产生的单基因遗传血液病，是我国南方各省最常见、危害最大的遗传病之一。在中国人群中常见的突变位点有 CD41-42、IVS- Ⅱ -654、28M、CD71-72 等。

(2) 用途：用于检测 β- 地中海贫血临床患者，婚前、产前筛查样本中的全血基因组 DNA，能够定性检出中国人常见的 β- 珠蛋白 17 种基因突变（分别为：41-42M、654M、-28M、71-72M、17M、β-EM、IVS-I-1M、27/28M、43M、-29M、31M、-32M、-30M、14-15M、CAPM、IntM、IVS-I-5M）。

(3) 相关的临床或实验室诊断方法：临床上传统的 β- 地中海贫血检测方法有血常规测定、红细胞脆性检测、血红蛋白电泳等。因本品检测所固有的技术局限性，当本品检测结果与临床表现不符时，可用传统方法进行辅助诊断；对于产前胎儿 β- 地中海贫血诊断，必要时还要辅以 B 超检测。

14. 检验原理　PCR 和 DNA 反向点杂交。

设计特异的 PCR 引物且其 5′ 端用生物素进行标记，扩增获得一定长度的 DNA 片段，该片段包含了所要检测的各个位点。

根据检测位点碱基差异，按照碱基互补配对原则，设计特异性识别某种基因型的寡核苷酸探针组合，分别固定在尼龙膜的特定位置上，制成检测膜条。

PCR 扩增产物与探针通过分子杂交反应及显色反应，观察检测膜条上各位点信号的有无（信号为蓝色斑点），判断该探针是否与 PCR 产物杂交，从而确定待检样品的基因型。

15. 主要组成成分

(1) 试剂盒主要成分（表 21-21）。

表 21-21　耳聋基因检测试剂盒主要成分

	组成成分	数量	规格	保存条件
试剂盒 I	PCR 反应液	25 管	23μl	−18℃以下
试剂盒 Ⅱ	膜条	25 张		2 ～ 8℃
	POD	1 管	75μl	
	TMB	1 瓶	10ml	
	矿物油	1 管	0.5ml	
	30%H_2O_2	1 管	75μl	

(2) 本检测需要用到的其他主要试剂（盒）：全血基因组提取试剂。

16. 储存条件及有效期

(1) 储存条件：试剂盒 I 置于 −18℃以下保存；

试剂盒Ⅱ置于 2 ～ 8℃保存。如果打开包装，各组分分开保存时，除了满足各自的温度保存条件之外，需特别注意 TMB 应该避光保存，矿物油要避免紫外灯反复照射。

(2) 有效期：6 个月。

17. 适用仪器 PCR 仪分子杂交箱，摇床。

18. 配套试剂

(1) 20×SSC(pH7.0)：NaCl 175.3g，枸橼酸钠 88.2g，加蒸馏水 800ml 溶解，用浓 HCl 溶液调 pH 至 7.0，最后定容至 1000ml，并高压灭菌保存。

(2) 10%SDS(pH7.0)：SDS 20g 加蒸馏水 180ml 溶解，用 1mol/L 的 HCl 溶液调 pH 至 7.0，最后定容至 200ml。

(3) 1mol/L 枸橼酸钠 (pH5.0)：枸橼酸钠 294.1g 加蒸馏水 700ml 溶解，用浓 HCl 溶液调 pH 至 5.0，最后定容至 1000ml。

(4) A 液 (2×SSC，0.1%SDS)：20×SSC 100ml，10%SDS10ml，加蒸馏水定容至 1000ml。

(5) B 液 (0.50×SSC，0.1%SDS)：20×SSC100ml，10%SDS10ml，加蒸馏水定容至 1000ml。

(6) C 液 (0.1mol/L 枸橼酸钠)：1mol/L 枸橼酸钠，加 100ml 蒸馏水定容至 1000ml。

(7) 显色液（新鲜配制使用，按顺序加入以下溶液）：C 液 19ml，TMB1ml，30% H_2O_2 溶液 2μl。

19. 样本要求 本试剂盒样本来源为抗凝全血，所用抗凝剂为枸橼酸钠或 EDTA，不能使用肝素抗凝。

(1) 样本采集：抽取静脉血 5ml，放入含有抗凝剂的管中，标记好样本的姓名和编号等样本信息。

(2) 血样保存：抗凝全血在室温放置不超过 24h，2 ～ 8℃保存不超过 1 个月，-18℃保存不超过 2 年，-79℃以下可长期保存，冷冻保存时应避免反复冻融。

(3) 血样运输：抗凝全血运输时需用冰壶或泡沫箱加冰袋密封，应保证冰袋不化冻，且在途时限不宜超过 72h。

20. 检测方法

(1) DNA 提取：本试剂盒对人基因组 DNA 的提取方法没有指定要求，一般可用实验室常规方法（酚 - 氯仿抽提法）或用试剂盒提取人基因组 DNA。

若采用试剂盒提取，直接按说明书加样；若用酚 - 氯仿或其他方法提取 DNA，则待检基因组 DNA 的浓度为 2 ～ 200ng/μl。

(2) PCR 扩增：取出 PCR 反应液，在管壁上做好标记，于 5000r/min 离心 2s，而后分别加入已提取的待测样品 DNA2μl，反应总体系为 25μl。

每次实验另取一管 PCR 反应液，以 2μl 纯水为模板，作空白对照。

每管滴入 1 滴矿物油。PCR 按以下条件进行扩增：

50℃	15min	
95℃	10min	
94℃	1min	35 个循环
55℃	30s	
72℃	30s	
72℃	5min	

(3) 杂交：取 15ml 塑料离心管，放入标有样品编号的膜条（应在膜条的一角作标记），加入 A 液 5 ～ 6ml 及所有 (25μl) PCR 产物，拧紧管盖，再回旋一圈稍拧松，以免加热时管盖爆开。将离心管放入沸水浴中加热 10min（确保杂交液液面完全位于沸水浴液面之下），取出拧紧盖子，放入杂交箱 42℃杂交 1.5h 以上，但不超过 4h。

取 50ml 塑料管，加入 40ml B 液于杂交箱或水浴箱中预热至 42℃。

(4) 洗膜：取出膜条，移至装有预热 B 液的 50ml 管中，于 42℃轻摇 15min（每管 40ml 溶液，最多可同时洗涤 4 张膜）。

(5) 显色：用 A 液 ∶ POD=2000 ∶ 1 配制孵育液（2 张膜条需 4μl PCO，4 张膜条可用 6μl PCD 配制成 12ml 孵育液），室温轻摇孵育 30min，弃去孵育液。用 A 液室温轻摇洗 2 次，每次 5min。用 C 液室温洗膜 1 ～ 2min，同时配制显色液（显色液需新鲜配制，配制方法见“18. 配套试剂”将膜条浸泡于显色液中避光显色 5 ～ 20min 即可观察结果。

(6) 结果说明

1) 膜条上的探针排列顺序：见图 21-27。

41-42N	654N	-28N	71-72N	17N	β EN	31N	27/28M	编号
41-42M	654M	-28M	71-72M	17M	β EM	31M	IVS-I-1M	
43M	-32M	-29M	-30M	14-15M	CAPM	IntM	IVS-I-5M	

图 21-27　检测位点突变与正常对照示意图

注：以上位点最后一个字母"N"代表正常，"M"代表突变

2) 检测的位点突变与正常对照关系说明（图 21-27，　表 21-22）：14-15M、27/28M、CAPM、IntM、IVS-Ⅰ-1M、IVS-Ⅰ-5M 为少见突变类型，本系统未设置正常对照，检测结果仅报告点突变，欲了解是纯合突变或杂合突变，建议做进一步分析。

21. 参考值（参考范围）　本试剂盒对检测对象进行定性分析，以检测位点出现信号与否来进行判断，信号点的强弱不能提供任何定量方面的参考。

(1) 参考值成立的前提：空白对照的膜条结果应为所有位点都不显色。

表 21-22　检测突变详细信息

位点名称	检测的突变类型	突变点位	正常对照位点
CD41-42	-TTCT	41-42M	41-42N
CD43	G → T	43M	
IVS-Ⅱ-654	C → T	654M	654N
-28	A → G	-28M	-28N
-29	A → G	-29M	
-30	T → C	-30M	
-32	C → A	-32M	
CD71-72	+A	71-72M	71-72N
βE	GAG → AAG	βEM	βEN
CD17	A → T	17M	17N
CD31	-C	31M	31N
CD14-15	+G	14-15M	无
CD27-28	+C	27/28M	无
IVS-I-1	G → A,G → T	IVS-I-1M	无
IVS-I-5	G → C	IVS-I-5M	无
CAP+1	A → C	CAPM	无
5'UTR;+43to+40	-AAAC		
起始密码子	ATG → AGG	IntM	

所有临床样品 7 个正常位点应至少有 6 个位点有蓝色斑点出现。

(2) 参考值

1) 正常参考值：膜条上所有正常位点（位点名称后缀"N"）显色，所有突变位点（位点名称后缀"M"）都不显色，则表明该样品的 β- 地中海贫血 17 个位点检测未发现突变。

2) 突变参考值：膜条上有突变位点显色，则表明该样品为 β- 地中海贫血突变样品。

(3) 参考值示意图：下面用膜条示意图举例说明参考值（图 21-28 ～图 21-30）。

22. 检测结果的解释

(1) 空白对照的膜条结果应为所有位点都不显色，否则本次实验可能发生污染，应全部重做。

(2) 所有临床样品 7 个正常位点应至少有 6 个位点有蓝色斑点出现，否则可能实验不成功，该样品应重检；若重检结果还是如此，则应与试剂盒生产厂家技术人员联系解决。

23. 检验方法的局限性　该试剂盒能检测中国人常见的 17 种 β- 珠蛋白基因突变（分别为 41-42M、654M、-28M、71-72M、17M、βEM、IVS-I-1M、27/28M、43M、-29M、31M、-32M、-30M、14-15M、CAPM、IntM、IVS-I-5M），　检测覆盖率达 98% 以上，但仍有罕见的突变型在本试剂盒检测范围之外，可能造成漏检，这类样本可用测序法进一步验证。

24. 产品性能指标

(1) 准确性：用本产品检测已知突变类型的样本，结果与测序比较显示相应的基因突变类型，准确率为 100%。

41-42N	654N	-28N	71-72N	17N	β EN	31N	27/28M	编号
41-42M	654M	-28M	71-72M	17M	β EM	31M	IVS-I=1M	
43M	-32M	-29M	-30M	14-15M	CAPM	IntM	IVS-I-5M	

图 21-28　正常 (N/N)

41-42N	654N	-28N	71-72N	17N	βEN	31N	27/28M	编号
41-42M	654M	-28M	71-72M	17M	βEM	31M	IVS-I=1M	
43M	-32M	-29M	-30M	14-15M	CAPM	IntM	IVS-I-5M	

图 21-29　单突变杂合子（例 41-42M/N）

41-42N	654N	-28N	71-72N	17N	βEN	31N	27/28M	编号
41-42M	654M	-28M	71-72M	17M	βEM	31M	IVS-I=1M	
43M	-32M	-29M	-30M	14-15M	CAPM	IntM	IVS-I-5M	

图 21-30　双突变杂合子（例 71-72M/31M）

(2) 特异性：检测 β- 地中海贫血的 DNA 样品，结果显示全部为正常或膜条不显色；检测已知突变类型的样本，结果显示相应的基因突变类型，特异性为 100%。

(3) 灵敏度：稳定检测出基因组 DNA 的最低浓度为 2ng/μl。

(4) 重复性：各种实验条件下能反复多次稳定检出 β- 珠蛋白基因突变类型，重复性为 100%。

(5) 稳定性：产品在保质期之后 2 个月（共保存 8 个月）按成品质检方法进行检测，产品质量合格，且与刚生产出的产品显色结果无明显区别。

第四节　心血管疾病诊断试剂及耗材

一、概　　述

中国冠心病政策模型预测，2010 ～ 2030 年中国 35 ～ 84 岁人群中心血管病事件数量将增加 50% 以上，约为 2130 万人，国际数理统计学会 (IMS) 统计我国抗血栓药物的市场规模有望持续增长。使用心血管药物的患者通常病情复杂，用药时需要考虑预后、死亡率减低、心血管事件减少（如心肌梗死、脑卒中、心衰等）等多方面效果。用药时需要根据患者的具体情况选择药物的种类，根据患者的病症及代谢情况指定个体化用药方案，并根据病情变化随时调整。研究表明，许多心血管药物的药效与患者基因型密切相关。如被广泛用于预防和治疗静脉血栓、肺栓塞、心肌梗死等的药物华法林，在 2007 年美国 FDA 批准补充说明书中特别提醒 *CYP2C9* 及 *VKORC1* 基因多态性会影响该药物的疗效。类似的还有氯吡格雷，虽然已经被广泛应用于急性冠状动脉综合征 (ACS) 和经皮冠状动脉介入治疗 (PCI) 的抗栓治疗，但是治疗中患者有可能发生严重出血（发生率为 1.4%），对于药物弱代谢的患者可能药效不佳且存在高风险，需要提前对 *CYP2C19* 基因型进行检测，以确定药物的代谢情况，并制定治疗方案。近年来，药物的伴随性分子诊断，已成为分子诊断类试剂一个新的发展方向。

二、临床应用和检测试剂介绍

1. 产品名称

通用名称：抗栓治疗个体化用药基因检测试剂盒（微阵列芯片法）。

英文名称：antithrombotic therapy gene mutations detection kit (microarray)。

2. 包装规格　24 人份 / 套。

3. 预期用途　本试剂盒用于检测人全血基因组 DNA 中 *VKORC1*、*CYP2C9*、*CYP4F2*、*GGCX*、*CYP2C19* 和 *CYP3A4* 这 6 个基因的 9 个多态性位点，9 个多态性位点分别为 *VKORC1* (1639A ＞ G 和 1173T ＞ C)、*CYP2C9* (1075A ＞ C)、CYP4F2 (rs2108622C ＞ T)、*GGCX* (3261G ＞ A)、CYP2C19 (681G ＞ A、636G ＞ A 和 806C ＞ T) 和 *CYP3A4* (894C ＞ T)。上述 9 个多态性位点与抗栓药物华法林、氯吡格雷个体化用药相关，检测结果可以辅助临床诊断，也可用于药物基因组学分析、流行病学调查等领域。本检测结果仅供临床参考，不应作为患者个体化治疗的唯一依据，临床医生应结合患者病情、药物适应证、治疗反应及其他实验室检测指标等因素对检测结果进行综合判断。

华法林是一种香豆素类口服抗凝药，被广泛用于预防和治疗静脉血栓、肺栓塞等多种血栓性疾病和人工心脏瓣膜植入手术。但它具有治疗指数窄、剂量个体差异大等缺点，临床上常以凝血酶原时间（PT）和国际标准化比率（INR）作为其抗凝指标。随着药物基因组学的研究进展，国内外学者发现遗传因素是影响华法林用量个体差异的主要原因。大量的研究和全基因组关联研究（GWAS）数据显示，维生素 K 环氧化物还原酶复合体亚单位 1（VKORC1）和 *CYP2C9* 基因多态性影响着个体对华法林剂量的需求。VKORCl 是维生素 K 循环中的关键酶，华法林通过抑制该酶发挥抗凝作用。华法林在体内具有构象选择性，*S*-华法林的抗凝作用更强，并主要由 CYP2C9 酶代谢。此外，*CYP4F2* 基因多态性能够影响 1% ～ 2% 的华法林个体差异代谢。另有研究表明，*GGCX* 基因多态性与华法林个体差异剂量相关。

氯吡格雷属于噻吩吡啶类抗血小板药物，目前被广泛应用于急性冠状动脉综合征和经皮冠状动脉介入治疗的抗栓治疗。研究发现，*CYP2C19* 基因多态性被认为是氯吡格雷反应个体差异性的重要决定因素，是氯吡格雷抵抗的可能机制之一。其中，研究最为广泛的为 *CYP2C19**2 型（位于第五个外显子 681G ＞ A）和 *CYP2C19**3 型（位于第四个外显子 636G ＞ A）。这两种突变使得酶的活性完全丧失从而发生氯吡格雷抵抗。除此之外，*CYP2C19**17 型和 *CYP3A4* 也是引起氯吡格雷反应个体差异的重要因素。

4. 检测原理　本试剂盒采用多重等位基因特异性 PCR 及通用芯片（tag array）两者相结合的技术对人全血基因组 DNA 中 *VKORC1*、*CYP2C9*、*CYP4F2*、*GGCX*、*CYP2C19* 和 *CYP3A4* 这 6 个基因的 9 个多态性位点进行检测。

本试剂盒以人全血基因组 DNA 为模板，采用带有 Tag 标签序列的基因位点特异性引物对相关突变位点所在基因片段进行扩增和荧光标记，然后与能够识别相应标签序列的通用基因芯片进行杂交，最后通过对芯片进行扫描和数据分析就可以得到所检测的 6 个基因的 9 个多态性位点的检测结果。由于针对所检测的 9 个多态性位点的野生型和突变型分别设计了引物和探针，因此本试剂盒可以同时检测出这 9 个位点的野生型和突变型结果。

5. 主要组成成分　见表 21-23。

表 21-23　试剂盒组成（24 人份）

组成	种类	管盖颜色	名称	主要成分	数量	规格
A 部分	杂交耗材	—	芯片及盖片	芯片及盖片	6 套	4 人份 / 片
B 部分	PCR 试剂	蓝色	PCR 扩增试剂 A	扩增引物、UNG 酶、*Taq* 酶、dNTP	1 管	500μl/ 管
		黄色	PCR 扩增试剂 B	扩增引物、UNG 酶、*Taq* 酶、dNTP	1 管	500μl/ 管
	对照品	红色	对照品	野生型人基因组 DNA	1 管	60μl/ 管
	杂交试剂	白色	杂交缓冲液	Denhardt、SDS、SSC	1 管	300μl/ 管

注：不同批号试剂盒中各组分不可交叉使用。

芯片洗涤用 20×SSC 和 10%SDS 需用户自备（20×SSC 推荐使用晶芯®清洗液，产品货号：441050，10%SDS 推荐使用晶芯®清洗液，产品货号：441060）。

主要组分——芯片介绍：采用微量点样技术，将各位点检测探针与各种质控探针固定在经过化学修饰的基片上，检测探针的点重复次数为 3，质控探针的点重复次数为 3 或其倍数，形成 11 行 ×9 列的微阵列，每张芯片上有 4 个同样的子阵列，每一个子阵列可以检测一份样品。子阵列中的探针排布如表 21-24 所示，排布说明见表 21-25。

表 21-24　微阵列芯片探针排布

行＼列	1 ～ 3	4 ～ 6	7 ～ 9
1	QC	BC	PC
2	1639W	PC	681W
3	1639M	PC	681M
4	1173W	NC	636W
5	1173M	BC	636M
6	1075W	3261W	806W

续表

行＼列	1～3	4～6	7～9
7	1075M	3261M	806M
8	RsW	PC	894W
9	RsM	PC	894M
10	IC	BC	IC
11	PC	NC	QC

表 21-25 微阵列探针排布说明

探针种类	探针名称	探针含义	探针名称	探针含义
质控探针	QC	表面化学质控探针	BC	空白对照探针
	PC	杂交阳性对照探针	NC	阴性对照探针
	IC	基因扩增内对照探针	—	—
基因多态性位点检测探针	1639W	野生型探针	1639M	突变型探针
	1173W	野生型探针	1173M	突变型探针
	1075W	野生型探针	1075M	突变型探针
	RsW	野生型探针	RsM	突变型探针
	3261W	野生型探针	3261M	突变型探针
	681W	野生型探针	681M	突变型探针
	636W	野生型探针	636M	突变型探针
	806W	野生型探针	806M	突变型探针
	894W	野生型探针	894M	突变型探针

6. 储存条件及有效期 试剂盒A部分于2～8℃避光保存；试剂盒B部分于-20℃避光保存。拆封后的芯片室温避光保存，建议1.5个月之内用完。未拆封试剂盒在上述储存条件下有效期为6个月。

7. 适用仪器 晶芯®微阵列芯片扫描仪LuxScan™ 10K。

8. 样本要求

(1) 采集

1) 当上游标本是人全血时：其适用抗凝剂为EDTA或枸橼酸钠等，不得以肝素抗凝；被检者服药情况、饮食及健康状态不影响标本采集和结果检测。

2) 基因组DNA提取：对血液标本，建议采用Qiagen公司血液核酸提取试剂盒（产品货号：51304）或Promega公司血液核酸提取试剂盒（产品货号：A1120）进行基因组核酸提取。

3) 被检DNA要求：本试剂盒检测标本为人基因组DNA。被检基因组DNA需满足浓度100～300 ng/μl，纯度A_{260}/A_{280}=1.7～2.0。提取后的人基因组DNA需进行浓度测定，满足上述要求方可进行后续实验。

(2) 保存

1) 血液的保存：采集的血液在-20℃保存不应超过1个月；建议尽量采用新鲜血进行基因组DNA的提取。

2) 基因组DNA的保存：待测样品在-20℃保存不应超过1个月；-80℃可长期保存。避免反复冻融。

(3) 运输：血液的运输可采用冰壶加冰或泡沫箱加冰密封进行运输；基因组DNA可置于冰盒中进行运输。

9. 检测方法

(1) PCR扩增

1) 分装PCR扩增试剂：在试剂储存和准备区内，按照被检样品数目的2倍（2套管分别用来检测同一个样品的不同位点）准备200μl离心管，并在管上标记样品编号，2套管须一一对应。从试剂盒中取出PCR扩增试剂A、B，室温使其充分融化（自然解冻），涡旋振荡，使其完全混匀，瞬时离心至管底。

建议：每次PCR扩增时，可增加2个PCR反应体系，其中之一加入5μl对照品（红色盖），用于PCR扩增和杂交过程的质控；同时，另一管为以1×TE为模板的BC对照，以监控环境及操作过程中的污染情况。该操作需要增加相应离心管和PCR反应混合物的份数。

根据样品数目，将融化后混匀的PCR扩增试剂A、B按20μl/管，分别分装到两个PCR扩增管中。

在标本制备区内，向A、B两管扩增试剂中分别加入5μl样品基因组DNA（或对照品，1×TE），作为PCR扩增的模板。每份PCR反应体系总体积为25μl。每份样品PCR扩增体系组成见表21-26。

表 21-26 PCR 反应体系

管号	反应物	体积（μl）
A		
A1	PCR扩增试剂A	20
A2	基因组DNA	5
共计		25

续表

管号	反应物	体积（μl）
B		
B1	PCR 扩增试剂 B	20
B2	基因组 DNA	5
共计		25

2）扩增：将 PCR 管置于 PCR 扩增仪中，按表 21-27 中的热循环程序进行 PCR 扩增反应。

表 21-27　PCR 反应热循环程序

温度（℃）	37	95	96	96	58	72	72	4
时间（s）	600	900	180	25	30	40	360	—
循环数	1	1	1	36			1	1

注：本 PCR 程序总反应时间约为 2h。

（2）杂交

1）实验前准备用于变性的冰水混合物和用于配制芯片洗涤溶液的纯化水、20×SSC、10%SDS 需用户自备；20×SSC 推荐使用晶芯®清洗液，10%SDS 推荐使用晶芯®清洗液。

根据需要及实际情况，按如下比例配制洗涤液Ⅰ和Ⅱ。

洗涤液Ⅰ：SSC 终浓度为 0.3×，SDS 终浓度为 0.1%。以配制总量 2000ml 为例，量取 1950ml 纯化水倒入 2500ml 试剂瓶中，加入 30ml 20×SSC，混匀。再加入 20ml 10%SDS，混匀。

洗涤液Ⅱ：SSC 终浓度为 0.06×。以配制总量 2000ml 为例，量取 1994ml 纯化水倒入 2500ml 试剂瓶中，加入 6ml 20×SSC，混匀。

提示：若 10%SDS 产生白色絮状沉淀，请于 50℃水浴中温浴至澄清并混匀后配制洗液。

PCR 扩增反应结束前，将杂交用仪器预热至 50℃。

2）芯片的准备：在杂交盒的两侧沟槽中各加入 100μl 纯化水，将芯片正面向上放入盒中，盖片凸台向下盖在芯片上，注意盖片的放置方向，其末端应与芯片末端的标签对齐。

重要提示：操作应在较干净的环境中进行，以避免灰尘落在芯片或盖片上，干扰结果判读；不要用任何记号笔在芯片上做标记，否则可能造成芯片背景变脏，影响结果判读。

3）杂交反应混合物的配制、变性及冰浴：根据样品数目准备 200ml 离心管并编号。从试剂盒中取出杂交缓冲液（白色盖），50℃温浴使其完全融化至澄清透明。将温浴后并充分混匀的杂交液按照 10μl/ 管进行分装。

将 PCR 产物加热至 95℃（置于 PCR 仪中变性即可）变性 5min。PCR 产物变性完毕后，立即取出，浸入冰水混合物中冰浴 2min。从同一个样品模板的 2 个不同扩增体系管 A、B 中各取 5ml PCR 产物加入到对应样品编号的 10ml 杂交缓冲液管中（表 21-28），充分混匀并瞬时离心。

表 21-28　杂交反应混合物

杂交反应混合物组分	体积（μl）
杂交缓冲液	10
PCR 产物 A	5
PCR 产物 B	5
共计	20

4）加样并开始杂交反应：每个微阵列限加 1 份样品，记录芯片编号、微阵列位置及对应的样品编号。用移液器将杂交反应混合物经盖片上的加样孔垂直缓慢地加入到芯片上，14μl/ 阵列。迅速盖上杂交盒上盖，并密封。

将密封好的杂交盒立即水平放入预热到 50℃的杂交仪器中，待杂交盒全部放入后计时，杂交温度 50℃，1h。

重要提示：加样过程中应避免加入气泡；从加样开始至干燥芯片之前的任何一个环节中，均应避免芯片阵列上的液体长时间直接暴露在空气中，以防干燥造成芯片背景变脏，干扰结果的判读。

5）芯片的洗涤与干燥：开启芯片洗干仪，设置参数为：洗液Ⅰ，42℃，洗涤 1 次，2min，力度 3；洗液Ⅱ，常温，洗涤 2 次，每次 1min，力度 3。将洗涤液Ⅰ和洗涤液Ⅱ连通到芯片洗干仪的两个入水口，运行程序。洗涤液Ⅰ被吸入仪器的液槽内，洗干仪提示放入芯片。杂交反应结束后，将杂交盒水平取出拆开。将芯片取出，手持芯片末端，立即置入洗干仪液槽中，继续运行程序。最后，在洗干仪中离心甩干。

提示：注意不要使芯片相互碰撞、摩擦。

（3）芯片扫描：使用晶芯®微阵列芯片扫描仪

LuxScan ™ 10K 和晶芯 ® 抗栓治疗个体化用药基因检测芯片判读系统进行信号读取及判断。具体操作见扫描仪及软件用户手册。

(4) 结果判读：检测结果由晶芯 ® 抗栓治疗个体化用药基因检测芯片判读系统自动判读。

10. 阳性判断值 本试剂盒中各位点检测探针的 cut-off 值采用 ROC 法计算得到。当探针的检测信号值大于或等于该探针的 cut-off 值时，判断该探针为阳性；当探针的检测信号值小于该探针的 cut-off 值时，判断该探针为阴性。试剂盒中各探针 cut-off 值已经整合到抗栓治疗个体化用药基因检测试剂盒（微阵列芯片法）判别软件中，由软件自动对样品检测结果进行判别。

11. 检测结果的解释

(1) 本试剂盒中对照品检测结果：各位点均为野生型（图 21-31）。

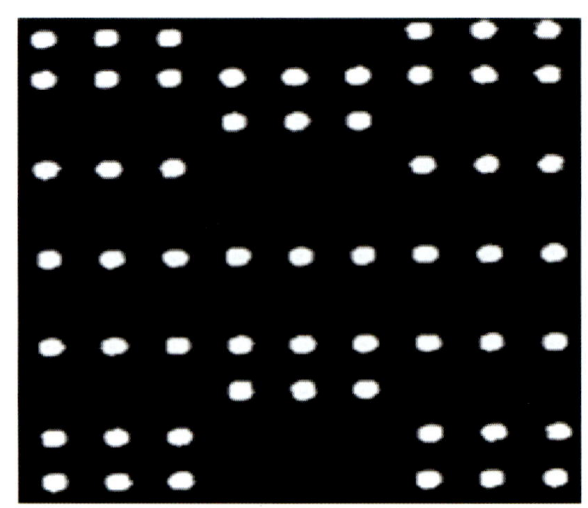

图 21-31 对照品：各位点野生型

(2) 空白对照 BC 检测结果：应只有 QC 和 PC 出现阳性信号，软件提示无检测样品（图 21-32）。

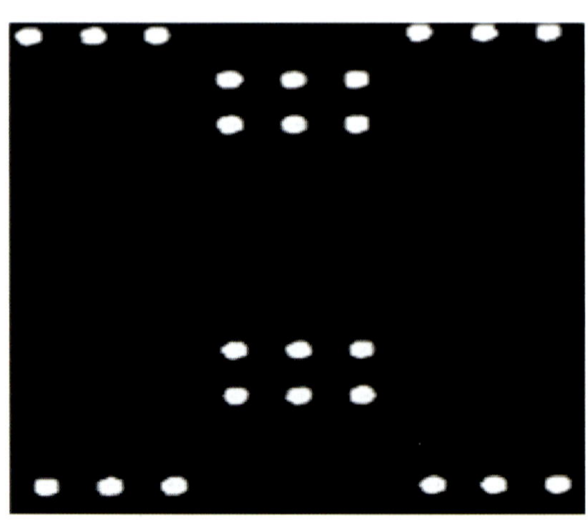

图 21-32 空白对照：各位点阴性

(3) 样品检测结果：试剂盒针对人全血基因组 DNA 中 6 个基因的 9 个多态性位点，对被检样品中各多态性位点的基因型分别进行判读，每份样品的检测结果中包含 9 个多态性位点的基因型。

每一个多态性位点的检测结果可能有以下 3 种情况出现（以下图示中以 681G > A 位点检测结果为例）：

1) 检测探针 W 为阳性，检测探针 M 为阴性，软件判读该位点为野生型，表示该份样品染色体上的两条等位基因上的该位点均未发生突变，检测结果如图 21-33 所示。

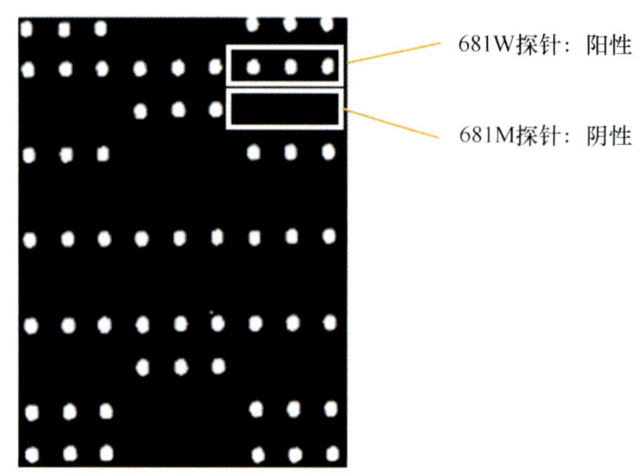

图 21-33 681G > A：野生型

2) 位点检测探针 W 为阴性，检测探针 M 为阳性，软件判读该位点为纯合突变型，表示该份样品染色体上的两条等位基因上的该位点均发生了突变，检测结果如图 21-34 所示。

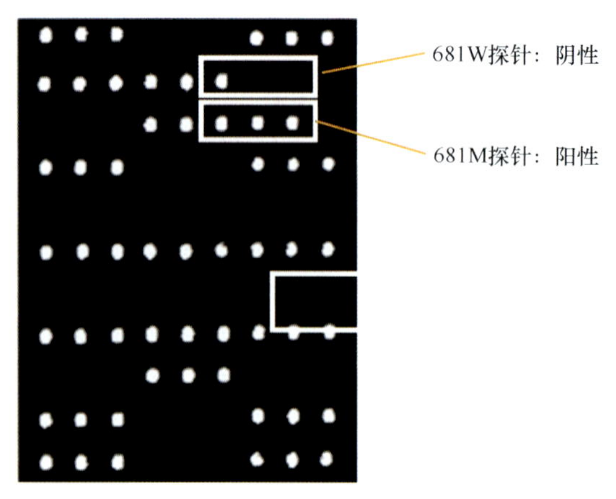

图 21-34 681G > A：纯合突变型

3) 位点检测探针 W 和 M 均为阳性，软件判读该位点为杂合突变型，表示该份样品染色体上的两条等位基因中一条等位基因上的该位点发生了突变，另一条等位基因上的该位点未发生突变，检测结果如图 21-35 所示。

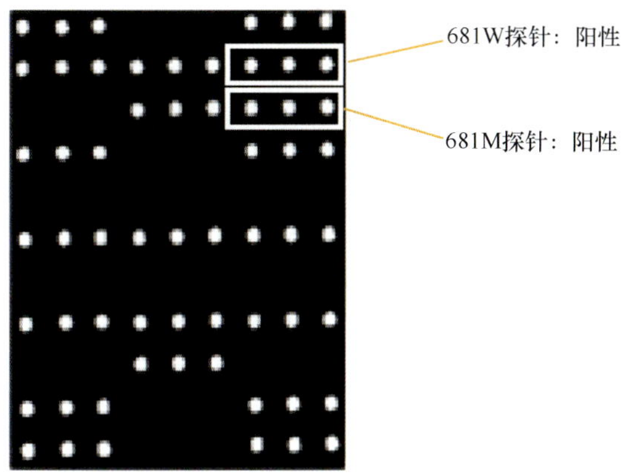

图 21-35 681G > A：杂合突变型

(4) 当检测结果异常时，参见下表 21-29。

表 21-29 异常检测结果原因及解决方案

异常情况	可能原因	解决方案
没有检测到任何点的信号，包括 QC 探针	不正确插入芯片 芯片受到物理损伤 扫描仪或软件故障	检查芯片及其插入方向 扫描一张未使用过的芯片，检查扫描仪及软件是否出现故障
只检测到 QC 探针的信号，没有检测到 PC 探针的信号	杂交操作失误 芯片洗涤液配制不正确	核对试剂盒生产日期 核对杂交温度 核对芯片洗涤液配制记录
只检测到 QC 和 PC 探针的信号，没有检测到 IC 探针的信号	PCR 扩增失败 样品浓度过低	核对 PCR 扩增程序 提高样品浓度，重新检测
某些位点检测探针无信号	PCR 扩增失败 样品浓度过低 样品存在罕见未知突变	核查实验操作记录 核对 PCR 扩增程序 提高样品浓度，重新检测 对样品进行测序
PCR 的 BC 对照出现检测探针阳性信号	PCR 产物交叉污染	核查并排除污染原因 重新检测

12. 检测方法的局限性 本检测结果仅供临床参考，不应作为患者个体化治疗的唯一依据，临床医生应结合患者病情、药物适应证、治疗反应及其他实验室检测指标等因素对检测结果进行综合判断。

本试剂盒检测对象为人全血基因组 DNA 中 *VKORC1*、*CYP2C9*、*CYP4F2*、*GGCX*、*CYP2C19* 和 *CYP3A4* 这 6 个基因的 9 个多态性位点，并未涵盖这 6 个基因的全部多态性位点。当被检样品在试剂盒检测位点附近出现罕见未知突变时，可能导致该位点无检测信号。

13. 产品性能指标

准确性：该试剂盒对所覆盖的 9 个位点各种基因型的样品检测结果均正确。

重复性：该试剂盒对所检测 9 个位点各种基因型的质控品重复检测 10 次，检测结果一致且正确。

检测灵敏度：该试剂盒检测灵敏度为 100 ng/μl 人基因组 DNA。

稳定性：正常条件下保存 6 个月对试剂盒性能无影响，开包装后 1.5 个月对试剂盒性能无影响。

检测干扰：当乳糜≤ 500mg/dl、血红蛋白≤ 1000mg/dl、胆红素≤ 80mg/dl 时对检测结果没有明显干扰。

冻融影响：在正常使用条件下，试剂盒冻融 10 次对性能无影响。

14. 注意事项 本试剂盒仅用于体外诊断。

操作时注意安全防护。操作应在规定的实验场所进行，穿戴防护衣物、一次性手套、口罩；所有直接接触过待检样品的物品应进行消毒后丢弃或再次使用。

使用前，液体试剂应混合均匀，尽量避免反复冻融。

所使用的接触试剂的材料均要求干燥、洁净，以防止污染。

请严格按照行业行政主管部门颁布的有关基因扩增检测实验室的管理规范执行。PCR 扩增应严格按照国家有关规定进行分区，以防止交叉污染。配制 PCR 反应混合物应在试剂储存和准备区内进行，该区应为干净环境；DNA 模板加样应在标本制备区内进行。不同区域的移液器等物品不得混用。

操作过程中，尽量减少试剂的曝光时间。如使用前发现铝箔袋包装破损，请勿使用。开封后的芯片须避光保存。

所有试剂均一次性使用，用于临床诊断，不同批号试剂禁止交叉使用，请勿使用过期试剂。

（邢婉丽 李咏梅 梁亚敏 沈佐君）

第二十二章　基因测序仪试剂及耗材

人类基因测序始于20世纪90年代，从基于毛细管基因分析的第一代测序到后来的基于高通量化学技术的第二代测序，再到最近兴起的基于半导体芯片技术的革新性测序技术，从测序通量、测序时间和测序费用方面都有惊人的改善。第三代基因测序技术即基于纳米孔的单分子读取技术，在纳米孔测序技术中，DNA分子依靠核酸外切酶以一次一个碱基的速度通过小孔。这个酶能清楚地区分出4个DNA碱基编码，也可以检测出该碱基是否被甲基化，一个单孔能在大约70天测定一个完整的基因序列。纳米孔技术不需要荧光标记物并且很可能不需要进行扩增，能直接并快速“读”出DNA，同时足够廉价。

目前，在我国医疗机构临床实验室中，采用基因测序技术用于临床诊疗，且获得国家食品药品监督管理总局的产品主要为产前筛查试剂盒，本章主要对此做一介绍。

第一节　产前筛查试剂及耗材

一、概　　述

根据国家人口发展战略研究课题组2007年公布的《国家人口发展战略研究报告》显示，中国每年新生儿数量超过2000万，其中平均每年新增肉眼可见的先天畸形儿为20万～30万名，先天残疾儿童的年出生总数达到80万～120万，占年自然增长人口的4%～6%。其中染色体非整倍体是主要的疾病之一，新生儿发病率为1‰～2‰。因此，对胎儿染色体非整倍体疾病防治已成为我国出生缺陷防治的重要问题。对胎儿染色体非整倍体基因检测技术的研究及应用对完善现有产前筛查和诊断流程将具有重要的作用和意义，是辅助胎儿染色体非整倍体疾病诊断的一项技术。

染色体非整倍体是指染色体的数目不是相应染色体组基数整倍数的状态，其新生儿发病率为1%～2%。其中，21-三体综合征（唐氏综合征，T21）、18-三体综合征（Edwards综合征，T18）、13-三体综合征（Patau综合征，T13）是最常见的三种染色体非整倍体疾病，患儿绝大多数为严重智力障碍及器官畸形，生活自理困难，给家庭和社会造成沉重的经济负担。现代医学对胎儿染色体非整倍体疾病尚无有效治疗方法，只能通过产前筛查及诊断提前检测、及早干预。

二、临床应用

1959年科学家发现了21号染色体三体是导致唐氏综合征发生的根本原因，1968年开始使用羊水检测胎儿染色体进行胎儿染色体唐氏综合征产前诊断。接下来几十年陆续发现孕妇血浆中的一些关键蛋白可以作为分子标记来预测出生缺陷风险，逐步发展成为二联检测、三联检测和四联检测等。1991年，超声检测胎儿颈部透明层（nuchal translucency，NT）用于产前筛查。这些成为现有产前筛查和诊断技术体系的基础。截至2009年底我国已经有将近500家产前筛查和百余家产前诊断医疗机构开展这些检测，每年产前筛查数量约为170万例，约占总需求的12%，在2011年全国唐氏综合征产前血清学筛查率已经达到22.7%。

产前筛查作为出生缺陷二级防控的第一关，旨在采用简便可行、快速无创的检查方法从所有孕妇群体中检测出可能怀有出生缺陷胎儿的高危孕妇。目前，临床上常用的产前筛查方法有：①临床上14～20孕周进行的唐氏综合征血清学筛查，包括常用甲胎蛋白（AFP）、游离雌三醇（β-HCG）和妊娠相关蛋白（PAPP-A）3种孕期血清标记物；②超声诊断，包括B超、X线、CT和磁共振对颈部透明层和胎儿形态检测。

目前，关于产前筛查，血清学筛查法的假阳性率为 3.2% ～ 5.6%，检出率为 60% ～ 80%（包括二联、三联、四联筛查）；超声检查高度依赖于检测设备分辨率和医生个人经验，难以形成统一标准，并且超声检查主要针对发育异常严重的畸变类型，对超声指标不明确或有争议的发育异常仍无法判断。

产前诊断是通过对筛查已判断患有高风险的孕妇进行有创遗传学检测和影像学检查，对高风险胎儿进行明确诊断，通过对患胎的选择性流产达到胎儿选择的目的。取样方法包括孕早期的绒毛活组织检查、孕中期的羊膜腔穿刺、胎儿脐带血穿刺、胎儿镜检查及胚胎活检，与核型分析或者芯片检测等细胞生物学或分子生物学检测技术结合达到准确对胎儿进行诊断的目的。

有创产前诊断技术准确率高，为目前临床上的金标准，但有创取样容易导致破水、羊膜腔炎、阴道出血、胎儿刺伤、呼吸窘迫甚至流产（0.3% ～ 1%）等问题，文献报道的绒毛活组织检查、羊水穿刺、胎儿脐带血穿刺的流产率分别为 1%、0.5%、2%。同时有创取样仅能在特定孕周范围内开展，如绒毛膜取样超过 12 孕周就不能进行，羊水穿刺超过 22 孕周成功率会大大降低，脐带血穿刺时间晚，发现胎儿异常后终止妊娠对孕妇身体伤害极大。常见产前检验方法比较见表 22-1。

表 22-1　临床常用产前检测方法的分析比较

检测技术	孕周	准确率	风险	检测范围
血清学筛查	11 ～ 13^{+6}/14 ～ 20^{+6}	60% ～ 80%	5% 假阳性率	21- 三体综合征和 18- 三体综合征
超声检测	10^{+4} ～ 13^{+6}/18–20^{+6}	60% ～ 82%/50% ～ 80%	—	21- 三体综合征和 18- 三体综合征
羊水穿刺	16 ～ 21	＞ 99%	0.5% ～ 1% 流产率	染色体异常
脐静脉穿刺	20 ～ 28	＞ 99%	0.5% ～ 1% 流产率	染色体异常

根据目前临床应用结果总结产前筛查技术特点如下：

（1）创伤小，安全性高；

（2）检测周期短，报告时间为 1 周；

（3）成本低，可覆盖更大孕妇群体；

（4）准确度低，存在 20% 可能性漏检；

（5）假阳性高，导致大量不必要有创产前筛查。

2013 年，边旭明提出：“我国产前筛查工作存在机构分散、筛查方案多样、技术平台不一、重要的参数选择随意、筛查效率良莠不齐，以及农村和偏远地区服务能力低下的问题。另一方面，传统的细胞遗传诊断技术也存在诊断通量低下，专业人员缺乏，人员培训及实验室建设周期长，报告时限过长等诸多问题。这充分表明，当前我国存在产前筛查和产前诊断服务覆盖率低、产前筛查效能不高、产前诊断服务能力不足，以及遗传病诊断区域发展不平衡这几个方面的主要问题，临床上迫切需要基于快速发展的分子生物学技术开发安全、低成本、快速、准确的产前检测新方法。

针对胎儿染色体非整倍体疾病，临床常规的产前筛查和诊断流程为：对所有孕妇进行血清学生化筛查和超声检查；高危孕妇进行有创产前诊断，经染色体核型分析方法确诊。由于超声检查对检测设备分辨率和医生经验依赖程度较高，难以形成统一的标准；且超声检查仅对发育异常严重的畸变类型进行诊断，针对超声指标不明确或有争议的发育异常仍无法判断。文献表明，血清学筛查的检出率仅为 66% ～ 81%（包括二联、三联、四联筛查）。另一方面，现有的产前诊断取样方式为侵入性，存在 0.5% ～ 1% 的流产风险、各种母体并发症及 0.5% ～ 1% 的胎儿致畸风险。

基于胎儿游离 DNA 的发现和基因测序技术的发展，胎儿染色体非整倍体基因检测目前已被广大医护人员和患者接受。母体外周血中存在大量游离 DNA，其中包括 80% ～ 95% 母体 DNA 和 5% ～ 20% 胎儿 DNA。当胎儿为三体时，母体外周血中胎儿游离 DNA 也同样为三体，这使得母体外周血中胎儿该染色体游离 DNA 比例与正常孕妇相比升高。使用高通量基因测序仪进行大规模 DNA 测序分析，可准确检测。胎儿染色体非整倍体基因检测方法只需抽取几毫升母体外周血，从孕妇外周血血浆中获取的游离DNA，经过对游离DNA特定序列接头连接、扩增及上机测序，通过序列比对获得每条染色体有效序列数量，通过与参考值比较进行胎儿21号、18号和13号染色体非整倍体情况的判断。该方法的准确性高，一般均大于99%。目前已被广泛用于检测胎儿是否罹患21号、18号和13号染色体非整倍体疾病。

三、厂家试剂介绍

（一）胎儿染色体非整倍体（T21、T18、T13）检测试剂盒（半导体测序法）

1. 产品名称 通用名称为胎儿染色体非整倍体（T21、T18、T13）检测试剂盒（半导体测序法），英文名称为Detection Kit for Noninvasive Fetal Trisomy（T21、T18、T13）(semiconductor sequencing method)。

2. 包装规格 20人份/盒。

3. 预期用途 本试剂盒用于检测孕周12周以上的高危孕妇外周血血浆中的游离DNA，通过分析样本中胎儿游离DNA的21号、18号及13号染色体数量的差异，对胎儿染色体非整倍体疾病21-三体综合征、18-三体综合征及13-三体综合征进行产前辅助判断。本试剂盒检测结果不作为患者临床诊断的唯一依据，仅供临床参考。

21-三体综合征、18-三体综合征和13-三体综合征是临床上最常见的染色体非整倍体疾病，其新生儿出生发病率分别为1/600～1/800、1/6000和1/10 000。通常认为受精卵染色体异常是由于在卵子和精子发育过程中出现差错导致配子内含不正常核型，或者受精卵早期卵裂不均所致。患儿绝大多数存在严重智力障碍及器官畸形，生活无法自理，目前尚无有效治疗方法，只能通过产前筛查及诊断提前检测、及早干预。目前，产前筛查主要是通过孕妇血浆中一些关键蛋白，比如胎蛋白、游离雌三醇和妊娠相关蛋白等进行二联检测、三联检测和四联检测等，但血清学筛查法假阳性率为3.2%～5.6%，相应检出率为60%～85%。基于孕妇血浆中发现的胎儿游离DNA，结合高通量基因测序仪可进行胎儿染色体非整倍体检测，比如T21、T18和T13。

参考中华人民共和国卫生行业标准WS 322.2—2010《胎儿常见染色体异常与开放性神经管缺陷的产前筛查与诊断技术标准第2部分：胎儿染色体异常的细胞遗传学产前诊断技术标准》规定，高危孕妇包括：35岁以上的高龄孕妇；产前筛查出来的胎儿染色体异常高风险的孕妇；曾生育过染色体病患儿的孕妇；产前B超检查怀疑胎儿可能有染色体异常的孕妇；夫妇一方为染色体异常携带者；医师认为有必要进行产前诊断的其他情形。

4. 检测原理 母体外周血中存在大量游离DNA，其中包括80%～95%母体DNA和5%～20%胎儿DNA。当胎儿为三体时，母体外周血中胎儿游离DNA也同样为三体，这使得母体外周血中这一染色体上胎儿游离DNA比例与正常孕妇相比升高。当使用高通量基因测序仪进行大规模DNA测序分析时，其可被准确检测。

本试剂盒采用半导体测序法检测孕周大于12周的高危孕妇外周血血浆中的游离DNA，经过对游离DNA特定序列接头连接、扩增及上机测序，通过序列比对获得每条染色体有效序列数量，并与参考值比较进行胎儿21号、18号和13号染色体非整倍体情况的判断。

检测原理如图22-1所示，以21号染色体为例，假设每毫升母体外周血中的染色体有1000份基因组当量，母体染色体所占比例为900份，胎儿染色体所占比例为100份。对于怀有正常胎儿的孕妇，胎儿的100份中含有200条21号染色体单体，母亲的900份中含有1800条21号染色体单体，两者相加，共有21号染色体单体2000条。对于怀有21-三体综合征胎儿的孕妇，由于胎儿的21号染色体多出一条，则胎儿的100份基因组当量中含有300条21号染色体单体，母亲的900份基因组当量中含有1800条21号染色体单体，两者相加，共有21号染色体单体2100条。根据数理统计的原理和血浆DNA测序的结果，可辅助判断孕妇是否怀有21-三体综合征胎儿（图22-1）。

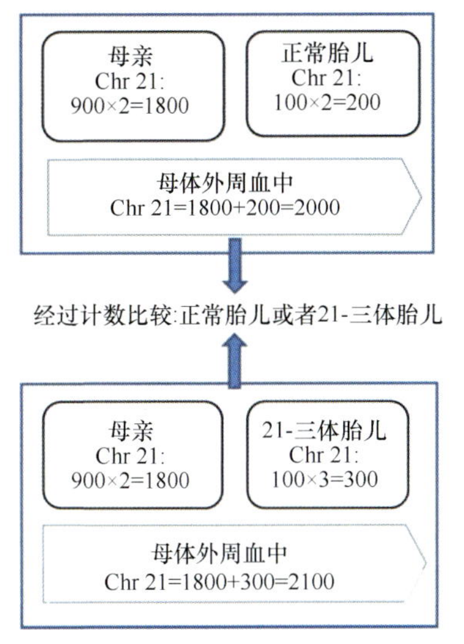

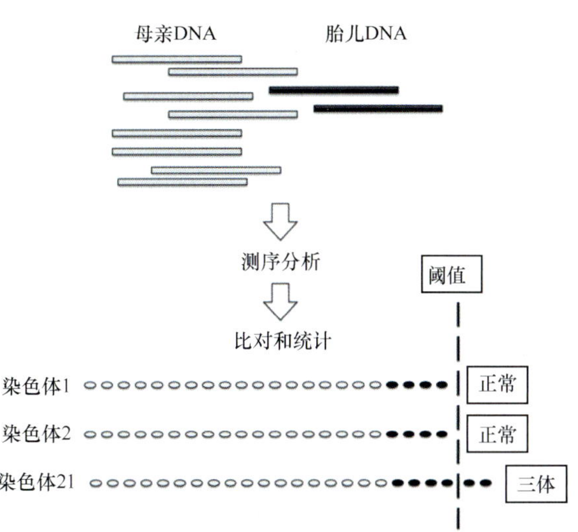

图 22-1　检测原理示意图

注：Chr. 染色体

5. 储存条件及有效期　本试剂盒置于 -18℃以下保存，磁珠置于 2 ～ 8℃保存，保存有效期为 6 个月；试剂开瓶后置于相应保存条件下保存 3 个月仍可有效检测；冻融 5 次仍可有效检测；干冰运输 7 天仍可有效检测。

6. 适用仪器　基因测序仪（BGISEQ-100）。

7. 样本要求

（1）样本采集

1）孕周在 12 周以上的孕妇，要求先进行 B 超检测，确认胎儿为单活胎。

2）坐位取血，采血前孕妇需要有 10min 时间稳定自己的体位。

3）用 EDTA 抗凝管采集 5ml 孕妇外周血。

（2）样本处理

1）样本采集后轻微颠倒采血管 4 次并及时将采血管放入 2 ～ 8℃冰箱中暂存；

2）样本于 8h 内在 2 ～ 8℃条件下 1600g 离心 10min，在冰盒上将上清液分装到多个 2.0ml 离心管中；

3）分离得到的上清液在 2 ～ 8 ℃条件下 16000g 再次离心 10min，在冰盒上将所得上清液转入新的 2.0ml 离心管中，每个离心管加入 600μl 血浆，所得上清液即为血浆样本。

（3）样本保存：血浆样本可在 -18 ～ -25℃短暂储存 1 周，在 -70℃以下储存 2 年，反复冻融次数应不超过 2 次。冷冻样本检测前应将标本置于室温下复融，充分混匀后使用。

（4）样本运输：使用干冰运输，运输时间应不超过 7 天。

（5）样本安全性：所有样本均视为有潜在的感染性，操作时按国家相关标准执行。

8. 检验方法

（1）试剂准备：将试剂从试剂盒中取出，末端修复酶使用分子级水稀释 10 倍，充分混匀，置于冰上备用；其余酶组分短暂离心，置于冰上备用；DNA 溶解液使用分子级水稀释 2 倍，充分混匀，置于冰上备用；磁珠使用前置于室温平衡 30min；其他组分置于冰上融化，振荡混匀，短暂离心备用；采用无水乙醇及分子级水配制 15ml 70% 乙醇溶液，现配现用。

（2）检测程序

1）血浆游离 DNA 提取：使用华大生物科技（武汉）有限公司生产的核酸纯化试剂盒，严格按照说明书操作步骤进行孕妇外周血血浆游离 DNA 的提取。

2）测序文库制备：末端修复反应。

3）接头连接反应。

4）PCR 反应。

5）DNA 测序反应：使用测序反应通用试剂盒，严格按照说明书操作。

6）数据分析：将测序数据比对到人参考基因组（NCBI build36），统计 21 号、18 号、13 号染色体的有效数据占总有效数据的比例（UR%）。计算 21 号、18 号、13 号染色体的 Z 值。

Z 值 $(\mathrm{Chr}N)=[\mathrm{UR\%}(\mathrm{Chr}N)-\bar{x}(\mathrm{Chr}N)]/s(\mathrm{Chr}N)$；

UR%（Chr$N$）：表示 N 号染色体能唯一比对到人参考基因组上序列条数占检测样本中能唯一比对到人参考基因组上序列总数的比例；

$\bar{x}$（Chr$N$）：是基于正常样本 Chr$N$ 二倍体统计出来的 UR%（Chr$N$）的均值；

s（Chr$N$）：是基于正常样本 Chr$N$ 二倍体统计出来的 UR%（Chr$N$）的标准差。

9. 参考值 检测 1640 例阴性孕妇血浆样本和 60 例阳性孕妇血浆样本，经 SPSS 软件对 1640 例阴性样本的 UR% 进行 Kolmogorov-Smirnova 正态检验分析，结果表明 21 号、18 号及 13 号染色体的 UR% 满足正态分布，当 cut-off 值为 3 时，显著性水平为 0.001。当 $Z\geqslant 3$ 时，检测样本和正常样本存在显著差异；当 $Z<3$ 时，检测样本和正常样本不存在显著差异。

根据以往研究发现取定值为 cut-off 值时，检测假阳性为 0.1%～0.2%，假阴性率大约为 0.08%，为了保证检测准确性，取 cut-off 值 $3s\pm 1s$ 作为临界区间，其显著性水平分别为 0.025 和 0.000 03，对应 Z 值临界区间为 $1.96<Z<4$，在这一范围内的临界样本需进行重复检测。

10. 检验结果的解释

（1）数据量控制：每次检测样本测序数据量应该不少于 500 万 DNA 序列，数据量不足时应进行重复检测，若重测后依然数据量不足则判定检测失败。

（2）质量控制：每次检测结果应同时满足阴性对照品检测为阴性，阳性对照品 1 检测为 T21 阳性，阳性对照品 2 检测为 T18 阳性和阳性对照品 3 检测为 T13 阳性，否则检测结果视为无效。

（3）结果判定

判定阳性：待检样本 21 号、18 号或 13 号染色体的 Z 值 $\geqslant 4$ 时报告为阳性；

判定阴性：待检样本 21 号、18 号或 13 号染色体的 Z 值 $\leqslant 1.96$ 时报告为阴性；

判定临界样本：待检样本 21 号、18 号或 13 号染色体的 $1.96<Z$ 值 <4 时为临界样本，建议对原有样本进行重复检测；

重复检测：临界样本进行重复检测时，若复检结果 Z 值 $\geqslant 3$，则报告为阳性；若复检结果 Z 值 <3，则报告为阴性。

（4）当检验结果为 T21、T18 或 T13 阳性时，受检者应进行卫生行政部门认可的产前诊断方法验证。

11. 检验方法局限性

（1）本试剂盒的检测结果仅供临床参考，不能作为诊断的唯一依据。对患者的临床诊断应结合临床金标准方法（染色体核型分析）及其症状 / 体征、病史、其他实验室检查等情况综合考虑。

（2）本试剂盒适用于孕妇外周血血浆样本检测，不适用于其他样本检测。

（3）胎儿游离 DNA 浓度在孕妇外周血中存在较大个体差异，变化范围为 2%～30% 且范围随着孕周增如而提高，因此因胎儿游离 DNA 浓度较低造成检验失败时，需待孕周较大时再次抽血检测。

（4）本试剂盒适用于怀有单胎的孕妇外周血血浆样本检测，不适用于怀有双胎或者双胎以上者的检测。

（5）孕妇外周血样本中胎儿游离 DNA 浓度偏低，孕妇接受过移植手术、干细胞治疗、在 4 周之内接受过引入外源 DNA 的免疫治疗、在 1 年之内异体输血等均可能造成假阳性或假阴性结果。

（6）胎盘嵌合、孕妇自身染色体异常等可能造成假阳性或假阴性结果。

（7）样本采集、运输及处理不当，未按说明书操作均有可能导致假阳性或假阴性结果。因此在样本采集、保存、运输中需遵循以下原则：

1）只可使用 EDTA 抗凝采血管进行取样；

2）颠倒混匀时动作应轻柔，防止溶血；

3）全血离体后必须在 8h 内进行血浆分离；

4）血浆分离过程中注意不要吸到中间层的白细胞；

5）血浆样本反复冻融次数应不超过 2 次；

6）禁止将普通 EDTA 抗凝样本和血浆样本在室温状态下放置；

7）血浆样本寄送采用干冰运输。

12. 产品性能指标

（1）企业阳性质控品符合率

企业阳性质控品 P1 ～ P3：游离 DNA 终浓度为 8% 的 3 例 T21 阳性 DNA 与非孕期健康女性血浆混合物；

企业阳性质控品 P4 ～ P6：游离 DNA 终浓度为 8% 的 3 例 T18 阳性 DNA 与非孕期健康女性血浆混合物；

企业阳性质控品 P7 ～ P9：游离 DNA 终浓度为 8% 的 3 例 T13 阳性 DNA 与非孕期健康女性血浆混合物。

检测 P1 ～ P9 共 9 份企业阳性质控品，阳性符合率为 100%。

（2）企业阴性质控品符合率：10 例临床产前诊断金标准（染色体核型分析或出生随访结果）确认怀有正常二倍体胎儿的孕妇血浆样本。检测 N1 ～ N10 共 10 份企业阴性质控品，阴性符合率为 100%。

（3）最低检测限

最低检测限质控品 L1 ～ L3：游离 DNA 终浓度分别为 5%、3.5%、2% 的 T21 阳性 DNA 与非孕期健康女性血浆混合物；

最低检测限质控品 L4 ～ L6：游离 DNA 终浓度分别为 5%、3.5%、2% 的 T18 阳性 DNA 与非孕期健康女性血浆混合物；

最低检测限质控品 L7 ～ L9：游离 DNA 终浓度分别为 5%、3.5%、2% 的 T13 阳性 DNA 与非孕期健康女性血浆混合物。

检测 L1 ～ L9 共 9 份企业最低检测限质控品，L1、L4、L7 检出阳性，L2、L5、L8 检出或检不出，L3、L6、L9 检测结果为阴性。

（4）重复性：分别重复检测企业阳性质控品 P2、P5、P8 和阴性质控品 N1、N2、N3 各 10 次，10 个 P2 的结果均为 T21 阳性，10 个 P5 的结果均为 T18 阳性，10 个 P8 的结果均为 T13 阳性，10 个 N1 检测结果均为阴性，10 个 N2 检测结果均为阴性，10 个 N3 检测结果均为阴性，检测结果一致，以 UR% 分别计算 CV，CV 均＜ 5%。

（5）试剂批间差异：使用 3 个不同批次试剂盒检测企业阳性质控品 P2、P5、P8 和阴性质控品 N1、N2、N3 各 10 次。30 个 P2 的结果均为 T21 阳性，30 个 P5 的结果均为 T18 阳性，30 个 P8 的结果均为 T13 阳性，30 个 N1 检测结果均为阴性，30 个 N2 检测结果均为阴性，30 个 N3 检测结果均为阴性，检测结果一致，以 UR% 分别计算 CV，CV 均＜ 5%。

（6）抗干扰性能分析：选取企业质控品盘中 N1 ～ N5、P1、P4、P7 作为基础血浆样本，向基础血浆样本中添加不同浓度的内源性及外源性干扰物质后制成干扰样本（表 22-2），采用本试剂盒同时测定基础样本和干扰样本，结果显示，血浆中干扰物质血红素浓度≤ 100mg/dl、三酰甘油浓度≤ 1000mg/dl、胆红素浓度≤ 20mg/dl、抗凝剂 EDTA-K_2 浓度＜ 600μg/ml、抗凝剂肝素钠浓度＜ 20U/ml，对本试剂盒检测结果无影响。

表 22-2　干扰物质浓度梯度表

来源	干扰物质	浓度
内源性	血红素（mg/dl）	200、100、50、25
	三酰甘油（mg/dl）	1000、200、100
	胆红素（mg/dl）	20、10、5、2.5、1.25
外源性	抗凝剂 EDTA-K_2（μg/ml）	150、300、450、600
	抗凝剂肝素钠（U/ml）	5、10、20、40

（7）特异性

1）嵌合体样本：嵌合比例为 70% 的 T21、T18、T13 模拟样本，分别设为 M1、M2、M3；嵌合比例为 30% 的 T21、T18、T13 模拟样本，分别设为 M4、M5、M6；使用 T21、T18 和 T13 阳性样本按照 10% 胎儿浓度比率与正常女性血浆样本进行混合，考虑嵌合比率后，最终混合阳性 DNA 比率分别为 7% 和 3%。

采用本试剂盒平行检测嵌合体样本 M1 ～ M6 共 3 次，结果显示，M1 ～ M3 及 M5 样本 3 次检测结果均为阳性，M4 检测结果为阴性，M6 仅 1 次检测结果为阳性，说明本试剂盒存在一定嵌合体检出概率，主要是受到嵌合体比率等因素影响。文献报道当嵌合体比率较低时，可能出现假阴性，检出概率主要与嵌合体比率或者胎儿浓度等因素相关。

2）微缺失微重复样本：9 个微缺失微重复模拟样本，分别设为 D1 ～ D9；使用微缺失微重复阳性样本按照 10% 胎儿浓度比率与正常女性血浆样本进行混合。D1 和 D7 样本在 18 号染色体上存在大于 20Mb 大片段重复，其他样本分别在 1 号、3 号、5 号、8 号、15 号、16 号染色体上存在不同程度的缺失或者重复。

采用本试剂盒平行检测微缺失微重复样本 D1 ～ D9 共 3 次，结果显示，D1 和 D7 样本 3 次检测结果均为 T18 阳性，其他样本的 21 号、18 号和 13 号染色体非整倍体检测结果均为阴性，说明本试剂盒存在一定微缺失微重复检出概率，主要受染色体上缺失或重复片段大小等因素影响，并且其他染色体的微缺失微重复对于检测 21 号、18 号和 13 号染色体非整倍体无显著影响。文献表明当测序数据量增多时可以检测小至几百 Kb 的微缺失微重复片段。

3）其他染色体非整倍体样本：除 T21、T18、T13 之外的其他染色体三体样本 20 例，分别设为 A1 ～ A20，包括 T3、T4、T7、T8、T9、T10、T11、T12、T15、T16、T22、XO 及 XXYY 阳性样本。使用其他染色体非整倍体阳性样本按照 10% 胎儿浓度比率与正常女性血浆样本进行混合。

采用本试剂盒平行检测其他染色体非整倍体样本 3 次，结果显示，A1 ～ A20 样本的 21 号、18 号和 13 号染色体非整倍体检测结果均为阴性，表明其他染色体非整倍体对于检测 21 号、18 号和 13 号染色体非整倍体无显著影响。

（二）胎儿染色体非整倍体（T21、T18、T13）检测试剂盒（联合探针锚定连接测序法）

1. 包装规格 96 人份 / 盒。

2. 预期用途 本试剂盒用于检测孕周 12 周以上的高危孕妇外周血血浆中的游离 DNA，通过分析样本中胎儿游离 DNA 的 21 号、18 号及 13 号染色体数量的差异，对胎儿染色体非整倍体疾病 21- 三体综合征、18- 三体综合征和 13- 三体综合征进行产前辅助判断。本试剂盒检测结果不作为患者临床诊断的唯一依据，仅供临床参考。

3. 检测原理 母体外周血中存在大量游离 DNA，其中包括 80% ～ 95% 母体 DNA 和 5% ～ 20% 胎儿游离 DNA。当胎儿为三体时，母体外周血中胎儿游离 DNA 也同样为三体。当使用高通量基因测序仪进行大规模 DNA 测序分析时，可被准确检测。

本试剂盒采用联合探针锚定连接测序法检测孕周大于 12 周的高危孕妇外周血血浆中的游离 DNA，检测原理同胎儿染色体非整倍体（T21、T18、T3）检测试剂盒（半导体测序法）

4. 储存条件及有效期 本试剂盒置于 -18℃以下保存，保存有效期为 6 个月；开瓶后置于 -18℃以下保存 3 个月仍可有效检测；冻融 5 次仍可有效检测；干冰运输 7 天仍可有效检测。

5. 适用仪器 基因测序仪（BGISEQ-1000）。

6. 样本要求

（1）样本采集：孕 12 周以上孕妇，要求受检孕妇先进行 B 超检测，确认胎儿为单活胎；坐位取血，采血前患者需要有 10min 时间稳定自己的体位；用 EDTA 抗凝管采集 5ml 孕妇外周血。

（2）样本处理：样本采集后轻微颠倒采血管 4 次并及时将采血管放入 2 ～ 8 ℃冰箱中暂存；样本于 8h 内在 2 ～ 8 ℃条件下 1600*g* 离心 10min，在冰盒上将上清液分装到多个 2.0ml 离心管中；分离得到的上清液在 2 ～ 8 ℃条件下 16 000*g* 再次离心 10min，在冰盒上将所得上清液转入新的 2.0ml 离心管中，每个离心管加入 600μl 血浆，所得上清液即为血浆样本。

（3）样本保存：血浆样本可在 -18 ～ -25℃短暂储存 1 周，在 -70℃以下储存 2 年，反复冻融次数应不超过 2 次。冷冻样本检测前应将样本置于室温复融，充分混匀后使用。

（4）样本运输：使用干冰运输，运输时间应不超过 7 天。

（5）样本安全性：所有样本均视为有潜在的感染性，操作时按国家相关标准执行。

7. 检验方法

（1）试剂准备：将试剂从试剂盒中取出，DNA 聚合酶短暂离心，置于冰上备用；其他试剂置于冰上融化，振荡混匀，短暂离心备用。采用无水乙醇及分子级水配制 15ml 70% 乙醇，现配现用。

（2）检测程序：使用人外周血基因组 DNA 提取纯化试剂盒（磁珠法），严格按照说明书操作。

1）血浆游离 DNA 提取：严格按照人外周血基因组 DNA 提取纯化试剂盒（磁珠法）说明书步骤 1 ～ 3 进行血浆样本游离 DNA 的提取。

2）测序文库制备：①末端修复；②接头连接；

③ PCR 扩增；④环化反应。

3) DNA 测序反应：严格按照说明书操作。

4) 数据分析：将测序数据比对到人参考基因组，统计 21 号、18 号、13 号染色体的有效数据占总有效数据的比例 (UR%)。计算 21 号、18 号、13 号染色体的 *Z* 值。

8. 参考值　检测 5800 例阴性孕妇血浆样本和 200 例阳性孕妇血浆样本，经 SPSS 软件对 5800 例阴性样本的 UR% 进行 Kolmogorov-Smirnova 正态检验分析，结果表明 21 号、18 号及 13 号染色体的 UR% 满足正态分布。

9. 检验结果的解释、检验方法局限性和产品性能指标　参见前文“半导体测序法”。

（三）胎儿染色体非整倍体半导体测序法检测 T21、T18、T13 试剂盒

1. 包装规格　120 测试 / 套，60 测试 / 套，30 测试 / 套。

2. 预期用途　本产品用于定性检测孕周为 12～24 周的高危、单胎孕妇外周血血浆中胎儿 DNA。通过分析样本中胎儿游离 DNA 的 21 号、18 号及 13 号染色体数量的差异，对胎儿染色体非整倍体疾病 21- 三体综合征、18- 三体综合征和 13- 三体综合征进行产前辅助判断。

3. 检验原理　1997 年英国学者研究发现，母体血浆中存在有胎儿的游离 DNA 片段，被称为 cell-free fetal DNA（简称 cffDNA），这些 cffDNA 在母体血浆中的含量与孕周存在一定的关系，并在一定范围内波动。当胎儿的某条染色体数目发生异常时，该染色体的 cffDNA 比例就会超出正常范围。通过测序的方法，可以统计每一条染色体的 DNA 片段在血浆中的比例，从而获得染色体数目的信息。

本试剂盒正是采用了上述原理，利用新一代高通量测序平台，通过在半导体芯片的微孔中固定 DNA 链，DNA 聚合酶以固定的单链 DNA 为模板，按碱基互补配对原理，合成互补的 DNA 链。DNA 链每延伸 1 个碱基时，就会释放 1 个质子，导致局部 pH 变化，感知层检测 pH 变化，并将化学信号转换成数字信号，从而实时判读碱基。最终，通过对所有测序信号的分析，实现对 DNA 序列各个位点不同碱基的相对定量及 DNA 片段的序列判定，并结合生物信息学分析方法，对 21 号、18 号和 13 号染色体所属的 DNA 片段数量进行统计，将统计的结果与大量正常样本构成的参考集合相比较，即可获知检测样品中所含的 DNA 片段数量是否存在异常，从而实现对 21- 三体综合征、18- 三体综合征和 13- 三体综合征快速的产前辅助判断。

4. 主要组成成分　见表 22-3。

表 22-3　半导体测序法检测 T21、T18、T13 试剂盒组成

试剂盒组成	组分名称	试剂名称	试剂组成	120 测试 / 套		60 测试 / 套		30 测试 / 套	
				规格	数量	规格	数量	规格	数量
A 部分	文库构建试剂	末端修复缓冲液	Tris-HCl、KCl、DTT、ATP、dNTP	1.2ml/ 管	1 管	600μl/ 管	1 管	300μl/ 管	1 管
		末端修复酶	末端修复酶、Tris-HCl、EDTA、KCl、DTT、甘油	20μl/ 管	3 管	10μl/ 管	3 管	15μl/ 管	1 管
		DNA 连接酶	DNA 连接酶、Tris-HCl、EDTA、KCl、DTT、甘油	40μl/ 管	3 管	20μl/ 管	3 管	30μl/ 管	1 管
		缺口修复聚合酶	缺口修复酶、DTT、甘油	160μl/ 管	3 管	80μl/ 管	3 管	120μl/ 管	1 管
		连接缓冲液	Tris-HCl、$MgCl_2$、DTT、ATP、dNTP	600μl / 管	1 管	300μl/ 管	1 管	150μl/ 管	1 管
		dNTP	dATP、dTTP、dCTP、dGTP 混合液	120μl/ 管	1 管	60μl/ 管	1 管	30μl/ 管	1 管
		PCR 扩增试剂	Tris-SO_4、$(NH_4)_2SO_4$、$MgSO_4$、dNTP、*Taq* DNA 多聚酶	1ml/ 管	6 管	1ml/ 管	3 管	1.5ml/ 管	1 管
		PCR 引物	核苷酸序列	300μl/ 管	1 管	150μl/ 管	1 管	75μl/ 管	1 管

续表

试剂盒组成	组分名称	试剂名称	试剂组成	120 测试 / 套		60 测试 / 套		30 测试 / 套	
				规格	数量	规格	数量	规格	数量
		TE 溶液	Tris-HCl、EDTA	1.5ml/ 管	12 管	1.5ml/ 管	6 管	1.5ml/ 管	3 管
	特异性标签序列	P1 接头	核苷酸序列	260μl/ 管	1 管	128μl/ 管	1 管	64μl/ 管	1 管
		标签序列 1 ～ 32	核苷酸序列	8μl/ 管	32 管	8μl/ 管	16 管	4μl/ 管	16 管
	文库定量试剂	定量扩增试剂	SYBR® Green Ⅰ、dNTP、$MgCl_2$、*Taq* DNA 多聚酶、1 × ROX	1ml/ 管	5 管	1.25ml/ 管	2 管	1.25ml/ 管	1 管
		P1 引物	核苷酸序列	240μl/ 管	1 管	120μl/ 管	1 管	60μl/ 管	1 管
		P2 引物	核苷酸序列	240μl/ 管	1 管	120μl/ 管	1 管	60μl/ 管	1 管
		定量标准品 S1-S5	核苷酸序列	60μl/ 管	5 管	30μl/ 管	5 管	15μl/ 管	5 管
	模板扩增试剂	乳液 PCR 酶混合液	聚合酶、甘油、水	960μl/ 管	1 管	480μl/ 管	1 管	240μl/ 管	1 管
		乳液 PCR 缓冲液 I	核苷酸序列、dNTP	1.2ml/ 管	8 管	1.2ml/ 管	4 管	1.2ml/ 管	2 管
		微珠溶液	纳米级微珠、甘油、水	800μl/ 管	1 管	400μl/ 管	1 管	200μl/ 管	1 管
	测序试剂	dGTP	dGTP	240μl/ 管	1 管	120μl/ 管	1 管	60μl/ 管	1 管
		dCTP	dCTP	240μl/ 管	1 管	120μl/ 管	1 管	60μl/ 管	1 管
		dATP	dATP	240μl/ 管	1 管	120μl/ 管	1 管	60μl/ 管	1 管
		dTTP	dTTP	240μl/ 管	1 管	120μl/ 管	1 管	60μl/ 管	1 管
		测序聚合酶	聚合酶、甘油、水	48μl/ 管	1 管	24μl/ 管	1 管	12μl/ 管	1 管
		测序引物	核苷酸序列	160μl/ 管	1 管	80μl/ 管	1 管	40μl/ 管	1 管
		质控微珠溶液	包被核苷酸序列的微珠、甘油、水	40μl/ 管	1 管	20μl/ 管	1 管	10μl/ 管	1 管
	芯片预处理液	芯片预处理液	正十一烷、4- 十二烷基苯磺酸	1.3ml/ 管	2 管	1.3ml/ 管	1 管	650μl/ 瓶	1 瓶
	阳性对照品	阳性对照品	21- 三体、18- 三体、13- 三体阳性基因组核苷酸序列、Tris-HCl、EDTA	320μl/ 管	1 管	160μl/ 管	1 管	80μl/ 管	1 管
	阴性对照品	阴性对照品	正常女性基因组核苷酸序列、Tris-HCl、EDTA	320μl/ 管	1 管	160μl/ 管	1 管	80μl/ 管	1 管
B 部分	纯化试剂	磁珠 B1	磁珠	14ml/ 瓶	1 瓶	7ml/ 瓶	1 瓶	3.5ml/ 管	1 管
		磁珠 B2	磁珠	42ml/ 瓶	1 瓶	21ml/ 瓶	1 瓶	11ml/ 瓶	1 瓶
	链霉亲和素 C1 磁珠	链霉亲和素 C1 磁珠	链霉亲和素标记磁珠	820μl/ 管	1 管	410μl/ 管	1 管	205μl/ 管	1 管

续表

试剂盒组成	组分名称	试剂名称	试剂组成	120 测试 / 套		60 测试 / 套		30 测试 / 套	
				规格	数量	规格	数量	规格	数量
C 部分	测序溶液	测序溶液Ⅱ	Tris-HCl、$MgCl_2$、Triton X-100	320ml/ 瓶	2 瓶	320ml/ 瓶	1 瓶	160ml/ 瓶	1 瓶
		测序溶液Ⅲ	Tris-HCl、$MgCl_2$、Triton X-100	400ml/ 瓶	1 瓶	200ml/ 瓶	1 瓶	100ml/ 瓶	1 瓶
		退火缓冲液	Tris-HCl、NaCl、$MgCl_2$	30ml/ 瓶	1 瓶	15ml/ 瓶	1 瓶	7.5ml/ 瓶	1 瓶
		氯片	氯片	8 个 / 包	1 包	4 个 / 包	1 包	2 个 / 包	1 包
		上样缓冲液	10% 甘油	80μl/ 管	1 管	40μl/ 管	1 管	20μl/ 管	1 管
		发泡液	10% Triton X-100	1ml/ 管	1 管	500μl / 管	1 管	250μl/ 管	1 管
	模板扩增反应器	反应过滤器	定制模压塑料	8 个 / 袋	1 袋	4 个 / 袋	1 袋	2 个 / 袋	1 袋
	模板扩增溶液	反应油	油、山梨糖醇酐油酸酯	450ml/ 瓶	1 瓶	225ml/ 瓶	1 瓶	115ml/ 瓶	1 瓶
		破乳液Ⅰ	Tris-HCl、EDTA、SDS	350ml/ 瓶	1 瓶	175ml/ 瓶	1 瓶	88ml/ 瓶	1 瓶
		破乳液Ⅱ	Tris-HCl、EDTA、Triton X-100	2.4ml/ 管	1 管	1.2ml/ 管	1 管	600μl/ 管	1 管
		乳液 PCR 缓冲液Ⅱ	Tris-HCl、$MgCl_2$	1.44ml/ 管	4 管	1.44ml/ 管	2 管	1.44ml/ 管	1 管
		无核酸酶水	无核酸酶水	30ml/ 瓶	1 瓶	15ml/ 瓶	1 瓶	7.5ml/ 瓶	1 瓶
		模板清洗液	Tris-HCl、EDTA、Triton X-100	16ml/ 瓶	1 瓶	8ml/ 瓶	1 瓶	4ml/ 瓶	1 瓶
		模板重悬液	Tris-HCl、NaCl、$MgCl_2$	1.25ml/ 管	1 管	625μl / 管	1 管	315μl/ 管	1 管
		C1 磁珠清洗液	Tris-HCl、EDTA、Triton X-100	7.2ml/ 瓶	1 瓶	3.6ml/ 管	1 管	1.8ml/ 管	1 管
		C1 磁珠捕获液	Tris-HCl、$MgCl_2$	3ml/ 管	1 管	1.5ml/ 管	1 管	750μl/ 管	1 管
		吐温溶液	吐温溶液	6ml/ 瓶	1 瓶	3ml/ 瓶	1 瓶	1.5ml/ 管	1 管
	芯片接头	芯片接头	定制模压塑料	8 个 / 袋	1 袋	4 个 / 袋	1 袋	2 个 / 袋	1 袋
D 部分	芯片	芯片	半导体芯片	8 片 / 盒	1 盒	4 片 / 盒	1 盒	2 片 / 盒	1 盒

需要但未提供：①核酸提取试剂盒；②纯化水；③无水乙醇（分析纯）；④氢氧化钠溶液（10 mol/L）。

5. 储存条件及有效期　试剂盒 A 部分于 -30 ～ -10℃避光保存；试剂盒 B 部分于 2 ～ 8℃保存；试剂盒 C 部分于 15 ～ 30℃保存；试剂盒 D 部分于 15 ～ 30℃避光保存。

未拆封试剂盒在上述储存条件下有效期为 6 个月。试剂盒中冷冻保存部分可允许的冻融次数应≤ 10 次。建议开包装后的试剂盒在 3 个月内使用。

6. 适用仪器　基因测序仪 BioelectronSeq 4000。

7. 样本要求

(1) 样本采集：样本为孕周 12 ～ 24 周孕妇外周静脉全血，受检孕妇需 B 超检测，确认胎儿为单活胎。根据采血管的类型选择以下操作步骤。

1) 采血管（EDTA 抗凝，紫头）采取 5ml 孕妇外周血。采集完毕后，轻柔颠倒采血管 4 次并及时将采血管放置于 4℃冰箱中，须在 8h 内进行血浆分离。

2) 采血管（Streck Cell-Free DNA BCT）采取 5ml 孕妇外周血。采集完毕后，轻柔颠倒采血管 10 次并常温保存（18 ～ 25℃），采集后的样品须在 72h 内进行血浆分离。

(2) 血浆分离：通过两步离心法实现血浆的分离，具体步骤如下。

1) 预冷低速离心机，温度设置为 4℃，待温度稳定后，放入采血管，1600*g* 离心 10min（如为 Streck 管运输样本，离心时间为 15min），吸取上清血浆，转移至冰盒上的 2ml 离心管中（1 ～ 2 管），标记相应的样品编号。

2) 预冷高速离心机，温度设置为 4℃，待温度稳定后，放入上步所得 2.0ml 离心管，16 000*g*

离心 10min，枪头对着非白细胞沉淀处，在冰盒上吸取上清血浆，分装至冰盒上的 2ml 离心管中，每管加入 600μl 血浆，标记好样品编号和血浆管数，立即放入 -20℃或 -80℃冰箱中保存。

(3) 保存与运输

1) 全血样本：EDTA 抗凝管的外周血在生物冰袋或 4℃条件下运输保存送检。Streck Cell-Free DNA BCT 采血管的外周血常温（18 ～ 25℃）运输，运输过程中须采取防震装置，避免全血样本运输过程中出现大幅度摇晃。为保持检测样本中胎儿游离 DNA 比例，如选择使用 EDTA 抗凝管采集孕妇外周血，则其血管全血样本采集后置于 4℃存放，须在 8h 内完成血浆分离。如选择 Streck Cell-Free DNA BCT 采血管全血样本的要求为采集后置于 18 ～ 25℃，并且须在 72h 候内完成血浆分离。

2) 血浆样本：干冰条件下运输，须确保样本送达时有足够量的剩余干冰，且有缓冲装置，避免样本管在运输过程中被干冰冰块挤破，样本到达后及时存放于 -20℃冰箱中。为确保血浆样本质量和检测灵敏度，血浆样本反复冻融次数应≤ 3 次；血浆样本在 -20℃条件下短暂保存时间须≤ 7 天；在 -80℃以下可储存 2 年。

8. 检验方法

(1) DNA 提取：按照核酸提取试剂盒操作说明书进行血浆样品中游离核酸的提取。提取后的 DNA 溶液立即进行下一步操作或低温冷冻保存。样本 DNA 在 -20℃保存不可超过一周，若需长期保存，需将 DNA 置于 -80℃，保存时间不超过 6 个月。DNA 样本反复冻融次数以≤ 3 次为宜。

(2) 文库构建

1) 实验前准备：①将 4℃保存的磁珠 B1 和磁珠 B2 取出，充分振荡均匀，室温平衡 30min，备用。②取出 DNA 备用（若 -20℃冰箱中保存的 DNA 样品，需置于冰盒上融化，瞬时离心后备用）。

2) 末端修复：①预先取出末端修复缓冲液，将其置于冰盒上，融化后充分混匀。②根据表 22-4，在装有 39.5μlDNA 的低吸附离心管中依次加入试剂，并使用移液器反复吹打混匀。③将反应液振荡混匀 1s，瞬时离心，置于室温反应 20min。④磁珠 B1 振荡 1min，充分混匀，往上步溶液加入 100μl 磁珠 B1，振荡 3s，静置 5min，瞬时离心，放置磁力架上静置 3min。磁珠 B1 使用完毕后置于 4℃保存。⑤根据样本量取出对应数量的 1.5ml 低吸附离心管，在管盖标记样本编号。将已室温平衡 30min 的磁珠 B2 管振荡 1min，充分混匀，往每个 1.5ml 低吸附离心管中加入 90μl 磁珠 B2。⑥将磁珠 B1 离心管上清小心转移到对应编号的磁珠 B2 离心管中，留约 5μl 上清在管中，将含有磁珠 B1 的离心管瞬时离心后，重新置于磁力架上，将剩余的上清加到前面对应的磁珠 B2 中。⑦将磁珠 B2 涡旋振荡 3s，静置 5min，瞬时离心后置于磁力架上静置 3min，小心吸走上清。⑧按样本量配制 70% 的乙醇溶液（70% 乙醇须新配制，配制量为 1ml/ 样本），颠倒混匀。⑨加入 500μl 新配制的 70% 乙醇，慢慢转动离心管 2 圈，让磁珠滚动起来。再将离心管置于磁力架上静置，待液体澄清后，小心吸走上清。吸取上清时留约 5μl 上清在管中，避免吸到磁珠。⑩重复步骤⑨，进行第二次乙醇洗涤。将离心管从磁力架上拿出来瞬时离心后，重新放回磁力架，用 20μl 量程移液器将残余的乙醇吸走，敞开管盖，室温晾干≤ 5min。加入 25μl TE 溶液，吹吸 5 ～ 10 次将磁珠完全溶解，涡旋振荡 5s，静置 5min，瞬时离心。把离心管置于磁力架上静置至液体澄清，将上清全转移到 0.2ml PCR 管中，即为纯化好的平末端 DNA，可置于 -20℃保存。

表 22-4　末端修复操作试剂组成

组分	反应体积 (μl)
DNA	39.5
末端修复缓冲液	10
末端修复酶	0.5
反应体系总量	50

3) 接头连接和缺口修复：①预先取出连接缓冲液、P1 接头、标签序列（标签序列 1 ～ 16 或标签序列 17 ～ 32），将其置于冰盒上，融化并充分混匀；取出 DNA 连接酶和缺口修复聚合酶，将其置于冰盒上。②根据表 22-5 在 0.2ml PCR 管中依次加入试剂，并用移液器反复吹吸混匀。③将反应液振荡混匀 1s，短暂离心 2s，在 PCR 仪上按以下条件进行反应：25℃，15min；72℃，5min；4℃保持。④根据样本量取出对应数量的 1.5ml 反应液于低吸附离心管，在管盖标记样本编号。将已室

温平衡 30min 的磁珠 B2 涡旋振荡 1min，充分混匀，往每个 1.5ml 低吸附离心管加入 70μl 磁珠 B2。⑤反应结束后，取下 PCR 管，瞬时离心。将连接产物转移至④中已加入磁珠 B2 且对应编号的 1.5ml 低吸附离心管中，涡旋振荡 5s，静置 5min，瞬时离心，再置于磁力架上静置 3min，小心吸走上清。⑥按样本量配制 70% 的乙醇溶液（70% 乙醇须新配制，配制量为 1ml/ 样本），颠倒混匀。⑦加入 500μl 新配制的 70% 乙醇，慢慢转动离心管 2 圈，让磁珠滚动起来。再将离心管置于磁力架上静置，待液体澄清后，小心吸走上清。⑧重复⑦ 1 次，进行第 2 次乙醇洗涤。⑨将离心管从磁力架上取出，瞬时离心，再放回磁力架上，用 20μl 量程移液器将残余的乙醇吸走，敞开管盖，室温晾干≤ 5min。⑩加入 18μl TE 溶液，吹吸 5 ～ 10 次将磁珠完全溶解，涡旋振荡 5s，静置 5min，瞬时离心。将离心管放置于磁力架上静置至澄清，吸取 18μl 上清转移到 0.2ml PCR 管中，即为纯化好的连接接头的 DNA，可置于 -20℃保存。

表 22-5 接头连接和缺口修复操作试剂组成

组分	反应体积 (μl)
平末端 DNA	25
无核酸酶水	10
连接缓冲液	5
dNTP	1
DNA 连接酶	1
缺口修复聚合酶	4
P1 接头	2
标签序列 X	2
反应体系总量	50

4) PCR 扩增：①预先取出 PCR 扩增试剂和 PCR 引物，将其置于冰盒上，融化后充分振荡混匀。②根据表 22-6 在 0.2ml PCR 管中依次加入试剂，并用移液器反复吹吸混匀。③将反应液振荡混匀 1s，瞬时离心。在 PCR 仪上按表 22-7 条件进行反应。④根据样本量取出对应数量的 1.5ml 低吸附离心管，在管盖标记样本编号。将已室温平衡 30min 的磁珠 B2 涡旋振荡 1min，充分混匀，向每个 1.5ml 低吸附离心管加入 105μl 磁珠 B2。⑤ PCR 结束后，取下 PCR 管，离心 2s。将 PCR 产物转移至第④步对应编号的 1.5ml 低吸附离心管中，涡旋振荡 5s，静置 5min，瞬时离心，放置磁力架上静置 3min，小心吸走上清。⑥按样本量配制 70% 的乙醇溶液（2ml/ 样本），颠倒混匀。⑦加入 500μl 新配制的 70% 乙醇溶液，慢慢转动离心管 2 圈，让磁珠滚动起来。再将离心管置于磁力架上静置，待液体澄清后，小心吸走上清。⑧重复⑦的步骤，进行第 2 次乙醇洗涤。将离心管从磁力架上拿出来瞬时离心，重新放回磁力架，用 20μl 的移液器将残余的乙醇吸走，敞开管盖，空气晾干≤ 5min。加入 50μl TE 溶液，吹打 5 ～ 10 次将磁珠完全溶解，涡旋振荡 5s，静置 5min，瞬时离心。将离心管放置于磁力架上静置至澄清，将上清全部转移到新的 1.5ml 低吸附离心管中。向第⑦步纯化产物中加入 75μl 充分混匀的磁珠 B2，吹打 5 次，涡旋振荡 5s，静置 5min，瞬时离心，放置于磁力架上静置 3min，小心吸走上清。⑨加入 500μl 新鲜配制的 70% 乙醇，慢慢转动离心管 2 圈，让磁珠滚动起来。再将离心管置于磁力架上静置，待液体澄清后，小心吸走上清。⑩重复⑨的步骤，进行第 2 次乙醇洗涤。将离心管从磁力架上取出瞬时离心，重新放回磁力架，用 20μl 量程移液器将残余乙醇吸走，敞开管盖，室温晾干≤ 5min。加入 20μl TE 溶液，吹吸 5 ～ 10 次将磁珠完全溶解，涡旋振荡 5s，静置 5min，瞬时离心。将离心管放置于磁力架上静置至澄清，将上清全部转移到新的 1.5ml 低吸附离心管中，即为最终的 DNA 文库。制备好的 DNA 文库 -20℃保存 1 周；若需长期保存，需置于 -80℃。

表 22-6 PCR 反应条件

组分	反应体积 (μl)
连接接头的 DNA	18
PCR 扩增试剂	50
PCR 引物	2
反应体系总量	70

表 22-7 PCR 反应条件

温度（℃）	95	95	58	70	4
时间	5min	15s	15s	1min	—
循环数	1	10	10	10	1

(3) 文库定量

1) 准备标准品：取出标准品 S1、标准品 S2、标准品 S3、标准品 S4、标准品 S5，将其置于冰盒上，融化后充分振荡混匀，置于 4℃条件下或冰上。

2) 稀释待测样品：根据样本数量，取一定数量的 1.5ml 离心管，标记样本编号。①分别吸取 399μl 纯化水至每个离心管中。②将待测文库的样品原管涡旋振荡 5s 混匀，瞬时离心后，分别移取 1μl 样品溶液至相对应的装有 399μl 纯化水的离心管中，涡旋振荡 10s，瞬时离心至管底。③将已稀释的样品置于 4℃条件下或冰上。

3) 配制反应液：①取 1.5ml 或 2ml 离心管，在管盖上做好标记，套上锡箔纸避光。②按照表 22-8 中的反应体系配制反应混合液，配制时按照每个标准品重复 3 次，每个样品做 2 次重复反应所需的量配制体系。③配制完成后，将反应混合液振荡 10s，瞬时离心至管底。④将反应混合液置于 4℃条件下或冰上。

表 22-8　标准品反应体系混合液配制

组分	单次反应所需用量 (μl)
定量扩增试剂	10
P1 引物	0.4
P2 引物	0.4
纯化水	7.2
反应体系总量	18

4) 加样：①取出反应板。②将预先配好的反应混合液加到各反应管孔中，每孔加入 18μl 反应混合液。加完后，再按照顺序分别向反应孔中加入 2μl 标准品、待测稀释样品。加入标准品时，向标准品反应孔中分别加入 2μl 标准品 S1 ～ S5，每个梯度的标准品重复 3 孔；向样品反应孔中加入 2μl 已稀释好的样品，每个样品重复 2 孔；每个反应板同时设置无模板对照反应孔，孔中加入 2μl 已灭菌的纯化水。③使用封膜工具和光学黏性膜密封反应板。④使用离心机离心反应板，转速为 2000 r/min，离心时间 2min。⑤将反应板装载到荧光定量 PCR 扩增仪以准备运行。

5) 设置程序（以 ABI 公司 StepOnePlus 为例）：①程序界面，block 项选择 96 孔板（0.2ml）；类型项选择 Standard Curve；试剂项选择 SYBR Green Reagent；方式项选择 Standard；默认选择包括 Melt Curve。② Plate Setup 界面，选好标准品孔，重复系数均为 3；选好样品孔，重复系数为 2。设置输入标准品 1 浓度为 0.135，稀释梯度为 1 ： 10。③在荧光定量 PCR 扩增仪上设置程序见表 22-9，同时设置在 72℃ 30s 这个阶段收集荧光信号。④ 在 Melting Curve Stage 阶段中“65 ℃ 1min，95℃ 15s”，65 ～ 95℃的升温过程中设置收集熔解曲线，如有收集熔解曲线方式选项，则选择 Step and Hold 方式。⑤设置反应体系为 20μl，单击 RUN 开始进行 PCR 反应。

表 22-9　荧光定量 PCR 扩增仪上设条件

温度（℃）	95	95	65	72	95	65	95
时间	1min	15s	15s	30s	15s	1min	15s
循环数	1	35	35	35	1	1	1

6) 数据分析：①反应结束，进行数据分析，判断结果可信度。模型与样本质检的拟合度在 0.98 ～ 1 范围内，扩增效率在 85% ～ 100% 范围内的数据结果为佳。如数据偏差太大，须重新进行定量。②如数据可信，则导出数据，数据处理表中选择重复阈值相差小于 0.05 的浓度，取平均数，平均数乘以 400 后的数据为文库定量浓度，记录文库浓度。③为了更好地保证检测结果，当文库浓度＜ 1nmol/L 时，建议重新建库进行测序。

(4) 测序模板制备

1) 混合文库：①按照如下公式（1）计算样本文库的稀释倍数，根据稀释倍数稀释好上机文库。文库上机浓度推荐范围为：15 ～ 26 pmol/L，优选 20 pmol/L，实际情况需根据上机测序情况做调整。将混合文库混匀，在新的 1.5ml 离心管中，用纯化水稀释文库至所需上机浓度，涡旋振荡 5s，瞬时离心至管底，置于冰盒上。公式（1）：稀释倍数 = 混合文库浓度（nmol/L）×1000 ÷ 上机浓度（pmol/L）。②根据样本文库浓度和特异性标签序列，正确编制上机记录表，注意勿将加有相同特异性标签序列的文库安排在同一个测序 RUN。③将样本文库振荡 2s，瞬时离心至管底；稀释好的样本文库，稀释后振荡 2s，瞬时离心至管底。根据记录表对处理好的样本文库进行排序。④根据记录表上的混合体积，往新的已做好标记的 1.5ml 离心管中分别加入每个样本文库。涡旋振荡 5s，瞬时离心至管底，置于冰盒上。

2）扩增：该步骤也可选择其他合适的机型进行，以下为采用 One Touch 2 进行操作时的方法，若选择其他型号的仪器，请参照仪器操作说明书进行。

开启 One Touch 2，选择“Clean Instrument”程序；确保试剂管中至少有 10ml OT2 油、3ml 破乳液Ⅰ；确保旧扩增板和清洁接头安装正确；清空废液瓶，在针头下放置一个瓶盖，收集废液；在屏幕上再次确认每个步骤，点击“Next”至清洗程序开始运行，清洗时间为 14min。

One Touch 2 清洗结束，卸下旧扩增板；装上新扩增板、收集管和收集桥；往每个收集管里面各加入 150μl 的破乳液Ⅱ，将 OT2 油和破乳液Ⅰ瓶中的溶液颠倒 3 次混匀，补充破乳液Ⅰ到 1/4 的位置。

试剂准备：乳液 PCR 缓冲液Ⅰ室温融化，涡旋振荡 30s，瞬时离心至管底，置于冰盒上备用；乳液 PCR 缓冲液Ⅱ涡旋振荡 1min，瞬时离心至管底；乳液 PCR 酶混合液瞬时离心，置于冰盒上备用；微珠溶液置于室温，使用前振荡 1min，充分混匀，瞬时离心至管底。

根据表 22-10 在室温条件下向 2.5ml 反应管中依次加入试剂，用移液器吹吸 2 次，混匀。

表 22-10　PCR 反应管条件

组分	体积（μl）
无核酸酶水	160
乳液 PCR 缓冲液Ⅰ	1200
乳液 PCR 缓冲液Ⅱ	720
乳液 PCR 酶混合液	120
微珠溶液	100
混合文库	100
体系总体积	2400

取一个新的反应过滤器，加样孔朝上放置于架子上。将扩增反应溶液涡旋振荡 5s，瞬时离心至管底，立刻用 800μl 移液器吹吸混匀 3 次，分 3 次将扩增反应溶液从加样孔全部缓慢垂直加入过滤器中。

取下 One Touch 2 上的清洁接头，将前一个步骤中的反应过滤器缓慢翻转至加样孔朝下，装在 One Touch 2 上。

在 One Touch 2 屏幕上选择“Run”，选择对应程序：Ion PI ™ Template OT2 200 Kit V3，选择“Assisted”再次确定每一步骤，点击“Next”至程序运行，程序运行时间为 6.5h。

程序运行结束，在屏幕上单击“Final spin”，进行收集管离心 10min。离心完后要立刻进行以下步骤的处理。

One Touch2 收集管离心结束，取下转子上的收集桥，取出 2 个收集管，枪头对非沉淀处，小心吸走上清，各管中保留约 100μl 溶液。

用移液器反复吹吸管中剩余溶液，充分混匀，将 2 个收集管中的液体全部转移到新的 1.5ml 低吸附离心管中。

向每个收集管加入 200μl 无核酸酶水吹吸混匀，将无核酸酶水全部转移至上步的 1.5ml 低吸附离心管中。重复此步骤 1 次。

向上步的 1.5ml 低吸附离心管中加入适量无核酸酶水至总体积达 1000μl。

将扩增完毕的样本微珠溶液涡旋振荡 30s，15 500*g* 离心 8min，枪头对非沉淀处，小心吸走上清，在管中保留约 100μl 溶液，加入 900μl 无核酸酶水，使管中总体积达 1000μl。

将上步的样本微珠溶液涡旋振荡 60s，15 500*g* 离心 8min。枪头对非沉淀处，小心吸走上清，在管中保留约 20μl 溶液。

向上步的样本微珠溶液加入 80μl 模板重悬液，使管中总体积达 100μl，涡旋振荡 30s，瞬时离心至管底。注意事项：本步骤获得的样本微珠溶液须当天进行 ES 操作。

清洗 One Touch2 仪器，关闭电源。

3）模板序列富集

A. 将链霉亲和素 C1 磁珠室温平衡 30min。

B. 在 1.5ml 离心管中配制 1mol/L NaOH 溶液（配制方法：0.1ml 的 10mol/L NaOH 溶液和 0.9ml 无核酸酶水混匀）。

C. 根据表 22-11 要求在 1.5ml 离心管中依次加入试剂，配制洗脱液，旋涡振荡 10s，瞬时离心。洗脱液须配制后当天使用。

表 22-11　模板序列富集要求

组分	体积 (μl)
吐温溶液	280
1mol/L NaOH 溶液	40
总体积	320

D. 链霉亲和素 C1 磁珠涡旋振荡 2min，充分混匀。取 100μl 加入到新 1.5ml 低吸附离心管中；将低吸附离心管置于磁力架上，静置吸附 2min，小心吸走上清。

E. 往低吸附离心管中加入 1000μl 模板清洗液，涡旋振荡 30s，瞬时离心；将低吸附离心管置于磁力架上，静置吸附 2min，小心吸走上清。

F. 往低吸附离心管中加入 130μlC1 磁珠捕获液，涡旋振荡 30s，瞬时离心。按如下步操作把链霉亲和素 C1 磁珠加入 8 孔反应条的第 2 个孔。

G. 取一条 8 孔反应条，摆放在实验桌上，按表 22-12 中的顺序加入反应液。

表 22-12　反应加入顺序

顺序	试剂
孔 1	100μl 样本微珠溶液
孔 2	130μl 链霉亲和素 C1 磁珠 (上述步骤后获得)
孔 3	300μl C1 磁珠清洗液
孔 4	300μl C1 磁珠清洗液
孔 5	300μl C1 磁珠清洗液
孔 6	空
孔 7	300μl 洗脱液 (上述步骤 c 获得)
孔 8	空

H. 将反应条置于 ES 的卡槽中，在机械臂上装上带滤芯的专用枪头，在收集孔处安放新的 0.2ml PCR 管，按下“启动 / 停止”按钮，运行机器，机器运行约 40min。

I. ES 运行结束后，检查 PCR 管内的液体体积，如液体大于 250μl 或明显小于 200μl，则须重新进行 One Touch2；如液体体积不少于 200μl，则继续下一步实验。ES 运行结束后，样本放置时间不可超过 15min。

J. 将收集有样本微珠溶液的 0.2ml PCR 管从 ES 上取下，在管盖标记样本信息，15 500*g* 离心 5min，枪头对着非沉淀处，小心吸走上清，管中保留 10μl 溶液。

K. 加入 200μl 无核酸酶水，涡旋振荡 60s，15 500*g* 离心 5min，检查 0.2ml PCR 管管底是否有棕色的残留磁珠。①如果 0.2ml PCR 管管底没有棕色的残留磁珠，接着进行以下步骤：枪头对着非沉淀处，小心吸走上清，管中保留 10μl 液体，加入 90μl 无核酸酶水，涡旋振荡 60s，瞬时离心，备用。②如果 0.2ml PCR 管管底有棕色的残留磁珠：吸走 20μl 上清后，移液器吹吸 10 次混匀样本微珠溶液，将 PCR 管置于磁力架上静置 4min，将上清全部转移至新的 0.2ml PCR 管。向原 PCR 管加入 20μl 无核酸酶水，用移液器吹打 10 次混匀，待磁珠澄清后，将上清全部转移至前面的新 0.2ml PCR 管中，15 500*g* 离心 5min。

(5) 上机测序：采用基因测序仪 BioelectronSeq 4000。

1) 仪器清洗：①开启氮气瓶，调节压力为 30psi。开启测序仪，进入主界面单击“Clean”，根据测序仪的使用情况选择水洗或氯洗程序：机器停用 72h 以内，使用水洗；机器停用超过 72h，使用氯洗。②水洗：清空 C1 和 C2 清洗瓶，用 18 MΩ 纯水洗 2 次。向 C1 和 C2 清洗瓶各加入 100ml 18 MΩ 纯水，安装在 C1 和 C2 位置上。在测序仪屏幕上选择“Clean”选项，装上芯片，根据屏幕提示单击“Next”直至水洗程序开始运行，清洗时间约 15min。③氯洗：清空两个氯洗瓶，用 18 MΩ 纯水洗 2 次氯洗瓶和玻璃氯瓶。向装有 1L 18 MΩ 纯水的玻璃氯瓶中加入氯片，溶解 10min，加入 1ml 1mol/L NaOH 溶液，颠倒混匀。用 0.45μm 滤头分别过滤 100ml 洗液到氯洗瓶中，将 2 个氯洗瓶安装在 C1 和 C2 位置上，在测序仪屏幕上选择“Clean”选项，装上芯片，根据屏幕提示单击“Next”直至氯洗程序开始运行，清洗时间约 15min。氯洗完成后，进行一次水洗。

2) 仪器初始化：①清空 W2 试剂瓶，用 18 MΩ 纯水洗 3 次。向 W2 瓶以 0.5 lpm 的流速通氮气 5min，排出瓶中的空气，加入 1920ml 的 18 MΩ 纯水，继续通氮气 2min，并加入 80ml 测序溶液 Ⅱ，盖好瓶盖，颠倒混匀 4 ～ 8 次。取出 2 个新的 140ml 试剂管，分别标记为 W1 瓶和 W3 瓶。向 W1 瓶中加入 32μl 1 mol/L NaOH 溶液，往 W3 瓶中加入 40 ～ 50ml 测序溶液Ⅲ，盖好瓶盖。②在测序仪屏幕上选择“Initialization”和“Ion P1

Sequencing 200 V3 Kit”，更换 W1、W2、W3 位置的吸管，将试剂瓶安装到对应的位置，拧紧接口盖。装好用于初始化的芯片，根据屏幕提示确定仪器状态，点击“Next”直至程序开始运行，第一阶段约需 30min。③预先取出 dGTP、dCTP、dATP 和 dTTP，将其置于冰盒上，融化后振荡 10s，离心 2s。取 4 个新的 140ml 试剂管，分别做好“G、C、A、T”标记，并加入 20μl 对应的 dNTP 溶液。④第一阶段初始化完成后，更换 dNTP 位置的吸管，将试剂管安装到对应的位置并拧紧。根据屏幕提示，继续完成初始化，约需 30min。初始化完成后回到主界面。

3）设置 Plan：①登陆测序仪服务器，单击选择“Plan”，在“Plan”下拉菜单栏单击选择“Templates”。在对应的应用下选择“Plan new run”，或在存在的模板中选择“Plan Run”。按照提示在“Application”中选择“Whole Genome”，单击“Next(Kits)”。②选择 Kits 信息，其余的留空，然后点击“Next(Monitor)”。Monitor 测序实时监控参数为默认值，不做修改。然后点击“Next(Reference)”。③ Reference 选项留空不选，单击“Next(Plugins)”。④ Plugins 插件选项留空不选，单击“Next(Project)”。⑤在 Project 选择中选择样品所对应的项目，单击“Next(Export)”。⑥ Export 报告产生形式选项为默认值，不做修改，单击“Next(Plan)”。⑦输入 Run Plan Name 和样本的标签序列使用情况。⑧ Run Name 命名规则：P30（机器编号）- 文库上机浓度 - 混合文库编号，如：P30-20 p-pooling-1。⑨标签序列使用情况：在对应的标签序列（Barcode）编号后面输入对应的样品编号，输入后须核对标签序列号和样本编号是否属实。⑩单击“Plan Run”保存 Plan 设置。

4）清洗芯片：①提前开干式加热器加热，并将温度设为 50℃。配制 0.1 mol/L NaOH 溶液，当天配制当天使用。提前取出芯片预处理液室温放置，平衡 20min。将芯片取出，放置在离心机吊篮中。在芯片的出样孔安装上接头。②用移液器往芯片进样孔垂直加入 200μl 100% 异丙醇溶液，在出样孔吸走排出来的液体。从出样孔向芯片通入 0.5LPM 的氮气 10 ～ 15s，将芯片里面残留的异丙醇溶液吹干。用移液器向芯片的进样孔垂直加入 100μl 已平衡好的芯片预处理液。将已加芯片预处理液的芯片置于 50℃的铝块表面孵育 2min。再将芯片放回离心机吊篮中，用移液器向芯片的进样孔垂直加入 200μl 100% 异丙醇溶液，在出样孔吸走排出的液体。重复该步操作一次。用移液器向芯片的进样孔垂直加入 200μl 无核酸酶水，在出样孔吸走排出的液体。向芯片的进样孔垂直加入 200μl 0.1mol/L NaOH 溶液，在出样孔吸走排出的液体。孵育 1min 后立刻加入 200μl 无核酸酶水。每一次向芯片加入溶液后，在出样孔吸走排出来的液体。③重复步骤②两次。④向芯片的进样孔垂直加入 200μl 100% 异丙醇，在出样孔吸走排出来的液体。向芯片的进样孔垂直加入 100μl 100% 异丙醇，然后吸走异丙醇液体。向出样孔向芯片通入 0.5 LPM 的氮气 10 ～ 15s，将芯片里面残留的异丙醇溶液吹干。将芯片的接头拆离，丢弃接头。

5）校准芯片：①将芯片安装在芯片槽中，在主界面单击“RUN”，单击“Next”清洁液体管路后，仪器开始校准芯片。②芯片通过校准后，将芯片取下来，放置在离心机吊篮中。向芯片的进样孔垂直加入 100μl 无核酸酶水 2 次，加入 100μl 100% 异丙醇溶液 2 次。每一次向芯片加入溶液后，在另一个孔吸走排出来的液体。③在进样孔将芯片中的异丙醇溶液吸走。从另一个孔向芯片通入 50LPM 的氮气 10 ～ 15s，将芯片里面残留的异丙醇溶液吹干。

6）准备上机文库：①预先取出质控微珠溶液、测序引物、测序聚合酶置于冰盒上。②在仪器初始化快结束时进行文库的上机准备。将质控微珠溶液振荡 30s 混匀，瞬时离心；取 5μl 加入样本微珠溶液中，涡旋振荡 30s，15 500*g* 离心 5min；枪头对着非沉淀处，小心吸走上清，在管中保留 10μl 溶液。③向上步样本微珠溶液加入 15μl 退火缓冲液，总体积是 25μl。④测序引物在冰上融化后，涡旋振荡 30s，混匀，离心 2s。向上步样本微珠溶液加入 20μl 测序引物，确保总体积是 45μl。将样本微珠溶液涡旋振荡 60s，混匀，瞬时离心。⑤在 PCR 仪上按以下程序对样本微珠溶液进行退火：95℃ 2min，37℃ 2min，20℃保持。⑥退火完毕后，向上步样本微珠溶液加入 10μl 上样缓冲液，涡旋振荡 10s，混匀，瞬时离心，室温条件放置。

7）上样和测序：吸取 55μl 上一步中得到的样

本微珠溶液，注入上步芯片的进样槽中（非进样孔）。将芯片放置在离心机上，芯片的缺口朝外，与旧芯片配平。离心 10min。离心过程中，准备以下试剂：①在 1.5ml 离心管中，分别加入 0.5ml 的退火缓冲液和 0.5ml 纯化水混匀，配制成 50% 退火缓冲液。该溶液配制后，在 7 天内可使用。②在 1.5ml 离心管中，分别加入 0.5ml 的 100% 异丙醇溶液和 0.5ml 退火缓冲液混匀，配制成 50% 冲洗液。该溶液当天使用当天配制。③在 1.5ml 离心管中，分别加入 60μl 50% 的退火缓冲液和 6μl 的测序聚合酶混匀，配制成酶反应液。该溶液配制后置于冰盒上。④在 1.5ml 离心管中，分别加入 49μl 50% 的退火缓冲液和 1μl 发泡液混匀，配制成发泡剂。

用 100μl 移液器打入 100μl 空气进入发泡剂中，快速反复吹打液体 5s，使大气泡变成小泡。重复一次操作，使发泡剂成为密致的小泡。离心完毕后取出芯片，匀速将 100μl 细小的泡泡注入加样孔中，并将出样槽中溢出的液体吸走；向进样槽加入 55μl 50% 的退火缓冲液，将芯片放回离心机，离心 30 s。

再次用移液器向芯片的进样孔垂直加入 100μl 已平衡好的芯片预处理液。向芯片的进样孔垂直缓慢加入 100μl 冲洗液 2 次。向芯片的进样孔垂直缓慢加入 100μl 50% 的退火缓冲液 3 次，避免产生气泡。每一次向芯片加入溶液后，在另一个孔吸走排出来的液体。

向芯片的进样孔垂直缓慢加入 65μl 酶反应液，避免产生气泡。在另一个孔吸走排出来的液体。

酶室温孵育 5min 后，将芯片安装到测序仪芯片槽上，运行程序，选择提前设置好的 Plan，核对无误后，开始测序，运行时间为 2.5h。

程序运行结束后 72h 内，返回主菜单，进行水洗。如超过 72h，则对仪器进行氯洗再进行水洗。水洗完毕，在主菜单上关仪器，在放 dNTP 孔上套上管子防尘。如长时间不使用，关闭氮气瓶气阀。

（6）测序数据分析：测序结束后，运用无创产前数据分析管理软件对测序数据进行分析，得到样本 21 号染色体、18 号染色体和 13 号染色体的 *Z* 值，根据每个样本的 *Z* 值判断样本的检测结果。

无创产前数据分析管理软件的核心算法采用通用函数计算 *Z* 值，比对、过滤所得每个样本的唯一匹配 Reads 数即 unique reads 数，并计算每个样本每条染色体的 unique reads 数占该样本所有常染色体 unique reads 数的百分比 %Chr*N*，即 Reads ratio 值。%Chr*N* 的计算公式如下（*N*=1, 2, 3…22, *X*, *Y*）：

$$\%\text{Chr}N=\frac{\text{染色体 }N\text{ 上 unique reads 的总数}}{\text{全部常染色体上 unique reads 的总数}}\times 100\%$$

然后，计算待测样本染色体的 *Z* 值，根据 *Z* 值大小判断该染色体是否存在异常。*Z* 值的计算公式如下（*N*=1, 2, 3…22, *X*, *Y*）：

$$Z\text{ 值}=\frac{\text{样本的 }\%\text{Chr}N-\text{参考样本的 }\%\text{Chr}N\text{ 的平均值}}{\text{参考样本的 }\%\text{Chr}N\text{ 的标准差}}$$

（7）质控标准：

1）每个样本的 unique reads 数≥ 3M。

2）阳性对照品的检测结果为 T21、T18 和 T13 均为阳性。阴性对照品的检测结果为 T21、T18 和 T13 均为阴性。

以上需要同时满足。

9. 参考值 对 1201 例阴性孕妇血浆样本和 44 例阳性孕妇血浆样本进行测序分析，对 1201 例阴性样本的 unique reads 百分比采用 Kolmogorov-Smirnov 检验和 shapiro 检验进行正态检验分析，结果表明 21 号、18 号、13 号染色体的 unique reads 百分比满足标准正态分布（图 22-2），因此可使用 *Z* 检验验证阳性样本与阴性样本是否存在显著性差异。

统计所有三体阴性样本的 chr13、chr18 和 chr21 的 *Z* 值落在不同区间的真实概率（表 22-13）。表 22-13 中数据显示，三体阴性样本的 *Z* 值≤ 1.96 的概率约为 98.00%；*Z* 值在［1.96,3］的概率为 1.14% ～ 2.14%；*Z* 值＞ 3 的概率为 0。在标准正态分布下，*Z* 值≤ 1.96 的概率是 97.49%；*Z* 值在 1.96 ～ 3 的概率为 2.37%；*Z* 值＞ 3 的概率为 0.14%。因此，三体阴性样本的 *Z* 值与标准正态分布基本一致。

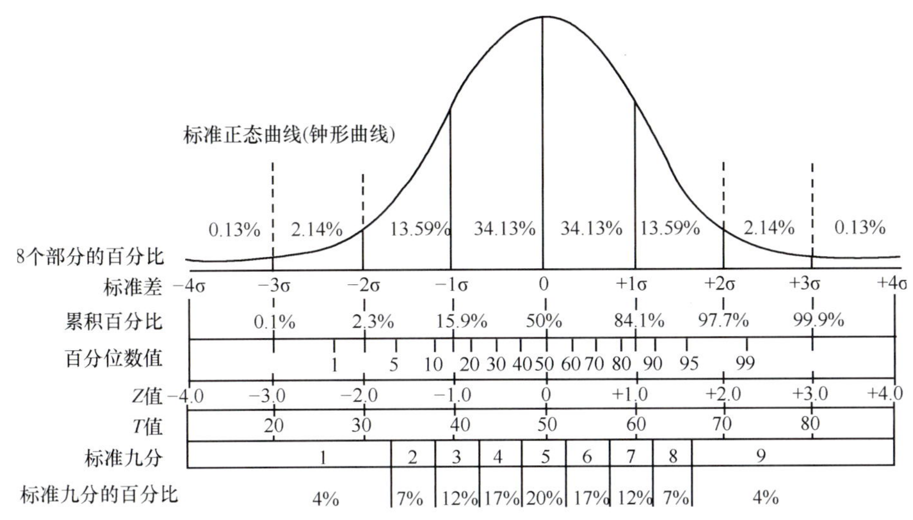

图 22-2 Z 值的标准正态分布

表 22-13 阴性样本的 Z 值落在不同区间的概率

类别	Z ≤ 1.96	1.96 < Z ≤ 3	Z > 3
标准正态分布 Z 值	97.49%	2.37%	0.14%
正常样本 Chr13 Z 值	98.31%	1.69%	0.00%
正常样本 Chr18 Z 值	98.87%	1.14%	0.00%
正常样本 Chr21 Z 值	97.86%	2.14%	0.00%

考虑到在胎儿 DNA 浓度较低的情况下（胎儿 DNA 浓度＜ 4%），阳性样本的 Z 值有可能小于 3。在这种情况下，将 Z 值＜ 3 的样本直接判为阴性将会造成漏检。为保证检测结果的准确性，我们将 Z 值在 1.96 ～ 3 定义为灰区，认为落在灰区中的样本不能确定为阴性或者阳性样本，需要重新抽血进行验证。

因此，本研究对胎儿染色体非整倍体（T21、T18、T13）的阳性判断值及参考区间设置如表 22-14。

表 22-14 胎儿染色体非整倍体的阳性判断值及参考区间

Z 值	判定
≤ 1.96	阴性
1.96 ～ 3	灰区，重新抽血后复检
＞ 3	三体阳性

(1) Z 值≤ 1.96 的样本，判定为阴性样本。根据标准正态分布，约 97.5% 的正常样本都能得到阴性的检测结果。

(2) Z 值在 1.96 ～ 3 的样本，判定为灰区样本，建议进行重新抽血取样后复检。根据标准正态分布，约 2.4% 的正常样本落在灰区内，需要进行重新抽血复检。对位于灰区内的 2.4% 的样本进行重检，能降低由于胎儿 DNA 浓度过低（＜ 4%）而导致假阴性的可能，同时又不会提高假阳性的概率，是较为可靠的方法。

(3) Z 值＞ 3 的样本，判定为三体阳性样本。由于正常样本 Z 值＞ 3 的概率约为 0.1%，采用 Z 值＞ 3 作为判定三体阳性的标准，其对应的假阳性率约为 0.1%。

10. 检验结果的解释

(1) 判定阴性样本：当 21 号染色体、18 号染色体或 13 号染色体的 Z 值≤ 1.96 时，表明检测样本的 21 号染色体、18 号染色体或 13 号染色体与参考数据库中正常的对应号染色体无显著差异，即 21 号染色体、18 号染色体或 13 号染色体染色体数目正常。

(2) 判断灰区样本：当 21 号染色体、18 号染色体或 13 号染色体的 Z 值落于灰区 1.96 ～ 3 范围内时，因无法排除由于胎儿 DNA 浓度过低（＜ 4%）而导致假阴性的可能，故建议重新抽血取样后复检。

(3) 判断阳性样本：当 21 号染色体、18 号染色体或 13 号染色体的 Z 值＞ 3 时，表明检测样本的 21 号染色体、18 号染色体或 13 号染色体与参考数据库中正常的对序号染色体存在显著差异，即检测样本的 21 号染色体、18 号染色体或 13 号染色体的数目存在异常，预测患有 21- 三体综合征、18- 三体综合征或 13- 三体综合征。

分别以 1 例 21- 三体综合征、1 例 18- 三体综合征和 1 例 13- 三体综合征的样本为例，运用无创产前数据分析管理软件对测序数据进行分析，得到样本每条染色体的 *Z* 值。

如图 22-3 所示，序号为 1 的样本的 21 号染色体 *Z* 值为 11.327，绝对值大于 3，故该样本 21 号染色体存在异常，而其他染色体的绝对值都小于 1.96，故判定该样本为 T21。序号为 4 的样本的 18 号染色体 *Z* 值为 12.497，绝对值大于 3，故该样本 18 号染色体存在异常，而其他染色体的绝对值都小于 1.96，故判定该样本为 T18。序号为 11 的样本 13 号染色体 *Z* 值为 8.729，绝对值大于 3，故该样本 13 号染色体存在异常，而其他染色体的绝对值都小于 1.96，故判定该样本为 T13。

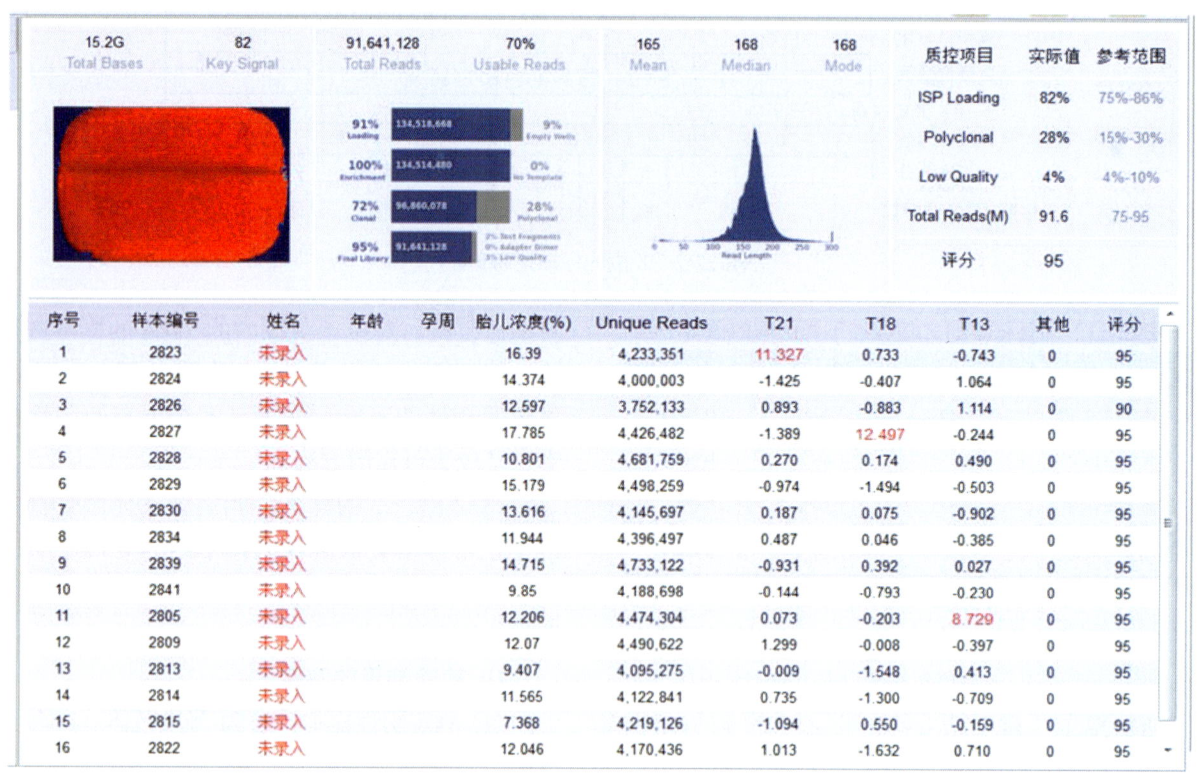

质控项目	实际值	参考范围
ISP Loading	82%	75%-86%
Polyclonal	28%	15%-30%
Low Quality	4%	4%-10%
Total Reads(M)	91.6	75-95
评分	95	

序号	样本编号	姓名	年龄	孕周	胎儿浓度(%)	Unique Reads	T21	T18	T13	其他	评分
1	2823	未录入			16.39	4,233,351	11.327	0.733	-0.743	0	95
2	2824	未录入			14.374	4,000,003	-1.425	-0.407	1.064	0	95
3	2826	未录入			12.597	3,752,133	0.893	-0.883	1.114	0	90
4	2827	未录入			17.785	4,426,482	-1.389	12.497	-0.244	0	95
5	2828	未录入			10.801	4,681,759	0.270	0.174	0.490	0	95
6	2829	未录入			15.179	4,498,259	-0.974	-1.494	-0.503	0	95
7	2830	未录入			13.616	4,145,697	0.187	0.075	-0.902	0	95
8	2834	未录入			11.944	4,396,497	0.487	0.046	-0.385	0	95
9	2839	未录入			14.715	4,733,122	-0.931	0.392	0.027	0	95
10	2841	未录入			9.85	4,188,698	-0.144	-0.793	-0.230	0	95
11	2805	未录入			12.206	4,474,304	0.073	-0.203	8.729	0	95
12	2809	未录入			12.07	4,490,622	1.299	-0.008	-0.397	0	95
13	2813	未录入			9.407	4,095,275	-0.009	-1.548	0.413	0	95
14	2814	未录入			11.565	4,122,841	0.735	-1.300	-0.709	0	95
15	2815	未录入			7.368	4,219,126	-1.094	0.550	-0.159	0	95
16	2822	未录入			12.046	4,170,436	1.013	-1.632	0.710	0	95

图 22-3　16 例样本的检测结果

11. 检验方法的局限性

(1) 本试剂盒无法检出胎儿染色体异常中的平衡易位，对嵌合型三体异常检出率低，只用于快速的产前辅助判断，检出结果仅供临床参考，不能单独作为确诊或排除病例的依据。

(2) 本试剂盒无法完全代替羊水细胞培养进行确诊。

(3) 本试剂盒不能检测以下几种情况的孕妇样品：

1) 孕妇本人为染色体非整倍体疾病患者、其他染色体疾病患者或携带者；

2) 怀有双胎或者多胎（三胎及三胎以上）的孕妇；

3) 一年内接受过移植手术、干细胞治疗；

4) 一年内接受过免疫治疗；

5) 一年内输注过异体血制品；

6) 孕妇本人为肿瘤患者；

7) 孕妇本人存在病毒感染。

12. 产品性能指标

(1) 国家参考品检测

1) 阳性符合率：采用本试剂盒对浓度 10% 的 T21、T18、T13 流产组织样本共 40 例进行检测，阳性符合率均为 100%。

2) 阴性符合率：采用本试剂盒对染色体核型正常的阴性样本共 30 例进行检测，阴性符合率均为 100%；对浓度 10% 的其他染色体非整倍体样本共 35 例进行检测，检测结果 T21、T18、T13 均为阴性。

3) 检测限：采用本试剂盒对浓度 5% 检测限样本（包括流产组织、高 GC PCR 产物、胆红素和细胞系样本）共 62 例进行检测，均检出对应阳性；对浓度 3.5% 检测限样本共 40 例进行检测，准确检出例数≥ 10 例。

4）微缺失微重复参考品符合率：采用本试剂盒对 2 例浓度 5% 的 18 号染色体微重复样本（> 20Mb）进行检测，结果均为 T18 阳性；对其余浓度 5% 微缺失微重复样本共 8 例进行检测，检测结果 T21、T18、T13 均为阴性，表明其他染色体微缺失微重复对 13 号、18 号、21 号染色体的检测准确性无明显影响。

5）嵌合体参考品符合率：采用本试剂盒对浓度 10% 的嵌合比例为 70% 的 T21、T18、T13 样本进行检测，检测结果均为对应核型阳性；对浓度 10% 的嵌合比例为 30% 的 T21、T18、T13 样本进行检测，部分样本检出阳性。

6）重复性：采用 3 批试剂盒对国家参考品平行进行 3 次重复检测，3 次检测结果均符合上述 1）～ 5）性能指标。

（2）分析性能及参考品验证

1）阳性符合率：采用本试剂盒对浓度 10% 的 T21、T18 和 T13 样本进行检测，阳性符合率为 100%。

2）阴性符合率：采用本试剂盒对染色体核型正常的阴性样本进行检测，阴性符合率为 100%；对浓度 10% 的 T3、T6、T15、T16、XO、XXX、XXY、XYY、XXYY 样本共 18 例进行检测，检测结果 T21、T18、T13 均为阴性。

3）检测限：采用本试剂盒对浓度分别为 3%，4%，5%，7% 的 T21、T18 和 T13 样本进行检测，浓度 4%、5%、7% 的样本均检出对应阳性，浓度 3% 的样本部分检出阳性。

4）微缺失微重复参考品符合率：采用本试剂盒对 2 例浓度 10% 的 18 号染色体微重复样本（> 20 Mb）进行检测，检测结果均为 T18 阳性；对 8 号染色体微重复样本（～ 20 Mb）、Y 染色体微重复样本（～ 15 Mb）、1 号染色体微缺失样本（～ 6 Mb）、2 号染色体微缺失样本（～ 17 Mb）、3 号染色体微缺失样本（～ 10 Mb）、4 号染色体微缺失样本（～ 25 Mb）、5 号染色体微缺失样本（> 15 Mb）、6 号染色体微缺失样本（～ 8 Mb）、7 号染色体微缺失样本（～ 16 Mb）、9 号染色体微缺失样本（～ 12 Mb）、10 号染色体微缺失样本（～ 26 Mb）、11 号染色体微缺失样本（～ 14 Mb）、15 号染色体微缺失样本（～ 6 Mb）、20 号染色体微缺失样本（～ 8 Mb）共 16 例进行检测，检测结果 T21、T18、T13 均为阴性，表明其他染色体微缺失微重复对 13 号、18 号、21 号染色体的检测准确性无显著影响。

5）嵌合体参考品符合率：采用本试剂盒对浓度 10% 的嵌合比例为 30% 和 70% 的 T21、T18、T13 样本进行检测，70% 嵌合比例的样本检测结果均为对应核型阳性，30% 嵌合比例的样本部分检出阳性。

6）重复性：采用本试剂盒对浓度 5% 的 T21、T18 和 T13 样本和阴性样本进行 5 次重复检测，检测结果均为对应核型阴性。

（3）抗干扰性能分析：本试剂盒检测孕妇外周血中的游离核酸，样本中可能存在的血细胞成分残留对检测结果可能造成影响。通过向血浆样品中添加不同浓度的血红蛋白、乳糜、胆红素进行抗干扰性能分析，研究显示，当血液中血红蛋白的添加量≤ 500mg/dl、乳糜的添加量≤ 500mg/dl、胆红素的添加量≤ 40mg/dl 都不会对本试剂盒检测结果造成干扰。

（4）临床实验：本试剂盒临床研究中选择了染色体核型分析结果和出生后随访作为对比方法，验证本试剂盒用于胎儿 T21、T18 和 T13 产前辅助判断的临床性能。

临床研究在全国五家省级（或以上）医疗卫生机构开展，临床验证样本共 10 187 例，包括既往留存样品和前瞻性样品。在 10 187 例样品中，阳性样本为 208 例，阴性样本为 9979 例。阳性样本中，T21 阳性样本 149 例，T18 阳性样本 51 例，T13 阳性样本 8 例。既往留存的样品共 8259 例，其中阳性样品共 159 例，阴性样品共 8100 例。阳性样品中包括 T21 阳性样本 115 例、T18 阳性样本 40 例、T13 阳性样本 4 例。前瞻性样品共 1928 例，所有前瞻性样品的对比方法均为核型分型方法，其中阳性样品 49 例，阴性样品 1879 例. 阳性样本中包括 T21 阳性样本 34 例、T18 阳性样本 11 例、T13 阳性样本 4 例。

临床研究结果表明，本试剂盒对既往留存样品、前瞻性样品及总样品检测结果的阳性符合率、阴性符合率及总符合率均为 100%。本试剂盒对既往留存样品、前瞻性样品及总样品的检测结果与对比方法结果一致性分析的 Kappa 值均为 1.000。

（沈佐君　张　伟　邢婉丽）

第二十三章　微生物检验仪器配套试剂及商品化试剂

第一节　微生物鉴定系统试剂

培养是病原微生物诊断的金标准。细菌或真菌在完成培养之后，仍需对其鉴定至菌种或属，为临床提供经验用药指导或采取相应治疗措施。常见的微生物鉴定试剂采用一定数量的生化反应，利用细菌（真菌）生化反应不同进行分析。部分品牌采用鉴定药敏复合板设计，即鉴定试剂和药敏试剂包被于同一块试验板，同时也有独立鉴定试验卡和独立药敏试验卡。

本节主要介绍《临床检验装备大全 第2卷 仪器与设备》中全自动和半自动鉴定设备的配套试剂。

一、全自动鉴定系统试剂

（一）ARIS 2X 全自动鉴定系统配套试剂

1. 检测原理　ARIS 2X 为全自动微生物鉴定及药敏分析系统，其鉴定和药敏试验分别使用不同的板条。每一块鉴定板包含3个样本测试，每个测试包含32孔生化反应（干化学）。生化反应包含了经典的用于读取荧光的生化培养基和荧光底物，FR1至FR12及其他生化反应的排列分布在板上。酶底物和可分离的荧光基团相连，这种连接由于酶的作用断裂而释放荧光基团，产生荧光。其他经典的糖发酵试验、碳源利用试验和特异性试验等，由于pH变化以及产物的生成，引起荧光读数的变化。荧光值和测试临界值相比较，产生一个阳性或阴性的反应。反应模式转换成生物编码，并和所储存的生物编码相比较，用于计算 Wilcox 概率和微生物鉴定。可以利用附加试验，二次计算鉴定结果。

2. 产品介绍　Sensititre 鉴定系统只有 GNID 革兰氏阴性菌鉴定板和 GPID 革兰氏阳性菌鉴定板，属于体外诊断类产品，用于细菌的自动鉴定。包装规格10块/盒（表23-1和图23-1）。

表 23-1　ARIS 2X 全自动鉴定系统配套试剂

产品种类	鉴定范围	质控菌株
GNID 革兰氏阴性菌鉴定板	无色杆菌属、不动杆菌属、放线菌属、气单胞菌属、博德特菌属、产碱杆菌属、波氏杆菌属、短波单胞菌属、伯克霍尔德菌属等42个菌属	ATCC 15947　迟缓爱德华菌 ATCC 8724　产酸克雷伯菌 ATCC 25830　摩氏摩根菌 ATCC 10145　铜绿假单胞菌 ATCC 6896　普通变形杆菌 ATCC 25931　宋内志贺菌
GPID 革兰氏阳性菌鉴定板	葡萄球菌属、链球菌属、肠球菌属、微球菌属、气球菌属等13个菌属	ATCC 186　玫瑰色微球菌 ATCC 29212　粪肠球菌 ATCC 25922　大肠埃希菌 ATCC 27853　铜绿假单胞菌 ATCC 700296　表皮葡萄球菌

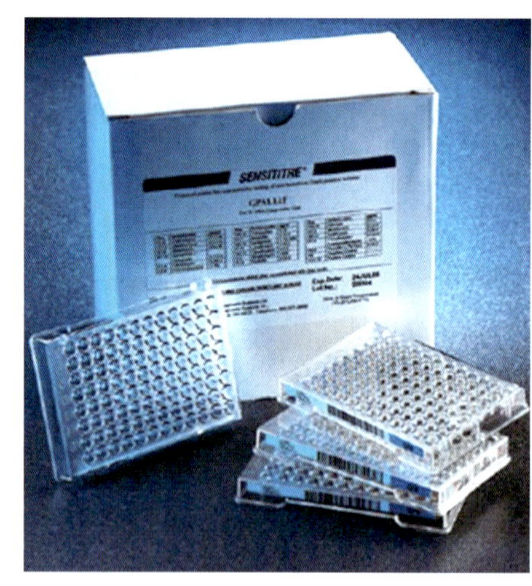

图 23-1　ARIS 2X 全自动鉴定系统配套试剂

3. 操作说明

（1）配制菌悬液：从新鲜的、纯培养琼脂平板上挑取菌落，在去离子水中充分乳化、混匀，用浊度计调整至0.5麦氏单位。

（2）接种板条：将0.5麦氏单位的菌悬液加入到32个反应孔中，每孔接种50μl。菌悬液的接种须在60min内完成。

（3）滴加矿物油，在指定孔接种完以后立即滴加两滴矿物油，确保完全覆盖。

（4）封膜，确保所有孔完全覆盖，防止褶皱。

(5) 板条放入仪器，孵育达设定时间后（可设置几个判读时间），自动进行板条反应的判读，并通过 SWIN 软件传输鉴定结果。

（二）MicroScan 自动鉴定配套鉴定试剂

1. 检测原理　MicroScan 鉴定板中包被了与微生物发生反应的生化试剂与荧光底物，根据 pH 偏移、添加试剂、存在或不存在微生物生长等因素，某些反应孔中会发生颜色、浊度以及荧光值变化。对于传统检测板和快速显色检测板，MicroScan 药敏鉴定系统的比色系统会自动检测穿过检测板每个反应孔的光量，为每个反应孔生成相应的电信号，并将数据发送至 LabPro 软件系统进行计算和分析并报道鉴定结果。对于快速荧光检测板，荧光检测系统会读取检测板反应孔中的荧光水平，并以与比色系统相同的方式报告鉴定结果。

2. 产品介绍　MicroScan 提供灵活的鉴定板条选择方案，从容应对多变的实验室需求，其中包括鉴定单板、鉴定与药敏复合板、荧光快速鉴定单板及特殊鉴定板（表 23-2 和图 23-2）。

表 23-2　MicroScan 自动系统配套鉴定试剂

产品种类	产品型号	鉴定范围	质控菌株列举	存储温度（℃）
革兰氏阴性菌鉴定及药敏复合板 50	B1017-406	大肠埃希菌属、志贺菌属、变形杆菌属、克雷伯菌属、假单胞菌属等 31 个菌属	ATCC 25922　大肠埃希菌 ATCC 27853　铜绿假单胞菌	2 ～ 25
革兰氏阴性菌尿液鉴定及药敏复合板 61	B1017-414	埃希菌属、肠杆菌属、克雷伯菌属、沙雷菌属、变形杆菌属、枸橼酸杆菌属、气单胞菌属、假单胞菌属、不动杆菌属和其他肠杆菌科、弧菌科、非发酵革兰氏阴性菌中非罕见菌种	ATCC 25922　大肠埃希菌 ATCC 27853　铜绿假单胞菌	2 ～ 25
革兰氏阴性菌尿液鉴定及药敏复合板 55	B1017-409	大肠埃希菌属、志贺菌属、变形杆菌属、克雷伯菌属、假单胞菌属等 31 个菌属	ATCC 25922　大肠埃希菌 ATCC 27853　铜绿假单胞菌	2 ～ 25
革兰氏阴性菌折点鉴定及药敏复合板 34	B1017-404	埃希菌属、肠杆菌属、克雷伯菌属、沙雷菌属、变形杆菌属、枸橼酸杆菌属、气单胞菌属、假单胞菌属、不动杆菌属和其他肠杆菌科、弧菌科、非发酵革兰氏阴性菌中非罕见菌种	ATCC 25922　大肠埃希菌 ATCC 27853　铜绿假单胞菌	2 ～ 25
革兰氏阳性菌鉴定及药敏复合板 33	B1017-211	葡萄球菌属、肠球菌属、链球菌属、微球菌属、李斯特菌等	ATCC 29213　金黄色葡萄球菌 ATCC 29212　粪肠球菌	2 ～ 25
革兰氏阳性菌鉴定及药敏复合板 29	B1017-209	葡萄球菌属、肠球菌属、链球菌属、微球菌属、李斯特菌等	ATCC 29213　金黄色葡萄球菌 ATCC 29212　粪肠球菌	2 ～ 25
革兰氏阳性菌鉴定及药敏复合折点板 20	B1017-202	葡萄球菌属、肠球菌属、链球菌属、微球菌属、李斯特菌等	ATCC 29213　金黄色葡萄球菌 ATCC 29212　粪肠球菌	2 ～ 25
革兰氏阴性菌鉴定板 2	B1017-27	大肠埃希菌属、志贺菌属、变形杆菌属、克雷伯菌属、假单胞菌属等 31 个菌属	ATCC 25922　大肠埃希菌 ATCC 27853　铜绿假单胞菌	2 ～ 25
革兰氏阳性菌鉴定板 3	B1017-221	链球菌属、微球菌属、肠球菌属、葡萄球菌属、产单核细胞李斯特菌等 5 个菌属	ATCC 29213　金黄色葡萄球菌 ATCC 29212　粪肠球菌 ATCC 49147　牛链球菌 ATCC 48732　藤黄微球菌	2 ～ 25
快速革兰氏阴性菌鉴定板	B1017-110	气单胞菌属、肠杆菌属、埃希菌属、哈夫尼菌属、克雷伯菌属、沙门菌属、志贺菌属等 43 个菌属	ATCC 25922　大肠埃希菌	2 ～ 8
快速革兰氏阳性菌鉴定板	B1017-166	葡萄球菌属、微球菌属、链球菌属、肠球菌属等 8 个菌属	ATCC 49139　鲍曼不动杆菌	2 ～ 25
苛养菌鉴定板	B1012-10B	奈瑟菌属、嗜血杆菌属、加德纳菌属、卡他莫拉（布拉汉）菌等	ATCC 49144　流感嗜血杆菌 ATCC 49146　副流感嗜血杆菌	2 ～ 8
快速厌氧菌鉴定板	B1017-2	革兰氏阳性梭状芽孢杆菌属、革兰氏阴性厌氧杆菌（无芽孢）、革兰氏阳性厌氧杆菌（无芽孢）、革兰氏阳性厌氧球菌（无芽孢）、革兰氏阴性厌氧球菌（无芽孢）等	ATCC 13124　产气荚膜芽孢梭菌 ATCC 25285　脆弱拟杆菌	2 ～ 8
快速酵母菌鉴定板	B1017-70	酵母菌属、念珠菌属、隐球菌属、球拟酵母菌属、毕赤酵母菌属等	ATCC 6027　白色念珠菌 ATCC 66029　热带念珠菌	2 ～ 8

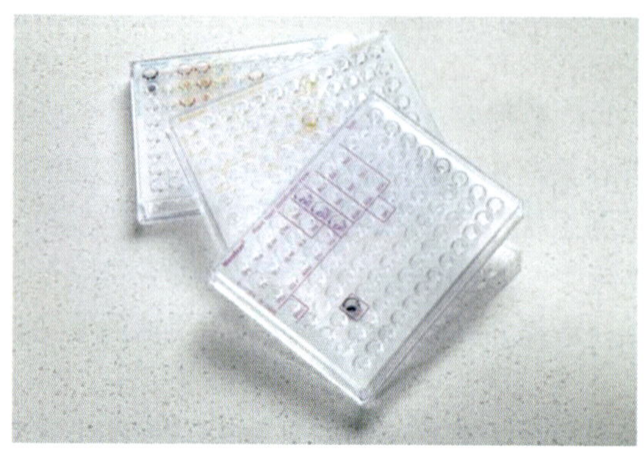

图 23-2 MicroScan 自动鉴定配套鉴定试剂

MicroScan 鉴定检测板适用于 MicroScan WalkAway plus 96/40 全自动微生物鉴定及药敏分析系统和 autoSCAN -4 半自动微生物分析仪。

3. 操作说明

(1) 检测板的选择与准备：根据标本与菌种的特点选择适合的鉴定检测板条，将检测板平衡至室温。

(2) 标本制备与接种

1) 专利 Prompt 快速定量接种法：用接种针接触纯菌落 3 ～ 4 次，让顶端凹槽填满菌落，再用 CAP（帽子）抹去多余菌，放入 Prompt 快速接种水中充分混匀，用 RENOK 加样器一次完成 96 孔接种（每孔 105 ～ 110μl 菌液）。

2) 传统比浊接种法：挑取 4 ～ 5 个大的或 5 ～ 10 个纯菌落在 3ml 接种液中乳化。调整菌液浊度至 0.5McFarland 浊度标准。吸取 100μl 菌液加入 25ml 接种盐水中并颠倒混匀，用 RENOK 加样器一次完成 96 孔接种。

(3) 检测板孵育：检测板盖上盖板后，放入 MciroScan 全自动鉴定药敏仪或者培养箱进行孵育。孵育过程中 MciroScan 全自动鉴定药敏仪自动添加所需生化显色试剂，也可以手动添加。

(4) 检测板判读：孵育结束后，MciroScan 鉴定药敏仪器对结果进行判读并报告鉴定结果，也可以肉眼判读结果（荧光检测板除外）。

（三）Phoenix™ 全自动鉴定系统试剂

1. 检测原理 大多数鉴定反应孔是经过改良的经典试验，包括各种反应底物的发酵、氧化、降解、水解反应。Phoenix™ 系统采用荧光与显色相结合的检测方法，仪器每 20min 检测一次，自动判读每个反应孔的结果，每次判读后，软件进行运算检测，如系统获得了足够的信息，则给出鉴定结果。

2. 产品介绍 Phoenix™ 全自动鉴定药敏系统试剂包括 6 种鉴定试剂（表 23-3 和图 23-3）。

表 23-3 Phoenix™ 全自动鉴定药敏系统试剂

货号	产品种类	产品型号	鉴定 / 药敏范围	质控菌株	储存条件（℃）
448911	革兰氏阳性细菌鉴定 / 药敏板	PMIC/ID-55	革兰氏阳性细菌	ATCC 29213 金黄色葡萄球菌 ATCC 29212 粪肠球菌	室温（15 ～ 25）
448505	革兰氏阴性细菌鉴定 / 药敏板	NMIC/ID-4	革兰氏阴性细菌	ATCC 25922 大肠埃希菌 ATCC 27853 铜绿假单胞菌	室温（15 ～ 25）
448851	链球菌鉴定 / 药敏板	SMIC/ID-2	链球菌属细菌	ATCC 49619 肺炎链球菌 ATCC 13813 无乳链球菌	室温（15 ～ 25）
448316	酵母菌鉴定板	YEAST-ID	酵母菌和酵母样真菌	ATCC 24433 白色念珠菌 ATCC 22019 近平滑念珠菌	室温（15 ～ 25）
448008	革兰氏阳性细菌鉴定板		革兰氏阳性细菌中大部分需氧和兼性厌氧菌	ATCC 29213 金黄色葡萄球菌 ATCC 29212 粪肠球菌	室温（15 ～ 25）
448007	革兰氏阴性细菌鉴定板		革兰氏阴性细菌中大部分需氧和兼性厌氧菌	ATCC 25922 大肠埃希菌 ATCC 27853 铜绿假单胞菌	室温（15 ～ 25）

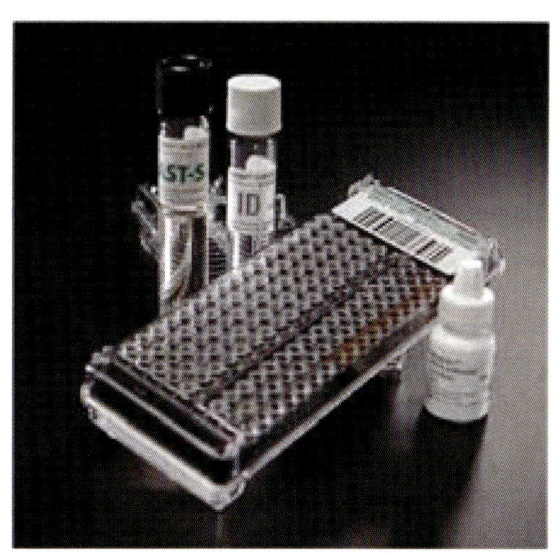

图 23-3　Phoenix™ 全自动鉴定药敏系统试剂

3. 操作说明

(1) 板条的选择：根据待测菌株的革兰氏染色结果选择相应的板条。

(2) 接种物的准备：取配套鉴定培养液一支，用待测菌株调配菌液，通过配套比浊仪，配制浓度为 0.5 或 0.25 麦氏单位的菌液。

(3) 板条接种：使用重力加样方法进行板条接种。

(4) 板条孵育和检测：根据 Phoenix™ 系统操作说明将板条放入仪器，仪器将自动孵育并检测，自动报告鉴定药敏结果。

（四）VITEK® 2 配套鉴定试剂

VITEK®2 全自动鉴定药敏分析仪，包括 VITEK 2、VITEK 2 XL 和 VITEK 2 Compact 三种型号，使用的主要试剂相同。

1. 检测原理　不同种类的细菌和真菌在生长过程中对氮源、碳源的代谢能力存在区别，或者产生不同的胞外酶。VITEK® 2 卡片一共有 64 孔，内置干燥的生化反应底物，与加入的一定浓度的检测菌液进行生化反应。由 2 光路，3 波长（TX1：660nm，TX3：428 ～ 568nm）在每个微量孔 16 个不同位置读 3 次数，每 15min 读一次数（总计 48 个读数 /15min），读数以原始透光单位表示，根据试卡孔分布图以数据包形式传送至软件进行分析，将生化反应的颜色反应传送至电脑进行分析。

2. 产品介绍　鉴定卡片覆盖种类广泛，共有 7 种。储存温度均为 2 ～ 8℃，包装均为每盒 20 张用锡箔独立包装的卡片（表 23-4 和图 23-4）。

表 23-4　VITEK® 2 配套鉴定试剂

卡片种类	鉴定类型	质控菌株列举
VITEK® 2 GN	具有临床意义的发酵和非发酵革兰氏阴性杆菌	ATCC® 700323　霍氏肠杆菌 ATCC® 17666　嗜麦芽窄食单胞菌
VITEK® 2 GP	具有临床意义的革兰氏阳性细菌	ATCC® 700327　铅黄肠球菌 ATCC® 19258　嗜热链球菌
VITEK® 2 ANC	具有临床意义的厌氧菌和棒状杆菌	ATCC® 12464　败毒梭菌 ATCC® BAA-1296　卵形拟杆菌
VITEK® 2 NH	具有临床意义的苛养菌	ATCC® BAA-1152　啮蚀艾肯菌
VITEK® 2 YST	具有临床意义的酵母菌和酵母样菌	ATCC® 14053　白色假丝酵母
VITEK® 2 BCL	芽孢杆菌属的需氧芽孢细菌	ATCC® 51663 / LMG 15103 地短芽孢杆菌
VITEK® 2 CBC	棒状杆菌属及相关菌属	ATCC® 43044/ DSMZ 7111 解脲棒状杆菌 ATCC® 15829 / LMG 16344 / DSMZ 20166 砖红色微杆菌

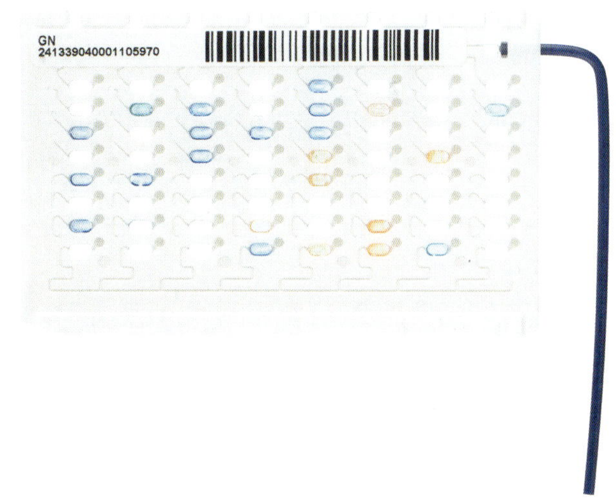

图 23-4　VITEK® 2 配套鉴定试剂

3. 操作说明

(1) 按照要求进行培养，从培养板上选择分离的菌落。

(2) 以无菌方法，将 3.0ml 无菌盐水加入一个透明的塑料（聚苯乙烯）试管中。

(3) 用无菌棒或棉签向在第 2 步中准备的盐水试管挑取足量形态类似的菌落，用经过校准的 DensiCHEK™ Plus 按要求的浊度准备均质菌悬液。

(4) 将菌悬液试管和 GP 卡放入卡架中。

(5) 参阅仪器使用手册，向仪器中装载卡架，进行反应。

二、半自动鉴定系统配套试剂

(一)ATB™ New 系统鉴定试剂

1. 检测原理 ID 32 鉴定试条是由 32 个含干燥碳水化合物的试验杯所组成。试条经接种含有被鉴定细菌悬浮液的半固体的基础培养基、孵育 24 ～ 48h 后。每个试验杯中的细菌生长用自动判读器检测，鉴定结果借助于相应的 ATB Expression 仪器得到。

2. 产品介绍 储存温度为 2 ～ 8℃，每盒内含有 25 个试条（表 23-5 和图 23-5）。

表 23-5 ATB™ New 系统鉴定试剂

试条种类	鉴定细菌	质控菌株列举
rapid ID 32 E	肠杆菌科	ATCC 11775 大肠埃希菌
rapid ID 32 A	厌氧菌	ATCC 23745 脆弱拟杆菌
rapid ID 32 Strep	链球菌	ATCC 12401 无乳链球菌
ID 32 E	肠杆菌 / 其他革兰氏阴性杆菌	ATCC 11775 大肠埃希菌
ID 32 STAPH	葡萄球菌	ATCC 29213 金黄色葡萄球菌
ID 32 GN	革兰氏阴性杆菌	ATCC 35656 多食鞘氨醇杆菌
ID 32 C	真菌	ATCC 64677 光滑假丝酵母菌

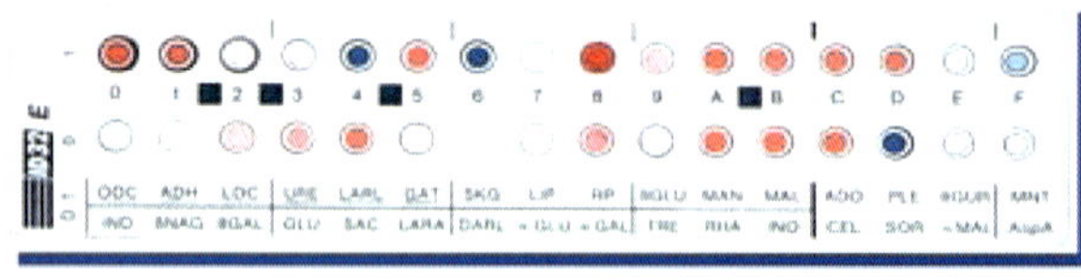

图 23-5 ATB™ New 系统鉴定试剂

3. 操作说明

(1) 准备试条：从包装袋中取出鉴定试条，去掉干燥剂盖上鉴定试条的盖子，在鉴定试条的长端记录菌株的编号。

(2) 准备接种物：打开一支 0.85% NaCl 安瓿瓶管，取一个或几个待测菌落（推荐用 18 ～ 24h 菌龄的菌落），制备浊度相当于 0.5 麦氏单位的菌悬液。

(3) 接种试条：混匀已接种的 0.85% NaCl 菌悬液，用 ATB 电子加样枪在试条中的每个小杯定量加入 55μl 菌悬液，盖上鉴定试条的盖子。36℃ ±2℃需氧培养 24h(±2h)。

(4) 判读和解释：可以 ATB 仪器判读，也可以人工判读结果。

(二)AutoReader 配套鉴定试剂

1. 检测原理 AutoReader 和 OptiReader 为半自动微生物鉴定与药敏分析系统，与 ARIS 2X 使用相同的鉴定或药敏板条，同 ARIS 2X 不同的是不具有孵育功能。操作上的不同点在于，接种板条后放到孵箱孵育，孵育一定时间后，板条放到 AutoReaderh 或 OptiReader 上进行结果判读，并通过 SWIN 软件传输鉴定结果。

2. 产品介绍 Sensititre 鉴定系统只有 GNID 革兰氏阴性菌鉴定板和 GPID 革兰氏阳性菌鉴定板，属于体外诊断类产品，用于细菌的自动鉴定。包装规格：10 块 / 盒（表 23-6 和图 23-6）。

表 23-6 AutoReader 配套鉴定试剂

产品种类	鉴定范围	质控菌株
GNID 革兰氏阴性菌鉴定板	无色杆菌属、不动杆菌属、放线菌属、气单胞菌属、博德特菌属、产碱杆菌属、波氏杆菌属、短波单胞菌属、伯克霍尔德菌属等 42 个菌属	ATCC 15947 迟钝爱德华菌 ATCC 8724 产酸克雷伯菌 ATCC 25830 摩氏摩根菌 ATCC 10145 铜绿假单胞菌 ATCC 6896 普通变形杆菌 ATCC 25931 宋内志贺菌
GPID 革兰氏阳性菌鉴定板	葡萄球菌属、链球菌属、肠球菌属、微球菌属、气球菌属等 13 个菌属	ATCC 186 玫瑰色微球菌 ATCC 29212 粪肠球菌 ATCC 25922 大肠埃希菌 ATCC 27853 铜绿假单胞菌 ATCC 700296 表皮葡萄球菌

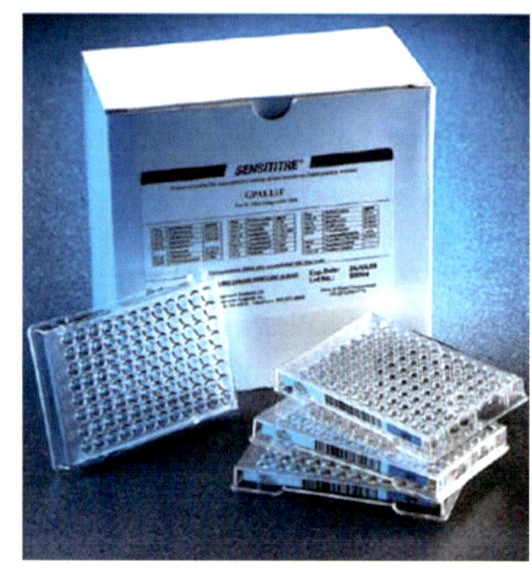

图 23-6 AutoReader 配套鉴定试剂

3. 操作说明

（1）配制菌悬液：从新鲜的、纯培养琼脂平板上挑取菌落，在去离子水中充分乳化、混匀，用浊度计调整至 0.5 麦氏单位。

（2）接种板条：将 0.5 麦氏单位的菌悬液加入到 32 个反应孔中，每孔接种 50μl。菌悬液的接种须在 60min 内完成。

（3）滴加矿物油，在指定孔接种完以后立即滴加两滴矿物油，确保完全覆盖。

（4）封膜，确保所有孔完全覆盖，防止褶皱。

（5）板条放入仪器，孵育达设定时间后（可设置几个判读时间），自动进行板条反应的判读，并通过 SWIN 软件传输鉴定结果。

（三）BIOFOSUN 微生物鉴定系统

1. 检测原理　BIOFOSUN 细菌鉴定板每块由两人份组成，每人份包含一个空白对照孔（A1&A7）和 47 个细菌能够利用的碳源（或氮源），细菌生长繁殖过程中，利用这些碳源（或氮源）进行新陈代谢时，就会由产生的电子将鉴定板中的特定底物氯化三苯基四氮唑（TTC）由无色还原为紫色。通过将细菌 47 个碳源（或氮源）的利用情况与数据库进行分析比对，即可得到该细菌的鉴定结果，用 BIOFOSUN 微生物鉴定药敏分析系统或人工肉眼读板，由软件分析数据并报告。

2. 产品介绍　BIOFOSUN 细菌鉴定板提供了革兰氏阳性需氧菌和革兰氏阴性需氧菌 2 种鉴定板条，鉴定范围覆盖葡萄球菌、链球菌、肠球菌、芽孢杆菌等常见革兰氏阳性菌和肠杆菌、非发酵菌等常见革兰氏阴性菌，还可鉴定棒杆菌、红球菌、加德纳菌等以及鉴定嗜血杆菌、奈瑟菌、鲍特菌等苛养菌。每块鉴定板可鉴定 2 人份样本，每盒 10 块包装，共 20 人份 / 盒，并应于 2 ～ 8℃低温储存（表 23-7）。

表 23-7　BIOFOSUN 细菌鉴定板种类与鉴定范围

产品种类	产品型号	鉴定范围	质控菌株列举
革兰氏阳性需氧菌鉴定板	GP48	葡萄球菌、链球菌、肠球菌、芽孢杆菌等常见革兰氏阳性菌以及棒状杆菌、红球菌、加德纳菌等苛养菌	ATCC29213 金黄色葡萄球菌 ATCC29212 粪肠球菌

续表

产品种类	产品型号	鉴定范围	质控菌株列举
革兰氏阴性需氧菌鉴定板	GN48	肠杆菌、非发酵菌等常见革兰氏阴性菌及鉴定嗜血杆菌、奈瑟菌等苛养菌	ATCC25922 大肠埃希菌 ATCC27853 铜绿假单胞菌

3. 操作说明

（1）根据待测菌株的革兰氏染色确定待测菌株的范围，从而选择合适的鉴定板。

（2）根据待测菌株的触酶、氧化酶试验确定待测菌株的配制浊度，取配套需氧菌稀释液培养液 1 支，通过与标准麦氏比浊管比对，根据不同待测菌株要求调整浊度至 1.0 ～ 3.0 麦氏菌液。

（3）采用移液器移取菌液至测试孔。

（4）盖上盖板，将鉴定板置于合适的培养气体和培养温度中培养。

（5）根据不同种类的细菌，培养 16 ～ 24h 后取出测试鉴定板，采用 BIOFOSUN 微生物鉴定药敏分析系统进行判读并获得最终鉴定结果。

（四）TDR 系列微生物鉴定试剂

1. 检测原理　不同种类的细菌和真菌在生长过程中对氮源、碳源的代谢能力存在区别，或者产生不同的胞外酶。TDR 系列鉴定检测试剂盒利用这些区别设计了一系列的生化试验，并将相应的底物包被于试验卡中用于对细菌或真菌的检测。TDR 自动微生物分析系统能够自动检测测试结果，并将获得的结果与已知模式菌株进行比对，运用“双歧 - 矩阵”法计算出待检菌株的鉴定结果。

2. 产品介绍　TDR 鉴定试剂盒可提供 10 种不同试验卡，覆盖需氧菌、苛养菌和厌氧菌等。TDR 鉴定试验卡可包括独立鉴定卡、鉴定药敏复合板卡，供不同需求用户选择。试验卡采用 10 块 / 盒包装，并应于 2 ～ 8℃低温储存（表 23-8 和图 23-7）。TDR 鉴定试剂盒在生产过程中已经对产品进行了质量控制，使用者应该根据实验室的规定以及实际情况进行质量控制，不同种类产品推荐用于质量控制的试验菌株。

表 23-8　TDR 鉴定试剂盒种类与鉴定范围

产品种类	产品型号	鉴定范围	质控菌株列举
肠杆菌科细菌试剂盒	TDR ONE-64/96/144 TDR ONE-ID	变形杆菌属、普罗威登斯菌属、沙门菌属等 33 个菌属	ATCC 25922　大肠埃希菌
非发酵菌试剂盒	TDR NF-64/96/144 TDR NF-ID	假单胞菌属、伯克霍尔德菌属、窄食单胞菌属、艾肯菌属、气单胞菌属、邻单胞菌属等 31 个菌属	ATCC 27853　铜绿假单胞菌
弧菌科细菌试剂盒	TDR VIB-64/96 TDR VIB-ID	弧菌属、气单胞菌属、邻单胞菌属等 3 个菌属	ATCC 35654　嗜水气单胞菌
葡萄球菌试剂盒	TDR STAPH-64/96/144 TDR STAPH-ID	葡萄球菌属、微球菌属、库克菌属、口腔球菌属等 5 个菌属	ATCC 29213　金黄色葡萄球菌
链球菌科细菌试剂盒	TDR STR-64/96/144 TDR STR-ID	链球菌属、肠球菌属、气球菌属、孪生球菌属等 4 个菌属	ATCC 29212　粪肠球菌
奈瑟菌 / 嗜血杆菌试剂盒	TDR NH-64/96 TDR NH-ID	奈瑟菌属、嗜血杆菌属、莫拉菌属、加德纳菌属等 4 个菌属	ATCC 49247　流感嗜血杆菌
棒状杆菌试剂盒	TDR CB-64/96 TDR CB-ID	棒状杆菌属、李斯特菌属、丹毒丝菌属等 8 个菌属	ATCC 15313　单核李斯特菌
芽孢杆菌试剂盒	TDR BAC-64/96 TDR BAC-ID	芽孢杆菌属	ATCC 11778　蜡样芽孢杆菌
酵母样真菌试剂盒	TDR YEAST-64/96 TDR YEAST-ID	念珠菌属、隐球菌属、酵母菌属、毛孢子菌属等 4 个菌属	ATCC 22019　近平滑念珠菌
厌氧菌试剂盒	TDR ANA-64/96 TDR ANA-ID	拟杆菌属、普雷沃菌属、梭杆菌属、消化球菌属等 16 个菌属	ATCCC 25285　脆弱拟杆菌

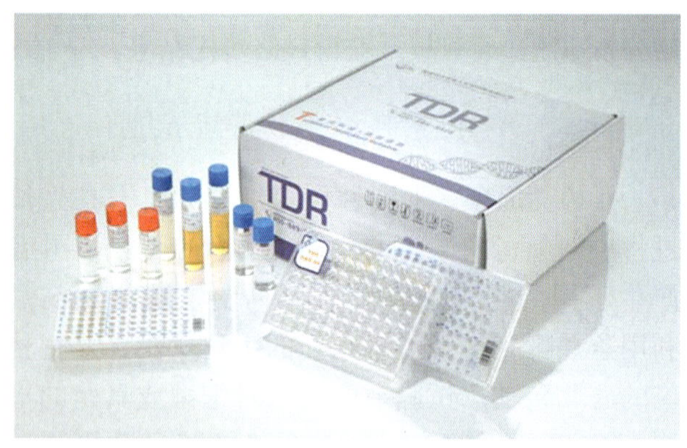

图 23-7　TDR 系列鉴定试剂盒

3. 操作说明

(1) 试验卡的选择：根据待测菌株的革兰氏染色、触酶、氧化酶及菌落形态确定菌株的范围，从而选择合适的鉴定试验卡。

(2) 接种物的准备：取配套生化培养液 1 支，通过与 TDR 麦氏比浊管 /TDR 细菌比浊仪比对，根据不同待测菌株要求调整浊度至 0.5 ～ 2.0 麦氏菌液。

(3) 试验卡接种：采用 TDR 加样仪或者移液器移取菌液至测试孔。

(4) 试验卡孵育：盖上盖板，将试验卡置于合适的培养气体和培养温度中培养。

(5) 试验卡判读：根据不同种类的细菌，培养 16 ～ 24h 后取出测试试验卡，采用 TDR 微生物鉴定系统进行判读并获得最终鉴定结果。

（五）MA120 微生物鉴定试剂盒

1. 检测原理　MA120 微生物系统鉴定试剂由 24 个生化反应孔组成，在生化反应孔中加入细菌悬液，经 35 ～ 37℃孵育，生化反应在细菌代谢作用下直接产生颜色变化或经加入辅助试剂后产生颜色变化，通过微生物鉴定药敏分析系统将细菌快速、准确地鉴定到种属。

2. 产品介绍　MA120 鉴定试剂盒目前可鉴定 448 种菌。MA120 鉴定试验卡采用 10 块 / 盒包装，并于 2 ～ 8℃低温储存。

MA120 鉴定试剂盒在生产过程中已经对本产品进行了质量控制，使用者应该根据实验室的规定以及实际情况进行质量控制，不同种类产品推荐用于质量控制的标准菌株。

MA120 微生物鉴定 / 药敏分析系统，设有独立的“质控模块”，针对不同 MA120 鉴定试剂选择不同的标准菌株作为质控品，经培养后“判读”，自动生成完整的“室内质控报告”及“室间质评报告”（表 23-9 和图 23-8）。

表 23-9　MA120 微生物鉴定试剂盒

产品种类	产品型号	鉴定范围	质控菌株列举
肠杆菌试剂盒	MA120（肠）	肠杆菌属、埃希菌属、沙雷菌属、克雷伯菌属、变形杆菌属、普罗威登斯菌属、沙门菌属等 31 个菌属	ATCC 25922 大肠埃希菌；ATCC 13047 阴沟肠杆菌；ATCC 35659 奇异变形杆菌；ATCC 35657 肺炎克雷伯菌；ATCC 51331 嗜麦芽寡养单胞菌
非发酵菌试剂盒	MA120（非）	假单胞菌属、伯克霍尔德菌属、不动杆菌属、产碱杆菌属、气单胞菌属等 17 个菌属	ATCC 27853 铜绿假单胞菌；ATCC 35654 嗜水气单胞菌；ATCC 33585 粪产碱杆菌。
葡萄球菌试剂盒	MA120（葡）	葡萄球菌属、微球菌属等 2 个菌属	ATCC 29213 金黄色葡萄球；ATCC 35984 表皮葡萄球菌；ATCC 35663 木糖葡萄球菌；ATCC 700405 微球菌；ATTCC 35661 头状葡萄球菌；ATCC 700403 缓慢葡萄球菌
链球菌科细菌试剂盒	MA120（链 / 肠）	链球菌属、肠球菌属、气球菌属、费克兰姆菌属、虚伪球菌属等 18 个菌属	ATCC 29212 粪肠球菌；ATCC 700400 马链球菌兽瘟亚种；ATCC 49619 肺炎链球菌；ATCC 19615 化脓链球菌；ATCC 700425 鹑鸡肠球菌
真菌试剂盒	MA120（真）	念珠菌属、隐球菌属、地霉菌属、汉逊酵母菌属、克勒克酵母菌属等 9 个菌属	ATCC 6258 克柔念珠菌；ATCC 6260 季也蒙念珠菌；ATCC 90029 白色念珠菌；ATCC 15126 光滑念珠菌

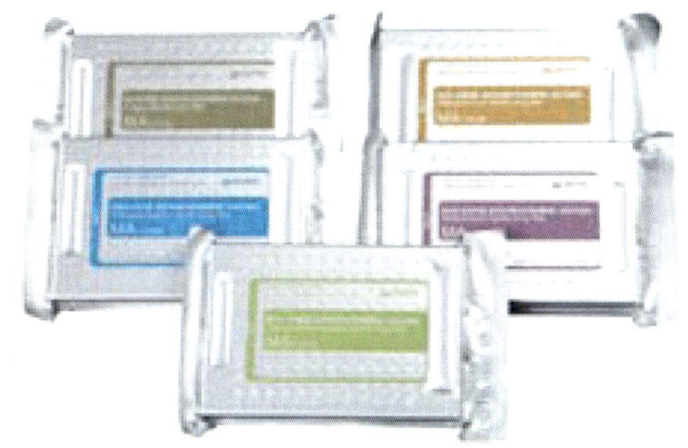

图 23-8　MA120 微生物鉴定试剂盒

3. 操作说明

(1) 试验卡的选择：根据待测菌株的革兰氏染色、触酶、氧化酶及菌落形态确定菌株的范围，从而选择合适的鉴定试验卡。

(2) 接种物的准备：取配套生化培养液 1 支，通过与 MT06 麦氏比浊仪检测，根据不同待测菌株要求调整浊度至 0.5 ～ 4.0 麦氏菌液。

(3) 试验卡接种：采用 AS120 加样仪或者移液器移取菌液加至测试孔。

(4) 试验卡孵育：盖上盖板，将试验卡置于合适的培养气体和培养温度中培养。

(5) 试验卡判读：根据不同种类的细菌，培养 16 ～ 24h 后取出测试试验卡，采用 MA120 微生物鉴定 / 药敏系统进行判读并获得最终鉴定结果。

（六）XK 自动细菌鉴定分析仪配套试剂

1. 工作原理　XK 型微生物鉴定生化试剂盒采用比色鉴定的原理；细菌药敏分析仪随机体外诊断试剂盒采用比色比浊分析的原理；酵母样真菌药敏诊断试剂盒采用比浊法的原理。

2. 产品介绍　XK 型微生物鉴定生化试剂盒可提供 6 种不同的试剂盒，覆盖肠杆菌、葡萄球菌、非发酵菌、链球菌、弧菌、真菌等的鉴定；细菌药敏分析仪随机体外诊断试剂盒，可覆盖肠杆菌、葡萄球菌、非发酵菌、链球菌、弧菌的鉴定及药敏；酵母样真菌药敏诊断试剂盒可对酵母样真菌进行药敏检测；所有种类 XK 试剂盒均采用 10 块 / 盒包装，鉴定试剂盒于 2 ～ 8℃保存，药敏试剂盒于 -20℃保存（表 23-10）。

XK 型微生物鉴定药敏试剂盒在生产过程中已经对本产品进行了质量控制，使用者应该根据实验室的规定及实际情况进行质量控制，不同种类产品推荐用于质量控制的试验菌株。

表 23-10　XK 型微生物鉴定药敏试剂盒

产品种类	产品型号	鉴定范围	质控菌株列举
肠杆菌鉴定试剂盒	XK-18A-C	变形杆菌属、普罗威登斯菌属、沙门菌属等 33 个菌属	ATCC 25922　大肠埃希菌
非发酵菌试剂盒	XK-18A-F	假单胞菌属、伯克霍尔德菌属、窄食单胞菌属、艾肯菌属、气单胞菌属、邻单胞菌属等 31 个菌属	ATCC 27853　铜绿假单胞菌
弧菌鉴定试剂盒	XK-18A-H	弧菌属、气单胞菌属、邻单胞菌属等 3 个菌属	ATCC 27562　创伤弧菌
葡萄球菌鉴定试剂盒	XK-18A-P	葡萄球菌属、微球菌属、库克菌属、口腔球菌属等 5 个菌属	ATCC 29213　金黄色葡萄球菌
链球菌鉴定试剂盒	XK-18A-L	链球菌属、肠球菌属、气球菌属、孪生球菌属等 4 个菌属	ATCC 29212　粪肠球菌
真菌鉴定试剂盒	XK-15A-Z	酵母样真菌	ATCC 22019　近平滑念珠菌
肠杆菌鉴定 / 药敏试剂盒	XK-18B-C	变形杆菌属、普罗威登斯菌属、沙门菌属等 33 个菌属	ATCC 25922　大肠埃希菌
非发酵菌鉴定 / 药敏试剂盒	XK-18B-F	假单胞菌属、伯克霍尔德菌属、窄食单胞菌属、艾肯菌属、气单胞菌属、邻单胞菌属等 31 个菌属	ATCC 27853　铜绿假单胞菌
链球菌鉴定 / 药敏试剂盒	XK-18B-L	链球菌属、肠球菌属、气球菌属、孪生球菌属等 4 个菌属	ATCC 29212　粪肠球菌
葡萄球菌属鉴定 / 药敏试剂盒	XK-18B-P	葡萄球菌属、微球菌属、库克菌属、口腔球菌属等 5 个菌属	ATCC 29213　金黄色葡萄球菌

3. 操作说明　首先根据待测菌株的革兰氏染色、触酶、氧化酶及菌落形态确定菌株的范围，从而选择合适的鉴定盒。

(1) 取盛有 10ml 的样本稀释液 1 支。

(2) 用无菌接种针，从待检细菌的平板中挑取待检菌落，加入 10ml 的样本稀释液中，制成约 0.5 麦氏单位的均匀菌悬液。

(3) 拆开试剂盒包装，取出生化试剂盒，按照不同试剂盒说明书的要求进行接种。

(4) 将接种完毕的生化试剂盒放入 35 ～ 37℃培养箱中，肠杆菌、非发酵菌、葡萄球菌、链球菌、弧菌、真菌进行 18 ～ 24h 培养。

(5) 取出培养完毕的生化试剂盒，加入相应的补充试剂，然后进入细菌鉴定 / 药敏分析仪鉴定操作界面，选择“细菌鉴定”，在检验类别中，选取与生化试剂盒一致的鉴定内容，将添加完辅助试剂后的试剂盒放入鉴定仪托盘，双击待测标本相对应的患者信息，选择试剂盒类型及相关必选条件，点击自动鉴定，鉴定仪将自动鉴定出细菌名称，鉴定完成后可进行药敏试剂盒的鉴定，保存结果后并打印“微生物检验报告”。

(6) 处理：所有使用过的菌悬液、试管、生化试剂盒、塑料吸头等必须按《医疗废物管理条例》的规定进行高压灭菌或焚烧。

（黄家禹　王薇薇　马文新　温晓芬　马双敏）

第二节　药敏系统试剂

一、全自动药敏系统试剂

（一）ARIS 2X 全自动药敏系统配套试剂

1. 检测原理　Sensititre 药敏板上包被有适当稀释度的抗生素和荧光物质。通过 ARIS 采用荧光方法自动读取结果。该技术通过监测微生物表面酶的活性来定量检测细菌生长情况，非荧光（荧光团）底物产生荧光来检测细菌的生长。荧光物质通过化学键与特定酶底物结合后，阻止荧光的产生，变成非荧光底物这种现象称作荧光淬灭。底物已经预先添加到药敏板中，细菌表面酶对特定底物作用使得该化学键裂解，从而释放荧光基团，产生荧光。检测到的荧光量与细菌表面酶活性直接相关，因此可以检测细菌生长。

2. 产品介绍　Sensititre 药敏板条提供完整的药敏解决方案，采用比浊法、荧光法、比色法等不同检测方法，可以对革兰氏阴性菌、非发酵菌、革兰氏阳性菌、肺炎链球菌、苛养菌、真菌、厌氧菌、弯曲菌、分枝杆菌等不同种类微生物提供真实的 MIC 药敏检测，每种抗生素可提供最高达 12 个 MIC 稀释梯度。同时可以进行 VRE、β- 内酰胺酶、ESBL、MRSA、VRSA、D-TEST 等耐药性机制的检测，提供定制的药物敏感性板条，满足不同用户的药物敏感性检测需求（表 23-11 和图 23-9）。

表 23-11 ARIS 2X 全自动鉴定系统配套试剂

细菌种类	板条类型	药物种类
革兰氏阴性菌	GN2F	23
	GN3F	22
	GN4F	24
	GNX2F	21
	GNX3F	21
	GNUR2F	9
	PRCM2F	21
非发酵菌	NF	23
产 ESBL 菌株	ESB1F	16
革兰氏阳性菌	GPN3F	18
	GPALL1F	21
	GPALL2F	24
	PRCM1F	18
链球菌	STP6F	20

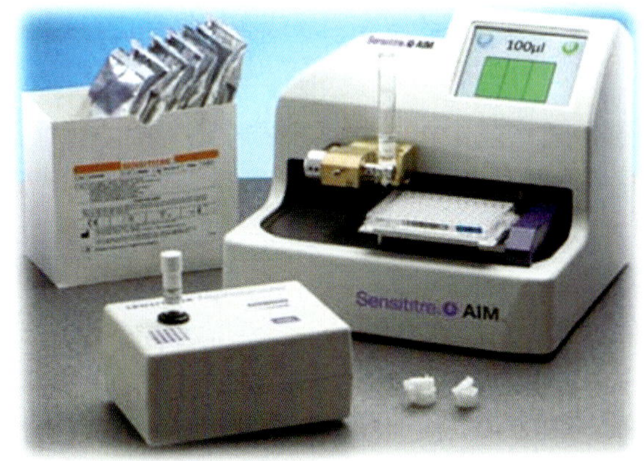

图 23-9 ARIS 2X 全自动药敏系统配套试剂

3. 操作说明

(1) 药敏板接种程序：从新鲜制备的原始琼脂板上挑取 3 ～ 5 个菌落，在无菌水中乳化，调节成浊度至 0.5 麦氏菌液，充分混合。将上述配制好的菌悬液 10μl（部分菌种 1μl）加入到含 CAMHT 肉汤培养基的 11ml 试管内。根据检测需要，可以将接种量增加到 30μl 用于特殊耐药性检测。

(2) 孵育：所有非苛养菌应在 ARIS® 或在非二氧化碳培养箱内 34 ～ 36℃下孵育 18 ～ 24h。为了确保对耐万古霉素肠球菌和耐苯唑西林葡萄球菌的检测，应孵育 24h。

(3) 读取结果：检查测试药敏板上菌液的纯度。如果出现混合培养物，则结果无效。可以根据 Sensititre 软件使用手册在 ARIS® 上读取药敏板测试结果。

（二）MicroScan 自动药敏配套鉴定试剂

1. 检测原理 MicroScan 药敏检测板采用 CLSI 推荐的微量肉汤稀释法，每块测试板能提供 18 ～ 32 种抗生素，且具有多个药物稀释浓度。抗生素直接包被于板上的小孔内，待加入微生物的菌悬液后孵育，根据测试板小孔中微生物生长与否（浊度），通过仪器判读或者目测结果，从而确定该微生物的抗生素最低抑菌浓度（MIC）。若采用荧光药敏法，仪器则通过荧光变化检测抗生素 MIC 值。最后按照 CLSI 标准报告药敏结果，分为敏感、中度敏感及耐药。

2. 产品介绍 MicroScan 系统采用 CLSI 推荐的微量肉汤稀释法提供实测定量的 MIC 药敏检测结果。药敏检测不依赖于微生物的鉴定结果、历史数据和软件系统的虚拟推测。每一种抗生素的药敏检测都依据微生物在不同浓度梯度中的实际生长情况，这种实测定量的药敏检测方法可以避免由于鉴定结果错误或者缺少历史数据和计算规则而造成的错误或模糊的药敏结果。当检测结果异常时，可通过直接的肉眼判读，快速进行结果审核，从而进一步提高药敏结果的可靠性。MicroScan 药敏检测板适用于 MicroScan WalkAway plus 96/40 全自动微生物鉴定及药敏分析系统和 autoSCAN -4 半自动微生物分析仪。

MicroScan 具有药敏单板及药敏鉴定复合板，药敏板多达 96 个抗生素药敏检测孔，每种抗生素最多达 8 个稀释浓度设置。其中包括 30 多种抗生素的药敏检测，如达托霉素、替加环素、加替沙星，最大程度地满足临床要求（表 23-12 和图 23-2）。

表 23-12 MicroScan 自动药敏配套鉴定试剂

产品种类	产品型号	质控菌株列举	存储温度（℃）
革兰氏阴性菌药敏板 38	B1017-412	ATCC 25922 大肠埃希菌， ATCC 27853 铜绿假单胞菌	2 ～ 25

续表

产品种类	产品型号	质控菌株列举	存储温度（℃）
革兰氏阳性菌药敏板 29	B1017-212	ATCC 29213 金黄色葡萄球菌 ATCC 29212 粪肠球菌	2 ～ 25
革兰氏阴性菌鉴定及药敏复合板 50	B1017-406	ATCC 25922 大肠埃希菌 ATCC 27853 铜绿假单胞菌	2 ～ 25
革兰氏阴性菌尿液鉴定及药敏复合板 61	B1017-414	ATCC 25922 大肠埃希菌， ATCC 27853 铜绿假单胞菌	2 ～ 25
革兰氏阴性菌尿液鉴定及药敏复合板 55	B1017-409	ATCC 25922 大肠埃希菌 ATCC 27853 铜绿假单胞菌	2 ～ 25
革兰氏阴性菌折点鉴定及药敏复合板 34	B1017-404	ATCC 25922 大肠埃希菌， ATCC 27853 铜绿假单胞菌	2 ～ 25
革兰氏阳性菌鉴定及药敏复合板 33	B1017-211	ATCC29213 金黄色葡萄球菌 ATCC 29212 粪肠球菌	2 ～ 25
革兰氏阳性菌鉴定及药敏复合板 29	B1017-209	ATCC 29213 金黄色葡萄球菌 ATCC 29212 粪肠球菌	2 ～ 25
革兰氏阳性菌鉴定及药敏复合折点板 20	B1017-202	ATCC 29213 金黄色葡萄球菌 ATCC 29212 粪肠球菌	2 ～ 25

3. 操作说明

（1）检测板的选择与准备：根据标本与菌种的特点选择适合的药敏检测板条。在水合前，将检测板平衡至室温。

（2）标本制备与接种

1）专利 Prompt 快速定量接种法：用接种菌针接触纯菌落 3 ～ 4 次，让顶端凹槽填满菌落，再用 CAP（帽子）抹去多余菌，放入 Prompt 快速接种水中充分混匀，用 RENOK 加样器一次完成 96 孔接种（每孔 105 ～ 110μl 菌液）。

2）传统比浊接种法：挑取 4 ～ 5 个大的或 5 ～ 10 个纯菌落在 3ml 接种液中乳化。调整菌液浊度至 0.5 麦氏浊度标准。吸取 100μl 菌液加入 25ml 接种盐水中并颠倒混匀，用 RENOK 加样器一次完成 96 孔接种。

（3）检测板孵育：检测板盖上盖板后，放入 MciroScan 全自动药敏鉴定仪或者培养箱进行孵育。

（4）检测板判读：孵育结束后，MciroScan 药敏鉴定仪器对结果进行判读并报告药敏结果，也可以采取人工肉眼判读结果。

（三）Phoenix™ 全自动鉴定药敏系统试剂

1. 检测原理 药敏孔内的抗菌药物为连续对倍稀释，实测 MIC 值。检测方法除传统比浊方法外，还采用氧化还原指示剂显色的方法，提高药敏实验的速度和准确性。Phoenix™ 仪器用红绿蓝三种光源检测药敏孔内浊度和氧化还原指示剂颜色的变化，每 20min 自动检测一次，每次判读后，进行数据分析，判断孔内是否有细菌生长，从而得出 MIC 值。

2. 产品介绍 Phoenix™ 全自动鉴定药敏系统试剂包括 3 种药敏试剂（表 23-13，图 23-10）。

表 23-13 Phoenix™ 全自动鉴定药敏系统试剂

货号	产品种类	产品型号	鉴定 / 药敏范围	质控菌株	储存条件（℃）
448911	革兰氏阳性细菌鉴定 / 药敏板	PMIC/ID-55	革兰氏阳性细菌	ATCC 29213 金黄色葡萄球菌 TCC 29212 粪肠球菌	室温 15 ～ 25
448505	革兰氏阴性细菌鉴定 / 药敏板	NMIC/ID-4	革兰氏阴性细菌	ATCC 25922 大肠埃希菌 ATCC 27853 铜绿假单胞菌	室温 15 ～ 25
448851	链球菌鉴定 / 药敏板	SMIC/ID-2	链球菌属细菌	ATCC 49619 肺炎链球菌 ATCC 13813 无乳链球菌	室温 15 ～ 25

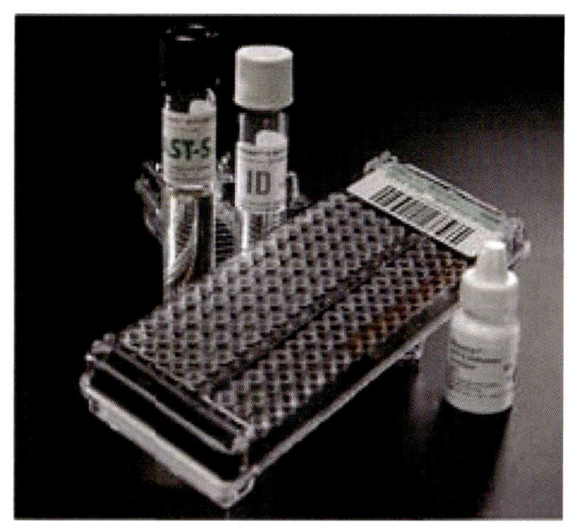
图 23-10 Phoenix™ 全自动鉴定药敏系统试剂

3. 操作说明

（1）板条的选择：根据待测菌株的革兰氏染色结果选择相应的板条。

（2）接种物的准备：取药敏接种培养液 1 支，滴加一滴药敏指示剂，从配制好的鉴定培养液转移 25μl（0.5 麦氏单位）或 50μl（0.25 麦氏单位）至药敏培养液。

（3）板条接种：使用重力加样方法进行板条接种。

（4）板条孵育和检测：根据 Phoenix™ 系统操作说明将板条放入仪器，仪器将自动孵育并检测，自动报告鉴定药敏结果。

（四）VITEK® 2 配套药敏试剂

VITEK® 2 全自动鉴定药敏分析仪，包括 VITEK 2、VITEK 2 XL 和 VITEK 2 Compact 三种型号，使用的主要试剂相同。

1. 检测原理 用于 VITEK® 2 系统的 AST 卡是一种自动试验方法，该方法基于 MacLowry、Marsh 和 Gerlach 报道的 MIC 技术。AST 卡基本就是微量倍比稀释法检测 MIC 的微量化和简化版。每张 AST 卡含有 64 个微孔。所有卡上都有一个只含微生物培养基的对照反应孔，其余孔则含有定量的抗生素和培养基。在菌悬液用于复溶卡片中的抗菌药物培养基之前，必须用 0.45% 盐水将要试验的菌悬液稀释至标准浓度。填充和密封卡片，然后将卡片放入仪器的孵育箱 / 阅读器，仪器在预定时间里检测卡片中每个反应孔的生长情况。完成孵育周期后，将确定卡片上所含每种抗菌药物的 MIC 数值（或试验结果）。

2. 产品介绍 储存温度均为 2 ～ 8℃，包装均为每盒 20 张用锡箔独立包装的卡片（表 23-14 和图 23-11）。

表 23-14 VITEK® 2 配套药敏试剂

卡片种类	检测细菌种类	质控菌株列举
AST-GN	肠杆菌，非发酵菌	ATCC® 25922 大肠埃希菌
		ATCC®700603 肺炎克雷伯菌肺炎亚种
		ATCC® 27853 铜绿假单胞菌
		ATCC® 35218 大肠埃希菌
AST-GP	葡萄球菌，肠球菌和无乳链球菌	ATCC® 29212 粪肠球菌
		ATCC® 29213 金黄葡萄球菌
	肺炎链球菌	ATCC® 49619 肺炎链球菌
AST-ST	β- 溶血链球菌，非 B 群链球菌，草绿色链球菌	ATCC® 49619 肺炎链球菌
		ATCC® 29213 金黄葡萄球菌
		ATCC®BAA-977 金黄葡萄球菌
AST-YS	假丝酵母，新型隐球菌，西弗射盾菌	ATCC®6258 克柔假丝酵母
		ATCC® 22019 近平滑假丝酵母

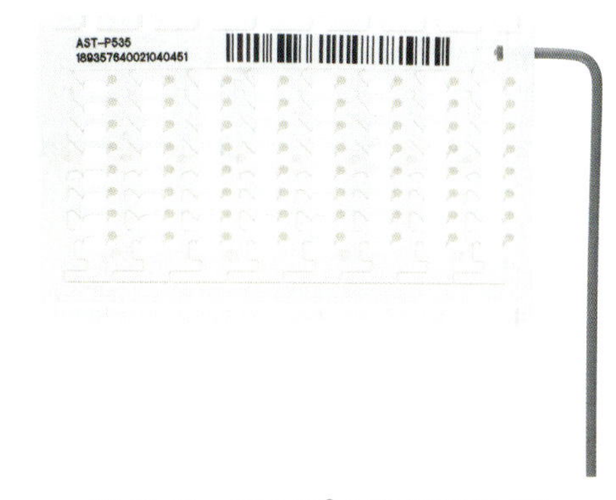
图 23-11 VITEK® 2 配套药敏试剂

3. 操作说明 AST 卡内含浓度不一的干燥抗菌药物和微生物培养基。

（1）按要求培养，从培养板上选择新鲜纯培养物单个菌落。

（2）以无菌方法，将 3.0ml 无菌盐水加入一个透明的塑料（聚苯乙烯）试管中。

（3）用无菌棒或棉签向在第 2 步中准备的盐水试管挑取足量形态类似的菌落。用经过校准的 VITEK® 2 DensiCHEK™ Plus 按要求的浊度准备均质菌悬液。

（4）向第二支含 3.0ml 盐水的试管中，转移 145μl 在（3）中为 AST-GN 卡配制的菌悬液，或者

280μl 在 (3) 中为 AST-GP、AST-ST 或 AST-YS 卡配制的菌悬液。然后将此试管放在装有药敏卡的卡架中。含有最初菌悬液的试管也可用于接种鉴定卡。VITEK® 2 仪器 (VITEK® 2 60 或 VITEK® 2 XL) 可自动将 GN、GP、ST 或 YST 菌液稀释用于相应 AST 卡。

二、半自动药敏试剂

(一) ATB™ New 系统药敏试剂

1. 检测原理 用于测定在与标准方法相似的条件下，细菌或真菌在半固体培养基中对抗生素的敏感性。试验条包括 16 对杯形器，第一对杯形器中不含任何抗生素，作为阳性生长对照组。接下来的 14 对杯形器内含有特定浓度的抗生素。将要进行测试的细菌在蒸馏水或盐水中制成悬浮液，然后转移到生长培养基中并接种到试验条上。在孵育 18 ～ 24h 之后，可用肉眼判读，也可用仪器判读。结果分为敏感、中介和耐药。

2. 产品介绍 ATB™ New 系统药敏试剂储存温度 2 ～ 8℃，其他试剂盒相关信息见表 23-15，外观见图 23-12。

表 23-15 ATB™ New 系统药敏试剂

试条种类	检测细菌	质控菌株列举	包装条 / 盒
ATB G 5	肠杆菌科细菌	ATCC 25922 大肠埃希菌	25
		ATCC 35218 大肠埃希菌	
ATB PSE 5	非发酵菌	ATCC 27853 铜绿假单胞菌	25
		ATCC 35218 大肠埃希菌	
ATB STAPH5	葡萄球菌	ATCC 29213 金黄色葡萄球菌	25
ATB STREP 5	链球菌（包括肺炎链球菌）	ATCC 49619 肺炎链球菌	10
ATB FUNGUS 3	念珠菌属 / 新型隐球菌	ATCC6258 克柔念珠菌	25
ATB ENTEROC5	肠球菌	ATCC 29212 肠球菌	25
Rapid ATB E 4	快生长肠杆菌科细菌 (4h)	ATCC 25922 大肠埃希菌	25
		ATCC 35218 大肠埃希菌	
ATB UR 5	尿液中的肠杆菌	ATCC 25922 大肠埃希菌	25
		ATCC 35218 大肠埃希菌	
ATB HAEMO	嗜血杆菌 / 卡他菌	ATCC 49247 流感嗜血杆菌	10
ATB ANA	厌氧菌	ATCC 25285 脆弱拟杆菌	10

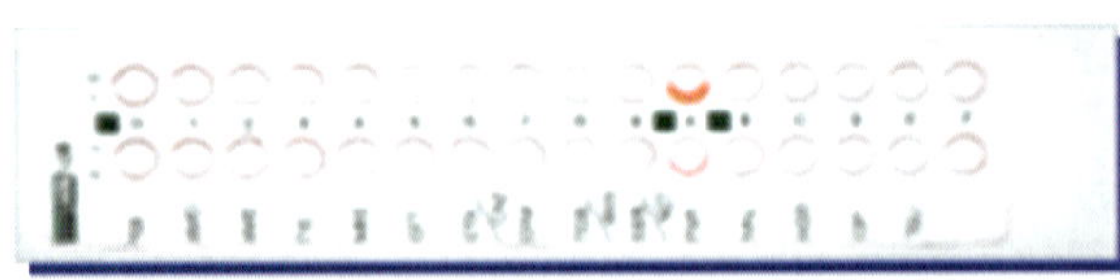

图 23-12 ATB™ New 系统药敏试剂

3. 操作简介

(1) 准备试剂条。

(2) 准备接种物

1) 选择新鲜纯菌落，按照一定试剂盒的要求制备特定浊度的悬浮液；

2) 吸取 10μl 菌悬液到 ATB 培养基或其他特定的培养基安瓿瓶中。

(3) 接种试剂条

1) ATB 电子加样枪在每个杯形器中加入 135μl ATB 培养基；

2) 盖上孵育盖，在特定温度孵育 18 ～ 24h。

(4) 判读试剂条和解释：用自动或肉眼判读每个杯形器中的浑浊度 (+)。

(二) OptiRead 和 Vizion 配套药敏试剂

OptiRead 为半自动微生物鉴定和药敏分析系统，和 ARIS 的检测原理、使用的鉴定或药敏板条均完全一致。与 ARIS 不同的是半自动系统不具有孵育功能，操作上的不同点在于接种板条后需放到培养箱孵育，孵育一定时间后，板条放到OptiRead 上进行结果判读，并通过 SWIN 软件传输鉴定结果。

Vizion 是一款适用于 Sensititre 药敏板条的成像检测系统，专门用于药敏板条的检测，可以检测 Sensititre 所有类型的药敏板条包括细菌药敏板条、真菌药敏板条、分枝杆菌药敏板条。

1. 检测原理　将 Sensititre 药敏板结果以数字图像形式显示，并通过专业软件和监控系统放大结果。Sensititre 药敏板条的检测原理分为三大类，分别是荧光加浊度、单纯浊度、单纯显色，Vizion 仪器可替代手工方法来判读所有这 3 种检测类型的药敏板条。

2. 产品介绍　Vizion 系统配备实时照相装置获取每个药敏板的数字图像，并将图像呈现到 SWIN 软件，用户可方便读取显示结果。Vizion 系统通过 USB 接口与装有 SWIN 软件的电脑连接。通过多个灯光的调整可以优化药敏板读取的背景光。位于仪器前方的控制面板可以同时调节侧面灯和背景灯。通过显示器选择合适的孔位将肉眼判读结果输入 SWIN 软件中，通过软件和肉眼判断标准相匹配。

Vizion 上检测的药敏板条除了常规板条以外还有真菌、分枝杆菌、嗜血杆菌的检测板条（表 23-16）。其中 YO10 板条可以检测念珠菌、隐球菌、曲霉菌的药敏，分枝杆菌的 3 款药敏板条分别可以检测结核分枝杆菌、快速生长分枝杆菌及奴卡菌、快速生长放线菌、慢速生长分枝杆菌。

表 23-16　真菌、分枝杆菌、厌氧菌药敏板条

板条种类	板条类型	药物种类
真菌	YO2IVD	5
	YO10	9
分枝杆菌	MYCOTB	12
	SLOMYCO	13
	RAPMYCO	15
厌氧菌	AN02B	15
嗜血杆菌	HPB1	18

3. 操作说明　Vizion 是一款适用于 Sensititre 所有药敏板条的检测系统，其板条操作流程与 ARIS /OptiRead 上使用的药敏板条类似，仅使用的肉汤培养基、转移的接种量、读取结果方式略有区别（根据板条说明书选择），使用 VIZION 在 SWIN 软件中根据图片读取结果。

（三）BIOFOSUN 微生物药敏系统

1. 检测原理　BIOFOSUN 药敏板采用比浊分析的原理。

2. 产品介绍　BIOFOSUN 药敏板有肠杆菌药敏板、非发酵菌药敏板、葡萄球菌药敏板 3 种药敏板，覆盖肠杆菌、非发酵菌、葡萄球菌的药敏。BIOFOSUN 药敏板均采用 10 块 / 盒包装，并应于 2 ～ 8℃保存（表 23-17）。

表 23-17　BIOFOSUN 药敏板试剂盒

产品种类	产品型号	药物种类与梯度	质控菌株列举
肠杆菌药敏板	ME	16 种药物，平均 6 个浓度梯度	ATCC 25922　大肠埃希菌 ATCC 27853　铜绿假单胞菌
肠杆菌药敏板	ME2	19 种药物，平均 5 个浓度梯度	ATCC 25922　大肠埃希菌 ATCC 27853　铜绿假单胞菌
非发酵菌药敏板	MP	17 种药物，平均 5 个浓度梯度	ATCC 25922　大肠埃希菌 ATCC 27853　铜绿假单胞菌
葡萄球菌药敏板	MS	12 种药物，平均 8 个浓度梯度	ATCC 29213　金黄色葡萄球菌 ATCC 29212　粪肠球菌
葡萄球菌药敏板	MS2	19 种药物，平均 5 个浓度梯度	ATCC 29213　金黄色葡萄球菌 ATCC 29212　粪肠球菌 ATCC BAA-977　金黄色葡萄球菌 ATCC 51299　粪肠球菌

3. 操作说明　首先根据待测菌株的革兰氏染色、触酶、氧化酶确定菌株的范围，从而选择合适的药敏板。

（1）用无菌接种针，从待检细菌的平板中挑取待检菌落，加入 8ml 的接种水中，制成约 0.5 麦氏单位均匀的菌悬液。

（2）拆开药敏板包装，按照不同药敏板说明书的要求进行接种。

（3）将接种完毕的药敏板放入 35℃培养箱中，肠杆菌、非发酵菌、葡萄球菌进行 18 ～ 24h 培养。

（4）取出培养完毕的药敏板，放入 BIOFOSUN 微生物鉴定药敏分析系统中，选择“药敏”，输入待测标本相对应的患者信息，选择药敏板类型及细菌鉴定，点击读数，鉴定药敏仪将自动生成药敏报告，保存结果后并打印。

（5）处理：所有使用过的菌悬液、试管、药敏板、塑料吸头等必须按《医疗废物管理条例》的规定进行高压灭菌或焚烧。

（四）TDR 系列微生物药敏试剂

1. 检测原理 TDR 药敏检测试剂盒采用微量肉汤稀释法，依据 CLSI 及 EUCAST 等相关药敏标准，在试验卡药敏孔内包被 1 ～ 12 个倍比稀释浓度的不同种类抗生素，系统采用光电比浊法获得测试结果，测试结果经过专家系统修正后报告最终的 S/I/R 和 MIC 结果。

（1）超广谱 β- 内酰胺酶测试（ESBL）：TDR 药敏检测试剂盒采用微量肉汤稀释法，参考 CLSI M100 中的相关试验方法，将不同浓度的头孢他啶、氨曲南、头孢噻肟、头孢他啶 - 克拉维酸及头孢噻肟 - 克拉维酸包被于药敏试验孔中，对肺炎克雷伯菌、产酸克雷伯菌、大肠埃希菌及奇异变形杆菌是否产生 ESBL 进行初筛与确认。

（2）克林霉素诱导实验：依据 CLSI M100 相关测试方法，在该试验测试孔中包被终浓度为 4μg/ml 红霉素和 0.5μg/ml 克林霉素，根据生长的结果判断是否存在诱导耐药。

（3）高水平氨基糖苷类耐药（HLAR）试验：依据 CLSI M100 测试方法，在该试验测试孔中包被终浓度为 500μg/ml 的庆大霉素，根据生长结果判断是否存在高水平氨基糖苷类耐药。

（4）β- 内酰胺酶试验：参考 CLSI M100 相关测试方法，采用微量肉汤稀释法，将一定浓度的头孢硝噻吩包被于测试孔内，将 100μl 测试菌悬液加入测试孔后 24h 观察结果，溶液颜色从黄色变为红色为阳性。

2. 产品介绍 TDR 药敏试剂盒可提供 10 种不同试验卡，覆盖需氧菌、苛养菌和厌氧菌等。TDR 药敏试验卡可包括独立药敏卡、鉴定药敏复合板卡，供不同需求用户选择。试验卡采用 10 块 / 盒包装，并应于 2 ～ 8℃低温储存。

TDR 药敏试剂盒在生产过程中已经对本产品进行了质量控制，使用者应该根据实验室的规定及实际情况进行质量控制，不同种类产品推荐用于质量控制的试验菌株见表 23-18 和图 23-13。

表 23-18 TDR 药敏试剂盒产品介绍

产品名称	产品型号	药物种类（个）	药物浓度（个）	特殊耐药表型	质控菌株
肠杆菌科细菌试剂盒	TDR ONE-64	10 ～ 20	2 ～ 5	ESBL	ATCC 25922 大肠埃希菌 ATCC 35218 大肠埃希菌
	TDR ONE-96	21 ～ 47	1 ～ 12		
	TDR ONE-144	21 ～ 50	1 ～ 12		
	TDR ONE-AST	10 ～ 50	1 ～ 12		
非发酵菌试剂盒	TDR NF-64	10 ～ 20	2 ～ 5	—	ATCC 27853 铜绿假单胞菌 ATCC 25922 大肠埃希菌
	TDR NF-96	21 ～ 33	1 ～ 12		
	TDR NF-144	21 ～ 50	1 ～ 12		
	TDR NF-AST	21 ～ 33	1 ～ 12		
弧菌科细菌试剂盒	TDR VIB-64	10 ～ 20	2 ～ 5	—	ATCC 25922 大肠埃希菌 ATCC 29213 金黄色葡萄球菌
	TDR VIB-96	10 ～ 27	1 ～ 12		
	TDR VIB-AST	10 ～ 27	1 ～ 12		
葡萄球菌试剂盒	TDR STAPH-64	10 ～ 20	2 ～ 5	MRSA、MRS、VRSA、MLS	ATCC 29213 金黄色葡萄球菌
	TDR STAPH-96	21 ～ 39	1 ～ 12		
	TDR STAPH-144	21 ～ 50	1 ～ 12		
	TDR STAPH-AST	10 ～ 39	1 ～ 12		
链球菌科细菌试剂盒	TDR STR-64	10 ～ 20	2 ～ 5	VRE、HLAR、β- 内酰胺酶	ATCC 49619 肺炎链球菌 ATCC 29212 粪肠球菌
	TDR STR-96	21 ～ 38	1 ～ 12		
	TDR STR-144	21 ～ 50	1 ～ 12		
	TDR STR-AST	10 ～ 40	1 ～ 12		

续表

产品名称	产品型号	药物种类（个）	药物浓度（个）	特殊耐药表型	质控菌株
奈瑟菌 / 嗜血杆菌试剂盒	TDR NH-64	10 ～ 20	2 ～ 5	β- 内酰胺酶	ATCC 49247 流感嗜血杆菌 ATCC 49619 肺炎链球菌 ATCC 29213 金黄色葡萄球菌
	TDR NH-96	21 ～ 30	1 ～ 12		
	TDR NH-AST	10 ～ 35	1 ～ 12		
棒状杆菌试剂盒	TDR CB-64	10 ～ 20	2 ～ 5	—	ATCC 49619 肺炎链球菌 ATCC 29212 粪肠球菌
	TDR CB-96	21 ～ 30	1 ～ 12		
	TDR CB-AST	10 ～ 30	1 ～ 12		
芽孢杆菌检测试剂盒	TDR BAC-64	10 ～ 20	2 ～ 5	—	ATCC 29213 金黄色葡萄球菌
	TDR BAC-96	21 ～ 30	1 ～ 12		
	TDR BAC-AST	10 ～ 30	1 ～ 12		
酵母样真菌检测试剂盒	TDR YEAST-64	10 ～ 14	2 ～ 5	—	ATCC 22019 近平滑念珠菌
	TDR YEAST-96	10 ～ 14	1 ～ 12		
	TDR YEAST-AST	10 ～ 14	1 ～ 12		
厌氧菌检测试剂盒	TDR ANA-64	10 ～ 20	2 ～ 5	—	ATCC 25285 脆弱拟杆菌 ATCC 29741 多形拟杆菌
	TDR ANA-AST	10 ～ 20	1 ～ 12		

注：MRSA. 耐甲氧西林金黄色葡萄球菌；MRS. 耐甲氧西林葡萄球菌；VRSA. 耐万古霉素金黄色葡萄球菌；MLS. 诱导型克林霉素耐药；VRE. 耐万古霉素肠球菌；不同种类药敏试验卡的药物及浓度可根据需求进行定制。

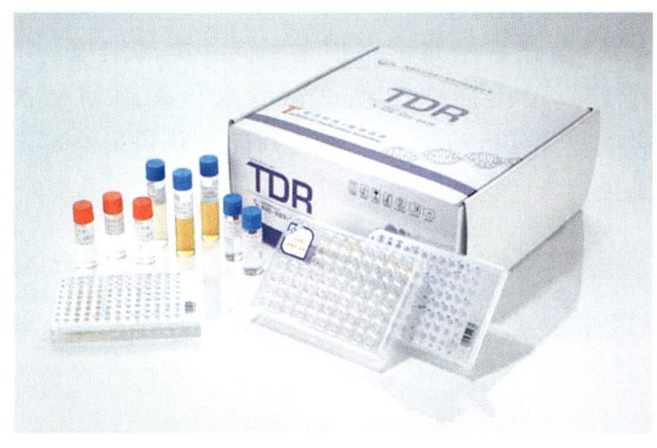

图 23-13　TDR 药敏试剂盒产品介绍

3. 操作说明

（1）试验卡的选择：根据待测菌株的革兰氏染色确定菌株的范围，选择合适的药敏试验卡。

（2）接种物的准备：用接种环或无菌棉签挑取纯菌落置于其中旋转研磨，通过与 TDR 麦氏比浊管 /TDR 细菌比浊仪比对，根据不同待测菌株要求调整浊度至 0.5 ～ 2.0 麦氏待测菌液。

（3）试验卡接种：采用 TDR 加样仪或者移液器移取菌液至每个药敏测试孔。

（4）试验卡孵育：盖上盖板，将试验卡置于合适的培养气体和培养温度中培养。

（5）试验卡判读：根据不同种类的细菌，培养 16 ～ 24h 后取出试验卡，由 TDR 微生物鉴定系统进行判读，获得最终药敏报道结果。

（五）MA120 微生物药敏系统

1. 检测原理　MA120 微生物系统鉴定 / 药敏试剂抗菌药物 MIC 测定试验根据试验孔是否出现浑浊（沉淀）确定是否有细菌生长，通过微生物鉴定药敏分析系统将细菌快速、准确地鉴定到种属，同时分析抗菌药物的 MIC 值。

2. 产品介绍　MA120 药敏试剂盒除 9 种抗真菌药，其他试剂的药种均包被抗菌药物达 30 余种，覆盖 CLSI 的 A、B、C、U、O、Inv 组的代表药并满足每种代表药的 S、I、R 范围（表 23-19 和图 23-14）。

表 23-19 MA120 微生物药敏系统

产品种类	产品型号	药物种类与浓度梯度	质控菌株列举
肠杆菌试剂盒	MA120（肠）	30 余种药物，2 ～ 8 个浓度梯度	ATCC 25922 大肠埃希菌 ATCC 13047 阴沟肠杆菌 ATCC 35659 奇异变形杆菌 ATCC 35657 肺炎克雷伯菌 ATCC 51331 嗜麦芽寡养单胞菌
非发酵菌试剂盒	MA120（非）	30 余种药物，2 ～ 8 个浓度梯度	ATCC 27853 铜绿假单胞菌 ATCC 35654 嗜水气单胞菌 ATCC 33585 粪产碱杆菌
葡萄球菌试剂盒	MA120（葡）	30 余种药物，2 ～ 8 个浓度梯度	ATCC 29213 金黄色葡萄球菌 ATCC 35984 表皮葡萄球菌 ATCC 35663 木糖葡萄球菌 ATCC 700405 微球菌 ATTC 35661 头状葡萄球菌 ATCC 700403 缓慢葡萄球菌
链球菌科细菌试剂盒	MA120（链 / 肠）	30 余种药物，2 ～ 8 个浓度梯度	ATCC 29212 粪肠球菌 ATCC 700400 马链球菌兽瘟亚种 ATCC 49619 肺炎链球菌 ATCC 19615 化脓链球菌 ATCC 700425 鹑鸡肠球菌
真菌试剂盒	MA120（真）	9 种药物，2 ～ 8 个浓度梯度	ATCC 6258 克柔念珠菌 ATCC 6260 季也蒙念珠菌 ATCC 90029 白色念珠菌 ATCC 15126 光滑念珠菌

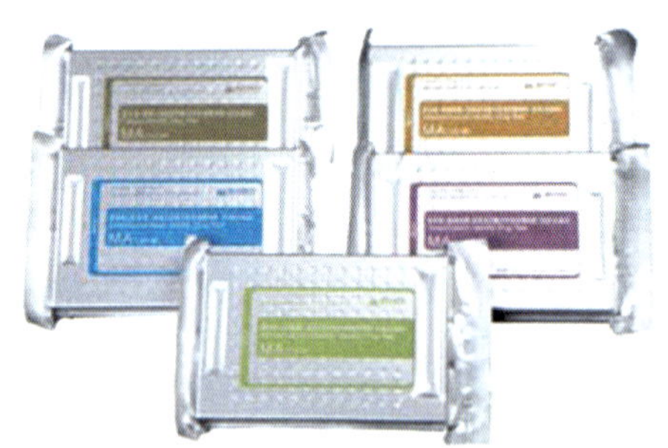

图 23-14 MA120 微生物药敏系统

3. 操作说明

（1）试验卡的选择：根据待测菌株的革兰氏染色、触酶、氧化酶及菌落形态确定菌株的范围，从而选择合适的鉴定试验卡。

（2）接种物的准备：取配套生化培养液 1 支，通过与 MT06 麦氏比浊仪检测，根据不同待测菌株要求调整浊度至 0.5 ～ 4.0 麦氏菌液。

（3）试验卡接种：采用 AS120 加样仪或者移液器移取菌液加至测试孔。

（4）试验卡孵育：盖上盖板，将试验卡置于合适的培养气体和培养温度中培养。

（5）试验卡判读：根据不同种类的细菌，培养 16 ～ 24h 后取出测试试验卡，采用 MA120 微生物鉴定 / 药敏系统进行判读并获得最终鉴定结果。

（六）XK 自动细菌药敏分析仪配套试剂

1. 检测原理 细菌药敏分析仪随机体外诊断试剂盒采用比色比浊分析的原理；酵母样真菌药敏诊断试剂盒采用比浊法的原理。

2. 产品介绍 XK 型细菌药敏分析仪随机体外诊断试剂盒，可覆盖肠杆菌、葡萄球菌、非发酵菌、链球菌、弧菌的鉴定及药敏；酵母样真菌药敏诊断试剂盒可对酵母样真菌进行药敏检测。所有种类 XK 试剂盒均采用 10 块 / 盒包装，鉴定试剂盒于 2 ～ 8℃保存，药敏试剂盒于 -20℃保存。

XK 型微生物鉴定药敏试剂盒在生产过程中已经对本产品进行了质量控制，使用者应该根据实验室的规定以及实际情况进行质量控制，不同种类产品推荐用于质量控制的试验菌株（表 23-20）。

表 23-20　XK 型微生物药敏试剂盒

产品种类	产品型号	药物种类与浓度梯度	质控菌株列举
肠杆菌科药敏试剂盒	XK-96A-C	26 种药物，平均 3 ～ 4 个梯度	ATCC 25922 大肠埃希菌
非发酵菌药敏试剂盒	XK-96A-F	28 种药物，平均 3 ～ 4 个梯度	ATCC 27853 铜绿假单胞菌
链球菌药敏试剂盒	XK-96A-L	26 种药物，平均 3 ～ 4 个梯度	ATCC 29212 粪肠球菌
葡萄球菌属药敏试剂盒	XK-96A-P	29 种药物，平均 3 ～ 4 个梯度	ATCC 29213 金黄色葡萄球菌
酵母样真菌药敏诊断试剂盒	XK-96A-Z	7 种药物，平均 11 个梯度	ATCC 22019 近平滑念珠菌 ATCC 6258 克柔念珠菌
肠杆菌鉴定 / 药敏试剂盒	XK-18B-C	23 种药物，平均 3 ～ 4 个梯度	ATCC 25922 大肠埃希菌
非发酵菌鉴定 / 药敏试剂盒	XK-18B-F	23 种药物，平均 3 ～ 4 个梯度	ATCC 27853 铜绿假单胞菌
链球菌鉴定 / 药敏试剂盒	XK-18B-L	21 种药物，平均 3 ～ 4 个梯度	ATCC 29212 粪肠球菌
葡萄球菌属鉴定 / 药敏试剂盒	XK-18B-P	26 种药物，平均 3 ～ 4 个梯度	ATCC 29213 金黄色葡萄球菌

3. 操作说明　首先根据待测菌株的革兰氏染色、触酶、氧化酶及菌落形态确定菌株的范围，从而选择合适的试剂盒。

(1) 取 1 支盛有 10ml 的样本稀释液。

(2) 用无菌接种针，从待检细菌的平板中挑取待检菌落，加入 10ml 的样本稀释液中，制成约 0.5 麦氏单位均匀的菌悬液。

(3) 拆开试剂盒包装，取出生化试剂盒，按照不同试剂盒说明书的要求进行接种。

(4) 将接种完毕的生化试剂盒放入 35 ～ 37℃培养箱中，肠杆菌、非发酵菌、葡萄球菌、链球菌、弧菌、真菌进行 18 ～ 24h 培养。

(5) 取出培养完毕的生化试剂盒，加入相应的补充试剂，然后进入细菌鉴定 / 药敏分析仪鉴定操作界面，选择“细菌鉴定”，在检验类别中，选取与生化试剂盒一致的鉴定内容，将添加完辅助试剂后的试剂盒放入鉴定仪托盘，双击待测标本相对应的患者信息，选择试剂盒类型及相关必选条件，点击自动鉴定，鉴定仪将自动鉴定出细菌名称，鉴定完成后可进行药敏试剂盒的鉴定，保存结果后并打印“微生物检验报告”。

(6) 处理：所有使用过的菌悬液、试管、生化试剂盒、塑料吸头等必须按《医疗废物管理条例》的规定进行高压灭菌或焚烧。

（黄家禹　王薇薇　马文新　卫　沛　马双敏）

第三节　血培养及结核快速培养药敏系统试剂

一、血培养系统试剂

（一）概述

血培养是把获得的新鲜血液标本或无菌体液（如脑脊液、胸腔积液等）接种到一个或多个培养瓶中，在一定条件下进行孵育培养，用来发现、识别细菌或其他可培养分离的微生物（如真菌、分枝杆菌等），这些微生物存在于血液中形成血流感染。

血流感染是一种严重的全身感染性疾病，该疾病对机体所有器官均可能造成损害，甚至导致死亡。在患者的血液中检测出微生物对感染性疾病的诊断、治疗和预后有重要的临床意义。

血培养是血流感染诊断的金标准。得益于科学技术的发展，现在的血培养技术较以前有了很大的进步。以前采用手工法进行血培养，每天需要对培养瓶进行人工观察，一般要一周才能有结果，费时费力。现在新的血培养技术采用全自动仪器检测，结合荧光、比色或气压技术，显著提高了阳性报告速度和阳性检出率。另外，有些患者在采血前，可能已经服用了抗生素，使血液里的细菌被抗生素抑制，难以被检出，厂家据此又发明出能够中和抗生素的培养瓶，例如树脂瓶、活性炭瓶。这些技术显著地提升了细菌检出率，加快了报告的时间，为临床正确诊疗提供了帮助。另外针对不同年龄患者、不同微生物的种类，厂家将培养瓶种类进行了细化，如针对需氧菌和兼性厌氧菌的需氧瓶、针对兼性厌氧菌和专性厌氧菌的厌氧瓶、专门针对儿童患者的儿童血培养瓶、针对真菌和分枝杆菌的真菌分枝杆菌培养瓶等，这些细分的专业培养瓶，在一定程度上提高了血培养的阳性检出率。但是，血培养阳性检出率受多个因素影响，除了血培养仪器和培养瓶的性能，其他如血培养采集时机、采集部位、采集培养瓶的套数、采集样本量、需氧瓶和厌氧瓶的组合等对是否准确检测出阳性血培养均有影响。2012 年我国卫生部颁布了《临床微生物实验室血培养操作规范》行业标准，各个省份也都相继颁布了《血培养的指导原则》，基本内容大都一致，对血培养操作的各个环节，都有明确的指导说明。

（二）BACTEC™ 血培养系统配套试剂

1. 检测原理 BACTEC™ 采用荧光增强的检测原理。培养瓶内的营养物质为微生物的生长提供丰富的营养成分，如树脂瓶内含的树脂颗粒吸附抗生素。

如果在 BACTEC™ 培养瓶中的测试样本中出现微生物，则微生物代谢培养瓶中的培养基就会产生 CO_2。CO_2 的量的增加导致培养瓶感受器荧光的增强，该增强的荧光可被 BACTEC™ 荧光系列仪器监测到。BACTEC™ 荧光系列仪器可通过分析 CO_2 增加量和增加速度，判定培养瓶是否为阳性或测试样本中是否含有能够成活的微生物。

2. BACTEC™ 血培养瓶介绍 根据患者年龄段、患者在采集血培养前是否已使用抗生素以及培养细菌的种类不同等，BACTEC™ 血培养瓶细分为含树脂需氧培养瓶、含溶血素厌氧培养瓶、含树脂儿童培养瓶、含溶血素分枝杆菌 / 真菌培养瓶、标准需氧培养瓶（表 23-21 和图 23-15）。

表 23-21 BACTEC™ 血培养瓶介绍

货号	血培养瓶种类	采血量	储存条件	质控菌株	报阳时间
442192	含树脂需氧培养瓶	3 ～ 10ml，推荐采血量 8 ～ 10ml	2 ～ 25℃，避免阳光直射	ATCC 25923 金黄色葡萄球菌 ATCC 25922 大肠埃希菌 ATCC 18804 白色假丝酵母等	90% 细菌报阳时间 ≤ 12h
442265	含溶血素厌氧培养瓶	3 ～ 10ml，推荐采血量 8 ～ 10ml	2 ～ 25℃，避免阳光直射	ATCC 25285 脆弱类杆菌 ATCC 6305 肺炎链球菌 ATCC 25923 金黄色葡萄球菌等	平均报阳时间：13h
442194	含树脂儿童培养瓶	推荐采血量 1 ～ 3ml，最小采血量 0.5ml	2 ～ 25℃，避免阳光直射	ATCC 25923 金黄色葡萄球菌 ATCC 25922 大肠埃希菌 ATCC 18804 白色假丝酵母等	90% 细菌报阳时间 ≤ 12h
442288	含溶血素分枝杆菌 / 真菌培养瓶	1 ～ 5ml	2 ～ 25℃，避免阳光直射	ATCC 13950 胞内分枝杆菌 ATCC 15545 光滑念珠菌 ATCC 13690 新型隐球菌等	真菌报阳时间≤ 3 天 分枝杆菌报阳时间 8 ～ 16 天
442260	标准需氧培养瓶	3 ～ 10ml，推荐采血量 8 ～ 10ml	2 ～ 25℃，避免阳光直射	ATCC 25923 金黄色葡萄球菌 ATCC 25922 大肠埃希菌 ATCC 18804 白色假丝酵母等	平均报阳时间 20.4h

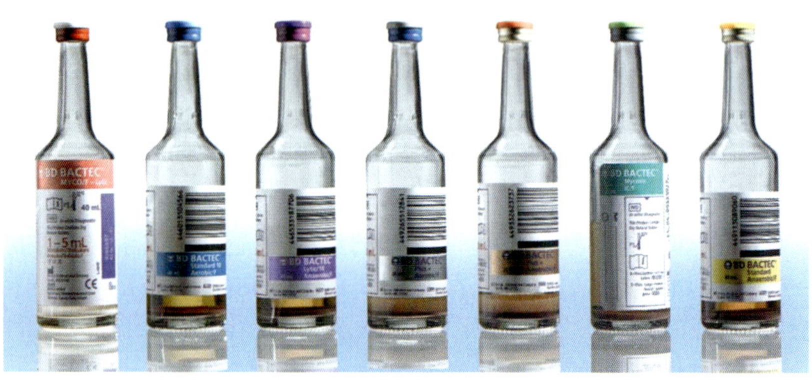

图 23-15 BACTEC™ 系列血培养瓶

3. 操作说明　按照 BACTEC™ 血培养瓶说明书要求，无菌操作注入新鲜血液或无菌体液，按照 BACTEC™ 仪器操作说明，将培养瓶放入仪器中，仪器将自动孵育、混匀和连续检测培养瓶，在仪器提示阳性或阴性结果时，按照 BACTEC™ 仪器操作说明取出阳性瓶或阴性瓶。

（三）BacT/ALERT® 系列血培养瓶介绍

1. 产品原理　采用非侵入性检测原理及具有专利技术的颜色不可逆液乳感应器来检测是否有微生物生长。利用微生物在培养基中代谢基质时产生 CO_2，进而使瓶底液乳感应器中 pH 发生改变，颜色就由墨绿色变黄。仪器培养孔底的光电探测器测量反射光变化并按相应公式计算，在设定时间内报告培养阳性或阴性（图 23-16）。

2. 产品介绍　目前在国内上市的 BacT/ALERT® 系列血培养瓶有需氧 / 厌氧标准瓶、活性炭中和抗生素需氧 / 厌氧 / 儿童瓶、结核分枝杆菌痰液及体液培养瓶，此外聚合物吸附珠中和抗生素瓶（包括需氧 / 厌氧 / 儿童瓶）将于 2016 年上市（表 23-22）。

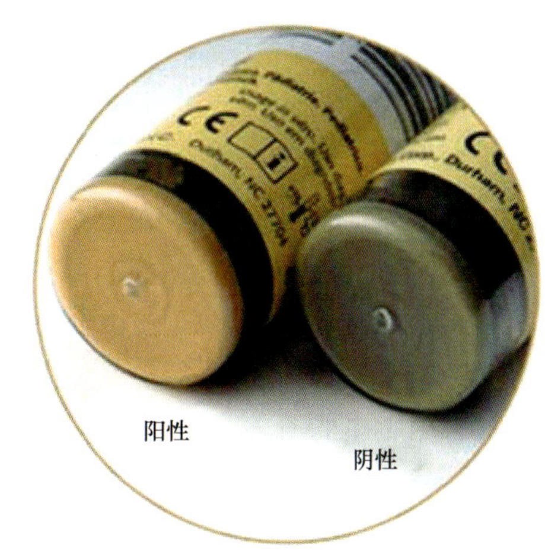

图 23-16　BacT/ALERT® 系列血培养瓶阳性和阴性瓶底颜色比较

表 23-22　BacT/ALERT® 系列血培养瓶介绍

货号	血培养瓶种类	气体环境	中和抗生素	推荐采血量	储存条件	质控方案
259789	标准需氧培养瓶	CO_2，O_2 一定的真空	无	10ml	室温 15 ～ 25℃，避光	ATCC 6305 肺炎链球菌 ATCC 14053 白色念珠菌 ATCC 25922 大肠埃希菌等
259790	标准厌氧培养瓶	CO_2，N_2 一定的真空	无	10ml	室温 15 ～ 25℃，避光	ATCC 6305 肺炎链球菌 ATCC 25285 脆弱拟杆菌 ATCC 25922 大肠埃希菌等
259791	中和抗生素需氧瓶	CO_2，O_2 一定的真空	活性炭粉	10ml	室温 15 ～ 25℃，避光	ATCC 6305 肺炎链球菌 ATCC 14053 白色念珠菌 ATCC 25922 大肠埃希菌等
259793	中和抗生素厌氧瓶	CO_2，N_2 一定的真空	活性炭粉	10ml	室温 15 ～ 25℃，避光	ATCC 6305 肺炎链球菌 ATCC 25285 脆弱拟杆菌 ATCC 25922 大肠埃希菌等
259794	中和抗生素儿童瓶	CO_2，O_2 一定的真空	活性炭粉	4ml	室温 15 ～ 25℃，避光	ATCC 6305 肺炎链球菌 ATCC 13090 脑膜炎奈瑟菌 ATCC 25922 大肠埃希菌等
259797	结核分枝杆菌痰液及体液培养瓶	CO_2，O_2 一定的真空	无	—	室温 15 ～ 25℃，避光	ATCC 25117 结核分枝杆菌 ATCC 13950 胞内分枝杆菌
410851	聚合物吸附珠（APB）中和抗生素需氧培养瓶	CO_2，O_2 一定的真空	1.6g 吸附性聚合颗粒	10ml	室温 15 ～ 25℃，避光	ATCC 6305 肺炎链球菌 ATCC 14053 白色念珠菌 ATCC 25922 大肠埃希菌等
410852	聚合物吸附珠（APB）中和抗生素厌氧培养瓶	CO_2，N_2 一定的真空	1.6g 吸附性聚合颗粒	10ml	室温 15 ～ 25℃，避光	ATCC 6305 肺炎链球菌 ATCC 25285 脆弱拟杆菌 ATCC 25922 大肠埃希菌等
410853	聚合物吸附珠（APB）中和抗生素儿童培养瓶	CO_2，O_2 一定的真空	1.6g 吸附性聚合颗粒	4ml	室温 15 ～ 25℃，避光	ATCC6305 肺炎链球菌 ATCC 13090 脑膜炎奈瑟菌 ATCC 25922 大肠埃希菌等

3. 操作方法 按照 BacT/ALERT® 血培养瓶说明书要求，无菌操作注入新鲜血液或无菌体液，按照 BacT/ALERT® 仪器操作说明，将培养瓶放入仪器中，仪器将自动孵育、混匀和连续检测培养瓶，在仪器提示阳性或阴性结果时，按照 BacT/ALERT® 仪器操作说明取出阳性瓶或阴性瓶。

（四）TDR 血培养系统配套试剂

1. 检测原理 TDR 系列血培养瓶采用位于瓶底部的传感膜检测培养瓶中的 CO_2 的存在与变化。当测试样本中存在活的微生物时，该微生物能够利用血培养瓶中丰富的营养物质进行生长代谢，这一过程导致血培养瓶中的溶液变得明显浑浊且产生 CO_2；随着瓶中 CO_2 量的增加，培养瓶底部的传感膜的颜色就会从蓝绿色或土灰色逐渐向黄色转变；最终通过辨别颜色的变化情况可以判定培养瓶是否为阳性或测试样本中是否含有能够存活的微生物。

部分样本由于存在抗生素，将会抑制微生物在培养瓶中的生长；TDR 系列血培养瓶中的部分型号含有阳离子交换树脂和大孔吸附树脂，能够吸附培养瓶中的抗生素，从而解决微生物生长受到抑制的问题。

2. 产品介绍 TDR 系列血培养瓶可提供成人标准需氧培养瓶、成人标准厌氧培养瓶；含树脂吸附剂的成人需氧培养瓶、成人厌氧培养瓶；专用儿童瓶及 L 型增菌培养瓶（表 23-23 和图 23-17）。

表 23-23 TDR 系列血培养瓶种类及相关信息

货号	血培养瓶种类	采血量	储存条件	质控菌株	报阳时间
00535402	标准需氧培养瓶	推荐采血量 5～10ml	室温，避光保存	ATCC 25922 大肠埃希菌、ATCC 25923 金黄色葡萄球菌、ATCC 27853 铜绿假单胞菌、ATCC 18804 白色假丝酵母、ATCC 19418 流感嗜血杆菌、ATCC 6305 肺炎链球菌等	90% 细菌报阳时间 ≤ 20h
00535502	标准厌氧培养瓶	推荐采血量 5～10ml	室温，避光保存	ATCC 13124 产气荚膜菌、ATCC 25285 脆弱拟杆菌、ATCC 8482 普通拟杆菌、ATCC 6305 肺炎链球菌、ATCC 25923 金黄色葡萄球菌等	90% 细菌报阳时间 ≤ 20h
00535400	树脂需氧培养瓶	推荐采血量 5～10ml	室温，避光保存	ATCC 25922 大肠埃希菌、ATCC 25923 金黄色葡萄球菌、ATCC 27853 铜绿假单胞菌、ATCC 18804 白色假丝酵母、ATCC 19418 流感嗜血杆菌、ATCC 6305 肺炎链球菌等	90% 细菌报阳时间 ≤ 15h
00535500	树脂厌氧培养瓶	推荐采血量 5～10ml	室温，避光保存	ATCC 13124 产气荚膜菌、ATCC 25285 脆弱拟杆菌、ATCC 8482 普通拟杆菌、ATCC 6305 肺炎链球菌、ATCC 25923 金黄色葡萄球菌等	90% 细菌报阳时间 ≤ 15h
00535600	树脂儿童培养瓶	推荐采血量 1～5ml	室温，避光保存	ATCC 25922 大肠埃希菌、ATCC 25923 金黄色葡萄球菌、ATCC 27853 铜绿假单胞菌、ATCC 18804 白色假丝酵母、ATCC 19418 流感嗜血杆菌、ATCC 6305 肺炎链球菌等	90% 细菌报阳时间 ≤ 15h

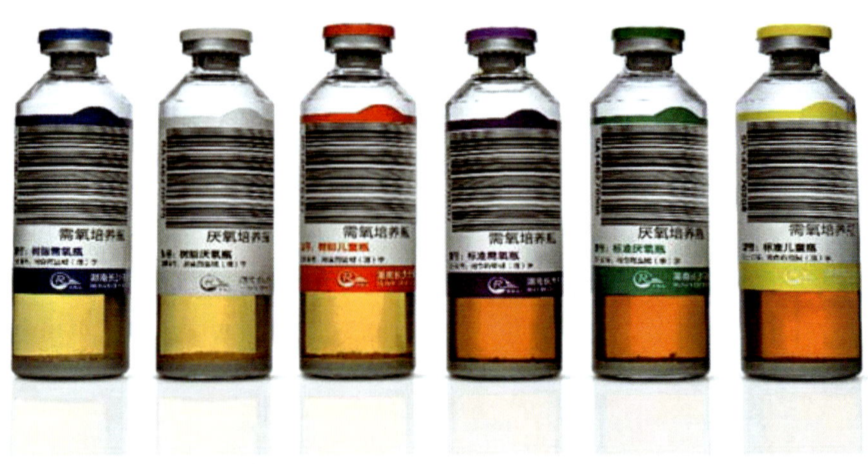

图 23-17 TDR 系列血培养瓶

3. 操作说明

(1) 加样：打开瓶上铝盖或塑料盖，仔细消毒瓶塞，采用无菌操作将标本注入培养瓶（避免进入空气），然后用收缩套套瓶口或消毒针口，混匀。

(2) 培养：将培养瓶放置于36℃ ±1℃培养箱中培养或插入自动微生物培养系统中。

(3) 结果解释

1) 手工法：培养1～7天，每日将瓶取出，仔细观察培养瓶中是否液体有浑浊、溶血、产生气泡，或液面有菌膜，或传感膜变黄色等现象；无上述现象则继续培养至7天，进一步盲传确认无菌生长后方可视此次培养结果为阴性；若培养瓶中出现液体浑浊、溶血、产生气泡，液面有菌膜，传感膜变黄色等细菌生长现象，则表示此次培养有菌生长，需立即取样进行转种并进行下一步的菌种鉴定和药敏试验。

2) 仪器法：通过TDR系列自动微生物培养系统的监测，自动测定培养瓶的阴性或阳性结果。如果最终报告结果为阴性，建议进行进一步盲传确认；如果最终报告结果为阳性，则需立即取样进行转种并进行下一步的菌种鉴定和药敏试验。

（五）安图血培养试剂

1. 检验原理　患者样本中存在微生物，当微生物在培养瓶中生长代谢，就会产生CO_2。当微生物生长产生CO_2时，血培养瓶底部的感受器就会由蓝灰色变为黄色。LED光源将光线投射在感受器上，由光电传感器测量反射光。产生的CO_2越多，反射光的光就越多，表现为反射光强度值变大。根据反射光强度的变化，内置的软件模型进行计算判断阴阳性结果。

2. 试剂介绍　安图血培养试剂介绍见表23-24。

表 23-24　安图血培养试剂介绍

货号	血培养瓶种类	采血量	储存条件	常用质控菌株	报阳时间
M0603-1	标准需氧瓶	推荐采血量8～10ml	2～25℃，避光保存	ATCC 6305 肺炎链球菌 ATCC 27853 铜绿假单胞菌 ATCC 19418 流感嗜血杆菌	24h内约90%报告阳性
M0603-2	树脂需氧瓶	推荐采血量8～10ml	2～25℃，避光保存	ATCC 6305 肺炎链球菌 ATCC 27853 铜绿假单胞菌 ATCC 19418 流感嗜血杆菌	24h内约90%报告阳性
M0603-3	标准儿童瓶	推荐采血量1～5ml	2～25℃，避光保存	ATCC 6305 肺炎链球菌 ATCC 27853 铜绿假单胞菌 ATCC 19418 流感嗜血杆菌	24h内约90%报告阳性
M0603-4	树脂儿童瓶	推荐采血量1～5ml	2～25℃，避光保存	ATCC 6305 肺炎链球菌 ATCC 27853 铜绿假单胞菌 ATCC 19418 流感嗜血杆菌	24h内约90%报告阳性
M0604-1	标准厌氧瓶	推荐采血量8～10ml	2～25℃，避光保存	ATCC19404 生孢梭菌 ATCC 6305 肺炎链球菌等	24h内约90%报告阳性
M0604-2	树脂厌氧瓶	推荐采血量8～10ml	2～25℃，避光保存	ATCC19404 生孢梭菌 ATCC 6305 肺炎链球菌等	24h内约90%报告阳性

3. 操作说明

(1) 严格无菌操作，获取患者样本，无菌条件下将其接种入培养瓶，将培养瓶运送到微生物室。

(2) 点击“放入”命令按钮。

(3) 输入培养瓶ID号（扫描或手工输入）。

(4) 输入患者信息。

(5) 将培养瓶插入箱体内任何指示灯亮起的空置空位内，会听到提示音，指示灯会闪烁。

(6) 仪器将自动孵育和连续检测培养瓶，并自动报告培养结果，当仪器提示阳性或阴性结果时，取出阳性或阴性培养瓶，并进行后续的处理。

（六）VersaTREK血培养系统试剂

1. 检测原理　VersaTREK血培养仪采用的是气压检测技术，为一种纯物理方法，除了培养基外，不依赖任何其他化学物质。由于检测的是血瓶内所有气体（如CO_2，O_2，N_2和H_2）的变化，因此能够有效检测厌氧菌等特殊气体代谢类型的菌。　　图 23-18 为检测的生长曲线。

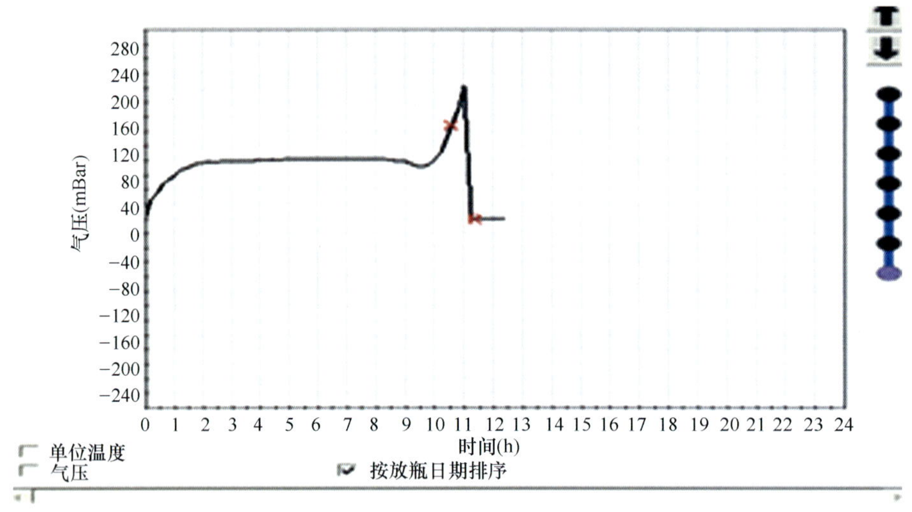

图 23-18　VersaTREK 血培养生长曲线示例

2. 产品介绍（表 23-25 和图 23-19）

表 23-25　VersaTREK 细菌真菌血培养瓶

货号	血培养瓶种类	采血量	储存条件	质控菌株	报阳时间
7102-44	需氧菌培养瓶（80ml）	0.1 ～ 10ml 推荐采血量： 儿童 0.1 ～ 3ml， 成人 3 ～ 10ml	15 ～ 30℃，避光保存	ATCC 25923 金黄色葡萄球菌 ATCC 6305 肺炎链球菌 ATCC 27853 铜绿假单胞菌	a. 1ml 加样量，含量 300CFU. b.96h 内生长
7103-44	厌氧菌培养瓶（80ml）			ATCC 6305 肺炎链球菌 ATCC 25285 脆弱拟杆菌	
7106-44	需氧菌培养瓶（40ml）	0.1 ～ 5ml 推荐采血量： 儿童 0.1 ～ 3ml， 成人 3 ～ 5ml		ATCC 25923 金黄色葡萄球菌 ATCC 6305 肺炎链球菌 ATCC 27853 铜绿假单胞菌	
7107-44	厌氧菌培养瓶（40ml）			ATCC 6305 肺炎链球菌 ATCC 25285 脆弱拟杆菌	

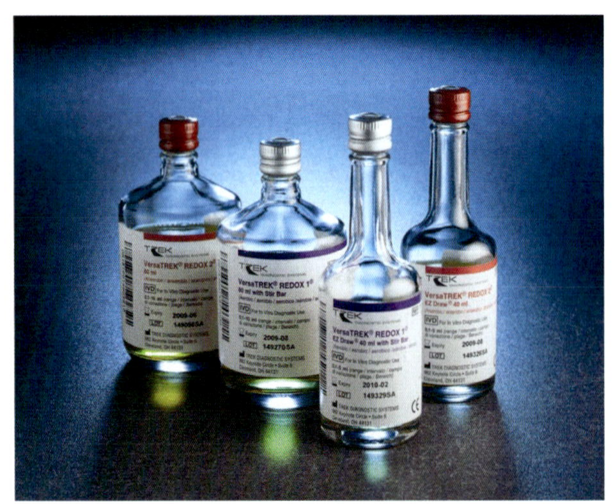

图 23-19　VersaTREK 需氧菌培养瓶 REDOX1 和厌氧菌培养瓶 REDOX2 系列

3. 操作说明

（1）血瓶装载

1）无菌操作移除连接器上的封口，小心不要污染内嵌针。把连接器套到血瓶顶部，垂直穿刺压入瓶塞。

2）将血瓶的底部压紧在想要装载血瓶的孔位。

3）使血瓶在垂直方向稍微倾斜，将血瓶上的连接器对准仪器感受器，再慢慢地放开瓶子（图 23-20）。

4）压紧瓶子使它牢固地依靠在仪器感受器上，瓶子被插入到一个有弹簧装载的孔位中（图 23-21）。

5）在操作中要抓紧连接器下面的瓶子。

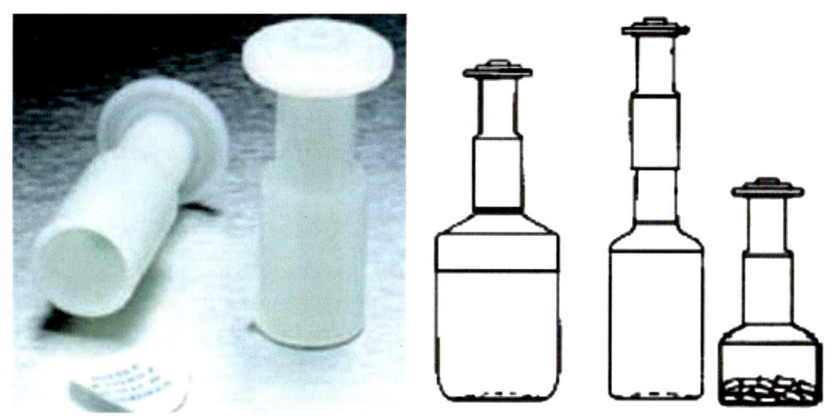

图 23-20 连接器和装上连接器的培养瓶

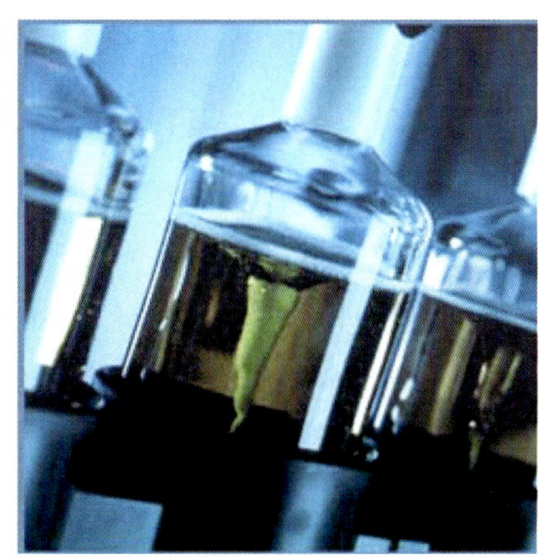

图 23-21 孵育中的需氧瓶

(2) 血瓶卸载

1) 轻轻向下压位于仪器感受器下面的瓶子，从而将瓶子从感受器下抽脱出来。

2) 使瓶子和连接器保持倾斜，然后从仪器中移出。

3) 将用过的瓶子和连接器放置在标记有生物危害的容器中（没有必要在放置前将瓶子和连接器拆开）。

4) 经常记得在操作中抓紧连接器下面的瓶子。

（七）BT 系列全自动血培养系统配套血培养瓶

1. 检测原理 BT 系列血培养瓶采用非侵入式比色检测原理。利用热传导使血培养瓶在 37℃恒温环境下持续培养。培养瓶内含营养物质且加入丰富的生长因子，增加了苛养菌培养成功率；培养瓶内充特种气体，提高细菌生长速度；培养瓶加入特殊树脂颗粒吸附剂可对包括碳氢烯酶类在内的多种抗生素及抗体有很好的吸附中和作用，并且树脂颗粒还可以对红细胞和白细胞进行破壁，释放微生物，提高阳性检出率。

如果在 BT 血培养瓶中的测试样本中出现微生物，则微生物代谢培养瓶中的培养基就会产生 CO_2。CO_2 量的增加导致培养瓶感受器光谱发生变化。BT 全自动血培养系统利用光电探测器测量光谱波长的变化，再经过多重模式数学运算分析，可准确得出微生物的生长状况并绘制生长曲线。从而判定培养瓶是否为阳性或测试样本中是否含有能够成活的微生物，并以声光报警提示、液晶界面显示的方式报告阳性结果。

2. BT 培养瓶介绍 BT 培养瓶主要性能参数如表 23-26。

3. 操作说明

(1) 应正确采集标本，注意皮肤消毒程序，避免造成由污染菌引起的假阳性。

(2) 将采集标本的培养瓶放入全自动血培养系统进行培养。

(3) 阴性的培养瓶继续培养至 5 天。

(4) 怀疑急性原发性菌血症、真菌菌血症、脑膜炎、骨髓炎、关节炎或肺炎的患者应立即采集 2 或 3 份血培养瓶，快速进行血培养。

(5) 不明病源的发热，如阴性脓肿、伤寒热和波浪热，发热开始采集 2 或 3 份血培养。24 ～ 36h 后，估计温度升高之前（通常在下午）立即采集 2 份以上血培养。

表 23-26 BT 血培养瓶介绍

货号	血培养瓶种类	采血量	储存条件	常用质控菌株	报阳时间
2701060002	含树脂需氧培养瓶	推荐采血量 10ml	15～30℃避光环境中保存，有效期 12 个月	ATCC 25923 金黄色葡萄球菌 ATCC 25922 大肠埃希菌 ATCC 18804 白色假丝酵母	接种菌量≤ 100CFU 化脓链球菌、肺炎链球菌 10～17h; 溶血不动杆菌、鲍曼不动杆菌 11～24h; 大肠埃希菌、铜绿假单胞菌 7～14h; 流感嗜血杆菌、淋病奈瑟球菌 15～40h; 真菌 15～48h
2701060004	含树脂厌氧培养瓶	推荐采血量 10ml	15～30℃ 避光环境中保存，有效期 12 个月	ATCC 13124 产气荚膜梭菌 ATCC 25923 金黄色葡萄球菌	
b271060006	含树脂儿童培养瓶	推荐采血量 1～3ml	15～30℃ 避光环境中保存，有效期 12 个月	ATCC 25923 金黄色葡萄球菌 ATCC 25922 大肠埃希菌 ATCC 6305 肺炎链球菌	

(6) 怀疑菌血症或真菌菌血症，血培养结果持续阴性，应改变血培养的方法，以便获得罕见或苛养的微生物。

(7) 感染性心内膜炎，对急性心内膜炎患者 1h(2h 内）采集 3 份血培养，如果所有结果 24h 后阴性，再采集 3 份血培养瓶。入院前两周内接受抗生素治疗的患者，连续 3 天采集血培养，每天 2 份。

(8) 本产品仅用于体外诊断，供一次性使用，检测瓶外包装如有破损，请勿使用。

(9) 操作过程必须有必要的防护措施以防止操作人员感染。废弃物应作为传染源处理。

二、结核快速培养药敏系统试剂

（一）概述

结核病是一种严重危害人民健康的慢性传染病。我国结核病患者数居世界第二位，是全球 22 个结核病流行严重的国家之一，同时也是全球 27 个耐多药结核病（MDR-TB）流行严重的国家之一，因此结核病是我国重点防控的重大传染性疾病，而结核病的准确诊断和治疗是防控工作的重要环节。

结核分枝杆菌复合群（*Mycobacterium tuberculosis* complex）简称结核分枝杆菌，是引起结核病的致病菌，可侵犯全身多个器官系统，最常见的患病部位是肺脏。分枝杆菌的分离培养和菌种鉴定能为结核病患者提供最终的诊断依据，分离培养同时也为药物敏感性试验提供实验菌株。快速培养药敏技术采用液体培养和比例法药敏方法，较传统固体培养药敏技术提高了检测速度，可提前 14 天左右报告检测结果。

（二）BACTEC™ MGIT™ 结核快速培养药敏系统试剂

1. 检测原理

(1) 培养检测原理：MGIT 培养管底部包埋有荧光物质，荧光物质将随着管内氧含量的变化而发生反应。若分枝杆菌在 MGIT 培养管内生长消耗氧，管内荧光物质被激活，在特定光源的激发下释放荧光。MGIT 仪器将每隔 60min 连续检测 MGIT 培养管内荧光强度，从而判断 MGIT 管内分枝杆菌生长情况。

(2) 药敏检测原理：BACTEC™ MGIT™ 药敏实验采用的方法是 NCCLS 推荐的比例法，判断的临界度为 1%。实验的检测结果是基于分离的结核分枝杆菌在含抗结核药物的培养管中的生长情况与不含药物的培养管（生长对照）的生长情况相比较而得到的。BACTEC™ MGIT™ 全自动检测系统可连续检测培养管内荧光强度的变化，分析比较含药物与不含药物培养管荧光强度，从而得出药敏实验结果，并自动报告。

2. MGIT™ 结核快速培养药敏系统试剂介绍 快速培养试剂主要包括培养管和添加剂试剂盒；药敏试剂包括培养管和不同种类的药敏试剂盒，药敏试剂盒细分为联合药敏试剂盒（含四种抗结核一线药：链霉素、异烟肼、利福平及乙胺丁醇）和三种高浓度药物试剂盒（表 23-27 和图 23-22）。

表 23-27　BACTEC™MGIT™ 结核快速培养药敏系统试剂介绍

货号	试剂种类	标本类型	储存条件	质控菌株	结果报告时间
245122	分枝杆菌培养管	经过净化处理的临床标本（尿液除外）和无菌的体液（血液除外）	2～25℃的避光环境中，禁止冷冻	ATCC 27294 结核分枝杆菌 ATCC 12478 堪萨斯分枝杆菌 ATCC 6841 偶发分枝杆菌	平均阳性报告时间 4～11 天
245124	分枝杆菌培养添加剂试剂盒（与分枝杆菌培养管联合使用）	经过净化处理的临床标本（尿液除外）和无菌的体液（血液除外）	2～8℃避光保存	ATCC 27294 结核分枝杆菌 ATCC 12478 堪萨斯分枝杆菌 ATCC 6841 偶发分枝杆菌	平均阳性报告时间 4～11 天
245123	分枝杆菌用联合药敏试剂盒 (SIRE)	结核分枝杆菌分离菌株	2～8℃ 避光保存	ATCC 27294 结核分枝杆菌	平均阳性报告时间 4～13 天
245125	分枝杆菌用链霉素药敏试剂盒 (STR 4.0)	结核分枝杆菌分离菌株	2～8℃ 避光保存	ATCC 27294 结核分枝杆菌	平均阳性报告时间 4～13 天
245126	分枝杆菌用异烟肼药敏试剂盒 (INH 0.4)	结核分枝杆菌分离菌株	2～8℃ 避光保存	ATCC 27294 结核分枝杆菌	4～13 天
245127	分枝杆菌用乙胺丁醇药敏试剂盒 (EMB 7.5)	结核分枝杆菌分离菌株	2～8℃ 避光保存	ATCC 27294 结核分枝杆菌	4～13 天
245128	分枝杆菌用吡嗪酰胺药敏试剂盒 (PZA)	结核分枝杆菌分离菌株	2～8℃ 避光保存	ATCC 27294 结核分枝杆菌	4～21 天

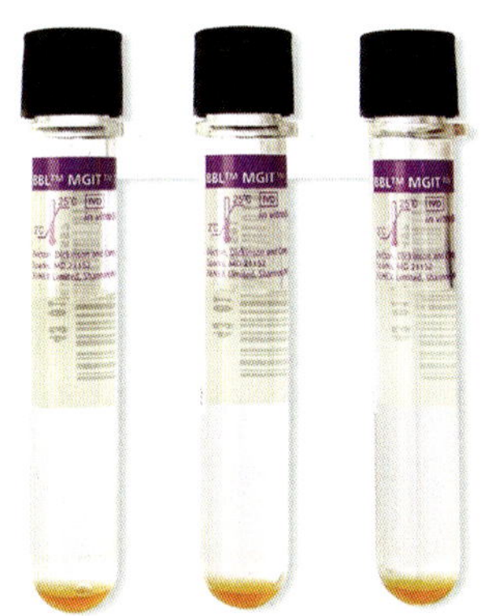

图 23-22　BACTEC™ MGIT™ 分枝杆菌培养管

3. 操作说明

(1) 培养实验操作说明：按照 BACTEC™ MGIT™ 系统操作说明，进行样本的前处理和试剂的准备，将经过前处理的样本加入准备好的 MGIT™ 分枝杆菌培养管中并编号，将培养管放入仪器中，仪器将自动孵育和连续检测培养管，在仪器提示阳性或阴性结果时，按照仪器操作说明取出阳性管或阴性管，并进行后续的处理。

(2) 药敏实验操作说明：按照 BACTEC™ MGIT™ 系统操作说明，使用固体培养基上的菌落或 MGIT 培养管内的阳性培养肉汤进行结核分枝杆菌菌液的准备，进行药敏实验用药物、药敏检测培养管和生长控制管的准备，将准备好的 MGIT 培养管放入标记好的 AST 管架，按照放管程序将 AST 培养管架放入 MGIT 仪器中，仪器将自动孵育和连续检测培养管，并自动报告药敏结果。

（三）安图分枝杆菌快速培养和结核药敏检测试剂

1. 检测原理

(1) 分枝杆菌快速培养检测试剂原理：利用结核分枝杆菌在液体培养基内索状生长的特点，从外观看表现为颗粒状生长，并且培养液不浑浊为特征判断是否有结核分枝杆菌生长。

(2) 结核分枝杆菌药敏检测原理：该产品为氧化还原指示剂显色法，显色剂在氧化状态下保持蓝色，在结核菌生长过程中产生的 NAD(P)H 的还原作用下，由蓝色转为粉红色、红色，通过颜色的变化指示是否有结核分枝杆菌生长，间接检测结核分枝杆菌的药物敏感性。

2. 安图分枝杆菌快速培养和结核药敏检测试剂　安图分枝杆菌快速培养和结核药敏检测试剂介绍如表 23-28。

3. 操作说明

(1) 培养实验操作说明：按照分枝杆菌快速培养试剂盒说明书，进行样本的前处理和试剂的准备，将经过前处理的样本加入提前添加好抑菌剂的分枝杆菌培养液内并编号，将培养管放入 35～37℃恒温箱仪器中培养。阳性结果呈现浑浊或者颗粒状生长，阳性结果用抗酸染色法进行确认是否为分枝杆菌阳性。

表 23-28　安图分枝杆菌快速培养和结核药敏检测试剂介绍

货号	试剂种类	标本类型	储存条件	质控菌株	结果报道时间
M0902	分枝杆菌快速培养试剂盒	痰、脓、支气管灌洗液、胸水、腹水、脑脊液及淋巴分泌物	2 ～ 8℃环境	灵敏度质控：接种 0.1ml 的 1.0 麦氏 ATCC 27294 结核分枝杆菌 菌悬液至分枝杆菌快速培养液 35 ～ 37℃培养。 特异性质控：分别接种 10^6CFU/ml ATCC 10231 白色念珠菌 100μl、10^6CFU/ml ATCC 25619 铜绿假单胞菌 100μl、10^6CFU/ml ATCC 25923 金黄色葡萄球菌 100μl、10^6CFU/ml CMCC 46117 肺炎克雷伯菌 100μl，35 ～ 37℃培养 24h	灵敏度质控结果：8 ～ 15 天可以观察到颗粒状生长 特异性检验：无质控菌株生长
M0901	结核分枝杆菌药敏试剂盒（SIRE 等 14 种抗生素 +2 种鉴定）	固体培养基和液体培养基上的阳性结核分枝杆菌	2 ～ 8℃环境	用 10^6CFU/ml ATCC 27294 结核分枝杆菌测试，质控孔内有白色颗粒状结核分枝杆菌生长，各个药敏检测孔均敏感	8 ～ 12 天可以达到检测要求，最长不超过 15 天

（2）药敏实验操作说明：

1）按照结核分枝杆菌药敏试剂盒说明书操作，固体培养基培养的结核分枝杆菌，从出现肉眼可见菌落后 15 日内使用，用无菌接种环刮下后研磨或者震荡，配制成麦氏标准管 1 号管浊度；液体培养基培养阳性结果，出现颗粒浑浊后配制成麦氏标准管 1 号管浊度。吸取 0.2ml 至结核分枝杆菌药敏培养液内，充分混匀，每药敏孔添加 0.5ml，用密封袋密封药敏板置 35 ～ 37℃恒温箱培养，培养 6 天后，每日观察质控孔，质控孔（C 孔）出现白色颗粒沉淀后，每孔分别添加显色剂 A 12μl、显色剂 B 25μl，35 ～ 37℃培养。培养 24 ～ 48h 观察 H 和 L 孔的变色情况。H、L 孔均显红色表示耐药；H 孔蓝色，L 孔红色表示该菌株的 MIC 接近临界值，报告结果敏感。H 和 L 孔均显示蓝色表示敏感。

2）有效性判断：质控孔显示红色，PNB 孔显示蓝色，本次实验有效；PNB 孔显示蓝色，TCH 孔显示红色，判断为人型结核分枝杆菌；TCH、PNB 孔均显示蓝色，判断为牛型结核分枝杆菌；TCH、PNB 孔均显示红色判断为非结核分枝杆菌。

（四）VersaTREK 结核快速液体培养药敏系统试剂

1. 检测原理　VersaTREK 分枝杆菌液体培养瓶（Myco 瓶）对分枝杆菌的检测也是利用气压传感技术，同时检测 O_2 的消耗和其他气体的产生（CO_2、N_2 和 H_2），由于分枝杆菌均要消耗气体，而绝大部分污染菌是产生气体，因此分枝杆菌的生长曲线具有鲜明特点，能够辅助判断结核培养是否被细菌污染（图 23-23）。由于结核分枝杆菌生长慢，报阳时间横坐标单位是天而细菌报阳时间横坐标单位有可能是小时。

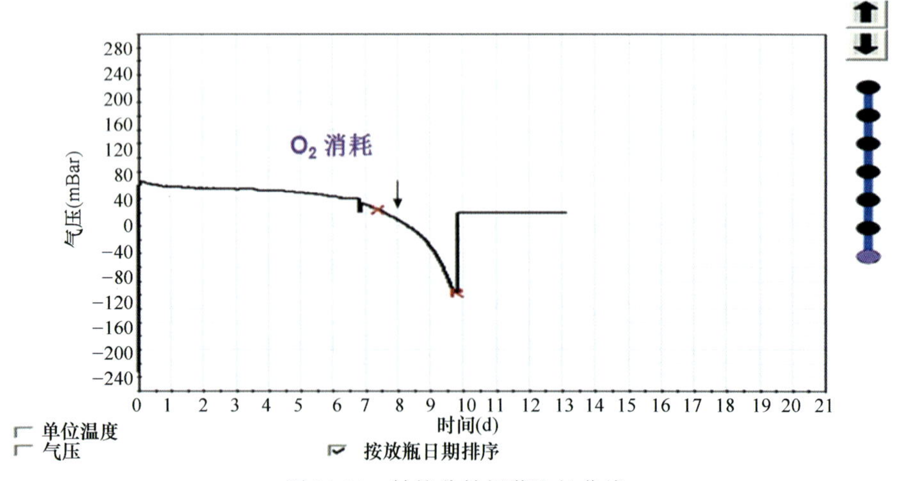

图 23-23　结核分枝杆菌生长曲线

2. 产品介绍　VersaTREK 分枝杆菌液体培养和药敏试剂耗材介绍（表 23-29 图 23-24）。

3. 操作说明

(1) Versa TREK Myco 瓶的接种：

1) 对分枝杆菌培养抗生素抑菌剂瓶子、塞子用乙醇进行消毒。

2) 用一个消毒过的针或注射器在分枝杆菌培养抗生素抑菌剂瓶子中注入 25ml 无菌蒸馏水或者去离子水。

3) 在 Versa TREK Myco 瓶上标注患者的信息。

表 23-29　VersaTREK 分枝杆菌液体培养和药敏试剂耗材

货号	试剂种类	标本类型	储存条件	质控菌株	结果报道时间
7111-42	分枝杆菌培养瓶	痰、灌洗液、血、骨髓、脑脊液、胸腹水、尿等	15～30℃，避光保存。	ATCC 27294 结核分枝杆菌 ATCC 25291 鸟分枝杆菌 ATCC 13950 胞内分枝杆菌	用 0.85% 无菌盐水配制 10^4CFU/ml 菌悬液，把 1ml 菌悬液接种到 Myco 瓶。各质控菌株报阳时间：ATCC 27294 结核分枝杆菌：6～10 天，ATCC 25291 鸟分枝杆菌：4～8 天，ATCC 13950 胞内分枝杆菌：4～8 天
7112-42	分枝杆菌生长添加剂		2～8℃，避光保存。		
7114-42	分枝杆菌培养抗生素抑菌剂				
7113-42	分枝杆菌培养抗生素抑菌剂（含万古霉素）				
7115-50	结核分枝杆菌联合药敏试剂盒（利福平、异烟肼、乙胺丁醇）	结核分枝杆菌分离菌株		ATCC 27294 结核分枝杆菌 ATCC 25618 结核分枝杆菌 ATCC 35838 结核分枝杆菌 ATCC 35822 结核分枝杆菌 ATCC 35837 结核分枝杆菌	3～15 天
7116-70	结核分枝杆菌吡嗪酰胺药敏试剂盒				
7120-30	结核分枝杆菌链霉素药敏试剂盒				

注：配套仪器为 VersaTREK 血培养仪。

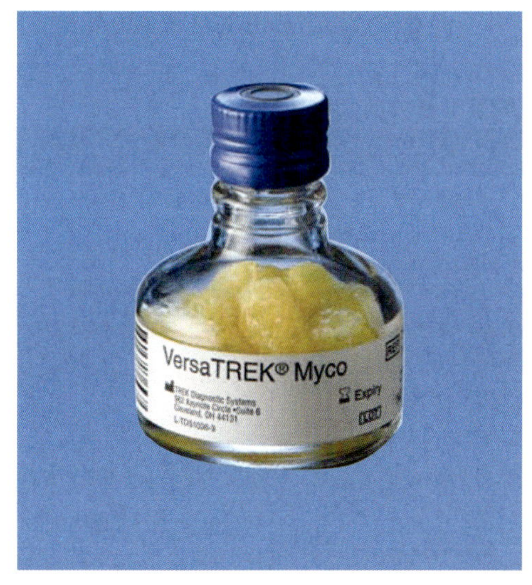

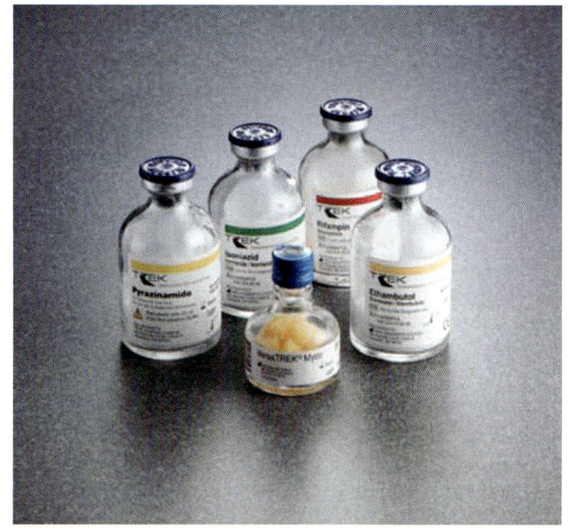

图 23-24　VersaTREK 分枝杆菌液体培养瓶 Myco 和结核药敏检测试剂

4) 用酒精消毒瓶盖。

5) 用消毒过的针头或注射器加 1ml 分枝杆菌营养添加剂。

6) 用消毒过的针头或注射器加 0.5ml 分枝杆菌培养抗生素抑菌剂溶液。

7) 混匀 Myco 瓶。

8) 用针或注射器把浓缩的已消化去污染临床标本稀释到 1ml，加入 Myco 瓶。

9) 混匀 Myco 瓶。

10) 把 Myco 瓶和瓶盖用结核菌消毒剂擦拭，准备上机孵育。

(2) Versa TREK Myco 瓶的装载和卸载：操作同 Versa TREK 血瓶的装载和卸载。

（田丽红　陈驰宇　黄家禹　马文新　王俊峰　于大鹏　罗江卫）

第四节 手工鉴定药敏系统试剂

传统的生化反应鉴定方法是病原微生物诊断的重要方法，也是最为经典的方法之一。手工鉴定试剂是一种定性鉴定的微量测定技术，普遍采用传统的显色底物对标本中分离的不同微生物进行定性鉴定。不同商品化产品采用的底物不尽相同，利用基础生化反应、胞外酶等不同的检测原理对细菌、真菌、支原体、衣原体等微生物进行生化反应的分析，多数生化反应采用集成的方式将底物集成于板条中进行集中鉴定。常见的手工鉴定试剂有RapID^{TM}、API、支原体鉴定药敏试剂盒等。

本节主要介绍《临床检验装备大全 第2卷 仪器与设备》中手工鉴定药敏系统所用试剂。

一、手工鉴定系统

（一）RapID^{TM} 鉴定系统

鉴定板条的工作原理是基于一系列特定底物与微生物间的化学反应（包括常规测试和单底物显色测试），并利用多种指示剂进行检测。RapID^{TM} 手工鉴定系统采用常规生化鉴定技术和胞外酶技术，使用多种指示剂检测微生物降解底物所产生的信号，在2～4h内完成菌株的鉴定（图23-25）。

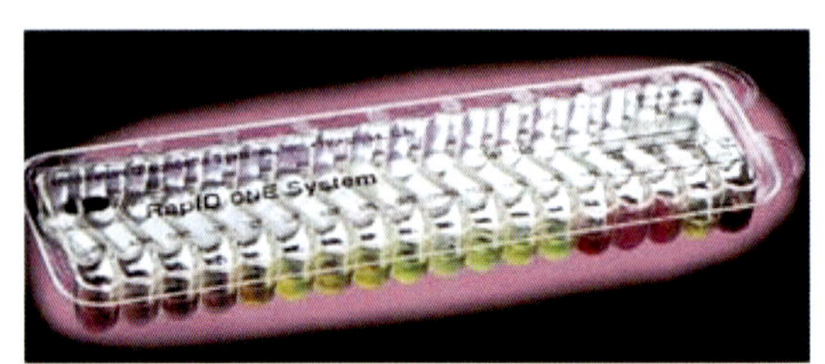

图 23-25 RapID^{TM} 手工鉴定系统

1. RapID^{TM} 手工鉴定板条种类 RapID^{TM} 手工鉴定板条具有9种不同类型，覆盖临床环境可以发现的绝大部分微生物。板条采用非常简单的一步接种方法，无需矿物油封盖，形成颜色鲜艳清晰的色彩结果，与比色卡对比判读得到数据。其编码解析软件同时支持单机版和在线版本，保持了大容量并且及时更新，提供准确、快速、简易的手工微生物鉴定选择（表23-30）。

表 23-30 RapID^{TM} 手工鉴定板条系列板条介绍

RapID^{TM} 板条	鉴定范围	配套试剂	质控菌株
RapID^{TM} ANA Ⅱ厌氧菌鉴定板条	厌氧菌	RapID^{TM} 接种液 1ml RapID^{TM} 吲哚试剂 3.0 麦氏浊度标准管	ATCC 9714 索氏梭菌 ATCC 8503 吉氏拟杆菌 ATCC 8492 单形拟杆菌
RapID^{TM} CB Plus 棒状杆菌鉴定板条	棒状杆菌	RapID^{TM} 接种液 2ml RapID^{TM} 硝酸盐 A 试剂 RapID^{TM} 硝酸盐 B 试剂 4.0 麦氏浊度标准管	ATCC 842 多黏类芽孢杆菌 ATCC 10701 假白喉棒状杆菌 ATCC 19411 化脓隐秘杆菌
RapID^{TM} NH 奈瑟菌、嗜血杆菌鉴定板条	奈瑟菌、嗜血杆菌、莫拉菌	RapID^{TM} 接种液 1ml RapID^{TM} 吲哚试剂 RapID^{TM} 硝酸盐 A 试剂 RapID^{TM} 硝酸盐 B 试剂 3.0 麦氏浊度标准管	IATCC 9006 流感嗜血杆菌生物型 ATCC 7901 副流感嗜血杆菌 ATCC 49146 副嗜泡沫嗜血杆菌 ATCC 17960 尿道寡源杆菌 ATCC 8176 黏膜炎莫拉菌
RapID^{TM} NF Plus 非发酵菌鉴定板条	非发酵菌 / 弧菌	RapID^{TM} 接种液 1ml RapID^{TM} 吲哚试剂 RapID^{TM} 硝酸盐 A 试剂 1.0 麦氏浊度标准管	ATCC 19606 鲍氏不动杆菌 ATCC 35654 嗜水气单胞菌 ATCC 13253 脑膜脓毒性伊丽莎白菌 ATCC 43534 解脲寡源杆菌
RapID^{TM} ONE 肠杆菌鉴定板条	氧化酶阴性革兰氏阴性细菌（肠杆菌等）	RapID^{TM} 接种液 2ml RapID^{TM} 吲哚试剂 2.0 麦氏浊度标准管	ATCC 6380 普通变形杆菌 ATCC 25922 大肠埃希菌 ATCC 27853 铜绿假单胞菌 ATCC 13048 产气肠杆菌

续表

RapID™ 板条	鉴定范围	配套试剂	质控菌株
RapID™ STAPH PLUS 葡萄球菌鉴定板条	葡萄球菌	RapID™ 接种液 2ml RapID™ 硝酸盐 A 试剂 RapID™ 硝酸盐 B 试剂 3.0 麦氏浊度标准管	ATCC 29970 溶血性葡萄球菌 ATCC 35552 腐生性葡萄球菌 ATCC 13048 产气肠杆菌 ATCC 43534 解脲寡源杆菌
RapID™ STR 链球菌鉴定板条	链球菌	RapID™ 接种液 1ml 1.0 麦氏浊度标准管	ATCC 29212 粪肠球菌 ATCC 11576 或 ATCC 49479 耐久肠球菌 ATCC 9809 解没食子酸链球菌 ATCC 19615 化脓性链球菌
RapID™ SS/u 尿路致病菌鉴定板条	尿道病原菌	RapID™ 接种液 1ml RapID™ 吲哚试剂 1.0 麦氏浊度标准管	ATCC 25922 大肠埃希菌 ATCC 29212 粪肠球菌 ATCC 13883 肺炎克雷伯菌 ATCC 29906 或 25933 奇异变形杆菌 ATCC 29882 或 8100 黏质沙雷菌
RapID™Yeast Plus 酵母菌鉴定板条	酵母菌	RapID™ 接种液 2ml 酵母菌比浊卡	ATCC 14053 白色念珠菌 ATCC 2001 光滑念珠菌 ATCC 2512 乳酒念珠菌 ATCC 66036 劳伦梯隐球菌 ATCC 9773 解脂耶氏酵母菌

2. 操作说明

（1）接种物制备：待测微生物必须在对应生长环境下纯培养，使用各板条说明书中建议的培养基进行微生物培养，使用棉拭子或接种环从琼脂平板取得足量的菌落，混悬于 RapID™ 接种液中，获得与标准比浊管或比浊卡相对应的浊度。不同板条需要的浊度及接种液略有不同。

（2）接种鉴定板

1）将标有“Peel to Inoculate（揭开进行接种）”的垂片掀起来拉到左边，从而将鉴定板接种部分的撕拉盖掀起来。使用一个移液管，轻轻地将接种液管中的全部内容物都加到鉴定板的右上角。将撕拉盖的垂片复位，重新密封鉴定板的接种部分。

2）加入供试菌悬液后，将鉴定板放在水平平面上，以约45°角将鉴定板以反应槽为支点倾斜（图 23-26）。

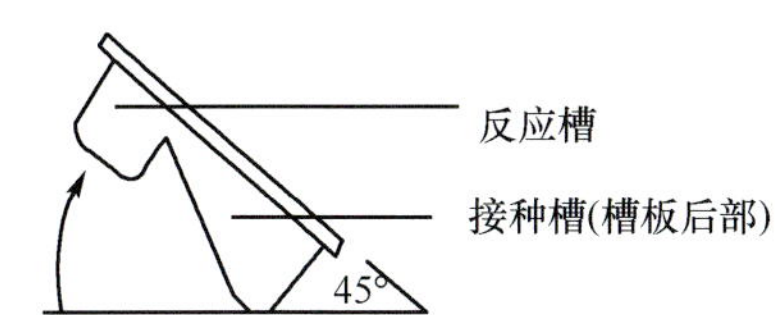

图 23-26　RapID™ 试剂条加菌悬液前准备

3）当向后倾斜时，将鉴定板轻轻地从一侧摇到另一侧，使接种物沿着后面的挡板均匀分布（图 23-27）。

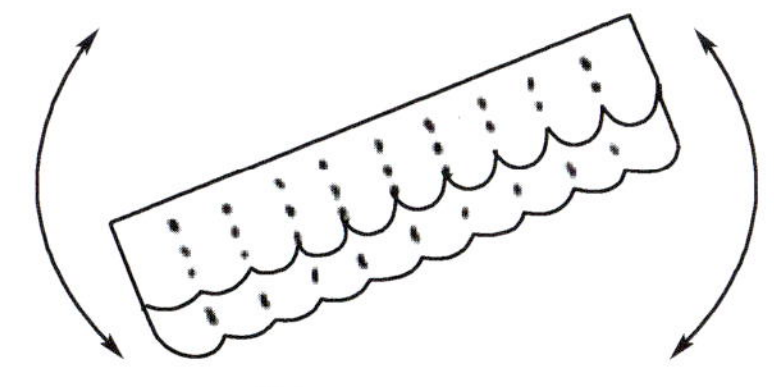

图 23-27　RapID™ 试剂条加菌悬液后混匀方式

4）当维持水平位置时（最好的方法是将反应槽底部放在台面上），慢慢将鉴定板向反应槽的方向倾斜，直至接种物沿着挡板流入反应槽（图 23-28），以此将所有接种物从鉴定板的后部排尽。

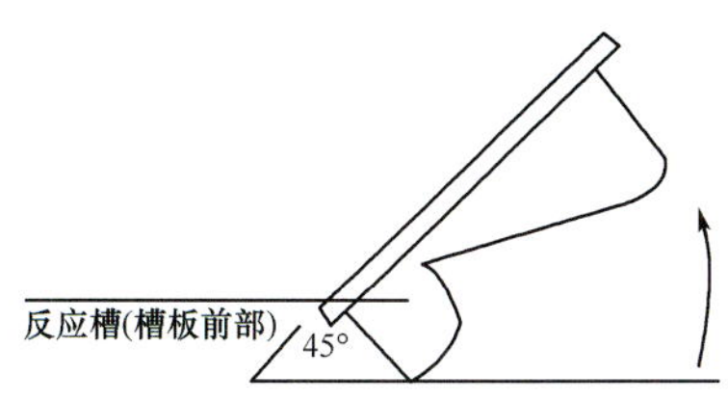

图 23-28　RapID™ 试剂条加菌悬液倾倒接种

5) 将鉴定板放回到水平位置。如有必要，将鉴定板轻叩台面，去掉阻塞在孔中的空气。

6) 在接种其他的鉴定板前，完成每块已加入接种液的鉴定板的接种。

(3) 鉴定板的孵育：将接种好的鉴定板放在35～37℃或30℃无CO_2的普通孵育箱中孵育，孵育时间和温度9种板条略有差别，可参考板条说明书。

(4) 鉴定板的结果读取：将RapID™鉴定板平置于台面上，对照颜色判读卡判断每个反应孔的阴阳性，如果具有双功能孔或需要终止试剂的孔位，将右下角的垂片掀起来拉到左边，在对应孔位中滴入反应试剂在规定时间内（最长不超过5min）读取反应结果。将所有结果记录在记录纸上，按照每个生化反应的分值进行相加，统计形成编码组，将编码输入ERIC分析软件（单机版或在线版本）中获得菌株的鉴定结果。9种板条需要加入的试剂和读取的时间不同，可参考每种板条的说明书。

(5) 特点：RapID™手工鉴定系统采用胞外酶检测技术提供最快2h，普遍4h的快速微生物鉴定；采用一步加样的方法一次性整板加样完成，无需单孔加样；所有孔位不需要封闭液状石蜡。同时RapID™鉴定系统所有板条仅需要普通孵育环境，无需厌氧环境、微需氧环境等气体环境。在结果判读方面该系统提供了在线与单机两种选择，提高了结果查询的机动性，并保持数据库始终为最新状态。

（二）API手工鉴定系统的分类和配套试剂

1. API鉴定系统检测原理 试剂条是由20个含干燥底物的小管组成。这些测定管用细菌悬浮液接种，培养一定时间后，通过代谢作用产生颜色的变化，或是加入试剂后变色而观察其结果（图23-29）。根据说明表判读反应，参照分析图索引或使用鉴定软件得到鉴定结果。

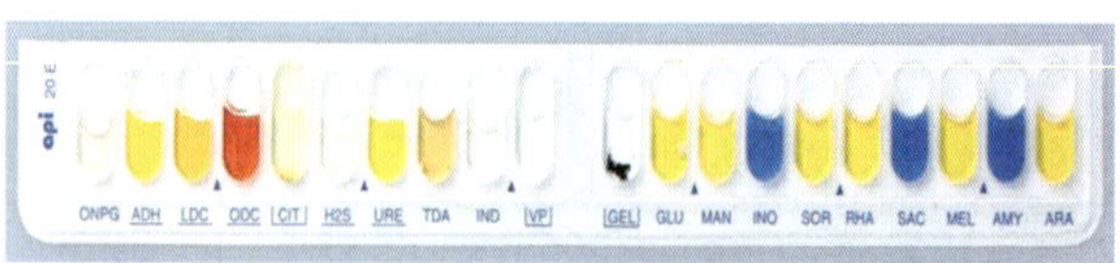

图23-29 API鉴定系统试条

2. API系统14种试剂条分类 API系统试剂条分类有14种，具体见表23-31。

表23-31 API系统试剂条分类

API 20 E 肠杆菌鉴定试条	API CAMPY 弯曲杆菌鉴定试条
API CANDIDA 酵母菌鉴定试条	API 20 STREP 链球菌鉴定试条
RAPID 20E 快速肠杆菌鉴定试条	API CORYNE 棒状杆菌鉴定试条
API NH 奈瑟菌与嗜血杆菌鉴定试条	API 20 A 厌氧菌鉴定试条
API 20 NE 非发酵菌鉴定试条	API 50 CHB 芽孢菌鉴定试条
API LISTERIA 李斯特菌鉴定试条	API 20 C AUX 酵母菌鉴定试条
API 20 STAPH 葡萄球菌鉴定试条	API 50 CHL 乳酸菌鉴定试条

3. 性能特点 API的结果标准可靠，性能优越，是全球公认的鉴定金标准，具有广泛的鉴定种类。

（三）Mycoplasma IST 2支原体培养、鉴定、计数及药敏试验试剂盒（比色法）

1. 检测原理 该产品用于可导致非淋菌性尿道炎、不孕等泌尿生殖器支原体的诊断，适用于脲原体属（*Ureaplasma spp.*）和人型支原体（*M. hominis*）的培养、鉴定，提示计数和药敏试验的检测。临床常见样本来源有尿液、阴道液、精液等。

支原体IST2由选择性液体培养基肉汤和含有22个测试反应杯的试剂条组成。肉汤提供支原体生长的最理想环境（酸碱度、底物和一些生长因子）。肉汤中的特殊底物（用于脲原体属的尿素，用于人型支原体的精氨酸）和指示剂（苯酚红）显示由于pH提高而产生颜色变化的阳性反应。3种抗生素和一种抗真菌药物的组合提供了选择性，确保样品中出现的任何污染菌群都不会影响试验。接种后，把肉汤分配到试剂条中。

试剂条可同时提供如下的检测结果：鉴定（人型或解脲支原体）；半定量计数，9种抗生素的药敏试验。

2. 产品介绍

(1) 接种试剂R1：每一个瓶内含有3.1ml肉汤，混有用于泌尿生殖器支原体诊断的样品制剂所需的稳定的营养成分，可抑制大多数革兰氏阴性和革兰阳氏性细菌的生长，并且可用于R2试剂的复溶。

(2) R2试剂：每一个瓶内含有1ml的干冻的尿素-精氨酸肉汤。在R2和3ml的R1混合后，主要组成为肉蛋白胨、酪蛋白胨、酵母提取物、精氨酸、半胱氨酸、尿素、苯酚红、PolyVitex、马血清、氯化钠及抗生素混合液。

(3) 试剂条 R3：试剂条 R3 由 3 部分组成，即鉴定、半定量计数及药敏试验。

1) 鉴定部分：1# 孔生长质控；2# 孔脲原体鉴定；3# 孔人型支原体鉴定。

2) 计数部分：4# 孔样品中脲原体属滴度> 10^4CFU；5# 孔人型支原体> 10^4CFU。

3) 药敏部分：6 ～ 22# 孔（表 23-32）。

表 23-32 Mycoplasma IST 2 试剂盒支原体药敏试验抗生素种类及药物浓度

孔位	抗生素及简写	浓度（mg/L）
6&7#	强力霉素 DOT	4，8
8&9#	交沙霉素 JOS	2，8
10&11#	氧氟沙星 OFL	1，4
12&13#	红霉素 ERY	1，4
14&15#	四环素 TET	4，8
16&17#	环丙沙星 CIP	1，2
18&19#	阿奇霉素 AZI	0.12，4
20&21#	克拉霉素 CLA	1，4
22#	原始霉素 PRI	2

3. 操作说明

(1) 样品引入：使支原体 R1 瓶回至室温。采集后立即将拭子或液体样品放于试剂 R1 溶液中。

(2) 实验室中瓶的处理

1) 采样后尽快将接种后的支原体 R1 溶液转移到实验室，避光。

2) 应遵守不同温度下的最长保存时间，即当温度为 18 ～ 25℃和 2 ～ 8℃时，接种后的试剂 R1 最长保存时间分别为 5h 和 48h。

(3) 接种物的制备：混合后，将 3ml 的接种试剂 R1 溶液转移到试剂 R2 瓶中。在漩涡混悬器上振荡以确保冻干小丸完全融解。

(4) 试剂条的准备：使试剂条回至室温后，将试剂条从包装中移除。弃去干燥剂，给试剂条加盖，在试剂条的延长下垂处记录采样的产品号（由于操作中可能使其错位，禁止在盖上记录产品号）。

(5) 孵育

1) 立即用 ATBTM 电子移液器（或等同物）将肉汤分配到支原体 IST 2 试条上的 22 个反应杯中，每个反应杯加 55μl；

2) 然后加两滴矿物油于每一反应杯中；

3) 试条加盖；

4) 将试条和支原体 R2 瓶中残留的肉汤液体培养基放在 36℃ ±2℃孵育 24h 和 48h。

注意：如果接种了 R1 试剂后立刻复溶 R2 试剂，在孵育或接种到试剂条之前，尿素－精氨酸培养基 LYO2（R1 ＋ R2）可以在 2 ～ 8℃保存 48h。

(6) 质量保证：ATCC®27813 微小脲原体（*Ureaplasma parvum*）质控菌株进行测试，按照说明书进行操作，其结果应该符合如下预期结果（图 23-30）。

	鉴定			计数		药敏试验																
						DOT		JOS		OFL		ERY		TET		CIP		AZI		CLA		PRI
	0	Uu	Mh	Uu ≥10^4	Mh ≥10^4	4	8	2	8	1	4	1	4	4	8	1	2	0.12	4	1	4	2
24h	+	+	–	+	–	–	–	–	–	V	–	–	–	–	–	+	V	–	–	–	–	–
48h	+	+	–		–	–	–	–	–	V	–	–	–	–	–	+	V	–	–	–	–	–

图 23-30 微小脲原体质控菌株的预期结果

4. 安图手工鉴定药敏试剂

(1) 检测原理

1) 支原体培养药敏检测原理：利用与生化反应相结合的原理进行培养、鉴定、计数和药敏检测。解脲支原体能分解尿素产生 NH_3，人型支原体能分解精氨酸产生 NH_3，均能使基础液的 pH 升高，进而根据酸碱指示剂指示的颜色变化判断结果。所测的支原体对包被的抗生素敏感，其酶活性受到抑制，不引起颜色变化，反之，若耐药则会引起颜色变化。

2) 肺炎支原体培养药敏检测原理：本产品是把培养与生化反应相结合，肺炎支原体具有分解葡萄糖产酸的能力，使培养液的 pH 降低，根据酸碱指示剂指示的颜色变化判断结果。若所测的肺炎支原体对包被的抗生素敏感，其酶活性受到抑制，不引起颜色变化，反之，若耐药则会引起颜色变化。

3）真菌培养药敏检测原理：本产品培养与生化反应相结合，利用真菌糖同化反应，联合抗生素、抑菌剂、生长因子等手段，使特定孔中特定真菌生长，采用合适的指示剂，通过颜色变化快速准确判断真菌感染种类及药物敏感性。

（2）产品介绍：安图支原体培养鉴定计数药敏试剂盒、肺炎支原体培养鉴定计数药敏试剂盒和真菌快速培养鉴定药敏试剂盒介绍见表 23-33。

表 23-33 安图手工鉴定药敏系统试剂介绍

试剂种类	标本类型	储存条件	质控菌株	结果报道时间
支原体培养鉴定计数药敏试剂盒	白带、宫颈拭子、尿标本、精液、前列腺按摩液、男性尿道分泌物拭子等	冻干型：2 ～ 8℃保存； 液态型：0℃以下保存	ATCC 27813 解脲脲原体 ATCC 15488 人型支原体	平均阳性报告时间：24 ～ 48h
肺炎支原体培养鉴定计数药敏试剂盒	痰液或咽拭子	液态型：0℃以下保存	ATCC 15531 肺炎支原体	平均阳性报告时间：24 ～ 48h
真菌快速培养鉴定药敏试剂盒	泌尿生殖道分泌物标本、尿标本、痰标本	2 ～ 8℃保存	ATCC 10231 白色念珠菌 ATCC 750 热带念珠菌 ATCC 15126 光滑念珠菌 ATCC 14243 克柔念珠菌	平均阳性报告时间：20 ～ 24h

（3）操作说明

1）支原体培养药敏实验操作说明：取出基础液（或稀释液和冻干粉，把稀释液转移至冻干粉瓶并混匀后称其为基础液）及药敏试验板，恢复室温，用吸嘴吸取 100μl 基础液加入空白对照孔；接种样本（尿标本 500μl、精液 25μl 或拭子）于剩余的基础液中，加盖摇匀使之混匀；将含样本的基础液加入其余的微孔中，每孔 100μl；所有微孔滴加 1 ～ 2 滴试剂盒所附矿物油（使矿物油覆盖液面，否则基础液蒸发，结果不准）；将药敏试验板加盖后，置培养箱中，35 ～ 37℃培养 24 ～ 48h 观察结果。

2）肺炎支原体培养药敏实验操作说明：取出培养液及药敏试验板，恢复室温，用吸嘴吸取 100μl 培养液加入空白对照孔；接种样本（100μl 痰液、棉签蘸取或咽拭子）于剩余的培养液中，加盖摇匀使之混匀；将含样本的培养液加入其余的微孔中，每孔 100μl；所有微孔滴加 1 ～ 2 滴试剂盒所附矿物油（使矿物油覆盖液面，否则基础液蒸发，结果不准）；将药敏试验板加盖后，置培养箱中，35 ～ 37℃培养 24 ～ 48h 观察结果。

3）真菌培养药敏实验操作说明：取出培养液及药敏试验板，恢复室温，用无菌滴管吸取 100μl 培养液加入 C 空白对照孔；将接种液加入以外的药敏试验板微孔中，每孔 100μl；所有药敏试验板微孔滴加 1 ～ 2 滴矿物油；将药敏试验板加盖后，置于培养箱中，37℃培养 18 ～ 24h 观察结果；30h 以后结果无效。

（马文新 卫 沛 王薇薇 李永军 郑业焕）

第五节 手工鉴定试剂

经典的微生物鉴定，基于传统的革兰氏染色、微生物生长情况、糖分解产物试验、蛋白质分解产物试验、碳源利用试验、呼吸酶类试验及细菌产生的各种酶类物质等。即便是自动鉴定系统在临床微生物室应用三十余年后的今天，在临床微生物实验室的日常工作中，仍离不开一些基本的快速手工鉴定试剂，常对可疑菌做附加的手工鉴别性试验，这些试验往往可提供鉴定的重要方向，可快速区分可疑微生物群或鉴定可疑细菌到种。例如，奥普托欣（optochin，OP）和胆汁溶菌试验可作为肺炎链球菌的鉴定试验；血琼脂平板上的卫星现象可用于初步鉴别流感嗜血杆菌；明胶液化和 42℃生长试验可用于假单胞菌属内细菌的鉴定。此节，将微生物鉴定常用手工鉴定试剂做一总结。

一、氧化酶检测条

1. 产品简介 氧化酶为鉴别细菌是否具有细

胞色素c作为呼吸系统的酶。氧化酶试验非常简单，最常用试剂是二盐酸四甲基对苯二胺，为无色水溶性，遇氧化酶阳性细菌快速氧化产生蓝紫色。氧化酶常用于鉴别革兰氏阴性菌的科和属。肠杆菌科细菌氧化酶均阴性，可与假单胞菌属、气单胞菌属和邻单胞菌属区别；革兰氏阴性球杆菌不动杆菌的氧化酶阴性，可与氧化酶阳性的革兰氏阴性球菌莫拉菌和奈瑟菌相区别。此外，某些革兰氏阳性菌的氧化酶也很活跃，可利用氧化酶阳性的葡萄球菌（*Staphylococcus sciuri*）区分大多数其他葡萄球菌。

2. 检测原理　该检测条浸渍有二盐酸四甲基对苯二胺，用于检测细菌的细胞色素氧化酶。

3. 操作简介

（1）将氧化酶检测条接触需检测的菌落，观察5s的时间。深蓝/紫色显示阳性结果。

（2）用玻璃毛细管或铂金接种环将需检测的菌落转移至氧化酶检测条上。将菌落摊开，观察5s的时间。深蓝/紫色显示阳性结果。

4. 质量控制　阳性对照菌株为ATCC27853铜绿假单胞菌，阴性对照菌株为ATCC 25922大肠杆菌，需每次试验同时做室内质控。

二、触酶试剂

1. 产品简介　触酶又称过氧化氢酶，用于触酶试验的试剂为3%H_2O_2溶液，避光4℃储存。触酶用于检测细菌是否可分解潜在细胞毒性物质H_2O_2为H_2O和O_2，在细菌种属的鉴别上有广泛的应用，检测触酶对于区分属有重要作用，比如区别葡萄球菌（+）和链球菌（-），或李斯特菌（+）和乳杆菌（-）。

2. 检测原理　具有过氧化氢酶的细菌，能催化H_2O_2，放出新生态氧，继而形成O_2，出现气泡。阳性反应，出现气泡；阴性反应，无气泡生成。

3. 操作简介　取洁净玻片1张，用接种环挑取细菌菌落，加3%H_2O_2一滴，立即观察结果。注意勿挑到血琼脂。出现气泡，且与阳性对照结果一样的为阳性反应；不产气泡，且与阴性结果一样的为阴性反应。

4. 质量控制　阳性对照菌株为ATCC 25923金黄色葡萄球菌，剧烈产生气泡；阴性对照菌株为ATCC 29212粪肠球菌，不产气泡或缓慢产生少量气泡。

三、吲哚试剂

1. 产品简介　吲哚试剂主要用于肠杆菌的鉴别。如产酸克雷伯菌吲哚试验阳性，肺炎克雷伯菌吲哚试验阴性。

包装规格：15ml/瓶。

2. 检测原理　有些细菌具有色氨酸酶，能分解培养基中的色氨酸，生成吲哚，吲哚与对二甲基氨基苯甲醛作用，形成玫瑰吲哚而呈红色。

3. 操作简介　将待检菌接种至蛋白胨水培养基中，35℃过夜孵育，沿管壁徐徐加入Kovacs试剂0.5ml，即刻观察结果。两液面交界处呈红色为阳性，无红色为阴性。

四、硝酸盐试剂

1. 产品简介　硝酸盐试剂用于检测把硝酸盐还原成亚硝酸盐或游离氮的能力。

2. 检测原理　硝酸盐培养基中的硝酸盐可被某些细菌还原为亚硝酸盐，后者与乙酸作用生成亚硝酸。亚硝酸与对氨基苯磺酸作用，形成偶氮苯磺酸，再与其他物质反应，生成红色的物质。

3. 操作简介　将待检菌接种至硝酸盐培养基，35℃孵育1～2天，加入BactiDrop硝酸盐A试剂和BactiDrop硝酸盐B试剂各2滴，立即观察结果。呈红色为阳性，若不呈红色，再加入少量锌粉，如仍不变红色为阳性，表示培养基中的硝酸盐已被细菌还原为亚硝酸盐，进而分解成氨和氮。加锌粉后变红为阴性，表示硝酸盐未被细菌还原，红色反应是由锌粉的还原所致。

五、凝固酶试验

1. 产品简介　凝固酶试验用于鉴别葡萄球菌，金黄色葡萄球菌凝固酶试验为阳性，而表皮葡萄球菌及腐生葡萄球菌为阴性。

2. 检测原理　金黄色葡萄球菌可产生两种凝固酶。一种是结合凝固酶，结合在细胞壁上，使血液中的纤维蛋白原变成纤维蛋白而附着于细菌表面，发生凝集，可用玻片法检测。另一种是由菌体生成后释放于培养基中的游离凝固酶，能使凝血酶原变成凝血酶类物质，从而使血浆凝固，可用试管法检测。

3. 操作简介

（1）玻片法：取兔或人混合血浆和盐水各一滴分于清洁载玻片上，挑取待检菌菌落分别与血浆及盐水混合。如血浆中有明显颗粒而盐水中无自凝现象为阳性。

（2）试管法：取两支试管，分别加入 0.5ml 的血浆，挑取待检菌在管壁充分研磨加入测试管，将已知阳性菌株加入对照管，37℃水浴 3 ～ 4h，血浆凝固为阳性（血浆事先经生理盐水 1 ∶ 4 稀释待用）。

（3）质量控制：阳性对照菌株为 ATCC 25923 金黄色葡萄球菌，呈不规则块状凝集；阴性对照菌株为 ATCC 12228 表皮葡萄球菌，不凝集。

六、七叶苷试验

1. 产品简介 七叶苷试验主要用于鉴别 D 群链球菌和其他非 D 群链球菌，前者阳性，后者阴性。

2. 检测原理 有的细菌可将七叶苷分解成葡萄糖和七叶素，七叶素与培养基中枸橼酸铁的二价铁离子反应，生成黑色的化合物，使培养基呈黑色。

3. 操作简介 将待检菌接种于七叶苷琼脂斜面培养基上，经 35℃孵育 18 ～ 24h，观察结果，培养基变为棕黑色为阳性，培养基不变色为阴性。

七、脲酶试验

1. 产品简介 脲酶试验主要用于肠杆菌科中变形杆菌属细菌的鉴别，奇异变形杆菌和普通变形杆菌脲酶试验阳性。

2. 检测原理 某些细菌能产生脲酶，分解尿素形成氨，培养基呈现碱性，酚红指示剂随之变为红色。

3. 操作简介 将待检菌接种于含尿素的琼脂斜面培养基上，35℃孵育 2h、4h、24h 观察结果，最长孵育至 4 天，培养基变为红色为阳性，培养基不变色为阴性。

八、PYR 试验

1. 产品简介 PYR 试验是一种快速筛选鉴别试验，用于鉴定能产生吡咯烷酮芳基酰胺酶的细菌。肠球菌、链球菌属中的化脓性链球菌、草绿色气球菌和某些凝固酶阴性的葡萄球菌试验阳性。

2. 检测原理 某些细菌能产生吡咯烷酮芳基酰胺酶，水解 PYR 生成 β- 萘基酰胺，与显色剂反应形成红色的复合物。

3. 操作简介 将待检菌涂布到含有 PYR 的纸片上，35℃孵育 5min，滴加显色剂，纸片呈现红色，试验为阳性，无颜色改变为阴性。

九、氧化 / 发酵试验

1. 产品简介 氧化 / 发酵（O/F）试验，用适当的 pH 包括指示剂作指示，如酚红或溴麝香草酚蓝，在厌氧条件下（发酵）使葡萄糖产酸来区别主要的细菌，包括所有肠杆菌科（+）与非发酵菌属如假单胞菌（-），不动杆菌（-）和嗜麦芽窄食单胞菌（-），或区分葡萄球菌（+）和微球菌（-）。

2. 检测原理 细菌分解葡萄糖的代谢过程中，根据对氧分子参加的需要，分成两种类型，需要分子氧参加的为氧化型，能进行无氧降解的为发酵型，发酵型细菌无论在有氧或无氧环境中都能分解葡萄糖。

3. 操作简介 取两支 Hugh-Leifson（HL）培养管，置沸水中，以驱逐培养基中的 O_2。冷却后，两支均接种待检菌，一管加灭菌液状石蜡或凡士林于培养基上层以隔绝空气，试验发酵特征，另一管与空气相通试验氧化特征，置孵箱培养。发酵特征试管颜色不变而氧化特征试管颜色变黄，表明试验细菌的葡萄糖分解代谢为氧化型；两管颜色均变为黄色为发酵型；两支培养管颜色均不变为产碱型。

除了以上常用的手工鉴定试验，还有一些基于酶学反应的鉴别试验，例如氨基酸多肽酶、γ-谷氨酰胺转肽酶可鉴别脑膜炎奈瑟菌（+）、其他奈瑟菌（-）；脯氨酰内肽酶可鉴别淋病奈瑟菌（+）、其他奈瑟菌（-）、并且是难辨梭菌的鉴定标志指标；β- 丙氨酰多肽酶是鉴定铜绿假单胞菌的标志；亮氨酰氨基肽酶（LAP）用来区分明串珠菌属、绿色气球菌与链球菌。脂酶和磷酸酶试验主要用于厌氧菌的鉴定，卵磷脂酶是梭菌属大部分细菌的特性，包括产气荚膜梭菌索氏梭菌（*C.sordellii*）、双酶梭菌（*C.bifermentans*），以及芽孢杆菌属的致病性蜡样芽孢杆菌和炭疽芽孢杆菌。通常，卵磷脂酶反应用于鉴别产气荚膜梭菌。肠杆菌科中的沙雷菌和变形杆菌可产生 DNA 酶，革兰氏阳性菌中只有金黄色葡萄球菌产生 DNA 酶，可利用 DNA 酶试验鉴定。

（马文新　温晓芬　胡继红）

参考文献

周庭银，倪语星，王明贵 . 2011. 血流感染实验诊断与临床诊治 . 上海：上海科学技术出版社 .

Horsburg CR Jr. 1991.Mycobacterium avium complex infection in the acquired immuno- deficiency syndrome. N Engl J Med，324(19)：1332-1338.

Jorgesen J，Ferraro MJ. 2009. Antimicrobial susceptibility testing：a review of general principles and contemporary practices. Clin Infect Dis，49(11)：1749-1755.

Jungkind DL. 1989. Evidence for a second mechanism of action of resin in BACTEC NR16A aerobic blood culture medium. Abstracts of the Annual Meeting of Amer. Soc. for Microbiol.

Murray PR. 2010. Matrix-assisted laser desorption ionization time-of-flight mass spectrometry：usefulness for taxonomy and epidemiology. Clin Microbiol Infect，16(11)：1626-1630.

Persing DH，Tenover FC，Tang YW，et al. 2011. Molecular Microbiology：Diagnostic Priciples and Practice. 2nd ed. Washington DC：ASM Press.

Smith JA. 1995. Comparison of BACTEC 9240/Alert blood culture systems in an adult hospital. J Clin. Microbiol，33(7)：1905-1908.

Tenover，FC. 1993.The resurgence of tuberculosis：is your laboratory ready? J Clin Microbiol，31(4)：767-770.

Thorpe TC，Wilson ML，Turner JE，et al.1990. BacT/ALERT：an automated colorimetric microbial detection system. J Clin Micro，28(7)：1608-1612.

Versalovic J，Carroll KC，Funke G，et al. 2011. Manual of Clinical Microbiology. 10th ed. Washington DC：ASM Press.

Weinstein MP，Reller LB. 2002. Manual of Commercial Methods in Clinical Microbiology. Washington DC：ASM Press.

第二十四章　培养基、分型血清及药敏纸片

第一节　商品化平板培养基

培养基（culture medium）是指由人工方法配制而成的，专供微生物培养、分离、鉴别、研究和保存用的混合营养物制品。一般都含有碳水化合物、含氮物质、无机盐（包括微量元素）及维生素和水等。不同培养基可根据实际需要，添加一些自身无法合成的化合物，即生长因子。有的培养基还含有抗生素和色素，用于单种微生物培养和鉴定。

微生物培养基应用范围很广。例如，无菌试验培养基可检查药品、生物制品是否污染细菌，这直接关系到用药安全；在临床及食品卫生检验中常用选择、鉴别培养基，此类培养基根据用途不同，需要加入抑菌剂、指示剂、血液、糖等试剂，以利于特定细菌的分离与鉴别；需要使细菌大量生长、繁殖的各类培养基，病毒培养及疫苗生产中则需用组织细胞培养液，主要成分为多种氨基酸、核苷酸、无机盐、生长因子等。

按用途分类包括：①基础培养基，营养需求相似的一些生物其所需的营养物大体相同，因此可配制一种满足它们共同需要的含有基本营养成分的基础培养基；②鉴别培养基，即在培养基中加入某种试剂，从而在培养过程中表现出特殊反应，用以鉴别不同类型的微生物，如无菌试验用的酚红肉汤培养基，就是一种鉴别培养基；③选择培养基，根据某些微生物具有特殊营养要求，或对某些化学物质具有抗性而设计的，例如在配方中加入某种化学药物，以限制对敏感菌的生长繁殖，而将对其不敏感的所需的微生物分离出来。如在分离酵母菌时，可加入氯霉素、链霉素等以抑制细菌的生长。

20世纪60年代初以来，由于生物化学的飞速发展，出现了各种新的培养基，尤其是显色培养基（chromogenic/fluorogenic culture media），其种类日渐丰富，其质量日趋改进和提高，从而推动了微生物学检验工作的迅速发展。

一、检测原理

培养基是指由人工方法配制而成的，专供微生物培养、分离、鉴别、研究和保存用的混合营养制品。培养基按用途分为基础培养基、增菌培养基、选择性培养基、鉴别培养基和厌氧培养基等。无论何种培养基，最终大多要制成琼脂平板，配制供应标准化、高灵敏度、高质量的培养基，是微生物学检验的重要保证。

显色培养基是一种新型微生物检测诊断试剂，它利用微生物产生特异性酶与相应显色底物反应而显现出某种特定颜色的原理，对微生物进行筛选分离。这些相应的显色底物是由产色基因和微生物可代谢物质组成，在特异性酶作用下，游离出产色基因显示一定颜色，直接观察菌落颜色即可对菌种作出筛选、分离甚至鉴定。利用显色培养基进行微生物的筛选分离，其反应的灵敏度和特异性大大优于传统培养基，更为方便、快速和准确。平板培养基的储存条件均为2～8℃，最好避光保存；生产批号和有效期通常打印在培养皿上，不同厂商生产的平板的有效期不同。

二、培养基分类

（一）基础培养基

基础培养基是用于普通微生物的分类培养，根据临床需求使用情况，主要分为血琼脂平板、巧克力色血琼脂平板和营养琼脂平板（表24-1）。

表 24-1　基础培养基特点

试剂种类	用途	质控菌株	图片
血琼脂平板、哥伦比亚血琼脂平板（5% 绵羊血或马血）	用于营养要求苛刻的微生物（如链球菌，李斯特菌等）的培养、分离，特别易于观察菌落的溶血性	ATCC 49619 肺炎链球菌 ATCC 19615 化脓链球菌	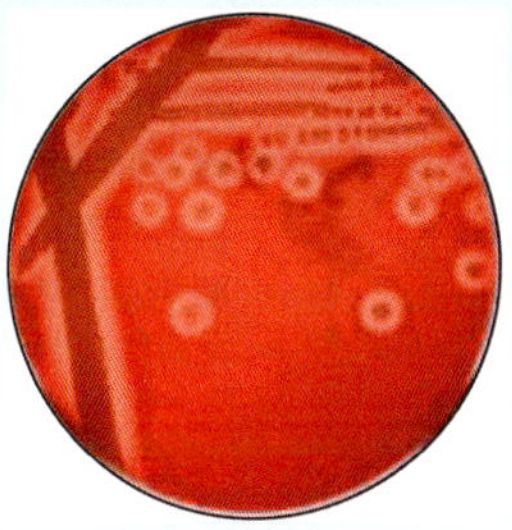
巧克力色血琼脂平板	用于营养要求苛刻的微生物的培养、分离，特别适合流感嗜血杆菌、淋病奈瑟菌的生长	ATCC10211 流感嗜血杆菌 ATCC43069 淋病奈瑟菌	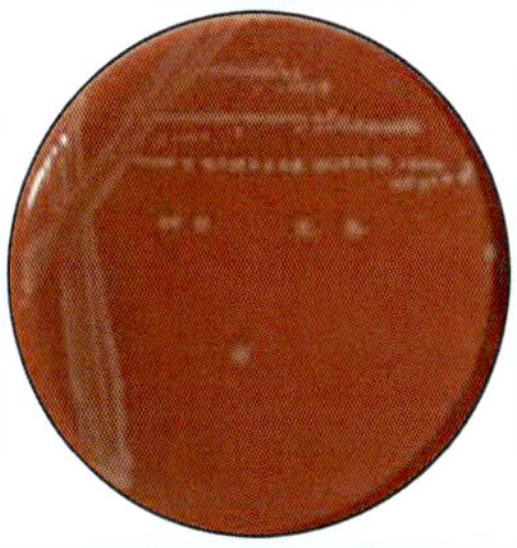
营养琼脂平板	用于规则表面或环境（空气、水）的微生物（非苛养菌）的采集和培养	ATCC25923 金黄色葡萄球菌 ATCC25922 大肠埃希菌	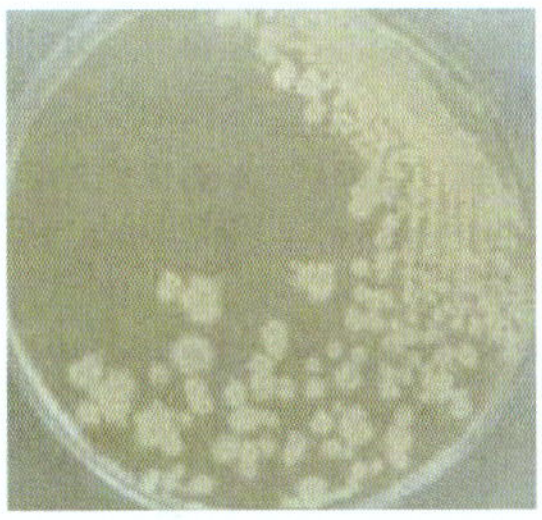

（二）鉴定类培养基

通过培养基中添加特殊组分，以达到微生物初步鉴定的目的，据此把市面上常用的鉴定类培养基统计（表 24-2）。

表 24-2　鉴定类培养基特点

试剂种类	主要用途	质控菌株	图片
淋球菌琼脂平板、淋病奈瑟菌及脑膜炎奈瑟菌巧克力琼脂培养基	用于淋病奈瑟菌的培养、分离和选择培养；适用于多种微生物标本中淋病奈瑟菌和脑膜炎奈瑟菌的选择性分离	ATCC25923 金黄色葡萄球菌 ATCC19424 淋病奈瑟菌	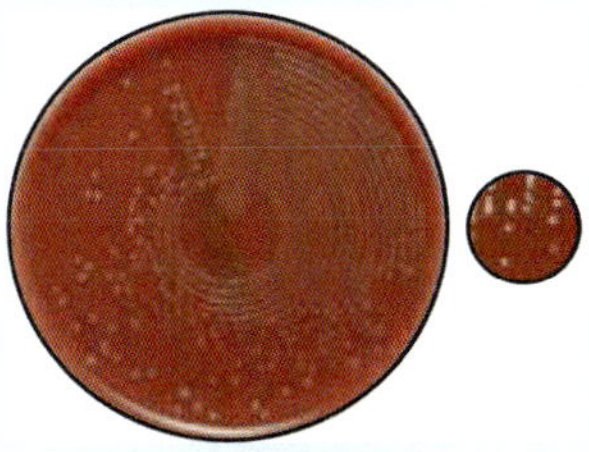
麦康凯琼脂平板	产品用于革兰氏阴性生物体的检测和分离，并用于分离发酵乳糖和非发酵乳糖的革兰氏阴性肠道杆菌	ATCC25923 金黄色葡萄球菌 ATCC25922 大肠埃希菌	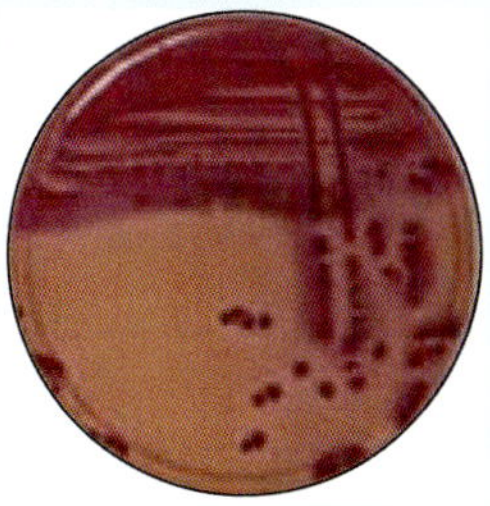

续表

试剂种类	主要用途	质控菌株	图片
中国蓝琼脂平板	产品用于革兰氏阴性生物体的检测和分离，并用于分离发酵乳糖和非发酵乳糖的革兰氏阴性肠道杆菌	ATCC 25922 大肠埃希菌 ATCC 25923 金黄色葡萄球菌	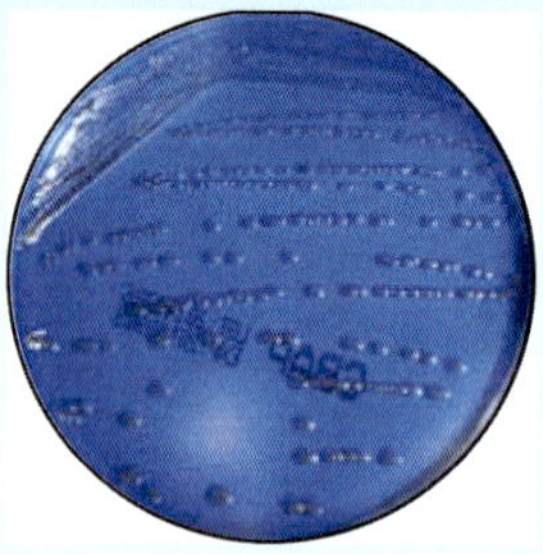
SS 琼脂平板	用于肠道致病菌，主要是沙门菌属、志贺菌属和耶尔森菌属的选择、分离和培养	ATCC 14028 鼠伤寒沙门菌 ATCC 12022 弗氏志贺菌 ATCC 29212 粪肠球菌 ATCC 25922 大肠埃希菌	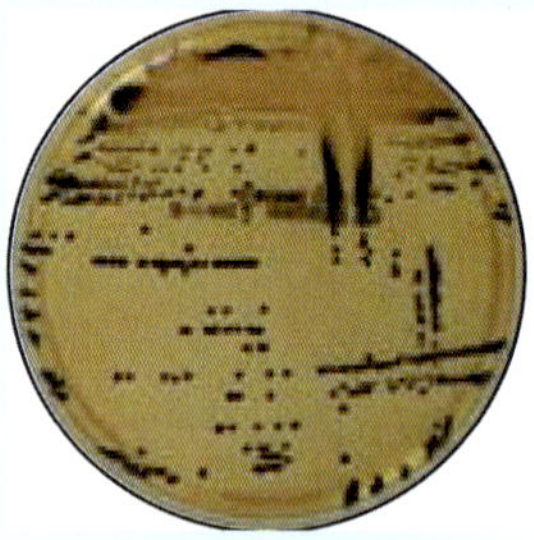 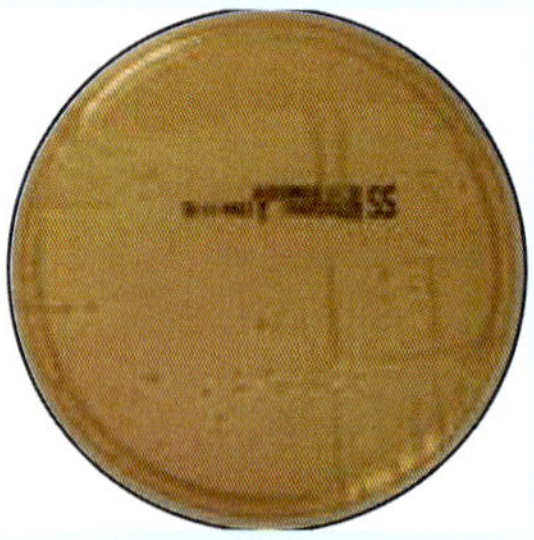
HE 肠道琼脂培养基	用于分离标本中可能存在的沙门菌属或志贺菌属的选择性分离培养基	ATCC 14028 鼠伤寒沙门 ATCC 12022 弗氏志贺菌 ATCC 29212 粪肠球菌 ATCC 25922 大肠埃希菌	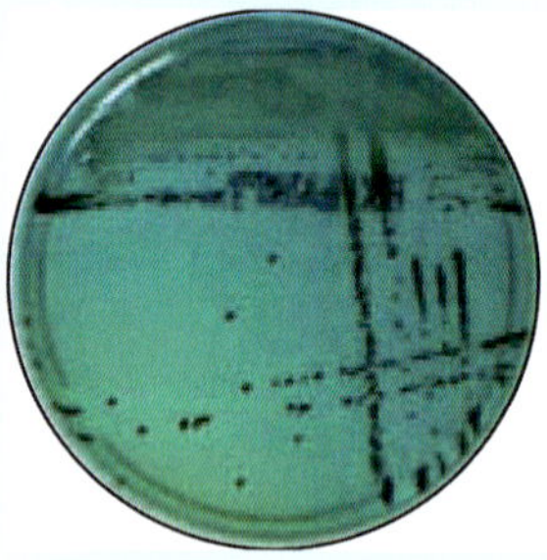 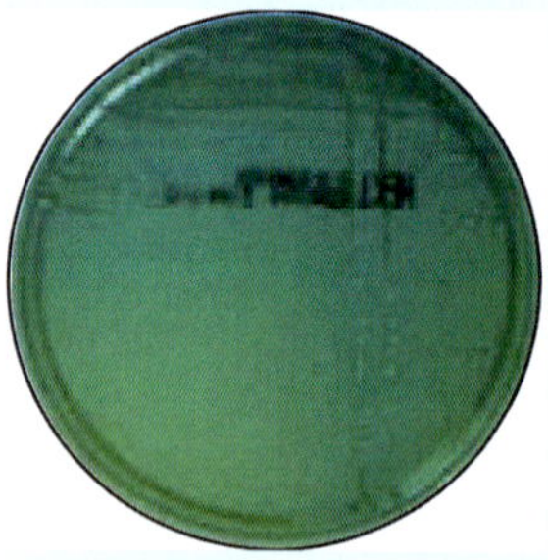
MH 琼脂平板	用于非苛养细菌的抗生素敏感性试验	ATCC 25923 金黄色葡萄菌 ATCC 25922 大肠埃希菌 ATCC 27853 铜绿假单胞菌	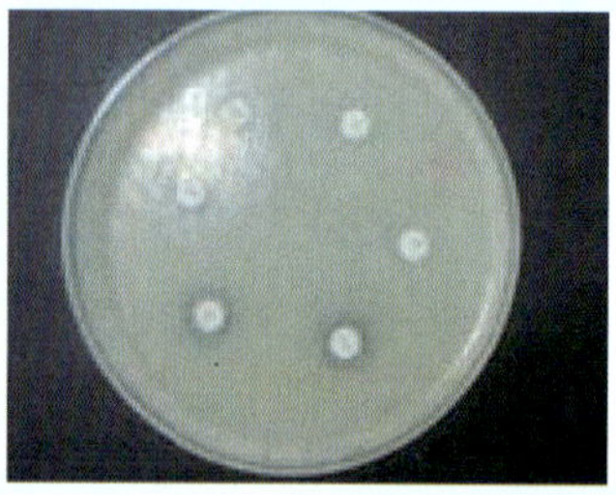 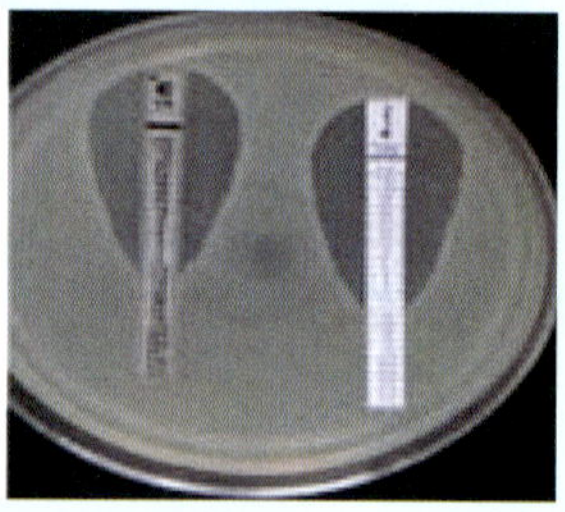
血 MH 琼脂平板	用于肺炎链球菌等抗生素敏感性试验	ATCC 49619 肺炎链球菌	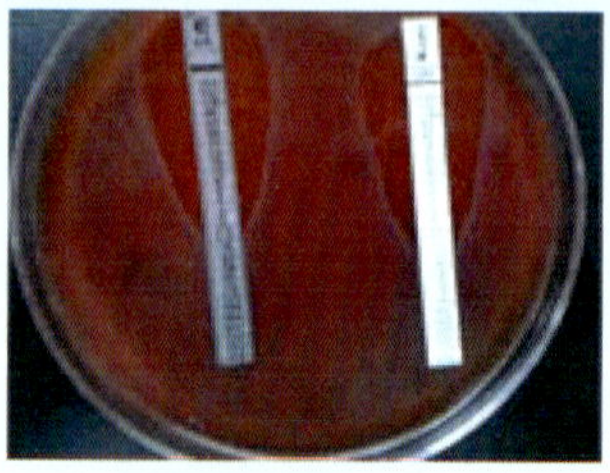
沙保罗琼脂平板	用于多种微生物标本中酵母菌和霉菌的分离	ATCC 10231 白色念珠菌 ATCC 9533 须发癣菌 ATCC 25922 大肠埃希菌	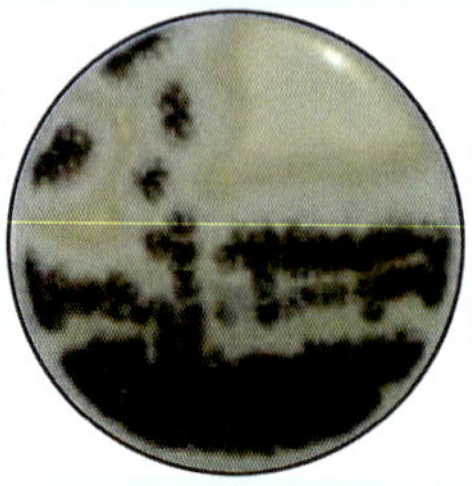 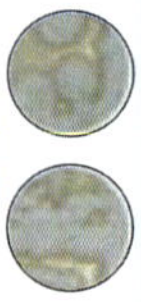

续表

试剂种类	主要用途	质控菌株	图片
二合一平板（血/麦康凯琼脂平板，血/巧克力琼脂平板）	用于同一标本不同种类致病微生物的培养、分离和鉴定	ATCC 25922 大肠埃希菌 ATCC 49619 肺炎链球菌 ATHN 070709 化脓性链球菌 ATCC 25923 金黄色葡萄球菌	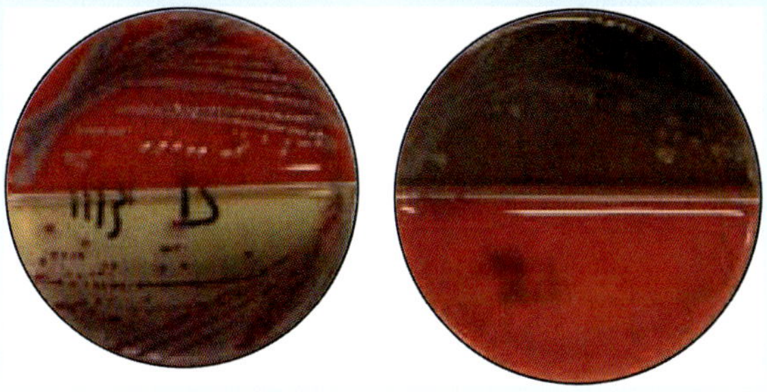

（三）显色类培养基介绍

培养基中添加特殊底物、酶或显示剂组分，通过目测菌落显色情况即可达到微生物初步鉴定的目的，据此把市面上常用的鉴定类培养基统计（表 24-3）。

表 24-3　显色类培养基特点

试剂种类	主要用途	质控菌株	图片
念珠菌显色平板	用于念珠菌的培养和分离	ATCC 10231 白色念珠菌（绿色） ATCC 750 热带念珠菌（蓝色） ATCC 14243 克柔念珠菌（粉色） ATCC 15126 光滑念珠菌（无色）	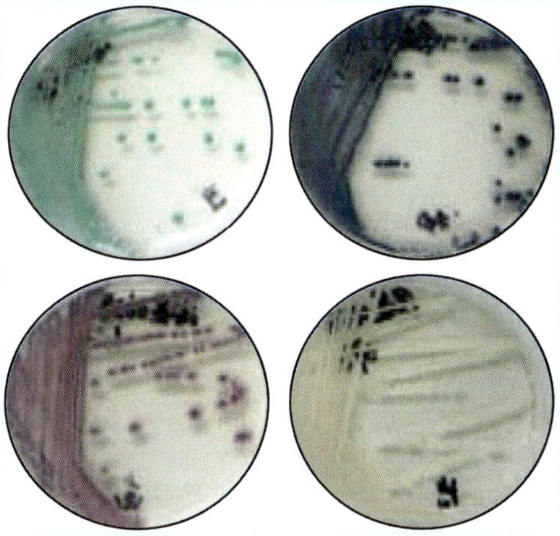
尿道菌显色平板	用于常见尿路感染细菌的培养、分离和鉴定	ATCC 25922 大肠埃希菌（粉红色） ATCC 29212 粪肠球菌（浅绿色） CMCC 46117 肺炎克雷伯菌（深绿）	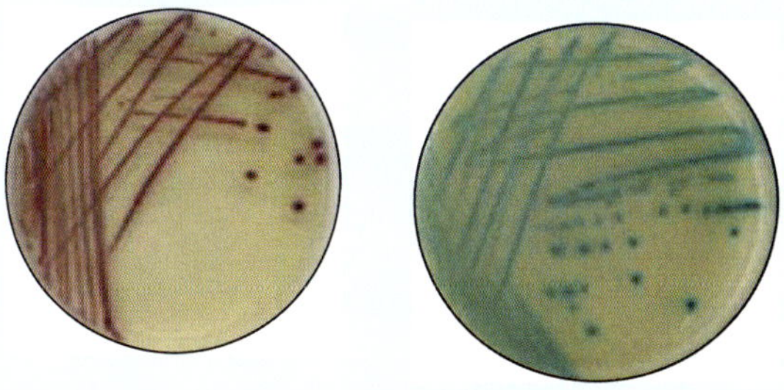
ChromID 泌尿系统致病菌鉴定培养基	用于尿样标本中微生物的计数和大肠埃希菌、肠球菌、KESC 及变形杆菌的直接鉴定	ATCC 25922 大肠埃希菌 ATCC 29212 粪肠球菌 ATCC 12453 奇异变形杆菌	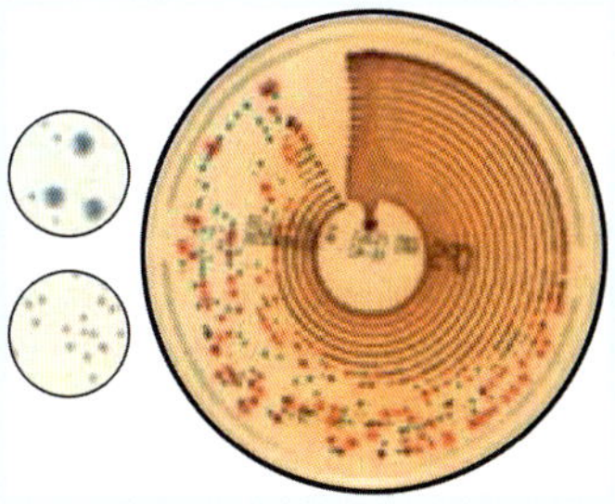

续表

试剂种类	主要用途	质控菌株	图片
B 群链球菌显色平板	用于 37 ～ 42 周孕妇 B 群链球菌的筛查	ATCC 12386 B 群链球菌（无乳链球菌）	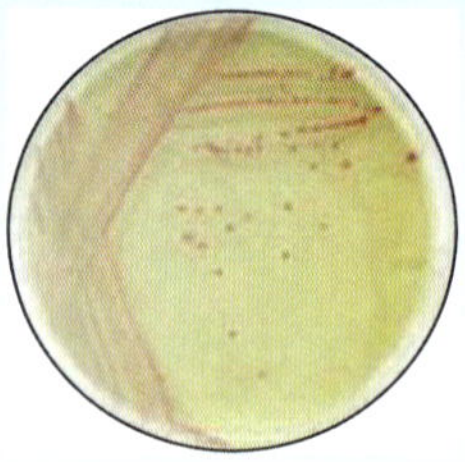
细菌真菌显色琼脂平板	用于常见细菌、真菌的培养、分离和鉴定	ATCC 25922 大肠埃希菌、ATCC 29212 粪肠球菌、CMCC 46117 肺炎克雷伯菌和 ATCC 10231 白色念珠菌	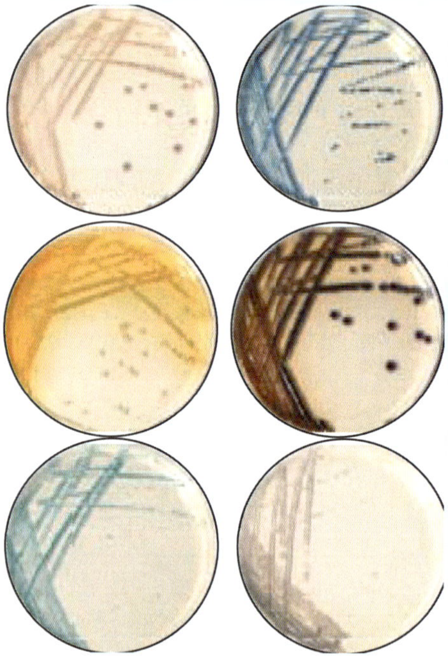
金黄色葡萄球菌显色平板	用于金黄色葡萄球菌的培养、分离和鉴定	ATCC25923 金黄色葡萄球菌	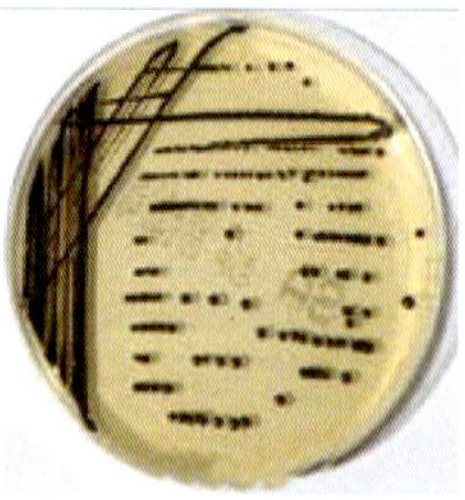
弧菌显色平板	用于弧菌的培养和分离	ATCC17802 副溶血弧菌	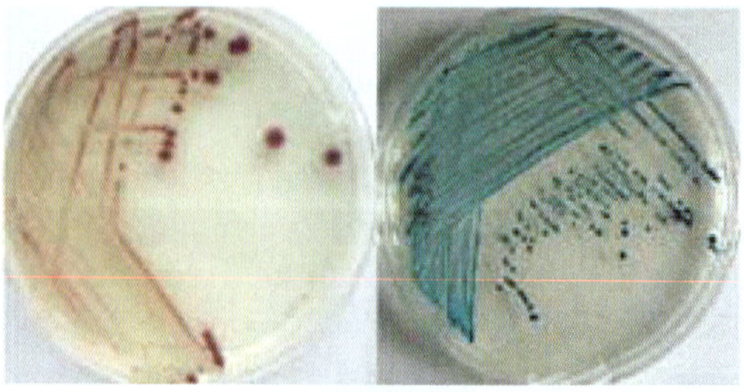
耐甲氧西林金黄色葡萄球菌筛查培养基	用于在慢性携带者或有可能感染 MRSA 的患者中筛选耐甲氧西林金黄色葡萄球菌（MRSA）	ATCC 43300 金黄色葡萄球菌 ATCC 29213 金黄色葡萄球菌	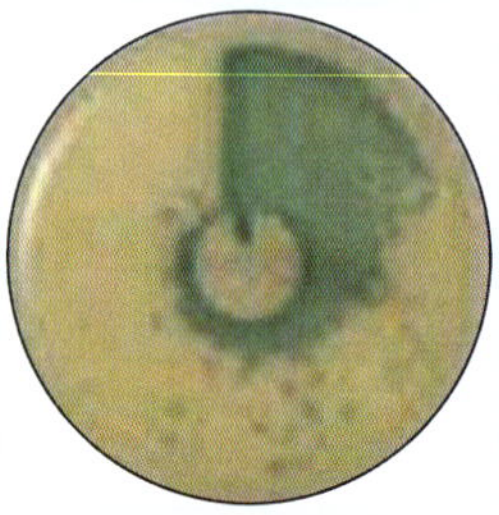

续表

试剂种类	主要用途	质控菌株	图片
耐万古霉素肠球菌筛选培养基	用于筛选万古霉素耐药的屎肠球菌和粪肠球菌的选择性显色培养基	ATCC 700221 屎肠球菌 ATCC 51299 粪肠球菌 ATCC 29212 粪肠球菌	
产超广谱β-内酰胺酶肠杆菌筛查培养基	用于筛选超广谱β-内酰胺酶肠杆菌(ESBLs)	ATCC 700603 肺炎克雷伯菌 CIP 105903 大肠埃希菌 ATCC 25922 大肠埃希菌	

（郑业焕　陈驰宇　胡继红　崔晓晓　杨咏康　马文新　唐　超）

第二节　干粉培养基

干粉培养基是将微生物生长所需的营养成分浓缩为干粉形式，可相对长期保存的配置液体或固体培养基的基础原料。干粉类型既包含基础原料干粉如蛋白胨、牛肉浸膏、琼脂粉等，也包括多种成分的混合物，如混合有蛋白胨、酵母抽提物、淀粉、盐等组分的干粉培养基，提供微生物所需的碳源、氮源、生长因子、无机盐等必需营养物质。

一、检测原理

基础原料干粉需再配加其他营养成分配置成微生物生长所需的培养基。配有琼脂的混合型干粉培养基可用于配置固体培养基，不含琼脂的混合型干粉培养基可用于配置液体或固体培养基（额外添加琼脂）。配制好的液体或固体培养基对微生物进行生长培养，后续可进行细菌、真菌、分枝杆菌的鉴定和药敏实验操作。

二、产品介绍

由于不同微生物有不同的最佳生长营养条件，基础混合型干粉培养基可提供大多微生物生长所需要素，还有多种选择性的干粉培养基，其成分可选择性富集某类细菌的生长，同时抑制其他种类细菌生长。液体或固体培养基的配制，在使用基础干粉培养基或选择性干粉培养基的基础上，也可根据需要添加其他组分。最常见的添加剂是动物的去纤维血液和血液中的营养因子（如V因子，X因子）以补充营养，还有选择性的特定细菌的增菌成分或选择性的抑制剂如抗生素。另有显色培养基的干粉，含显色底物，通过显色反应鉴定或鉴别细菌。常用培养细菌的混合型干粉培养基种类见表24-4；常用培养真菌、毛滴虫、支原体的混合型干粉培养基种类见表24-5；可用于配制非常规培养基的干粉培养基种类见表24-6；常用于配制显色平板的干粉培养基种类见表24-7。

表 24-4　常用细菌培养的干粉培养基种类

类型	产品名称	用途
增菌性、滋养性培养基	哥伦比亚血琼脂基础	多用途，适合培养苛养菌
	胰蛋白血琼脂	可用作培养苛养菌的血平板
	脑心浸液	培养苛养菌
	营养琼脂	基础性培养基
运送培养基	Amies 运送培养基	保存运送过程中的菌株
	改良 Stuart 运送培养基	配制成半固体、无营养成分的运送培养基
	Cary-Blair 运送培养基	运送革兰氏阴性菌和厌氧菌

续表

类型	产品名称	用途
鉴定用培养基	克氏双糖铁琼脂	鉴定肠杆菌
	三糖铁琼脂	区分肠杆菌
	胆盐七叶苷琼脂	分离和筛选肠球菌的鉴别培养基
	BIGGY 琼脂	分离和初步鉴定念珠菌
	DNA 酶琼脂	检测产 DNA 酶的葡萄球菌
	尿素琼脂	用于检测脲酶的细菌
	MRVP 培养基	区分大肠产气菌群
选择性培养基	麦康凯琼脂（含盐和不含盐）	分离革兰氏阴性菌
	中国蓝乳糖琼脂	分离革兰氏阴性菌
	山梨醇麦康凯琼脂	选择性培养并鉴别大肠埃希菌 O157
	HE 琼脂	分离沙门菌属和志贺菌属
	SS 琼脂	分离沙门菌属和志贺菌属
	XLD 琼脂	分离沙门菌属和志贺菌属
	CLED 培养基	培养尿道致病菌
	厌氧培养基	培养苛养菌和其他厌氧菌
	TCBS 霍乱弧菌培养基	选择性分离致病弧菌

表 24-5　常用培养真菌、毛滴虫、支原体干粉培养基种类

产品种类	用途
马铃薯葡萄糖琼脂	用于分离皮肤真菌、其他霉菌和酵母
酵母霉菌琼脂	用于酵母和霉菌的分离与保存
皮肤真菌培养基	用于初步分离和鉴定皮肤真菌
沙保罗葡萄糖琼脂	用于分离皮肤真菌和其他霉菌、酵母的酸性培养基，可添加氯霉素增加选择性
曲霉琼脂（AFPA）	用于检测黄曲霉和寄生曲霉
毛滴虫分离培养基	用于培养阴道毛滴虫
支原体分离培养基	用于选择性分离支原体

表 24-6　非常规干粉培养基种类

产品种类	培养菌种
K-F 链球菌琼脂	用于 D 群链球菌的分离和计数
B 群链球菌培养基	从临床标本中分离和检测 B 群链球菌
厌氧基础琼脂	用于培养苛养菌和其他厌氧菌
幽门螺杆菌分离培养基	用于选择性分离幽门螺杆菌
弯曲杆菌分离培养基	分离培养弯曲杆菌
阴道加德纳分离培养基	用于分离阴道加德纳菌
棒状杆菌分离培养基	用于分离和区分所有类型的白喉棒状菌
难辨梭菌选择性培养基	用于难辨梭菌的分离
假单胞菌分离培养基	分离假单胞菌
洋葱伯克霍尔德菌分离培养基	分离洋葱伯克霍尔德菌

续表

产品种类	培养菌种
气单胞菌分离培养基	选择性鉴别培养基，用于分离嗜水气单孢菌
耶尔森菌分离培养基	用于临床样本和食品中结肠炎耶尔森菌的分离和计数
鲍特菌分离培养基	用于选择性分离百日咳和副百日咳鲍特菌
布鲁菌分离培养基	用于培养和分离布鲁菌

表 24-7　显色干粉培养基种类

产品种类	用途
尿路病原菌显色培养基	区分主要尿路感染病原菌并可计数
念珠菌显色培养基	分离和鉴别含白色念珠菌的常见念珠菌
MRSA 显色培养基	分离和鉴别耐甲氧西林金黄葡萄球菌
VRE 显色培养基	分离和鉴别万古霉素耐药肠球菌
ESBL 显色培养基	分离和鉴别产超广谱 β- 内酰胺酶肠杆菌细菌
CRE 显色培养基	分离和鉴别产碳青霉烯酶肠杆菌细菌
无乳链球菌显色培养基	分离和鉴别产妇和新生儿无乳链球菌

以上干粉包装规格一般为 500g/ 瓶。质量控制要求按照成品的固体或液体培养基使用相应 ATCC 菌株。

三、操作说明

按配制说明称量一定量干粉培养基溶于水（去离子水）并混匀。如配制固体培养基，则需加入一定量的琼脂粉，通常为 15g/L，溶解后，根据配制说明调整 pH，经包装后进行高压蒸汽灭菌，通常 121℃ 15 ～ 20min 为有效灭菌。灭菌冷却后在无菌情况下进行分装倾倒培养平板。如需另外添加剂的培养基，在冷却（通常在分装前，45 ～ 50℃，避免因过热而破坏添加剂成分）及无菌情况下添加并混匀，后倾倒平皿或液体培养管等。

四、干粉培养基的生产和品质要求

干粉培养基在原料来源、均一性、溯源性及生产流程控制方面应按照国际标准（如 ISO13485 和 ISO9001 标准），确保每批次的干粉性能稳定。其配方应提供各类微生物生长所需的营养和选择性因子，正确的选择培养基可培养出相应微生物，为后续细菌、真菌的鉴定药敏及菌种保存提供必要条件。

（马文新　唐　超　胡继红）

第三节　液体培养基

一、手工血培养瓶试剂

（一）概述

血培养是将新鲜离体的血液标本接种于营养培养基上，在一定温度、湿度等条件下，使营养要求较高的细菌生长繁殖并对其进行鉴别，从而确定病原菌的一种人工培养法。血培养也是医学临床化验室中最重要的检验项目之一，是培养基的一种，广泛用于微生物，特别是一些苛营养的微生物如流感嗜血杆菌、脑膜炎双球菌、肺炎链球菌、布氏杆菌、放线杆菌、心杆菌、金氏杆菌等的微量检测。几乎所有的疾病，如多种细菌传染病、肺炎、脑膜炎、泌尿系统感染、腹膜炎、骨髓炎、产后脓毒症、细菌性心内膜炎及发热待查患者等，均可能因细菌进入血液而引起菌血症、败血症，造成严重和危急的全身性感染，故急需尽快查明血中的病原菌，及时给予针对性的抗菌治疗。因此，准确及时的血培养结果具有极其重要的意义。

手工血培养瓶（blood culture bottle）含有琼脂粉、胰酪胨、酵母浸粉、氯化高铁血红素、氯化钠、精氨酸等组成成分。同时富含多种生长因子、完整的氨基酸系列和各种维生素，故不仅能促进血中的一般细菌快速繁殖，更能支持各种营养苛求菌的正常生长。如其中的氯化高铁血红素（X 因子）和烟酰胺腺嘌呤二核苷酸（V 因子）能支持嗜血杆菌、放线杆菌和心杆菌的生长；其中的盐酸吡哆醛，对培养引起心内膜炎的维生素 B_6 依赖性链球菌有关键性作用；而其中的聚茴香脑磺酸钠（sodium polyanetholesulfonate，SPS）不仅有抗血凝作用，更能中和或部分中和血中免疫因子和残留抗生素（链霉素、卡那霉素、庆大霉素、多黏菌素 B 等）的杀菌抑制作用。双向系统形成不同的氧浓度梯度，利于对氧浓度不同要求的微生物生长，而且固相的存在使得分离培养非常简单，没有污染，使菌落很容易在琼脂表面观察到。固相琼脂面上的菌落可以直接用于抗生素敏感性实验及菌种鉴定。

（二）Autobio 手工血培养瓶

1. 检测原理　血培养瓶富含多种生长因子、完整的氨基酸系列和各种维生素，故不仅能促进血中的一般细菌快速繁殖，更能支持各种营养苛求菌的正常生长。细菌在血培养瓶中生长会引起培养液浑浊，通过目测初步判读培养结果。

2. 试剂介绍　（表 24-8）。

表 24-8　手工血培养瓶试剂介绍

试剂种类	规格	储存条件	质控菌株	用途
双相血培养瓶	20 瓶 / 箱	2 ～ 25℃避光储存，有效期 18 个月	CMCC（B）28001 藤黄微球菌 ATCC 10211 流感嗜血杆菌 ATCC 49619 肺炎链球菌 ATCC 19615 化脓性链球菌 ATCC 19424 淋病奈瑟菌 ATCC 10231 白色念珠菌	用于体液（血液、腹水等）中需氧菌的体外培养检测
厌氧血培养瓶	20 瓶 / 箱	2 ～ 25℃避光储存，有效期 18 个月	CMCC（B）64941 生孢梭菌	用于体液（血液、腹水等）中厌氧菌的体外培养检测

3. 操作说明

（1）检查培养瓶有无污染、破损。

（2）轻轻扳开培养瓶上的塑料保护盖，并用酒精棉球或碘酒对橡胶盖进行消毒，待干。

（3）严格无菌操作，成人采血 3 ～ 5ml，婴幼儿采血 1 ～ 3ml，立即用针头从橡胶塞中间将血液注入瓶内，再次对橡胶塞进行消毒，盖上塑料保护盖。

（4）多次倾斜血培养瓶，立即放入 35 ～ 37℃培养箱中直立培养。

（5）若标本需做两种血培养，即需氧和厌氧，则标本应先注入厌氧瓶，再注入需氧瓶内，严禁将空气注入厌氧瓶内。

（三）SIGNAL手工血培养瓶

1. 检测原理 SIGNAL手工血培养瓶检测微生物生长代谢过程中生成的气体。气体产生使密闭瓶中气压增大，导致部分血液/培养基混合液被压入指示装置中，最终形成肉眼就能清晰看到的阳性指示结果（图24-1）。

2. 试剂介绍 SIGNAL手工血培养瓶，报阳报阴由人工判定，操作简便（表24-9）。

3. 操作说明

(1) 接种最多10ml的标本到血培养瓶中（图24-2）。

(2) 将接种后培养瓶于36℃±1℃放置1h，再将指示装置插入。

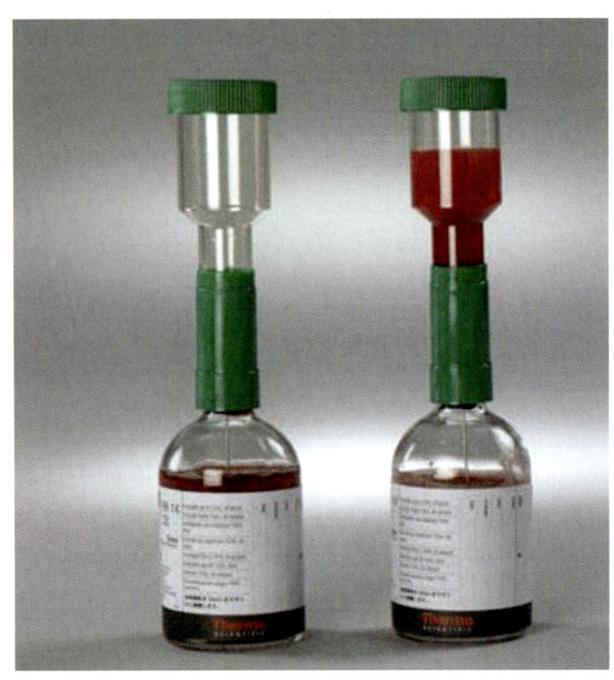

图24-1 SIGNAL阴性血培养瓶（左）和SIGNAL阳性血培养瓶（右）

表24-9 SIGNAL手工血培养瓶

中文名称	英文名称	包装规格	质控菌株	用途
SIGNAL手工血培养瓶	SIGNAL BLOOD CULTURE	20瓶/箱	(ATCC 10876) 蜡样芽孢杆菌 (ATCC 25285) 脆弱拟杆菌 (ATCC 27606) 诺维梭菌 (ATCC 13124) 产气荚膜杆菌 (ATCC 25922) 大肠埃希菌 (ATCC 10953) 核梭杆菌 (ATCC 19418) 流感嗜血杆菌 (ATCC 29665) 肺炎克雷伯菌 (ATCC 13077) 脑膜炎奈瑟菌 (ATCC 27337) 厌氧消化链球菌 (ATCC 29303) 二路普雷沃菌 (ATCC 27853) 铜绿假单胞杆菌 (ATCC 25923) 金黄色葡萄球菌 (ATCC 14990) 表皮葡萄球菌 (ATCC 6303) 肺炎链球菌 (ATCC 25175) 变形链球菌 (ATCC 10231) 白色念珠菌	用于对血液和无菌体液中的需氧菌、厌氧菌和微需氧菌进行培养检测

(3) 在36℃±1℃孵育7天，并在最初的24h连续振荡。

(4) 定期检查培养结果。

(5) 对于阳性结果，从指示装置内取样传代培养。

二、鉴定类液体培养试剂

（一）概述

支原体是一类介于细菌和病毒之间的原核

生物，是迄今为止已知的能独立存活的最小微生物，且能通过滤器。支原体有6个属，其中支原体属（*Mycoplasma*）和脲原体属（*Ureaplasma*）与医学有关。目前在人类中能检测到的支原体有15个种，对人致病的主要有解脲脲原体（*Ureaplasma urealyticum*，*Uu*）、生殖支原体（*Mycoplasma genitalium*，*Mg*）、人型支原体（*Mycoplasma homins*，*Mh*）、肺炎支原体（*Mycoplasma pneumonia*，*MP*）。其中解脲脲原体（*Ureaplasma urealyticum*，*Uu*）、生殖支原体（*Mycoplasma genitalium*，*Mg*）、人型支原体（*Mycoplasma homins*，*Mh*）可引起人类泌尿生殖道感染，是非淋菌性尿道炎（*nongonococcal urethritis*，*NGU*）的主要病原微生物，而肺炎支原体（*Mycoplasma pneumonia*，*MP*）则是儿童和成人呼吸道疾病最常见的病原之一。

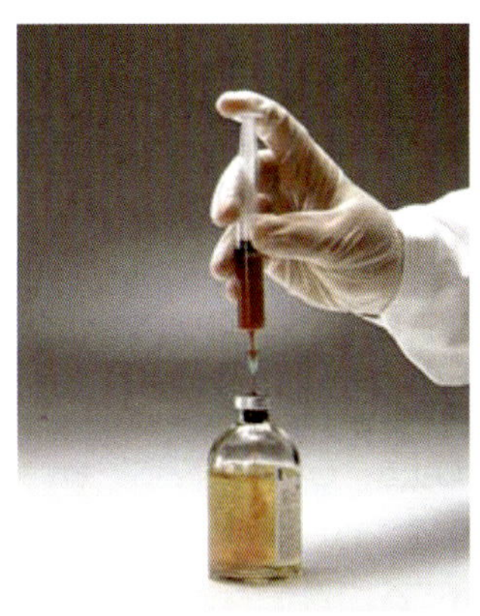
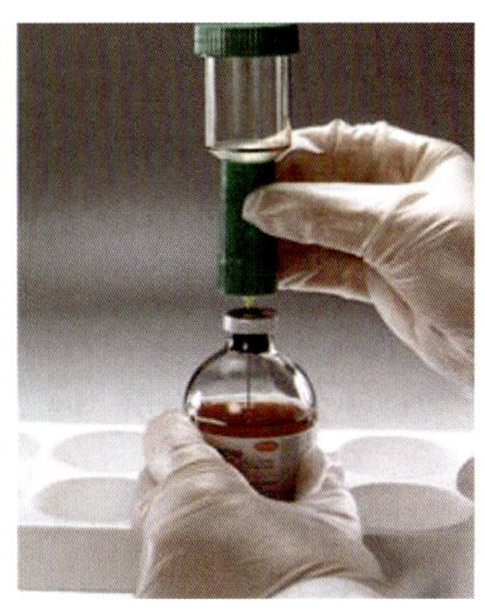
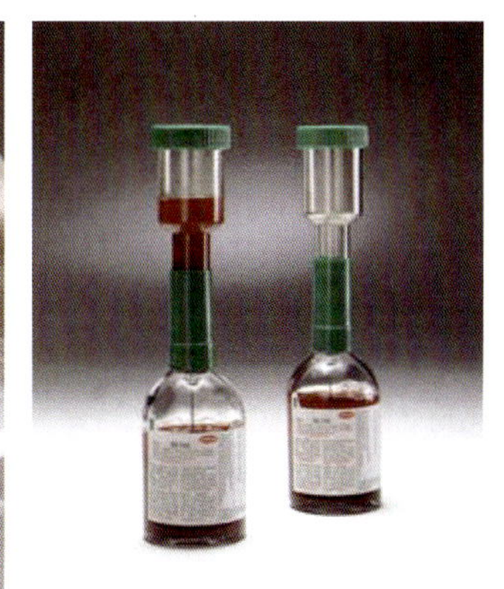
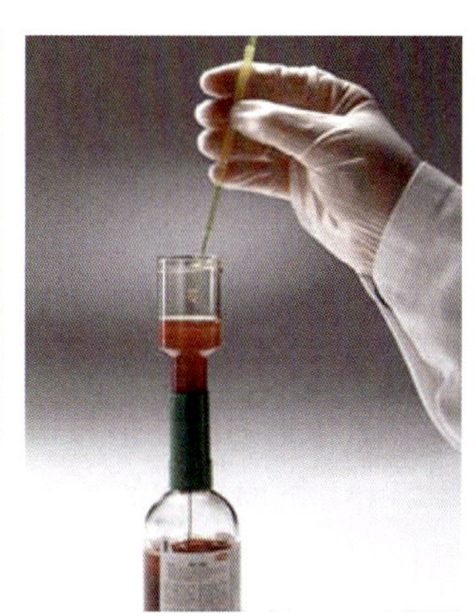

图 24-2 SIGNAL 手工血培养瓶操作流程

支原体基因组较小，生物合成能力有限，因此必须以寄生或腐生方式生存，营养要求高。培养基成分除基础营养物质外，还需加入马血清、新鲜酵母浸液、青霉素G及pH指示剂。最适生长温度为37℃，典型支原体菌落大小为15～300μm不等。其中，人型支原体菌落外观似"油煎蛋"样，肺炎支原体为球形菌落。

肺炎支原体主要侵犯呼吸道，是青少年急性呼吸道感染的主要病原体之一，引起支气管炎，常伴有上呼吸道感染症状，1/3的感染者可致肺炎。潜伏期为2～3周。解脲脲原体、生殖支原体、人型支原体主要引起泌尿生殖系统的感染，如非淋菌性尿道炎、阴道炎、宫颈炎、早产等。因此，临床检测支原体就显得尤为重要。

目前，检测支原体的方法主要包括培养法、ELISA法、PCR技术等。其中，培养法较占优势，一方面，其克服了ELISA法检测阳性结果的不确定性，PCR技术试剂昂贵、需要专业人员操作等缺陷；另一方面，目前不少快速诊断试剂厂家的支原体培养试剂，可24～48h快速出结果，满足临床需求。

（二）鉴定类液体培养试剂

1. 检测原理 解脲脲原体具有脲酶，能分解尿素产生NH_3，人型支原体具有精氨酸脱羧酶可分解精氨酸，肺炎支原体分解葡萄糖产酸，进而达到培养、鉴定的目的。包装规格：20人份/盒，储存条件：0℃以下保存，有效期12个月。

2. 试剂介绍 鉴定类液体培养试剂介绍见表24-10。

表 24-10 鉴定类液体培养试剂介绍

试剂种类	质控菌株	用途
支原体培养试剂	ATCC 27813 解脲脲原体 ATCC 15488 人型支原体	用于泌尿生殖道系统解脲脲原体或人型支原体的检测
肺炎支原体培养试剂	ATCC 15531 肺炎支原体	用于呼吸道系统肺炎支原体的检测

3. 操作说明

(1) 取出培养试剂，恢复室温。

(2) 将标本按常规法接种后，旋紧瓶盖，登记标本号，35～37℃孵育24～48h，观察结果。

（郑业焕 方 娟 郜 颖 马文新 王俊峰）

第四节 诊断血清

一、概 述

用已知抗体（即含特异抗体的免疫血清或单克隆抗体等）检测标本中或分离培养物中未知细菌的种、型或细菌抗原，称为血清学鉴定。在微生物检验中，常用来鉴定分离到的细菌，以最终确认检测结果，是临床细菌性疾病诊断和病原菌鉴定的重要手段之一，并作为流行病学调查的依据。

1. 血清学反应的一般特点

(1) 抗原抗体的结合具有特异性，当有共同抗原体存在时，会出现交叉反应。

(2) 抗原抗体的结合是分子表面的结合，这种结合虽相当稳定，但是可逆的。

(3) 抗原抗体的结合是按一定比例进行的，只有比例适当时，才能出现可见反应。

2. 诊断血清的生产厂家 国内外均有专门生产诊断血清的厂家，因各类菌血清型较多，各厂家生产的诊断血清品类略有差异，如沙门菌，国产的 O 多价多为 A-F 多价，国外的多为范围更广的 A-S 或其他多价。

二、主要诊断血清产品介绍

（一）沙门菌分型血清

沙门菌属的血清分型是根据沙门菌的 O（菌体）抗原、Vi（荚膜）抗原和 H（鞭毛）抗原进行。沙门菌血清型抗原性的公式列在 Kauffman-White 表中，其表达方式为：O 抗原，Vi 抗原（如果有），H 抗原（第一相），H 抗原（第二相，如果有）。Kauffman-White 表每年更新一次，会有一个新的抗原型的列表。各血清生产厂家会根据新的列表生产新的诊断血清。

1. O 多价血清（沙门血清型最初大写英文字母表示，现已改用数字）

A-E+Vi：1 ～ 10，12，14，15，19，20，27，34，46+Vi；

A-I+Vi：1 ～ 16，19，20，22 ～ 25，27，34，46+Vi；

A-S+Vi：1 ～ 25，27，28，30，34，35，38 ～ 40，41，46+Vi；

Poly 42 ～ 67：42 ～ 45，47，48，50 ～ 63，65 ～ 67。

2. A-F 多价血清

OMA：1 ～ 5，9，10，12，15，19，21，46；

OMB：6 ～ 8，11，13，14，20，22 ～ 25；

OMC：16 ～ 18，28，30；

OMD：35，38 ～ 45；

OME：47，48，50，51，52；

OMF：53 ～ 59；

OMG：60 ～ 63，65 ～ 67；

O3 Complex：3，10，15，19，34。

3. Vi 血清

4. O 单价血清（64 种）

O：1，O：2，O：4，O：5，O：6，7，8，O：6(1)，O：7，O：7，8，O：8，O：9，O：3，10，15，O：1，3，19，O：10，O：11，O：12，O：13，22，23，O：14，O：15，O：6，14，24，25，O：16，O：17，O：18，O：19，O：20，O：21，O：22，O：23，O：24，25，O：25，O：27，O：28，O：30，O：34，O：35，O：38，O：39，O：40，O：41，O：42，O：43，O：44，O：45，O：46，O：47，O：48，O：50，O：51，O：52，O：53，O：54，O：55，O：56，O：57，O：58，O：59，O：60，O：61，O：62，O：63，O：65，O：66，O：67，T1，T2（注：T1，T2 为已发现，但还未命名的两种血清型）。

5. H 多价血清

Poly：H：a，b，c，d，i，z10，E，G，k，L，r，z，y，Z41，z6，z29；

HMA：a，b，c，d，i，z10；

HMBE：G；

HMC：k，L，r，z，y，Z4；

HMD：1，21，51，61，7z6；

HME：z29，z35，z38，z39，z41，z42；

HMF：z27，z36，z52，z53，z54，z55，z57；

HMG：z44，z60，z61，z64，z65，z67，z68；

H：L：包括所有的 l；

H：E：包括所有的 e；

H：G：包括所有的g和m，t；

H：Z4：包括所有的Z4；

H：q，s，t，p，u，q，s，t，p，u。

6. H单价血清（60种）

H：a，H：b，H：c，H：d，H：(e，h)，H：(e，n，x)，H：(e，n，z15)，H：f，H：h，H：i，H：k，H：m，H：p，H：q，H：r，H：s，H：t，H：u，H：v，H：w，H：x，H：y，H：z，H：2，H：5，H：6，H：7，H：z6，H：z10，H：z13，H：z15，H：z16，H：z23，H：z24，H：z28，H：z29，H：z32，H：z35，H：z36，H：z38，H：z39，H：z41，H：z42，H：z44，H：z51，H：z52，H：z53，H：z54，H：z55，H：z57，H：z60，H：z61，H：z64，H：z65，H：z67，H：z68，H：z71，H：z81，H：z83，H：z91。

7. 诱导血清

(1) 多价诱导血清

SG 1a+b+c+z10；SG 2d+i+e，h；

SG 3 k+y+L*；

SG 5 e，n，x+e，n，z15；

SG 6 1*+z6；SGG所有的g和m，t；SGZ4 z4，z23+z4，z24+z4，z32。

(2) 单价诱导血清：除7种多价诱导血清外，还有27种单价诱导血清，也有厂家生产的诱导血清全部是单价。

H：i，H：r，H：z，H：z29，H：Rz34，H：z35，H：z36，H：z38，H：z39，H：z41，H：z42，H：z44，H：z52，H：z53，H：z54，H：z55，H：z57，H：Rz59，H：z60，H：z61，H：z64，H：z65，H：Rz66，H：z67，H：z68，H：z81，H：z83。

8. 沙门血清套装

(1) 60支套装：试剂组成见表24-11。

表24-11　60支套装试剂组成

OMA(1, 2, 3, 4, 5, 9, 10, 12, 15, 19, 21, 46)	OMD(O, P, Q, R, S, T, U, V, W, 35, 38, 39, 40, 41, 42, 43, 44, 45)	H：s
O：2	O：39	H：t
O：4	O：3 Complex(3, 10, 15, 19, 34)	H：u

续表

O：9	HMA(contains a, b, c, d, i, z10)	HMC(包括k, L, r, z, y, Z4)
O：10	H：a	H：L
O：15	H：b	H：v
O：19	H：c	H：w
OMB(6, 7, 8, 11, 13, 14, 20, 22, 23, 24, 25)	H：d	H：k
O：6(1)	H：i	H：r
O：7	H：z10	H：y
O：8	H：E	H：z
O：11	H：G	H：Z23
O：20	H：h	H：Z24
O：22	H：x	HMD(包括1,2,1,5, 1, 6, 1, 7, z6)
O：23	H：z15	H：2
Vi	H：z16	H：5
OMC(I, J, K, M, N, 16, 17, 18, 28, 30)	H：f	H：6
O：16	H：m	H：7
O：18	H：p	H：z6
O：28	H：q	H：Z29

(2) 30支套装：试剂组成见表24-12。

表24-12　30支套装试剂组成

O：2	H：b	H：k
O：4	H：c	H：r
O：7	H：d	H：v
O：8	H：i	H：w
O：9	H：h	H：z10
O：10	H：p，q，s，t，u	H：z15
O：11	H：m	H：2
O：19	H：f	H：5
Vi	H：s	H：6
H：a	H：t	H：7

(3) 11支套装：试剂组成见表24-13。

（二）大肠埃希菌分型血清

大肠埃希菌的血清学分类是建立在O抗原（菌

体抗原）和 H 抗原（鞭毛抗原）这两种抗原的基础上。通常是用针对不同抗原成分制备的抗血清，以试管凝聚的方法检测这些抗原。大肠埃希菌的 O 抗原和 H 抗原是稳定、可信的菌株特征。确定与腹泻病相关的大肠埃希菌菌株的血清型对流行病学调查很有价值，对于鉴定某些种类的致泻性大肠埃希菌也十分有用。

表 24-13 11 种套装试剂组成

O 多价 A-F	O：9	H：c
O：2	V：i	H：d
O：4	H：a	H：i
O：7	H：b	

1. OK O 血清 OK O 单价（玻片凝聚法）

（1）OK O 多价

OK O 多价 1 EPEC/VTEC/STEC：O26，O103，O111，O145，O157；

OK O 多价 2 EPEC：O55，O119，O125ac，O127，O128ab；

OK O 多价 3 EPEC：O86，O114，O121，O126，O142；

OK O 六种非 O157 STEC：O26，O45，O103，O111，O121，O145。

（2）OK O 单价：

OK O26，OK O45，OK O55，OK O86，OK O103，OK O111，OK O114，OK O119，OK O121，OK O125ac，OK O126，OK O127，OK O128ab，OK O138，OK O139，OK O142，OK O145，OK O149，OK O157，OK O158。

2. O 多价血清（试管凝聚法）

（1）按致病性分

O Pool 1 EPEC & VTEC/STEC：O26，O55，O103，O111，O121，O128abc，O145，O157；

O Pool 2 VTEC/STEC（eae+）：O2，O5，O8，O84，O118，O119，O176，O177；

O Pool 3 VTEC/STEC（eae-）：O8，O74，O76，O91，O113，O117，O146，O174；

O Pool 4 EPEC：O86，O88，O114，O125abc，O126，O127，O142，O158；

O Pool 5 A/EEC：O3，O15，O33，O44，O45，O49，O51，O63；

O Pool 6 A/EEC：O71，O85，O109，O129，O132，O137，O153，O167；

O Pool 7 EIEC O28ac：O29，O112ac，O124，O136，O143，O144，O164；

O Pool 8 ExPEC：O1，O2，O4，O6，O7，O15，O18ac，O75；

O Pool 9 ExPEC：O8，O9，O12，O16，O17，O22，O25，O101；

O Pool 11 Human ETEC：O11，O20，O21，O27，O32，O48，O78，O80；

O Pool 12 Human ETEC：O92，O98，O110，O115，O148，O159，O166，O168；

O Pool 13 Human ETEC：O56，O65，O73，O77，O105，O133，O149，O169。

（2）按完整 O 型分：按所有的 O 型血清划分成 23 种多价血清，按 AA-XX 表示。

1）O 单价血清，共 185 个血清型（试管凝聚法），如 O1-O17，O18ab，O18ac，O19-O27，O28ab，O28ac，O29，O30，O32-O66，O68-O71，O73-O93，O95-O111，O112ab，O112ac，O113-O124，O125abc，O126，O127，O128abc，O129-O140，O141abc，O142-O187。

2）H 多价血清（试管凝聚法）

H Pool A：H1，H2，H3，H4，H12，H17；

H Pool B：H5，H6，H7，H8，H11，H21；

H Pool C：H9，H10，H14，H15，H16，H51，H52；

H Pool D：H18，H19，H20，H23，H24，H25，H53，H56；

H Pool E：H26，H27，H28，H30，H31，H32，H45，H48，H49，H54，H55；

H Pool F：H29，H33，H34，H35，H36，H37，H38，H39，H40，H41，H42，H43，H44，H46，H47。

3）H 单价血清，共 54 个血清型（试管凝聚法），如 H1-H12，H14-H49，H51-H56。

3. 血清套装

（1）致病性大肠埃希菌诊断血清 15 种套装：OK 多价 1，OK 多价 2，OK 多价 3，O26：K60（B6），O44：K74（L），O55：K59（B5），O86：K61（B7），O111：K58（B4），O114：K90（B），O119：K69（B14），O125：K70（B15），O126：K71（B16），O127a：K63（B8），O128：

K67(B12)，O142：K86(B)。

(2) 侵袭性大肠埃希菌诊断血清 11 种套装：OK 多价 1，OK 多价 2，O28：K73，O29：K?，O112：K66，O124：K72，O136：K78，O143：K?，O144：K?，O152：K?，O164：K?。

(3) 产毒性大肠杆菌诊断血清 10 种套装：OK 多价 1，OK 多价 2，O6：K15，O7：K1(L)，O8：K40(A)、K47(A)，O9：K9，O15：K?，O20：K17(L)，O25：K19(L)，O78：K80(B)。

（三）志贺菌分型血清

志贺菌的 4 个种是通过血清学划分不产气生物型的大肠埃希菌。在 4 个种中，痢疾志贺菌、福氏志贺菌和鲍氏志贺菌由多个血清型组成，而宋内志贺菌只有一个单一的血清型。福氏志贺菌和鲍氏志贺菌通过生化反应不可区分，血清学分群对于分离福氏志贺菌和鲍氏志贺菌是必要的，对于证实痢疾志贺菌和宋内志贺菌也是需要的。

1. 多价血清　4 种多价诊断血清痢疾 1 型、2 型，福氏 1 ～ 6 型及 X，Y 变种，宋内Ⅰ和Ⅱ：痢疾志贺菌（1 ～ 10 型）；福氏志贺菌［1 ～ 6 型，3，4(*Y*) 群；6；7，8(*X*) 群］；鲍氏志贺菌（1 ～ 15 型）；宋内志贺菌Ⅰ和Ⅱ。

2. 单价血清

(1) 痢疾志贺菌：1 ～ 12 型。

(2) 福氏志贺菌：Ⅰ型、Ⅱ型、Ⅲ型、Ⅳ型、Ⅴ型、Ⅵ型、(3)4 群、6 群、7(8) 群。

(3) 鲍氏志贺菌：1 ～ 18 型。

(4) 宋内志贺菌：Ⅰ型、Ⅱ型。

（四）耶尔森菌分型血清

小肠结肠炎耶尔森菌和假结核耶尔森菌分离物的血清分型，适用于流行病学和诊断学，肠道致病的小肠结肠炎耶尔森菌，仅占很少的几个血清型，与特定的生物型密切相关。

1. 小肠结肠炎耶尔森菌血清　O1、O2 群混合，O3 群，O5 群，O8 群，O9 群。

2. 假结核结肠炎耶尔森菌血清　假结核结肠炎耶尔森菌血清有 O1 群～ O6 群。

（五）霍乱弧菌分型血清

已明确的霍乱弧菌菌体抗原有 155 种，其中 O1 群和 O139 产生霍乱毒素（CT）。依据称为 O 因子 A、B 和 C 级的次级 O 抗原，可进一步分成血清型和亚型，产生 A 和 B 两种 O 因子的霍乱弧菌菌株称为 O1 群小川型，产生 O 因子 A 和 C 的称为 O1 群稻叶型，产生 O 因子 A、B、C 的称为彦岛型。彦岛型很少见且不稳定。

霍乱弧菌主要分型血清有：O1 群多价，O139 群多价，O1 群小川和 O1 群稻叶。

（六）副溶血弧菌

副溶血弧菌的分型方案主要对流行病学有用处。副溶血弧菌有 13 种热稳定 O 抗原群和 60 多种热不稳定荚膜（K）抗原。

1. O 群血清　O 群血清有 1 ～ 11 种。

2. K 群血清　K 群多价血清包括：

K 多价Ⅰ：1·3·4·5·6·7·8；

K 多价Ⅱ：9·10·11·12·13·15·17；

K 多价Ⅲ：18·19·20·21·22·23·24；

K 多价Ⅳ：25·26·28·29·30·31·32；

K 多价Ⅴ：33·34·36·37·38·39·40；

K 多价Ⅵ：41·42·43·44·45·46·47；

K 多价Ⅶ：48·49·50·51·52·53·54；

K 多价Ⅷ：55·56·57·58·59·60·61；

K 多价Ⅸ：63·64·65·66·67·68·69。

3. K 群单价血清　K 群单价血清共 65 种，包括：K 1，K 3 ～ K 13，K 15，K 17 ～ K 26，K 28 ～ K 34，K 36 ～ K 61，K 63 ～ K 71。

（七）链球菌

链球菌群特异性抗原（C 抗原，链球菌细胞壁中的多糖成分，其抗原决定簇为氨基糖类）是 Lancefield 分类法的基础，目前已确定 20 个血清群，用大写英文字母表示，A ～ V，缺 I 及 J，有 6 个血清群有商品化血清。其中肺炎链球菌、B 群链球菌、猪链球菌还有商品化的分型血清。

1. 链球菌分群血清 常见链球菌分群血清包括：A 群、B 群、C 群、D 群、E 群和 F 群。

2. 肺炎链球菌血清

(1) 多价血清

多价 A：1，2，4，5，18F，18A，18B，18C；

多价 B：3，6A，6B，6C，8，19F，19A，19B，19C；

多价 C：7F，7A，7B，7C，20，24F，24A，24B，31，40；

多价 D：9A，9L，9N，9V，11F，11A，11B，11C，11D，16F，16A，36，37；

多价 E：10F，10A，10B，10C，12F，12A，12B，21，33F，33A，33B，33C，33D；

多价 F：17F，17A，22F，22A，27，32F，32A，41F，41A；

多价 G：29，34，35F，35A，35B，35C，42，47F，47A；

多价 H：13，14，15F，15A，15B，15C，23F，23A，23B，28F，28A；

多价 I：25F，25A，38，43，44，45，46，48；

多价 P：1，7F，7A，7B，7C，14，19F，19A，19B，19C；

多价 Q：6A，6B，6C，18F，18A，18B，18C，23F，23A，23B；

多价 R：3，4，9A，9L，9N，9V，12F，12A，12B；

多价 S：5，8，10F，10A，10B，10C，15F，15A，15B，15C，17F，17A；

多价 T 2：11F，11A，11B，11C，11D，20，22F，22A，33F，33A，33B，33C，33D 型血清 1～5、8、13、14、20、21、27、29、31、34、36～40、42～46、48。

(2) 因子血清（表 24-14）。

表 24-14 肺炎链球菌因子血清列表

因子 6a	33D	因子 12e	12B	因子 24c	24A
因子 6b	6A	因子 15b	15F，15B	因子 24d	24F，24A
因子 6c	6B，6D	因子 15c	15F，15A	因子 24e	24B
因子 6d	6C，6D	因子 15e	15B，15C	因子 25b	25F
因子 7b	7F，(7A)	因子 15h	15B	因子 25c	25A
因子 7c	7A	因子 16b	16F	因子 28b	28F
因子 7e	7B	因子 16c	16A	因子 28c	28A
因子 7f	7C	因子 17b	17F	因子 29b	35B
因子 7h	19B，19C	因子 17c	17A	因子 32a	32F，32A
因子 9b	9L，9N	因子 18c	18F，18C	因子 32b	32A
因子 9d	9A，9V	因子 18d	18A	因子 33b	33F，33A
因子 9e	9N	因子 18e	18F，18B，18C	因子 33e	33C
因子 9g	9V	因子 18f	18F	因子 33f	33B，(33C)，33D
因子 10b	10F，10B，10C	因子 19b	19F	因子 35a	35F，35A，35B，35C
因子 10d	10A，10B	因子 19c	19A	因子 35b	35F
因子 10f	10C	因子 19f	19C	因子 35c	35A，35B，35C
因子 11b	11F，11B，11C，11D	因子 20b	33A	因子 41a	41F，41A
因子 11c	11A，11C，11D	因子 22b	22F	因子 41b	41F
因子 11f	11B，11C	因子 22c	22A	因子 42a	35C
因子 11g	11F，11B	因子 23b	23F	因子 43b	47A
因子 12b	12F，12B	因子 23c	23A	因子 47a	47F，47A
因子 12c	12A，12B	因子 23d	23B		

(3) B 群链球菌血清：共 10 个血清型，包括：Ⅰa，Ⅰb，Ⅱ，Ⅲ，Ⅳ，Ⅴ，Ⅵ，Ⅶ，Ⅷ和Ⅸ。

(4) 猪链球菌血清：共 34 个血清型，包括：1 ～ 34 型。

(5) 流感嗜血杆菌：在嗜血杆菌属中，血清分型仅适用有荚膜的流感嗜血杆菌菌株，流感嗜血杆菌有 6 种血清型，包括：A 型、B 型、C 型、D 型、E 型和 F 型。

(6) 脑膜炎奈瑟球菌：依据荚膜多糖或外膜蛋白的抗原，可分成不同的血清群。最近已识别了 13 个血清群，商品化的血清有常见的 8 种，即 A ～ D 多价血清：X、Y、Z、W135 多价血清，包括：A 群、B 群、C 群、D 群、X 群、Y 群、Z 群 W135 群。

（张　迁　胡继红）

第五节　药敏和鉴定试验用纸片（试条）

纸片扩散法又称 Kirby-Bauer (K-B) 法，由于其在抗菌药物的选择上具有灵活性，且花费低廉，被 WHO 推荐为定性药敏试验的基本方法，得到广泛使用。将含有定量抗菌药物的纸片贴在已接种测试菌的琼脂平板上，纸片中所含的药物吸收琼脂中水分溶解后不断向纸片周围扩散形成递减的梯度浓度，在纸片周围抑菌浓度范围内测试菌的生长被抑制，从而形成无菌生长的透明圈即为抑菌圈。抑菌圈的大小反映测试菌对测定药物的敏感程度，并与该药对测试菌的最低抑菌浓度 (MIC) 呈负相关关系。药物浓度梯度试条是结合稀释法和扩散法原理对抗菌药物敏感性试验直接定量的药敏方法。鉴定用纸片操作简便、灵活性强，利用不同菌属或种的特点与其他细菌进行区别鉴定。

本节主要介绍药敏和鉴定用纸片（试条）。

一、抗菌药物敏感性试验纸片

（一）检测原理

在滤纸片中浸入一定量的抗生素，然后将纸片贴在已接种测试菌的琼脂平板上，纸片中所含的抗生素吸收琼脂中水分溶解后，抗生素扩散形成递减的浓度梯度。培养结束后，检测纸片周围的抑菌圈。抑菌圈的大小反映测试菌对测定药物的敏感程度，可以判断细菌对抗生素的敏感程度。

（二）产品介绍

抗微生物药敏试验纸片，用于半定量琼脂扩散实验法进行体外细菌敏感性检测。其操作简单、重复性好、试验成本低、结果直观、容易判读、便于实验室开展。未开封的塑料管在使用前必须储存在 -20 ～ 8℃，有效期最长达 3 年，见不同产品有效期提示，直至需要方可取出。未开封的纸筒在开封前恢复至室温以减少冷凝水，否则会减少抗生素的效力。塑料管一旦开封，需要放置于纸片分配器内保存（请确认分配器内放置了干燥剂）。装有药敏纸片的分配器，需在冷藏室中保存，打开前应恢复至室温，以防止发生冷凝。如果塑料管不是放置于分配器中，使用者应当保证纸片保存在冷藏室中并避免潮湿。一旦塑料管开封，建议保存时间不要超过 7 天。目前市场在售的药敏纸片种类多达 168 种，常用的药敏纸片通常在 30 ～ 50 种；同种抗菌药物纸片可能有不同的药物含量，使用时应注意区分。

（三）操作说明

1. 培养基选择　Mueller-Hinton (MH) 琼脂用于检测非苛养微生物。含 5% 羊血的 MH 琼脂用于检测脑膜炎奈瑟菌和链球菌，含 1% 精制生长添加剂的 GC 琼脂用于检测淋病奈瑟菌，嗜血杆菌检测培养基用于检测流感嗜血杆菌和副流感嗜血杆菌。关于检测其他苛养菌或罕见菌的培养基和生长条件可参考美国临床和实验室标准化协会 (CLSI) 的 M45 文件。平板培养基和药敏纸片在使用前要恢复至室温。平板培养基在接种前不应有过多的水分。

2. 菌液制备　对于常见需氧菌和兼性厌氧菌，菌株接种采用直接菌落法或细菌液体生长法。将实验菌株和标准菌株菌液浓度配制为 0.5 麦氏单位，校正浓度后的菌液应在 15min 内接种完毕。

3. 接种　无菌棉拭子蘸取菌液，在管内壁将多余菌液旋转挤去后，在琼脂表面均匀涂抹接种 3 次，每次旋转平板 60°，最后沿平板内缘涂抹一周。

4. 贴抗菌药物纸片　平板置室温下干燥 3 ～ 5min，用纸片分配器或无菌镊子将含药纸片紧贴于琼脂表面，各纸片中心相距＞ 24mm，纸片距平板内缘＞ 15mm，纸片贴上后不可再移动，因为抗菌药物会立即自动扩散到培养基内。不同规格平板推荐苛养菌、非苛养菌药敏试验纸片数量见表 24-15。

表 24-15 不同规格平板推荐苛养菌、非苛养菌药敏试验纸片数量

检测菌类型	不同平板推荐的药敏试验纸片数量	
	平板直径 140 ～ 150mm	平板直径 90 ～ 100mm
淋病奈瑟菌、副流感嗜血杆菌、流感嗜血杆菌和链球菌	9 片	4 片
脑膜炎奈瑟菌	5 片	2 片
非苛养菌	12 片	5 片

5. 孵育 置 35℃孵育 16 ～ 24h 并按照下面的规定培养后阅读结果。对于某些药物如苯唑西林或万古霉素，其药敏试验孵育时间需延长至 24h。药敏试验中不同检测菌的培养条件见表 24-16。

表 24-16 药敏试验中不同检测菌的培养条件

检测菌的种类	培养条件要求
流感嗜血杆菌和副流感嗜血杆菌	5% CO_2，35℃ ±2℃，16 ～ 18h
淋病奈瑟菌	5% CO_2，36℃ ±1℃，20 ～ 24h
脑膜炎奈瑟菌	5% CO_2，35℃ ±2℃，20 ～ 24h
非苛养菌	需氧，35℃ ±2℃，16 ～ 18h
链球菌	5% CO_2，35℃ ±2℃，20 ～ 24h

6. 结果判读 用游标卡尺或直尺测量抑菌圈直径（抑菌圈边缘应是无明显细菌生长），测量时应将平板置于黑色背景下，肉眼判读（葡萄球菌和肠球菌除外，应在透射光下进行判读，微弱的生长提示耐药）。对于血平板，应在反射光环境中对平板上表面进行判读（不判读溶血区域边缘，仅包括细菌生长边缘）。

对于变形杆菌，应忽视明显抑制区域内的迁徙性生长形成的薄膜。CLSI 每年会对药敏试验的折点进行讨论和修改，因此实验室应按照现行版本折点和报道方式进行报道，目前药敏试验结果的报道方式包括：“敏感”、“剂量依赖敏感”、“中介”、“耐药”和“非敏感”等。

（四）质量控制

质量控制是保证药敏试验结果准确性的前提。不同种属的细菌，其药敏试验所选择的标准菌株有所不同，具体见各种菌属纸片扩散法药物敏感试验标准操作规程。建议以适当的间隔检测质控菌株，既可在每次检测时进行质控，也可以根据国家标准机构提供的抗生素敏感性检测指南推荐的程序进行质控。如果某种质控菌株针对一种特定抗生素的结果超出规定范围，不得出具患者检测报道，且不应使用该药敏纸片，直至确定产生差异的原因（如培养基、接种物、培养条件、质控菌株、不适宜的储存条件或纸片使用不当）。

二、鉴定试验用纸片

（一）杆菌肽纸片

1. 检测原理 A 群链球菌对杆菌肽几乎全部敏感，而其他群链球菌绝大多数对其耐药。

2. 产品介绍 用于从其他 β- 溶血性链球菌中区分 A 群链球菌，包装规格为 50 片 / 盒、5×50 片 / 盒。

3. 操作说明

(1) 接种：将待测菌均匀涂布于血琼脂平板（含 7% 草酸盐抗凝马血），无菌贴杆菌肽纸片于琼脂表面。

(2) 孵育并读取结果：35℃孵育 18 ～ 24h，判读结果，可通过血清学分型进一步确认。

4. 质量控制 用已知 A 群链球菌和非 A 群链球菌进行杆菌肽纸片的检测。

（二）厌氧菌鉴定纸片

1. 检测原理 特定含量的抗菌药物纸片对可疑厌氧菌初步鉴定非常有帮助，可通过对红霉素 (60μg)、利福平 (15μg)、多黏菌素 (10μg)、青霉素 (2U)、卡那霉素 (1000μg) 和万古霉素 (5μg) 一组抗生素纸片扩散敏感性的检测来鉴别厌氧革兰氏阴性菌。根据菌落特征及革兰氏染色形态、动力、在 20% 胆汁培养基上是否生长及一些斑点

试验（如吲哚、触酶、硝酸盐和脲酶）可进行初步分类。进一步生化鉴定可用商品化鉴定试剂盒，有的需大接种量，但不用在厌氧条件下培养，有的生长缓慢的厌氧菌的菌落很小，很难得到高浓度的菌悬液。

2. 产品介绍　用于筛选革兰氏阴性厌氧菌，包装规格为 50 片 / 盒。

3. 操作说明

(1) 接种：用培养基 CM0173 或斯氏肉汤 CM0497 制作菌悬液，用无菌拭子均匀涂布于血琼脂平板。

(2) 孵育并读取结果：厌氧环境下 35℃培养 24 ～ 48h。脆弱类杆菌、细梭杆菌、坏死厌氧丝杆菌和 *S.varius* 为质控。抑菌圈直径＜ 10mm 为耐药，≥ 10mm 为敏感。

4. 质量控制　脆弱类杆菌、细梭杆菌、坏死厌氧丝杆菌和 *S.varius* 为质控菌株。

（三）头孢硝噻吩纸片

1. 检测原理　细菌产生的 β- 内酰胺酶可水解硝基头孢噻吩，β- 内酰胺酶被破坏，邻硝基酚游离而呈现红色。

2. 产品介绍　用于快速检测葡萄球菌属、肠球菌属、嗜血杆菌属、淋病奈瑟菌、卡他莫拉菌和厌氧菌的 β- 内酰胺酶，包装规格为 25 片 / 盒。

3. 操作说明　将待测菌悬液均匀涂布于 M-H 琼脂平板或血平板上，在平板中央贴含有 5μg 头孢硝噻吩纸片 1 片，置 35℃孵育 16 ～ 18h，观察结果。

4. 质量控制　金黄色葡萄球菌 ATCC 29213 阳性，金黄色葡萄球菌 ATCC 25923 阴性。

（四）奥普托欣纸片 (5μg)

1. 检测原理　Optochin（商品名为乙基氢化去甲奎宁）可干扰肺炎链球菌叶酸合成，抑制该菌的生长，故肺炎链球菌对其敏感，而其他链球菌对其耐药。

2. 产品介绍　用于筛选肺炎链球菌，包装规格为 50 片 / 盒、5×50 片 / 盒。

3. 操作说明　将待测菌均匀涂布在血琼脂平板上，贴放 Optochin 纸片，孵育 18 ～ 24h，观察抑菌圈的大小。

4. 质量控制　肺炎链球菌 ATCC 49619 阳性，粪链球菌 ATCC 29212 阴性。

（五）X&V 因子纸片

1. 检测原理　嗜血杆菌生长需要 X 因子（正铁血红素）和 / 或 V 因子（烟酰胺腺嘌呤二核苷酸）。

2. 产品介绍　用于区分流感嗜血杆菌、副流感嗜血杆菌，最好储存于 −20 ～ −10℃。包装规格常见为 50 片 / 盒、5×50 片 / 盒。

3. 操作说明　将待测菌株配制 0.5 麦氏浓度的菌悬液，在 M-H 琼脂平板上均匀涂布。无菌操作将纸片贴于接种好的平板上，同一平板上接种 X&V 纸片时中心距离 24mm。35℃，5% ～ 10% CO_2 环境孵育 18 ～ 24h 后观察结果。

4. 质量控制　流感嗜血杆菌 ATCC 49247 阳性，副流感嗜血杆菌 ATCC 7901 阴性。

三、最低抑菌浓度药敏试条

（一）Etest® 药敏试条（图 24-3）

1. 检测原理　Etest 梯度技术结合了稀释和扩散 2 种敏感性试验的原理。Etest 试条（图 24-3）是一根惰性无孔的薄塑料条的一面带有 MIC 读取刻度（单位为 μg/ml），在顶端有 2 个或 3 个字母代码用于指示抗菌药物的名称。在药敏试条另一面载有干燥、稳定且预先设定浓度梯度的抗菌药物，当药敏条放在接种过待测菌株的琼脂平板上时，载体面上预设的抗菌药物梯度释放到琼脂培养基中，在培养基上形成稳定、连续的抗菌药物浓度梯度。经孵育，形成椭圆形抑菌圈，抑菌圈的边缘与药敏条交界的刻度浓度即为抗菌药物对测定菌株的最低抑菌浓度，即 MIC 值 (μg/ml)。

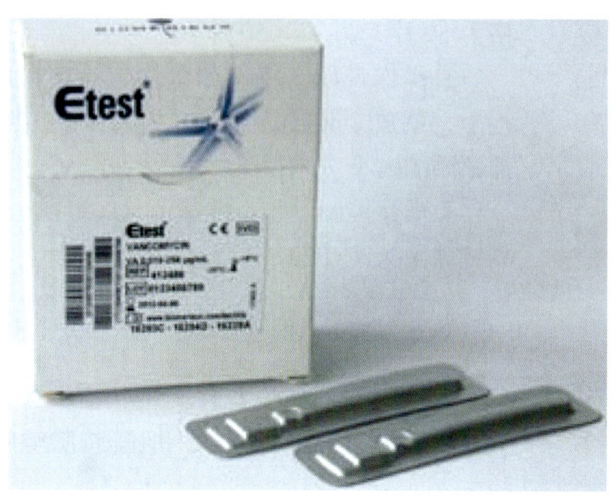

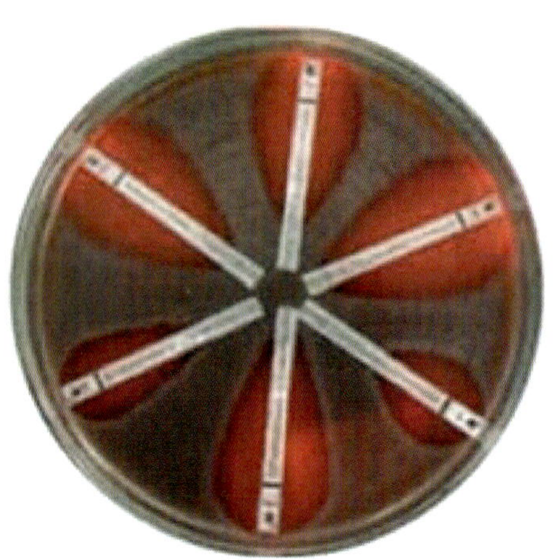

图 24-3　Etest® 药敏试条

2. 产品介绍　Etest 药敏试条是此类产品中最早研发上市的，目前已发展成一种独特的药敏检测方法。试条种类及介绍见表 24-17，不同药敏试条质控菌株见表 24-18。

3. 操作简介

（1）菌液的制备：从琼脂平板上挑取数个单菌落，在合适的悬浮介质中混匀，配制符合规定浊度的菌液。

表 24-17　Etest 试条介绍

包装	储存温度	种类	浓度（μg/ml）
30 条铝塑单包装，100 条泡沫包装	−20 ～ 8℃（铝塑单包装）2 ～ 8℃或室温（泡沫包装）	1. 约百种普通抗菌药物 2. 9 种抗真菌药物 3. 5 种抗结核药物 4. 多种细菌耐药机制检测：ESBL、AmpC、MBL 和 GRD	0.064 ～ 1024 0.016 ～ 254 0.002 ～ 32

表 24-18　不同 Etest 试条所用质控菌株

一般菌		真菌	结核分枝杆菌	耐药机制检测菌株
ATCC 25922 大肠埃希菌	ATCC 29213 金黄葡萄球菌	ATCC 22019 近平滑念珠菌	ATCC 27294 结核分枝杆菌	ATCC 27853 铜绿假单胞菌
ATCC 27853 铜绿假单胞菌	ATCC 29212 粪肠球菌	ATCC 6258 克柔假丝酵母	ATCC 37294 结核分枝杆菌	ATCC 700603 肺炎链球菌
ATCC 252B5 脆弱拟杆菌	ATCC 49619 肺炎链球菌	ATCC 90028 白色假丝酵母		ATCC 35218 大肠埃希菌
ATCC 29741 多形类杆菌				ATCC 13636 嗜麦芽窄食单胞菌
ATCC 700057 难辨梭菌				
ATCC 49766 流感嗜血杆菌				

（2）接种：将无菌无毒的拭子浸泡在接种悬浮液中，在试管内壁上挤压拭子去除多余的液体。在整个琼脂面上仔细画线 3 次，每次要将此平板旋转 60°，以便使接种液均匀分布在整个平板上。让琼脂吸收表面过量的菌液，15 ～ 20min，这样使敷设 Etest 试条之前琼脂表面完全干燥。

（3）贴条：

打开产品包装将 4 ～ 6 条（最多 6 条）Etest 试条贴到 150mm 的琼脂平板上，对于少量 MIC 值测定，可以将 1 或 2 条试条铺到 90mm 的琼脂平板上。贴 Etest 梯度试条时注意将带有 MIC 刻度的一面朝上（朝向平板的开口方向），并使浓度最大值靠近平板边缘，确保整个试条与琼脂面完全接触。

（4）结果解释：在达到要求的培养时间，且菌苔已有均匀、显著生长时，读取抑菌圈椭圆的边与试条相交的位置处的 MIC 值。

4. 产品特点

（1）种类广泛的抗菌药物。

（2）宽域的 MIC 值检测范围：①每种单药物试条含 15 个 MIC 倍比稀释值；②满足所有可能的 PK 分布。

（3）标准的结果：①预设的准确的药物浓度，保证 MIC 检测准确性；②全部试条均获得 CE 认证；③全球公认的苛养菌及罕见菌药敏测试标准方法。

(4) 简单的操作及判读：①可获得准确的 MIC 值，不受折点设定的限制；②手工方法，不受实验室现有设备种类限制；③拥有完备的技术支持资料。

（二）M.I.C.E. 检测条

1. 检测原理　结合稀释法和扩散法原理对抗菌药物敏感性试验直接定量的药敏方法。

2. 产品介绍　M.I.C.E. 检测条（图 24-4）用于测定待测菌株对某种抗生素的最小抑菌浓度。包装规格为 1×10 条 / 盒，每个试条独立铝箔包装，方便使用、追溯、质量保证。每个小袋中含有干燥剂，保证 M.I.C.E. 的稳定性；每种抗生素都有 10 根（D 后缀）和 50 根（F 后缀）两种包装；所有的抗生素都储存在冰箱中，包装盒可以叠放，方便储存，设计适合临床用户要求，同时保证研究要求的精确性；试剂上增加字体尺寸，方便读取结果，符合国际标准范围。试剂条种类见表 24-19。

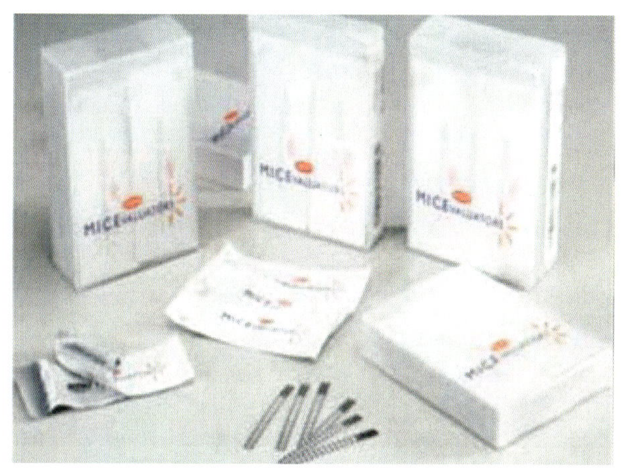

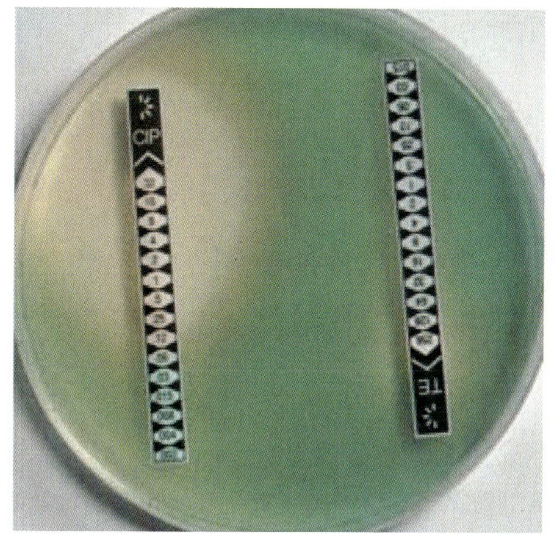

图 24-4　M.I.C.E. 检测条

表 24-19　M.I.C.E. 试剂条种类

包装	储存温度	种类	浓度
1×10 条 / 盒，每个试条独立铝箔包装，10 根 /50 根	2 ～ 8℃	28 种抗菌药物	不同抗菌药物含有不同浓度

3. 操作说明

(1) 培养基选择：不同种属的细菌，其药敏试验所选择的培养基不同。MH 琼脂用于检测非苛养微生物。含 5% 羊血的 MH 用于检测脑膜炎奈瑟菌和链球菌，含 1% 精制生长添加剂的 GC 琼脂用于检测淋病奈瑟菌，嗜血杆菌检测培养基用于检测流感嗜血杆菌和副流感嗜血杆菌。关于检测其他苛养菌或罕见菌的培养基和生长条件可参考 CLSI 苛养菌药敏 M45 文件。平板培养基和药敏纸片在使用前要恢复至室温。平板培养基在接种前不应有过多的水分。

(2) 菌液配制：对于常见需氧菌和兼性厌氧菌，菌株接种采用直接菌落法或细菌液体生长法。将实验菌株和标准菌株菌液浓度配制为 0.5 麦氏单位，校正浓度后的菌液应在 15min 内接种完毕。

(3) 接种：使用厚度 4mm MH 琼脂平板，均匀涂布 0.5 麦氏浓度的对数期菌液，15min 内贴上 M.I.C.E. 试条。用 E 试验加样器或镊子将试条放在已接种细菌的平板表面，试条全长应与琼脂平板紧密接触，试条 MIC 刻度面朝上，浓度最大处靠平板边缘。贴放平板后不可移动。

(4) 孵育

1) 按照不同菌株的孵育条件和时间，将琼脂平板朝下放置孵箱 35℃ ±2℃孵育。

2) 注意事项：建议 2 ～ 8℃储存，未开封试条有效期 1 年。90mm 平板建议不超过 2 根试条，苛养菌和高敏感的细菌，90mm 平板建议 1 根试条，140mm 平板建议不超过 6 根试条，对于苛养菌，140mm 平板建议 4 ～ 5 根试条。

(5) 质量控制：质控范围来源于琼脂稀释法。

（三）Autobio 药敏条

1. 检测原理 Autobio 药敏条（图 24-5）结合了稀释和扩散两种敏感性药敏试验的原理。在药敏条上固定有一系列浓度梯度的抗菌药物，当药敏条放在接种过待测菌株的琼脂平板上时，载体面上预设的抗菌药物梯度释放到琼脂培养基中，在培养基上形成稳定、连续的抗菌药物浓度梯度。经孵育，形成梨形抑菌圈，抑菌圈的边缘与药敏条交界的刻度浓度即为该抗菌药物对测定菌株的 MIC 值（μg/ml）。

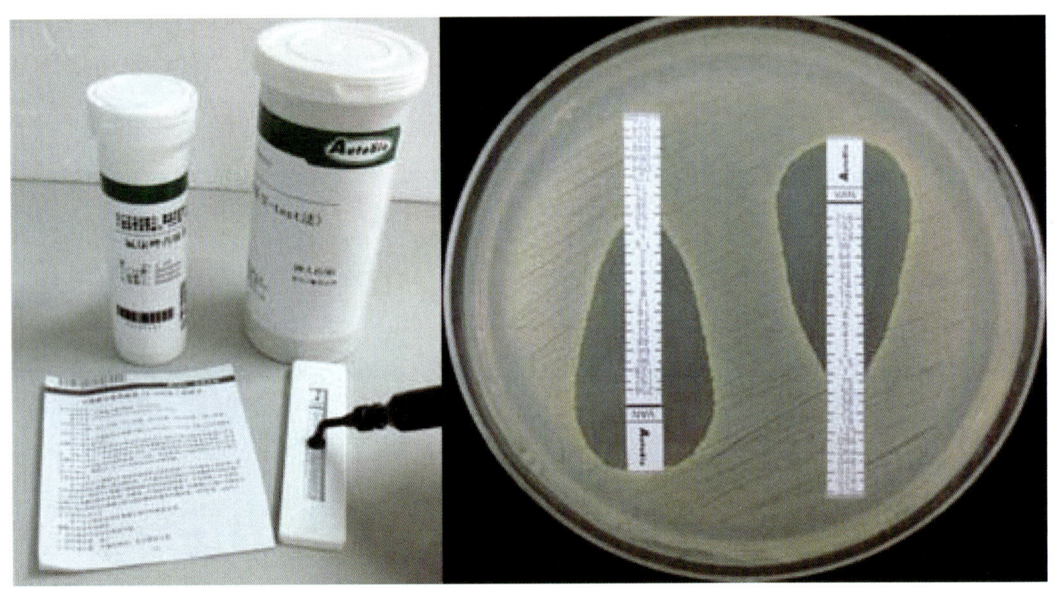

图 24-5 Autobio 药敏条

2. 产品介绍 本产品主要用于某种抗菌药物对临床分离菌株的 MIC 值的测定，2 ～ 8℃密封干燥储存，有效期 12 个月，试剂种类、质控菌株、包装规格、检测范围见表 24-20。

表 24-20 药敏条系列试剂介绍

试剂种类	质控菌株	包装规格（条 / 桶）	检测范围（μg/ml）
细菌药敏	ATCC 29212 粪肠球菌	10 ～ 50	0.002 ～ 32
23 种药物	ATCC 29213 金黄色葡萄球菌	100	0.016 ～ 256
	ATCC 25922 大肠埃希菌		
	ATCC 27853 铜绿假单胞菌		
抗真菌药敏	ATCC 90028 白色假丝酵母	10 ～ 50	0.002 ～ 32
5 种药物	ATCC 6258 克柔假丝酵母菌	100	0.016 ～ 256
	ATCC 22019 近平滑念珠菌		

3. 操作说明

(1) 选择适用于检测的培养基平板及待接种样本放置室温平衡至少 30min。

(2) 将药敏条从冷藏环境中取出，打开包装之前，使药敏条恢复至室温。确保凝结在外包装上的湿气完全蒸发。

(3) 菌悬液的配制：从琼脂平板上挑取数个单菌落，在合适的悬浮介质中混匀，通过与麦氏浊度标准液进行比较，配制符合规定浊度的菌悬液。

(4) 接种：将无菌棉拭子浸泡在接种菌悬液中，在液面上方试管内壁处挤压拭子去除过多的菌液，然后在琼脂平板表面反复均匀涂抹 3 次，每涂一次旋转平板 60°，最后沿平板内缘涂一圈，保证涂布均匀。

(5) 贴条：待琼脂表面接种的菌液干燥后，用真空吸笔吸住药敏条的中部，挤压真空吸笔，使真空吸笔产生负压把药敏条吸住，从卡中把药敏条吸出（当用无菌镊子贴条时，用无菌镊子夹住药敏条的头部，印有刻度的一面朝上，切勿触摸到带有抗菌药物梯度的药敏条表面），把药敏条贴在涂有菌的琼脂表面，确保整个药敏条与琼脂表面完全接触，一旦贴上，切勿移动。必要时用镊子轻压药敏条，排出药敏条下的气泡，从低浓度往高浓度按压驱赶气泡。

(6) 孵育：将平板放在合适的条件下孵育。

(7) 孵育后，室温下 18 ～ 4h 内观察结果。

4. 质量控制　质控信息请参考说明书。

（马文新　郭　萍　王薇薇　郑业焕　胡继红）

参考文献

陈天寿 .1995. 微生物培养基的制造与应用 . 北京：中国农业出版社 .

纪绍梅 .2006. 微生物培养质控与图解 . 北京：北京科学技术出版社 .

卢勉飞，吴清平，蔡芷荷，等 . 2007. 显色培养基快速检测大肠菌群和大肠杆菌效果的研究 . 中华预防医学杂志，41(4)：307-310.

吴移谋，叶元康 .2008. 支原体学 . 北京：人民卫生出版社 .

叶应妩，王毓三 . 2006. 全国临床检验操作规程 .3 版 . 南京：东南大学出版社 .

周庭银 .2007. 临床微生物学诊断与图解 .2 版 . 上海：上海科学技术出版社 .

张军民，周贵民 .1998. 临床细菌检验快速方法应用进展 . 中华医学检验杂志，21(6)：325-327.

Baird-Parker AC. 1962. Improved diagnostic and selective medium for isolating coagulase positive Staphylococci.J Appl Bact，25(1)：12-19.

Pezzlo M. 1988. Detection of urinary tract infections by rapid methods. Clin Microbiol Rev，1(3)：268-280.

Wilkie ME，Almond MK，Marsh FP.1992. Diagnosis and management of urinary tract infection in adults.JBM，305(6862)：1137-1141.

第二十五章　微生物分子诊断设备配套及快速检测试剂

第一节　微生物分子诊断设备配套试剂

随着分子生物学技术的发展及其与临床医学的结合，不断促进着临床检验学的飞速发展。以核酸扩增及检测技术为基础的分子生物学的应用，提高了检测的速度、敏感性和特异性，为病原微生物的检测、鉴定、分型及其耐药性检测提供了新的途径，并且为以疾病为基础的多病原体检测奠定基础。分子诊断过程包括样本核酸提取、核酸扩增及扩增产物的检测分析。

本节主要介绍《临床检验装备大全 第2卷 仪器与设备》中微生物分子诊断设备的配套试剂。

一、核酸提取试剂

（一）检测原理

NucliSENS® easyMAG® 核酸提取方法是基于使用磁性硅胶的 BOOM 技术。简单地说，在高盐条件下，核酸将结合到磁性硅胶上。这些磁性硅胶作为固定相，在 NucliSENS® easyMAG® 仪器上通过进行几次洗涤步骤可以除去非核酸类组分。然后，通过 NucliSENS® easyMAG® 仪器将核酸从磁性硅胶上洗脱下来，并从提取过的样品中除去磁性硅胶。所得的洗脱液含有纯化并浓缩后的总核酸。

具体提取原理见图 25-1。

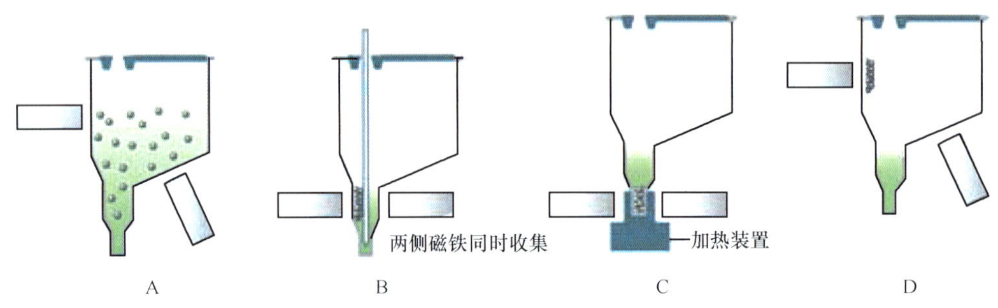

图 25-1　NucliSENS® easyMAG® 核酸提取原理

A. 孵育（吸附核酸）；B. 清洗（去除杂质）；C. 洗脱（释放核酸）；D. 移取（获得纯化的核酸）

(1) 在裂解后样本中，磁性硅胶充分吸附核酸；

(2) 通过两侧磁铁的运动，收集或释放吸附核酸的磁性硅胶，多次清洗去除杂质；

(3) 加热释放磁性硅胶上吸附的核酸至洗脱液中；

(4) 通过磁铁转移磁性硅胶至管壁，即可获得管底纯化后的核酸溶液。

（二）产品介绍

1. 产品名称

通用名称：核酸提取试剂（图 25-2）。

英文名称：NucliSENS easyMAG Extraction Reagents。

2. 产品用途　该套试剂与 NucliSENS® easyMAG® 全自动核酸提取仪配合使用，用于对来源于人体的所有临床样本进行总核酸（DNA 和 RNA）的提取。

3. 产品性能

(1) 样本添加体积：0.01 ～ 1ml；最终获得核酸溶液体积：25 ～ 110μl。

(2) 核酸回收率最高可达 70% 以上。

(3) 变异系数最小值可低于 2%。

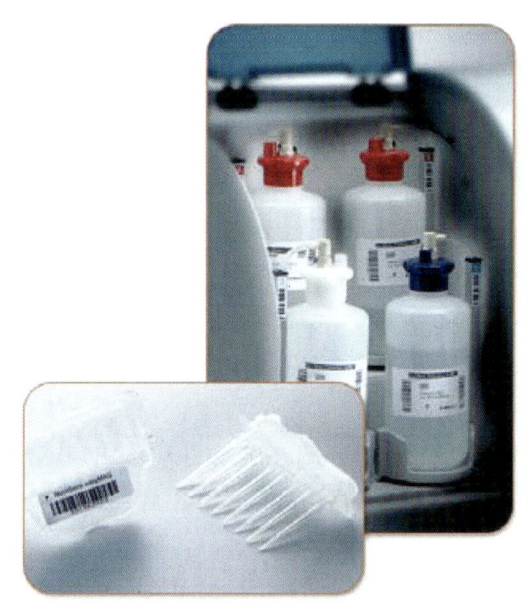

图 25-2　NucliSENS® easyMAG® 全自动核酸提取试剂与耗材

(4) 单次提取 1 ～ 24 个样本核酸需要 40min（仪器内孵育）或 1h（仪器外孵育）。

(5) 一个操作员配合一台仪器可在 8h 内能完成 168 ～ 240 个样本的核酸提取。

4. 包装及储存条件见表 25-1。

表 25-1　核酸提取试剂包装及储存条件

产品名称	规格 (ml)	储存条件
提取缓冲液 1	4×1 000	2 ～ 30℃避光储存，有效期 24 个月
提取缓冲液 2	4×1 000	2 ～ 30℃避光储存，有效期 18 个月
提取缓冲液 3	4×1 000	2 ～ 8℃避光储存，有效期 15 个月
磁性硅胶	24×1.2	2 ～ 8℃避光储存，有效期 18 个月
裂解缓冲液	4×1 000	2 ～ 30℃避光储存，有效期 24 个月

（三）操作说明

1. 录入样本信息、设置核酸提纯条件　用户可手工输入样本编号、样本来源、核酸提纯方案、样本体积 (0.01 ～ 1ml)、最终核酸溶液体积 (25 ～ 110μl)、样本是否裂解 (Primary 或 Lysed，不同类型样本可同时进行核酸提纯）等参数，也可直接选择默认设置。其中，样本编号可直接通过 NucliSENtral 从 LIS 数据库获取。

2. 设置工作流程　用户根据实际需求选择打开或关闭以下功能：裂解孵育、磁性硅胶孵育和加样指示灯。

3. 加载样本　用户将加有预处理样本的专用核酸提取容器放置在仪器上，利用扫描枪读取所用试剂、容器及所有使用耗材的条形码，用以跟踪效期，保证实验结果的可靠性。

4. 启动工作流程　按下“启动”按钮后，用户可直接观察电脑界面上的时间进度条，跟踪整个提纯流程，便于安排其他工作。

5. 观察结果　最终的实验结果可打印、删除或保存为 pdf 或 .sl 格式文件，在观察阅读结果报告时，可添加备注，便于记录。

（四）产品特点

1. 金标准　采用专利的 BOOM 技术，目前该项技术已成为核酸提取领域的金标准。通过借助磁性硅胶对样本中核酸的高效吸附和纯化，NucliSENS® easyMAG® 可为分子生物学实验室提供高质量、高纯度的核酸，保证下游核酸检测结果的准确性和可靠性。

2. 通用性　可用于所有临床样本中微生物（细菌、真菌、病毒和寄生虫等）DNA 和 RNA 的同时提取。常见临床样本类型包括：尿液、痰、粪便、脑脊液、全血、血浆、血清、羊水、呼吸道样本、组织、细胞、口腔拭子、干血斑样本、石蜡包埋组织切片、唾液、胃液、精液等。

3. 灵活性　针对不同临床样本，NucliSENS® easyMAG® 提供多种核酸提纯方案以保证最优的核酸提纯效果，每一批次样本采用一种提纯方案。多种类型、不同添加体积 (10 ～ 100μl) 和不同核酸提取量 (25 ～ 110μl) 的临床样本可同一批次进行核酸提取，最大浓缩倍数可达 40 倍。

4. 简便性　一套试剂与一套耗材即可满足所有临床样本的核酸提取需求，最大程度减少用户更换不同试剂盒的时间，避免用户根据样本类型选择不同试剂盒时可能产生的各种问题。

5. 溯源性　NucliSENS® easyMAG® 可通过扫描阅读器对试剂和耗材进行条形码扫描，实现对产品批号、有效期等信息的追踪，

6. 具有较高的 PCR 抑制剂去除能力、最低检出浓度（LOD）　适用于各种下游核酸检测产品，如 Argene、Luminex、Gen-Probe Prodesse 等核酸检测试剂盒，NucliSENS easyQ、Roche LightCycler、Cepheid SmartCycler 2.0 等下游核酸检测平台。

7. 获得认证 仪器与试剂均获得国家食品药品监督管理总局（CFDA）认证。

二、核酸扩增试剂

（一）检测原理

NucliSENS EasyQ® HIV-1 v2.0 实验由核酸扩增和实时检测共同完成。本实验需要纯化的核酸作为起始样本，核酸通过 NucliSENS® easyMAG® 方法提纯。NucliSENS EasyQ® HIV-1 v2.0 试剂应用了一种结合核酸扩增和实时分子信标检测的方法。

1. 扩增 NucliSENS EasyQ® HIV-1 v2.0 采用 NASBA® 扩增技术，该技术是基于引物退火这一不断重复的过程，形成含有 T7 启动子位点的双链 DNA，通过 T7 RNA 聚合酶转录出野生型目标序列和定量内标 RNA 的多种反义产物（又称为扩增子）。

DNA 中间产物是由第一个引物（引物 1）和 RNA 模板相结合生成的。引物 1 含有 T7 RNA 聚合酶启动子位点，随后通过 AMV-RT（禽成髓细胞瘤病毒反转录酶）延伸形成一种 RNA-DNA 杂交链。通过核糖核酸酶 H 降解杂交链上的 RNA 链使得第二个引物（引物 2）能够结合到剩余的 DNA 链上。引物 2 通过 AMV-RT 的作用延伸，形成双链 DNA 中间产物，它含有转录所需要的 T7 RNA 聚合酶启动子。开始转录后，所获得的 RNA 转录产物，是与血浆样本中存在的原始 RNA 反义的，可以作为一个模板开始新的扩增。

扩增反应起始时，扩增子数量呈指数增长，从每个目标 RNA 序列可扩增出大量 RNA 产物。随着扩增反应的进程，引物会被耗尽。在引物耗尽后，RNA 转录产物数量增长仅从双链 DNA 的转录而来，从而使得扩增子数量呈线性增长。检测转录产物在这一反应阶段进行。

2. 检测 NucliSENS EasyQ® HIV-1 v2.0 使用特异的分子信标来检测目标序列。分子信标是一种 DNA 寡核苷酸，由一种核苷酸序列构成，该核苷酸序列结合有荧光基团和淬灭基团，能够与特定的目标 RNA 序列杂交。在不存在特定目标 RNA 序列的情况下，分子信标呈发夹型结构，使得淬灭基团接近荧光基团，发生荧光淬灭。与特定的目标 RNA 序列相结合，能够改变分子信标的发夹型结构，使得荧光基团的荧光不被淬灭，从而检测到目标序列。

NucliSENS EasyQ® HIV-1 v2.0 试剂中使用了两种不同的分子信标，一种对于 HIV-1 野生型扩增子具有特异性，另一种对于 HIV-1 定量内标扩增子具有特异性。使用了两种荧光染料能够同时追踪野生型靶 RNA 和定量内标靶 RNA 的合成。荧光信号的动力学分析可计算野生型靶 RNA 和定量内标靶 RNA 的转录率并用于定量原始血浆 / 干血片斑（DBS）样本中的 HIV-1 RNA（7，13，14，15）水平。然后在 NucliSENS EasyQ® HIV-1 v2.0 分析软件中采用数据归约算法计算出病毒载量水平。

（二）产品介绍

1. 产品名称

通用名称：人类免疫缺陷病毒（HIV-1）核酸定量检测剂盒。

英文名称：NucliSENS EasyQ® HIV-1 v2.0。

2. 产品用途 NucliSENS EasyQ® HIV-1 v2.0 是一种用于定量检测人类 EDTA 血浆和 EDTA 全血干血斑（静脉血含 EDTA 或毛细血管血不含抗凝剂）中的 HIV-1 RNA 的核酸扩增检测剂。

NucliSENS EasyQ® HIV-1 v2.0 应用 NASBA® 技术对纯化的 HIV-1 RNA 进行扩增和实时检测。本试剂可通过检测 HIV-1 RNA 基线水平以评估患者的预后或者在抗反转录病毒治疗过程中通过检测血浆样本 /DBS 样本 HIV-1 RNA 水平的变化以评估抗反转录病毒治疗的效果。

NucliSENS EasyQ® HIV-1 v2.0 试剂不能用作 HIV-1 的初筛实验或者确证实验。

3. 产品性能

（1）敏感性：10 拷贝 /ml。

（2）线性范围：10 ～ 10^6 拷贝 /ml。

（3）精密度：794cps/ml 浓度以上，精密度在 0.09 ～ 0.12lg；79 ～ 794cps/ml，精密度在 0.19 ～ 0.28lg；低于 79cps/ml，精密度在 0.29 ～ 0.54lg。

（4）特异性：100%（95% 置信区间为 98.6% ～ 100.0%）。

（5）检测通量：1h 检测 48 份样本。

4. 包装及储存条件

（1）包装：48 检测 / 盒

（2）储存条件：2 ～ 8℃，避免高温和阳光直射。

（三）操作说明

1. 扩增准备

(1) 核酸准备：按照样本编号在每管中加入核酸标本，盖上排管架盖备用。

(2) 引物准备：在引物管中加入引物稀释液，振荡至引物完全溶解。

(3) 酶准备：在酶管中加入酶稀释液，室温静置，确保完全溶解。

2. 核酸扩增和检测

(1) 将适量引物添加到核酸标本管底部。

(2) 将排管放入 NucliSens EasyQ® 孵育器，盖上排管架盖进行预扩增，运行 RNA NASBA 程序。

(3) 将排管盖反向置于排管架上， 在每个盖上加适量酶溶液

(4) 孵育结束后，将全部排管盖盖在排管上，使用加盖辅助器压紧。

(5) 充分混匀排管中的液体；再离心排管 2s，并将排管放回孵育器中。操作剩余排管。按样本顺序将排管转移至 NucliSens EasyQ® 分析仪加热块上，将排管压紧后，点进仓键“IN”，立即点击“START”开始运行实时扩增检测。60min 后自动计算并报告结果。

（四）产品特点

(1) 采用 NASBA 等温扩增技术对 HIV-1 RNA 进行扩增和实时检测。

(2) 样本类型：0.1，0.5 ～ 1ml 人血浆样本和 DBS 样本。

(3) 检测亚型：HIV-1 M 组 A，B，C，D，F，G，H，J，CRF01_AE 和 CRF02_AG。

(4) 快速、简便的结果：每个运行从样本到结果的时间小于 3h，小于 1h 的手工操作时间，允许快速结果报告和优化工作表，结果显示简洁直观。

(5) 敏感的检测试剂：拥有专利的 BOOM 提取技术，联合高效的实时 NASBA 扩增技术，只需 1h 反应时间即可得到非常高敏感性的结果。

(6) 灵活性：结合使用全自动核酸提取仪 easyMAG、每天检测量 8 人份或者达到 1000 人份的实验室，NucliSENS 系统都能完全满足这些不同实验室的需求。血浆和 DBS 样本都可以作为样品类型，达到检测常规患者样本或偏远地区患者样本的目的。

(7) 内标定量：在样本裂解操作步骤时加入独特的内部标准物质，使结果更加可靠和精确。内标物应用于每一份样本，完全取代外标定量。

(8) 节省空间，无污染：NucliSENS EasyQ® 系统适合各种类型实验室使用，密闭的系统杜绝各种污染。

(9) 仪器与试剂均获得 CFDA 认证。

三、分枝杆菌鉴定与药敏试剂

（一）检测原理

结核分枝杆菌及耐药基因检测试剂盒（PCR-线性杂交酶显色法）以 DNA•STRIP® 技术为基础。整个过程分为三个步骤：从培养物（固体培养基 / 液体培养基）或直接从临床收集的患者肺部涂片阳性痰标本中提取核酸 DNA（试剂盒里不包括所需试剂）、用生物素标记的引物进行多重 PCR 扩增（试剂盒里不包括耐热 DNA 聚合酶）和反向杂交。

杂交包括下列步骤：扩增产物的变性、单链杂交、生物素标记的扩增产物与膜上的探针结合、严格漂洗、与链霉亲和素 / 碱性磷酸酶 (AP) 标记物孵育、碱性磷酸酶介导的显色反应，判读模板，便于对所获带型简易、快速做出解释。

（二）产品介绍

1. 产品名称

(1) 中文名称：普通 (CM) 分枝杆菌菌种鉴定试剂盒；英文名称：GenoType Mycobacterium CM。

(2) 中文名称：非典型 (AS) 分枝杆菌菌种鉴定试剂盒；英文名称：GenoType Mycobacterium AS。

(3) 中文名称：结核分枝杆菌及耐药基因检测试剂盒 (PCR- 线性杂交酶显色法)；英文名称：GenoType® MTBDRplus。

2. 产品用途　三种试剂盒均适用于手工仪器 Twincubator 或全自动仪器 GT Blot 48。

(1) GenoType Mycobacterium CM 试剂盒利用 DNA 试条技术鉴定以下常见分枝杆菌菌种（表 25-2）。

表 25-2　Geno Type Mycobacterium CM 试剂盒鉴定菌种

中文名称	英文名称	中文名称	英文名称
鸟分枝杆菌属	*M.avium ssp.*	中庸分枝杆菌	*M.interjectum*
龟分枝杆菌	*M.chelonae*	堪萨斯分枝杆菌	*M.kansasii*
脓肿分枝杆菌	*M.abscessus*	玛尔摩分枝杆菌	*M.malmoense*
偶发分枝杆菌	*M.fortuitum*	外来分枝杆菌	*M.peregrinum*
戈登分枝杆菌	*M.gordonae*	海分枝杆菌 / 溃疡分枝杆菌	*M.marinum/M.ulcerans*
胞内分枝杆菌	*M.intracellulare*	结核分枝杆菌复合群	*M.tuberculosis complex*
瘰疬分枝杆菌	*M.scrofulaceum*	蟾分枝杆菌	*M.xenopi*

(2) GenoType Mycobacterium AS 试剂盒利用 DNA 试条技术鉴定以下非结核分枝杆菌菌种（表 25-3）。

(3) GenoType® MTBDRplus 试验以 DNA 试条技术为基础，对来自培养物或患者痰涂片阳性标本的结核分枝杆菌复合群及其耐利福平和 / 或异烟肼耐药基因进行分子生物学检测。通过检测 *rpoB* 基因突变（编码 RNA 聚合酶 β- 亚单位）确定对利福平的耐药性；通过检测 *katG* 基因（编码过氧化氢酶）和 *inhA* 基因的启动子区（编码 NADH 烯酰酸性磷酸酶还原酶）确定对异烟肼的耐药性。

表 25-3　GenoType Mycobacterium AS 试剂盒鉴定菌种

中文名称	英文名称	中文名称	英文名称
猿分枝杆菌	*M. simiae*	斯氏分枝杆菌 / 中间分枝杆菌	*M.szulgai/M.intermedium*
产黏液分枝杆菌	*M.mucogenicum*	嗜血分枝杆菌	*M.haemophilum*
古德分枝杆菌	*M.goodii*	堪萨斯分枝杆菌	*M.kansasii*
隐藏分枝杆菌	*M. celatum*	溃疡分枝杆菌	*M.ulcerans*
耻垢分枝杆菌	*M.smegmatis*	胃分枝杆菌	*M.gastri*
日内瓦分枝杆菌	*M.genavense*	亚洲分枝杆菌	*M.asiaticum*
缓黄分枝杆菌	*M.lentiflavum*	下出分枝杆菌	*M.shimoidei*
海里奥斯分枝杆菌	*M.heckeshornense*		

3. 产品性能

(1) 灵敏度及特异性：与被视为黄金标准的药物敏感测试相比，GenoType® MTBDRplus 对于利福平耐药性检测的灵敏度及特异性分别达到了 98.7% 和 100%。GenoType® MTBDRplus 试剂对于异烟肼耐药性检测的灵敏度和特异性分别达到了 92% 及 100%。

(2) 最低检出限：GenoType® MTBDRplus 试剂不仅可以鉴定培养样本中的结核分枝杆菌及其对利福平和 / 或异烟肼的耐药性，也可对痰样本进行鉴定。因此，GenoType® MTBDRplus 可直接对临床涂阳样本进行分枝杆菌检验。

(3) GenoType® MTBDRplus V2.0（第二代产品，注册中）：灵敏度为 160 个菌 /ml。因此，可直接用于检测涂阳和涂阴样本，且操作流程更加优化。

4. 包装及储存条件

(1) 包装：96 测试 / 盒。

(2) 储存条件：2 ～ 8℃保存。

（三）操作说明

(1) DNA 提取流程

1) 对适量菌悬液、液体培养物或去污染的涂阳标本进行离心，去上清。

2) 加水重悬，95℃加热并超声处理。

3) 离心后转移含有 DNA 的上清液。

(2) PCR 扩增

1) 向 DNA 溶液中加入 PCR 反应所需的各类成分。

2) 放入 PCR 仪器进行扩增。

(3) 扩增产物杂交：使用 Twincubator 的 P1 程

序或 GT-Blot48 自动化仪器进行杂交和检测。

(4) 结果判读。

（四）产品特点

(1) GenoType Mycobacterium CM 和 GenoType Mycobacterium AS 的检测样本类型均为培养物。

(2) GenoType® MTBDRplus 可以使用痰、胸水等胸部标本及培养物作为实验样本。

(3) GenoType® MTBDRplus 可以从一份患者样本中同时完成结核分枝杆菌的鉴定，以及对利福平、异烟肼的耐药性检测。

(4) 快速诊断：5h 内即可从患者样本或者培养物直接获得检测结果，使用户可以快速报告实验结果。

(5) 高度敏感特异：检测特定的 DNA 序列，保证分枝杆菌不同菌种鉴定、结核分枝杆菌鉴定及其耐药性检测的特异性和准确性。

(6) 高效诊断：GenoType® MTBDRplus 通过单个测试便可以得到包括鉴定结果及耐药性结果的大量诊断信息。

(7) GenoType Mycobacterium CM、GenoType Mycobacterium AS 和 GenoType® MTBDRplus 均获得 CE-IVD 认证。此外，手工仪器 Twincubator、全自动仪器 GT Blot 48 和 GenoType® MTBDRplus 也已获得 CFDA 认证。

四、菌株分型试剂

（一）检测原理

重复序列聚合酶扩增技术（repetitive sequence-based PCR，rep-PCR）是各种分子分型技术中运用最广泛的技术，具有高分辨率、简单易行和良好的可再现性等特点，决定了其在目前及今后一定时间内是最佳的病原微生物分子分型技术。Rep-PCR 技术主要利用微生物基因组中广泛分布的短重复序列为引物靶序列，PCR 扩增后，通过对其 PCR 产物电泳结果的比较，分析菌株间基因组存在的差异。

（二）产品介绍

1. 产品名称

(1) DNA 提取试剂盒。

(2) DiversiLab 指纹图谱试剂盒（表 25-4）。

表 25-4　Diversi Lab 指纹图谱试剂盒

不动杆菌属试剂盒	肠球菌属试剂盒	结核分枝杆菌属试剂盒	葡萄球菌属试剂盒
杆菌属试剂盒	埃希菌属试剂盒	丙酸杆菌属试剂盒	链球菌属试剂盒
弯曲杆菌属试剂盒	克雷伯菌属试剂盒	假单胞菌属试剂盒	酵母菌属试剂盒
念珠菌属试剂盒	乳酸菌属试剂盒	沙门菌属试剂盒	细菌试剂盒*
梭菌属试剂盒	李斯特菌属试剂盒	沙雷菌属试剂盒	真菌试剂盒*
肠杆菌属试剂盒	分枝杆菌属试剂盒		

* 为通用试剂盒，其余为常见微生物菌属试剂盒

(3) 微流体芯片试剂盒套装，包括：微流体芯片、Labchip 试剂（图 25-3）。

2. 产品用途

(1) DNA 提取试剂盒：从培养的微生物（菌落或液体培养基）中提取基因组 DNA。

(2) DiversiLab 指纹图谱试剂盒：用于对微生物纯菌落 DNA 中的重复序列片段进行特异性扩增。

(3) 微流体芯片试剂盒套装：用于 DiversiLab Agilent 2100 Bioanalyzer（芯片分析仪），对不同来源的菌株 DNA 片段（经 DiversiLab 指纹图谱试剂盒扩增的重复序列）进行自动化分离检测。

3. 产品性能

(1) DNA 提取试剂盒：需 45min 操作时间。

(2) DiversiLab 指纹图谱试剂盒：需 2h 操作时间。

(3) 微流体芯片试剂盒套装：需 1h 操作时间。

(4) 变异系数（CV）：CV 越小，实验结果的重复性越高，在不同实验室之间的 CV ＜ 1%；在同一实验室内部的 CV ＜ 2%。

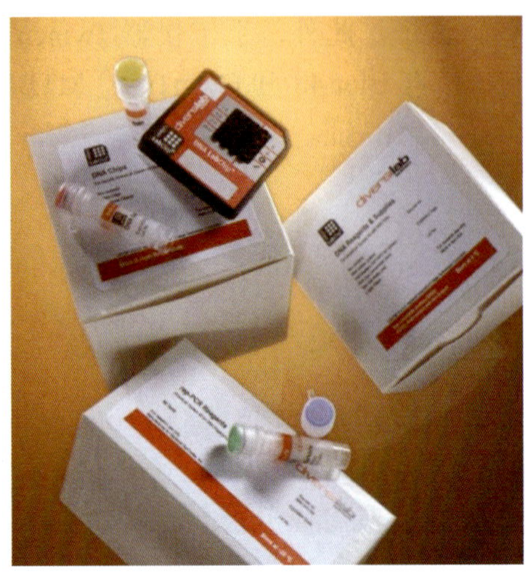

图 25-3　DiversiLab 指纹图谱试剂盒与微流体芯片

4. 包装及储存条件（表 25-5）

表 25-5　DiversiLab 菌株分型系统配套试剂包装及储存条件

产品名称	规格	储存条件（℃）
DNA 提取试剂盒	50 测试；250 测试	18 ～ 30
DiversiLab 指纹图谱试剂盒	24 测试	-10 ～ -31
微流体芯片试剂盒微流体芯片	25 张芯片	18 ～ 30
微流体芯片试剂盒 -Lapchip 试剂	325 测试	2 ～ 8

（三）操作说明

1. DNA 提取　从微生物纯菌落中提取 DNA。

2. rep-PCR 扩增　利用 rep-PCR 技术和相应的 DiversiLab DNA 指纹图谱试剂盒扩增 DNA 片段。

3. 检测　在微流体芯片中自动分离、检测扩增后的 DNA 片段。

4. 数据分析　通过独立的安全账号登录网络，对实验数据进行实时分析。

（四）产品特点

(1) DNA 提取试剂盒：与振荡仪配合使用，通过机械法裂解细胞，提取微生物纯菌落中的 DNA。

(2) DiversiLab 指纹图谱试剂盒：采用 rep-PCR 技术进行全基因组重复序列的特异性扩增。

(3) 微流体芯片试剂盒套装：每张芯片可检测 1 ～ 13 个样本，利用微流体芯片自动分离扩增后的 DNA 片段。

(4) 从核酸提取到获取分析报告仅需 4h，能够作为一线分型工具，满足医院短时间得到院感溯源结果的要求，为干预实施提供靶向。

(5) DiversiLab 菌株分型试剂配合软件使用，可形成高清晰度的指纹图谱且分型能力与 PFGE（脉冲场凝胶电泳）匹敌，且比其他方法（如 MLST、Ribotype 或手工 rep-PCR 技术等）强。

(6) 不同批次间样本具有高重复性，因此可保证不同时间、不同批次样本的分型结果之间具有可比性。

(7) 用户可自行构建数据库，是医院感染发生时不可缺少的流行病学调查方法。

五、病原体快速检测试剂

（一）检测原理

FilmArray 所有测试条中均包含核酸提取、反转录、PCR 和检测过程所需的所有干粉试剂。在仪器运行前，操作人员只需在测试条两端分别加入试剂缓冲液和样本混合液。其余步骤将全部由 FilmArray 仪器自动完成（图 25-4 和图 25-5）。

第 1 步，采用机械裂解法使微生物释放核酸，通过磁性硅胶从样本中提取并纯化核酸。

第 2 步，完成第一阶段多重 PCR，初步扩增病原体 DNA 片段。

第 3 步，以第一阶段 PCR 扩增产物为模板，在不同反应孔中利用病原体特异性引物完成第二阶段巢式 PCR 扩增。

第 4 步，检查熔解曲线、分析数据并自动生成结果分析报告。

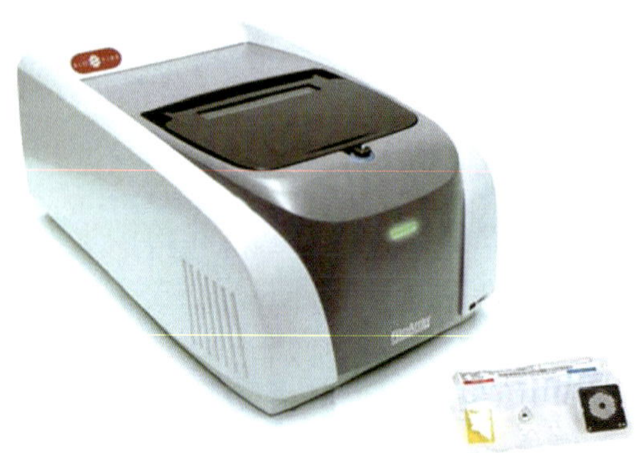

图 25-4　Film Array 仪器与测试条

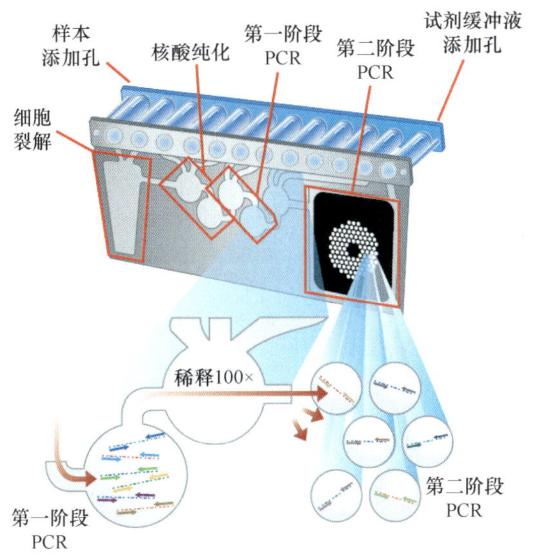

图 25-5　Film Array 测试条工作原理图

（二）产品介绍

1. 产品名称

（1）FilmArray RP Panel 上呼吸道感染测试。

（2）FilmArray BCID Panel 血流感染测试。

（3）FilmArray GI Panel 胃肠道感染测试。

（4）FilmArray ME Panel 脑膜炎 / 脑炎测试。

2. 产品用途　所有测试条均需配合 FilmArray 平台使用，1h 内完成测试条中所有病原体靶标的检测。

（1）FilmArray RP Panel 上呼吸道感染测试：同时检测 20 种常见上呼吸道感染相关的病原体靶标，包括 17 种病毒和 3 种细菌（表 25-6）。

表 25-6　FilmArray RP Panel 上呼吸道感染测试

腺病毒	人类偏肺病毒	甲型流感病毒 H3 亚型	副流感病毒 4 型
冠状病毒 HKU1	人鼻病毒 / 肠病毒	乙型流感病毒	呼吸道合胞病毒
冠状病毒 NL63	甲型流感病毒	副流感病毒 1 型	百日咳杆菌
冠状病毒 229E	甲型流感病毒 H1 亚型	副流感病毒 2 型	肺炎衣原体
冠状病毒 OC43	甲型流感病毒 H1-2009 亚型	副流感病毒 3 型	肺炎支原体

（2）FilmArray BCID Panel 血流感染测试：同时检测 27 种常见血流感染相关的病原体靶标，包括 19 种细菌、5 种真菌和 3 种耐药基因（表 25-7）。

表 25-7　FilmArray BCID Panel 血流感染测试

革兰氏阳性细菌	革兰氏阴性细菌	真菌	耐药基因
肠球菌	鲍曼不动杆菌	白假丝酵母	*mecA*- 甲氧西林耐药
单核细胞增生李斯特菌	肠杆菌科	光滑假丝酵母	*van A/B*- 万古霉素耐药
葡萄球菌	阴沟肠杆菌复合群	克柔假丝酵母	*KPC*- 碳青霉烯类耐药
金黄色葡萄球菌	大肠埃希菌	近平滑假丝酵母	
链球菌	产酸克雷伯菌	热带假丝酵母	
化脓链球菌	肺炎克雷伯菌		
无乳链球菌	变形杆菌		
肺炎链球菌	黏质沙雷菌		
	流感嗜血杆菌		
	脑膜炎奈瑟菌		
	铜绿假单胞菌		

（3）FilmArray GI Panel 胃肠道感染测试：同时检测 22 种常见胃肠道感染相关的病原体靶标，包括 13 种细菌、4 种寄生虫和 5 种病毒（表 25-8）。

（4）FilmArray ME Panel 脑膜炎 / 脑炎测试：同时检测 14 种常见脑膜炎 / 脑炎相关的病原体靶标，包括 6 种细菌、7 种病毒和 1 种真菌（表 25-9）。

表 25-8　FilmArray GI Panel 胃肠道感染测试

细菌	寄生虫	病毒
弯曲菌（空肠、结肠、乌普萨拉）	隐孢子虫	腺病毒 F 组 40/41
难辨梭菌（毒素 A/B）	环孢子虫	星状病毒
类志贺邻单胞菌	痢疾阿米巴	诺如病毒 GI/GII
沙门菌	兰伯贾第鞭毛虫	轮状病毒 A 群
弧菌（副溶血、创伤、霍乱）		札如病毒（Ⅰ Ⅱ，Ⅳ和Ⅴ型）
霍乱弧菌		
小肠结肠耶尔森菌		
致泻大肠埃希菌 / 志贺菌		
肠聚集性大肠埃希菌 (EAEC)		
产肠毒素大肠埃希菌 (ETEC)		
肠致病性大肠埃希菌 (EPEC)		
产类志贺毒素大肠埃希菌 (STEC)		
大肠埃希菌 O157		
志贺菌 / 肠侵入性大肠埃希菌 (EIEC)		

表 25-9　FilmArray ME Panel 脑膜炎 / 脑炎测试

细菌	病毒	真菌
大肠埃希菌	巨细胞病毒 (CMV)	新生隐球菌 *C. neoformans/gattii*
流感嗜血杆菌	肠病毒	
单核细胞增生李斯特菌	单纯疱疹病毒 1 型 (HSV-1)	
脑膜炎奈瑟菌	单纯疱疹病毒 2 型 (HSV-2)	
无乳链球菌	人疱疹病毒 6 型 (HHV-6)	
肺炎链球菌	人双埃可病毒	
	水痘 - 带状疱疹病毒 (VZV)	

3. 产品性能

(1) FilmArray RP Panel 上呼吸道感染测试：鼻咽拭子 300μl。平均敏感性 95%，平均特异性 99%。

(2) FilmArray BCID Panel 血流感染测试：阳性血培养液 100μl。平均敏感性 97.5%，平均特异性 99.8%。

(3) FilmArray GI Panel 胃肠道感染测试：溶于 Cary Blair 的粪便 200μl。

(4) FilmArray ME Panel 脑膜炎 / 脑炎测试：脑脊液 (CSF) 200μl。

4. 包装及储存条件

(1) 包装：6 个测试 / 盒；30 个测试 / 盒。

(2) 储存条件：室温。

（三）操作说明

按照图 25-6 所示流程进行操作，将测试条插入仪器，启动运行程序，65min 之后即可获得测试条中所有病原菌的检测结果报告。

（四）产品特点

1. 简单　只需 2min 手工操作时间，即可完成上机前实验步骤，不需要操作人员具备分子生物学背景知识或相关实验操作经验。

2. 精巧　仪器所占空间范围小，但能够借助封闭式的测试条完成复杂且精确的分子生物学诊断。

3. 快速　仪器检测过程仅需 1h，为临床医生及时制定正确的治疗方案提供可靠依据，缩短患者救治时间，从而提高治愈率。

4. 广泛　FilmArray 测试条从疾病的临床症状出发，对于引发某一疾病的最常见病原体靶标（细菌、病毒、真菌或寄生虫）进行同时检测，临床医生无需猜测，提高抗生素的合理使用。一台仪器可适用多种疾病测试条，针对不同疾病设计独立的测试条，目前已通过 FDA 认证的测试条共 3 种，包括：FilmArray RP Panel 上呼吸道感染测试、FilmArray BCID Panel 血流感染测、FilmArray GI Panel 胃肠道感染测试。另外，FilmArray ME Panel 脑膜炎 / 脑炎测试已完成研发，目前正在申请 FDA 认证，其他适用测试条正在陆续研发中。

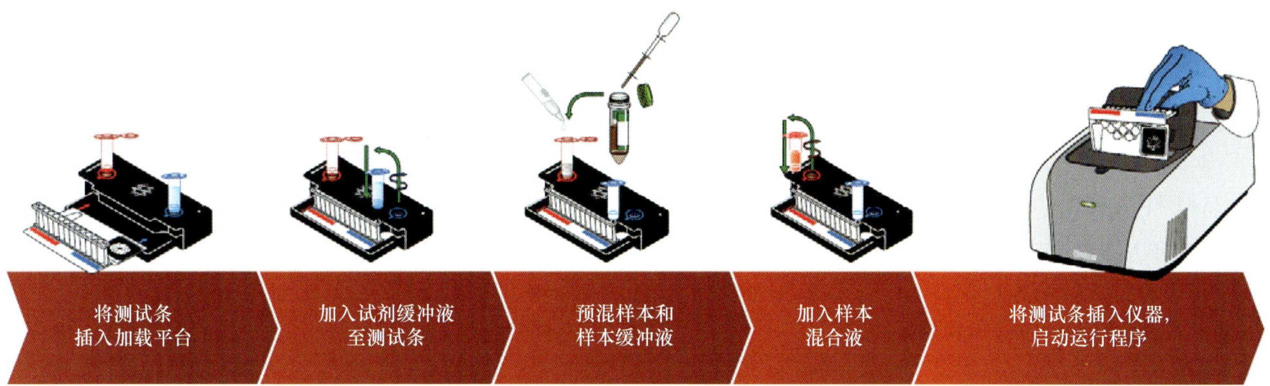

图 25-6　FilmArray 测试条操作步骤

六、实时荧光定量 PCR 法快速检测传染性疾病

下文以甲型流感病毒及乙型流感病毒多重检测为例进行介绍。

（一）概述

甲型流感病毒（Influenza A）是一种正黏病毒科的单股反链 RNA 病毒，会感染鸟类和哺乳动物类。感染病毒将影响上呼吸道，引发从轻微到重度不等的多种症状，如咳嗽、高热、周身乏力等，并且严重时可能致命（流感）。乙型流感病毒（Influenza B）是一种单股正链 RNA 病毒，主要引发人类的呼吸道流感，症状如干咳不断、咽喉痛、头痛及肢体疼痛，流涕或打喷嚏也是常见症状。

（二）检测原理

Influenza A 检测一段源自甲型流感病毒基质蛋白基因的 95 bp 片段，通过特异性引物扩增并采用 FAM 标记水解探针（530 通道）进行检测。

Influenza B 检测一段源自乙型流感病毒基质蛋白基因的 95 bp 的长片段，通过特异性引物扩增并采用 R6G 标记水解探针（580 通道）进行检测。

IC（内参）检测源自克隆海豹疱疹病毒靶序列的一段 85 bp 的长片段，并采用 LC670（660 通道）标记的水解探针进行检测。

（三）样本种类及提取

典型的临床样本为鼻咽拭子，可使用相应的试剂盒进行提取，如 High Pure Viral Nucleic Acid Kit，也可使用自动化核酸提取仪，如 MagNA Pure LC 2.0 或 MagNA Pure 96。

（四）实验说明

1. 实时荧光定量 PCR 仪的程序设定（以 LightCycler® 480II 为例，表 25-10） 制备溶液前开始设定程序，包含四个程序步骤：①病毒 RNA 的反转录；②变性：样本变性和酶的激活；③循环：PCR 扩增；④冷却：冷却仪器。

检测格式（detection format）选择 3 Color Hydrolysis Probe。

表 25-10　程序设置参数

程序步骤：	RT 步骤	变性	循环			冷却
参数						
分析模式	无	无	定量模式			无
循环	1	1	45			1
目标（℃）	50	95	95	60	72	40

续表

程序步骤：	RT 步骤	变性		循环		冷却
保持时间（hh：mm：ss）	0：05：00	0：05：00	0：00：15	0：00：30	0：00：02	0：00：30
升降温速度（℃ /s）96	4.4	4.4	4.4	2.2	4.4	1.5
升降温速度（℃ /s）384	4.6	4.6	4.6	2.4	4.6	2.0
采集模式	无	无	无	无	采集信号	无

2. 实验规程

（1）样本物质：使用核酸提取试剂提取的样品（例如 High Pure Viral Nucleic Acid 试剂盒）。

（2）阴性对照：至少设置一个无模板对照（NTC）样品，即将模板 RNA 换为水。

（3）阳性对照：使用阳性对照，即将模板 RNA 换为阳性对照 RNA。

（4）反应预混液的制备：在冷却的反应管内，制备单次反应（左边）或一整板反应（右边）所需的预混液（表 25-11）。

表 25-11　预混液制备中各溶液体积计算表

1 个反应	使用 LightCycler® Multiplex RNA Virus Master 预混液组分	100 个反应
9.4μl	水、PCR 级别用水（无色盖，配有 Roche Master 试剂盒）	940μl
0.5μl	InfA 引物和探针	50μl
0.5μl	InfB 引物和探针	50μl
0.5μl	IC 内参引物探针和模板	50μl
—	反应质控品和其他分析用试样（Multiplex PCR）	—
4.0μl	Multiplex RNA Virus Master	400μl
0.1μl	RT 酶	10μl
15.0μl	反应预混液容量	1500μl

轻轻混匀试剂，短暂离心后每个反应孔加入 15μl 预混液。每孔添加 5μl 样本或对照 DNA，最终反应体系为 20μl。密封反应板，离心后开始运行实验。

（五）典型结果（数据源自 LightCycler® 480 Ⅱ系统，图 25-7）

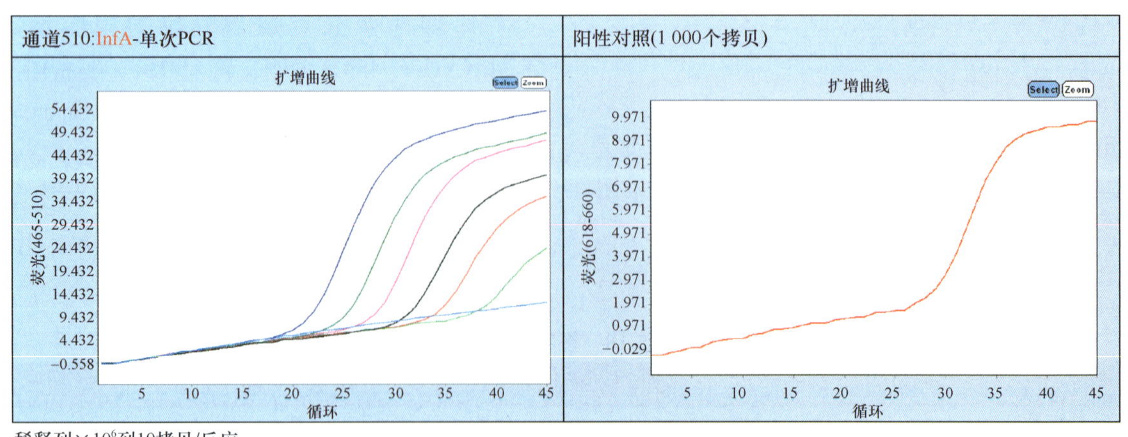

图 25-7　LightCycler® 480 Ⅱ系统结果

（六）结果分析

按照操作者手册的说明进行数据分析。推荐使用最大二阶导数法，查看510/580/660通道的结论。阴性对照（NTC）不能出现信号（表25-12）。

表 25-12　结果分析示例

通道510（样本）	通道580（样本）	通道660	通道580	结果
		内参反应	NTC对照	
无扩增	无扩增	可检出	阴性	Influenza A/B 双阴性
扩增 Cp < 39⁺	扩增 Cp < 37⁺	不相关	阴性	Influenza A/B 双阳性
扩增 Cp < 39⁺	无扩增	不相关	阴性	Influenza A 阳性 /Influenza B 阴性
无扩增	扩增 Cp < 37⁺	不相关	阴性	Influenza A 阴性 /Influenza B 阳性
无扩增	无扩增	不可检出	不相关	PCR 失败重复
不相关	不相关	不相关	阳性	污染重复

七、艰难梭菌核酸扩增检测试剂盒（实时荧光 PCR 法）

（一）预期用途

Xpert *C.difficile* Assay 在 GeneXpert Dx 系统上使用，用于体外定性检测疑似艰难梭菌感染（CDI）患者的不成形大便样本中的艰难梭菌毒素B（tcdB）和二元毒素（cdt）。艰难梭菌核酸（DNA）扩增检测试剂盒（实时荧光PCR法）利用全自动的实时PCR方法检测与CDI相关的艰难梭菌毒素。Xpert *C.difficile* Assay 用于CDI辅助诊断，如果需要进一步的分型，则需要进行其他的检查。

（二）基本原理

艰难梭菌（*C. difficile*）是一种革兰氏阳性的专性厌氧芽孢杆菌，其在1978年首次被证实与疾病有关。艰难梭菌感染后容易引起从腹泻到严重危及生命的假膜性结肠炎。健康成人中的肠道菌群通常可抵抗艰难梭菌定植，然而，一旦正常的肠道菌群发生变化，就丧失了对艰难梭菌定植的防御性。最常见的感染因素是使用抗生素。艰难梭菌的主要毒力因子是毒素A（肠毒素）和毒素B（细胞毒素）。毒素A（tcdA）和毒素B的基因编码是构成致病性决定区（PaLoc）的一部分。多数致病菌株是毒素A阳性、毒素B阳性（A+B+）的菌株，毒素A阴性、毒素B阳性（A-B+）的变异菌株已被公认为是致病性的。某些艰难梭菌菌株还会产生被称为人艰难梭菌毒素或二元毒素的肌动蛋白特异性ADP核糖基转移酶。二元毒素决定区含有两种基因（*cdtA* 和 *cdtB*），位于PaLoc外部。近年出现过属于PCR核糖体分型027、PFGE型NAP1和REA型的B1“剧毒”和氟喹诺酮耐药菌株引起的CDI爆发。这些菌株由于调控基因 *tcdC* 缺失，导致产毒能力增加。

GeneXpert Dx系统使用实时PCR方法和RT-PCR检测试剂盒，整合并自动进行样本纯化、核酸扩增、简单或复杂样本中的目标序列测定。GeneXpert Dx系统包括检测仪器、计算机、条形码扫描及预装的软件，该软件特为样品检测和结果显示而设计。GeneXpert Dx系统要求使用一次性的GeneXpert检测试剂盒，试剂盒内装有PCR反应试剂，以控制全部的DNA提取和PCR检测过程。由于所有检测试剂盒均为单独容器包装，从而消除了样本之间交叉污染的风险。

Xpert *C.difficile* 检测盒中包含了用于检测艰难梭菌毒素和027/NAP1/BI的试剂及样本处理质控（SPC）。样本处理质控是为了监控靶向细菌保证其能被充分处理并监控PCR反应过程中的抑制剂。探针检查质控（PCC）用于监测试剂的复溶、检测盒中的PCR反应管填充、探针的完整性和染料的稳定性。

Xpert *C.difficile* Assay 中的引物和探针可检测毒素 B、二元毒素和缺失 nt 117 的 *tcdC*（*tcd C* △ 117）的基因序列。

（三）性能

1. 临床性能 为了解 Xpert *C.difficile* Assay 的性能，我们在欧洲的两个研究基地进行了一项前瞻性调查研究。对在 GeneXpert 系统上运行的 Xpert *C.difficile* 检测结果和毒素培养阳性样本的 PCR 核糖体分型结果进行对比。纳入该研究中的样本，必须来源于得到研究机构证实的、已经完成培养或被要求进行培养的个人。

2. 综合结果 总共 285 份样本通过 Xpert *C.difficile* Assay 进行了 *C.difficile* 的测试，并将其结果与直接培养法进行了比较（表 25-13）。

为了测试 027/NAP1/BI 菌株的性能特点，临床样本通过对比 Xpert *C.difficile* 检测和细菌培养，同时对 PCR- 核糖核酸分型的结果进行了整体的内部评价（表 25-14）。该示例中的阴性表示艰难梭菌的毒素菌株不是 027/NAP1/BI。

表 25-13 与直接培养比较的 Xpert *C.difficile* Assay 性能特点

		毒素培养				
		艰难梭菌阳性	027/NAP1/BI 阳性	阴性		
Xpert *C.difficile*	毒素 B+	34	0	16	灵敏度	100%
	027/NAP1/BI	0	0	1	特异性	93%
	阴性	0	0	234		

表 25-14 与 PCR 核糖分型比较的 Xpert *C.difficile* Assay 性能特点

		毒素培养和 PCR 核糖核酸分型			
		027/NAP1/BI 阳性	027/NAP1/BI 阴性		
Xpert *C.difficile*	027/NAP1/BI 阳性	14	1	灵敏度	100%
	027/NAP1/BI 阴性	0	10	特异性	91%

3. 分析特异性 所有的培养物均来自美国模式培养物集存库（ATCC）和哥德堡大学菌种保存中心（CCUG）。针对这些代表了与艰难梭菌密切相关的、正常的及致病性的直肠菌群有机体，进行了一项交叉反应性研究测试。使用 Xpert *C.difficile* 检测试剂盒对两种非产毒素型的艰难梭菌菌株进行了检测。同时被检测的还有 24 种需氧菌、14 种厌氧菌和 2 种微量需氧菌。每种分离株在不少于 10^9CFU/ 反应的浓度条件下，平行测定 3 次。在该研究条件下，所有的菌株艰难梭菌毒素显示阴性；使用 Xpert *C.difficile* 检测试剂盒同样未检测出菌株。该研究中包含了阴性和阳性对照，分析特异性为 100%。

检测限：进一步研究的目的是为了确定该检测试剂盒的最低检测线（LOD）的 95% 置信区间。最低检测限是指在 95% 置信区间中，区别于阴性样本的、可重复检测到的每个样本的最小菌落形成单位（CFU）。对 6 种浓度（100 CFU/ 样本、300 CFU/ 样本、600 CFU/ 样本、1200 CFU/ 样本、2400 CFU/ 样本和 4800CFU/ 样本）的样本平行测试 20 次，最终对其进行评估。

在此研究条件下 tcdB 和 cdt 的最大有效 C_t 值为 37 及 tcdC 的最大有效 C_t 值为 40，表明艰难梭菌毒素的最低检测限预估为 1657CFU/ 拭子，其 95% 可信区间为 1157 ～ 3561CFU/ 拭子。对于艰难梭菌毒素 027/NAP1/BI 菌株，最低检测限预估为 2058CFU/ 样本，95% 置信区间为 1581 ～ 3441CFU/ 拭子。

八、甲型通用型、甲型 H1N1 流感病毒（2009）和乙型流感病毒核酸检测试剂盒（实时荧光 PCR 法）

（一）预期用途

本产品用于定性检测和区分患者鼻咽拭子样

本中甲型流感、乙型流感和 2009H1N1 流感病毒 RNA。

在 GeneXpert 仪器系统上运行的 Cepheid® Xpert Flu Assay 为全自动多重实时 RT-PCR 检测试剂盒，对具有呼吸系统感染体征和症状及临床和流行病学风险因素患者的鼻咽拭子样本中的甲型流感、乙型流感和 2009 H1N1 流感病毒 RNA 进行定性检测和区分。Xpert Flu Assay 用于流感的辅助诊断。阴性结果无法排除流感病毒感染，因此，不得作为治疗或患者管理决策的唯一依据。

（二）基本原理

Xpert Flu Assay 为在 Cepheid GeneXpert 仪器系统上运行的全自动体外诊断检测产品，用于定性检测甲型流感、乙型流感及甲型流感 2009 H1N1 亚型。

GeneXpert 仪器系统使用反转录（RT）PCR 和实时 PCR 方法，整合并自动进行样本处理 / 裂解、纯化、核酸扩增、简单或复杂样本中的靶序列测定。该系统由仪器、计算机及预装用于运行检测和查看结果的软件。系统要求使用一次性的 GeneXpert 检测匣，检测匣内装有 RT-PCR 和 PCR 试剂，以控制 RT-PCR 和 PCR 过程。由于检测匣为单独容器包装，因此可使样品间的交叉污染最小化。

Xpert Flu Assay 包括用于检测和区分具有呼吸系统感染体征和症状患者的鼻咽拭子样本中甲型流感、乙型流感及甲型流感 2009 H1N1 亚型的试剂。检测匣中还包含了样本处理质控（SPC）和探针检查质控（PCC）。SPC 用于确认靶病毒是否被充分处理，并监控是否有 PCR 反应抑制物质的存在。PCC 用于验证试剂的再水化、检测匣中 PCR 管的填充、探针完整性和染料稳定性。

（三）性能

1. 临床性能　美国 4 个机构对 Xpert Flu Assay 的性能特征进行了评价。由于流感病毒的低流行率，难以获得新鲜的流感病毒阳性样本，本研究的样本群来自冷冻存档样本。

受试者包括常规医疗护理需要采集的鼻抽吸物 / 灌洗液或鼻咽拭子样本进行流感检测的个体。对于合格受试者而言，获得的残余样本分成等份采用 Xpert Flu Assay 和对比试剂进行检测，在研究中心根据标准操作规程继续对患者进行管理。

将 Xpert Flu Assay（就本章节而言，称为新型 Xpert Flu Assay）性能与目前已在美国上市的 Xpert Flu Assay（就本章节而言，称为 Xpert Flu Assay）性能进行对比。对于 2 种试剂检测结果不一致的进行双向测序。

2. 结果总结　2 种 Xpert Flu Assay 均检测了 482 份样本（225 份鼻咽拭子样本和 227 份鼻抽吸物 / 灌洗液）。

相对于 Xpert Flu Assay，新型 Xpert Flu Assay 检测鼻咽拭子中甲型流感的阳性和阴性一致率分别为 100% 和 98.6%。新型 Xpert Flu Assay 检测鼻咽拭子中甲型流感 2009 H1N1 亚型的阳性和阴性一致率分别为 100% 和 99.6%。新型 Xpert Flu Assay 检测鼻咽拭子中乙型流感的阳性和阴性一致率分别为 100% 和 95.7%。

相对于 Xpert Flu Assay，新型 Xpert Flu Assay 检测鼻抽吸物 / 灌洗液样本中甲型流感的阳性和阴性一致率分别为 100% 和 96%。新型 Xpert Flu Assay 检测鼻抽吸物 / 灌洗液样本中甲型流感 2009 H1N1 亚型的阳性和阴性一致率分别为 100% 和 99.5%。新型 Xpert Flu Assay 检测鼻抽吸物 / 灌洗液样本中乙型流感的阳性和阴性一致率分别为 100% 和 98.9%。

3. 分析灵敏度（检出限）　进行研究以测定在鼻咽基质替代品中稀释的 2 个季节性甲型流感（H1N1）病毒株、2 个季节性甲型流感（H3N2）病毒株、2 个甲型流感 2009 H1N1 病毒株和 2 个乙型流感病毒株的 LOD。LOD 定义为在 95% 置信区间内能够从阴性样本中重复检出的每个样本最低浓度（组织培养物感染剂量 $TCID_{50}$/ml），或 20 个重复检测结果中有 19 个检测为阳性的最低浓度。每种浓度的病毒株平行测定 20 次。

根据经验，LOD 确定为第一次得出 19/20 或 20/20 阳性结果的浓度。每个检测株的 LOD 点数值总结在表 25-15 ～表 25-18 中。

表 25-15 LOD（$TCID_{50}$/ml）- 季节性甲型流感 H1N1

株 ID – 甲型流感 H1N1 亚型	确定的 LOD（$TCID_{50}$/ml）[至少 19/20 阳性结果]	Probit 回归（$TCID_{50}$/ml）		
		LOD 点估计值	95% CI 下限	95% CI 上限
甲型 /Brisbane/59/07	0.2（19/20）	0.2	0.14	0.23
甲型 /New Caledonia/20/1999	30（20/20）	12.7	10.4	17.01

表 25-16 LOD（$TCID_{50}$/ml）- 季节性甲型流感 H3N2

株 ID – 甲型流感 H3N2 亚型	确定的 LOD（$TCID_{50}$/ml）[至少 19/20 阳性结果]	Probit 回归（$TCID_{50}$/ml）		
		LOD 点估计值	95% CI 下限	95% CI 上限
甲型 /Perth/16/2009	1（20/20）	0.2	0.1	0.3
甲型 /Victoria/361/2011	0.5（20/20）	0.4	0.3	0.6

表 25-17 LOD（$TCID_{50}$/ml）- 甲型流感 2009 H1N1

株 ID – 甲型流感 2009 H1N1 亚型	确定的 LOD（$TCID_{50}$/ml）[至少 19/20 阳性结果]	Probit 回归（$TCID_{50}$/ml）		
		LOD 点估计值	95% CI 下限	95% CI 上限
甲型 /SwineNY/01/2009	0.5（20/20）	0.4	0.3	0.6
甲型 /SwineCanada/6294	100（20/20）	93.3	82.5	113.3

表 25-18 LOD（$TCID_{50}$/ml）- 乙型流感

株 ID – 乙型流感	确定的 LOD（$TCID_{50}$/ml）[至少 19/20 阳性结果]	Probit 回归（$TCID_{50}$/ml）		
		LOD 点估计值	95% CI 下限	95% CI 上限
乙型 /Florida/07/04	0.9（20/20）	0.4	0.3	0.5
乙型 /Wisconsin/01/10	25（19/20）	18.1	14.2	26.9

九、结核分枝杆菌 *rpoB* 基因和突变检测试剂盒（实时荧光 PCR 法）

（一）预期用途

Xpert® MTB/RIF 试剂盒是在 GeneXpert® Dx 系统上运行的一种巢式实时荧光定量 PCR 方法的体外诊断试剂，可用于体外定性检测原始痰液、痰沉淀物样本中的结核分枝杆菌复合物 DNA 和利福平耐药相关的 *rpoB* 基因突变。

（二）基本原理

GeneXpert Dx 系统使用实时 PCR，整合并自动进行样品纯化、核酸扩增、单一或复杂样品中的目标序列测定。该系统包括检测仪器、个人电脑、条形码扫描及预装的软件，该软件特为样品检测和结果显示而设计。该系统需使用单份 / 一次性的 Xpert 检测匣，检测匣内装有 PCR 反应试剂，以独立进行 PCR 处理，由于试剂盒采用自成一体的封闭设计，因此使得样品之间的交叉污染最小化。

Xpert MTB/RIF 针对 *rpoB* 基因 81bp 利福平耐药核心区间（RRDR）设计引物、探针，检测其是否发生突变，进而用于辅助诊断是否为结核及是否对利福平耐药（*rpoB* 序列存在突变）。

Xpert MTB/RIF 包括用于检测结核分枝杆菌和利福平耐药性的试剂及样本处理质控（SPC），用于确认目标细菌是否充分处理和监测是否有 PCR 反应抑制物质的存在。探针检查质控（PCC）用于确认试剂再水合、检测匣中 PCR 管加样、探针完整性和染料稳定性。

（三）性能

1. 境内临床评估研究

（1）对于菌阳痰沉淀物样本，以培养鉴定为对比方法，该产品的灵敏度为 91.9%，特异性为 73.3%。

(2) 对于菌阳痰沉淀物样本，与临床诊断比较，该产品的灵敏度为 90.85%。

(3) 与药敏试验（DST）结果比较，该产品的阳性符合率为 96.9%，阴性符合率为 99.2%。

(4) 对 215 份菌阳痰沉淀物样本进行测序并采用该产品进行检测，215 份样本的测序结果和该产品检测结果均为结核分枝杆菌阳性。

(5) 与测序结果比较，该产品检测利福平耐药的阳性符合率为 95.31%，阴性符合率为 96.69%。

2. 境外临床评估研究

(1) 总体结果：在两个不同地理位置的研究点对从 526 位患者收集到的 1697 样品进行了结核分枝杆菌和利福平耐药性的检测，并与抗酸性杆菌涂片镜检和培养结果进行比较。

表 25-19 列出涂片和培养的结果是每个患者的所有样本的总体结果，并与每个患者所有样本的 Xpert MTB/RIF 总体结果进行比较。涂片阴性结果定义为所有涂片阴性，或最多 1 个可疑涂片其余 2 个是阴性；涂片阳性结果定义为至少 1 份样本为阳性或更多，或 2 个可疑涂片；培养阳性结果定义为至少 1 份样本培养为阳性。Xpert MTB/RIF 阳性结果定义为至少 1 份样本 Xpert MTB/RIF 检测结果为阳性。

(2) Xpert MTB/RIF 与培养的比较：表 25-19 总结了根据样本涂片情况分类的 Xpert MTB/RIF 结果与最后培养结果的比较。如果至少 1 个培养结果为阳性，样本定义为 MTB 培养阳性，而一个培养阴性样本定义为所有 3 份培养结果均为阴性。

表 25-19　Xpert MTB/RIF 与抗酸杆菌涂片和培养的比较

	Xpert MTB/RIF	涂片阴性（AFB-）		涂片阳性（AFB+）		
		培养阳性	培养阴性	培养阳性		
研究点 1	检测到 MTB	10	0	199	PPV	100%
	未检测到 MTB	2	102	0	NPV	98.1%
		灵敏度：99.1%	特异度：100%			
研究点 2	检测到 MTB	60	3	76	PPV	97.8%
	未检测到 MTB	5	69	0	NPV	93.2%
		灵敏度：96.5%	特异度：95.8%			
总体	检测到 MTB	70	3	275	PPV	99.1%
	未检测到 MTB	7	171	0	NPV	96.1%
		灵敏度：98.0%	特异度：98.3%			

对于涂片阴性、培养阳性（S-C+）的患者，Xpert MTB/RIF 分析的灵敏度为 90.9%(70/77) 和 100%(275/275)。

研究点 1 和研究点 2 对涂片阴性、培养阴性（S-C-）的疑似症状者的特异度分别是 100% 和 95.8%，总体特异度为 98.3%。

(3) 分析灵敏度：本研究的目的为确定 Xpert MTB/RIF 分析灵敏度 / 检测限（LOD）的 95% 置信区间。检测限定义为区别于阴性结果，在 95% 置信水平，可重复测定出的最少数量的菌落单位数。检测方法：在阴性临床痰样品中加入不同浓度的结核分枝杆菌，每个浓度重复 20 个平行检测样品。在本研究的研究条件下，结果显示 MTB 检测限估计值为 131CFU/ml，95% 置信区间为 106.2 ～ 176.4CFU。本研究采用 logistic 回归分析不同浓度的测得数据（每个浓度水平的测试阳性数），并以此回归模型确定检测限估计值和其置信区间。

置信区间通过在 logistic 模型上的大样本方差-协方差矩阵中使用最大似然估计法确定。

十、金黄色葡萄球菌和耐甲氧西林金黄色葡萄球菌核酸（DNA）扩增检测试剂盒（实时荧光 PCR 法）

（一）预期用途

金黄色葡萄球菌和耐甲氧西林金黄色葡萄球菌核酸（DNA）扩增检测试剂盒（实时荧光 PCR 法）用于体外快速、同时定性检测鼻定植风险的患者（包括术前患者）鼻拭子样本中金黄色葡萄球菌和耐甲氧西林金黄色葡萄球菌。

金黄色葡萄球菌和耐甲氧西林金黄色葡萄球菌核酸（DNA）扩增检测试剂盒（实时荧光 PCR 法）采用全自动实时 PCR 方法检测金黄色葡萄球菌和耐甲氧西林金黄色葡萄球菌核酸（MRSA/SA DNA），用于辅助预防和控制 MRSA/SA 的院内感染。

（二）基本原理

GeneXpert Dx 系统使用实时 PCR 和 RT-PCR 方法，整合并自动进行样本纯化、核酸扩增、简单或复杂样本中的目标序列测定。GeneXpert Dx 系统包括检测仪器、计算机、条形码扫描以及预装的软件，该软件特为样本检测和结果显示而设计。GeneXpert Dx 系统要求使用一次性的 GeneXpert 检测试剂盒，试剂盒内装有 PCR 反应试剂，以控制全部的 DNA 提取和 PCR 检测过程。由于所有试剂盒均为单独容器包装，从而消除了样本之间交叉污染的风险。

Xpert SA Nasal Complete 检测盒中包含了用于检测 MRSA 和 SA 的试剂及样本处理质控（SPC）。样本处理质控是为了监控靶向细菌是否能被充分的处理并监控在 PCR 反应过程中的抑制剂。探针检查质控（PCC）用于监测试剂的复溶、检测盒中的 PCR 反应管填充、探针的完整性和染料的稳定性。

本试剂盒中的引物和探针可检测葡萄球菌 A 蛋白（spa）、甲氧西林 / 苯唑西林耐药基因（*mecA*）和潜入 SA 染色体 attB 位点的葡萄球菌染色体 mec 盒（SCCmec）的基因序列。

（三）性能

1. 临床性能 在 2 个美国机构进行了多中心的前瞻性调查，通过在 Gene Xpert 系统进行的 Xpert SA Nasal Complete 检测与培养（直接和富集）的比较研究确定了 Xpert SA Nasal Complete Assay 的性能特点。

2. 结果总结 对总共 744 份样本用 Xpert SA Nasal Complete Assay 进行 MRSA、SA 检测和培养。与直接培养法相比，对于 MRSA 阳性样本，Xpert SA Nasal Complete Assay 符合率为 100%，对于 MRSA 阴性样本，Xpert SA Nasal Complete Assay 符合率为 95.8%。对于所有检测样本，MRSA 阳性预测值为 74.1%，MRSA 阴性预测值为 100%。

与直接培养法相比，对于 SA 阳性样本，Xpert SA Nasal Complete Assay 符合率为 99.3%，对于 SA 阴性样本，Xpert SA Nasal Complete Assay 符合率为 83.8%。对于所有检测样本，SA 阳性预测值为 61.3%，SA 阴性预测值为 99.8%。

与富集培养法相比，对于 MRSA 阳性样本，Xpert SA Nasal Complete Assay 符合率为 88.2%，对于 MRSA 阴性样本，Xpert SA Nasal Complete Assay 符合率为 98.3%。对于所有检测样本，MRSA 阳性预测值为 89.8%，MRSA 阴性预测值为 98.0%。

与富集培养法相比，对于 SA 阳性样本，Xpert SA Nasal Complete Assay 符合率为 92.7%，对于 SA 阴性样本，Xpert SA Nasal Complete Assay 符合率为 91.4%。对于所有检测样本，SA 阳性预测值为 81.9%，SA 阴性预测值为 96.8%。

3. 分析特异性 对 98 个来自于美国菌种保藏中心的菌株和 7 个来自于金黄色葡萄球菌耐药性网络组织的菌株进行培养，这些菌株可以代表与金黄色葡萄球菌物种系统相关的菌种或那些在院内环境中可能遇到的菌种，用 Xpert SA Nasal Complete Assay 对 29 个甲氧西林敏感凝固酶阴性的葡萄球菌菌株及 9 个耐甲氧西林凝固酶阴性的葡萄球菌进行了检测。检测的微生物有 74 种革兰氏阳性菌，28 种革兰氏阴性菌，3 种酵母菌，95 种需氧菌和 10 种厌氧菌。每种菌株检测浓度浓度为 1.7 ～ 3.2 麦氏浊度单位，重复测定 2 次或者 2 次以上。在该研究条件下，所有的菌株都报告为 MRSA 阴性和 SA 阴性，通过 Xpert SA Nasal Complete Assay 未检测到阳性菌株。阴性和阳性质控也包括在该研究中，其分析特异性为 100%。

4. 分析灵敏度 进行了进一步研究，以确定本产品分析检测限（LOD）的 95% 置信区间。检测限定义为 95% 可信度下，能与阴性样本可重复性区分的每个样本的最小菌落形成单位。对于 SA，应用 4 种浓度（0、50CFU/ 样本、100CFU/ 样本和 150CFU/ 样本）的菌株，每种浓度进行 20 次重复检测来评价 SA 的检测限。对于 MRSA（SCCmec Ⅱ型细胞）而言，对 4 种浓度（0、25CFU/ 样本、50CFU/ 样本和 125CFU/ 样本）的菌株，每种浓度进行 20 次重复检测来评价 MRSA（SCCmec Ⅱ型细胞）的检测限。

在研究条件下，结果显示 SA 的检测限点估计值为 93.7CFU/ 样本，95% 置信区间为 75.5 ～ 137.8CFU。估计值和可信度水平由 4 种水平（0、50CFU/ 样本、100CFU/ 样本和 150CFU/ 样本）获得的数据（每个水平检测数中的阳性数）进行逻辑回归的方法来确定。SA 分析检测限将被保守地确定为 138CFU/ 样本。

MRSA 检测限的点估计为 43.9CFU/ 样本，95% 置信区间为 35.7 ～ 68.3CFU。估计值和可信度水平由 4 种水平（0、25CFU/ 样本、50CFU/ 样本和 125CFU/ 样本）获得的数据（每个水平检测数中的阳性数）进行逻辑回归的方法来确定。MRSA 分析检测限将被保守地报告为 70CFU/ 样本。

置信区间采用基于大样本方差 - 协方差矩阵的逻辑模型参数的最大似然估计值来确定。

十一、质谱的耗材——VITEK MS-DS 靶板和 CHCA 基质

（一）产品功能和原理

配合 VITEK MS 进行微生物的鉴定试验使用。将待测微生物固定在靶板上，而后加入 CHCA 基质进行裂解。通过 VITEK MS 分析其蛋白组分图谱，得出待测细菌最有可能是什么微生物。

（二）产品介绍

1. 靶板　每块靶板包含 48 个检测点位和 3 个校准点位。靶板仅供一次性使用（图 25-8）。

2. CHCA 基质　α- 氰基 -4- 羟基肉桂酸 3.10g；乙醇 25.57g；乙腈 25.44g；溶剂配成 100ml。

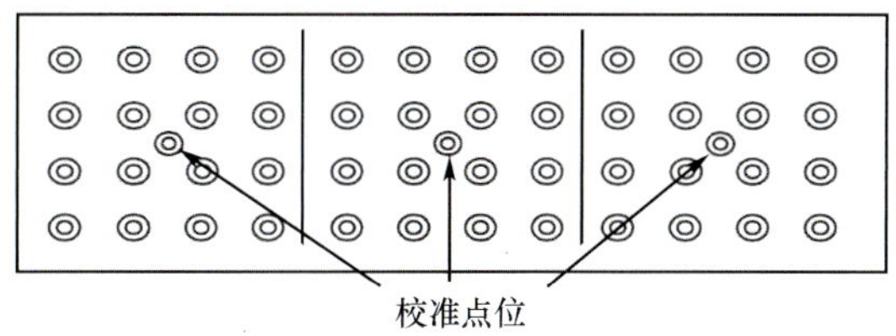

图 25-8　VITEK MS-DS 靶板示意图

（三）操作说明

(1) 使用 1μl 接种环挑取部分合适菌落。

(2) 确保不要粘上琼脂，因为这会对质谱产生不利影响。某些微生物，如链球菌菌落生长非常小。

(3) 在此情况下，挑取几个相似菌落并涂在同一点位。在把基质加在点位之前，只能涂 1 种标本（单点位涂菌模式）或（双点位涂菌模式）。

(4) 将标本涂在点位的中央。要特别小心，不要涂太多。图 25-9 显示各点位的涂菌量。如果涂菌太少，则取一新的接种环，涂该菌落的另一部分。

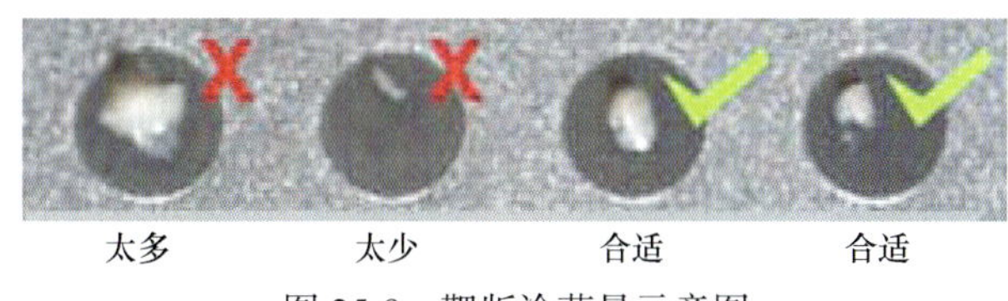

图 25-9　靶版涂菌量示意图

(5) 打开装有 VITEK MS-CHCA 基质的小管，在点位正中精确加入 1.0μl 基质。丢弃加样头，然后使基质 / 微生物悬液完全干燥。VITEK MS-CHCA 基质含有高浓度有机溶剂，建议在加标本后密封试管以避免挥发。

(6) 大约 5min 后，检查点位的结晶情况。缺乏经验的用户可以借助放大镜帮助观察。只有在能观察到基质结晶出现并呈现淡黄色薄膜的情况下才可判定为制备成功。在理想状态下，大多数点位表面都被结晶所覆盖，如图 25-10 所示。

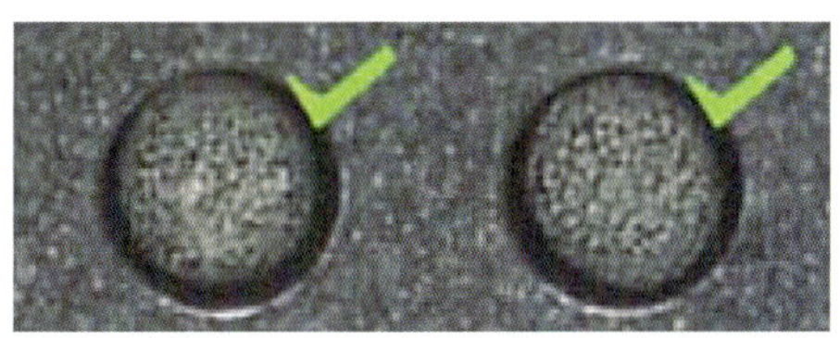

图 25-10　点位结晶情况示意图

(7) 制备好 VITEK MS-DS 靶板后，必须在 48h 内进行检测。制备好的靶板在检测前应处于室温。

(8) 将制备完成的靶板放入 VITEK MS 按照用户手册进行操作和结果判读。

（四）质控方法

推荐质控菌株：

(1) 产气肠杆菌——ATCC®13048。

(2) 光滑假丝酵母——ATCC®MYA-2950。

(3) 大肠埃希菌——ATCC®8739。

(4) 阴性测试（仅含基质，没有微生物）。

按照说明书进行操作，QC 菌株鉴定至菌种水平并具有高置信度；阴性试验无鉴定结果。

十二、质谱的耗材——质谱样品预处理溶液

（一）产品功能和原理

该产品用于对酵母菌样品进行预处理。质谱法是一种通过测量目标分子的分子质量对其进行检测及鉴定的方法。由于酵母有一层厚厚的细胞壁，因此比其他细菌更难裂解。甲酸（FA）常被用于破坏酵母细胞壁，释放胞内待测蛋白质。在质谱法添加样品处理基质溶液之前，将酵母菌样品预处理溶液加到附着在样品板的酵母菌落上，对酵母菌进行预处理。配套 MALDI-TOF 法（基质辅助激光解析电离 - 飞行时间质谱），使质谱样品处理基质溶液更好的携带待测蛋白质进入质谱的测定区，以协助 VITEK MS 质谱检测系统对酵母菌进行分析鉴定。

（二）产品组成

甲酸 40.67g。

（三）操作简介

(1) 按照上文所讲的方法操作靶板，在加 VITEK MS-CHCA 基质之前，先在涂的标本上加 VITEK MS-FA（图 25-11）。

(2) 开始时按标准方法将标本涂在适当的 VITEK MS-DS 靶板点位。将菌涂成薄层。加 0.5μl 的 VITEK MS-FA。涂第 2 份标本，用新的加样头加 0.5μlVITEK MS-FA。

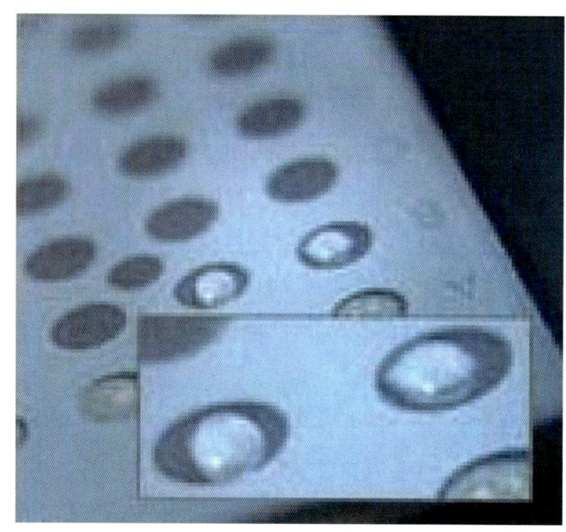

图 25-11 添加甲酸示意图

(3) 完成后立刻加入 VITEK MS-FA 处理酵母菌，其他步骤同上文操作。

（四）质量控制

推荐质控菌株：

(1) 光滑假丝酵母——ATCC®MYA-2950。

(2) 大肠埃希菌——ATCC®8739。

(3) 阴性测试（仅含基质，没有微生物）。

按照说明书进行操作，QC 菌株鉴定至菌种水平并具有高置信度；阴性试验无鉴定结果。

（郑梅珠 李 东 陈驰宇 周 泾 胡翔华）

第二节 免疫荧光法检测病原微生物感染

一、概 述

荧光免疫分析技术（fluorescence immunoassay，FIA）是一种用荧光物质作为示踪物，利用抗原抗体的免疫反应，借助于荧光显微镜、荧光分光光度计、流式细胞仪等精密仪器，对实验结果直接镜检观察或自动化检测的一种技术。首先在已知的抗体（或抗原）上标记荧光素，再用这种荧光抗体（或抗原）作为探针与组织或细胞内的相应抗原（或抗体）结合形成免疫复合物，荧光素受激发光的照

射而发生明亮的荧光（黄绿色或橘红色），对样本中的抗原或抗体进行定性和定量测定，从而准确、灵敏、特异、快速地检出和定位某些未知的病原体。1941 年，Cons 等首次采用异氰酸荧光素标记抗体用于检查小鼠组织切片中的可溶性肺炎球菌多糖抗原，提出了荧光免疫分析的概念。1958 年，Rigggs 等合成了性能较为优良的异硫氰酸荧光素（FITC），随后 Marshall 等对荧光抗体标记的方法进行了改进，使荧光免疫分析技术逐渐推广应用。发展到今天，FIA 已成为微生物学、免疫学、病理学及免疫组织中常用的一种免疫学实验方法，在生物物种的超灵敏检测、生物分子的功能研究及生物分子之间相互作用的研究、医学成像等方面得到了广泛的应用。 合适荧光素的选择：①具有与蛋白质形成共价键的化学基团；②荧光效率高，标记后下降不明显；③荧光色泽与背景色泽对比鲜明；④标记后能保持生物学活性和免疫活性；⑤标记方法简单、快速；⑥安全无毒。

二、直接免疫荧光法（7 项呼吸道病毒检测试剂）

1. 检测原理　采用直接免疫荧光法检测鼻咽分泌物中的呼吸道病毒，荧光素标记的特异性单克隆抗体与鼻咽分泌物中提取的病毒抗原结合，形成稳定的抗原－抗体复合物，在荧光显微镜下观察，呈现特异性绿色荧光。可检测 7 种呼吸道病毒：甲型（A 型）流感病毒，乙型（B 型）流感病毒，呼吸道合胞病毒，腺病毒，副流感病毒 1、2 和 3 型。

2. 试剂介绍　7 项直接免疫荧光法检测呼吸道病毒试剂组成（表 25-20）。

表 25-20　7 项呼吸道病毒检测试剂组成

组分	规格	成分和用途
流感 A 试剂	2ml	DFA 染色试剂，病毒抗原相对应的荧光单克隆抗体
流感 B 试剂	2ml	DFA 染色试剂，病毒抗原相对应的荧光单克隆抗体
腺病毒试剂	2ml	DFA 染色试剂，病毒抗原相对应的荧光单克隆抗体
呼吸道合胞病毒试剂	2ml	DFA 染色试剂，病毒抗原相对应的荧光单克隆抗体
副流感 1 试剂	2ml	DFA 染色试剂，病毒抗原相对应的荧光单克隆抗体
副流感 2 试剂	2ml	DFA 染色试剂，病毒抗原相对应的荧光单克隆抗体
副流感 3 试剂	2ml	DFA 染色试剂，病毒抗原相对应的荧光单克隆抗体
40× 浓缩洗液	25ml	PBS
固定液	15ml	丙酮
阳性质控板	5 块	包被病毒抗原

3. 操作说明

(1) 用鼻咽拭子从患者的鼻咽部取样或者使用鼻腔灌洗液，将鼻咽拭子放入储存管中（含有生理盐水）。

(2) 将样本充分振荡混匀 10 ～ 15s，在 400 ～ 600*g* 转速下离心 5 ～ 10min，弃上清。

(3) 在沉淀中加 0.5 ～ 1ml 的 PBS 缓冲液，用移液器反复吹吸来重悬细胞沉淀，形成一个略浑浊的悬液。

(4) 在 8 孔板上的孔内滴加 25μl 的细胞悬浊液，每样本需滴加 7 孔。

(5) 样本完全风干后，用预冷的 100% 丙酮固定细胞约 5 ～ 10min。

(6) 从丙酮中取出载玻片并风干，用染色试剂在 35 ～ 37℃染色 15min。

(7) 用洗液洗涤玻片，盖上盖玻片。

(8) 用荧光显微镜 200 倍观察结果。

三、间接免疫荧光法（9 项呼吸道感染病原体 IgM 抗体检测试剂）

1. 检测原理　采用间接免疫荧光法（IFA），同时检测人血清中呼吸道感染主要病原体的 IgM 抗体，待测样本中的抗体与吸附在载玻片上抗原发生的反应，未与抗原结合的抗体在洗涤步骤中除去，抗原-抗体复合物再与荧光素标记的抗人 IgM 反应，用荧光显微镜观察结果。可检出的病原体包括：嗜肺军团菌血清 1 型肺炎支原体，Q 热立克次体，肺炎衣原体，腺病毒，呼吸道合胞病毒，甲型流感病毒，乙型流感病毒和副流感病毒 1、2 和 3 型。

2. 试剂介绍 9 项间接免疫荧光法检测呼吸道感染病原体 IgM 抗体试剂见表 25-21 及图 25-12。

表 25-21 9 项呼吸道感染病原体 IgM 抗体检测试剂介绍

组分	规格	成分和用途
载玻片	10 片	检测的物理载体，覆有聚四氟乙烯并有针对检测物的特异性抗原，包装袋内有一袋硅胶以防潮
阳性对照	500μl	用于证明试剂盒及试验的有效性，含有人血清及叠氮钠
阴性对照	500μl	用于证明试剂盒及试验的有效性，含有人血清及叠氮钠
吸附剂	1.5ml	羊抗人 IgG 抗血清用来吸附人 IgG，避免干扰 IgM 试验，含有叠氮钠
结合物	1.1ml/ 瓶，2 瓶	荧光素标记的抗人免疫球蛋白结合物，含有伊文思蓝（对比染色）、叠氮钠和蛋白稳定剂，与抗原抗体复合物反应，激发后发出荧光
封闭介质	3ml	甘油缓冲液，便于观察
PBS	1 瓶	用于洗涤步骤，从反应介质中除去未结合的免疫球蛋白和结合物

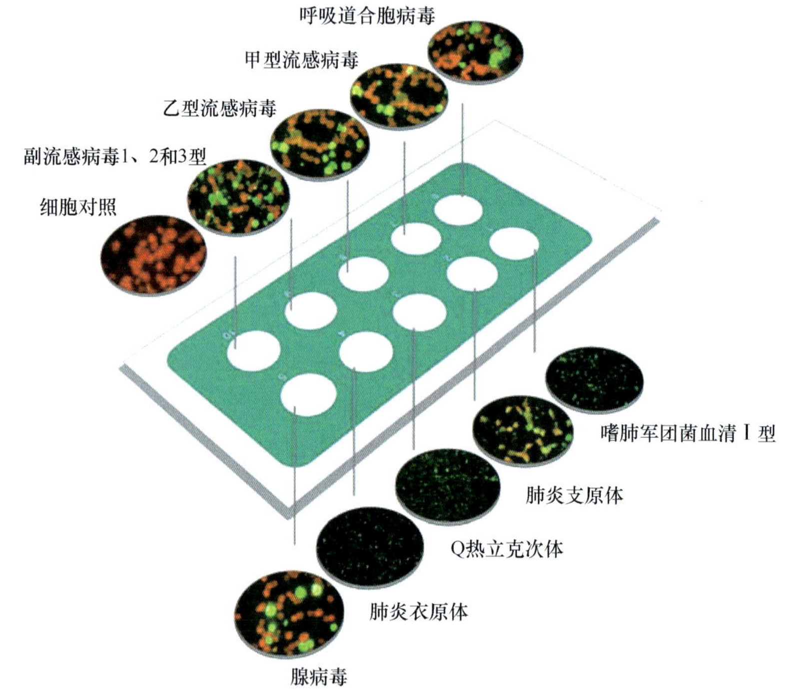

图 25-12 9 项呼吸道感染病原体 IgM 抗体荧光图谱

3. 操作说明

(1) 将待测样本用 PBS 缓冲液 1 ∶ 1 稀释。

(2) 用吸附剂处理稀释后的样本，离心除去沉淀。

(3) 向载玻片的每孔中加入吸附剂处理后的样本，放入湿盒中，37℃温育 90min。

(4) 用 PBS 冲洗载玻片，自然晾干。

(5) 向载玻片的每孔中加入结合物，放入湿盒中，37℃温育 30min。

(6) 用 PBS 冲洗载玻片，自然晾干。

(7) 加适量封闭介质，盖上盖玻片。

(8) 用荧光显微镜 400 倍观察结果。

（陶占领 付光宇）

第三节　胶体金法检测病原微生物感染

一、概　　述

1971 年，Faulk 等将兔抗沙门氏菌抗血清与胶体金颗粒结合成表面抗体检测细菌表面抗原分布，标志着胶体金作为新型标记物用于免疫学领域的研究。此后，免疫胶体金技术被广泛应用于免疫化学领域，相继有间接免疫金染色法、免疫金银染色法（immune gold-sliver staining，IGSS），斑点金免疫渗滤法（DIGFA）、胶体金免疫层析法（GICA）等不同的标记方法问世。其中，1989 年，Spielberg 等建立了斑点金免疫渗滤法检测 HIV 抗体。1990 年，Beggs 等在此基础上建立了更加简易快速的胶体金免疫层析法。而随着单克隆技术的成熟和纳米技术的兴起， 免疫胶体金层析技术正在不断完善和发展， 在医学、动植物检疫、食品安全监督、激素检测、毒品快速检测等领域被广泛应用，尤其是在诊断学中。

目前免疫胶体金层析技术已经成为四大免疫标记技术之一，该技术与其他三大标记技术， 即荧光素、放射性同位素和酶技术相比， 有以下特点：①胶体金易制备， 价格低廉， 成本较低；②胶体金颗粒大小可以控制，颗粒均匀， 可进行双重和多重标记， 同时检测多种物质；③免疫胶体金对组织细胞的非特异性吸附作用小，具有高特异性和高敏感性；④不仅可用于光镜， 也可用于透射电镜和扫描电镜；⑤胶体金本身有鲜艳的酒红色，检测结果直接用颜色显示，肉眼判断容易， 无需仪器设备， 直观可靠， 特别适合于广大基层单位、医院、野外作业人员及偏远地区等应用；⑥简化了繁琐的操作过程，大大缩短了检测时间，同时减小了操作误差。这些特点使得免疫胶体金具有广阔的应用前景和开发价值。

二、胶体金法检测病原微生物类试剂

（一）检测原理

用于病原微生物检验的免疫胶体金技术主要有 2 种：斑点金免疫渗滤技术和胶体金免疫层析技术。斑点金免疫渗滤技术以微孔滤膜为固相载体，其上包被已知的抗原或抗体，在加入待测样本后，通过微孔滤膜的渗滤浓缩作用，在特殊渗滤装置中使抗原抗体反应和洗涤迅速完成，再通过其后加入的胶体金标记物与已结合在膜上的抗原或抗体结合，阳性样本则会形成红色可见斑点，阴性则不显色。

胶体金免疫层析技术多以条状纤维层材料为固相，将特异性抗原或抗体以条带状包被在层析膜检测线（T 线）上，胶体金标记的抗体或抗原吸附在结合垫上，滴加待测样本后，在毛细作用下，样品中的待检物向上泳动，通过结合垫时，若待测样本中含有相应的抗原或抗体，则会与胶体金标记抗体或抗原发生免疫反应而结合，形成待检物 - 示踪物复合物，该复合物继续向上泳动，当通过固定在层析膜上的检测线时被捕获，形成待检物 - 示踪物 - 捕获物复合体而停留下来，随着 T 线上复合体的不断富集，就会形成肉眼可见的色带，多余的未结合的金标抗原或抗体继续向上泳动，与固定在层析膜上的另一捕获物（C 线）结合形成示踪物 - 捕获物复合体显色。若待测样本中不含有相应的抗原或抗体，T 线位置不会形成待检物 - 示踪物 - 捕获物复合体，就不会显色，而是示踪物直接层析到 C 线位置，在 C 线处形成示踪物 - 捕获物复合体显色。

检测人员根据信号的有无或信号颜色的深浅来判断结果。检测不同的待检物，采用不同的原理和方法。按抗原抗体结合不同的结合方法，斑点金渗滤技术分为双抗夹心法、间接法两种，而胶体金免疫层析技术分为双抗夹心法、竞争抑制法和间接法 3 种。

（二）胶体金法检测病原微生物类试剂介绍

胶体金法检测病原微生物类试剂种类及用途等介绍见表 25-22。

（三）操作说明

取出试剂盒及待测样本，将所有试剂及样本恢复至室温（18 ～ 25 ℃）。打开检测试剂包装，取出检测卡 / 试纸条，将检测卡 / 试纸条逐个编号。在检测卡 / 试纸条的加样端加入待检样本 50 ～ 80μl（2 滴），条型试剂加样位置不能超过 MARK 线，全血样本需再滴加促进剂 1 滴，于 20min 内判读结果，30min 后读取的结果无效。

表 25-22 胶体金法检测病原微生物类试剂介绍

序号	试剂种类	标本类型	储存条件	用途
1	人类免疫缺陷病毒抗体检测试剂盒（胶体金法）	全血 / 血清 / 血浆	2～30℃的避光环境中，禁止冷冻	用于人全血 / 血清 / 血浆中的 HIV1/2 特异性抗体的快速检测
2	梅毒螺旋体抗体检测试剂盒（胶体金法）	全血 / 血清 / 血浆	2～30℃避光保存	用于人全血 / 血清 / 血浆中梅毒螺旋体抗体的检测
3	丙型肝炎病毒抗体检测试剂盒（胶体金法）	全血 / 血清 / 血浆	2～30℃密封避光保存	用于人全血 / 血清 / 血浆中 HCV 抗体检测
4	甲型 / 乙型流感病毒抗原检测试剂盒（胶体金法）	鼻洗液或吸出物	2～30℃密封储存，勿冰冻	检测鼻咽拭子中 A 型和 B 型流感抗原
5	沙眼衣原体抗原检测试剂（胶体金法）	子宫颈标本、男性尿道标本和男性尿样	4～30℃，阴凉避光干燥处	用于泌尿生殖道沙眼衣原体抗原的检测
6	便隐血检测试剂盒（胶体金法）	粪便	4～30℃，阴凉避光干燥处	用于检测消化道出血
7	人绒毛膜促性腺激素快速检测试剂盒（胶体金法）	尿液	2～30℃密封避光保存	妊娠早期辅助诊断
8	淋病检测试纸（胶体金法）	阴道分泌物	2～30℃密封避光保存	用于淋病奈瑟菌诊断
9	肺炎支原体 IgM 抗体检测试剂盒（胶体金法）	血清、血浆	2～30℃密封避光保存	检测人血清、血浆中肺炎支原体 IgM 抗体（MP-IgM）检测

（四）示意图

无需计算，直接在观察窗口处观察结果，根据图示进行判断（图 25-13 ～图 25-14）。

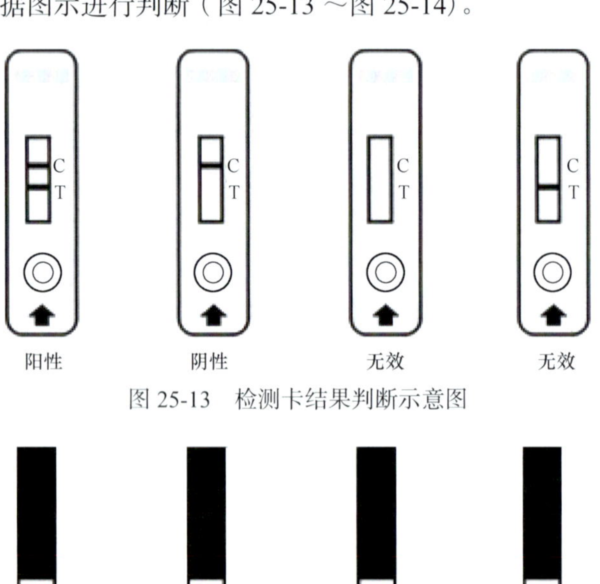

图 25-13 检测卡结果判断示意图

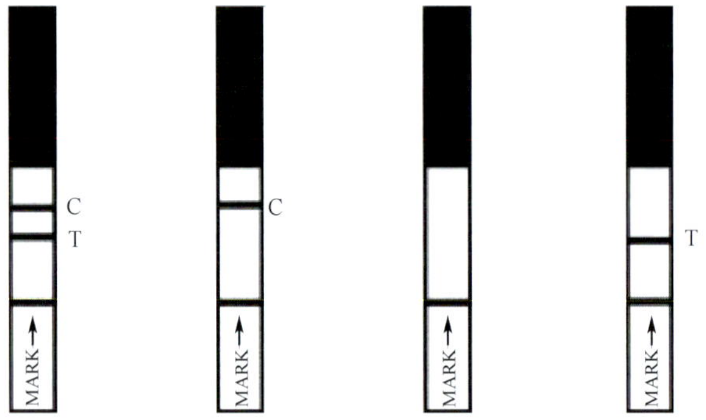

图 25-14 试纸条结果判断示意图

（李 奎 付光宇）

第四节 G 试验、GM 试验和内毒素检测

一、概 述

侵袭性真菌病（invasive fungal disease，IFD）或侵袭性真菌感染（invasive fungal infection，IFI）是指致病性真菌侵犯皮下组织、黏膜、肌肉和内脏器官等所引起的真菌感染性疾病。近年来，随着免疫低下患者和免疫缺陷患者的增多，尤其是血液病、恶性肿瘤、艾滋病患者的增多，广谱抗生素、免疫抑制剂等广泛应用，侵袭性真菌病的发病率越来越高。由于传统的检测方法，如血培养、影像学及病理检查等方法存在着历时长、阳性率和特异性低、技术要求高等弊端，血清学检测等非培养的方法越来越受欢迎，抗原、抗体及代谢产物的血清学检查已成为主要趋势。目前，G 试验是临床上广泛应用的血清学检测技术，可以区别真菌定植和深部组织感染，是诊断侵袭性真菌病的重要辅助实验室手段。国际和国内都对侵袭性真菌病的诊断制定了标准，其中比较有权威性的是欧洲癌症研究和治疗组织 / 侵袭性真菌感染协作组（EORTC/IFICG）制订的侵袭性真菌病 3 个不同层次的诊断标准，均将 G 试验列入微生物学

标准当中。G 试验检测的是真菌的细胞壁成分 (1-3)-β-D- 葡聚糖，(1-3)-β-D- 葡聚糖可特异性激活鲎变形细胞裂解物中的G因子，故称G试验。(1-3)-b-D- 葡聚糖占真菌细胞壁成分 50% 以上，广泛存在于各种真菌，细菌、病毒、人体细胞及其他病原菌均无此成分。当真菌进入人体血液或深部组织后，经吞噬细胞的吞噬消化等处理后，(1-3)-β-D- 葡聚糖可从胞壁中释放出来，从而使血液及其他体液（如尿液、脑脊液、腹水、胸水等）中 (1-3)-β-D- 葡聚糖含量增高，而浅表真菌感染或真菌定植时血浆 (1-3)- β-D- 葡聚糖则不会升高。因此，血浆 (1-3)-β-D- 葡聚糖检测是诊断侵袭性真菌感染的一个十分有意义的指标。马蹄鲎（主要是东方鲎和美洲鲎）凝血系统中的 G 因子能特异性识别这种葡聚糖，是 (1-3)-β-D- 葡聚糖的天然检测者。通过鲎血液变形细胞溶解物制成的无菌冷冻干燥品，含有能被微量细菌内毒素和真菌葡聚糖激活的凝固酶原，凝固蛋白原能够准确、快速地定性或定量检测样品中是否含有细菌内毒素和 (1-3)-β- 葡聚糖。G 因子的 α 亚基特异性识别 (1-3)-β-D- 葡聚糖后，可激活凝固酶原上的 β 亚基，形成凝固酶，再利用凝血酶原与凝固蛋白原的相互作用形成凝胶或其对凝固酶底物的作用释放出色团而测量吸光度的改变，从而对 (1-3)-β-D- 葡聚糖进行检测（图 25-15）。

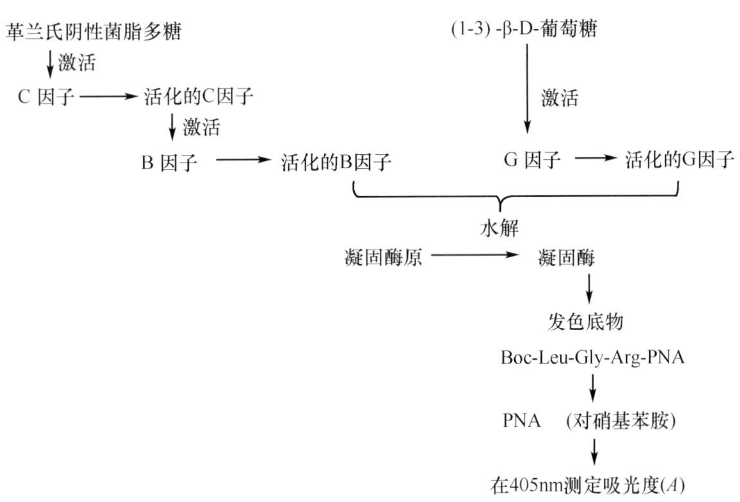

图 25-15　利用鲎试剂检测细菌内毒素和真菌 (1，3)-β-D- 葡聚糖显色法原理示意图

半乳甘露聚糖 (galactomannan，简写 GM) 是曲霉菌细胞壁上的一种多聚抗原、包含了甘露糖骨干与半乳糖旁基的多糖，更准确一点来说，是直线状 (1-4)-β-D 型甘露糖骨干于 6- 连接点连接到 α-D 型半乳糖的多糖，即 1-6- 连接的 α-D 型吡喃半乳糖。该物质从薄弱的菌丝顶端释放，曲霉菌感染的患者血液内存在该物质，而且常于临床症状和影像学出现异常之前数日出现。所以，GM 试验可用于曲霉菌感染的早期诊断的筛查指标。国内外的荟萃分析结果表明，其诊断的灵敏度和特异性均高达 90% 左右。患者血中 GM 含量与感染程度相关，连续检测可作为病情转归和疗效评价指标。

革兰氏阴性菌败血症是住院患者死亡的主要原因之一。近年来国内外报道革兰氏阴性菌感染有逐年增长的趋势，故快速诊断其所致的败血症和内毒素血症 (endotoxemia) 已越来越被重视。细菌内毒素 (endotoxin) 是革兰氏阴性菌细胞壁外层上的特有结构，本质是脂多糖 (LPS)，主要有 2 部分组成：多糖和类脂 A。多糖部分又可进一步分为 O- 特异性多糖链、核心寡聚糖。O- 特异性多糖链一般由 3 ～ 6 个单糖通过糖苷键相连形成低聚糖单位聚集而成，是 LPS 分子中最易变异的成分。内毒素为外源性致热原，它可激活中性粒细胞等，使之释放出一种内源性致热原，作用于体温调节中枢引起发热。细菌内毒素的主要化学成分为脂多糖，可以辅助临床诊断内毒素血症及革兰氏阴性菌感染，也可用于检测静脉大输液和透析液中有无致热原，对保证使用上述液体的安全非常重要，已经成为上述液体生产和使用前的必检项目。1956 年 Bang 首次发现给鲎注射革兰氏阴性细菌内毒素后引起鲎血液凝固。20 世纪 70 年代美国提取鲎血细胞变形裂解物（LAL）制成鲎试剂，用于检测微量内毒素，并得到美国 FDA 批准上市。20 世纪 80 年代中期 Nakamura 从 LAL 中纯化出了鲎 B 因子，在进一步纯化 B 因子时发现了 C 因子，从而揭示了 LAL 测定内毒素的分子机制。

二、G 试验、GM 试验和内毒素检测试剂介绍

（一）G 试验检测试剂盒

1. 检测原理 G 试验现有的检测方法包括显色法和动态浊度法。

（1）显色法：样本中的（1-3）-β-D- 葡聚糖特异性激活鲎试剂中的 G 因子，活化的 G 因子使凝固酶原转化为凝固酶，激活的凝固酶作用于凝固酶底物，切割使其释放出色团，再利用重氮试剂与释放出的色团进行重氮化反应进行信号放大，在一定的波长下检测吸光度值，其与待测样本中的（1-3）-β-D- 葡聚糖浓度成正比，以此对待测样本中（1-3）-β-D- 葡聚糖浓度进行量化。

（2）动态浊度法：样本中的（1-3）-β-D- 葡聚糖特异性激活鲎试剂中的 G 因子，活化的 G 因子使凝固酶原转化为凝固酶，激活的凝固酶可以参与凝血酶原级联反应，使凝固蛋白原转变为凝胶状的凝固蛋白，整个反应通过光谱仪测量其光密度的动态变化对待测样本中（1-3）-β-D- 葡聚糖浓度进行量化。

2. G 试验检测试剂盒介绍 包括真菌（1-3）-β-D- 葡聚糖检测试剂盒（显色法）和真菌（1-3）-β-D- 葡聚糖检测试剂盒（光度法），标本类型为血清和血浆。

（二）GM 试验检测试剂

1. 检测原理 采用 ELISA 竞争法，使用特异抗体检测曲霉菌半乳甘露聚糖抗原。先将预处理过的待检人血清样本与半乳甘露聚糖抗体混合并温育后，加入包被有曲霉菌半乳甘露聚糖的酶标板中，经温育和洗涤后，加入酶标抗体，再经温育和洗涤后加入 TMB 底物产生显色反应，用酶标仪在 450nm 波长下测定其吸光度。吸光度值与半乳甘露聚糖含量呈负相关，由此实现对曲霉菌半乳甘露聚糖的定量检测。

2. GM 试验检测试剂介绍 包括曲霉半乳甘露聚糖定量检测试剂盒（ELISA 法），标本类型为血清。

（三）革兰氏阴性菌脂多糖检测试剂

1. 检测原理 内毒素检测方法主要分为动态法和终点法。

（1）动态法检测原理：细菌内毒素激活鲎试剂中的 C 因子，引起一系列酶促反应，使鲎试剂产生凝集反应形成凝胶。随着凝胶的形成，反应液的吸光度（A 值，浊度）增加，A 值增加的速度与内毒素浓度成正相关。换言之，A 值上升至某一预设限值（启动 A）所需要的时间（定义为启动时间）与内毒素浓度成负相关，启动时间的对数与内毒素浓度的对数呈线性关系，据此，可以定量试品的内毒素浓度。

（2）显色法检测原理：革兰氏阴性脂多糖能特异性地激活反应主剂中的 C 因子，活化的 C 因子激活 B 因子，活化的 B 因子进而激活凝固酶原，凝固酶水解反应中的显色底物，产生游离的 PNA（对硝基苯胺），从而引起吸光度变化，根据动态检测溶液吸光度变化率对革兰氏阴性菌脂多糖浓度进行定量。

2. 革兰氏阴性菌脂多糖检测试剂盒介绍 包括革兰氏阴性菌脂多糖检测试剂盒（显色法）和革兰氏阴性菌脂多糖检测试剂盒（光度法），标本类型为血浆和血清。

3. 操作说明 严格按照说明书操作，使用离心机离心得到样本，样本经前处理后加入反应主剂，后放入温浴与检测系统，仪器将完成自动孵育和检测，并自动报告检测结果。在操作过程中所使用的耗材均应经无热源处理以保证结果的准确性。

（郑业焕 汪礼琴 吴志洋 贺婷婷）

第五节 降钙素原检测仪器配套试剂

降钙素原（procalcitonin，PCT）是脓毒症 / 严

重细菌感染诊断的生物标志物。经过二十余年的研究和探索，临床降钙素原水平检测已获得世界范围内的广泛认同，分别在脓毒症/严重细菌感染的早期鉴别诊断、评估病情严重程度和预后、监测抗生素使用效果及帮助停药方面具有优异的临床价值。

本节主要介绍《临床检验装备大全 第2卷 仪器与设备》中酶联免疫荧光法全自动、电化学发光法全自动、半自动及手工降钙素原检测设备配套试剂。

一、酶联免疫荧光法全自动设备配套试剂

（一）降钙素原检测试剂盒（酶联免疫荧光法）VIDAS B·R·A·H·M·S PCT

1. 检测原理　在VIDAS系列仪器上（图25-16），结合一步免疫测定夹心法和最终荧光检测法（ELFA）进行检测。固相管（SPR）作为固相及移液装置（图25-17）。检测所需的试剂预先配制好，分装在密封的试剂条中待用。所有检测步骤都由仪器自动完成。将样品转移到装有用碱性磷酸酶标记的抗降钙素原抗体（结合物）的孔中。样品/结合物的混合物在SPR中循环进出几次。该项操作能够使抗原与固定于SPR内壁的免疫球蛋白相结合，使结合物成为夹层状。未结合的化合物在清洗过程中被清除掉。连续进行两次检测，在每步检测中，底物（4-甲基伞形酮酰磷酸酯）在SPR中循环进出。结合物酶催化该底物水解生成一种荧光产物（4-甲基伞形酮），于450nm处检测其荧光值。其荧光强度与样品中抗原的浓度成比例。检测结束时，仪器根据两个校准曲线自动计算结果。荧光阈值所决定的校准曲线将用于每个样品的检测。

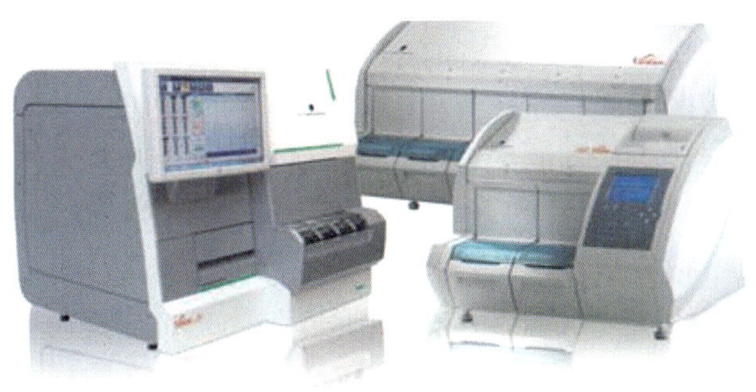

图25-16　VIDAS系列仪器

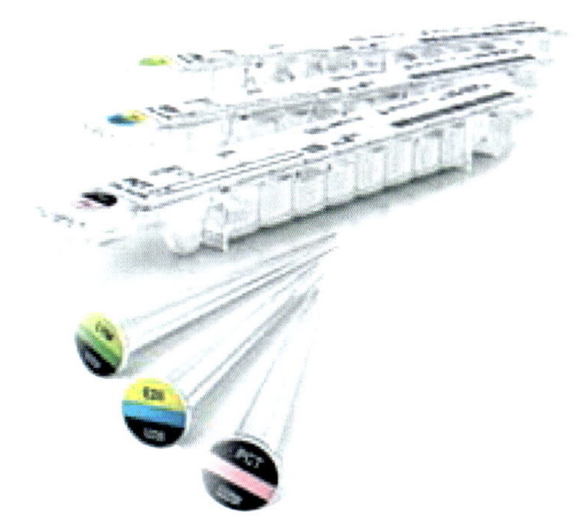

图25-17　VIDAS仪配套试剂固相管（SPR）

2. 产品介绍　在VIDAS系列仪器上，检测人血清或血浆（肝素锂）中的降钙素原的定量检测试剂，降钙素原定量测定试剂盒与其他实验室检测结果和临床评估一起协助评估到达ICU病房的重症患者发展为重症败血症及败血症性休克的可能性。包装规格：60个测试/盒，检测样本量200μl，检测浓度范围0.05～200ng/ml，分析方法的最低检测限为0.05ng/ml，运行内CV＜4.6%，运行间CV＜7%。

3. 操作说明　全自动检测，检测时间20min，适用于Vidas系列产品，包括miniVidas，Vidas3，Vidas PC。

（1）读取VIDAS PTC协议数据和MLE数据

1）首次使用时：使用条码阅读器，扫描说明书底部的PTC条码，VIDASPTC协议数据就会被传送到仪器软件，以便进行更新。扫描包装盒标签上的MLE数据。

2）使用新批号的试剂时：用主批次输入（MLE）数据将规格书（或出厂主数据）输入到仪器中。如果该项操作不能在试验初始化之前完成，则仪器不能打印结果。

（2）检测步骤

1）从冷藏处取出需要的试剂。每份待测的样品、对照品或校准品都分别使用一条“PCT”试剂条和一个“PCT”SPR。确保取出需要的SPR后重新仔细密封储物袋。

2）仪器通过代码“PCT”来确认该项测试。校准品需分别标为“S1”和“S2”并且需要重复测定2次。如果对照品需要检测，则将其分别标

为“C1”和“C2”并各测定 1 次。采用漩涡振荡混合器混合校准品和 / 或对照品。该项测试，校准品、对照品和样品的上样量均为 200μl。将“PCT”SPR 和“PCT”试剂条插入仪器中。

3）检查以保证 SPR 上带有分析代码的颜色标签与试剂条上的相匹配。立即开始检测。所有检测步骤都由仪器自动完成。重新塞好瓶塞，将其放回到 2 ～ 8℃条件下保存。该项测试将在 20min 内完成。

4）测试结束后，从仪器中取出 SPR 和试剂条。将使用过的SPR和试剂条放入适当的容器中处理。

4. 校准 每开启一批新的试剂，需在输入批数据后进行校准，之后每隔 28 天需再进行一次校准，试剂盒中提供有两种校准品用来进行校准。该操作能提供仪器特定的校准曲线，并能弥补试剂盒在有效期内分析信号可能出现的微小差异。校准品 S1 及 S2，在同一次运行中必须重复测定 2 次。校准值必须在设定的相对荧光度值范围内。如果不在该范围内，使用 S1 和 S2 重新校准。

5. 质量控制 每个降钙素原定量测定试剂盒中有两份对照品。这些对照品必须在新试剂盒开封后立即使用以保证试剂的性质未发生改变。必须采用这些对照品检查每次的校准。该仪器只有在对照品标记为C1和C2时才能检查这些对照值。若对照值偏离期望值，则无法对检测结果进行验证。在同次检测中的样品也必须进行复验。

6. 产品特点及优势 具有溯源、全自动、检测范围最广（0.05 ～ 200ng/ml）、全定量检测、检测时间短等特点。单人份试剂，无任何附加耗材，样本即来即测，适合各种样本量的实验室，为绝大部分美国病理学家协会（CAP）认证实验室首选的 PCT 检测平台。

（二）电化学发光法全自动设备配套试剂

下文以降钙素原检测试剂盒（电化学发光法）B·R·A·H·M·S PCT Elecsys 为例进行介绍。

1. 检测原理 双抗夹心法。第一次孵育：30μl 样本、生物素化的单克隆 PCT 抗体及钌复合物标记的单克隆 PCT 抗体一起孵育，形成抗原抗体夹心复合物；第二次孵育：添加包被链霉亲和素的磁珠微粒进行孵育，复合体与磁珠通过生物素和链霉素的作用结合。将反应液吸入测量池中，通过电磁作用将磁珠吸附在电极表面。未与磁珠结合的物质通过 ProCell 被去除。给电极加以一定的电压，使复合体化学发光，并通过光电倍增器测量发光强度。Elecsys 软件自动通过定标曲线计算得到检测结果。

2. 产品介绍 电化学发光法全自动设备（图 25-18）用于体外全定量检测人体血清和血浆中 PCT，包装规格：100 测试 / 盒，检测样本量 30μl，检测范围 0.02 ～ 100ng/ml。临床敏感性 85%，临床特异性 93%，阳性预测值 93%，阴性预测值 82%，分析灵敏度≤ 0.02ng/ml，功能灵敏度≤ 0.06ng/ml，批内及批间 CV 均＜ 8%，检测不受黄疸（胆红素＜ 428μmol/L 或 25mg/dl）、溶血（血红蛋白＜ 0.559mmol/L 或＜ 0.900g/dl）、脂血（脂肪乳剂＜ 1500mg/dl）和生物素（＜ 123nmol/L 或＜ 30ng/ml）的影响。

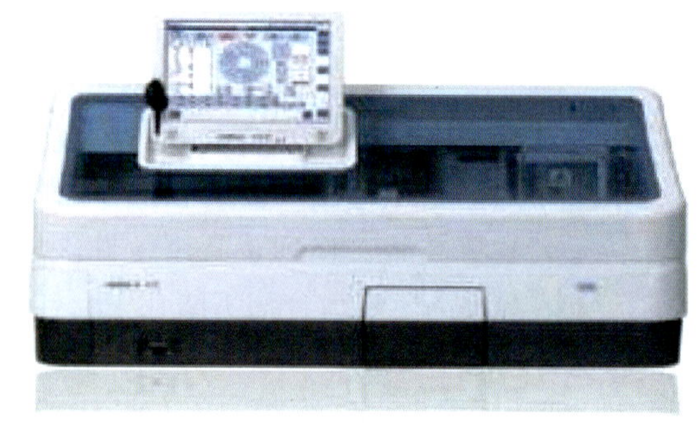

图 25-18 电化学发光法全自动设备

3. 操作说明 全自动检测，适用于所有罗氏电化学发光检测系统，总检测时间 18min。

（1）试剂处理：试剂盒（M、R1 和 R2）为即用型。将定标液和质控品准确添加 4ml 蒸馏水复溶瓶内物质，垂直加盖静置 15min。充分混匀并避免产生气泡。根据定标液和质控品的用量进行分装，可将复溶后的定标液和质控品转移到空的有盖小瓶中（CalSet/ControlSet Vials），并贴上标签，-20℃保存备用。分装的定标液和质控品只能一次使用。

（2）样本的采集和准备：血清样本须用标准试管或有分离胶的真空管收集。标本采集后建议在 24h 内完成检测，否则应 -20℃冰冻保存。如果使用原始管进行检测（样本前处理系统），应遵循生产商所提供的指导说明书。有沉淀和冰冻的样本检测前必须先做离心处理。

(3) 检测：试剂使用前分析仪自动搅拌磁珠微粒，使其处于悬浮状态。将冷藏试剂室温平衡至20℃左右，放置分析仪的试剂盘（20℃）内。分析仪能自动调节试剂温度和开、关各试剂盒瓶盖。将复溶的定标液放置在分析仪的样本架上。定标时保证瓶盖开启。定标所需的信息都编码在条码上，分析仪会自动读取。定标液只能1次使用。质控品（PC PCT1和PC PCT2）的信息都编码在质控条码上，分析仪会自动读取。质控品只能1次使用。

(4) 定标：可溯源至BRAHMS PCT LIA分析。每套Elecsys BRAHMS PCT试剂的条码标签上均含有其批号特异的定标信息。使用Elecsys BRAHMS PCT Cal1和Cal2定标，可调整符合分析仪要求的预定义定标曲线。不同批号试剂须使用Elecsys BRAHMS PCT Cal1和Cal2重新定标（新试剂盒在分析仪上放置不能超过24h）。

4. 质量控制 室内质控可用Elecsys BRHAMS Precicontrol PCT1和2，也可以使用其他合适的质控品。质控品1和2至少每24h内检测1次，每次更换试剂盒或定标后也须进行质控。每个实验室可根据各自的情况设定合适的控制限和质控周期。质控值必须处于规定的控制限内。

5. 产品特点及优势 具有溯源、全自动、全定量检测，以及检测时间短、减少人工操作的成本、检验所需样本少及结果准确等特点。

（三）半自动设备配套试剂（图25-19）

以降钙素原定量检测试剂盒（化学发光法）B·R·A·H·M·S PCT LIA为例进行介绍。

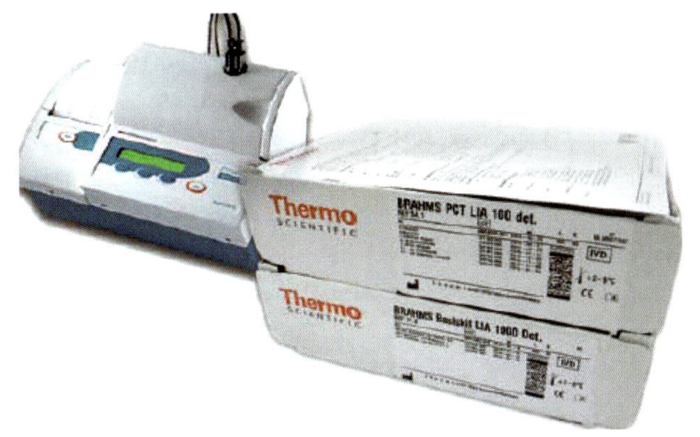

图25-19 半自动设备配套试剂盒

1. 检测原理 2种抗原特异性的单克隆抗体与评细替（抗原）的2个不同的结合位点（降钙素和降钙蛋白）结合，一种抗体是经化学发光标记（示踪剂），另一种固定在管腔内壁（包被管系统）。孵育期间，2种抗体与样本中的评细替反应形成“夹心复合体”，结果化学发光标记的抗体被结合到管腔内壁，一旦反应结束，多余的示踪剂即可被清除。用适当的化学发光计与B·R·A·H·M·S Basiskit LIA试剂，通过残留在管壁上示踪剂发出的光对其进行定量分析。样本中化学发光强度直接与评细替浓度成正比。因此，用标准液建立标准曲线后，患者血清或血浆样本中的未知评细替浓度可通过标准曲线计算后读取数值。

2. 产品介绍 通过定量免疫化学发光法检测人血清和血浆中评细替浓度的降钙素原，可用来诊断及监测严重细菌感染和脓毒症的治疗。包装规格为100人份/盒，浓度剂量范围0.08～500μg/L，样本量为20μl，分析检测灵敏度0.1μg/L，功能灵敏度（批间CV＜20%）0.3μg/L，回收率值在可接受的范围内（91%～104%）。

3. 操作说明

(1) 准备：将试剂盒内容物及样本预热至室温，各标准液和对照液用0.25ml调零血清及示踪剂复溶。标记包被管，准备冲洗液。

(2) 加样：吸取不同浓度的标准品标准液20μl到试管S1～S6，20μl的对照液加到试管K1、K2，吸取20μl样本到试管P1等，依次类推。吸取250μl示踪剂至所有的测试管。

(3) 孵育：将样品放置在水平旋转仪（170～300r/min）上室温避光孵育60～75min。

(4) 冲洗：每个试管中加入1ml冲洗液。同量冲洗4次。最后一次冲洗完后，将管口倒置于干净的滤纸上5～10min。

(5) 检测：将所有试管按检测顺序放入化学发光计内。建议每管样品测量时间为1s。

4. 质量控制 必须具备医学实验室质量保证条例。检测的准确性和精确度必须受实验室或通过商业渠道购买的对照物进行监测。如使用试剂盒所附对照物进行监测，则每批测定结果应在盒内提供的可接受范围内，如对照值超出此范围，应按照实验室标准诊断程序查找原因并按校正的检测方法执行。

5. 产品特点及优势 化学发光法具有灵敏度

高、检测范围最宽、微量样本需求、溯源性、批量检测及性价比高等特点。

（四）手工检测试剂

以降钙素原检测试剂盒（免疫色谱检测法）B·R·A·H·M·S PCT-Q 为例进行介绍。

1. 检测原理 将患者的血样（血清或血浆）滴到检测卡上后（图 25-20），示踪剂（结合胶体金的单克隆鼠抗 catacalcin 抗体）结合样本中的 PCT 并形成带标记物的抗原抗体复合物。该复合物经虹吸作用通过检测系统，在此过程中穿过检测带。在这里，已标记的抗原抗体复合物结合到固定的抗降钙素原抗体上形成三明治样夹心复合物。

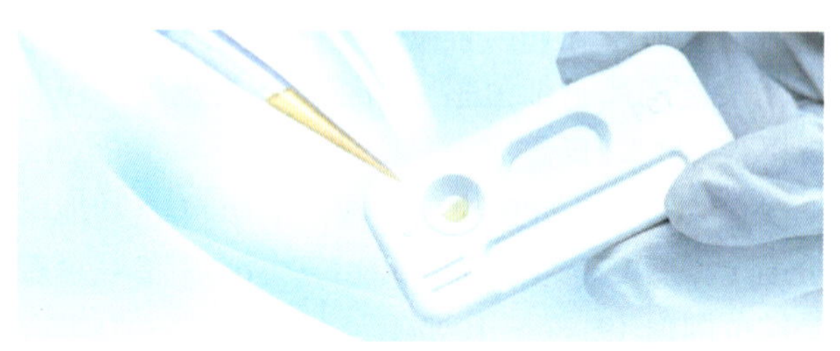

图 25-20 免疫色谱法降钙素原检测试剂盒

2. 产品介绍 通过半定量免疫色谱法检测降钙素原，可用来诊断及监测严重细菌感染和脓毒症的治疗效果。包装规格为 25 人份 / 盒。作为一种半定量检测方法，B·R·A·H·M·S PCT-Q 在各个浓度范围都与 B·R·A·H·M·S PCT LIA 具有紧密相关性。由于读数存在个体差别，因此在 B·R·A·H·M·S PCT-Q 和 B·R·A·H·M·S PCT LIA 之间有可能存在差异，特别是在根据参考比色卡所表示的 PCT 浓度附近。

3. 操作说明

（1）样本处理：样本类型要求为血清或血浆，检测中必须使用相同类型的样本。

（2）执行：将吸样管充满到至少测量线处，并且没有任何气泡，在移液时稍稍倾斜握住。用随附的吸样管将 6 滴样本移液到 B·R·A·H·M·S PCT-Q 的圆孔中。去掉多余的血清 / 血浆。或使用微量吸样管吸取 200μl 的血清 / 血浆移液到圆孔中。

（3）记录及解读结果：30min 后（最长 45min），通过对比测试带的颜色深浅与参考比色卡上的色带来确定 PCT 浓度范围。

（4）文件记录及存档：在参考比色卡上用“十”字符号为对应测试带颜色深浅的浓度范围做记号记录检测结果。同时必须在参考比色卡上输入所使用的产品批号。将填好的参考比色卡粘贴在患者病历上，以便将测试结果存档。

4. 质量控制 必须观察质控色带来验证检测的有效性（图 25-21）。

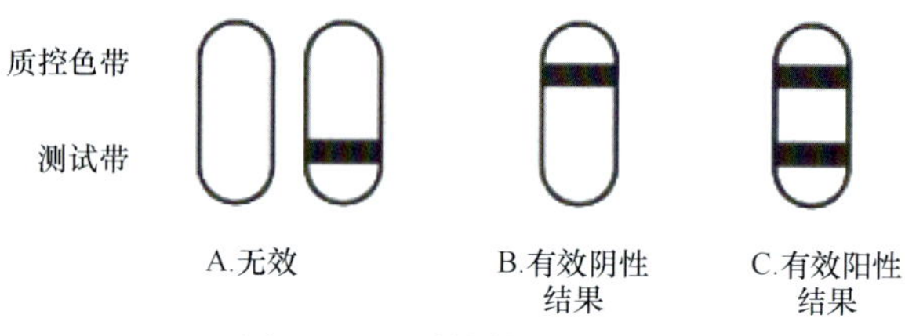

图 25-21 质控结果示意图

A. 没有色带或者仅可见到测试带：化验结果为无效。B. 只见到质控色带：有效的阴性结果，说明 PCT 浓度< 0.5μg/L。C. 质控和测试带均可见：有效的阳性结果

5. 产品特点及优势 德国原研，具有可溯源性。无需设备支持，检测时间短，随时随地，快速、准确抗击感染，操作简便，早期、及时鉴别感染，反应抗感染治疗效果。

（李 娜 马徽冠 杨贵元）

参考文献

桂晓虹，徐鹏，赵明，等.2010. 耐多药结核病快速诊断试剂盒检测耐药结核分枝杆菌的评价 . 中华结核和呼吸杂志，33(1)：45.

吉祖活，梁少君，魏庆，等.2013. 呼吸道病原体九联检试剂的应用价值 . 检验医学与临床，10(10)：1306-1306.

张嵘，方玉才，孙谦，等.2011.HAIN 基因分型试剂盒鉴定临床非结核分枝杆菌的应用研究 . 中华微生物学和免疫学杂志，31(9)：839-842.

张书永.2013. 免疫胶体金快速诊断技术的临床应用与质量控制 . 中国医学装备，10(5)：37-39.

周庭银，倪语星，胡继红，等.2015. 临床微生物检验标准化操作 . 第 2 版 . 上海：上海科学技术出版社 .

Boom R，Sol CJ，Salimans MM，et al. 1990.Rapid and simple method for purification of nucleic acids. J Clin Microbiol. 28：495-503.

C. Eckert，J. Van Broeck. 2011. Comparison of a commercially available repetitive-element PCR system (DiversiLab) with PCR ribotyping for typing of clostridium difficile Strains. Clin Microbiol，49(9)：3352-3354.

Ferro BE，García PK，Nieto LM，et al. 2013.Predictive value of molecular drug resistance testing of mycobacterium tuberculosis isolates in valle del cauca，Colombia. J Clin Microbiol. 51(7)：2220-2224.

Yao J，Liu Z，Kols，et al. 2005.Quantitative detection of HIV-1 RNA using NucliSens EasyQ HIV-1 assay. J Virol Methods，129(1)：40-46.

Lester M. Shulman，Musa Hindiyeh，et al. 2012.Evaluation of four different systems for extraction of RNA from stool suspensions using MS-2 coliphage as an exogenous control for RT-PCR inhibition.Plos

One，(7)：e39455.

McClernon DR，Vavro C. 2006. Evaluation of a real-time nucleic acid sequence-based amplification assay using molecular beacons for detection of human immunodeficiency virus type 1. J Clini Microbiol，44(6)：2280-2282.

Raquel de Abreu Maschmann，Fernanda Sá Spies. 2013. Performance of the genotype mtvdrplus assay directly on sputum specimens from brazilian patients with tuberculosis treatment failure or relapse. J Clini Microbiol，51(5)：1606-1608.

Manji R，Zheng X，Patel A，et al. 2014. Multi-center evaluation of the adenovirus R-gene US assay for the detection of adenovirus in respiratory samples. J Clin Virol，60(2)：90-95.

Agudo S，Alarcón T，Urruzuno P，et al. 2010. Detection of Helicobacter pylori and clarithromycin resistance in gastric biopsies of pediatric patients by using a commercially available real-time polymerase chain reaction after NucliSens semiautomated DNA extraction. Diagn Microbiol Infect Dis，67(3)：213-219.

Tanja Pasanen，Suvi Koskela. 2014. Rapid molecular characterization of acinetobacter baumannii clones with rep-PCR and evaluation of carbapenemase genes by new multiplex PCR in hospital district of helsinki and uusimaa. Plos One，9(1)：e85854.

Warren Vincent Kalina，Christina Elizabeth Douglas，et al. 2014. Comparative assessment of automated nucleic acid sample wxtraction equipment for biothreat agents. J Clin Microbiol，52(4)：1232-1234.

第二十六章　微生物检验通用耗材及标准菌株

第一节　运送培养基

细菌运送培养基的起源可归结为Stuart博士最初在苏格兰格拉斯哥中央卫生实验室而后在加拿大埃德蒙顿省公共卫生实验室进行的临床和实验室研究。1946年，Stuart博士提出了第一个简单的半固体、无营养成分的培养基，其中含有琼脂、氯化钙、钠、甘油、巯基乙酸和亚甲基蓝，用于运送临床拭子样本，现在被普遍称为Stuart培养基。培养基和其相应概念经Stuart博士及与其共事的几名科学家的努力，在20世纪40年代末和50年代的一系列出版物中得到了进一步的阐述，从而诞生了包含拭子和培养基的样本采集工具包和转运系统套装。但运送培养基却没有得到更进一步的发展，直到1964年，Sylvia Cary和Eugene Blair提出了Stuart培养基的改进配方，用于运输分离肠道致病菌的直肠拭子和粪便样本，并命名为Cary-Blair培养基。1967年，Amies发明了Stuart培养基的另一改进配方，即Amies培养基。与专门用于运送肠道标本的Cary-Blair培养基不同，Amies培养基和Stuart培养基均可广泛用于运送取自包括眼、耳、鼻、喉、皮肤、生殖道和伤口等不同部位的临床拭子样本。

20世纪70年代中期，商业化生产的运送拭子开始上市。制造商所面临的挑战是如何在保证质量和原创性能的情况下将小范围生产的“培养基作坊”扩大为工业化生产。Amies培养基和Stuart培养基是应用最广的细菌学运送培养基，设计原理为不含营养物质的样本保存培养基，以避免标本中细菌的增殖。作为一个基本的培养基，任何配方成分、组分或生产过程中的负面效果都会影响产品的性能。

Stuart、Cary-Blair和Amies等的最初动机是希望拭子转运系统的发明能够保存从患者身上采集到的样本，使其数小时甚至数天后得以抵达检测实验室。如今的临床微生物实验室也同样面临这一挑战，不仅要在长时间的运输过程中保持细菌活性，更要为环境影响评价、快速直接抗原或核酸检测保留目标分析物。与传统的半固体培养基相比，液体Amies培养基在实现多种样本标准化（如变成同质悬浮液）及与自动化处理平台配合使用上优势明显。随着科学技术的发展，以及液基微生物观念的深入人心，液体Amies培养基已经在大范围内使用，以满足不同的需求。

液体Amies运送培养基旨在用于转运含有需氧菌、厌氧菌、苛养菌、病毒和衣原体的临床标本。在实验室中，可采用标准的临床实验室操作流程，对标本进行处理，用于：①厌氧菌、需氧菌和苛养菌的细菌培养；②细菌、病毒和衣原体的抗原和核酸检测。

1. 检验原理　改良的液体Amies运送培养基，可保证多种病原体的活力，包括重要的临床需氧菌、厌氧菌和苛养菌，如淋病奈瑟菌。转运培养基中无干扰分子扩增序列的酶及抑制剂，因而也适用于在转运至检测实验室途中稳定细菌、病毒和衣原体的抗原及核酸。转运培养基是一种维持培养基，包含了无机磷酸盐缓冲液、钙镁盐及氯化钠，由于存在巯基乙酸钠而降低了环境要求。

用于细菌培养的拭子标本应直接转运至实验室，最好是在采集后2h内转运，以保证最佳的有机体活力。如果即时运送或标本处理发生延误，标本应放在4～8℃冷藏或在室温（20～25℃）条件下储存，且应在48h内完成标本处理。淋病奈瑟菌则应在24h内进行处理。独立机构进行的拭子转运系统科学研究显示，某些细菌在冷冻温度下比室温（12～16℃）条件下更具活力。

为细菌、病毒和衣原体抗原和核酸研究采集的拭子标本，在室温（20～25℃）中储存时，应在5天内进行处理；在4℃储存时，应在7天内进行处理；在-20℃储存时，应在6个月内进行处理。

当样本同时用于细菌培养和抗原/核酸研究处理时，须根据上述要求考虑转运和储存的适当时间和温度条件。

2. 主要组成成分　氯化钠、氯化钾、氯化钙、氯化镁、磷酸二氢钾、磷酸二钠、巯基乙酸钠、蒸馏水。

3. 样本要求　用采样器或拭子采集的临床微生物标本。

4. 使用方法（图26-1）

(1) 打开样本转运包并拿出管体。

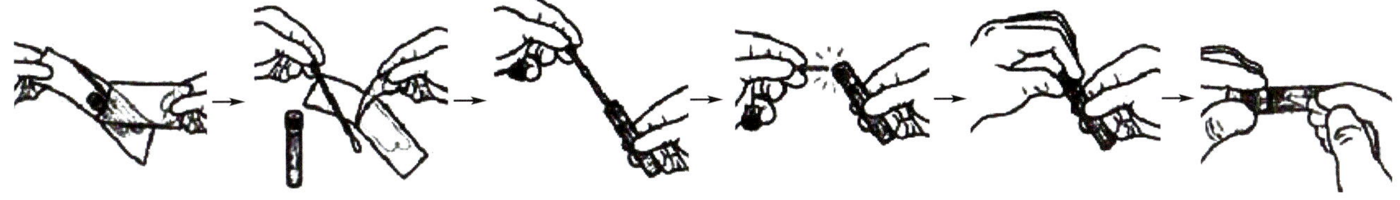

图26-1　标本采集操作示意图

(2) 采集患者样本。

(3) 拧开管帽，并将其从管体取下。

(4) 将拭子插入管体并从拭子杆上彩色线标示的分断点处掰断拭子杆，将拭子杆断裂的手握部分放入医疗垃圾处理容器中。

(5) 将管帽套在管体上并拧紧。

(6) 在管体标签上填写患者信息，或将患者识别标签贴到管体上。将标本送往检测实验室。

采集微生物标本时应穿戴无菌手套和防护衣及眼罩，拭子杆在插入培养基管体折断时应避免将内容物溅出。

5. 实验室标本的平板接种　应使用推荐的培养基和实验室规范操作进行标本处理及培养，具体根据研究的标本类型和病原体而定。通常情况下，由于拭子标本中存在需氧菌、厌氧菌和苛养菌，如淋病奈瑟菌，其培养研究应采用Petri培养皿中琼脂固体培养基。样本放在Petri培养皿琼脂固体上进行接种的步骤如下。

(1) 用拇指和食指握住装有拭子样本的管体，用力摇动管体5s或使用旋涡混合器搅拌管体5s，使标本释放并在液体转运培养基中悬浮。

(2) 当样本进行分子序列处理时，拭子接种平板之前，取出一小份样本放入无菌管中。

(3) 拧开管帽并将拭子取出。

(4) 将拭子头沿培养基平板四分之一的区域表面转动，进行一区接种。

(5) 如果必须在第二个培养基平板上接种拭子标本，将拭子放回到转运培养基管中放置2s，以便吸收并让拭子头沾上转运培养基/患者样本悬浮物，然后重复第(3)步。

(6) 如果必须在额外的培养基平板上接种，应每次在每个额外平板接种前，将拭子放回到转送培养基管中，并让拭子头沾上转运培养基/患者样本悬浮物。

上述步骤中的采样拭子作为接种棒，将转运培养基中的患者标本悬浮物接种至一个培养平板的表面上，从而形成一区接种（图26-2A）。或者，操作人员可以将管体和内部拭子旋转5s，然后使用移液器和无菌移液枪头将100μl的悬浮物接种到每个培养平板上（图26-2B），然后，再在培养平板表面上划线（图26-3）。

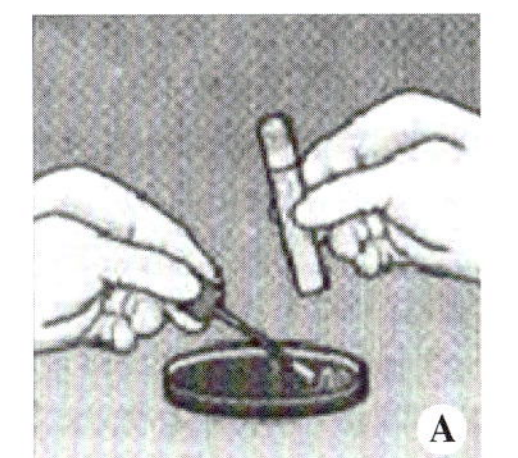

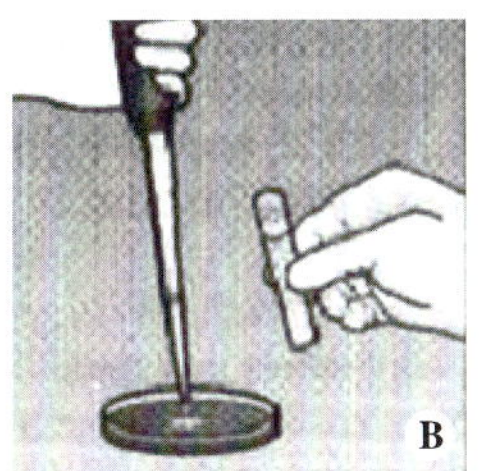

图26-2　Petri培养皿琼脂固体培养基上标本接种步骤

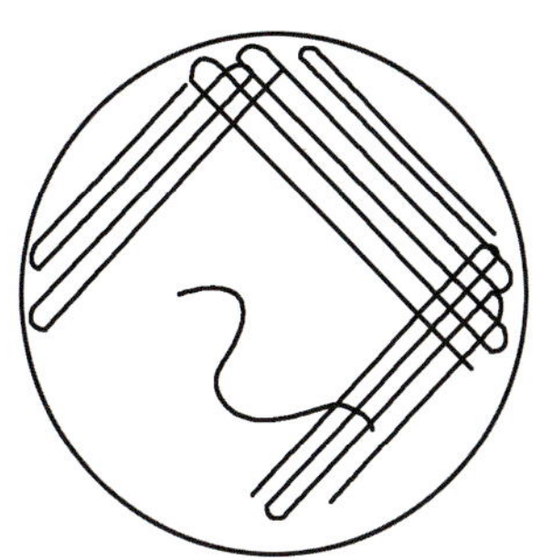

图26-3　标本在Petri培养皿上分区划线

6. 实验室分子检测的标本处理 用于核酸检测的标本应在实验室收到时立即处理。如出现延误，请考虑在适当条件下储存标本。用于分子方法检测的运送标本，应特别注意避免携带污染。标本处理方法如下。

(1) 使用旋涡混合器振荡 10s，拧开管帽并将其用作把手，将管帽放在拇指和食指之间转动，直到将大部分液体从拭子头挤出；由于微细型、鼻咽型、尿道型和儿科拭子的杆体具有弹性，断裂的拭子可能无法牢固地固定在管帽中，可将拭子转动使大部分液体从拭子头挤出之后，使用镊子将拭子杆从管体中取出。

(2) 弃拭子，并根据实验室标准操作规程 (SOP) 将适量的样本移至一个提取管中。

(3) 可采用以下提取方法：硅胶薄膜、磁珠、有机提取法、热萃取。使用其他提取方法应经事先确认。

(4) 当无法提取时，将标本放置 -20℃储存。

(5) 经确认可采用扩增技术。

7. 实验室快速抗原检测的标本处理

(1) 将运送拭子在旋涡振荡器上振荡 10s。

(2) 根据提供操作说明书实验室 SOP 进行检测。

8. 质量控制 经无菌、核酸酶和抑制剂检测，液体 Amies 转运培养基通过革兰氏染色显微镜检测、保持其 pH 稳定性和生物负载，从而保证达到标准文件 M40-A(4) 中规定的可接受水平。每个产品批次在上市前均经质量控制检测，采用转碟和拭子洗脱方法检测其保持细菌活力。此外，活力性能研究还包括在冷藏温度 (4 ～ 8℃) 下的细菌增殖评估，在特定时间点生长应≤ 1 $\log_{10}$ 的增长。

每批次产品均经酵素和抑菌活性分析，可避免出现核酸扩增。脱氧核糖核酸酶 (DNase) 和核糖核酸酶 (RNase) 是会导致核酸降解的酶，可影响核酸扩增。转运和储存培养基中含有 DNase 和 RNase 将导致假阴性结果。检测时，应在培养基中增加一定已知量的 DNA 或 RNA (Kb ladder) 并且评估 DNA 和 RNA 完整性水平。

如果发现异常的质量控制结果，不应报告患者的诊断结果。

9. 检验结果的解释 结果的获得特别依赖于正确和充分的标本采集、及时运送和实验室处理。

根据临床实验室标准机构的 M40-A(4) 的规定，除淋病奈瑟菌外，每种目标微生物可在储存 48h 后检测其活力性能，并与验收标准进行对比。淋球菌应在储存 24h 测量其活力性能。在转种和拭子洗脱活力性能研究中，运送培养基的缓冲系统均能够保持所有被评估的微生物在冷藏室 (4 ～ 8℃) 和室内温度 (20 ～ 25℃) 情况下具有可接受的恢复力。在转种方法中，可接受的恢复力是指采用可产生最接近 300CFU 的零时平板计数的特定稀释度，经指定保持时间后菌落数≥ 5CFU。在拭子洗脱方法中，可接受的恢复力是指在零时 CFU 计数和经指定保持时间后拭子的 CFU 之间出现的 CFU 降低不得超过 3 $\log_{10}$ ($1\times10^3\pm10\%$)。

活力性能研究还包括对冷藏温度 (4 ～ 8℃) 时细菌过度生长进行评估。对于拭子洗脱方法，过度生长评估可针对所有微生物在储存 48h 后进行细菌检验，而淋球菌应在储存 24h 后进行评估。零时 CFU 计数和储存后出现的 CFU 增加大于 1 $\log_{10}$。对于转种方法，可通过一个单独分析进行细菌过度生长评估，其中拭子应配有 100ml 含 10^2 CFU 的铜绿假单胞菌培养基。在这种条件下的过度生长是指零时 CFU 和储存 48h 后出现的 CFU 增加大于 1 $\log_{10}$。

根据 M40-A 中介绍的可接受标准，运送培养基中的菌群在拭子洗脱和转种方法中均未出现过度生长。

10. 检验方法的局限性

(1) 在获取可靠的培养结果时，采集标本的情况、时机和大小是至关重要的变量。

(2) 旨在用作需氧菌、厌氧菌和难养菌，如淋球菌、细菌、病毒和衣原体快速抗原和核酸检测的运送培养基。该培养基并非用于维持病毒和衣原体的活力。

(3) 运送培养基已经过确认可以采用以下几种主要的提取方法：硅胶薄膜、磁珠、有机提取法、热萃取。经过事先确认，还可以使用其他提取方法。

(4) 经过 DNA 提取之后，一小份的运送培养基可以在无需净化阶段的情况下扩增。此时，我们建议采用 1 ∶ 5 的运送培养基稀释度。

11. 产品性能指标 微生物能在冷藏室 (4 ～ 8℃) 和室内温度 (20 ～ 25℃) 下保持可接受的恢复力，且冷藏温度 (4 ～ 8℃) 下未出现过度生长。

12. 注意事项

(1) 注意采用经认可的生物安全防护措施和无菌技术。只能由受过良好培训和有资格的人员使用。

(2) 应考虑所有标本及用于处理这些标本的材料的传染性，移动时应避免感染实验室工作人员。使用后，应对所有具有生物危害的废物，包括标本、容器和培养基，进行灭菌处理。

(3) 应认真阅读并遵守各种指示。

（余新峰　陈　玲　胡继红）

第二节　菌种保藏管的应用

（一）简介与说明

微生物的长期保存是一个挑战，生物需要低温储存并尽量提供最少干扰的可能性。用小磁珠和保存液做成的菌种保存管适用于细菌、霉菌和酵母等，特别适合保存苛养和娇弱的菌株，但不同的菌株保存时间会有所不同。

（二）用途

菌株保藏管内含标记颜色的小珠（20～25 颗）和特殊溶液，只需将培养好的菌株接入溶液中，摇匀成菌悬液，细菌即吸附于小珠上，然后吸出溶液，将保藏管置 -70℃可保存 10 年，置 -10～-15℃可保存 1～3 年。当需要培养，单个小珠很简单的移出保存管，并直接在微生物培养基上划线（滚动即可）。

（三）操作步骤

1. 准备

(1) 对需要保存的菌株进行必要的纯化，挑取生长旺盛时期的菌落，在无菌条件下接入菌株保藏管中，通常需要接入 4～7 环，对于苛养菌应多接一些。

(2) 拧上盖子，充分均匀摇晃。

(3) 用无菌吸管将溶液吸走，尽可能吸干。

(4) 马上放入冰箱中，温度越低越有利于保存，储存接种的冻存管在 -70℃时保存时间最长。

2. 复苏

(1) 在无菌的条件下，打开瓶盖并使用灭菌的接种棒或镊子移出一个小珠，盖好瓶盖并尽快放回低温保存。过度改变温度会降低生物生存能力。

(2) 复苏时，只需将小珠在平板上滚动或置肉汤中培养。多数情况下反复冻融是可以的，但对于一些苛养菌和厌氧菌这样做可能会影响保存效果。

(3) 每个保存管大概能保存 20～25 株菌株。

（陈景生　胡继红）

第三节　气体生成系统

临床微生物培养除了需氧菌外，还包含厌氧菌、微需氧菌等，需要有特殊的厌氧及微需氧气体环境对病原菌进行培养和分离，达到检测的目的。目前气体生成系列产品能够快速安全地产生符合厌氧菌、微需氧菌和 CO_2 依赖菌生长需要的气体环境，为这些类型微生物的检测提供了必要的手段。

（一）产品原理

由一个完全密封的透明塑料袋或气罐构成。与气体发生器合用时，它可以迅速制造一个密闭的环境，用来培养厌氧，微需氧或要求 CO_2 环境的细菌。厌氧、微需氧和 CO_2 发生器小袋含有相同的化合物（活性炭，抗坏血酸盐和其他有机和无机的化合物）。袋中所获得的气体成分（O_2 和 CO_2）是由每袋中所含的化合物的数量所决定的。这些化合物吸收 O_2 并释放出 CO_2。简便易操作，无需产气设备，适合临床实验室在床边接种和少量标本随时培养、鉴定和药敏试验（图 26-4 和图 26-5）。

（二）产品性能

产气袋产品性能见表 26-1，使用规格见表 26-2。

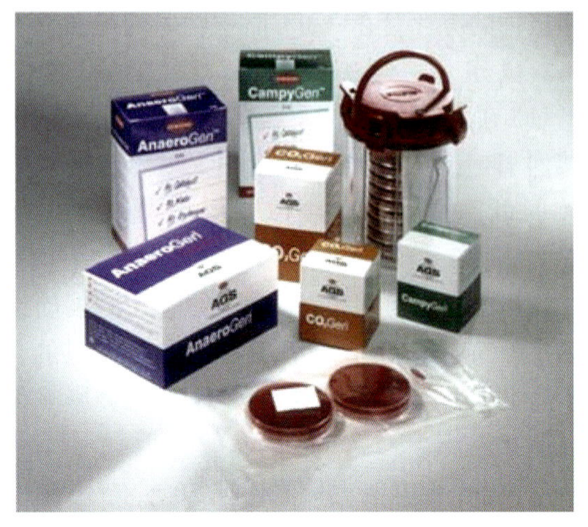

图 26-4　AnaeroGen 产气袋系列

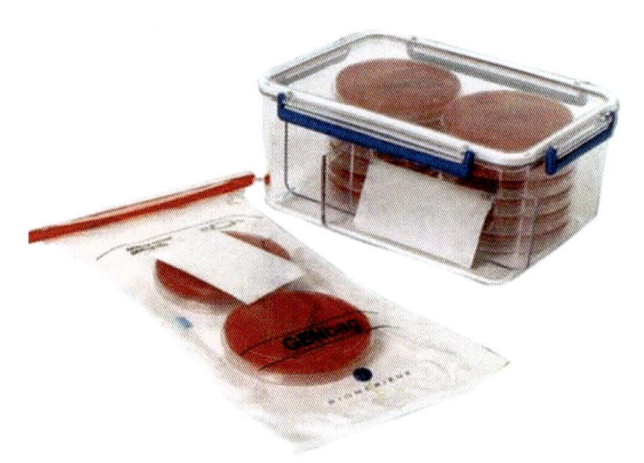

图 26-5　GENbag 产气袋系列

表 26-1　不同类型产气袋的气体含量

类型	O_2 含量	CO_2 含量
GENbag 厌氧产气袋	2.5h 以后 <0.1%	24h 以后 >15%
GENbag 微需氧产气袋	24h 以后 5.5% ～ 12%	—
GENbagCO_2 产气袋	—	24h 以后 3.5% ～ 9.5%

表 26-2　不同气体生成袋的使用配套袋 / 罐的规格

名称	包装规格	备注
厌氧产气产品 AnaeroGen		
2.5L 厌氧产气袋	10 袋 / 盒	配合 2.5L 厌氧罐使用
小型厌氧系统	10 套 / 包装	10 袋小型厌氧产气袋和 10 个塑料袋
小型自封式厌氧系统	10 套 / 包装	10 袋小型厌氧产气袋和 10 个自封塑料袋
小型厌氧产气袋	10 袋 / 盒	配合塑料袋和自封塑料袋使用
CampyGen 微需氧产气产品		
2.5L 微需氧产气袋	10 袋 / 盒	配合 2.5L 厌氧罐使用
小型微需氧产气袋	20 袋 / 盒	配合塑料袋和自封塑料袋使用
CO_2Gen 二氧化碳产气产品		
2.5L 二氧化碳产气袋	10 袋 / 盒	配合 2.5L 厌氧罐使用
小型二氧化碳产气袋	10 袋 / 盒	配合塑料袋和自封塑料袋使用
小型产气系统配套产品		
小型产气系统自封塑料袋（无需使用封口夹）	20 个 / 包装	
小型产气系统塑料袋	20 个 / 包装	
小型产气系统塑料袋封口夹	5 个 / 包装	
厌氧罐		
2.5L 厌氧罐	1 个 / 包装	2.5L 的容量，可容纳 12 个 90mm 平板
厌氧指示剂		
刃天青	100 片 / 盒	

（三）操作方法

(1) 在塑料袋或气罐中放入已接种的平板。推荐使用经还原 24h 后的厌氧平板。

(2) 对于 GENbag 厌氧，在卡片上放入一个厌氧指示器。此厌氧指示器可控制在孵育过程中厌氧反应的正确执行和保持。

(3) 打开铝袋，不要用剪刀和其他剪裁工具。将反应器取出（纸袋）并将它放在卡片上。将卡片放入塑料袋。警告：此时纸袋一旦与空气接触便开始反应。

(4) 按袋上的标识 (GENbag 厌氧或 GENbag 微需氧 /GENbag CO_2) 保持位置。用夹子密闭袋子，将封口全长夹紧以保证袋子完全密封（经常检查夹子的封口能力；每一个夹子可以反复使用 10 次）。注意：打开铝袋与密封塑料袋之间的时间不可超过 30s。延长与空气的接触时间将导致厌氧菌的活性降低，袋中所要求的厌氧环境将不能完全满足要求。

(5) 孵育后，通过袋子观察培养情况，需要时可重新孵育。

（四）注意事项

(1) 使用气体发生袋时不需加入水或催化剂（因此无 H_2 产生）。

(2) 使用自封塑料袋时，GENbag 厌氧产气袋最多放入 5 块直径为 90mm 的培养基平板。

(3) GENbag 微需氧和 GENbag CO_2，最多放 2 块平板板；如果仅需孵育 1 块平板，请同时放入 1 块空平板以调整塑料袋中的空气量。

（陈驰宇 马文新 王俊峰 胡继红 王薇薇）

第四节 灭菌指示剂

美国 Raven 生物实验室从 1949 年开始，生产用于指示有效灭菌过程的生物指示剂，并且为客户提供最优质的产品和服务。Raven 生物实验室的产品销售遍及 70 多个国家和地区。

Raven 生物实验室生产的产品符合美国 FDA 质量体系规定和 ISO11138 的标准。Raven 生物实验室的质量体系获得 ISO13485：2003 的认证。

Raven 生物实验室的产品线包括：自含式生物指示剂、Prosport、芽孢条、芽孢悬液、特殊载体生物指示产品、培养箱、化学指示剂和指示卡、布维－迪克 (B-D) 测试包等。

（一）化学指示剂

1. 蒸汽灭菌指示胶带 常用货号：CI-STP、CI-STP-24、CI-STP-12；规格：18mm×55m；作用：分辨处理物与未处理，初步判断灭菌基本情况；保存：常温避光保存；判读：白色变为黑色；有效期：3 年。

2. ProChem EXT 蒸汽灭菌包内指示卡 货号：CI-EXT；规格：250 片 / 包；特点：第五类综合指示卡，用于指示 121 ℃ 20min 和 132 ～ 135℃ 7min 的综合指示卡被 510k 认证；说明：ProChem EXT 是能精确显示 121℃和 135℃下蒸汽灭菌效果的第五类综合指示卡，不用于取代常规 BI 测试，保存：常温避光保存有效期为 5 年；判读：不可逆的绿色变为黑色。

3. 过氧化氢灭菌化学指示卡 货号：CI 115；规格：250 片 / 包；特点：用于监控过氧化氢 / 等离子 (VH_2O_2) 灭菌过程；保存：常温避光保存；判读：不可逆的紫色变为粉红色；有效期：2 年。

4. 干热灭菌化学指示标签 货号：CI-DHI；规格：1000 片 / 卷；特点：能区别处理物与未处理物，能表示出灭菌器的故障，DHI 指示标签已作为 160 ℃ 干热灭菌的过程指示被 510k 认证，DHI 指示标签根据质量体系要求 (QSR) 使用 FDA 注册设备进行生产；保存：常温避光保存；判读：不可逆的绿色变为黑色；有效期：3 年。

5. BD 测试包（布维－狄克测试包）——测量真空度的化学指示剂 货号：CI-BDTLF；规格：20 包 / 盒，4 盒 / 箱；说明：用于测试灭菌器的真空度，测试包已预先配置好，不用提前处理，使用后打开包装取出测试纸以作记录，其有 510k 认证并通过 AAMI/EN-867-3 和 ISO 11140 的真空测试；保存：常温避光保存；判读：测试纸颜色明显地不可逆地由粉红色变为均匀的黑色，有效期：3 年。

（二）生物指示剂

1. 自含式嗜热芽孢生物指示剂 芽孢种类：ATCC 7953；芽孢数：1.0×10^n 到 4.0×10^n；常用

货号：PT-3-5-100、PT-3-6-100；包装：每一支 BI 培养管中含有带芽孢的滤纸片和密封的玻璃安瓿，安瓿中装有含溴甲酚紫的 TSB；规格：100 支 / 盒；使用范围：用于 121 ～ 135℃蒸汽灭菌；培养条件：灭菌后于 55 ～ 60℃条件下培养 24h；保存：常温避光保存；判读：若出现浑浊或颜色由紫色变为黄色则表示灭菌过程失败。有效期 18 个月。

2. 嗜热脂肪芽孢条　芽孢种类：ATC7953；芽孢数：1.0×10^n 到 4.0×10^n；常用货号：3-5100、3-6100；包装：芽孢条被加载在过滤纸上，大小 6.4mm×38.1mm，用玻璃纸单独包装；

规格：100 片 / 包；使用范围：用于 121 ～ 135℃范围内的蒸汽灭菌；培养条件：灭菌后于 55 ～ 60℃条件下培养 7 天；保存：常温避光保存；判读：培养基出现浑浊则表示灭菌过程失败；有效期 2 年。

3. 过氧化氢灭菌生物指示剂　芽孢种类：ATCC 7953/ATCC 12980；芽孢数：1×10^n 到 4×10^n；常用货号：PTH-3-6-100；包装：每一支 BI 中含有带芽孢订单滤纸片和密封的玻璃安瓿瓶，安瓿瓶中含溴甲酚紫的 TSB；规格：100 支 / 盒；使用范围：用于等离子过氧化氢灭菌；培养条件：灭菌后激活在 55 ～ 60℃培养 24h；保存：常温避光保存；判读：培养基出现浑浊或颜色改变为黄色表明灭菌失败，如果保持紫色不变表明各灭菌参数达到要求。有效期 18 个月。

（三）灭菌指示剂配套培养箱

Mesa's 1410 可调温式 SCBI 培养箱，三档温度调节：37℃ -EO gas，57℃蒸汽，60℃ -Smart-Read® EZTest®。

（陈景生　胡继红）

第五节　微生物检验质控常用标准菌株

临床微生物实验室常见仪器设备、耗材均需要经过严格的质量控制，才能保证实验室报告的准确可靠。大部分室内质控采用标准菌株测试，因此建议微生物实验室储存一批常用标准菌株。

标准菌株通常具有典型的生物学特性及稳定的药敏反应。标准菌株供应机构通常有美国典型菌种保藏中心（ATCC）、英国国家典型菌种保藏中心（NCTC）、中国医学细菌保藏管理中心（CMCC）、中国抗生素菌种保藏管理中心（CACC）等。国内标准菌株采购可以通过中国食品药品检定研究院医学菌种保藏管理中心购买。

实验室购买的成品培养基，如生产厂家能提供质量控制数据信息，则实验室可以不进行标准保藏菌株测试。此时，实验室需保存每批号产品完成无菌试验及质量控制性能合格的证明材料。若成品培养基生产商不能提供质量控制数据，则实验室需进行相应的质控菌株测试（表 26-3）。

表 26-3　培养基常用质量控制标准菌株

培养基名称	质控菌株名称	ATCC 编号
血琼脂平板	大肠埃希菌	ATCC 25922
	金黄色葡萄球菌	ATCC 25923
	表皮葡萄球菌	ATCC 12228
	肺炎链球菌	ATCC 49619
巧克力血琼脂平板	金黄色葡萄球菌	ATCC 25923
	嗜血杆菌	ATCC 10211
营养琼脂平板	大肠埃希菌	ATCC 25922
	金黄色葡萄球菌	ATCC 25923
沙保罗琼脂平板	大肠埃希菌	ATCC 25922
	金黄色葡萄球菌	ATCC 25923
	白色念珠菌	ATCC 10231
麦康凯琼脂平板	大肠埃希菌	ATCC 25922
	金黄色葡萄球菌	ATCC 25923
伊红美兰琼脂平板	大肠埃希菌	ATCC 25922
	金黄色葡萄球菌	ATCC 25923
中国蓝琼脂平板	大肠埃希菌	ATCC 25922
	金黄色葡萄球菌	ATCC 25923
SS 琼脂平板	肠炎沙门菌	ATCC 13076
	金黄色葡萄球菌	ATCC25923
MH 琼脂平板	大肠埃希菌	ATCC 25922
	金黄色葡萄球菌	ATCC 25923
	铜绿假单胞杆菌	ATCC 27853

临床实验室自动化设备的普及，血培养仪及鉴定药敏仪在大部分二级以上医院均有配备使用，对于该类设备的质量控制也非常重要。一般血培养瓶分为需氧血培养瓶和厌氧血培养瓶，其相应

的质控标准菌株也有所不同。实验室应遵循生产商说明，采用相应标准菌株进行质量控制操作（表26-4～表26-5）。

表 26-4　自动化血培养系统常见质量控制菌株

培养瓶种类	标准菌株	ATCC 编号
需氧血培养瓶	大肠埃希菌	ATCC 25922
	金黄色葡萄球菌	ATCC 25923
	铜绿假单胞菌	ATCC 27853
	粪产碱菌	ATCC 8750
	白色假丝酵母	ATCC 18804
	脑膜炎奈瑟球菌	ATCC 13090
	流感嗜血杆菌	ATCC 19418
	肺炎链球菌	ATCC 6305
	化脓链球菌	ATCC 19615
厌氧血培养瓶	溶组织梭菌	ATCC 19401
	产气荚膜菌	ATCC 13124
	脆弱拟杆菌	ATCC 25285
	普通拟杆菌	ATCC 8482
	肺炎链球菌	ATCC 6305
	金黄色葡萄球菌	ATCC 25923
	大肠埃希菌	ATCC 25922

表 26-5　微生物鉴定药敏设备常见质控标准菌株

名称	标准菌株	ATCC 编号
鉴定 / 药敏试验卡	大肠埃希菌	ATCC 25922
	铜绿假单胞菌	ATCC 27853
	嗜水气单胞菌	ATCC 35654
	金黄色葡萄球菌	ATCC 29213
	粪肠球菌	ATCC 29212
	流感嗜血杆菌	ATCC 49247
	单核李斯特菌	ATCC 15313
	蜡样芽胞杆菌	ATCC 11778
	近平滑念珠菌	ATCC 22019
	脆弱拟杆菌	ATCC 25285
	肺炎链球菌	ATCC 49619

标准菌株的保存应该避免反复传代，以免生物学特性和药敏反应发生变化。菌株保存可用小牛血清肉汤或胰化大豆胨肉汤，于 -70℃或液氮中保存，或冷冻干燥后超低温环境保存。

（黄家禹）

参考文献

王辉，任健康，王明贵 . 2015. 临床微生物学检验 . 北京：人民卫生出版社 .

Amies CR. 1967. A modified formula for the preparation of Stuart's medium. Canadian Journal of Public Health，58：296-300.

Arbique JC，Forward KR，LeBlanc J. 2000. Evaluation of four commercial transport media for the survival of Neisseria gonorrhoeae. Diagnostic Microbiology and Infectious Disease，36：163-168.

Clinical Laboratory Standards Institute CLSI（formerly National Committee for Clinical Laboratory Standards NCCLS）. 2003. Quality Control of Microbiological Transport Systems；Approved Standard.23（34）.

Isenberg HD. 2004. Clinical Microbiology Procedures Handbook，2nd ed. ASM，Washington，DC.

Miller JM.1999. A Guide to Specimen Management in Clinical Microbiology. Second Edition. American Society for Microbiology. Washington，DC.

Perry JL，Matthews JS. 2003. Compliance of two popular swab transport systems with performance standards detailed by the new NCCLS Proposed Standard，M40-P. 103rd General Meeting of the American Society forMicrobiology. Washington，DC. 42.

第二十七章　生物化学检测参考方法、标准物质现状及进展

体外诊断试剂标准物质是实现体外诊断试剂监督检验数据和结果准确一致的主要工具，也是保证量值有效传递的计量实物标准。在完整的溯源、量值传递和校正过程中，标准物质起着复现量值、传递测量不确定度和实现测量准确一致的至关重要的作用。按照国家实验室认可的要求，对于检测的仪器和检验项目要有溯源或校正的要求，只有使用标准物质才能保证检验结论准确一致。如果没有标准物质，同一个样品在不同实验室检测其结果就可能存在较大的差异，造成患者重复检测，增加患者负担，浪费医疗资源。随着国家对体外诊断试剂监督管理力度的加大，对检验技术要求的不断提高，对体外诊断试剂标准物质的需求和依赖越来越强烈。因此，加强体外诊断试剂标准物质建设，不仅有利于诊断结果的准确一致，使各医院的检测结果具有可比性，而且也是做好体外诊断试剂技术监督的有力保证。

世界上最早开始研制标准物质的是美国国家标准和技术研究所（National Institute of Standards and Technology，NIST，其前身为美国标准局NBS），在19世纪50年代已研制了数百种各类标准物质，但可用于临床检验的标准物质却只有SRM41右旋糖一种。由于医学领域对临床检验中标准化的呼吁，各有关国际组织和有关国家的计量单位陆续在医疗领域中关注和开展标准物质研制和检验方法标准化的研究。

欧洲标准局重视临床检验用标准物质的研制。位于比利时的标准物质和计量研究所（Institute of Reference Materials and Metrology，IRMM）自1970年后期开始了临床检验用标准物质的研制。1981年首先推出用于测定凝血时间的促凝血酶原激酶，随后，陆续研制出一系列标准物质。

英国国家生物制品检定所（National Institute for Biological Standards and Control，NIBSC）与WHO合作，研制了大量的涉及蛋白、抗体、激素等作为溯源的国际通用标准物质。

其他国际组织和国家如国际原子能委员会、德国、挪威、日本等也先后开展了这方面的研究。

我国自20世纪80年代以来也开始研制临床检验标准物质。在1992年以前，主要是以血、尿、毛发为基体的提供无机成分和微量元素标准值的分析标准物质和纯试剂标准物质。目前，我国临床检验量值溯源基础建设有了长足的发展与进步。我国的参考实验室从无到有发展到现在已经有17家，其中包含卫生部临床检验中心、北京航天总医院参考实验室、上海市临床检验中心等，经中国实验室合格评定委员会进行实验室认可的已有至少8家实验室。建立的参考方法涵盖了酶学、小分子化合物、血脂、代谢物、离子及甾体类激素等，基本建立了相应的标准物质、包含丙氨酸氨基转移酶、尿素、肌酐、糖化血红蛋白、钠、镁、钙、总甘油、三酰甘油、孕酮、葡萄糖等。

生物化学检验是常规临床检验主要组成部分，检验结果的准确性、可比性是医疗卫生工作的基本需要。而促进生化检验的标准化、实现检验结果准确性和可比性的重要手段是建立和保证检验结果的溯源性。实现量值溯源的基础是建立参考系统，包括参考方法、标准物质和参考实验室，其中参考方法是关键，标准物质由参考方法赋值，参考实验室是运行参考方法的实验室。

根据检验医学溯源联合委员会（JCTLM）的列表，临床生化检验项目大致可分为小分子类和蛋白类，前者主要包括代谢产物/底物类、离子类、非肽激素类、维生素与微量营养素等，后者包括酶和其他蛋白。下面就临床生化检验参考方法和

标准物质的现状及进展作一简介。

第一节　代谢产物和底物类检测参考方法

对于有机小分子临床检验项目，常规方法多基于酶化学或免疫化学分析原理，多具有微量、简便、易于自动化等优点，同时由于方法原理的多样化、可靠性不一等原因，也造成了在有些情况下常规方法结果缺乏足够的准确性和可比性。虽然也基于多种分析原理，但与常规方法不同，有机小分子临检项目的参考方法一般基于仪器分析原理，主要是同位素稀释质谱法（IDMS）、分光光度法及拉曼光谱法等。其中，同位素稀释质谱法是国际物质量咨询委员会（CCQM）认定的基准测量方法，是目前国际公认的可准确测定小分子化合物的最可靠的分析原理之一。

一、同位素稀释法

同位素稀释法最先是由 Rittenberg 等于 1940 年提出，主要是利用质谱丰度来定量求得样品中某一同位素或一种元素的原子数目（或含量）的方法。该方法的基本原理为：在分析样品中加入已知量的待测元素的某一富集同位素，使之与样品成分同位素混合均匀，从而改变样品中的待测元素的同位素的丰度比，用质谱法测定混合后样品的同位素比值，即可确定待测元素在样品中的浓度。

具体到临床化学领域，同位素稀释质谱法常与色谱结合使用，具体包括下述步骤：先精确称取一定量同位素标记的内标（该内标与样品中待测化合物有相同的分子结构），加入到准确量取的标本（如血清）样品中，经过充分平衡后，待测化合物及其同位素内标用合适的技术提取出来；取一份直接注入质谱，或是经色谱进一步纯化除杂后注入质谱；质谱准确测量待测化合物和内标间的离子强度（一般使二者比例接近），从而确定这两种成分的比例；再通过与标准校准溶液对比，从而算出待测化合物的浓度。在此方法中，同位素内标的使用可使由于设备稳定性和样品处理误差造成的变异因子尽量变小，而高效色谱的纯化能力大大提高了处理复杂样品的能力，减少了样品中杂质的干扰，质谱的选择性检测离子技术具有极高的灵敏度，这些专一性和完美性的有效结合，使得同位素稀释质谱技术被公认为是一种测量微量及痕量有机物的基准方法。

从上述机理和步骤可看出，同位素稀释质谱法方案中主要有下述影响试验结果的关键因素。

（一）样品的准确称量

准确取样首先需要保证生化样本的均匀性。多采用校准过的移液设备取样，或是用重量法取样。因为这一步涉及最终浓度的计算，且由该步产生的误差无法通过加入内标等方式来弥补，所以一定要准确操作。同理，内标液及待测化合物标准溶液的准确配制和称取也一样需要准确操作，以减少误差。

（二）同位素内标的选择

选择合适的同位素标记的内标是同位素稀释质谱法实验方案的基础。常用天然丰度较低的稳定同位素如 ^{2}H、^{13}C、^{15}N、^{18}O 等取代待测化合物中的某些 ^{1}H、^{12}C、^{14}N、^{16}O 等制成所需的同位素内标。这些同位素内标要求与待测化合物有几乎一致的理化性质，在样品前处理和色谱纯化阶段几乎没有差异，但是在质谱检测阶段，由于它们分子质量不同而体现出差异来。

理想的同位素内标应该有下述的几个特征：

(1) 同位素标记内标的分子质量至少应该比待测的未标记化合物的分子质量多 3 个原子质量单位（amu），以避免待测化合物中的天然同位素产生的丰度干扰标记内标的离子丰度，使校准曲线出现扭曲。

(2) 同位素标记的内标物纯度应该尽可能高。纯度不高的话，内标里面混杂的待测成分的量也就越高，造成测量结果的误差也就越大。

(3) 不产生同位素交换反应，也即是说标记的同位素原子应该在分子中处于稳定的位置，如处在羟基位的 ^{2}H 就很容易被水分子的 ^{1}H 原子置换掉。

(4) 在提取、衍生化及色谱分离等样品处理过程中没有同位素效应。当同位素内标与待测化合物分子质量差异超过 4 ～ 5 个 amu，则有可能出现二者的色谱分离，影响检测精密度。但这一点一般是根据具体实验结果来查看。此外，同位素效应还会在质谱的离子化过程中得到体现，如 C-^{1}H 键的断裂速度要比 C-^{2}H 键快 14 倍，因此选择监测的离子时要适当注意。

在实际操作中，一般是要求尽量满足前两个条件，否则就会出现待测化合物和同位素内标的特征离子的离子谱图覆盖，从而导致校准曲线出现非线性。

目前不少同位素标记的临床检测小分子生化成分都已有商业同位素标记物可以获得，但是品种还较为有限。如果无法获得，则必须合成它。而对于一些大分子的肽类、蛋白类大分子成分，基本还是需要选择其可水解的特征性分子片段作为目标化合物，然后再合成其同位素标记的内标，如用商业同位素标记氨基酸合成所需氨基酸片段。

另外，从质谱角度讲，作为稳定同位素标记内标物之外的另一个选择，^{14}C、^{3}H 等放射性同位素标记内标物在某些情况下也可能被使用到，因为它们相对廉价且易于获得。但它们在大量使用时容易对仪器造成污染，且对人健康有一定危害，故使用时要对分析人员采取一定保护措施以避免放射性伤害。

（三）样品与同位素内标的平衡

如前所述，理论上，同位素标记内标应该在整个分析过程中表现出和待测化合物一致的行为。但事实上，对许多内源性化合物而言，多数成分是以易与特定蛋白结合的形式存在的，因此需要尽量保证同位素内标与基质的充分平衡。一般的实验方案都需先考察平衡时间对最终结果的影响，来确定大致需要的平衡时间是多久。此外，内标应以尽量少的（有机）溶剂溶解后加入待测样品中，以减少溶剂对生物基质的影响。

（四）准确而精密的同位素比例测量

对加入同位素内标后样品中的同位素比例做出准确而精密的测量是整个实验成功的关键。

首先必须使待测成分以纯而浓缩的形式进入离子源。根据标本样品的原有特性、待测成分浓度及所产生离子的特异性，可选择直接将样品导入质谱的离子源，或是对样品做初步色谱纯化后再导入质谱。色谱分离前处理能提高检测的专一性和灵敏性，并且可同时检测样品中的多类成分。

其次，待检测离子的选择也是很重要的，因为它对检测的专一性和灵敏性有很大影响。通用原则是，首先所选离子为待测物及其内标所特有；其次，所选离子丰度较高。如果待测成分分子离子峰足够强，则优选分子离子峰，因为它对待测成分而言有足够特异性；若只能选择碎片离子的话，则尽量选择质荷比（m/z）较高的碎片离子，以尽量减少仪器本底、柱流失及样本混杂成分的干扰。在必要时，通过适当的衍生化增大待测成分的分子质量也是可以考虑的。另外，在同时检测多个成分时，注意各待测成分和各个相应同位素内标间的待测离子间不要存在重合，以免对检测造成干扰。一旦产生重合，则尽量通过色谱手段先将它们进行有效分离。

（五）校准标准物质的纯度

由于临床化学领域分析的成分多为内源性物质，且有些时候难以得到不含该物质的空白血清，所以要求制备校准溶液的校准标准物质纯度要足够高，且要求知道其准确纯度，这样才能最终得到准确的测量结果。因此建立标准参考方法时，很重要的一点就是要使用纯度很高的有证参考物质作为校准标准物质。

由于同位素标记的内标的纯度不可能达到百分之百，其含有的未标记分子（即待测成分）会增加样品中待测成分含量检测的误差，这使得校准曲线很少是完全线性的。因此，临床化学里的同位素稀释法常采用“包括法”的校准模式来在一定程度上解决这个问题，即将校准品的浓度环绕在被分析样品中待测成分的预计浓度周围，通过很小的浓度区间来校准样品。具体做法一般是，向样品中加入适量内标，使待测物 / 内标比约为 1 ∶ 1，制备两个校准物，使其中一个待测物 / 内标比略低于 1 ∶ 1，另一个略高于 1 ∶ 1，利用小范围内的近似线性关系对样品进行定量。

同位素稀释质谱法在建立代谢产物 / 底物类检测的参考方法中应用较广，现已建立起针对肌酐、尿素、尿酸、葡萄糖、同型半胱氨酸、25- 羟基维生素 D、叶酸、游离甘油、三酰甘油、胆固醇的同位素稀释质谱参考方法。

二、分光光度法

（一）原理

分光光度法是以 Beer-Lambert 定律为基础，利用吸收光谱曲线进行物质定性与定量的分析方法，应用最多的是紫外 - 可见分光光度法。分光光度计设备一般由光源、单色器、狭缝、样品池、检测器系统五部分组成。

（二）主要特点

分光光度法具有以下主要特点：

1. 应用广泛　由于各种各样的无机物和有机物在紫外可见区都有吸收，因此均可借此法加以测定。到目前为止，几乎化学元素周期表上的所有元素（除少数放射性元素和惰性元素之外）均可采用此法。在国际上发表的有关分析的论文总数中，光度法约占 28%，我国约占所发表有关分析论文总数的 33% 。

2. 灵敏度高　由于新的显色剂的大量合成，并在应用研究方面取得了可喜的进展，使得元素测定的灵敏度有所推进，特别是有关多元络合物和各种表面活性剂的应用研究，使许多元素的摩尔吸光系数由原来的几万提高到数十万。

3. 选择性好　目前已有一些元素只要利用控制适当的显色条件就可直接进行光度法测定，如钴、铀、镍、铜、银、铁等元素的测定，已有比较满意的方法了。

4. 准确度高　对于一般的分光光度法，其浓度测量的相对误差在 1% ～ 3% 范围内，如采用示差分光光度法进行测量，则误差可减少到< 1.0%。

5. 适用浓度范围广　可从常量（1% ～ 50%）（尤其使用示差法）到痕量（10^{-8}% ～ 10^{-6}%）（经预富集后）。

6. 分析成本低、操作简便、快速

（三）检测方法

临床检验的待检成分多数经特定的化学反应生成一定的在特定波长光照下具有吸收峰的产物，从而用分光光度法进行定量检测。试验时测定标准溶液（浓度已知的溶液）和未知液（浓度待测定的溶液）的吸光度，进行比较，由于所用吸收池的厚度是一样的，也可以先测出不同浓度的标准液的吸光度，绘制标准曲线，在选定的浓度范围内标准曲线应该是一条直线，然后测定出未知液的吸光度，即可从标准曲线上查到其相对应的浓度。含量测定时所用波长通常要选择被测物质的最大吸收波长，以达到最大的灵敏度，并尽可能避免其他物质的干扰。检测大致分为连续测定法（速率法）和终点法。

1. 连续监测法（速率法）　即连续监测反应过程，按产物的生成或底物的消耗速度（ΔA/min）进行定量分析的方法，读数点必须在等速。区对低浓度的样本，它的吸光度随时间变化的慢（速率低），而高浓度样本，它的吸光度随时间的快（速率高）。在反应时间进程曲线上为反应呈恒速区段（斜率保持不变），常用于活性线性反应期测定或以酶为工具测底物（代谢物）的浓度。

2. 终点法　反应到达终点后与起始点（空白）的吸光度差与相同条件下用校正液测得的结果比较而取得结果的方法。试剂与样本反应之前的吸光度在某一定的水平，开始反应后，在主波长下出现一个最大的吸光度，得到一个较明显的吸光度的落差，所以通过标准品吸光度变化值可以限定其他样本的浓度。终点法中的反应时间是指开始反应后，试剂与反应物反应到达一定的稳定点，试剂与反应物不再反应，吸光度不再随时间的变化而发生改变，即到达了反应平衡。其间所需时间就是反应时间。在反应时间进程曲线上为与 x 轴平行线区段。

三、常见代谢产物 / 底物类成分参考测量方法简介

（一）肌酐

肌酐（creatinine）是肌酸（creatine）代谢的终产物。血清肌酐参考方法主要采用同位素稀释质谱法，包括 ID-GC/MS 和 ID-LC/MS（ID-LC/MS/MS）。此外还有同位素稀释表面增强拉曼散射法（isotope dilution surface enhanced raman scattering，ID/SERS）。尿肌酐测定的参考方法是 ID-GC/MS

法。用 GC/MS 测定血清肌酐时，需硅烷化试剂如 MBDSTFA 做衍生化处理，但由于衍生化处理时，肌酐和肌酸给出相同的衍生物，因此须在衍生化之前用离子交换色谱或 HPLC 去除肌酸。用 LC/MS 法测定肌酐则只需进行简单提取步骤后，即可直接进样分析。NIST 所使用的参考方法主要是用 C_{18} 色谱柱进行分离纯化，用含乙酸铵流动相洗脱，质谱检测用阳离子电喷雾电离方式，监测肌酐和其同位素内标的 (M+1)+ 峰 *m/z*114 和 *m/z*117。

（二）尿素

人血清或血浆尿素的参考测量方法基本上是基于气相色谱－同位素稀释质谱法和分光光度法。

美国 NIST 的参考方法中将尿素经 6- 甲基尿嘧啶转化为 6- 甲基 -2，4- 双三甲基硅氧基嘧啶，该法的前处理过程非常复杂，包括血清的冻干、样品的升华等，衍生反应的时间长达 48h。

Tserng 和 Kalhan 首先报道了将尿素环化生成 2- 羟基嘧啶的方法，该法极大地简化了样品前处理过程，使衍生时间缩短为 1 ～ 2h，中间产物 2- 羟基嘧啶可与多种常用衍生试剂直接反应转化为可供气溯色谱分析的终产物。Kessler 和 Siekmann 将此方法做了改进，最终也被国际检验医学溯源联合委员会（JCTLM）收录为尿素的参考测量方法。其基本反应原理是丙二醛二甲基缩醛在酸性条件下迅速分解为丙二醛，与尿素发生亲核加成反应，失水后生成 2- 羟基嘧啶，再与硅烷化试剂 *N*- 甲基 -*N*-（三甲基硅烷）三氟乙酰胺反应转化成三甲基硅烷氧基嘧啶（图 27-1）。

尿素 → (MDBMA, HCl) → 2- 羟基嘧啶 → (MSTFA) → 三甲基硅烷氧基嘧啶

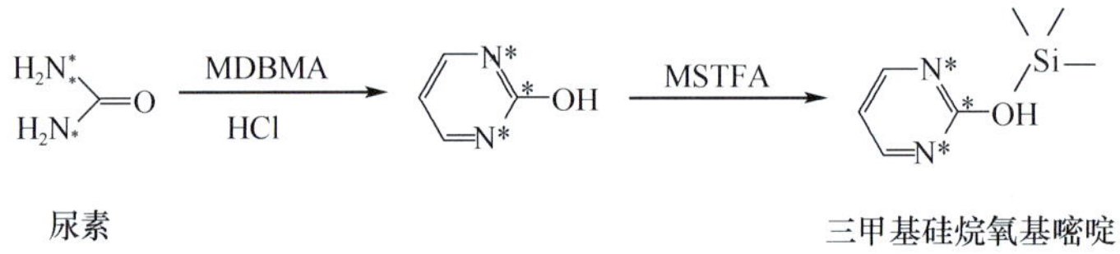

图 27-1 尿素测定的参考方法反应原理

注：MDBMA，丙二醛二甲基缩醛；MSTFA，（*N*- 甲基 -*N*-（三甲基硅烷）三氟乙酰胺）

1980 年，Sampson 等发表了应用分光光度技术，酶偶联法进行尿素测定的参考方法。方法基本原理是，以尿素酶分解尿素产生氨，氨在谷氨酸脱氢酶的作用下使还原型辅酶 I 变为氧化性辅酶 I，通过测定 340nm 吸光度的降低值可计算出尿素的浓度，在 340nm 处测定吸光值，NADH 氧化的速率与尿素浓度成正比。反应方程式如下：

$$\text{尿素} + 2H_2O \xrightarrow{\text{尿素酶}} 2NH_4^+ + CO_3^{2-}$$

$$NH_4^+ + \alpha\text{- 酮戊二酸} + NADH + H^+ \xrightarrow{GLDH} \text{谷氨酸} + NAD^+ + H_2O$$

注：NADH，还原型辅酶 I；NAD^+，氧化性辅酶 I；GLDH，谷氨酸脱氢酶

（三）尿酸

尿酸是血中主要非蛋白氮类代谢产物之一，对它的检测和分析对临床诊断有重要参考价值。目前 JCTLM 推荐的尿酸参考方法基本上是 GC-ID/MS 法。

Siekmann 等提出将 [1，3-$^{15}N_2$] 尿酸标记物加入血清样品中，室温下充分混合 30min，用离子交换色谱进行净化，用乙酸将尿酸洗提出来，80℃氮气吹干，将残留物用甲基氨溶解，再次吹干。用 *N*- 甲基 -*N*- 三甲硅烷基三氟乙酰胺进行三甲基硅烷化衍生，Dietmar 采用四甲基硅烷与 Silyl 991 进行衍生，最后用气相色谱－质谱联用技术进行检测，并根据同位素稀释的原理计算出血清中尿酸的含量（图 27-2）。

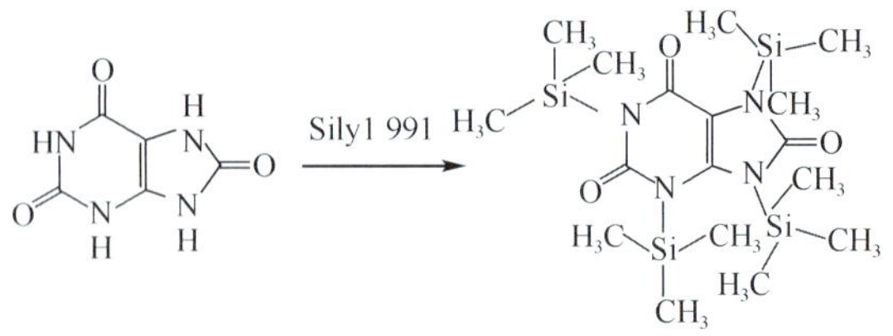

图 27-2 尿酸测定的参考方法原理

注：Silyl 991. BSTFA-TMCS（99:1），N，O-Bis（trimethylsilyl）trifluoroacetamide with 1% Trimethylchlorosilane*N*, *O*- 双（三甲基硅烷基）三氟乙酰胺，含 1% 三甲基氯硅烷

Polly 等采用摩尔比为 1.7 的 NH_4OH 与 [1，3-$^{15}N_2$] 尿酸的混合溶液作标记物，平衡后的混合液经过阴离子交换色谱树脂柱，最后用 15ml 1mol/

L 的乙酸洗提尿酸。用 *N*- 甲基 -*N*- 三甲硅烷基三氟乙酰胺进行衍生。质谱测定尿酸含量。同位素的比值变化也可以很快地测出尿酸含量，且方法的精确度很高。采用不同的色谱条件和不同的电离技术测量同一种物质时，整个过程没有严重的偏差。

（四）葡萄糖

血清葡萄糖的参考测量方法有分光光度法（己糖激酶法）和同位素稀释质谱法。

己糖激酶法（hexokinase，简称 HK 法）是临床上为数不多的用于常规化验的参考方法。原理如下：在己糖激酶催化下，葡萄糖和 ATP 发生磷酸化反应，生成葡萄糖 -6- 磷酸与 ADP。前者在葡萄糖 -6- 磷酸脱氢酶催化下脱氢，生成 6- 磷酸葡萄糖酸，同时使 NAD^+ 还原成 NADH。反应式如下：

$$\text{ATP}+\text{葡萄糖}\xrightarrow{\text{HK}}\text{葡萄糖-6-磷酸}+\text{ADP}$$

$$\text{葡萄糖-6-磷酸}+\text{NAD}^+\xrightarrow{\text{G-6-PDH}}\text{6-磷酸葡萄糖酸}+\text{NADH}+\text{H}^+$$

根据反应方程式，NADH 的生成速率与葡萄糖浓度呈正比，在波长 340nm 检测吸光度升高速率，可计算血清中葡萄糖浓度。采用终点法作为分析类型。

己糖激酶法测定血清中葡萄糖具有高度的特异性、精密度和准确度高，线性范围宽（0.1～28.0mmol/L），批内变异系数（CV）为 0.95%，批间 CV 为 2.15%，灵敏度好，轻度溶血、脂血、黄疸、维生素 C、氟化钠、肝素、EDTA 和草酸盐等因素不易干扰本法测定，适用于自动分析仪，为目前国际上公认的参考方法。

但在本法中，从红细胞中释放出的有机磷酸酯和一些酶能消耗 NADP，因此对测定结果略有干扰。另外，HK 法的测定成本较高，因而价格较贵。

同位素稀释质谱法（IDMS）是将同位素稀释剂用作示踪剂进行流程追踪测量，利用质谱丰度来定量求得样品中某一同位素或一种元素的原子数目（或含量）的方法。即把一个已知丰度和重量的同位素稀释并加入样品中均匀混合，测定样品混合前后丰度变化。该方法具有很高的特异性，并具有极高的准确度和精密度，适用于作为参考方法和常规方法的评价和监督。

在利用气相色谱 - 同位素稀释质谱法测定血清葡萄糖的过程中，需要对样品进行预处理，最主要的是除去血清蛋白。经实验发现，采用不同的除蛋白方法对测定结果会产生一定的影响。实验室常用的除蛋白方法主要有乙醇、丙酮、乙腈、正丁醇、甲醇沉淀法等，其原理主要基于蛋白质变性。据报道，正丁醇更适宜提取与脂质结合较为紧密的蛋白质和酶，而其保存需在低温下，保存条件相对其他试剂略为复杂；甲醇对蛋白质的变性作用不如乙醇、丙酮等试剂，适用范围较小。近几年新兴的微过滤技术逐步被应用到生化实验中去除蛋白，其原理是根据样品中不同分子质量大小选择保留或通过滤膜的成分，低分子质量的化合物存在于滤液中，高分子质量的化合物留在滤膜上，得到的滤液通常可直接进入色谱进行分析，使样品的前处理过程变得更为简单、方便。

EV White 等将一定量的 [^{13}C]- 葡萄糖溶液加至血清样品中，用 80% 的乙醇溶液除去蛋白，振荡，离心；取上清液，在蒸发器中除去乙醇后，先后加入 1- 丁基 - 硼酸的吡啶溶液和乙酸酐，衍生反应各 1h；生成物在真空条件下干燥一夜后，加入异辛烷将残留物复溶，进行 GC-MS 分析，其中选择离子检测监控 *m/z* 297 和 *m/z* 302（加标）。

Hannestad 等将一定量的 [^{13}C]- 葡萄糖溶液加至血清样品中，用甲醇除去蛋白，静置，离心；取上清液，50℃氮气吹干，先后加入盐酸羟胺的吡啶溶液和乙酸酐，衍生反应 1h，氮气吹干，加入氯仿复溶，进行 GC-MS 分析，其中选择离子检测监控 *m/z* 314、*m/z*242 和 *m/z* 319、246（加标）。

（五）同型半胱氨酸

同型半胱氨酸（HCY）参考方法也是采用美国 NIST 建立的气相色谱－同位素稀释质谱法和液相色谱－同位素稀释质谱法。实验以 $^{2}H_4$-HCY 为内标，使用气相色谱－同位素稀释质谱法时，阴离子交换柱 AG1-X8 resin 提取血清中 HCY，加入 MTBSTFA[*N*-（叔丁基二甲基硅烷基）-*N*- 甲基三氟乙酰胺）] 做衍生化以后，GC-MS 做选择性离子检测：*m/z*420/318（HCY）和 424/322（$^{2}H_4$-HCY）。

采用液相色谱－同位素稀释质谱法时，样本先经过二硫苏糖醇（DTT）处理，再用阴离子固相萃取柱做纯化，然后用液质仪 *m/z*136→*m/z*90 和 *m/z*136→*m/z*118 检测 HCY；*m/z*140→m/z94 和 *m/z*140→*m/z*122 检测 $^{2}H_4$-HCY，采用标准曲线法定量。

（六）25- 羟基维生素 D

维生素 D 在维持人体内钙、磷的动态平衡方面起着非常重要的作用，主要有维生素 D_2 和维生素 D_3 两种形式，都会在肝脏中被代谢形成 25- 羟基维生素 D[25-(OH)D]，然后在肾脏中进一步被代谢形成 1，25- 二羟基维生素 D。因 25-(OH)D 半衰期（15 天）远高于维生素 D（2 天）和 1，25-$(OH)_2D$（4h），故 25-(OH)D 被视为监控人体内维生素 D 缺乏的有效指标。25-(OH)D 常规检测方法主要是标记免疫分析法，其主要缺陷是抗体之间的交叉反应导致的方法特异性不足。

2010 年美国国家卫生研究院膳食补充剂办公室（the National Institutes of Health Office of Dietary Supplements，NIH ODS）与美国国立卫生研究院、美国疾病控制中心预防中心，国家标准和技术研究院（NIST）和比利时根特大学合作，就纠正维生素 D 检测结果的不一致提出了维生素 D 标准化计划（the vitamin D standardization program，VDSP）。该计划以 *NIST* 液相色谱－同位素稀释质谱参考方法（RMP）作为 25-(OH)D 主要的参考方法，次要方法为来自于 Ghent 大学并可溯源于 NIST 的参考方法程序，也是基于同位素稀释质谱法原理。这两个参考方法分别对 25-$(OH)D_2$ 和 25-$(OH)D_3$ 的含量进行测量，并排除掉它们的异构体如 3-epi-25-$(OH)D_3$ 及其他类似物的干扰，方法具有高选择性、特异性和灵敏度，能确保 25-(OH)D_3 的结果不被高估。目前也是 JCTLM 列表里收录的 25- 羟基维生素 D 的参考测量方法。根特大学参考方法采用了二维液相色谱－电喷雾阳离子模式检测。

（七）叶酸

血清总叶酸（folate）的参考方法也是采用美国 NIST 建立的液相色谱－同位素稀释质谱法（图 27-3）。血清总叶酸主要成分为 5- 甲基四氢叶酸（5-methyltetrahydrofolic acid，5MT），占了血清总叶酸的 80%～95%，另有少量未代谢叶酸（folic acid，FA）和 5- 甲酰基四氢叶酸（5-formyltetrahydrofolic acid，5FT）。实验以 $[^{13}C_5]$5MT，$[^{13}C_5]$5FT，$[^{13}C_5]$ FA 为内标。血清用 C_{18} 或苯基 SPE 柱做样本处理，再用液相色谱－质谱联用仪做纯化检测，使用苯丙基柱或 Ace C_{18} 色谱柱，电离模式为 ESI+ 模式，MRM：*m/z* 460→*m/z* 313，5MT；*m/z* 465→*m/z* 313，$[^{13}C_5]$-5MT；*m/z* 442→*m/z* 295，FA；*m/z* 445→*m/z* 295，$[^{13}C_5]$-FA。

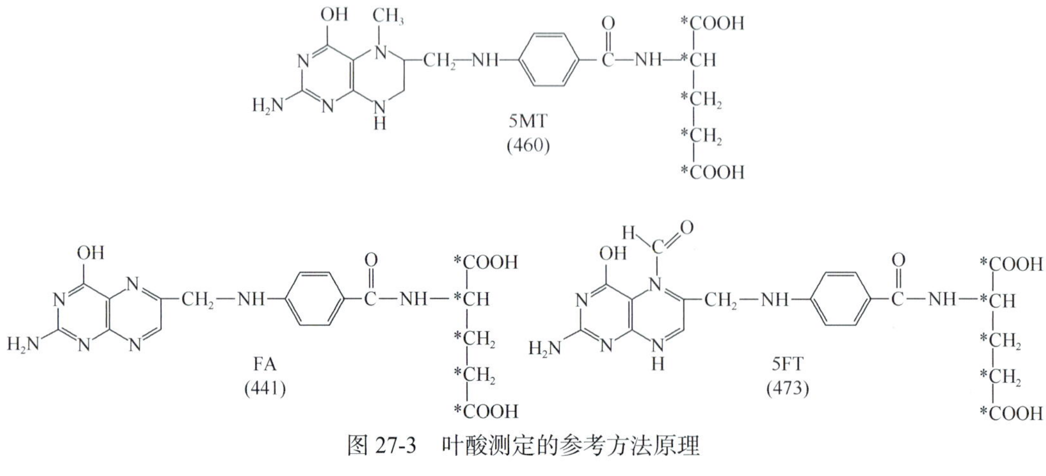

5MT (460)　FA (441)　5FT (473)

图 27-3　叶酸测定的参考方法原理

（八）游离甘油

血清游离甘油目前的参考测量方法是由美国疾控中心建立的 ID-GC/MS 法。血清样本在加入同位素内标（1,3-$^{13}C_2$）甘油后，加甲醇离心除蛋白，取上清用正己烷萃取除杂，留取甲醇－水层，氮气吹干，加入 *N*，*O*-双（三甲硅基）乙酰胺（Tri-Sil BSA），做衍生化。用气质联用仪检测生成的甘油硅烷化产物。气相选用甲基硅酮涂层的毛细管柱，进样口 250℃，色谱柱 100℃保持 1min 后，20℃ /min 升至 250℃。选择性检测离子 *m/z*218 和 *m/z*220，对应甘油和（1，3-$^{13}C_2$）甘油。虽然内标和被分析物只有 2 amu 差异，但在 60μg/ml 以下时，校准曲线仍呈明显线性关系，故仍采用标准曲线法计算浓度。

（九）胆红素

胆红素参考方法基本是采用分光光度法。人们通过改进 Jendrassik-Grof 法建立了血清总胆红素测定的新方法。该法主要原理是在咖啡因试剂存在的情况下，胆红素与重氮苯磺酸反应生成偶氮胆红素。该反应发生在胆红素分子 B 环和 C 环之间的亚甲基碳原子上，形成一分子的偶氮胆红素和 Hydroxypyrromethene Carbinol，与重氮苯磺酸之间进一步反应形成第二分子的偶氮胆红素。最后加入碱性酒石酸溶液，使颜色不稳定的紫红色偶氮胆红素（530nm）在咖啡因存在下转化为稳定的蓝色偶氮胆红素（598nm），反应方程如下：

$$\text{对氨基苯磺酸} + HCl + NaNO_2 \longrightarrow \text{氯化重氮苯磺酸} + NaCl + 2H_2O$$

$$\text{总胆红素} + \text{氯化重氮苯磺酸} \xrightarrow{\text{催速剂}} \text{偶氮胆红素(紫红色)}$$

$$\text{偶氮胆红素(紫红色)} \xrightarrow{\text{碱性酒石酸}} \text{偶氮胆红素(蓝色)}$$

（十）三酰甘油

三酰甘油的参考方法有分光光度法和 ID-GC/MS。

（十一）胆固醇

首先是分光光度法。国际影响最大的血清胆固醇测定参考方法是美国 CDC 改良的 Abell-Kendall（AK）化学法，此法用氢氧化钾水解血清胆固醇酯，用正己烷提取胆固醇，用化学试剂使胆固醇显色，用分光光度法测定胆固醇。此法的化学水解和正己烷提取，使胆固醇有效纯化，很大程度上消除了其他血清物质的干扰，也可直接用一级参考物质校准，因此 AK 法比酶法影响因素少，更加可靠。但在分析化学上，此法仍有两点不足：一是正己烷提取和所采用的显色反应的特异性有限，不能消除结构和性质与胆固醇相似的非胆固醇甾醇的干扰；二是关键步骤多，方法中的样品量取、提取溶剂加入、提取液转移、显色剂加入、显色温度和时间控制等都影响分析结果。尽管如此，此法相对简便、快速，而且血清中非胆固醇甾醇含量一般很低，各关键步骤可用高精度器具完成，因此此法具有能满足其预期用途的准确度和精密度。此法的偏倚约 1.5%，能实现的变异系数（CV）小于 1%。

随着色谱技术发展，科研人员还建立了基于高效液相色谱法、气相色谱－同位素稀释质谱法和液相色谱－同位素稀释质谱法的参考测量方法。

第二节　酶类检测参考方法

20 世纪 70 年代，IFCC 成立了由著名学者 Moss 等组成的酶学委员会，他们开始将酶学的标准化寄希望于制定参考方法上。他们首先明确和界定了测酶活性（酶促反应）的各种条件。这是因为酶促反应速度的快慢不只是由酶浓度一个因素所决定。因此必须将一些条件或因素（如底物浓度、辅因子等）控制在最适条件，不至于由于这些因素的变化而影响反应速度，另一些因素必须加以固定（如温度、缓冲液种类等）。所以该委员会第 1 个文件就是有关酶活性测定的总则。目前，此文件仍然是建立测定酶活性方法的指导性文件，但在测定酶活性的温度上遗留下争论和麻烦。当时的文件规定测酶反应温度为 30℃，理由是温度较低酶不易变性，其次 30℃容易标化，因为金属镓的熔点为 29.19℃，所以随后颁布的一系列测具体酶的文件中测酶活性的最适条件都是根据 30℃而定。但在实际常规工作时，当室温超过 25℃时，控制酶反应在 30℃往往有困难。1999 年 IFCC 在西班牙召开会员大会时，决定重新制定在 37℃测定酶活性的参考方法。经多年努力，制定出 6 个文件，经 IFCC 会员投票通过后，在 2002 年颁布。在 2006 年和 2011 年又先后颁布了 2 个文件，目前总共 8 个技术文件。

第 1 个文件名为"测定酶催化活性浓度参考方法的概念，要求建立包括下列要素的测定酶催化浓度的世界参考体系。

参考测定方法：以现有的 IFCC 30℃的参考方法作为基础，制定了一套 37℃的标准操作方法。

参考实验室网络：目前在世界上已成立一个由 15 个实验室组成的酶催化活性浓度测定的参考实验室网络。在计量学高水平上用参考测定方法对参考物质进行检测并定量。

参考物质：根据 IFCC 和 IRMM 合作协议对现有的 BCR 参考物质重新定量。在此参考系统中，IFCC 的酶参考方法测定具有最高的计量学水平，由它规定了其他水平的测定量。例如各个厂家的校准品的指定值，以及计量水平更低的质控品的结果。从理论上讲，各个医院检验科每日常规工作的结果，均应溯源至上述的参考系统的结果。

第 2 到第 8 个文件分别讲述 37℃下测定下列酶催化浓度的参考方法。第 2 个文件：IFCC 测定肌酸激酶（creatine kinase，CK）催化活性浓度的参考方法；第 3 个文件：IFCC 测定乳酸脱氢酶（lactate dehydrogenase，LDH）催化活性浓度的参考方法；第 4 个文件：IFCC 测定谷丙转氨酶（alanine aminotransferase，ALT）催化活性浓度参考方法；第 5 个文件：IFCC 测定谷草转氨酶（aspartate aminotransferase，AST）催化活性浓度参考方法；第 6 个文件：IFCC 测定 γ- 谷氨酰氨基转移酶（gamma-glutamyltransferase，GGT）催化活性浓度参考方法；第 7 个文件：IFCC 测定 α- 淀粉酶（alpha-amylase，AMY）催化活性浓度参考方法；第 8 个文件：IFCC 测定碱性磷酸酶（alkaline phosphatase，ALP）催化活性浓度参考方法。每一标准操作方法详细叙述了实验室如何自行配制试剂溶液并应用手工操作分光光度计进行测定的参考方法。

一、肌酸激酶催化活性的参考测量程序

1. 反应原理

$$\text{磷酸肌酸} + \text{ADP} \xrightarrow{\text{CK}} \text{肌酸} + \text{ATP}$$

$$\text{ATP} + \text{葡萄糖} \xrightarrow{\text{HK}} \text{葡萄糖-6-磷酸} + \text{ADP}$$

$$\text{葡萄糖-6-磷酸} + \text{NADP}^+ \xrightarrow{\text{G-6-PD}} \text{葡萄糖-6-磷酸盐} + \text{NADPH} + \text{H}^+$$

2. 测量条件 CK 测量中最终反应混合物浓度及测量条件分别见表 27-1 和表 27-2。

表 27-1 CK 最终反应混合物浓度

咪唑	100 mmol/L
pH（37℃）	6.50±0.05（扩展不确定度，κ=2）
磷酸肌酸	30 mmol/L
ADP	2 mmol/L
EDTA	2 mmol/L
乙酸镁	10 mmol/L
N- 乙酰 -L- 半胱氨酸	20 mmol/L
AMP	5 mmol/L
P1，P5-diAP	0.01 mmol/L
D- 葡萄糖	20 mmol/L
NADP	2 mmol/L
己糖激酶（37℃）	66.7 μkat/L（4000 U/L）
葡萄糖 -6- 磷酸脱氢酶（37℃）	46.7 μkat/L（2800 U/L）
样本体积分数	0.0435（1 ∶ 23）

表 27-2 CK 测量条件

温度	37.0℃ ±0.1℃
波长	339nm±1nm
带宽	≤ 2nm
光径	10.00 mm ± 0.01 mm（扩展不确定度，κ=2）
温浴时间	180s
延迟时间	120s
监测时间	120s
监测点数	≥ 6

二、乳酸脱氢酶催化活性的参考测量程序

1. 反应原理

$$\text{L-(+)-Lactate} + \text{NAD}^+ \xrightarrow{\text{LDH}} \text{Pyruvate} + \text{NADH} + \text{H}^+$$

2. 测量条件 LDH 测量中最终反应混合物浓度及测量条件分别见表 27-3 和表 27-4。

表 27-3　LDH 最终反应混合物浓度

N- 甲基 -D- 葡萄糖胺	325 mmol/L
pH（37℃）	9.40±0.05（扩展不确定度，*κ*=2）
L-(+)- 乳酸	50 mmol/L
β-NAD$^+$	10 mmol/L（游离酸 3.15mmol/L；锂盐 6.85mmol/L）
样本体积分数	0.0435（1 ∶ 23）

表 27-4　LDH 测量条件

温度	37.0℃ ±0.1℃
波长	339nm±1nm
带宽	≤ 2nm
光径	10.00 mm ± 0.01 mm（扩展不确定度，*κ*=2）
温浴时间	180s
延迟时间	90s
监测时间	180s
监测点数	≥ 6

三、谷丙转氨酶催化活性的参考测量程序

1. 反应原理

$$\text{L- 丙氨酸} + \text{2- 酮戊二酸} \xrightarrow{\text{ALT}} \text{丙酮酸} + \text{L- 谷氨酸}$$

$$\text{丙酮酸} + \text{NADH} + \text{H}^+ \xrightarrow{\text{LDH}} \text{乳酸} + \text{NAD}^+$$

2. 测量条件　ALT 测量中最终反应混合物浓度及测量条件分别见表 27-5 和表 27-6。

表 27-5　ALT 最终反应混合物浓度

三羟甲基氨基甲烷	100 mmol/L
pH（37℃）	7.15±0.05（扩展不确定度，*κ*=2）
L- 丙氨酸	500 mmol/L
NADH	0.18 mmol/L
5'- 磷酸吡哆醛	0.1 mmol/L
LDH（37℃）	28.3 μkat/L（1700 U/L）
2- 酮戊二酸	15 mmol/L
样本体积分数	0.0833（1 ∶ 12）

表 27-6　ALT 测量条件

温度	37.0℃ ±0.1℃
波长	339nm±1nm
带宽	≤ 2nm
光径	10.00 mm ± 0.01 mm（扩展不确定度，*κ*=2）
温浴时间	300s
延迟时间	90s
监测时间	180s
监测点数	≥ 6

四、谷草转氨酶催化活性的参考测量程序

1. 反应原理

$$\text{L- 天冬氨酸} + \text{2- 酮戊二酸} \xrightarrow{\text{AST}} \text{草酰乙酸} + \text{L- 谷氨酸}$$

$$\text{草酰乙酸} + \text{NADH} + \text{H}^+ \xrightarrow{\text{MDH}} \text{L- 苹果酸} + \text{NAD}^+$$

2. 测量条件

AST 测量中最终反应混合物浓度及测量条件分别见表 27-7 和表 27-8。

表 27-7　AST 最终反应混合物浓度

三羟甲基氨基甲烷	80 mmol/L
pH（37℃）	7.65±0.05（扩展不确定度，*κ*=2）
L- 天冬氨酸	240 mmol/L
NADH	0.18 mmol/L
5'- 磷酸吡哆醛	0.1 mmol/L
MDH（37℃）	10 μkat/L（600 U/L）
LDH（37℃）	15 μkat/L（900 U/L）
2- 酮戊二酸	12 mmol/L
样本体积分数	0.0833（1 ∶ 12）

表 27-8　AST 测量条件

温度	37.0℃ ±0.1℃
波长	339nm±1nm
带宽	≤ 2nm
光径	10.00 mm ± 0.01 mm（扩展不确定度，*κ*=2）
温浴时间	300s
延迟时间	90s
监测时间	180s
监测点数	≥ 6

五、γ- 谷氨酰氨基转移酶催化活性的参考测量程序

1. 反应原理

L-γ- 谷氨酰 -3- 羧基 -4- 硝基苯胺 + 双甘肽 $\xrightarrow{GGT}$ 5- 氨基 -2- 硝基苯甲酸 +L-γ- 谷氨酰 – 双甘肽

注：L-γ- 谷氨酰 -3- 羧基 -4- 硝基苯胺自身转化速率约占总转化速率的 1%。

2. 测量条件 GGT 测量中最终反应混合物浓度及测量条件分别见表 27-9 和表 27-10。

表 27-9 GGT 最终反应混合物浓度

双甘肽	150 mmol/L
pH (37℃)	7.70±0.05 (扩展不确定度，κ=2)
L-γ- 谷氨酰 -3- 羧基 -4- 硝基苯胺	6 mmol/L
样本体积分数	0.0909 (1 ∶ 11)

表 27-10 GGT 测量条件

温度	37.0℃ ±0.1℃ (扩展不确定度，κ=2)
波长	410nm±1nm
带宽	≤ 2nm
光径	10.00 mm±0.01 mm
温浴时间	180s
延迟时间	60s
监测时间	180s
监测点数	≥ 6

六、α- 淀粉酶催化活性的参考测量程序

1. 反应原理

EPS+ H_2O $\xrightarrow{\alpha\text{-AMY}}$ 4，6- 亚乙基麦芽 X 糖 + 4- 硝基苯 – 麦芽 (7-X) 糖

4- 硝基苯 - 麦芽 (7-X) 糖 + (7-X) H_2O $\xrightarrow{\alpha\text{- 葡萄糖苷酶}}$ (7-X) 葡萄糖 + 4- 硝基苯酚

2. 测量条件 α-AMY 测量中最终反应混合物浓度及测量条件分别见表 27-11 和表 27-12。

表 27-11 AMY 最终反应混合物浓度

N-2- 羟乙基哌嗪 -*N'*- 乙磺酸	50 mmol/L
pH	7.00±0.03 (扩展不确定度，κ=2)
4,6- 亚乙基 (G1)-4- 硝基苯 (G7)-α-(1 → 4)-D- 麦芽庚糖苷	5 mmol/L
氯化钠	70 mmol/L
氯化钙	1 mmol/L
α- 葡萄糖苷酶	135 μkat/L (8100 U/L)
样本体积分数	0.0323 (1 ∶ 31)

表 27-12 AMY 测量条件

温度	37.0℃ ±0.1℃
波长	405nm±1nm
带宽	≤ 2nm
光径	10.00 mm ± 0.01 mm (扩展不确定度，κ=2)
温浴时间	60s
延迟时间	180s
监测时间	180s
监测点数	≥ 6

七、碱性磷酸酶催化活性

1. 反应原理

4- 硝基苯磷酸盐 + H_2O $\xrightarrow{ALP}$ 4- 硝基苯酚 + 磷酸盐

4- 硝基苯磷酸盐 +AMP $\xrightarrow{ALP}$ 4- 硝基苯酚 + AMP- 磷酸盐

2. 测量条件 ALP 测量中最终反应混合物浓度及测量条件分别见表 27-13 和表 27-14。

表 27-13 ALP 最终反应混合物浓度

2- 氨基 -2- 甲基 -1- 丙醇	750 mmol/L
pH (37℃)	10.20±0.05 (扩展不确定度，κ=2)
4- 硝基苯磷酸盐	16 mmol/L
硫酸锌	1 mmol/L
乙酸镁	2 mmol/L
HEDTA	2 mmol/L
样本体积分数	0.0196 (1:51)

表 27-14 ALP 测量条件

温度	37.0℃ ±0.1℃
波长	405nm±1nm
带宽	≤ 2nm
光径	10.00 mm ± 0.01 mm（扩展不确定度，κ=2）
温浴时间	60s
延迟时间	90s
监测时间	120s
监测点数	≥ 6

第三节 非肽激素、离子及部分蛋白检测参考方法

同位素稀释质谱法由于其检测小分子成分的优势，在建立非肽类激素的参考测量方法中得到了最为广泛的应用。在国际检验医学溯源联合委员会（JCTLM）的参考方法列表里，非肽类激素的参考测量方法基本上都是气相色谱－同位素稀释质谱法和液相色谱－同位素稀释质谱法。目前已经建立的检测项目包括醛固酮（aldosterone）、皮质醇（cortisol）、17β- 雌二醇（17 beta-estradiol）、非结合的雌三醇（non conjugated estriol）、雌酮（estrone）、游离甲状腺素（free thyroxine）、17- 羟基黄体酮（17-hydroxyprogesterone）、去甲雄酮（19-norandrosterone）、孕酮（progesterone）、睾酮（testosterone）、总甲状腺素（total thyroxine）、总三碘甲状腺氨酸（total triiodothyronine）等。其中以气相色谱－同位素稀释质谱法成熟度较高，虽然多数需要对待测物做衍生化前处理，但以其良好的灵敏度和重复性，一直是一种比较经典可靠的方法。而随着液相色谱－质谱联用仪技术的不断成熟，大气压电喷雾电离、化学电离等软电离方式的应用使得对样本的前处理越来越简单，而质谱设备的改进使得其检测灵敏度越来越高，因而在非肽类激素的检测中越来越多，预计今后会开发出更多的液相色谱－同位素稀释质谱参考方法。

国际检验医学溯源联合委员会的参考方法列表里共列出了钙、氯、锂、镁、正磷酸根、钾、钠的参考测量方法。其参考方法种类比较多样，包括同位素稀释热表面电离质谱法（ID-TIMS）、同位素稀释电感耦合等离子体质谱法（ID-ICPMS）、离子色谱法、原子吸收法、库伦滴定法、火焰原子发射光谱法等。

血红蛋白（hemoglobin）的参考方法则是将其与 KCN 反应后用分光光度法进行测定。

而随着色谱技术的发展，它们在蛋白类的含量测定中也开始得到了一定的应用。糖化血红蛋白有 3 个参考测量方法，Bio-Rex 70 阳离子交换的高效液相色谱法；或是用 endoproteinase Glu-C 酶解后用高效液相色谱（HPLC）和毛细管电泳（CE）分离，并用紫外检测器检测含量；或是酶解后直接用 HPLC 分离并用质谱检测。C 肽（C-peptide）的参考测量方法也是对其做适当酶切后用液质联用仪进行测定。

（邹迎曙 蒋 琳 于 婷）

参考文献

谢细娜 . 2005. 己糖激酶法和葡萄糖氧化酶法测定血糖的比较 . 基层医学论坛，9(10): 868-867.

李宏 . 2007. 血清葡萄糖测定的溶血干扰及结果校正，河南军医，8(9)：75.

吴志兰，洪雪 . 2001. 糖尿病患者血清铜蓝蛋白水平的变化，上海医学检验杂志，(16)4: 226.

Bernert JT Jr1，Bell CJ，McGuffey JE，et a1. 1992. Determination of "ree" glycerol in human serum reference materials by isotope-dilution gas chromatography-mass spectrometry. J Chromatogr，(578)1:1-7.

De Leenheer AP，Lefevere MF，Lambert WE，et al. 1985. Isotope-dilution mass spectrometry in clinical chemistry. Advances in Clinical Chemistry，24: 111 ～ 161.

Dodder NG，Tai S，Sniegoski LT，et al. 2007. Certification of creatinine in a human serum reference material by GC-MS and LC-MS. Clin Chem，53: 1694-1699.

Doumas BT，Kwok-Cheung PP，Perry BW，et al. 1985. Candidate reference method for determination of total bilirubin in serum: development and validation.Clin Chem，(31)11: 1779-1789.

Ellerbe P，Cohen A. 1990. Determination of serum uric acid by isotope dilution mass spectrometry as a new candidate definitive method. Anal Chem，62: 2173-2177.

Hannestad，Ame Lundblan. 1997. Accurate and precise isotope dilution mass spectromet method for determining glucose in whole blood. Clin Chem，43(5): 794-800.

Kessler A，Siekmann L. 1999. Measurement of urea in human senlm by isotope dilution mm speetromstry: a reference procedure. Clin Chem，45: 1523-1529.

Myers GL，Kimberly MM，Waymack PP，et al. 2000. A reference method laboratory network for cholesterol：a model for standardization and improvement of clinical laboratory measurements. Clin Chem，46: 1762-1772.

Neese JW, Duncan P, Bayse D, et al. 1976. Development and evaluation of a hexokinase/glucose-6-phosphate dehydrogenase procedure for use as a national glucose reference method. the United States Centers for Disease Control, HEW Publication No (CDC) 8277-8330.

Sampson EJ, Baird MA, Burtis CA, et al. 1980. A coupled-enzyme equilibrium method for measuring urea in serum: optimization and evaluation of the AACC study group on urea candidate reference method. Clinical Chemistry, 26:816-826.

Satterfield MB, Sniegoski LT, Sharpless KE, et al. 2006. Development of a new standard reference material: SRM 1955 (homocysteine and folate in human serum). Anal Bioanal Chem, 385:612-622.

Siekmann L.1985. Determination of uric acid in human serum by isotope dilution-mass spectrometry. J Clin Chem Clin Bliochem, 23: 129-135.

Stepman HCM, Vanderroost An, Katleen V U, et al. 2011. Candidate Reference Measurement Procedures for Serum 25-Hydroxyvitamin D3 and 25-Hydroxyvitamin D2 by Using Isotope-Dilution Liquid Chromatography-Tandem Mass Spectrometry. Clinical Chemistry, (57) 3:441-448.

Stockl D, Hans R.1993. Candidate reference methods for determining target values forcholesterol, creatinine, uric acid, and glucose in external quality assessment and internalaccuracy control. Clin Chem, (39) 6: 993-1000.

Stokes P, O'Connor G. 2003. Development of a liquid chromatograpy-mass spectrometry method for the high-accuracy determination of creatinine in serum. J Chromatogr B, 794: 125-136.

Susan SCT, Mary Bedner, Phinney KW. 2010. Development of a candidate reference measurement procedure for the determination of 25-hydroxyvitamin D3 and 25-hydroxyvitamin D2 in human serum using isotope-dilution liquid chromatography/tandem mass spectrometry. Anal Chem, (82) 5:1942-1948.

Tsorng KY, Kalhan SC. 1982. Gas chromatography/mass spectrometric determination of[15 N]urea in plasma and application to urea metabolism study. Anal Chem, 54: 489-491.

Walter de Gruyter Berlin. 2002. IFCC primary reference procedures for the measurement of catalytic activity concentrations of enzymes at 37°C part 2. Reference procedure for the measurement of catalytic concentration of creatine kinase.Clin Chem Lab Med, 40 (6) :643-648.

Walter de Gruyter Berlin. 2002. IFCC primary reference procedures for the measurement of catalytic activity concentrations of enzymes at 37°C Part 3. Reference procedure for the measurement of catalytic concentration of lactate dehydrogenase. Clin Chem Lab Med, 40 (6) :635-642.

Walter de Gruyter Berlin. 2002. IFCC primary reference procedures for the measurement of catalytic activity concentrations of enzymes at 37°C Part 4. Reference procedure for the measurement of catalytic concentration of alanine aminotransferase. Clin Chem Lab Med, 40 (6) :635-642.

Walter de Gruyter Berlin. 2002. IFCC primary reference procedures for the measurement of catalytic activity concentrations of enzymes at 37°C Part 5. Reference procedure for the measurement of catalytic concentration of aspartate aminotransferase. Clin Chem Lab Med, 2002, 40 (6) :643-648.

Walter de Gruyter Berlin. 2002. IFCC primary reference procedures for the measurement of catalytic activity concentrations of enzymes at 37°C Part 6. Reference procedure for the measurement of catalytic concentration of γ-glutamyltransferase. Clin Chem Lab Med, 44 (9) :1146-1155.

Walter de Gruyter, Berlin.2002.IFCC primary reference procedures for the measurement of catalytic activity concentrations of enzymes at 37 ℃ . Clin Chem Lab Med, 40: 631-634.

Welch MJ, Cohen A, Hertz HS, et al. 1984. Determination of serum urea by isotope dilution mass spectrometry as a candidate definitive method. Anal Chem, 56: 713-719.

White EV. Welch MJ. Sun T. 1982. The accurate determination of serum glucose by isotope dilution mass spectrometry-two tmethods. Bio Mass Spect, 9 (9) : 359-40l.

第二十八章　免疫学检测标准物质现状及进展

随着学科间的相互渗透，免疫学涉及的范围不断扩大，新的免疫学检测方法层出不穷。免疫学检测的标准化存在诸多难题，因为影响免疫检测的因素有很多。首先在于检测方法本身，其检测方法如放射性同位素标记免疫分析法、酶联免疫分析法、化学发光免疫分析法等新技术、新方法随着技术发展层出不穷。其次抗原的不均一性和交叉反应性也影响标准化。如蛋白激素显然是不均一的，其在血液循环中除了有生物学活性形式外，还有前激素、片段和亚单位。甲状旁腺激素（PTH）、ACTH 及其前体、催乳素和胃泌素及生长激素的拼接变异体等均可引起测定问题。某些血清蛋白有在等电点上不同或聚合程度不同的各种遗传变异体，这些变异体的比例不同也会影响其免疫测定的结果。糖蛋白的不均一性主要在于糖基化尤其是唾液酸含量的差异，唾液酸含量上的差异进而引起蛋白等电点和电泳移动性的差异。蛋白上的糖链可通过修饰或覆盖一个肽决定基而改变蛋白的免疫反应性。第三，抗体的效价、特异性，如抗体针对的抗原决定簇的不同、相应表位稳定性的不同等也影响免疫检测的标准化。多克隆抗体可针对一个抗原的多个抗原决定簇，因而具有较强的反应强度。但其特异性较差，多克隆抗体是不均一的，从而使用不同抗体的检测系统所测定的最终结果有很大的差异。单克隆抗体的应用在提高检测的特异性方面起很大的作用，但它解决不了因使用识别不同决定簇的单克隆抗体所造成的检测结果的差异，在检测不均一抗原时表现更为复杂。其他如样本的基质效应及不同的反应曲线拟合方式等都对标准化有影响。影响标准化的因素还有标准物质的基质效应、稳定性等。基质效应是各种临床检验质量保证和标准物质研制中的常见问题。在制备标准物质、校准物、质控物时出于调整浓度便于储存和运输等目的对组分进行调整（如添加外源性的替代被测物、稳定剂等）和加工（如冰冻、冷冻干燥等），这些物质组分都是处理过的样本，与单一标准液和新鲜标本间是有区别的。在量值溯源中，基质效应限制了某些标准物质的直接使用；在室间质评计划中，基质效应是用同组均值评价检验质量的主要原因，而这种评价方式在不少情况下不能反映真正的检验质量，允许了错误的存在。标准物质的稳定性主要受以下因素影响：①保存状态的影响；②标准物质量值高低的影响；③制备过程的影响；④血浆基质的影响；⑤保存条件的影响。

尽管如此，国内外为免疫检测标准化进行了大量的工作，也取得了很大的进展。对不同检测靶标所采用的方法也不相同，如前文已经述及的对小分子的甾体类激素如孕酮建立了参考方法，希望将物质的量和活性单位进行统一。此外，也建立了大量的国际标准物质和国家标准物质从而对免疫检测进行一致化和标准化。

在免疫学检测标准物质研制上，NIBSC 研制了大量的作为溯源的国际通用标准物质，涉及蛋白、抗体、激素等。在免疫学检测的标准化方面中国食品药品检定研究院做了许多工作，其研制的供传染病免疫测定等的体外诊断试剂标准物质达百余种，是目前国内提供体外诊断标准物质最多的单位。

第一节　血浆蛋白和肿瘤标志物免疫检测标准物质

免疫检测没有和生物化学检测类似的参考方法，大多采用的是成熟的经典方法或具有更好灵敏度、特异性的新技术和新方法。蛋白类成分的测量方法多数是采用优化的免疫透射比浊测定技术（immunoturbidimetry）和免疫散射比浊测定技术（immunonephelometry）等经典的免疫学测量方法。为了提高实验室间检测一致性，需要一种国际通用的参考物质。1989 年国际临床化学学会（IFCC）血浆蛋白委员会开始研制通用参考物质，最终获得的通用参考物质制剂中含 14 种血清蛋白，包括：前白蛋白（transthyretin/prealbumin，TTY）、α1- 抗胰蛋白酶（α1-antitrypsin，AAT）、铜蓝蛋白（ceruloplasmin，CER）、α2- 巨球蛋白（α2-macroglobulin，AMG）、转铁蛋白（transferrin，TRF）、α1- 酸性糖蛋白（α1-acid glycoprotein，AAG）、结合珠蛋白（haptoglobin，HP）、α1- 抗胰凝乳蛋白酶（α1-antichymotrypsin，ACT）、补体 C3（complement C3）、补体 C4（complement C4）、免疫球蛋白 A（immunoglobulin A，IgA）、免疫球蛋白 G（immunoglobulin G，IgG）、免疫球蛋白 M（immunoglobulin M，IgM）及 C- 反应蛋白（C-reactive protein，CRP）。这一参考物质于 1993 年通过欧洲共同体标准物质局（European Community Bureau of Reference，BCR）认证，并给予代号 CRM 470，之后其又被更名为 ERM DA-470。

前期的研究和使用经验表明，参考物质应尽量保证在检测体系中的性能与临床标本在常规检测中相似。理想的血清参考物质收集，需要献血员禁食过夜，使血液在玻璃器皿内自发凝集，去除黄疸、脂血和溶血标本，并且使用二氧化硅微粒吸附残余脂质。CRM 470 是在预处理血清基质中加入纯化蛋白制成。参考物质赋值由欧洲、美国及日本等共 27 家专业实验室共同参与，赋值的操作程序及统计方法都受到详细规定，赋值采用的检测方法包括：免疫透射比浊法、免疫散射比浊法及凝胶免疫扩散法。作为一个复合参考物质，CRM 470 可为临床检测提供便利，并且使用后显著降低了实验室间的检测差异。实验室间和不同检测技术间的精密度在使用统一参考物质后有了明显提高，且准确性也有明显改善。实验室间和不同检测体系间的检测差异推动了蛋白检测标准品的诞生。在国内也批准了部分血浆蛋白免疫检测标准物质，如补体蛋白 C3、补体蛋白 C4。

此外，NIBSC 还提供了多种血浆蛋白的标准物质，如铁蛋白、C 反应蛋白及免疫球蛋白等。

标准物质赋值的方法主要有多中心合作研究赋值等多种方式，由于肿瘤标志物检测尚没有高准确性的绝对或权威的测量方法，所以目前采用 WHO 多中心合作研究的方式进行国际标准物质的赋值。多中心合作研究的优点是可以通过实验室之间的比对或采用不同的测量程序发现一些难以发现的不确定度来源。NIBSC 与 WHO 合作，研制了大量涉及蛋白、抗体、激素等作为溯源的国际通用标准物质。

前列腺特异性抗原（PSA）是一种分子质量为 30kDa 的丝氨酸蛋白酶，当其进入血液循环时即与蛋白酶抑制物形成复合物，血清中 50% ～ 98% 免疫反应性 PSA 以与 α1- 抗胰凝乳蛋白酶（ACT）结合的形式存在，其余大部分是游离的，少部分与 α1- 抗胰蛋白酶结合，血清中还含有通常的免疫测定方法测不出的 PSA-α2- 巨球蛋白（AMG）复合物。目前已有的 PSA 测定方法对 PSA-ACT 的测定能力各有不同。目前 PSA 的免疫测定几乎均使用两个单抗或一个单抗和一个多抗的双抗夹心模式，后者常造成 PSA-ACT 测定结果偏低，在某些测定方法中，通过与平衡测定两种成分的方法进行比对校准而对原方法的偏低结果进行补偿。PSA 测定的另一个问题是校准品的基质，如果将纯化的 PSA 加入血清中，PSA 将与 ACT 和 AMG 形成复合物，影响 PSA 的检测。

NIBSC 研制了 PSA 标准物质，该标准物质由 10% 游离 PSA 和 90%PSA-ACT 组成，使用该标准物质校准的测定试验给出了相似的结果，尽管其并没有以等摩尔的方式测定每一种形式的 PSA，但这种标准物质可迅速改善不同测定试验之间结果的可比性。由于在前列腺癌患者中 PSA-ACT 占总 PSA 的比例远高于良性前列腺疾病，因此可通过分别测定 PSA 和 PSA-ACT，然后计算其比例而提高 PSA 测定的诊断价值，故而有必要对这两种形式的 PSA 分别制备标准物质。PSA 的国际标准物质分为游离 PSA 国际标准物质和总 PSA 国际标准物质（含有 PSA 与抗糜蛋白酶的复合体 PSA-ACT 和游离 PSA），PSA 来源于精浆，加入牛血清白蛋白等成分后经多中心合作研究，最终经 WHO 生物标准化专家委员会认可后成为国际标准物质。

癌胚抗原（CEA）国际标准物质也是由 NIBSC 研制的，CEA 国际标准物质在冷冻干燥标准物质时除了纯化 CEA 蛋白外还加入了乳糖等稳定剂。WHO 生物标准化专家委员会在 27 届年会报告时将其赋值100IU/安瓿（国际单位，活性单位）。世界卫生组织有甲胎蛋白（AFP）标准物质供应，用脐带血冻干制成，WHO生物标准化专家委员会将其赋值100 000IU/安瓿。CEA、PSA和AFP的国际标准物质在其测定标准化中发挥了非常重要的作用，在保证国际比对、科学研究和临床检验领域的测量量值有效性方面至关重要。肿瘤标志物虽然有很多种，但目前公认的国际标准物质仅有CEA、PSA和AFP等几种，需要联合多中心进行协作，进一步研制公认的标准物质。

在肿瘤标志物方面国内能提供的标准物质也为中国食品药品检定研究院研制的CEA、游离PSA、总PSA和AFP等几种，在肿瘤标志物标准化方面还有很多工作需要继续。肿瘤标志物免疫测定标准化是一个系统的工程，在短时间内还不能实现全部肿瘤标志物的免疫测定标准化，要利用现有资源，加强国际合作，研制更多的肿瘤标志物标准物质，用科学的方法和途径实现量值的正确传递，提高肿瘤标志物免疫测定结果的可比性。

第二节　激素免疫检测标准物质

甾体激素对机体的作用广泛而又重要，血清中甾体激素的含量不仅是某些疾病主要诊断指征，也与疾病的发生、监测疾病发展有密切的关系，如儿童的性早熟、男性性功能低下、女性更年期综合征都与性激素分泌失调有关。甾体激素根据其生理作用可以分为性激素及肾上腺皮质激素，是一大类临床检验项目，检验的常规方法是免疫测定法。免疫法测定甾体激素的灵敏度和特异性比较高，采用的技术方法众多如免疫荧光分析和时间分辨荧光免疫分析等。但其影响因素也很多，如不同的抗体有不同的交叉反应、抗体抗原的结合能力不同、抗原的不均一及基质效应的存在等都影响其实现测定的标准化。如何实现激素测定的标准化、提高和保证临床检验的准确性，使不同方法、不同厂家和不同实验室的检验结果具有可比性，是临床检验中必须解决的问题。

开展标准化常用模式是建立可靠的参考系统准确性的基础，参考系统包括参考测量程序和标准物质。在国际检验医学溯源联合委员会（JCTLM）的参考方法列表里列举了部分非肽类激素的参考测量方法，但大部分激素现阶段无法通过参考方法的形式进行标准化。WHO研制了多种激素标准物质，包括人绒毛膜促性腺激素（HCG）、胰岛素、三碘甲腺原氨酸（T_3）、四碘甲腺原氨酸（T_4，即甲状腺素）、胰岛素样生长因子1(IGF-1)、人胰岛素C肽、促甲状腺激素（TSH）、反三碘甲状腺原氨酸（3，3′，5′-三碘甲腺原氨酸）、甲状旁腺激素（parathyroid hormone，PTH）、促黄体生成素（LH）、促卵泡生成素（FSH）、泌乳素（PRL）、生长激素（GH）、人胎盘泌乳素等。

国内中国食品药品检定研究院在激素标准化方面也做了大量的工作，研制了人绒毛膜促性腺激素、胰岛素、T_3、T_4、人胰岛素C肽、促甲状腺激素、反三碘甲状腺原氨酸、促黄体生成素、促卵泡生成素、泌乳素、生长激素、人胎盘泌乳素等标准物质。

HCG是一种糖蛋白激素，分子质量36kDa，由α和β两个亚基以非共价键形式组成，α亚单位的结构与垂体分泌的糖蛋白激素FSH、LH和TSH基本相同，而β亚单位是特异的，其决定着HCG的生物学活性。在妊娠和滋养叶细胞疾病的妇女血清中，发现有多种具有免疫活性的HCG分子形式，包括完整HCG、脱β-羧基末端的HCG、β-HCG核心片段、缺刻HCG(nicked hCG)、HCG的变异体、游离β-HCG和游离α-HCG。在过去的数十年，第3代国际HCG标准物质（WHO75/537）和第4代国际HCG标准物质（WHO75/589）被广泛用于商品化HCG试剂盒的校准和标定。质谱分析显示这些HCG标准物质中含缺刻HCG、不同水平的HCG游离β链、β链核心片段等多种分子类型的HCG混合物。为了更好地评价现有检测方法和满足溯源的要求，NIBSC组织邀请全球共10个国家的18个实验室采用免疫分析法（包括免疫酶测定法、放射免疫测定法、荧光免疫测定法、酶联免疫吸附法、化学发光免疫测定法）和生物测定法（包括幼小白鼠子宫增重法、幼大白鼠精囊增重法）对第5批HCG标准物质进行协作标定。同时也研制了游离β链标准物质、α链标准物质、缺口HCG标准物质、缺口β链标准物质和β链核心片段标准物质。我国 HCG 国家标准品与第 4 批国际标准品效价一致，该标准品也为孕妇尿液中提取的粗品，针对新一批国际标准品质量的改进及重组 HCG 相关标准品的建立，我国在此标准品的质量上也应有所改进。

在促甲状腺激素、促黄体生成素和促卵泡生成素的标准化方面存在同样的问题。促甲状腺激素是由腺垂体分泌的一种糖蛋白激素，由 α 及 β 两个亚基组成，分子质量为 28kDa。血清中除有生物活性的整分子 TSH 外，还有无生物活性的 α 及 β 亚基。中国食品药品检定研究院在国际协作研究中，以 TSH 第 2 代国际参考制剂为对照品，用化学发光免疫分析、酶联免疫分析、放射免疫分析试剂盒等测定候选的 TSH 第 3 代国际参考制剂及 TSH 国家标准品的免疫效价，发现 TSH 国家标准品与第 2 代国际参考制剂的相对效价为 0.942。然而，在不同的免疫分析方法之间存在一定差异，酶联免疫分析法测定的效价的几何均数最小，而化学发光免疫分析法测定值最大。

第三节　感染性病原体抗原抗体免疫检测标准物质

在前文已经叙述了免疫学检测量值溯源及标准化方面的各种影响因素，如检测方法、抗原的不均一性和交叉反应性及抗体的效价、特异性等，因此其标准化存在诸多难题。在感染性疾病抗原抗体的免疫学检测中存在同样的问题。在感染性疾病方面存在定性检测和定量检测两种模式。目前感染性疾病抗原抗体免疫检测标准化主要采用 NIBSC 研制的标准物质进行溯源。NIBSC 研制的标准物质包含乙型肝炎病毒表面抗原、乙型肝炎病毒表面抗体、乙型肝炎病毒 e 抗原、乙型肝炎病毒 e 抗体、乙型肝炎病毒核心抗体、戊型肝炎病毒抗体、人类免疫缺陷病毒 1 型 p24 抗原、梅毒螺旋体抗体、弓形虫抗体、风疹病毒抗体等多个标准物质。在国内中国食品药品检定研究院也研制了类似的标准品和参考盘，用于产品质量评价和进行量值溯源。同时卫生部临床检验中心和部分公司也研制了相当数量的抗原抗体标准物质。

乙型肝炎病毒（HBV）感染检测的因素非常复杂，包括检测方法和标准化的建立、HBV 病毒变异、HBV 基因型差异、宿主免疫应答差异等。根据在患者体内发现的 8 个 HBV 基因型按照 A ～ H 命名，它们之间的 DNA 序列差异从 8% ～ 15%。某些基因型的 HBV 又可以细分为数个变异 >4% 的亚型。这些变异主要发生在 S 抗原复合物的环状部分小蛋白的 99 ～ 170 位氨基酸。由于多数研究集中在检测乙型肝炎病毒表面抗原（HBsAg）亚型 adw2 和 ayw2/3 上，已有的检测方法难以检出与基因型 F 相关的 HBsAg adw4 亚型。此外，某些检测方法完全依赖于检测 140 ～ 146 位的抗原表位，导致无法检测某些变异体。尽管这种存在于某些 HBV 携带者体内的变异体并不会产生明显的免疫逃逸现象。已有的检测手段可以检测所有已知的野生型的 HBV 基因型和 HBsAg 亚型，但由于第 2 代国际标准品只提供了基因 A 型 HBV 的标准血浆，因此仍然无法确证这些检测手段对于不同基因型的 HBV 是否有相同的敏感度。

在研制乙型肝炎表面抗原定量检测标准品上，中国食品药品检定研究院采用的方案为：收集各地乙型肝炎患者和健康献血员血样，用不同试剂盒进行筛选。将阴性血浆经验证后脱纤维作为稀释液。经 7 种试剂共 21 次协作标定，得到 HBsAg 国家定量标准品的浓度。将国家定量标准品系列稀释后得到由 8 个不同浓度血清组成的 HBsAg 国家线性参考品。卫生部临床检验中心采用的标准物质研制方案为：收集 HBV 血清学标志物、抗 -HCV、抗 -HIV 均为阴性的献血员血浆，混合均匀，将 HBsAg 阳性血浆稀释至一定浓度，然后进行真空冷冻干燥。检测方法采用电化学发光、化学发光免疫试验和酶联免疫法 3 种方法与国际标准品同时检测，将结果进行比对，从而得出候选标准物质的量。可以看出两家单位采用的技术路线基本类似，均是向国际标准品进行溯源。

中国食品药品检定研究院还研制了梅毒螺旋体抗体诊断试剂国家参考品。从国内 11 省（市）几十万名供血员中筛选出 871 份样品，以多种试剂对其进行复核，对备选参比品样品再进行免疫荧光吸收法检测，并对人类免疫缺陷病毒抗体、乙型肝炎病毒抗体、丙型肝炎病毒抗体、类风湿因子及非特异性抗体进行检测。根据样品复检及确证结果，选定 30 份样品，分装并分发至 11 个实验室，进行会同标定。根据样品确证、复核及会同标定的结果，考虑了样本来源和阳性样本组成比例，在阴性样本中选择几份高值阴性样本以控制试剂的假阳性率，并增加了4份系列稀释的灵敏度样品以控制最低检出量，同时增加1份中等偏弱阳性的样品，用作精密度样品，确定了梅毒螺旋体抗体诊断试剂国家参考盘。

在丙型肝炎抗体参考盘的研制中，中国食品药品检定研究院从国内13省（市）几十万名供血员中筛选样品，用多种试剂对收集到的2000多份血样进行复检，并采用抗体确证试剂和核酸检测试剂进行了确证。利用HCV基因分型试剂对部分样品进行HCV基因型别检测，21个实验室会同标定。根据样品确证、复核及会同标定结果，考虑到样品的抗体谱、基因型别、地域代表性，尤其是国内试剂存在的问题，组成了丙型肝炎病毒抗体诊断试剂国家参考品。阳性样品包括了我国流行的主要HCV基因型1b、2a，还包括1a/1b、6a、3b；涵盖了各种抗-HCV抗体及各种抗-HCV抗体谱组合，包括抗-HCV强阳性样品、中等强度和弱阳性样品。有的样品同时含有抗-HCV核心、NS3、NS4和NS5抗体，有的样品含有其中2种或3种抗体组合，也有的样品只含有某一种抗体。

在风疹病毒IgM抗体国家参考盘的研制中，中国食品药品检定研究院从国内多省市采浆站中筛选样品，筛选出风疹病毒IgM抗体阳性血清和风疹病毒IgM抗体阴性血清。在部分阴性血清中含有HSV1、HSV2等其他同种属和其他病毒IgM抗体，可以用来评价试剂的交叉反应。收集的血浆经过脱脂、脱纤维及加入抑菌剂处理后过滤。采用免疫荧光等方法对参考品血清做确认实验，通过均匀性验证和加速稳定性方式进行的稳定性验证后，分别用5家不同厂家试剂对参考品进行协同标定，最后进行参考品的确定。经过血浆初筛、复核，免疫荧光法进行血清确认，筛选了符合要求的血清，组成了含有5份阳性血清和10份阴性血清制成参考品的P1～P5和N1～N10、重复性参考品R及检测限参考品L1～L3，共有19支参考品的参考盘。

在目前对病原体抗原抗体免疫学检测的标准化进程中，由于免疫学反应的特殊性，标准化途径和生物化学有所区别。在现阶段主要以WHO建立的国际参考物质，称为“国际标准品”，用于生物和免疫分析程序量值传递。对于第一批这样的物质，根据其特定的生物学活性，人为地规定该物质的量定义为“国际单位”。以后各批制品由各实验室协作测量，以原有物质校准。各批依次被称为“第一批国际标准品”、“第二批国际标准品”等。如WHO国际标准在研发时已经对免疫学测量的量有明确定义，且物质赋值具有的不确定度在校准常规测量系统时属可接受的前提下，可以用于校准常规程序。但部分WHO国际标准品原先以其生物活性（尤其为治疗目的）为基础作为体内测量程序的标准品。这类物质用于体外免疫测量程序的校准可能会存在一些问题。因此，病原体抗原抗体免疫学检测的标准化还需要在物质的量和生物活性量及测量程序等方面进行一致，达到免疫学检测的一致化，争取达到标准化。

第四节　自身免疫和其他标志物免疫学检测标准物质

自身抗体检测是自身免疫性疾病诊治中的重要工具，随着早期诊断、规范化治疗的开展，自身抗体检测在疾病诊断、监测及预后评估中发挥的作用也受到更多重视。近年来在自身抗体检测方面已出现许多新技术，如蛋白芯片免疫测定技术、蛋白质组学技术等。自身抗体是自身免疫应答和自身免疫性疾病的重要特征之一，多数自身免疫性疾病均伴有特征性自身抗体（谱）、目前国外临床常规自身抗体检测项目已达百种以上，主要包括：抗核抗体谱、抗中性粒细胞胞质抗体谱、抗磷脂抗体谱类风湿因子、类风湿关节炎早期诊断自身抗体谱、自身免疫性肝病自身抗体谱、自身免疫性甲状腺疾病自身抗体谱、1型自身免疫性糖尿病自身抗体谱、不孕/不育自身抗体谱、炎症性肠病自身抗体谱、自身免疫性胃炎/恶性贫血自身抗体谱、麦胶敏感性肠病自身抗体谱和重症肌无力自身抗体谱等。

目前较常用的检测技术仍为间接免疫荧光技术、酶免疫分析技术、免疫印迹技术等，国内又以间接免疫荧光技术为最主要的筛查技术。近十年国内自身抗体质控结果及近期全国多中心实验室调查的数据显示，部分自身抗体检测的开展率及正确率并不理想，其原因主要有：①大多数自身抗体检测目前尚未有合适的“金标准”；②自身免疫诊断缺乏标准化流程；③检测结果解释缺乏合理化与标准化；④缺乏标准化评价研究系统及质量管理等。自身抗体检测标准化、一致化是未来趋势，如何标准化及正确解读是我们面临的挑战。

抗核抗体（ANA）对自身免疫性疾病有很高的诊断敏感性，所以被认为是此类疾病的首选筛查项目。因此，如何规范、一致 ANA 谱的检测及判读对临床工作有重要意义。目前，WHO 和其他国际组织已经建立了抗平滑肌抗体（SMA）、抗核糖核蛋白抗体（抗 RNP 抗体）、抗核抗体、抗胰岛细胞抗体、抗谷氨酸脱羧酶抗体、狼疮抗凝物、抗心凝脂抗体等多种自身抗体的标准物质，在自身抗体检测标准化中发挥了重要的作用。

2013 年，由欧洲自身免疫标准化促进会会（EASI）、美国风湿病学会（ACR）、国际免疫学会联盟（IUIS）、世界卫生组织、关节炎基金会（AF）、疾病防控中心（CDC）共同成立的风湿及相关疾病自身抗体标准化委员会组成专家团制定了关于 ANA 谱检测的 25 条建议（表 28-1）。其中，第 1 ～ 13 条针对 ANA 测定，14 ～ 18 条针对抗 dsDNA 抗体测定，19 ～ 23 条针对 ANA 特异性抗体（抗 ENA 抗体）测定，24 ～ 25 条有关方法验证。该 25 条建议对临床 ANA 谱检测的流程、标准化、结果的判读具有参考意义，也强调了实验室与临床相结合的重要性。

表 28-1 关于 ANA 检测的推荐意见

1	诊断系统性自身免疫性风湿病（SARD）需要一组特异检验
2	ANA，抗 -dsDNA 和抗 -ENA 检测应作为 SARD 及其他自身免疫性疾病诊断程序中的一部分
3	ANA 检测是 SARD 实验诊断的初筛检验项目
4	ANA 检测主要用于诊断目的，而不是为了监测疾病进展
5	间接免疫荧光技术是 ANA 筛查的参考方法。其他方法虽然也可以采用，但会出现不同程度的假阴性和假阳性。因此，其他方法阴性但临床强烈怀疑时，必须做间接免疫荧光技术
6	实验室报告结果应注明检测 ANA 的方法
7	基于多种特定抗核抗原混合物的（自身抗体）检测不应作为 ANA 检测或 ANA 筛查的方法
8	实验室自制 ANA，抗－抗 -dsDNA 和特异性抗 -ENA 自身抗体的检测方法应按照国际标准（如 WHO，CDC/IUIS）逐个标准化
9	IIFA 筛查 ANA 时所用二抗应是荧光素标记的抗人 IgG 特异性抗体
10	ANA-IIFA 依赖于试剂、设备和其他因素，因而筛查稀释度可因地制宜。一个 ANA 异常的结果应是在正常对照人群第 95 百分位以上的滴度。通常而言，以 Hep-2 细胞为底物检测 ANA 评价成人人群 SARD 时，所用的稀释度为 1 ∶ 160
11	ANA 阳性时，推荐同时报告荧光图形和最高稀释度
12	ANA-IIFA 荧光图形的报告应采用标准化术语
13	可能时，除了细胞荧光图形外，其他的细胞质和有丝分裂荧光图形也应一并报告
14	怀疑 SLE 时，如 ANA 阳性，则还需检测抗－抗 -dsDNA 抗体
15	检测抗－抗 -dsDNA 抗体时，Farr 试验和 CLIFT（短膜虫免疫荧光检测）具有高临床特异性。其他方法的特异性较低，因而推荐这些方法检测阳性时再用 Farr 试验或 CLIFT 加以确认，并分别报告结果
16	在报告抗－抗 -dsDNA 结果时应包括检测方法
17	抗－抗 -dsDNA 结果的报告应该是定量的（或 CLIFT 半定量）
18	应以相同方法用于抗－抗 -dsDNA 的定量检测和 SLE 病情活动监测
19	ANA 阳性时，推荐还检测抗 -ENA
20	检验报告中应注明抗 -ENA 检测方法。如与 IIFA 或诊断偏差时，应考虑其他检测方法
21	应分别报告抗 -ENA（包括阴性结果）；如筛查结果为阴性时，只要注明哪项抗 -ENA 阳性即可
22	当临床怀疑混合型结缔组织病时，推荐定量检测抗 -RNP 抗体
23	当临床高度怀疑并要求检测抗 -ENA 时，不管 ANA 结果如何，也要满足临床需求，如抗 -Jo-1 对炎症性肌病、抗 -ribosomal P 对 SLE、抗 -SS-A/Ro 对先天性心脏传导阻滞 / 新生儿狼疮 / 干燥综合征 / 亚急性皮肤狼疮
24	每个实验室应验证检测 ANA 试剂盒推荐的 cut-off 值，推荐用来自当地的健康人群年龄和性别匹配的血清；cut-off 值应定义为第 95 百分位
25	每个实验室应验证检测抗－抗 -dsDNA 和抗 -ENA 试剂盒所推荐的 cut-off 值。推荐用来自相关自身免疫性疾病、疾病对照和健康对照人群的足够量标本进行验证；cut-off 值用 ROC 曲线加以定义

从 20 世纪 80 年代开始，先后有国际青少年糖尿病基金会、糖尿病免疫工作、NIBSC 等从事过胰岛自身抗体检测国际标准化评估工作。从 2000 年起，国际标准化工作统一归由世界卫生组织指导下的国际糖尿病免疫学会和美国疾病预防控制中心共同组成的糖尿病自身抗体国际标准化计划工作组负责。而从 2012 年开始，正式指定 IDS 和美国佛罗里达大学共同举办的胰岛自身抗体国际标准化计划负责实施。

甲状腺过氧化物酶是甲状腺微粒体的主要抗原成分，其功能与甲状腺素的合成有关。抗甲状腺过氧化物酶抗体或抗甲状腺微粒体抗体可能使甲状腺细胞损伤。检测抗甲状腺过氧化物酶抗体的方法与抗甲状腺球蛋白抗体类似。测定抗甲状腺过氧化物酶抗体的临床意义与抗甲状腺球蛋白抗体也大致相同，主要对于慢性淋巴细胞性甲状腺炎、甲状腺功能亢进症、原发性甲状腺功能减退症，有辅助诊断、疗效考核价值。在甲状腺自身抗体检测标准化方面，NIBSC 研制了抗甲状腺球蛋白抗体（抗 -TgAb）和抗甲状腺过氧化物酶抗体（抗 -TpoAb）国际标准物质，这两支标准物质均建立于 20 世纪 80 年代，并分别于 2003 年和 1995 年重新确认。中国食品药品检定研究院也进行了这两种标准物质的研制。通过选择经临床检测抗 -TgAb、抗 -TpoAb 高值血清，经离心、过滤等处理后，分装、冻干制成标准品候选品。以 NIBSC 国际标准物质为对照品，经协作标定，确定了国家标准品的量值，为抗 -TgAb 和抗 -TpoAb 试剂盒提供了溯源依据，对市场上的定量免疫分析试剂盒进行质量评价。尽管国内在自身抗体检测方面有了长足的发展，但不可否认，针对自身抗体检测的标准化，国内还需要进行大量的研究工作。在其他疾病标志物方面 NIBSC 和其他国际组织也研制了许多免疫学检测标准物质，如性激素结合球蛋白、肾素及免疫球蛋白 E 等，国内也在努力进行这方面的标准化工作。

（王新明　于　婷　曲守方　王瑞霞）

参考文献

高尚先，黄杰 . 2008. 体外诊断试剂标准物质国内外现状 . 药物分析杂志，28(7):1207-1213.

谷金莲，祁自柏，杨振，等 . 2006. 第 5 套丙型肝炎病毒抗体诊断试剂国家参考品的研制 . 中国生物制品学杂志，19(1)：68-70.

贺庆，刘群丽，钱德明，等 . 2013. 第 5 批绒促性素国际标准品协作标定 . 中国药事，27 (4):405-410.

黄杰，曲守方，高尚先 . 2010. 肿瘤标志物免疫测定的标准化 . 药物分析杂志，30(9):1800-1803

黄颖，沈洪征，徐立根，等 . 2006. 关于重组人泌乳素制剂作为推荐的 WHO 参考试剂的评估 . 中国药事，20(4):227.

黄颖，沈洪征，徐立根，等 . 2006. 免疫测定用人垂体促甲状腺素第三次国际参考制剂国际协作标定 . 中国药事，20(8):478.

黄颖，沈洪征，于婷，等 . 2007，hTSH 第一次生物测定用国际标准品国际合作研究 . 放射免疫学杂志，20(5)：385-390

黄颖，于婷，沈洪征 . 2007. anti-TgAb 和 anti-TpoAb 测定用国家标准品的建立 . 放射免疫学杂志，20(4):352-355

李秀华，宋爱京，尹红章，等 . 2006. HIV 抗体国家参考品（胶体金类试剂）的建立及其应用 . 中国生物制品学杂志，19(3)：302-303.

李雪，贾园 . 2014. 2013 年抗核抗体检测的最新欧美建议 . 中华风湿病学杂志，18(5)：357-358

唐文佳，吴炯，郭玮，等 . 2012. 特定蛋白检测标准化——从 CRM 470 到 ERM-DA 470k 及 ERM-DA472k. 检验医学，27(4)：237-242

易波，黄干，谢志国，等 . 2015. 胰岛自身抗体检测及标准化研究进展 . 中华糖尿病杂志，7(8):521-523.

曾明，王薇，幺山山，等 . 2006，第二套梅毒螺旋体抗体诊断试剂国家参考品的研制 . 中国生物制品学杂志，19(4)：397-399.

张瑾，辛晓芳，薄淑英，等 . 2011. 弓形虫 IgG 抗体检测试剂用血清国家参考品的制备 . 中国生物制品学杂志，24(6):702-704.

周诚，祁自柏，谷金莲，等. 2002. 抗 HCV 国家参考品的研制. 中国预防医学杂志，3(1)：8-11.

Zegers I，Keller T，Schreiber W，et al. 2010，Characterization of the new serum protein reference material ERMDA470k /IFCC: value assignment by immunoassay. Clin Chem，56(10): 1880-1888.

第二十九章　核酸检测标准物质研制现状及进展

核酸检测（nucleic acid test，NAT）现已广泛应用于血液及其制品的病毒筛查、临床抗病毒药物治疗疗效监测、遗传性疾病检测、靶向药物靶点检测等方面。但NAT易受到不同检测原理、样本基质、检测病毒基因变异、人群中基因多态性及不同基因突变类型等多种因素的影响，导致不同实验室的检测结果，在准确性、量值、灵敏度和特异性方面常出现较大的差异。为使不同实验室、不同方法间检测的结果具有可比性，就必须使检测标准化。

目前对核酸进行精确定量或拷贝数定量是现代分析化学和分子生物学研究面临的重要挑战之一。现在采用的方法有紫外分光光度法、荧光染料法、实时荧光定量PCR法、磷元素同位素定量方法、脱氧单磷酸核苷定量的同位素稀释质谱法、DNA单分子计数方法、数字PCR方法等。

紫外分光光度法利用核酸在260nm的紫外吸收进行定量测定。该方法操作简单，可直接计算出核酸的浓度，目前被广泛使用。但该方法灵敏度低，而且在260nm处很多物质（如单核苷酸等）具有紫外吸收，会干扰测定结果。

荧光染料Picogreen和SYBR Green Ⅰ都能与双链DNA结合，发出的荧光信号强度与双链DNA分子数成正比。荧光染料法具有很好的选择性和很高的灵敏度，可检测到pg级DNA，已经广泛用于生物学检测，Picogreen染料定量检测DNA被2010年版《中华人民共和国药典》选为药物残留DNA定量方法。

韩国计量院（KRISS）的Yang等在2004年首次建立了基于DNA磷酸二酯键中磷元素含量测定的DNA绝对定量方法。他们以钇为内标，寡核苷酸样品经微波辅助酸消解，电感耦合等离子体-发射光谱（ICP-OES）方法测定磷元素的含量，再通过化学计量学方法计算得到DNA的物质的量，方法的扩展不确定度小于1%，定量结果溯源至SI单位摩尔（mol）。但该方法同样存在缺陷，存在其他物质对磷元素测定的干扰，消解过程磷的回收率要进行定量，临床检测的DNA分子是不同DNA分子的混合物。

中国计量科学研究院（NIM）的董莲华等在2011年建立了超声波处理同位素稀释质谱法定量人基因组DNA的方法，采用液相色谱-同位素稀释质谱（LC-IDMS）对脱氧单磷酸核苷（dNMPs）进行定量。但应用此方法同样要求目标DNA具有很高的纯度、没有其他杂质DNA的干扰、酶解效率必须彻底等，限制了其在临床检测标准物质研制方面的应用。

通过对DNA分子计数，将计数值除以阿伏伽德罗常数，即得到DNA分子的物质的量，将含量溯源到SI单位摩尔，也可以实现对DNA的精确定量。因此，各国计量院又开发了基于DNA分子计数的DNA绝对定量技术。

数字PCR（digital polymerase chain reaction，dPCR）是近年来快速发展的DNA定量新技术，其原理是将DNA模板通过稀释实现DNA单分子分离，然后将含单个DNA分子的反应液分别进行数以百计的反应，每个反应室独自进行40～45个循环扩增，分析每个扩增产物。根据泊松分布原理及阳性孔的比例，分析软件计算出待检DNA分子的浓度或拷贝数。该方法是核酸定量测定技术的发展趋势之一。

核酸定量测量技术的发展趋势是采用无需外标的、彻底的无遗漏单分子计数实现对核酸含量的准确定量。目前由于核酸还不能单独应用物理和/或化学的方法进行准确描述，因此必须应用生物学反应来补充描述其特性，所以迄今为止传统意义的一级参考测量程序（物理和化学方法）和一级参考物质在NAT检测中尚不成熟。尽管如此，WHO已经通过多中心研究建立了HCV RNA、

HBV DNA、HIV-1 RNA 等核酸国际参考物质，并依据此项标准建立了几种不同等级、不同检测方法的工作制剂，分别应用于不同国家或地区及厂家工作校准等，从而使当前不同实验室、不同检测方法得出的检测结果的表述单位（如 genome equivalents/ml，copies/ml，PCR detectable units/ml）统一并具有可比性。

目前，WHO 正在通过广泛应用国际参考物质，来证明其在核酸检测标准化过程中的实际应用价值。但近年来应用合成的靶核酸序列作为核酸检测国际参考物质的制备原料的设想越来越受到关注。这类物质在理论上能够应用物理的或化学的方法进行绝对定量，得到一个准确的且具有延续性的量值，从而避免了现在国际参考物质的量值对方法的依赖性，避免了主观性。但这种物质的应用仍存在争议。有专家认为合成的核酸不能参与核酸提取过程，不能反映病毒核酸的提取效率，但另一些专家认为，国际参考物质在于提供一个准确的数值，而不是关注提取效率，因此不需要考虑提取过程。2002 年 WHO 生物标准化专家委员会委托进行核酸序列合成作为参考物质原料的替代实验品。但目前应用核酸替代品还存在许多困难，其中最主要的是现有的技术还很难从绝对意义上对核酸的量值进行确定。此外，合成的核酸片段在保存过程中极易受到物理、化学或生物因素的影响而发生降解，尤其是合成的 RNA 片段。因而此类核酸参考物质的稳定性也是目前的难点之一。

当前核酸标准物质主要由英国国家生物制品检定所（NIBSC）研制并分发，该所是 WHO 的国际标准物质供应中心，主要提供包括感染性疾病、遗传性疾病和分子肿瘤学等领域的相关国际标准物质，供广大厂商与临床分子诊断检测作为定值参考。除 NIBSC 外，当前还有许多其他机构在进行相关国际标准物质的开发与溯源方法的建立，主要包括美国国家标准局等。这些机构在分子诊断国际标准物质的研发中已取得一定的进展，可提供部分包括感染性疾病、遗传性疾病、分子肿瘤学及药物基因组学等相关的标准物质，从而为临床分子诊断的标准化打下了良好基础。

第一节　感染性疾病核酸检测

通常病毒 NAT 标准物质分为国际标准物质、国家或地区标准物质及实验室内部的工作制剂等。感染性疾病 NAT 国际标准物质（reference material）是指由多中心研究后由 WHO 生物标准化专家委员会认可，并经过稳定性考核，在国际范围内用作相关量值赋值的标准基础物质。WHO 于 1997 年建立了第一套 HCV RNA 国际标准品，随后又于 1999 年、2000 年、2002 年及 2003 年建立了 HIV-1 RNA、HBV DNA、细小病毒 B19 及 HAV RNA 国际标准品。

WHO 为病毒 NAT 制定的国际参考物质，来源于稀释后冻干分装的且含灭活野生型病毒的人混合阳性血浆，表述单位通常为 IU。这种标准物质量值为 WHO 经多中心研究确定其可以作为第一个国际标准物质或参考制剂后，通过主观方式赋予的一个标准数值，后来的替代标准物质则以第一个标准值为标准继续通过国际多中心合作来赋值。规定 IU 可以使某种物质的生物活性在国际上使用同一种计量单位表示，而使不同于国际单位的单位体系具有互通性。参考物质没有高纯度要求，其产量也没必要满足常规实验室要求。

目前，制备国际核酸用参考物质已经程序化，上述 HCV RNA、HIV-1 RNA、HBV DNA、细小病毒 B19 和 HAV RNA 的第一套国际参考物质，都是按照 WHO 的固定程序制备的。其过程包括材料的选择和分装、稳定性和均匀性检验、多中心合作研究赋值及 WHO 认可 3 个阶段。

核酸检测用标准物质所选的材料、基质应和临床应用的样本相一致或尽可能接近，这样可以消除方法基质效应引入的系统误差。目前 WHO 认可的核酸用国际参考物质所选的散装材料，是应用混合的阴性血浆 [HBsAg(−)、抗 HCV(−)、HCV RNA(−)、HIV 抗原检测（−）、HIV-1 RNA(−)、HAV RNA(−) 和 Parvovirus B19（−）] 稀释阳性血浆得到，材料中含有经过灭活处理的野生型病毒。

由于散装材料为多个来源，因此必须严格混匀以保证材料的均匀性。散装材料可以分成相同的几份或不同的几份，一次制备 2 批次或多批次的候选国际参考物质，如在制备第一套 HCV 核酸检测用国际标准时，WHO 除做两批次冻干粉候选标准物质外，还选用了一批次的液体候选标准物质，这样可以检测制备过程对参考物质的影响是否相同和选择国际标准的最佳保存形态。处理散装材料时，要注意防止物理、化学和微生物方面的污染。分装容器必须经过消毒灭菌处理并符合一定的条件，如耐热、耐冷冻、密封及对核酸参考物质不吸附等特性。

在分装过程中，应每隔一定数量抽取一份分装单位进行称量，并通过称量结果计算分装的变异系数。并在分装时尽量避免生物的、化学的或灰尘污染，可以在清洁级的房间内操作或在配备高效微粒空气过滤器的层流柜中操作。分装应在尽可能短的时间内完成，以确保同一批次所有的分装单元是在同一时间同样条件下分装。

核酸检测用标准物质的均匀性，主要用来描述核酸量值空间分布特征。标准物质的核酸量值，必须在规定的不确定度范围内。在分装候选参考物质时，可以根据分装单元的数目，确定抽样样本量，然后应用不低于赋值方法精密度的方法检测以确定核酸量值的分布差异。均匀性检验采用的方法不要求准确计量核酸用参考物质的量值，只要能反映分布差异即可。

核酸检测用参考物质的稳定性，是指在规定的时间间隔和环境条件下，标准物质的特性量值保持在规定范围内的性质。其中，这个时间间隔即为参考物质的有效期。WHO 在制备核酸检测用参考物质时，主要比较以下几个保存温度或使用温度下的保存时间，如制备第一套 HAV 参考物质时，WHO 多中心合作研究主要考察了其放置于 4℃、20℃及 -20℃下保存 200 天及 37℃下 56 天的稳定性。核酸检测用参考物质的稳定性，主要受以下因素影响：①保存状态的影响，如冻干粉状态的核酸参考物质，保存时间可达 1 年以上，但一旦复溶恢复到原状态，其稳定性通常只有几周。②参考物质量值高低的影响，一般情况下，高浓度的参考物质要比低浓度的参考物质稳定。③制备过程的影响，如冻干过程降解、分装过程的物理化学或生物污染造成病毒核酸降解。④血浆基质的影响，例如血浆中的蛋白酶、脂肪酶及高盐浓度，都会导致病毒的完整性受到影响，从而影响核酸量值的稳定。⑤保存条件的影响，如容器的材质、水气及氧气的残留度、各种物理化学条件如光和温度、生物污染等因素往往影响核酸参考物质的稳定性。WHO 在制备核酸检测用参考物质时，对包装材料选用的材质、水气和氧气的残留度及如何防范物理化学和生物因素的污染，都作了详尽的规定。

在稳定性和均匀性允许的情况下，才能对核酸国际参考物质进行赋值。对国际参考品赋值的方法主要有：①应用高准确的绝对或权威的测量方法进行定值；②应用两种不同原理的可靠方法进行定值；③多中心合作研究定值。由于 NAT 检测尚没有高准确性的绝对或权威的测量方法，所以目前 WHO 采用多中心合作研究的方式进行国际参考物质的赋值。多中心合作研究的优点是可以通过实验室之间的比对或采用不同的测量程序发现一些难以发现的不确定度来源。

1st HCV RNA 国际标准的多中心合作研究由 26 个实验室参加，而 1st HAV RNA 标准则邀请 16 个实验室参加。参加实验室可以为国家质量控制实验室、相关产品的厂家实验室、学术的或其他研究机构的实验室。参加实验室的数目应取决于研究的目的，通常 4 ～ 10 个实验室足够。原则上，实验室的数目要多于所选择的实验方法的数目，保证每种方法有多个实验室使用。

WHO 在制备上述核酸检测用标准物质所进行的多中心研究中，要求每个参加实验室每隔一定时间（通常一星期或更长时间）进行一次独立实验，共进行 4 次独立实验。如果采用定量实验，每次实验中的样本及稀释系列都要进行双孔检测。然后对定量检测的数据进行统计学处理。如果实验室采用的为定性实验，则第 1 次独立实验时，参加实验室可以对样本进行 10 倍系列稀释，粗略确定终点浓度 (end-point concentration)。自第 2 次实验始，要选择上次实验确定的终点浓度的上下共 5 个 0.5$\log_{10}$ 值稀释系列进行实验，然后选择检出率接近 63% 的浓度作为终点浓度，终点浓度乘以稀释倍数即得到参考物质的量值，单位为“检出单位”(detectable unit)。从理论上讲，只要最终 PCR 反应体系内含有 1 拷贝的待测分子即可检出，但在实际检测中，由于提取效率、反转录效率、扩增效率受多种因素影响，可能需要多于 1 拷贝的待测分子存在方可检出，因此应用定性检测检出的结果要比定量检测检出的结果要低。由于定性方法判断终点浓度时受检测方法灵敏度和重复性影响较大，所以对同一国际标准，虽然采用相同的检测方法，随方法学灵敏度的提高，有可能检测值会增高。如第一套国际标准 HCV 96/790，在 1997 年初次多中心赋值时，定性检测结果为 5.0log10，但在 2000 年再用同样的定性方法进行赋值，检测值为 5.32$\log_{10}$，从侧面反映了检测方法灵敏度的提高。这也是国际参考物质在时间和空间上使方法学检测结果具有可比性的又一佐证。

在经过统计学上的数据处理后，WHO 通常会综合多中心多方法检测所得到的数据，主观的赋予候选参考物质一个数值，并有一定的不确定度范围，其表述单位为 IU。核酸国际参考物质量值的不确定度来源主要有：①测量方法的误差，受测量方法精密度、灵敏度和重复性等因素影响。②由取样代表性不够或样品分装不均造成的误差。③系统误差，主要包括测量环境影响认识的不周全或对环境条件的测量与控制不完善，对模拟仪器的读数存在人为偏移，测量仪器的分辨力或鉴别力不够赋予计量标准的值。④统计误差，主要包括引用于数据计算的常量和其他参量不准，也受所选择的统计方法的影响。⑤来自溯源链中的误差，如用以定值的标准物质的值的不确定度。国际参考物质的表述单位为主观规定的 IU，由于方法学的差异，会导致各方法检测同一参考物质的结果有所差别，甚至相差几倍。各方法检测结果的表述单位也有所不同，如个拷贝 / 毫升、geq/ml。

目前 WHO 已经发布的核酸国际标准品有 EB 病毒、人巨细胞病毒、甲型肝炎、乙型肝炎、丙型肝炎、人乳头瘤病毒 16 型、人乳头瘤病毒 18 型、弓形虫、细小病毒 B19、HIV-1、HIV-1 分型、HIV-2、HIV-1 流行重组型等。

国内已经发布的有乙型肝炎、乙型肝炎分型、丙型肝炎、丙型肝炎分型、人乳头瘤病毒分型、HIV-1、HIV-1 分型、HIV-2、人解脲脲原体、沙眼衣原体、禽流感 H7N9、结核分枝杆菌等。

第二节　遗传性疾病和肿瘤等非感染性疾病核酸检测

在人口健康领域，人类必须控制人口增长、提高人口质量及防治重大流行病，并将关口前移，走一条低成本的普惠保健之路，这要求在科学技术上取得进展，如基因遗传与变异、疾病早期预测诊断与预防干预的科学基础、生殖健康和早期诊断治疗科学基础等，这些科学问题的解决需要把生命科学前沿、高新技术手段与传统医学优势结合起来。

标准物质对遗传性疾病的体外分子诊断必不可少，它不仅可用来校准试剂，还可对检测方法进行评价，从而有效减少实验误差，提高检测结果的准确性。为建立统一规范的国际标准，有力推动遗传性疾病分子诊断的快速发展，亟须建立相应的国际标准物质以供临床使用，目前已取得了相当的进展。

2004 年，WHO 建立了第一个遗传性疾病分子诊断的国际标准物质，用于莱顿第五因子（factor V Leiden，FVL）基因分型。它包含 3 种基因组 DNA：03 / 254（野生型 FV）、03 / 248（杂合体 FVL）和 03 / 260（纯合体 FVL）。此候选标准物质经 41 家国际合作机构共同评价其实用性，结果表明它非常适用于 FVL 的基因分型。经国际止血血栓学会（International Societyon Thrombosis and Haemostasis，ISTH）和 WHO 生物学标准化专家委员会（The Expert Committee on Biological Standardisation，ECBS）联合推荐，WHO 在 2004 年建议将其作为 FVL 基因分型的国际标准物质使用。

在 FVL 的国际标准物质建立后，WHO 已先后建立的遗传性疾病分子诊断国际标准物质有凝血素突变基因 G20210A、血友病 A、脆性 X 染色体综合征、Prader-Willi 综合征和 Angelman 综合征、RhD/SRY 血浆 DNA 敏感性标准物质等。同时，遗传性血色病、红细胞抗原分型、血小板抗原分型等其他几项国际参考制剂也已经发布。

WHO 在 2010 年宣布认可了第一个肿瘤分子诊断国际标准物质，它适用于慢性髓性白血病的检测，主要成分是冻干细胞系，分别含有 4 种不同水平的 BCR-ABL mRNA 基因。通过制备不同浓度的冻干 K562 和 HL60 细胞，得到 BCR / ABL 融合基因定量检测的候选国际标准物质，将其在十多家国际参考实验室中进行测定，结果证实其可有效提高实验室间结果可比性，同时对其进行不同百分比的定值。经 WHO 会议认可，此物质可作为慢性髓性白血病分子诊断的国际标准物质使用。

在国内，中国食品药品检定研究院研制了测序仪性能评价用 DNA 参考品和高通量测序检测外周血胎儿染色体非整倍体参考品。

为建立能对高通量测序技术平台进行有效性能评估的标准品，在标准品来源选择上按照可能用途，包括人基因组检测、细菌基因组检测及病毒基因组检测 3 个方面，同时增加 62% 高 GC 细菌测试不同条件下测序准确度。标准品盘共包括 4 种基因组 DNA 样本，分别是人基因组 DNA 样本、大肠埃希菌基因组 DNA 样本、高 GC 菌基因组 DNA 样本、HPV 病毒基因组 DNA 样本，该样本的序列均已进行了测序。为了保证不同测序平台和技术之间的可比性，通过生物信息学对现有基因组数据进行过滤选择可用于比对分析区域。主要过滤和分析考虑因素如下：GC 异常区域过滤、重复序列含量异常区域过滤、基因组中的 Gap 区域。协作标定选择了 3 个高通量测序仪平台进行标定实验，分别是 BGI BGISeq、Illumina Hiseq2500 和 Life Tech Proton 高通量测序仪。在协作标定中采用 4 个标准品 DNA 选择 3 个梯度进行 3 次重复性实验。通过验证，我们确定了参考品的技术指标，并获得了国家药品标准物质委员会批准。

针对无创性产前筛查胎儿染色体异常检测的临床应用已经越来越普遍，初步临床研究已经证实了检测手段的高灵敏度和高特异性。无创产前检测应用将有希望减少传统侵入性诊断检测及其带来的流产风险，另一方面，在临床检测中国内外都缺乏统一认可的质控品及操作规范，随着高通量测序平台的普及，如何在应用拓展的同时有效引导这一技术规范化发展是需要共同考虑的问题。从 2012 年后，国际产前诊断（ISPD）、美国妇产科学会（ACOG）、美国母胎医学会（SMFM）、美国遗传咨询师协会（NSGC）、美国医学遗传学会（ACMG）先后发表委员会指导意见。随着这一技术在更大范围的推广应用和规范使用，对不同测序平台检测方法的评估显得尤为重要。参考品盘采用往正常女性混合血浆中加入打断后的 DNA 片段，共包含流产组织 DNA 样本、细胞系 DNA 样品、高 GC 含量人基因组 PCR 产物、BAC 文库 DNA 4 种打断至 150 ～ 200bp 的 DNA 片段。流产组织样本均使用核型分析、CGH 或者 FISH 检测结果作为确认。参考品盘共包含 227 个样本，组成如下：40 个 T21、T18 和 T13 流产组织样本（10%、5% 和 3.5%3 个浓度共 120 个样本），BAC 文库（包括来自 21 号、18 号和 13 号染色体 BAC 及混合 BAC 共 4 个样本），T21、T18 和 T13 细胞系样本共 3 个，70% 和 30% 嵌合比例 T21、T18 和 T13 样本各 1 个，其他类型染色体非整倍体共 35 个样本，微缺失微重复共 10 个样本、高 GC PCR 产物共 14 个样本，胆红素干扰共 5 个样本，其他阴性样本共 30 个。参考品盘验证针对整套盘进行 3 次重复实验进行验证，采用了 HiSeq2000、Proton 及 BGISEQ-1000 3 种测序平台进行验证。通过验证，我们确定了参考品的技术指标，并获得了国家药品标准物质委员会批准。

在临床分子诊断中，应用可靠的标准物质是得到高质量检测数据的前提和保证，也是做出完整科学结论的基础。随着人类基因组计划的完成和生物信息学的快速发展，分子诊断检测项目日益增多，为了保证分子诊断的检测质量，需要及时建立新的标准物质，在新的分子诊断标准物质的开发过程中也面临着一些困难及新的挑战。相信在不久的将来，经认可的、适用于临床分子诊断的标准物质将会越来越多，它们将对临床分子诊断的标准化检测起到积极作用，为临床正确诊断和合理用药提供重要依据。

（王瑞霞　曲守方　黄　杰）

参考文献

王雪亮，肖艳群，王华梁. 2013. 分子诊断相关国际标准物质的研究进展. 中华检验医学杂志，36(2)：125-129.

Gray E，Hawkins JR，Morrison M，et al. 2006. Establishment of the 1st International Genetic Reference Panel for Factor V Leiden，human gDNA. Thromb Haemost，96(2)：215-219.

Holmes H，Davis C，Heath A. 2001. An international collaborative study to establish the 1st international standard for HIV-1 RNA for use in nucleic acid-based techniques. J Virol Meth，92(2)：141-150.

Muller MC，Saglio G，Lin F，et al. 2007. An international study tostand-ardize the detection and quantitation of BCR-ABL transcriptsfrom stabilized peripheral blood preparations by quantitative RT-PCR. Haematologica, 92(7): 970-973.

Saldanha J, Gerlich W, Lelie N, et al. 2001. WHO Collaborative Study Group. An international collaborative study to establish a World Health Organization international standard for hepatitis B virus DNA nucleic acid amplification techniques. Vox Sang, 80(1): 63-71.

Saldanha J, Heath A, Lelie N, et al. 2005. A World Health Organization International Standard for hepatitis A virus RNA nucleic acid amplification technology assays. Vox Sang, 89(1): 52-58.

Saldanha J, Lelie N, Heath A. 1999. Establishment of the first international standard for nucleic acid amplification technology (NAT) assays for HCV RNA. Vox Sang, 76(3): 149-158.

Saldanha J, Lelie N, Yu MW, et al. 2002. Establishment of the first world health organization international standard for human parvovirus B19 DNA nucleic acid amplification techniques. Vox Sang, 82(1): 24-31.

Zhang T, Grenier S, Nwachukwu B, et al. 2007. Inter-Laboratory comparison of chronic myeloid leukemia minimal residual disease monitoring: summary and recommendations. J Mol Diagn, 9(4): 421-430.

第三十章　血液、体液检测及其他检测参考方法、标准物质现状和进展

第一节　血细胞计数

血细胞分析不仅是诊断各种血液病的主要依据，对其他系统疾病的诊断和鉴别也可提供许多信息，是临床医学中最常用的检验项目，因此血细胞分析标准化日益受到重视。国际标准化组织，包括专门的国际血液学标准化委员会，相继开展工作促进血细胞分析标准化，目前已建立红细胞、白细胞、血小板、血红蛋白、血细胞比容、网织红细胞和白细胞分类项目的国际约定参考方法。我国的血细胞分析标准化工作起步较晚，近年来在参考方法建立和室间质评方面取得很大进展。

一、血细胞分析标准化相关国际组织

（一）国际血液学标准化委员会

国际血液学标准化委员会（International Council for Standardization in Haematology，ICSH）于 1963 年成立，主要关注诊断血液学方面的问题，旨在获得可靠重复的实验室分析结果。早期 ICSH 有 4 个独立工作组负责细胞计数方面的问题，包括细胞计数组，血细胞比容（PCV）组，细胞大小组和血红蛋白测定组。1965 年发表了“人血中血红蛋白测试推荐方法和要求”。迄今为止委员会成员们先后出版了 100 多篇实验室血液学检验标准化的重要综述、指南或推荐方法，包括红细胞、白细胞、血细胞比容、血小板、网织红细胞测定的参考方法。现在有 4 个正在进行的专家组活动：①参考全血分析制定世界范围内血液学床边测试指南；②与 Eurotrol 合作，制备和确认新的国际血红蛋白标准；③骨髓样本测试标准化的建议和报告；④制定统一的白细胞分类的国际参考方法。目前 ICSH 完成的所有指南和推荐方法都在国际检验血液学学会（the International Society for Laboratory Hematology，ISLH）的刊物 International Journal of Laboratory Hematology 上发表。

（二）临床和实验室标准化协会

临床和实验室标准化协会（Clinical and Laboratory Standards Institute，CLSI）CLSI 前身为美国临床实验室标准化委员会（National Committee for Clinical Laboratory Standards，NCCLS），自 1967 年成立以来致力于为检验结果的一致性建立标准。迄今为止，CLSI 为临床实验室已提供 160 多项标准和指南，涉及血液学、临床化学和毒理学、免疫学和配体分析、微生物学、分子生物学、床旁检测、临床实验室国家参考系统、信息化等当今检验医学发展的方方面面，在血细胞标准化方面发布了血红蛋白、血细胞比容、白细胞分类和网织红细胞测定的参考方法。

（三）检验医学溯源联合委员会

2002 年 6 月，国际计量局、国际临床化学与检验医学联合会和国际实验室认可合作组织成立检验医学溯源联合委员会（Joint Committee for Traceability in Laboratory Medicine，JCTLM），其任务是为医学检验结果的可靠、可比提供支持，从而达到改善卫生保健和促进体外诊断器具贸易的目的。JCTLM 按照一定标准对现有参考测量程序和参考物质进行鉴别和评审，并公布符合要求的参考测量程序和参考物质（详细信息见 BIPM 网站 http://www.bipm.org/jctlm/），其中包括欧盟 IRMM 发布的氰化高铁血红蛋白参考物质 BCR-522。同时 JCTLM 鼓励和促进按检验项目分类的参考测量实验室网络的形成，按 ISO 15195 评审

并公布参考测量实验室。2008年血球计数评论组成立，由政府专业组织和有影响力的制造商代表组成。

二、标准化方法

（一）参考方法/参考物质

按照ISO 17511—2003对体外诊断项目量值溯源情况的分类，目前血细胞分析中只有血红蛋白一项既有国际约定参考物质，又有国际约定参考方法，其他几项只有国际约定参考方法，分别介绍如下。

1. 红细胞计数和白细胞计数（RBC/WBC） 传统方法是将稀释血充入一个计数池而直接进行血细胞计数，然而这一技术的不精确性使其不适于作为一个参考方法。ICSH建议由采用小孔-电阻抗原理的单通道半自动电子计数仪代替传统的计数池计数，前提是通过小孔的稀释血体积是已知的。为了控制误差，Lewis等对所用仪器、容量瓶、移液器、试剂等都做了具体要求，如计数仪的小孔直径应为80～100μm，在计数过程中被置换的体积准确度必须在1%以内，移液体积校正至准确度为±0.5%，并且提出了一种对重合性进行校正的方法。该参考方法对红细胞计数允许的最大偏差为2.0%，白细胞允许的最大偏差为4.0%。

2. 血小板计数（PLT） 血小板计数的干扰因素较多，如细胞碎片、颗粒杂质、血小板聚集等都可对计数产生较大干扰。传统的参考方法是目视计数法，即将血液用草酸铵溶液稀释后，充入计数板，在相差显微镜下计数。此法重现性差，CV可达10%～25%。为此，ICSH推荐了一种新的PLT计数参考方法，即PLT/RBC比值法。该方法将抗-CD41、抗-CD61荧光抗体与抗凝全血混合标记血小板，在流式细胞仪上测试，根据荧光强度信号和散射光信号得到PLT/RBC比值，该比值乘以RBC浓度即为PLT浓度。该方法精度高，所用抗体标记物适用样本于广泛，但是仍然存在潜在的样本干扰，如样本结合位点的缺少或染色反应被阻止等。

3. 血红蛋白测定（Hb） ICSH和CLSI推荐的血红蛋白测试参考方法一致。抗凝全血用文-齐氏液准确稀释，在文-齐氏液作用下红细胞溶解释放出血红蛋白，血红蛋白被转化为氰化高铁血红蛋白（HiCN），在经校正的分光光度计上测试HiCN的特征紫外吸收，从而对全血中的血红蛋白进行定量。测试时要注意必须待溶血和转化完成后再测试，必要时要对样本过滤去除杂质干扰。用于验证血红蛋白参考方法准确性的标准物质是将全血经过处理得到的氰化高铁血红蛋白，目前有WHO 98/708和国内的GBW09153、GBW（E）090152提供。

4. 血细胞比容（PCV） PCV的微小偏差对于血流变中参考范围的确定、仪器的校正等都会产生很大的影响。CLSI采用离心后测量长度的方法来确定PCV，并且采用质控血浆作为质控管，其CV值为1%～2%。该方法中的主要误差因素有：血浆的混入、白细胞和血小板对红细胞层的污染、红细胞和白细胞界限不清、密封胶不平、红细胞的氧化状态、红细胞脱水。ICSH曾于1980年推荐在Wintrobe管离心法的基础上用放射性核素标记的人白蛋白对残留血浆进行校正，并以此作为参考方法，但因其实验要求的特殊性，非普通实验室所能开展。2001年，ICSH制定了新的PCV测定的参考方法，通过测定全血血红蛋白浓度与平均红细胞血红蛋白浓度（MCHC），间接得到红细胞比积。先将抗凝全血在一定条件下离心，吸取RBC压积中央部分测试血红蛋白浓度作为MCHC，与全血血红蛋白浓度相比得到PCV。该方法测定PCV的CV值小于0.5%，一定程度上减少了上述微量离心法中不可控的误差因素。由于上述方法步骤比较繁琐，ICSH于2003年又发布了“替代参考方法”，该方法使用经上述参考方法校准的微量毛细管作微量离心法，实现PCV测定结果的校正。

5. 网织红细胞计数（RET） 最初RET计数的参考方法依然是目视计数法，即将血液标本作活体染色后制成血涂片，在显微镜下对红细胞逐个区分，计算出RET与RBC总数的比值。再根据ICSH参考方法所计数的RBC数，将RET相对数换算成每升血液中RET的绝对数。

6. 白细胞分类（DC） 目前白细胞分类的参考方法仍然是手工分类法，即将血涂片进行瑞氏染色后，在显微镜下对各种白细胞进行分类计数。Hiibl等研究了使用流式细胞仪进行白细胞分类的方法。该方法使用了3种荧光染料标记的单克隆抗体对白细胞染色，根据各类白细胞表面抗原分布的不同对其分类，具有较高的特异性和较好的重现性，与手工方法结果相关性好，有望成为白细胞分类计数的参考方法。

（二）校准和质控

1. 校准　由于参考方法操作复杂，新鲜血又只能稳定几个小时，所以用参考方法赋值的新鲜血不适用于常规实验室血液分析仪的校准。血细胞分析的溯源传递链（图30-1）：首先用参考方法给新鲜全血样本赋值；再用全血样本校准多通道血液分析仪；经校准的多通道血液分析仪为候选校准品赋值，并对校准品值进行独立确认，该校准品被用于常规实验室血液分析仪的校准。

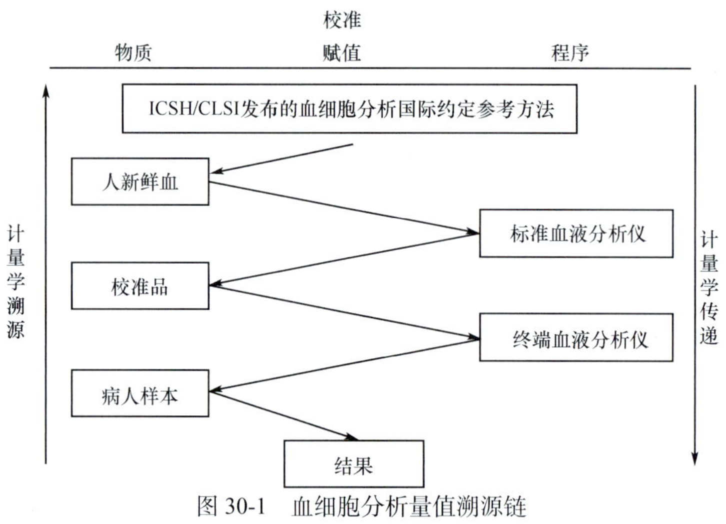

图30-1　血细胞分析量值溯源链

按照H38-P的要求，用于校准标准血液分析仪的新鲜全血样本最小数量由实验方法确定。参考值和分析仪测量值差值的累计平均值对样本数作图，得到的曲线将逐步从锯齿状变平缓，该点的样本数即为最小样本数。这些样本用参考方法测定的平均值与在标准分析仪上测定的平均值相比，得到校准因子。用该校准因子手动或自动调节标准分析仪，也可以按照文献给出的参考数量进行实验。

完整的校准品赋值过程包括赋值和确认2个阶段。首先用经校准的标准血液分析仪为其赋值，重复测定次数和血液分析仪类型有关；之后要用该校准品和前一批次校准品分别校准的终端血液分析仪，平行分析一组临床血液样本，或者用该校准品校准的血液分析仪分析一组用参考方法赋值的新鲜血样本，比较分析结果，如果结果差异可以接受，则为该校准品所赋的值是正确的。

另外，欧共体参考局（the European Commun ity Bureau of Reference，BCR）等标准组织制备了高精度的聚苯乙烯乳胶颗粒，直接溯源到长度计量基准，用于校准半自动血液分析仪或国际参考方法中所用颗粒计数器对颗粒体积大小和线性的响应。

2. 质控　通常包括室内质量控制和室间质量评价。

室内质量控制是实验室质量管理的基础，它可连续监测临床实验室的分析质量，控制实验室测定工作的精密度，为提高其准确度奠定基础。血液常规的室内质量控制可以用2种方法结合使用：一种用全血细胞质控物或单一质控物，每天随常规样本测定，然后绘制质控图，观察其均值、标准差及是否有漂移；另一种用红细胞平均指数即浮动均值分析法进行质控，该法的分析基础在于综合性，即病种各异的患者红细胞指数（平均红细胞体积MCV、平均红细胞血红蛋白含量MCH、平均红细胞血红蛋白浓度MCHC）的均值是稳定的，因此测定中可以通过患者红细胞指数的变化规律来进行质量控制。

室间质量评价是由室间质评机构组织的实验室间的结果比对，它可以有效避免单一实验室检测可能存在的系统性偏差，提高测试结果的可信度。多数临床室间质量评价计划均含有血液学项目，如美国病理学家学会（College American Pathologists，CAP）组织的实验室能力验证（Proficiency Testing，PT）、英国国家外部质量评估体系（National External Quality Assurance Scheme，NEQAS）。组织机构发放全血质控物或单一质控物给参加实验室，测试结果按照测试用机型分组统计，对实验室作出评价。

三、国内标准化现状

目前国内医疗机构血液分析仪的普及程度相当高，除部分社区和农村乡镇卫生院外基本上都有1～2台血液分析仪。血液分析仪是需要较多维护的检验分析仪器，各大、中医院使用进口血液分析仪占主流，如日本希森美康、美国雅培、库尔特和法国的ABX公司生产的系列仪器。这些生产厂家可以提供稳定而高质量的配套试剂和校准品、质控品，从而保证血液分析仪的检验结果稳定可靠。但是进口配套校准物价格高、预订期限长、易受运输条件的影响，加之效期短，给用户使用带来很大不便。

目前国内血细胞分析仪生产厂家有30家左右，其中大部分生产厂家没有配套校准物和质控物；少数生产厂家，如深圳迈瑞生物医疗电子股份有限公司，可以生产配套质控物或校准物。国内生产企业大多采用与进口仪器比对的方式校准自产仪器。这种方式在一定程度上可以保证仪器出厂时的准确性，但在基层用户单独使用时，由于缺乏配套校准物，难以保证仪器的稳定性和准确可比性，成为限制国内厂商发展的重要技术瓶颈。

2005年卫生部临床检验中心对全国421个实验室的调查数据表明，使用配套校准物的实验室只占实验室总数的15.8%，21.1%的实验室使用质控物代替校准物对检测系统进行校准，63.1%的实验室未进行校准或无校准记录。

与此同时，2006年出台的《医疗机构临床实验室管理办法》明确规定：医疗机构临床实验室应当参加经卫生部认定的室间质量评价机构组织的临床检验室间质量评价；对于尚未开展室间质量评价的临床检验项目，医疗机构临床实验室应当与其他临床实验室的同类项目进行比对，或者用其他方法验证其结果的可靠性。全国血液分析仪临检室间质评活动始于1989年，最初阶段开展的质评项目仅有血红蛋白测定和白细胞计数2个项目。到2009年为止，开展的项目增加到8项，包括RBC、WBC、PLT、HGB、PCV、MCV、MCH、MCHC。质评方案也不断改进和完善，质评成绩有了明显提高。

另外，《医疗机构临床实验室管理办法》实施细则中对血液分析仪的室内质控规定了最低要求，如至少使用1个浓度水平的质控品；每台仪器检测当天至少测定1次室内质控品；应使用实际测量的值来绘制质控图；全血细胞计数项目要求至少做5个参数的室内质控；至少检测3天，使用20次以上的检测结果计数均值；至少采用^{1}2S（警告限）、^{1}3S规则。另外，国内大中型医院和教学医院检验科普遍存在同一实验室同时拥有2台以上相同或不同生产厂商的血细胞分析仪。为了达到结果间的一致性，这些实验室最好按照美国临床实验室标准化委员会EP9指南（用患者样本进行方法对比及偏差评估），采用新鲜血对本实验室内不同血细胞分析仪进行定期比对。

室间质评虽然在很大程度上改善了检验结果的一致性，但还是一种回顾性的质量保证手段。与室间质评相比，溯源是保证检验结果准确可比的更为直接有效的手段。血细胞分析参考系统的建立和运行需要大量的资金和人力投入。国外有Bio-rad、Streck等专业的校准品制造商，为各个厂家的多个型号血细胞分析仪提供配套校准品，充分发挥资源优势。也有不少实力雄厚的血细胞分析仪生产厂家建立了自己的参考系统。国内血液分析仪生产厂商不论采用外包还是自产的方式都有必要制备配套校准品并为校准品赋值。而国家相关检测机构则应对校准品赋值过程进行考察，对不同厂家和不同批次校准品的值进行验证。为此，国家食品药品监督管理局北京医疗器械质量监督检验中心率先开展了血细胞分析参考系统的建立，历时5年先后完成方法建立、人员培养、内外部比对和质量体系建设，于2013年10月正式获得CNAS参考测量实验室认可证书（编号L6477），成为国内首家通过ISO 17025—2005和ISO 15195—2003认可的血细胞分析参考测量实验室。之后卫生部临床检验中心和深圳迈瑞电子股份有限公司也先后通过CNAS血细胞分析参考实验室认可。这些参考实验室的建立，必将在提高血细胞分析标准化水平方面发挥积极深远的作用。

第二节 凝血因子

止凝血筛检实验主要用于出血性或血栓性疾病的诊断、鉴别诊断、病情观察、治疗和（或）药物监测。由于凝血因子的复杂结构功能及在血液中的低浓度水平，使得凝血因子的检测主要依赖于生物活性的测试。为了实现不同实验室之间不同时间段内检测结果的可比性，很多国际组织定义了统一的参考品，并对测试过程提出了很多建议。本部分将从如下几个方面对凝血分析标准化情况作一介绍。

一、凝血分析相关国际标准化组织

（一）世界卫生组织

世界卫生组织（WHO）提供国际生物参考品，以国际规定的生物活性单位表达，为临床医生、监管机构和制造商提供统一标准，保证疾病预防、诊断和治疗监测结果的可靠性。具体工作由WHO生物活性专家标准化委员会（WHO Expert Committee on Biological Standardization，ECBS）负责，包括立项、组织国际合作研究、考察候选参考品的特性、批次复制等工作。WHO参考品通常被用于定义区域内的、国家的或制造商内部的二级参考品，由其合作的一些托管实验室处理分发，包括有英国国家生物制品检定所（National Institute for Biological Standards and Control，NIBSC）、美国国家过敏症和传染病研究所抗病毒研究部门（Anti-Viral Research Branch of the National Institute of Allergy and Infectious Diseases，NIAID）、美国疾控中心（the Centers for Disease Control and Prevention，CDC）、欧洲药品质量管理局（The European Directorate for the Quality of Medicines & HealthCare，EDQM）、德国保罗·埃尔利希研究所（Paul Ehrlich Institute，PEI）和美国华盛顿大学的西北脂类研究所（University of Washington）。WHO已制备纤维蛋白原，抗凝血酶（antithrombin），蛋白C，蛋白S，C1抑制剂，凝血因子Ⅱ、Ⅷ、Ⅸ、Ⅹ和Ⅺ，血管性血友病因子裂解酶（ADAMTS13），狼疮抗凝物质（lupus anticoagulant）等多种凝血相关参考物质。

（二）国际血栓与止血学会

国际血栓与止血学会（International Society on Thrombosis and Haemostasis，ISTH）始建于1969年，是一个国际性的个人会员组织，成员来自世界各地，目前有会员3000多个。其宗旨是通过会议、出版物和专家委员会制定相关的研究方法及标准等来提高血栓性及出血性疾病的医学教育和研究水平。ISTH设了21个分委员会和工作组，其中有凝血标准化常设委员会（The Scientific and Standardization Committee，SSC），致力于为制造商标定校准品提供统一的血浆标准物质。该标准物质包含13个检测项目，由选定的制造商提供，多家实验室联合赋值，并溯源到WHO的标准物质，最后由英国国家生物制品检定所（National Institute for Biological Standards and Control，NIBSC）分发。

（三）临床和实验室标准化协会

在凝血分析方面，临床和实验室标准化协会CLSI发布了多项标准来规范这一领域（表30-1）。

表 30-1　CLSI 发布的凝血相关标准汇总

序号	标准编号	名称
1	H21-A	Collection, Transport, and Processing of Blood Specimens for Testing Plasma-Based Coagulation Assays and Molecular Hemostasis Assays（止凝血检测的血浆收集、运输和处理）
2	H30-A2	Procedure for the Determination of Fibrinogen in Plasma; Approved Guideline（血浆中纤维蛋白原的测定程序）
3	H47-A2	One-Stage Prothrombin Time（PT）Test and Activated Partial Thromboplastin Time（APTT）Test; Approved Guideline（一期凝血酶原时间测试和活化部分凝血活酶时间测试）
4	H48-A	Determination of Factor Coagulant Activities（凝血因子活性测试）
5	H51-A	Assays of von Willebrand Factor Antigen and Ristocetin Cofactor Activity von Willebrand（因子抗原和Ristocetin辅因子活性的测试）
6	H54-A	Procedures for Validation of INR and Local Calibration of PT/INR Systems（INR评估和PT/INR系统的实地校准程序）
7	H57-A	Protocol for the Evaluation, Validation, and Implementation of Coagulometers（凝血仪评估、确认和实施方案）

续表

序号	标准编号	名称
8	H58-A	Platelet Function Testing by Aggregometry（聚集仪血小板功能测试）
9	H59-A	Quantitative D-dimer for the Exclusion of Venous Thromboembolic Disease（排除静脉血栓疾病的D-二聚体定量测试）

（四）检验医学溯源联合委员会

检验医学溯源联合委员会（JCTLM）凝血因子工作组主要评审凝血系统中被提名的活性或者抗原定量参考物质，目前在JCTLM参考物质列表中收录了IRMM发布的凝血活酶参考物质BCR-148和BCR-149S。

二、标准化方法

凝血功能的检测项目有近20项。通过3种不同的检测方法完成临床指标检测。其中，生物学方法主要检测凝血因子的活性，具体临床指标有血浆凝血酶原时间（prothrombin time，PT）、血浆活化部分凝血活酶时间（activated partial thromboplastin time，APTT）、血浆凝血酶时间（thrombin time，TT）和血浆纤维蛋白原（fibrinogen，FIB）；生物化学方法即发色底物法，也主要检测凝血因子、抗凝因子和纤维蛋白溶解系统因子的活性，具体临床项目有抗凝血酶Ⅲ、蛋白C、纤溶酶原等；免疫学方法是一种可以进行定量测定的方法，主要用于纤溶产物的检测，具体临床项目有FDP和D-二聚体等。半自动凝血分析仪由于结构简单，主要采用生物学方法，检测项目仅有4～5项；而全自动凝血分析仪往往综合了3种技术，使检测项目扩展到近20项。临床上广泛应用的也主要是生物学方法测定的4项指标，即PT、APTT、TT和FIB。从这些检测方法建立并应用于临床以来，临床和实验室的专家们就一直致力于实现测定方法的标准化和规范化，但由于凝血反应复杂试剂存在较大差异，迄今为止只有PT的国际标准化比值（INR）系统和FIB标准品在应用上取得一定进展；而APTT、TT的标准化仍然停留在探索阶段。

（一）PT

自1935年Quick创建PT测定方法以来，迄今仍然是检查外源凝血系统诸因子及相关抑制物的重要筛选试验，PT也是目前口服抗凝剂治疗的主要手段。PT检测凝血因子，其灵敏度高度依赖于组织凝血活酶试剂的质量，试剂可来自组织提取物，也可从纯化的重组组织因子加磷脂作试剂。不同来源、不同制备方法及不同批次使不同实验室在不同时间段内测试PT的结果可比性差，特别影响口服抗凝剂治疗患者的检测。

为了校正不同组织凝血活酶之间的差异，早在1967年，WHO就将人脑凝血活酶标准品（批号67/40）作为以后制备不同来源组织凝血活酶的参考物，并要求计算和提供每批组织凝血活酶的国际敏感指数（international sensitivity index，ISI）。新的组织凝血活酶标准品除了来自兔、牛等制品外，还有来自基因工程的重组蛋白制剂。目前，各国大体是用国际标准品标化本国标准品。

另外，以国际标准化比值来报告PT结果，大幅度提高了手工检测时不同试剂之间的检测标准化。

但凝血分析仪的出现给检测的标准化带来了更大困难，每个仪器制造商除了使用不同的配套试剂外，仪器的检测原理和判定终点也不尽相同，对凝血活酶的ISI值和INR都产生了较大影响。通过多年实验研究和专家倡导，国际上凝血活酶试剂多针对不同仪器型号提供不同的ISI，在此范围以外的仪器上使用需要重新确定该组合下的ISI。凝血活酶试剂校准的准确性取决于口服华法林患者的标本数量，WHO推荐用国际参考品（IRP）校准凝血活酶试剂时至少需要测定20名健康对照者和60例抗凝治疗达到稳定的患者的新鲜血样。如果不能收集足够数量的标本，就难以得到准确的ISI。

理论上，使用系统特异的ISI计算的INR应该是相当接近的，然而，由于校准方式不当和生物多样性等因素的存在，INR的值也有出入。除了内置定标曲线的试剂以外，更换批号应及时建立定标曲线。

（二）FIB

纤维蛋白原是所有凝血因子中含量最高的一

种凝血蛋白，其在血浆中的浓度可高达4g/L；其分子结构及由纤维蛋白原转化为纤维蛋白的详细化过程也比较清楚，具有良好的实验室标准化基础。1992年NIBSC研究完成了一个纤维蛋白原标准品，编号为89/644，向WHO的ECBS推荐，被批准为国际参考品。从此，各国均引进这一标准品来标化本国或工厂生产的次级标准品。

FIB定量除了抗原分析之外，在临床常规分析中主要是Clauss法和PT衍生法。Clauss法使用的标准曲线可以溯源到国际标准品，可以实现标准化，在方法学不受影响的前提下，用不同试剂以Clauss法测定参考品或可溯源质控品的一致性非常好，甚至不同实验室的结果之间差异都不显著。而PT衍生法定量是根据血浆浊度变化来换算结果，不仅与真实浓度存在偏差而且也不能标准化。PT衍生法不仅依赖于校准血浆，还受到仪器原理或凝血活酶差异的影响出现较大离散。因此，我们不推荐用PT衍生法进行试剂或仪器性能评估，特别是使用一些血栓性疾病的临床标本，如弥散性血管内凝血、溶栓、口服抗凝药或高纤维蛋白原血症时，方法学的差异将表现得非常明显。

国内销售的FIB定标血浆多数经过WHO参考血浆（如98/612）校准定值，但是用户在使用时通常不注意试剂批号的变化，造成了实验室之间测定结果的差异。由于实验室很难直接使用国际标准品或参比血浆来校准自己的工作曲线，批号造成的FIB定量差异不易消除；但由于FIB测定试剂是单一凝血酶，每次又是过量使用，所以这种差异还不是很大。

（三）其他

现将国际上主要的凝血因子参考物质整理列表（表30-2）。在选择上级校准品时，最好选择与被测样本基质相似的参考品。

表30-2　主要凝血因子相关国际参考物质汇总

序号	名称	机构	编号	基质
1	血浆凝血活酶	WHO	NIBSC 13/100	人血浆冻干品
2	Chrismas 因子	WHO	NIBSC 07/182	血浆纯化蛋白冻干品
3	易变因子	WHO	NIBSC 03/116	人血浆冻干品
4	稳定因子	WHO	NIBSC 10/252	血浆纯化蛋白冻干品
5	抗血友病球蛋白	WHO	NIBSC 07/350	血浆纯化蛋白冻干品
6	血浆凝血活酶前质	WHO	NIBSC 04/102	人血浆冻干品
7	纤维蛋白稳定因子	WHO	NIBSC 02/206	人血浆冻干品
8	凝血酶原，Stusrt-Prower 因子	WHO	NIBSC 11/126	血浆纯化蛋白冻干品
9	凝血酶原，稳定因子，Chrismas 因子，Stusrt-Prower 因子	WHO	NIBSC 09/172	人血浆冻干品
10	纤维蛋白原	WHO	NIBSC 09/264	人血浆冻干品
		WHO	NIBSC 09/242	血浆纯化蛋白冻干品
11	凝血活酶	WHO	NIBSC 08/144	人重组蛋白和磷脂
		WHO	NIBSC RBT/05	兔脑分离物冻干品
		IRMM	BCR-148	牛脑分离物冻干品
		IRMM	BCR-148S	兔脑分离物冻干品
12	蛋白C	WHO	NIBSC 02/342	人血浆冻干品
		WHO	NIBSC 04/252	血浆纯化蛋白冻干品
13	蛋白S	WHO	NIBSC 03/228	人血浆冻干品
14	抗凝血酶	WHO	NIBSC 08/258	人血浆冻干品
15	C1 抑制物	WHO	NIBSC 08/262	人血浆冻干品
16	SSC/ISTH 二级凝血复合参考品	NIBSC	SSCLOT4	人血浆冻干品

三、国内标准化现状

目前国内临床所用的血凝仪和血凝试剂依然以进口产品为主，国内厂家数量不少但规模不大，主要占据中低端市场。比较高端的全自动血凝仪都有配套试剂，除 STAGO 血凝仪必须使用配套试剂外，绝大部分仪器对试剂开放。

为提高检测结果的可比性，卫生部临床检验中心于 1992 年开始开展凝血试验的室间质评工作，项目包括 PT、APTT、TT 和 FIB。据文献报道，2004 ～ 2006 年的质评结果显示异常水平样本的 PT 和 APTT 质评结果变异较大，非配套系统的 PT、INR、APTT 和 FIB 的质评结果变异较大，建议选择配套系统，定期校准仪器，并开展异常水平的室内质控，使用非配套系统的实验室应与配套系统进行结果比对。

另外，近年的全国室间质评结果也反映出这 4 个项目实验室间的差异较大，最高值和最低值有时可相差数百倍，凝血标准化仍然任重道远。对国内厂家来说，购买国际参考品费用高、耗时长，很多情况下通过与外部系统比对来调校系统，在一定程度上保证结果的可靠；对临床用户来说，检测系统的任何变化都会改变测试结果，需要经常开展内部校准和内部质控，并定期与外部比对。

全国医用临床检验实验室和体外诊断系统标准化技术委员会（SAC/TC136）参考 CLSI 指南，结合国内实际情况，根据专家意见反复修改，迄今为止共制定了 8 项凝血相关行业标准，指导产品注册和性能检测，对于凝血检验相关产品的规范化和质量改进发挥了积极影响。

国内有关监管机构和科技部门也在陆续开展凝血标准品的研制工作，期望不远的将来凝血标准化会有一个突破性的进展，为国内厂家和临床检验实验室带来福音。

（康　娟）

参考文献

彭明婷 . 2008. 血液分析仪质量控制的问题与对策 . 检验医学，23(6):551-553.

陆红，彭明婷，李臣宾，等 . 2008. 2004 ～ 2006 年全国凝血试验室间质量评价数据分析 . 临床输血与检验，10(2):129-132.

Arkin CF，LaDuca FM，Davis BH，et al. 2004. Methods for reticulocyte counting (Automated Blood Cell Counters，Flow Cytometry，and Supravital Dyes). NCCLS H44-A2.

Bull BS，Houwen B，Koepke JA，et al. 2000. Reference and selected procedures for the quantitative determination of hemoglobin in blood. NCCLS H15-A3，20(28).

Bull BS，Koepke JA，Simson E，et al. 2000. Procedure for determining packed cell volume by the microhematocrit method. NCCLS H7-A3，20(18).

England JM，Rowan RM，Bull BS，et al. 1994. Reference method for the enumeration of erythrocytes and leucocytes. Clin Lab Haemat，16:131-138.

England JM，Rowan RM，Vanassendelft OW，et al. 1995.Recommendation of the ICSH on reporting differential leukocyte counts. Clin Lab Haematol，17:113.

Gaffney PJ，Wong MY. 1992. Collaborative study of a proposed international standard for plasma fibrinogen measurement. Thromb Haemost，68:428-432.

Hiibl W，Wolfkauer G，Anderl S，et al. 1997. Toward a new reference method for the leukocyte five-part differential. Cytometry，30(1):72-84.

ICSH and ISLH. 2001. Platelet counting by the RBC/Platelet ratio method: a reference method. Am J Clin Pathol，115:460-464.

ICSH. 1980. Recommendations for reference method for determination by centrifugation of packed cell volume of blood. J Clin Pathol，33:122.

ICSH. 2003. Recommendations for “Surrogate Reference” method for the packed cell volume. Lab Hematol，9:1-9.

ICSH: Expert Panel on Cytometry. 1998. Proposed reference method for reticulocyte counting based on the determination of the reticulocyte to red cell ratio. Clin Lab Haem，20:77-79.

ICSH: Expert Panel on Cytometry. 2001. Recommendations for reference method for the packed cell volume. Lab Hematol，7:148-170.

Koepke JA，Assendelft OW，Combleet J，et al. 1999. Calibration and quality control of automated hematology analyzers. NCCLS H38-P.

Koepke JA，Bentley SA，Pierre RV，et al. 1992. Reference leukocyte differential count (proportional) and evaluation of instrumental methods. NCCLS H20-A.

Singh AK，Singhton NK. 1965. Recommendations and requirements for haemoglobinometry in human blood. J Clin Pathol，18:353.

Zwart A，Assendelftowv，Bull BS，et al. 1996. Recommendations for reference method for haemoglobinometry in humman blood (ICSH Standard 1995) and specifications for international haemiglobincyanide standard (4th edition). J Clin Pathol，49:271-274.

第三十一章　染料与生物医学实验染料

染料是有颜色的物质，但有颜色的物质并不一定是染料。只有能使纤维和其他材料着色的物质才能称其为染料。染料所具备的条件，一是具有颜色，二是要与被染物质间有亲和力。因此，其除了有发色基团外，还需要有一种使化合物发生电离作用的助色基团。染料产生颜色的发色基团和与组织间产生亲和力的助色基团共同决定了染色剂的染色性质。如染料化合物中往往由硝基（—NO_2）、偶氮基（—N=N—）、乙烯基等形成了发色基团，而由 —OH、—SO_3H、—COOH 等酸性基团和 —NH_2、—$NHCH_3$、—$N(CH_3)_2$ 等碱性基团构成了助色基团，具有酸性或碱性基团的染料分别称为酸性或碱性染色剂。这些助色基团的存在使染料物质离子化，极性增强；在生物医学实验中，可促进染料与组织细胞间发生作用，产生良好的染色效果。

第一节　概　　述

一、发展简史

考古资料显示，染色技术在印度和中东已有超过五千年历史。当时的染料是天然染料，从动植物或矿物质而来，甚少经过处理。随着 Pekin 于 1856 年制得了第一种合成染料——苯胺紫后，有机化学分出了一门新学科——染料化学。人们所使用的染料起初主要是用于纺织染色。1879 年，Ehrlich 发现了普通纺织染料能用于血细胞染色，使各类血细胞染成不同颜色。此后国内外许多学者通过将这些天然染料和合成染料用于不同受体染色的研究，发现纺织染料不仅仅可用于血细胞，也可用于微生物和组织细胞等生物体，更加促进了人们对生物医学染色的认识和进一步的研究。

染料用于临床实验室，最初都是由实验人员自行配制成染液，但是由于各个实验室自配试剂所用到的原材料厂家、级别、批次甚至配方不一致，而且一些染色液配制过程繁琐，其中一些辅料或佐剂用量极少但却不可少，市面也少有，导致购买困难；加之自配过程无标准化规程和工艺，而导致染色液质量得不到保证，批内差及批间差较大，从而对染色效果及检测结果产生影响，往往由于配制人员操作方式、习惯等不同，导致最终染色结果也各有不同，实验室之间会诊时常引起争论，甚至作出不同的诊断。此时，商品化试剂便应运而生，所谓商品化试剂就是通过了一些有国家认证资格的认证机构认证，并经过注册或备案而合法出售的试剂。方便而又稳定的商品化试剂不仅减轻了实验室工作人员的工作量，同时也保证了实验结果的准确性和一致性。

二、染料分类

1. 按状态分类　①水性色浆；②油性色浆；③水性色精；④油性色精。

2. 按用途分类　①陶瓷颜料；②涂料颜料；③纺织颜料；④塑料颜料；⑤生物医学染料。

3. 按来源分类　①天然染料，分植物染料、动物染料和矿物染料；②合成染料（又称人造染料）。

4. 按染料性质及应用方法分类　分为直接染料、不溶性偶氮染料、活性染料、还原染料、可溶性还原染料、硫化染料、硫化还原染料、酞菁染料、氧化染料、缩聚染料、分散染料、酸性染料、酸性媒介及酸性含媒染料、碱性及阳离子染料等。

三、染料命名

（一）命名规则介绍

为了便于区别和掌握各类繁多的染料，统一

的命名方法已被正式采用。只要看到染料的名称，就可以大概知道该染料属于哪一类染料，以及其颜色、光泽等。我国对染料的命名统一使用三段命名法，即冠称、色称和尾注。

1. 冠称　主要表示染料根据其应用方法或性质分类的名称，如分散、还原、活性、直接等。

2. 色称　表示用这种染料按标准方法将织物染色后所能得的颜色的名称，一般有下面四种方法表示。

(1) 采用物理上通用名称，如红、绿、蓝等。

(2) 用植物名称，如橘黄、桃红、草绿、玫瑰等。

(3) 用自然界现象表示，如天蓝、金黄等。

(4) 用动物名称表示，如鼠灰、鹅黄等。

3. 尾注　表示染料的色光、性能、状态、浓度以及适用什么织物等，一般用字母和数字代表。

染料的三段命名法，使用比较方便。例如还原紫 RR，就可知道这是带红光的紫色还原染料，冠称是还原，色称是紫色，R 表示带红光，RR 表示红光较重。

目前，有关染料的命名尚未在世界各国得到统一，各染厂都为自己生产的每种染料取一个名称，因此可能会出现同一种染料有几个名称的情况。

（二）中国染料命名用词

1. 冠称　直接耐晒、直接铜蓝、直接重氮；酸性、弱酸性、酸性络合、酸性媒介；中性、阳离子、活性、还原、可溶性还原、分散、硫化、色基、色酚、色蓝、可溶性硫化，快色素、氧化、缩聚、混纺等。

2. 色称　嫩黄、黄、金黄、深黄、橙、大红、红、桃红、玫红、品红、红紫、枣红、紫、翠蓝、湖蓝、艳蓝、深蓝、绿、艳绿、深绿、黄棕、红棕、棕、深棕、橄榄绿、草绿、灰、黑等。

3. 色光　B 表示带蓝光或青光、G 表示带黄光或绿光、R 表示带红光；色光品质：F 表示色光纯、D 表示深色或稍暗、T 表示深。

第二节　染料的应用

一、选用环保型染料

（一）环保型染料共识

近年来国际上陆续出台了环保法规，制约了原有某些染料的使用，大量环保型染料的开发应运而生。环保型染料应该满足以下要求：

(1) 不含德国政府和欧共体及 Eco-Tex Standard 100 明文规定的在特定条件下会裂解释放出 22 种致癌芳香胺的偶氮染料，无论这些致癌芳香胺游离于染料中或由染料裂解所产生。

(2) 不是过敏性染料。

(3) 不是致癌性染料。

(4) 不是急性毒性染料。

(5) 可萃取重金属的含量在限制值以下。

(6) 不含环境激素。

(7) 不含会产生环境污染的化学物质。

(8) 不含变异性化合物和持久性有机污染物。

(9) 甲醛含量在规定的限值以下。

(10) 不含被限制农药的品种且总量在规定的限值以下。

真正的环保染料除满足上述要求外，还应该在生产过程中对环境友好，不要产生“三废”；即使产生少量的“三废”，也可以通过常规的方法处理而达到国家和地方的环保和生态要求。

（二）环保型染料类别

1. 直接染料　在禁用的染料中直接染料占大多数，所以，近几年来，环保型直接染料已成为染料行业新品种开发的重点，直接染料品种具体有以下几种。

(1) 二氨基二苯乙烯二磺酸类直接染料：这类染料色泽鲜艳，牢度适中，直接耐晒。橙 GGL（C.I. 直接橙 39）是性能较好的环保型染料。直接耐晒黄 3BLL（C.I. 直接黄 106）为三氮唑直接染料，耐日晒牢度达 6 ～ 7 级。直接耐晒绿 IRC（C.I. 直接绿 34）上染率高，有优异的染色牢度，耐日晒牢度达 6 ～ 7 级，耐水洗牢度达 3 ～ 4 级。

(2) 4,4′- 二氨基二苯脲类直接染料：这类染料无致癌性，日晒牢度高，应用品种较多，属环保型染料。如直接耐晒黄 RSC（C.I. 直接黄 50）、直接耐晒红 F3B（C.I. 直接红 80）、C.I. 直接棕 112、C.I. 直接棕 126、C.I. 直接棕 152 等。

(3) 4,4′- 二氨基苯甲酰替苯胺类直接染料：这类染料牢度较好，是环保型染料。如直接绿 N-B（C.I. 直接绿 89）、直接黄棕 N-D3G（C.I. 直接棕 223）、直接黑 N-BN（C.I. 直接黑 166）等。

(4) 4,4′- 二氨基苯磺酰替苯胺类直接染料：这类染料以二氨基化合物来合成黑色直接染料，染色性能与牢度都很好，广泛用于棉、麻、粘胶纤维、丝绸、皮革的染色。已开发和筛选出可替代禁用直接染料的产品，如 C.I. 直接黑 166（直接黑 N-BN）、C.I. 酸性黑 210（酸性黑 NT）、C.I. 酸性黑 234 等。

(5) 二氨基杂环类直接染料：这类染料是以二氨基杂环化合物合成的直接染料，如二苯并二噁嗪类直接染料，这类染料色泽鲜艳，着色强度和染色牢度高，耐日晒牢度达 7 级。有代表性的品种有 C.I. 直接蓝 106（直接耐晒艳蓝 FF2GL）、C.I. 直接蓝 108（直接耐晒蓝 FFRL）等。

(6) 涤 / 棉（涤 / 粘）织物用的环保型直接染料：涤 / 棉、涤 / 粘混纺织物等不同性质的纤维同浴染色，这要求直接染料具有优良的高温稳定性、良好的提升力和重演性及较好的牢度及环保性能。上海染料公司开发的直接混纺 D 型染料是能达到上述性能的环保型染料，目前品种已达 25 种以上，如 C.I. 直接黄 86（直接混纺黄 D-R）、C.I. 直接黄 106（直接混纺黄 D-3RLL）、C.I.224 直接混纺大红 D-GLN、C.I. 直接紫 66（直接混纺紫 D-5BL）、C.I. 直接蓝 70（直接混纺蓝 D-RGL）、C.I.95 直接混纺棕 D-RS、C.I. 直接黑 166（直接混纺黑 D-ANBA）等。其中个别品种是铜络合物，游离铜应在 ETAD 规定的极限值（250mg/kg）范围内。

(7) 日本化药公司开发和筛选的 Kayaeelon C 型染料：有 C.I. 直接黄 161（Yellow C-3RL）、C.I. 直接红 83（Rubine C-BL）、C.I. 直接蓝 288（Blue C-BK）、C.I. 直接绿 59（Caeen C-CK）、C.I. 直接黑 117（Crey C-RL）等。

泰国现代集团推出 Modern Direct 系列高级直接染料，Dystar 公司开发出 Sirius Plus 系列直接染料，Ciba 公司推出 Cibafix ECO 直接染料，BASF 公司推出 Diazol 系列直接染料、Yorkshire 公司推出 Benganil 系列直接染料等。这些染料具有相似的功能，如色泽鲜艳、耐晒牢度高、是不含重金属的环保型染料，具有优异的高温稳定性，适用于涤棉混纺织物染色。

2. 酸性染料

(1) 红、橙、黄色酸性染料：在已开发的酸性环保染料中红色酸性染料有 C.I. 酸性红 37、C.I. 酸性红 89（弱酸性红 3B、2BS）、C.I. 酸性红 145（弱酸性大红 GL）等。而 C.I. 酸性红 336 和 C.I. 酸性红 361 皆为红色谱的重要品种。橙色酸性染料有 C.I. 酸性橙 67（弱酸性黄 RXL）、C.I. 酸性橙 116（酸性橙 AGT）、C.I. 酸性橙 156（弱酸性橙 3G）。黄色酸性染料主要有 C.I. 酸性黄 42（弱酸性黄 Rs、酸性黄 R）和 C.I. 酸性黄 49（酸性黄 GR200）。

(2) 蓝、绿、紫色酸性染料：蓝色谱的环保型酸性染料大多是溴氨酸衍生物，蓝色新品种较多，如 C.I. 酸性蓝 277、C.I. 酸性蓝 344、C.I. 酸性蓝 350、C.I. 酸性蓝 9（艳蓝 FCF）等。绿色酸性染料是蒽醌型的，国内已开发的新产品有 C.I. 绿 17、C.I. 酸绿 28、C.I. 酸性绿 41、C.I. 酸性绿 81 等。而紫色的则主要有 C.I. 酸性紫 17（酸性紫 4BNS）、C.I. 酸性紫 54（弱酸性艳红 10B）、C.I. 酸性紫 48 等。

(3) 棕、黑色酸性染料：棕色酸性染料新品种也较多，较为重要的是 C.I. 酸性棕 75、C.I. 酸性棕 98、C.I. 酸性棕 165、C.I. 酸性棕 348、C.I. 酸性棕 349 等。黑色品种主要有 C.I. 酸性黑 26、C.I. 酸性黑 63、C.I. 酸性黑 172、C.I. 酸性黑 194、C.I. 酸性黑 210、C.I. 酸性黑 234、C.I. 酸性黑 235、C.I. 酸性黑 242 等。

3. 分散染料 分散染料迄今已有 1200 多个分子结构，商品数达 3500 多个。分散染料与环境和生态保护存在着一些不相适应之处，主要是部分分散染料会还原分解产生致癌芳香胺，个别产品是过敏性染料。近年来，为提高分散染料的功能和环保要求，开发了一些新染料，主要有下面几个方面。

(1) 符合 Eco-Tex Standard 100 要求的新型分散染料：这类产品主要有 Ciba 精化公司用于乙酸纤维及其混纺织物染色的 Cibacet EL 系列染料；BASF 公司用于聚酯纤维及其混纺织物染色的 Dispersol C-VS 系列染料；Yorkshire 公司用于乙酸纤维染色的 Serisol ECF 环保型分散染料；三井 -BASF 公司的 Compact ECO 系列染料；日本化药公司适用于聚酯纤维和聚氨酯纤维组成的混纺织物染色的 Kayalon Polyester LW 系列分散染料；日本住友公司适用于细旦聚酯纤维染色的 Sumikaron MF 染料。

(2) 取代过敏性分散染料的新型分散染料：在市场上公认的过敏性分散染料中用得较多的是C.I. 分散橙 76 和 C.I. 分散橙 37。用于取代过敏性染料的主要有日本化药公司的 Kayalon Polyester Yellow Brown 3RL(EC) 143；DyStar 公司开发的 Dianix Orange UN-SE 01 环保型分散染料；日本住友化学公司的 Sumikaron Blac S-EC 300% 分散染料；英国 L.J.Specialities 公司开发的 Lumacron Black FD 分散染料等。

(3) 不含有可吸附有机卤化物的新型分散染料：这类染料主要有 Ciba 精化公司的 Terasil Blue W-BLS 染料，它适用于聚酯纤维及其混纺织物的吸尽染色和连续染色；BASF 公司的开发的 Palanil Cyanine B 200% 和 Palanil Luminous Yellow GN 也是不含有可吸附有机卤化物的超鲜艳分散染料，它们适用于聚酯纤维及其混纺织物的染色；该公司还向市场推出了新一代的高性能分散染料 Dispersol Deep Red SF。

(4) 具有优异洗涤牢度的高性能分散染料：这类产品主要有 Ciba 精化公司开发的具有卓越湿牢度的 Terasil W 系列新型分散染料，共 11 个品种；DyStar 公司开发的 Dianix HF 染料也是具有非常好的洗涤牢度、优异的应用性能及易使用性等特性的高性能分散染料；BASF 公司的 Dispersol XF 是具有顶尖水平洗涤牢度的新型分散染料；还有 Clariant 公司的 Foron Blue RD-SE 300，是一种快速染色用高强度黑色分散染料，具有高的提升力和染浴吸着率，特别是其染色物热固着后有很好的湿牢度；英国 L.J.Specialities 公司开发的具有优异洗涤牢度的新型分散染料，商品名称为 Itosperse HW 型染料，具有优异的洗涤和升华牢度，对生态环境无害。

(5) 可生化降解分散剂组成的环保型分散染料：分散染料商品中的分散剂也是一个影响环境保护的因素，迄今广泛使用的萘磺酸甲醛缩合物系列分散剂和木质素磺酸盐系列分散剂等都存在可生化降解的问题。近年来 BASF 公司开发成功新型可生化降解的分散剂 Setamol E，DyStar 公司也研制出可生化降解的新分散剂，并用它们组成环保型分散染料如 Dianix ECO Liquid 系列染料等。

4. 活性染料

(1) 高固色率的环保型活性染料：目前，国内固色率较高的活性染料有 KE 型、ME 型、B 型，国外的活性染料有 Procion H-EXL、Sumifix Supra、Basilen Fm、Cibacron C 型。这些新型活性染料的固着率都在 80% 以上，匀染性和扩散性很好，不受浴比、温度、盐量变化的影响，洗净性也好，因有适合的一次吸尽率，具有优异的耐光牢度和耐汗渍牢度。

(2) 低盐染色的环保型活性染料：在活性染料染色过程中，常用无机盐作为促染剂施加到染液中，而高含盐量的废水则会破坏水的生态环境，对农作物和人生命安全类均构成严重威胁。日本住友公司采用 Sumifix Supra NF 及 E-XF 等环保型系列染料，盐用量为一般染料的 60%；汽巴公司的 Cibacron LS 型染料对纤维亲和力特别高，染料溶解性好，成键牢度高，用盐量低，只有一般活性染料的 1/3 ～ 1/2，上染率在 90% 以上，固色率为 80%；日本化药公司开发的 Kayacion E-CM 染料、Kayacion E-MS 染料、Kayacion E-S133 染料，德司达公司的 Levafix EA、Levafix ES、Levafix OS 系列染料都具有低盐染色的功能，染料溶解性好，匀染性好，用盐量少，是对环境友好的新产品。

(3) 不含重金属和不含可吸附有机卤化物的环保型活性染料：这类活性染料主要有 Ciba-cron Black CNN、Black W-NN、Black C-2R、Black LS-N 等和国产的活性黑 KN-GZGC133（颗粒料）等黑色活性染料。

(4) 提高牢度的环保型活性染料：这类染料有 Cibacron Light 型染料、Sumifix Supra HF 及 NF 系列染料、Kayacion E-LE 及印花用的 AP 型染料，它们的耐汗渍 — 日光牢度都达到 3 ～ 4 级及以上。

5. 硫化染料　常用的硫化染料不是过敏性染料、致癌性染料和急性毒性染料，不含有重金属和可吸附有机卤化物，应用时用盐量少，水和能量的消耗比活性染料少得多，因此硫化染料也是禁用染料的替代染料之一，尤其是黑色。但是用硫化染料染色时需要添加硫化钠和碱使其还原，废水中含有 15% ～ 20% 的硫化物以及硫化染料在制造和应用时所产生的硫化氢臭气带来了严重的环境和生态污染问题。

瑞士的 Clariant 公司生产的 Diresul RDT 染料是用对环境和生态无害的葡萄糖和碱作还原剂取代硫化钠和碱制成的一种 20% 的预还原硫化染料

溶液，硫的含量为 0.7% ～ 4.0%，几乎没有硫化氢臭气。由于新染料大大减少了废水中硫化物含量，消耗的水少，废水处理简单，而且使用双氧水、溴酸盐或过二硫酸盐作氧化剂，氧化废水也易治理。该公司的 Diresul EV 新型环保硫化染料，硫化物含量在 50mg/L 以下，还原剂为常规用量的 1/3，废水中硫化物含量大大减少，废水的 COD 值也大幅度降低。另外该公司用亚硫酸盐处理硫化染料氧化体引入硫代硫酸基制成的 Sandozol T 型环保硫化染料，其硫化物含量实际上为“零”，具有水溶性，溶液呈中性，但对纤维素纤维没有亲和力，主要用于皮革染色。

此外，James Robinson 公司经预先还原的硫化染料隐色体溶液，DyStar 公司具有低硫化物含量的硫化染料如 Cassulfon Black C-BRV、Cassulfon Carbon CMRV 等都是有利于环境和生态保护的环保型硫化染料。

6. 还原染料 还原染料不含有会在特定条件下裂解产生 22 种致癌芳香胺的偶氮染料，不是过敏性染料、致癌性染料和急性毒性染料，不含有环境激素，而且使用时废水的色度低，是禁用染料的一种替代品。但从环境和生态保护要求分析，还原染料制造步骤多，合成反应复杂，有时还使用多氯苯等有机卤化物作溶剂和重金属及其衍生物作催化剂，因此其对环境和生态的污染一直是众所关心的问题。

BASF 公司的 Indanthren Colloisol 型染料、Ciba 精化公司的 Cibanone MD 型染料、Bezema 公司的 Benzathren micro 型染料和三井 -BASF 公司的 Mikethrene s/f 型染料等都已达到了环保型染料的要求。

上海染料公司的 SM 型还原染料不含有禁用染料、环境激素及对环境污染的化学物质等，且可萃取重金属的含量在限定值以下，也是一种可取代禁用染料的环保型还原染料。

7. 阳离子染料 阳离子染料是聚丙烯腈纤维的专用染料。阳离子染料在制造过程中通常采用氯化锌使成复盐沉淀析出，其商品中锌的含量很高，一般在 15% ～ 20%。ETAD 明确规定锌是染料中需控制的重金属之一，所以，环保型阳离子染料的开发主要是染料中含锌的问题。通过技术改造，新的制造技术不再采用氯化锌，而改用其他对环境和生态无害的沉淀剂，这样制得的阳离子染料符合环保型染料要求，如英国 D&G Dyes 公司的 Viocryl Red GRLS ZF 200%、Viocryl Navy FBL ZF、Viocryl Black FL ZF 200% 等都是不含锌的阳离子染料。

特别要指出的是，目前很多生产厂家及染料用户对环保型染料存在着一种误解，认为凡是偶氮染料就是非环保型染料。事实并非如此，只有含致癌成分或裂解出致癌性物质的 22 种染料中间体的偶氮染料才是非环保型染料。

二、摒弃禁用染料

（一）禁用染料概况

近年来，国际上对环境质量恶化与生态平衡失调十分关切，人类正面临有史以来最严重的环境危机，而环境污染大部分直接与工业和工业产品的污染有关。作为染料中间体的芳胺，已被一些国家的政府机构列为可疑致癌物，其中联苯胺和乙萘胺已被确认为是对人类最具烈性的致癌物。为此，在世界各国，关注染料生产、强调环境保护已成为当务之急，美国、欧洲各国及日本已建立了研究染料生态安全和毒理的机构，专门研究染料对人类健康与环境的影响，并制订了染料中重金属含量指标。美国染料制造商协会生态委员会独立地研究染料与助剂对环境的影响，确定了各种类商品染料中金属杂质的浓度范围。

1992 年 4 月德国在关于日用品法律的第一条条款中写上了有关禁用染料的内容，但不明确，于是在 1994 年 7 月、1994 年 12 月、1995 年 7 月、1996 年 7 月分别发布了第二次至第五次修正案，并于 1997 年 7 月再就有关条款进行更详细的补充公布。按德国 Bayer 公司 1994 年的分析，在德国市场上涉及的禁用染料有 118 只，依其应用类别包括直接染料 77 只、酸性染料 26 只、分散染料 6 只、冰染色基 5 只、碱性染料 3 只和氧化色基 1 只。在 1999 年 SDC resource file 中登载着德国 VCI（德国化学工业协会）根据内部研究和 1994 年第三版“染料索引”所收集的可还原裂解出 22 种致癌芳香胺的偶氮染料有 141 只，其中 113 只染料与德国 Bayer 公司 1994 年提出的 118 只禁用染料结构相同。若将VCI与Bayer公司提出的禁用染料合并，则共有禁用染料146只，其中直接染料84只、酸性染料29只、分散染料9只、碱性染料7只、冰染料色基5只、氧化色基1只、媒染染料2只和溶剂染料9只。

根据2000年所发布的Eco-Tex Standard 100新版测试纺织品中有毒物质的标准，涉及的禁用染料还包括过敏性染料、直接致癌染料和急性毒性染料，另外还包括含铅、锑、铬、钴、铜、镍、汞等重金属，甲醛及有机农药超过限量指标的染料，以及环境激素、产生环境污染的化学物质、变异性化学物质及持久性有机污染物的染料等。

染料分子结构分析和染色织物实测说明，以致癌芳香胺作为中间体合成的染料，包括偶氮染料和其他染料，如未经充分提纯，即使有微量致癌芳香胺存在，该染料也属禁用之列。目前市场上70%左右的合成染料以偶氮结构为基础，广泛应用的直接染料、酸性染料、活性染料、金属络合染料、分散染料、阳离子染料及缩聚染料等，都含有偶氮结构。偶氮染料不仅用于纺织品的印染，还用来染皮革、纸张、食品等。应该指出，一般情况下偶氮染料本身不会对人体产生有害影响，但部分以致癌芳香胺为中间体合成的偶氮染料，与人体皮肤长期接触之后，会与人体正常新陈代谢过程中释放的物质结合，并发生还原反应使偶氮基断裂，重新生成致癌的芳香类化合物，这些化合物被人体再次吸收，经过活化作用，使人体细胞发生结构与功能的改变，从而转变为人体病变诱发因素，增加致癌的可能性。同时禁用染料也不局限于偶氮染料，其他结构的染料，如硫化染料、还原染料及一些助剂中也可能因隐含有害的芳香胺而被禁用。

（二）禁用染料类别

1. 直接染料　直接染料是纤维素纤维用染料中数量较大的一类，在德国首批118只禁用染料中，直接染料就有77只，占65%。其中以联苯胺、二甲基联苯胺等三类衍生物作为中间体合成的直接染料为72只，单以联苯胺为中间体的直接染料为36只，几乎占直接染料总产量的50%。据统计，近年来我国生产的直接染料中属于禁用的直接染料达37只，占我国生产的直接染料品种总数的62.7%。

2. 酸性染料　全世界酸性染料的消耗量仅次于硫化、直接和分散染料，在德国禁用染料中酸性染料近30只。所涉及的有害芳胺品种较多，分布于联苯胺、二甲基联苯胺、邻氨基苯甲醚、邻甲苯胺、对氨基偶氮苯、4-氨基-3，2-二甲基偶氮苯及染料本身致癌等广泛范围内。色谱主要集中于红色和黑色，其他分布于橙、紫、棕等色谱，包括：弱酸橙R（酸性橙45）、弱酸大红H（酸性红285）及酸性黑NT29（酸性黑29）等。

另外，2000年发布的Eco-Tex Standard 100新版中新增的禁用酸性染料有4种：已知的直接致癌性染料有2种，分别是C.I.酸性红26、C.I.酸性紫49；涉及的过敏性染料是C.I.酸性黑48；涉及的急性毒性染料是C.I.酸性橙156、C.I.酸性橙165等。

3. 分散染料　在德国禁用的118只染料中，禁用分散染料共6只，据不完全统计未列入但受到22种有害芳香胺影响而被禁用的分散染料，有14种，还不包括以此作为复配染料的组成。在禁用染料中突出的是C.I.分散黄23，它是红光黄色双偶氮分散染料，我国商品名称为分散黄RGFL。其他几种禁用分散染料包括：分散黄E-5R(C.I.分散黄7)、分散橙2G(C.I.分散黄56)和C.I.分散橙149、C.I.分散红151、C.I.分散蓝1等。

2000年发布的Eco-Tex Standard 100新版中，涉及的过敏性染料品种中分散染料就占了26种。另外，已知的致癌性染料中分散染料有2种，分别是C.I.分散黄3、C.I.分散蓝1。

4. 色基与色酚　不溶性偶氮染料所用的色基中有许多品种本身为MAK（Ⅲ）A1(MAK意为最大的工作场所浓度）及A2组的致癌或怀疑致癌的芳香胺，理应受到禁用。德国首批公布的禁用色基共5只，疏漏了1只色基。据不完全统计，通过有害芳香胺合成的色酚，共有9种。除此之外，还有同分异构体为有害芳香胺的色基，例如：橙色基GC(C.I.色基2)及黄色基GC(C.I.色基44)分别为间一氯苯胺和邻氯苯胺，是致癌芳香胺对氯苯胺的同分异构体。其他几种禁用色基：红色基TR(C.I.冰染色基11)、大红色基G(C.I.染色基12)、蓝色基B(C.I.冰染色基48)、深蓝色基R(C.I.冰染色基113)和枣红色基GBC(C.I.冰染色基4)等。

氧化显色基列入德国禁用染料的仅有 1 种，为C.I. 显色基14，或C.I. 氧化色基20（76035），即2，4- 二氨基甲苯。

涉及的急性毒性染料是 C.I. 显色基 20、C.I. 显色基 24 和 C.I. 显色基 41。

5. 碱性染料 首批列入德国禁用染料的碱性染料有 3 只，它们分别为：碱性棕 4、碱性红 42、碱性红 111。其中：C.I. 碱性红 111 含有对氨基偶氮苯；C.I. 碱性红 42 含有邻氨基苯甲醚；C.I. 碱性棕 4 含有 2，4- 二氨基甲苯。由德国 VCI 公布另外 4 种碱性染料，因为含有有害芳香胺而被禁用。如 C.I. 碱性黄 82 含有对氨基偶氮苯；C.I. 碱性黄 103 含有 4，4′- 二氨基二苯甲烷；C.I. 碱性红 76 含有邻氨基苯甲醚；C.I. 碱性红 114 含有邻氨基苯甲醚。

涉及的急性毒性染料中碱性染料有 6 种，分别是：C.I. 碱性黄 21、C.I. 碱性红 12、C.I. 碱性紫 16、C.I. 碱性蓝 3、C.I. 碱性蓝 7、C.I. 碱性蓝 81。涉及的已知直接致癌性染料中碱性染料有 1 种，即 C.I. 碱性红 9。

6. 活性染料及还原染料 在 118 种禁用染料中无活性及还原两大类染料，但从是否含有 22 种有害芳香胺出发，这两类染料中的个别品种将受到影响。如活性染料中的活性黄 K-R、活性蓝 KD-7G、活性黄棕 K-GR、活性黄 KE-4RNI 等。

还原染料中受到禁用的更少，但如还原艳桃红 R（C.I. 还原红 1，73360）及还原红紫 RH（C.I. 还原紫 2，73385）是由邻苯胺作为原料，故亦受到禁用的影响。相应的可溶性还原染料中的溶靛素桃红 IR 及溶靛素红紫 IRH，分别为还原桃红 R 及还原红紫 RH 隐色体的硫酸酯，也将受到禁用的影响。

7. 其他类型染料 除上述染料外，在常用的其他类型染料中，也有一些染料因使用了某些芳香胺中间体而成为禁用染料。如硫化类染料中的硫化黄棕 5G（C.I. 硫化棕 10，53055）、硫化黄棕 6G（C.I. 硫化橙 1，53050）、硫化淡黄 GC（C.I. 硫化黄 2，53120）、硫化还原黑 CLG（C.I 硫化黑 6）以及硫化草绿 ZG、硫化墨绿 GH 等拼混硫化染料。

在涂料色浆中，因采用含偶氮染料结构为固体制造的染料也受到禁用，包括永固橙 G（C.I. 颜料橙 13，21110）、8205 染料金黄 FGRN、6103 染料金黄 FG 以及 8111 染料大红 FFG 等。

第三节　染料标准和医学实验常用染料简介

一、历年国家标准

染料种类繁多，质量标准和性能评价方法各不相同（表 31-1）。

表 31-1　历年国家标准（2003 ～ 2012 年）

序号	标准号	中文标准名称
1	GB/T 2396—2003	分散染料固色率的测定
2	GB/T 2402—2003	阳离子染料染腈纶时对其他各种织物污染的测定
3	GB/T 2383—2003	染料筛分细度的测定
4	GB/T 2398—2003	分散染料对棉沾污性能的测定
5	GB/T 10663—2003	分散染料移染性的测定
6	GB/T 2390—2003	水溶性染料 pH 的测定
7	GB/T 2399—2003	阳离子染料染色色光和强度的测定
8	GB/T 4465—2003	碱性染料染色色光和强度的测定
9	GB/T 2375—2003	直接染料染色色光和强度的测定
10	GB/T 2376—2003	硫化染料染色色光和强度的测定
11	GB/T 2379—2003	酸性络合染料染色色光和强度的测定
12	GB/T 2380—2003	媒介染料染色色光和强度的测定
13	GB/T 17520—1998	在电解质存在下反应染料溶解度和溶液稳定性的测定

续表

序号	标准号	中文标准名称
14	GB/T 3671.1—1996	水溶性染料溶解度和溶液稳定性的测定
15	GB/T 3671.2—1996	水溶性染料冷水溶解度的测定
16	GB 19601—2004	染料产品中 23 种有害芳香胺的限量及测定
17	GB/T 19681—2005	食品中苏丹红染料检测方法高效液相色谱法
18	GB/T 19942—2005	皮革和毛皮化学试验禁用偶氮染料的测定
19	GB/T 6686—2006	染料分类
20	GB/T 20383—2006	纺织品致敏性分散染料的测定
21	GB/T 6687—2006	染料名词术语
22	GB/T 20382—2006	纺织品致癌染料的测定
23	GB/T 4841.3—2006	染料染色标准深度色卡 2/1、1/3、1/6、1/12、1/25
24	GB/T 2392—2006	染料热稳定性的测定
25	GB/T 2391—2006	反应染料固色率的测定
26	GB/T 4841.2—2006	染料染色标准深度色卡藏青和黑色
27	GB/T 2394—2006	分散染料色光和强度的测定
28	GB/T 2381—2006	染料及染料中间体不溶物质含量的测定
29	GB/T 2401—2006	阳离子染料染腈纶时纤维饱和值、染料饱和值及饱和因数的测定
30	GB/T 4841.1—2006	染料染色标准深度色卡 1/1
31	GB/T 9339—2006	反应染料与纤维素纤维结合键耐酸耐碱性的测定
32	GB/T 4469—2006	还原染料还原速率的测定汽蒸法
33	GB/T 2389—2006	反应染料水解染料与标准样品相对含量的测定
34	GB/T 1639—2006	可溶性还原染料溶解度的测定
35	GB/T 1637—2006	可溶性还原染料色光和强度的测定
36	GB/T 2387—2006	反应染料色光和强度的测定
37	GB/T 2400—2006	阳离子染料染腈纶时配伍指数的测定
38	GB/T 2403—2006	阳离子染料染腈纶时染浴 pH 适应范围的测定
39	GB/T 2386—2006	染料及染料中间体水分的测定
40	GB/T 4467—2006	染料悬浮液分散稳定性的测定
41	GB/T 2377—2006	还原染料色光和强度的测定
42	GB/T 4464—2006	染料泳移性的测定
43	GB 20814—2006	染料产品中 10 种重金属元素的限量及测定
44	GB/T 3899.2—2007	纺织品用染料产品命名标准色卡
45	GB/T 2374—2007	染料染色测定的一般条件规定
46	GB/T 5540—2007	分散染料分散性能的测定双层滤纸过滤法
47	GB/T 3899.1—2007	纺织品用染料产品命名原则
48	GB/T 2385—2007	染料中间体结晶点的测定通用方法
49	GB/T 5541—2007	分散染料高温分散稳定性的测定双层滤纸过滤法
50	GB/T 5542—2007	染料大颗粒的测定单层滤布过滤法
51	GB/T 2384—2007	染料中间体熔点范围测定通用方法
52	GB/T 2382—2007	硫化染料游离硫磺含量的测定
53	GB/T 12680—2008	醇溶染料一般性能的测定

续表

序号	标准号	中文标准名称
54	GB/T 21881—2008	酸性染料匀染性的测定
55	GB/T 21876—2008	溶剂染料及染料中间体灰分的测定
56	GB/T 21880—2008	酸性染料移染性的测定
57	GB/T 9291—2008	表面活性剂高温条件下分散染料染聚酯织物时匀染剂的抑染作用测试法
58	GB/T 21877—2008	染料及染料中间体堆积密度的测定
59	GB/T 21882—2008	液体染料黏度的测定
60	GB/T 21878—2008	水溶性硫化染料分光强度的测定
61	GB/T 21879—2008	水溶性染料溶解度的测定点滤纸法
62	GB/T 21875—2008	染料提升力的测定
63	GB/T 6688—2008	染料相对强度和色差的测定仪器法
64	GB/T 23345—2009	纺织品分散黄 23 和分散橙 149 染料的测定
65	GB/T 23496—2009	食品中禁用物质的检测碱性橙染料高效液相色谱法
66	GB/T 6693—2009	染料粉尘飞扬性的测定
67	GB/T 9337—2009	分散染料高温染色上色率的测定
68	GB/T 24164—2009	染料产品中多氯苯的测定
69	GB/T 24165—2009	染料产品中多氯联苯的测定
70	GB/T 23973—2009	染料产品中甲醛的测定
71	GB/T 23975—2009	染料及颜料产品中四氯苯酐的测定
72	GB/T 23977—2009	染料含盐量的测定电导率法
73	GB/T 23978—2009	液体染料氯离子含量的测定离子色谱法
74	GB/T 23980—2009	直接染料拔染性的测定
75	GB/T 24101—2009	染料产品中 4- 氨基偶氮苯的限量及测定
76	GB/T 24167—2009	染料产品中氯化甲苯的测定
77	GB/T 24102—2009	染料及染料中间体产品检验规则
78	GB/T 24103—2009	染料中间体产品标志、标签、包装、运输、储存通则
79	GB/T 24166—2009	染料产品中含氯苯酚的测定
80	GB/T 23974—2009	染料产品中邻苯基苯酚的测定
81	GB/T 23976.2—2009	染料上染速率曲线的测定色深值测定法
82	GB/T 23976.1—2009	染料上染速率曲线的测定上色率测定法
83	GB/T 25248—2010	830nm 数字制版材料用红外吸收菁染料含量的测定高效液相色谱法
84	GB/T 25810—2010	染料产品标志、标签、包装、运输和储存的基本规定
85	GB/T 25811—2010	染料试验用标准漂白涤纶布
86	GB/T 25812—2010	染料试验用标准漂白棉布
87	GB/T 25813—2010	染料试验用标准漂白棉线
88	GB/T 27594—2011	分散染料原染料相对强度的测定分光光度法
89	GB/T 27596—2011	染料颗粒细度的测定显微镜法
90	GB/T 27597—2011	染料扩散性能的测定
91	GB/T 27592—2011	反应染料轧染固色率的测定
92	GB/T 17592—2011	纺织品禁用偶氮染料的测定
93	GB/T 9292—2012	表面活性剂高温条件下分散染料染聚酯织物用匀染剂的移染性测试法
94	GB/T 2398—2012	分散染料对棉沾色性能的测定

续表

序号	标准号	中文标准名称
95	GB/T 2397—2012	分散染料提升力的测定
96	GB/T 4465—2012	碱性染料色光和强度的测定
97	GB/T 2378—2012	酸性染料染色色光和强度的测定
98	GB/T 2402—2012	阳离子染料染腈纶时对其他各种织物沾色的测定
99	GB/T 1866—2012	中性染料染色色光和强度的测定

二、评价检测要求

染料性能指标各异，如pH、分光强度、分散性能、固色率、热稳定性、溶解度、筛分细度、染色色光和强度等。

以染色色光和强度为例，直接染料GB/T 2375—2013、硫化染料GB/T 2376—2013、酸性染料GB/T 2378—2012、反应染料GB/T 2387—2013、分散染料GB/T 2394—2013等现行国家标准中染色色光和强度的检测要求如表31-2。

表31-2 染色色光和强度评价检测要求

标题	内容
范围	（因染料而异）
规范性引用文件	GB/T 2374；GB/T 6688
原理	（因染料而异）
试剂和材料	应符合GB/T 2374中第3章的有关规定
仪器和设备	应符合GB/T 2374中第4章的有关规定
试验方法	
一般条件	应符合GB/T 2374的有关规定
染液配制	（因染料而异）
染液配方	（因染料而异）
染色操作	（因染料而异）
色光和强度评定	按B/T2374中7.1的规定进行目测评定
试验报告	按GB/T 6688中5.4.2的规定测定强度和6.4的规定测定色差和评定色光
a)	被测染料的名称
b)	本标准编号、年代号
c)	染色方法及染色深度
d)	使用仪器的名称、型号
e)	结果评定方法
f)	测试结果
g)	在测试过程中的特殊情况
h)	与本方法的差异
i)	试验日期

三、生物医学实验常用染料简介

（一）天然染料

天然染料是指从植物、动物或矿产资源中获得的、不经人工合成，很少或没有经过化学加工的染料。

1. 苏木精 苏木精是由南美的苏木（热带豆科植物）干枝中用乙醚浸制出来的一种色素，为最常用的染料之一。苏木精是淡黄色到深紫色的结晶体，易溶于乙醇，微溶于水和甘油，用作染细胞核的优良材料，能把细胞中不同的结构分化出各种不同的颜色。苏木精不能直接染色，必须暴露在通气的地方，使其变成氧化苏木精（又叫苏木素）后才能使用，这一过程被称为“成熟”。苏木精的“成熟”过程耗时较长，配制后时间愈久，染色力愈强。被染材料必须经金属盐促媒剂作用后才有着色力，所以在配制苏木精染剂时都要用媒染剂。常用的媒染剂有硫酸铝铵、钾明矾和铁明矾等。分化时组织所染颜色因处理情况而异，用酸性溶液（如盐酸－乙醇）分化后呈红色，水洗后仍恢复青蓝色，用碱性溶液（如氨水）分化后呈蓝色，水洗后呈蓝黑色。

2. 洋红 又叫胭脂红或卡红。将一种热带产的雌性胭脂虫干燥后，磨成粉末，提取虫红后再用明矾处理，除去其中杂质，即可制成洋红。洋红也是细胞核的优良染料，染色的标本不易退色，十分适宜用作切片或组织块染色。单纯的洋红不能染色，亦要经酸性或碱性溶液溶解后才能染色。常用的酸性溶液有冰乙酸或苦味酸，碱性溶液有氨水、硼砂等。用洋红配成的溶液染色后能保持几年，洋红溶液出现混浊时需过滤后再用。

（二）合成染料

合成染料又称人造染料，其在发展初期主要以苯胺为原料，故有时称“苯胺染料”。合成染料与天然染料相比具有色泽鲜艳、耐洗、耐晒、能大量生产的优点，故目前使用此种染料为主。

1. 酸性品红 酸性品红是酸性染料，呈红色粉末状，能溶于水，略溶于乙醇（溶解度 0.3%）。其是良好的细胞制染色剂，在医学和动物组织病理学技术中应用很广，在植物制片上用来染皮层、髓部等薄壁细胞和纤维素壁。与甲基绿同染，能显示线粒体。

2. 刚果红 刚果红是酸性染料，呈枣红色粉末状，能溶于水和乙醇，遇酸呈蓝色。故既能作染料，也用作指示剂。在植物制片中常作为苏木精或其他细胞染料的衬垫剂。用来染细胞质时，能把胶质或纤维素染成红色。在动物组织制片中用来染神经轴、弹性纤维、胚胎材料等。刚果红可以与苏木精作双重染色，也可用作类淀粉染色。由于能溶于水和乙醇，所以洗涤和脱水处理要迅速。

3. 甲基蓝 甲基蓝是弱酸性染料，能溶于水和乙醇。甲基蓝在动物和植物的制片技术方面应用极广，其水溶液是原生动物的活体染色剂，也是细菌制片中不可缺少的染料。甲基蓝极易氧化，因此染色后不能长久保存。

4. 固绿 固绿是酸性染料，能溶于水（溶解度 4%）和乙醇（溶解度 9%）。固绿在生物细胞和植物组织上应用极广，与苏木精、番红并列为植物组织学上三种最常用的染料。

5. 苏丹Ⅲ 苏丹III是弱酸性染料，呈红色粉末状，易溶于脂肪和乙醇（溶解度 0.15%）。苏丹III是脂肪染色剂。

6. 伊红 这类染料种类很多，常用的伊红 Y，是酸性染料，溶于水（15℃时溶解度达 44%）和乙醇（溶于无水乙醇的溶解度为 2%）。伊红在生物医学和动物制片中应用广泛，是很好的细胞质染料，常用作苏木精的衬染剂。

7. 碱性品（复）红 碱性品红是碱性染料，呈暗红色粉末或结晶状，能溶于水（溶解度 1%）和乙醇（溶解度 8%）。碱性品红在生物学制片中用途很广，可用来染色胶原纤维、弹性纤维、嗜复红性颗粒和中枢神经组织的核质。在生物学制片中用来染维管束植物的木质化壁，又作为原球藻、轮藻的整体染色。在细菌学制片中，常用来鉴别结核杆菌。在 Feulgen 反应中用作组织化学试剂，用以检测脱氧核糖核酸。

8. 结晶紫 结晶紫是碱性染料，能溶于水（溶解度 9%）和乙醇（溶解度 8.75%）。结晶紫在细胞学、组织学和细菌学等方面应用极广，是一种优良的染色剂。在细胞核染色中常用来显示染色体的中心体，并可染淀粉、纤维蛋白、神经胶质等。凡是用番红和苏木精或其他染料染细胞核不能成功时，用结晶紫往往能得到良好的结果。用番红和结晶紫作染色体的双重染色，染色体染成红色，纺锤丝染成紫色，所以结晶量也是一种显示细胞分裂的优良染色剂。用结晶紫染纤毛，效果也很好。其缺点是不易长久保存。

9. 中性红 中性红是弱碱性染料，呈红色粉末状，能溶于水（溶解度 4%）和乙醇（溶解度 1.8%）。其在碱性溶液中呈黄色，在强碱性溶液中呈蓝色，而在弱酸性溶液中呈红色，所以能用作指示剂。中性红无毒，常做活体染色的染料，用来染原生动物和显示动植物组织中活细胞的内含物等。陈旧的中性红水溶液是用作显示尼尔体的常用染料。

10. 番红 番红是碱性染料，能溶于水和乙醇。番红是细胞学和动植物组织学生常用的染料，能染细胞核、染色体和植物蛋白质，示维管束植物木质化、木栓化和角质化的组织，还能染孢子囊。

11. 亚甲蓝（美蓝） 亚甲蓝是碱性染料，呈蓝色粉末状，能溶于水（溶解度 9.5%）和乙醇（溶解度 6%）。亚甲蓝是动物学和细胞学染色上十分重要的细胞核染料，其优点是染色不会过深。

12. 甲基绿 甲基绿是碱性染料，呈绿色粉末状，能溶于水（溶解度 8%）和乙醇（溶解度 3%）。甲基绿是良好的细胞核染色剂，细胞学上常用来示染色质结构。

（丛玉隆）

参考文献

中华人民共和国国家标准 . 2013. 直接染料 染色色光和强度测定 GB/T 2375—2013. 北京：中国标准出版社 .

中华人民共和国国家标准 .2013. 硫化染料 染色色光和强度测定 GB/T 2376—2013. 北京：中国标准出版社 .

中华人民共和国国家标准 .2012. 酸性染料 染色色光和强度测定 GB/T 2378—2012. 北京：中国标准出版社 .

中华人民共和国国家标准 .2013. 反应染料 染色色光和强度测定 GB/T 2387—2013. 北京：中国标准出版社 .

中华人民共和国国家标准 .2013. 分散染料 染色色光和强度测定 GB/T 2394—2013. 北京：中国标准出版社 .

第三十二章　生物和医学实验染色试剂

染色即染上颜色，也称上色，指用化学或其他方法影响物质本身而使其着色。随着生物医学科学的不断深化，先进检测技术的广泛应用，医学检验工作量日益增长，也使得染色试剂蓬勃发展。

第一节　概　　述

一、发展简史

染色是一门古老的工艺，从出土文物看，世界上古老的民族，早在史前就知道用天然染料进行染色。我国是利用天然染料最早的国家之一，据考查已有四五千年的历史，周朝已设有“染官”，在我国早期的科学著作《天工开物》中也有相当详细的记载。然而传统的染色方法大多数为手工染色，操作步骤繁琐，时间严谨，而且每个实验人员对染色实验的认知和操作手法多多少少会有些不同，因此也会导致实验结果存在偏差。染色仪的问世及使用不但规范并简化了染色步骤，提高了染色效率，减少了手工染色带来的误差，方便快捷，同时试剂用量更少，降低了使用者的人工成本和检测成本。标准性批量化的生产，保证了染色质量和结果稳定，实现了临床实验室日常检测和质量控制的标准化。

二、分　　类

生物染色是在光学显微镜水平上研究细胞和组织的化学组成、形态、结构及功能的生物学重要分支学科，其按用途分类可分为细胞学染色、微生物学染色、病理组织学染色、免疫染色等。通常预先处理细胞膜的选择透过性，再使用染色剂，将生物细胞或组织浸入染色剂，使组织、细胞的某一部分染上与其他部分不同的颜色或深度不同的颜色，产生不同的折射率，以便观察。医学实验中常采用生物染色方法来满足诊治需求。

三、染色原理

1. 细胞学染色　借助物理因素和化学因素的作用而进行。物理因素如细胞及细胞物质对染料的毛细现象、渗透、吸附作用等。化学因素则是根据细胞物质和染料的性质不同而发生地各种化学反应。酸性物质对碱性染料较易吸附，且吸附作用稳固；同样，碱性物质对酸性染料较易于吸附。如酸性物质细胞核对碱性染料就有化学亲和力，易于吸附。但是，要使酸性物质染上酸性材料，必须改变其物理形式（如改变 pH），才利于吸附作用的发生。相反，碱性物质（如细胞质）通常仅能染上酸性染料，若将其变为适宜的物理形式，也同样能与碱性染料发生吸附作用。

2. 微生物学染色　着色原理与上相同，细菌的等电点较低，pH 为 2 ～ 5，故在中性、碱性或弱酸性溶液中，菌体蛋白质电离后带负电荷；而碱性染料电离时染料离子带正电荷。因此，带负电荷的细菌常和带正电荷的碱性染料结合。所以，在细菌学上常用碱性染料进行染色。

3. 其他特殊染色　为了显示与确定组织或细胞中的正常结构或病理过程中出现的异常物质、病变及病原体等，需要分别选用相应的显示这些成分的染色方法进行染色。通常也分为物理着色和化学着色两种，例如：胶原纤维染色、网状纤维染色、弹力纤维染色、肌肉组织染色、脂肪染色、糖原染色、黏液染色等。

4. 免疫染色　免疫染色 (immunol staining) 包括免疫荧光 (immunol fluorescence)、免疫组化 (immunol histochemistry) 染色等。试剂阐述见免疫学试剂相关章节。

(1) 免疫荧光细胞化学染色：根据抗原抗体反

应原理，先将已知的抗原或抗体标记上荧光素制成荧光标记物，再用这种荧光抗体（或抗原）作为分子探针检查细胞或组织内的相应抗原（或抗体）。在细胞或组织中形成的抗原抗体复合物上含有荧光素，利用荧光显微镜观察标本，荧光素受激发光的照射而发出明亮的荧光（黄绿色或橘红色），可以看见荧光所在的细胞或组织，从而对抗原或抗体进行定性、定位，以及利用定量技术测定含量。

(2) 免疫组织化学染色：抗体和抗原之间的结合具有高度的特异性，免疫组织化学正是利用了这一原理。先将组织或细胞中的某种化学物质提取出来，以此作为抗原或半抗原，通过免疫动物后获得特异性的抗体，再以此抗体去探测组织或细胞中的同类的抗原物质。由于抗原与抗体的复合物是无色的，因此还必须借助组织化学的方法将抗原抗体结合的部位显示出来，从而对组织或细胞中的未知抗原进行定性、定位或定量的研究。

（丛玉隆）

第二节　微生物染色液系列

一、革兰氏染色

（一）概述

革兰氏色法是细菌学中广泛使用的一种鉴别染色法，这种染色法是由一位丹麦医生汉斯·克里斯蒂安·革兰（Hans Christian Gram，1853 ～ 1938 年）于 1884 年发明，最初是用来鉴别肺炎球菌与克雷伯肺炎菌之间的关系。1994 年出现 3 步法革兰氏染色，将脱色和复染合二为一，缩短了染色时间和试剂用量。2008 年自动革兰氏染色仪产品（3 步法）投入市场，使得革兰氏染色实现了自动化。革兰氏染色液染色后细菌与环境形成鲜明对比，可以清楚地观察到细菌的形态、排列及某些结构特征，从而应用于临床分类鉴定。

（二）临床意义

用以鉴别细菌类型、选择治疗药物及分析致病因素（如革兰氏阳性菌能产生外毒素，革兰氏阴性菌能产生内毒素等）。

（三）方法学

1. 原理　通过结晶紫初染和碘液媒染后，在细胞壁内形成不溶于水的结晶紫与碘的复合物，革兰氏阳性菌由于细胞壁较厚、肽聚糖网层次较多且交联致密，故遇乙醇或丙酮脱色处理时，能把结晶紫与碘复合物牢牢留在壁内，使其仍呈紫色；而革兰氏阴性菌因细胞壁薄、外膜层类脂含量高、肽聚糖层薄且交联度差，通过乙醇脱色后呈无色，再经沙黄等红色染料复染，使革兰氏阴性菌呈红色。

2. 主要成分　①结晶紫溶液（结晶紫、乙醇）；②碘溶液（碘、碘化钾）；③ 脱色液（丙酮、乙醇）；④沙黄溶液（沙黄、乙醇）。

3. 标本类型　新鲜标本涂片。

4. 参考区间　革兰氏阳性菌呈紫色，革兰氏阴性菌呈红色（图 32-1）。

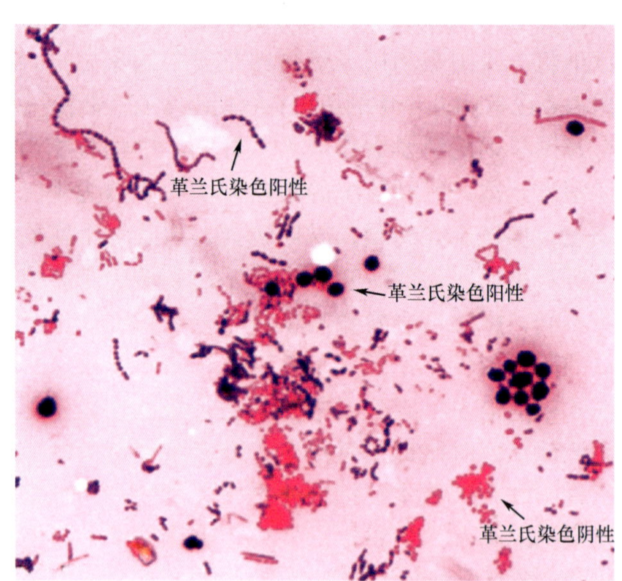

图 32-1　革兰氏染色

5. 储运条件　配制好的试剂应存放于相对湿度不大于 80%、无腐蚀性气体、通风良好及室温 5 ～ 30℃的环境。

6. 质量控制　①通常采用金黄色葡萄球菌和大肠杆菌的标准菌株做染色的质量控制。②染色时间须视何种标本、涂片厚薄等稍作调整；染妇科白带涂片时应稍延长染色时间（不少于 10s），可获得更好的染色效果。③脱色液用完后，可用丙酮作为代用脱色液，脱色时间可稍短。④试剂储存时，尽量避免高、低温环境及阳光直射。⑤冬季室温过低时，染色时间要适当延长。⑥涂片过厚、脱色时间不足、龙胆紫染色时间过长有可能导致假阳性结果；细菌涂片热固定过度、细菌培养时间太长、脱色过度等有可能导致假阴性的结果。⑦若购买商品化试剂，须根据其说明书要求操作及存放试剂，否则有可能得到错误的结果。

二、抗酸染色

（一）概述

抗酸染色法（acid-fast staining method）于1882年由埃利希（Ehrlich F）首创并经齐尔（Ziehl）改进而创造出的细菌染色法。其中最具代表性的为对结核菌的齐尔－尼尔森（Ziehl-Neelsen）染色法（又称萋－尼法）。

对于某些长期服用胺硫脲的患者，其分枝杆菌的抗酸性被破坏，因此在抗酸染色中可能为阴性结果，但是抗酸菌的荧光性仍保留，因此在荧光染色中呈现阳性，这也是荧光染色法阳性率高的原因之一。荧光染料常用金胺O、罗丹明B联合使用。

（二）临床意义

结核杆菌细菌学检查是确定结核病诊断和化疗方案的重要依据，也是考察疗效、评估治疗效果的可靠标准。结核杆菌培养和抗酸染色是诊断结核杆菌感染的国际金标准。

（三）方法学

1. 萋－尼法

(1) 原理：结核杆菌、麻风杆菌等抗酸性菌，因菌体表面有一层类脂或脂质之皮膜而不易着色，但一经着色，酸性酒精亦不易将其脱色。利用此特性并以增强的染色液染色后，用酸性酒精处理，使其脱色后再对比染色，此时抗酸性菌仍固定着最初色素的颜色（红色），易于鉴别。

(2) 主要成分：①石碳酸复红溶液（碱性品红、苯酚）；②酸性酒精溶液（乙醇、盐酸）；③亚甲基蓝溶液。

(3) 标本类型：新鲜标本涂片。

(4) 参考区间：在淡蓝色背景下，抗酸性菌（结核菌）呈红色，其他细菌及细胞呈蓝色（图32-2）。

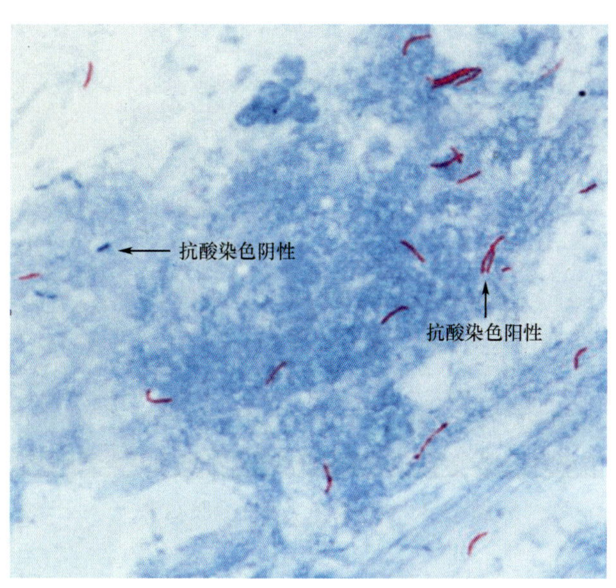

图32-2　抗酸染色（萋－尼氏法）

(5) 储运条件：相对湿度≤80%、无腐蚀性气体、通风良好及室温5～30℃的环境。

(6) 质量控制：①染色时勿使玻片上的染液干燥。②涂抹后的痰膜不能太厚或太薄，厚度以透过痰膜看报纸上的5号字时字迹较模糊为适宜；看不见5号字或很清晰，则表明该玻片涂抹过厚或过薄。③由于香柏油（cedarwood oil）能够溶解复红染料，使萋－尼氏染色退色，且容易干燥凝结，对油镜头造成损害，须谨慎使用。④若镜下见到染料沉渣附片，须将染液过滤后再使用，以免影响镜检。⑤根据室温条件适当调整染色时间，如冬季室温过低时，染色时间要适当延长。⑥严禁使用染色缸染色。

2. 荧光金胺O法

(1) 原理：抗酸性菌用荧光染料金胺O（auramine O），染色后，用含有紫外光源的荧光显微镜检查，使用紫色滤光片时将会观察到闪亮的橘黄颜色。这种方法可用低倍镜检，因此能更快速找出抗酸性菌。

(2) 主要成分：①金胺O染液；②酸性酒精溶液（盐酸、乙醇）；③高锰酸钾复染液。

(3) 标本类型：新鲜标本涂片。

(4) 参考区间：抗酸性菌呈明亮的黄色杆状，略弯曲，背景为黑色（图 32-3）。

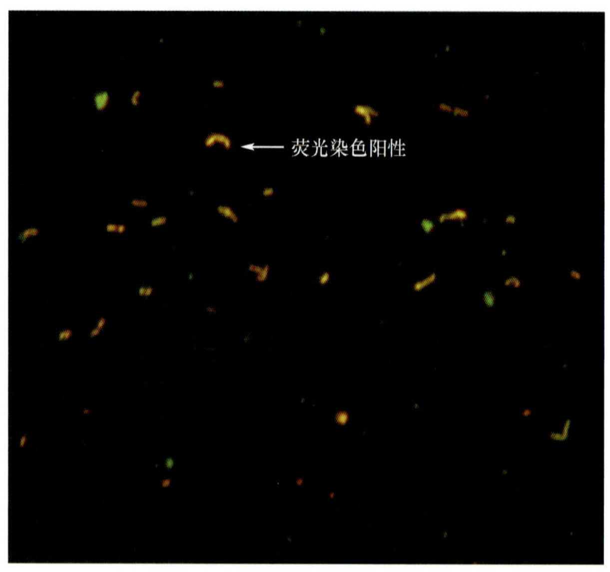

图 32-3　抗酸染色（荧光金胺 O 法）

(5) 储运条件：避光。相对湿度≤ 80%、无腐蚀性气体、通风良好及室温 5 ～ 30℃的环境。

(6) 质量控制：①所有阳性涂片应再以 Kinyoun（冷染法）或萋－尼氏法染色法重染加以确认；也可利用同一个荧光染色涂片操作，只是结果可能较不理想。②应尽快镜检，否则荧光会减弱。

三、新型隐球菌染色

（一）概述

新型隐球菌在组织液或培养物中呈较大球形，直径可达 5 ～ 20μm，菌体周围有肥厚的荚膜，折光性强，一般染料不易着色难以发现，用墨汁负染色法染色可见到透明荚膜包裹着菌细胞。菌细胞常有出芽，但不生成假菌丝。

（二）临床意义

隐球菌性脑膜炎是一种比较常见的疾病，是由新型隐球菌感染中枢神经系统而引发的疾病，临床上一般取脑脊液做真菌培养和直接涂片，以墨汁负染色法找隐球菌，真菌一般培养 2 ～ 7 天，时间长，而墨汁负染色法只需约半小时就能得出结果，大大提高了临床对新型隐球菌的检测效率。

（三）方法学（墨汁染色法）

1. 原理　在新型隐球菌菌体周围存在黏多糖荚膜物，荚膜取代了墨汁中的胶状碳粒，呈现清晰无色透明的晕圈环绕着菌体。

2. 主要成分　印度墨汁。

3. 标本类型　新鲜标本涂片。

4. 参考区间　新型隐球菌在黑色背景下呈现明显的透明厚荚膜，并有出芽的球状孢子（图 32-4）。

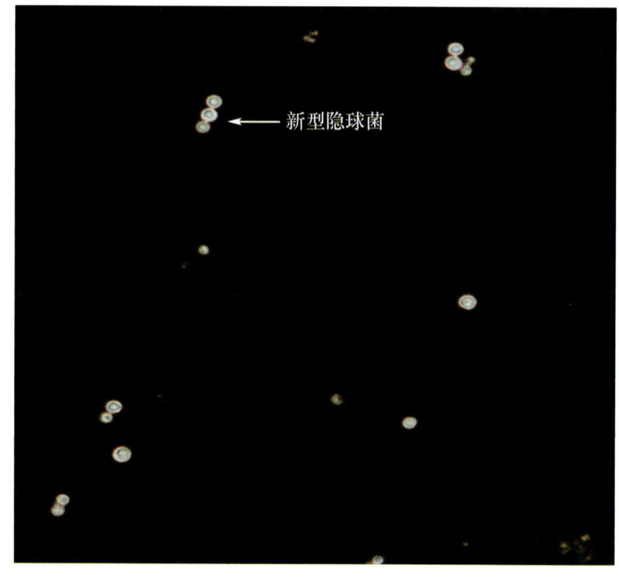

图 32-4　新型隐球菌染色（墨汁染色法）

5. 储运条件　相对湿度≤ 80%、无腐蚀性气体、通风良好及室温 5 ～ 30℃的环境。

6. 质量控制　①每次镜检用空白墨水滴作对照以防污染；②掌握好菌液浓度，过浓菌体堆积不易看清结构，过淡则寻找费时；③观察时光圈调暗一点，光线太亮不易看清双圈结构，容易漏检；④液体不要太多，以免加盖玻片时外溢造成污染；⑤使用前请务必摇匀。

四、荚膜染色

（一）概述

荚膜是细菌生存过程中在细胞壁外面形成的特有黏液性物质。荚膜的低遮光性与亲和染料能力差等特性，使其不易被普通染色法染色。显示荚膜的方法包括 Tyler 法、Hiss 法、Muir 法、

Anthony 法及墨汁染色法，其中以 Tyler 法最为常用。

（二）临床意义

荚膜是细菌的重要附属物，细菌有无荚膜、物质厚度和化学组成是其重要特征之一。染色和观察荚膜形态是微生物研究的基本技能，细菌荚膜的鉴定，对细菌的分型和鉴别有至关重要的作用。

（三）方法学（Tyler 染色法）

1. 原理　负染色法使用酸性染料染色，因细菌体表面带负电，而酸性染料的色原也带负电，所以色原只能将背景染色。

2. 主要成分　①结晶紫冰乙酸溶液（结晶紫、冰乙酸）；② 20% 硫酸铜溶液。

3. 标本类型　新鲜标本涂片。

4. 参考区间　菌体染成深紫色，菌体周围的荚膜呈淡紫色（图 32-5）。

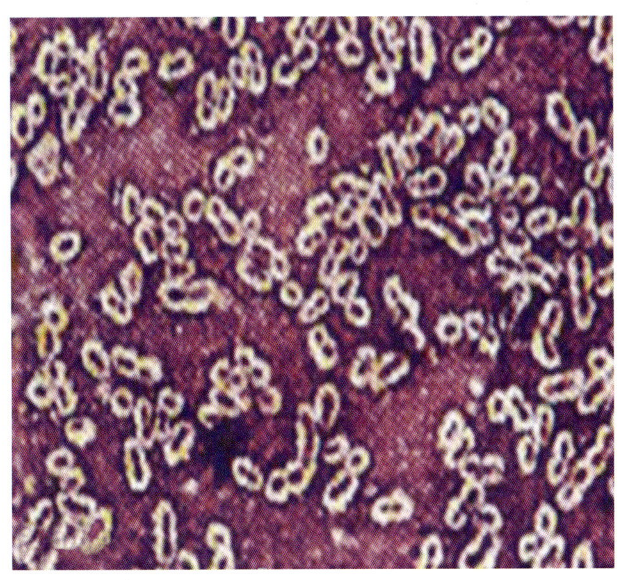

图 32-5　荚膜染色（Tyler 法）

5. 储运条件　相对湿度不大于 80%、无腐蚀性气体、通风良好及室温 5 ～ 30℃的环境。

6. 质量控制　①由于荚膜的含水量在 90% 以上，故染色时一般不加热固定，以免荚膜皱缩变形；②标本经染色后不可用水洗，必须用硫酸铜水溶液冲洗。

五、鞭毛染色

（一）概述

目前细菌鞭毛染色方法根据染色剂的不同，分为碱性复红法、副品红法、结晶紫法、维多利亚蓝 B 法、镀银染色法和荧光蛋白染色法 6 类。目前最常用的染色液为改良 Leifson 法（碱性复红法）。

（二）临床意义

检查细菌鞭毛的有无、数量与位置，是鉴别细菌的常用方法之一，鞭毛成分的分析研究，对细菌鉴定有重要意义。

（三）方法学（改良 Leifson 法）

1. 原理　采用不稳定的胶体溶液做媒染剂，并使其沉淀于鞭毛上而使鞭毛肿胀，鞭毛直径加粗，进一步染色后即可在油镜下观察。

2. 主要成分　①复红乙醇溶液；②鞣酸水溶液；③钾明矾溶液。

3. 标本类型　新鲜标本涂片。

4. 参考区间　菌体及鞭毛皆为明亮的红色（图 32-6）。

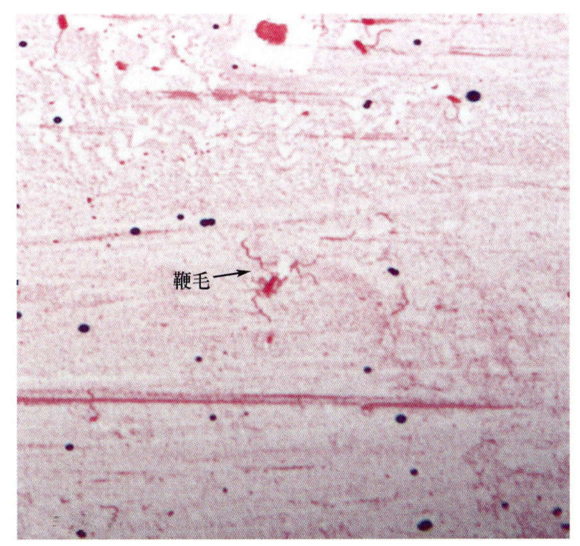

图 32-6　鞭毛染色（改良 Leifson 法）

5. 储运条件　相对湿度≤ 80%、无腐蚀性气体、通风良好及室温 5 ～ 30℃的环境。

6. 质量控制 新的载玻片先用洗洁精清洗干净之后，再浸泡在3%盐酸乙醇2天以上，使用时从酸性乙醇中取出，并用去离子水冲洗干净，干净纱布擦干或自然干燥后使用。

六、芽孢染色

（一）概述

芽孢是芽孢杆菌属和梭菌属生长到一定阶段形成的一种抗逆性很强的休眠体结构，通常为圆形或椭圆形。由于芽孢壁厚、透性低、着色、脱色均较困难。因此，宜用着色力强的染色剂在加热条件下进行染色，染料不仅可以进入菌体，也可以进入芽孢，进入菌体的染料可经水洗脱色，而进入芽孢的染料则难以透出若再用复染液染色，芽孢仍然保留初染剂的颜色，而菌体被染成复染剂的颜色。石碳酸复红法可将菌体和芽孢分别染成蓝色和红色。

（二）临床意义

细菌芽孢的大小、形态和位置鉴定，对鉴别细菌有重大意义。

（三）方法学

1. 原理（石碳酸复红法） 以着色力强的染料在加热条件下促进芽孢着色。染芽孢时，菌体也会着色，然后水洗，芽孢染上的颜色难以渗出，而菌体会脱色。然后用对比度较强的染料对菌体复染，使菌体和芽孢呈现出不同的颜色，因而能更明显地衬托出芽孢，便于观察。

2. 主要成分 ①石碳酸复红液（苯酚、碱性品红）；② 95%乙醇；③碱性亚甲蓝液。

3. 标本类型 新鲜标本涂片。

4. 参考区间 芽孢为红色，菌体为蓝色（图32-7）。

5. 储运条件 相对湿度≤80%、无腐蚀性气体、通风良好及室温5～30℃的环境。

6. 质量控制 供芽孢染色用的菌种应控制菌龄，使大部分芽孢仍保留在菌体上为宜。

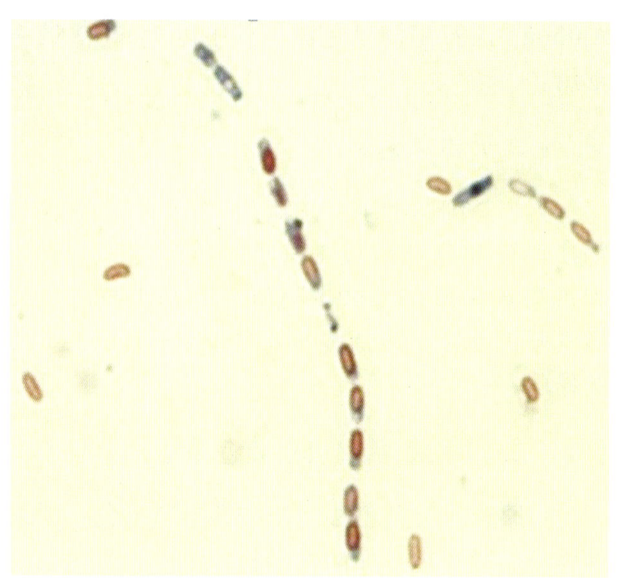

图32-7　芽孢染色（石碳酸复红法）

七、异染颗粒染色液

（一）概述

白喉棒状杆菌呈豆点状、多形态。用异染颗粒染色液染色，菌体一端、两端或中央可见明显深染颗粒，称为异染颗粒。目前所用的异染颗粒染色法有萘瑟染色法、阿勃脱法、史氏法及亚甲蓝染色法等。前两种方法染色异染颗粒与菌体对比清晰。

（二）临床意义

异染颗粒主要成分是多聚偏磷酸盐，可随菌龄的延长而变大。因常见于白喉棒状杆菌，位于菌体两端，故又称极体，有助于细菌鉴定。

（三）方法学

1. 阿勃脱（Albert）法

(1) 原理：异染颗粒的多聚磷酸盐颗粒对某些染料有特殊反应，产生与所用染料不同的颜色，因而得名异染颗粒。

(2) 主要成分：①甲苯胺蓝溶液（甲苯胺蓝、孔雀绿）；②碘化钾溶液。

(3) 标本类型：新鲜标本涂片。

(4) 参考区间：菌体染成蓝绿色，异染颗粒染成蓝黑色（图 32-8）。

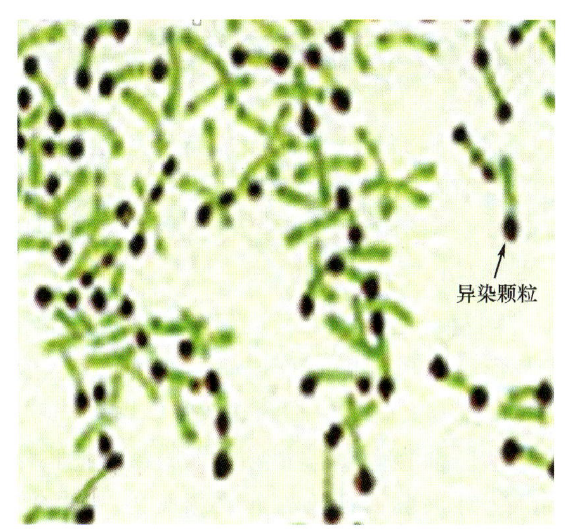

图 32-8 异染颗粒染色（Albert 法）

(5) 储运条件：相对湿度≤ 80%、无腐蚀性气体、通风良好及室温 5 ～ 30℃的环境。

(6) 质量控制：冬季室温过低时，染色时间可适当延长。

2. 萘瑟（Neisser）染色法

(1) 主要成分：①亚甲蓝、冰乙酸、乙醇复合染液；②俾士麦褐。

(2) 标本类型：新鲜标本涂片。

(3) 参考区间：菌体染成黄褐色，异染颗粒染成深紫色。

(4) 原理、储运条件和质量控制见上述。

八、真菌染色液

（一）概述

真菌菌丝较粗大，细胞易收缩变形，而且孢子很容易分散。棉蓝染色液可使酵母菌细胞、菌丝体和产孢结构等染成亮蓝色，更容易被观察。

（二）临床意义

真菌的种类很多，在自然界分布极广，其形态结构复杂，菌丝体和孢子的形态特征随真菌的种类不同而异，是鉴别真菌的重要依据。

（三）方法学（棉蓝法）

1. 原理 乳酚油加苯胺蓝是真菌标准的浮载剂。苯胺蓝（棉蓝）是碱性染料，可染真菌的原生质，而不染细胞壁，因此可以分辨清楚通常很难看清的真菌孢子。

2. 主要成分 乳酸、苯酚、棉蓝。

3. 标本类型 新鲜标本涂片。

4. 参考区间 真菌染成蓝色（图 32-9）。

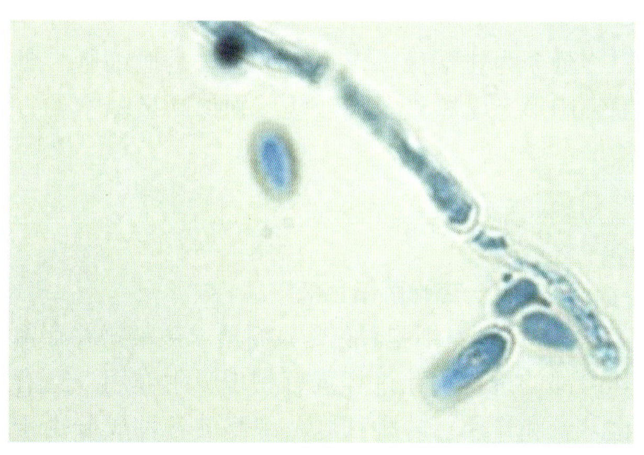

图 32-9 真菌染色（棉蓝法）

5. 储运条件 相对湿度≤ 80%、无腐蚀性气体、通风良好及室温 5 ～ 30℃的环境。

6. 质量控制 标本采取前，切忌用药。

第三节 细胞形态学染色液系列

一、Romanowsky 染色及其改良法

（一）概述

1891 年，Romanowsky 首先应用的染料是“陈旧”的亚甲蓝和伊红混合液，该混合液将细胞核染成紫色而胞质呈蓝色。1902 年由 Romanowsky 而衍生的 Wright 法建立。由于“陈旧”亚甲蓝难以标准化，因此 Marshall（1975）提出标准化的 Romanowsky 染料配方为：亚甲蓝、天青 B、伊红，溶解于甘油甲醇，使用时用 Sorensen 磷酸缓冲液稀释，染色时间为 10min。另一方面，Giemsa 用 Azure Ⅰ和Ⅱ代替亚甲蓝配制染料，并在溶液中加上甘油，以增加溶解度，并易于与水混合。1978 年 Wittekind 等指出用天青 B 和伊红可得到完美的 Romanowsky-Giemsa 染色，亚甲蓝可省去，这项工作已被 Gallbraith（1980）、Marshall（1975）

和 Lapen(1982) 重复证实。传统的 Wright 法染色时间长，胞核着色差，而 Giemsa 法虽然核着色好，但胞质着色欠佳，因此将两者混合染色效果最佳，目前，临床实验室已普遍使用瑞氏 - 吉姆萨 (Wright-Giemsa) 染色法做血膜染色。

（二）临床意义

至今为止瑞氏 - 吉姆萨染色法是血细胞、骨髓细胞形态学检查及血液病鉴别诊断最基本的方法。

（三）方法学

1. 瑞氏 - 吉姆萨染色液

(1) 原理：细胞着色是染料透入被染物并存留其内部的过程，此过程既有物理吸附作用，又有化学亲和作用。各种细胞及细胞的各种成分由于性质不同，对瑞氏 - 吉姆萨染色液中的酸性染料和碱性染料的亲和力也不一样。因此，标本涂片经瑞氏 - 吉姆萨染色液染色后，各类细胞相应呈现不同的着色，从而达到辨别形态特征的目的。

(2) 主要成分：①瑞氏 - 吉姆萨染液（曙红、天青、亚甲蓝）。②磷酸盐缓冲液。

(3) 标本类型：血涂片，骨髓片，阴道分泌物（妇科白带）涂片，脱落细胞涂片等。

(4) 参考区间

1) 血细胞涂片、骨髓涂片染色：红细胞呈淡红色，白细胞质中颗粒清楚，并显示出各种细胞特有的色彩，细胞核染紫红色，核染色质结构清晰（图 32-10）。

2) 阴道分泌物（妇科白带）染色：①滴虫，多为梨形、圆形、椭圆形或呈不规则形态，胞浆被染成灰蓝或天蓝色。②念珠菌（真菌），染成深蓝色。③白细胞，形态上与血细胞涂片的白细胞相同。④纤毛菌，细长如丝，灰蓝色。⑤淋菌，蓝色。本染色法对淋菌的判读仅作为初检染色参考结果，不作确诊依据。⑥加特纳球杆菌，呈蓝色、球杆状。

3) 脱落细胞染色：细胞核染紫红色，核仁染蓝色。细胞质随着分化程度的不同，其嗜碱性程度也有变化，呈深浅不等的蓝色。

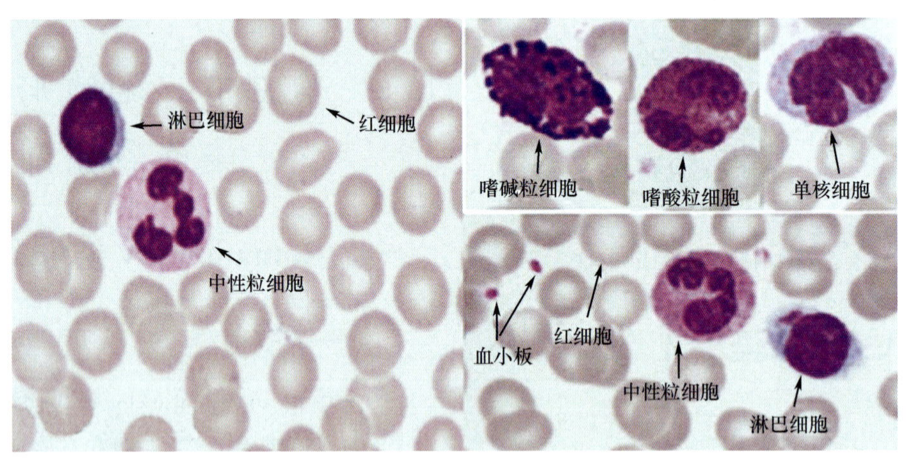

图 32-10　瑞氏 - 吉姆萨染色（血细胞）

(5) 储运条件：相对湿度不大于 80%、无腐蚀性气体、通风良好及室温 5 ～ 30℃的环境。

(6) 质量控制：①染色时间须视标本种类、涂片厚薄、核细胞种类多少、细胞种类及室温等而定；通常染血液涂片时滴加 B 液后染 2 ～ 4min，染骨髓片则应不少于 8min；气温较低时，可适当延长染色时间。染色结果如出现嗜酸性粒细胞着色偏碱，则考虑是否染色时间太长所致。②做骨髓涂片时，因为骨髓纤维蛋白含量较高，凝固较快，所以涂片过程要快。骨髓不可用草酸盐抗凝，否则会使血细胞核变形，核染色质致密，胞质空泡形成，出现草酸盐结晶。③染液量需充足，勿使染液蒸发干燥，以防染料沉着于涂片上。④做血细胞染色时，当天气寒冷或湿度较大时，应于 37℃温箱中保温促干，以免细胞变形缩小或在染色时脱片。

2. 瑞氏染色液

(1) 主要成分：①瑞氏染液（曙红、天青）。

②磷酸盐缓冲液。

(2) 标本类型：①全血涂片染色，要求新鲜全血或 EDTA-K_2 抗凝血。②骨髓涂片染色，涂片制成后，应在空气中快速摇动或扇干，防止细胞皱缩变形或因空气潮湿而溶血，不能用高温或火烤的方式进行干燥。

(3) 参考区间：血细胞染色：红细胞呈粉红色，白细胞胞质中颗粒清晰，并显示出各种细胞特有的色彩，细胞核呈紫红色，核染色质结构清晰。

(4) 储运条件和质量控制：同瑞氏－吉姆萨染色液。

3. 吉姆萨染色液

(1) 主要成分：①吉姆萨染色液（曙红、天青）；②磷酸盐缓冲液。

(2) 标本类型：①血细胞：要求新鲜全血或 EDTA-K_2 抗凝血；②染色体，中期染色体；③疟原虫、耳垂或指尖采血作薄血膜和厚血膜涂片。

(3) 参考区间

1) 血细胞染色：红细胞呈粉红色，白细胞核染不同程度蓝至暗蓝色，核染色质结构清晰，胞质颗粒清楚，显示各种细胞特有的色彩，如中性粒细胞颗粒呈紫色、嗜酸粒细胞颗粒呈红色、嗜碱粒细胞颗粒呈暗紫红色。

2) 染色体染色：在染色体上，可出现不同深浅的横纹样着色（深带吉姆萨着色，浅带着色浅或基本不着色）（图 32-11）。

(4) 储运条件和质量控制：同瑞氏－吉姆萨染色液。

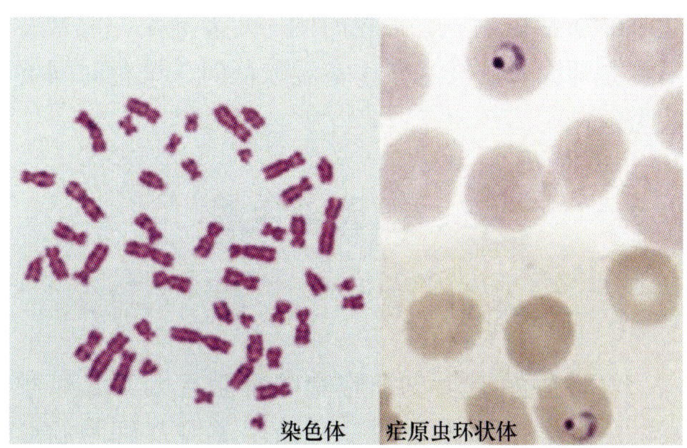

图 32-11　吉姆萨染色

4. Diff-Quik 染色液和刘氏染色液　Diff-Quik 染色液是采用世界卫生组织（WHO）推荐的染色方法而配制，刘氏染色液是根据台湾大学刘祯辉教授 1953 年研究的一种新的染色技术所配制，两种染色液均主要用作血细胞染色形态分类。这两种染色液与瑞氏染色一样，都是利用 Romanowsky 染色原理改良而成，所得结果也跟瑞氏染色液类似，只是所花费的时间较短，一般只需 2 min 即可完成染色步骤。这两种染色法也可作为妇科白带涂片的快速染色液用于多项检查，可在一片白带涂片上同时作滴虫、真菌、白细胞、纤毛菌、淋菌、加特纳球杆菌、核异质细胞、肿瘤细胞等多项初筛。本染色法还可用于脱落细胞快检染色。

(1) 原理：细胞着色是染料透入被染物并存留其内部的过程，此过程既有物理吸附作用，又有化学亲和作用。各种细胞及细胞的各种成分由于其性质不同，对 Diff-Quik 染色液及刘氏染色液中的酸性染料（曙红）和碱性染料（亚甲蓝）的亲和力也不一样。因此，标本涂片经 Diff-Quik 染色液及刘氏染色液染色后，各类细胞呈现不同的着色，从而达到辨别其形态、特征的目的。

(2) 主要成分：①曙红甲醇液；②亚甲蓝液。

(3) 标本类型：新鲜全血或 EDTA-K_2 抗凝血血涂片，骨髓片，阴道分泌物涂片，脱落细胞涂片等。

(4) 参考区间

1) 血细胞涂片、骨髓涂片染色：红细胞呈淡红色，白细胞质中颗粒清晰，并显示出各种细胞特有的色彩，细胞核染紫红色，核染色质结构清楚（图 32-12）。

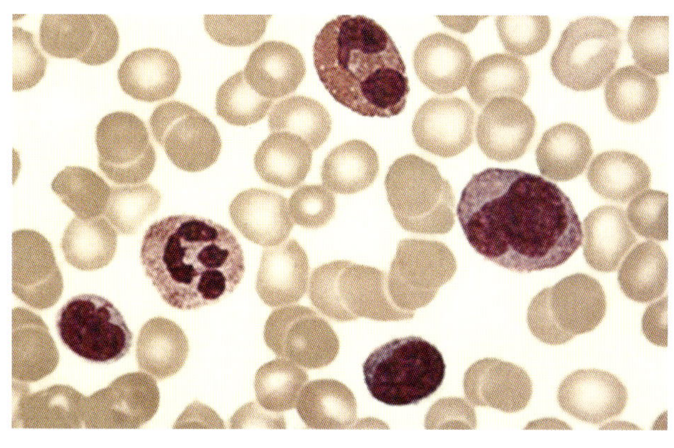
图 32-12　刘氏染色

2) 阴道分泌物（妇科白带）染色：①滴虫，多为梨形、圆形、椭圆形或呈不规则形态，胞浆被染成灰蓝或天蓝色。②念珠菌（真菌），染成深蓝色。③白细胞，形态上与血细胞涂片的白细胞相同。④纤毛菌，细长如丝，灰蓝色。⑤淋菌，蓝色。这两种染色法对淋菌的判读仅作为初检染色参考结果，不作确诊依据。⑥加特纳球杆菌，呈蓝色、球杆状。⑦脱落细胞染色，细胞核染紫红色，核仁染蓝色。细胞质随着分化程度的不同，其嗜碱性程度也有变化，呈深浅不等的蓝色。

(5) 储运条件：相对湿度不大于 80%、无腐蚀性气体、通风良好及室温 5 ~ 30℃的环境。

(6) 质量控制：①骨髓片涂片要新鲜，涂片后立即进行染色，否则细胞蛋白质变性，染色偏碱。②载玻片要洁净，手指不能触及其表面。③不能用草酸盐抗凝标本作涂片，因草酸盐可使细胞核变形，染色质致密、胞质空泡形成，出现草酸盐结晶。④涂片一般不用抗凝剂，若作细胞计数或其他检查，可考虑用肝素抗凝，但一般用量不宜太大，否则会影响细胞形态。⑤细胞检测标本要获得有价值的诊断，标本中的细胞一定要尽量保持自然状态。避免细胞变性。⑥在染色过程中、染色后染缸必须密封，否则容易挥发造成染色不良。⑦试剂倒入染缸之前请摇匀，试剂用完，请迅速盖好，以免挥发。⑧试剂储存时，尽量避免高、低温环境及阳光直射。⑨冬季室温过低时，染色时间要适当延长。

二、网织红细胞染色液

（一）概述

网织红细胞是晚幼红细胞到完全成熟的红细胞之间的过渡型细胞，其细胞胞质中尚存在嗜碱性的 RNA 物质，用网织红细胞染色液进行活体染色后，胞质中镜检可见浅蓝或深蓝色的网状结构。网织红细胞染色液主要成分是煌焦油蓝或者新亚甲蓝等碱性染料。

（二）临床意义

网织红细胞计数是反映骨髓造血功能的重要指标。网织红细胞增多表示骨髓红系增生旺盛，常见于溶血性贫血、急性失血、缺铁性贫血、巨幼细胞性贫血等，网织红细胞减少表示骨髓造血功能减低，常见于再生障碍性贫血、骨髓病性贫血。

（三）方法学

1. 原理 网织红细胞内 RNA 的磷酸基（带负电荷）能与新亚甲蓝等碱性染料的有色反应基团（带正电荷）结合，形成核酸与碱性染料复合物的多聚体，而构成浅蓝或深蓝的点状甚至网织状结构。

2. 主要成分 新亚甲蓝或煌焦油蓝法。

3. 标本类型 新鲜全血或 EDTA-K_2 抗凝全血。

4. 参考区间 网织红细胞染色后胞质中含有浅蓝或深蓝色的网状结构，油镜观察 1000 个红细胞，算出网织红细胞的百分率（图 32-13）。

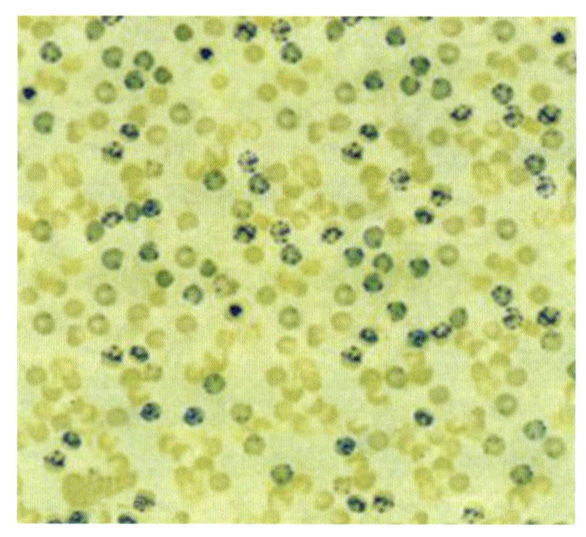

图 32-13 网织红细胞染色

5. 储运条件 相对湿度≤ 80%、无腐蚀性气体、通风良好及室温 5 ~ 30℃的环境。

6. 质量控制 ①染色时间一定要充足，混合后不能立即涂片。②当冬季室温较低时，染色时间要适当延长。

三、巴氏染色液

（一）概述

女性生殖道上皮细胞受卵巢激素尤其是雌激素的影响，有周期性改变，而阴道脱落细胞的形态可以直接反映卵巢功能，所以脱落细胞涂片检查首先被应用于妇科以测定女性内分泌水平。早在 1847 年 Pouchet 就开始用未经染色的阴道液标本进行观察，但脱落细胞检查能用于恶性肿瘤诊断应归功于 Paranicolaou。因细胞标本未经染色，细胞的细微结构不易分辨，且细胞间重叠妨碍观察。而染色的标本可以：①使细胞核的细微结构显示出来，这在诊断恶性肿瘤时最为重要；②使标本透明，细胞的厚度和细胞的重叠不致影响观察；③分色，使染色反应不同的细胞都能同时显示出来。Paranicolaou 发明的巴氏染色法能满足上述三项要求。巴氏染色是用高浓度的乙醇配制胞质染料，同时在染色过程中采取严格的加水和脱水的手段，使细胞符合各种染料。因此染出来的涂片，胞质透明，不妨碍对胞核细微结构的观察，且细胞嗜红、嗜蓝颜色鲜明。染色良好的细胞涂片具备了观察恶性肿瘤细胞的条件，故 Paranicolaou 于 1928 年建议用细胞涂片的方法来诊断女性生殖道恶性肿瘤。

巴氏染色法是临床细胞学检查常用的传统染色方法，在妇科检查中，巴氏染色细胞学检查是宫颈癌及癌前病变较常用的筛查方法。同时巴氏染色还可观察女性激素水平和检测生殖道病原体如念珠菌、滴虫等的感染。其中 EA50 染液实际为 EA36 的改良型，OG/EA 为橘黄 G 染液、EA 染液混合液，其操作方法类同。一般认为，EA36 和 EA50 较适用于妇科标本，而其他改良 EA 染液较常用于非妇科标本（如胸水、腹水等脱落细胞）。

（二）临床意义

通过巴氏染色可反映出细胞在炎症刺激和癌变后的形态学变化，对早期发现和诊断某些病变和肿瘤具有重要意义。

（三）方法学

1. 原理　细胞中的细胞核是由酸性物质组成，其与碱性染料的亲和力较强；而细胞质则相反，其含有碱性物质与酸性染料的亲和力较大。巴氏染色液利用这一特性对细胞进行多色性染色，细胞经染色后能清晰地显示细胞的结构，胞质透亮鲜丽，各种颗粒分明，细胞核染色质非常清楚，从而较容易发现异常细胞。

2. 主要成分　①苏木素染液；②橘黄 G 染液；③ EA36 染液或 EA50 染液（亮绿、曙红）。

3. 标本类型　各系统的脱落细胞以及胸膜腔、腹膜腔、心包腔积液和脑脊髓膜腔积液等体腔抽出液。

4. 参考区间

(1) 上皮细胞：核蓝紫色、核仁红色；胞质角化细胞呈粉红色、全角化细胞呈橙黄色、角化前细胞呈淡蓝色或淡绿色。

(2) 红细胞：鲜红色或橙红色。

(3) 白细胞：胞质淡蓝或淡绿色，核蓝紫色。

(4) 黏液：淡蓝或粉红色。

阴道分泌物巴氏染色见图 32-14。

5. 储运条件　相对湿度≤80%、无腐蚀性气体、通风良好及室温 5 ～ 30℃的环境。

6. 质量控制　① Harris 苏木素染液表面产生一层氧化膜，底部产生少许硫酸铝结晶沉淀均属

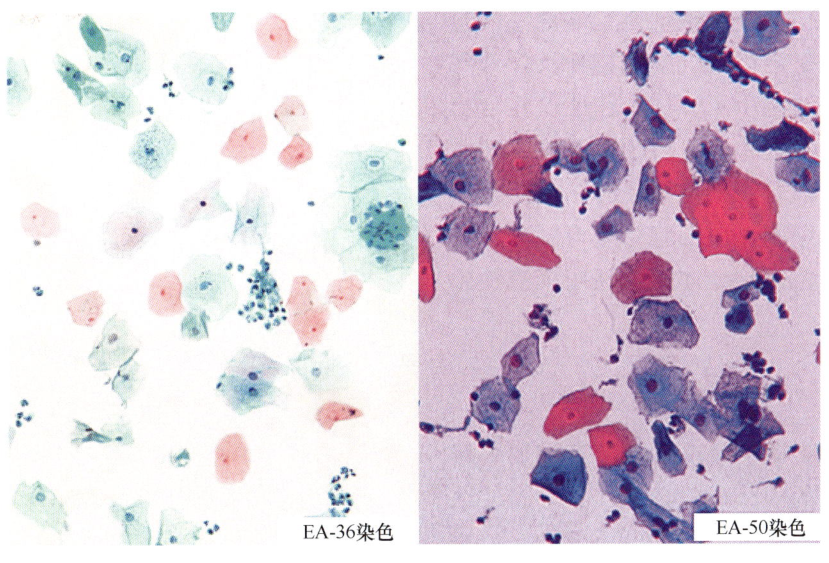

图 32-14　阴道分泌物巴氏染色

正常现象，使用前应去除氧化膜，并定期过滤（稀碳酸锂用于回蓝）。②冬季气温较低时苏木素染液不易着色，可适当延长染色时间。③分色是用盐酸洗去细胞吸附过多的苏木素，让核质对比鲜明。分色时间不宜过长，否则核淡染。④橘黄 G 染液染色后玻片上残留的染料应尽量沥净，然后置于 95% 乙醇中洗净多余的染液，否则会影响 EA36 或 EA50 的着色。⑤请不要将新旧批号的 EA50 染液或 EA36 染液混合使用。⑥试剂盒储存时，尽量避免高温及光亮环境，以免影响品质和效果。标示有效期过后，请不要使用。

四、尿沉渣染色液

（一）概述

大约在 1000 年前，已有医生对尿液的颜色、黏稠度、透明度、尿量、臭味、泡沫及沉淀物作了观察。Brid 和 Purdy 分别于 1854 年和 1900 年进一步证明了尿沉渣检查的临床价值。尿沉渣染色的方法有很多，包括核红亚甲蓝法、考马斯亮蓝中性红法、甲苯胺蓝中性红法、S 染色法、S-M 染色法以及巴氏染色法等。S 染色法和 S-M 染色法背景清晰，尿沉渣有形成分与背景色彩对比鲜明，结构清楚，目前这两种方法被作为临床上尿沉渣染色的常规方法。

（二）临床意义

尿沉渣显微镜检查是尿常规检查的重要内容之一，是泌尿系统疾病诊断、鉴别诊断及疗效观察的金标准，也是经典手工方法，往往仪器得出的异常结果要靠显微镜检查来验证和补充，如滴虫、真菌、结晶等都对红细胞结果有一定干扰。因此，仪器检测红细胞、白细胞结果可疑时，一定要进行尿沉渣染色镜检，才能提高尿沉渣检验质量。

（三）方法学

1. 原理 尿沉渣染色液是将染液直接加入尿沉渣内，尿沉渣内的成分经染色后，其形态、结构清晰，易于识别，可提高检出率和准确性。

2. 主要成分 ①尿沉渣染色液（S-M 方法）：甲紫、沙黄。②尿沉渣染色液（S 法）：派诺宁 B、爱先蓝。

3. 标本类型 尿标本必须新鲜，且最好用晨段尿。采集标本后应尽量在 1h 之内检查完毕，或加甲醛后置于 4℃环境下冷藏保存。

4. 参考区间

(1) S-M 方法：中性粒细胞染成紫色，细胞核染成紫红色；阴道鳞状上皮细胞染成淡紫色；细胞核染成深紫色；膀胱的上皮细胞无色或淡蓝色；透明管型染成细致的粉红色或浅玫瑰色；颗粒染成红色、紫色；颗粒管型染成蓝色；细菌存活及有活力时染成粉红色；死亡时染成深紫色；酵母菌细胞染成深紫色或全不染色；红细胞染淡紫红色。

(2) S 方法：红细胞染成无色或红色；白细胞染成深蓝、淡蓝或无色；鳞状上皮细胞染成淡粉红或紫红色；移行上皮细胞、肾小管上皮细胞染成紫红色；细胞管型染成淡或深蓝色；颗粒管型染成粉红或深紫色。

5. 储运条件 相对湿度不大于 80%、无腐蚀性气体、通风良好及室温 5 ～ 30℃的环境。

6. 质量控制 ①如尿液呈弱碱性反应，可略加 1% 乙酸调整至恰好呈酸性，使磷酸盐消失，但切勿加酸过多，以免红细胞及管型溶解。②试验前务必向患者详细说明标本留取方法，留取标本期间禁止饮水，否则尿液会被稀释，结果不准确；成年女性留尿时，应先洗净外阴，留取中段尿为好，以免混入外阴及阴道分泌的细胞。③染色时间要适当，过久可引起淡染细胞向浓染转化。④胆红素尿时，有形成分可被染成黄色，掩盖其真实的颜色，或染液自身的色素颗粒被误认为尿沉渣的成分，应注意区分。

第四节　精液染色液系列

一、精子形态学染色液

（一）概述

正常形态精子百分率是评价精子能力的重要指标之一。目前精子形态分析的染色方法：改良巴氏染色法、HE 染色法、Wright 染色法、Wright-

Giemsa 染色法、Diff-Quik 染色法、Shorr 染色法及 Testsimplets 玻片法等。Diff-Quik 和 Shorr 染色法可以很清楚地区分顶体和核，其次为 HE 染色法，而巴氏、瑞氏和瑞 - 吉氏染色的精子顶体和核分界不很明显。基于不同染色方法对精子头大小的影响、染色效果、操作的简易以及经济实用等因素，Diff-Quik 和 Shorr 染色法值得推荐。

（二）临床意义

随着医学的发展，男科学迅速崛起及不育症患者的增加，简单精液常规检查因不能全面、客观地反映患者的真实情况及评价睾丸功能已满足不了临床发展的需要。WHO 特别强调精子形态学是最能够反映男性生育力的一项指标，精子形态学需要经过染色、油镜观察，分析精子和生精细胞的形态，并与其他细胞报告结果进行区分，借以评估睾丸功能，为临床提供确切的诊断依据。

（三）方法学

1. Diff-Quik 法

(1) 原理：本染色方法系 WHO 推荐 Diff-Quik 染色法。因精子及细胞内不同等电点的蛋白质在相同的酸度下带不同的电荷，能选择性地结合相应的染料而着色。嗜酸性蛋白质解离的氨基带正电荷，能与带负电荷的酸性染料（伊红）结合而被染成红色。嗜碱性蛋白质解离的羧基带负电荷，能与带正电荷的碱性染料（亚甲蓝）结合而被染成蓝色。中性蛋白质解离的带正电荷的氨基和带负电荷的羧基相等，同时结合相等的酸性染料和碱性染料而呈紫红色，但因解离电荷相等，故着色较弱。

(2) 主要成分：①固定剂（甲醇、三芳基甲烷染料）；②染液 Ⅰ（嗜酸性氧杂蒽）；③染液 Ⅱ（嗜碱性硫氮杂苯）。

(3) 标本类型：液化后的新鲜精液。

(4) 参考区间：精子头部顶体后区呈紫蓝色，顶体区呈淡紫红色，中段和尾部淡红色。精液里的各类细胞因形态和所含物质不同而显现不同的形态和染色结果（图 32-15）。

(5) 储运条件：相对湿度≤ 80%、无腐蚀性气体、通风良好及室温 5 ～ 30℃的环境。

(6) 质量控制：①已倒入染缸使用的染色液，一般 100ml 大约可染 300 张精液涂片。超过 300 张涂片后应整体更换染液，以确保染色效果的一致性。因染色时会把极少量的酸性染料带到碱性染料中去，所以新旧染液不能混用，不能因为想节省染液多染或混用而影响染色的效果，最终造成检测结果误差较大或失真。②在染色过程中，如果标本容易脱落，则应考虑玻片清洁度及洗涤精液标本。③对不液化精液可用液化剂处理后按操作步骤染色，也可直接推片染色，但效果稍欠佳，背景可能会不清晰。④本方法既适用于精子形态学检查，也适用于精液细胞学检查。使用过程中各实验室可根据各自的检查目的，稍微调整染色时间。⑤冬季室温过低时，染色时间可适当延长。

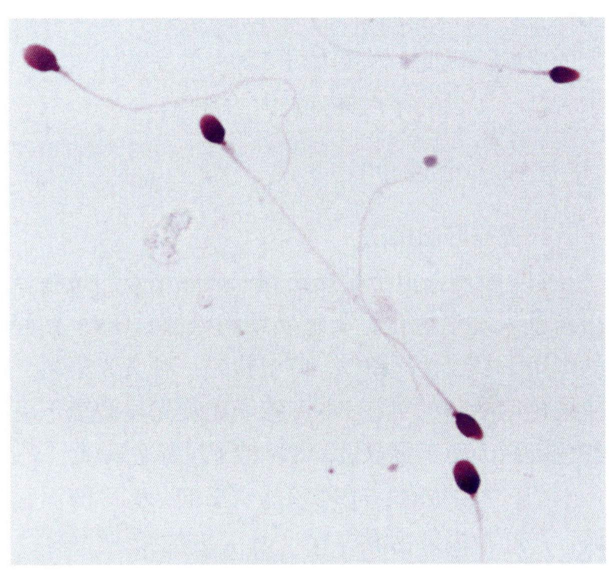

图 32-15　精子形态学染色（Diff-Quik 法）

2. Shorr 法

(1) 主要成分：①苏木素染液；② Shorr 染液（猩红、橘黄、固绿、磷钨酸、磷钼酸、乙醇、冰乙酸）。

(2) 标本类型：液化后的新鲜精液。

(3) 参考区间：精子头部顶体区染成淡蓝色，顶体后区染成深蓝色，中段和尾部染成绿色。精液里的各类细胞因形态和所含物质不同而显现不同的形态和染色结果。

(4) 储运条件和质量控制：同 Diff-Quik 法。

二、精子 DNA 染色液

（一）概述

精子 DNA 完整性检测对妊娠结局的预测作用

是目前男性不育诊疗中的研究热点之一。目前众多研究已公认，精子 DNA 损伤降低自然妊娠及人工授精的成功率，增加流产率。除平时所熟知的密度、活动力等精液常规参数之外，精子 DNA 完整性也是反映精子内在质量的重要指标之一。目前最常用的检测方法是精子染色质扩散试验法、流式细胞仪检测法及吖啶橙染色等方法。

（二）临床意义

精子 DNA 完整性不仅严重影响精子的受精能力、受精后原核的形成，而且可能导致流产、后代先天畸形或者某些遗传性疾病。精子 DNA 的碎片率是宫腔内人工授精（intrauterine insemination, IUI）助孕的不利因素之一，对助孕是否成功有极大的影响。因此，检测精子 DNA 的完整性对不育患者精子质量的评估具有极大的价值。

（三）方法学

1. 荧光吖啶橙法

(1) 原理：由于受损伤和未成熟精子的鱼精蛋白巯基未发生氧化，染色质结构松散，DNA 在酸的作用下易变性呈单链。吖啶橙是一种荧光染料，使染色后断裂的单链 DNA 精子在荧光显微镜下呈红色荧光，而正常双链 DNA 精子呈绿色荧光。

(2) 主要成分：①磷酸盐洗涤剂。②甲醇固定液。③吖啶橙染色液。

(3) 标本类型：液化后的新鲜精液标本。

(4) 参考区间：正常精子 DNA 为双链在激发光下呈绿色，而变性或受损的精子 DNA 则断裂为单链呈黄色或红色。

(5) 储运条件：2 ～ 8℃低温环境。

(6) 质量控制：为了保证检测结果的可靠性，须立即对染色后的精子涂片进行观察，防止荧光淬灭。

2. 精子 DNA 碎片（染色质扩散法）

(1) 原理：将待测精液标本混匀于凝胶相中，通过酸变性使精子头部完整的双链 DNA 变性为单链 DNA。DNA 完整的精子去核蛋白后可扩散形成中心密度向四周递减的特征性光晕，而存在 DNA 碎片的精子不会产生这种特征性的光晕。

(2) 主要成分：①高熔点凝胶包被载玻片；②低熔点凝胶管；③磷酸盐稀释液；④乙酸变性液；⑤ Tris 溶解液；⑥瑞氏 - 吉姆萨染色液；⑦磷酸盐缓冲液。

(3) 标本类型：液化后的新鲜精液或储存于 -20℃的精液标本中。

(4) 精子 DNA 碎片判定标准：精子头部仅产生较小的光晕或无光晕，单侧光晕的厚度（*B*）小于精子头部最小直径（*A*）的 1/3；当 $B \leqslant 1/3A$ 时，则表明精子存在 DNA 碎片（图 32-16）。

(5) 储运条件：2 ～ 8℃低温环境。

(6) 质量控制：①低熔点凝胶需完全熔化。②切忌向上提拉盖玻片，以免破坏凝胶。③应观察凝胶中心厚处的精子形态，边缘因凝胶薄会出现小光晕精子，不是精子本身产生，不作为计数观察。

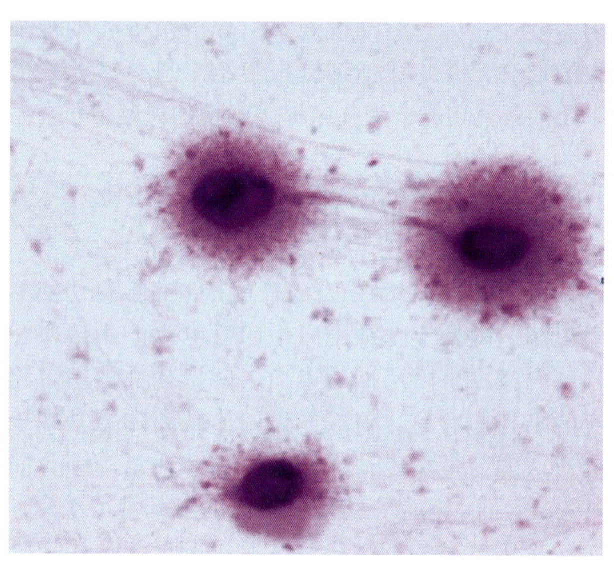

图 32-16　精子 DNA 碎片染色（染色质扩散法）

三、精子核蛋白染色液

（一）概述

正常情况下，与精核 DNA 结合的碱性蛋白（核蛋白）将经历从组蛋白到鱼精蛋白的自然成熟过程，这种组蛋白被鱼精蛋白逐渐取代的过程，称之为精子核蛋白组型转换，这种组型转换具有重要的生理意义。受精前精子基因在鱼精蛋白特殊保护下，紧密浓集，无任何 DNA 转录作用。一旦核蛋白组型转换异常便可引起男性不育或胚胎早期夭折流产，其机制为：①精子 DNA 不稳定且易受损伤而难以受孕；②一旦受精，由于核蛋白组型异常，精子核不能正常解聚，从而影响了雌雄原核的融合；③胚胎不能正常发育，造成胚胎夭折而流产。

（二）临床意义

据 WHO 调查，15% 的育龄夫妇存在不孕不育的问题，除了检查女性有无生殖系统畸形、染色体、病毒感染、免疫因素等异常外，亦应了解男性患者精液质量有无异常。除精液常规、形态学检查等一般检查外，精子核蛋白染色及 DNA 碎片分析亦是不可或缺的检测内容。

（三）方法学

1. 原理　精子产生成熟过程中，与精核 DNA 结合的碱性蛋白由富含赖氨酸残基的组蛋白逐渐被富含精氨酸和胱氨酸残基的鱼精蛋白所取代。在酸性条件下，苯胺蓝与赖氨酸残基结合生成蓝色或紫蓝色化合物，从而表示富含赖氨酸残基蛋白质的存在，而核蛋白成熟的精子则被染成红色。

2. 主要成分　①氯化钠洗涤液；②甲醇固定液；③苯胺蓝染色液；④ Tris 洗脱液；⑤伊红复染液。

3. 标本类型　液化后的新鲜精液或储存于 -20℃的精液标本。

4. 参考区间　核蛋白不成熟精子应≤ 30%。核蛋白不成熟精子染蓝色、紫蓝色或紫色，核蛋白成熟的精子染红色。由于精子核蛋白存在组蛋白 - 鱼精蛋白过渡期，因此此类精子头部呈淡蓝色或紫色，精子头部局部染淡蓝色或紫色、顶体膜边缘染紫蓝色，均是精子不够成熟的表现。

5. 储运条件　2 ～ 8℃低温环境。

6. 质量控制　①受试者应按照 WHO 技术规范留取精液标本，并将精液标本完整收集在洁净容器内。②若精液标本黏稠度过高（或液化迟缓），可导致检测结果非特异性假阳性。需要预先降低精液黏度或促进精液完全液化后，才能用于检测。③精子密度过高将导致脱色不均匀，从而对检测结果产生不良影响。④镜下观察结果时，不要在精子堆集分布的区域计数，应选择精子离散分布的区域进行计数。⑤若需长期保存，伊红需染色 5min，可用梯度酒精脱水封片保存。⑥注意流水冲洗的速度。

第五节　细胞化学染色液系列

一、过氧化物酶染色液

（一）概述

髓过氧化物酶 (myeloperoxidase，MPO) 是嗜天青颗粒中一种溶酶体酶，主要存在于线粒体和溶酶体中，其主要功能是破坏生物氧化过程中有剧毒的过氧化物，使其放出氧，参加细胞内氧化还原过程，是一种与生物氧化有关的重要酶类。

1958 年 Washburn 提出了复方联苯胺法，1985 年血液学国际标准化委员会 (International Council for Standardization in Haematology ICSH) 推荐三种方法：①二氨基联苯胺法 (DAB 染色法)；②过氧化酶氨基 - 甲基卡巴唑染色法；③二盐酸联苯胺法。目前临床实验室常用的有 Washburn 联苯胺染色法、Pereira 碘化钾（氧化 WG-KI) 染色法等。

（二）临床意义

血细胞髓过氧化物酶 (MPO) 染色是临床上辅助判断急性白血病类型首选的最重要的化学染色。

（三）方法学

1. 联苯胺法 (ICSH 推荐法）

(1) 原理：细胞内过氧化物酶能将无色的二氨基联苯胺的氢原子转移给过氧化氢，使前者变为有色染料沉积在细胞质酶所在部位。

(2) 主要成分：①联苯胺液；②过氧化氢液；③磷酸盐缓冲液；④瑞氏 - 吉姆萨染液。

(3) 标本类型：新鲜的骨髓细胞涂片及血液细胞涂片等。

(4) 参考区间：①粒细胞系统，中性粒细胞除早期原始粒细胞外，下阶段细胞均为阳性反应，嗜酸粒细胞反应最快，着色最强；嗜碱粒细胞为阴性反应。②单核细胞系统，部分细胞为弱阳性反应，颗粒细小疏松，弥散分布；部分细胞可呈阴性反应。③部分巨噬细胞可呈不同程度的阳性反应。④淋巴细胞、浆细胞、红细胞、巨核细胞均为阴性反应（图 32-18)。

(5) 储运条件：2 ～ 8℃低温环境。

(6) 质量控制：①使用前应恢复室温，并摇匀试剂，所用容器必须洁净。②若出现因细胞太多，MPO 反应较弱或着色不理想，可用工作液对涂片进行再次染色，以增强染色效果。

2. 氧化 WG-KI 法

(1) 原理：细胞中的过氧化物酶分解过氧化物产生新生态氧，后者与 KI（碘化钾）作用产生碘，碘与瑞氏－吉姆萨等显色剂中的有效成分结合，形成有色颗粒定位于细胞质中。

(2) 主要成分：①碘化钾溶液；②过氧化氢溶液；③瑞氏－吉姆萨染料。

(3) 标本类型：新鲜的骨髓细胞涂片及血液细胞涂片等。

(4) 参考区间：①中性粒细胞除早期原始粒细胞外，下阶段细胞均为阳性反应，可见胞质中有红棕色至蓝黑色颗粒。②单核细胞系统部分细胞呈红棕色的弱阳性反应，颗粒细小疏松，弥散分布，部分细胞可呈阴性反应。③嗜酸粒细胞着色最快最强，阳性反应呈蓝黑色，部分细胞颗粒可弥散至细胞外，使细胞周围呈毛刺状。④淋巴细胞、浆细胞、嗜碱粒细胞、红细胞、巨核细胞均为阴性反应，细胞质为蓝色，无阳性颗粒。部分巨噬细胞可呈不同程度的阳性反应。⑤细胞核着色为均匀的紫红色（图 32-17）。

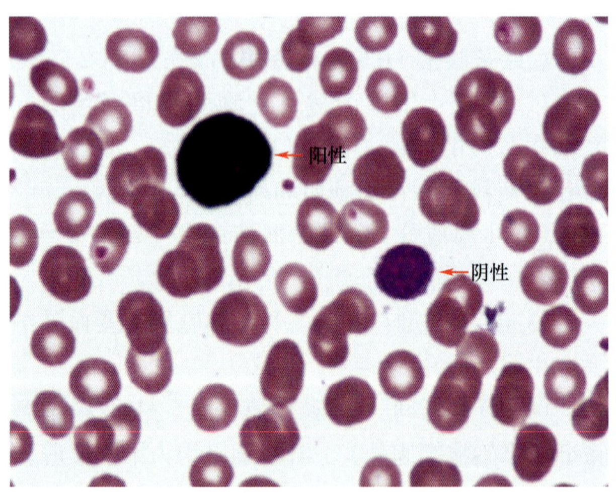

图 32-17 过氧化物酶染色 (MPO)（氧化 WG-KI 法）

二、中性粒细胞碱性磷酸酶染色液

（一）概述

人体有多种细胞内含有碱性磷酸酶。中性粒细胞在成熟阶段表现出的碱性磷酸酶活性即中性粒细胞碱性磷酸酶 (neutrophile alkaline phosphatase，NAP)。

（二）临床意义

NAP 活性可因年龄、性别、应激状态、月经周期、妊娠及分娩等因素有一定的生理性变化。在病理情况下，NAP 活性的变化常有助于某些疾病的诊断和鉴别诊断。① NAP 可用于细菌和病毒感染的鉴别。②慢性粒细胞白血病的 NAP 活性明显降低，积分值常为 0。类白血病反应的 NAP 活性极度增高，故可作为与慢性粒细胞白血病鉴别的重要指标。③急性粒细胞白血病时 NAP 积分值减低，急性淋巴细胞白血病的 NAP 积分值多增高，急性单核细胞白血病时一般正常或减低，故可作为急性白血病的鉴别方法之一。

（三）方法学

1. 原理 pH 9.2 ～ 9.8 的碱性环境下，细胞中的碱性磷酸酶能将底物磷酸萘酚 AS-BI 水解，生成 α- 萘酚，再以稳定的重氮盐与萘酚偶联生成不溶性有色偶氮染料沉淀，定位于细胞质中。

2. 主要成分 ①甲醛固定剂；②偶氮溶液 FBB 盐；③亚硝酸钠溶液；④磷酸萘酚 AS-BI 溶液；⑤核固红溶液。

3. 标本类型 新鲜骨髓细胞涂片及血液细胞涂片（切勿使用抗凝血）。

4. 参考区间 阳性反应主要见于成熟中性粒细胞（杆状及分叶核粒细胞）中，健康成人一般的中性粒细胞碱性磷酸酶积分值为 13 ～ 130，但各个实验室条件各异，实验室应有自己的参考值。NAP 阳性颗粒为蓝色（图 32-18）。判断标准：

负 (-) 0 分：细胞质中无阳性染色颗粒。

正 (+) 1 分：细胞质中含少量颗粒或呈弥漫浅蓝色。

2 正 (++) 2 分：细胞质中含中等量的颗粒或呈弥漫蓝色。

3 正 (+++) 3 分：细胞质中含较多颗粒或呈弥漫较深蓝色。

4 正 (++++) 4 分：细胞质中充满粗大颗粒或呈弥漫深蓝色。

5. 储运条件 2～8℃低温环境。

6. 质量控制 ①使用前应恢复室温，用前请摇匀试剂；B、C液请充分混匀，所用容器必须洁净，工作液颜色为金黄色。②应采用新鲜涂片做NAP染色，放置过久则酶的活性会降低，使用抗凝血涂片染色阳性结果不稳定。③工作液配制后应在10min以内使用。④需用感染发热患者或正常人外周血涂片作为阳性对照。

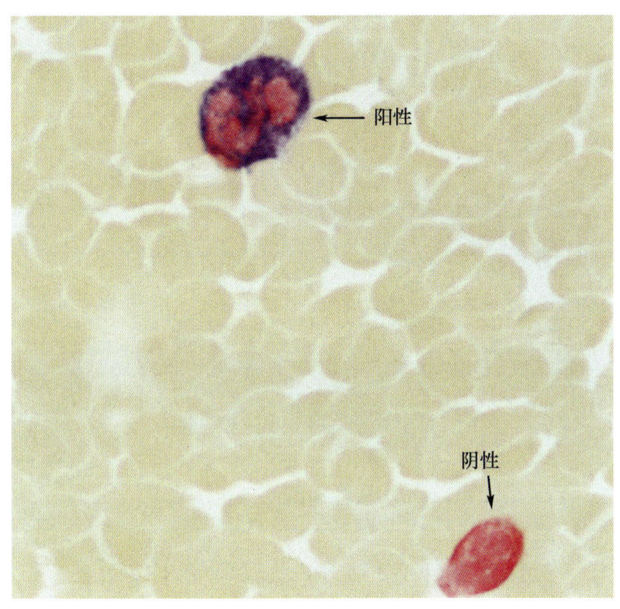

图32-18 中性粒细胞碱性磷酸酶（NAP）

三、苏丹黑B染色液

（一）概述

苏丹黑B（Sudanblack-B，SBB）是一种脂溶性染料，可溶解于脂类中，使细胞内脂类着色而显示出来。对中性脂肪，尤其对磷脂的亲和力更具有特异性，不仅能显示大的脂肪滴，而且可显示微细结构中的隐性脂类。脂肪染色还有油红O法，但此法染液不稳定，常出现沉淀。临床上常用的苏丹黑B法。

（二）临床意义

SBB染色与MPO结果相似。SBB染色主要用于鉴别各种急性白血病。急性粒细胞白血病原粒细胞呈阴性反应，少数阳性，早幼粒细胞呈阳性反应。急性淋巴细胞白血病各期淋巴细胞均为阴性，急性单核细胞白血病原单核细胞为阴性，少数为小而细小的阳性。再生障碍贫血时成熟中性粒细胞的反应阳性程度增高，慢性粒细胞白血病、霍奇金病、恶性贫血可见阳性减弱，戈谢细胞呈弱阳性，尼曼－匹克细胞呈中等阳性。

（三）方法学

1. 原理 苏丹染料是偶氮染料，其对脂类的显示是一种简单的物理变化，当含有脂肪的细胞与苏丹染料接触时，苏丹染料即脱离乙醇而溶于该脂肪结构中而使其显色。

2. 主要成分 ①甲醛固定剂；②苏丹黑B溶液；③瑞氏－吉姆萨染液；④磷酸盐缓冲液。

3. 标本类型 新鲜骨髓细胞涂片及血液细胞涂片。

4. 参考区间 阳性反应呈棕黑色颗粒状，定位于胞质中。①粒细胞系统：除早期原始粒细胞外，下阶段细胞均为阳性反应。②单核细胞系统：部分细胞为弱阳性反应，颗粒细小疏松，弥散分布，部分细胞可呈阴性反应。③巨噬细胞可呈不同程度的阳性反应。④淋巴细胞、浆细胞、红细胞、巨核细胞均为阴性反应（图32-19）。

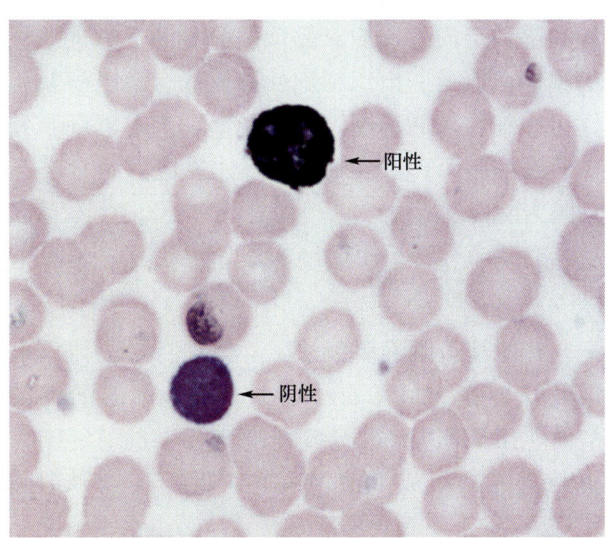

图32-19 苏丹黑B染色

5. 储运条件 相对湿度≤80%、无腐蚀性气体、通风良好及室温5～30℃的环境。

6. 质量控制 ①使用前请摇匀试剂，所用容器必须洁净。②待苏丹黑B溶液的温度升到37℃后开始计时。③苏丹黑B染液需浸染，请自备染液缸。④涂片可不固定，直接入苏丹黑B溶液孵育。

四、酸性磷酸酶染色液

（一）概述

1970 年发现毛细胞胞质里含有一种能对抗酒石酸抑制作用的酸性磷酸酶（acid phosphatase，ACP）经证明为 ACP5，并认为用细胞化学染色技术显示此酶，在毛细胞白血病的诊断中有重要意义。毛细胞的酶反应积分值与患者的白细胞总数和毛细胞绝对数量有关，只要有少数毛细胞（2 个以上）为强阳性反应，便可考虑诊断为毛细胞白血病。

（二）临床意义

多毛细胞白血病时多毛细胞的酸性磷酸酶染色为阳性反应，此酶耐 L- 酒石酸的抑制作用。淋巴肉瘤细胞和慢性淋巴细胞白血病的淋巴细胞，酸性磷酸酶染色也呈阳性反应，但此酸可被 L- 酒石酸抑制。此外，酸性磷酸酶染色对以下情况有协助诊断价值：①协助鉴别戈谢细胞和尼曼 - 匹克细胞，前者酸性磷酸酶染色为阳性反应，后者为阴性。②网状细胞、吞噬细胞、组织细胞和单核细胞均呈阳性反应，故该试验有助于急性单核细胞性白血病、组织细胞性白血病、淋巴瘤及恶性组织细胞病的诊断。③协助鉴别 T 淋巴细胞和 B 淋巴细胞，T 淋巴细胞呈阳性反应，而 B 淋巴细胞为阴性反应。

（三）方法学

1. 原理（偶氮偶联法） 本染色方法为偶氮偶联法，在 pH5.0 的环境下，细胞内的酸性磷酸酶水解磷酸萘酚 AS-BI，释放出萘酚 AS-BI，再与重氮盐形成不溶性有色沉淀，定位于细胞质中。

2. 主要成分 ①甲醛固定液；②偶氮溶液 GBC 盐；③亚硝酸钠溶液；④磷酸萘酚 AS-BI 溶液；⑤磷酸盐缓冲液；⑥甲基绿溶液；⑦L- 酒石酸溶液。

3. 标本类型 新鲜的骨髓细胞涂片及血液细胞涂片。

4. 参考区间 凡有紫红色颗粒者为阳性。①巨噬细胞、部分网状细胞呈较强阳性反应；②单核细胞、T 淋巴细胞、浆细胞呈中等强度阳性；③粒细胞、巨核细胞、血小板为阴性或弱阳性；④红细胞系统、B 淋巴细胞呈阴性反应；⑤大多数组织中的细胞含有酸性磷酸酶，尤其是前列腺细胞中此酶活性最强；⑥毛细胞白血病的毛细胞 ACP 染色多呈强阳性或中度阳性，且不被 L- 酒石酸抑制，其他细胞酒石酸抑制后均为阴性或极弱的阳性。（见图 32-20）

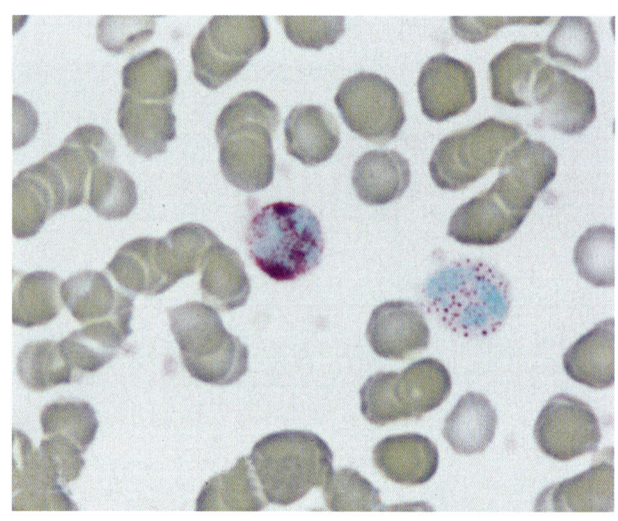

图 32-20 酸性磷酸酶染色（ACP）

5. 储运条件 2 ～ 8℃低温环境。

6. 质量控制 ①使用前应恢复室温，用前请摇匀试剂，使 B、C 液充分混匀，所用容器必须洁净；②未染色涂片放置 24h 后酶活性会逐渐降低；③工作液配制后应在 10min 内使用；④每次试剂使用后，必须迅速盖好密封保存，以免挥发及影响效果。

五、氯乙酸 AS-D 萘酚酯酶染色液

（一）概述

氯乙酸 AS-D 萘酚酯酶主要分布在粒细胞系和肥大细胞内，因此又称粒细胞酯酶。偶氮偶联法是 ICSH 推荐法。

（二）临床意义

氯乙酸 AS-D 萘酚酯酶属粒系特异性酯酶。用于：①鉴别急性白血病类型急性粒细胞白血病大多呈阳性反应，急性单核细胞、淋巴细胞白血病呈阴性，急性粒细胞 - 单核细胞白血病部分（原粒和早幼粒细胞）呈阳性，部分（原单和幼单核

细胞）呈阴性。②鉴别嗜碱粒细胞与肥大细胞，前者阴性，后者阳性。

（三）方法学

1. 原理　氯乙酸 AS-D 萘酚能被酯酶水解生成 AS-D 萘酚，再与稳定的重氮盐偶联，生成不溶性的红棕色沉淀定位于细胞质中。阳性反应通常仅出现于粒细胞中，故又称特异性酯酶染色。

2. 主要成分　①甲醛固定剂；②偶氮溶液副品红；③亚硝酸钠溶液；④磷酸盐缓冲溶液；⑤氯乙酸 AS-D 萘酚溶液；⑥甲基绿溶液。

3. 标本类型　新鲜的骨髓细胞涂片及血液细胞涂片。

4. 参考区间　粒细胞系统除早期的原始粒细胞外，均为红色阳性反应，其他各系细胞均呈阴性反应（图 32-21）。

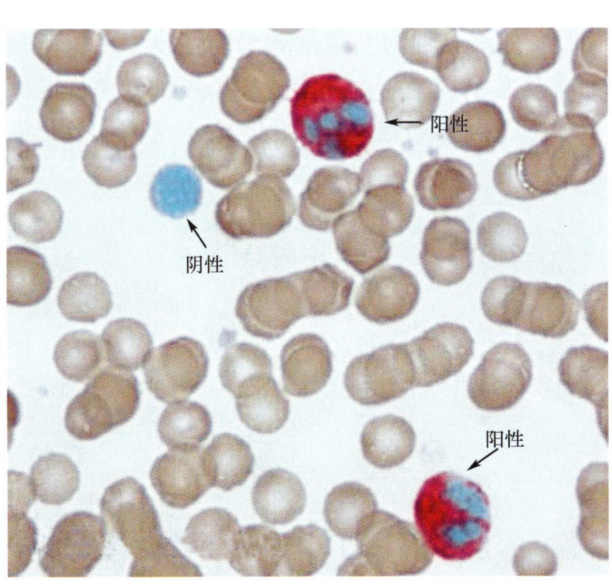

图 32-21　氯乙酸 AS-D 萘酚酯酶染色（DCE）

5. 储运条件　2～8℃低温环境。

6. 质量控制　①使用前应恢复室温，用前请摇匀试剂。②偶氮溶液和亚硝酸钠溶液必须充分混匀，所用的容器必须洁净；工作液颜色为淡玫瑰红色，如为极深的红色，则说明偶氮溶液和亚硝酸钠溶液没有充分混匀。③氯乙酸 AS-D 萘酚溶液应避光。④工作液临用前新鲜配制，并及时应用，以免影响染色效果。

六、α- 乙酸萘酚酯酶染色液

（一）概述

相对而言，本酯酶染色法对白细胞染色阳性反应无特异性，故又称非特异性酯酶染色。

（二）临床意义

1. 用于协助鉴别急性白血病的类型　①单核细胞白血病时，白血病原始单核细胞可呈阳性反应，幼单核细胞和单核细胞大多呈阳性反应，此反应能被氟化钠抑制，抑制率在 50% 以上。②急性粒细胞白血病时，白血病原始粒细胞为阴性反应，有时个别白血病原始粒细胞可呈阳性反应，但此反应不被氟化钠抑制。③急性淋巴细胞白血病时，白血病原始淋巴细胞为阴性反应，有时原始淋巴细胞可出现阳性反应，主要见于 T 细胞型急淋。④急性粒－单核细胞白血病时，部分原始白血病细胞呈阳性反应，并能被氟化钠抑制，这些白血病细胞可能是单核细胞系细胞，部分白血病细胞呈阴性反应，可能是粒细胞系细胞。

2. 红血病和红白血病　异常幼红细胞可呈阳性反应。

3. 巨幼细胞贫血　巨幼细胞也可呈阳性反应。

（三）方法学

1. 原理　底物 α- 乙酸萘酚在细胞酯酶的作用下分解产生 α- 萘酚，α- 萘酚与重氮盐结合生成灰黑色沉淀，定位于细胞质中。

2. 主要成分　①甲醛固定液；② α- 乙酸萘酚；③磷酸盐缓冲液；④固蓝粉剂；⑤甲基绿溶液；⑥氟化钠。

3. 标本类型　新鲜骨髓细胞涂片及血液细胞涂片。

4. 参考区间　细胞质内有灰黑色或棕黑色弥漫性或颗粒状沉淀为阳性（图 32-22）。①单核细胞系统：呈强阳性反应，其反应可被氟化钠抑制。②粒细胞系统：各期粒细胞多呈阴性反应，有时少数粒细胞可呈弱阳性反应，其反应不被氟化钠抑制。③巨核细胞及血小板为阳性。④淋巴细胞

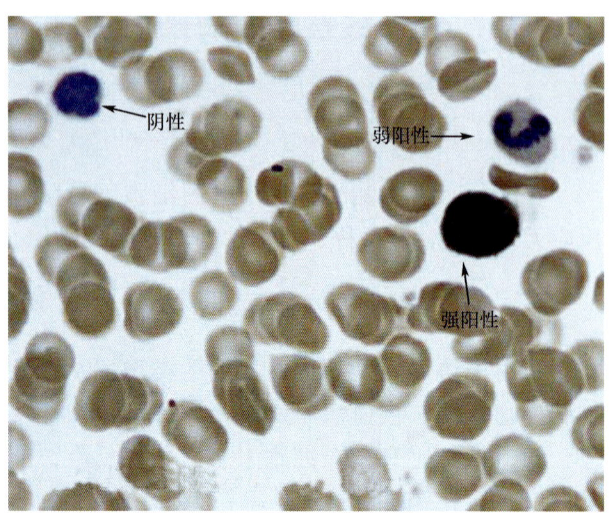

图 32-22 α- 乙酸萘酚酯酶染色（α-NAE）(坚牢蓝法)

多呈点状阳性，浆细胞为阴性反应。⑤单核细胞源性的组织细胞、巨噬细胞呈强阳性，戈谢细胞、海蓝组织细胞为阳性。⑥幼红细胞呈阴性反应。

5. 储运条件 2 ～ 8℃低温环境。

6. 质量控制 ①使用前应恢复室温，用前请摇匀试剂，偶氮溶液和亚硝酸钠溶液必须充分混匀，所用容器必须洁净。②工作液临用前新鲜配制，应采用新鲜涂片做染色。

七、α- 丁酸萘酚酯酶染色液

（一）概述

α- 丁酸萘酚酯酶染色液（α-NBE）主要存在于单核细胞中，其阳性产物能被氟化钠抑制，而其他细胞系列的阳性产物不能被氟化钠抑制，属于单核细胞酯酶染色。

（二）临床意义

(1) 辅助鉴别急性白血病细胞类型：①急性单核细胞白血病，单核系细胞大多数呈阳性，阳性反应能被氟化钠抑制；②急性粒细胞白血病，原粒细胞一般呈阴性；③急性早幼粒细胞白血病，早幼粒细胞常呈阴性；④急性粒单细胞白血病，部分白血病细胞阳性，部分白血病细胞阴性；⑤急性淋巴细胞白血病，原始及幼稚淋巴细胞一般呈阴性。

(2) 急性单核细胞白血病有时须与恶性组织细胞病相鉴别，异常组织细胞也可呈阳性，但阳性反应不能被氟化钠抑制。

（三）方法学

1. 原理 在碱性条件下，α- 丁酸萘酚被细胞内酯酶水解，产生 α- 萘酚，与重氮盐偶联生成不溶性有色沉淀，定位于细胞质中。

2. 主要成分 ①甲醛固定剂；②偶氮溶液副品红；③亚硝酸钠溶液；④磷酸盐缓冲溶液；⑤ α- 丁酸萘酚溶液；⑥甲基绿溶液；⑦氟化钠。

3. 标本类型 新鲜骨髓细胞涂片及血液细胞涂片。

4. 参考区间 细胞质内红色或棕红色颗粒为阳性（图 32-23）。①单核细胞系统：呈阳性反应，其反应可被氟化钠抑制；②粒细胞系统：各阶段粒细胞均呈阴性反应；③成熟 T 淋巴细胞呈点状阳性，B 淋巴细胞及浆细胞为阴性反应；④巨核细胞及血小板为阴性反应；⑤单核细胞源性的组织细胞、巨噬细胞呈强阳性反应、戈谢细胞、海蓝组织细胞为阳性反应。

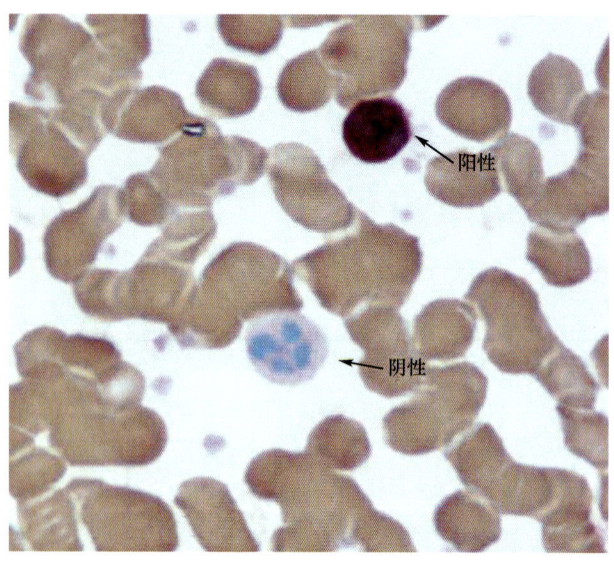

图 32-23 α- 丁酸萘酚酯酶染色液（α-NBE）

5. 储运条件 2 ～ 8℃低温环境。

6. 质量控制 ①使用前应恢复室温，用前请摇匀试剂，偶氮溶液和亚硝酸钠溶液必须充分混匀，所用的容器必须洁净；②工作液临用前新鲜配制，应采用新鲜涂片做染色。

八、糖原染色液

（一）概述

糖原是单纯的多糖，因其功能与结构和植物淀粉相似，故又称植物淀粉。糖原是由葡萄糖组成的带分支的大分子多糖，主要储存于肝脏和肌肉的胞质内。糖原或多糖物质（如黏多糖、黏蛋白、糖蛋白、糖脂等）也存在于中性粒细胞、嗜酸粒细胞胞质、嗜碱粒细胞、原淋巴细胞、巨核细胞及血小板中。其最为经典的染色方法是过碘酸－希夫反应（periodic acid-Soniff reaction，PAS）法。

（二）临床意义

可协助临床诊断：①急性淋巴细胞白血病、淋巴组织恶性增生性疾病、红白血病、戈谢病的原始细胞呈强阳性反应或阳性反应。②缺铁性贫血、珠蛋白生成障碍、骨髓增生异常综合征亦可呈阳性反应。③急性粒细胞白血病、急性单核细胞白血病、良性淋巴细胞增多症、尼曼－皮克细胞呈阴性反应或弱阳性反应。④巨幼细胞性贫血、溶血性贫血、再生障碍性贫血等，幼红细胞为阴性反应，偶有个别幼红细胞呈阳性反应。⑤帮助鉴别不典型巨核细胞和霍奇金细胞，巨核细胞呈强阳性反应；霍奇金细胞呈弱阳性或阴性反应。⑥帮助鉴别白血病细胞和腺癌骨髓转移的腺癌细胞，腺癌细胞呈阳性反应。

（三）方法学

1. 原理　本染色反应为过碘酸－希夫反应，过碘酸能使细胞内多糖类物质的乙二醇基（—CHOH—CHOH）氧化，形成二醛基（—CHO—CHO），醛基与希夫（Schiff）试剂中的无色品红结合生成紫红色化合物，定位于细胞质中。

2. 主要成分　①甲醛固定剂；②过碘酸溶液；③希夫试剂；④甲基绿溶液。

3. 标本类型　新鲜的骨髓细胞涂片及血液细胞涂片。

4. 参考区间　胞质中有红色（或紫色）颗粒者为阳性，其判断标准随细胞不同而稍有差异（见图 32-24）。

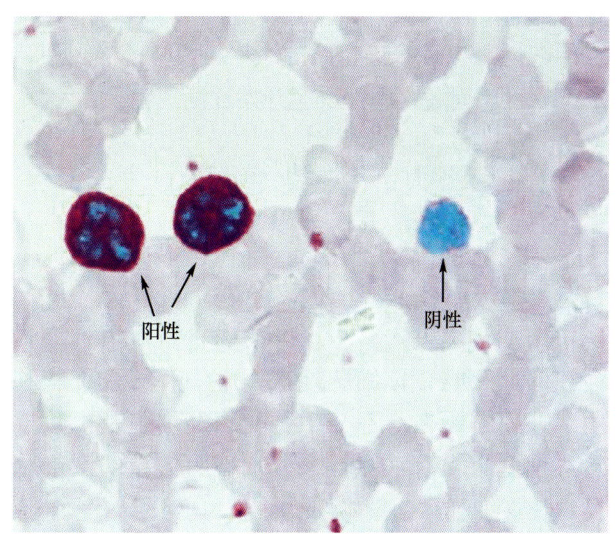

图 32-24　糖原染色（PAS 法）

(1) 有核红细胞判断标准

“0”胞质中无红色颗粒。

“+”胞质中有分散少数阳性颗粒或呈浅红色，但应比正常红细胞染色深。

“2+”胞质中有 1 或 2 个浓的颗粒环，或胞质呈中度弥散的红色。

“3+”胞质中有较粗的颗粒至小块或大块红色物质。

(2) 淋巴细胞判断标准。

“0”胞质中无红色颗粒。

“+”胞质中有一圈 PAS 阳性颗粒。

“2+”胞质中有两圈 PAS 阳性颗粒。

“3+”胞质中有三圈 PAS 阳性颗粒。

“4+”胞质中有红色大团块形成。

一般原粒细胞呈阴性反应，早幼粒细胞以下随着细胞成熟而阳性增强，成熟中性粒细胞最强；嗜酸粒细胞颗粒不着色，细胞质为阳性，嗜碱粒细胞阳性。原淋巴细胞阳性程度低，随着细胞成熟阳性程度稍增加。单核细胞仅有少量细小颗粒。幼红细胞为阴性，巨核细胞和血小板为阳性。

5. 储运条件　2～8℃低温环境。

6. 质量控制　①使用前应恢复室温，用前请摇匀试剂，所用容器必须洁净。②保存良好的（已固定或未固定的）陈旧涂片、已做过瑞氏染色的涂片，均可进行 PAS 染色。但做过瑞氏染色的涂片做 PAS 前，最好先用乙醇脱色。③希夫试剂使用时不要暴露于空气中过久，否则溶液中的 SO_2 外逸，导致溶液变红而失效。④染色时，希夫反应最好在室温下进行。⑤ PAS 染色后的涂片应及时镜检观察结果，放置 1 周后，阳性反应开始逐渐退色。

九、铁染色液

（一）概述

正常骨髓中含有一定量的以含铁血黄素形式存在的储存铁，称细胞外铁，可供有核红细胞利用合成血红蛋白。部分中、晚幼红细胞及少数成熟红细胞也含有铁颗粒，分别称为铁粒幼红细胞及铁粒红细胞，为细胞内铁。

（二）临床意义

骨髓铁染色是反映体内储存铁的金标准。①缺铁性贫血时，早期骨髓中储存铁就已耗尽，细胞外铁呈“-”。铁粒幼细胞百分率减低，常<15%，甚至为 0。经铁剂治疗后，数天内铁小粒出现在幼红细胞中，但细胞外铁需待贫血纠正后一段时间才会出现。因此，铁染色是目前临床诊断缺铁性贫血及指导铁剂治疗的可靠和实用的检验方法。②非缺铁性贫血如珠蛋白生成障碍性贫血、铁粒幼细胞性贫血、溶血性贫血、巨幼细胞贫血、再生障碍性贫血及骨髓病性贫血等，细胞外铁多增加，常为 (3+ ～ 4+) 或以上。③铁粒幼细胞性贫血时，因血红素合成障碍，铁利用不良，铁粒幼细胞增多，可见到环状铁粒幼细胞，占幼红细胞的 15% 以上，骨髓增生异常综合征中，难治性贫血伴环状铁粒幼细胞增多者，环状铁粒幼细胞 >15%。

（三）方法学

1. 原理 酸性亚铁氰化钾能与细胞内、外铁发生普鲁士蓝反应，形成蓝色的亚铁氰化铁沉淀，定位于含铁部位。

2. 主要成分 ①甲醛固定剂；②亚铁氰化钾溶液；③盐酸溶液；④核固红溶液。

3. 参考区间 铁可染成蓝色颗粒、小珠或小块（图 32-25）。①细胞外铁：先用低倍镜观察未完全展开的骨髓小粒，再用油镜判断。“-”无蓝色铁粒可见。“+”有少量铁粒或仅见少量铁小珠。

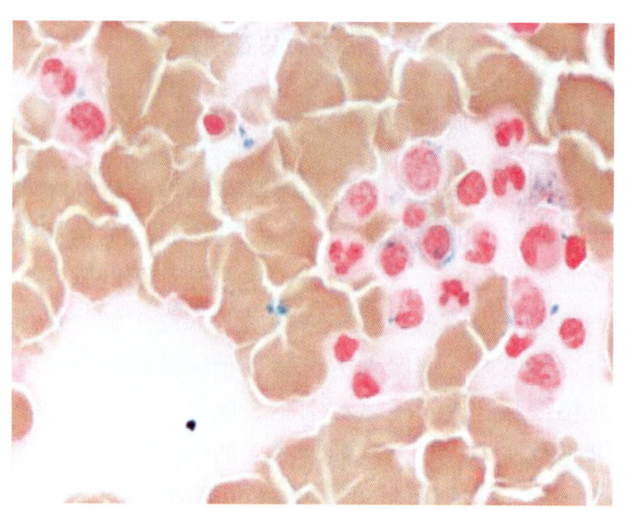

图 32-25　铁染色（普鲁士蓝反应）

“2+”有多量铁粒和铁珠。“3+”有许多铁粒或有铁珠和少数小块。“4+”有极多铁粒、铁珠、并有许多小块。②细胞内铁：计数 100 个有核红细胞，记录阳性细胞（胞质中有蓝色颗粒者）的百分率，同时注意细胞内铁颗粒数目、大小、染色深浅等，有无环形铁粒幼红细胞。

4. 储运条件 2 ～ 8℃低温环境。

5. 质量控制 ①使用前应恢复室温，用前请摇匀试剂，使 A、B 液充分混匀，所用容器必须洁净。②工作液临用前新鲜配制。③所有玻片及器具应洁净、无铁污染（事先经除铁处理，尤其是载玻片）。④亚铁氰化钾暴露于空气或见光易变质，应密闭、储存于棕色瓶中。⑤应选择骨髓小粒较多的骨髓涂片做铁染色，同一涂片上既观察细胞外铁也观察细胞内铁。⑥已做过瑞氏染色（着色好、无沉渣）的涂片，也可做铁染色，且不需复染。⑦复染前，涂片应充分冲洗，否则会产生较多针状结晶体。

第六节　组织学染色液系列

一、苏木素 - 伊红染色液

（一）概述

苏木素 - 伊红染色法 (hematoxylin-eosin staining)，简称 HE 染色法，是石蜡切片技术常用的染色法之一。苏木精为碱性染料，主要使细胞核内的染色质与胞质内的核糖体着紫蓝色；伊红为酸性染料，主要使细胞质和细胞外基质中的成分着红色。苏木精不能单独染色，需要氧化成苏木红才有染色力，传统的染色方法是将苏木精全氧化成苏木红，因此染色液很快就失效了，后来采用半氧化的方式配制苏木素染液，延长了染液的有效期且效果良好。HE染色法是组织学、胚胎学、病理学教学与科研中最基本、使用最广泛的技术方法。

（二）临床意义

苏木素－伊红染色液主要用于显示各种组织正常成分和病变成分的一般形态结构，并对其进行全面观察。苏木素－伊红染色是生物学、组织学、病理学及细胞学等学科必不可少的最基本的染色方法，在病理诊断、教学与科研中广泛应用，具有重要价值。

（三）方法学

1.原理 细胞中的细胞核是由酸性物质组成，其与碱性染料（苏木素）的亲和力较强，而细胞质则相反，其含有的碱性物质和酸性染料（伊红）的亲和力较大。因此，细胞或组织切片经苏木素－伊红染色液染色后，细胞核被苏木素染成鲜明的蓝紫色，细胞质、肌纤维、胶原纤维等呈不同程度的红色，红细胞则呈橙红色。

2.主要成分 ①苏木素染液；②伊红染液。

3.标本类型 涂片和组织切片必须充分固定，石蜡切片要充分脱蜡。

4.参考区间 细胞核蓝紫色，细胞质、间质、各种纤维类呈现不同程度的红色（图32-26）。

5.储运条件 相对湿度≤80%、无腐蚀性气体、通风良好及室温10～30℃的环境。

6.质量控制 ①苏木素避免低温存放，忌冰冻，在＜10℃的环境存放较长时间后可能会因溶解度降低而产生沉淀和变红，使用苏木素前注意观察如有大量沉淀或苏木素变红的现象，应将苏木素放37℃水浴箱或烤箱中复溶2h后再过滤使用。②由于苏木素处于动态氧化过程，其着色强度可能会因使用日期不同而稍有差异，故敬请在每瓶苏木素开封后可先行试染，根据试染结果稍调整苏木素染色时间以保证较佳染色效果。③苏木素染液表面产生一层氧化膜，底部产生少许硫酸铝结晶沉淀均属正常现象，使用前应去除氧化膜，并定期过滤，稀释后的稀碳酸锂溶液用于蓝化。④气温较低时苏木素染液不易着色，可适当延长染色时间。⑤分色是用盐酸洗去细胞吸附过多的苏木素，让核质对比鲜明。分色时间不宜过长，否则核淡染。⑥伊红染色后通过乙醇，不宜浸洗过久，尤其是低浓度乙醇，以避免伊红被脱色。⑦涂片与印片苏木素－伊红染色方法是经固定后水洗从第三步起与石蜡切片染色相同。⑧良好的苏木素－伊红染色切片的制成与及时固定及充分固定关系较大。

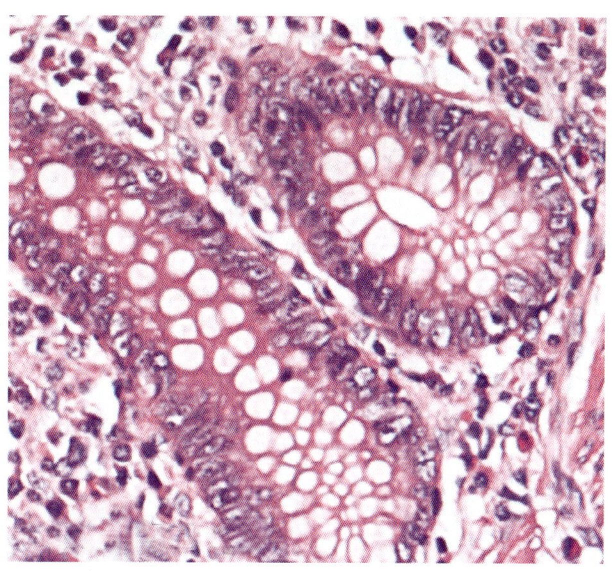

图32-26 苏木素－伊红染色（HE）

二、胶原纤维染色液

（一）概述

胶原纤维是人体中结缔组织的主要成分，分布在全身各个部位，组成胶原纤维的主要成分是胶原蛋白。新鲜时呈白色，故一般称为白色纤维。在HE染色中被染为淡红色，常聚集成粗细不等的束，呈波浪状。胶原纤维由许多根纤细的胶原纤维组成。常用的特殊染色法有Masson、van Gieson（VG）和Mallary等方法，前两者较为常用。

（二）临床意义

常用于鉴别诊断：①胶原纤维发生病变如坏死或透明变性时，其与淀粉样物在HE染色时被染为粉红色，不好区别。应用VG染色法，能将胶原纤维染为粉红色，而淀粉样物将被染为黄色。②与间胚叶来源肿瘤的区别：如纤维瘤（肉瘤），平滑肌、横纹肌瘤（肉瘤），神经纤维瘤（肉瘤）、恶性纤维组织细胞瘤等，由于都含有大量的纤维，HE 染色均为红色。应用 Masson 染色法，可将胶原纤维染成蓝色或绿色，肌源性组织被染为红色。③与其他慢性炎症的区别：如慢性阑尾炎，瘢痕愈合时，纤维愈复病灶可被染为鲜红色或蓝绿色，SARS 患者愈合后有的肺部可出现瘢痕、粘连，此时可显示蓝色或绿色。④可用于了解肝硬化及创伤组织的修复程度。肝硬化时的肝组织有许多不同大小的假小叶，用上述方法显示出不同的组织结构。VG 法可将包绕假小叶的胶原纤维染成红色，胆汁呈绿色。

（三）方法学

1. Masson 三色法

(1) 原理：利用两种或三种阴离子染料混合一起或先后作用完成染色，与阴离子染料分子的大小和组织的渗透性有关。根据组织不同的渗透性能，选择分子大小不同的阴离子染料进行染色，便可把不同组织成分显示出来。

(2) 主要成分：① Weigert 铁苏木素液；②三氯化铁溶液；③丽春红酸性品红染液；④磷钼酸溶液；⑤苯胺蓝染液。

(3) 标本类型：组织切片必须充分固定，石蜡切片要充分脱蜡。

(4) 参考区间：胶原纤维、黏液、软骨呈蓝色，肌纤维、纤维素和红细胞呈红色，细胞核呈蓝黑色（图 32-27）。

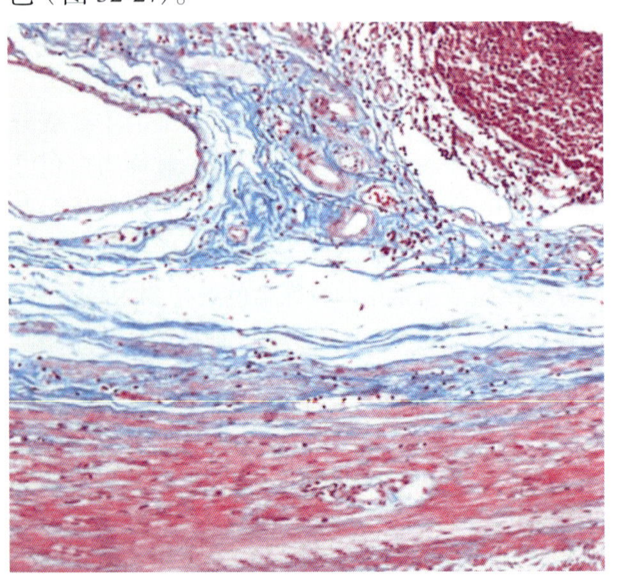

图 32-27　胶原纤维染色（Masson 三色法）

(5) 储运条件：相对湿度不大于 80%、无腐蚀性气体、通风良好及室温 5 ～ 30℃的环境。

(6) 质量控制：① Weigert 铁苏木素分 A、B 两液，应于临用前将两液等份混合使用，而不宜预先混合，否则容易氧化沉淀而逐渐失去染色力。②磷钼酸处理时需要镜下控制，见肌纤维呈红色，胶原纤维呈淡红色即可。

2. van Gieson（VG）染色法

(1) 原理：利用酸性品红与苦味酸分别对胶原纤维和肌纤维具有不同亲和力的原理，将其双重染色。胶原纤维在酸性品红的作用下染成红色至粉红色，肌纤维与苦味酸结合染成黄色。

(2) 主要成分：① Weigert 铁苏木素液。②三氯化铁溶液。③ VG 染液（酸性品红、苦味酸）。

(3) 标本类型：组织切片必须充分固定，石蜡切片要充分脱蜡。

(4) 参考区间：胶原纤维染红色，肌纤维、神经胶质、红细胞染黄色，细胞核呈蓝黑色或棕蓝色（图 32-28）。

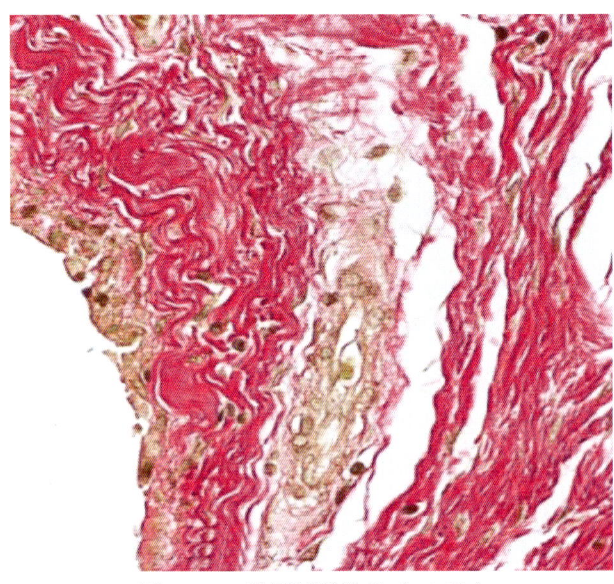

图 32-28　胶原纤维染色（VG 法）

(5) 储运条件：相对湿度≤ 80%，无腐蚀性气体、通风良好及室温 5 ～ 30℃的环境。

(6) 质量控制：① Weigert 铁苏木素分 A、B 两液，应于临用前将两液等份混合使用，而不宜预先混合，否则容易氧化沉淀而逐渐失去染色力。② VG 染色后，经 95% 乙醇分化时要迅速。③因酸性品红溶于水，VG 染色后不可经水洗，直接滴入 95% 乙醇迅速分化，然后经无水乙醇脱水，否则 VG 液所染上的颜色会减弱甚至洗脱。

三、网状纤维染色液

（一）概述

网状纤维是一种纤细的纤维，其沿着网状细胞和突起分支，并互相交织成网，因而被称为网状纤维，又因这种纤维对银的浸染着色特别显著，故又称为嗜银纤维。目前市面的试剂盒常用的方法有改良 Gomori 法和改良 Gorden-Sweets 法。

（二）临床意义

常用于鉴别诊断：①可用于区别癌和肉瘤、区别神经系统和淋巴系统方面的肿瘤及观察癌组织的发生发展过程等。②可用于区别血管内皮瘤（肉瘤）和血管外皮瘤（肉瘤），血管内皮瘤的瘤细胞在网状纤维膜内，其瘤细胞呈泡巢状，周围多被网状纤维包绕；而血管外皮瘤则在网状纤维膜外，其瘤细胞可见较多的网状纤维。③可用于急性骨髓纤维化的鉴别诊断，该病的网状纤维增多，纤维可以是致密和融合性的。胶原纤维染色通常呈阴性，尽管偶尔有的病例可能显示胶原纤维化。

（三）方法学

1. 改良 Gomori 法

(1) 原理：银氨液被组织吸附与组织中的蛋白结合，经甲醛还原成黑色的金属银沉积于组织内及表面。用氯化金调色后，再用硫代硫酸钠液洗去未还原的银盐，从而将组织内的网状纤维清晰地显示出来。

(2) 主要成分：①高锰酸钾溶液；②草酸溶液；③硫酸铁铵溶液；④银氨液（硝酸银、氢氧化钾、氢氧化铵）；⑤甲醛溶液；⑥氯化金溶液；⑦核固红溶液；⑧硫代硫酸钠溶液。

(3) 标本类型：组织切片必须充分固定，石蜡切片要充分脱蜡。

(4) 参考区间：网状纤维呈黑色，胶原纤维呈黄棕色，胞核呈红色。

(5) 储运条件：2 ～ 8℃低温环境。

(6) 质量控制：①配制银氨液时，氨水加入的量不能过多或不足。②切片氧化漂白应彻底，不能使残存的甲醛留于切片上，否则将导致过早还原。③银氨液务必低温避光保存。④本法所用到的器皿，应预先用清洁液浸泡过，并冲洗干净，用后也应用清洁液浸洗。

2. 改良 Gorden-Sweets 法

(1) 原理：银氨液被组织吸附与组织中的蛋白结合，经甲醛还原成黑色的金属银沉积于组织内及表面。用氯化金调色后，再用硫代硫酸钠液洗去未还原的银盐，从而将组织内的网状纤维清晰地显示出来。

(2) 主要成分：①高锰酸钾溶液；②草酸溶液；③硫酸铁铵溶液；④银氨液（硝酸银、氢氧化钠、氢氧化铵）；⑤甲醛溶液；⑥氯化金溶液；⑦核固红溶液；⑧硫代硫酸钠溶液。

(3) 标本类型：组织切片必须充分固定，石蜡切片要充分脱蜡。

(4) 参考区间：网状纤维呈黑色，胶原纤维呈红色（图 32-29）。

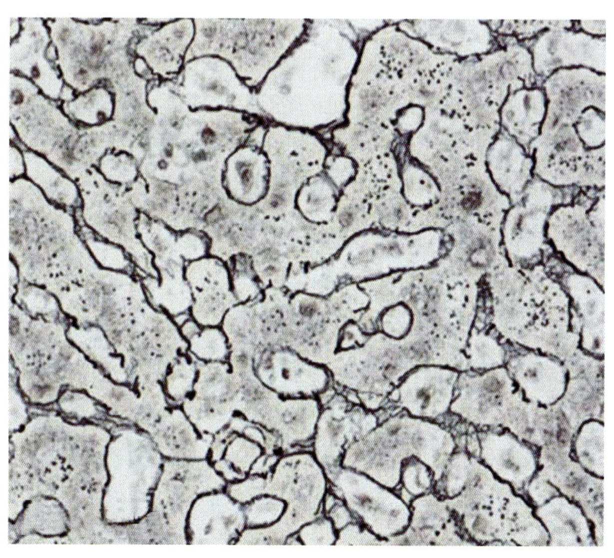

图 32-29　网状纤维染色（改良 Gorden-Sweets 法）

四、弹力纤维染色液

（一）概述

弹性纤维在疏松结缔组织中略呈黄色，折光性强，富于弹性。弹性纤维一般较胶原纤维细，纤维有分支，排列散乱。其化学成分主要是弹性蛋白 (elastin)，对牵拉作用有更大的耐受力。皮肤和腱的弹性纤维由成纤维细胞产生，大血管的弹性纤维则由平滑肌细胞产生。目前常用的染色方法有 EVG 法、维多利亚蓝法、醛品红法、地衣红法等，其中前两者较实用且已商品化。

（二）临床意义

常用于鉴别诊断：①用于区别正常的动脉和静脉以及观察动脉有病变时血管壁各层的情况，如动脉粥样硬化时的各类变化。②用于观察各种疾病对弹性纤维的影响及变化，如原发性或继发性高血压可见主动脉弹力纤维增生，老年弹力纤维增多症、心内膜弹力纤维增生症均可见弹力纤维断裂，梅毒性主动脉炎、皮肤的环状肉芽肿及动脉粥样硬化均可见到裂解、崩解的弹力纤维。③用于弹力纤维性假黄瘤的诊断。该病镜下见真皮中下部结缔组织变性，呈团块状或条索状，弱嗜碱性用弹力纤维染色法可以鉴别。

（三）方法学

1. EVG 法

(1) 原理　可能是弹力纤维中某些部分与 Elastin 染液中间苯二酚的酚基形成氢键而使弹力纤维被染成蓝黑色，VG 染色为对比染色。

(2) 主要成分：①高锰酸钾溶液。②草酸溶液。③ Elastin 染液（碱性品红、间苯二酚）。④ VG 染液（酸性品红、苦味酸）。

(3) 标本类型：组织切片必须充分固定，石蜡切片要充分脱蜡。

(4) 参考区间：弹力纤维染蓝黑色，胶原纤维呈红色，肌纤维、红细胞呈黄色（图 32-30）。

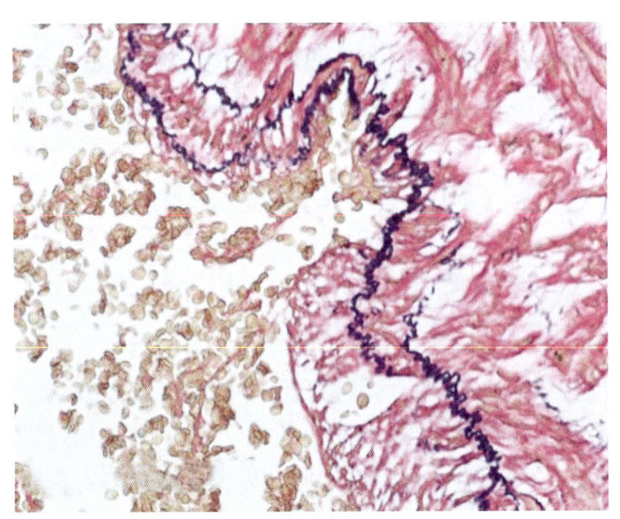

图 32-30　弹力纤维染色（EVG 法）

(5) 储运条件：相对湿度≤ 80%、无腐蚀性气体、通风良好及室温 5 ～ 30℃的环境。

(6) 质量控制：① Elastin 染液染色后应直接入 95% 乙醇分化，而不要经水洗，以免难分化。② Elastin 染液容易挥发，且染色时间长，因而最好采用密封容器浸染。③ VG 染色后不可经水洗，直接滴入 95% 乙醇迅速分化，然后经无水乙醇脱水，否则 VG 液所染上的颜色会减弱甚至洗脱。

2. 维多利亚蓝法

(1) 主要成分：①维多利亚蓝染液。②丽春红 S 染液。

(2) 标本类型：组织切片必须充分固定，石蜡切片要充分脱蜡。

(3) 参考区间：弹力纤维呈蓝绿色，胶原纤维呈红色，背景呈淡黄色。

(4) 储运条件：相对湿度≤ 80%、无腐蚀性气体、通风良好及室温 5 ～ 30℃的环境。

(5) 质量控制：①维多利亚蓝液用乙醇分色后，要立即在水中浸洗。浸洗后显微镜下观察分色程度，分色不够可再用乙醇分色。②丽春红 S 液染色后，将切片倾斜用无水乙醇从一侧快速冲洗，稍干燥后立即透明封固，过于干燥会产生黑色颗粒。

五、肌纤维染色

（一）概述

肌纤维是肌组织成分，由肌细胞组成，肌细胞一般细而长。根据肌细胞的形态和功能特点，分为平滑肌、骨骼肌和心肌三种。较常用的方法是苦味酸 - 酸性复红（即 VG 法）染色法，该法只能辨认肌纤维的存在，对较纤细的肌纤维难以分辨，加上保存时间较短（约数月即自行退色）。传统的磷钨酸苏木素染色方法是 Mallorg 于 1897 年最先使用，此法能清晰地显示正常横纹肌及横纹肌肉瘤原纤维的横纹，是诊断横纹肉瘤的重要指标。

（二）临床意义

常用于鉴别诊断：①横纹肌肉瘤是较常见且恶性度很高的肉瘤，形态较多，成分复杂，与纤维肉瘤的腺泡状软组织肉瘤及多型性脂肪瘤相混淆，HE 染色时，它们有许多共同之处，必须靠特殊染色和免疫组化染色。加以区别。②横纹肌纤维的脂肪变性。在HE染色时，肌纤维纹理显示不清楚，部分呈空泡状改变，此时切片与水泡样变性，浊肿时的病变不好区别。③肌纤维的变性，其坏死及坏死后的修复过程与胶原纤维坏死的HE切片不好区别，磷钨酸苏木素染色法（PTAH）对区别这类切片有帮助。④用于恶性Mullerican混合瘤的鉴别诊断，该肿瘤镜下结构复杂，典型的表现是癌和肉瘤样成分混合存在，当发现肿瘤细胞有横纹或免疫标记证实骨骼肌标记物阳性者，即可诊断此病。

（三）方法学

1. 原理（磷钨酸苏木素法） 成熟的苏木素与钨结合成蓝色色淀，这种色淀能与所选择的组织成分牢固结合而呈蓝色，另外一些成分与磷钨酸结合而呈棕红色。

2. 主要成分 ①铁明矾溶液（硫酸铁铵）；②高锰酸钾溶液；③草酸溶液；④磷钨酸苏木素染液。

3. 标本类型 组织切片必须充分固定，石蜡切片要充分脱蜡。

4. 参考区间 横纹肌纤维、神经胶质纤维、纤维素、胞核等呈蓝色，胶原纤维呈棕红色（图32-31）。

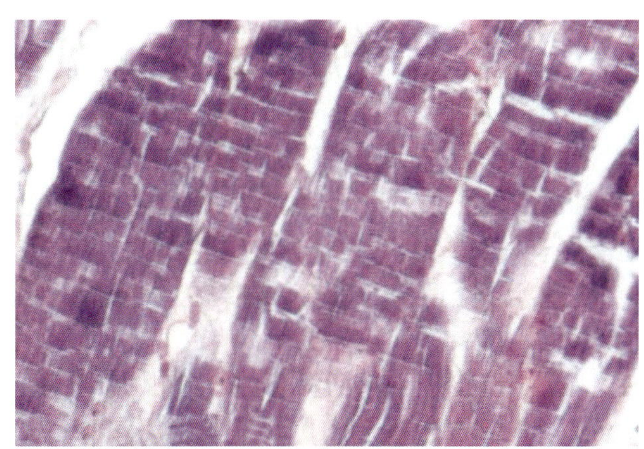

图32-31　肌纤维染色（磷钨酸苏木素法）

5. 储运条件 相对湿度≤80%、无腐蚀性气体、通风良好及室温5～30℃的环境。

6. 质量控制 ①染磷钨酸苏木素后不要水洗，在95%乙醇洗时也要迅速，因为水洗或乙醇洗的时间稍长将洗脱磷钨酸苏木素所着染的红色成分。②磷钨酸苏木素为进行性染色液，因此不能过染，最好每隔一定时间取出在显微镜下观察着色程度。③在染色缸内进行。

六、脂肪染色液

（一）概述

脂质是存在于动物和植物种子中的有机物及其衍生物。在人体内以两种形式存在，一种是脂质储存脂肪，大量地存在于脂肪细胞中，主要为中性脂肪，分布于皮下、大网膜、肠系膜、肾和胰等脏器周围及肌间组织等处，主要功能为储存和产生能量；另一种为类脂，存在于细胞内，构成细胞的组成部分或以某种特殊结构形式存在。显示中性脂肪最常用的是脂溶性染料，脂溶性染料大部分为偶氮染料，因其所具有的β-羟基重排醌式结构而显色。常用的有苏丹Ⅲ、苏丹Ⅳ（Sudan Ⅲ、Sudan Ⅳ）、苏丹黑B（Sudan black B）和油红O（oil red O）、尼罗蓝（Nnile blue）等。苏丹染料是显示中性脂肪传统而稳定的染料。

（二）临床意义

常用于鉴别诊断：①正常情况下，除脂肪细胞外其他细胞内一般不见或仅见少量脂滴。在病理状态下如这些细胞中出现脂滴或脂滴明显增多，特别是在心、肝、肾等实质器官发生脂肪变性时，胞质内出现大小不一的空泡，这时可用脂肪染色来鉴别空泡性质，以区分是脂肪变性还是水样变性或糖原贮留。②在动脉粥样硬化时，内皮细胞下的脂质沉着，脂肪染色能将脂质清晰地显示出来。由脂肪组织病变所引起的脂肪栓塞可用脂肪染色显示栓子内的脂质，从而确诊脂肪栓塞。③用于肿瘤组织的鉴别诊断，可借助脂肪染色区分由脂肪组织所发生的肿瘤与其他组织来源的肿瘤，前者脂肪染色为阳性。但脂肪染色对脂肪肉瘤的诊断无明显价值，因为脂肪肉瘤几乎不含可着色的脂肪，而有些非脂肪组织肿瘤却含有相当数量的脂肪。另外，脂肪染色还可根据所显示的细胞形态特点进行类似肿瘤鉴别，如肾透明细胞癌与肾上腺瘤，卵巢纤维瘤与卵泡膜细胞瘤，皮脂腺瘤与鳞状细胞癌的鉴别。

（三）方法学

1. 原理（苏丹染色法） 染色原理基于染料在脂肪中的溶解性比在其他溶剂中更强，染色时染料从染液中进入到所染的脂肪中。脂溶性染料对脂肪的染色是物理学的溶解作用或吸附作用，即脂溶性染料溶于脂肪或被脂肪所吸附而显色。

2. 主要成分 ① 70% 乙醇。②苏丹Ⅲ（Ⅳ）染液。③苏木素染液。

3. 标本类型 新鲜组织冰冻切片。

4. 参考区间 苏丹Ⅲ染色脂肪呈橘红色，苏丹Ⅳ染色脂肪呈猩红色。

5. 储运条件 相对湿度不大于 80%、无腐蚀性气体、通风良好及室温 5 ～ 30℃的环境。

6. 质量控制 ①甘油明胶封固的切片不宜长久保存。②固定可以防止细胞内脂质的弥散，要用 4% 中性甲醛固定，不能用含乙醇、有机溶剂的固定液，固定的时间视标本的种类而定。③脂肪瘤等含脂肪成分多的标本温度应＜ -35℃，脂肪肉瘤及其他组织温度在 -25℃左右即可。④切片厚度对脂肪染色也至关重要，太薄脂滴会被切破，不显色，太厚易脱片。本法建议切片厚 12 ～ 18μm，既能完整地显示脂质又不至于脱片。⑤由于脂肪细胞内的脂滴呈悬浮状游离于细胞内，所以封固时脂滴容易移位，建议封固时切片不要太干燥，不要用吸水纸吸液或用镊子压迫玻片赶气泡，以免脂滴移位，影响观察。

七、糖类染色液

（一）概述

糖类广泛存在于动植物中，其化学成分复杂，在生化活动中参与的范围较广，分类也较复杂，除含糖外还有不同反应基团。根据其水解后生成的物质以及所含的基团可以分为单糖、双糖、多糖（包含糖原、淀粉、纤维素、黏多糖、黏蛋白、糖蛋白和糖脂类）等。

1924 年 Feulgen 等建立的 DNA-Feulgen 染色法一直被作为多糖的组织化学检测方法。Steedman 于 1950 年试用爱先蓝来染酸性黏液物质，取得较好效果。胶体铁法首先由 Hale 于 1964 年介绍，其后 Bancroft 认为此法的主要优点是具有较高的敏感性，呈现的颜色较深，超过爱先蓝法。

（二）临床意义

具有鉴别诊断意义：① Kaposi 肉瘤的辅助诊断。Kaposi 肉瘤最典型的特征是梭形细胞形成含有红细胞的裂隙，病灶内混有淋巴细胞，含铁血黄素细胞和其他症细胞。增生细胞的胞质内常可见大小不一的 PAS 阳性的玻璃样小体，有时也可见于细胞外。②用于鉴别黏液肉瘤和脂肪肉瘤，前者 PAS 反应阳性，后者阴性。③用于软骨母细胞瘤的诊断。该疾病镜下细胞构成很丰富，且变化多端，但基本细胞是一种胚胎性的软骨母细胞，它们没有足够的分化产生细胞间软骨样基质，细胞的形状常为多边形，胞质内可见糖原颗粒。④可用于透明细胞腺癌的鉴别诊断。镜下肿瘤细胞很大，部分细胞核突向腔内，呈“鞋钉”样结构，胞质透明，其内含有糖原、黏液和脂肪，PAS 阳性。

（三）方法学

1. 过碘酸 - 无色品红法（PAS）

(1) 原理：过碘酸是一种氧化剂，能破坏多糖类结构的碳键。组织切片首先被过碘酸溶液氧化，使存在于组织内多糖分子的乙二醇基或氨羟基的碳键打开，生成醛类化合物。其后，暴露出来的游离醛基与希夫试剂作用，生成新的红至紫红色复合物而被定位。糖原可被唾液淀粉酶水解，先用唾液淀粉酶消化再进行 PAS 显色，若反应为阴性，则表明是糖原，反之则为其他多糖。

(2) 主要成分：①过碘酸溶液；②希夫试剂（无色品红液）；③ Mayer 苏木素染液。

(3) 标本类型：组织切片必须充分固定，石蜡切片要充分脱蜡。

(4) 参考区间：未经消化的 B 片中糖原以及中性黏液物质等多糖呈红色阳性反应，胞核呈蓝色；A 片中糖原呈阴性反应，其他多糖呈红色阳性反应。真菌也可呈红色（图 32-32）。

(5) 储运条件：2 ～ 8℃低温避光环境。

(6) 质量控制：①希夫试剂临用前 0.5h 取出恢复室温，溶液出现淡红色时不能使用。②希夫试剂染色的时间随室温而定，夏季室温高，作用 10min 已足够，冬季室温低，可延长至 20min 左右。

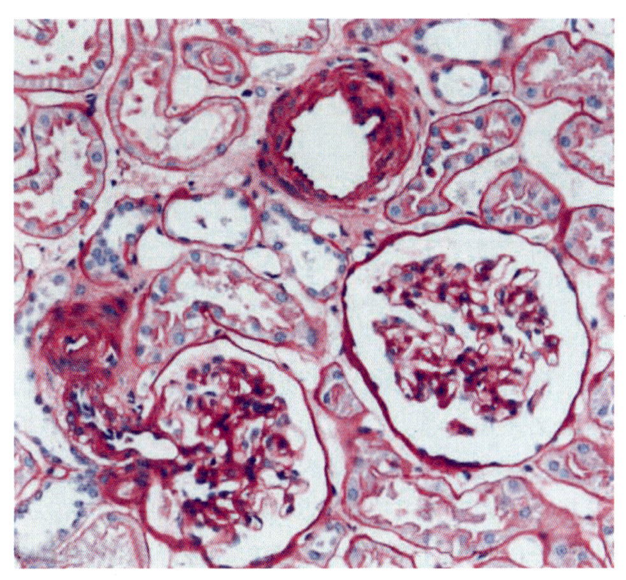

图 32-32　糖原染色（PAS）

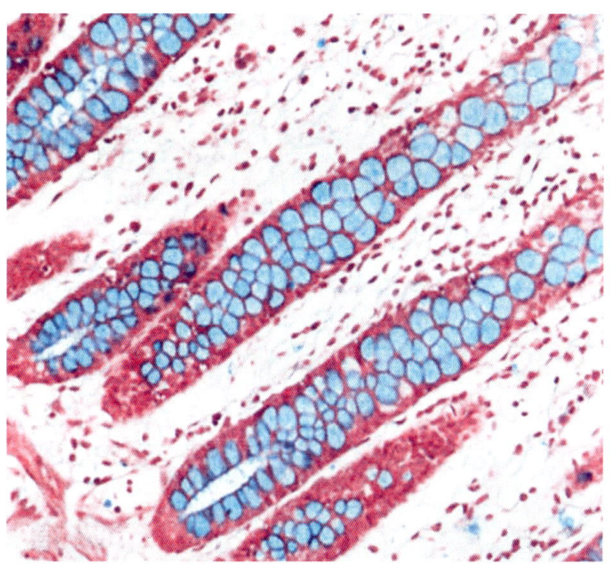

图 32-33　胶体铁染色

2. 胶体铁法

(1) 原理：胶体铁是将三氯化铁煮沸后成胶体化的氢氧化铁，通过透析除去游离酸和未水解的铁盐，即为胶体铁储备液，在染色前加入适量的冰乙酸和蒸馏水成为胶体铁工作液。酸化的胶体铁用酸化水洗涤可减少非特异性染色。其染色机制是组织内酸性黏液物质中羧基和硫酸基的酸性基团吸附铁离子形成螯合物，然后通过普鲁士蓝反应，即用亚铁氰化钾和盐酸处理，把吸附的铁离子转化为亚铁氰化铁而呈蓝色，蓝色强度与酸性黏液物质聚合的量和聚合的程度有关。

(2) 主要成分：①三氯化铁溶液；②二甲胂酸钠溶液；③ 2% 亚铁氰化钾溶液；④ 2% 盐酸；⑤核固红溶液。

(3) 标本类型：组织石蜡切片。

(4) 参考区间：胶体铁显示酸性黏液物质呈鲜蓝色，胞核呈红色（图 32-33）。

(5) 储运条件：2 ～ 8℃低温避光环境。

(6) 质量控制：①组织内存在含铁血黄素时，可出现假阳性。因此，必要时需要用相同的连续切片作对照。②胶体铁工作液必须临用前配制，配制后可使用 1 ～ 2 天。

八、胃幽门螺杆菌染色液

（一）概述

幽门螺杆菌为短杆状、两端微弯的一种革兰氏阴性杆菌。经典的 Warthin-Starry 银染色法，细菌与组织对比度强，容易观察，准确率高，但染色过程繁琐、费时，显色时间也较难掌握，很难作为临床常规使用，而亚甲蓝染色法染色操作简便、快速，细菌与组织背景对比明显，用高倍光学显微镜即可清晰地辨认出幽门螺杆菌，结果可靠、准确率高，值得推广应用。

（二）临床意义

胃幽门螺杆菌主要生存于胃黏膜上皮和胃腺体黏液屏障之间，与慢性胃炎、消化性溃疡和胃肿瘤均有密切关系。

（三）方法学

1. Warthin-Starry 银染色法

(1) 原理：胃幽门螺杆菌有嗜银性，在一定条件下，可从银液中吸附离子，经显影液处理，吸附的银离子被还原为黑色的金属银而显色。

(2) 主要成分：①硝酸银液；②显影液（明胶、对苯二酚）。

(3) 标本类型：组织石蜡切片。

(4) 参考区间：胃幽门螺杆菌呈棕黑色至黑色，其余组织为灰黄至黄棕色。

(5) 储运条件：2 ～ 8℃低温环境。

(6) 质量控制：①本法所用的试剂纯度要高，各种玻璃器具要用酸洗液浸泡并冲洗干净，以免影响染色质量。②在操作过程中显影是关键，应控制好温度和显影时间，若显影不足则染色浅淡；显影过度则背景深且易附着银颗粒，影响判读。

2. 亚甲蓝染色法

(1) 原理：该染色为单试剂染色法，操作简便、快速，用高倍光学显微镜即可清晰地辨认出幽门螺杆菌，结果可靠、准确率高。

(2) 主要成分：亚甲基蓝。

(3) 标本类型：组织石蜡切片。

(4) 参考区间：胃幽门螺杆菌蓝色，红细胞绿色，背景蓝色（图 32-34）。

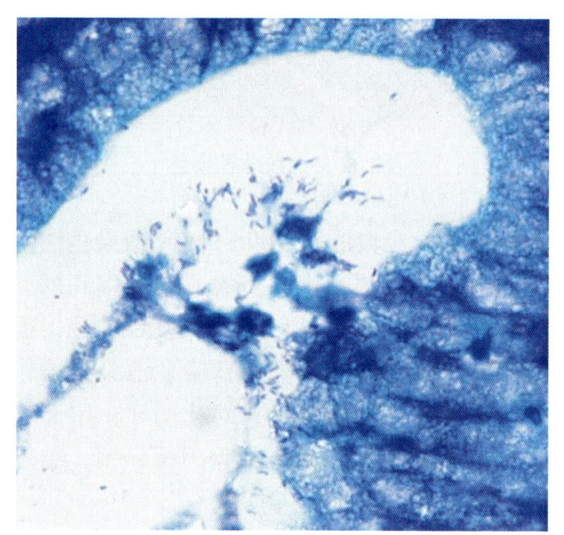

图 32-34 胃幽门螺杆菌染色（亚甲蓝法）

(5) 储运条件：相对湿度≤ 80%、无腐蚀性气体、通风良好及室温 5 ～ 30℃的环境。

(6) 质量控制：①切片不宜太厚，4 ～ 5μm 足够，太厚易掉片。②胃幽门螺杆菌染色液染色后冲水时间不宜过长，冲水量不宜过大，否则可能造成部分细菌被冲掉而降低阳性率。

九、纤维素染色液

（一）概述

纤维素又称纤维蛋白，由存在于血液中的纤维蛋白原子聚合形成的特殊蛋白质。在组织内出现纤维素，证明血管壁通透性增高到足以使血浆内的纤维蛋白分子通过，是局部炎症反应或过敏性反应的表现。纤维素通常呈 HE 染色红染的细丝，并互相连接成网状，也可相互融合。可用于显示纤维素和纤维素样变的方法有很多，Lendrum 等介绍的马休黄猩红蓝法 (martius scarlet blue，MSB) 把纤维素染成鲜红色，颜色较鲜艳。

（二）临床意义

纤维素常见于以纤维素性炎为主的疾病，如大叶性肺炎、白喉杆菌性痢疾等。病变常发生于黏膜和浆膜等处。

（三）方法学

1. 原理（马休黄－酸性品红－苯胺蓝法） 利用阴离子染料混合一起或先后作用完成染色。根据各组织不同的渗透性能，选择分子大小不同的阴离子染料进行染色，便可把不同组织成分显示出来。以小分子质量的马休黄选择性地着染致密度较高的红细胞，随后用中等分子质量的酸性品红把纤维素和肌纤维染成红色，最后用大分子质量的苯胺蓝把结构疏松的胶原纤维染成蓝色。

2. 主要成分 ①天青石蓝染液；② Mayer 苏木素；③马休黄染液；④磷钨酸溶液；⑤酸性品红染液；⑥苯胺蓝染液。

3. 标本类型 组织石蜡切片。

4. 参考区间 纤维素呈鲜红色，肌纤维红色，胞核蓝褐色，陈旧的纤维素紫蓝色，胶原纤维蓝色，红细胞黄色（图 32-35）。

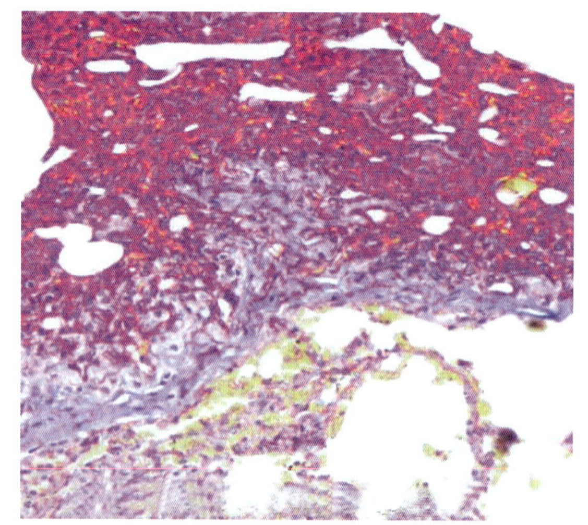

图 32-35 纤维素染色（马休黄－酸性品红－苯胺蓝法）

5. 储运条件 2 ～ 8℃低温环境。

6. 质量控制 ①本法以甲醛氯化汞液固定为宜，用 10% 甲醛固定结果欠佳。若经含汞固定液固定的切片，须作除汞处理，然后充分水洗。②此法可把新鲜纤维素染成红色，而陈旧的纤维素染成蓝色，因此后者应注意与胶原纤维区别。③磷钨酸溶液处理后必要时可在镜下观察，至胶原纤维接近无色。④切片厚度一般在 4 ～ 5μm，不宜过厚。

十、淀粉样蛋白染色液

（一）概述

淀粉样蛋白是一种沉积于血管壁和结缔组织的透明均匀性物质。在 HE 染色中淀粉样蛋白为嗜伊红团块，呈同质性或云朵样结构，与玻璃样变和纤维素有相似之处，易混淆。应用组织化学染色显示淀粉样蛋白有实用意义。在切片上显示淀粉样蛋白的常用方法包括甲基紫及其相关染料的异染法，Highman(1946) 法和 Puchtler、Sweat 和 Leven(1962) 等发明的碱性刚果红法，硫酸钠爱先蓝染色法以及硫代黄素 T 荧光染色法等。刚果红染液稳定，可使用较长时间，目前广泛应用于淀粉样蛋白染色。经酸化高锰酸钾氧化后再染甲醇刚果红染液可区分 AA 型和 AL 型淀粉样变性。硫代黄素 T 染色操作简便，着色均匀，不存在染色过深，过浅的问题，也不需要进行分化处理，易于观察鉴别。

（二）临床意义

①原发性淀粉样变性可累及心、肺、皮肤、舌，形成局限性淀粉样团块。实质性器官（肝、脾、肾）也可累及，最常见于心血管系统，特别是心脏，原发性淀粉样变性及浆细胞异常和多发性骨髓瘤淀粉样变性有关。②继发性淀粉样变性可累及肝、脾、肾、肾上腺，并继发其他慢性炎症和感染性疾病，如长期慢性化脓性疾病、结核病、麻风、骨髓炎、类风湿关节炎。③在一些肿瘤的间质内可出现淀粉样蛋白沉积，如甲状腺髓样癌、胰岛细胞瘤、霍奇金病、多发性骨髓瘤等。④遗传性淀粉样变性，影响神经系统和某些器官，以周围神经和运动神经、心血管及肾脏淀粉样变性为特征。

（三）方法学

1. 高锰酸钾氧化甲醇刚果红法

(1) 原理：刚果红染色前使用高锰酸钾氧化切片以区分淀粉样蛋白 AA 和 AL 类型，切片经高锰酸钾氧化后，AA 蛋白失去对刚果红的亲和力，刚果红染色呈阴性；AL 蛋白不受高锰酸钾氧化的影响，刚果红染色仍呈阳性。

(2) 主要成分：①高锰酸钾水溶液；②硫酸水溶液；③草酸溶液；④甲醇刚果红染液（刚果红、甲醇、甘油）；⑤碱性乙醇分化液（氢氧化钾、乙醇）；⑥ Mayer 苏木素。

(3) 标本类型：组织石蜡切片。连续两张切片，分别标志 A 片和 B 片（B 片不用高锰酸钾、硫酸和草酸溶液处理）。

(4) 参考区间：若 A、B 片均呈阳性，则为 AL 型蛋白，若 B 片阳性，A 片阴性，则为 AA 型蛋白。

(5) 储运条件：相对湿度不大于 80%、无腐蚀性气体、通风良好及室温 5 ～ 30℃的环境。

(6) 质量控制：①淀粉物质与弹力纤维都着染刚果红颜色，二者在形态上有所不同，应注意区别。②用碱性乙醇分化时要掌握恰当，若分化不足，胶原纤维也可着色，分化过度时淀粉样蛋白也可脱色。③淀粉样物质未染色的蜡片，在存放一年后，与刚果红结合的能力将逐渐减弱。

2. 硫代黄素 T 染色法

(1) 原理：硫代黄素 T（thioflavin T，TFT）是一种用于组织学的苯并噻唑荧光染料，因其对淀粉样蛋白有高亲和性而主要被用于淀粉样病变的荧光显微检测。

(2) 主要成分：①磷酸盐缓冲液；②硫代黄素 T 水溶液。

(3) 标本类型：组织石蜡切片。

(4) 参考区间：淀粉样蛋白呈亮绿色荧光。

(5) 储运条件：阴凉干燥，避光，无腐蚀性气体和通风良好的环境。

(6) 质量控制：此法敏感度很高，但特异性不强，弹力纤维和肥大细胞也可呈稍弱的阳性，应加以区分。

十一、肥大细胞染色液

（一）概述

肥大细胞来源于未分化的间充质细胞，多见于血管周围、黏膜下等，也见于支气管及胰腺小叶间导管周围。体积较大，胞质内有粗大异染颗粒，在HE染色中这种颗粒并不明显，和其他胞质一样被嗜红染成红色，需用特殊染色法才能显示。甲苯胺蓝染色以及醛品红－橙黄G法是最为常用的染色方法。

（二）临床意义

肥大细胞染色意义较大，可用于某些过敏性疾病、肥大细胞增生性疾病、肥大细胞瘤等的诊断。近年来，肥大细胞与恶性肿瘤关系的研究报道较多，成为恶性肿瘤研究的热点之一。

（三）方法学

1. 醛品红－橙黄G法

(1) 原理：醛品红对含有硫酸基团的粘多糖物质有很强的亲和力，肥大细胞颗粒中有含羧基和核酸根的肝素，因而易与醛品红结合成复合物而着色。

(2) 主要成分：①醛品红染液（碱性品红、盐酸、三聚乙醛）；②橙黄G液。

(3) 标本类型：组织石蜡切片。

(4) 参考区间：肥大细胞颗粒呈紫红至深紫色，弹力纤维也呈深紫色，红细胞鲜橙黄色，其余组织为淡黄色。

(5) 储运条件：相对湿度≤80%、无腐蚀性气体、通风良好及室温5～30℃的环境。

(6) 质量控制：肥大细胞染色要求组织新鲜，固定迅速。

2. 甲苯胺蓝法

(1) 原理：甲苯胺蓝中的阳离子有染色作用，组织细胞的酸性物质与其阳离子结合而被染色。可染细胞核使之呈蓝色，肥大细胞胞质内含有肝素和组织胺等异色性物质遇到甲苯胺蓝可呈异染性紫红色。

(2) 主要成分：①甲苯胺蓝液；②乙酸水溶液。

(3) 标本类型：组织石蜡切片。

(4) 参考区间：肥大细胞呈紫红色，胞核呈蓝色（图32-36）。

(5) 储运条件：相对湿度≤80%、无腐蚀性气体、通风良好及室温5～30℃的环境。

(6) 质量控制：肥大细胞染色要求组织新鲜，固定迅速。

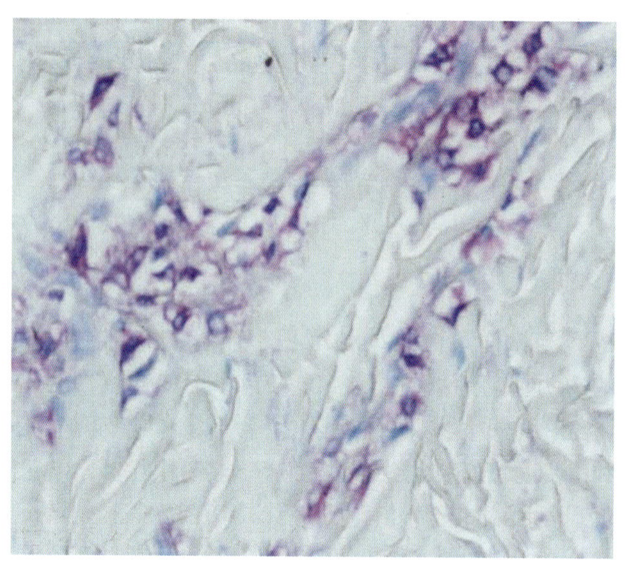

图32-36　肥大细胞染色（甲苯胺蓝法）

十二、铜颗粒染色液

（一）概述

目前，国内外应用于组织铜染色的成熟方法中以红氨酸铜染色法最为常用。

（二）临床意义

Wilson病又称肝豆状核变性，于1911年首先由Wilson报道，此为一种常染色体隐性遗传性疾病，是先天性铜代谢障碍性疾病。临床上以肝损害、锥体外系症状与角膜色素环等为主要表现。该病缺乏早期或特异性的实验室诊断指标，因此，肝穿刺活检病理检查意义较大，而肝组织铜染色对于其病理诊断和鉴别诊断具有重要作用。

（三）方法学

1. 原理　切片用红氨酸乙醇乙酸钠溶液处理后，若有过量铜离子存在，铜与红氨酸结合形成深绿黑色的红氨酸铜盐沉淀。镍和钴经红氨酸乙醇处理后也生成红氨酸盐沉淀，但在有乙酸盐存在时可阻断镍和钴与红氨酸的结合而不形成沉淀。

2. 主要成分　①红氨酸溶液（红氨酸、无水乙酸钠）；②70%乙醇；③核固红复染液。

3. 标本类型　组织石蜡切片。

4. 参考区间　铜颗粒呈黄绿色，胞核着红色。

5. 储运条件　相对湿度≤80%、无腐蚀性气体、通风良好及室温 5 ～ 30℃的环境。

6. 质量控制　①组织切片入红氨酸溶液中，37℃恒温箱过夜时，要保证染液量充足，染色温度恒定，染色时间足够。②由于染色需要过夜，染色过程中要注意防止组织脱片，预防方法为组织制片过程中注意载玻片洁净，摊片平整无皱折，烤片温度和时间充分。③试剂储存时，尽量避免高、低温及光亮环境，以免影响品质和效果。

十三、黑色素染色液

（一）概述

人体中的黑色素主要存在于皮肤的基底细胞。在病理情况下，良性肿瘤的黑色素可见于痣，恶性肿瘤的黑色素可见于恶性黑色素瘤。显示黑色素的方法有 Masson-Fontana 及硫酸亚铁法。另外，应用免疫组织化学的方法也可将黑色素显示出来，如 S-100、HMb45。

（二）临床意义

黑色素的诊断价值见于：①用于黑色素瘤的诊断。在疑为黑色素瘤，尤其是未分化的肿瘤组织或淋巴结内的肿瘤细胞中，证明有黑色素存在时，往往首先考虑为黑色素肿瘤。此外，色素性神经瘤、透明细胞肉瘤、皮肤性淋巴炎等均有黑色素存在。②用于皮肤病的诊断。如黑色棘皮病、老年疣的皮肤中都有色素沉着，在必要情况下可采用黑色素染色，以利于观察与诊断。③与含铁血黄素、脂褐素等其他色素进行鉴别诊断。可用黑色素染色法进行观察，为诊断提供依据。

（三）方法学

1. 硫酸亚铁法

(1) 原理：这是一种亚铁离子的吸附法，黑色素能摄取亚铁离子，即把亚铁离子吸附在黑色素上，形成黑色素亚铁复合物，其后铁氰化钾与亚铁离子结合，在酸性环境下生成铁氰化亚铁即滕氏蓝反应。

(2) 主要成分：①硫酸亚铁水溶液；②铁氰化钾乙酸液；③冰乙酸；④ van Gieson 液（酸性品红、苦味酸）。

(3) 标本类型：组织石蜡切片。

(4) 参考区间：黑色素呈绿至黑绿色，胶原纤维呈红色，肌纤维呈黄色。

(5) 储运条件：相对湿度不大于 80%、无腐蚀性气体、通风良好及室温 5 ～ 30℃的环境。

(6) 质量控制：①该法的对比染色也可用核固红来进行，但不能用苏木素染核，否则会影响对阳性物质的判断。②所用的浸染液必须新鲜配制，否则难以获得结果。③如欲鉴别或排除含铁血黄素，还需作铁反应证明。

2. Masson-Fontana 法

(1) 原理：黑色素具有还原硝酸银的能力，可把黑色素还原为于镜下可见的黑色金属银。

(2) 主要成分：①银氨液（硝酸银、氢氧化铵）。②硫代硫酸钠溶。③ Van Gieson 液（酸性品红、苦味酸）。

(3) 标本类型：组织石蜡切片。

(4) 参考区间：黑色素呈绿至黑绿色，胶原纤维红呈色，肌纤维呈黄色。

(5) 储运条件：相对湿度不大于 80%、无腐蚀性气体、通风良好及室温 5 ～ 30℃的环境。

(6) 质量控制：①对比染色如用 van Gieson 则 95% 分化，如用核固红，则需水洗 10min 以上。②由于该法可用于亲银反应，因此要区别黑色素及亲银颗粒应注意它们之间的区别。③浸染切片不可用微波炉处理，因该法要在暗处进行浸染，而微波炉内工作时有灯光照明，会影响结果，如快速浸染需用微波炉处理时，染液瓶外必须用黑纸紧围起来，处理时间可在 5 ～ 10min。

十四、钙盐染色液

（一）概述

钙在人体内大量存在，主要构成骨骼，作为人体的支架。但在某些情况下，钙析出成固体并沉着于组织内，则为病理性钙盐沉着。沉着的钙盐主要是磷酸钙，其次为碳酸钙。常用来证明钙盐的方法有两种，一种是 von Kossa 的硝酸银法，另一种是茜素红 S 法。

（二）临床意义

①用于骨性肿瘤及畸胎瘤的诊断与鉴别：例如钙化上皮瘤、脑膜瘤、卵巢浆液性囊腺瘤、子宫平滑肌瘤、甲状腺乳头状癌及畸胎瘤等。②用于显示组织的钙化：例如结核病干酪样坏死灶的钙化，脂肪组织坏死及其他各种坏死组织中产生的钙化。③用于病理性钙化及骨化的病理诊断：如各种陈旧病灶的钙化、骨折的修复、骨化性肌炎、陈旧性瘢痕组织骨化等。另外，主动脉样硬化时，其病变的动脉壁常形成钙化灶。

（三）方法学

1. von Kossa 硝酸银法

(1) 原理：这是一种金属置换法，硝酸银溶液作用于含有不溶性盐的切片时，钙便被银所置换，银盐在光的作用下（如太阳光或紫外光）被还原为黑色的金属银。

(2) 主要成分：①硝酸银溶液；②硫代硫酸钠液；③苏木素染液；④盐酸乙醇液（盐酸、乙醇）；⑤伊红染液。

(3) 标本类型：组织石蜡切片。

(4) 参考区间：钙盐至褐黑至深黑色（图 32-37）。

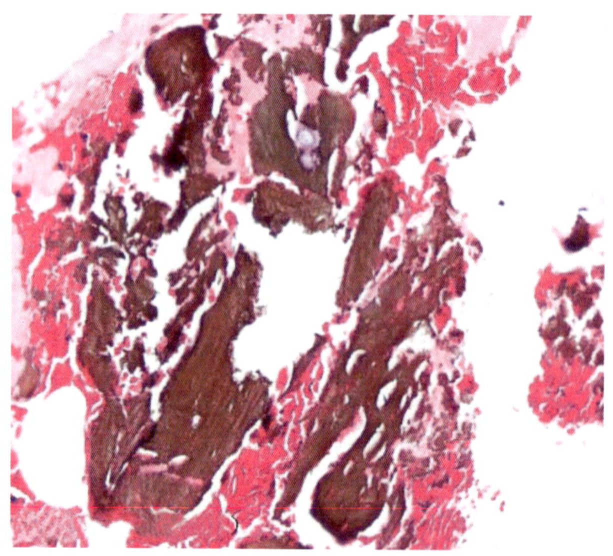

图 32-37　钙盐染色（硝酸盐法）

(5) 储运条件：2 ～ 8℃低温环境。

(6) 质量控制：①钙盐的固定应使用中性缓冲甲醛液，因酸可溶解部分的钙盐，不能使用酸性固定剂。②如不用 HE 复染，则可以 van Gieson 液复染。

2. 茜素红 S 法

(1) 原理：茜素红 S 属于一种蒽醌类衍生物，是茜素磺酸钠盐，能与碳酸钙或磷酸钙中的钙盐结合形成橘红色的复合物。

(2) 主要成分：茜素红 S 染液。

(3) 标本类型：组织石蜡切片。

(4) 参考区间：钙盐沉积处呈橘红色。

(5) 储运条件：相对湿度不大于 80%、无腐蚀性气体、通风良好及室温 5 ～ 30℃的环境。

(6) 质量控制：①此方法适用于鉴别含量较少的钙盐，因其显示橘红色而易于观察。②茜素红 S 染色时间要依据钙盐的含量，在显微镜下控制，如染色时间过长，可出现扩散现象。

十五、神经组织染色液

（一）概述

1892 年创立的尼氏 (Franna Nissl，1860 ～ 1919) 染色液是神经生物学家广泛使用的一种染色液，用于石蜡或冰冻切片神经元细胞质中的尼氏小体染色。尼氏小体为嗜碱性物质，光镜下呈斑块状或细粒状散在均匀分布。在一些大型的运动神经元中，尼氏小体大而多，宛如虎皮花纹，又称“虎斑”。尼氏染色目前常用的碱性染料有焦油紫和甲苯胺蓝。

轴突是从胞体分出的细长突起，其与胞体连接呈圆锥形处称轴丘，轴丘内无尼氏小体。轴突的功能是将冲动自胞体传出，完整的轴突周围有一层髓鞘包裹。树突、轴突及其包裹的附件称为神经纤维，分布在其他器官或组织上的神经纤维末端称为神经末梢。显示轴突多用银浸镀法。

（二）临床意义

尼氏小体的存在或消失是神经细胞是否受损害的一个重要指标。当神经元受到严重损害时（例如脑缺血、脑炎、脊髓前角灰质炎及轴突反应等），尼氏小体会溶解而消失，最后神经元坏死。尼氏染色法多应用于神经方面的研究，如在周围神经干有病变时，可用此法了解神经纤维破坏的程度以及范围，如麻风病、维生素 B_1 缺乏症或一些中毒性周围神经疾病等。此外，该方法在显微外科方面对实验动物神经纤维的接驳生长研究也是有帮助的。

（三）方法学

1. 尼氏染色液

(1) 原理：尼氏小体为嗜碱物质，与碱性染料结合形成有色沉淀而显色。

(2) 主要成分：焦油紫或甲苯胺蓝。

(3) 标本类型：石蜡切片或冰冻切片。

(4) 参考区间：①焦油紫法，尼氏小体呈深紫色，核呈紫色；②甲苯胺蓝法，尼氏小体呈深蓝色，核呈浅蓝色。

(5) 储运条件：阴凉干燥、避光、无腐蚀性气体及通风良好的环境。

(6) 质量控制：①用于尼氏小体染色的组织要新鲜，固定迅速，否则，尼氏小体可能溶解而不着色。②染色液染色后，所有组织都会着色，所以必须要用95%乙醇或者乙酸缓冲液分色，除尼氏小体外，其他组织逐渐退色，直到只有尼氏小体显示最清晰为止。

2. 神经轴突染色液

(1) 原理：神经元纤维是神经细胞中的嗜银(argyrophilic)成分，当神经细胞被还原剂还原后，银盐或银氨液的成分即在神经元纤维上发生沉淀，从而显示出神经元。

(2) 主要成分：①硝酸银溶液；②银氨溶液（硝酸银、氢氧化铵）；③甲醛溶液；④氯化金溶液；⑤硫代硫酸钠溶液。

(3) 标本类型：石蜡切片脱蜡至水或冰冻切片。

(4) 参考区间：神经细胞、轴突、树突和细胞内原纤维，均呈深褐色至黑色，胶质细胞偶有淡染，背景无色，如增色较久，则背景呈黄色。

(5) 储运条件：2～8℃低温环境。

(6) 质量控制：本法所用的玻片要清洁干净，这样可减少非特异性的沉淀物或银液污染。

（刘　晏　梁洁清）

参考文献

陈啸梅，周文郁，彭俊云，等 . 1982. 组织化学手册 . 北京：人民卫生出版社，83-87.

池海波 . 1996. 1 例白喉棒状杆菌的鉴定 . 湖北民族学院报（医学版），1(2)：33-34.

龚志锦，詹熔州 . 1993. 病理组织制片和染色技术 . 上海：上海科学技术出版，226.

郭积燕 . 2002. 微生物检验技术 . 北京：人民卫生出版社，171-172.

韩亚京 . 1998. 幽门螺杆菌银盐染色方法改进 . 北京医科大学学报，30 (5) :466.

李甘地 . 2002. 组织病理技术 . 北京 : 人民卫生出版社，11.

李元堂，李桂琴 . 2001. 临床脱落细胞学图谱 . 山东：山东科学技术出版社 .

李仲兴 . 1980. 临床细菌学 . 北京：人民卫生出版社，149-150.

凌启波 . 1989. 实用病理特殊染色和组化技术 . 广州：广东高等教育出版社 .

刘介眉，严庆汉，路英杰，等 . 1983. 病理组织染色理论和应用 . 北京 : 人民卫生出版社，146-155.

刘增辉 . 2000. 病理染色技术 . 北京：人民卫生出版社 .

倪语星 . 1997. 微生物学和微生物学检验实验指导 . 北京：人民卫生出版社 .

世界卫生组织 (WHO). 2001. 人类精液检查与处理实验室手册 . 第 5 版 . 北京：人民卫生出版社 .

孙艳玲，赵景民，杨建法，等 . 2005. 48 例儿童 Wilson 病的临床病例特征及肝纤维化机制的探讨 . 解放军医学杂志，30(4)：300-332.

童明庆 . 2006. 临床检验病原微生物学 . 北京：高等教育出版社 .

熊承良，吴明章，刘继红，等 . 2002. 人类精子学 . 武汉：湖北科学技术出版社，429-432.

熊红梅，兰玉华，邱晓明 . 2012. 脂肪染色的改良及应用 . 诊断病理学杂志，19(1)：72.

杨建法，潘登，赵雨来，等 . 2006. 快束微波铜染色法在 Wilson 病肝穿病理诊断中的应用 . 解放军医学杂志，31(7)：735.

曾赛凡，张声 . 2003. 固绿髓鞘染色法和 Bielsohowsky. 神经轴突染色法在诊断中枢神经脱髓鞘假瘤中的应用 . 临床与实验病理杂志，19(2):216-217.

张盛忠，卢志达，等 . 2000. 鼻硬结病的病原学检测及病理形态观察 . 中华病理学杂志，29(6)：421-423.

张芸，陈森林，赵林 . 2001. 脂肪染色制片技术的改进 . 诊断病理学杂志，8(4)：237-238.

张之南 . 1998. 血液病诊断及疗效标准 . 第 2 版 . 北京：科学出版社，68.

赵雁林，尚美 . 2007. 我国当前结核杆菌实验室诊断的现状 . 结核病与胸部肿瘤，10(4):310-314.

中华人民共和国卫生部医政司 . 2006. 全国临床检验操作规程 . 第 3 版 . 南京：东南大学出版社 .

中华医学会 . 2004. 临床技术操作规范－病理学分册 . 北京：人民军医出版社 .

周剑莉，胡检生 . 2011. 脂肪染色法在临床专业病理实验教学中的应用 . 山东医学高等专科学校学报，33(1)：55-56.

Culling CFA. 1982. 组织病理学与组织化学技术手册 . 孔庆雷译 . 北京：科学技术出版社，305-314.

第三十三章　采血器材

国际标准真空采血系统具有安全、可靠、快捷、经济的特点，许多国家已广泛接受并采用真空采血技术以提高临床静脉血标本的质量，真空采血技术在我国也逐步普及并制定了相应的行业标准。采血管种类及用途已可满足临床和科研的各种需要，带有安全头盖的国际标准真空采血系统已行销全球，在人类与疾病的斗争中起着重要的作用。与此同时，临床和实验室标准协会（Clinical and Laboratory Standards Institute，CLSI），其前身为美国临床实验室标准化委员会（National Committee for Clinical Laboratory Standards，NCCLS）也制定并不断完善了真空采血系统国际行业标准，推荐符合该标准的真空采血系统为采集静脉血样的标准器械。

目前，以 Vacuum（真空）和 Container（容器）为缩写的 VACUTAINER 国际标准真空采血系统作为同行业的代表，已满足全球 70% 的静脉血液标本采集需要。VACUTAINER 已成为国际真空采血系统的代名词，可作为主题词在 Medline 医学数据库中进行文献检索。

第一节　概　　述

人体静脉血中具有丰富的健康信息，其所含的诊治指标比任何其他组织都要完整、可靠和方便获取。

一、真空采血系统发展简史

自 19 世纪中叶注射器发明以来至 20 世纪 40 年代，全球医务工作者广泛采用注射器进行静脉血液标本采集。由于注射器是以注射药物为目的设计，其被用作静脉血液标本采集器时，存在各种无法克服的弊端，其中最明显的缺陷是人力抽吸的非定量和开放采血方式无法有效保证血液标本的质量及采血操作过程的安全性。

直到 1937 年，Joseph J Kleiner 创造性的发明了真空采血技术，在 BD 公司的协助下，这项具有划时代意义的技术被逐渐完善并大面积推广，在全球范围内形成国际通用的标准静脉血液标本采集系统。由于每年投入大量资金进行新技术研究开发，美国国际标准真空采血系统一直处于全球同行业的领导地位。进入 21 世纪，中国投入了大量的人力物力进行真空采血系统的研发，不断发展和完善真空采血系统。其中阳普医疗等一些真空采血系统制造商首先引入德国 TUV 认证，随后我国于 2000 年推出了一次性使用人体静脉软连接采血针，2002 年推出了基于诱导效应原理的血液快速促凝剂，此后提出了真空采血系统的新定位－静脉血离体变异的控制者，从构建患者与标本之间的数学逻辑关系出发，有望使临床检验对患者负责，从而推进循证医学的发展。

真空采血系统发展标志性事件如下：

1850 年，金属注射器被发明并最早在苏格兰、法国和爱尔兰被应用于药物注射工作。

1896 年，玻璃注射器被发明，注射器为血液标本采集提供了相对满意的解决办法。

1937 年，Joseph J Kleiner 创造性发明真空采血技术，是现代静脉血液标本采集专业技术的革命。

1943 年，美国 BD 公司率先推出商业化真空采血系统，并因在第二次世界大战中为红十字会提供高质量的标本采集工具而受到美国陆海军嘉奖。

1950 年，采血量为 15ml 和 20ml 以及含 EDTA 抗凝剂的真空采血管研制成功。

1962 年，采用颜色标记针头粗细的单管标本采集双向针问世。

1964 年，采血量小于 5ml 的真空采血管、薄壁采血针、一次性持针器 / 双向针组合以及与输液针配套的采血专用连接器问世。

1967年，多管标本采集双向针问世。

1975年，惰性分离胶技术被采用。

1976年，^{60}Co γ射线用于Vacutainer真空采血管消毒，无菌真空采血管问世。

1986年，蝶翼双向采血针应用于血培养标本采集，血液直接被真空吸入无菌培养瓶/管。

1989年，真空采血管安全头盖问世，该项设计获行业杰出设计奖。

1992年，真空采血技术引入封闭式血沉试验系统，解决了手工血沉试验影响因素多、操作繁杂、污染严重、误差大的现状，试验全程处于完全封闭状态，无须转移血样，无实验室环境污染，不仅严格保护医务人员，而且避免各种试验前的影响因素，确保血沉实验结果的准确性。

1994年，防止部分容量空气干扰的厚壁小容量安全凝血试验真空管研制成功，最大限度保证凝血试验标本的可靠性。

1998年，诞生的PRONTO快捷安全持针器，不仅降低医务人员的工作量，同时减少处理血样时针头意外刺伤的次数，进一步减少医源性院内感染事件的发生导致的院内感染。

1999年，第二代惰性分离胶的问世，使生化标本同时应用于药物动力学检测成为现实。

2000年，一次性使用人体静脉软连接采血针的问世，第一次使得采血过程变得可视，更方便护理人员操作，同时能消除或舒缓采血时人的紧张情绪，确保了采血过程的安全、方便、可控。

2002年，基于诱导效应原理的血液快速促凝剂，既不参与反应，也不干扰血液中的成分，更不会影响检测系统及检测值，确保了血清标本的高质量。

2009年，以静脉血离体变异控制为方向，以构建患者与标本的数学逻辑关系为核心内容的第三代真空采血技术应用于临床实验室。

二、基本原理

真空采血管主要用于血液的采集、盛装和保存，其原理就是在生产过程中预置了一定量的负压，当静脉采血针的静脉穿刺端穿透皮肤进入血管后，再将静脉采血针的管塞穿刺端穿透真空采血管的密封件胶塞，这样人体静脉血管以静脉采血针为桥梁与真空采血管之间就形成了通道，由于静脉压高于采血管内的负压，在采血管的负压作用下，血液自动流入采血管内，直到静脉压和管内的压力相当，血液就不再流入管内，这样就实现了定量采集，同时采血管内预置了各种添加剂，通过添加剂的作用，完全能够满足临床的多项综合的血液检查，安全封闭、转运方便。

三、应用和展望

当今临床诊疗信息多数来源于医学检验，真空采血管作为采集静脉血的收集管和储存管，广泛应用于各类医学检验项目。

临床检验的规范化要求是真空采血系统存在和发展的原动力。2002年我国发布了《WS/T225临床化学检验血液标本的收集与处理》和《WS/T224真空采血管及其添加剂》两个卫生行业标准，2007年又发布中华人民共和国医药行业标准YY 0314—2007《一次性使用人体静脉血样采集容器》，实现从抽血能力（快速、准备、方便）向标本质量能力（变异控制、二级标本的制备）的重心转移。

检验医学的发展推动了真空采血系统的能力建设。建立标本与患者之间的逻辑关系或变异的某种数学关系是每个真空采血系统制造公司今后很长一段时间的任务和目标，由于病理标本（血清、血浆）、不同的服药状态（前、中、后）、不同的检测指标（常规化学、血清学、药物浓度、血细胞计数等）、各种不同的检测系统（仪器、试剂）等的复杂性，使得任务变得异常复杂和艰巨。实现静脉血离体变异控制，构建患者与标本之间的数学逻辑关系，是未来真空采血系统的研究发展方向，也是实现循证医学的关键步骤。只有这样，才能真正实现检验对标本负责，医生对患者负责，才能发挥检验医学更大的作用，从而推动医学检验学科的发展。

此外，真空采血系统现存的一些系统缺陷，例如患者的差异和产品的标准化之间的矛盾、医用材料的血液相容性缺陷、添加剂的变异诱导等，以及标本从离体到检测过程有哪些主要的影响指标，这些敏感指标是如何发生变化的或随时间变化的函数关系是怎样的，这些都是未来研究的方向。

随着科学技术的发展和进步，自动化程度会越来越高，在检验标本的分析中，智能化、自动化和集成化将是未来的发展方向，医学智能采血管理系统作为标本分析处理的前端，已经得到越来越多的应用，我们相信未来全面智能管理系统必将成为实验室的主流。

第二节　真空采血管

一、基本结构

真空采血管主要由试管、密封件（胶塞或安全帽）、添加剂、标贴组成，管内根据采血量的要求设定了一定的真空度（图 33-1）。

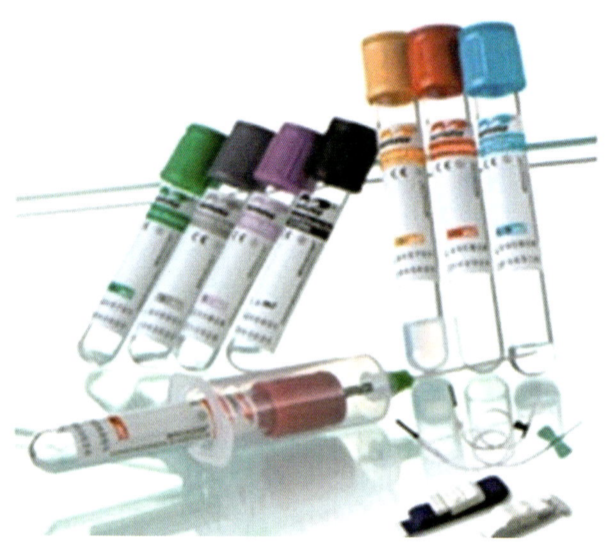

图 33-1　各种不同类型的真空采血管

（一）试管

1. 试管材质　试管是真空采血管的主体部分，是盛装血液的容器，其材质现在多为中性药用玻璃管和塑料管。中性药用玻璃具有耐压、溶出物少、分子排列紧密、拉伸时沟槽少等优点，试管可耐受 1.5m 以上高度自由落体，有效防止采集、运输、试验过程中标本泄漏，污染环境，减少重新采样的概率，并且试管底部经过特殊强化处理，避免离心时产生破损。真空采血管在生产过程中进行了内壁处理，即将硅油或乳液按一定比例稀释，均匀涂覆于管内壁。由于硅油是一种惰性极强的混合物，黏附在试管内壁，降低了血细胞与管壁黏合度。塑料真空采血管一般采用 PET（聚对苯二甲酸乙二醇酯）塑料，PET 塑料管具有：质量轻，便于运输，管壁破损概率极小，标本在运输、离心及试验过程发生泄漏的可能性极小；使用后可直接高压灭菌或焚烧销毁等优点。好的试管其管内壁在注塑时经过特殊的处理，能有效降低血细胞与管壁的粘合度，减少纤维蛋白丝的产生。

2. 试管尺寸　随着自动生化分析仪以及血液分析仪等检测设备的普及，只有统一的试管外径：13（16）mm×75 mm、13（16）mm×100 mm 才能直接上机使用，而国标管的外径显然过小，直接上机后因无法固定而产生不同程度的倾斜，采样针被损伤的可能性较大。目前国内部分品牌已调整标准，统一尺寸，使之适用于日立、贝克曼、库尔特、东芝、欧林巴斯、岛津、法玛西亚、希森美康、雅培、拜尔等检验设备。

3. 试管的内壁处理　为了杜绝压脉带放松后血液回流导致患者院内感染，采血管采用纯化水清洗并严格控制初始污染菌，并在采血管内壁均匀涂布硅酮，避免血细胞附壁，防止离心时细胞破碎，最终采用 ^{60}Co γ 射线灭菌，保证管内的灭菌保证水平（ASL）为 10^{-6}。

（二）密封件

1. 胶塞　试管的密封件一般为胶塞，国际上推荐使用密封性能优异的卤化丁基橡胶，胶塞的质量直接影响到试管真空的准确度和持久性、血液样本的原始状态以及仪器自动穿透管盖进行取样方式的匹配性。天然橡胶的多种有机填充材料和辅助剂（包括石蜡油、硅油、柔软剂、着色剂等）外渗严重，在真空状态下会沿玻璃管壁下滑，导致试管内壁污染，尤其对真空干燥的肝素类物质的水溶性产生显著影响而导致标本凝血，此外，天然橡胶分子致密度疏松导致其气密性及水密性等也不符合真空采血管的技术要求，真空度和水分丢失严重，管盖结合部位可见明显的橡胶塞屑，因此目前未使用天然橡胶作为密封件。

2. 安全帽　为了保证使用过程中的安全性，在胶塞的外面采用双层安全头盖设计，由高质量橡胶软塞和硬质塑胶管盖组合而成，与试管内壁接触部位涂有特殊润滑剂，不仅有效保持真空度和水分的恒定，而且保证自动化仪器能在封闭状态直接穿透胶塞顺利取样。硬质塑胶管盖的螺纹表面使开启和关闭极为轻松，其侧面滑动式开启方式可防止血液飞溅。安全头盖的双面凹陷设计可防止医务人员接触内部胶塞表面残余的血液。头盖采用国际通用的颜色标记采血管用途，避免采血时用错添加剂以及送检样本与检测项目不符合。

（三）添加剂

1. 抗凝剂

(1) 肝素：肝素是一种含有硫酸基团的黏多糖，分子质量为15kDa，因硫酸基团带有强大的负电荷，其抗凝原理为与抗凝血酶（AT）结合，使AT的精氨酸反应中心与各种丝氨酸蛋白酶起作用，使凝血酶的活性丧失，延迟标本凝血时间，肝素通常从牛和猪的肺或肠中提取。常用的肝素有钠、锂、胺盐，100～125U/mg可抗凝5～10ml血液，国际血液学推荐10～30U抗凝1ml血液，当检测钠离子时，不宜采用肝素钠抗凝。肝素对血液成分干扰少，不影响红细胞体积，不引起溶血，适用于做红细胞渗透脆性试验、血气、血浆渗透量、红细胞压积、血沉及普通生化测定。因为肝素具有抗凝血酶的作用，不适于做血凝试验。过量的肝素会引起白细胞聚集，不能用于白细胞计数，此外，其可使血片染色后背景呈淡蓝色，故不适于做白细胞分类。肝素还会造成血小板计数减少，白细胞计数及淋巴细胞计数偏高。此外，肝素抗凝血应在短时间内尽快检测，否则搁置过久纤维蛋白丝仍然会析出，使血液凝固。

(2) EDTA盐：乙二胺四乙酸（EDTA，分子质量292Da）盐是一种四羧基的强碱弱酸盐，常用的有钠盐和钾盐，是典型的钙离子螯合剂，其多羧基官能团可以有效地螯合血液标本中的钙离子，螯合钙或将钙反应位点移去将阻滞和终止内源性或外源性凝血过程，从而防止血液标本凝固。一般1.5～2.2 mg EDTA盐可阻止1 ml血液凝固。此抗凝剂不影响白细胞计数及大小，对红细胞形态影响最小，并且可以抑制血小板的聚集（EDTA依赖血小板减少症除外），适用于一般血液学检验，不适用于凝血试验及血小板功能检查，亦不适用于钙离子、钾离子、钠离子、铁离子、碱性磷酸酶、肌酸激酶和亮氨酸氨基肽酶的测定及PCR试验。

(3) 枸橼酸钠：枸橼酸钠（sodium citrate，分子质量258Da）是一种三元羧基的强碱弱酸盐，其作用原理和EDTA盐相同，都是螯合钙离子，防止血液标本凝固，但其在水中溶解速度慢，故只能配制成水剂而不能用粉剂。由于枸橼酸钠与钙的螯合可以通过血液或去钙血浆的再钙化来逆转，因此，枸橼酸钠适用于凝血试验。枸橼酸钠不影响凝血因子，且有助于稳定Ⅴ因子和Ⅷ因子，对细胞及血小板的影响也极其微小。此外，枸橼酸钠毒性小，适用于血液储存。

美国临床实验室标准化委员会（CLSI）推荐的血凝测定要求的枸橼酸钠抗凝剂浓度是3.2%或3.8%（相当于0.109mol/L或0.129mol/L），血液和抗凝剂的比例是9∶1。

CLSI推荐的血沉试验要求的枸橼酸钠抗凝剂的浓度是3.2%（相当于0.109mol/L），血液与抗凝剂的比例是4∶1。若血液与抗凝剂比例浓度偏低，血液被稀释，血沉加快；若血液与抗凝剂的浓度比例恰当（无论是枸橼酸钠或EDTA）均不影响血沉的结果，肝素可改变红细胞的Zeta电位，使血沉加快，故不能使用。

(4) 氟化钠/草酸钾：氟化钠是一种弱效抗凝剂，浓度达6～10mg/ml血液才有抗凝作用，但它是血糖测定的优良保存剂，浓度达2mg/ml血液即能抑制糖分解。一般常以EDTA盐和氟化钠合并使用，其比例为氟化钠1份，EDTA盐2份，此混合物4.5 mg可使1ml血液在23天内不凝固和抑制糖分解。氟化钠不能用于尿素酶法测定尿素，也不能用于碱性磷酸酶和淀粉酶的测定，因氟化钠可激活尿素酶、淀粉酶，其用量大时可造成溶血，所以仅推荐用于血糖监测。

草酸钾是一种二羧基官能团的强碱弱酸盐，其作用原理和EDTA盐类似，与钙离子反应形成草酸钙沉淀，由于其与钙的络合不如EDTA盐，而且实际使用过程中常常会出现凝块现象，因此，目前一般采用EDTA盐来代替草酸钾。

2. 促凝剂 促凝剂一般所含主要促凝成分为硅土，且不含血液中的成分，其主要起诱导效应，刺激血小板释放凝血因子，促使血液凝固。一般促凝剂涂布在试管内壁，外观呈不均匀雾状，可将常温下血液凝固时间由1h缩短到15～30min，大大降低了总检测时间（TA）。

此外，目前为了更进一步缩短总检测时间，出现了一些含有血液中促凝成分的促凝剂如凝血酶、凝血酶和肝素，凝血酶促凝剂能使血液标本的凝固时间在室温下缩短至 1 ～ 2min，总检测时间在促凝管的基础上又进一步大大降低，基本可以满足 20 ～ 30min 发出检验报告。

3. 惰性分离胶 惰性分离胶是一种聚合物高分子物质，不溶于水，具有抗化学性能，稳定性高等特性，比重一般为 1.04 ～ 1.06，介于血清比重（1.026 ～ 1.031）和血细胞比重（1.092 ～ 1.095）之间，在 1300 ～ 2200*g* 离心力的作用下流动到管中央，并在离心完毕后，固化形成屏障，使血清或血浆与血细胞之间完全隔离开，可以保证血清或血浆化学成分的稳定，在冷藏状态下 48h 无明显变化。

惰性分离胶的质量差异主要体现在惰性的程度和分离效果，惰性程度越高，分离胶的物理化学性能越稳定，对标本的干扰越小。目前比较好的分离胶不仅可满足所有生化、免疫学检测，还可以进行绝大部分药物动力学试验。分离效果是指标本离心后分离胶能否将血液中的液体成分（血清或血浆）和固体成分（红细胞、白细胞、血小板、纤维蛋白等）彻底分开，完全积聚在试管中央并形成固化屏障，分离效果好的分离胶离心完毕将血液所有有形成分隔离在试管下部，分离胶上部的血清或血浆不含有惰性分离胶的小颗粒或其他分离胶带来的杂质，而且至少在 48h 内保持标本稳定，完全防止分离胶上下层之间的物质发生交换。

4. 细胞稳定剂 为维持血液中有形成分稳定加入营养素葡萄糖及抗凝剂（常用枸橼酸盐和枸橼酸）混合物如 ACD 保养液。足量的右旋葡萄糖能有效保存红细胞，当血液储存于 1 ～ 6℃时，ACD 配方能使红细胞保存 21 天；若在 ACD 管配方中再加入磷酸盐、腺嘌呤，则对保存红细胞的稳定性将得到加强（此类采血管简称 CPAD 管）；加入枸橼酸盐、茶碱、腺苷和双嘧达莫混合物（最终 pH5.0）可减少血小板活化，其中，腺苷激活腺苷酸环化酶增加血小板内环腺苷酸（cyclic adenosine monophosphate，cAMP）水平，茶碱和双嘧达莫抑制磷酸二酯酶活性，阻止 cAMP 降解，双嘧达莫还可阻止红细胞内腺苷增加，有效增加血小板内腺苷的量以激活腺苷环化酶活性，抑制血小板聚集及 α 颗粒的释放。

此外，还有一些功能性的稳定剂，如糖酵解抑制剂（氟化钠或碘乙酸钠等）、蛋白溶酶抑制剂（如抑肽酶等）、儿茶酚胺稳定剂（抗氧化剂谷胱甘肽、维生素 C 等）等，它们均可和抗凝剂一起使用，发挥各自独特的功能。

（四）标贴

标贴是真空采血管的标识，一般标贴的材质有塑料和纸质二种，按照标贴的型式有普通标贴、条形码标贴及双码标贴等。标贴一般注明采血管的品名、添加剂的名称和加入量或效价、产品有效期、产品批号、采血量的刻度线、制造商的名称等，以便进行识别和追溯。

（五）真空度

真空度是真空采血管根据采血量要求设置的定量负压，采血管内的定量真空给采血过程提供动力，并且实现定量采集。真空度的设定是否准确，对检测结果会有较大的影响。影响真空度的主要因素有 5 个方面。①环境大气压：海拔越高采血量越小。②环境温度：温度越高，真空度越低，采血量越少；相反，温度越低，采血量越多。③产品储存时间：一般来说，储存时间越长，采血量越少，这是采血管的试管及其密封件发生真空泄漏的主要原因。④患者的个体差异（如静脉压、血液黏度、血管状态等）：如患者过度紧张、化疗患者的血液黏稠度偏高及血管硬化等都可能造成采血量不准。⑤采血技术、配套采血针类型：例如针型的选择、采血终点的判断、静脉穿刺部位的选择等，如果处置不当也会造成采血量不准。国际标准真空采血管的真空度必须在标识采血量 ±10% 范围内，在产品质量稳定的前提下不会产生采血量过大、标本抗凝不完全、出现微小血凝块的现象。

二、分类与用途

真空采血管分为三大类：血清类采血管、血浆类采血管和全血类采血管。其中血清类采血管有无抗凝管、促凝管、分离胶促凝管、凝血酶管；

血浆类采血管有：肝素管、肝素分离胶管、PT管、血糖管；全血类采血管有：EDTA管、血沉管。此外，还有一些专用的采血管，如ACD管、微量元素检测专用管、核酸检测专用管、单个细胞准备管、全血RNA管等。按照国标YY0314—2007推荐真空采血管帽子的色标见表33-1。

表33-1　YY0314—2007推荐真空采血管管帽的色标

管帽的色标	添加剂名称	添加剂浓度	检测项目
红色	喷雾态促凝剂	无	血清生化、免疫、免疫血液学、献血者筛查
黄色	喷雾态促凝剂、分离胶	无	血清生化、免疫、药物浓度监测
蓝色	枸橼酸钠	0.109mmol/L(3.2%)，抗凝剂与血液比例1∶9	凝血试验，特殊凝血研究
黑色	枸橼酸钠	0.109mmol/L(3.2%)或0.129mmol/L(3.8%)，抗凝剂与血液比例1∶4	血沉
绿色	喷雾态肝素锂、肝素钠	10～30U/ml（具体见管体标签）	血浆生化、血液流变学
浅绿色	喷雾态肝素锂、分离胶	10～30U/ml（具体见管体标签）	血浆生化
灰色	氟化钠、草酸钾或EDTA-K_2	2mg/2mg/2mg/ml血液	葡萄糖检测
紫色	喷雾状EDTA-K_2	1.5～2.2mg/ml血液	血常规、献血者筛查、糖化血红蛋白、流式细胞检测

1. 无抗凝管（红色头盖）- 血清管　采血管不含添加剂，常用于常规生化和血清学、微量元素检测等相关检验。国际标准真空采血管的红头管内壁完整均匀涂布硅酮，不仅完全避免血样凝固过程中血细胞附壁现象，防止离心时细胞破碎，影响试验结果，而且使纤维蛋白丝无法黏附在试管内壁，提高离心效率，获得高质量的血清标本。该管管体采用玻璃材质，常用作免疫学等相关检测的金标准管。目前以塑料材质为管体的无抗凝管一般在管壁均匀涂布含有促凝成分的硅酮，以促进血液凝固，缩短血液凝固的时间。

2. 促凝管（红色头盖）- 血清管　该管在无抗凝管的基础上管内添加促凝剂（如硅土等），该促凝剂为血液中没有的成分，仅起诱导作用，常用于常规生化、血清学等相关检测。促凝剂一般在管内壁均匀涂布，外观呈均匀雾状或密集点状，可引发血液标本快速凝固，一般室温下15min左右凝固，30min以内上机可获得合格的血清标本。

3. 凝血酶管（橘红色头盖）- 血清管　该管内在无抗凝管的基础上管内添加凝血酶，为血液中已有成分，该促凝剂凝血酶可使可溶性纤维蛋白变为不可溶的纤维蛋白多聚体，进而形成稳定的纤维蛋白凝块。该添加剂凝血酶一般为冻干粉，该管一般在4～30℃下保存，采集血液标本后在室温下1～2min内实现血液标本完全凝固，5min内标本可上机离心，10min内可获得合格血清标本，适用于急诊血清生化系列试验，但是对凝血障碍或正在接受抗凝治疗患者的标本血液凝固的时间会延长，并有可能不适宜使用。

4. 分离胶促凝管（金黄头盖）- 血清管　该管与促凝管的区别是在管内增加惰性的分离胶。最大的优点是标本离心后，惰性分离胶能够将血液中的液体成分（血清或血浆）和固体成分（红细胞、白细胞、血小板、纤维蛋白等）彻底分开并完全积聚在试管中央而形成屏障，可以使血清标本在48h内保持稳定，保证检测结果在一定时间内的准确、可靠。它与促凝管的用途相同，适合于常规生化、血清学等相关检测。

5. 肝素管（绿色头盖）- 血浆管　该管相当于在无抗凝管内添加肝素。肝素直接具有抗凝血酶的作用，可延长标本凝血时间。常用于急诊生化检测，同时适用于红细胞脆性试验、血气分析、红细胞压积试验、血沉及普能生化测定，不适于做血凝试验。过量的肝素会引起白细胞的聚集，不能用于白细胞计数。因其会使血片染色后背景呈淡蓝色，故也不适于白细胞分类。

6. 分离胶肝素管（浅绿色头盖）- 血浆管　该管相当于在普通肝素管内添加惰性分离胶，由于肝素盐是常用的抗凝剂，可以快速抗凝，惰性分离胶能够将血液中的液体成分（血清或血浆）和固体成分（红细胞、白细胞、血小板、纤维蛋白等）彻底分开并完全积聚在试管中央而形成屏障，因此，肝素分离胶管不仅可以快速分离血浆，且可以保证血浆标本直接上机并在冷藏状态下保持48h稳定。该管是电解质检测的最佳选择，也可用于常规血浆生化测定和ICU等急诊血浆生化检测。

7. EDTA管（紫色头盖）- 全血管 该管相当于在无抗凝管内添加抗凝剂EDTA盐，其中乙二胺四乙酸（EDTA，分子质量292Da）是一种四羧基的弱酸，可以有效螯合血液标本中钙离子，螯合钙或将钙反应位点移去将阻滞和终止内源性或外源性凝过程，从而防止血液标本凝固。该管适用于一般血液学检验，不适用于凝血试验及血小板功能检查，亦不适用于钙离子、钾离子、钠离子、铁离子、碱性磷酸酶、肌酸激酶和亮氨酸氨基肽酶的测定及PCR试验。

8. PT管（9∶1）（浅蓝头盖）- 血浆管 该管管内添加剂为一定浓度的枸橼酸钠溶液，枸橼酸钠主要通过与血样中钙离子螯合而起抗凝作用，适用于凝血实验。国家临床实验室标准化委员会（National Committee for Clinical Laboratory Standards，NCCLS）推荐的抗凝剂浓度是3.2%或3.8%（相当于0.109mol/L或0.129mol/L），血液与抗凝剂比为9∶1。

9. ESR管（4∶1）（黑色头盖）- 全血管 该管管内添加剂为3.2%（相当于0.109mol/L）的枸橼酸钠溶液，血液与抗凝剂溶液的体积比为4∶1。

若抗凝剂与血液的比例偏高，血液被稀释，血沉加快。若抗凝剂与血液比例恰当（无论是枸橼酸钠或EDTA）均不影响血沉结果，肝素可改变红细胞的Zeta电位，使血沉加快，故不能使用。

10. 草氟管（灰色头盖）- 血浆管 该管管内添加剂为氟化钠和草酸钾或EDTA盐，目前比较有效的复合抗凝为氟化钠和EDTA盐，其中氟化钠是一种弱效抗凝剂，浓度达6～10mg/ml血液才有抗凝作用，但它是血糖测定的优良保存剂，浓度达2mg/ml血液即能抑制糖分解。一般常以EDTA盐和氟化钠合并使用，其比例为氟化钠1份，EDTA盐2份，此混合物4.5 mg可使1ml血液在23天内不凝固和抑制糖分解。氟化钠不能用于尿素酶法测定尿素，也不能用于碱性磷酸酶和淀粉酶的测定，因氟化钠可激活尿素酶、淀粉酶，氟化钠用量大时可造成溶血，所以该管仅推荐用于血糖监测。

11. 分子诊断采血管 由于分子诊断的检测对象和检测方法不同于常规检测，因此其标本的分析和处理也具有一定的特殊性。分子诊断标本在分析前的处理过程中最主要的威胁有以下几方面：①血液内源性或外源性的干扰物质（血红素、脂类、肝素等）；②核糖分子的降解；③标本的污染及生物安全。因此，分子诊断推荐采用具备各种添加剂的PET采血管，如血浆蛋白保存管、单个核细胞准备管、血浆准备管及全血RNA管。

采血管中添加剂的选择取决于待测物（如基因组DNA、病毒RNA、内源性胞内RNA等）所需进行的检测目的及采样体积。用于临床RNA（如HCV RNA）检测的血标本建议进行抗凝处理，抗凝剂首选EDTA和枸橼酸盐。不能使用肝素抗凝，因为肝素是Taq酶的强抑制剂，影响核酸扩增，且在核酸提取过程中很难去除。分离胶只用于待检核酸分子处于血浆中的血液标本，当待检核酸为细胞内核酸时，不得使用带分离胶的采血管。由于RNA分子不稳定，易被RNA酶降解，因此用于RNA检测的血液标本应直接采集至含有RNA稳定剂的采血管中。RNA稳定剂即RNA酶抑制剂（RNasin），有以下几种：①焦磷酸二乙酯是一种强烈但不彻底的RNA酶抑制剂。其通过与RNA酶活性基团组氨酸的咪唑环结合使蛋白质变性，从而抑制酶的活性。②异硫氰酸胍盐目前被认为是最有效的RNA酶抑制剂，可破坏细胞结构使核酸从核蛋白中解离出来，又对RNA酶有强烈的变性作用。③氧钒核糖核苷复合物是有氧化钒离子和核苷形成的复合物，其与RNA酶结合形成过渡态类物质，几乎能完全抑制RNA酶的活性。④RNA酶的蛋白抑制剂是从大鼠肝或人胎盘中提取的酸性糖蛋白。RNA酶抑制剂是RNA酶的一种非竞争抑制剂，可以和多种RNA酶结合，使其失活。目前市售的RNA酶的蛋白抑制剂多为大肠埃希菌表达的重组蛋白。血标本采集或血浆/血清分离时，建议使用异硫氰酸胍盐（终浓度4mol/L）作为RNA稳定剂，并同时与还原剂如β-巯基乙醇或二巯基乙醇一起使用。由于异硫氰酸胍盐可抑制Taq酶活性，因此反转录反应体系中采用蛋白类 RNA 酶抑制剂。对于循环 microRNA 的检测，同样建议采用 EDTA 或枸橼酸盐抗凝。氟化钠 / 草酸钾复合物对血浆中的 microRNA 具有很强的保护作用。因此，用于循环 microRNA 检测的 2ml 采血管内应含有 5mg 氟化钠和 4mg 草酸钾。

三、技术指标及评价

真空采血管主要由试管、密封件、添加剂和标贴组成，管内设定定量真空，满足临床诊断实验室要求。其物理性能评价，一般根据行业标准 YY0314 一次性使用人体静脉血样采集容器；其临床预期用途评价，一般根据 CLSI 文件 GP34-A 标准进行静脉和微量血液标本采集管的性能确认和验证。

（一）试管

1. 玻璃材质 国际标准真空采血玻璃管采用强化玻璃（或中性药用玻璃），绝对保持有效期内的真空度和水分，避免运输、离心时产生破损，适用于凝血试验、微量元素试验等对标本质量要求苛刻、精密度高的试验。

YY0314 标准要求试管材质在 3000g 的相对离心力作用下无任何变化，国外有可经 $^{60}Co\gamma$ 射线进行辐射灭菌的玻璃管，目前国内的大部分玻璃管都不能承受 γ 射线辐照灭菌，辐照后玻璃管一般从透明变成茶色。

2. 塑料材质 目前塑料管体材质一般采用聚对苯二甲酸乙二醇酯（简称 PET），其在真空度保持和水分保持方面性能比较优异，其在真空度方面可以满足真空采血系统的基本要求，但由于管内负压，高分子聚合物的致密性较玻璃管差，在水分的保持方面，尤其是 0.2 ～ 0.5ml 水溶液的阻隔方面较差，一般在 3 ～ 6 个月水分丢失会超过 0.02 ～ 0.05ml，不能满足 PT 管检测要求的血液和抗凝剂的精确配比，目前一般通过增加壁厚（如双层管）或通过防护（如铝塑包装）来延长 PT 管的有效期。在离心强度方面，塑料管一般在 4000g 的相对离心力作用下不会发生任何变化（如变形、漏水等），但由于塑料管耐高温效果较差，在过程中需要防止塑料管承受的温度超过 60℃。

（二）密封件

1. 密封材料 丁基橡胶（溴化或氯化）作为试管密封件的主要材料，目前国际上推荐使用密封性能优异的丁基橡胶（溴化或氯化）。丁基橡胶是目前公认的密封性能优异聚合物弹性体，其能在真空采血管有效期内保证真空度的稳定性以及防止附加剂泄露，但由于胶塞中存在少量的填充料和辅助剂，因此，也需要严格控制，防止胶塞析出物污染血液标本。

2. 安全帽材料 胶塞外面的安全帽一般采用聚乙烯或聚丙烯聚合物，其和胶塞组合成安全帽胶塞。与血样接触的橡胶管盖双侧凹陷镶嵌于安全帽盖内，可有效避免医务人员接触血样，防止院内感染，同时降低开盖时血样外溅及附着于试管外缘的可能性。

（三）添加剂

根据真空采血管的预期用途及采血量来准确预置所需的各种添加剂，以满足全球所有实验室临床试验及科研需要。根据 YY0314 标准要求附加剂的加入量（体积或质量或效价）偏差为 ±10%

（四）管内微生物状态

为了防止压脉带放松后血液回流导致患者院内感染，国际标准真空采血管一般采用 $^{60}Co\gamma$ 射线灭菌，保证管内的微生物状态为 10^{-3} 或 10^{-6} 无菌保证水平（SAL）。目前真空采血管国内和欧盟的 SAL 要求为 10^{-6}，而美国的 SAL 仅要求 10^{-3}，根据采血管的预期用途，有些做基因扩增的试管其 SAL 也是 10^{-6}。

此外，真空采血管内壁常用硅酮进行处理，以避免血细胞附壁，防止离心时细胞破碎，离心前省略将试管壁与纤维蛋白分离的步骤，减少工作量和降低操作危险性。

关于管内的微生物状态或内毒素状态，如果有特别要求，请与采血管制造商确认。

（五）精确定量的真空度

准确预置真空度和添加剂，保持二者比例高度精确。根据实验所需选择相应采血量的采血管，避免患者血样浪费。根据 YY0314 标准要求附加剂的加入量（体积或质量或效价）偏差为 ±10%。

第三节　血液采集针

临床医学检验所采集的标本 80% 以上都是来自血液。临床采集的血液主要是静脉血、动脉血和末梢血。

目前，临床用于静脉血采集的器械主要为注射器及与真空采血管配套使用的专用静脉血采集针。

一、注　射　器

全球医务人员曾广泛采用注射器进行静脉血液标本采集。由于注射器是以注射药物为目的而设计，被用来采集静脉血液标本时，存在各种无法克服的弊端。例如在使用注射器和普通试管采血时，添加剂的配制、添加剂量及采血量都很难进行质量控制，从而间接影响试验指标。另外，由于试管缺少头盖，当采血量过多时，试管剩余空间较小，使血液和添加剂的快速混匀变得十分困难，导致标本不合格、检测困难，最终影响检验指标。注射器采血时操作者的不良习惯及注射器本身的缺陷会造成血液标本不同程度的溶血，也会导致检验结果不可靠。

二、蝶翼式采血针

（一）结构与组件

蝶翼式采血针由静脉穿刺针、针柄、导管、针座、管塞穿刺针、止血护套等组成（图 33-2）。蝶翼式采血针按其静脉穿刺端针柄的形状又分为单翼针和双翼针两种，静脉穿刺端类似于目前市面上使用的静脉输液针，按圆锥接头的连接方式可分为固定连接和活动连接两种。

蝶翼采血针的针座、连接器、针柄及导管采用聚丙烯、聚氯乙烯或其他高分子材料制成，采血针的止血护套采用橡胶材料制成，针管采用符合 GB 18457 要求的不锈钢针管制造。还有些蝶翼针采用按键回弹式装置，采血完毕后在静脉内自动回缩，使用者可单手操作，简便易用，保证了医务工作者的使用安全。

常用针管有 18G、20G、21G、22G、23G、25G 等型号。临床使用时，可根据患者静脉情况和标本采集要求选择不同内径的采血针，提高穿刺采样的成功率。采血针的止血护套采用高致密的、弹性极佳的高分子材料制成，可耐受多次穿刺并迅速复原，防止血液渗漏，真正实现一次静脉穿刺采集多管标本。针尖采用仿生膜处理，减少摩擦，可大大减轻患者的不适及采样后的遗留疼痛。

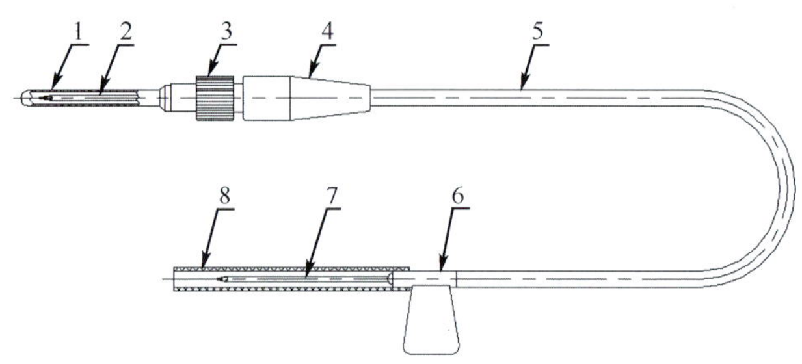

图 33-2　蝶翼式采血针示意图

1. 止血护套；2. 管塞穿刺针；3. 针座；4. 连接器；5. 导管；6. 针柄；7. 静脉穿刺针；8. 静脉穿刺针护套

（二）使用方法

(1) 让被采血人平躺或取坐姿，手臂自然平放并低于心脏部位。

(2) 系好压脉带，选择较粗大的静脉作为穿刺部位并消毒。

(3) 撕开小包装并取出采血针，去除静脉针护套准备穿刺。

(4) 待消毒液自然挥发干后，手持针柄进行静脉穿刺（如为活动连接采血针，应先拧紧连接锥头），穿刺成功时静脉针连接软管处应见回血。

(5) 将管塞穿刺针刺透采血管胶塞进行采血。

(6) 采血至一定采血量时拔出管塞穿刺针。

(7) 如需多管采集，则按推荐的采血顺序更换其他管并重复步骤 (4) 和 (5)。

(8) 最后一管采血完毕，先拔静脉穿刺针后拔采血管。

(9) 用消毒棉签压住穿刺部位至少 10min。

三、笔式采血针

笔式针（或称直针）由静脉穿刺针、管塞穿刺针、针座、静脉穿刺针保护套、止血护套和管塞穿刺针保护套组成（图 33-3）。笔式采血针的针座、保护套应采用聚丙烯其他高分子材料制成，止血护套采用橡胶材料制成。针管采用双向中空不锈钢钢管制成。

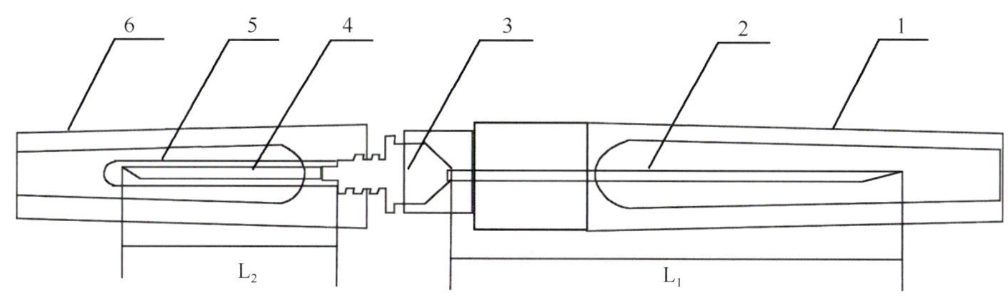

图 33-3 典型的笔式针示意图

1. 静脉穿刺针保护套；2. 静脉穿刺针；3. 针座；4. 管塞穿刺针；5. 止血护套；6. 管塞穿刺针保护套

笔式采血针的静脉穿刺端采用计算机多维立体设计，切割边缘极为平滑，并采用高效的硅胶外膜处理，降低摩擦阻力，以便轻松穿刺静脉，减少疼痛感，最大限度减少组织损伤，保证标本质量。采血管端采用高密度弹性胶套封闭。当静脉穿刺完毕，将采血管推入持针器，使管塞端穿透采血管胶塞，连通管内真空与患者静脉，管内预设负压即可自动将血液定量吸入采血管内。当血液停止吸入时，拔出采血管，高密度弹性胶套利用弹性自动复位并封闭，防止换管期间血液流出，从而实现一次静脉穿刺多次标本采集。

为保证产品无菌和临床使用方便，笔式采血针的两端分别采用颜色标识的硬质外壳进行保护，上下保护套的交接部位采用透析纸包裹，并印有产品相关信息（规格、生产批号、有效期）。每个采血针独立包装，可根据患者静脉情况选择不同型号，使用时只需固定针头两端旋转即可开启，开启同时标签被破坏，使用者可从标签的完整性判断是否已使用，如包装破损，严禁使用。常用规格：18G（粉红）、20G（黄色）、21G（绿色）、22G（黑色）。20G、21G 规格适用于成年人，22G 适用于儿童、老人以及静脉较细的患者。

笔式采血针，必须与持针器配合使用。笔式采血针两端均为锋利的针头，中段具有螺纹塑料件，可以旋转拧入配套的持针器，组合形成穿刺器械进行静脉采血。组合装置便于握持，便于采血期间更换采血管，同时也可有效避免采血过程中误伤护士手掌。直针也采用了整体安全装置，针斜面始终向上面对粉色安全防护装置，减少使用错误，同时，即刻激活不可逆锁死装置，减少暴露时间。

四、动脉采血针

动脉采血针的针筒采用螺口设计，严格固定针头，防止在采集动脉血样全过程中针头松动所导致的危险。采血针筒壁的分子致密度和双重密闭针栓，可有效防止血气标本与外界发生气体交换，采血前可根据实验所需预设采血量，使动脉穿刺操作安全简便、避免血样浪费。针筒后端设计形成独特的自动排气装置，可在动脉压作用下将针筒内部残余气体迅速完全地自动排出，避免“死腔”气体对动脉血气检测结果的干扰。针筒内预置足量的固体肝素锂抗凝剂，使抗凝完全，而且可避免标本稀释和抗凝剂对离子检测结果的干扰。该系统配套提供高密度针塞和针座帽以隔离空气，采样后可直接送检和保存标本。

五、末梢采血器

耳垂血、指尖血及足跟血统称为末梢血。末梢血的成分包括动脉血、静脉血、毛细血管血以及组织液。末梢血最主要用于实验室对婴幼儿患者的检测。美国临床实验室标准化委员会（CLSI）建议一岁以下婴幼儿采用足跟采血，一岁以上婴幼儿和成人采用指尖采血，防止静脉穿刺对婴幼儿造成潜在危害。成人更倾向于静脉穿刺采集血样，但对于一些采血困难、取血量不宜过多、需避免大量失血的特殊人群，例如患者静脉不明显、太细、脆弱、易发血栓、正在接受化疗或静脉滴注药物治疗及严重烧伤者等，可采用末稍采血器采集血液。此外，该方法还应用于患者血糖自测。

（一）类型

1. 触压式一次性末梢采血针 在同类产品中痛感低，患者感觉会更加安全舒适。采血器在快速穿刺后，针 / 刀片永久回缩，杜绝重复使用。一步式触压，实现快速、精确、稳定的穿刺。采血针或刀片一般选用不锈钢材料且经过射线消毒，多切面针头设计，针尖锋利，可根据血量需求选择不同型号。

相对于传统三棱针针头较为粗糙和穿刺深度无法控制，而易造成骨膜伤害、感染和针刺伤等问题，触压式一次性末梢采血针具有以下特点：①外观设计灵巧可爱，触压启动，穿刺后针尖自动快速回缩，针尖锋利，采血痛感低；②根据采血量的不同有多种型号，穿刺深度固定，在保证采血量充足的前提下降低患者创伤；③采血前后针头均隐藏于外壳内部，不仅保持采样前绝对无菌状态，而且防止穿刺后发生针刺伤；④隐形针头设计，不会对儿童产生恐惧感，采血过程简单，患儿配合度高，缩短采血时间。

2. 足跟采血器 美国临床实验室标准化委员会（CLSI）推荐，小于一岁的婴儿尤其是新生儿，可采用足跟采血。新生儿的皮肤血管主要分布于真皮 - 皮下连接处，位于新生儿足跟皮下 0.35 ～ 1.6mm。一个 3kg 婴儿的足跟内侧和外侧从皮肤表面到骨头的深度为 3.32mm 左右，因此，新生儿的足跟穿刺安全深度为 2.0mm。该穿刺深度能穿透主要的皮肤血管系统，同时避免穿刺到骨骼。但早产的新生儿，安全穿刺深度仅为 0.85mm。对新生儿足跟进行穿刺时，只能选择足跟近中侧或外侧部位，该部位接近皮肤表面有充分的毛细血管流，同时距离足骨有足够的距离，可避免引起损伤。

足跟采血器需确保足够血量，避免因挤压产生的组织液及其他液体混入标本。接触面便于与足跟贴合，操作方便，穿刺深度保持一致，不会因采血者的技术不同而改变。现有的足跟采血器可分别适用于新生儿和早产的新生儿。

传统三棱针因穿刺深度过浅而不得不挤压，使组织液混入标本，易造成凝血和血液成分的改变，影响检测结果。且挤压后穿刺过深还易伤及骨膜，其后针头裸露，易造成针刺伤。因此，为保证新生儿的安全，不得使用手术刀片或采血针进行皮肤穿刺采血。为确保工作人员安全，应该使用安全性采血器。

末梢血采血针宜有末梢采血管配套使用（图 33-4）。后者是一种主要用于婴幼儿和其他采血困难患者的采血管。其采集血样较少，主要用于血常规等血样需求较少的检验项目。传统的“子弹头”采血管由于添加剂不均匀地添加于管底，且杂质较多，易干扰检测结果，溶血情况也时有发生。另外，盖子易开启造成样本外溅。而目前被广泛使用的末梢采血管，包括 EDTA 管、血浆管、血清管等，含有各种添加剂，此类末梢采血管的特点：①准确均匀预置不同类型高纯度抗凝剂，保证样本质量，可提高检测准确性。②管壁采用仿生内壁设计，加快进样速度的同时可避免血细胞附壁引起溶血或混匀不及时而干扰检测结果。③全头盖双凹设计及 PET 材质管体可防止开启头盖或运输时发生意外伤害。

（二）使用方法

1. 准备 取末梢血采血针、合适试管或一次性微量管备用。

2. 按摩 轻轻按摩左手中指或无名指指端内侧，使局部组织自然充血。

3. 消毒 用 75% 乙醇棉签擦拭采血部位，待干。

4. 采血 用末梢血采血针对准采样部位，触动触发开关即可。

5. 拭血 待血液自然流出后，用无菌干棉球擦去第一滴血。

6. 吸血 用一次性微量吸管或微量采血管的凹槽进行吸血。如血流不畅，可用左手自采血部位远端向指端稍施压使血液流出。采血后用无菌干棉球压住伤口止血。

7. 混匀 采血后，轻轻摇动，使血液与管内预置的添加剂混合。

出血时间测定使用一种末梢采血规范化专用器材 — 出血时间测定器（图 33-5），为双刀片弹簧装置，内藏两把刀片均长 6mm、深 1mm。

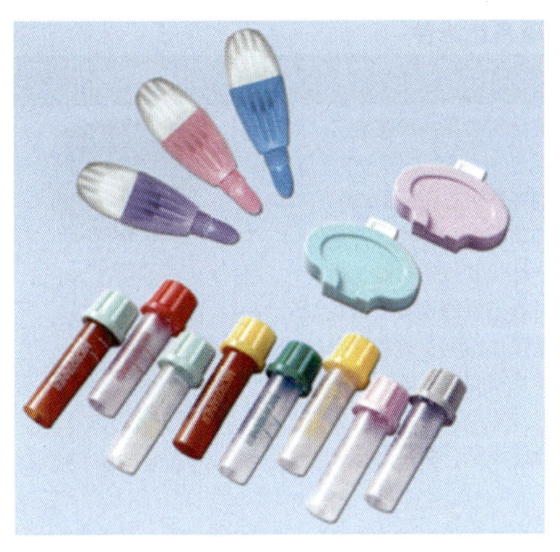

图 33-4　末梢采血针和采血管

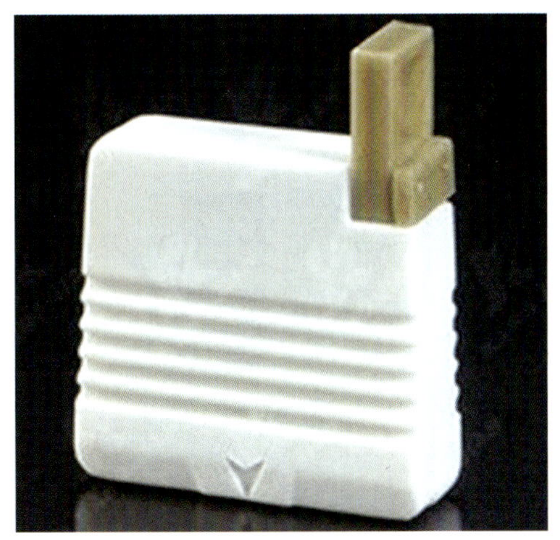

图 33-5　出血时间测定器

第四节　智能流水线采血管理系统

CFLM 2011 年欧洲年会上发布的数据表明，近 20 年来，分析前处理不当在导致检验过程管理不符合要求的原因中所占的比例不断增大。目前医疗机构采血流程各环节仍以手工作业为主，普遍存在"漏用采血管"、"患者无意中开塞"、"贴标不整齐"、"贴错标签"和"用错采血管类型"等各种现象。因此，智能化、信息化的标准采血管理流程的建立是医院提升管理水平的重要方面。医院智能采血管理系统分为两种类型：①带有试管传送功能的流水线系统；②独立工作站。前者适用于较大型的门诊采血中心，后者适用于护士站。社区医院和私人诊所等。

智能流水线采血系统的优势在于：①实现了采血全过程管理的自动化和信息化；②杜绝了采血环节因人工失误而导致的各种错误；③改善医患关系，有效提高整个诊疗效率，增强医院各部门的衔接。以下主要阐述流水线系统的组成结构和运行流程。

一、组成结构

流水线系统由"患者自助登记排队系统"、"中央调度系统"、"贴标分管模块"、"试管运送模块"、"采血工作台"组成，如表 33-2 所示。

二、运行流程

假设在一个门诊采血中心，流水线系统被布局（图 33-6），其工作流程为：①自助登记；②调度系统判断采血位空闲；③备管且叫号；④确认并采血；⑤打印回执单，并上传采血时间数据；⑥采血完毕并且传送标本离开采血工位。

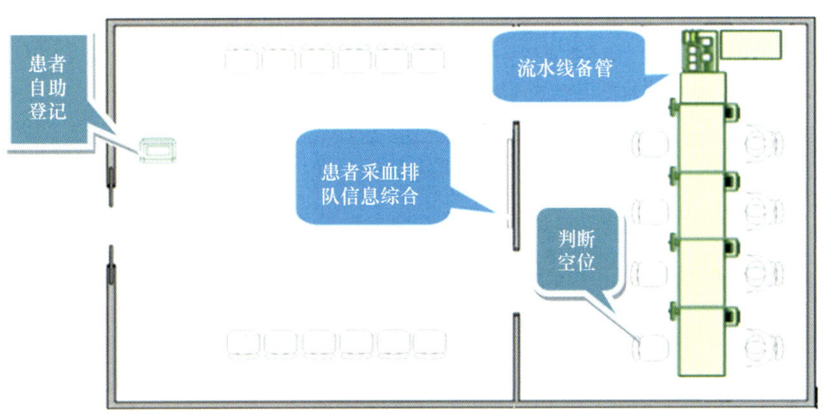

图 33-6　门诊采血中心布局

表 33-2 流水线式智能采血管理系统组件

序号	系统组件	详细描述	样图 / 备注
1	患者自助登记排队系统	不同于开放式的排队系统，该系统只对已被开医嘱而且需被采血的患者开放使用，这样杜绝了各种恶作剧的发生 患者可以自助登记，不需医院工作人员帮忙，登记的凭证可以按照医院的实际情况，选择使用身份证、诊疗卡、发票、挂号单等各种形式进行采血登记。另外根据医院的需求，可以为医院开发个性化其他的功能，比如对登记者的身份是否合规进行自动识别提示，对登记者的检验项目是否特殊进行自动识别提示，特殊登记者可自助设置采血时间，对特殊登记者设置的采血时间是否合规进行自动识别提示，从而实现患者自助采血登记 另外，可以根据医院的登记患者数量，安置多个这样的系统，满足大量患者使用的要求，减少患者等待时间	
2	中央调度系统	作为医院智能采血管理系统的中央调度系统，负责软件系统中所有信息的调度 从医院 HIS/LIS 系统下载采血相关信息，并且把这些信息分配到系统的各子系统或模块，再从各子系统或模块收集反馈信息，然后把这些信息反馈到医院 HIS/LIS 系统中 另外，还具备响应采血工作人员（或采血者）的请求，自动把患者及相应采血管同时调度到发出请求的采血工位功能	
3	贴标分管模块	按每个患者的采血相关信息（医嘱信息），自动在机器的采血管仓中选择正确的采血管，并且自动将这些采血管的对应信息打印在标签上，然后把这些标签自动粘贴在各自对应的采血管固定位置上，然后把这些属于一个患者的采血管都装载在一个托盘上	
4	试管运送模块	把用托盘承载备好的采血管自动运送到采血工作台。并且还能把空托盘自动运送到贴标分管模块出管处	
5	采血工作台	每张采血工作台内置独立的自动运送装置，使采血工作台具备从试管运送模块或上一个采血工作台接收用托盘承载备好的采血管，并且把它自动运送到下一个采血工作台或采血者取试管出口处的功能，同样也能从下一个采血工作台接收空托盘，并且把它自动运送到上一个采血工作台或试管运送模块 每张采血工作台还内置独立的自动运送装置，使采血工作台具备从上一个采血工作台或标本接收口接收装有标本的试管，并且把它自动运送到下一个采血工作台或离开本系统 采血工作台还装有能正反两面显示被采血者排队号码的 LED 显示器，从而实现对被采血者进行叫号的功能 被采血者来到采血工作台时，采血工作台的电脑及软件能够依靠被采血者的身份凭证，确认其身份的正确性，并且确认采血时间，然后把确认的采血时间上传到 HIS/LIS 系统 通常多张采血工作台组装在一起组成试管传送流水线	

（许铭飞　张　颖　吴　娴　赵　凤）

参考文献

巴西临床病理学 / 检验医学学会 . 2012. 静脉采血指南 . 第 2 版 . 中华医学会检验医学分会主译 . 北京：人民军医出版社 .

府伟灵 . 2014. 中国临床实验室血液标本分析前标准共识 . 北京：人民卫生出版社 .

中华人民共和国卫生部 . 2002.（WS/T 224—2002）》真空采血管及其添加剂 . 北京：中国标准出版社 .

第三十四章　塑料耗材

塑料是以单体为原料，通过加聚或缩聚反应聚合而成的高分子化合物，其在一定温度和压力等条件下可以塑制成一定形状，在常温下保持形状不变，具有质轻、不易破损、耐挤压等优点。塑料医用容器是塑料制品中常见的产品类型，第三十三章中阐述的真空采血管多是聚对苯二甲酸类（PET）塑料成型，既保证了玻璃管的透明特征，又克服了其在运输过程中易碎的缺点，同时可以承受高速离心力。

第一节　概　　述

一、发展简史

早在 1872 年，德国化学家拜尔就发现苯酚和甲醛反应后，玻璃管底部有些顽固的残留物。美籍比利时人贝克兰从中得到了启示，从 1904 年开始，贝克兰开始研究这种反应，最初得到的是液态的苯酚 - 甲醛虫胶，称为 Novolak，但市场并不成功。经过 3 年实验研究，他将反应后产生的一种糊状的黏性物模压后成为半透明的硬塑料——酚醛塑料。1907 年 7 月 14 日，他注册了酚醛塑料的专利。酚醛塑料是世界上第一种完全合成的塑料，贝克兰将它命名为 Bakelite。酚醛塑料绝缘、稳定、耐热、耐腐蚀、不可燃，当时被称为“千用材料”。至 20 世纪 40 年代前，酚醛塑料约占塑料产量的 2/3，主要用于电器、仪表、机械和汽车工业。

1920 年以后，塑料工业获得了迅速发展。首先是德国化学家施陶丁格提出高分子链是由结构相同的重复单元以共价键连接而成的理论和不溶不熔性、热固性树脂的交联网状结构理论，1929 年美国化学家卡罗瑟斯提出了缩聚理论，均为高分子化学和塑料工业的发展奠定了基础，有力地推动了合成树脂制备技术和加工工业的发展。从 40 年代中期以来，聚酯、有机硅树脂、氟树脂、环氧树脂、聚氨酯等陆续投入了工业生产。随着聚乙烯、聚氯乙烯和聚苯乙烯等通用塑料的发展，赋予塑料更优异的综合性能，扩大了应用范围。

在中国，塑料容器发展大致经历了三个阶段。第一阶段：20 世纪 70 年代末至 80 年代初，大量采用挤吹工艺生产的聚氯乙烯、聚乙烯塑料容器。第二阶段：20 世纪 80 年代末至 90 年代，注吹工艺以其先进性取代了挤吹工艺，国家重点扶植了一批国有企业，如上海海昌、无锡红光、武汉夏美、山东新华、秦皇岛塑料等，引进了一批美国 WEATON 的注吹机，大大提高了塑料容器的质量和市场占有率。第三段：随着塑料容器制备工艺的成熟和玻璃生产工艺对环境的影响，国内的塑料容器逐渐取代玻璃容器。

二、材料和工艺

（一）材料

塑料以合成树脂为主要成分，适当加入添加剂，在一定温度和压力下塑制成型。合成树脂是由低分子化合物经聚合反应所生成的高分子化合物，如聚乙烯、聚氯乙烯、酚醛树脂等。树脂受热软化后，可将塑料的其他组分加以粘合，并决定塑料的主要性能，如物理性能、化学性能、力学性能及电性能等。塑料中树脂含量为 40% ～ 100%。塑料添加剂（塑料助剂）包括填充剂、增塑剂、稳定剂、润滑剂、着色剂和固化剂等，是在聚合物（合成树脂）进行成型加工时为改善其性能而必须添加的化合物。常用的塑料材料如下：

(1) 聚乙烯塑料 (PE)：最常用的热塑性塑料，外观呈乳白色，有似蜡的手感，无毒、无味，密度小，具有良好的化学稳定性、耐寒性和电绝缘性，易加工成型，但耐热性、耐老化性较差。聚乙烯塑料制品种类繁多，可用吹塑、挤出、注射等成型方法生产薄膜、型材、各种中空制品和注射制品等。

(2) 聚丙烯塑料 (PP)：外观呈乳白色半透明，无毒无味，质轻（是非泡沫塑料中密度最小的），化学稳定性和电绝缘性好，成型尺寸稳定，热膨胀性小，机械强度、刚性、透明性和耐热性均比聚乙烯高。由于表面光洁、透明等优点，广泛用于制作家庭用品及各种玩具、饮料包装、农业品的货箱以及化学药品的容器等。

(3) 聚苯乙烯塑料 (PS)：质轻，表面硬度高，有良好的透明性，有光泽，易着色，具有优良的电绝缘性、耐化学腐蚀性、抗反射线性和低吸湿性。主要用来制造餐具、包装容器、日用器皿、玩具、家用电器外壳、汽车灯罩及各种模型材料、装饰材料等。

(4) 聚氯乙烯塑料 (PVC)：生产量仅次于聚乙烯塑料，在各领域中得到广泛应用。聚氯乙烯具有良好的电绝缘性和耐化学腐蚀性，但热稳定性差，分解时放出氯化氢，因此成型时需要加入稳定剂。用于生产结构件、壳体、玩具、板材、管材等。软质聚氯乙烯塑料质地柔软，用于生产薄膜、人造革、壁纸、软管和电线套管等。

(5) 聚甲基丙烯酸甲酯塑料 (PMMA)：俗称有机玻璃。聚甲基丙烯酸甲酯塑料主要分浇注制品和挤塑制品，形态有板材、棒材和管材等。广泛用作广告标牌、绘图尺、照明灯具、光学仪器安全防护罩、日用器具及汽车、飞机等交通工具的侧窗玻璃等。

(6) 酚醛塑料 (PF)：俗称电木。塑料中最古老的品种，其电绝缘性、耐热性及耐化学药品性好，而且成本低廉，至今仍广泛应用于电器工业。

常用塑料还包括工程塑料、增强塑料、泡沫塑料等。

适用于临床医学检验、科研实验等方面的塑料耗材，最通用的材料为 PS、PP、PE 等，其中 PS 材料，以其透明性好的显著优点，广泛应用于试管、样品杯、比色杯、培养皿类等产品。PP 的优点是强韧性好，因此主要应用于离心管、试剂杯等需要保证相当的密封性，同时可以承受低温冷藏的产品。PE 材料本身具有一定的爽滑性，所以一般用作杯体类盖子的主材，易于密封、启开。聚碳酸酯 (PC) 是一种特殊材料，既具有 PS 材料的高透明性，强韧性又明显高于 PP 材料，但成本偏高，生产相关设备及工艺相对特殊，所以一般仅用于要求特别高的产品中，如细胞培养瓶。

（二）成型工艺

塑料的工艺特性是指将塑料原料转变为塑料制品的工艺特性，即塑料的成型加工性。

1. 注塑成型 热塑性塑料的主要成型方法之一。其原理是利用注射机中螺杆或柱塞的运动，将料筒内已加热塑化的粘流态塑料用较高的压力和速度注入预先合模的模腔内，冷却硬化后成为所需的制品。

2. 吹塑成型 用挤出、注射等方法制出管状型坯，然后将压缩空气通入处于热塑状态的型坯内腔中，使其膨胀成为所需形状的塑料制品。

3. 铸塑成型 铸塑成型又称浇铸成型。将加有固化剂和其他助剂的液态树脂混合物料倒入成型模具中，在常温或加热条件下使其逐渐固化成为有一定形状的制品。

此外还有挤出成型、压制成型、压延成型、滚塑成型、传递模塑成型、手糊成型、缠绕成型、喷射成型等。

对于应用在临床检测及科研实验的一次性塑料耗材，其生产工艺基本以注塑成型为主。一些杯、瓶类的产品根据结构的不同，需要采用一步法或两步法注吹中空成型。近年来，随着临床医学的发展，各类塑料耗材也随之向多功能、高精度、集成化提升，诸如塑料高精密无尘超声波焊接工艺技术也逐步应用于生产实际中。

三、质量标准与验证

1. 引用标准 ① GB/T 14234—1993 塑料件表面粗糙度。② GB/T 2410—2008 透明塑料透光率和雾度的测定。③ GB/T 2546.2—2003 塑料聚丙烯 (PP) 模塑和挤出材料。第 2 部分：试样制备和性能测定。④ GB/T2828.1—2012 计数抽样检验。

2. 技术要求 ①外观：应无表面缺陷，内外表面平滑、光洁、无划痕，无毛刺飞边，无缩及凹陷，无变形开裂，表面光滑无油污，无杂色，边角无毛刺飞边，无气泡。②尺寸：参照设计图测量，应符合标准要求。③物理性能：透光度、雾度、表面光滑度、力学性能等应符合标准要求。

④生物学性能：符合相应生物学性能，无热源物质及微生物污染。

3. 抽样方案　引用《GB/T2828.1—2012 计数抽样检验》（表 34-1）。

表 34-1　GB/T2828.1—2012 计数抽样检验方法

项目	要求	检验水平	AQL
外观	正常	Ⅱ	0.25
尺寸	正常	S-2	1.0
物理性能	正常	S-2	2.5
生物学性能	正常	S-2	2.5

第二节　常用塑料容器

一、试管和试管架

（一）试管

试管（test tube）是医学实验室常用的耗材，用作少量试剂的反应容器。透明试管采用聚苯乙烯塑料制成，半透明试管采用聚丙烯塑料制成，均采用注塑成型工艺。试管分普通试管（图 34-1A）、具支试管（图 34-1B）等。

1. 普通试管　规格以外径（mm）× 长度（mm）表示，如 15×150、18×180、20×200 等。离心试管以容量毫升数表示。

(1) 平口试管是一根圆底的平口玻璃管，管口熔光、平口，便于消毒杀灭管口细菌。

(2) 卷口试管是一根口部具有卷边（或圆口）的圆底玻璃管。卷口（或圆口）用以增加机械强度，同时便于夹持不易脱落。

(3) 发酵试管是一根口径细而短（口径 6mm、长 30mm）的平口、圆底试管。

2. 具支试管　一根具有侧支管的平口试管，它的侧支管主要用于与抽气管连接，管口用打好孔洞的橡胶塞插入过滤漏斗，用以代替微量过滤瓶，作为微量过滤的接受瓶。具刻度试管外形是一根圆口试管，在管体上刻有容量刻度标线，可以直接读出计量数，使用方便。

3. 试管的应用　①盛取液体或固体试剂；②用作少量试剂的反应容器；③制取少量气体反应器，收集少量气体；④溶解少量气体、液体或固体溶质。

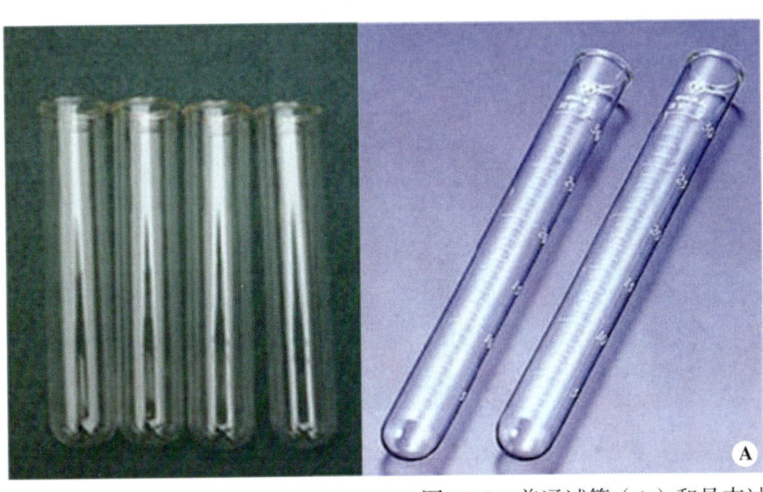

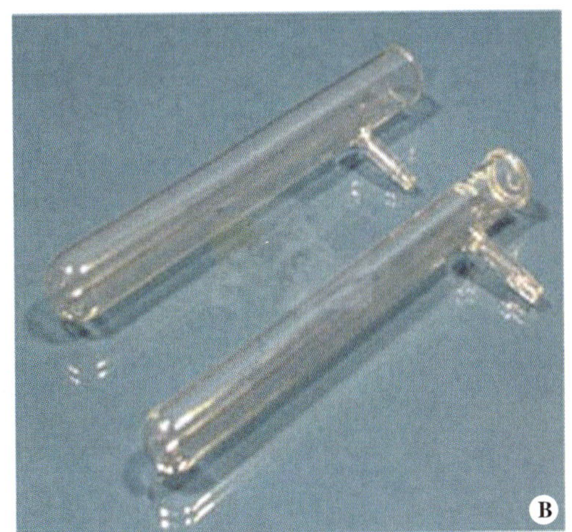

图 34-1　普通试管（A）和具支试管（B）

（二）试管架

试管架（test tube rack）常与试管配套使用，是化学实验室用来放置、晾干试管的最基本的塑料制品。有些厂家设计的试管架有独特的底层装有硅胶垫片，采用特殊塑料做成，使试管架坚固耐用，不易破碎。

试管架分为：①普通试管架（图 34-2A）附有一定数目小孔，可将试管竖放待用或便于观察反应的进行。②立柱试管架（图 34-2B）有相应数目的立柱，可将洗净试管倒放，以便晾干。

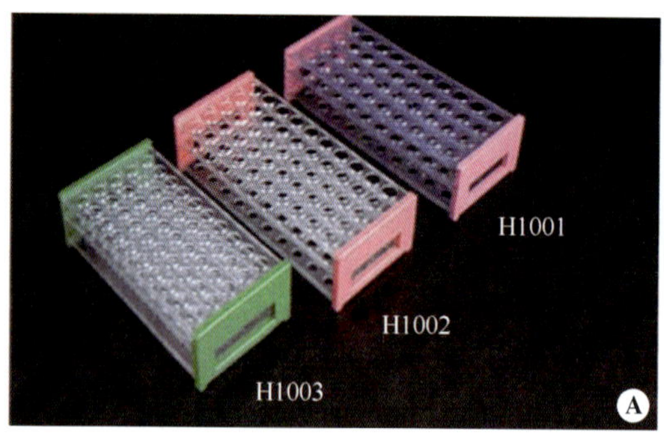

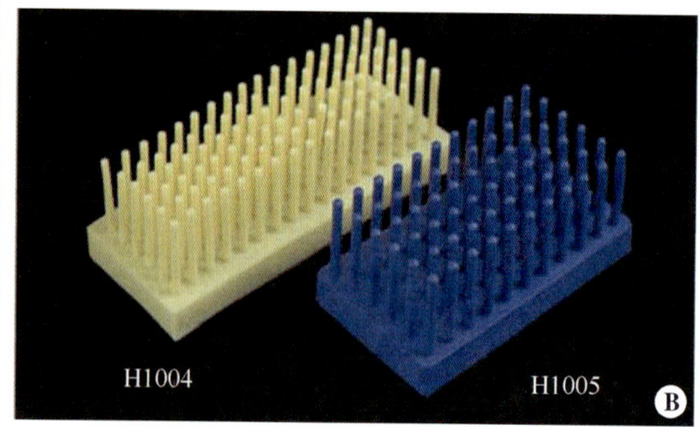

图 34-2　普通试管架（A）和立柱试管架（B）

二、反应管和反应管盒

反应管是指各种反应的发生容器。常见的反应管按功能分为生化反应管和聚合酶链式（PCR）反应管。生化反应管是实验室细菌培养鉴别过程中用到的一种试验耗材，是利用细菌在这种耗材上的典型生化反应特点来判断细菌菌属的一种产品。PCR 反应管是聚合酶链式反应用的微量管容器，在临床实验中较为常用。

PCR 反应管采用 PP 作为制造原料，因为其具有一定的化学惰性，所以不会影响 PCR 的结果。反应管采用薄壁管设计，使得 PCR 反应过程中传热效率更高，保证实验结果的可重复性。

PCR 反应管是透明或白色的，容量有 0.5ml、0.2ml 和 0.1ml。反应管带管盖，有平盖和圆盖之分，为便于使用，市场上有 8 联或 12 联 PCR 反应管。PCR 反应管盖上管盖后使反应体系不会因受到外界条件的影响而溅出污染其他样本，也不易受其他物质的污染，密闭的反应环境，保证了反应结果的准确性。

反应管盒用于保存 PCR 反应管，可耐低温至 -90℃。盒盖前方附有扣锁，若需要长期保存时，不需再贴胶带。反应管盒体积轻巧，保存在冰箱或操作时不占空间。

各种反应管与反应管盒见图 34-3。

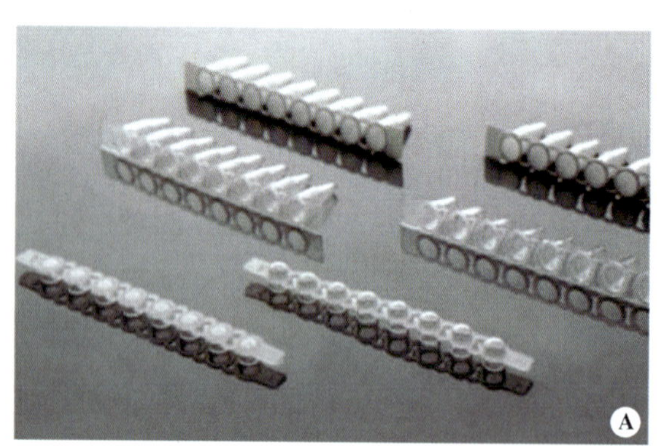

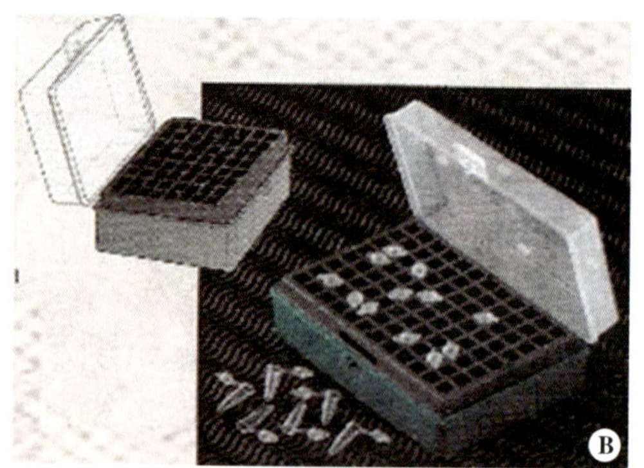

图 34-3　8 联 PCR 反应管与管盖（A）和反应管与反应管盒（B）

三、离心管和离心管盒

离心管有玻璃、钢质和塑料制品。由于使用玻璃管时离心力不宜过大，需要垫橡胶垫，以防止管子破碎；钢制离心虽管强度高、耐高温高压消毒，但应避免接触强腐蚀性的化学药品，如强酸、强碱等；因此塑料离心管应用较多（图 34-4）。离心管可分为：①微量离心管（2ml、1.5ml、0.65ml、0.2ml）（图 34-4A）。②普通离心管（50ml、15ml）（图 34-4B）。③大量离心管（500ml、250ml）（图 34-4C）。各种材质塑料离心管特点见表 34-2，物理性能和化学稳定性分别见表 34-3、表 34-4。

塑料离心管配有管盖，其作用是防止样品外泄，尤其是用于有放射性或强腐蚀性的样品时；另一作用是防止样品挥发以及支持离心管，防止离心管变形。离心管管体与管盖应配合良好，

在 -90kPa 负压下，保持 5min，不出现渗漏现象。

离心管盒是用来储存离心管的器皿，又叫离心管架，方便储存离心管。离心管盒的规格主要是根据离心管容积来设计的，材质主要以塑料为主。

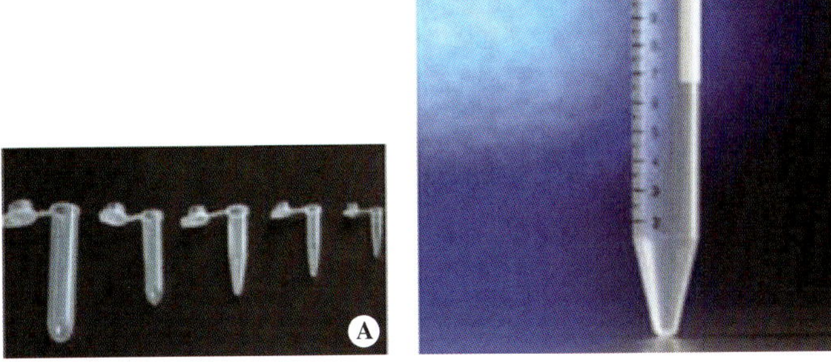
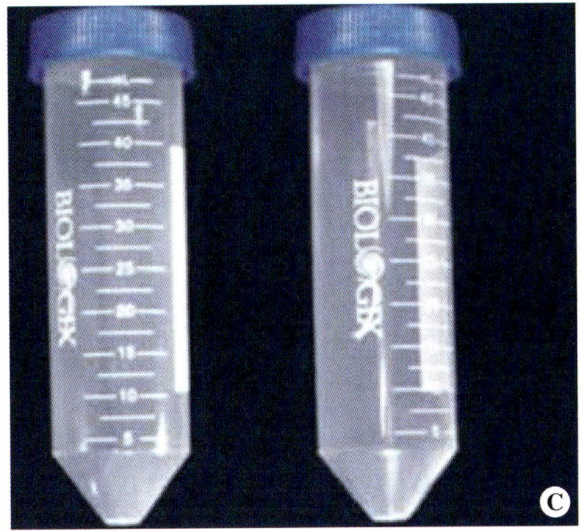

图 34-4 各种离心管示意图

表 34-2 各种材质塑料离心管特点

材料（中英）名称	缩写	使用性能
聚乙烯（polyethylene）	PE	耐化学药品佳
聚碳酸（polycarbonate）	PC	透明强度高，耐高、温消毒
聚丙烯（polypropylene）	PP	强度中等，耐高温高压消毒，4℃以下脆性半透明
纤维素（cellulose）	CAB	透明
多聚物（polyallomer）	PA	半透明，抗化学品好、耐高温、高压消毒

表 34-3 常见塑料离心管的物理性能

物理性能	PE	PP	PA	PC
密度	0.94 ～ 0.97	0.9 ～ 0.92	0.9	1.2
热变形温度（℃）	60 ～ 80	99 ～ 104	130	132 ～ 138
吸水率（%）	<0.01	<0.02	<0.01	0.15
脆化点温度	-100	0	-10	-135
拉伸强度（MPa）	213 ～ 379	227 ～ 330	209 ～ 282	550 ～ 654
伸长率（%）	15 ～ 100	50 ～ 550	400 ～ 500	60 ～ 100
折射率	1.54	1.49 ～ 1.65	-	1.59

表 34-4 常用塑料离心管的化学稳定性

化学试剂	PE	CAB	PC	PP
弱酸	很好	很好	很好	很好
强酸	很好	好	好	很好
弱碱	很好	很好	好	很好
强碱	很好	好	不能使用	很好
盐类	很好	很好	很好	很好
稀酸	很好	好	很好	很好
乙醇	很好	不能使用	好	很好

续表

化学试剂	PE	CAB	PC	PP
脂类	很好	不能使用	不能使用	很好
醚类	好	不能使用	不能使用	好
酮类	好	不能使用	不能使用	好
苯	好	不能使用	不能使用	好
甲苯	好	不能使用	不能使用	好
二甲苯	好	不能使用	不能使用	好
汽油	好	好	好	好
煤油	很好	很好	很好	很好
氯仿	很好	不能使用	不能使用	很好
四氯化碳	不能使用	不能使用	不能使用	不能使用
苯酚	很好	不能使用	不能使用	很好
石油	很好	很好	很好	很好
植物油	很好	很好	很好	很好
甲酚	很好	不能使用	不能使用	很好
己基间苯二酚	很好	很好	很好	很好

四、吸头和吸头盒

吸头采用聚丙烯塑料注塑成型，与微量移液器配套使用，用于吸样或分样，可在移液器和样品之间有效地形成保护结构。

（一）吸头的分类

1. 普通吸头 普通吸头有带滤芯和不带滤芯（图 34-5A）之分，同时根据处理方式不同分为无 DNA、无 RNA、无热原性和 ATP 污染的灭菌吸头和 DEPC 处理的吸头。

2. 特殊吸头 ①凝胶吸头（点样吸头），吸头尖部或扁平或很细，主要为电泳实验所用；②广口吸头，吸头尖部口径大于平常，主要用于移取蛋白质等大分子溶液；③低吸附吸头，吸头内壁经过特殊处理，减少了表面吸附力，用于移取黏性液体；④加长吸头，用于在容量瓶等容器内的取液；⑤外置活塞式吸头，主要用在特殊移液器上，如外置活塞式移液器和连续分配器。

（二）吸头的适配性

并不是所有的吸头都可以用在任意品牌的相应量程的移液器上，因此使用中应注意吸头的适配性。①品牌专用性：有的品牌某些系列的移液器只能用同品牌的吸头，如 RAININ 的多道移液器就必须用 RAININ 的 LTS 吸头。②适配的程度：一支移液器可以用多种吸头，但移液的精准度可能不同。③量程的适配：一般说来，移液器的最大量程小于或等于吸头的容积，如最大量程是 1000μl 的移液器就用 1000μl 的吸头，而 200μl 的吸头适配范围较大，可用于最大量程为 20μl、100μl 和 200μl 的移液器。④大量程移液器（5ml、10ml 和 20ml）吸头的专用性：大量程移液器往往需要用其自己的吸头，较难找到替代品。因此，建议根据吸头的型号或移液器的品牌和量程进行购买。

（三）吸头盒

吸头盒（图 34-5B）用于存放移液吸头，有各种款式、色彩能满足不同实验操作的需要。产品应设计合理、易清洗、耐腐蚀、坚固耐用，采用 PP 材料能够耐受 121℃高压灭菌不变形。

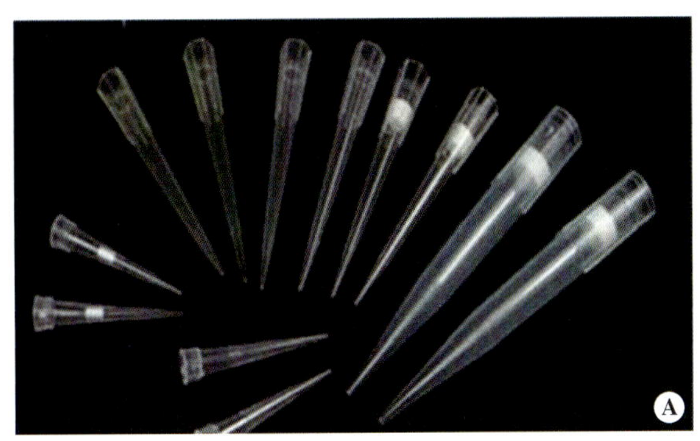
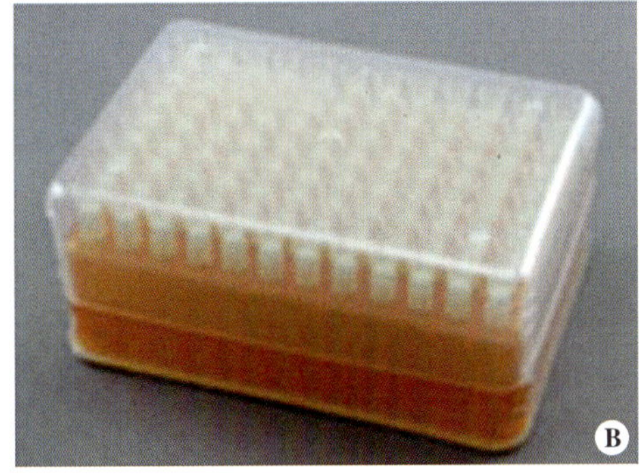

图 34-5 各种吸头（A）和吸头盒（B）

五、试剂瓶和定量加液瓶

（一）试剂瓶

试剂瓶是保存生化试剂、生物制剂的容器。与玻璃瓶相比，塑料试剂瓶具有质量轻、不易碎、便于封口等特点。常见的塑料品种有：聚乙烯（PE）、聚丙烯（PP）、聚苯乙烯（PS）、聚酯（PET）等，其经过高温加热后，通过塑料模具吹塑、挤吹或者注塑成型，使得塑料试剂瓶具有很强的抗压性、冲击性与耐酸碱性能，能够满足实验室蒸汽消毒灭菌，灭菌后，透明度和外形基本不变。塑料试剂瓶按照颜色主要有透明、本色或棕色试剂瓶。按照瓶口大小可分为广口瓶和细口瓶，广口瓶用于盛放固体试剂，细口瓶用于盛放液体试剂。按照盛放的物质可分为固体和液体试剂瓶。容量按大小从数毫升至数千毫升不等。

（二）定量加液瓶

定量加液瓶是一种特殊形式的试剂瓶，是定量加液器的重要组成部分，适用于医院、大专院校、科研单位实验室等，是在进行化学分析试验时对各种试液、放射性同位素、生物制剂等作连续定量加液的器具。定量加液器分为内装式和外装式两种。它是利用注射器针筒的柱塞往复运动和两个单向活塞使液体定量、定向运动而进行加液。内装式是由贮液瓶和加液器两部分组成。加液器为一塑料螺丝口瓶盖，瓶盖连接装有单向活塞的出水管和进水管的注射器针筒，用以控制试液的进出。在瓶盖的上面有一金属刻度标记的定位梗和可移动的定位套，用以控制加入试液数量的准确性。而外装式是把具有单向自动活塞的出水管和进水管的注射器针筒与具有刻度标记的定位梗、定位套安装在一起。

六、样品杯和采样管

（一）样品杯

根据用途有各种款式、容量、色彩的样品杯，适合不同标本的采集及实验室的各种需求。例如无菌产品均为单个独立包装，能够保存固体或者液体样品；尿杯、便盒等带有旋盖，采样杯密封性好，可有效防止标本渗漏及污染；还有的样品杯带有刻度，便于样本采集、保存和运送。光谱仪所用的样品杯要求精制，以盛装固体、液体以及粉末试样。透明样品杯（图 34-6A）采用聚苯乙烯塑料制造，半透明和不透明样品杯（图 34-6B）的材质多为聚丙烯塑料。

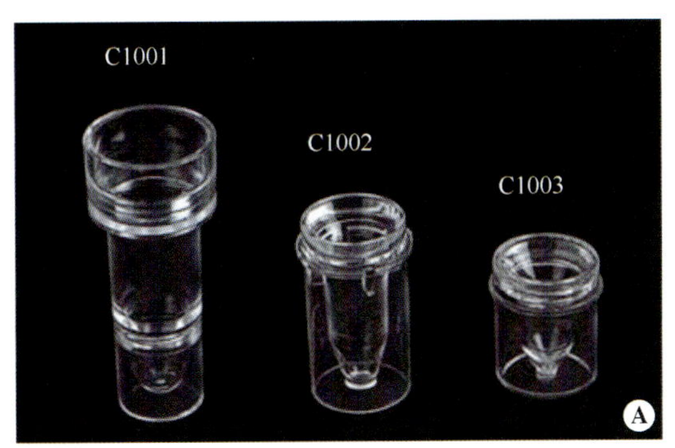

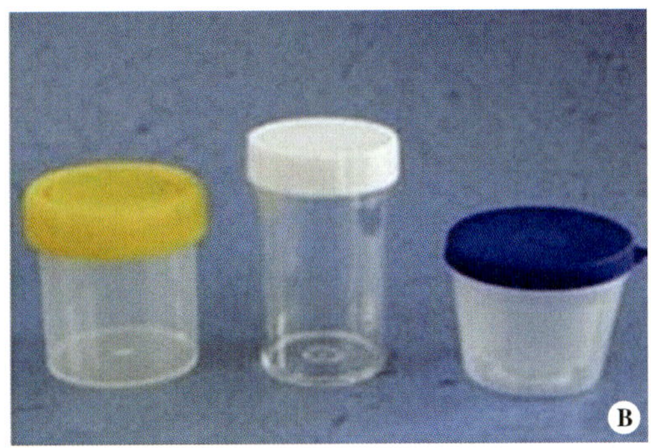

图 34-6 透明样品杯（A）和不透明样品杯（B）

（二）采样管

常见采样管包括巴氏滴管或巴氏吸管（图 34-7A），咽拭子（图 34-7B），阴道分泌物采样器（图 34-7C、D）等。

1. 巴氏吸管 采用 PE 或 PP 材料加工而成，无生物毒性，化学耐受性好，透明度好，便于观察，刻度清晰，具有一定的韧性，可以在一定的角度范围内弯曲，有利于进入微量或异形容器进行取液、加液操作。挤压吸球能自动吸入液体，表面张力优化处理，液体的流动性强更易于操作，适用于少量液体的吸取、转移或携带。采样管为一次性使用，长度不等，常见有 6.3cm、14.5cm、15.6cm，每支单独包装，且灭菌。常见规格有: 0.2ml、0.3ml、0.5ml、1ml、2ml、3ml、5ml、10ml。采样管具有以下优点：①光泽透明，有效减少液体的黏附。②弹性好，移液轻松。③刻度准，保证试验结果的准确性。

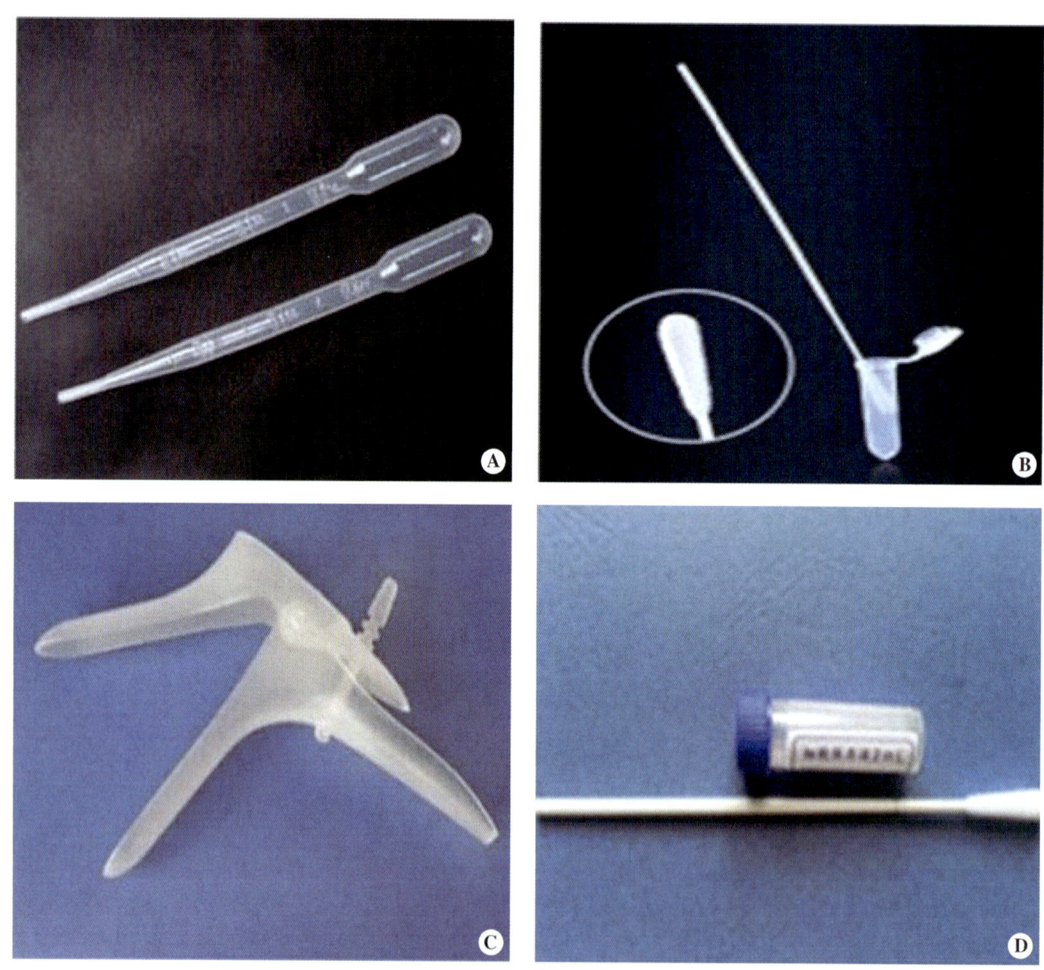

图 34-7 巴氏吸管 (A)、咽拭子 (B)、阴道窥器 (C) 及采样管 (D)

2. 咽拭子 采用塑料杆制作的医用棉签，从人体的咽部蘸取少量分泌物，采取的样本就是咽拭子标本。正常人咽峡部培养应有口腔正常菌群，而无致病菌生长。咽部的细菌均来自外界，正常情况下不致病，但在机体全身或局部抵抗力下降和其他外部因素下可能出现感染从而导致疾病。因此，咽部拭子细菌培养能分离出致病菌，有助于白喉、化脓性扁桃体炎、急性咽喉炎等的诊断。

3. 阴道分泌物采样器 阴道分泌物为女性生殖系统分泌的液体，俗称“白带”。主要来自宫颈腺体、前庭大腺，此外还有子宫内膜、阴道黏膜的分泌物等。

阴道标本采集前 24h，禁止性交、盆浴、阴道检查、阴道灌洗及局部施药等，以免影响检查结果。阴道窥器插入前必要时可用少许生理盐水湿润。根据不同的检查目的可自不同部位取材，一般采用消毒的棉拭子自阴道深部或阴道穹后部、宫颈管口等处取材，置于相应的样品管中及时送检。

七、尿液采集容器

尿液检验有着悠久的历史。实验室尿液样本采集和运输极为重要，保证样本采集和分析容器的质量是尿液分析可靠性的前提。

尿液样本类型包括患者自采（随机尿样、晨尿、定时样本，24h 尿样等）、临床实验室工作人员监督采集（中段尿样本、用于微生物培养的样本）以及临床实验室工作人员辅助采集（从导管采集、耻骨上方吸引、婴幼儿）的样本。采集用的主容器和运输容器，应清洁、防漏、无颗粒物，最好使用对尿成分惰性的一次性透明材料。尿样采集容器有多种形状和尺寸（图 34-8）。

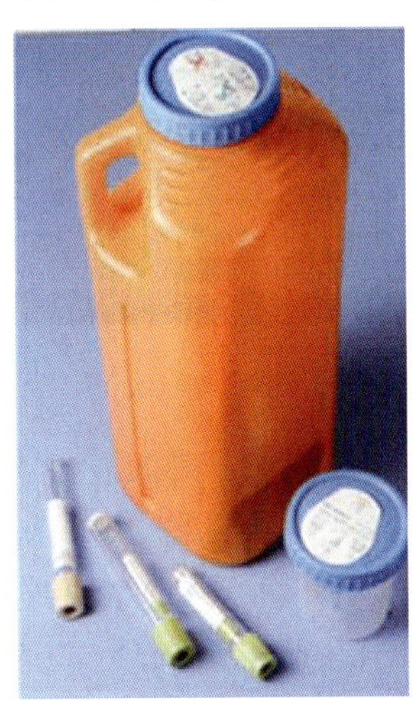

图 34-8　尿液采集容器

（一）采样容器

为保护医务人员不暴露于标本，同时保护标本不被污染，应采用防漏采样杯。有的尿杯杯盖具有专用的接口，可以直接将采集杯中的尿液封闭式移入真空管。尿样采集杯和杯盖应不含干扰性物质（如洗涤剂），宜使用无菌容器采集所有尿液样本。

运送样品的容器应有牢固的容器盖，防止运送过程出现内容物泄漏。必要时可使用辅助容器以确保不会出现泄漏。尿液样本应快速运送到实验室及时进行检验。实验室应确认在运输过程中（例如气动管系统）样本的完整性。样本容器不得重复使用，建议采用一次性容器。

1. 容量　美国临床实验室标准化委员会（CLSI）指南中，GP-16A2 关于尿样的条款推荐使用 primary 采样容器，容量为 50ml，容器底部面积较大，可防止溅洒，口径至少 4cm 使开口足够接收采集到的尿样。24h 采样容器应能够容纳 3L 的标本量。

2. 无菌　用于微生物学研究的尿液样本必须无外源性污染，因此所用无菌容器必须有牢固的容器盖。微生物学研究的样本应在尿液分析前分析，采用无菌技术分装部分样本进行尿液分析除外。如果样本采集和分析相隔超过 2h，建议使用无菌容器。

3. 标签　容器的设计应可粘贴一个在冷藏或冷冻保持黏度的标签。标签上应有足够的空间书写患者全名、唯一识别号码、样本采集日期和时间，必要时标记容器中防腐剂的名称，部分实验室有可能需要标签上包含其他信息或条码。为保证样本正确识别，标签应粘贴在容器上，而不是容器盖。

4. 防腐剂　确保在采集后两小时内进行尿液检查以保持样本新鲜程度。如果检测被延迟，化学成分（胆红素、尿胆素原例外）冷藏即可，但无定形的尿酸盐或磷酸盐可出现沉淀，掩盖显微镜视野。如进行多项分析，充分混合的尿液进行分装后可根据使用情况分别处理。冷藏作为防腐技术的有效时间尚没有统一认识，取决于个体的尿液成分。光敏感的化合物（如胆红素）样本应避光。如果使用商品化“尿液保存系统”，应由实验室提前进行。所用化学防腐剂可能会延长尿液样本在不冷藏的条件下运送的时限。请参阅试剂和（或）仪器制造商关于防腐剂使用的建议。

5. 保存　样本如果不能立即运送和分析，应在采集后冷藏（2 ～ 8℃），冷藏使尿培养污染率显著降低。试剂应适当地保存并认真监控 / 记录使用情况及其失效期，降低使用变质、过期产品或试剂的可能性。批量试剂监控是一个重要的质量保证过程。

6. 特殊容器　CLSI 建议，用于光敏物分析（如尿胆原、卟啉）时，应采用琥珀色容器作为采样容器，琥珀色可避免待检物被降解。

（二）尿液分析管

选择分析管时应考虑其抗离心能力，若分析

设备为自动仪表系统则应考虑分析管是否与管架、载板相配。分析管的容量通常以4～15ml为宜，并具有以下要求：①透明的塑料或玻璃，可对尿样进行肉眼检查，并具有足够的强度以避免离心过程中破损。②容积标记保证标准化的尿液体积。③使用容器盖减少溅散和离心气溶胶的危害。④手工镜检时采用圆锥形或渐尖形底部富集沉渣。⑤无化学物质干扰。⑥保证正确识别样本的标签。

第三节　其他塑料用品

一、比色杯和反应杯

比色法是通过比较或测量有色物质溶液颜色深度来确定待测组分含量的方法。比色杯（反应杯是样品与试剂进行化学反应的场所，同时用作比色杯）是比色法仪器需要用到的反应容器，因此对尺寸精度和产品一致性要求很高。

比色杯和反应杯由透光性好的硬塑料或石英玻璃制成，最常采用PS、PP材料及注塑成型工艺。有透光比色要求的，选用PS材质，有孵育要求的，选用PP材质，还有的选择PMMA。反应杯光径为0.5～1cm不等，大多数分析仪在计算时将其折算为1cm光径。

比色杯和反应杯（图34-9）制造工艺要求较高，要求产品边沿、口部无飞边，底部浇口无拉丝，无穿孔，无油污、黑点、杂质，透光面无拉毛、划伤、熔接痕，手印、模糊、发白等缺陷。PS材质的比色杯，在340nm可见紫外光下，吸光度值应≤0.150A。PMMA材质的比色杯，在285nm可见紫外光下，吸光度值应≤0.250*A*，比色杯的标准差（*s*）值控制在≤0.0054。

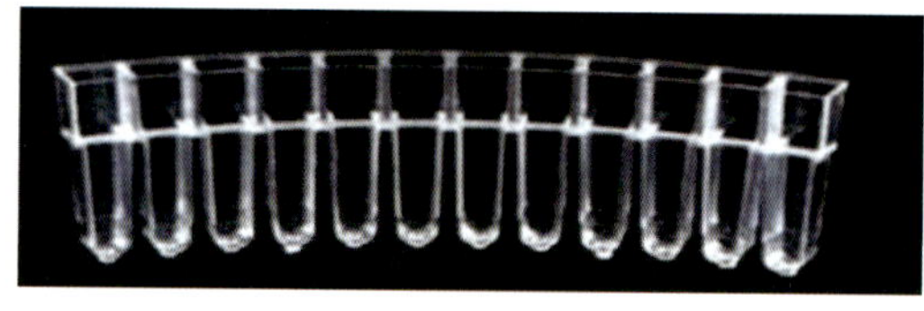

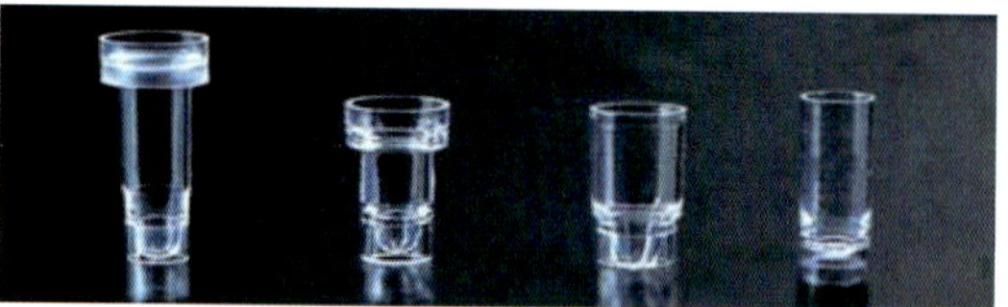

图34-9　比色杯和反应杯

二、培养板和培养皿

塑料培养板和培养皿均由聚苯乙烯注塑成型，广泛应用于细胞、细菌培养和药敏试验等。

培养板（图34-10A）是细胞或组织培养常用耗材，应无色透明，表面光洁，不得有明显变形、沙眼、飞边、穿孔、擦痕、杂质、气泡、油污等缺陷。培养板的边沿应平整、光滑、无飞边，毛刺。培养板的壁厚薄应均匀，上下盖和应良好；培养板在温度不大于80℃的环境条件下使用，应保持不变形。培养板应无菌，环氧乙烷灭菌放置10天后，其残留量不大于10mg/kg。培养板有许多类型：①根据底部形状的不同分为平底、圆底和V底等。②根据表面修饰化学基团不同分为—COOH、—OH、—NH_4和poly-D-lysine等。③细胞培养板还可根据孔数和颜色分类。

培养皿（图34-10B）常用于微生物培养、鉴定和药敏试验，分为：①普通培养皿，圆形，直径多为7cm或9cm。②分格式培养皿，方便定位识别和计数，其质量标准与培养板相似。

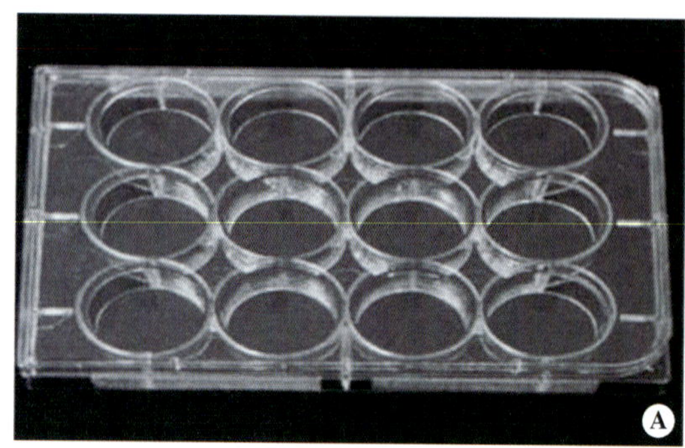

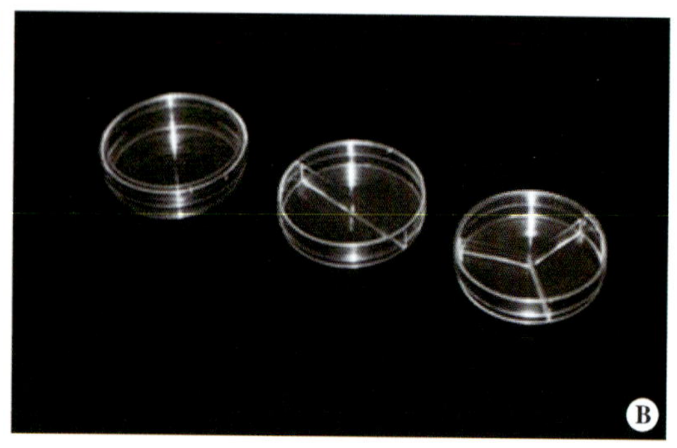

图34-10　培养板（A）和培养皿（B）

三、酶标板和血凝板

酶标板（图 34-11A）为酶联免疫吸附实验（ELISA）的固相载体，还用于 ELISA 反应后配合酶标仪进行检测。酶标板的材质一般为聚苯乙烯（PS），有可拆板和不可拆板之分。可拆板的板框可重复使用，配 8 孔或 12 孔酶标板条使用。酶标板分为高结合力酶标板、中结合力酶标板和氨基化板，对蛋白和其他生物分子具不同结合能力。

血凝板，又称血凝反应板（图 34-11B），是一种基础的医用耗材，常用于生物的血凝试验或者血凝抑制实验。根据材质不同，可分为有机血凝板和塑料血凝板，其中，塑料血凝板一般为一次性血凝板，而有机血凝板则可以重复使用。此外，血凝板的孔数规格也有不同，常见的有 96 孔、80 孔、60 孔、50 孔、24 孔、20 孔、6 孔等，其中 96 孔最为常见，6 孔多为妊娠反应板。96 孔又分为 96 孔 V 形 90°、96 孔 V 形 110°、96 孔 U 形等规格。

一般说来，一次性血凝板只用一次，不需要维护；而有机血凝板就存在清洗维护的问题，最好的清洗方法是超声波清洗后用酒精消毒，另外也有专门的血凝板清洗浸泡装置，当然，维护费用也相应较高。

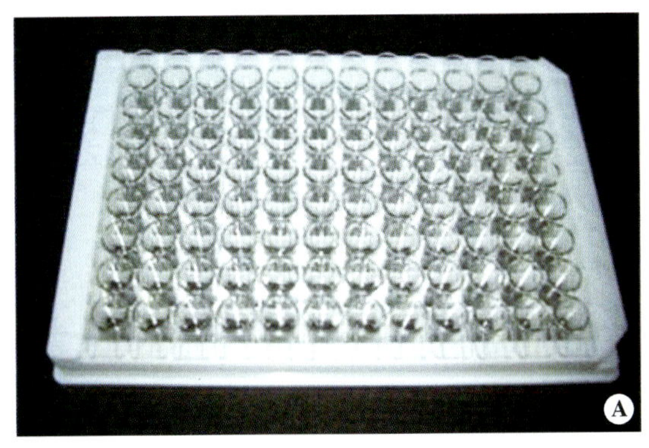

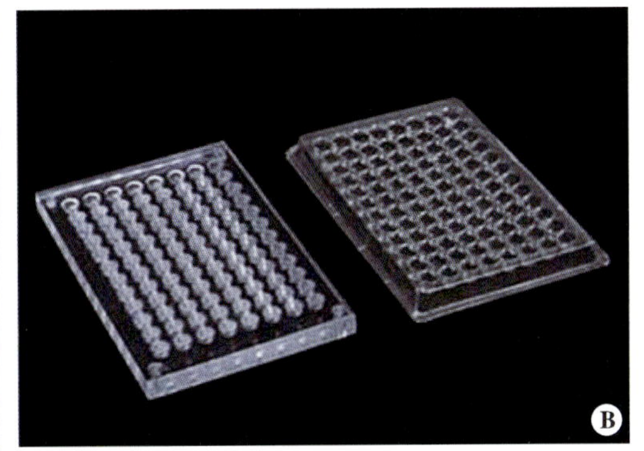

图 34-11 酶标板（A）血凝板（B）

四、尿液有形成分定量计数板

尿液有形成分定量计数板有多种，通常是由透光性非常好的硬塑料经高温、高压制成的一次性计数板（图 34-12）。FAST-READ-10 尿液沉渣定量计数板，每块计数板有 10 个计数池，可同时检测 10 个标本。每个计数池一侧有 1 个竖条长方形计数区域，内刻有 10 个中方格，每个中方格的底面积为 1 mm^2，深度为 0.1 mm，容积为 0.1 μl，10 个中方格的总容积为 1.0 μl。

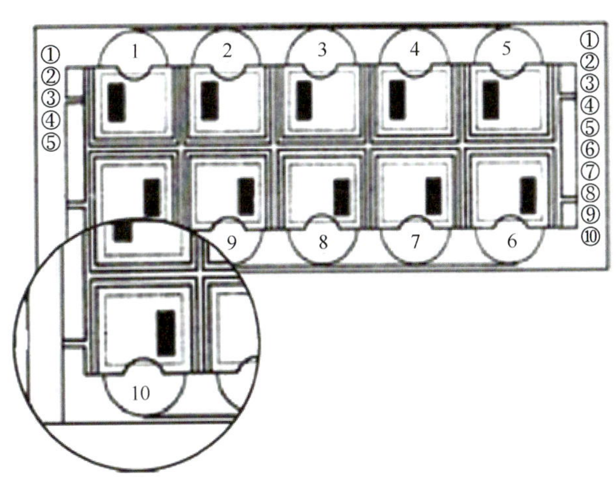

图 34-12 FAST-READ-10 尿液沉渣定量计数板

（王晓伟 姚继承 许文姣 钟卫峰 刘正君 王昌富）

参考文献

俞芙芳 . 2007. 塑料成型工艺与模具设计 . 武汉：华中科技大学出版社 .
郁文娟，顾燕 . 2007. 塑料产品工业设计基础 . 北京：化学工业出版社 .

第三十五章 玻璃量具

作为一种新型材料，塑料在生物医药领域已被广泛使用。然而，没有一种材料可以满足所有的医学实验的要求。使用玻璃还是塑料制品除决定于成本外，还需要着重考虑材料的特殊性质，从而保证实验的精准性。由于玻璃具有耐腐蚀、常温下不易变形等特点，其制作的量具在生物医学和化学实验中仍然常用。

第一节 概 述

一、发展简史

约在公元前2500年，古埃及人开始用黏土制成的实心模型制造玻璃珠和小型器皿。公元前1500年左右，埃及的玻璃制造技术得到发展，其将一个陶瓷制的模芯插入到熔融玻璃体中，并使玻璃熔体黏附在模芯上，从而第一次制成有用的中空器皿，用以盛放油和药膏等。公元前1000年左右，在东地中海地区已能制造一些较大的瓶和碗等，并已掌握简单的浇铸和压制等工艺方法。玻璃吹管出现约公元前200年，西顿和巴比伦地区在制备玻璃制品时，将一根长100～150cm、粗约1cm的铁管子的一端伸入熔化的玻璃液中，使一定量的玻璃液黏附在铁管上，然后将铁管取出，并将铁管的另一端放在嘴中，根据模具的形状吹制成形状各异的器皿。18世纪末，美国的欧文斯 (Owens) 发明了自动吹瓶机，从而结束了发明玻璃吹管以来长达2000年的人工吹制玻璃器皿的历史。比利时人弗克 (Foureault) 于1905年第一次成功地从池炉中直接拉制出平板玻璃并于1914年正式投入生产，定名为弗克法。20世纪瓶罐玻璃（包括器皿玻璃）和平板玻璃的机械化和自动化生产，是玻璃工艺发展史上的一个里程碑。

古代中国和希腊的玻璃制造是各自发展起来的。中国春秋战国时期（公元前770～前221年），出现了高铅钡硅酸盐玻璃，这在世界上为中国独有，其制品有琉璃（中国古代玻璃的统称）、璧和珠等，在汉代又出现了钾硅酸盐玻璃。20世纪中期中华人民共和国成立以后，我国玻璃制造形成大工业生产，包括瓶罐玻璃、器皿玻璃、板玻璃、光学玻璃、石英玻璃、玻璃纤维以及高新技术用的特种玻璃等，某些技术处于国际先进水平。

二、玻璃成型工艺

普通玻璃的主要成分是硅酸盐，如 Na_2SiO_3、$CaSiO_3$。一般的成型方法有吹制（机吹、人工吹），压制，离心旋转，烧制（辅助作用）。玻璃模具一般采用生铁铸件。

1. 吹制 产品靠气压而成，所以与气压的大小有很大的关系。一般的吹制产品有瓶类、罐类。

2. 压制 是通过内模压入外模，把玻璃料挤压成型。一般直筒的杯状物都采用压制。

3. 离心旋转 用模具安装在电动机上，通过模具一定的转速把料甩开成型。一般盘状物采用此方法。

有些产品无法用一种模成型，而需要再熔接。产品刚出模，一般口部都不圆滑，要用高温将之烧圆滑。

三、质量标准与检定

常用玻璃量具的质量标准参照国家质量监督检验检疫总局发布的《中华人民共和国国家计量检定规程 常用玻璃量器 JJG 196—2006》。其主要内容如下：

(1) 概述玻璃量器的结构、分类等。

(2) 通用技术要求，即材质、外观、结构和密合性。

(3) 计量性能要求，即容量允差、流出时间和等待时间。

(4) 计量器具控制，包括检定条件、检定项目、检定方法、检定结果的处理和检定周期。

在附录中列出了常用玻璃量器容量检定操作步骤及各种表格。

第二节 常用玻璃量具

玻璃量具按技术标准分为A级及B级，A级精度高于B级，其中量筒和量杯不分级。玻璃量具的规格以容量区分，以毫升（ml）为计量单位，以20℃作为定量的标准温度，在量器上标有“20℃”字样。玻璃容器分量出式和量入式两种。标记“A”字样的为量出式，即测定从容器中倾出的液体；标记“E”字样的为量入式，即测定注入量器中的液体。若有活塞或带磨口塞的容器，其塞不能互换，必须配套使用。

一、量杯、量筒

量杯和量筒常用于精度要求不高液体的测量，量筒精度略高于量杯。量杯为量出式，量筒则分为量出式和量入式两种，有10ml、25ml、100ml、250ml、500ml、1000ml、2000 ml等多种规格。

二、容 量 瓶

容量瓶简称量瓶，有磨口瓶塞，上部细小呈圆柱形，下部膨大呈壶腹状，瓶颈刻有容量标线，是一种较为准确的容量仪器。

用容量瓶配制溶液时，应先将固体试剂在烧杯中用溶剂溶解后，再定量地移入容量瓶中，然后加溶剂稀释至标线。当溶剂加到接近标线时，应停顿30s左右，再小心滴加至溶液的弯月面最低点恰于标线相切为止，然后反复倒转摇动，使溶液充分混匀。

容量瓶不能直接加热或置于烤箱内烘烤，因玻璃受热可导致容积改变。容量瓶有无色和棕色两种，需避光的溶液应选用棕色量瓶。有10ml、25ml、50ml、250ml、500ml、1000ml、2000 ml等多种规格。

三、滴 定 管

滴定管分酸式和碱式两种，按其容量大小又可分为常量滴定管和微量滴定管。常量滴定管一般在10ml以上，最小分度值为0.05ml。微量滴定管最大容积不超过10ml，最小分度值为0.01ml。

1. 酸式滴定管 酸式滴定管为直路活塞，用于酸性溶液、氧化性溶液和稀盐类溶液的滴定。使用时活塞上要涂一层薄的凡士林油膏，但不得堵塞活塞孔，活塞上需扎一根橡皮筋，防止活塞松脱。

酸式滴定管不能作碱式滴定管使用，否则日久活塞将被碱液侵蚀，使活塞不能密合而漏液。使用需避光的溶液滴定时用棕色滴定管。

2. 碱式滴定管 碱式滴定管不具活塞，下端有一小段内装有玻璃珠的橡皮管，且与溶液嘴连接，借助玻璃珠以控制流液量。凡能和橡皮起反应的溶液不能使用这种滴定管。

使用时，应将橡皮管内气泡排尽，排除气泡时将橡皮管下端朝上，手捻玻璃珠，使气泡随溶液流向流液嘴排出，然后补足管中溶液。

3. 微量滴定管 微量滴定管用于微量滴定。滴定管的活塞按酸式滴定管的方法涂以凡士林方可使用。

滴定管在使用前按洗涤要求洗净，临用时再用少量滴定液荡洗2～3次。使用酸式滴定管时，将活塞握在左手掌心中，利用中指、食指和拇指轻轻扭动活塞。右手持锥形瓶不停地摇动，使溶液混匀，但瓶口不应移动位置，瓶口与滴定管尖端应有一定距离。不使溶液滴到瓶口处或滴定管尖触及瓶口。

滴定速度不宜太快，特别在接近终点时更需注意。正确读数十分重要，加注液体后，要等约1min，不再有溶液沿管壁下流时才能开始读数。读数时，视线与液面应在同一水平线上，滴定液为无色或浅色时，以溶液弯月面的下缘最低点为准。如果弯月面不清晰，可在滴定管的后面放一张白纸或涂有黑色带的白纸，弧形液面就会清楚地显示出来。如果滴定液是深色的，弯月面下缘难以看清，可改读上缘，以顶端面最高点为准。蓝线滴定管的读数十分清楚，因为弯月面在蓝线托付下，映成两个相互对顶的尖影，以对顶尖影指示标读为准。

四、刻度吸管

刻度吸管是使用广泛的一个小量吸量管，其

准确度较高，使用灵活方便，有完全流出式和不完全流出式两种。完全流出式包括吸管尖端不能流出的液体，使用时要把最后不能自然流出的液体吹出，通常在这种吸管的管壁上标注“吹字”；不完全流出式的容量不包括最后不能自然流出的液体，使用这种试管时，通常这种吸管不能吹，应将管尖靠在容器壁上并稍停留一下，使液体不继续流出为止。此外还有一种快流速刻度吸管，其尖端口径大、流速快，通常管壁上标有“快”字。

刻度吸管分一等品和二等品。可根据实验精度要求选用，有 0.1 ～ 10ml 数种规格。使用吸管时，管尖插入液面下的深度要适当，以 10mm 为宜，应用橡皮球吸取液体。吸液后，使管尖移离液面，垂直将多余液体放出，同时观察管内液体弯月面之最低点与所需量之标线相切，再将液体移入容器内。放液时，不能用吹的办法加快流速。0.1ml 以下的吸管通常为量入式，当液体流出后，应吸取容器中稀释液吹洗 2 ～ 3 次，使管壁黏附的液体全部洗出。

吸管的容量规格较多，根据实验要求正确的选用相应规格的吸管十分重要。

五、奥氏吸管

奥氏吸管是一种准确度较高的吸管，中间膨大呈橄榄状或球状，总量标线位于球部上方。在同容量的各类吸管中，它的容量表面积最小，因而流量的黏附作用也小，所以准确度高，最适用于量吸黏度较大的液体。这种吸管应按完全流出式的方法使用。有 0.5 ～ 10ml 数种规格。

六、移液吸管

移液吸管简称移液管，造型略似奥氏吸管，这种吸管准确度高，多用于吸取用量较大的标准的摩尔溶液。使用时管尖不能自然流出的液体，用右手食指盖住上端管口，左手握住球部，因受热使管内气体膨胀，迫使管尖的液体排出。移液管分一等品和二等品两种，有 5 ～ 100ml 数种规格。

七、其他常用量具

1. 毛细管吸管 用于微量血液的吸量，通常有 20μl 及 40μl 两种。此种吸管的刻度为容量刻度，在将血液吹入试剂中后，需再吸入试剂将附着的血液洗出，并反复数次。

2. 微量进样器 俗称微量注射器，多用于微量试剂的吸取。此种进样器分无存液（0.5 ～ 5.0μl）与有存液（10 ～ 100μl）两种。前者针芯直接通过针尖端，故不会出现寄存容量，但使用后应立即清洗，避免芯子受污而卡死；后者在吸取溶液时针尖管浸在溶液中来回拉几次，使用时必须将针尖气泡排出，以免影响容量精度。

3. 自动分注器 是将一定量的试剂连续分注的装置。目前使用最多的一种系由类似注射器的圆筒和活塞或自动瓣（手动式或电动式）所组成。此外还有配用马达驱动活塞的装置，它既可单独作为半自动的加液器或稀释器，又可用于同位素或其他定量稀释试验。

第三节　玻璃量具的校准与维护

一、校　准

玻璃量具的标示值不完全符合它的容积，往往存在一定的误差，给分析结果带来一定的影响，因此对容量仪器必须进行校正，以提高分析结果的准确度。

容积的基本单位是升（L）。升是指在真空中以水密度为最大值的温度（3.98℃）时 1000g 水所占的体积，实际上我们的测量工作不可能在真空中和在 3.98℃时进行，通常以 20℃为测定温度。因此，在校正容器时，将在任意温度下的水重换算成容积。

校准量器的方法是称量量器容纳的蒸馏水，然后根据在该温度时 1ml 的重量，将称得的水重换算成容积，其计算公式为

$$V_T=W_T/d_T=V_{20℃}[1+(T-20)\times0.000026]$$

即

$$V_{20℃}=W_T/d_T[1+(T-20)\times0.000026] \quad (35\text{-}1)$$

令

$$d_T[1+(T-20)\times0.000026]=r$$

则

$$V_{20℃}=W_T/r \qquad (35\text{-}2)$$

式中，0.000 026 为玻璃膨胀系数；d_T 表示在空气中 T℃时 1ml 水的重量；V_T 表示在 T℃时水的体积；W_T 表示在空气中 T℃时称得的水重；r 表示在不同温度下充满容积为 1ml。

玻璃容器中充满 20℃水在空气中用黄铜砝码称得的重量（表 35-1），按公式 35-2 计算即可。

表 35-1　10 ～ 40℃ r 值表

T(℃)	r	T(℃)	r	T(℃)	r	T(℃)	r
10	0.99841	18	0.99751	26	0.99591	34	0.99371
11	0.99834	19	0.99735	27	0.99566	35	0.99340
12	0.99826	20	0.99717	28	0.99541	36	0.99307
13	0.99817	21	0.99699	29	0.99515	37	0.99274
14	0.99806	22	0.99679	30	0.99488	38	0.99241
15	0.99794	23	0.99659	31	0.99460	39	0.99206
16	0.99781	24	0.99637	32	0.99431	40	0.99171
17	0.99767	25	0.99614	33	0.99401		

鉴于量器本身有一定的允许误差，只有当误差超过它的允许范围时，才用校准值予以修正。

（一）滴定管的校准

滴定管的校准可按其刻度分度值分为 5 段进行，如 25ml 容量的滴定管分 0 ～ 5ml、5 ～ 10 ml、10 ～ 15 ml、15 ～ 20 ml、20 ～ 25 ml。校准时一切操作过程必须同实验操作过程完全一致，其步骤如下：

(1) 将滴定管充分洗净，并在活塞上涂凡士林。

(2) 向管柱内加去离子水到“0”处（不一定恰在“0”的标线上），并记录水的温度。

(3) 逐段放出水（但不一定恰到分段的刻度处），到预先洗净干燥并称过重的 50ml 具塞锥形瓶中，先后称其重量，减去瓶重，即为各段的水重。

(4) 在表 35-1 中查出水温相应的 r 值，代入公式 35-2，计算出各段的实际容积及校正值。

在使用滴定管时，按照各段误差的不同，分别用其校准值对滴定管进行修正。

（二）吸量管的校准

校准前要注意吸量管是完全流出式还是不完全流出式。校准步骤如下：

(1) 将待校准的吸量管洗净到不沾水珠。

(2) 取经干燥处理的 50ml 具塞锥形瓶，置分析天平准确称量。

(3) 用待校的吸量管吸取去离子水恰到刻度处，按使用规则放入已称重的锥形瓶中称量，并记录温度。按公式 35-2 计算其容积和校准值。

（三）容量瓶的校准

(1) 将待校容量瓶洗净倒置干燥。

(2) 在天平上称其重量（称量的准确度根据容积而定，校 250ml 容量瓶时应称至 0.01g，校 1000ml 容量瓶称至 0.05g）。

(3) 向瓶中注入去离子水使恰到标线，仔细擦干瓶外壁水分。

(4) 置天平上称重，并记录水温。按公式 35-2 计算其实际容积和校正值。

（四）微量吸管的校准

微量吸管是指 0.1ml、0.2ml 吸管及毛细管吸管，多用来吸取样品及标准液。因此，其容积准确与否对实验影响甚大。

微量吸管多为量入式的，校准以水银称重法为准，校准步骤如下：

(1) 用重铬酸钾洗液浸泡待校吸管后，依次用自来水、去离子水、乙醇、乙醚洗涤使干燥。

(2) 取 1ml 注射器，内筒涂一薄层凡士林，装在一小段细橡皮管上，另一端连接待校吸管。

(3) 取清洁水银倒入一洁净干燥小烧杯中，放在天平室内，待水银温度与室温相同。

(4) 将吸管尖端插入水银内，用注射器抽吸水银到标线，然后将水银注入事先已精确称重的称量瓶或表面皿内。

(5) 于分析天平上精确称重，减去称量瓶或表面皿重即得水银重量。

(6) 计算被校吸管的误差：根据水银温度查出相应水银密度（表 35-2）用公式 35-3 计算被校吸管和实际容积（μl）。

被校吸管和实际容积 (μl)= 水银重 (g)/ 水银密度 (g/ml)　　(35-3)

血红蛋白吸管的相对百分误差不能超过 ±2%，若超过应另刻一新的正确标线。

表 35-2　水银之密度与温度的关系

温度（℃）	密度（g/cm^3）	温度（℃）	密度（g/cm^3）	温度（℃）	密度（g/cm^3）	温度（℃）	密度（g/cm^3）
0	13.596	9	13.573	18	13.551	27	13.529
1	13.593	10	13.571	19	13.549	28	13.527
2	13.591	11	13.568	20	13.546	29	13.524
3	13.588	12	13.566	21	13.544	30	13.522
4	13.586	13	13.563	22	13.541	31	13.519
5	13.583	14	13.561	23	13.539	32	13.517
6	13.581	15	13.558	24	13.536	33	13.514
7	13.578	16	13.556	25	13.534	34	13.512
8	13.576	17	13.554	26	13.531	35	13.509

二、洗　　涤

在医学检验中，玻璃仪器的清洁与否是获得准确结果的重要环节。清洁的玻璃仪器应是用去离子水洗涤后，其内壁明亮光洁且无水珠附着。若有水珠附着玻壁，则表示不清洁，必须重新洗涤。

（一）常用洗涤剂

(1) 肥皂水、合成洗液、洗衣粉、去污粉等是最常用的洗涤剂，直接用毛刷洗刷，即可除去一般玻璃仪器的污物。

(2) 重铬酸钾清洗液：重铬酸钾清洗液是按体积比重铬酸钾：硫酸：水常用配比 1 ： 2.5 ： 12.5 或 1 ： 1.5 ： 12.5 配成。

（二）玻璃容量仪器的洗涤

(1) 凡能用毛刷刷洗的容器，均应用肥皂合成洗涤剂、去污粉等仔细刷洗，再用自来水冲净，最后用去离子水清洗 3 次，直至完全清洁后，置于器皿架上自然沥干或烘烤干燥。

(2) 凡不能用毛刷刷洗的容器，如容量瓶、滴定管、刻度吸管等，应先用自来水冲洗、沥干，再用重铬酸钾清洗液浸泡 4 ～ 6h 或过夜，然后用自来水冲洗干净，再用去离子水清洗至少 3 次，置于量器架上自然干燥。

(3) 新玻璃量器的清洗　先将量器用碱水浸泡，取出用自来水清洗，然后用 2%(*V*/*V*) 盐酸或硝酸浸泡过夜，再用自来水冲洗，最后用去离子水清洗 3 次，置于量器架上，自然干燥。

（王昌富　李琳芸）

参 考 文 献

国家质量监督检验检疫总局 . 2007. 中华人民共和国国家计量检定规程　常用玻璃量器 JJG 196—2006. 北京：中国计量出版社 .

张国明，王昌富 . 1996. 常用容量器材 . 李影林主编 . 中华医学检验全书 . 北京：人民卫生出版社，94-98.

第三十六章　生物安全防护耗材

实验室工作人员所处理的实验对象可能含有致病的微生物及其毒素，通过在实验室设计建造、使用个体防护装置、严格遵从标准化的工作及操作程序等采取综合措施，确保实验室工作人员不受实验对象侵染，确保周围环境不受其污染的活动称之为实验室生物安全防护（biosafety protection for laboratories）。生物安全防护设备属于确保实验室工作人员不与致病微生物及其毒素直接接触的一级屏障，了解、耗材的使用和维护至关重要。以下对于常用的高效粒子空气过滤器、生物指示试带、锐器收集盒和医疗废物桶进行阐述。

第一节　概　　述

一、发展简史

（一）高效粒子空气过滤器

空气过滤器的原型是人们为保护呼吸而使用的呼吸保护器具。据记载，早在 1 世纪，罗马人在提纯水银的时候就用粗麻制成的面具进行保护。在此之后的漫长时间里，空气过滤器也取得了进展，1827 年布朗发现了微小粒子的运动规律，人们对空气过滤的机理有了进一步的认识。空气过滤器的迅速发展与军事工业和电子工业的发展紧密相关。在第一次世界大战期间，由于各种化学毒剂的使用，以石棉纤维过滤纸作为滤烟层的军用防毒面具应运而生。高效粒子空气过滤器（high efficiency particulate air filter，HEPA 过滤器）诞生于 20 世纪 40 年代美国的“曼哈顿计划”。在“曼哈顿计划”中，为了防止空气中放射性污染物的扩散，科研人员研发了高效的 HEPA 过滤膜，它被运用到生化服等防核产品中，针对直径为 0.3μm 的细微颗粒，过滤效率从 99.7% 到 99.97%。20 世纪 70 年代，采用微细玻璃纤维过滤纸作为过滤介质的 HEPA 过滤器，对 0.13μm 粒径的粒子过滤效率高达 99.9998%。80 年代以来，随着新的测试方法的出现、使用评价的提高及对过滤性能要求的提高，发现 HEPA 过滤器存在一些的问题，于是又产生了性能更高的超高效空气过滤器（或称超低穿透率空气过滤器，ultra low penetration air filter，ULPA 过滤器）。近十年，HEPA 技术从军用、医用，逐渐转为民用，在美国也广泛应用于空气净化器和吸尘设备中。

（二）生物指示试带

在医院日常工作中，有各式各样的器械、用具需要消毒和灭菌。随着人民生活水平的不断提高，各种各样的一次性医疗用品越来越多，这些产品需要在出厂前进行严格灭菌处理。灭菌工作涉及医疗、医药、食品、卫生用品等诸多领域。因此，对灭菌工作常规检查及快速识别提出了很高的要求。目前常用的消毒灭菌方式有：高压蒸汽灭菌、环氧乙烷灭菌、辐射灭菌和干热灭菌法等。对灭菌效果的检测，国际通用的方法是：以生物学指示剂为依据，定期布点对灭菌设备机灭菌效果进行检测，以化学指示剂检测每一个灭菌对象的灭菌过程。20 世纪中后期，3M、Namsa、Getinge castle、Ranen、Kerasan、PMS 等国外公司着力开发研究灭菌指示物，现已成功开发指示卡、条、不干胶标签、胶带等形式各异的灭菌指示物。目前我国生物指示带产业从开发到应用均较为落后，抓紧开发具有自己独立知识产权的产品对推动我国灭菌与消毒领域技术的现代化具有重要的意义。

（三）锐器收集盒

锐器伤是医院内常见的职业损伤。进入 21 世纪，我国明确要求使用锐器收集盒收集使用后的锐器，如输液硅胶针头、采血后的针头等。因而锐器收集盒在医疗卫生行业得到广泛的应用。

（四）医疗废物桶

医疗废物桶的原型是人们为保护医务工作人员安全、防止医院传染而使用的医疗垃圾存储器具。从最简单的存储功能，到后来的可移动、密封、无法二次开启等，功能的大大提升预示着医疗废物桶的使用得到了全社会的认可。医疗废物桶的迅速发展是与医疗废物泄露、环境污染等危害的影响紧密相关。在传染病医院，医疗废物的放置、运输、销毁都有明确严格的规定。各种医疗废物存储的器具也随着其他医疗器械用品的发展而得到快速提升。

二、应用范围及展望

（一）高效粒子空气过滤器

1. 应用范围 卫生行业是一个很庞大而特殊的行业，它对空气的洁净度要求很高。如隔离室、特定的测试和护理区域均需要 HEPA 过滤器过滤。医院的许多供热通风与空气调节（heating ventilation and air conditioning，HVAC）系统使用经 HEPA 过滤器过滤的室外空气，对于防止患者通过 HVAC 系统中的悬浮微生物产生交叉感染能起到很好的防护作用。安装有 HEPA 过滤器过滤系统的洁净室、实验室和生物安全柜的应用，极大地降低了医务人员被感染的危险。HEPA 还可应用于手术室、分娩室、保育室、烧伤室、心脏患者护理单元等。此外，在日常生活中，如住宅、办公楼、生产工厂、食品加工等方面，HEPA 都得到应用。

2. 展望

(1) 在当前的空气过滤器市场中，以微细玻璃纤维作为过滤介质的过滤器仍占主导地位，但膜生产商也正向空气过滤领域发展，提供高效的膜滤器，并改善在低气流阻力下过滤的性能。

(2) 耐高温过滤器的发展将会加快。金属纤维和陶瓷纤维过滤器已获得应用。玻璃纤维复合无机膜可以增强纤维的机械性能，赋予滤袋较强的耐高温性能，使之可在高达 48℃的温度下使用。热电工程、煤气化系统和垃圾焚烧系统将为耐高温过滤器提供一个巨大的市场。

(3) 市场发展的趋势是全球化。发展中国家购买增长率将比发达国家快。刺激今后几年过滤器市场快速发展的因素包括：发展中国家大量新工厂的建设；欧洲和日本等发达国家的经济复苏；世界范围内对环境保护的更严格要求。

（二）生物指示试带

1. 应用范围 生物指示物所采用的试验菌对灭菌的抗力，往往超过通常的生物装载微生物。不过，亦有一些微生物可能表现出超过试验菌的抗力。一个合适的生物指示物的菌数与抗力均应超过生物装载。若有理由认为待处理的物品可能受到某种具有特殊抗力的微生物的污染，则可根据生物装载情况，要求延长灭菌加工时间。

(1) 压力蒸汽灭菌指示带：用于压力蒸汽灭菌包化学检测的指示胶带，达到一定的灭菌条件 120℃、20min 或 132℃、3min，皱纹纸背上的化学指示条纹会由浅黄色变成黑色。常用于：①指示该物品包是否已经过压力蒸汽灭菌过程处理。②如变色不均匀或不彻底，可提示该包裹未经过符合条件的灭菌处理。③包扎包裹（如不使用封包胶带）。

(2) 环氧乙烷灭菌指示带：将环氧乙烷灭菌指示带贴在待灭菌物品包上，再置于环氧乙烷灭菌室内，经过环氧乙烷浓度 (600±50) ml/L，温度 50 ～ 55℃，湿度 65% ～ 85%，3min 以上灭菌后，指示油墨由红色变成绿色，表示物件经过灭菌处理。用途：专用于粘贴在待环氧乙烷灭菌的物品包上，用于标示该物品包是否已经过环氧乙烷灭菌处理过程，以防与未经灭菌处理的物品包相混，适用于快速检验灭菌和消毒的过程和效果。

(3) 干热灭菌指示胶带：适用于 160℃或以上的干热灭菌环境。在 170℃环境下 5min，灭菌后指示油墨会变色。

(4) 低温等离子灭菌指示胶带：在物品（或容器）包封口处粘贴 5 ～ 6cm 长的化学指示胶带，十字缠绕各不小于两周，可起到固定和捆扎作用。若无须固定和捆扎，可将化学指示胶带粘贴到明显部位，起标示作用。经过一个灭菌周期处理后，化学指示胶带的条纹状油墨由黄色变为灰黑色或黑色，可判定该物品（或容器）包已经过灭菌处理过程。用于粘贴在拟灭菌的物品包（或容器）外，用于固定物品包和标示该物品包（或容器）是否已经过灭菌处理过程，以防与未经灭菌处理的物品包（或容器）相混。

2. 展望 根据市场调查获悉，生物指示试带的市场潜力巨大随着医疗、卫生、保健、食品、消毒服务等行业的快速发展以及人民健康水平要求的不断提高，医院、药厂、食品厂等的日常消毒、灭菌监测管理工作的不断完善，生物指示试带的需求越来越大。

（三）锐器收集盒

1. 应用范围 《医疗废物管理条例》、《医疗卫生机构医疗废物管理办法》、《医疗废物分类目录》及《医疗废物专用包装物、容器标准和警示标志规定》中明确指出：“用于盛装注射器、输液器等一次性使用物品的针头；各类刀片、头皮针、缝合针、安瓿、小玻璃等锐器，收集带血的整副注射器输血器血袋等所有接触血液的医用器材及其他医疗危险感染物品应按规定放入锐器收集盒处理。”

2. 展望 现在医院使用的锐器收集盒开口较小、盒体较矮，护士又习惯将锐器收集盒放置在较低位置，导致丢弃时可视性差，一次性锐器投放成功率不高，再次处理锐器时，增加了操作者受伤的危险。因此，如今市场上已经不断出现新的结构的锐器收集盒，例如自带上宽下窄的喇叭式投放器的收集盒，这样的结构能够大幅度提高一次性锐器成功率，减少操作者受伤几率。与此同时，锐器收集盒的高度、摆放位置得到进一步优化，使得操作者操作更方便、安全。锐器收集盒在材料、结构等方面也在不断的优化完善中，使锐器收集盒能更方便、快捷、安全地服务于医护人员，更有效地处理医疗锐器废物，保障良好的医疗环境。

（四）医疗废物桶

1. 应用范围 《医疗废物管理条例》第十六条明确规定：“医疗卫生机构应当及时收集本单位产生的医疗废物，并按照类别分置于防渗漏、防锐器穿透的专用包装物或者密闭的容器内。”因此，医疗废物桶现已广泛应用于医院、疾控中心、血站、检验所、实验室等任何与医疗行业相关的企事业单位。医疗卫生机构作为医疗废物管理和安全处置工作的关键部门，要建立医疗废物管理责任制，健全各项管理规章制度和应急预案，设置专门部门或专（兼）职人员负责本单位医疗废物处置工作，切实做好医疗废物分类收集、暂存、交处置中心处置等环节工作，要采取有效措施，防止医疗废物流失、泄漏、扩散，避免因医疗废物外流导致不良事件发生。

环卫部门在20世纪90年代中期就开展了医疗废物的管理与处理工作，成立专门机构并配备专职人员到医疗机构定时收集和集中处置医疗废物，逐步完善了医疗废物污染控制流程的管理制度，保证在整个医疗废物处理的过程中能够严格按照国家有关标准和技术规定执行。

2. 展望 根据市场调研情况分析，医疗废物桶的市场潜力巨大。随着医疗、卫生、保健等行业的快速发展以及人民健康水平要求的不断提高，医院、药厂、实验室等的日常环境、生物安全管理工作的不断完善，医疗废物桶的需求会越来越大。

第二节　高效粒子空气过滤器

HEPA过滤器是一种国际公认的比较好的高效过滤器，最初应用于核能研究防护，现在大量应用于精密实验室、医药生产、原子研究和外科手术等需要高洁净度的场所。HEPA过滤器由非常细小的有机纤维交织而成，对微粒的捕捉能力较强，孔径微小，吸附容量大，净化效率高，并具备吸水性，针对0.3μm粒子的净化率为99.97%。安装在生物安全柜中，HEPA过滤器过滤生物滞涩颗粒物的效果非常明显。

一、基本原理和分类

（一）基本原理

空气中的尘埃粒子，或随气流做惯性运动，或作无规则布朗运动，或受某种场力的作用而移动。当运动中的粒子撞到其他障碍物时，粒子与障碍物表面间的引力使它粘在障碍物上。当空气中的悬浮颗粒物、微生物等随着气体流动经过HEPA过滤器时，由于过滤器用的滤纸是由杂乱交织的纤维组成，这些杂乱交织的纤维即形成对粒子的无数道屏障，悬浮颗粒物、微生物等被过滤到纤维材料表面，而纤维间的空间允许气流顺利通过，这样即完成了空气过滤的过程。

（二）分类

1. 简单分类 按过滤器滤芯结构分类可分为有隔板过滤器和无隔板过滤器两类（图 36-1）。

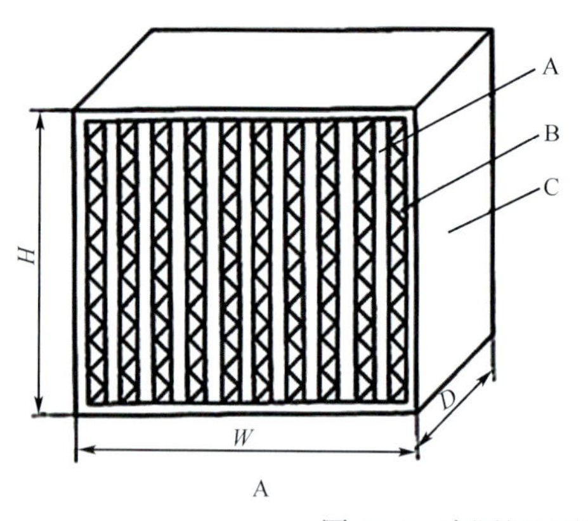

A　　　　B

图 36-1　有隔板过滤器和无隔板过滤器

A. 滤料；B. 分隔板；C. 框架；D. 分隔物

2. 按国家标准分类

（1）高效空气过滤器的分类：按 GB/T6165—2008 高效空气过滤器性能试验方法效率和阻力规定的钠焰法检测过滤器过滤效率和阻力性能，高效过滤器分为 A、B、C 三类（表 36-1）。

表 36-1　高效空气过滤器性能

类别	额定风量下的钠焰法效率（%）	20% 额定风量下钠焰法效率（%）	额定风量下的初阻力（Pa）
A	99.99 > *E* ≥ 99.9	无要求	≤ 190
B	99.999 > *E* ≥ 99.99	99.99	≤ 220
C	E ≥ 99.999	99.999	≤ 250

（2）超高效空气过滤器的分类　按 GB/T 6165—2008 高效空气过滤器性能试验方法效率和阻力规定的计数法检测过滤器过滤效率和阻力性能，超高效空气过滤器分为 D、E、F 三类（表 36-2）。

表 36-2　超高效空气过滤器性能

类别	额定风量下的计数法效率（%）	额定风量下的初阻力（Pa）	备注
D	99.999	≤ 250	扫描检漏
E	99.9999	≤ 250	扫描检漏
F	99.999 99	≤ 250	扫描检漏

3. 美国环境科学与技术研究所分类（IES-RP-CC001.3-1993）

A 类：额定风量下 DOP 实验，对 0.3μm 粒子的过滤器效率≥ 99.97%。

B 类：满足 A 类性能，并经过 100% 与 20% 额定风量比较检漏试验。

C 类：0.3μmDOP 试验过滤效率≥ 99.99%，并经过多分散相 DOP 扫描试验。

D 类：0.3μmDOP 试验过滤效率≥ 99.999%，并经过多分散相 DOP 扫描试验。

E 类：满足美国军用与原子能标准 MIL-F-51068，用于过滤毒物、核污染等危险粉尘的过滤器，0.3μmDOP 试验过滤效率≥ 99.97%。

F 类：粒子计数扫描试验，对 0.1 ～ 0.2μm 粒子的过滤效率≥ 99.999%。

4. 欧洲高效过滤器分类（EN1822-1：2009，表 36-3）

表 36-3　欧洲高效过滤器分类

过滤器分类	整体过滤		局部过滤	
	过滤效率（%）	透过率（%）	过滤效率（%）	透过率（%）
H13	≥ 99.95	≤ 0.05	≥ 99.75	≤ 0.25
H14	≥ 99.995	≤ 0.005	≥ 99.975	≤ 0.025
U15	≥ 99.9995	≤ 0.0005	≥ 99.9975	≤ 0.0025
U16	≥ 99.999 95	≤ 0.000 05	≥ 99.999 75	≤ 0.000 25
U17	≥ 99.999 995	≤ 0.000 005	≥ 99.9999	≤ 0.000 01

二、选用原则

（一）影响过滤器使用寿命的因素

1. 阻力　过滤器会对气流形成阻力。使用过滤器过滤掉的粉尘会对气流产生附加阻力，使过滤器的阻力逐渐增大。过滤器上积尘越多，阻力越大，当阻力大到设计所不允许的程度时，过滤器的寿命就到了极限，过滤器报废，需要更换新的过滤器。此时对应的过滤器报废的阻力值称之为终阻力。

2. 风速　在绝大多数情况下，风速越低，过滤器的使用效果越好。对于以布朗运动为主的小粒径粉尘，风速低时，气流在过滤材料中滞留的时间就越长，粉尘就有更多的机会撞击障碍物，因此过滤效率越高。对于以惯性机理为主的大颗粒粉尘，风速降低后，纤维对粉尘的反弹力减小，粉尘更容易被粘住。风速越高，则过滤器的阻力越大，过滤器的使用寿命以终阻力为依据，风速越高，则过滤器的使用寿命越短。

3. 过滤面积　被过滤器过滤的粉尘，大都集中在过滤器材料的迎风面上。过滤器的过滤面积越大，能容纳的粉尘就越多，过滤器的使用寿命就越长。过滤器的过滤面积越大，穿过滤材的气流流速越低，过滤器的阻力就越小。增大过滤面积是延长过滤器使用寿命最有效的手段。

（二）选用依据

在选择过滤器时，必须全面考虑，根据具体情况合理地选择合格的空气过滤器，选用原则主要包括：

1. 最末级的空气过滤器决定送风的洁净程度　根据要求的洁净净化标准，确定最末级的过滤器的效率，合理地选择过滤器的组合级数及各级的效率。如要求一般净化，可采用初效过滤器；要求超净净化，采用初效、中效和高效三级净化过滤器，并匹配各级过滤器的效率，保护最末级的过滤器，延长过滤器的使用寿命，确保其正常工作。

2. 正确确定过滤器特征　过滤器的特征主要是过滤效率、阻力、穿透率、过滤面积、过滤风速及风量等。在条件容许的情况下，应尽可能选用高效、低阻、过滤面积大、过滤风速适中、制造安装方便、价格低的过滤器。这是选择过滤器时综合考虑一次性投资、二次性投资及能效比的经济性分析的需要。

3. 分析含尘气体的性质　与选用过滤器有关的含尘气体的性质主要是温度、湿度、含酸碱及有机溶剂的数量。因为过滤器不同的使用温度、含尘气体的含酸碱及有机溶剂数量对空气过滤器的性能效率都有影响。

三、质量管理

高效空气过滤器的标准主要包括中华人民共和国国家标准 GB/T 13554—2008 高效空气过滤器、欧盟 EN 1822:2009《High Efficiency Air Ffilters（EPA，HEPA and ULPA）》、GB/T 6165—2008 高效空气过滤器性能试验方法效率和阻力。产品质量要求及验证如下：

GB/T 13554—2008 高效空气过滤器标准中，对过滤器的材料、结构、性能等的要求，见表 36-4。GB/T 13554—2008 高效空气过滤器标准对过滤器检测和评估方法的要求见表 36-5，主要包括物理检测和性能检测两个方面的试验，根据检测性质，可分为出厂检测和型式检测。

表 36-4　高效空气过滤器设计与构造要求

设计与构造		要求
外观要求	外观	过滤器上下不应有污染物（泥、油、黏性物）和损伤，不允许出现框架凸凹、扭曲或者破裂、涂料层不均匀；滤料、分隔物、防护网无变形、密封垫无松脱；密封胶齐整无裂纹，沿滤料和分隔板浸润高度不大于 5mm
	尺寸偏差	端面：边长大于 500mm 的，其偏差为 0，-3.2mm；边长小于或等于 500mm 的，其偏差为 0，-1.6mm 深度：深度尺寸的偏差为 1.6mm，0 对角线：过滤器每个端面的两对角线之差，当对角线长度大于 700mm 时，其偏差应小于或等于 4.5mm；当对角线长度小于或等于 700mm 时，其偏差应小于或等于 2.3mm 垂直度：框架端面应与侧面垂直，其偏差不应大于 ±3° 平面度：过滤器端面及侧板平面度应小于或等于 1.6mm；两端面平行度偏差应小于或等于 1.6mm 分隔板的倾斜度：滤芯分隔板和褶纹应垂直于框架的上下端板，其上下端板垂线偏差应小于或等于 6mm

续表

设计与构造		要求
	标志	每台高效过滤器必须在垂直于褶和隔板的外框的表面明显处设有标志（标签或直接印刷体），标志应牢固固定于过滤器的外框，标志上字迹清楚，不易擦洗掉 标志的内容至少应包括：制造商的名称及符号；过滤器型号、规格尺寸及编号；额定风量，以 m^3/h 表示；额定风量下的效率和透过率，并注明检测方法；是否通过检漏试验；额定风量下的初阻力，以 Pa 表示；指示气流方向的箭头；产品出厂（检测）年、月、日；产品合格证
材料要求	基本要求	材料的选用，应根据使用要求，本着经济适用的原则进行。各种材料的耐火性能应符合同类过滤器性能要求，所使用的材料和过滤器在制造、储存、运输及使用环境中应保持性能稳定、不产尘。当有耐腐蚀要求时，所有材料都必须具有相应的防腐蚀性能。允许使用符合 GB/T 13554—2008 高效空气过滤器标准要求的其他材料
	滤料	透过率、阻力：应符合 GB/T 13554—2008 高效空气过滤器标准中同类过滤器滤料的性能要求 抗张强度：应按 GB/T 453—2002 纸和纸板抗张强度的测定规定的方法测定用于有隔板过滤器的滤纸：纵向大于等于 0.3kN/m，横向大于等于 0.2kN/m；用于无隔板过滤器的滤纸：纵向大于等于 0.7kN/m，横向大于等于 0.5kN/m 厚度：应按 GB/T 451.3—2002 纸和纸板厚度的测定规定的方法测量，不宜超过 0.40mm，滤料应均匀，不应含有硬块，表面不应有裂纹、擦伤、针孔、色斑等 其他性能应符合有关标准的要求
	框架	制作框架的材料应有一定的强度和刚度。材料的厚度应根据材质和边长选定，以满足框架强度和刚度要求。当采用以下材料时，应符合相关标准，并根据需要，采取相应的防锈措施 冷轧钢板：厚度应为 1 ~ 2mm，成型焊接后镀锌、喷塑或采取其他防锈措施。材料符合 GB/T 912—2008 碳素结构钢和低合金结构钢热轧薄钢板和钢带的规定 铝合金板：厚度应为 1.5 ~ 2mm。材料应符合 GB/T3880.1—2006 一般工业用铝及铝合金板、带材第 1 部分：一般要求和 GB/T3880.2—2006 一般工业用铝及铝合金板、带材第 2 部分：一力学性能的规定； 木板、胶合板：厚度应为 15 ~ 20mm。应根据用户要求进行刷漆等相应防腐处理。材料符合 GB/T 5849—2006 细木工板及 GB/T 9846.3—2004 胶合板的规定 不锈钢板：厚度应为 1 ~ 2mm。材料应符合 GB/T 3280—2007 不锈钢冷轧钢板和钢带的规定 其他强度和刚度符合要求的材料
	分隔物	有隔板过滤器的分隔板，可采用铝箔、塑料板、胶版印刷纸等；无隔板过滤器的分隔物，可采用热熔胶、玻璃纤维纸条、阻燃丝线等。分隔物的材料应满足 铝箔应符合 GB/T 3198 铝及铝合金箔的规定 采用纸板时，可采用表面经浸胶处理的纸隔板或 120g/m² 的双面胶版印刷纸 用塑料隔板时，耐温应不低于 50℃ 其他符合要求的材料
	黏结剂和密封胶	黏结剂用于滤料的拼接、修补及密封垫与框架的黏结，其剪力强度和拉力强度应高于滤料。密封胶用于滤芯与框架的密封，应能在常温、常压下固化，且能保证过滤器在 10 倍初阻力力条件下运行时不开裂、不脱胶并具有弹性，黏结剂和密封胶的耐火性能应满足同类过滤器性能要求。当客户对于过滤器产品中的有机物质释放气体性能有特殊要求时，黏结剂与密封胶的释气性能应能满足客户要求
	密封垫	密封垫应选用有弹性不易老化的闭孔材料；密封垫硬度为 33±2（用邵氏硬度 W 性硬度计测试），压缩永久变形：≤ 60% 当客户对于过滤器产品中的有机物释气性能有特殊要求时，密封垫的释气性能应能满足客户要求
	防护网	可用不锈钢拉板网、冲孔板、点焊镀锌铁丝网或喷塑钢板网
结构要求	滤芯	有隔板过滤器的滤芯：当滤芯固定在框架中时，分隔板应露出滤料褶痕为 3 ~ 5mm，分隔板缩入框架端面为 5 ~ 8mm。分隔板应在平行于框架中心线，分隔板与中心线倾斜偏差不大于 6mm，且不得发生突变性偏差。滤料的褶纹和分隔板应垂直于框架的上下端板，从任一褶或分隔板的一端引一铅垂线，该褶或分隔板另一端偏离铅垂线不大于 9mm。褶纹和分隔板不应弯曲，从任一褶或分隔板两端连一直线检查，弯曲造成的偏离不大于 6mm 无隔板过滤器的滤芯：当滤芯固定在框架中时，滤料和分隔物应缩入框架端面的 3 ~ 5mm。相邻褶幅高度偏差不大于 0.5mm。在 300mm 范围内分隔物的直线度偏差不大于 1mm。分隔物应与褶痕垂直，每条分隔物形成的直线与褶痕垂直度偏差不大于 2mm；分隔物间距的偏差不大于 3mm
	框架	框架结构应坚固，应有足够的刚性和整体稳定性。框架的四个角和拼接处不得松动，黏结剂和密封胶不应脱胶、开裂，滤料在框架中不应松动和变形。框架边宽 15 ~ 20mm。对边长小于 600mm 的过滤器，框架宽度宜大于或等于 15mm，对边长大于或等于 600mm 的过滤器，框架边框宽度为 20mm

续表

	设计与构造	要求
	密封垫	密封垫层断面采用长方形（宽度宜大于 15mm 不超出边框，厚度 5 ～ 8mm）或半圆形（直径宜为 15mm），长方形断面密封垫的黏结面和密封面应去皮；密封垫用整体或拼接成形，拼接应在拐角处，拼接时宜采用 Ω 型或燕尾型连接等方式，连接处应用黏结剂粘贴牢固。整个密封垫的拼接不应超过四处；密封垫与边框应粘贴牢固，密封垫的内外边缘不得超过边框的内外边缘 对采用液槽密封方式的过滤器，过滤器边框的一面应沿周长设一圈刀口。固定过滤器的框架上根据过滤器密封面尺寸设一圈沟槽。安装时，将刀口插入填充非牛顿流体材料的沟槽中进行密封。非牛顿流体密封材料（如凝胶状石油混合物、硅酮、聚氨酯等）性能应保证在工作温度下不流淌、柔韧。刀口高度应与液槽深度相匹配，以保证密封的严密性。刀口高度、液槽深度由过滤器使用情况下的面风速或过滤器终阻力确定
	滤料拼接口和修补	有分隔板的 A 类、B 类过滤器，每台过滤器的滤料允许有一个拼接头；C 类、D 类、E 类、F 类过滤器的滤料不允许有拼接头；用搭接方式拼接两块滤料，搭接宽度不应小于 13mm；搭接口不应设置在滤料折叠的转弯处；每个修补面积一般不超过 2cm×2cm，修补的总面积不应超过过滤器端面净面积的 1%
	检漏	根据如下给出的定性（如大气尘检漏试验）及定量（局部透过率试验）实验下的过滤器渗漏的不合格判定标准，检测过滤器是否泄漏。在多数情况下，宜选择扫描检漏来判断过滤器是否存在局部渗漏缺陷。而当过滤器的形状不便于进行扫描检漏试验时，可采用其他方法（如检测 100% 风量和 20% 风量下的效率测试、烟缕目测检验等）进行检漏试验。

类别	额定风量下的效率（%）	定性检漏试验下的局部渗漏限值粒 / 采样周期	定量试验下的局部透过率限值（%）
A	99.9（钠焰法）	下游大于等于 0.5μm 的微粒采样计数超过 3 粒 / min（上游对应粒径范围气溶胶浓度须不低于 3×10^4/L）	1
B	99.99（钠焰法）		0.1
C	99.999（钠焰法）		0.01
D	99.999（钠焰法）	下游大于等于 0.5μm 的微粒采样计数超过 3 粒 / min（上游对应粒径范围气溶胶浓度须不低于 3×10^6/L）	0.01
E	99.9999（钠焰法）		0.001
F	99.999 99（钠焰法）		0.0001

	设计与构造	要求
性能要求	效率	应按 GB/T 6165—2008 高效空气过滤器性能试验方法效率和阻力的要求进行检测，高效及超高效过滤效率应符合表 36-1、表 36-2 的规定
	阻力	按 GB/T 6165—2008 高效空气过滤器性能试验方法效率和阻力的要求进行检验，阻力应符合表 36-1、表 36-2 的规定
	滤芯紧密度	按照 GB/T 13554—2008 高效空气过滤器标准中，7.6 滤芯紧密度的方法，将组装好的过滤器端面向上平放在平台上，把一块 102mm×152mm 的木块背面粘上一块与木块同面积厚 6.4mm 的闭孔海绵氯丁橡胶。粘橡胶的面放在过滤器滤芯的中心使 152mm 的那一边与滤料褶痕平行。木块正面放一个 2.7kg 的重物，在木块侧面中心处施加一个 15.7N±0.9N 的力，这个力平行于过滤器端面且与滤料褶痕垂直。测量施力后木块由原来位置的位移。置于滤芯上的木块位移不得超过 3.2mm
	耐压	高效过滤器经受 10 倍初阻力的风量通过过滤器并持续 60min 后，应满足同类过滤器对外观质量、尺寸偏差、效率和阻力的要求
	耐振动	高效过滤器经包装运输试验后，应满足同类过滤器对外观质量、尺寸偏差、效率和阻力的要求
	耐火	各耐火级别过滤器所对应的滤料、分隔板及边框等材料的最低耐火级别见如下所示。用于制作过滤器耐火级别为 1 级的滤料、分隔板、边框，以及用于制作过滤器耐火级别为 2 级的滤料的耐火级别应至少为 GB 8624—2012 建筑材料及制品燃烧性能分级中所规定的 A2 级。用于制作耐火级别 2 级的分隔板及边框等材料的耐火级别应至少为 GB 8624—2012 建筑材料及制品燃烧性能分级中所规定的 E 级

级别	滤料的最低耐火级别	框架、分隔板的最低耐火级别
1	A2	A2
2	A2	E
3	F	F

表 36-5　高效空气过滤器性能验证方法

检测项目	技术要求
检漏	可用计数扫描法、光度计扫描法、烟缕目测法对过滤器进行检漏。计数扫描法适用于各类过滤器。光度计扫描法、烟缕目测法仅适用于高效过滤器的检漏 计数扫描法：计数扫描法的试验装置及试验过程详见 GB/T 13554—2008 高效空气过滤器附录 B 计数扫描检漏试验。计数扫描法的尘源可采用液态或固态气溶胶。例如：DEHS、DOP、聚苯乙烯小球、大气尘等。可对被试过滤器的局部透过率进行试验，通过衡量其是否超过所允许的限制来判断过滤器是否存在局部渗漏缺陷。也可使用光学粒子计数器对高效及超高效过滤器进行定性扫描检漏。扫描过程中，光学粒子计数器计数显示任一点在所观察的粒径档（高效过滤器为≥ 0.5μm；超高效过滤器为≥ 0.4μm）出现“非零”读数（超过 3 粒 / 分钟），即说明此处为漏点。当大气尘浓度足够大时（对于高效过滤器，上游≥ 0.5μm 的气溶胶浓度须大于等于 3×10^4 粒 / 升；对于超高效过滤器，上游≥ 0.1μm 的气溶胶浓度须大于等于 3×10^6 粒 / 升。），可选择大气尘作为定性扫描检漏的测试气溶胶。检漏试验应在过滤器额定风量下进行，采样口与过滤器端面应保持 1 ～ 5cm 的距离。当检漏采样流率大于 2.83L/min 时，扫描速度不应超过 8cm/s；当检漏采样流率小于等于 2.83L/min 时，扫描速度不应超过 2cm/s。对整个过滤器被检面扫描 烟缕目测法：通过烟缕试验，可用目测观察高效过滤器有无渗漏。将过滤器水平放在风口上，四周密封，用喷雾器发生气溶胶，使气溶胶粒子质量平均直径为 0.3 ～ 1.0Hm，质量浓度宜为 1.5g/m³。使含气溶胶的气流以约 1.3cm/s 的速度向上流过被试过滤器。用垂直照射过滤器出风面，过滤器四周及观察背景应是黑暗的，注意屏蔽掉过滤器周围的干扰气流。观察出风面，若出现烟缕说明有渗漏，看不到烟缕说明无渗漏 光度计扫描法：使用光度计扫描法，其试验装置及试验过程详见 GB/T 13554—2008 高效空气过滤器附录 C 光度计扫描检漏试验。用喷雾器发生气溶胶，使气溶胶粒子质量中值直径约为 0.7μm，其上风侧浓度应为 0 ～ 20 mg/m³ 局部渗漏缺陷的修复：可对扫描检漏试验发现的局部渗漏缺陷进行修复，但所进行修复应满足下列条件：用于修补渗漏缺陷的材料应为过滤器用户所接受；对每只过滤器，修改总面积不应大于过滤器滤芯面积的 1%，对于单点修补，修补面积不宜大于 2cm×2cm
效率	在效率试验前，C 类、D 类、E 类、F 类过滤器必须先在过滤器的额定风量下进行足够时间的空抽，以消除过滤器自身散发颗粒物对于效率测试的影响 高效过滤器按照 GB/T 6165—2008 高效空气过滤器性能试验方法效率和阻力规定的方法测定额定风量下的效率 超高效过滤器应按照 GB/T 6165—2008 高效空气过滤器性能试验方法效率和阻力规定的方法，用固体或液体单分散气溶胶或多分散气溶胶为尘源；用凝结核计数器（CNC）或光学粒子计数器（OPC）测定过滤器额定风量下的效率。高效及超高效过滤器效率应符合表 36-1、表 36-2 的规定
阻力	应按照 GB/T 6165—2008 高效空气过滤器性能试验方法效率和阻力规定的方法试验。高效及超高效过滤器阻力应符合表 36-1、表 36-2 的规定
滤芯紧密度	将组装好的过滤器端面向上平放在平台上，把一块 102mm×152mm 的木块背面粘上一块与木块同面积厚 6.4mm 的闭孔海绵氯丁橡胶。粘橡胶的面放在过滤器滤芯的中心使 152mm 的那一边与滤料褶痕平行。木块正面放一个 2.7kg 的重物，在木块侧面中心处施加一个 15.7N±0.9N 的力，这个力平行于过滤器端面且与滤料褶痕垂直。测量施力后木块由原来位置的位移
耐压	同类过滤器对外观质量、尺寸偏差、效率和阻力检验合格的过滤器，应经受 10 倍初阻力的风量通过过滤器并持续 60min，重新确认过滤器各部分没有损坏和变形后，再重复效率和阻力的试验
耐振动	外观质量、尺寸偏差、效率和阻力检验合格的过滤器，应按照 GB/T 4857.23—2012 包装运输包装条件基本试验第 23 部分：随机振动试验方法进行试验。经运输试验后的过滤器按照外观质量、尺寸偏差、效率和阻力的要求复检
耐火	用于制作过滤器耐火级别为 1 级的滤料、分隔板、边框，以及用于制作过滤器耐火级别为 2 级的滤料等材料的耐火级别应至少为 GB 8624—2012 建筑材料及制品燃烧性能分级中所规定的 A2 级。用于制作耐火级别 2 级的分隔板及边框等材料的耐火级别应至少为 GB 8624—2012 建筑材料及制品燃烧性能分级中所规定的 E 级

第三节　生物指示试带

生物指示试带一般以皱纹纸为基材，涂以变色油墨作为指示剂，背涂以压敏胶而成。用于灭菌器包外化学检测的指示胶带，而达到一定的灭菌条件，皱纹纸背上的化学指示条纹会变色。生物指示试带是一种灭菌工艺的微生物监测器材，用于验证某个灭菌工艺能否灭活那些对基准灭菌工艺具有确定抗力的微生物。

一、基本原理与分类

1. 基本原理　灭菌化学指示胶带是将热敏化学试剂制成油墨，以条纹状印刷在一面胶纸带上制成。胶带上的热敏化学试剂在规定温度的压力蒸汽作用下，其颜色由浅黄色变为黑色。

2. 分类　灭菌指示胶带分为：高温高压灭菌指示胶带、环氧乙烷灭菌指示胶带、干热灭菌指示胶带、过氧化氢灭菌指示胶带，可以分别在高温高压蒸灭菌、环氧乙烷灭菌、干热灭菌、过氧化氢灭菌等几种灭菌方式时使用。

二、质量管理

生物指示物所采用的试验菌对灭菌具有的抗力，往往超过通常的生物装载微生物的抗力。不过，亦有一些微生物可能表现出超过试验菌的抗力。一个合适的生物指示物的菌数与抗力均应超过生物装载。若有理由认为待加工的物品可能受到某种具有特殊抗力的微生物的污染，则可根据生物装载情况，要求延长灭菌加工时间。

生物指示带主要标准采用GB18282.1《医疗保健产品灭菌 化学指示物》第一部分通则和GB/T 19972—2005《医疗保健产品灭菌 生物指示物选择、使用及其检验结果判断指南》。产品质量标准及验收内容如下：

（1）灭菌指示胶带的设计及结构见表36-6。

（2）生物指示试带使用效能的验证方法见表36-7。

表36-6　灭菌指示胶带的设计及结构

设计与构造		要求
外观要求	外观	生物指示试带不应有污染物及损伤，生物指示带的包装应无划伤、无露眼
	标志	每个生物指示带的包装均有标签说明。标签的内容至少应包括：制造商的名称及符号，生物指示带的型号、规格尺寸及编号，产品出厂（检测）年、月、日；产品合格证及注意事项
材料要求	基材要求	生物指示试带的基材采用的是皱纹纸，皱纹纸采用天然纤维材料制造，可自然降解，焚毁时无气味、无毒、无残渣
	化学试剂要求	蒸汽灭菌工艺指示带 (1) 指示带暴露在预先稳定的140℃ ±2℃干燥条件下30min±1min后，应显示无变化或显示的变化明显不同于暴露在蒸汽灭菌工艺后的变化 (2) 在指示带暴露于饱和蒸汽121℃ ±3℃至少3min或134℃ ±3℃条件30s之前，其显示应标明未达到暴露于蒸汽灭菌工艺的终点 (3) 当指示带暴露在干燥的饱和蒸汽121℃ ±3℃不超过10min或134℃ ±3℃中不超过2min时，应清晰、直观地显示已暴露于蒸汽灭菌工艺后的变化。 干热灭菌工艺指示带 (1) 在指示带暴露在预先已稳定的160℃ ±5℃干热条件不少于20min之前，其显示应表明未达到暴露于干热灭菌工艺的终点 (2) 当指示带暴露在预先已稳定的160℃ ±5℃干热条件不超过40 min时，其显示应表明已达到暴露于干热灭菌工艺的终点 环氧乙烷灭菌工艺指示带 (1) 指示带暴露在60℃ ±2℃、相对湿度大于85%条件下不少于90min后，应显示无变化或显示的变化明显不同于暴露在环氧乙烷灭菌工艺后的变化。此项试验要求不加入环氧乙烷，所以不要在环氧乙烷灭菌器中进行，因为灭菌器中可能存在少量环氧乙烷气体 (2) 指示带暴露在环氧乙烷600mg/L±30mg/L及30℃ ±1℃、相对湿度60%±10%中至少5min之前，其显示应表明未达到暴露于环氧乙烷灭菌工艺的终点 (3) 指示带暴露在环氧乙烷600mg/L±30mg/L及30℃ ±1℃、相对湿度60%±10%中不超过30min，其显示可认为已达到暴露于环氧乙烷灭菌工艺的终点。有二氧化碳或其他气体参与时，某些环氧乙烷指示物的作用会减弱。故应当在一个不低于80%二氧化碳或其他气体与环氧乙烷混合的装置中，对指示物进行测试 电离辐射灭菌工艺指示带 (1) 指示带暴露在表面强度不低于3.3W/m^2的紫外光（235～280nm）下，不少于120min时，应显示无变化或显示的变化明显不同于暴露在电离辐射灭菌工艺后的变化 (2) 指示带暴露在吸收剂量不到1kGy之前，其显示应表明未达到暴露于辐射灭菌工艺的终点 (3) 指示带经受不超过5kGy的吸收剂量处理后，应清晰、直观地显示暴露于该灭菌工艺下。 蒸汽－甲醛灭菌工艺指示物 (1) 指示带暴露在80℃ ±2℃饱和蒸汽下不少于90min，应显示无变化或显示的变化明显不同于暴露在蒸汽－甲醛灭菌工艺后的变化。此项试验要求无甲醛参与，所以不要在蒸汽－甲醛灭菌器中进行，因为灭菌器中可能存在少量的甲醛气体或其聚合物 (2) 指示带暴露在80℃ ±2℃干热下不少于90min，其显示无变化或显示的变化应明显不同于暴露在蒸汽－甲醛灭菌工艺后的变化 (3) 指示带暴露在甲醛10mg/L±2mg/L及蒸汽70℃ ±2℃不少于5min之前，其显示应表明未达到暴露在蒸汽－甲醛灭菌工艺的终点 (4) 指示带暴露在甲醛10mg/L±2mg/L及蒸汽70℃ ±2℃不超过20min，其显示可认为是已达到暴露于蒸汽－甲醛灭菌工艺的终点 对所生产的用于65℃以下蒸汽－甲醛灭菌周期的指示器，要按该指示器生产厂规定的最高温度和甲醛浓度进行上述（3）、（4）条描述的试验。用于压力蒸汽灭菌包外化学检测的指示胶带，达到一定的灭菌条件120℃、20min或132℃、3min，皱纹纸背上的化学指示条纹会由浅黄色变成黑色

续表

设计与构造	要求
性能要求	环氧乙烷灭菌指示带：置于环氧乙烷灭菌室内，经过环氧乙烷浓度 600ml/L±50ml/L，温度 50 ～ 55℃，湿度 65% ～ 85%，3min 以上灭菌后，指示油墨由红色变成绿色，表示物件经过灭菌处理 干热灭菌指示胶带，用于 160℃或以上的干热灭菌环境。在 170℃环境下 5min，灭菌后指示油墨会变色 低温等离子灭菌指示胶带，在物品（或容器）包封口处粘贴 5 ～ 6cm 长的化学指示胶带，十字缠绕各不小于两周，可起到固定和捆扎作用。若无须固定和捆扎，可将化学指示胶带粘贴到明显部位，起标示作用。经过一个灭菌周期处理后，化学指示胶带的条纹状油墨由黄色变为灰黑色或黑色，可判定该物品（或容器）包已经过灭菌处理过程

表 36-7　生物指示试带使用效能的验证方法

检测项目	技术要求
蒸汽灭菌工艺指示带	指示带暴露在预先稳定的 140℃ ±2℃干燥条件下 30min±1min 后，应显示无变化或显示的变化明显不同于暴露在蒸汽灭菌工艺后的变化 在指示带暴露于饱和蒸汽 121℃ ±3℃至少 3min 或 134℃ ±3℃条件 30s 之前，其显示应标明未达到暴露于蒸汽灭菌工艺的终点 当指示带暴露在干燥的饱和蒸汽 121℃ ±3℃不超过 10min 或 134℃ ±3℃中不超过 2min 时，应清晰、直观地显示已暴露于蒸汽灭菌工艺后的变化
干热灭菌工艺指示带	在指示带暴露在预先已稳定的 160℃ ±5℃干热条件不少于 20min 之前，其显示值应表明未达到暴露于干热灭菌工艺的终点 当指示带暴露在预先已稳定的 160℃ ±5℃干热条件不超过 40min 时，其显示应表明已达到暴露于干热灭菌工艺的终点
环氧乙烷灭菌工艺指示带	指示带暴露在 60℃ ±2℃、相对湿度大于 85% 条件下不少于 90 min 后，应显示无变化或显示的变化明显不同于暴露在环氧乙烷灭菌工艺后的变化。此项试验要求不加入环氧乙烷，所以不要在环氧乙烷灭菌器中进行，因为灭菌器中可能存在少量环氧乙烷气体 指示带暴露在环氧乙烷 600mg/L±30mg/L 及 30℃ ±1℃、相对湿度 60%±10% 中至少 5min 之前，其显示应表明未达到暴露于环氧乙烷灭菌工艺的终点 指示带暴露在环氧乙烷 600mg/L±30mg/L 及 30℃ ±1℃、相对湿度 60%±10% 中不超过 30min，其显示可认为是已达到暴露于环氧乙烷灭菌工艺的终点。有二氧化碳或其他气体参与时，某些环氧乙烷指示物的作用会减弱。故应当采用不低于 80% 二氧化碳或其他气体与环氧乙烷混合的装置中，对指示物进行测试
蒸汽－甲醛灭菌工艺指示带	(1) 指示带暴露在 80℃ ±2℃饱和蒸汽下不少于 90 min，应显示无变化或显示的变化明显不同于暴露在蒸汽－甲醛灭菌工艺后的变化。此项试验要求无甲醛参与，所以不要在蒸汽－甲醛灭菌器中进行，因为灭菌器中可能存在少量的甲醛气体或其聚合物 (2) 指示带暴露在甲醛 10mg/L±2 mg/L 及饱和蒸汽 70℃ ±2℃不超过 20min，其显示可认为是已达到暴露于蒸汽－甲醛灭菌工艺的终点 对于所生产的用于 65℃以下蒸汽－甲醛灭菌周期的指示器，要按该指示器生产厂规定的最高温度和甲醛浓度进行上述 (1)、(2) 条描述的试验

第四节　锐器收集盒

锐器伤是指医护人员在工作中被针头、手术器械、玻璃制品、医疗仪器设备、医疗废弃物及其他锐利物品刺伤和割伤皮肤而导致被病原微生物感染的风险事件。锐器伤是导致医务人员发生经血传播性疾病最主要的职业因素，已证实有 20 多种病原体可通过锐器伤传播。

锐器收集盒是为有效减少医务人员锐器伤而设计的锐器物收集工具。临床上医务人员可以将使用后的锐器物如输液硅胶针头、采血后的针头等进行安全的处理，使用锐器收集盒是减少和预防医务人员锐器伤的有效方法。锐器收集盒为一次性使用，按国家要求，规定在 24h 内必须由医疗废物处置单位回收，在 48h 内彻底安全焚化。

一、材料及结构特点

1. 材料　锐器收集盒的材料一般使用具有保护性阻隔性能的塑料制品，如坚硬，易于燃烧；防化学腐蚀、材料降解、液体泄漏、穿透、撕破和磨损等。锐器收集盒在使用及终末处理前应始终是耐用、可关闭、防渗漏、防刺穿的，并应有足够的容积容纳工作中用到的最大型号的锐器，使锐器收集盒满溢的可能性减到最小。

2. 结构　特点要求使用方便、安全，符合国家相关规定，能够封闭和锁定。

(1) 一般采用球形或圆柱形外观，同体积使用的材料更少（图 36-2A）。还有一些方型外观，易搬运（图 36-2B）。

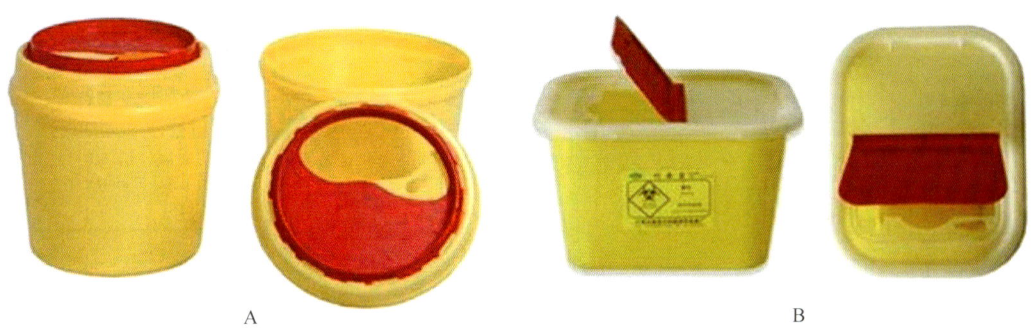

图 36-2　锐器收集盒（圆柱形）(A) 和锐器收集盒（方型）(B)

(2) 能方便地分离注射器的针头，分离针头时注射器内的残液不易外溅。锐器收集盒工作口设计合理、大小适中，在分离输液器的针头时，具有较大操作空间，确保方便安全。

(3) 工作口平滑线型设计，便于收集整副带血的注射器、输液器等，不产生卡滞现象。

(4) 左右旋转顶盖上的红色旋转盘，可开启或闭合锐器收集盒，逆时针旋转为开启，顺时针旋转即关闭。

(5) 注射器针头的收集：将针头伸入水滴形孔中，在注射器乳头与针头的接口处卡住，轻轻向外下压针筒，注射器针头就自动掉入锐器收集盒内。

(6) 当锐器收集盒被盛满至容积的 3/4 时，应封闭锁定锐器收集盒且锐器收集盒在封闭锁定后在不破坏的情况下无法打开。

二、质量管理

锐器收集盒质量管理规定可等参考的国家相关法律法规参考文件：《医用废物管理条例》、《医疗卫生机构医疗废物管理办法》、《医疗废物专业包装物、容器标准和警示标识的规定》、《医疗废物集中处置技术规范（试行）》。

（一）产品质量要求及验证

根据国家相关标准锐器收集盒设计及结构等要求见表 36-8。根据《医疗废物管理条例》第三章医疗卫生机构对医疗废物的管理、第十六条，医疗卫生机构应当及时收集本单位产生的医疗废物，并按照类别分置于防渗漏、防锐器穿透的专用包装物或者密闭的容器内。医疗废物专用包装物、容器，应当有明显的警示标识和警示说明。

表 36-8　锐器收集盒设计及结构要求

设计与构造	要求
材料	不含 PVC，具有方便、安全、无毒，耐穿刺，不渗漏，易于高温焚烧
结构	能方便地分离注射器的针头，分离针头时注射器内的残液不易外溅；工作口设计合理、大小适中，在分离输液器的针头时，也有较大操作空间，确保方便安全。工作口平滑，对收集整副带血的注射器、输液器不产生卡滞现象。利器盒封闭后完全不能被正常打开，具有自锁功能
颜色	一般采用黄色或红色警示性的颜色
标识	要求具有警示性文字标识，中文标签，中文标签的内容应当包括：医疗废物产生单位、产生日期、类别及需要的特别说明等
性能验证方法	手动、目测

医疗废物专用包装物、容器的标准和警示标识的规定，由国务院卫生行政主管部门和环境保护行政主管部门共同制定。因此锐器收集盒外表面应当有警示标识，且应当系中文标签，中文标签的内容应当包括：医疗废物产生单位、产生日期、类别及需要的特别说明等。

锐器收集盒的材料一般使用保护性阻隔材料的性能。锐器收集盒为一次性使用，按国家要求，规定在 24h 内必须由医疗废物处置单位回收，在 48h 内彻底安全焚化。盛装的医疗废物达到包装物或者容器的 3/4 时，使用有效的封口方式，使包装物或者容器的封口紧实、严密，封闭后无法在不破坏的情况下打开。

（二）操作程序

1. 放置位置 ①治疗车的下层摆放（图 36-3A）。②壁挂式摆放（图 36-3B）。③放置在桌子上（图 36-3C）。

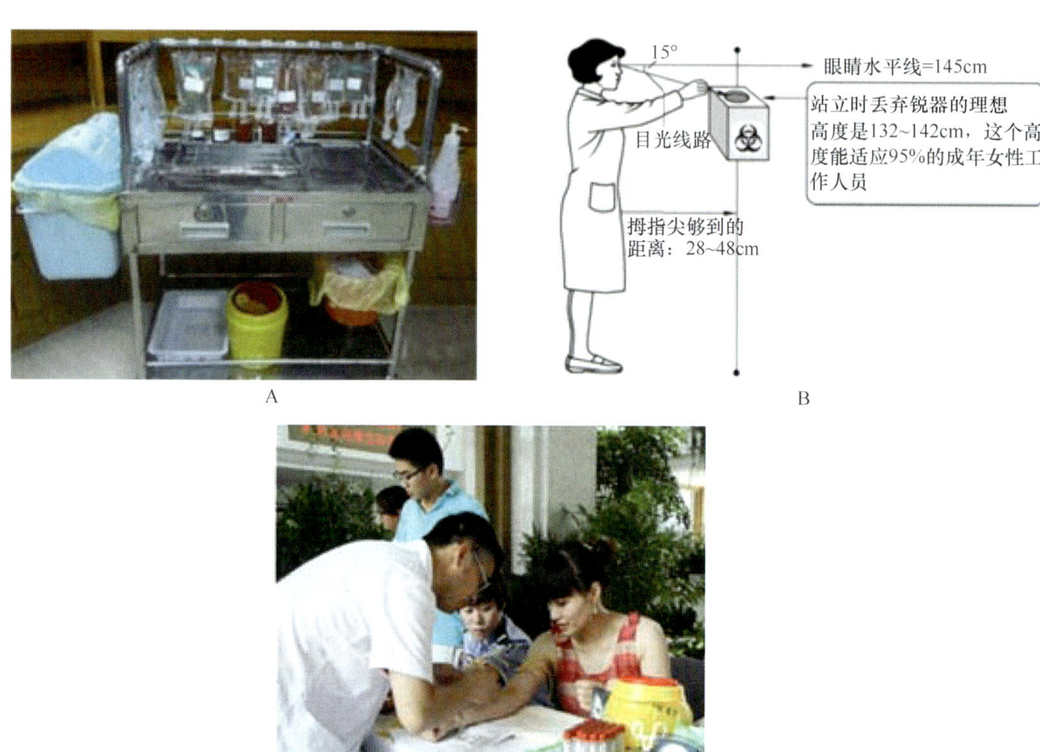

图 36-3 治疗车的下层摆放（A）、壁挂式摆放（B）和放置在桌子上（C）

2. 使用注意事项 使用前首先检测锐器收集盒是否有渗漏现象，当盛装的医疗废物达到包装物或者容器的 3/4 时，封闭锁定锐器收集盒，检查其是否可开封，密封严密后放置到医疗废物暂存点，待统一处理；24h 内必须由医疗废物处置单位回收，在 48h 内彻底安全焚化。

第五节 医疗废物桶

医疗废物桶是指盛装医疗卫生机构在医疗、预防、保健及其他相关活动中产生的具有直接或者间接感染性、毒性以及其他危害性的废物容器。该容器用于医疗废物运送车运送医疗废物和供医疗卫生机构内部收集医疗废物时的暂时储存，使经包装的医疗废物不直接与车辆厢体接触或直接暴露于外环境，或在发生包装袋破损时起到防止污染车厢和外环境的作用。可一次性或多次重复使用，使用后应及时进行清洁消毒。

一、基本原理和分类

1. 基本原理 医疗废物桶是由高密度抗冲击聚乙烯注模而成，强度高、寿命长、抗腐、耐热、耐酸、耐碱、耐腐蚀、耐冲击、无钉无刺、无毒无味、易冲洗消毒、不腐烂、不污染、经济、环保、便捷、卫生。封闭式带盖结构，避免垃圾遗洒。桶盖填充严密，桶体日久不变形。抗热、防冻及防腐蚀化学品。所用原料熔化温度不低于 120℃，自燃温度不低于 350℃及软化温度不低于 110℃，耐低温可达零下 20 ～ 30℃。

2. 分类

(1) 按照放置的医疗废物不同，可分为 5 种。①一次性废物桶：盛装未被患者体液、血液、分泌物及排泄物污染的空针、输液器（针头除外）。

②损伤性废物桶：盛装使用过的安瓶、小玻璃药瓶等。③感染性废物桶：盛装被患者体液、血液、排泄物、分泌物所污染的一切物品，如棉球、棉签、引流条、引流袋、伤口敷料及一次性使用的医疗用品和医疗器械等。④锐器盒：盛装针头、刀片等感染性锐器物。⑤病理性废物桶：为手术室、产房、病理科等产生病理性废物的科室所设置。

(2) 按照医疗废物桶外形结构特点分类如下：①脚踏式医疗废物垃圾桶（图 36-4A）。②翻盖式医疗废物垃圾桶（图 36-4B）。③医疗废物周转桶（图 36-4C）。

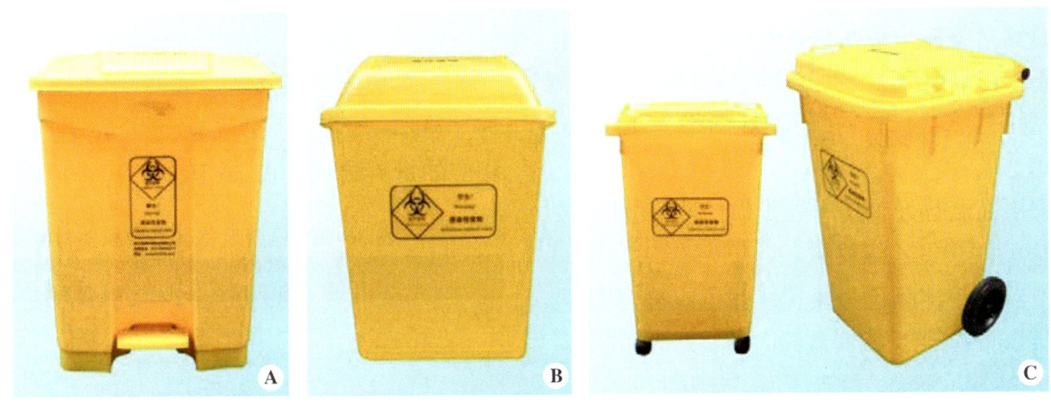

图 36-4　脚踏式医疗废物垃圾桶（A）、翻盖式医疗废物垃圾桶（B）医疗废物周转桶（C）

二、质量管理

（一）产品质量要求

2008年4月1日实施的《医疗废物专用包装物、容器标准和警示标识规定》中对医疗废物桶的产品质量要求如下：

1. 基本要求

(1) 医疗废物桶整体为硬制材料，防液体渗漏，可一次性或多次重复使用。

(2) 多次重复使用的医疗废物桶应能被快速消毒或清洗。

(3) 医疗废物桶整体为黄色，外表面应印（喷）制如图 36-5 所示的医疗废物警示标识和文字说明。

图 36-5　医疗废物警示标识和文字说明

2. 技术性能要求　医疗废物桶的规格及性能应满足如下要求：

(1) 原料要求：医疗废物桶应选用高密度聚乙烯（HDPE）为原料采用注塑工艺生产。

(2) 外观要求

1) 医疗废物桶桶体桶盖设密封槽，整体装配密闭。桶体与桶盖能牢固扣紧，扣紧后不分离。

2) 表面光滑平整，无裂损，不允许明显凹陷，边缘及端手无毛刺，浇口处不影响箱子平置，不允许≥ 2mm 杂质存在。

3) 桶底、顶部有配合牙槽，具有防滑功能。

(3) 规格要求：推荐采用长方体医疗废物桶，长 × 宽 × 高 =600mm×500mm×400mm。

医疗废物桶规格也可根据用户要求制造。

(4) 物理机械性能

1) 桶底承重：变形量下弯不超过 10mm。

2) 收缩变形率：箱体对角线变化率≤ 1.0%。

3) 跌落强度：常温下负重 20kg 的试样从 1.5m 高度垂直跌落至水泥地面，连续 3 次，不允许产生裂纹。

4) 堆码强度：空桶口部向上平置，加载平板与重物的总质量为 250kg，承压 72h，箱体高度变化率≤ 2.0%。

5) 悬挂强度：常温下钓钩钩住箱体端手部位，

钓绳夹角为 60°±30°，桶体均匀负重 60kg，平稳吊起离开地面 10min 后放下，试样不允许产生裂纹。

3. 一次性使用的医疗废物桶 可以不遵守技术性能要求，但其防破裂、挤压等性能指标应能满足医疗废物周转运送的要求。

4. 锐器盒 作为特殊医疗废物桶主要有以下技术要求：

(1) 锐器盒整体为硬质材料制成，封闭且防刺穿，以保证在正常情况下，锐器盒内盛装物不撒漏，并且锐器盒一旦被封口，在不破坏的情况下无法被再次打开。

(2) 采用高温热处置技术处置损伤性废物时，锐器盒不应使用聚氯乙烯材料。

(3) 锐器盒整体颜色为淡黄，颜色应符合 GB/T 3181 中 Y06 的要求。锐器盒侧面明显处应印制如图 36-6 所示的警示标志，警告语为“损伤性废物”。

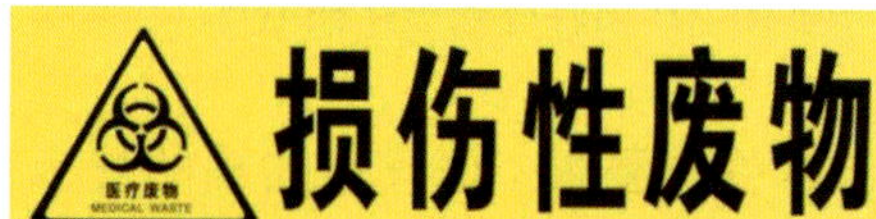

图 36-6 锐器盒警示标志

(4) 满盛装量的利器盒从 1.2m 高处自由跌落至水泥地面，连续 3 次，不会出现破裂、被刺穿等情况。

(5) 利器盒的规格尺寸根据用户要求确定。

5. 标志和警告语要求

(1) 警告语应与警示标志组合使用。标志颜色要求：①边框黑色。②背景色淡黄色。③中英文文字黑色。

(2) 警示标志规格应符合表 36-9 的规定。

表 36-9 利器盒和医疗废物桶标志规格

类型	属性	规格
利器盒	感染性标志	高度最小 2.5cm
	中文文字	高度最小 0.5cm
	英文文字	高度最小 0.3cm
	警示标志	最小 6.0 cm×6.0cm
医疗废物桶	感染性标志	高度最小 10.0cm
	中文文字	高度最小 2.5cm
	英文文字	高度最小 1.65cm
	警示标志	最小 20.0 cm×20.0cm

(3) 带有警告语的警示标志的底色为包装袋和容器的背景色，边框和警告语的颜色均为黑色，长宽比为 2 ∶ 1，其中宽度与警示标志的高度相同。

(4) 警示标志和警告语的印刷质量要求油墨均匀，图案、文字清晰、完整，套印准确，套印误差应≤ 1mm。

（二）验证

1. 医疗废物桶的试验方法

(1) 一般检测：在自然光线条件下目测和采用相应的量具测量（表 36-10）。

表 36-10 医疗废物桶表观和型材检测

检验项目	标准要求
颜色	黄色
外观	应印制“医疗器械废物警示标志”
原材料	采用 ATP 法，照射图谱与聚乙烯图谱比对，根据匹配率判定原材料类型
抗冲击性能	表面无明显冲击痕迹
耐热性能	无裂缝或产生气泡及剥落
耐酸性能	3% 硫酸中浸泡 24h，外观无变化
耐碱性能	1% 氢氧化钠中浸泡 24h，外观无变化
耐濡染能	塑料制品受咖啡、唇膏、墨水和鞋油等污染，用洗洁精擦拭后，污染色应能除去，明显痕迹无留下

(2) 物理机械性能

1) 箱底承重：按 GB/T 5737 的“5.6.2 箱底承重变形量”规定进行。试验器具：平板、支架和搁条、百分表、质量为 1kg 的沙袋 15 个。试验步骤：

A. 在常温条件下，按实际堆码方式把 1 个试样搁置在支架和搁条组成的框架上，搁条长度按照试样的长、宽选择。

B. 将百分表置于平板上并校正零位，即表的撞针高度与框架高度等的对数为零，使撞针对准试样底部中心位置。

C. 把 15 个沙袋放入样箱内，使箱底均匀负重，并开始计时至 15min 时，百分表的读数即该试样的箱底汞重变形量。

D. 结果表示：取 3 只试样箱底承重变形量的最大值。

2) 收缩变形率：按 GB/T 5737 的“5.6.3 收缩变形率”规定进行。试验设备：保温水槽，精度为 1mm 的通用量具。试验步骤：测量试样上口的两条内对角线长度后，将其全部浸没于 65℃ ±5℃的水中，并开始计时，到 10min 取出试样，在常温中放置 30min，再测量试样内对角线的长度，然后算出每条对角线的变化量，取数值大的为该试样变形量，试样的收缩变形量 B(%) 按公式 36-1 计算：

$$B=\frac{|L_0-L_1|}{L_0}\times 100 \qquad (36\text{-}1)$$

式中：B 为收缩变形率 (%)；L_0 为试验前的内对角线长度 (mm)；L_1 为试验后的内对角线长度 (mm)。

结果表示：取 3 只试样收缩变形率的最大值。

3) 跌落性能：按 GB/T 4857.5 的规定进行。试验方法：常温下负重 20kg 的实验样品从 1.5m 高度自由落下至水泥地面，连续三次。试验结果：不允许产生裂纹。

4) 堆码性能：按 GB/T 4857.3 的规定进行。试验方法：将试验样品空桶口部向上放在一个平整的水平平面上，并在其上面均匀施加 250Kg 平板负载，承压 72h。试验结果：箱体高度变化率≤ 2.0%。

(3) 印刷套印试验方法：套印部分用分度值为 0.5mm 的钢板尺测量，结果以套印误差最大值计。

2. 检验规则　医疗废物桶检验规则，按 GB/T 5737 的“6 检验规则”规定进行。

(1) 组批：同一规格、同一色泽、相同牌号原料的食品箱为一批，最大批量为 10 000 只。

(2) 抽样：尺寸偏差、质量偏差、外观、印刷和侧壁变形选用 GB 2828 二次抽样方案，一般检查水平规定抽样，其余检验项目的试样在该批中任意抽取。

（三）使用后消毒

(1) 采用自来水清洗。

(2) 采用含有效氯 500 ～ 1000mg/L 的消毒液进行喷洒、喷雾或擦拭，终末作用 60min 后清洗。

（谢清华　田洪昌　赵　凤）

参考文献

蔡杰 . 2002. 空气过滤 ABC. 中国建筑工业出版社，25-27.

陈琼芳，王惠珍，廖玉联 . 2005. 护理人员的职业健康问题与职业健康促进研究进展 . 国外医学 . 护理学分册，24(3)：151-153.

国家环境保护总局，卫生部 . 2008. 中华人民共和国环境保护行业标准 . HJ421—2008 医疗废物专用包装袋、容器和警示标志标准 . 北京：中国标准出版社，2-15.

国家技术监督局 . 1995. 中华人民共和国国家标准 . GB/T 5737—1995 食品塑料周转箱 . 北京：中国标准出版社，1-10.

国家质量监督检验检疫总局 . 中国国家标准化管理委员会 . 2012. GB/T 28797—2012 室内塑料垃圾桶 . 北京：中国标准出版社，1-9.

梁爱华 . 张金华 . 2005. 护生岗前自我防护教育的探讨 . 中国护理管理，5(3)：23-24.

毛秀建 . 陈波 . 2005. 护士职业性伤害 - 针刺伤及其防护 . 当代护士：学术版，(3)：74-75.

磨琨 . 2005. 护理人员针刺伤的危险因素与防护对策 . 中国护理管理，5(1)：17-18.

申良荣 . 2005. 护理人员被针刺伤的研究现状 . 护士进修杂志，20(3)：216-218.

张凤云 . 2005. 医疗废物对健康的危害及管理规则 . 中华医院感染学杂志，15(1):66-67.

张晓培，董秀萍 . 2013. 多功能医疗废物桶的研制与应用 . 中国实用医药，(13)：262-263.

张玉芝，周俊卿，梁霞，等 . 2005. 锐器伤致血源性传播疾病的研究进展 . 护士进修杂志，20(1)：11-13.

中华人民共和国国家标准 . 2001. GB 18281.1—2000 医疗保健产品灭菌生物指示带第 1 部分：通则 . 北京：中国标准出版社，2-15.

中华人民共和国国家标准 . 2001. GB 18281.2—2000 医疗保健产品灭菌生物指示物第 2 部分 : 环氧乙烷灭菌用生物指 . 北京：中国标准出版社，2-7.

中华人民共和国国家标准 . 2001. GB 18281.3—2000 医疗保健产品灭菌生物指示物第 3 部分 : 湿热灭菌用生物指示物 . 北京：中国标准出版社，1-8.

中华人民共和国国家标准 . 2008. GB/T 13354—2008 高效空气过滤器 . 北京：中国标准出版社，3-11.

中华人民共和国国家标准 . 2012. GB/T 4857.5 包装运输包装件跌落试验方法 . 北京：中国标准出版社，1-6.

中华人民共和国国务院 . 2003. 医疗废弃物管理条例 (380 号令).